Expert Consult

Expert Consult とは，エルゼビア・ジャパンで出版している一部のタイトルのコンテンツをオンラインで閲覧するためのサイトです．本サイトをご覧いただくには，書籍ごとに PIN コードが必要となります．

Expert Consultのご利用方法

1. ログインしていただき，画面左上の「掲載コンテンツ」よりご覧になりたい書籍をクリックしてください．
2. 初めて登録される方は「新しいユーザー」をクリックします．その後，③以降の手順に従って進んでください．
3. メールアドレス，PIN コードを入力し，「送信する」をクリックしてください．
4. ③でご登録いただいたメールアドレスに「Expert Consult ユーザー登録についてのお知らせ」という標題のメールが届きます．メールに記載された URL をクリックしていただくとユーザー登録画面が表示されますので，必要情報をご入力ください．
5. ご登録いただいたログイン ID・パスワードにてログインすると，画面左上に表示されている該当書籍のコンテンツをご覧いただけます．

https://www.expertconsult.jp/

Expert Consultの注意点

- 本サービスをご利用になるには，インターネット接続環境が必要になります．購読者ご本人による個人情報の詳細入力と使用条件の承諾後，開始となります．
- 本サービスは書籍をご購入された個人の方にのみ有効なライセンスです．図書館などの施設での共同利用は出来ません．オンラインサービスへのアクセス権は，1つのPINコードに対し，1ユーザーとなっております．登録者以外が使用を試みると該当パスワードが無効となる場合があります．アクセス権を他人と共有すること，転売すること，これらに類似する行為は禁じられています．
- 本サービスは事前の通知をすることなく，内容等に関する一部または全部を変更，追加，停止および終了する場合がありますので予めご了承ください．

※最初にご登録いただくログイン ID とパスワードは，今後ログインしていただく際に必要になりますので，大切に保管してください

詳細な登録方法はこちらから

https://www.expertconsult.jp/

ユーザーサポート Expert Consultに関するお問い合わせはEメールで下記宛にお願いします．

・お問い合わせ先：**support@expertconsult.jp**

筋骨格系の
キネシオロジー

原著第3版

KINESIOLOGY of the MUSCULOSKELETAL SYSTEM
Foundations for Rehabilitation
Third Edition

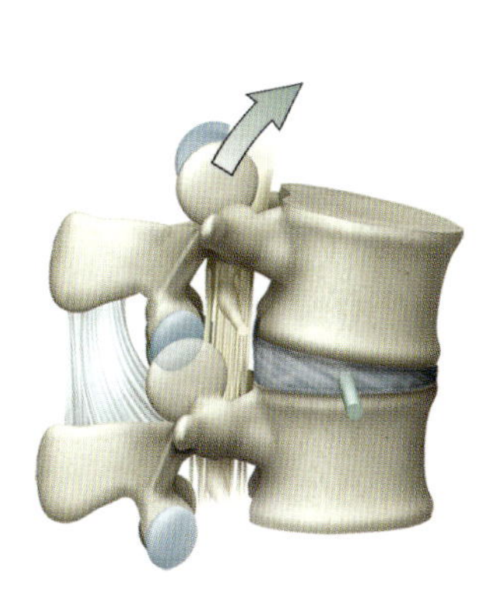

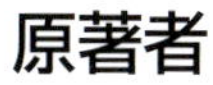
原著者
Donald A. Neumann

監訳者
Paul D. Andrew
有馬 慶美
日高 正巳

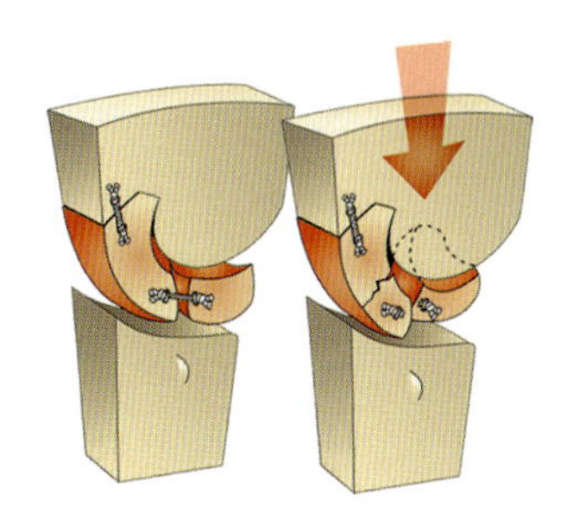

医歯薬出版株式会社

ELSEVIER

訳者一覧

監訳者

P. D. アンドリュー　　合同会社インパクト英文

有馬　慶美　　看護リハビリ新潟保健医療専門学校

日髙　正巳　　兵庫医科大学リハビリテーション学部理学療法学科

訳　者（50音順）および担当章

有馬　慶美　　前掲（第1～4章，付録Ⅰ，Ⅱ）

P. D. アンドリュー　　前掲（献辞，著者について，寄稿グループについて，はしがき）

池端　桂子　　理学療法士（第8章）

泉　　有紀　　米国足病医，Foot Education International（第14章）

薄葉眞理子　　筑波技術大学名誉教授（第13章）

大渕　修一　　東京都健康長寿医療センター研究所（第7章）

駒形　幸子　　Georgian Court University, Department of Holistic Health & Exercise Science（第5章）

佐藤　春彦　　関西医科大学リハビリテーション学部理学療法学科（第15章）

滝澤　恵美　　茨城県立医療大学保健医療学部理学療法学科（第12章）

日髙　正巳　　前掲（第9～11章，付録Ⅲ，Ⅳ）

ボーン(池澤)陽子　　CDI College, Rehabilitation Therapy Assistant Program（第6章）

山田　　哲　　金沢大学人間社会研究域学校教育系（第16章）

KINESIOLOGY *of the* MUSCULOSKELETAL SYSTEM

Foundations for Rehabilitation

Third Edition

Donald A. Neumann, PT, PhD, FAPTA
Professor
Department of Physical Therapy and Exercise Science
Marquette University
Milwaukee, Wisconsin

Primary Artwork by
Elisabeth Roen Kelly, BSc, BMC

Additional Artwork
Craig Kiefer, MAMS
Kimberly Martens, MAMS
Claudia M. Grosz, MFA, CMI

ELSEVIER

ELSEVIER

Higashi-Azabu 1-chome Bldg. 3F
1-9-15, Higashi-Azabu,
Minato-ku, Tokyo 106-0044, Japan

KINESIOLOGY OF THE MUSCULOSKELETAL SYSTEM: FOUNDATIONS FOR REHABILITATION

ISBN: 978-0-323-28753-1

This translation of ***Kinesiology of the Musculoskeletal System, Foundations for Rehabilitation, Third Edition*** by **Donald A. Neumann** was undertaken by Ishiyaku Publishers, Inc . and is published by arrangement with Elsevier Inc.

本書，**Donald A. Neumann** 著：***Kinesiology of the Musculoskeletal System, Foundations for Rehabilitation, Third Edition*** は，Elsevier Inc. との契約によって出版されている.

筋骨格系のキネシオロジー　原著第３版 by Donald A. Neumann.

ISBN: 978-4-263-26581-9

第３版の監訳者の序

私たちは，2017年に米国で出版されたNeumann, D. A. 博士の*KINESIOLOGY of the MUSCULOSKELETAL SYSTEM: Foundations for Rehabilitation,* Third Editionを『筋骨格系のキネシオロジー 原著第３版』として日本の読者に提供できることをたいへんうれしく思います．本書の初版および第２版の読者には，これらをご愛読いただき，また翻訳内容に関するフィードバックと本書の改善へのサポートをいただいたことに対し心から感謝いたします．

本書のはしがきで詳しく説明されているように，第３版は単なる改訂というより，前版の内容をさらに発展させ，最新知見へ更新させたものとなっています．この版には「走行 running」に関する新しい章が追加され，また，とくに股関節の章には新しい資料が加えられました．股関節は，ニューマン博士にとって特別な思い入れがあります．それは『グレイの解剖学（英国版）』の出版にあたり，彼が股関節の構造と機能に関して執筆の要請を受けたためです．本書の全体を通して，人体の構造と機能については第２版と基本的には同様の内容を扱っていますが，多くの研究によって得られた知見をもとに，本書の改訂によってより詳細なものとなっています．さらに，第３版では，読者が概念を理解しやすいよういくつかの追加的な工夫が施され，また臨床例をさらに多く示すなど，教育ツールとしても改善されています．このように第２版にはない価値が第３版に加えられました．第２版をお持ちの読者も第３版に買い換えるに十分な価値がある書籍であると考えています．

私たちは，前版までの監訳者として翻訳を指揮された故・嶋田智明博士，そして彼のもとでその翻訳に誠実に向きあった多くの訳者の皆様に心からの敬意を表します．彼らの仕事によって初めて本書は日本語で読むことができるようになり，日本の臨床家および身体運動学を学ぶ者へ計りしれない貢献をしました．この第３版の翻訳では，すべての章を新たに翻訳することを選択しました．これは簡単な決定ではありませんでしたが，監訳陣の遷移とニューマン博士との直接の協議によって，新しく改訂するに適切な時期であると考えたからです．私たち監訳陣は，英語を母国語とする１名と，初版からの翻訳経験をもつ日本語を母国語とする２名の３名で構成しました．この編成は，初版からの流れを自然に踏みつつ，ニューマン博士の意図を読者に正しく伝えるためです．また，翻訳陣は監訳者を含む12名で構成しました．翻訳陣には，担当領域を専門とする，あるいは語学力に長けた理学療法士が含まれています．この編成も著者の意図を日本の読者に正しく伝えるためのものです．私たちは今回の翻訳を通して，学術的というよりも臨床場面でおもに使われている用語を選択しました．ほんの１例を紹介すると，「toe」は学術的には「足指」ですが，臨床では「趾」のほうが一般的なためそれを採用しました．また，原著を文字どおりに直訳するのではなく，すべての翻訳者が「ニューマン博士の真意を伝える」よう心がけました．しかしながら私たちは，翻訳者の独断的で安易な意訳にならぬよう，それぞれの文章で細部にまで注意を払い，翻訳者と監訳者のあいだで密に意見交換を行い，複数回の校閲作業を行いました．しかしながら，このような翻訳作業は本書のような大作では容易ではなく，したがって一字一句すべての誤訳を発見するには至っていないと推測されます．解釈が疑わしく，誤訳であるかもしれない文章がございましたら読者の皆様からご意見をぜひお寄せください．私たちは皆様からのフィードバックを心から歓迎します．

最後に，本書の翻訳に労をいとわずそれを誠実に支えていただいた三橋真次氏をはじめとする医歯薬出版株式会社編集者の皆様に深甚なる感謝を申し上げます．

2018年11月

監訳者

P.D.アンドリュー
有 馬 慶 美
日 髙 正 巳

日本語版の刊行に際して

I am honored to present the third Japanese edition of *Kinesiology of the Musculoskeletal System: Foundations for Rehabilitation*. I am also honored by the world-wide acceptance of this textbook. It can now be read in eight languages. With this new edition, I hope to provide you, the Japanese readership, with additional and updated materials. This third edition has been well researched, hopefully evident by the extensive use of critical citations. Many videos and clinical scenarios have been created to enhance the understanding and relevance of the material.

First, I would like to express my sincere gratitude to the translators of the first two Japanese editions of this book. I enjoyed the kindness and friendship of the late Dr. Tomoaki Shimada while he was still with us. The work by him and his colleagues is something that I greatly appreciate.

For this third Japanese edition, I have participated with the supervising translators in clarifying ambiguous expressions and explaining my underlying intents in a number of passages. I am grateful to Dr. Andrew, Dr. Arima, and Dr. Hidaka for their high demands for accuracy and readability. I also wish to thank here the translators of the various chapters, some of whom asked questions that really made me think. The editorial staff at Ishiyaku Publishers went to great lengths to accommodate my wishes and to make sure that all details were attended to. I thank them for their hard work and enthusiasm.

But most of all, I would like to thank you, the readers, for taking such interest in this body of work. Whether you are a teacher, clinician, student, or simply a curious person, I hope that you will be pleased with this third edition.

Kinesiology of the Musculoskeletal System: Foundations for Rehabilitation の日本語第 3 版が出版されることを私はたいへん光栄に思います．また，本書が世界的に受け入れられていることを非常に名誉に思います．本書は現在 8 つの言語で読むことができます．この新しい版で追加および更新された資料を日本語で読者の皆様に提供できることを願っています．この第 3 版では，批判的吟味を重ねた参考文献の広範囲な引用でわかるように，内容をかなり検証したつもりです．また，内容の理解と臨床との関連性を高めるために多くの動画や臨床シナリオを作成しました．

まず，本書の初版と第 2 版の日本語版の翻訳者に心から感謝の意を表します．私は嶋田智明先生がご存命のあいだ，彼の優しさに触れ，友情を育みました．彼とその同僚の仕事に，私はとても感謝しています．

この第 3 版の日本語版では，あいまいな表現を読者に伝わりやすくするため，また私の根底にある真意を日本語で表現するために，私自身も日本版の監訳者による議論に参加しました．日本語版の正確さと読みやすさに誠実に向き合った監訳の P. D. アンドリュー先生，有馬慶美先生，日髙正巳先生に感謝します．また，ときに私によく考えさせる質問もあり，各章の翻訳者にも感謝申し上げたく存じます． 医歯薬出版の編集スタッフは，私の要求に応え，正確さを担保するために細部までしっかりと確認することに尽力してくれました．彼らの努力と熱意に感謝します．

しかし私は，それ以上に本書に関心をもっていただいた読者の皆様にとりわけ感謝の意を表したいと思います．教員，臨床家，学生，または単に本書に好奇心を抱いた人であっても，すべての読者がこの第 3 版に満足していただければ幸いに思います．

Donald Neumann

第２版の監訳者の序

Neumann, D. A. 博士（Marquette 大学教授）著の“Kinesiology of the Musculoskeletal System”の初版は，2002 年に米国で出版された．2005 年には，日本でその翻訳書である『筋骨格系のキネシオロジー』が出版され，たいへん多くの人に愛読されている．本書は，その副題に“Foundations of Physical Rehabilitation”とあるように，身体的リハビリテーションの土台（根拠）を提供するための本格的な筋骨格系に関する運動学専門書である．

運動学とは，解剖学，生理学そしてバイオメカニクスを基礎として，複雑で個別性の高い人間の運動を研究する学問である．この学問領域では近年，研究手法や実験機器の進歩により新しい事実が多く確認され，運動学的知見は量的にも質的にも飛躍的に発展している．したがってこの領域の学習者にとって，常に進歩し複雑化する運動学的な知識や概念を，身体的リハビリテーションの土台となるレベルにまで習得することは決して容易なことではない．この膨大で複雑な運動学的知見を，学習者ができるだけ容易に理解・習得できるように企画された“学習支援的な仕掛け”が，他書には類をみない本書初版の特長であった．そのことが，初版がたいへん多くの人に愛読され，多くの国で翻訳され，米国はもとより世界中で広く支持された大きな理由であろう．

初版は，出版当時の最新かつ膨大な量の運動学的知見を基盤として，複雑な運動学的概念を，非常に理解しやすく，また美しいイラストで提供するとともに，概念理解を援助するためのトピックスを提示し，さらには基礎的な知識と臨床の橋渡しを意図した臨床応用例の掲載されていることが最大の特長であった．このような“学習支援的な仕掛け”により，初版が，学習者や臨床家にとって非常に完成された運動学専門書であったことはいうまでもない．

しかしながら Neumann 博士はそれに満足せず，世界中の教育者，臨床家，さらには学生からのフィードバックをもとに初版をさらに発展させて，2010 年に“Kinesiology of the Musculoskeletal System 2nd Edition”を著した．その日本語訳が本書『カラー版　筋骨格系のキネシオロジー　原著第２版』である．

第２版は，初版の基本構成を継承しつつ多くの点で進化している．その第１は，2,000 件を超える参考資料から引用された最新の概念と知見である．このアップデートによって，本書は，身体的リハビリテーションの展開に必要な「準拠の枠組み」をさらに高いレベルに昇華させている．第２の進化はイラストである．700 枚以上ものオリジナルイラストがほぼフルカラーで作成され，またその作成方法では，概念理解を容易にするためにコンピュータを用いた描画や 3D 画像法が導入された．このイラストの刷新・追加は，文章で示された複雑・難解な運動学的概念を具体的なイメージとして変換することを助けてくれる．第３の進化は，各章の末尾に，付加的臨床関連事項や自己学習問題などのような教育的配慮が追加されたことである．付加的臨床関連事項は各章の命題である関節の運動学的知識や概念を独特で複雑な臨床場面に応用することを促進するであろう．また自己学習問題は，学んだ知識を確認したり整理したりすることに役立つであろう．さらには，自己学習問題の解答をウェブサイトで確認できることも，類書にはない第２版のユニークな特長といえる．

第２版においても，その基本構成には実に巧みな教育的配慮がこらされている．第Ⅱ～Ⅳ部で取り扱う各身体部位の運動学的知見について“丸暗記”でなく“理解する”ことを促すために，第Ⅰ部の「運動学の必須トピックス」において科学的基礎や根拠が提示され，それが積み重ねられることにより，各身体部位の運動学的知識に明瞭さと深さを与える．各論である第Ⅱ～Ⅳ部においては，骨学から始まり，関節学，筋と関節の相互作用そして運動や姿勢における筋の機能的役割へ，さらには臨床応用へと考察が進む構成になっている．このような文脈的構成により，ややもすると知識の羅列になりがちな学習書とは異なり，あたかも物語を読むように興味もって読み進むことができるものとなっている．

監訳にあたり，初版に引き続き，できるだけ用語および文調の統一を図り，読みやすさを優先課題とし，文意を損なうことなしに文章を簡潔にすることを心がけた．また，読者の勉学のために，重要な語句については原語を付記し，さらに追加的説明が必要な箇所には訳注を加えた．なお，一部の用語や概念について適切な日本語がみあたらず，原語とともに監訳者なりの日本語訳を記載した点についてお許しをいただきたい．監訳者として適切な翻訳に努めたつもりではあるが，誤訳や不適切な語句については広くご教示願えれば幸いである．

最後に，この第２版の訳出にあたっては初版の訳文を基盤として行った．初版の訳者には心からの敬意を表するものである．また，本書の出版に労をいとわれなかった医歯薬出版株式会社編集担当者に深甚なる感謝を申し上げる．

2012年２月

監訳者
嶋田智明
有馬慶美

第１版の監訳者の序

筋，靱帯，骨，関節，神経などの組織・器官はそれぞれ独自の構造・機能をもつが，それらがお互いに密接に連携して機能的連合を構成したものは「筋骨格系」と呼ばれ，身体運動を担う「運動器」のバックボーンをなしている．この運動器こそが生物，とくに動物の原動力そのものであり，人はそれを活用して，起立・歩行能力を獲得し行動範囲を広げ，さらに自由になった手でものを創作・工夫することによって，次第にその能力を開発し，現在の文明・文化を創造・発展させてきた．

運動器の障害は生活機能の破綻と直結しており，そのため運動器の保全は人生の生き甲斐や生活・人生の質（QOL）と密接に関連している．また運動器の障害は長期的で深刻な痛みや身体の機能障害をもたらす大きな原因でもあり，人々の充実した生活を阻害し，経済的・精神的負担を強いることも多い．こうしたことを踏まえ，数々の原因による運動機能障害からの解放を目指す「運動器の10年」世界運動が，2000年から地球規模で展開されている．この運動では運動器障害のよりよい治療や予防策を推進するだけでなく，市民自らが運動器の健康管理に積極的に参加するように呼びかけている．わが国でも日本整形外科学会や日本リハビリテーション医学会などの筋骨格系障害に関わる多くの学会・団体が中心となって運動が推進されている．

本書はこうした時代的要請のなかから必然的に生まれた初めての，しかも本格的な筋骨格系に関する運動学の専門書である．著者は，米国の理学療法士であり，Milwaukee にある Marquette 大学理学療法部准教授 Neumann, D. A. 博士である．現在，彼は米国における運動学教育・研究の第一人者であり，強力なリーダーでもある．本書はほぼ30年にわたる彼の運動学の教育・研究の集大成であり，その意味で彼の理学療法士としての歴史そのものであるといって過言ではない．

運動学は，筋骨格系解剖学，神経筋生理学，そしてバイオメカニクスの３つの自然科学的観点からの運動研究のことであり，人間の運動・動作を解析するために使用される「準拠の枠組み」となるものである．とくにバイオメカニクスは，力と運動の関わりをわれわれに着目させてくれる多くの科学的根拠を提供してくれる．リハビリテーション医学，とくに理学療法や作業療法は，この「準拠の枠組み」を基盤として多くの臨床的な問題を科学的に解決することができる．さらに運動学の知識を背景に，健康科学，スポーツ科学，人間工学，環境科学などさまざまな領域・分野へとその研究手法を拡大・発展させることも可能である．

本書は，運動器障害における運動・動作分析の「準拠の枠組み」となるべく，多くのレベルの高い，しかもアップデートな筋骨格系に関する豊富な運動学的情報が研究データをもとに，カラフルで明快かつ緻密な650以上のイラストや表とともに理路整然と包括的に記述・提供されているのが大きな特長である．

本書は大きく４部から構成されている．第１部は運動学の必須トピックス，第２部は上肢の関節，第３部は体軸骨格，そして第４部では下肢の関節を取り扱っている．第２部～４部の四肢・体軸骨格の関節では，骨の形態，関節構造，筋と関節の相互作用という３つの大きな骨組みでほぼ統一・構成され，読者にとって各主要関節のポイントとなる運動学的知識の整理を容易にしている．また本書を通して，筋骨格系における形態学と運動・動作との密接な関連性，構造と不可分な機能との連携の重要性をより深く理解することができる．「SPECIAL FOCUS」は，その章で取り上げたテーマのなかから，読者が関心を寄せるだろうトピックスや重要事項を取り上げ，これをさらに深く，かつ詳細に掘り下げ考察するとともに，その関連情報や臨床応用例を提示することで読者の学習の便宜を図っている．また各部の終わりにはそれぞれ付録が設けてあり，とくに筋の起始や停止，神経支配が一覧・レビューできるようになっている．

監訳にあたり，できるだけ語句や文体・語調の統一をはかり，さらに文意を損なうことなしに文章を簡潔にし，日本語としての読みやすさを優先課題とした．本文中の重要語句については訳語の後に括弧で原語を記載し，読者の勉学の便宜をはかった．また本文中の難解な専門用語や言い回しについては必要に応じ訳注を加え補足した．なお一部の訳語については適切な日本語がみあたらず，原語とともに監訳者なりの日本語訳を記載した点をお許しいただきたい．誤訳や不適切な語句があれば広くご教示願えれば幸いである．

最後に本書出版に労をいとわれなかった医歯薬出版株式会社編集担当者に深甚なる謝意を表する．

2005年4月

監訳者

嶋 田 智 明

平 田 総 一 郎

学問の苦労と喜びに鼓舞された人たちに捧ぐ

著者について

Donald A. Neumann（D. A. ニューマン）

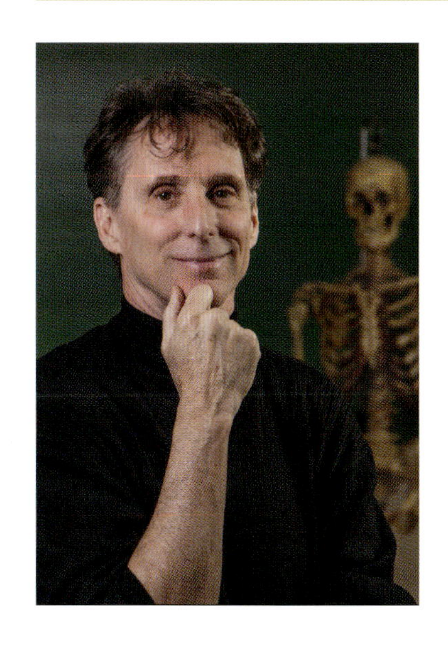

ニューマン氏はニューヨーク市生まれで5人兄弟の長男である．気象学者で世界的に有名なハリケーン予報官であるチャールズ J. ニューマンの長男である．彼の父は，1950年代カリブ海で「ハリケーンハンター」として飛行していたが，ポリオを患い，65年間その後遺症とともに暮らしてきた．ニューマン氏は，米国気象庁所在地のフロリダ州マイアミ市に育ち，現在も母（ベッティ）と父はそこで暮らしている．

高等学校を卒業して間もなく，オートバイで大事故に巻き込まれた．長期間の理学療法を受けたことにより理学療法を生涯の仕事として選んだ．1972年，マイアミデード公立短期大学での2年コースを修了し，理学療法士助手として彼は理学療法の勉強と実践の道を歩み始めた．1976年，フロリダ大学を理学療法学専攻の科学士号で卒業した．その後，バージニア州のウッドロウ・ウィルソンリハビリテーションセンターで理学療法士として活躍し，脊髄損傷患者のリハビリテーションに専念した．1980年，アイオワ大学の大学院に入学し，科学教育の修士号および運動科学の博士号を修得した（ニューマン氏の教育歴の詳細についてさらに知りたい場合は http://go.mu.edu/neumann を参照）．

1986年，マルケット大学の理学療法学科で，教員・執筆家・研究者として学者の職歴を開始した．彼は，理学療法にかかわる身体運動学を中心に教鞭をとっていた．20年間，非常勤理学療法士として臨床的に活躍し，おもに脊髄損傷後のリハビリテーション，そして整形外科や老年医学の外来に勤務した．現在，マルケット大学保健科学部理学療法学科で教授として教育者の生涯を歩み続けている．

米国理学療法士協会（APTA）より，いくつか名声のある教育・研究・執筆・社会貢献などに関する賞を受賞しており，さらにニューマン氏は1994年マルケット大学で最優秀教員賞「今年の教員（Teacher of the Year Award）」を受賞し，また2006年，カーネギー財団は彼をウィスコンシン州の最優秀大学教員と認定した（すべての受賞の一覧は www.marquette.edu/healthsciences を参照）．長年にわたりニューマン氏の研究と教育プロジェクトは全米関節症財団および身体麻痺退役軍人協会の助成金を受けてきた．関節症や有痛性の股関節が有害な力から逃れる方法について多数の文献を発表した．股関節の解剖に関する経験が豊富で，最近，出版された『グレイの解剖学』英国第41版の股関節の章を執筆した．またフルブライト奨学金を複数回受け，リトアニア（2002年），ハンガリー（2005年と2006年），そして日本（2009年と2010年）において身体運動学を教授した．2007年に，リトアニア共和国カウナス市のリトアニア体育大学から名誉博士号を受けた．2015年には，シンガポール開催の世界理学療法連盟（WCPT）の学会で教育国際功労賞を受賞した．さらに2002年から2015年にかけて米国理学療法士協会整形外科部会の機関誌 JOSPT の編集委員を務めた．

ニューマン氏はウィスコンシン州で妻のブレンダと犬2匹とともに暮らしている．長男のドナルド二世（「ダニー」）一家とブレンダの娘のメガンもウィスコンシン州で暮らしている．仕事場を離れれば，彼はギターを弾いたり，運動したり，山を散策したり，気象を注視したりしてくつろいでいる．

本書の図について

この版の挿入画コレクションは2002年の第1版より進化してきた．約700のイラストの大多数はこのテキストのオリジナル（原画）であり，第1版から第3版までの編集過程で描かれてきた．図は最初にニューマン氏の概念から生まれ，そこからケリー氏（Elisabeth Roen Kelly）の独自的な描画才能により綿密に具現化された．ニューマン氏は，「イラストは文章作りに実に大きな影響を及ぼした．特定の身体運動学の概念を最も素朴なレベルで徹底的に把握する必要性を感じ，それでようやくケリー氏に何を描くべきかうまく説明できるようになった．そのようにイラストによっていい加減さは許されなくなり，確実にわかったことしか書けなくなった」と語る．

本書のためにニューマン氏とケリー氏は基本的に3種類の挿絵を作図した．骨・関節・筋などの解剖図の場合，ケリー氏は手で描き，綿密なペン画に仕上げた（図1）．これらの図はいくつかの鉛筆画から始まり，しばしばニューマン氏のていねいな解剖標本を参考にした．ペン画という手法を用いたのは，自然かつ古風な雰囲気に仕上げようとしたからである．

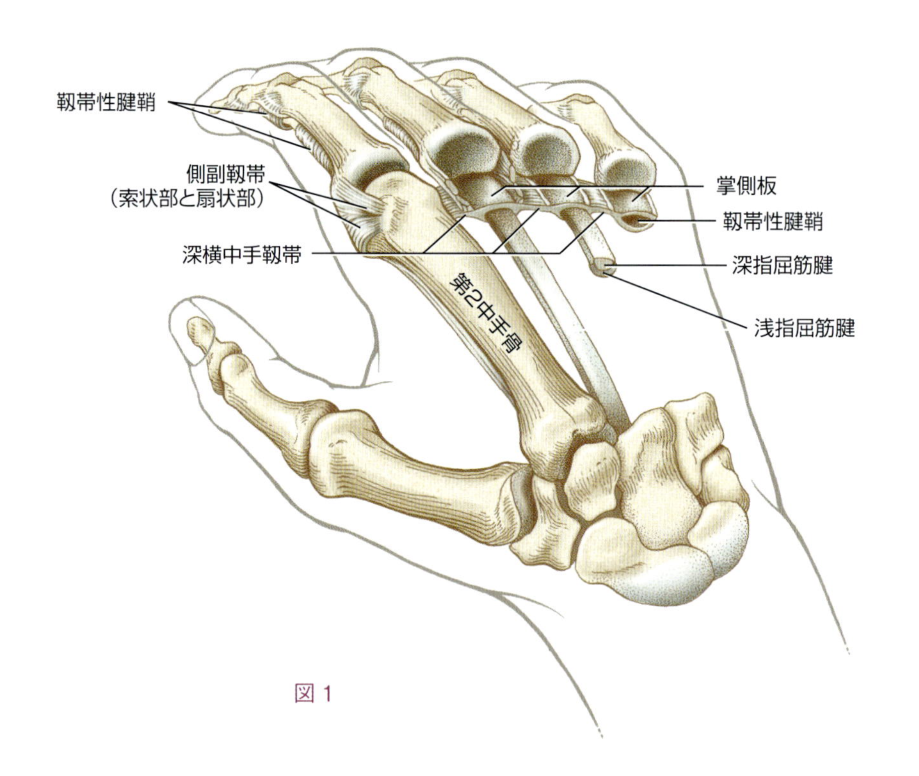

図1

2種類目のイラストは，ソフトウェアを活用して複数の図を重ねることによるものである（図2）．まず，ニューマン氏とケリー氏は写真から始め，それを特定な動きをしている格好の素朴な人物像に切り替える．次に，骨・関節・筋などのイメージを電子的に人物像に盛り込む．またその上に各種の生体力学的なシンボルを重ね，さらに図を充実させる．最終的にできあがるデザインは，人体の形や表現を保ちながら，具体的かつ複雑な生体力学原理を割と簡単な形で見せることができる．

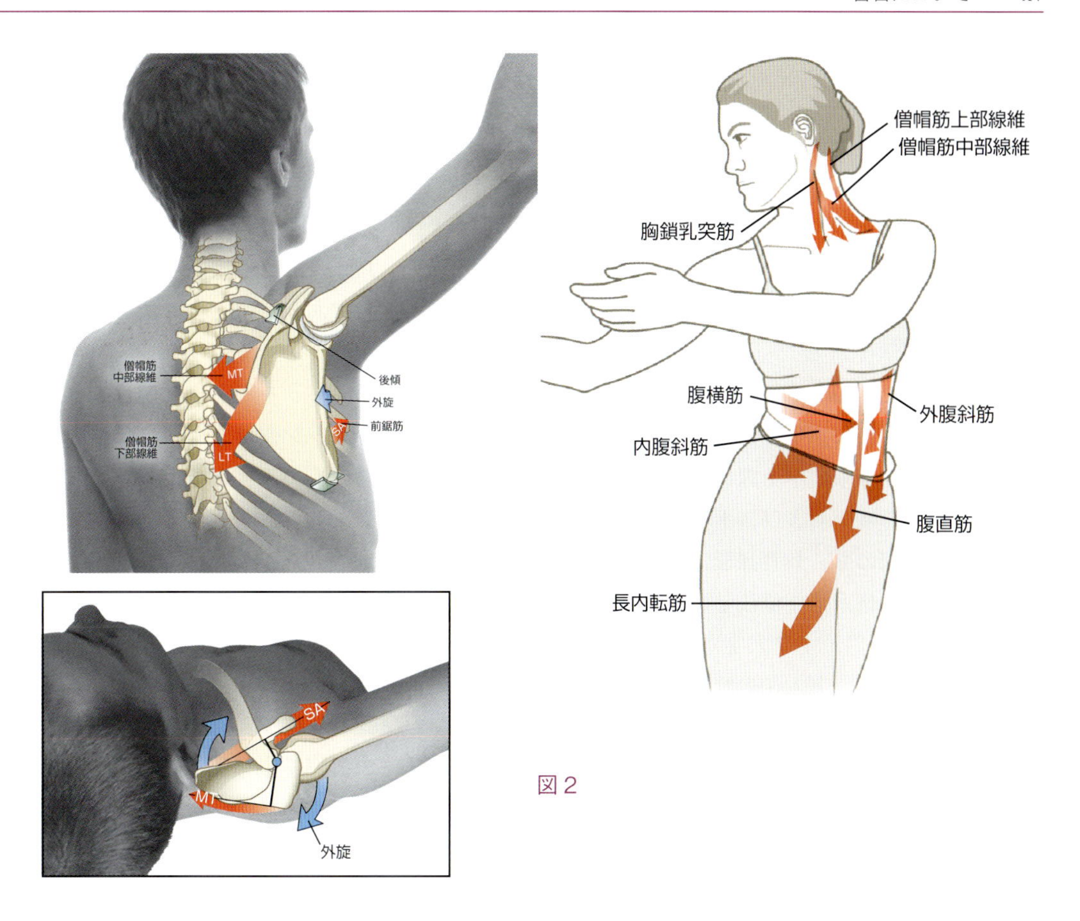

図２

３種類目の挿絵は，ニューマン氏とケリー氏が第２版と第３版のために特別に開発した（図３）．ソフトウェアによって，解剖された標本を三次元テクスチャ構造のイメージに描写する．奥行きをもった解剖学的に正確なこれらのイメージは，その関連のある身体運動学に対して的確な洞察力をもたらす．ニューマン氏は，「良い絵は普遍的でインスピレーションを起こし言語を超えます．私の教授法にとっては基本的な構成部分の１つです」と考えている．

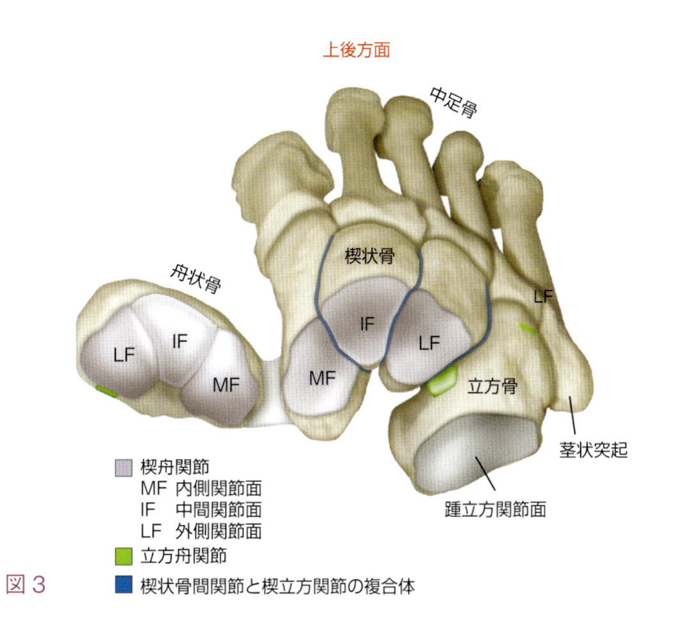

図３

寄稿グループについて

Peter R. Blanpied (P. R. ブランピード), PT, PhD, OCS, FAAOMPT

ロードアイランド州キングストン市 ロードアイランド大学理学療法学科 教授

http://www.uri.edu/

ブランピード氏は，イサカ大学で養成教育を受け，1979年に理学療法学専攻の学士課程を卒業した．急性期，成人リハビリテーションおよびスポーツそれぞれの分野での臨床経験を積んだのち，教育課程に戻り，ノースカロライナ大学で，筋・骨格系理学療法学の修士課程を修了した．そして，1989年にアイオワ大学から博士号を受けた．その後，ロードアイランド大学の教員になり，生体力学，研究法，筋・骨格系理学療法学などの授業を担当してきた．臨床活動を続けるとともに，助成金の有無にかかわらず研究活動に精力的に携わり，査読のある学術雑誌に多数の研究論文を載せたり，全米および国際学会に発表したりしてきた. 彼は米国整形的徒手療法アカデミーのフェローである．ロードアイランド州ウェストキングストン市に，理学療法士でもある妻のキャロルと居住し，旅行，ハイキング，スノーシューハイキング，魚釣りなどを愛好している．

Bryan C. Heiderscheit (B. C. ハイダーシャイト), PT, PhD

ウィスコンシン州マディソン市 ウィスコンシン大学整形外科・リハビリテーション学科 教授

http://www.wisc.edu

ハイダーシャイット氏は，ウィスコンシン大学ラクロス校で理学療法学専攻の学士号，そしてマサチューセッツ大学アマースト校で生体力学専攻の博士号を受けた．2003年以降，ウィスコンシン大学マディソン校で教員として勤め，理学療法学専攻の養成博士課程において，組織・関節力学および歩行・走行運動学を教えている．ウィスコンシン大学スポーツ医学ランナークリニックの担当者として，走行障害のある選手を中心とする臨床現場において活躍している．また，ウィスコンシン大学神経筋生体力学研究施設の共同施設長と同大学チームの選手パフォーマンス研究の担当者を務めている．彼の研究は，整形外科的な問題，とくに走行障害の臨床における把握と改善を狙っている．その研究の支援は，アメリカ国立衛生研究所の助成金およびNFL（ナショナルフットボールリーグ）医療慈善団体の助成金を含む．彼は *Journal of Orthopaedic & Sports Physical Therapy* の編集委員と米国理学療法士協会の会員であり，同協会のスポーツ理学療法部会の役員を務めながら，その走行分科会（SIG）の設立担当者となった．ハイダーシャイト氏は妻のアビと2人の息子と一緒にウィスコンシン州マディソン市に住み，ランニング，旅行，家族でのくつろぎを楽しんでいる．

Sandra K. Hunter (S. K. ハンター), PhD, FACSM

ウィスコンシン州ミルウォーキー市 マルケット大学身体運動科学プログラム 教授

http://www.marquette.edu/

ハンター氏はシドニー大学（豪州）から保健体育学専攻の教育学士号を，ウロンゴン大学（豪州）から身体運動科学専攻のグラジュエート・ディプロマを，またシドニー大学から運動スポーツ科学（運動生理学）の博士号を受け，博士論文の研究は，老年と筋力トレーニングにおける神経筋機能が中心であった．1999年にはコロラド州ボルダー市に引っ越し，運動神経生理学研究施設のポストドクター研究員としてロジャー・エノカ博士の下に就くことになった．彼女は，動作中の条件の変化による神経筋疲労の機序を探究した．2003年以降，マルケット大学理学療法学科身体運動科学プログラムの教員として勤め，応用・リハビリテーション・運動生理学および研究法などを教えている．現在，彼女の研究活動は，異なった動作中の条件下で特殊な臨床的問題を有する人々における神経筋疲労と筋機能障害の機序を理解することを専門としている．いくつかの本に寄稿したり，査読のある学術雑誌に多数の研究論文を載せたり, 全米および国際の学会に発表したりしてきた．ハンター氏はアメリカ国立衛生研究所（NIH），とくにそのなかで国立老化研究所と国立労働衛生研究所から，また他の基金からも助成金をもらった．彼女は米国スポーツ医学協会のフェロー（FACSM）である．ハンター氏は *Exercise and Sports Science Reviews, Medicine and Science in Sports and Exercise, Journal of Applied Physiology* などいくつか専門誌の編集委員などを務めている．仕事以外の時間では，旅行，キャンプ，ハイキング，サイクリング，そしてたまにトライアスロンを楽しんでいる．夫のジェフと娘のケネディと一緒にウィスコンシン州に暮らしている．

Lauren K. Sara（L. K. セーラ），PT, DPT, OCS

イリノイ州シカゴ市 ラッシュ大学付属中西部整形外科グループ 理学療法士

セーラ氏は2010年，生体力学工学専攻の科学士号を取得しマルケット大学を卒業した．2012年にはマルケット大学で理学療法学博士号を受け，学位授与の際，理学療法学科において優秀な成績，学問，専門職に貢献する可能性，そして理学療法研究への献身と努力が認められ表彰を受けた．2年間の臨床経験を積んで学びの場に戻り，シカゴ大学で整形外科専門理学療法のポストドクターレジデンシーを修了した．そのレジデンシーを修了したあと，彼女は整形外科外来で常勤の医療従事者として働いている．彼女は，ランニング，サイクリング，料理，家族でのくつろぎ，旅行を楽しむ．夫のブライアンと一緒にシカゴに暮らしている．

Jonathon W. Senefeld（J. W. セニフェルド），BS

ウィスコンシン州ミルウォーキー市 マルケット大学身体運動科学プログラム 臨床と応用リハビリテーション保健科学博士課程 大学院生

セネフェルド氏はマルケット大学から運動生理学専攻の科学士号を受け，2018年5月，同大学から臨床と応用リハビリテーション保健科学専攻の博士号を受ける予定である．2011年，サンドラハンター教授の指導の下で身体運動神経筋生理学研究室の研究員になった．助成金の有無にかかわらず研究活動に精力的に携わり，査読のある学術雑誌にいくつかの研究論文を載せ，全米の学会に発表し，またいくつかの学術雑誌の査読者を勤めている．研究のテーマは，2型糖尿病患者における神経筋疲労の機序を解明することである．余暇にはキャンプ，ハイキング，筋力トレーニングを楽しむ．妻のカーリーとともにウィスコンシン州に住んでいる．

Guy G. Simoneau（G. G. シモノー），PT, PhD, FAPTA

ウィスコンシン州ミルウォーキー市 マルケット大学理学療法学科 教授

http://www.marquette.edu/

シモノー氏は，カナダモントリオール大学から理学療法学専攻で科学士号を受け，イリノイ州イリノイ大学アーバナ・シャンペーン校から体育学（スポーツ医学）専攻で科学修士号を受け，ペンシルベニア州ステートカレッジ市ペンシルベニア州立大学から運動スポーツ科学（移動手段）専攻で博士号を受けた．博士論文の研究は，歩行，走行，姿勢を中心としたものである．1992年以降，マルケット大学理学療法学科の教員を務めてきた．担当授業の領域はおもに整形外科とスポーツ理学療法である．さらに，整形外科とスポーツ理学療法および生体力学に関していくつかの著書と論文を著している．また，シモノー氏は，アメリカ国立衛生研究所（NIH），アメリカの国立労働安全衛生研究所（NIOSH），関節症財団，理学療法財団などから研究助成金を受けた．教育・研究における活躍により，米国理学療法士協会から全米レベルでいくつかの賞を受けた．2007年にはリトアニア共和国カウナス市のリトアニア体育大学から名誉博士号を受けた．また，2002～2015年 *Journal of Orthopaedic & Sports Physical Therapy* 誌の編集長を務めた．暇のあるときは，旅行とハイキングを楽しむ．

過去の寄稿者

下記の3名は本書の前の版の第Ⅰ部において多大なる貢献をいただいた．3名の知力と想像力は本書の第Ⅰ部に永続的な影響を及ぼしてきた．感謝するものである．

David A. Brown（D. A. ブラウン），PT, PhD（第3章）

アラバマ州バーミングハム市 アラバマ大学理学療法学科と作業療法学科 教授

Deborah A. Nawoczenski(D. A. ナオゼンスキー)，PT, PhD（第4章）

ニューヨーク州ロチェスター市 イサカ大学保健科学・身体パフォーマンス学部理学療法学科 教授

A. Joseph Threlkeld,（A. J. スレルケルド），PT, PhD（第2章）

ネブラスカ州オマハ市 クレートン大学理学療法学科 教授

査読者

Paul D. Andrew, PT, PhD
Ibaraki-ken, Japan

Teri Bielefeld, PT, CHT
Zablocki VA Medical Center
Milwaukee, Wisconsin

Michael J. Borst, OTD, OTR, CHT
Occupational Therapy Department
Concordia University Wisconsin
Mequon, Wisconsin

Paul-Neil Czujko, PT, DPT, OCS
Stony Brook University
Physical Therapy Program
Stony Brook, New York

Mike Danduran, MS, ACSM-RCEP
Department of Physical Therapy and Program in Exercise Science and Athletic Training
Marquette University
Milwaukee, Wisconsin

Andrew Dentino, DDS
Dental Surgical Sciences/Periodontics
School of Dentistry
Marquette University
Milwaukee, Wisconsin

Luke Garceau, PT, DPT, MA, CSCS
Rehabilitation Services
Wheaton Franciscan Healthcare
Racine, Wisconsin

Ginny Gibson, OTD, OTR/L, CHT
Department of Occupational Therapy
Samuel Merritt University
Oakland, California

John T. Heinrich, MD
Milwaukee Orthopaedic Group, Ltd.
Milwaukee, Wisconsin

Jeremy Karman, PT
Physical Therapy Department
Aurora Sports Medicine Institute
Milwaukee, Wisconsin

Rolandas Kesminas, MS, PT
Lithuanian Sports University
Applied Biology and Rehabilitation Department
Kaunas, Lithuania

Philip Malloy, MS, PT, SCS
Clinical and Translational Rehabilitation Health Sciences PhD Candidate
Department of Physical Therapy, Program in Exercise Science
Marquette University
Milwaukee, Wisconsin

Jon D. Marion, OTR, CHT
Marshfield Clinic
Marshfield, Wisconsin

Brenda L. Neumann, OTR, BCB-PMD
Outpatient Therapy Department
ProHealthCare, Inc.
Mukwonago, Wisconsin

Michael O'Brien, MD
Wisconsin Radiology Specialists
Milwaukee, Wisconsin

Ann K. Porretto-Loehrke, DPT, CHT, COMT, CMPT
Hand to Shoulder Center of Wisconsin
Appleton, Wisconsin

Lauren K. Sara, PT, DPT, OCS
Physical Therapist, Midwest Orthopaedics at Rush
Chicago, Illinois

Christopher J. Simenz, PhD, CSCS
Department of Physical Therapy and Program in Exercise Science and Athletic Training
Marquette University
Milwaukee, Wisconsin

Guy Simoneau, PT, PhD, FAPTA
Department of Physical Therapy and Program in Exercise Science
Marquette University
Milwaukee, Wisconsin

Andrew Starsky, PT, PhD
Department of Physical Therapy and Program in Exercise Science
Marquette University
Milwaukee, Wisconsin

David Williams, MPT, ATC, PhD
Physical Therapy Program
University of Iowa
Iowa City, Iowa

はしがき

『筋骨格系のキネシオロジー』第3版が翻訳発刊されることをたいへんうれしく思います．また，第2版が7カ国語に翻訳され，世界中の多くの国で読まれていることを誇りに思います．この第3版の執筆にあたっては，世界各地の教員や学生のフィードバックによって，また研究の発展によって改善し続けてきました．第3版にはおおよそ2,500件の引用文献を用いており，それら一つひとつは，本書中に描かれている内容の科学的根拠や臨床意義を支持するものとして厳選しました．そして私と仲間の執筆者は，身体リハビリテーション関連の最先端の動向に基盤を与えるようなトピックスを取り入れるように全力を尽くしました．

これまでの初版および第2版において創り出したイラストが圧倒的な好評をいただき，それは私のさらなる創作意欲をそそるものでした．両版の場合と同様，描写的なイラストは，科学的根拠や臨床関連の文章と相まって，本書の教育使命をなし遂げようとするものです．

今回の第3版では，第2版で用いた学習を促すための構成要素（学習問題，スペシャルフォーカス，追加的な臨床関連事項）を拡充しました．またこの版では，動画や画像などのさらに広範囲な教材をウェブアクセスにて提供しま

EC 参考動画

- Video 5-1: Paralysis of Right Trapezius Muscle: Effect on Lifting Arm Overhead（動画 5-1: 右僧帽筋の麻痺：頭上に腕を挙上する際にみられる影響）
- Video 5-2: Paralysis of Middle Trapezius: Scapular Dyskinesis（動画 5-2: 右僧帽筋中部線維の麻痺：肩甲骨の運動異常）
- Analysis of Coming to a Sitting Position (from the Supine Position) in a Person with C^6 Quadriplegia（C^6 四肢麻痺患者での背臥位から長座位への起き上がり動作の分析）
- Analysis of Rolling (from the Supine Position) in a Person with C^6 Quadriplegia（C^6 四肢麻痺患者での背臥位からの寝返り動作の分析）
- Analysis of Transferring from a Wheelchair to a Mat in a Person with C^6 Quadriplegia（C^6 四肢麻痺患者での車いすから治療マットへの移乗動作の分析）
- Fluoroscopic Observations of Selected Arthrokinematics of the Upper Extremity（上肢にある特定の関節包内運動でみられる X 線透視映像）
- Fluoroscopy of Normal Shoulder versus 3 Patients with Subacromial Impingement（X 線透視映像を用いた肩甲上腕関節における関節包内運動の正常と異常との比較）
- Functional Considerations of the Serratus Anterior Muscle in a Person with C^7 Quadriplegia（C^7 四肢麻痺患者での前鋸筋の機能的役割の考察）
- Isolated Paralysis of Right Trapezius Muscle: Muscle Testing Demonstration（右僧帽筋に限局した麻痺：筋力テストの実例）
- Isolated Paralysis of Right Trapezius Muscle: Reduced Scapular Retraction（右僧帽筋に限局した麻痺：低下した肩甲骨後退の動き）
- Mechanics of a “Winging” Scapula in a Person with C^6 Quadriplegia（C^6 四肢麻痺患者でみられる「翼状」肩甲の異常な運動力学）
- Performance of a Sitting Push-Up by a Person with C^7 Quadriplegia（C^7 四肢麻痺患者での端座位プッシュアップの実際）

QR コードをスキャンすれば，動画が視聴できる．

した．これらの教材は，30年にわたって教育現場で運動学をうまく教えるために使用してきたものです．教員も学生も，第5～16章の各章末にある参考動画のリストをぜひご覧いただきたいと思います．第5章（肩複合体）の例は前頁のとおりです．参考動画は身体運動学教育において視覚中心のアプローチを可能とし，そこには，関節運動の透視や人体解剖，著者のミニ講義，特殊な教授法，異常運動学を発現する実例，各レベルの損傷があっても脊髄損傷者が特定な運動を学べる方法，運動中の筋電活動の表示などいろいろな動画が含まれています．またさらに，章によっては，いくつかのデジタル動画（あるいは画像）がその内容に盛り込まれています．たとえば第15章と第16章では，歩行中や走行中の骨格の動画とその傍に運動学や運動力学を表すグラフという独自的な動画素材（下図参照）をご覧になれます．第3版の動画や他の電子教材には，表紙裏の説明に従ってアクセスしてください．また，QRコードをスキャンすることによって動画（英語版）視聴することができます．

当然ながら，マルケット大学の身体運動学の授業において本書の従来の版を教材として用いました．学生たちと本書と私とのあいだの緊密な関係によって，文章の表現，トピックスの組織化や流れ，イラストのわかりやすさなどを改善する実践的な方法がたくさん生まれました．文章およびイラストの多数の改善は，私の学生からの直接のフィードバックのおかげですし，米国や他の国の学生や教員からもフィードバックがありました．第3版が大学など教育機関の教室に広まるにつれて，本書をさらに改良するためのフィードバックやご提案の連絡を楽しみにしております．

本書の位置づけ

人の身体運動に関する学問であるキネシオロジー（以下，身体運動学）は，スポーツ，美術，医療，保健の4分野において追究されています．分野ごとに程度の差があるものの，『筋骨格系のキネシオロジー』は4分野とも関連性をもっています．とはいうものの，本書のおもな目的は，身体的リハビリテーションを遂行するための身体運動学的な基礎を備えさせることです．この基礎は，けがや疾病などの運動を阻害する事象のあとで身体運動機能を最善にするためのものです．身体運動学という学問は，全世界のレベルで研究され，また多くの観点から研究が行われています．本書を執筆した仲間とともに私は，おもに人体の筋と関節間の力学的および生理学的な相互作用に焦点を当ててきました．このような相互作用は，正常運動について，そして疾病や外傷など筋骨格系の組織病変に伴う異常運動についても記述されています．幅広く保健医療における諸分野の学生と現役臨床家に本書が真に参考になる教育資源となることを願ってやみません．

本書の教育的方略

本書は，筋骨格系の詳細な解剖学を非常に重要視しています．いくつかの物理学的および生理学的な原理を，しっかりとした解剖学の知識に応用することだけで，読者は解

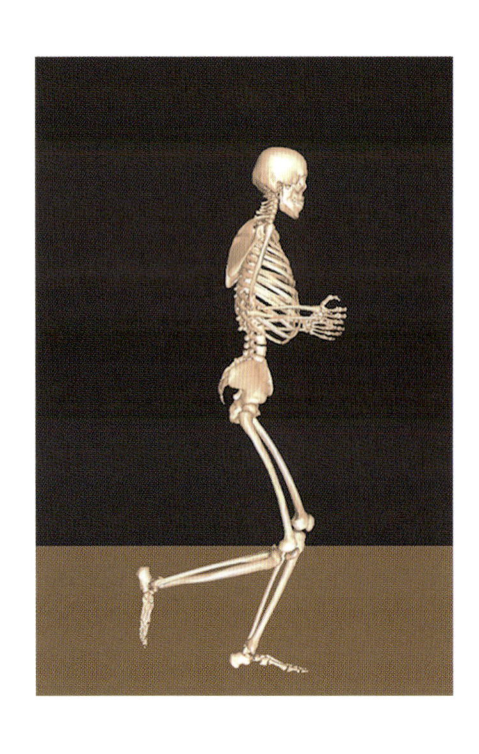

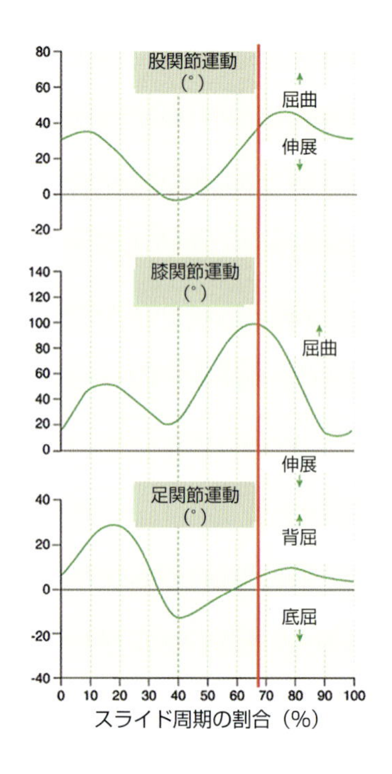

剖学の静止画を予想しうる立体動画に一変させることができます.『筋骨格系のキネシオロジー』のために創造したイラストは，このような想像上の変貌を促すようにデザインしました.身体運動学へのこのような学習方略は，丸暗記の必要性を減らし，力学的分析によるリーズニング（推論）を促し，学生や臨床家が筋骨格系の機能障害に関する適切な評価，診断，治療などを行う一助となります.

本書は，理学療法士として40年間の体験を統合した産物です.この体験には，いずれも身体運動学と何らかの関係がある臨床・研究・教育活動の豊かな融合が含まれています.当時は気づかなかったのですが，このテキストを書き始めたのは，マルケット大学の新米教員として最初の身体運動学の講義の準備をしたときであったといまは思います.それ以降，幸運にも熱心で有能な学生たちに出会うことができました.学生たちの向学心はいつも私の教員としての大志と熱意を励ましてくれました.単に講義内容を書き取るよりも能動的に傾聴するように促すために，広範囲にわたる身体運動学の講義資料を作成し始めました.こういうメモが年々発展し,本書の初版の設計図となりました.初版の発刊から15年が経過した今，寄稿者の仲間たちと一緒に本書の第3版を提供いたします.

本書の構成

本書の構成は，私が担当している2学期分の身体運動学の授業およびマルケット大学での他の授業に用いる総合教育計画を反映しています.本書は16章からなり，4部に区分されています.**第Ⅰ部**は身体運動学の本質的なテーマを取り上げています.そこには，学術用語や基本理念の紹介，筋骨格系の構造と機能のあらまし，それに身体運動学における生体力学と定量的側面の入門が含まれます.**第Ⅱ～Ⅳ部**は，人体の主要な3領域における各論として詳細な解剖学と運動学を論述します.**第Ⅱ部**は肩関節から手指まで上肢全体を中心としています.**第Ⅲ部**は頭・体幹・脊柱を構成する体軸骨格の運動学を取り上げます.そのなかには咀嚼と換気の運動学についての特殊な章も含んでいます.**第Ⅳ部**は股関節から足部まで下肢の運動学を論述します.同部の最後の2章分,「第15章 歩行の身体運動学」と「第16章 走行の身体運動学」では下肢の各論で扱った運動学を機能的に統合したり強調したりしています.

本書は**養成教育**を目的として意図的に設計しました.そのために重要な概念を順番に積み重ねるようにし，始まりである第Ⅰ部では，第Ⅱ～Ⅳ部の各論の裏づけるとなる科学的基礎の大部分を扱っています.またあとの各論の章においても，内容を一部ずつ積み重ねて紹介し，明快さおよび知識の深さを構築します.ほとんどの章において**骨学**から始まり,各骨の形態とそれに伴う機能について学びます.その後，**関節学**において，各関節の構造と機能，またその関節周囲結合組織に関して学びます.そして，ここでの学習には，関節包内運動および骨運動のそれぞれの観点からの各部位の運動学の完全な記述が含まれています.

しかし，第Ⅱ～Ⅳ部のほとんどの章において最も包括的に論じられるのは，筋と関節の相互作用についてです.その内容の初めとして，各部位における筋を描写し，それらの筋および関節組織への神経支配の概要も含みます.いったん筋の形とその作用方向を明確にしたうえで，次に筋と関節とのあいだの力学的な相互作用を論じます.各筋の潜在的な力と動き，筋力発生による関節への負荷，筋同士や関節同士の共同作用，身体の動き，姿勢，安定性に対する筋の重要な機能的役割，そして筋とその深層にある関節との機能的な関係などの課題を取り上げます.また，各章において，疾病，外傷，老化などが筋骨格系の機能低下や順応に及ぼす影響の例をいくつか示します.そのような知識は，筋骨格系や神経筋系の障害を有する人たちを治療するための臨床現場で一般に使用される診療手順の一部を理解するための基盤となります.

本書の特徴

この第3版は特徴として次のものを含んでいます.

- フルカラーイラスト
- スペシャルフォーカスの欄
- 章ごとの内容一覧（目次）
- 追加的な臨床関連事項（多くの章の末尾に）
- 学習問題
- 2,500件の文献によるエビデンスに基づいた記述
- 筋の付着部，神経支配，断面積，その他の詳細を含む付録
- モバイル機器，電子タブレットなどで読み取れるQRコードを通してウェブにつながっている参考動画（英語版）の欄
- 記述による説明を直接的に視覚化するネット上の動画，画像，表など
- 第15章と第16章において，骨格モデルの歩行や走行と同時に関連する運動学および運動力学のグラフを見ることのできる高度に特殊化された動画

補足的教材

本書の内容を補うため，Expert Consult のウェブサイトで動画（日本語サマリ付）を，Elsevier eLibrary のウェブサイトで学習問題の解答ほかを提供しています．表紙裏の説明に従ってアクセスしてください．

- **参考動画**．著者らが数多くの動画を集め，本書に記載されている概念を強化したり例証したりするために活用してきました．これらの動画のなかには，関節運動の透視動画，人体解剖，著者の設計した教育用モデルによるミニ講義やデモンストレーション，局所麻痺下の人の動作分析，その他臨床運動学にかかわる概念を示すものがあります．
- **学習問題の解答**．学習問題の詳細な解答はこのテキストの内容を強化します．
- **第４章で出題される臨床に関わる生体力学的演習問題**の解答．

謝　辞

このテキストが第３版まで改訂を重ねるにあたり，いろいろと思いやりと親切な援助を下さった多数の人々にこの場を借りてお礼を申し上げたいと思います．下記の人々以外にも見落としてしまった人もおそらくあると思いますが，改めてお詫びします．

まず最初に，家族に感謝します．とくに妻の Brenda は，全３版においてチャーミングに寛大な心身にわたるサポートをしてくれました．息子の Donnie と娘の Megann の忍耐強さと理解に対してありがたく思います．幼少よりたくさんの機会を与えてくれた両親の Betty と Charlie Neumann に感謝します．母の絶えないユーモアがなければ，私はどうなってしまったかは想像できません．多数の人たちが『筋骨格系のキネシオロジー　原著第３版』の実現にかなり貢献してくれました．最初に，何年にもわたり専念し，目覚ましい手腕，妥協しない高水準にて本書の医学的イラストを担当してくれた Elisabeth Roen Kelly に感謝いたします．それに，念入りかつ巧みに挿絵をフルカラーに移行してくれた Craig Kiefer と彼の仲間たちに感謝します．また，忍耐と根気を示してくれた Elsevier 社の従業員，とくに Jeanne Robertson，Tracey Schriefer，Suzanne Fannin，Jolynn Gower などに感謝申し上げます．

マルケット大学理学療法学科の現在の学科長 Lawrence Pan と過去の学科長 Richard Jensen，それに同大学保健科学部の現在の学部長 Jack Brooks と過去の学部長 William Cullinan に心より感謝申し上げます．これらの紳士は寛大に私に夢を叶えられる機会を下さいました．

寄稿者として第３版の章を執筆し，または共著した人たちである，Peter R. Blanpied，Sandra K. Hunter，Bryan C. Heiderscheit，Guy G. Simoneau，Lauren Sara，Jonathon W. Senefeld に感謝の意を表したいと思います．これらの有能な人たちが本書に本質的な深みや広がりを与えてくれました．さらに，報酬を受けないで章ごとの内容を吟味してくれた多数の人々にも感謝しております．これらの査読者の名前は別ページに掲載しています．

マルケット大学のスタッフの何人かが貴重な技術かつ研究上の援助をくれました．写真担当の Dan Johnson に 30 年間の友情をはじめとして，今回のテキストの多くの写真撮影を担っていただいたことに対して感謝します．教材メディアセンターでプロデューサーの Gary Bargholz とそのスタッフの才能にはありがたく感じており，本書と授業に関する多数のビデオ製作に有能な力を貸してくれました．それに Ljudmila（“Milly”）Mursec，Martha Gilmore Jermé などの Raynor 図書館の専門スタッフに，研究のための貴重な助力に対して深謝します．

マルケット大学に直接的にも間接的にもかかわってきたいろいろな人たちは，本書の発展において終始，幅広い活動で援助してくれました．この援助は，原稿の校正，研究論文の探索，聴取，文献や臨床観念の確認，写真のモデル協力や写真提供，X 線や MRI の撮像または提供，事務作業とその他の実用的な仕事を含んでいます．こういう手助けに対して，Michael Branda，Kelly Brush，Allison Budreck，Therese Casey，Allison Czaplewski，Albojay Deacon，Santana Deacon，Caress Dean，Kerry Donahue，Rebecca Eagleeye，Kevin Eckert，Kim Fowler，Jessica Fuentes，Gregg Fuhrman，Marybeth Geiser，Matt Giordanelli，Barbara Haines，Douglas Heckenkamp，Lisa Hribar，Erika Jacobson，Tia Jandrin，Clare Kennedy，Michael Kiely，Davin Kimura，Kristin Kipp，Stephanie Lamon，Thomas Lechner，Jesse Lee，John Levene，Ryan Lifka，Lorna Loughran，Jessica Niles，Christopher Melkovitz，Melissa Merriman，Preston Michelson，Alicia Nowack，Ellen Perkins，Anne Pleva，Gregory Rajala，Rachel Sand，Janet Schuh，Robert Seeds，Jonathon Senefeld，Elizabeth Shanahan，Bethany Shutko，Jeff Sischo，Pamela Swiderski，Michelle Treml，Stacy Weineke，Andy Weyer，and Sidney White に感謝いたします．

この場を借り，出逢いをもって，私の専門家としての人生に肯定的で有意義な影響を与えていただいた人々に御礼を申し上げたいと思います．ある意味では，この人々の精神は本版に盛り込まれているといえるでしょう．身体運動学を初めて受けて，私もぜひそういう授業を担当したいと感激させたShep Barishに．理学療法の実践模範となったMartha Wroeに．人体解剖学の豊富な基盤を授けたClaudette Finleyに．患者の機能能力を制限させまいとすることの重要性をDarrell Bennettと私に強調したPatty Altlandに．全面的な指導と節操の高さを発揮したGary Soderbergに．こういう取り組みもおもしろいよと教えてくれたThomas Cookに．マルケット大学で身体運動学の教育をこれほど高い基準に設定したMary Pat Murrayに．簡潔かつ明瞭な文章の重要性を絶えず強調した（怒鳴りつけた）Paul Andrewに．そして持続した勤労精神がどれだけ実行力をもてるかをいつも意識させてくれたGuy Simoneauに．以上の人々に深謝いたします．

言語に絶する形でこのプロジェクトに貢献した若干名の特別な存在をここで感謝とともに紹介したいと思います．この人々は親戚，旧友と新友，専門の同僚，またそれらのコンビよりなります．ユーモアや冒険心，忠実性，自分の目標と信念への揺るぎない献身，それに私の目標と信念に対する包容力を共有していただいた次の人たちに感謝します．弟妹のChip，Suzan，Nancy，Barbaraに．それにBrenda Neumann，Tad Hardee，David Eastwold，Darrell Bennett，Tony Hornung，Joseph Berman，Bob Myers，Robert and Kim Morecraft，Guy Simoneauに．Wilson Workforce and Rehabilitation Centerの親友たちに．Mehlos家（とくに「本の進捗状況は？」と絶えず尋ねたHarvey君）に．皆さんありがとう．また2名の特別の仲間，数十年間マルケット大学で身体運動学の授業に助けてくれた理学療法士のTony HornungとJeremy Karmanに感謝します．この2人のお陰で授業の雰囲気は活気あり，おもしろい，また臨床に関連性があるものとなっています．

最後になりますが，私の職業を意味のあるものにしてくれた過去および現在の学生諸君，ありがとうございました．私はよく忙し気にふるまっていたかもしれませんが，本当のところ，君たちがこのすべてを価値のあるものにしてくれています．

DAN

本書の特徴

参考動画

- Video 5-1: Paralysis of Right Trapezius Muscle: Effect on Lifting Arm Overhead（動画 5-1：右僧帽筋の麻痺：腕上に腕を挙上する際にみられる影響）
- Video 5-2: Paralysis of Middle Trapezius: Scapular Dyskinesis（動画 5-2：右僧帽筋中部線維の麻痺：肩甲骨の運動異常）
- Analysis of Coming to a Sitting Position (from the Supine Position) in a Person with C[6] Quadriplegia
- Analysis of Rolling (from the Supine Position) in a Person with C[6] Quadriplegia
- Analysis of Transferring from a Wheelchair to a Mat in a Person with C[6] Quadriplegia
- Fluoroscopic Observations of Selected Arthrokinematics of the Upper Extremity
- Fluoroscopy of Normal Shoulder versus 3 Patients with Subacromial Impingement
- Functional Considerations of the Serratus Anterior Muscle in a Person with C[7] Quadriplegia
- Isolated Paralysis of Right Trapezius Muscle: Muscle Testing Demonstration
- Isolated Paralysis of Right Trapezius Muscle: Reduced Scapular Retraction
- Mechanics of a "Winging" Scapula in a Person with C[6] Quadriplegia
- Performance of a Sitting Push Up by a Person with C[6] Quadriplegia

QRコードをスキャンすれば，動画が視聴できる

参考動画は，スマートフォンでQRコードを読み，WEBにアクセスするだけで容易に観ることができる．

追加的な臨床関連事項 Additional Clinical Connections

CLINICAL CONNECTION 5.1

追加的な臨床関連事項は，各章の身体運動学的な課題に関連する臨床観念を浮き彫りにしたり，拡張したりすることができる．

SPECIAL FOCUS 5.1

Special Focus 欄は，さまざまな臨床例を取り上げ，臨床現場へ身体運動学の応用方法を示している．

学習問題 STUDY QUESTIONS

学習問題は，各章の主要なポイントをしっかりとつかむために読者に考えさせるように設けてある．しかもウェブサイトにて原著者の模範解答を閲覧できるので，その学習効果を最大にすることができる．

第5章 肩複合体 Shoulder Complex

Donald A. Neumann, PT, PhD, FAPTA

章内容一覧 CHAPTER AT A GLANCE

章内容一覧によって，各章の主要な内容を一目瞭然に把握することができる．

文献は本書において豊富に用いられており，エビデンスベースの中核となる．

目　次

第Ⅰ部　身体運動学の必須トピックス　1

第1章　はじめに　3

第2章　人体関節の基本構造と機能　33

第3章　筋：骨格系の主要な安定器そして運動器　55

第８章 手 277

付録Ⅱ 上肢筋の付着部位・神経支配・断面積，そして皮膚の感覚髄節 337

第Ⅲ部 体軸骨格 349

第９章 体軸骨格：骨・関節学 351

第１０章 体軸骨格：筋と関節の相互作用 429

第14章 足関節と足部 651

第15章 歩行の身体運動学 713

第16章 走行の身体運動学 773

本書の各種オンラインサービスについて

本書では3種類のオンラインサービスをご利用いただけます．それぞれ次のような特徴がありますのでご注意ください．また，いずれのオンラインサービスも予告なく内容が変更になったり，提供が中止になったりすることがあります．あらかじめご了解ください．

1．Elsevier eLibrary

表紙裏に掲載されているPINコードから登録することによってアクセスできます．章末にある「学習問題」の解答や本書に掲載されていないイメージなどを閲覧することが可能です．本書の電子版もこちらで閲覧できます．

2．Expert Consult

表紙裏に掲載されているPINコードから登録することによってアクセスできます．動画（日本語サマリ付．音声は英語ほか）を閲覧できます．

3．QRコードによる動画へのアクセス

各部扉や章末に掲載されているQRコードをスキャンすることによって，米国エルゼビア社が運営するウェブサイトにある動画（英語ほか）に直接アクセスできます（ただし，不具合が生じても，Elsevier Inc.，エルゼビア・ジャパン株式会社および医歯薬出版株式会社では一切責任を負いません）．

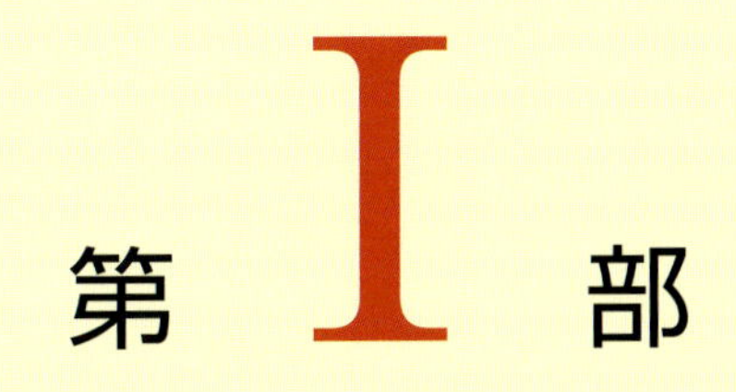

第 I 部

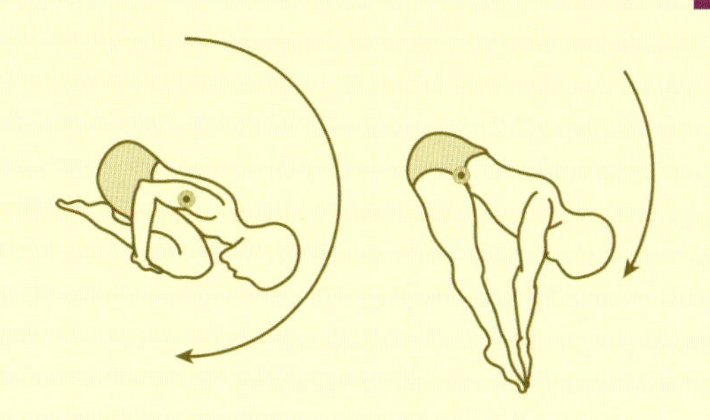

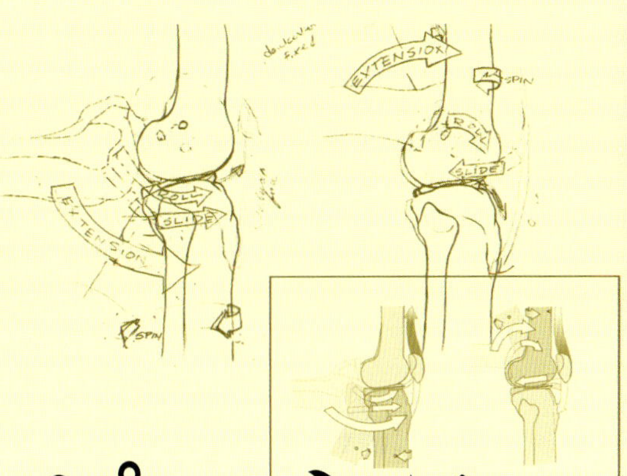

身体運動学の必須トピックス

Essential Topics of Kinesiology

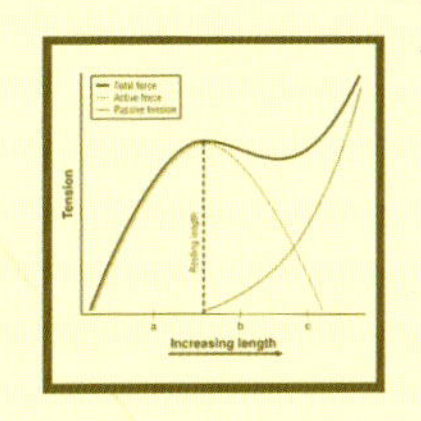

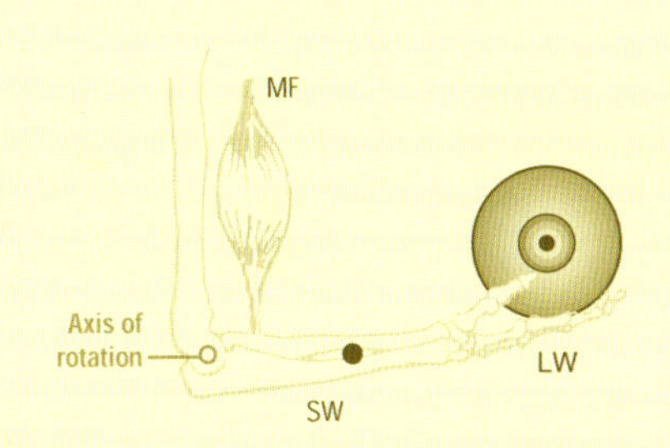

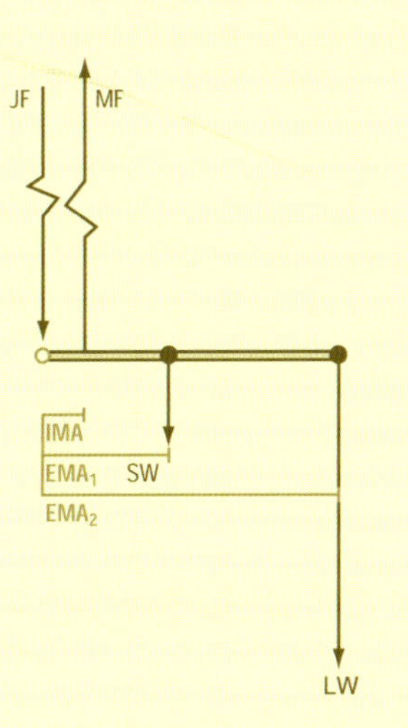

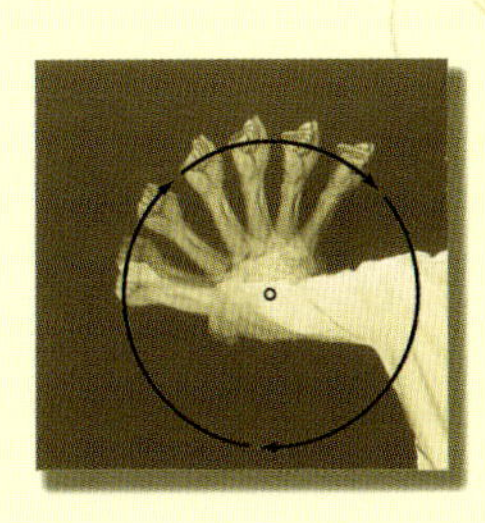

第Ⅰ部
身体運動学の必須トピックス

第Ⅰ部は4つの章に分かれており，これらの章では身体運動学に関するそれぞれ異なる内容について述べる．また，ここではさまざまな身体領域（第Ⅱ～Ⅳ部）の具体的考察の基礎となる背景について述べる．第1章では，身体運動学に関連する入門的な用語と生体力学的概念を示す．また第1章の末には重要な身体運動学に関する用語集を掲載してある．第2章では，“身体運動のための回転軸”である関節の基礎的な解剖学，組織学，そして機能的な側面について説明する．第3章では，“骨格系の能動的な動きと安定性をもたらす源”である骨格筋の基礎的な解剖学また機能的側面を解説する．第4章では，第1章で紹介するさまざまな生体力学的原理の詳細な考察と定量的分析について述べる．

追加的な臨床関連事項

第4章の末には，追加的な臨床関連事項を掲載している．これは，その章で取り上げた身体運動学と関連する具体的な臨床概念を紹介したり，さらに展開したりするために設けられている．

学習問題

学習問題は，各章の最後に記載されている．これらの問題は，その章で学んだ主要な概念について振り返り，再確認できるように設けられている．これらの問題に挑戦することは，学生諸君の試験準備にとって効果的な方法である．なお解答は，Elsevier eLibrary のウェブサイトに掲載されている．

第1章

はじめに

Getting Started

Donald A. Neumann, PT, PhD, FAPTA

章内容一覧　CHAPTER AT A GLANCE

身体運動学とは何か？

身体運動学（キネシオロジー：kinesiology）という言葉の起源は，ギリシャ語のキネシス（*kinesis*：動くこと）とロジー（*logy*：探求すること）である．本書〔*Kinesiology of the Musculoskeletal System: Foundations for Rehabilitation*（『筋骨格系のキネシオロジー　原著第3版』）〕は，筋骨格系における解剖学および生体力学的な相互作用に焦点を当てた身体運動学のガイドである．これらの相互作用の美しさと複雑さは，遠い昔にミケランジェロ（1475～1564）やレオナルド・ダ・ヴィンチ（1452～1519）のような偉大な芸術家によって見いだされていた．彼らの作品は，1747年にアルビヌス（1697～1770）によって出版された古典的なテキスト「人体の骨格と筋の図（*Tabulae Sceleti et Musculorum Corporis Humani*）」に影響を与えたようである．この業績の一例を図1.1に示す．

本書のおもな目的は，学生や臨床家に対して，さまざまな身体的リハビリテーション実践における確固たる基盤を提供することである．神経支配を含む筋骨格系の解剖学の詳しいレビューは，運動器の構造および機能的な知識とその臨床応用の背景として提示される．また健常な状態，疾患や外傷による異常な状態の両方についても検討する．身体運動学の正しい理解は，筋骨格系の障害に対する合理的な評価，正確な診断そして有効な治療の発展を可能にする．これらの能力を有することは，身体的リハビリテーションの実践に従事する医療や保健の専門職にとって，高い資質の証である．

この身体運動学のテキストは，解剖学，生体力学，生理学という3つの知識体系から多くの知見を取り入れている．**解剖学**は人体とその部位の形態と構造の科学である．**生体力学**は，物理学の原理を用いて，力が生体内でどのように相互作用するかについて定量的に研究する分野である．また，**生理学**は生体の生物学的な研究分野である．本書では，筋骨格系の幅広い解剖学的な解説に，さらに選択的に生体力学と生理学の原理を織り交ぜた．このようなアプローチは，筋骨格系の運動学的機能を単純に記憶させるのではなく，臨床推論などに使える知識になることを可能にする．

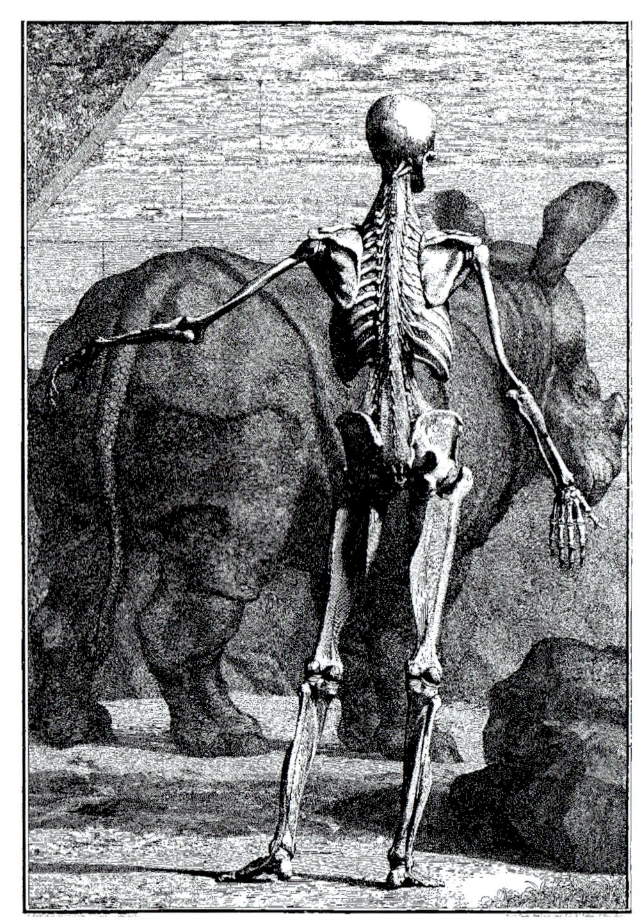

図 1.1　アルビヌスによる解剖学的テキスト「人体の骨格と筋の図: *Tabulae Sceleti et Musculorum Corporis Humani*（1747）」のイラスト．

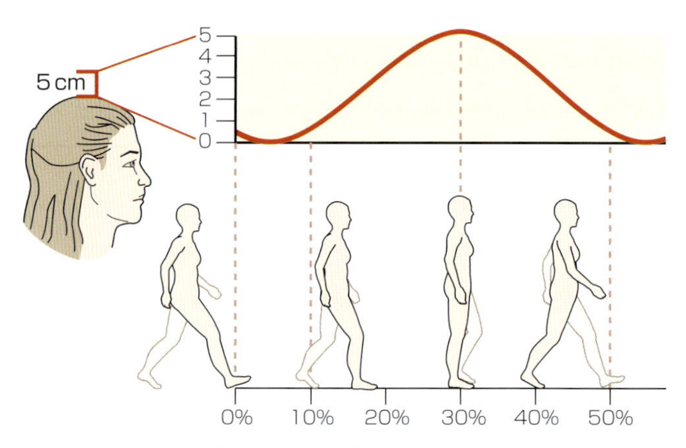

図 1.2　歩行中に曲線で上下に並進する頭上の 1 点が示されている．グラフの横軸は歩行周期全体のパーセンテージを示している．

本書の構成

本書は 4 つのセクションに分かれている．第Ⅰ部の身体運動学の本質的なトピックは，第 1～4 章で構成される．読者が学び始めやすいように，第 1 章では身体運動学に関連する多くの基本的な概念と用語を提示する．第 1 章の末には，これらの基本的な概念と用語の定義を用語集として掲載している．第 2～4 章には，関節の機構，筋の生理学，生体力学の応用に必要な基本的概念について記述している．

第Ⅰ部の 4 つの運動学的な基礎は，第Ⅱ～Ⅳ部におけるさらに詳しい解剖学や身体各部位について解説する章のためのものである．第Ⅱ部（第 5～8 章）では，上肢に関連する身体運動学について述べる．第Ⅲ部（第 9～11 章）は，おもに体軸骨格と体幹を含む身体運動学を網羅する．最後に，第Ⅳ部（第 12～16 章）は，歩行と走行を含む下肢の身体運動学について述べる．

運動学

運動学（kinematics）は，運動を起こす可能性のある力やトルクに関係なく，身体運動を記述する力学の一分野である．生体力学での**身体**（body）という用語は，身体全体，または個々の骨や領域などの身体部分あるいは分節，体節（segment）を説明するために用いられる．一般に，運動には並進と回転の 2 種類がある．

並進運動と回転運動
Translation Compared with Rotation

並進運動（translation）とは，剛体においてすべての質点が一緒に同じ方向に平行に移動する軌道を描く線形運動である．この並進の形は，**直線**（rectilinear）運動としても**曲線**（curvilinear）運動としても起こることがある．たとえば，歩行中，頭上の 1 点はおもに曲線状に動く（図 1.2）．

対照的に，**回転運動**（rotation）とは，ある剛体がある軸点を中心に円を描くような運動として表される．その結果，物体内のあらゆる点は，同じ角度で，同じ方向に（たとえば，時計まわり，また反時計まわりに）同時に回転する．

人の全身の動きは，仙骨のすぐ前に位置する**身体重心**の並進運動として一般には記述される．人の重心は空間を通って並進的に移動するが，それは四肢を回転させる筋によって駆動される．四肢が回転するという事実は，肘が屈曲運動を行っているあいだの拳が描く軌道を見ることで確認することができる（図 1.3）（「関節の回転」と「骨の回転」という言い方を同じ意味で使用するのは，身体運動学の慣例である）．

表 1.1　運動学的測定単位の一般的な変換表

国際 (SI) 単位系	英国単位系
1 m = 3.28 feet (ft：フィート)	1 ft = 0.305 m
1 m = 39.37 inches (in：インチ)	1 in = 0.0254 m
1 cm = 0.39 in	1 in = 2.54 cm
1 m = 1.09 yards (yd：ヤード)	1 yd = 0.91 m
1 km = 0.62 miles (mi：マイル)	1 mi = 1.61 km
1° (degree) = 0.0174 radians (rad：ラジアン)	1 rad = 57.3°

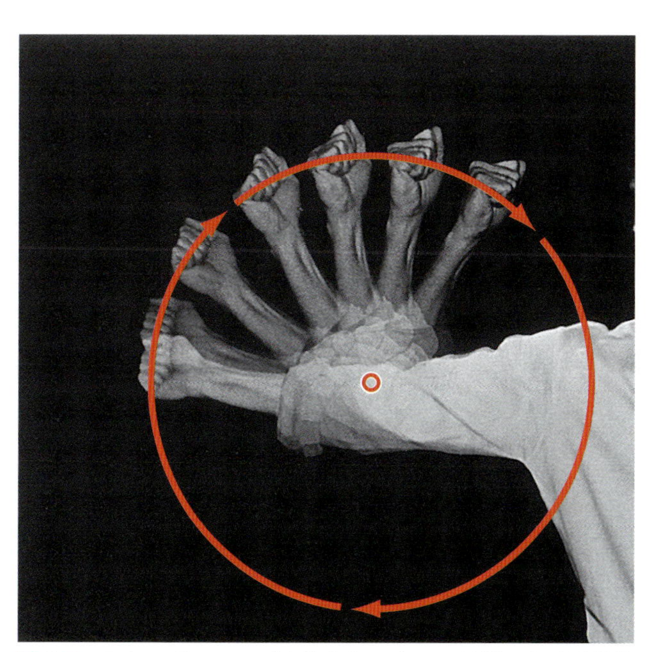

図 1.3　ストロボスコープを使うと，カメラは肘における前腕の回転を映し出すことができる．肘の解剖学的な制限がなければ，前腕は，理論的に，肘の回転軸（白抜きの赤い円）を中心に 360° 回転することができる．

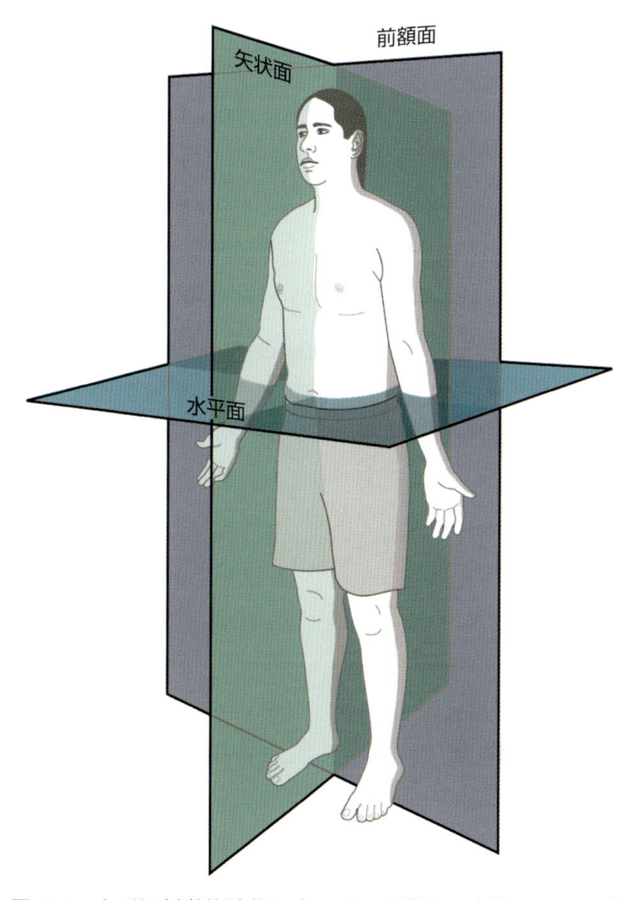

図 1.4　人が解剖学的肢位に立っている際の，身体の 3 つの基本的平面を示す．

身体や身体各部位の角（回転）運動の軸点を**回転軸**という．回転軸は，回転体の運動がゼロになる点である．四肢や体幹のほとんどの運動の回転軸は関節構造体の中またはその近くに位置する．

身体の動きは，並進あるいは回転運動にかかわらず，能動的または受動的ととらえることができる．**能動（自動）運動**（active movement）は，肘を曲げて一杯の水を飲むときのように，刺激された筋によって引き起こされる．対照的に，**受動（他動）運動**（passive movement）は，他の人による押したり引いたりする力，重力が引く力，伸張された結合組織の張力など，能動的な筋収縮以外の力源によって引き起こされる．

運動学に関連するおもな変数は，位置，速度，加速度である．これらの変数量（高さや速さなど）を示すためには，特定の測定単位が必要である．並進の単位にはメートルまたはフィートが使用され，回転には度（°）またはラジアンが使用される．本書では，1960 年に採択された国際単位系（International System of Units）をおもに使用する．このシステムは，フランス語では Système International d'Unités という名称であり, SI と略される．この SI 単位は，身体運動学およびリハビリテーションに関連する学術誌で広く用いられている．一般的な SI 単位と他の測定単位との運動学的な変換法は表 1.1 に示す．その他の測定単位については第 4 章で説明する．

表 1.2　一般的な骨運動学的用語の例 *

運動面	一般的な用語
矢状面	屈曲と伸展 背屈と底屈 前屈と後屈
前額面	外転と内転 側屈 尺屈と橈屈 外がえしと内がえし
水平面	内旋と外旋 軸回旋

* 用語の多くは，身体の特定の領域に固有のものである．たとえば，母指では異なる用語を使用する．

骨運動
Osteokinematics

▶運動の面 Planes of Motion

骨運動（osteokinematics）において，骨の運動は3つの身体の基本的な面（矢状面，前額面および水平面）に対する骨の動きで表される．これらの運動面を，図 1.4 のように解剖学的肢位に立つ人で描き示した．**矢状面**（sagittal plane）は頭蓋骨の矢状縫合と平行であり，身体を左右に分ける．**前額面**（frontal plane）は頭蓋骨の冠状縫合と平行であり，身体を前後に分ける．**水平面**（horizontal plane：または**横断面** transverse plane）は，水平線に平行であり，身体を上下に分ける．骨運動を表現するための用語は表 1.2 に示す．さらに特殊な用語は，身体の個々の部位を説明する章で定義する．

▶回転軸 Axis of Rotation

骨は関節のまわりを，**回転軸**に垂直な平面内で回転する．軸（または軸点）は一般に，関節の凸面側を通過すると想定される．たとえば，肩関節は3つのすべての面で運動が可能なため，この関節には3つの回転軸がある（図 1.5）．3つの直交する軸は静止しているように描かれているが，実際にはすべての関節において，各軸は運動中においてわずかに動く．関節の凸面が完全な球体で，それに対応する凹面がぴったりと関節を形成する場合にのみ，回転軸は静止したままである．ほとんどの関節の凸面は，肩関節の上腕骨頭のように，表面曲率が一定ではない不完全な球体である．移動する回転軸の問題については，第2章で詳しく説明する．

▶自由度 Degrees of Freedom

自由度は，関節で許される動きの方向の数である．関節は，3つの基本的な面に対応して，最大3度までの自由度

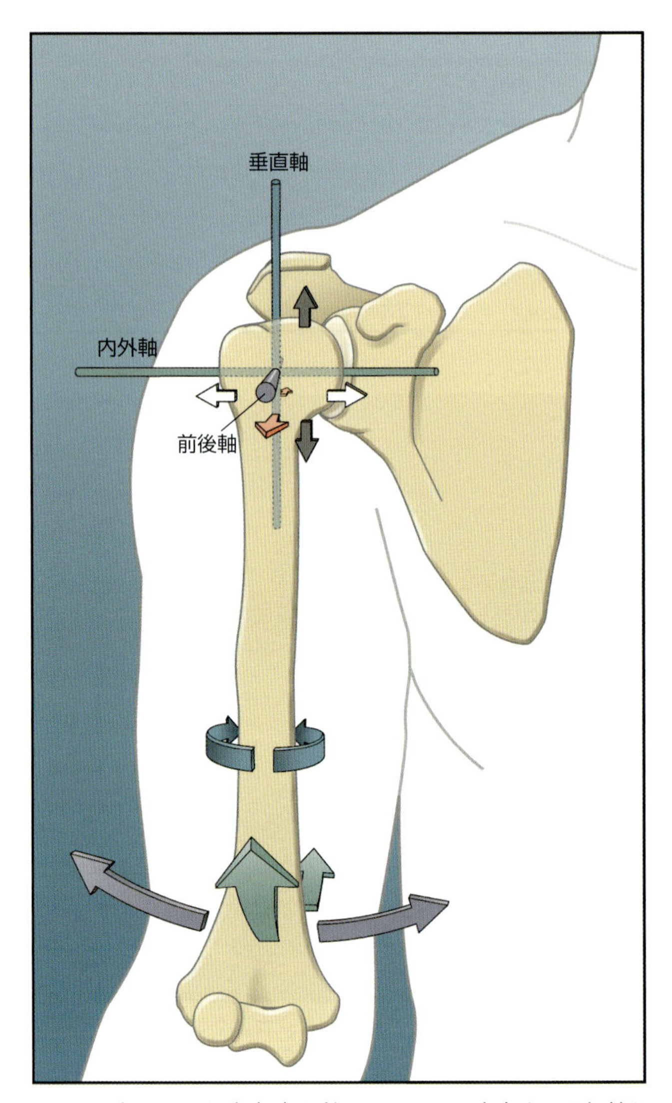

図 1.5　右の肩甲上腕（肩）関節には，3つの直交する回転軸とそれに伴う角運動の面を示す．屈曲と伸展（緑色の彎曲した矢印）は，内–外回転軸のまわりに起こる．外転と内転（紫色の彎曲した矢印）は前–後回転軸のまわりに起こる．内旋と外旋（青色の彎曲した矢印）は垂直軸のまわりに起こる．各回転軸は，それと関連する運動面とともに色分けされている．各軸に平行な短い直線の矢印は，肩甲骨に対して上腕骨がわずかに並進運動することを表す．この図は，角運動と並進運動の自由度の両方を示している．（詳しい説明は本文を参照）

をもつことができる．図 1.5 に示すように，たとえば，肩関節は3度の自由度をもち，各平面に可能な運動が1つずつある．手関節は2つの自由度（矢状面と前額面での回転）しか許さず，肘では矢状面のただ1つの運動を許す．

本書全体でとくに指定がないかぎり，**自由度**という用語は，関節における角運動の面の数を示す．しかし，厳密な工学的観点からは，自由度は角運動と同様に並進（直線）運動にも適用される．すべての滑膜関節は，関節の構造内の自然な緩みのため，筋などによって能動的に引き起こされる少なくともいくつかの並進運動を有する．ほとんどの

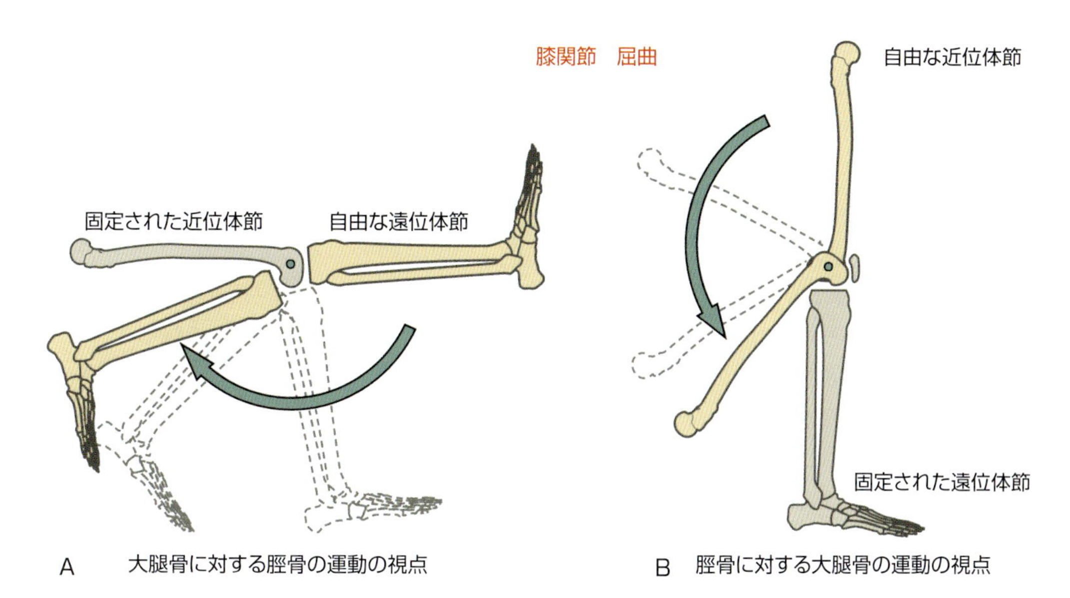

図 1.6　膝の矢状面における骨運動は，(A) 近位に対する遠位の運動および (B) 遠位に対する近位運動の例を示す．回転軸は膝に小さな丸として示す．

関節で生じるこのわずかな受動的な並進運動は，**副次運動**（アクセサリームーブメント：accessory movement）（または**関節の遊び**：joint play）とよばれ，一般に 3 つの直線方向で定義される．解剖学的肢位に基づき，副次運動の空間方向を 3 つの回転軸と関係づけて表現することができる．たとえば，弛緩した肩関節において，上腕骨には，前-後方向，内-外方向，および上-下方向にわずかに受動的な並進運動が起こりうる（図 1.5 の上腕骨近位端の短い直線の矢印を参照）．多くの関節では，関節の健全性を検査するために並進運動の度合いを臨床において用いる．関節における骨の過度の並進運動は，靱帯の損傷または異常な弛緩を示唆する．対照的に，並進（副次）運動が有意に減少している場合には，関節周囲の結合組織の病的な硬さを示唆する．関節内の異常な並進運動は，典型的には自動運動の質に影響を及ぼし，関節の負担増加および微小外傷を引き起こす可能性がある．

▶骨運動：視点の重要性 Osteokinematics: A Matter of Perspective

一般に，2 つ以上の骨または体節の連結で関節が形成される．したがって，関節における動きは，(1) 相対的に固定された遠位部に対して近位部が回転する場合と，これに対して (2) 相対的に固定された近位部に対して遠位部が回転する場合の 2 つの視点でとらえることができる（実際には，両方の視点が同時に発生することがある．この状況について，分析と考察を容易にするために，本書のなかではしばしば省略される）．2 つの運動学的視点は，図 1.6 において膝の屈曲で示されている．たとえば，膝屈曲のような用語は，大腿部と下腿部とのあいだの**相対運動**のみを表現していて，2 つの体節のどちらが実際に回転しているかについては説明していない．このことを明らかにするには，回転している体節とみなされる骨を明確に表現する必要がある．図 1.6 のように，たとえば，**大腿骨に対する脛骨の運動**（tibial-on-femoral movement），**脛骨に対する大腿骨の運動**（femoral-on-tibial movement）という表現で，骨運動を適切に示すことができる．

上肢によって行われる日常的なほとんどの動きは，近位体節に対する遠位体節の運動である．これは，手によって把持された物体を身体中枢部のほうに持ってきたり，または身体中枢部から遠ざけたりする必要性を反映している．上肢の関節の近位体節は通常，筋，重力，またはその慣性によって固定され，これに対し近位ほど固定されていない遠位体節が回転運動を起こす．

上肢によって行われる近位に対する遠位体節の運動の一般的な例は，食事や投球動作である．一方で上肢は，懸垂運動で肘を屈伸させるように，遠位に対する近位体節の運動を行うこともできる．

下肢は，近位に対する遠位体節の運動，および遠位に対する近位体節の運動の両方を日常的に行う．これらの運動は，歩行の 2 つのおもな相（立脚相と遊脚相）でみられる．**立脚相**（stance phase）は体重を負荷しながら下肢が接地している相で，**遊脚相**（swing phase）は下肢が前に振り出されている相である．歩行に加えて，他の多くの活動でも，両方の運動学的方略が使用される．たとえば，ボールを蹴るための準備として膝を屈曲させることは，近位に対する遠位体節の運動の一例である（図1.6A参照）．対照的に，スクワットで身体を降下させる場合は，遠位に対する近位体節の運動の例である（図1.6B参照）．後者の例では，身体の下降を徐々に制御するために，膝の大腿四頭筋に比較的大きな負荷がかかる．

体節同士の相対的な運動学的概念を表現するために，身体的リハビリテーションの文献や臨床では，**開放性および閉鎖性運動連鎖**（open and closed kinematic chains）という用語が頻繁に用いられる．運動連鎖とは，下肢の骨盤，大腿部，下腿部および足部のように一連の関節によってつながれた体節群を指す．「開放」および「閉鎖」という用語は，典型的には，四肢の遠位端が地面または他の動かない物体に固定されているかどうかを表すために用いられる．**開放性運動連鎖**は，下肢における足部などの運動連鎖の遠位体節が，地面または別の動かない物体に固定されていない状況を表す．したがって，遠位体節は自由に動く（図1.6A参照）．これに対して**閉鎖性運動連鎖**は，運動連鎖の遠位体節が地面または別の物体に固定される状況を表す．この場合，近位体節が自由に動く（図1.6B参照）．これらの用語は，とくに下肢関節の筋力トレーニングの方法を表現するために広く用いられる．

開放性および閉鎖性運動連鎖という用語は，便利な用語で多用されているが，あいまいな表現でもある．厳密な工学的観点からいえば，この用語は一連の連結された剛体リンクの**運動学的相互依存性**と定義されるが，これは前述した定義とは若干異なる．この工学的観点から，連鎖体の両端が共通の物体に固定されている場合，その連鎖体は閉ループのように「閉鎖」である．この場合，ある1つの連結部分（リンク）を動かすには，連鎖内の他の1つまたは複数のリンクがそれに合わせて動かなければならない．

一方の端部をその固定された接合部位から切り離して連鎖を「開放」することで，この運動学的相互依存性が解消されることになる．この正確な表現は，すべての医療保健や工学分野に普遍的に適用されるものではない．たとえば，片脚でのスクワットを行うことは，臨床的には閉鎖性運動連鎖の運動とよばれることが多い．しかし，反対側の脚が地面に固定されていない（すなわち，全身によって作られたリンク回路が開いている）ので，これは開放性運動連鎖の運動であると主張することもできる．混乱を避けるために，本書では，**開放性および閉鎖性運動連鎖**という用語を慎重に使用し，どちらの体節（近位または遠位）が固定側で，またどちらが自由側かを明示する．

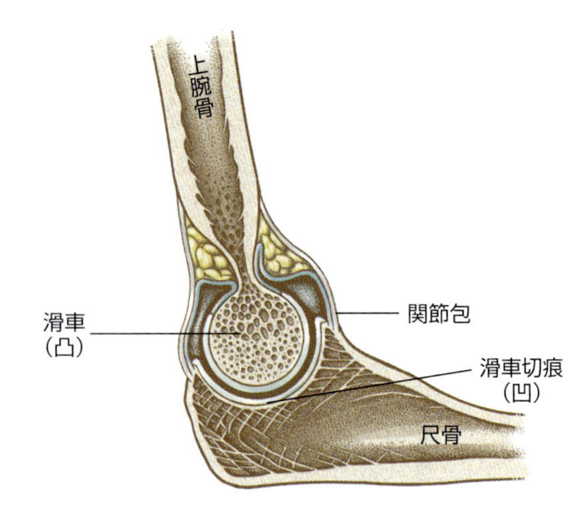

図1.7　肘の腕尺関節は，2つの関節面のあいだの凸凹関係の一例である．上腕骨滑車は凸面であり，尺骨の滑車切痕は凹面である．

関節包内運動
Arthrokinematics

▶典型的な関節形態 Typical Joint Morphology

関節包内運動（arthrokinematics）は，関節を構成する骨が向かい合う**関節面**に生じる運動である．詳しくは第2章で説明するが，関節面の形状は，平坦であるものから彎曲しているものまで幅がある．ほとんどの関節面は，少なくともわずかに彎曲しており，一方の面は比較的凸状で，他方の面は凹状である（図1.7）．ほとんどの関節の凸凹関係は，関節の適合性をよくし，接触力を分散させるために表面積を増加させ，骨間の動きを誘導するのに役立つ．

▶関節面のあいだの基本的な動き Fundamental Movements between Joint Surfaces

彎曲した関節面のあいだには，転がり，滑りおよび軸回旋という3つの基本的な動きが存在する．これらの動きは，凹面に対して凸面で起こる場合と，その逆の場合がある（図1.8）．関節包内運動に関して他の表現方法もあるが，いずれにしてもこれらは関節内で起こっている動きを可視的に表現するには便利である．表1.3にこれらの用語の正式な定義を示す．

転がりと滑り運動

骨が空間において回転する1つのおもな方法は，ある骨の関節面がもう一方の関節面の上で**転がる**ことである．図1.9Aには肩甲上腕関節での凹面に対する凸面の関節包内運動が示されている．棘上筋の収縮により，凸状の上腕骨頭は関節窩のわずかな凹面に対して転がる．つまり，転がりは，外転する上腕骨の骨運動を誘導する．

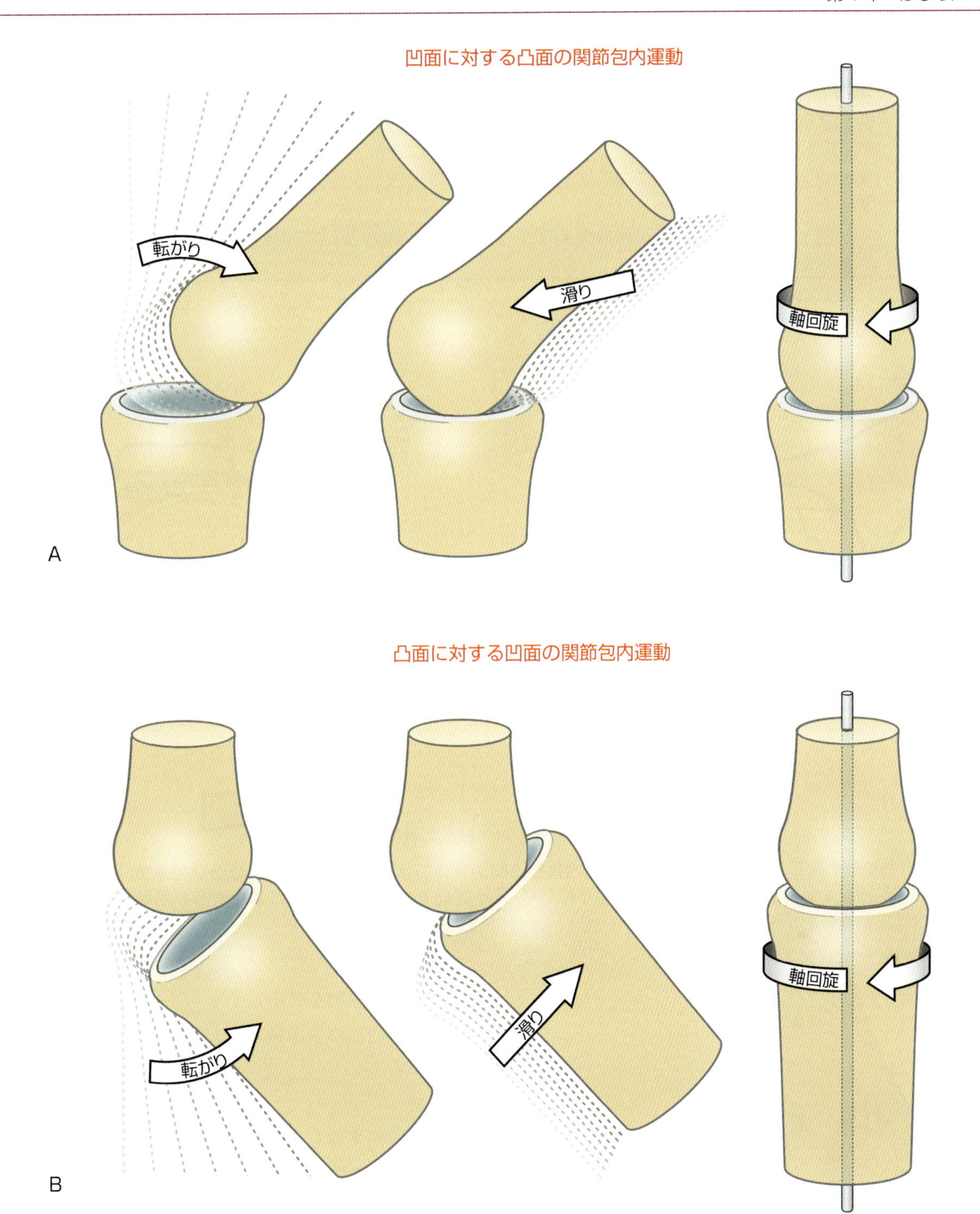

図 1.8　彎曲した関節面のあいだに起こる 3 つの基本的な関節包内運動である転がり，滑りおよび軸回旋を示す．A は凹面に対する凸面の運動で，B は凸面に対する凹面の運動である．

典型的には，凸面の転がりと同時に，反対方向への滑りを伴う．図 1.9A に示すように，上腕骨頭の下向きの滑り（slide）は，転がりによって起こる上腕骨頭の潜在的な上方移動の大部分を相殺する．転がりを滑りによって相殺する動きは，氷の上を空まわりする自動車のタイヤに似ている．凍結した道路上でタイヤが前方に転がる（回転する）ことは，それと反対方向にタイヤが滑ることによって相殺される．滑りによる相殺作用が働かず，凸面が転がる典型的な臨床例は図 1.9B にみることができる．上腕骨頭は上方に移動し，肩峰下の隙間の繊細な組織に衝突する．またその上方移動は，回転軸の相対的な位置を変え，肩甲上腕関節に作用する筋の効率を変える可能性がある．

図 1.9A に示すように，「転がり-滑り」の組み合わせ運動は，外転する上腕骨の角運動を最大にし，関節面同士の

表 1.3　3 つの基本的な関節包内運動：転がり，滑り，軸回旋

動き	定義	類推
転がり（roll）*	回転する関節面にある複数の点は，別の関節面上の複数の点にそれぞれ接触する.	舗装道路の上で転がるタイヤ
滑り（slide）†	関節面上の単一の点は，別の関節面上の複数の点に接触する.	凍った舗装道路の上で滑っていて，転がらないタイヤ
軸回旋（spin）	関節面上の単一の点が，別の関節面上の単一点の上で回転する.	床面の 1 点で回転する独楽（こま）

* 転がりは英語では「rock」と表現することもある.
† 滑りは英語では「glide」と表現することもある.

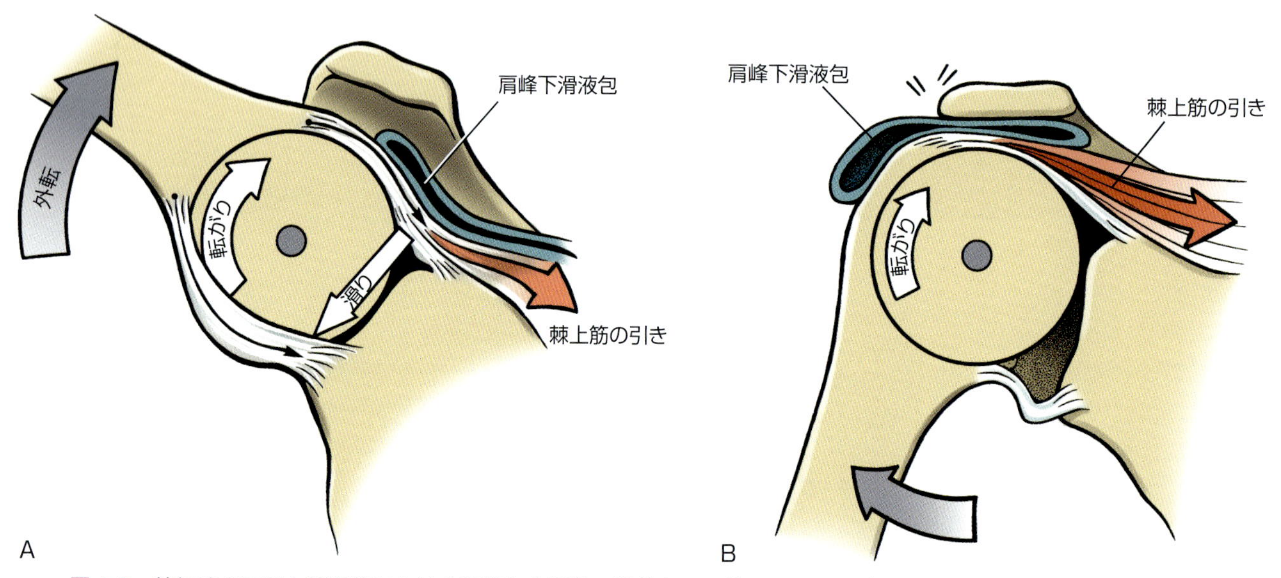

図 1.9　外転時の肩甲上腕関節における関節包内運動．関節窩は凹状であり，上腕骨頭は凸状である．A は静止した凹状の関節面上を動く凸状の関節面の典型的な転がり-滑り運動である．B は滑りによる十分な相殺作用が起こらない場合に生じる転がりの結果である．

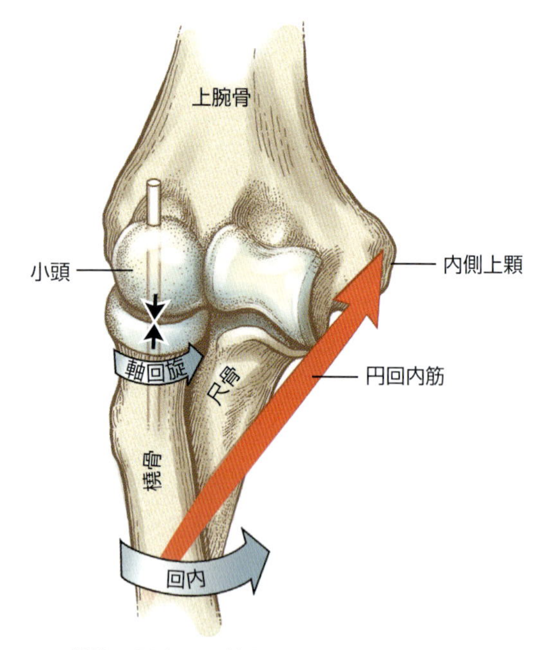

図 1.10　前腕の回内は，橈骨頭と上腕骨小頭とのあいだの回転運動の例を示す．一対の対向する短い黒の矢印は，橈骨頭と小頭とのあいだの圧縮力を示す．

正味の並進運動を最小にする．この機構は，凸部の関節の表面積が凹部の表面積より大きい関節においてはとくに重要である．

軸回旋

骨が回転するもう 1 つの主要な方法は，ある骨の関節面がもう一方の関節面の上で**軸回旋**することである．これは前腕の回内時に，橈骨が上腕骨小頭に対して回旋するときに起こる（図 1.10）．他の例としては，外転 90° の肩甲上腕関節における内・外旋，そして股関節の屈曲・伸展（大腿骨の頸体角のため屈曲-伸展は軸回旋である）がある．動く骨の縦軸が相対する骨の関節面と直角に交わるとき，軸回旋は，関節の回旋のための主要な機構となる．

転がり-滑りと軸回旋の関節包内運動を組み合わせた動き

全身のいくつかの関節運動は，転がり-滑りと軸回旋の関節包内運動が組み合わさったものである．この組み合わせの古くから知られる例は，膝の屈曲-伸展中に起こる．脛骨に対する大腿骨の膝伸展（図 1.11A）の際，固定され

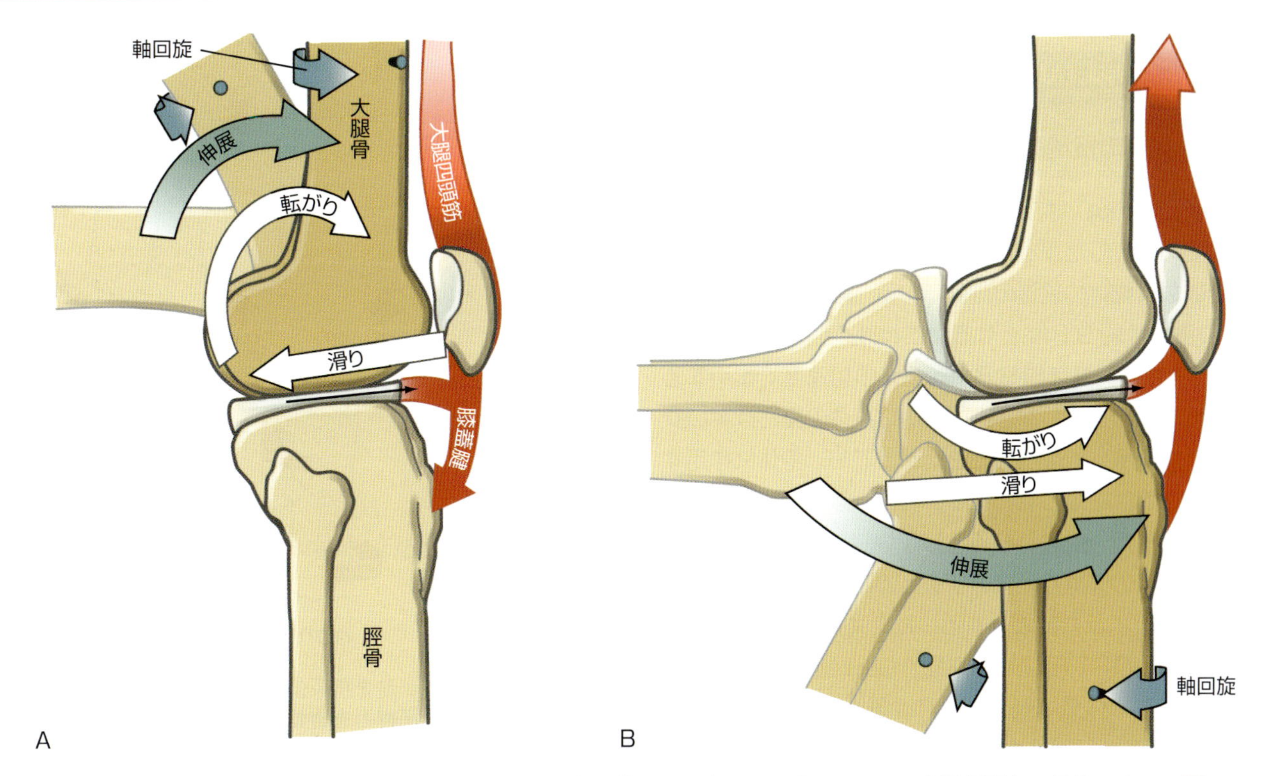

図 1.11　膝の伸展における転がり-滑り運動と軸回旋運動の組み合わせを示している．大腿骨顆部は凸状であり，脛骨高原はわずかに凹状である．(A) 脛骨に対する大腿骨（膝）の伸展．(B) 大腿骨に対する脛骨（膝）の伸展．

た（静止した）脛骨に対して大腿骨顆部は転がりと滑りを行いながら，わずかに内側方向に軸回旋する．この関節包内運動はまた，図 1.11B の固定された大腿骨に対して脛骨が伸展する際にも起こる．膝の屈伸運動に伴う軸回旋は不随意的に起こり，主要な伸展運動に機械的に連結されている．第 13 章で述べるように，強制的な軸回旋は，膝の関節面の形状に基づいている．この伸展に伴う軸回旋は，完全伸展の際に膝関節をしっかりとロックするのに役立つ．

▶関節形態に基づく関節包内運動パターンの法則 Predicting an Arthrokinematic Pattern Based on Joint Morphology

前に述べたように，骨の大部分の関節面は凸状か凹状である．どちらの骨が動くかによって，凸面が凹面上を回旋したり，またはその逆で回旋したりすることがある（図 1.11 の A と B を比較）．それぞれの場合により異なる転がり-滑りの関節包内運動を呈する．図 1.11A と図 1.9A（肩関節）に示すように，凹面に対する凸面の運動（convex-on-concave movement）の際は，凸面は転がり，逆方向に滑る．前述したように，反対方向への滑りは転がりによる凸面に起こる特有の並進運動の多くを相殺する．図 1.11B に示すように，凸面に対する凹面の運動（concave-on-convex movement）の際には，凹面は転がり，そして同方向に滑る．これら 2 つの法則は，運動中の関節包内運動を可視的に理解するのに非常に役立つ．さらに，この法則は，いくつかの徒手療法技術の基礎となっている[18]．この手法では自然な関節包内運動を助け，また誘導するような外的な力が，臨床家によって加えられる．たとえば，上腕骨の外転を，能動的な外転の努力と同時に，上腕骨の近位に下向きの力を加えることで容易にすることができる．このような関節包内運動の法則の活用は関節面の形態に関する知識に基づいている．

関節包内運動の法則

- 凹面に対する凸面の運動の場合，凸部は転がり，逆方向に滑る．
- 凸面に対する凹面の運動の場合，凹部は転がり，同方向に滑る．

▶関節におけるクローズパック肢位とルーズパック肢位 Close-Packed and Loose-Packed Positions at a Joint

一般に関節の一対の関節面は，ある唯一の肢位でしか最適に適合しない．またそれは通常，可動域の最終域に近い肢位である．最大適合するこの肢位は，関節のクローズパック肢位（close-packed position）とよばれる[21]．この肢位で

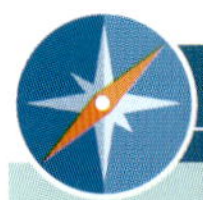

SPECIAL FOCUS 1.1

体重と身体の質量を比較して

キログラム（kg）は，物体内の粒子の相対数を示す**質量**の単位である．したがって，厳密にいえば，キログラムは体重ではなく物体の質量の尺度である．重力の影響下では，1kgの**重さ**は約9.8Nとなる．これは，地球の中心に向かって1kgの質量を約9.8m/sec^{2}の加速度で作用する重力の結果である．しかし，一般的に身体の重さはキログラムで表される．地球上のどこであっても，身体に作用する重力加速度はさほど変わらないので，無視してもよいという思い込みが一般的である．しかし，厳密にいえば，人の体重は，人の質量と地球の中心とのあいだの距離の二乗に反比例するように変換される．たとえば，8,852mのエベレスト山頂にいる人は，海面水位にいる質量が同じ人よりもわずかに体重は軽い．これは重力による加速度は，エベレストでは9.782 m/sec^2，海面水位では9.806m/sec^{2}だからである．

は，大部分の靱帯や関節包が伸張され，関節に対して自然な安定性を与えている．副次運動は，通常，このクローズパック肢位では最小となる．

下肢の多くの関節においてクローズパック肢位は，その関節の日常的な役割に関係している．たとえば，膝におけるクローズパック肢位は，完全伸展位であり，典型的には立位時の肢位に近い．関節の最大適合性と靱帯の伸張を合わせた効果は，膝に長軸の安定性をもたらすのに役立つ．

関節のクローズパック肢位以外のすべての肢位は，**ルーズパック肢位**（loose-packed position）とよばれる．この肢位では，靱帯や関節包は比較的緩み，副次運動が増大する．関節は一般に，その中間域付近で最も適合性が低い．下肢において，大関節のルーズパック肢位はおもに屈曲位である．この肢位は，立位を持続するときにはあまりとらないが，安静臥床のような長期間の不動の患者では好んでとる肢位である．

運動力学

運動力学（kinetics）は，力が身体に及ぼす影響を説明する力学の一分野である．ここでは，筋骨格系に適用されるトピックとして運動力学を紹介する．このテーマに関するより詳細で数学的な手法については，第4章で述べる．

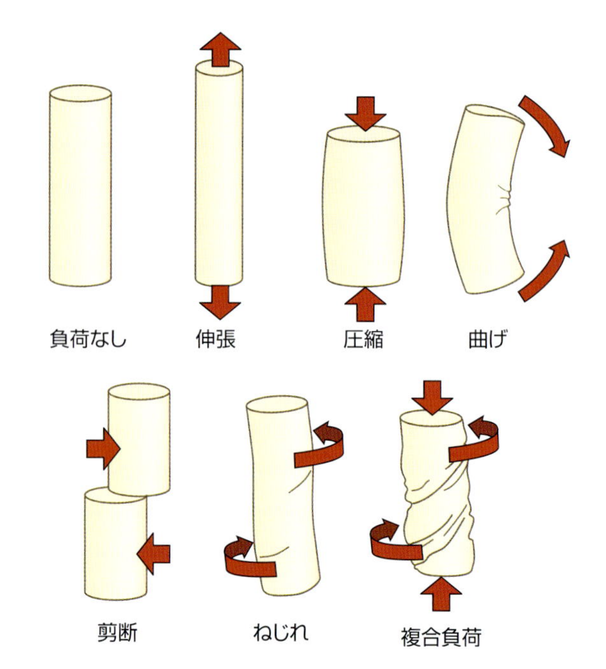

図1.12　力や負荷が筋骨格系に最も頻繁に加わる状態が示されている．ねじれと圧縮とを合わせた複合負荷も示されている．

身体運動学的な観点から，力は，運動を起こしたり止めたり，または修正することができる「押し」あるいは「引き」ととらえることができる．したがって，力は物体の運動と安定性を生み出す究極の源である．ニュートンの第2法則に記載されているように，力の量（F: force）は，「押す」あるいは「引く」作用を受ける物体の質量（m: mass）に加速度（a: acceleration）を乗じて求めることができる．公式$F = ma$は，質量が一定である場合，力は物体の加速度に直線的に比例することを示している．力を測定すると物体の加速度が得られ，またその逆もある．物体の加速度が実質的に0のときには，力は実質的に0となる．

力の標準的な国際単位はニュートン（N: newton）である（$1\text{N} = 1\text{kg} \times 1\text{m/sec}^2$）．ニュートンの英国単位系の相当量はポンド（lb）である　$1\text{lb} = 1\text{slug} \times 1\text{ft} / \text{sec}^2$（$4.448\text{N} = 1\text{lb}$）．

筋骨格系における力
Musculoskeletal Forces

▶筋骨格系における力の影響：入門的概念と用語 Impact of Forces on the Musculoskeletal System: Introductory Concepts and Terminology

身体に作用する力は，一般的に**負荷**（load）とよばれる．身体を動かし，固定し，安定させる力（負荷）は，生体を変形させて損傷させる可能性もある．筋骨格系に最も頻繁に加わる負荷のイラストを図1.12に示す（正式な定義に

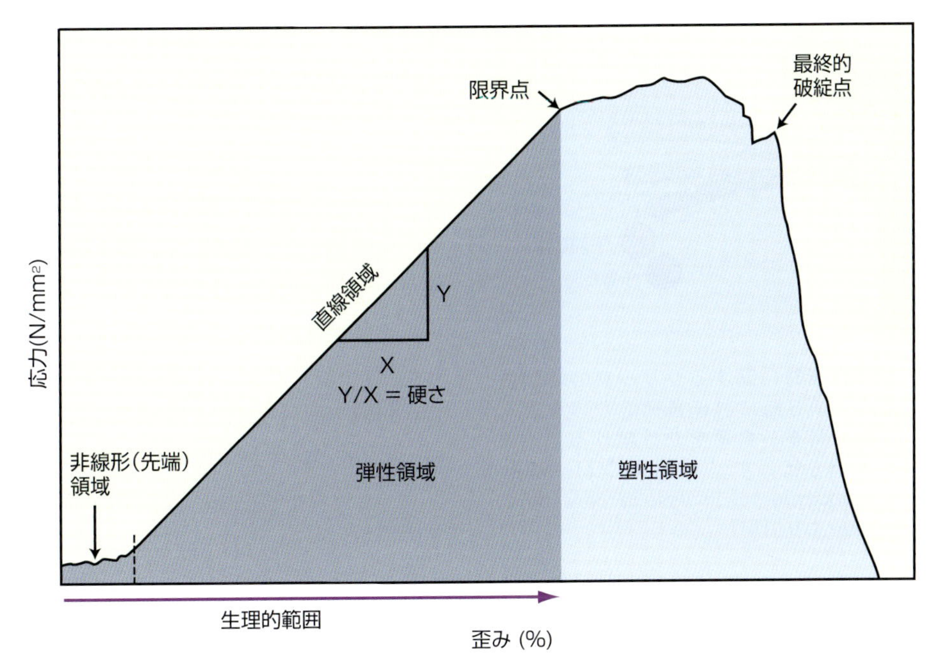

図 1.13　切除された靱帯が力学的破綻（断裂）の点まで伸びた状態の応力-歪み曲線.

ついては，本章の末尾にある用語集を参照）．健常な組織は，通常，構造や形の変化に部分的に抵抗することができる．たとえば，健常な靱帯を伸ばす力は，伸長（伸張）により組織内に発生した固有の張力によって抵抗できる．疾病，外傷，または長期間の不使用によって弱化した組織は，図 1.12 に示すような負荷に十分耐えられない場合がある．たとえば，骨粗鬆症によって弱化した大腿骨近位は，転倒の衝撃に続く頸部の**圧縮**（compression），**ねじれ**（torsion, twist），**剪断**（shear）または**曲げ**（bend）により骨折する可能性がある．また股関節が重症の骨粗鬆症である場合，非常に強い筋収縮によっても骨折が起こりうる．

関節周囲の結合組織が負荷を受容し分散する能力は，身体的リハビリテーション，徒手療法，および整形外科学における重要な研究テーマである[9, 14]．臨床家や科学者は，加齢，外傷，活動変容あるいは体重負荷量，長期間の固定などが，関節周囲結合組織の負荷耐容能にどのように影響を及ぼすかに高い関心を寄せている．実験室で，結合組織の負荷耐容能を測定する 1 つの方法は，切除された組織を変形させるのに必要な力をグラフにすることである[5]．この種の実験は，典型的には，動物または人の献体標本を用いて行われる．図 1.13 には，一般的な靱帯（または腱）が機械的な損傷を受けるところまで引き伸ばされたことによって生じる張力の理論的グラフを示す．グラフの縦（Y）軸には，靱帯が変形に抵抗するときに生成される内部抵抗を断面積で除した値が示され，**応力**（stress）とラベル付けされている（応力の単位は圧力と同様:N/mm^2）．横（X）軸には**歪み**（strain）とラベルが付けられており，これは組織の元の長さ（実験前の安静時の長さ）に対する伸張されて伸びた長さの割合（%）が示されている[20]（軟骨や骨の切片に対して同じような方法を応用することはできるが，伸張ではなく，圧縮をかけて組織内の応力を調べている）．図 1.13 に注目してほしい．比較的わずかな歪み（伸張）のもとでは，靱帯はわずかな応力（張力）しか生成しない．

グラフにおけるこの**非線形**（または**先端**）**領域**は，組織内のコラーゲン線維がちぢれて波打った状態からピンと張った状態までのあいだは意味があるほどの張力が測定できないことを反映している[14]．しかしながら，さらに伸張すると，応力と歪みとのあいだに直線関係が現れる．靱帯に加えられた歪み（X 軸）によって引き起こされる応力（Y 軸）の比は，その**硬さ**（stiffness）の尺度である〔しばしばヤング率（Young's modulus）とよばれる〕．筋骨格系内のすべての正常な結合組織は，ある程度の硬さを有する．臨床用語の「硬さ（tightness）」は，通常，異常に高い硬さを有する病的な状態を意味する．

図 1.13 に示す曲線の初期の非線形領域とそれに続く線形領域は，しばしば**弾性領域**（elastic region）とよばれる．たとえば，靱帯はその弾性領域の範囲内で日常的には緊張している．たとえば，階段を昇ったり，自転車エルゴメータのペダルをこぎ始めたり，スクワットしたりするなどの一般的な活動のあいだに前十字靱帯は約 3～4%歪む[6, 7, 11]．弾性領域内において，歪んだ状態の健康で比較的若い靱帯

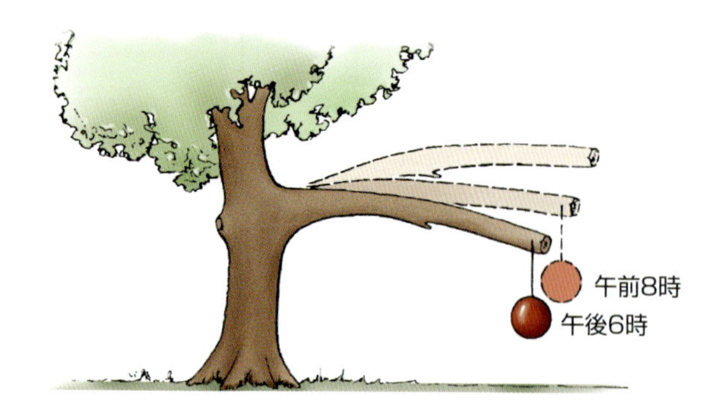

図 1.14　木の枝は，**粘弾性素材**に関するクリープの時間依存特性を実証している．午前 8 時に枝に負荷をかけるとすぐに変形が生じる．午後 6 時まで負荷をかけ続けると，負荷は枝のさらなる変形を引き起こす．(Panjabi MM, White AA: *Biomechanics in the musculoskeletal system*, New York, 2001, Churchill Livingstone より引用)

は，変形を起こす力が除かれると元の長さ（または形状）に戻ることを知っておくことが重要である．曲線の下の領域（濃い青色）は**弾性変形エネルギー**（elastic deformation energy）を表しており，組織を変形させるために用いられたエネルギーの大部分は，力が除去されるときに放出される．静的な意味においても，弾性エネルギーは関節内で重要な役割を果たす．弾性領域で，少しの量であっても伸張されれば，靱帯や他の結合組織は重要な関節の安定機能を果たす．

生理的範囲を超えて伸ばされた組織は，最終的にその組織の**限界点**（yield point）に達する．この時点で，増加した歪みは，わずかに増加した応力（張力）のみをかろうじて起こす．過伸張（または過圧縮）された組織のこの物理的反応は，**塑性**（plasticity）として知られている．過剰に歪んだ組織は**塑性変形**（永久的変形: plastic deformation）する．この時点では，顕微鏡レベルの損傷が生じ，組織は永久的に変形したままである．曲線のこの領域の下の領域（明るい青色）は**塑性変形エネルギー**（plastic deformation energy）を表す．弾性変形エネルギーとは異なり，変形を起こす力が除去されても，塑性変形エネルギーは完全には取り戻すことはできない．伸張が続くと，靱帯はついには**最終的破綻点**（ultimate failure point）に達し，組織が部分的に，または完全に分離し，あらゆる強度の緊張に耐える能力を失う．ほとんどの健常腱は，伸張前の長さの 8～13%を超えると破綻する[24]．

図 1.13 のグラフには，負荷が加えられた**時間変量**が示されていない．応力-歪み曲線のような物理的特性が，時間を関数として変化する組織は**粘弾性**（viscoelastic）を有するとみなされる．筋骨格系内のほとんどの組織は，少なくともある程度の粘弾性を有する．粘弾性素材の 1 つの現象はクリープである．図 1.14 の木の枝によって示されるように，**クリープ**（creep）は一定の負荷が長時間加えられたときの素材の漸進的な歪みとして表される．クリープの現象は，なぜ，人は夜よりも朝のほうが背が高いのかを説明するのに役立つ．体重によって引き起こされる脊椎の一定の圧縮は，1 日を通じて，椎間板から少量の水分を圧搾する．そして夜間，体重を支えない姿勢で寝ているあいだに，水分は椎間板に再吸収される．

粘弾性素材のもう 1 つの特徴として，応力-歪み曲線はその組織への負荷をかける速さに対して影響を受ける．普段，張力または圧迫をかける場合，その負荷をかける率（速度）が上がるにつれて応力-歪み曲線の勾配が増加する[20]．粘弾性結合組織において負荷のかかる率に反応性があるという特性は，その近辺にある筋骨格系の他の組織を損傷しにくくする保護的な効果があると推察できる．たとえば，膝の関節軟骨に圧迫を速く加えれば加えるほど，走るときに，その軟骨の圧迫に対する硬さが増す[19]．関節への力が最大であるときに，このように高まった硬さは軟骨下の骨組織にさらなる保護をもたらす．

つまり，鉄，コンクリート，ガラス繊維などの建築素材と同様に，人体内の関節周囲の結合組織は，荷重したり，歪まされたりすることに対して独特の物理的性質をもつ．工学的には，これらの物理的特性は通常，**素材特性**（material properties）とよばれる．関節周囲の結合組織の素材特性（応力，歪み，剛性，塑性変形，最終的破綻荷重およびクリープなど）のトピックは，根拠のしっかりとした文献を有する[8, 12, 13, 15, 17, 22, 25]．このトピックに関するデータの多くは，動物や献体の研究によるものであるが，傷害のメカニズムの理解，整形外科手術のデザインの改善，持続的伸張や温熱の利用などによる組織伸張性の増大を目的とした特定の理学療法の有効性の判断を含む，患者ケアの多くの側面についての知見を提供している[1, 4, 9, 10, 14, 16, 23]．

▶内力と外力 Internal and External Forces

便宜上，筋骨格系に作用する力は，内的な力と外的な力の 2 つに分けることができる．**内力**（internal force）は，身体内にある構造体から生み出される．この力は，「能動的（自動的: active）」なものもあれば「受動的（他動的: passive）」なものもある．能動的な力は，活動する筋によって生成されるが，一般的に随意的なコントロールは必ずしも必要ではない．対照的に，受動的な力は，典型的には，筋の結合組織，靱帯および関節包を含む，伸張された関節周囲の結合組織における張力によって生成される．筋によって生成される能動的な力は，典型的には，すべての内

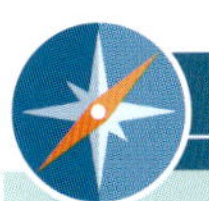

SPECIAL FOCUS 1.2

生産的拮抗作用：受動的緊張を有用な仕事に変換する身体能力

身体の内で伸張または伸長された組織は，一般に，張力（すなわち，伸張に対抗する抵抗力）を生じる．病的な事例において，この張力が異常に大きい場合，それによって機能的活動が阻害される可能性がある．しかしながら，このテキストでは，伸張された結合組織（筋を含む）によって生じる比較的低い張力がどのように有用な機能を果たすのかいくつかの例を述べる．この現象は**生産的な拮抗作用**（productive antagonism）とよばれており，これについて図 1.15 の一対の筋の簡略モデルで説明する．左のイラストに示すように，筋 A の能動的収縮によるエネルギーの一部は，筋 B 内の伸張された結合組織に弾性エネルギーとして伝達されて蓄積される．筋 B が能動的に収縮して釘をボードに押し込もうとするときに，弾性エネルギーは放出される（右のイラスト）．筋 B によって生成される収縮エネルギーの一部は，筋 A を引き伸ばすために使われ，このサイクルが繰り返される．

拮抗する筋同士のエネルギー移動および蓄積は，全体的な代謝効率に有用である．この現象は，多関節筋（すなわち，いくつかの関節をまたぐ筋）によって異なる方略としてみられる．股関節の屈筋で，かつ膝関節の伸筋である大腿直筋で考えてみよう．たとえば，ジャンプの上昇相では，大腿直筋は収縮して膝関節を伸ばす．同時に，股関節の伸展により，股関節前面を走行する活動中の大腿直筋は引き伸ばされる．結果として，大腿直筋の全体的な短縮が最小限に抑えられ，これにより筋内の有用な受動的緊張を維持するのに役立つ．

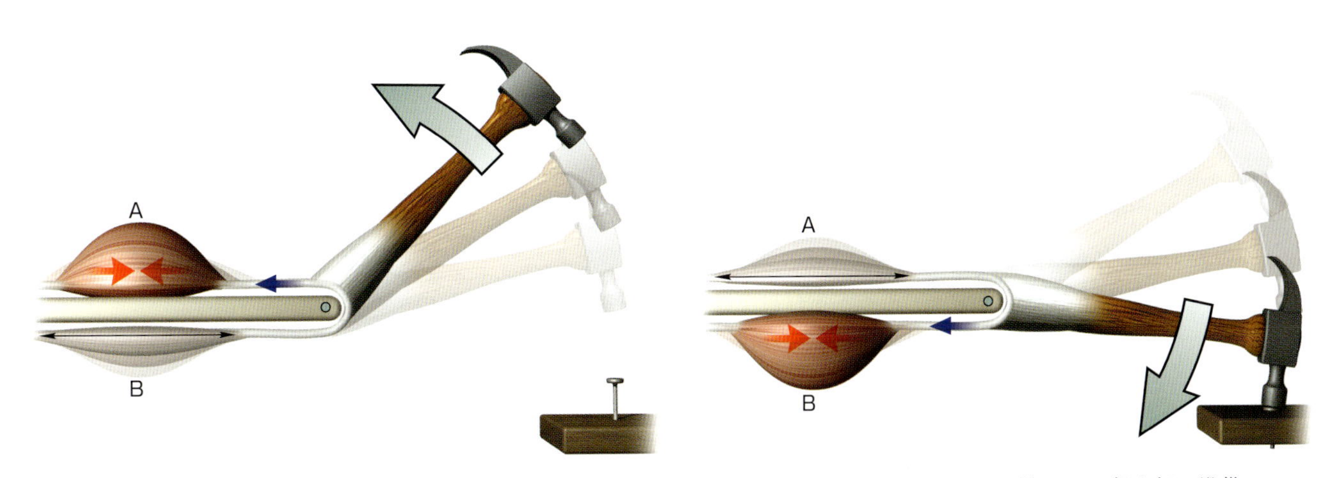

図 1.15　関節を取り囲む一対の対向する筋群を示す単純化したモデル．左のイラストでは，筋 A は，釘を打つ準備としてハンマーを持ち上げるのに必要な力を供給するように収縮している．右のイラストでは，筋 B は収縮しており，ハンマーを釘に打ちつけながら同時に筋 A を伸張している．（Brand PW: *Clinical biomechanics of the hand*, St Louis, 1985, Mosby より再描画）

的な力のなかで最大である．

外力（external force）は身体の外側から作用する力によって生じる．この外力は，体節の重み，または手荷物や鉄亜鈴のような外的負荷により加えられる重力，そして治療者によって与えられる抵抗のような物理的接触のいずれかに起因する．図 1.16A には，前腕を引っ張る内力（筋）と，前腕の質量中心を引っ張る外力（重力）との，対立する組み合わせの内的，外的な力が示されている．それぞれの力は，ベクトルを意味する矢印で表される．**ベクトル**（vector）は，その大きさと方向によって完全に規定される量と定義される（質量や速さなどの量は，ベクトルではなくスカラーである．**スカラー**（scalar）は，その大きさによって完全に規定されるが，方向はもたない）．

生体力学的解析においてベクトルを完全に記述するためには，その大きさ，空間定位，方向および作用点を知る必要がある．図1.16に示す力は，これらの4つの要因を示す．

1. 力ベクトルの**大きさ**（magnitude）は，矢印の軸の長さによって示される．
2. 力ベクトルの**空間定位**（spatial orientation）は，矢印の軸の向きによって示される． 両方の力は垂直に向けら

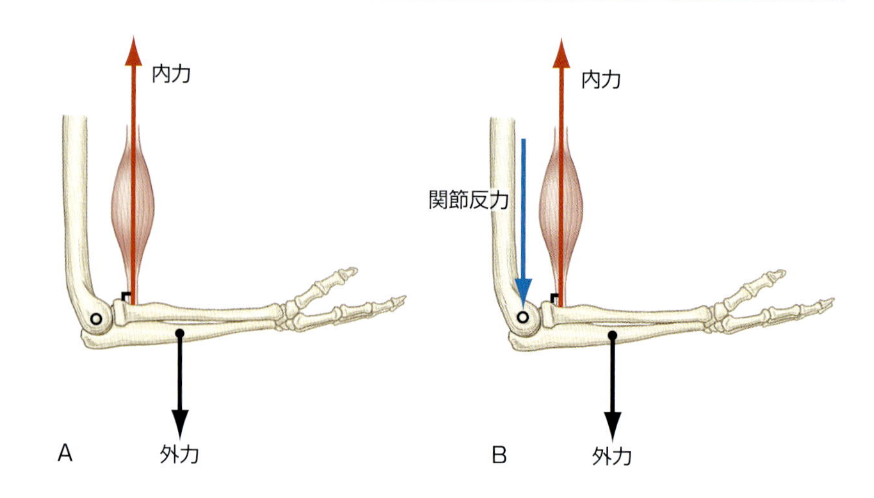

図 1.16　肘関節とその骨の矢状面の図．(A) 内力 (筋) と外力 (重力) は両方とも垂直方向に作用するが，それぞれ異なる方向に作用する．2 つのベクトルは，大きさが異なり，前腕へ異なる接点を有する．(B) 関節反力が加えられ，前腕が上方に加速するのを防止する．(ベクトルは相対的な縮尺で描かれている)

れ，しばしば Y 軸とよばれる (第 4 章でさらに説明する)．力の空間定位は，矢印の軸と基準座標系とのあいだの角度によっても表すことができる．

3. 力ベクトルの**方向**は矢印の頭 (矢頭) で示される．図 1.16A に示す例では，内力は上向きに作用し，典型的には正の Y 方向と表現される．外力は負の Y 方向である下向きに作用する．このテキストにおいては，筋力の方向と空間定位を表すものを**力線** (line of force) とよび，重力の方向と空間定位を表すものを**重力線** (line of gravity) とよぶ．
4. ベクトルの**作用点** (point of application) は，ベクトル矢印の基部が身体部分に接するところである．筋力の作用点は，筋が骨に付着する場所である．走行角度は，筋の腱とそれが付着する骨の長軸とのあいだの角度で表される．図 1.16A の場合，走行角度は 90° である．走行角度は，肘が屈曲または伸展するにつれて変化する．外力の作用点は，その力が重力の結果であるか，それとも物理的接触によって加えられた抵抗の結果であるかで決まる．重力は体節の重心点に作用する (図 1.16A，前腕の黒い点で示す)．物理的接触から生じる抵抗の作用点は，身体のどこにでも起こりうる．

簡単な生体力学的解析においてベクトルを完全に記述するために必要な要素
- 大きさ
- 空間定位
- 方向
- 作用点

「押す」または「引く」のように，すべての力は身体に作用し体節に並進運動を起こすことができる．並進運動の方向は，加えられたすべての力の効果の総和で決まる．図 1.16A では，筋の力が前腕の重量の 3 倍であるため，両方の力の総和の効果は，前腕を垂直上方に並進加速させる．しかしながら，実際には，上腕骨と前腕骨の関節面の発生する**関節反力** (joint reaction force) によって，前腕がまっすぐ上方に並進加速することを防いでいる．図 1.16B に示すように，上腕骨の遠位端は関節反力 (青色の矢印) によって，前腕の近位端を押し下げている．関節反力の大きさは，筋力と外力との差に等しい．その結果，前腕に作用するすべての垂直の力の和は釣り合っており，前腕の垂直方向における実質的な加速度の総和は 0 である．したがって，この運動系は**静的並進平衡** (static linear equilibrium) にある．

筋骨格系のトルク
Musculoskeletal Torques

身体に働く力は 2 つの結果をもたらす可能性がある．第 1 に，図 1.16A に示すように，力は身体分節に**並進運動**を起こす可能性である．第 2 に，回転軸に対して一定の距離を置いて力を加えると，関節の**回転**を生じる可能性である．関節の回転軸と力とのあいだの垂線の距離はモーメント (またはレバー) アーム〔moment (or lever) arm〕とよばれる．力とそのモーメントアームとの積は，トルクまたはモーメントを生み出す．トルク (torque) とは回転運動において力と同等と考えられる物理量である．一般に，モーメントアームをもたない「力」は対象物を直線的に押したり，引いたりすることができるのに対して，「トルク」は対象物を回転軸において回転させる．この区別は，身体運動学の研究における基本的な概念である．

トルクは，回転軸に直交する平面上で関節に発生するものとして表される．図 1.17 は，図 1.16 で紹介した内力と外力を用いて矢状面で発生するトルクを示す．**内的トルク** (internal torque) は，内力 (筋) と**内的モーメントアーム** (internal moment arm) との積と定義される．内的モー

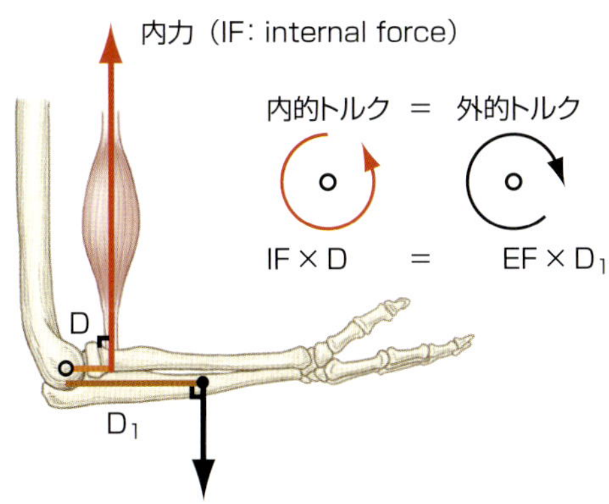

図 1.17　肘の回転軸（小さい円）を中心とした矢状面に作用する内的トルクと外的トルクとのバランスが示されている．**内的トルク**は，内的モーメントアーム（D）と内力の積である．内的トルクは，前腕を反時計方向に回転させる．外的トルクは，外力（重力）と外的モーメントアーム（D_1）との積である．**外的トルク**は，前腕を時計まわりに回転させようとする．図は内的トルクと外的トルクは等しく，静的な回転平衡状態を示している．（ベクトルは相対的な縮尺で描かれている）

メントアーム（図 1.17 の D 参照）は，回転軸と内力のあいだの垂線距離である．図 1.17 に示すように，内的トルクは，肘関節で前腕を反時計まわり，すなわち屈曲方向に回転させる（回転方向を説明するための他の規定は第 4 章で解説する）．

外的トルク（external torque）は，外力（たとえば，重力）と**外的モーメントアーム**（external moment arm）との積と定義される．外的モーメントアーム（図 1.17 の D_1 参照）は，回転軸と外力との垂線間の距離である．外的トルクは，肘関節で前腕を時計まわり，すなわち伸展方向に回転させる．図 1.17 のように対向する内的および外的トルクの大きさが等しければ，関節のまわりに回転は生じない．この状態は**静的回転平衡**（static rotary equilibrium）とよばれる．

人体は，何らかの形で 1 日に何度もトルクを生成したり，受容したりする．筋は，瓶のキャップを外したり，レンチを回したり，野球バットを振ったりするために，1 日を通して常に内的トルクを発生させる．一方，重力に加えて外界から受ける徒手による接触力は，関節での外的トルクに絶えず変換される．内的，外的トルクは常に関節を優位に支配するために「競合」し合っている．ある瞬間に観察しようとすれば，どちらのトルク（内的か外的か）が優位になっているかを判断するために，その瞬間における運動の方向や関節の位置がヒントとなる．

トルクは，患者のほとんどの治療的場面に深くかかわり，とくに身体運動や筋力評価の場合にはそうである．人の「力（strength）」は，筋力と内的モーメントアーム（力線と回転軸との垂線間距離）の積である．てこ比（leverage）とは，特定の力がもつ相対的モーメントアームの長さを表す．第 4 章でさらに説明するが，筋のモーメントアームの長さ，つまり，てこの腕は関節の可動範囲にわたって常に変化する．これは，関節が動く範囲の特定の部分で発揮できる力が自然に強くなる理由を部分的に説明している．

臨床家は，ある筋活動を評価し，促通し，強化するための手段として，頻繁に患者やクライアントに対して徒手抵抗を用いる．患者の四肢に加えられる力は，しばしば，患者の筋骨格系に対して外的トルクを起こす目的で与えられる．臨床家は，関節から離れた位置に与える小さな徒手抵抗力，または関節の近くに与える大きな抵抗力といった手段で外的トルクを加えることにより，特定の筋群にアプローチすることができる．この場合，トルクは抵抗力とそのモーメントアームとの積であるため，いずれの手段も患者に対して同じ外的トルクを加えることができる．力と外的モーメントアームを変えることにより，臨床家が有する筋力および技能に応じて異なる方略を使用することが可能となる．

筋と関節の相互作用
Muscle and Joint Interaction

用語「**筋と関節の相互作用**」は，筋の力が関節に及ぼしうるすべての影響を指す．モーメントアームを有する筋によって生成される力は，トルクを生じさせ，関節を回転させる能力を有する．モーメントアームをもたない筋によって生成された力は，トルクまたは回転を引き起こさない．しかし，この場合でも筋の力は，関節に安定性を与え，また感覚の情報源としての役割を有するので，やはり重要である．

▶筋活動のタイプ Types of Muscle Activation

筋は，神経系によって刺激された際に活動するとみなされる．健常な筋は，等尺性，求心性および遠心性の 3 つの方法のうちの 1 つで力を生成する．3 種類の筋活動の生理機能については，このあと簡単に説明し，第 3 章でさらに詳しく説明する．

等尺性活動は，筋が一定の長さを維持しながら引っ張る力を生成しているときに起こる．このタイプの活動は，**等尺性**（isometric）の語源（ギリシャ語の *isos*: 等しい，*metron*: 長さ）によって明快に説明される．等尺性活動時に，関節の同じ運動面で起こっている内的トルクと外的トルクは等しい．したがって，筋の短縮や関節の回転は生じ

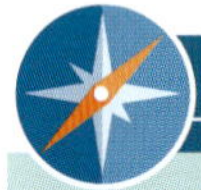

SPECIAL FOCUS 1.3

関節を介した筋生成トルク：身体運動学における必須の概念

筋がどのように関節を介してトルクを作り出すかは，身体運動学で学ぶ最も重要な（そしてしばしば困難な）概念の 1 つである．トルク（すなわち，回転）を生成する筋と，ドアを開こうとする力の作用とのシンプルな“たとえ”が，この概念の理解の助けとなる．両方の本質的な仕組みは驚くほど似ている．この類似事例については，図 1.18A, B

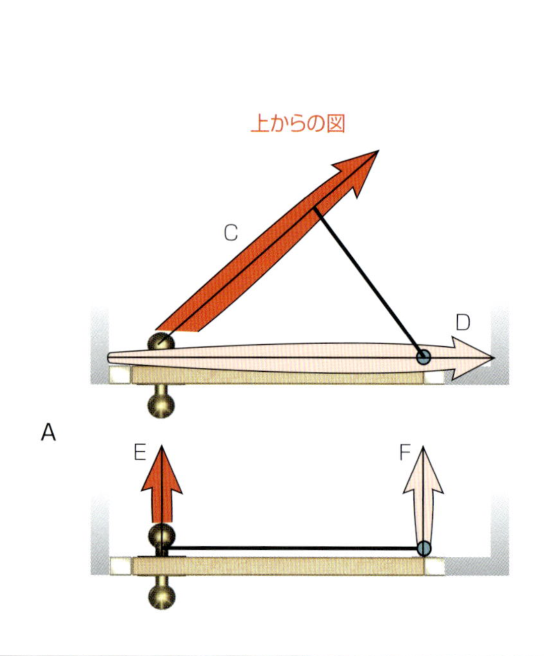

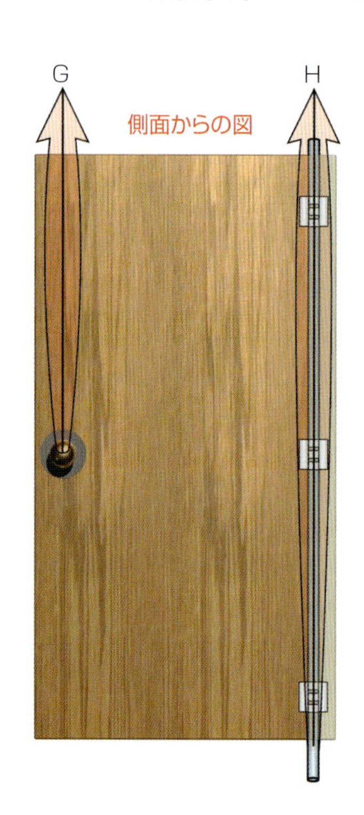

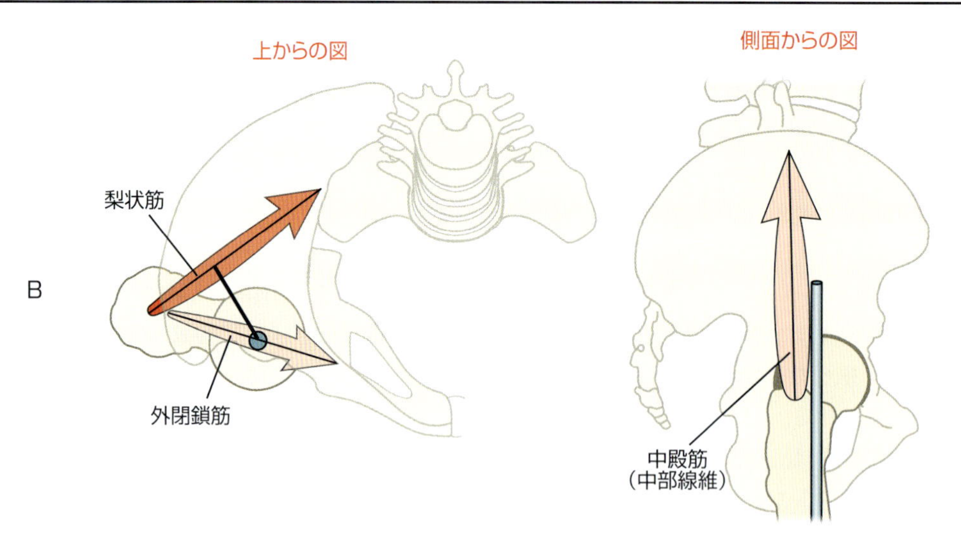

図 1.18　力がトルクに変換される基本的な仕組みの機械的な類似性を描写している．A では，手で加えられた 6 つの力が示されている（色付きの矢印）．それぞれ水平面内でドアを回転させようとする．ドアの垂直な蝶番は青色で示されている．2 つの力（左側）に利用可能なモーメントアームは，蝶番に太い黒線で示されている．B では，3 つの筋原性の力が描かれており（色付きの矢印），それぞれが水平面内で大腿骨（股関節）を回転させようとしている．回転軸は青で示され，モーメントアームは黒線で示されている．本文に記載しているように，同様の理由から，いくつかの力だけが実際にドアまたは股関節を回転させるトルクを生成することができる．この類推による説明のために，すべての力の大きさは同じであると仮定される．

を用いて説明する．

図 1.18A には，青色の“蝶番：ちょうつがい”で取り付けられたドアを上面からと側面から見た図を示す．水平面で加えられる力（C ～ F）は，手でドアを開けるときの異なる 4 つの試みを表している．**すべての力は等しいと仮定されているが**，ドアノブに加えられた力 C と E のみが実際にドアを開けることができる．これは，C と E の力だけがトルクを発生させる基本的な要件を満たしているためである．(1) 力は，回転軸（この場合は蝶番）に**垂直**な面に加えられる．(2) **モーメントアーム**は長さ（蝶番から延びる黒い線）をもつ．この例において，トルクは，ドアノブを引く力とそのモーメントアームとの積である．力 E は，モーメントアームが長い（てこ比が大きい）ため，力 C より大きなトルクを発生する．いずれにしても，力 C と E の両方は，水平面内でトルクを生成するための要件を満たす．

一方，力 D と F は，水平面内でトルクを生成することができず，どんなに大きな力でも，ドアを回転させることができない．読者もドアを開閉したことがあるだろうから，このことは当然と直感的に思うかもしれないが，力学的に説明しなさいといわれると困惑するかもしれない．力 D と F は，回転軸（蝶番）の上を**通っている**ため，モーメントアームをもたない．力に 0 m のモーメントアームを掛けた場合，トルクまたは回転は 0 となる．これらの力は蝶番を圧縮したり，引き離したりすることはあるが，ドアを回転させることはない．

図 1.18A の右側に示される力 G と H もドアを回転させることができない．回転軸と**平行に**走る力では，トルクは発生しない．トルクは，**回転軸に垂直に**加えられる力によってのみ発生する．したがって，力 G と H は，水平面内でトルクを生成する能力はもたない．

このたとえを完成させる意味で，図 1.18B には 3 つの筋と 2 つの股関節の図を示す．この例では，筋は水平面内で大腿骨を回転させるような力を生成する様子が描かれている（これらの図の筋の力は，ドアに手で加えられた力に似ている）．股関節の回転軸は，ドアの蝶番のように垂直方向（青色で示す）である．あとに説明するように，すべての筋が同じ程度の力を生成すると仮定しても，実際に大腿骨を回転させられるのは 1 つだけである（すなわち，トルクの生成）．

図 1.18B の左側の力のベクトルは，股関節におけるおもに水平面に並んだ 2 つの筋（梨状筋と外閉鎖筋）の力線を表す．梨状筋は，ドアに加えられた類似の力 C（図 1.18A）と同じ理由で，水平面内で外旋トルクを生成することができる．両方の力は，回転軸に垂直な平面に加えられ，それぞれはモーメントアームの長さ（黒い線）をもつ．しかしながら，対照的に，外閉鎖筋は水平面内でトルクを生成することは明らかに**できない**．なぜならば，この筋の力は，ドアに作用する類似の力 D の場合と同様に回転軸（垂直軸）の上を**通過する**からである．筋の力は関節面を圧迫しても，水平面では関節を回転させることはない．股関節について学ぶ第 12 章で説明するように，関節の回転位置を変えると，筋のモーメントアームが生じることがよくある．この場合，比較的小さいものの，外閉鎖筋は股関節に外旋トルクを発生させることがある．

このたとえの最終的な要素が図 1.18B の右側に示されている．中殿筋中部線維は，回転軸（青色のピンとして示す垂直軸）のまわりで水平面にて大腿骨を回転させようと示されている．筋の力は回転軸（ドアに働く力 G と H のように）と本質的に**平行に**働くため，水平面でトルクを発生させることはできない．しかし，この筋は，他の運動面，とくに前額面においてトルクを発生させることができる．

要約すると，筋が関節で特定のトルク（や回旋）を起こすために必要なのは，(1) 当該の回転軸に垂直な平面に力を発生させ，(2) 関連する関節モーメントアームは 0 より大きいことである．言い換えるならば，活動している筋であっても，力が回転軸の上を**通過する**かまたは**平行に走行する**場合，トルクを発生することが**できない**．これは，関節に存在するすべての回転軸（垂直軸，前後軸，または内外軸）に適用される．これらの原則は，このテキストを通して何度も学ぶであろう．

ない（図 1.19A）．

求心性活動は，筋が収縮（短縮）することで引く力を発生させる際に起こる（図 1.19B 参照）．文字どおり，**求心性**（concentric）は「中心にくる（coming to the center）」ことを意味する．求心性活動時には，関節の内的トルクは対向する外的トルクを上回る．これは，収縮している筋がその筋の引っ張る方向に関節を回転させているので明らかである．

対照的に，**遠心性活動**は，より優位な別の力によって筋が伸ばされながら，引く力を発生させる際に起こる．**遠心性**（eccentric）という言葉は，文字どおり「中心から離れる（away from the center）」ことを意味する．遠心性活

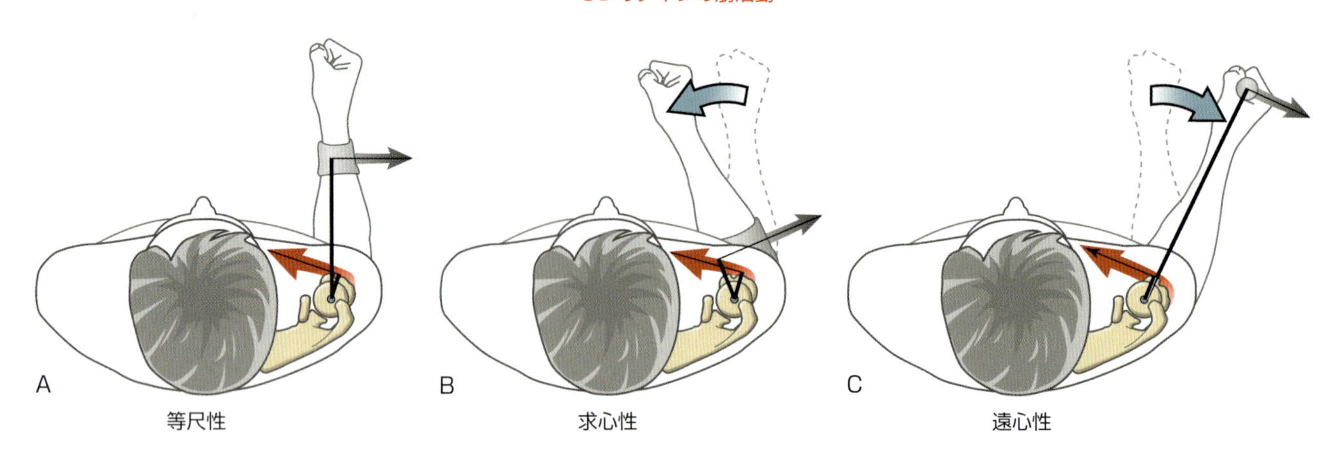

図 1.19　肩（肩甲上腕）関節を内旋させるための最大の力を起こそうとする大胸筋の３種類の筋活動が示される．３つの図のそれぞれにおいて，内的トルクはほぼ同じであると仮定され，内的トルクは筋力（赤）と内的モーメントアームとの積である．外的トルクは，アーム全体に加えられた外力（灰色）とその外的モーメントアームの積である．外的モーメントアーム，つまり外的トルクは，各図で異なることに注意されたい．A では，内的トルクと外的トルクは一致し，等尺性活動が表れている．B では，内的トルクが外的トルクを上回る求心性活動が示されている．C では，外的トルクが内的トルクを超える遠心性活動が示されている．回転軸は垂直であり，上腕骨頭を貫く青色の小さい円で描かれている．すべてのモーメントアームは，肩甲上腕関節の回転軸から始まる太い黒線で示されている．（ベクトルは縮尺どおりに描かれていない）

動時には，関節まわりの外的トルクは対向する内的トルクを上回る．この場合，図 1.19C のように，手に負荷された外力による大きな外的トルクが作用する方向に関節は回転する．筋の遠心性活動は多くの平素の日常活動で用いられている．たとえば，テーブルに水の入ったコップをゆっくりと降ろす動作では，前腕と水の重力による下に引く力が起こされる．上腕二頭筋は活動しながら，下降を制御するためにゆっくりと肘を伸展する．この場合，上腕三頭筋は肘の「伸筋」とされているが，この特定の状況では活動していないであろう．

「収縮（contraction）」という名詞は，筋が実際に短くなっているか，長くなっているか，または一定の長さにとどまっているかにかかわらず，活動（activation）と同義語として使用されることがある．「収縮する（contract）」という動詞は文字どおり，縮む（be drawn together）ことを意味する．しかし，この用語は，等尺性または遠心性活動のいずれかを記述するときに混乱を招く可能性がある．専門的には，筋の収縮は，求心性活動中にのみ生じる．

▶関節における筋の作用 Muscle Action at a Joint

関節における筋作用は，筋が特定の回転方向および平面でトルクを発生させる能力として定義される．筋の作用の実際の表現方法は，矢状面における屈曲や伸展，前額面における外転や内転などの広く用いられている方法に基づく．筋作用（muscle action）と関節作用（joint action）の2つの用語は，本書の全体にわたって，議論の文脈に応じて使い分けられる．等尺性筋活動ではない場合の関節の作用は，関節を構成するどちらの分節（骨）が固定されるかによって，近位に対する遠位の関節運動，あるいはその逆の関節運動が必ず起こる．

身体運動学を学ぶことは，単に記憶に頼ることなく，筋の作用を同定することを可能とする．ある学生が，肩甲上腕関節（肩関節）の三角筋後部線維の作用を同定したいと望んだとする．この特定の分析では，2つの仮定がなされる．第1にこの関節において，肩甲骨が固定されていて，上腕骨が自由な部分であり，またその逆もあると仮定される．第2に，身体は筋活動時に解剖学的肢位にあると仮定される．

分析の最初のステップは，この関節で許容される運動面（自由度）を確認することである．この場合，肩関節は3つの面すべてで回転することができる（図 1.5 参照）．したがって，理論上は，肩をまたぐどの筋でも，3つの面で作用することが可能である．図 1.20A は三角筋後部線維が上腕骨を前額面で回転させる可能性を示している．回転軸は，上腕骨頭を通って前後方向に通過する．解剖学的肢位において，三角筋後部線維の力線は，回転軸の下を通る．肩甲骨が固定されていると仮定すると，収縮している三角筋は上腕骨を内転方向に回転させ，強さは筋力と内的モーメントアーム（軸からの黒い線）の積に等しい．この同じ考え方で，次に水平および矢状面における筋の作用を同定

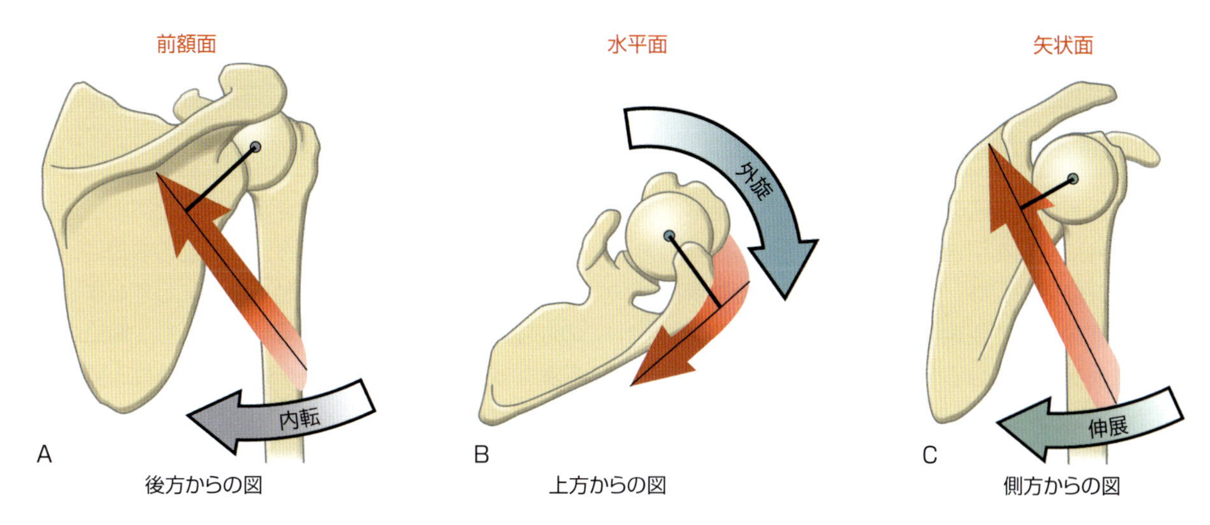

図 1.20　三角筋後部線維の複数の活動が肩甲上腕関節に示されている．(A) 前額面における内転．(B) 水平面での外旋．(C) 矢状面での伸展．内的モーメントアームは，回転軸（上腕骨を通した小さな円）から筋の力線に直角な交点まで伸びていることが示されている．

する．図 1.20B, C に示すように，筋はまた，肩関節の外旋筋であり伸筋でもあることは明らかである．本書を通じて説明するように，複数の作用を表現するために，少なくとも2つ以上の自由度を有する筋は普通である．ただし，筋が特定の作用を起こすために，その関連の運動面においてモーメントアームをもたない場合，もしくは力を発生しない場合には，筋作用を起こすことは不可能である．

筋の潜在的な作用を同定することは，身体運動学の研究における中心的テーマである．このように筋作用を同定する能力は，特定の筋の弱化，こわばり，防御性収縮，または疼痛の原因について評価し，適切な介入を行える臨床家にとって基本である．

図 1.20 に示される考え方は，身体のあらゆる関節，あらゆる筋の作用を同定するために用いることができる．もし，関節の骨格モデルと筋の力線を模倣する紐があれば，この考え方を可視化するのに役立つ．この演習は，関節の位置に応じて筋の作用が切り替わるのを分析する場合にとくに役立つ．そのような筋の1つは三角筋後部線維である．解剖学的肢位では三角筋後部線維は，肩関節（図 1.20A）の**内転筋**である．しかし，腕が頭上に上がっている（外転位にある）場合，筋の力線は，回転軸の上方に移動する．結果として，三角筋後部線維は肩を明らかに**外転**する．この例では，筋が活動する際の関節の肢位により，その可能な作用が正反対の方向に変わりうるということがわかる．したがって，筋の作用を分析する際には，関節の基準肢位を定めることが重要である．1つの一般的な基準肢位が解剖学的肢位である（図 1.4 参照）．特別な指定がないかぎり，本書の第Ⅱ～Ⅳ部に記載されている筋の作用は，関節が解剖学的肢位にあるという仮定に基づく．

筋の作用に関連する用語

以下の用語は，筋の作用を記述する場合によく用いられる．

- **主動作筋**（agonist）は，ある運動の開始および実行に最も直接関与する筋または筋群である．たとえば，前脛骨筋は，足関節の背屈運動の主動作筋である．
- **拮抗筋**（antagonist）は，ある主動作筋と反対の作用を有する筋または筋群である．たとえば，腓腹筋とヒラメ筋は，前脛骨筋に対する拮抗筋である．
- 筋は，ある運動の実行中に筋同士が協働するとき，**共同筋**（synergist）とみなされる．実際，たいていの意味ある身体運動には，複数の筋が共同筋として作用している．たとえば，手関節屈曲（掌屈）の際の尺側手根屈筋と橈側手根屈筋について考えてみる．2つの筋はともに手関節を屈曲するために共同筋として作用する．しかしその場合，各筋は手関節を橈屈あるいは尺屈方向に作用する他の力を中和しなければならない．ある1つの筋の麻痺は，他の筋の全体的な作用に重大な影響を及ぼす．

筋の共同作用の別の例は，筋のフォースカップル（force-couple）である．2つ以上の筋が反対方向の力を同時に生成する場合，筋のフォースカップルが形成されるが，結果として得られるトルクは同じ回転方向に作用する．車のハンドルを回す際，両手にフォースカップルと同様の現象が起こる．たとえば，ハンドルを右に回転させることは，ハンドルの握りを右手で引き下げる動作と左手で引き上げる動作によって行われる．両手には反対方向に力が発生しているが，ハンドルの同じ回転方向にトルクを加えている．

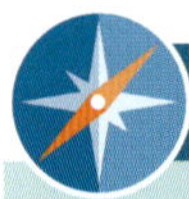

SPECIAL FOCUS 1.4

シンプルではあるが有用な身体運動学の原理

典型的には，十分なてこの腕をもち，収縮する筋は，関節を構成する骨に回転を引き起こす．予想される回転の方向，すなわち「筋活動」は，慣例的に，関節の近位骨に対する**遠位**骨の運動として表現する．たとえば，手を口にもってくるように肘を屈曲させる際の，活動中の上腕二頭筋について考える．このような場合の筋活動の標準的な定義は，近位部（上腕骨）は固定され，遠位部（前腕骨）のほうがより自由に動くことを前提としている．

おそらく，筋収縮の影響を考えるための包括的な方法としては，**収縮している筋は関節の比較的固定されていない体節を動かす**という原理を用いればよい．比較的固定されていない動くほうの体節を決定する要因には，慣性，外部抵抗，受動的緊張，または他の筋の活動のいくつかの組み合わせが含まれる．この原理を用いることは，人の動きを評価するとき，とくに異常動作を評価するときには，非常に重宝する．たとえば，肩の外転の能動的な運動を行う人を観察してみる．その結果，肩の動きに伴う肩甲骨の明らかに異常で歪んだ動きに気づいたとする．異常な肩甲骨の動きは，脊柱と肩甲骨をつなぐ筋による肩甲骨の固定性の欠如が原因となり，三角筋中部線維（肩甲骨と連結する）が収縮したことによって引き起こされた可能性がある．たとえば前鋸筋が弱化した場合，三角筋の収縮は，上腕骨ではなく，**肩甲骨**を肩関節の動く部分にしてしまう．三角筋の収縮により上腕が外転する（すなわち，関節の遠位部分を動かす）という固定概念をもつと，脊柱と肩甲骨をつなぐ肩甲骨の固定筋の弱化は診断において見落とされるかもしれない．三角筋の活動は，近位体節に対して遠位体節を動かすことが典型的な目的であろうが，それが成立するためには，肩甲骨が他の筋の活動によって動かないように固定される場合のみ，上腕骨は比較的自由に動ける体節となる．

この原理は過度に単純化されているようにみえるかもしれないが，特定の異常な運動や姿勢の病的な原因を理解するための有用で臨床的な手がかりとなる．さらに，この原理は身体運動学を学ぶ学生が，健常な筋活動の諸々の可能性について理解することを可能にする．筋の収縮に伴って，関節の近位あるいは遠位体節の**いずれも**動く可能性があるため，身体運動学を学ぶ学生はそのあらゆる可能性を考慮して関節運動を理解すべきである．

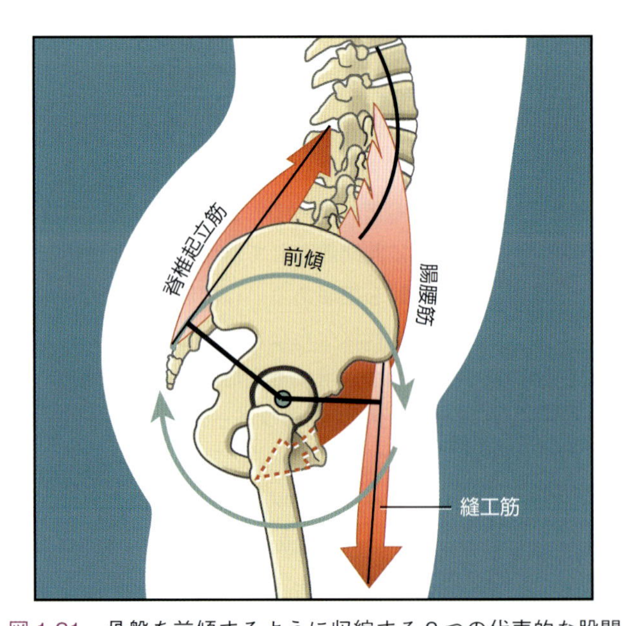

図 1.21　骨盤を前傾するように収縮する２つの代表的な股関節筋（縫工筋と腸腰筋）と腰背筋（脊柱起立筋）とのあいだに形成されたフォースカップルの矢状面図．筋による内的モーメントアームは，太い黒線で示されている．回転軸は両方の股関節を通過する．

たとえば，股関節屈筋や腰背部の伸筋は，股関節周囲の矢状面で骨盤を回転させるフォースカップルを形成する（図 1.21）．

筋骨格系のてこ

Musculoskeletal Levers

▶３つのてこ Three Classes of Levers

身体内で内力と外力は，骨を“てこ”としてトルクを発生させる．一般的に，てこは支点の上に置かれた硬い棒からなる単純な機械である．シーソーは，“第１のてこ”の古典的な例である（図 1.22）．てこの１つの機能は，並進力を回転トルクに変換することである．図 1.22 のシーソーに示すように，支点から 0.91 m の位置に座っている 672 N の男性は，支点からその２倍の距離に座っている半分の体重の少年と釣り合いがとれるようなトルクを作り出す．図 1.22 の場合，対向するトルクは等しい（$BW_m \times D = BW_b \times D_1$）．したがってこの“てこ”ではバランスがとれ，平衡状態にある．図に示されているように，少年は最大の

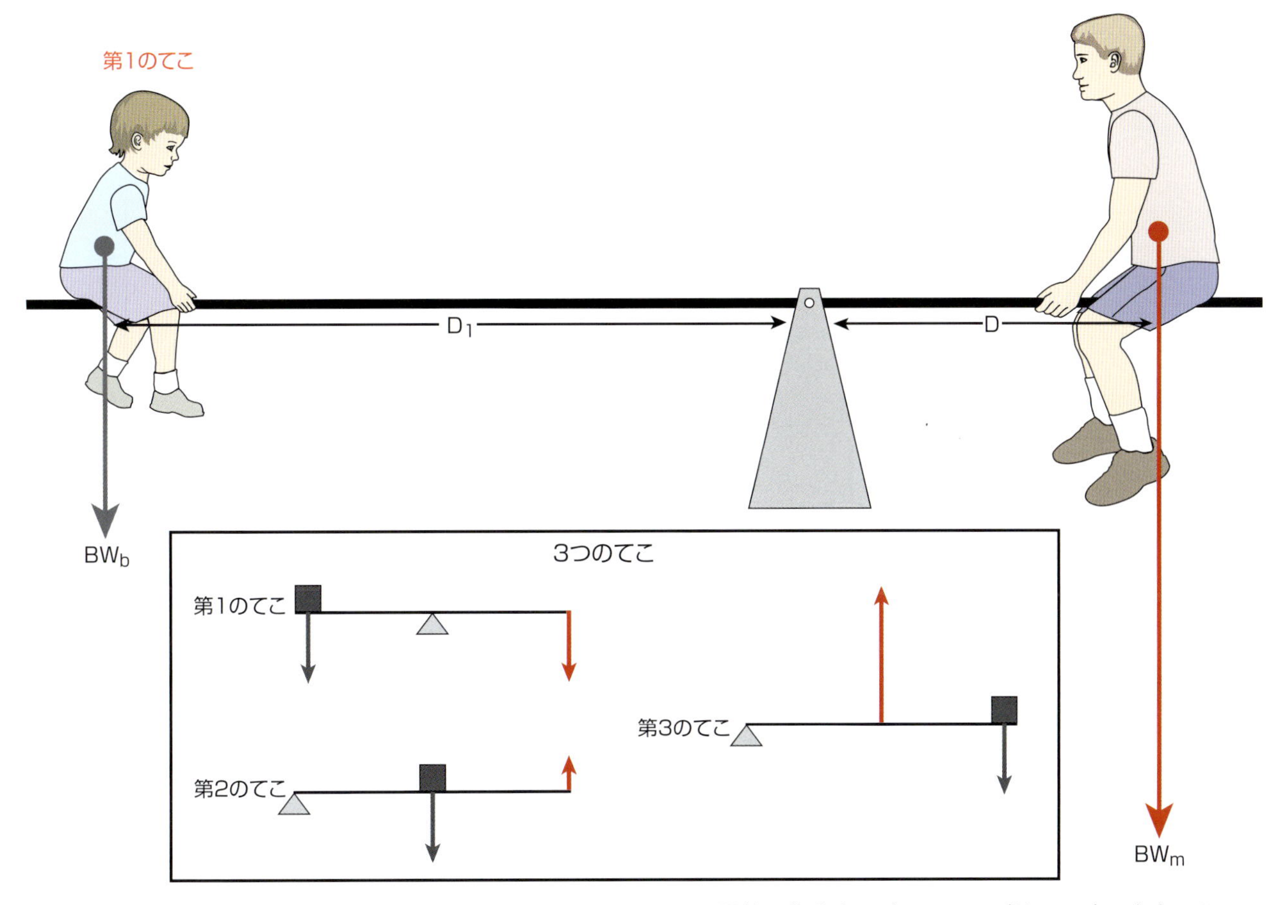

図 1.22　シーソーが代表的な第１のてことして示されている．男性の体重（BW_m）は 672N（約 69kg），支点から 0.91m に座っている（男性のモーメントアーム＝D）．少年の（体重 BW_b）はわずか 336N（約 34kg）であり，支点から 1.82m に座っている（少年のモーメントアーム＝D_1）．男性が作り出す時計まわりのトルクは少年が作り出す反時計まわりのトルクと大きさが等しいため，シーソーはバランスがとれている．672N × 0.91m = 336N × 1.82m．挿入図は，３つのてこを比較している．各てこにおいて，対向する力は，内力（たとえば，赤で描かれた筋の引っ張り）および外力や負荷（濃い灰色で示される）と想定される．回転軸または支点は三角形として表示される．（力のベクトルは縮尺どおりに描かれている）

“てこ比”をもっている（D_1 > D）．てこの重要な概念は，モーメントアームの長さが異なる場合，対向する力（または図 1.22 においては体重）を変化させて調整される場合にのみ，対向するトルクは互いにバランスをとることができることである．

筋骨格系の“てこ”に関連する最もよく起こる力は，筋，重力および環境の中での身体的接触によって生じるものである．支点（pivot point あるいは fulcrum）は関節にある．シーソーの場合と同様に，等尺性活動中の筋骨格系内の内的トルクと外的トルクは等しいが，２つの対向するトルクのうちの１つが優位になると，その結果，関節の動きが起こる．

“てこ”は，第 1，第 2，第 3 のてこのいずれかに分類される（図 1.22 参照）．

第１のてこ

図 1.22 のように，第１のてこは，対抗する２つの力のあいだに位置する回転軸（支点）で構成される．人体の第１のてこの例は，矢状面の頭部の姿勢を制御する頭頸部の伸筋である（図 1.23A）．シーソーの例と同様に，筋力（MF）と内的モーメントアーム（IMA）の積と，頭部重量（HW）と外的モーメントアーム（EMA）の積が等しいとき，頭部は平衡状態に保持される．第１のてこでは，通常，内力と外力は近似する並進方向に作用するが，それぞれは逆方向に回転するトルクを発生させる．

第２のてこ

第２のてこには２つ条件が必要である．まず，その回転軸は骨の一端に位置する．もう１つは，筋すなわち内力は，外力よりも大きなてこの腕（モーメントアーム）を有することである．第2のてこは筋骨格系では非常にまれである．古典的な例は，つま先立ちするために必要なトルクを発生する下腿三頭筋である（図 1.23B 参照）．この動作の回転軸は，中足趾節関節と想定される．この想定に基づいて，

第１のてこ

IMA EMA

MF

A

HW

第1のてこのデータ

筋力（MF）＝未知
頭部重量（HW）＝46.7 N
内的モーメントアーム（IMA）＝4 cm
外的モーメントアーム（EMA）＝3.2 cm
力学的有利性＝1.25

$MF \times IMA = HW \times EMA$

$MF = \dfrac{HW \times EMA}{IMA}$

$MF = \dfrac{46.7\ N \times 3.2\ cm}{4\ cm}$

$MF = 37.4\ N$

第２のてこ

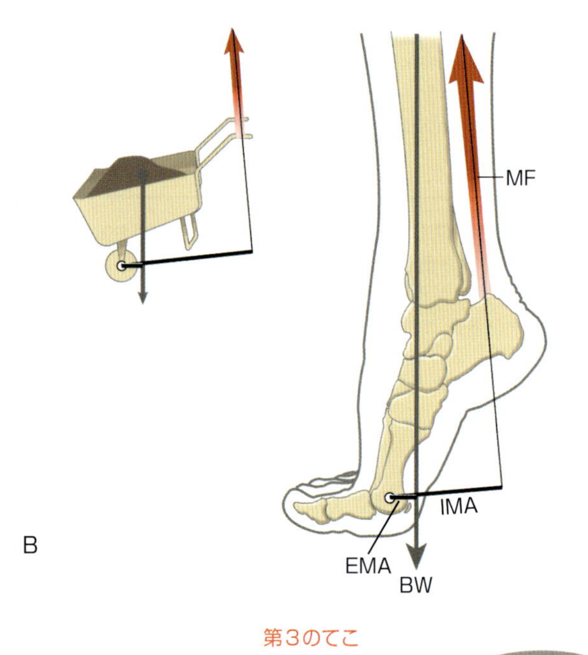

第2のてこのデータ

筋力（MF）＝未知
身体重量（BW）＝667 N
内的モーメントアーム（IMA）＝12 cm
外的モーメントアーム（EMA）＝3 cm
力学的有利性＝4

$MF \times IMA = BW \times EMA$

$MF = \dfrac{BW \times EMA}{IMA}$

$MF = \dfrac{667\ N \times 3cm}{12\ cm}$

$MF = 166.8\ N$

第３のてこ

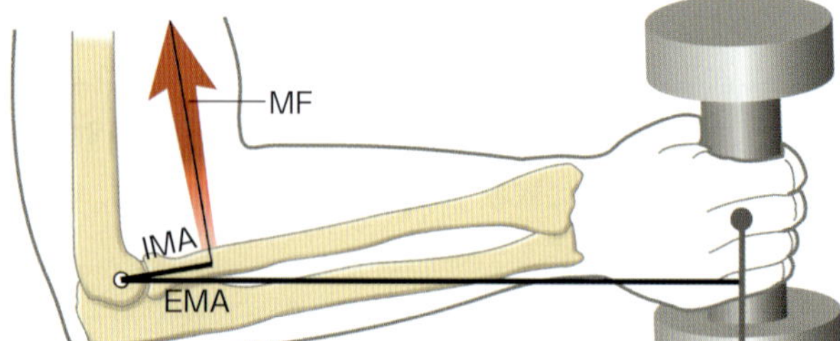

C

EW

第3のてこのデータ

筋力（MF）＝未知
外部重量（EW）＝66.7 N
内的モーメントアーム（IMA）＝5 cm
外的モーメントアーム（EMA）＝35 cm
力学的有利性＝0.143

$MF \times IMA = EW \times EMA$

$MF = \dfrac{EW \times EMA}{IMA}$

$MF = \dfrac{66.7\ N \times 35\ cm}{5\ cm}$

$MF = 467\ N$

図 1.23　この解剖学的な例は，（A）第１のてこ，（B）第２のてこ，および（C）第３のてこの例である（ベクトルは縮尺どおりに描かれていない）．右のボックスのデータは，静的な回転平衡を維持するのに必要な筋力の計算方法を示している．力学的有利性が各ボックスに示されていることに注意されたい．筋活動（赤色で示されている）は，いずれの場合も等尺性であり，関節での動きはない．

下腿三頭筋による内的モーメントアームは，体重による外的モーメントアームを大きく超える．

第3のてこ

第2のてこと同様に，第3のてこの回転軸は骨の一端に位置する．手に持った鉄亜鈴を支えるために必要な屈曲トルクを発生させるために，肘屈筋は第3のてこを用いている（図1.23C 参照）．第2のてことは異なり，第3のてこで支えられている外力は常に筋の力よりも大きなてこの腕をもっている．第3のてこは，筋骨格系で最も一般的なてこである．

▶力学的有利性 Mechanical Advantage

筋骨格系のてこにおける力学的有利性（mechanical advantage: MA）は，内的モーメントアームと外的モーメントアームとの比（IMA/EMA）と定義することができる．回転軸の位置により，第1のてこのMAは，1（IMA=EMA）に等しいか，より小さいか，または1より大きい．第2のてこは，常に1より大きいMA（IMA＞EMA）を有する．図1.23A, Bの中のボックスに示したように，1より大きいMAを有するてこは，外力よりも小さい内力（筋）によってトルクの釣り合いを保つことができる．第3のてこは常に1未満のMA（IMA＜EMA）である．図1.23Cでは，トルクの釣り合いを保つために，筋は外力よりもはるかに大きな力を生成する必要がある．

筋骨格系の大部分の筋は，1未満のMAで機能する．たとえば，肘の上腕二頭筋，膝の大腿四頭筋，肩の棘上筋と三角筋について考える．これらの筋はそれぞれ関節の回転軸に比較的近い部分の骨に付着する．筋の作用に対抗する外力は，典型的には手または足のあたりの関節からかなり遠位に影響を及ぼす．手にかかる35.6Nの鉄亜鈴を保持し，肩を90°外転位に維持するために棘上筋と三角筋に要求される力を考えてみる．ここでは，筋が2.5cmの内的モーメントアームを有し，鉄亜鈴の質量中心が回転軸から50cmの外的モーメントアームを有すると仮定する（単純化のために，四肢の重さは無視する）．理論上，2.5/50＝1/20 MAつまり，手に持った鉄亜鈴は35.6Nであるため，筋はその20倍の力である711.7 Nを生成しなければならない（数学的には，筋力と鉄亜鈴の関係はMAの逆数に基づく）．一般的な原則として，ほとんどの骨格筋は，それらに対抗する外力よりも数倍の力を生成する．筋や関節の形状に依存して，典型的には筋力の大部分は，関節表面を横切る大きな圧縮または剪断力を作り出す．これらの筋原性（筋産生: myogenic）の力は，関節反力の量や方向を決める大きな要因であり，重力や他の外力よりも重要な決定因子である．

力と距離のあいだの取引の必要性

前述したように，ほとんどの筋は，外力による抵抗よりもはるかに大きな力を生成することが強いられている．第一印象では，この設計は生体力学的に欠陥があるように思えるかもしれない．しかし，四肢のより遠位の部分の大きな動きや速さを必要とする日常的な動作を考慮すると，この設計は絶対に必要である．

仕事（work）は，力とそれが作用する距離の積である．筋骨格系のてこは，力をトルクに変換することに加えて，収縮する筋の仕事を動いている骨と外部負荷の仕事に変換する．特定の筋骨格系のてこにおける力学的有利性は仕事のこなし方を決める．仕事は力と距離の積であるため，短い距離に作用する比較的大きな力，または長い距離に作用する小さな力のいずれかによって遂行されうる．棘上筋と三角筋について，前述した35.6Nの鉄亜鈴を保持した例の1/20の小さなMAを考える．この力学的有利性は，筋が鉄亜鈴の重量の20倍の力を生成しなければならないことを意味する．しかし，筋は，外転運動によって鉄亜鈴を持ち上げる距離の5%（1/20）の収縮距離（筋が短くなる距離）しか必要としないことに注目されたい．筋は非常に短い収縮距離（可動域）によって，上肢遠位の大きな移動距離を起こすことができる．時間という観点から考えると，大きな力を生成するときに，筋はその分遅い短縮速度でしか働けない．一方，力学的な利点として，軽い外部負荷であればそれだけ速く持ち上げられる．

要約すると，身体のほとんどの筋-関節系は1未満の力学的有利性（MA）で機能する．実際に，動かしたい身体部分の移動距離と速度は，常に筋の収縮距離より大きいし，収縮速度より速い（筋は生理的に短い距離にかけてしか有用な力を生成することができないので，この関係は機能的に有利である）．環境に対抗して大きな力を起こすためには，四肢の遠位端の速い並進速度を生み出す必要がある．これらの大きな力は，手に持ったテニスラケットなどの物体を素早く加速させるためや，またダンスなどの芸術や運動能力の表現として手足のみを加速するために用いられる．運動の性質を問わず，1未満の力学的有利性で動作する筋-関節系においては，一見低負荷のような活動であっても，比較的大きな内力を発生させる意味で強制的に「ペナルティ」を支払わなければならない．関節軟骨，脂肪パッド，および滑液包などの関節周囲の組織は，これらの大きな筋原性の力を部分的に吸収または放散しなければならない．このような保護がない場合，関節は部分的に変性し，疼痛を伴い慢性的に炎症を起こすことがある．この症状は

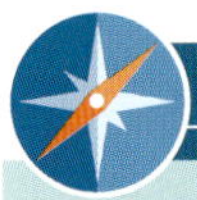

SPECIAL FOCUS 1.5

力学的有利性：トルク平衡方程式の詳細

筋骨格系のてこの力学的有利性（mechanical advantage: MA）は，その内的モーメントアームと外的モーメントアームの比として定義することができる．

- 第1のてこは，1未満，1に等しい，または1を超えるMAを有することができる．
- 第2のてこは，常に1より大きいMAを有する（つまり外的モーメントアーム<内的モーメントアーム）．
- 第3のてこは，常に1未満のMAを有する（つまり内的モーメントアーム<外的モーメントアーム）．

MAの数学的表現は，トルク方程式の平衡から導かれる．

$$MF \times IMA = EF \times EMA \quad （式1.1）$$

MF＝筋力
EF＝外力
IMA＝内的モーメントアーム
EMA＝外的モーメントアーム

式1.1は次のように並べ替えることができる：

$$IMA/EMA = EF/MF \quad （式1.2）$$

- 第1のてこのいずれかにおいて，IMA/EMA＝1; トルク方程式は，MF＝EFの場合にのみ平衡を保つ．
- 第1のてこのいずれか，すべての第2のてこでは，IMA/EMA>1; トルク方程式は，MFがEFよりも小さい場合にのみ平衡を保つ．
- 第1のてこのいずれか，およびすべての第3のてこでは，IMA/EMA <1; トルク方程式は，MFがEFより大きい場合にのみ平衡を保つ．

式1.2，MAは，筋力に対する外力の比（EF/MF）で表すこともできる．これは正しいが，このテキストでは，筋-関節のMAを内的・外的モーメントアーム（IMA/EMA）の比として定義するという慣例を用いている．

一般には変形性関節症の特徴である．

まとめ

人の身体はおもに四肢と体幹の回転によって動く．これらの動きを説明する2つの有用な用語は，骨運動および関節包内運動である．骨運動では，回転軸のまわりにある3つの運動面のうちの1つで，四肢や体幹の動きを表現する．内旋や伸展などの骨運動学的用語は，これらの動きの学びを容易にする．関節包内運動は，関節の互いに向き合う関節面で生じる動きである．たとえば，転がり，滑り，軸回旋などの関節包内運動用語が広く普及したことにより，臨床家や学生は関節で起こっている動きを理解することが容易になった．また，この用語は，骨端同士の関節面のあいだに起こる特定の動きにおもに基づく徒手療法という分野で広く使用されている．関節包内運動と関節形態とのあいだには強い関連性があり，関節やその周辺の結合組織の構造と機能の研究を行う関節学の発展を促す重要なテーマである．

運動学（kinematics）は骨や関節の動き（motion）について言及しているのに対して，**運動力学**（kinetics）は動きを引き起こしたり止めたりする力（force）について言及している．筋は人々の身体を動かす力を作り出す．第1章で示した基本的な概念は，直線方向に作用する筋力がどのように関節のまわりにトルクを発生させるかについてである．内的トルクは筋力の角運動表現であり，その大きさは筋力とそのモーメントアームとの積に等しい．両方の変数は，筋活動の強さを考慮すると，同じくらい重要である．

また，身体運動学の学習にとって重要なのは，外的トルクが関節にどのように影響するかを理解することである．外的トルクは，外力（重力または物理的接触など）とそれに関連するモーメントアームとの積として定義される．動作と姿勢は，究極的には，内的トルクと外的トルクとのあいだの瞬間的な相互作用に基づいており，その方向と程度は優位なトルクによって決定される．

身体のほとんどの筋は，1よりもはるかに小さい力学的有利性を有する骨格てこシステムを介して作用する．このデザインは，四肢の遠位端の比較的高い速度と大きい変位を可能にする．これは生体力学的な「有利性」といえども，たいていの場合，体節の重みと負荷された外力との合計よりも相当に大きな筋力が要求される．要求される大きな筋力は，通常，関節の表面を横切って骨に向けられ，圧縮力や剪断力を発生させる．これらの力を生涯にわたり物理的に受け止めるために，ほとんどの骨の関節端は比較的大きくなっており，それによって最大に起こる圧力を小さくするために表面積を大きくしている．関節軟骨の深部に位置する海綿骨により，軟骨下骨の衝撃吸収機能がさらなる保護を提供する．これらの特徴は，変形性関節症を引き起こす破壊的な力の消散に不可欠である．

身体運動学の学習においては，個々の筋の動きと，関節の回転軸と力線との関係に厳密な注意を払う．いったんこれを理解すると，通常，学習の焦点は，複雑な動きを制御するために複数の筋がどのように協調しているかの理解，

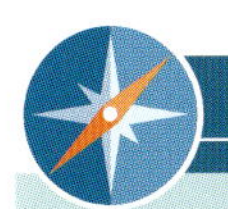

SPECIAL FOCUS 1.6

筋の力学的有利性を外科的に変える

外科医は，関節における内的トルクの損失を部分的に回復させる手段として，筋腱移行術を行うことがある[2]．たとえば，ポリオ後の肘屈筋の完全麻痺について考える．このような麻痺は，とくに両側に起こる場合，機能的に重篤な結果をもたらす可能性がある．肘屈曲を回復させる 1 つのアプローチは，健全な三頭筋腱を肘の前方に外科的に再建することである（**図 1.24**）．上腕三頭筋の腱は，肘の内−外側の回転軸の前方を通過するよう変えられ，伸筋から屈筋になる．屈曲動作のための内的モーメントアームの長さは，必要に応じて，伝達された腱と回転軸とのあいだの垂直距離を増加させることによって長くすることができる．筋の力学的有利性（MA）を増加させることによって，活性化された筋は，**筋力に見合った大きなトルク**を生成する．これは，患者の特定の状況に応じて有益な結果となりうる．

筋の力学的有利性を外科的に増加させると，重要な力学的“取引”が発生する．筋力に見合った大きなトルクが生成されるが，筋の短縮距離ごとの**関節の可動角度は減少する**．その結果，完全な筋収縮は十分なトルクを生成するかもしれないが，関節はその全運動範囲を動かせない可能性がある[3]．本質的に，運動の有効範囲は筋収縮の後ろに“置き去りにされる”．関節の遠位部分の減少した変位距離および速度は，負の機能的な結果をもたらしうる．この力学的取引については，外科的に筋の内的モーメントアームが延長される前に考慮する必要がある．しばしば，モーメントアームを増加させることによって得られる大きな潜在的トルクは，運動の速度や距離の損失を機能的に“超過する”．

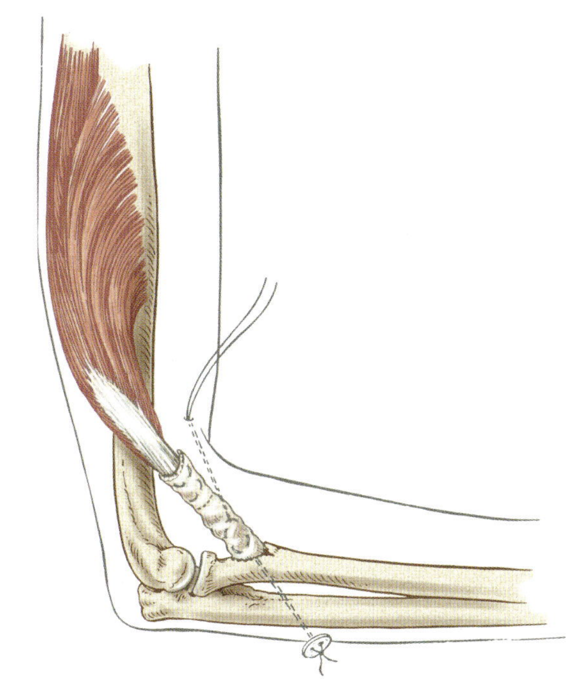

図 1.24　肘屈筋の麻痺後の三頭筋腱の前方移行術．三頭筋腱は筋膜の移植片によって補長される．（Bunnell S: Restoring flexion to the paralytic elbow, *J Bone Joint Surg Am* 33: 566, 1951 より引用）

さらにそれを複数の関節にわたって理解することに移る．筋はいろいろな理由で相乗的に作用する．筋の相互作用は，近位の付着部位を安定させ，望ましくない二次的または三次的作用を中和し，または運動の効率性や強さ，または制御を高めるために働く．疾患や傷害によって筋機能が低下した場合，このような相乗作用は欠如し，しばしば病的な運動の原因となる．たとえば，機能的に組まれた筋グループの少数の筋が麻痺または衰弱した場合の結果について考えてみる．障害を免れた筋でも，比較的単独に働くため運動の異常パターンに大きな役割を果たしてしまう．その結果として広範囲にわたって生じた運動の不均衡は，代償的な運動や姿勢をもたらし，おそらく変形および機能低下を引き起こす可能性がある．筋がどのように正常に相互作用するかを理解することは，その領域の病態運動学を理解するための前提条件である．このような理解は，機能の回復または最適化を目的とした効果的な治療介入を設計するための基礎として役立つ．

身体運動学は，人間の運動に関する学問であり，健康的で理想的な状態と，外傷，病気，または不使用（disuse）を受けた状態の両方において研究が行われている．この領域の学習を容易にするために，本書は筋骨格系の構造と機能に焦点を当てている．とくに，筋が生成する力や緊張，関節周囲の結合組織や重力によって生み出されるさまざまな力のあいだの相互作用に重点が置かれている．この章は，本書全体で使用されている基本的な概念や用語の基礎を習得するのに役立つ．

用語集

アクセサリームーブメント: 副次運動と同義語.

圧縮 (compression): 1つの物体を別の物体に直接押すまたは引くといった接触面に垂直に適用される力.

圧力 (pressure): 力を表面積で除したもの (応力ともよばれる).

運動学 (kinematics): 動きを生成する可能性のある力またはトルクに関係なく，身体の動きそのものを記述する力学の分野.

運動力学 (kinetics): 力とトルクが身体に及ぼす影響を記述する力学の一分野.

運動連鎖 (kinematic chain): 一連の関節を介してつながる体節の直列，たとえば下肢の場合は骨盤・大腿部・下腿部・足部.

遠位に対する近位体節の運動 (proximal-on-distal segment kinematics): 固定された遠位体節に対して，近位体節が回転するタイプの関節運動 (閉鎖運動連鎖ともよばれる).

遠心性活動 (eccentric activation): 引っ張る力を生じている筋が，他のより大きな力によって伸長される状態の筋活動.

応力 (stress): 組織の変形に反する抵抗力を断面積で除した量 (pressure“圧力”ともよばれる).

外的トルク (external torque): 外力とその外的モーメントアームの積 (外的モーメントともよばれる).

外的モーメントアーム (external moment arm): 回転軸と外力との垂線間の距離.

回転 (rotation): 剛体が支点または回転軸を中心とする円形の経路で移動する角運動.

回転軸 (axis of rotation): 関節を通る回旋運動軸となる仮想線 (支点または回転中心ともよばれる).

解剖学的肢位 (anatomic position): 身体部分の位置と動きを記述するために使用される一般的に合意された基準肢位. この肢位は，人が完全に直立して前を向いており，腕は横に置かれ，前腕は完全に回外位になっており，指は伸びている.

外力 (external force): 身体の外側にある供給源によって作られた「押し」または「引き」. これらは，通常，重力および身体に対して加えられた物理的接触を含む.

加速度 (acceleration): 並進運動 (m/sec^2) および角運動 ($degrees/sec^2$) で表される. 時間の経過に伴う物体の速度の変化.

硬さ (stiffness): 弾性素材内の応力 (力) と歪み (伸び) の比，または N/m (ヤング率または弾性率ともよばれる).

緩衝: 衝撃吸収と同義語.

関節反力 (joint reaction force): 関節内に存在し，内力あるいは外力による正味の効果に反応して発生する力. 関節反力には，関節面間の接触力，および関節周囲組織からの力が含まれる.

関節包内運動 (arthrokinematics): 関節の彎曲した関節面のあいだに生じる転がり，滑りおよび軸回旋の動き.

拮抗筋 (antagonist muscle): ある主動作筋と反対の作用を有する筋または筋群.

求心性活動 (concentric activation): 引っ張る力を発生しながら短縮する筋の活動.

共同筋 (synergists): 特定の動きを実行するために協働する2つ以上の筋.

近位体節に対する遠位体節の運動 (distal-on-proximal segment kinematics): 固定された近位体節に対して，遠位体節が回転するタイプの関節運動 (開放性運動連鎖ともよばれる).

筋活動 (muscle action): 特定の運動面においてある回転方向のトルクを生成する筋の能力 (関節を回転させる筋の能力をとくに指し示すときに“関節作用”ともよばれる). 筋活動を説明する用語は，屈曲，伸展，回内，回外などである.

クリープ (creep): 一定の負荷がかかりながら長時間経過したときの (対象の) 素材の漸進的な歪み.

クローズパック肢位 (close-packed position): 関節面が最も一致し，靱帯が最大限に緊張している唯一の関節位置.

牽引 (distraction): ある物体を他の物体から直接離したり引っ張ったりするような，接触面に対して垂直に加えられる力.

骨運動 (osteokinematics): 3つの基本的な面に対する骨の動き.

転がり (roll): 関節包内運動を表現する用語で，回転する関節面上の複数の点が他の関節面上の複数の点に合致するような運動.

コンプライアンス (compliance): 硬さ (stiffness) の逆数.

最終的破綻点 (ultimate failure point): 構造的に破綻し，負荷に耐える能力を失う組織の長さ.

軸回旋 (spin): 関節包内運動の用語で，一方の関節面上の単一の点が別の関節面上の単一の点で (独楽（こま）) のように) 回転するような運動.

軸回転 (axial rotation): 対象の長軸に対する垂直方向の回転運動. 水平面の運動を記述するためによく使用される用語.

肢節: 体節と同義語.

質量 (mass): 物体中の物質の量.

質量中心 (center of mass): 対象物の質量の正確な中心 (質量の重さを考慮すると重心 (center of gravity) ともよばれる).

自動運動: 能動運動と同義語.

自動的な力: 能動的な力と同義語.

自由度 (degrees of freedom): 関節で許容される互いに独立した動きの方向の数. 関節は最大3度の並進と3度の回転を有する.

重量 (weight): 質量に作用する重力.

重力 (force of gravity): 引力の結果として地球の中心に向かう身体の加速作用.

重力線 (line of gravity): 引力が物体を引く方向や方位.

受動運動 (passive movement): 活動している筋以外の力によって生成される運動.

主動作筋 (agonist muscle): 特定の運動の開始および実行に最も直接的に関係する筋または筋群.

受動的な力 (passive force): 活動している筋以外の力源によって引き起こされる「押し」または「引き」, たとえば伸張した関節周囲の結合組織の緊張や物理的な接触など.

衝撃吸収 (shock absorption): 力を消散させる作用.

スカラー (scalar): その大きさによって完全に規定され, 方向はもたない速度や温度などの量.

滑り (slide): 関節包内運動を表現する用語で, 一方の関節面上の単一の点が他の関節面上の複数の点に接触するような運動 (glide "滑り" ともよばれる).

生産的拮抗作用 (productive antagonism): 伸張された結合組織内の比較的低レベルの張力が有用な機能を果たす現象.

静的回転平衡 (static rotary equilibrium): すべてのトルクの合計がゼロに等しい静止している物体の状態.

静的並進平衡 (static linear equilibrium): すべての力の合計がゼロに等しい静止している物体の状態.

剪断 (力) (shear): 2つの圧縮された物体が互いに逆方向に滑ることにより生成される力 (ハサミの2つの刃の動きなど).

走行角度 (angle-of-insertion): 筋の腱とそれが付着する骨の長軸とのあいだに形成される角度.

速度 (velocity): 並進運動 (m/sec) および角運動 (degrees/sec) で表される時間の経過に伴う物体の位置の変化.

塑性 (plasticity): 力の除去後に永続的に変形が残ることによって示される素材特性.

体節 (あるいは肢節) (segment): 身体または四肢の任意の部分.

他動運動: 受動運動と同義語.

他動的な力: 受動的な力と同義語.

弾性 (elasticity): 変形力の除去後に元の長さに戻る能力を示す素材特性.

力 (force): 動きを生成, 停止, または変更する「押し」または「引き」.

長軸 (longitudinal axis): 長骨や長い身体部分で平行に延びる軸.

張力 (tension): 素材を引き離す1つ以上の力の適用 (distraction force "伸延力" ともよばれる). 組織が伸張に対して抵抗する際の内部応力を示す用語.

てこ比 (leverage): 特定の力が保有する相対的なモーメントアームの長さ.

等尺性活動 (isometric activation): 一定の長さを維持しながら引っ張る力を生成する筋活動.

トルク (torque): 力とモーメントアームの積. 物体またはその一部を回転軸のまわりに回転させようとする.

内的トルク (internal torque): 内力と内的モーメントアームの積.

内的モーメントアーム (internal moment arm): 回転軸と内力 (筋) との垂線間の距離.

内力 (internal force): 身体の中にある構造物による「押し」または「引き」. ほとんどの場合, 内力とは, 活動する筋によって生成される力のことである.

ねじり (torsion): 長軸まわりに素材をねじる力の適用.

粘弾性 (viscoelasticity): 経時的に変化する応力-歪みの関係で表される素材特性.

能動運動 (active movement): 賦活された筋によって引き起こされる運動.

能動的な力 (active force): 刺激された筋によって生成される「押し」または「引き」.

歪み (strain): 組織の変形における長さの変化と変形前の長さの比. 距離の単位 (m) で表すこともできる.

フォースカップル (force-couple): 2つ以上の筋が異なる直線方向に作用するが, 同じ回転方向にトルクを発生する.

負荷 (load): 身体への力の適用を表す一般用語.

副次運動 (accessory movements): ほとんどの関節に認められるわずかな, 受動的で非意識的な動き (関節の遊びともよばれる).

並進 (translation): 剛体のすべての部分が物体の他のすべての点と平行に, 同じ方向に移動する直線運動.

ベクトル (vector): 大きさと方向によって完全に定義され

た量，たとえば速度や力．

変位（displacement）：物体の並進または角位置の変化．

曲げ（bending）：素材をその長軸に対して直角に変形させる力の効果．曲がった組織において，凹側は圧縮を，凸側は張力を受ける．曲げモーメントは，曲げの量的尺度である．トルクと同様に，曲げモーメントは，曲げる力と，力と回転軸のあいだの垂線の距離との積である．

摩擦（friction）：2つの接触面のあいだの動きに対する抵抗．

モーメントアーム（moment arm）：回転軸と力線との垂線間の距離．

力学的有利性（mechanical advantage）：外的モーメントアームに対する内的モーメントアームの比．

力線（line of force）：筋の力の方向と方位．

ルーズパック肢位（loose-packed position）：関節表面の合致が最も小さく，靱帯が緩んでいる滑膜関節の肢位．

文　献

1. Barman JE, Weaver BT, Haut RC: Determination of dynamic ankle ligament strains from a computational model driven by motion analysis based kinematic data. *J Biomec* 44(15):2636–2641, 2011.
2. Brand PW: *Clinical biomechanics of the hand*, St Louis, 1985, Mosby.
3. Brand PW: The reconstruction of the hand in leprosy. *Clin Orthops Relat Res* 396:4–11, 2002.
4. Cameron MH: *Physical agents in rehabilitation: from research to practice*, ed 4, St Louis, 2012, Elsevier.
5. Dvi Z: *Clinical biomechanics*, Philadelphia, 2000, Churchill Livingstone.
6. Escamilla RF, MacLeod TD, Wilk KE, et al: Anterior cruciate ligament strain and tensile forces for weight-bearing and non-weight-bearing exercises: a guide to exercise selection [Review]. *J Orthops Sports Phys Ther* 42(3):208–220, 2012.
7. Fleming BC, Beynnon BD, Renstrom PA, et al: The strain behavior of the anterior cruciate ligament during bicycling. An in vivo study. *Am J Sports Med* 26:109–118, 1998.
8. Keller TS, Spengler DM, Hansson TH: Mechanical behavior of the human lumbar spine. I. Creep analysis during static compressive loading. *J Orthop Res* 5:467–478, 1987.
9. Kolt SK, Snyder-Mackler L: *Physical therapies in sport and exercise*, Philadelphia, 2007, Churchill Livingstone.
10. Komzak M, Hart R, Okal F, et al: AM bundle controls the anterior-posterior and rotational stability to a greater extent than the PL bundle—a cadaver study. *Knee* 20(6):551–555, 2013.
11. Kulas AS, Hortobagyi T, DeVita P: Trunk position modulates anterior cruciate ligament forces and strains during a single-leg squat. *Clin Biomech (Bristol, Avon)* 27(1):16–21, 2012.
12. Ledoux WR, Blevins JJ: The compressive material properties of the plantar soft tissue. *J Biomech* 40:2975–2981, 2007.
13. Lu XL, Mow VC: Biomechanics of articular cartilage and determination of material properties. *Med Sci Sports Exerc* 40:193–199, 2008.
14. Lundon K: *Orthopaedic rehabilitation science: principles for clinical management of nonmineralized connective tissue*, St Louis, 2003, Butterworth-Heinemann.
15. McNamara LM, Prendergast PJ, Schaffler MB: Bone tissue material properties are altered during osteoporosis. *J Musculoskelet Neuronal Interact* 5:342–343, 2005.
16. Michelin P, Delarue Y, Duparc F, et al: Thickening of the inferior glenohumeral capsule: an ultrasound sign for shoulder capsular contracture. *Eur Radiol* 23(10):2802–2806, 2013.
17. Miele VJ, Panjabi MM, Benzel EC: Anatomy and biomechanics of the spinal column and cord. *Handb Clin Neurol* 109:31–43, 2012.
18. Neumann DA: Arthrokinematics: flawed or just misinterpreted? *J Orthop Sports Phys Ther* 34:428–429, 2012.
19. Nordin M, Frankel VH: *Basic biomechanics of the musculoskeletal system*, ed 2, Philadelphia, 1989, Lea & Febiger.
20. Panjabi MM, White AA: *Biomechanics in the musculoskeletal system*, New York, 2001, Churchill Livingstone.
21. Standring S: *Gray's anatomy: the anatomical basis of clinical practice*, ed 41, St Louis, 2015, Elsevier.
22. Stromberg DD, Wiederhielm CA: Viscoelastic description of a collagenous tissue in simple elongation. *J Appl Physiol* 26:857–862, 1969.
23. Withrow TJ, Huston LJ, Wojtys EM, et al: Effect of varying hamstring tension on anterior cruciate ligament strain during in vitro impulsive knee flexion and compression loading. *J Bone Joint Surg Am* 90:815–823, 2008.
24. Woo SL, Gomez MA, Woo YK, et al: Mechanical properties of tendons and ligaments. II. The relationships of immobilization and exercise on tissue remodeling. *Biorheology* 19:397–408, 1982.
25. Woo SL, Matthews JV, Akeson WH, et al: Connective tissue response to immobility. Correlative study of biomechanical and biochemical measurements of normal and immobilized rabbit knees. *Arthritis Rheum* 18:257–264, 1975.

学習問題　STUDY QUESTIONS

1. **運動学（キネマティクス）** と **運動力学（キネティクス）** の根本的な違いを比較して述べなさい．
2. **並進**と**回転**の運動学（キネマティクス）について具体的な身体または体節の動きを述べなさい．
3. 自分の示指の中手指節（MCP）関節が完全屈曲位また完全伸展位にある場合の関節包内運動に注目しなさい．関節包内運動が大きいのはどちらの肢位か？この関節のクローズパック肢位はどちらの肢位（屈曲位または伸展位）か？
4. 図 1.8 には，凹面上の凸面運動および凸面上の凹面運動の 3 つの基本的な動きを示している．骨格標本または簡易な骨格模型を用いて，これらの 6 つの状況のそれぞれに関する関節包内運動の例をあげなさい．なお，例には，転がり-滑りの**組み合わせ**が含まれてもよい．
5. 図 1.12 に示す 6 つの力が，第 5・第 6 頸椎領域の椎間板や脊髄において，どのように起こるかの例を示しなさい．
6. **力**と**トルク**の基本的な違いを比較しなさい．各用語を使って，筋収縮が関節に作用する具体的な特徴を述べなさい．
7. **内的トルク**と**外的トルク**の定義を比較して述べなさい．
8. 図 1.17 の肘のモデルは静的な平衡状態にあると仮定される．この平衡状態を維持しながら，変数 EF，D_1，D のそれぞれの変化が内力（IF）の必要量にどのように影響するか述べなさい．これらの変数の変化が，不必要に大きな関節反力から疼痛を有する関節をどのように「保護する」ことができるか考えなさい．
9. ゆっくりと本をテーブルに下ろす際には，肘屈筋の遠心性活動を用いる．本を下ろすスピードを変えると，筋活動のタイプ（たとえば，遠心性，求心性）や筋の選択にどのように影響するかを説明しなさい．
10. 外科医が，関節に対して筋の内的モーメントアームを増加させるために腱移行術を行うと仮定する．筋のモーメントアーム（てこ比）をあまりにも大きくすることによって望ましくない生体力学的な影響はあるか？もしそうなら，なぜか説明しなさい．
11. 図 1.16B に描かれた下方への関節反力が上腕骨下端で**起こる可能性がない**病的な状態を説明しなさい．
12. 力と圧力の違いは何か？これらの違いを，脊髄損傷および感覚の低下した患者の皮膚の保護にどのように適用することができるか？
13. 質量と重量の違いを述べなさい．
14. 身体の大部分の筋-関節系は，**第 3 のてこ**として機能する．このデザインが他のてこと比べて多くの関節で用いられる生体力学的または生理的な理由をあげなさい．
15. 患者は，膝の後ろの関節包靱帯が非常に硬く癒着したと仮定する．この組織の変化は，膝関節両端の**他動的な**最終域にどのように影響を及ぼすか？

学習問題の解答は Elsevier eLibrary のウェブサイトにて閲覧できる．

第2章

人体関節の基本構造と機能

Basic Structure and Function of Human Joints

Donald A. Neumann, PT, PhD, FAPTA

章内容一覧　CHAPTER AT A GLANCE

関節（joint）は，2つ以上の骨の連結点または回転中心である．身体全体の動きは，おもに個々の関節で骨が回転することによって起こる．また関節は，重力や筋活動による力を伝達したり，分散させたりする．

関節学（arthrology）は，関節の分類，構造および機能に関する学問であり，身体運動学研究における重要な基礎である．高齢化，長期間の不動，外傷および疾患はすべて，関節の構造，最終的には機能に影響を及ぼす．これらの要因は，人間の動きの質や量に大きな影響を与える．

本章では，関節の一般的な解剖学的構造と機能に焦点を当てる．このテキストの第Ⅱ～Ⅳ部に含まれる章には，個々の関節の具体的な解剖学的構造や詳細な機能を述べる．この詳細な内容は，関節の機能障害を理解し，関節障害を有する人へ最も効果的なリハビリテーションを提供するための必須の知識となる．

関節の可動性に基づく分類

関節を分類する1つの方法は，おもにその可動性に注目することである．この基本概念に基づくと，体内にはおもに2種類の関節（不動結合と可動結合）が存在する（図2.1）．

不動結合
Synarthrosis

不動結合は，骨同士の結合であり，本質的に動かないとされる．関節結合を強固にする関節周囲の結合組織によって，不動結合の関節はさらに**線維性**（fibrous）と**軟骨性**（cartilaginous）に分類することができる[91]．

線維性関節（fibrous joint）は，通常，高濃度のコラーゲンを含む特殊で密な結合組織によって固定される．線維性関節の例は，頭蓋骨の縫合，遠位脛腓関節（しばしば**靭帯結合**：syndesmosis），および骨間膜で補強される関節などである．対照的に，**軟骨性関節**（cartilaginous joint）は，コラーゲンが混合し可撓性のある線維軟骨や硝子軟骨などのさまざまな形態によって固定される．軟骨性関節は，恥骨結合，脊椎の椎体間関節，および胸骨柄結合など，一般に身体の正中線に存在する．

不動結合の関節の機能は，強く結合し骨同士で力を伝達することである．これらの関節は，典型的には，関節周囲の結合組織によってしっかり支持されており，一般にほとんど動かない．

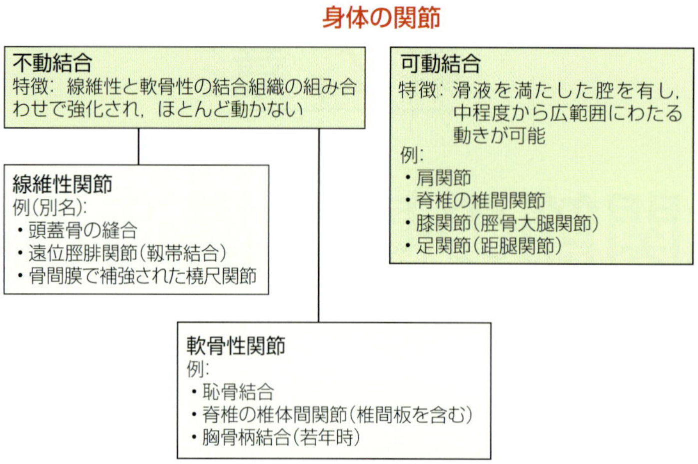

身体の関節

不動結合
特徴：線維性と軟骨性の結合組織の組み合わせで強化され，ほとんど動かない

線維性関節
例(別名)：
・頭蓋骨の縫合
・遠位脛腓関節(靱帯結合)
・骨間膜で補強された橈尺関節

軟骨性関節
例：
・恥骨結合
・脊椎の椎体間関節(椎間板を含む)
・胸骨柄結合(若年時)

可動結合
特徴：滑液を満たした腔を有し，中程度から広範囲にわたる動きが可能
例：
・肩関節
・脊椎の椎間関節
・膝関節(脛骨大腿関節)
・足関節(距腿関節)

図 2.1　筋骨格系にみられる２つの主要な関節の分類スキーム．不動結合の関節は，さらに線維性と軟骨性のいずれかに分類することができる．

可動結合：滑膜関節

Diarthroses: Synovial Joints

可動結合は，中程度から広範囲の動きが可能な関節結合である．この関節はまた，滑液で満たされた腔を有する．このような特徴により，可動結合は**滑膜関節**ともよばれる．滑膜関節は筋骨格系の関節の大部分を構成する．

可動結合，つまり滑膜関節は“動く”という機能に特化しており，すべての滑膜関節が７つの構成体を有する（図 2.2）．**関節軟骨**（articular cartilage）は，骨の関節面を覆う．また関節は，**関節包**（articular capsule）を形成する結合組織によって囲まれる．関節包は，組織学的に異なる２つの層からなる．外層（または線維層）は，密な結合組織で構成されている．関節包のこの部分は，骨同士を支え関節内の組織を格納する．関節包の内層は，平均３～10 細胞層の厚い**滑膜**（synovial membrane）からなる．この特殊な結合組織内の細胞は**滑液**（synovial fluid）を産生する．この滑液は通常，透明あるいは淡い黄色であり，わずかに粘性を有する程度の濃度である[91]．滑液にはヒアルロン酸やその他の潤滑性糖タンパク質などの血漿中にみられる多くのタンパク質が含まれている[91, 109]．滑液は関節表面を覆い，関節表面の摩擦を減少させ，関節軟骨に栄養を供給する．

靱帯（ligament）は，骨と骨をつなぐ結合組織であり，関節を過度の動きから保護する．靱帯の厚さは，その関節に求められる機能に応じてかなり異なる．ほとんどの靱帯は，関節包靱帯あるいは関節包外靱帯のいずれかである．**関節包靱帯**（capsular ligament）は，通常，肩甲骨と上腕骨間の靱帯や膝の内側（脛骨）側副靱帯の深い部分など，関節包が厚くなった部分を指す．関節包靱帯は，通常，ぴんと引っ張られたときに，２つあるいはしばしば３つの運動面の動きに抵抗できるような幅が広い線維からなる．ほとんどの**関節包外靱帯**（extracapsular ligament）の形状は索状で，関節包から部分的に，あるいは完全に分離している．たとえば，膝の外側（腓骨）側副靱帯や頭頸部の翼状靱帯などの靱帯は，通常，１つまたは２つの運動面での動きに最適に耐えられるように特定の方向に走行している．

小さな**血管**から分枝する毛細血管は，通常，関節包の線維層と滑膜のあいだのような深いところの関節包を通る．**感覚神経**は，疼痛や固有感覚の受容器を有する関節包や靱帯の外側の層に分布する．

あらゆる関節形状や機能的要求に応えるために，滑膜関節には他の構造体が現れることがある（図 2.2 参照）．**関節円板**や**半月板**は，向き合う関節面のあいだの線維軟骨のパッド（座布団や枕のようなもの）である．これらは関節の適合性を高め，力を分散する．関節円板や半月板は，身体のいろいろな関節にみられる（ボックス参照）．

関節円板（半月板）がみられる体内のいくつかの滑膜関節

- 脛骨大腿（膝）関節
- 遠位橈尺関節
- 胸鎖関節
- 肩鎖関節
- 側頭下顎関節
- その他の骨端（破格として）

線維軟骨の**関節唇**（peripheral labrum）は，肩の関節窩や股関節の寛骨臼の骨縁から延びる．この特殊な構造は，関節の凹状部分（関節窩）を深くしたり，関節包の付着部を厚くしたりして，しっかりと支持する．**脂肪パッド**（fat

すべての可動結合（滑膜関節）が有する要素
- 滑液
- 関節軟骨
- 関節包
- 滑膜
- 靱帯
- 血管
- 感覚神経

一部の可動（滑膜）関節が有する要素
- 関節円板または半月板
- 関節唇
- 脂肪パッド
- 滑液包
- 滑膜ヒダ

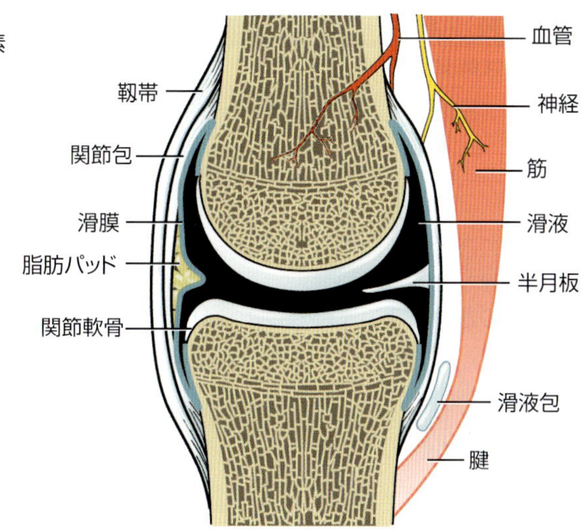

図 2.2　一般的な可動結合（滑膜関節）を構成する要素．関節唇と滑膜ヒダは図中に描かれていないことに注目されたい．

pad）は，骨形状の不一致による関節空間の非接合部分（隙間の部分）を充填するとともに，関節包の内面を補強する．その結果，脂肪パッドは，正常な関節機能に必要な滑液の量を少なくすることができる．大きさはさまざまで，線維層と滑膜に挟まれ，関節包内に位置する．この脂肪パッドが肥大や炎症を起こすと，関節の力学作用が変わることがある．脂肪パッドは，肘や膝関節において最もよくみられる．

滑液包（bursa）は脂肪パッドの近くに形成されやすい．滑液包は，関節の滑膜が伸びたもの，あるいは嚢（袋）である．滑液包は滑液で満たされ，通常は潜在的なストレスがかかる場所に存在する．脂肪パッドと同様に，滑液包は力を吸収し，骨を含む関節周囲の結合組織を保護するのに役立つ．たとえば，肩にある肩峰下滑液包は，肩甲骨の肩峰下面と上腕骨頭とのあいだに位置する．したがってこの滑液包は，上腕骨と肩峰のあいだで繰り返される圧迫のために，炎症を起こすことがある．この状態を**肩峰下滑液包炎**という．

滑膜ヒダ（synovial plica）（滑膜の折り目，余分な滑膜や滑膜のへり）は，関節包の最も内層の組織の緩み，あるいは重なり合った“ヒダ”である．これらは通常，膝や肘関節のように大きな表面積の関節包をもつ関節に起こる．滑膜ヒダは，滑膜の表面積を大きくし，それに過度の張力を与えることなく完全な関節運動を可能とする．これらの折り目が広すぎたり，炎症のために厚くなったりして癒着すると，疼痛や関節力学の変化を引き起こしうる．膝の滑膜ヒダについては，第13章で詳しく説明する．

機械的な類似性に基づく滑膜関節の分類

前項では関節を可動性に基づいて大きく2つに分類した．滑膜関節についてしっかりと理解することは運動の仕組みを理解するうえで非常に重要であるため，本項では関節を身近な機械物や形態に類推して，さらに分類する（表2.1）．

蝶番関節（hinge joint）は，一般にドアの“蝶番（ちょうつがい）”に似ており，大きな中空円筒とそれによって囲まれた中央の細い棒によって形成される（図2.3A）．蝶番関節での角運動は，おもに蝶番または回転軸に垂直な平面上で起こる．腕尺関節は，蝶番関節のわかりやすい例である（図2.3B参照）．すべての滑膜関節と同様に，回転に加えてわずかな並進（滑り）が可能である．機械的な類似性はあまり完全ではないが，指節間関節もまた蝶番関節に分類される．

車軸関節（pivot joint）は，大きな円筒によって囲まれた中央の細い棒によって形成される．蝶番関節とは異なり，車軸関節の可動部分は，回転軸と平行である．この機械的配向は，中心軸でまわるドアノブと同様に，おもに回転の角運動を起こす（図2.4A）．車軸関節の2つの例は，図2.4Bに示されているような腕橈関節，および頭頸部の環軸関節である．

楕円関節（ellipsoid joint）は，細長い凸面と，それに嵌合する同じ大きさの細長い凹面で形成される関節である（図2.5A）．楕円形の関節面は，2つの関節面のあいだの回旋をしっかりと制限し，通常は屈曲-伸展および外転-内転のような2平面での運動が可能である．橈骨手根関節は，

表 2.1　機械的な類似性に基づく滑膜関節の分類

	おもな角運動	機械的類似性	解剖学的な例
蝶番関節	屈曲・伸展のみ	ドアの蝶番（ちょうつがい）	腕尺関節 指節間関節
車軸関節	単一の回転軸のまわりの単一の回旋	ドアのノブ	腕橈関節 環軸関節
楕円関節	2つの運動面での運動（屈曲–伸展，外転–内転）	くぼみ状の凹面と対をなす平坦な楕円上の凸面	橈骨手根関節
球関節（ボールアンドソケット関節）	3つの運動面での運動（屈曲–伸展，外転–内転，外旋–内旋）	ソケット状の凹面と対をなす球状の凸面	肩甲上腕関節 寛骨大腿（股）関節
平面関節	典型的な運動には，滑り（並進）または滑りと回旋の組み合わせ	テーブル上の本のように，互いに平坦な面の関係	手根間あるいは足根間関節 第2〜4の手根中手関節（しばしば平面に近い関節とよばれる）
鞍関節	2つの運動面での運動 骨間の回旋は可能だが，関節の組み合わせの特性によって制限される可能性がある	各部分は，馬の騎手と鞍のように，互いに直角に方向づけられた彎曲した凹面と凸面を有する	母指の手根中手関節 胸鎖関節
顆状関節	2つの運動面での運動 屈曲–伸展と外転–内転，あるいは屈曲–伸展と軸回旋（内旋–外旋）	拳のようにほぼ球状の凸面と対をなす浅いカップ状の凹面	中手指節関節 脛骨大腿（膝）関節

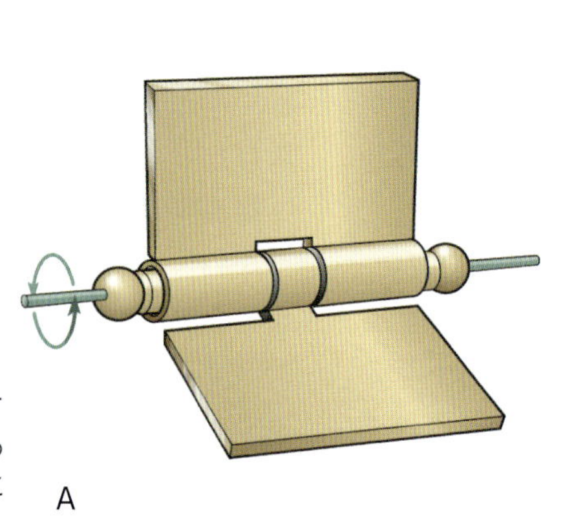

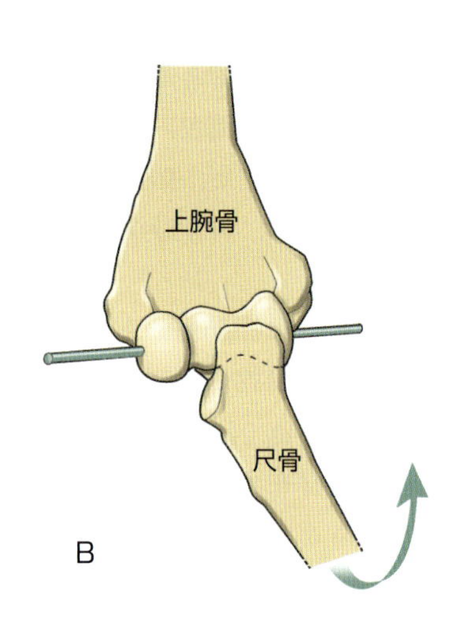

図 2.3　蝶番関節モデル（A）は，上腕骨–尺骨関節（B）に似せて描かれている．回転軸（すなわち，ピボット点）は，細い棒によって表されている．

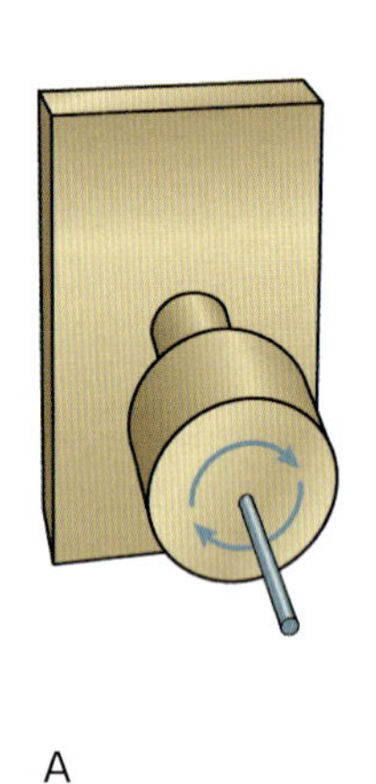

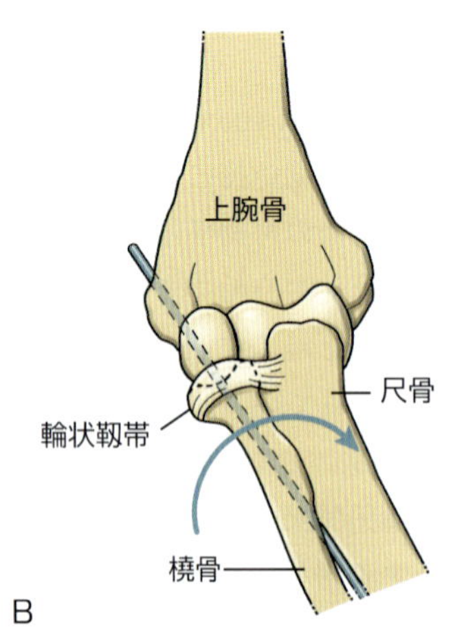

図 2.4　車軸関節モデル（A）は，腕橈関節（B）に似せて描かれている．上腕骨の小頭を通って延びる回転軸は，細い棒によって表されている．

楕円関節の一例である（図 2.5B）．この関節の平坦な凸面（手根骨）は，一致する凹面（橈骨遠位端）に回旋を著しく制限する．

球関節（ボールアンドソケット関節：ball-and-socket joint）は，球状の凸面と，その対となる臼状のソケットを有する（図 2.6A）．この関節は，3つの面で運動が可能である．楕円関節とは異なり，ぴったりと合わさった球関節の2つの曲面は，脱臼することなく回旋することが可能である．身体の球関節には，肩甲上腕関節と股関節がある．第5章でさらに説明するように，肩関節の凹面の大部分は，関節窩だけでなく，周囲の筋，関節唇，関節包および関節包靱帯によっても形成される．

平面関節（plane joint）は，2つの平面，あるいはわず

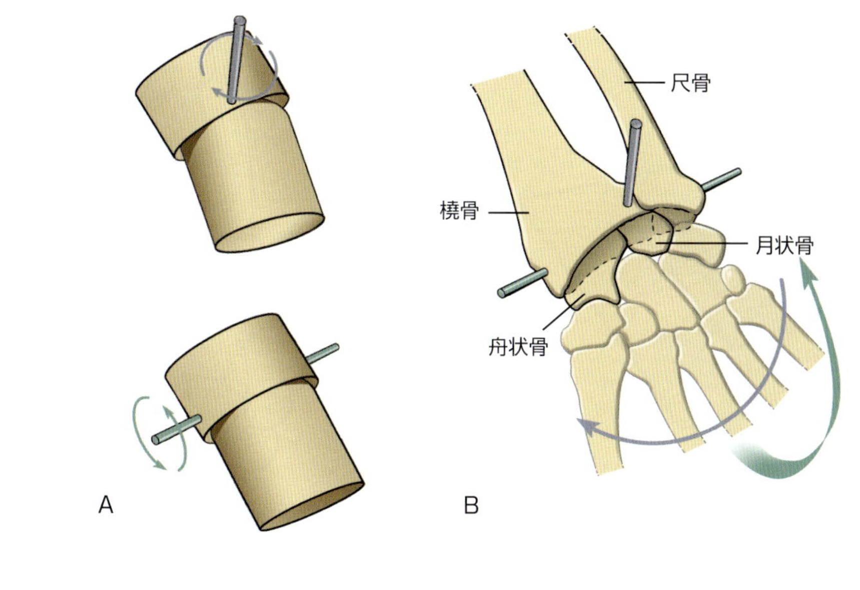

図 2.5　楕円関節モデル（A）は，橈骨手根関節（手関節）（B）に似せて描かれている．２つの回転軸は，交差する細い棒によって示されている．

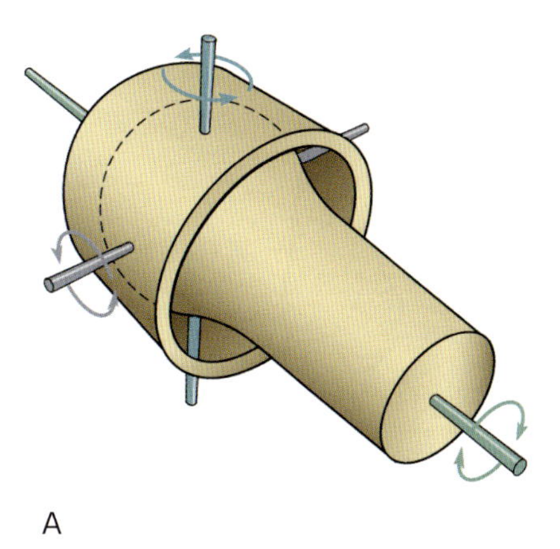

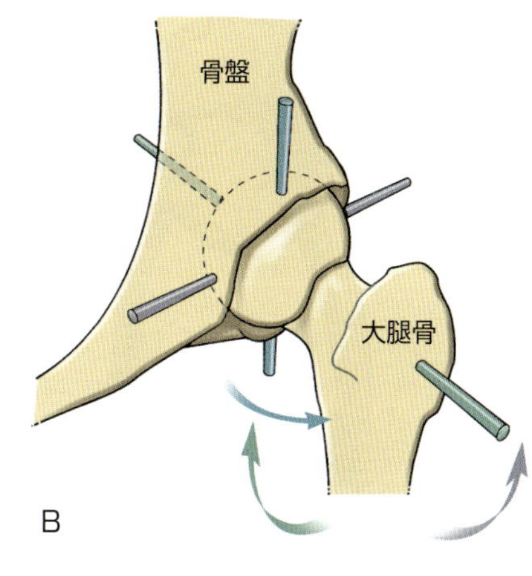

図 2.6　球関節（ボールアンドソケット）モデル（A）は，股関節（B）に似せて描かれている．３つの回転軸は，３本の交差する細い棒によって表されている．

かに彎曲した関節面の組み合わせである．本がテーブルの上で滑ったり回旋したりできるように，この関節は対応する面に対して滑りといくらかの回旋の動きができる（図 2.7A）．平面関節には定義上の回転軸がないため，一般的には自由度は記述されていない．図 2.7B に示すように，Ⅱ～Ⅴ指の手根中手関節は，しばしば平面関節，あるいは平面に近い関節と考えられる．多くの手根間関節や足根間関節も平面関節と考えられている．骨同士の動きを起こしたり制限したりする力は，筋や靱帯の緊張によるものである．

鞍関節（saddle joint）の一組の骨端は，それぞれ２つの面をもつ．１つの面は凹面で，もう１つは凸面である．これらの関節面は，互いにおおよそ直角に向き合っており，相反して彎曲している．鞍関節の形状は，馬の鞍と騎手の例を用いるとわかりやすく視覚化できる（図 2.8A）．鞍は，縦軸において，鞍の前方（pommel: 鞍の前橋）から後方に至る凹面を呈する．横軸では，鞍は凸状で，馬の背中を横切るように一方の鐙から他方の鐙まで伸びている．騎手は，鞍の形状と合致するように，相反する凸状と凹状の曲線を有する．母指の手根中手関節は，鞍関節の代表的な例である（図 2.8B 参照）．この関節の相互に嚙み合う形状は，２つの平面で十分な運動を可能にするが，大菱形骨と第１中手骨のあいだの回旋は制限する．

顆状関節（condyloid joint）は，関節の凹状部分が比較的浅いことを除いて，球関節によく似ている（図 2.9A）．顆状関節は，通常，２つの自由度を有する．３つ目の自由度は骨の不適合や靱帯によってしばしば抑制される．顆状関節は，膝関節（図 2.9B 参照）や環椎後頭関節（後頭顆と第１頸椎との関節）などにみられる．中手指節関節は，顆状関節のもう１つの例である．実は，顆状突起（condyle）という言葉は「指の関節（ナックル）」に由来する．

顆状関節における運動はその関節構造に基づいて変化する．たとえば膝関節の場合，大腿骨顆は，脛骨高原や半月板のわずかな凹面に収まる．この関節は，屈曲–伸展および軸回旋（回転）は可能であるが，外転–内転はおもに靱帯によって制限される．

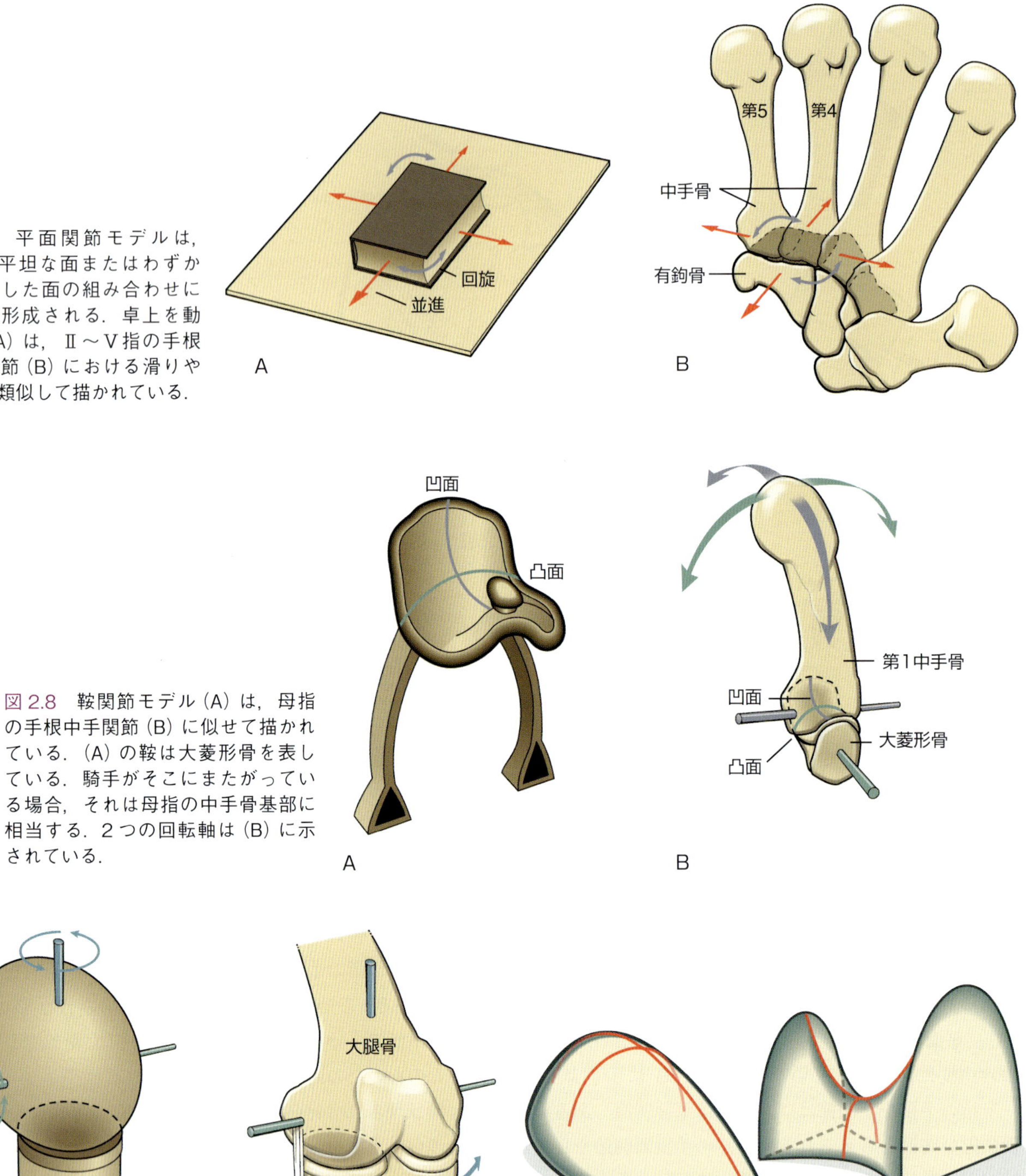

図 2.7　平面関節モデルは，2つの平坦な面またはわずかに彎曲した面の組み合わせによって形成される．卓上を動く本（A）は，Ⅱ～Ⅴ指の手根中手関節（B）における滑りや回旋に類似して描かれている．

図 2.8　鞍関節モデル（A）は，母指の手根中手関節（B）に似せて描かれている．（A）の鞍は大菱形骨を表している．騎手がそこにまたがっている場合，それは母指の中手骨基部に相当する．2つの回転軸は（B）に示されている．

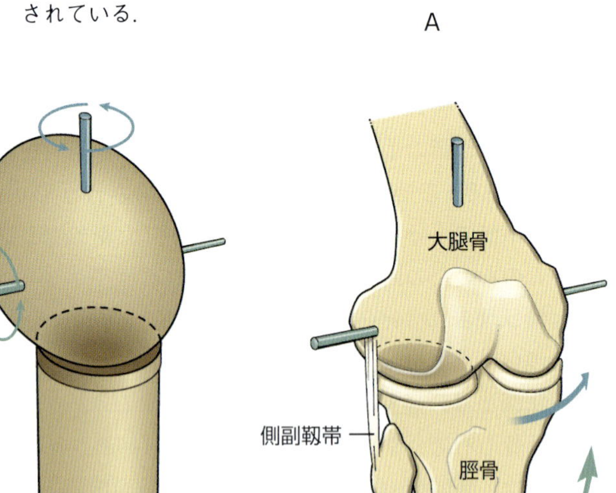

図 2.9　顆状関節モデル（A）は，脛骨大腿（膝）関節（B）に似せて描かれている．2つの回転軸は細い棒によって示されている．膝の潜在的な前額面の動きは，側副靱帯の張力によって制限される．

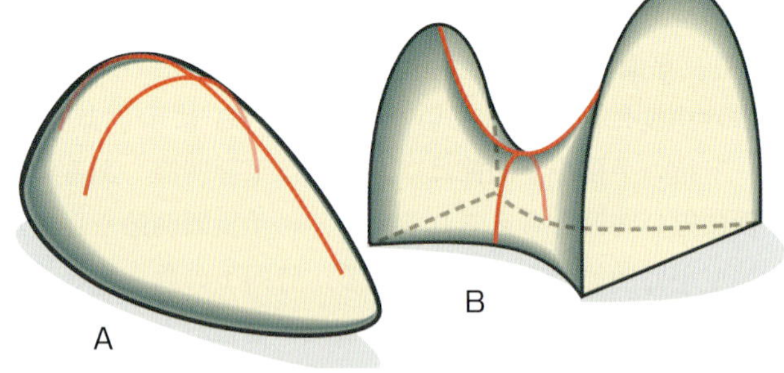

図 2.10　身体にみられる2つの基本的な関節面の形状．（A）卵形の表面は，身体の大部分の滑膜関節（たとえば，股関節，橈骨手根関節，膝関節，中手指節関節）の特徴を表す．この図は関節の凸状部分のみを示している．凸面に対となる形状の凹状部分により，1対の卵形関節が完成する．（B）鞍状の表面は，第2の基本型の関節面であり，1つの凸面がもう1つの凹面と交差する．関節の対になる関節面は，90° 回転した位置で凹面が対となる凸面とかみ合う．

滑膜関節の分類の単純化：卵形関節と鞍関節

Simplifying the Classification of Synovial Joints: Ovoid and Saddle Joints

機械的な類似性のみに基づいて，滑膜関節を分類することはなかなか難しい．たとえば，中手指節関節（顆状関節）と肩関節（球関節）は，似たような形状をしているが，比較すると可動範囲や全体としての機能は大きく異なる．関節には微妙な違いが常に存在し，単純な機械的分類は適用しにくい．機械的分類と真の機能との差異の良い例は，手根間関節と足根間関節にみられる特徴的な緩やかなうねりである．これらの関節では，単純な「平面関節」と機械的に分類すると矛盾するような複雑で多平面的な運動が起こる．この分類の困難さを回避するために，卵形関節と鞍関節の2つの関節形態のみによる単純化された分類システムを提案する（図2.10）．

卵形関節（ovoid joint）では，一方は不完全な球形または卵形の表面であり，隣接する他方の表面はそれに合わせて彎曲が変化する．いずれの場合も，一方の骨の関節面は凸面であり，もう一方の面は凹面である．身体のほとんどの関節はこの概念に適合する．鞍関節については前述のとおり，両関節面は，互いに約90°で向き合う対の凸面と凹面を有する．

本質的には，平面関節の顕著な例外を除いて，身体の滑膜関節はすべて，この概念のもとに分類することができる．この単純化された分類システムは，機能的に，転がり，滑り，または軸回旋の関節包内運動にも関係している（第1章参照）．

回転軸

ドアの蝶番（図2.3A 参照）と同様に，回転軸（蝶番を通る細い棒）は，蝶番が開閉する際にも動かず固定されている．回転軸が固定されている場合，ドアのすべての部分が同じ回転角度で動くことになる．しかし，人体の関節では，骨の回転中にその回転軸が固定されることはめったにない．よって，人体関節における回転軸の正確な位置を特定することは簡単ではない．図2.11Aに，人体関節における回転軸の位置を推定する方法を示す．aとa′，bとb′を二等分する2本の垂線の交点は，膝90°の際の**瞬間回転軸**である[102]．**瞬間**という言葉は，ある特定の角度のときのみに真の軸であることを意味する．瞬間回転軸を決定するのに用いられる角度範囲が小さいほど，推定値はより正確になる．連続する小さい角度範囲の運動で，一連の線画を描くならば，瞬間軸の位置を動きの弧全体の各部分にプロットすることができる（図2.11B）．瞬間回転軸の連続した軌道を**縮閉線**（evolute）とよぶ．対になる関節表面があまり一致していない場合や，膝のように曲率半径の差が大きい場合，縮閉線の軌道は長く複雑になる．

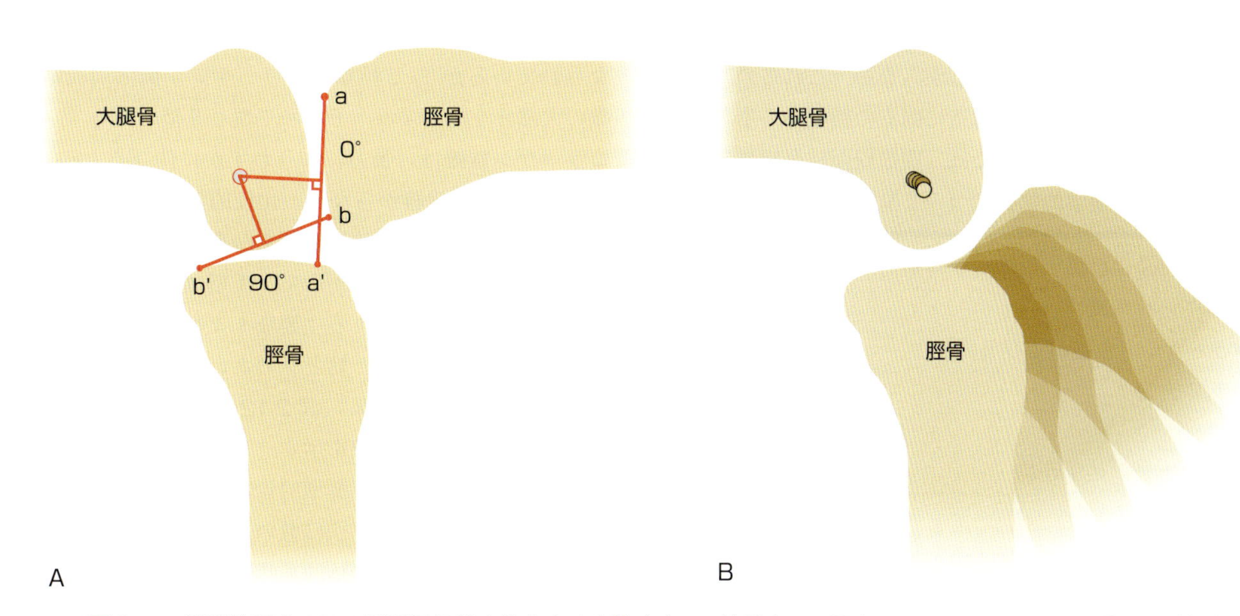

図2.11　膝関節屈曲90°の瞬間回転軸を推定する方法（A）．X線写真から図をトレースすることで，脛骨の近位表面上に2つの点（aおよびb）が同定される．大腿骨が固定された状態で，屈曲90°での同じ2つの点（a′およびb′）がふたたび同定される．次にaとa′，bとb′をつなぐ線を引く．次に，線a-a′，b-b′の中点から2本の垂線を引く．これら2つの垂線の交点は，膝屈曲90°までの瞬間回転軸を示す．同じ方法を複数の比較的小さな角度変位に対して繰り返すことができ，いくつかの回転軸はわずかに異なる場所に位置する（B）．膝において，平均回転軸は，概して，大腿骨の外側上顆を通る内外軸である．

実際の多くの臨床場面では，簡便な方法で回転軸を推定する必要がある．これらの推定値は，関節可動域テストを行ったり，関節運動のトルクを測定したり，義肢や装具を作製する場合に必要である．関節の瞬間回転軸を正確に特定するためには，一連の運動時の X 線写真が必要である．この方法は，通常の臨床場面では実用的ではない．その代用として，**平均回転軸**が，可動範囲の全体にわたって存在すると仮定される．この軸は，関節の凸部分を貫通する解剖学的指標によって位置づけられる．

関節周囲の結合組織の組織学的構成

身体には，結合組織，筋，神経および上皮組織といったおもに 4 種類の組織がある．結合組織は，中胚葉から発生したものであり，関節の基本構造を形成する．以下の項では，関節包，靱帯，腱，関節軟骨および線維軟骨を形成するさまざまな種類の結合組織の組織学的構成の概要を述べる．本書を通して，これらの組織は**関節周囲の結合組織**（periarticular connective tissue）とよばれる．骨は，関節に密接に関連する結合組織のなかでは非常に特殊であり，この章の後半で概説する．

一般的に，体内のすべての結合組織の基本的な構成物質は，**線維タンパク質**，**基質**，および**細胞**である．脾臓の嚢，脂肪パッド，骨および関節軟骨など，明らかに異なる構造でさえ，同じ基本物質で作られている．しかしながら，これらの構造のそれぞれは，線維タンパク質，基質および細胞の独特な組成，割合そして配置からなる．これらの基本物質の特有な組み合わせは，構造に固有の機械的，生理学的機能を反映する．以下の項では，関節周囲結合組織を形成する基本的な生物学的物質について説明する．

関節周囲の結合組織を形成する基本的な生物学的物質

1. 線維タンパク質
   コラーゲン（Ⅰ型およびⅡ型）
   エラスチン
2. 基質
   グリコサミノグリカン
   水
   溶質
3. 細胞（線維芽細胞および軟骨細胞）

線維タンパク質
Fibrous Proteins

コラーゲンおよびエラスチン線維タンパク質は，すべての関節周囲結合組織においてさまざまな割合で存在する．コラーゲンは体内で最も至るところに存在するタンパク質であり，全タンパク質の 30％を占める[39]．最もミクロなレベルでは，コラーゲンは三重の螺旋状に絡み合うアミノ酸からなる．**トロポコラーゲン**（tropocollagen）とよばれる螺旋状の分子糸が絡み合い，そのいくつかはロープのような**線維**（fibrils）に架橋結合される．コラーゲン線維の直径は，20～200 nm である[109]．多数の原線維（fibril）が相互に結合して束または**線維**（fiber）を形成する．おもにそのアミノ酸配列に基づいて 28 種類のコラーゲンが存在するとみなされているが[88]，2 種類のコラーゲンが関節周囲結合組織の大部分を構成する．それがⅠ型とⅡ型である[109]．**Ⅰ型コラーゲン線維**は，張力によりわずかに伸びる（すなわち伸張する）厚い線維からなる．比較的堅く強固なⅠ型コラーゲンは，骨同士の関節接合部をつなぎ合わせ，支持するのに理想的である．したがって，Ⅰ型コラーゲンは，靱帯や線維性関節包にみられる主要なタンパク質である．このタイプのコラーゲンは，筋と骨のあいだで力を伝達する腱の平行線維束も構成する．図 2.12 に，Ⅰ型コラーゲン線維の高解像度の拡大画像を示す．

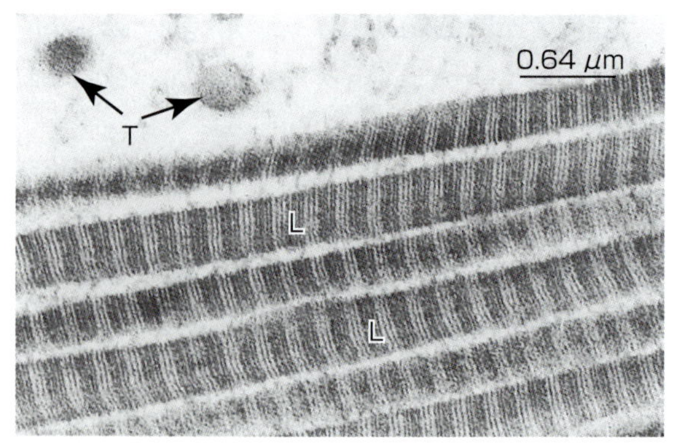

図 2.12　二次元電子顕微鏡（倍率 × 32,000）で見たⅠ型コラーゲン線維．線維は，縦断している部分（L）と横断面の部分（T）で示されている．個々のコラーゲン線維は特徴的な交差（クロスバンディング）の様子を示す．（Young B, Lowe JS, Stevens A, et al: *Wheater's functional histology: a text and colour atlas*, ed 6, London, 2014, Churchill Livingstone より引用）

Ⅱ型コラーゲン線維は，典型的には，Ⅰ型線維よりもはるかに薄く，抗張力がわずかに低い．この線維は，硝子軟骨のような複雑な構造の全体的形状や一貫性を保つための骨組みの役割を担う．Ⅱ型コラーゲンも，それが存在する組織に内的強度を提供する．

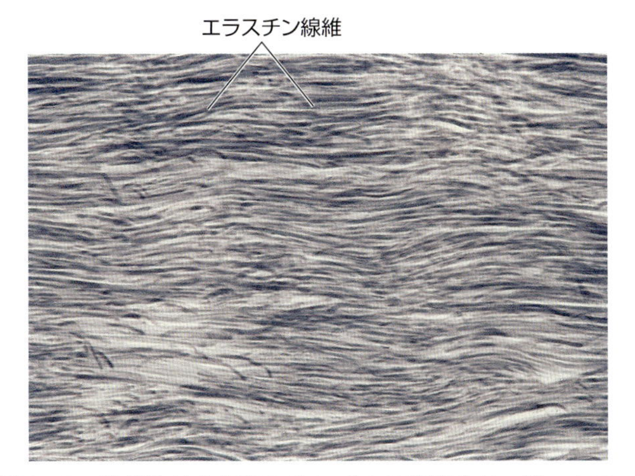

図2.13 線維性結合組織のサンプルの基質内に，濃い色のエラスチン線維があることに注目されたい．(Gartner L, Hiatt J: *Color textbook of histology*, ed 3, Philadelphia, 2007, Saunders より引用)

関節周囲結合組織の2つの主要なコラーゲン

Ⅰ型：厚くて，伸張されたときにわずかに伸びる丈夫な線維．靱帯，筋膜および線維性関節包を構成する．

Ⅱ型：Ⅰ型線維よりも薄い．硝子軟骨のような，全体的な構造の調和，構造的一貫性を維持するための骨組みを提供する．

コラーゲンに加えて，関節周囲結合組織はさまざまな量の**エラスチン線維**(elastin fibers)を有する(図2.13)．これらのタンパク質線維は，引っ張られる(伸張)力に抵抗するが，引き伸ばされたときには「伸長を許す」性質をもった小さい網状の線維が織り合わされている．エラスチンの割合が高い組織は，大きく変形したあとに容易に元の形状に戻る．この特性は，硝子軟骨や弾性軟骨，前方に曲げたあとの脊椎を元の肢位に戻す役割をもつ脊柱靱帯(たとえば，黄色靱帯)のような構造において有用である．

基 質
Ground Substance

関節周囲の結合組織内のコラーゲンやエラスチン線維は，基質である水飽和性の基盤やゲル内に埋め込まれている．関節周囲結合組織の基質は，おもにグリコサミノグリカン(glycosaminoglycans: GAGs)，水と溶質からなる[71, 91]．GAGsは，多糖類の仲間，あるいは重なり合う単糖類のポリマー(重合体)であり，物理的な弾力性を基質に与える．図2.14は，関節軟骨内の基質の様子を図示したものである．図2.14の下のほうには，コアタンパク質に結合したGAG鎖が，大きなプロテオグリカン複合体のサイドユニットを形成している様子が描かれている．構造的には，プロテオグリカンのサイドユニットは瓶を洗うブラシに似ており，ブラシの針金はコアタンパク質であり，立体的に配列されたブラシの毛はGAG鎖である．多くのプロテオグリカンのサイドユニットは，中央のヒアルロナン(ヒアルロン酸)に結合し，大きなプロテオグリカン複合体を形成する[37, 39, 91, 109]．

GAGsは高度に陰極に帯電しているので，個々の鎖(あるいはブラシの毛)は互いに反発し合い，プロテオグリカン複合体の三次元体積を大きく増加させる．また，陰極に帯電したGAGsはプロテオグリカン複合体をきわめて親水性にし，その重量の50倍の水を捕捉することができる[37]．誘引された水は，基盤内の栄養素の拡散のための液状媒体となる．さらに，水や他の陽イオンは，この組織に固有の機械的特性を与える．プロテオグリカンが水を吸収して保持することにより，組織が膨張する．膨張は無制限に起こるのではなく，基質内にあるコラーゲン(およびエラスチン)線維のネットワークによって制限される(図2.14左)．制限する線維と膨潤性プロテオグリカンとの相互作用は，風船や水が充填されたマットレスのような，圧縮に抵抗する膨らんだ半流動体の構造となる．図2.14に示す組織は，関節軟骨の特有な基質を示す．この重要な組織は，関節を覆うために理想的な表面をしており，生涯を通じて関節に加えられる何100万回もの反復する力を分散させることができる[62, 97]．

細 胞
Cells

靱帯，腱，そして関節周辺の他の支持性結合組織内の一次細胞は，**線維芽細胞**(fibroblast)とよばれる．対照的に，硝子関節軟骨や線維軟骨の一次細胞は，**軟骨細胞**(chondrocyte)である[39, 91]．両方の細胞は，組織特有の基質や線維タンパク質の合成や維持および修復を担っている．関節周囲結合組織の損傷や老化した部分は絶えず除去され，新しいものに置き換えられる．関節周囲結合組織の細胞は，一般に疎ら(まばら)であり，線維束のあいだに散在しているか，またはプロテオグリカンの高含量領域に深く埋め込まれている．血液供給が限られたこの細胞の脆弱さにより，損傷組織の治癒はしばしば不完全である．筋細胞とは対照的に，線維芽細胞や軟骨細胞は組織に顕著な機械的特性をもたない．

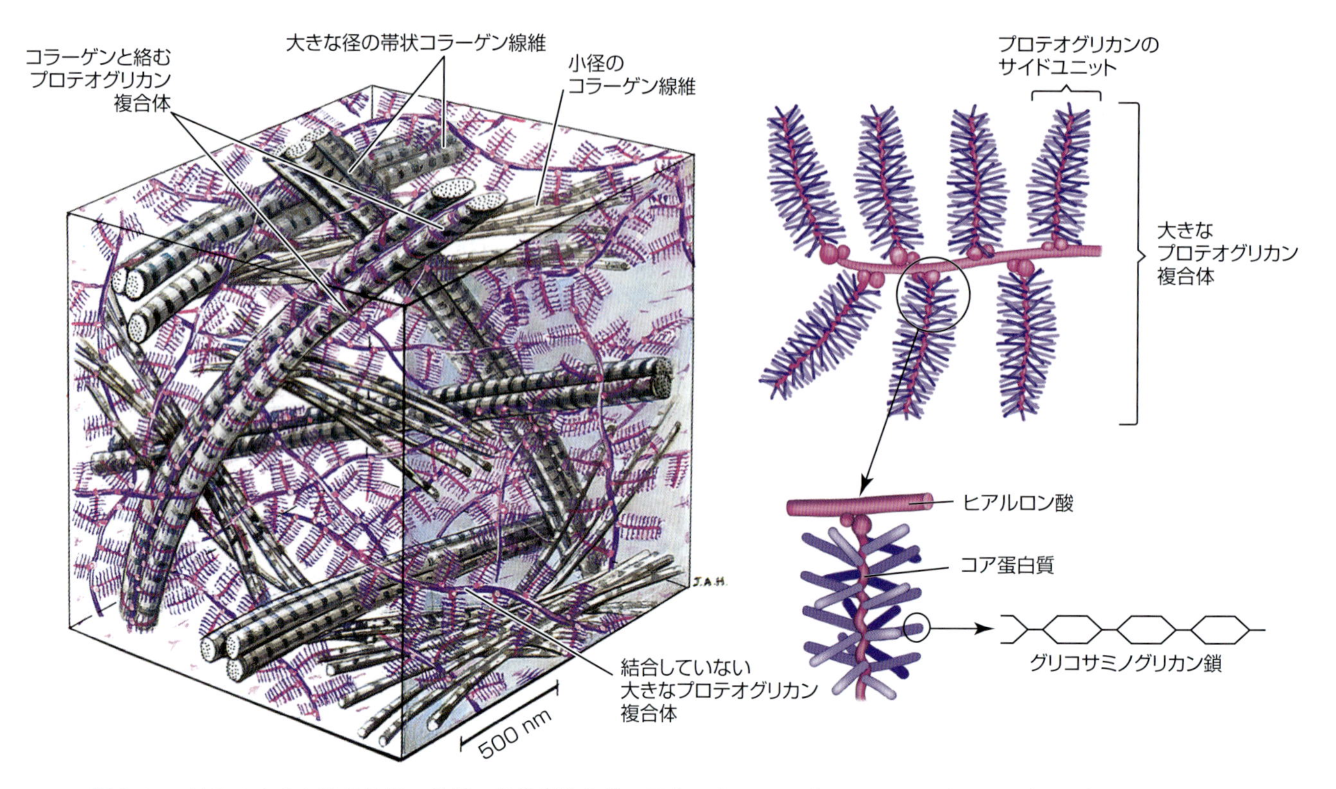

図 2.14　結晶のような関節軟骨の基質の組織学的組織．画像の右下に，グリコサミノグリカン（GAG）鎖を構成する重複配列の二糖単位（disaccharide units）を示している．多くの GAG 鎖がコアタンパク質に結合する．右上の図は，多くの GAG 鎖からなる大きなプロテオグリカン複合体の基本構造を示している．図の左側の三次元画像は，コラーゲン線維内に織り込まれた大量のプロテオグリカン複合体を含む基質を示す．基質には細胞（軟骨細胞）は描かれていない．健康な組織では，水はプロテオグリカン複合体と線維とのあいだの空間の大部分を占める．（Standring S: *Gray's anatomy: the anatomical basis of clinical practice*, ed 39, St Louis, 2005, Elsevier より引用）

関節周囲の結合組織のタイプ

3つのタイプの関節周囲の結合組織は，すべての関節においてさまざまな程度で存在する．その3つとは，密な結合組織，関節軟骨，線維軟骨である（表 2.2）．

密な結合組織

Dense Connective Tissue

密な結合組織は，関節包の線維層（外層），靱帯や腱など，関節周囲の筋以外のほとんどの「軟部組織」に含まれる．これらの組織は，わずかな細胞（線維芽細胞），比較的低～中程度の含有量のプロテオグリカンとエラスチン，そして豊富なⅠ型コラーゲン線維を含んでいる．大部分の関節周囲の結合組織と同様に，靱帯，腱，関節包は限られた血液供給しかない．したがって，それらは比較的に低い代謝状態である．しかしながら，物理的に負荷やストレスを受けた場合，この物理的刺激への機能的反応として，これらの組織の代謝はしばしば亢進する[56, 85, 100, 103]．このような反応は，腱の組織学的レベルでも十分に実証されている[54]．基質内の線維芽細胞にかかる歪みによって，コラーゲンや GAGs の合成は活発となり，組織の構造は変化し，それによって硬さや最終的破綻点などの物質特性が変わる可能性がある[3, 40, 57, 105]．

密な結合組織は，古典的には，コラーゲン線維の空間的配向に基づいて，「不規則」あるいは「規則的」な 2 つの成分集合を有するとされている[91, 92]．関節包の線維層は，この基質のコラーゲン線維の不規則かつしばしば偶発的な配向のため，不規則で密な結合組織とよばれる．このタイプの組織は，肩甲上腕関節や股関節の運動に伴う関節包のねじれのような，複数の方向からの引っ張られる力に抵抗するのに適している．靱帯や腱では，コラーゲン線維が規則的または平行な向きであるため，規則的で密な結合組織とよばれる．ほとんどの靱帯のコラーゲン線維は，靱帯の長軸にほぼ平行に伸ばされる場合に最も効果的に機能する．最初の緩んだところからピーンと引っ張られた際，この組織は骨同士の不適切な動きを抑制する即時的な張力を提供する．

外傷，過伸張，疾患により関節包や靱帯の緩みが生じた

表 2.2　関節周囲結合組織の主要な 3 つのタイプ

タイプ	組織学的密度	おもな機能	臨床との関連性
密な結合組織 靱帯 関節包の線維層 腱	平行でわずかに波状のⅠ型コラーゲン線維の高い割合；比較的低いエラスチン含有量 まばらに分布した線維芽細胞 比較的低～中程度のプロテオグリカン含有量	緊張への抵抗 靱帯および関節包の保護，関節の結合 腱による筋・骨間の力の伝達	足関節の外側靱帯群の反復捻挫は，慢性の関節不安定性および外傷後変形性距踵関節症につながる可能性がある
関節軟骨 （特殊な硝子軟骨）	Ⅱ型コラーゲン線維の割合が高い まばら～適度に集まった軟骨細胞 比較的高いプロテオグリカン含有量	関節力の分散と吸収（圧縮力と剪断力） 関節の摩擦の軽減	変形性関節症の初期段階では，プロテオグリカンは基質から失われ，組織が水を吸収する能力が低下する．したがって，軟骨は負荷減弱の性質を失い，軟骨下骨を損傷しやすいストレスにさらす
線維軟骨 半月板（たとえば，膝） 関節唇（たとえば，股関節） 関節円板（たとえば，椎間関節，顎関節）	多方向Ⅰ型コラーゲン線維の割合が高い まばら～適度に集められた線維芽細胞および軟骨細胞 相対的に中程度のプロテオグリカン含有量（構造に依存）	関節を支持し，機械的に安定させる 複数の面に負荷を分散する 複合的な関節包内運動の誘導	顎関節の裂傷や退化した関節円板は，隣接する骨にかかるストレスを増大させ，変性，異常な関節音，動きの減少，疼痛を引き起こす

場合，筋は関節運動を制御するうえで主役的な役割を果たす．しかし，たとえ筋が強力であっても，支持構造が緩んだ関節においては，その安定性が損なわれる可能性がある．靱帯と比較して，筋は反応時間と能動的な力を発揮するのに電気機械的な遅れを生じるために，制動の力を供給するのが遅すぎる．また，筋力は，望ましくない関節運動を抑制するために，理想的ではない方向へ走行している場合が多い．したがって，常に最適な安定力を提供することは困難である．

腱は，収縮する筋とその骨付着部とのあいだで大きな引張負荷を伝達する設計になっている．腱内のⅠ型コラーゲン線維は，完全に伸長されたあとに高い抗張力を発揮する．図 2.15 は，腱（T）が骨（B）に付着する様子の顕微鏡画像である．ほぼ平行に配置されたコラーゲン線維に注目してほしい．その多くは骨膜のコラーゲンと混じり合う．これらのコラーゲン線維は，シャーピー線維（Sharpey's fibres: SF）ともよばれ，骨質の深くまで伸びている．

腱は構造的に強固である一方，非常に強い引っ張りなど，さまざまな強度の伸長力を受容する．たとえば，人のアキレス腱は，下腿三頭筋が最大に収縮した際，その静止長の 8% まで伸長する[53]．この弾性特性は，歩行やジャンプの際にエネルギーを蓄積し，放出するメカニズムを提供する[43, 48, 49]．この特性はまた，アキレス腱に起こった急激な張力を放散することを可能にし，傷害から保護する[54]．

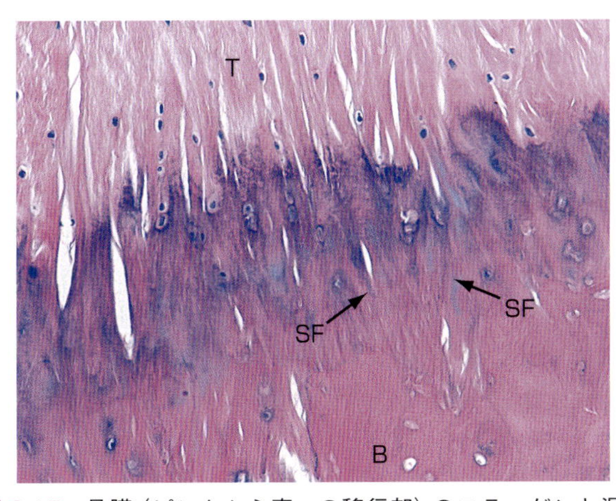

図 2.15　骨膜（ピンクから青への移行部）のコラーゲンと混ざり合う腱（T）のコラーゲン線維の光学顕微鏡像．シャーピー線維（SF: Sharpey's fibers）として知られる深い部分にあるコラーゲン線維が骨組織（B）まで伸びていることに注目されたい（Hematoxylin-eosin stain; × 280）．（Young B, Lowe JS, Stevens A, et al: *Wheater's functional histology: a text and colour atlas*, ed 6, London, 2014, Churchill Livingstone より引用）

関節軟骨
Articular Cartilage

関節軟骨は，荷重に耐えうるように関節面を覆う特殊な硝子軟骨である．関節の骨端部を覆う関節軟骨は，低圧迫の領域では 1～4mm，高圧迫の領域では 5～7mm の厚さを有する[44]．この組織は無血管，無神経として分類されてきたが，最近の研究では，特定の関節では限定的に神経終末が存在する可能性が示唆されている[93, 94]．身体のほとん

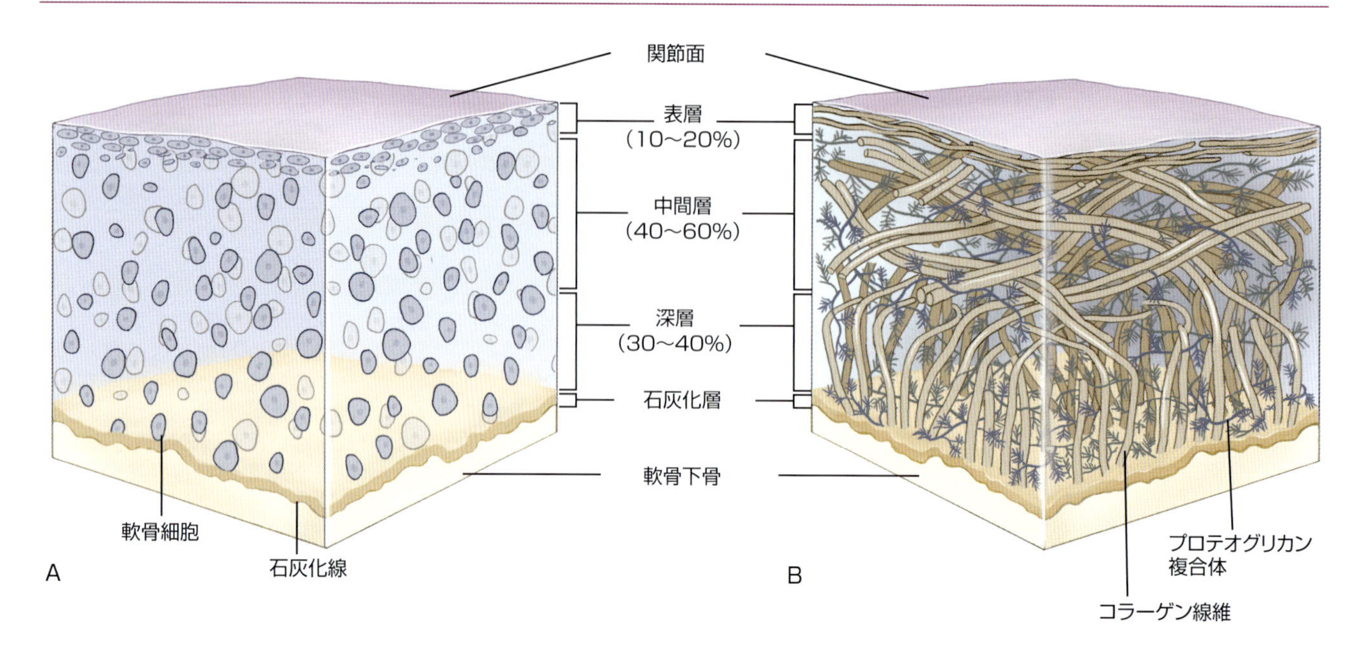

図 2.16　関節軟骨の２つのはっきりとした線描図．(A) 関節軟骨の基質全体に細胞（軟骨細胞）の分布が示されている．関節表面近くの扁平軟骨細胞は，表層内にあり，関節表面に平行に配向している．表層は，関節軟骨の厚さの約10〜20%を構成する．中間層および深層において，軟骨細胞はより丸まっている．石灰化軟骨の領域（石灰化層）は，深層と軟骨下骨とを結ぶ．深層に接する石灰化層の縁は，石灰化線として知られ，関節軟骨とその下にある骨とのあいだに物質の拡散を隔てる膜を形成する．したがって，栄養素とガスは滑液から関節軟骨のすべての層を通過して，軟骨細胞（深層のものを含む）を栄養しなければならない．(B) この図には，組織化した関節軟骨におけるコラーゲン線維が示されている．表層では，コラーゲンは関節表面にほぼ平行に配向され，関節表面の摩耗に抵抗する線維状の殻を形成する．線維は徐々に平行ではなくなり，中間層ではより斜めに配向し，最終的に深層では関節表面にほぼ垂直になる．最深部の線維は石灰化ゾーンに固定され，軟骨をその下層の軟骨下骨に結びつけるのに役立つ．またプロテオグリカン複合体は基質全体に存在する．

どの硝子軟骨とは異なり，関節軟骨では軟骨膜がない．この進化は，軟骨に対向する表面同士が理想的な耐荷重表面を形成することを可能とした．軟骨膜は骨膜と同様に，ほとんどの軟骨を覆う結合組織の層である．この層には，血管があり，基礎組織を維持し修復する一次細胞の供給が備えられている．しかしこれは，関節軟骨には利用できない利点である．

種々の形状の軟骨細胞は，関節軟骨のさまざまな層や範囲の基質内に存在する（図 2.16A）．これらの細胞は，滑液中に含まれる栄養素に浸され，養われる．栄養は，間欠的な負荷による関節表面の変形，つまり「ミルキング（牛の乳搾りの意味）作用」で促進される．軟骨細胞は，おもにⅡ型コラーゲン線維によって取り囲まれている．この線維は，構造的安定性を組織に与える制御網または「足場（scaffolding）」を形成するように配置される（図 2.16B 参照）[71]．石灰化層の最も深い線維は，軟骨下骨にしっかり固定されている．これらの線維は，隣接する深層の垂直配向線維に連結され，中間層の斜めに配向した線維，そして最終的には表層の横方向の線維に連結される．化学的に相互連結された一連のコラーゲン線維は，関節面の下にある大きなプロテオグリカン複合体を包括する網状の線維構造を形成する．大量のプロテオグリカンは水を引きつけ，これは関節軟骨に特有の剛性要素を提供する．この剛性は，軟骨が荷重に十分に耐える能力を高める．

関節軟骨は，軟骨下骨への圧縮力を分散させる．また，関節面同士の摩擦を低減する．関節軟骨で覆われ，滑液で潤されている２つの表面間の摩擦係数は非常に低く，たとえば，人間の膝では 0.005〜0.02 の範囲である．これは摩擦係数が 0.1 である氷上に置かれた氷に比べて 5〜20 倍も低く，非常に滑りやすい[63]．したがって，通常の体重負荷による力は，通常，骨格系を損傷することなく吸収されうる負荷レベルまで低減される．

関節軟骨が軟骨膜をもたないということは，修復に用いられる一次線維芽細胞の供給源を欠くという負の結果をもたらす．関節軟骨は正常な構造および機能を維持するのに十分な修復機構を有する．しかし，成熟した成人の軟骨が相当な損傷を受けた場合，その修復機構は正常な構造や機能の回復には不十分である．その結果，軟骨下骨は，その主要な機械的保護源を失い，有害で高いストレスを受けるようになる．関節軟骨の退行変性と摩耗の組み合わせ，また軟骨下骨への重圧は，変形性関節症とよばれる病的状態の主要な原因である（本章後半で説明する）．重症で疼痛が強い場合，関節症やその他の損傷を受けた関節の構成体は，関節形成術により人工物に置き換えられる可能性がある．関節形成術（arthroplasty）は，ギリシア語の**関節**（arthro），**形作る**（plasty）に由来する．人工関節全置換術は，関節の凹側と凸側の両方の構成体（コンポーネント）を人工物に置き換える．人工関節全置換術を最も頻繁に受ける関節の1つは股関節である．素材はさまざまであるが，典型的には，セラミック，金属合金およびポリエチレン（プラスチック）のいくつかの組み合わせを含む[82]．

線維軟骨

Fibrocartilage

線維軟骨は，その名前が示すように，密な結合組織と関節軟骨の混合物である（図2.17）．したがって，線維軟骨は，関節軟骨の弾力性や衝撃吸収性，ならびに靱帯や腱のような抗張力を提供する．線維軟骨には，中程度の量のプロテオグリカンとともに，Ⅰ型コラーゲンの密な束が存在する．組織にもよるが，線維軟骨は，密度が高く，多方向性コラーゲン網の中にあるさまざまな数の軟骨細胞と線維芽細胞を有する[39]．

線維軟骨は，椎間板のほとんどの部分，股関節や肩関節の関節唇，恥骨結合，顎関節，そして四肢のいくつかの関節内にある円板（たとえば，膝の半月板）を形成する．この構造体は，関節の支持や安定化，複合的な関節包内運動の誘導，力の分散に役立つ．また線維軟骨は，靱帯や腱の，とくに骨への付着部に存在する[91, 109]．線維軟骨の緻密で織り合わされたコラーゲン線維は，組織の多方向への伸張力，剪断力，圧縮力に抵抗することができる．したがって線維軟骨は，負荷を消散させる理想的な組織である．

線維軟骨も一般に，関節軟骨のように軟骨膜を欠いている[25, 39]．線維軟骨はまた，神経支配を欠くため，疼痛を引き起こすことはない．固有感覚の受容にかかわることはないが，靱帯や関節包に隣接する線維軟骨の周辺にいくつかの神経受容器がみられることがある．ほとんどの線維軟骨組織は，限られた血液供給しかなく，滑液や隣接する血管からの栄養素の拡散に大きく依存している．ほとんどの線維軟骨性円板における栄養素の拡散と代謝性老廃物の除去は，間欠的な体重負荷による“ミルキング作用”によって補助される．この原理は，脊柱が一定の姿勢で長期間保持されている場合，椎間板には十分に栄養を供給できないことを容易に説明する．適切な栄養がなければ，椎間板は部分的に変性し，保護機能の一部を失うことがある[6, 77]．

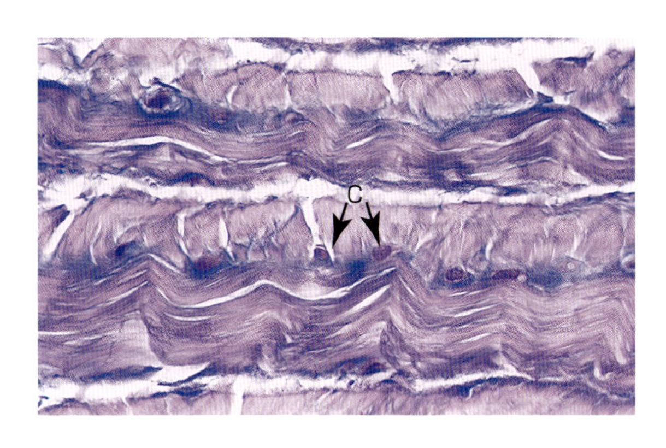

図2.17　線維軟骨の光学顕微鏡画像の写真（ヘマトキシリン-エオシンおよびアルシアンブルー染色; × 320）．硝子軟骨基質と太いコラーゲン線維の交互の層に注意．これらの層は，組織にかかる応力の方向に配向される．コラーゲンの層と硝子軟骨の層のあいだに位置する軟骨細胞のペア（C）を観察されたい．（Young B, Lowe JS, Stevens A, et al: *Wheater's functional histology: a text and colour atlas*, ed 6, London, 2014, Churchill Livingstoneより引用）

直接的な血液供給，つまり血管は，膝の半月板や椎間板といった関節包や靱帯に付着する線維軟骨構造の外側縁を通る．成人の関節において損傷した線維軟骨の修復は，膝半月板の外側1/3，椎間板の最も外側の層板（ラメラ：lamella）のように，血管が発達した周辺近くで起こる可能性がある．関節軟骨のように，線維軟骨構造の最も内側の領域は，未分化な線維芽細胞を有さないために治癒能力は乏しく無視できるほどしかない[10, 68, 91]．

骨

骨は，他の関節周囲結合組織といくつかの基本的な組織学的特徴を共有する特殊な結合組織である．骨組織は，高度に架橋されたⅠ型コラーゲン，細胞（骨芽細胞など），および無機塩の豊富な硬質素材からなる．基質中のプロテオグリカンは，カルシウムやリンなどの無機塩，すなわち**カルシウムハイドロキシアパタイト**〔calcium hydroxyapatite（$Ca_{10}[PO_4]_6[OH]_2$）〕に強く結合する糖タンパク質（たとえば，オステオカルシン）を含む[109]．

骨は，身体をしっかりと支え，筋にてこ機構を提供する．成人骨格の長骨の外側には，皮質とよばれる厚い**緻密骨**（compact bone）の支柱がある（図2.18）．これに対して，長骨の端は，**海綿骨**（cancellous bone）の網状組織を囲む，薄い層の緻密骨で形成される．成人の体軸骨格，たとえば椎体は，内部を海綿骨の支持芯で満たされた比較的厚い緻密骨の外殻を有する．前述したように，筋骨格系のすべての可動関節の骨の関節面は関節軟骨で覆われている．

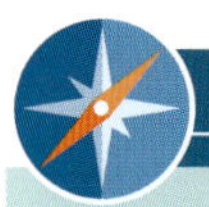

SPECIAL FOCUS 2.1

関節の感覚神経支配の概要

関節固有感覚とは，関節や四肢の静的または動的位置を感知する能力である．正常な動きに不可欠なこの感覚入力は，皮膚，筋および関節周囲結合組織にある感覚神経線維によるものである．特定の神経線維にシナプスする感覚器または「求心性」関節受容器は，伸張や接触などの機械的刺激に応答する能力から，しばしば**機械受容器**（mechanoreceptor）とよばれる．関節の神経支配に関しては，４つのおもなタイプの機械受容器が知られている（**表 2.3**）[23, 29, 81, 107]．その他の機械受容器には，たとえばメルケル盤（Merkel disc）やマイスナー小体（Meissner's corpuscle）がある．メルケル盤は皮膚や毛嚢に存在し，生地の手触りや物体の形状に関する情報を伝えるとともに，圧力に反応する．マイスナー小体は皮膚に存在し，皮膚を横切る動きを感知する（軽い接触とよばれることが多い）[111]．メルケル盤やマイスナー小体は，関節の上の皮膚や毛の動きによる関節の位置に関する間接的な情報を提供することがある．しかし，これらは一般に，主要な関節の固有受容終末器官とみなされない．各種の機械受容器の分類とその固有受容性における役割に関して，多くの論争がある[21, 29, 66, 79]．以前は，血管，網様および神経線維を選択的に染色することが困難であったが，今日では組織染色技術の進歩，とくに免疫組織化学的分析の進歩により，人体の神経組織のみを同定することが可能になった．これにより，関節内の機械受容器の分布や相対的重要性をより深く理解することが可能になった[81]．たとえば，わずかな機械受容器しかない靱帯は，関節を安定させるうえで大きな役割を果たし，それに対して，多くの機械受容器を有する靱帯は，固有感覚の受容に貢献すると考えられる．さらなる研究の必要性が示されているが，関節の神経支配と固有受容におけるその役割は，靱帯損傷や関節の不安定性の予防および治療において価値ある知見となるであろう[61]．

表 2.3　いくつかの関節感覚受容器の名称と基本情報の要約

受容器タイプ * / 名称	所在	特徴	機能
タイプⅠ / ルフィニ	線維性関節包，とくに表層	遅い順応性，低い閾値	静的な関節位置および関節の加速度に関するフィードバックを提供する．引張力に敏感．
タイプ Ⅱ / パチニ	線維性関節包，とくにそのより深い層，および関節脂肪パッド	速い順応，低い閾値	関節の加速度に関するフィードバックを提供する．圧縮力に敏感．
タイプ Ⅲ / ゴルジ様	靱帯	遅い順応性，高い閾値	関節運動の最終域で活動する．組織の変形に関するフィードバックを提供する．
タイプ Ⅳ / 自由神経終末	関節包靱帯，脂肪パッド，筋内の結合組織	高い閾値	有害，化学的，機械的，および炎症性刺激の存在を知らせる．

* この受容器のタイプが開発された当初には，おもに「構造・活動概念」とよばれたものに基づいていたことに注意してほしい[107]．この命名方法は，筋（第３章）のような，神経線維の直径のみに基づく他の感覚神経受容器で用いられる分類概念とは異なる．

緻密骨の構造単位は**骨単位**（osteon），またはハバース系（Haversian system）であり，これらは**層板**（ラメラ：lamella）を形成する独特の一連の同心円構造のコラーゲン線維と石灰化した基質で構成される（図 2.19）[91, 109]．リン酸カルシウムの結晶によって硬く作られたこの層板構造により，皮質骨は非常に大きな圧縮荷重を受けることができる．骨芽細胞は，やがて産生される基質によって囲まれ，層板のあいだの狭い腔（すなわち，空間）内に配置されるようになる[71]．閉じ込められた骨芽細胞は，厳密にいえば**骨細胞**となる．骨はほとんど変形しないので，血管（および並走するいくつかの感覚神経線維）は，その外側の骨膜や骨内膜から骨に入ることができる．その後，血管は，**ハバース管**（Haversian canal）の中心にあるトンネルの中を骨の長軸に沿って走行する（図 2.19）．このシステムは，豊富な血液源が皮質内の深い細胞にまで及ぶことを可能にする．さらに，骨膜や骨内膜といった結合組織は，豊富に血管新生がなされ，また圧力と疼痛の感覚受容器に神経支配を受ける．

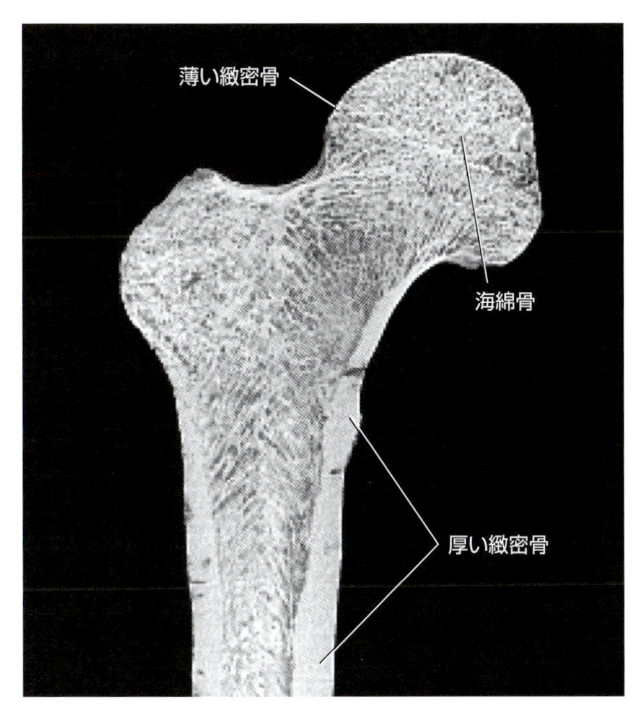

図 2.18　近位大腿骨の内部構造を示す断面図．骨幹のまわりの緻密骨の厚い領域と，骨髄質領域の大半を占める格子状の海綿骨に注目されたい．（Neumann DA: *An arthritis home study course: the synovial joint: anatomy, function, and dysfunction*, LaCrosse, WI, 1998, Orthopedic Section of the American Physical Therapy Association より引用）

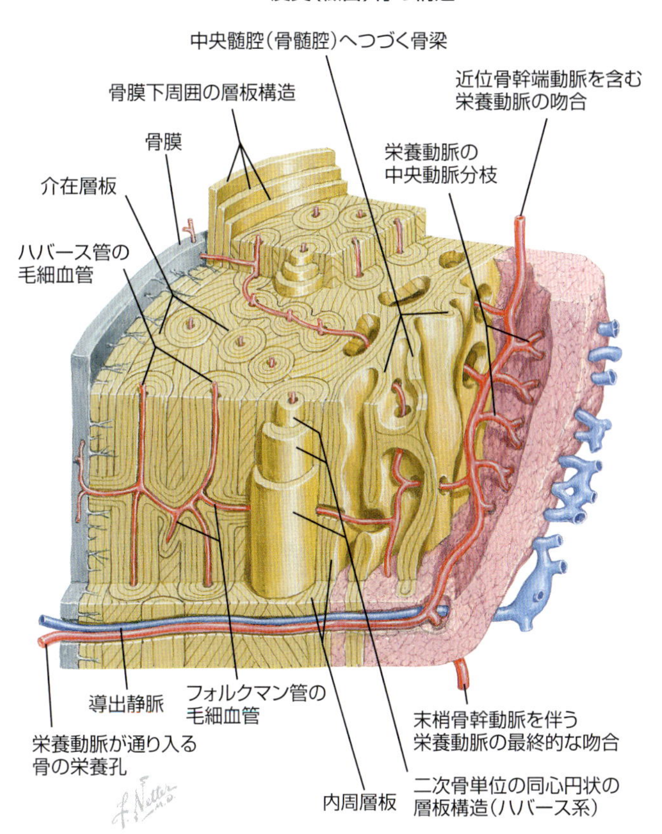

図 2.19　緻密骨の微細構造．1つの骨単位を構成する同心円状の層板（ハバース系）に注目されたい．（Ovalle WK, Nahirney PC: *Netter's essential histology*, Philadelphia, 2008, Saunders より引用）

骨は非常にダイナミックな組織である．骨芽細胞は，ミネラル塩の沈着を調整するだけでなく，常に基質やコラーゲンを合成している．リモデリング（組織再構築）は，身体活動を通して加えられる力に応答して，また全身のカルシウムバランスを調節するホルモンの影響に応じて起こる．骨の大規模な除去は，破骨細胞によって行われる．破骨細胞とは骨髄内に由来する特殊細胞である．骨折の修復に不可欠な一次線維芽細胞は，骨膜および骨内膜由来であり，また血管が通るための骨トンネル全体に織り合わされた血管周囲組織に由来する．関節に関与する組織のうちでも，骨は，リモデリング，修復および再生能力がはるかに優れている．

骨は長軸に沿って圧縮される場合，その最大強度を発揮する．これはストローの長軸に沿って圧縮することと同じように，骨は縦方向にハバース系を備えているからである．長骨の端部は，体重を支える関節軟骨の表面を介して多方向の圧縮力を受ける．この圧縮力は関節軟骨の下の軟骨下骨に伝えられ，次に海綿骨網に広がり，海綿骨は一連の支柱として働き，力の向きを骨幹の緻密骨の長軸に向け直す．この構造的配置は，骨の特有な構築デザインを利用して，力を吸収，伝達するために向きを変える．

要約すると，他の関節周囲結合組織とは対照的に，骨は非常にダイナミックな代謝を伴う豊富な血液供給を有する．これにより，身体的ストレスに応答して骨を絶えず再構築（リモデリング）することができる．豊富な血液供給はまた，骨折後の治癒の可能性を高める．

固定が関節周囲の結合組織および骨の強さに与えるいくつかの影響

関節周囲の結合組織を構成する線維タンパク質，基質および水分の量や配分は身体活動の影響を受ける[12, 38, 45, 104]．正常なレベルの身体活動において，組織の組成は，典型的には，筋骨格系にかかる自然な力の範囲に耐えるための十分な強度を有する．長期間固定された関節では，結合組織の構造や機能に著しい変化が起こる．固定による筋骨格系への力の減少に伴って，組織の機械的強度は減少する．これは異常な状態に対する正常な応答である．身体をギプスで固定し，人をベッドに拘束することは，固定が筋骨格系

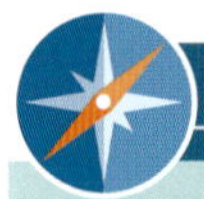

SPECIAL FOCUS 2.2

ウォルフの法則

骨は非常に動的な組織であり，外力に応答してその形状，強度，密度を絶えず変化させている[12, 24, 76]．この一般的な概念は，ドイツの解剖学者および整形外科医であるJulius Wolff（1839～1902）の業績と教えにちなんで「**ウォルフの法則**（Wolff's law）」と名づけられた．おおまかにいうとウォルフの法則は，「骨は高ストレスの領域で強くなり，低ストレスの領域では再吸収され弱くなる」と表現できる．このシンプルな原理には多くの臨床応用の可能性がある．たとえば，劣化し脱水した椎間板は，下にある骨をストレスから保護することができない可能性がある．ウォルフの法則によれば，骨は多くの骨を合成することによってストレスに対応する．その反応が過剰であれば，骨には「突起」または骨棘（osteophyte）が形成される．ときには，骨棘が運動を妨げたり，近接する脊髄神経根を圧迫したりして，四肢の疼痛や関連する筋の弱化を引き起こすことがある．

ウォルフの法則は，慢性的な無負荷による骨量の減少およびその強度の低下を説明することもできる．たとえば，脊髄損傷者の骨密度は急速に低下し，これは麻痺に起因する骨の無負荷状態によって引き起こされた可能性が高い[19, 20, 59]．骨密度の低下は，脊髄損傷を有する人の骨折リスクを高める．骨折は，車椅子から落ちるなどの外傷や，下肢に対する「自分で行う」可動域運動や，浴槽と車椅子の移乗のような日々の活動で起こることは珍しくない．研究者らは，麻痺した四肢の筋への電気刺激の適切な使用によって，脊髄損傷後の骨量減少を緩やかにすることができることを示した[87]．刺激された筋によって生成された力は骨に伝達される．必ずしも実用的ではないが，理論的には，麻痺した筋への電気刺激の定期的かつ適切な適用は，脊髄損傷後の慢性麻痺患者の骨折の予防に役立つ．脊髄損傷を有する人々へのリハビリテーションの定期的介入として電気刺激を用いることの現実的可能性および長期的な利点を見極めるためには，さらなる研究が必要である[86]．

に負荷される力のレベルを劇的に減少させる例である．異なる原因として，筋の麻痺や弱化も，筋骨格系への力を減少させる．

関節周囲の結合組織の強度の低下率は，特定組織の正常な代謝活動にいくらか依存している[8, 54]．慢性的な固定は，数週間で膝の靱帯の抗張力を著しく減少させる[67, 104]．このリモデリングの最も初期の生化学的マーカは，固定後数日以内に検出することができる[32, 64]．固定を中止したあとであっても，また延長した固定後運動プログラムの完了後でさえも，靱帯は，固定されたことのない靱帯よりも，抗張力は低いままであった[32, 104]．骨や関節軟骨のような他の組織も，固定後には質量，体積および強度の損失を示す[12, 28, 41, 42]．実験的研究からの結果は，組織への負荷の減少に応答して，急速に強度が失われることを示唆している．荷重が再開されても，強度の完全な回復は難しく，しばしば不完全である

骨折のように，傷害後の疼痛を抑え，治癒を促進するために，しばしば関節を長期間固定することが必要となる．治癒促進の必要性と固定による悪影響とのバランスをとるために，臨床的判断が必要である．関節周囲の最大組織強度を維持するには，固定を賢く使い，迅速に再び負荷をかけることや早期リハビリテーションの介入が必要である．

関節病理学の概要

関節周囲結合組織への外傷は，非常に強い単発の衝撃（急性の外傷），または長期間にわたる小さな傷害の蓄積（慢性的な外傷）により起こりうる．**急性外傷**ではしばしば容易に観察できるような病理所見を呈する．断裂，またはひどく伸張された靱帯や関節包は，急性炎症反応を引き起こす．これには一般的な一連の炎症メディエータが関与している．この全過程は，適切な細胞間の関係に大きく依存しており，サイトカインとして知られる細胞シグナル伝達分子のネットワークによって達成される[11]．

サイトカインは，関節痛および運動の両方において重要な役割をもつ．このような細胞シグナル伝達分子は，炎症を促進し維持する役割以外にも，疼痛線維への作用を介して炎症性疼痛プロセスに関与する．重要なことは，関節炎などの症状における関節痛の発現や継続において，炎症誘発性サイトカインが関与している[84]ことを意味し，最終的に，サイトカインのメカニズムに関する知識は，研究者が新しいタイプの治療法を発見するよう促すかもしれないということである．

興味深いことに，炎症発生や疼痛における役割に加えて，サイトカイン量は，運動量によって変動することがわかっている．いくつかの文献には，これらは**抗炎症性サイトカイン**（anti-inflamatory cytokine）として記載され，運動中の炎症レベルを抑制する役割が示唆されてい

る．さらに，現在の研究では，運動処方における強度，持続時間および方法が，運動によりおそらく誘発される筋損傷（および結果として生じる炎症性過程）よりも抗炎症サイトカイン量を増加させるという重要な知見を示唆している[22, 35, 74, 75]．これらの抗炎症性サイトカインの深い理解は，とくに術後のリハビリテーションにおける運動処方の最適化において有用であると考えられる．

関節周囲の結合組織の損傷により，過度の動きを制御できない場合，関節は構造的に不安定になる可能性がある．急性外傷による不安定性に冒されやすい関節は，長い外的モーメントアームを有し，それにより高い外的トルクにさらされている．このようなことから，脛骨大腿関節，距腿関節および肩甲上腕関節は，しばしば急性靱帯損傷を受け，不安定性が生じる．

急性外傷ではまた，関節軟骨や軟骨下骨などの関節内骨折を生じる可能性がある．骨折した骨片の慎重な整復や再整列は，関節面の調和を回復させ，滑らかで摩擦の少ない滑走機能の促進に役立つ．これは関節機能の最大限の回復に不可欠である．関節に近接する骨は優れた修復能力をもつにもかかわらず，骨折した関節軟骨の修復はしばしば不完全であり，変性しやすい関節面は機械的に劣った領域である．傷害後の関節の回復を最大にするために，微細破壊，骨軟骨移植術（モザイクプラスティ），およびアブレージョン軟骨形成術を含むさまざまな医療技術が実施されている．過去20年間に，自己軟骨細胞移植，間葉系幹細胞移植，およびマトリックス支援自家軟骨細胞移植などの新しく成功率の高い効果的な軟骨修復技術が出現した[14]．関節軟骨の強度不足と均整のとれていない関節面によるストレスの増加により，外傷後には骨関節炎のように慢性化する可能性がある．これに対して軟骨修復の最適な治療方法の開発が進められている[2]．

損傷した線維軟骨結合の修復は，血液供給の近接性と適切さに依存する．膝の半月板の血管が近接する外縁の裂傷は完全に治癒する可能性がある[83]．これとは対照的に，半月板の最も内側の裂傷は，典型的には治癒しない．このことは，重傷の場合には治癒する能力をもたない成人の椎間板の内層にも当てはまる[6, 26, 27]．

慢性的な外傷は，しばしば「オーバーユース症候群」の一種に分類され，修復されていない軽微な外傷の蓄積の結果である．慢性的な外傷を受けた関節包や靱帯を有する関節では，不安定性を筋で代償しているようにみえても，安定機能は徐々に失われている．この場合，関節における筋の「ガード」が優位に作用するため，関節反力により関節の圧縮力が増加する可能性がある．関節が突然動かされたり，極端な運動によって強制されたりした場合にのみ，不安定性が明らかになる．

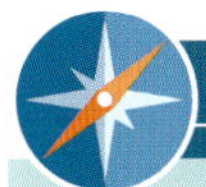

SPECIAL FOCUS 2.3

離断性骨軟骨炎：関節内外傷の例

離断性骨軟骨炎は，関節軟骨から軟骨下骨にわたる骨折を伴う関節内損傷の一例である（図2.20）．離断性骨軟骨炎は疾患ではなく，むしろ関節軟骨や軟骨下骨が関節表面から剥離する外傷である．この詳しい原因は明らかではないが，反復的な外傷の結果か，または関節の損傷に対する二次的な応答，とくに治癒過程における血流不足の状況において生じると考えられている[69, 110]．これは青年男性で最も頻繁に起こり，若年層の多くの関節傷害と同様に，望ましくない生体力学的環境や関節の治癒不良によって引き起こされた，外傷後骨関節炎の発生と関係する[33, 34, 73]．離断性骨軟骨炎の早期発見は，治癒の最適化，および外傷後骨関節炎の回避のために重要である．治療の選択肢には，個体の骨格の成熟度や病状によって，保存療法（固定化および活動改善を含む）や外科的介入が選択される[108]．

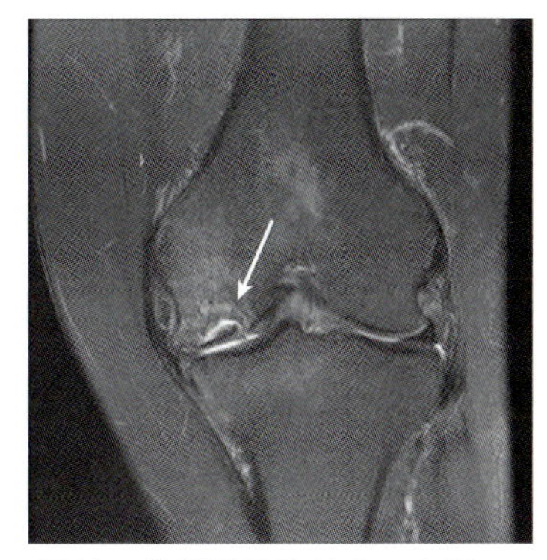

図2.20　冠状の離断性骨軟骨炎の左膝のT2強調核磁気共鳴画像．膝関節の内側の明確な白い部位（矢印）は，脛骨大腿関節表面から剥離した軟骨と軟骨下骨を示す．

再発する不安定性は，関節組織に異常な負荷状態を引き起こし，機械的障害を起こす可能性がある．関節軟骨や線維軟骨の表面は，プロテオグリカンの喪失，圧縮力や剪断力に耐える能力の低下により断裂するかもしれない[17]．変性の初期段階では，しばしば，関節軟骨の表面が粗くなっているか，または「不均整（fibrillated）」である[4]．関節軟骨が脆弱した領域は，その後，表面から組織の中間層や最深層に延びる亀裂または裂け目を悪化させることがある．これらの変化は，組織の衝撃吸収性を低下させる．

関節の機能障害を一般的に引き起こす2つの疾患は，変形性関節症（OA）と関節リウマチ（RA）である．**変形性関節症**（osteoarthritis）は，炎症症状が少なく関節軟骨の侵食が徐々に起こることが特徴である[9,31,34]．一部の臨床家や研究者は，特有の炎症症状が少ないことを強調するためにOAを「**骨関節症**（osteoarthrosis）」とよんでいる[15]．関節軟骨の侵食が進行するにつれて，その下の軟骨下骨は石灰化され，重度の場合，関節軟骨が完全に摩耗すれば軟骨下骨は体重を支える面となる[73]．興味深いことに，関節軟骨変性の程度と患者が訴える疼痛のレベルとのあいだには十分な関係は確認されていない[106]．疾患がさらに進行するにつれて，線維性関節包や滑膜が肥大し，厚くなる[50]．重症化した関節は，完全に不安定であり，脱臼したり，癒合したりして動かせない場合がある．

OAの発症頻度は年齢とともに増加し，またこの疾患にはいくつかのタイプがある[16]．**特発性OA**は，特定の原因がないものである．1つまたは少数の関節，とくに体重が負荷される大関節の股関節，膝関節，腰椎に発症する．**家族性OA**または**全身性OA**は，手の関節に影響を与え，女性でより頻繁に起こる．**外傷後OA**は，このタイプのOAを起こしうる重症の外傷にさらされた滑膜関節に生じる．

関節リウマチ（rheumatoid arthritis）は，強い炎症を伴う全身性自己免疫性の結合組織障害である．そのためOAとは著しく異なる．この疾患の正確な診断は関節症状，血清学的な検査結果，および症状の持続時間に左右され，複数関節に発症することがRAの明確な特徴である[1]．関節の機能不全は，関節包，滑膜および滑液の著しい炎症によって顕在化する．関節軟骨は，関節表面を急速に侵食する酵素作用にさらされる．関節包は，反復性の腫脹と炎症によって肥厚し，しばしば顕著な関節の不安定や疼痛を引き起こす．興味深いことに，B細胞活性化因子であるサイトカインメディエータのレベルは，RAおよび他の自己免疫疾患において上昇し，免疫応答に影響を及ぼし，疾患の活動レベル，つまり炎症の強さによって変動することが確認されている．これは，RAの薬理学的マネジメントにおけるB細胞活性化因子拮抗薬の有用性を示唆している．しかし，さらなる研究開発が必要である[101]．

関節周囲の結合組織および骨における老化のいくつかの影響

老化による関節機能の機械的変化は，関節周囲の結合組織や骨における組織学的変化と関連して起こる可能性がある[51,58]．老化の影響を，身体活動の減少や固定の影響から切り離すことはなかなか難しい．さらに，基本的なレベルにおいて，3つの変数（老化，活動減少，固定）すべての生理学的効果は著しく類似している．

組織の加齢の程度や過程は個体差が非常に大きく，活動の種類や頻度，医療，ホルモン，遺伝的要因，栄養学的要因などにより，その過程は明確にまたは緩やかに変化する可能性がある[5,8,12,51]．最も広い意味では，老化は，すべての関節周囲結合組織や骨における線維性タンパク質とプロテオグリカンの置き換えと修復の速度の低下を起こす[5,46,55,89]．したがって組織は，固定力と関節で生成された力を最適に分散させる能力を失う．長年にわたる微細外傷の影響は蓄積し，構造的不全，または，のちに明確な機械的変化に進行しうる無症状の損傷を起こす．この現象の臨床例は，肩甲上腕関節の靱帯や関節包の加齢による退行変性である．これらの組織によって本来もたらされる構造的支持性の低下は，最終的に回旋腱板筋における腱炎や断裂を起こしうる．

老化した結合組織の細胞によって産生されるグリコサミノグリカン分子は，若い細胞によって産生されるものよりも数が少なく，サイズが小さい[18,46,65,78,90]．GAGs（およびプロテオグリカン）の減少は，細胞外基盤が水へ結合する能力を低下させる．具体的には，プロテオグリカン含有量が少ないほど核の水を引き寄せて保持する能力が低下し，結合組織が効果的に負荷を吸収して伝達する能力を制限する[13]．たとえば，老化した関節軟骨は，水分が少なく，軟骨下骨への負担を分散させたり，弱めたりすることができない．したがって，脱水した関節軟骨は，変形性関節症の前兆である可能性がある[16,36,51]．

十分に水和されていない靱帯内のコラーゲン線維は，互いに滑り合う能力に欠ける．結果として，靱帯内の線維は，負荷された力と同じ方向に容易に合わすことができず，加えられる力に，迅速に最大抵抗することが困難となる．本来は動きが起こる組織の表面に癒着が起こりやすくなり，老化した関節における可動範囲の制限が進む[7,95,96]．

興味深いことに，腱は老化や慢性的な負担不足によって健常な硬さを失うことが示されている[52,70]．したがって，コンプライアンスの大幅な増加は，筋力を骨に伝達する機械的効率と速度を低下させる可能性がある．結果として，関節を適切に安定させる筋の能力を低下させる可能性がある．

幸運なことに，老化した関節周囲結合組織や骨が有する負の生理学的効果の多くは，身体活動や抵抗トレーニング

---

* 文献：8, 30, 38, 45, 54, 58, 60, 80, 98, 99

を通じてある程度緩和することができる*．これらの反応は，高齢者の治療に使用される多くの身体的リハビリテーション原理の基礎となる．

まとめ

関節は，筋骨格系に動きを提供し，また身体の体節間での力の安定化と分散を可能にする．関節をカテゴリー分けし，また機械的，運動学的な特性についての議論を可能とする分類概念がいくつか存在する．解剖学的関節の運動は，非対称的な形状や一致しない関節面により，複雑である．回転軸は，可動域テストのような臨床測定の目的で同定されることが多い．

関節の機能と回復力は，関節を構成する構造と組織の種類によって決まる．興味深いことに，すべての関節周囲の結合組織（および骨）は，基本的に類似した組織学的構成をしている．各組織には，細胞，基質（あるいは基盤），そして線維タンパク質が含まれている．これらの構成成分の分布範囲と割合は，組織が担う機能的要求に基づいてかなり異なる．関節包，靱帯および腱は，複数方向または単一方向の張力に耐えられるように設計されている．関節軟骨は，関節内の圧縮力や剪断力に抵抗するのに非常に適しており，滑液の存在により関節運動のための非常に滑らかな関節面を提供する．線維軟骨は，密な結合組織および関節軟骨の構造・機能的特徴を併せもつ．たとえば，線維軟骨性の膝関節の半月板は，周囲の大きな筋からの強い圧縮力に抵抗し，関節内の滑り運動によって作り出される多方向の剪断ストレスに耐えなければならない．骨は，身体と四肢を支え，筋が身体を動かすための一連のてこを提供するように設計され，高度に特化した結合組織である．

損傷した関節組織を修復する能力は，直接的な血液供給と前駆細胞の有効性と強く関係している．関節の機能的健康および寿命は，年齢，負荷，固定，外傷および特定の病的状態にも影響を受ける．

文　献

1. Aletaha D, Neogi T, Silman AJ, et al: 2010 Rheumatoid arthritis classification criteria. *Arthritis Rheum* 62:2569–2581, 2010.
2. Anderson DD, Chubinskaya S, Guilak F, et al: Post-traumatic osteoarthritis: improved understanding and opportunities for early intervention [Review]. *J Orthop Res* 29(6):802–809, 2011.
3. Arnoczky SP, Lavagnino M, Whallon JH, et al: In situ cell nucleus deformation in tendons under tensile load: a morphological analysis using confocal laser microscopy. *J Orthop Res* 20:29–35, 2002.
4. Bae WC, Wong VW, Hwang J, et al: Wear-lines and split-lines of human patellar cartilage: relation to tensile biomechanical properties. *Osteoarthritis Cartilage* 16:841–845, 2008.
5. Bauge C, Boumediene K: Use of adult stem cells for cartilage tissue engineering: current status and future developments. *Stem Cells Int* Epub, 2015.
6. Beattie PF: Current understanding of lumbar intervertebral disc degeneration: a review with emphasis upon etiology, pathophysiology, and lumbar magnetic resonance imaging findings. *J Orthop Sports Phys Ther* 38:329–340, 2008.
7. Begg RK, Sparrow WA: Aging effects on knee and ankle joint angles at key events and phases of the gait cycle. *J Med Eng Technol* 30:382–389, 2006.
8. Benjamin M, Kaiser E, Milz S: Structure-function relationships in tendons: a review. *J Anat* 212(3):211–228, 2008.
9. Brandt KD, Dieppe P, Radin EL: Etiopathogenesis of osteoarthritis. *Rheum Dis Clin North Am* 34:531–559, 2008.
10. Buckwalter JA, Brown TD: Joint injury, repair, and remodeling: roles in post-traumatic osteoarthritis. *Clin Orthop Relat Res* 423:7–16, 2004.
11. Butterfield TA, Best TM, Merrick MA: The dual roles of neutrophils and macrophages in inflammation: a critical balance between tissue damage and repair. *J Athl Train* 41:457–465, 2006.
12. Chen JS, Cameron ID, Cumming RG, et al: Effect of age-related chronic immobility on markers of bone turnover. *J Bone Miner Res* 21:324–331, 2006.
13. Cortes DH, Han WM, Smith LJ, et al: Mechanical properties of the extra-fibrillar matrix of human annulus fibrosus are location and age dependent. *J Orthop Res* 31(11):1725–1732, 2013.
14. Deng Z, Jin J, Zhao J, et al: Cartilage defect treatments: with or without cells? Mesenchymal stem cells or chondrocytes? Traditional or matrix-assisted? A systematic review and meta-analyses [Review]. *Stem Cells Int* 2016:9201492, 2016.
15. Dequeker J, Luyten FP: The history of osteoarthritis-osteoarthrosis. *Ann Rheum Dis* 67:5–10, 2008.
16. Ding C, Cicuttini F, Blizzard L, et al: A longitudinal study of the effect of sex and age on rate of change in knee cartilage volume in adults. *Rheumatology* 46:273–279, 2007.
17. Ding C, Cicuttini F, Scott F, et al: Association between age and knee structural change: a cross sectional MRI based study. *Ann Rheum Dis* 64:549–555, 2005.
18. Dudhia J: Aggrecan, aging and assembly in articular cartilage. *Cell Mol Life Sci* 62:2241–2256, 2005.
19. Dudley-Javoroski S, Saha PK, Liang G, et al: High dose compressive loads attenuate bone mineral loss in humans with spinal cord injury. *Osteoporos Int* 23(9):2335–2346, 2012.
20. Dudley-Javoroski S, Shields RK: Active-resisted stance modulates regional bone mineral density in humans with spinal cord injury. *J Spinal Cord Med* 36(3):191–199, 2013.
21. Ferrell WR, Gandevia SC, McCloskey DI: The role of joint receptors in human kinaesthesia when intramuscular receptors cannot contribute. *J Physiol* 386:63–71, 1987.
22. Fischer CP: Interleukin-6 in acute exercise and training: what is the biological relevance? *Exerc Immunol Rev* 12:6–33, 2006.
23. Freeman MA, Wyke B: The innervation of the ankle joint: an anatomical and histological study in the cat. *J Anat* 101:505–532, 1967.
24. Frost HM: A 2003 update of bone physiology and Wolff's Law for clinicians. *Angle Orthod* 74:3–15, 2004.
25. Gartner LP, Hiatt JL: *Color textbook of histology*, ed 3, Philadelphia, 2007, Saunders.
26. Gregory DE, Bae WC, Sah RL, et al: Disc degeneration reduces the delamination strength of the annulus fibrosis in the rabbit anular disc puncture model. *Spine J* 14(7):1265–1271, 2014.
27. Grunhagen T, Wilde G, Soukane DM, et al: Nutrient supply and intervertebral disc metabolism. *J Bone Joint Surg Am* 88(Suppl 2):30–35, 2006.
28. Haapala J, Arokoski J, Pirttimaki J, et al: Incomplete restoration of immobilization induced softening of young beagle knee articular cartilage after 50-week remobilization. *Int J Sports Med* 21:76–81, 2000.
29. Hagert E: Proprioception of the wrist joint: a review of current concepts and possible implications on the rehabilitation of the wrist. *J Hand Ther* 23:2–17, 2010.
30. Hanna F, Teichtahl AJ, Bell R, et al: The cross-sectional relationship between fortnightly exercise and knee cartilage properties in healthy adult women in midlife. *Menopause* 14:830–834, 2007.

31. Hardingham T: Extracellular matrix and pathogenic mechanisms in osteoarthritis. *Curr Rheumatol Rep* 10:30–36, 2008.
32. Hayashi K: Biomechanical studies of the remodeling of knee joint tendons and ligaments. *J Biomech* 29:707–716, 1996.
33. Heijink A, Gomoll AH, Madry H, et al: Biomechanical considerations in the pathogenesis of osteoarthritis of the knee. *Knee Surg Sports Traumatol Arthrosc* 20:423–435, 2012.
34. Heijink A, Vanhees M, van den Ende K, et al: Biomechanical considerations in the pathogenesis of osteoarthritis of the elbow. *Knee Surg Sports Traumatol Arthrosc* 1–6, 2014.
35. Hirose L, Kazunori N, Newton M, et al: Changes in inflammatory mediators following eccentric exercise of the elbow flexors. *Exerc Immunol Rev* 10:75–90, 2004.
36. Iannone F, Lapadula G: The pathophysiology of osteoarthritis. *Aging Clin Exp Res* 15:364–372, 2003.
37. Iozzo RV, Schaefer L: Proteoglycan form and function: a comprehensive nomenclature of proteoglycans. *Matrix Biol* 42:11–55, 2015.
38. Jeong S, Lee DY, Choi DS, et al: Acute effect of heel-drop exercise with varying ranges of motion on the gastrocnemius aponeurosis-tendon's mechanical properties. *J Electromyogr Kinesiol* 24(3):375–379, 2014.
39. Kierszenbaum AL, Tres L: *Histology and cell biology: an introduction to pathology,* ed 4, Philadelphia, 2015, Saunders.
40. Kjaer M, Magnusson P, Krogsgaard M, et al: Extracellular matrix adaptation of tendon and skeletal muscle to exercise. *J Anat* 208:445–450, 2006.
41. Klein GL: Disruption of bone and skeletal muscle in severe burns. *Bone Res* Epub, 2015.
42. Kunz RI, Coradini JG, Silva LI, et al: Effects of immobilization on the ankle joint in Wistar rats. *Braz J Med Biol Res* 47(10):842–849, 2014.
43. Kurokawa S, Fukunaga T, Nagano A, et al: Interaction between fascicles and tendinous structures during counter movement jumping investigated in vivo. *J Appl Physiol* 95:2306–2314, 2003.
44. Kurrat HJ, Oberlander W: The thickness of the cartilage in the hip joint. *J Anat* 126:145–155, 1978.
45. Lacourpaille L, Nordez A, Hug F, et al: Time-course effect of exercise-induced muscle damage on localized muscle mechanical properties assessed using elastrography. *Acta Physiol (Oxf)* 211(1):135–146, 2014.
46. Laureano PE, Oliveira KD, Aro AA, et al: Structure and composition of arytenoids cartilage of the bullfrog (Lithobates catesbeianus) during maturation and aging. *Micron* 77:16–24, 2015.
47. Li CJ, Cheng P, Liang MK, et al: MicroRNA-188 regulates age-related switch between osteoblasts and adipocyte differentiation. *J Clin Invest* 125(4):1509–1522, 2015.
48. Lichtwark GA, Wilson AM: Interactions between the human gastrocnemius muscle and the Achilles tendon during incline, level and decline locomotion. *J Exp Biol* 209(21):4379–4388, 2006.
49. Lieber RL, Leonard ME, Brown-Maupin CG: Effects of muscle contraction on the load-strain properties of frog aponeurosis and tendon. *Cells Tissues Organs* 166:48–54, 2000.
50. Loeser RF: Aging and osteoarthritis. *Curr Opin Rheumatol* 23:492–496, 2011.
51. Madej W, van Caam A, Blaney Davidson EN, et al: Ageing is associated with reduction of mechanically-induced activation of Smad2/3P signaling in articular cartilage. *Osteoarthritis Cartilage* Epub, 2015.
52. Maganaris CN, Reeves ND, Rittweger J, et al: Adaptive response of human tendon to paralysis. *Muscle Nerve* 33:85–92, 2006.
53. Magnusson SP, Hansen P, Aagaard P, et al: Differential strain patterns of the human gastrocnemius aponeurosis and free tendon, in vivo. *Acta Physiol Scand* 177:185–195, 2003.
54. Magnusson SP, Narici MV, Maganaris CN, et al: Human tendon behaviour and adaptation, in vivo. *J Physiol* 586:71–81, 2008.
55. Martin JA, Brown TD, Heiner AD, et al: Chondrocyte senescence, joint loading and osteoarthritis. *Clin Orthop Relat Res* 427(Suppl):S96–S103, 2004.
56. Matsuzaki T, Yoshida S, Kojima S, et al: Influence of ROM exercise on the joint components during immobilization. *J Phys Ther Sci* 25(12):1547–1551, 2013.
57. Matthews TJ, Smith SR, Peach CA, et al: In vivo measurement of tissue metabolism in tendons of the rotator cuff: implications for surgical management. *J Bone Joint Surg Br* 89(5):633–638, 2007.
58. McCarthy MM, Hannafin JA: The mature athlete: aging tendon and ligament. *Sports Health* 6(1):41–48, 2014.
59. McHenry CL, Shields RK: A biomechanical analysis of exercise in standing, supine, and seated positions: implications for individuals with spinal cord injury. *J Spinal Cord Med* 35(3):140–147, 2012.
60. Mikesky AE, Mazzuca SA, Brandt KD, et al: Effects of strength training on the incidence and progression of knee osteoarthritis. *Arthritis Rheum* 55:690–699, 2006.
61. Mohammadi F, Roozdar A: Effects of fatigue due to contraction of evertor muscles on the ankle joint position sense in male soccer players. *Am J Sports Med* 38:824–828, 2010.
62. Mosher TJ, Liu Y, Torok CM: Functional cartilage MRI T2 mapping: evaluating the effect of age and training on knee cartilage response to running. *Osteoarthritis Cartilage* 18:358–364, 2010.
63. Mow VC, Hayes WC: *Basic orthopaedic biomechanics* New York, 1991, Raven Press.
64. Muller FJ, Setton LA, Manicourt DH, et al: Centrifugal and biochemical comparison of proteoglycan aggregates from articular cartilage in experimental joint disuse and joint instability. *J Orthop Res* 12:498–508, 1994.
65. Muller-Lutz A, Schleich C, Pentang G, et al: Age-dependency of glycosaminoglycan content in lumbar discs: a 3t gagCEST study. *J Magn Reson Imaging* Epub, 2015.
66. Newton RA: Joint receptor contributions to reflexive and kinesthetic responses. *Phys Ther* 62:22–29, 1982.
67. Noyes FR: Functional properties of knee ligaments and alterations induced by immobilization: a correlative biomechanical and histological study in primates. *Clin Orthop Relat Res* 123:210–242, 1977.
68. Noyes FR, Heckmann TP, Barber-Westin SD: Meniscus repair and transplantation: a comprehensive update [Review]. *J Orthop Sports Phys Ther* 42(3):274–290, 2012.
69. Olstad K, Ekman S, Carlson CS: An update on the pathogenesis of osteochondrosis. *Vet Pathol* Epub, 2015.
70. Onambele GL, Narici MV, Maganaris CN: Calf muscle-tendon properties and postural balance in old age. *J Appl Physiol* 100:2048–2056, 2006.
71. Ovalle WK, Nahirney PC: *Netter's essential histology* ed 2, Philadelphia, 2013, Saunders.
72. Panwar P, Lamour G, Mackenzie NC, et al: Changes in structural-mechanical properties and degradability of collagen during ageing-associated modifications. *J Biol Chem* Epub, 2015.
73. Pauly HM, Larson BE, Coatney GA, et al: Assessment of cortical and trabecular bone changes in two models of post-traumatic osteoarthritis. *J Orthop Res* Epub, 2015.
74. Peake J, Nosaka K, Suzuki K: Characterization of inflammatory responses to eccentric exercise in humans. *Exerc Immunol Rev* 11:64–85, 2005.
75. Peake JM, Suzuki K, Hordern M, et al: Plasma cytokine changes in relation to exercise intensity and muscle damage. *Eur J Appl Physiol* 95:514–521, 2005.
76. Pearson OM, Lieberman DE: The aging of Wolff's "law": ontogeny and responses to mechanical loading in cortical bone. *Am J Phys Anthropol* 39(Suppl):63–99, 2004.
77. Peng BG: Pathophysiology, diagnosis, and treatment of discogenic low back pain. *World J Orthop* 4(2):42–52, 2013.
78. Podichetty VK: The aging spine: the role of inflammatory mediators in intervertebral disc degeneration. *Cell Mol Biol* 53:4–18, 2007.
79. Proske U, Gandevia SC: The kinaesthetic senses. *J Physiol* 587:4139–4146, 2009.
80. Racunica TL, Teichtahl AJ, Wang Y, et al: Effect of physical activity on articular knee joint structures in community-based adults. *Arthritis Rheum* 57:1261–1268, 2007.
81. Rein S, Hagert E, Hanisch U, et al: Immunohistochemical analysis of sensory nerve endings in ankle ligaments: a cadaver study. *Cells Tissues Organs* 197:64–76, 2013.
82. Rochford ET, Richards RG, Moriarty TF: Influence of material on the development of device-associated infections. *Clin Microbiol Infect* 18(12):1162–1167, 2012.
83. Rubman MH, Noyes FR, Barber-Westin SD: Arthroscopic repair of meniscal tears that extend into the avascular zone. A review of 198 single and complex tears. *Am J Sports Med* 26:87–95, 1998.
84. Schaible H-G, von Segond Banchet G, Boettger MK, et al: The role of proinflammatory cytokines in the generation and maintenance of joint pain. *Ann N Y Acad Sci* 1193:60–69, 2010.
85. Setton LA, Chen J: Cell mechanics and mechanobiology in the intervertebral disc. *Spine* 29:2710–2723, 2004.
86. Shields RK, Dudley-Javoroski S: Musculoskeletal adaptations in chronic spinal cord injury: effects of long-term soleus electrical stimulation training. *Neurorehabil Neural Repair* 21:169–179, 2007.
87. Shields RK, Dudley-Javoroski S, Law LA: Electrically induced muscle contractions influence bone density decline after spinal cord injury. *Spine* 31:548–553, 2006.
88. Shoulders MD, Raines RT: Collagen structure and stability. *Annu Rev Biochem* 78:929–958, 2009.
89. Smith K, Rennie MJ: New approaches and recent results concerning human-tissue collagen synthesis. *Curr Opin Clin Nutr Metab Care* 10:582–590, 2007.
90. Squires GR, Okouneff S, Ionescu M, et al: The pathobiology of focal lesion development in aging human articular cartilage and molecular matrix changes characteristic of osteoarthritis. *Arthritis Rheum* 48:1261–1270, 2003.
91. Standring S: *Gray's anatomy: the anatomical basis of clinical practice*, ed 41, St Louis, 2015, Elsevier.
92. Stevens A, Lowe JS: *Human histology* ed 4, Philadelphia, 2015, Mosby.

93. Szadek KM, Hoogland PV, Zuurmond WW, et al: Nociceptive nerve fibers in the sacroiliac joint in humans. *Reg Anesth Pain Med* 33(1):36–43, 2008.
94. Szadek KM, Hoogland PV, Zuurmond WW, et al: Possible nociceptive structures in the sacroiliac joint cartilage: an immunohistochemical study. *Clin Anat* 23(2):192–198, 2010.
95. Thornton GM, Lemmex DB, Ono Y, et al: Aging affects mechanical properties and lubricin/PRG4 gene expression in normal ligaments. *J Biomech* Epub, 2015.
96. Troke M, Moore AP, Maillardet FJ, et al: A normative database of lumbar spine ranges of motion. *Man Ther* 10:198–206, 2005.
97. Van GA, Roosen P, Almqvist KF, et al: Effects of in-vivo exercise on ankle cartilage deformation and recovery in healthy volunteers: an experimental study. *Osteoarthritis Cartilage* 19:1123–1131, 2011.
98. van Weeren PR, Firth EC, Brommer B, et al: Early exercise advances the maturation of glycosaminoglycans and collagen in the extracellular matrix of articular cartilage in the horse. *Equine Vet J* 40:128–135, 2008.
99. von Stengel S, Kemmler W, Kalender WA, et al: Differential effects of strength versus power training on bone mineral density in postmenopausal women: a 2-year longitudinal study. *Br J Sports Med* 41:649–655, 2007.
100. Wackerhage H, Rennie MJ: How nutrition and exercise maintain the human musculoskeletal mass. *J Anat* 208:451–458, 2006.
101. Wei F, Chang Y, Wei W: The role of BAFF in the progression of rheumatoid arthritis. *Cytokine* Epub 2015.
102. Winter DA: *Biomechanics and motor control of human movement*, New Jersey, 2005, John Wiley & Sons.
103. Woo SL, Abramowitch SD, Kilger R, et al: Biomechanics of knee ligaments: injury, healing, and repair. *J Biomech* 39:1–20, 2006.
104. Woo SL, Gomez MA, Sites TJ, et al: The biomechanical and morphological changes in the medial collateral ligament of the rabbit after immobilization and remobilization. *J Bone Joint Surg Am* 69:1200–1211, 1987.
105. Woo SL, Gomez MA, Woo YK, et al: Mechanical properties of tendons and ligaments. II. The relationships of immobilization and exercise on tissue remodeling. *Biorheology* 19:397–408, 1982.
106. Woolf CJ: Central sensitization: implications for the diagnosis and treatment of pain. *Pain* 152:S2–S15, 2011.
107. Wyke BD: The neurology of joints. *Ann R Coll Surg Engl* 41(1):25–50, 1967.
108. Yang JS, Bogunovic L, Wright RW: Nonoperative treatment of osteochondritis dissecans of the knee. *Clin Sports Med* 33:295–304, 2014.
109. Young B, O'Dowd G, Woodford P: *Wheater's functional histology: a text and colour atlas,* ed 6, Philadelphia, 2013, Churchill Livingstone.
110. Zanon G, Di Vico G, Marullo M: Osteochondritis dissecans of the knee. *Joints* 2:29–36, 2014.
111. Zimmerman A, Bai L, Ginty DD: The gentle touch receptors of mammalian skin. *Science* 346(6212):950–954, 2014.

Ee 学習問題　STUDY QUESTIONS

1. 卵形関節と鞍関節の形態的な違いを述べなさい．それぞれの人体における例をあげなさい．
2. 不動結合と可動結合（滑膜関節）の構造的，機能的な特徴のおもな違いをあげなさい．
3. 関節円板（または半月板）は，いくつかの可動結合にみられる．関節円板を有する 3 つの関節名をあげなさい．また，それらの関節における，構造に基づく機能的特徴を述べなさい．
4. 身体全体に存在する 4 つのおもなタイプの組織を列挙しなさい．
5. 図 2.3～9 に示す関節のうち，どの関節が（a）最大で，またどの関節が（b）最小の自由度を有するか？
6. Ⅰ型コラーゲンとエラスチンの主要な機能的差異をあげなさい．各タンパク質の割合が高い組織をあげなさい．
7. 縮閉線と瞬間的回転軸の違いは何か？ 正常ではあるが，非常に大きい縮閉線をもつ関節の生体力学的，あるいは臨床的重要性をあげなさい．
8. （a）軟骨膜と（b）骨膜の定義を説明しなさい．また，それぞれの組織のおもな機能は何か？
9. 関節に繰り返しかかる圧縮力を，関節軟骨はどのように分散させることができるか．その基本的なメカニズムを説明しなさい．
10. 骨が関節軟骨よりもはるかに優れた治癒能力を有するおもな理由を説明しなさい．
11. 関節周囲の結合組織に対する老化の 2 つの生理的な影響を説明しなさい．また，それが極端な場合，これらの変化はどのような臨床症状として現れるか？
12. 関節軟骨，腱および骨に共通する 3 つの組織学的特徴を列挙しなさい．
13. 変形性関節症と関節リウマチの違いを簡潔に説明しなさい．
14. どの滑膜関節にも共通してみられる 3 つの構造を列挙しなさい．これらの構造に影響を与える可能性がある一般的な病的状態をあげ，その結果生じる障害の特徴を述べなさい．
15. 滑液がもつ機能は何か？
16. 繰り返して足関節を捻挫する人は，しばしば足関節の固有感覚の低下を示す．この捻挫と感覚低下との関係性を説明しなさい．

Ee 学習問題の解答は Elsevier eLibrary のウェブサイトにて閲覧できる．

第3章

筋: 骨格系の主要な安定器そして運動器

Muscle: The Primary Stabilizer and Mover of the Skeletal System

Sandra K. Hunter, PhD
Jonathon W. Senefeld, BS
Donald A. Neumann, PT, PhD, FAPTA

章内容一覧　CHAPTER AT A GLANCE

安定した姿勢は競合する力の均衡の結果である. 対照的に, 動きは競合する力が不均衡な場合に起こる. 筋によって起こされた力は, 姿勢と運動との複雑で繊細な均衡を制御するための主要な手段である. 本章では, 力の生成, 調節, 伝達における筋と腱の役割について考える. これらの機能は, 骨格構造を固定したり, または, 動かしたりするために必要である. 具体的には, 本章で次の項目について検討する.

- 筋が, ある長さで適切な量の力を起こし, 骨を安定させる方法. 筋は, 受動的 (他動的: passive) に力を起こし (すなわち, 筋の伸張に対する抵抗によって), また能動的 (自動的: active) に, たとえば収縮によって, より大きな力を起こす.
- 筋を調整したり制御したりすることにより, 骨を円滑に, かつ力強く動かす方法. 多くのことが要求される環境的制約においても, 正常な動きは高度に調整され, 洗練されている.
- 身体運動学の研究における筋電図 (EMG) の用い方.
- 筋疲労の基本メカニズム.
- 筋力トレーニング, 不動, および高齢に起因する筋の変化.

本章の目的は, 身体運動学を学ぶ学生たちに"日常の生活のなかで用いている姿勢や運動制御における筋のさまざまな役割"について理解してもらうことである. また加えて, 臨床家に対しては, 機能的な活動を制御する筋の機能障害や, また活動に適応するための筋の代償についての臨床的な仮説を立てるために必要な情報を提供することである. これらの知識の理解により, 障害者の機能的な能力を改善するための賢明な介入が可能となる.

骨格系の安定器としての筋: ある長さでの適切な量の力の生成

骨は環境と相互作用して身体を支える. 骨格に付着する多くの組織が体を支えているが, そのうち筋だけが, 身体を不安定にするような瞬時 (急性) の外力, また繰り返して持続する (慢性の) 外力の両方に適応することができる. 筋組織は, 外部環境と神経系による内部制御機構との両方が結合することで，2つの外力に理想的に適応している．神経系の精密な制御によって，筋は，驚くほど幅広い条件下で骨格構造を安定させる力を起こすことができる．たとえば，筋は，眼科手術の際，小さなメスを操作する指を安定させるための繊細な制御を発揮する．また，「デッドリフト」とよばれる重量挙げトレーニングの最後の数秒間には非常に大きな力を作り出す．

安定力を発生させる際の筋の特別な役割を理解するために，筋線維と筋節の説明から始める．次いで，筋形態や筋腱構造が，骨に伝える力にどのように関与するかについて説明する．そして筋機能に関して，筋は伸長（伸張）により，どのように**受動的な張力**（passive tension）を生成し，また神経系の刺激により，どのように**能動的な力**（active force）を生成するかについて説明する．筋力–長さの関係と，この関係が等尺性トルクにどのように影響するかについても述べる．Box 3.1 は，本項で扱う主要な概念の概要を列挙する．

骨格筋の構造的構成の概説

Introduction to the Structural Organization of Skeletal Muscle

上腕二頭筋や大腿直筋などの全身の筋は，約10～100 μmの厚さと約1～50cmの長さをしている多くの個々の筋線維からなる．筋腹から筋線維までの構造的関係を図3.1に示す．各筋線維は，実は複数の核を有する細胞である．個々の筋線維の収縮（短縮）が，最終的に筋全体の収縮の源となる．

各筋線維内の基本単位は，筋節（サルコメア：sarcomere）である．線維全体にわたって直列的に整列し，各筋節の短縮により，線維全体の短縮が起こる．この理由から，筋節は筋内の究極の「力の発生器」と考えられている．筋節の構造と機能については，本項の後半で詳しく説明する．まず，筋は，収縮性と非収縮性のタンパク質を有することを理解することが重要である．アクチンとミオシンのような筋節内の**収縮性タンパク質**（contractile protein）は相互作用して筋線維を短くし，能動的な力を起こす（この理由から，収縮性タンパク質は「活動（active）タンパク質」ともよばれる）．一方，**非収縮性タンパク質**（noncontractile protein）は，筋線維内の細胞骨格を構成し，線維間の支持基盤を構成する．これらのタンパク質は，筋線維の構造を支持する役割を果たすため，しばしば「構造（structural）タンパク質」ともよばれる．構造タンパク質は，筋線維の収縮を直接的には起こさないが，それにもかかわらず力の生成や伝達において重要な副次的役割を果たす．たとえば，**タイチン**（titin）のような構造タンパク質は，筋線維に受動的な張力を与え，一方**デスミン**（desmin）は隣接する筋節の配列を安定化させる[53, 59, 100, 103]．一般に，構造タンパク質は，(1) 伸張すると受動的な張力を生じ，(2) 筋の内部および外部の支持と整列を行い，(3) 母体となる筋全体に能動的な力の伝達を助ける．これらの概念については，本章の後段でさらに説明する．

前に紹介した活動タンパク質や構造タンパク質に加えて，すべての筋は，大部分がコラーゲン，そして一部がエラスチンからなる細胞外結合組織で構成される[46]．構造タンパク質とともに，これらの**細胞外結合組織**（extracellular connective tissue）は，非収縮性組織に分類され，筋に構造的支持および弾性を提供する．

筋内の細胞外結合組織は，筋外膜，筋周膜，そして筋内膜の3つの解剖学的区画に分けられる．図3.1は，これらの組織が，筋腹から個々の筋線維まで，筋のさまざまな構成要素を取り囲んでいる様子を示している．**筋外膜**（epimysium）は，筋腹の表面全体を囲み，筋同士を分ける頑丈な構造である．本質的に，筋外膜は1つの「筋腹」を形作る．筋外膜は伸張に抵抗するコラーゲン線維のしっかりと織られた束で形成される．**筋周膜**（perimysium）は，筋外膜の内側に位置し，血管や神経の導管である束と筋（すなわち，線維群）とを分ける．筋外膜のように，この結合組織は，丈夫で，比較的厚く，伸張に対して抵抗性を示す．**筋内膜**（endomysium）は，筋細胞（細胞膜）のすぐ外側の個々の筋線維を取り囲んでいる．この筋内膜は，筋線維と毛細血管とのあいだの代謝交換の場となる[123]．このデリケートな組織は，コラーゲン線維の比較的高密度の網目構

BOX 3.1　主要な概念：骨格系安定器としての筋

- 骨格筋組織の構造的な構成に関する概説
- 筋の細胞外結合組織
- 筋形態学
- 筋構造：生理的断面積と走行角度
- 受動的長さ–張力曲線
- 筋と腱の並列，直列的な弾性成分
- 筋の弾性と粘弾性
- 能動的長さ–張力曲線
- 筋線維の組織学的構造
- フィラメント滑走説
- 全長さ–張力曲線：受動的張力と能動的張力の総和
- 等尺性筋力と内的トルク–関節角度曲線
- 内的トルク–関節角度曲線に影響を及ぼす機械的・生理的特性

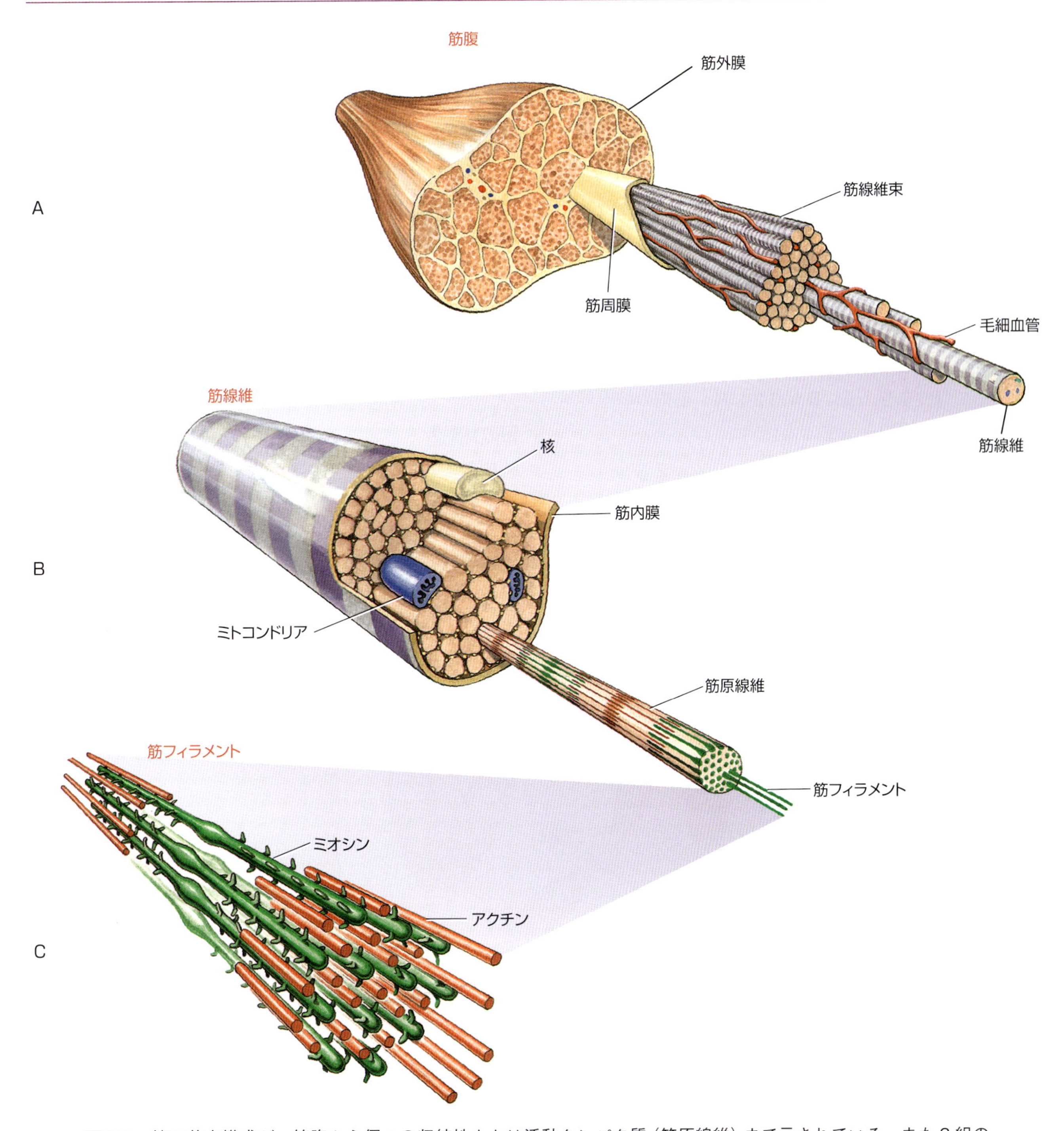

図 3.1　筋の基本構成が，筋腹から個々の収縮性または活動タンパク質（筋原線維）まで示されている．また３組の結合組織も示されている．(A) 筋腹は筋外膜で囲まれる．個々の束（筋線維束）は，筋周膜によって囲まれる．(B) 各筋線維は，筋内膜によって囲まれている．筋線維内の各筋原線維には多くの筋フィラメントがある．(C) これらのフィラメントは収縮性タンパク質のアクチンとミオシンからなる．(Standring S: *Gray's anatomy: the anatomical basis of clinical practice*, ed 41, New York, 2015, Churchill Livingstone より改変)

造で構成されており，コラーゲン線維は部分的に筋周膜に結合している．筋線維からの両方向への接続を介して，筋内膜は筋の収縮力を部分的に腱に伝達する．

筋線維にはさまざまな長さがあり，あるものは腱から腱に至るものもあるが，他のものは腱と腱の距離のほんの一部分の長さである．このような構造的特徴に対応して，細胞外結合組織は，個々の筋線維をつなぎ合わせるのに役立つ．したがって，細胞外結合組織は，筋の全長にわたる収縮力の伝達の助けとなる[80]．３つの結合組織は別々のものとして記述されているが，それらは組織の連続する帯のよ

BOX 3.2　筋内の細胞外結合組織の機能のまとめ

- 筋に全体的な構造と形状を与える
- 血管や神経の導管として機能する
- 受動的張力を生み出し，それは筋が最大長に近づいたときに最も顕著である
- 筋が引き伸ばされたあとに，もとの形状に戻るのを助ける
- 収縮力を腱に，また最終的には関節全体に及ぼす

うに織り合わされている．この構造は筋全体に強度，支持力，そして弾性を与える．Box 3.2 には，筋内の細胞外結合組織の機能の要約を示す．

筋の形態学
Muscle Morphology

筋の形態学は，筋全体の基本的な形状を表す．筋はさまざまな形態をしていて，最終的にはこれが機能に影響を及ぼす（図 3.2）．最も一般的な 2 つの形態は，紡錘状と羽状（ラテン語の *penna* に由来する；羽の意味）である．上腕二頭筋のような**紡錘状筋**（fusiform muscle）は，互いに平行に走る線維と中央の腱を有する．対照的に，**羽状筋**（pennate muscle）は，中心腱に斜めに付着する線維を有する．その理由は次の項で説明するが，羽状筋は一定の領域内により多くの線維を収納することができ，したがって比較的大きな力を生み出す[1]．身体の大部分の筋は羽状筋とみなされ，中心腱に付着する同角度の線維群の数に応じて，単羽状筋，二羽状筋，または多羽状筋に分類することができる．

筋の構造
Muscle Architecture

本項では，筋の 2 つの重要な構造的特徴，すなわち**生理的断面積**（physiologic cross-sectional area）と**筋線維の走行角度**（pennation angle）について説明する．これらの特徴は，筋と腱を介して，そして最終的は骨格に伝達される

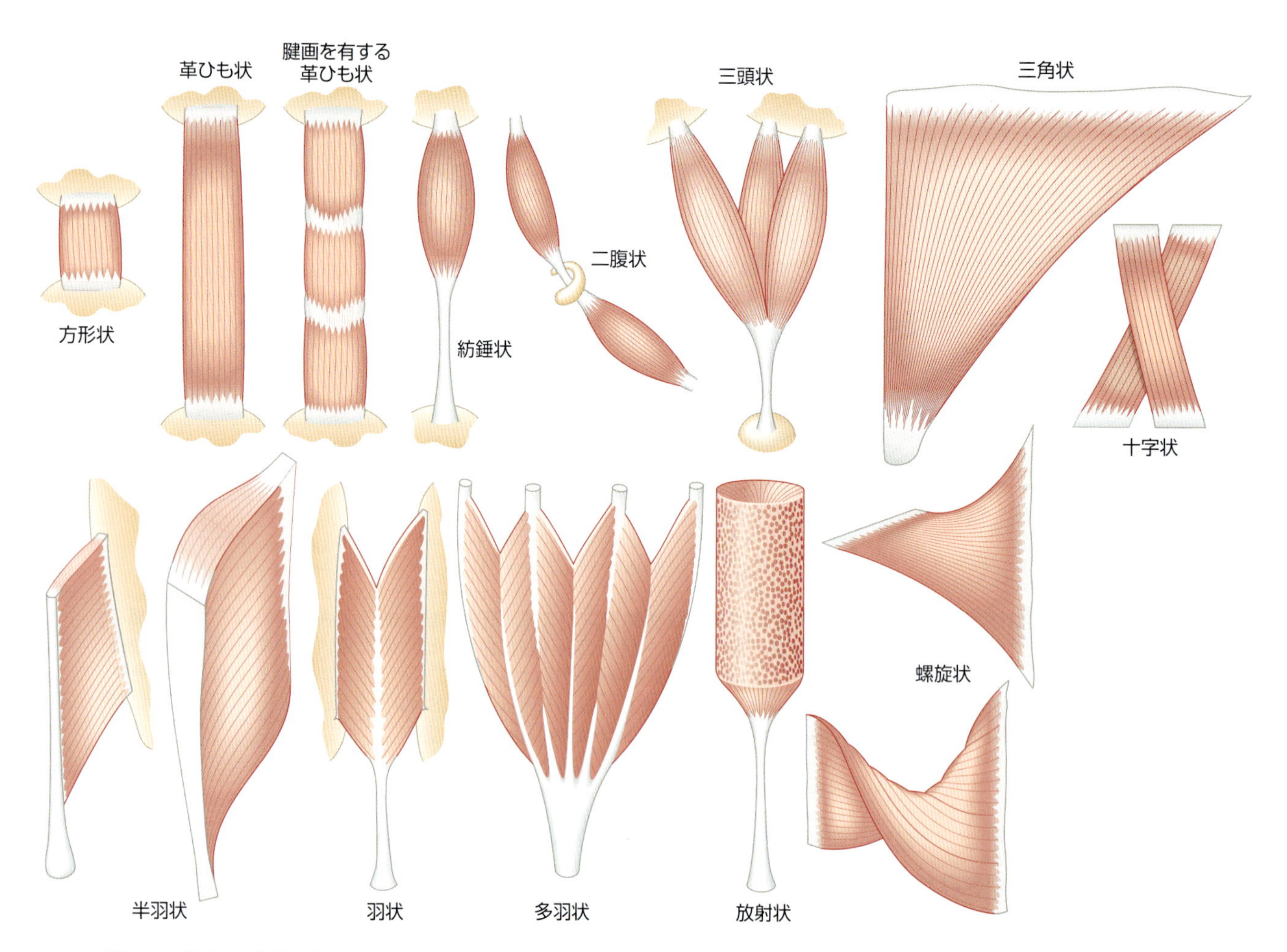

図 3.2　異なる形状の筋を示す．さまざまな形状は，腱や牽引方向など線維の走行に基づく．（Standring S: *Gray's anatomy: the anatomical basis of clinical practice*, ed 41, New York, 2015, Churchill Livingstone より改変）

力の量に大きな影響を及ぼす．

筋全体の生理的断面積は，能動的な力を発生させるために利用可能な活動タンパク質の量を反映している．紡錘状筋の生理的断面積は，その筋腹の横断面積，あるいは筋の体積（cm^3）を長さ（cm）で除した値で表現される[98]．一般に平方センチメートル（cm^2）または平方ミリメートル（mm^2）で表されるこの値は，筋内のすべての筋線維の断面積の合計を表す．完全に筋が活動していると仮定すると，その最大筋力は，すべての線維の断面積の合計に比例する．したがって，正常な状態では，太い筋は，同じ形態の細い筋より大きな力を発生する．紡錘状筋では，すべての線維が本質的に平行に走るので，生理的断面積を測定することは比較的容易である．しかし，羽状筋の生理学的断面を測定する場合，線維は互いに異なる角度で走行するので，注意が必要である．生理的断面積を正確に測定するためには，走行角度の異なる筋線維の個々の筋について直角に横断する面積を測定しなければならない．人体のいくつかの筋の断面積は，付録ⅡとⅣに掲載している．

走行角度は，筋線維と腱とのあいだの配向角度である（図3.3）．筋線維が腱に平行に付着する場合，走行角度は0°と定義される．この場合，筋線維によって生成された力のすべてが腱および関節を介して伝達される．しかし，走行角度が0°よりも大きい場合（すなわち，腱に対して斜めに走行），筋線維によって生成された力の一部のみが腱を通って長軸方向に伝達される．理論的には，走行角度が0°の筋は腱を介して収縮力の100％を伝達し，一方，走行角度が30°の同じ筋は力の86％を腱に伝達する（cos 30° = 0.86）．

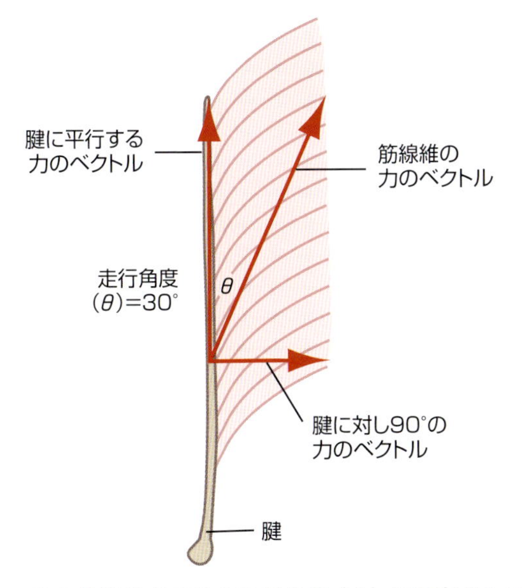

図3.3　その筋線維が30°の走行角度（θ）に配向されている半羽状筋を示す．

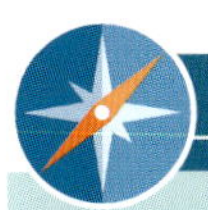

SPECIAL FOCUS 3.1

筋の潜在的な最大筋力の推定方法

骨格筋の**固有の力**は，生理学的断面の単位面積ごとに生成される能動的張力の最大総和と定義される．この値は，通常，N/m^2 あるいは lb/in^2 などの単位で表される．人の筋の固有の力を推定するのは難しいが，諸研究では15～60 N/cm^2，一般的には30～45 N/cm^2 という値が示されている[31, 98]．この大きなバラツキは，人の真の生理学的断面積を測定することの技術的困難さ，また個々人や筋ごとの線維の種類の組成の違いを反映している可能性が高い[51]．一般的に，速い単収縮線維（速筋）の割合が高いほうが，遅い単収縮筋（遅筋）の割合が高い筋よりもわずかに固有の力が高い．

健常な筋によって生成される最大筋力が断面積に比例するという事実は，単純ではあるが非常に有益な概念である．たとえば，180 cm^2 の生理学的断面積を有する健常に発達した男性の大腿四頭筋で考えてみる．筋力と断面積の比率を30 N/cm^2 と仮定すると，筋は約5,400 N（180 cm^2 × 30 N/cm^2），または約550 kgの最大力を発揮すると予想される[24]．対照的に，とても小さい手の母指内転筋でも固有の力は大腿四頭筋の比率と類似するはずである．母指内転筋の平均的なサイズはわずか2.5 cm^2 で，この筋が発揮できる収縮力は75 N，7.7 kg程度である．

前述の２つの筋の潜在的な最大筋力における顕著な差異は，それらの非常に異なる機能的役割を考慮すると驚くべきことではない．通常，大腿四頭筋に要求される筋力は大きく，この筋は全体重を重力に抗して支えるために日常的に使用されている．大腿四頭筋の構造は，腱を介して最終的に膝の骨に伝達される力の量に大きく影響する．四頭筋の走行角度が約30°であると仮定すると，腱を介して膝に伝達されると予想される最大力は，約4,676 N（cos 30° × 5,400 N），すなわち約480 kgである．この力は信じられないように思うかもしれないが，実際は理にかなっている．トルクの観点からこの力を表現することは，膝伸展力を筋力測定装置で定期的に測定する臨床家にとっては意味のあることかもしれない．大腿四頭筋が4 cmの膝伸筋モーメントアームを有すると仮定すると，最大膝伸筋トルクの推定値は約187 Nm（0.04 m × 4,676 N）であり，これは確かに健常成人の健康な男性に関する文献に報告されている範囲内にある[24, 44, 142]．

ほとんどの人体の筋は，0～30°の範囲の走行角度を有する[80]．

一般に，羽状筋は，同じ体積の紡錘筋よりも大きい力を発生する．中央腱に線維を斜めに向けることによって，羽状筋は，筋の一定の領域（空間）に，より多くの線維を収納できる．この省スペース戦略は，羽状筋に比較的大きな生理的断面積を提供し，したがって，羽状筋は大きな力を起こすことができる．たとえば，ジャンプ中に非常に大きな力を起こさなければならない腓腹筋（多羽状筋）について考える．大きな生理的断面積で得られる潜在的な強い力は，たとえ走行角度が大きくても，羽状線維から腱へ伝達される力の減少量は小さい．図3.3に示すように，走行角度は30°であっても筋線維で生成された力の86%を腱に伝達することが可能である．

筋と腱：力の生成
Muscle and Tendon: Generation of Force

▶受動的長さ-張力曲線 Passive Length-Tension Curve

神経系からの刺激で，筋節内の収縮性（活動）タンパク質が，筋全体の収縮（短縮）を引き起こす．これらのタンパク質（とくにアクチンおよびミオシン）は，構造タンパク質や他の非収縮性細胞外結合組織のネットワーク，すなわち筋外膜，筋周膜，そして筋内膜によって物理的に支えられる．解剖学的というより機能的に，これらの非収縮性組織は，筋の並列および直列弾性成分として記載される（図3.4）．**直列弾性成分**（series elastic component）は，活動タンパク質と直列につながった（すなわち，一線につながる）組織である．これらの組織の例は，腱や大型の構造タンパク質，たとえば，タイチンである．対照的に，**並列弾性成分**（parallel elastic component）は，活動タンパク質を取り囲んでいるか，または活動タンパク質と平行に並んでいる組織である．これらの非収縮性組織には，細胞外結合組織（たとえば，筋周膜）および筋線維を取り囲んで支持する他の構造タンパク質などが含まれる．

関節が伸びることによる筋全体の伸張は，並列と直列の両方の弾性成分を引き伸ばし，筋内にバネ様の抵抗や硬さが増す．この抵抗は能動的（随意的）な収縮に依存しないので，**受動的な張力**（しばしば“静止張力”と日本語訳される）とよばれる．並列および直列弾性構成要素の概念は，その解剖学に対する平易な概念であるが，筋を伸張した際に発生する抵抗の大きさを説明するにはとても有用である．

並列，直列弾性要素が筋内で引き伸ばされると，一般的な**受動的長さ-張力曲線**（passive length-tension curve）が描かれる（図3.5）．この曲線は，ゴムバンドを伸ばした場合の曲線に類似している．数学的な指数関数曲線に近似して，筋内の受動的要素は，まったく弛緩した（緩んだ）組織が伸ばされ，最初の張力が生まれる**臨界長**（critical length）に達したあと，受動的な張力が発生し始める．この臨界長に達すると張力はしだいに増加し，最終的にはき

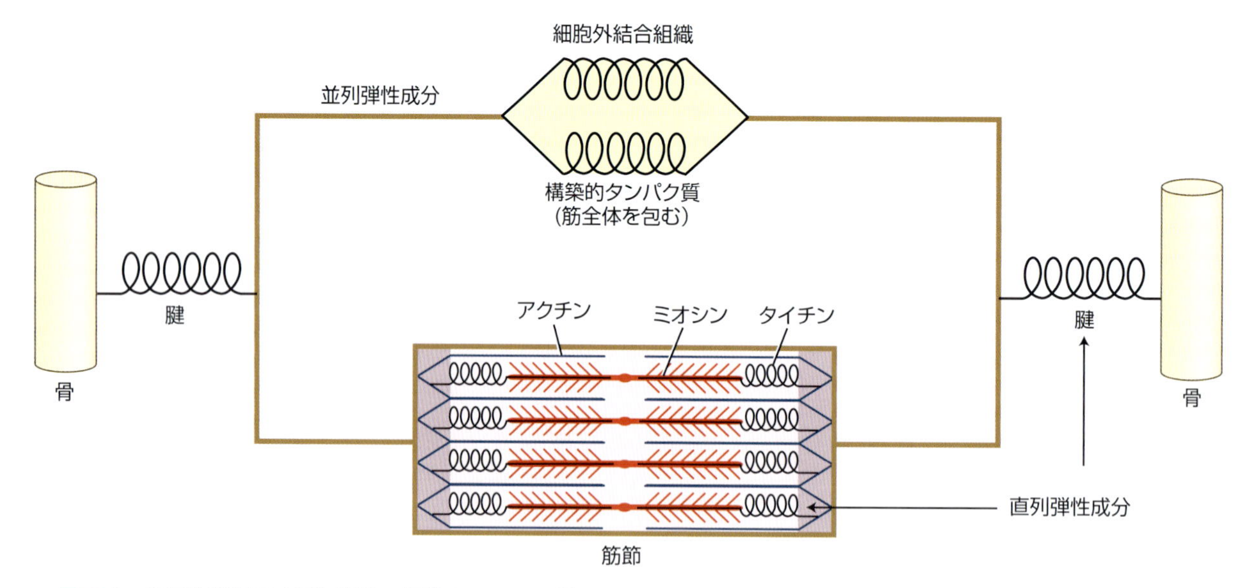

図3.4　非収縮性要素（細胞外結合組織やタンパク質のタイチンなど）と収縮性要素（アクチンやミオシンなど）を描いた，2本の骨のあいだに走行する筋全体の線図化したモデル．このモデルでは，非収縮性要素（バネのような）を直列または並列の弾性成分として区別している．直列弾性成分（収縮成分と直列に配置）は，腱や筋節内にある構造タンパク質のタイチンにより例示されている．並列弾性成分（収縮成分と平行に配置）は，細胞外結合組織（たとえば，筋周膜）および筋全体に存在する他の構造タンパク質によって表される．

わめて高い強度に達する．そこからさらに張力が増すと組織は断裂または機能不全を起こす．

伸張された健常な筋における受動的な緊張は，細胞外結合組織，腱，構造タンパク質などの非収縮性要素によって起こる弾性力に起因する．これらの組織は，それぞれが異なる特有の硬さを有する．筋がわずかにまたは適度に伸張される場合，構造タンパク質（とくにタイチン[77]）が，筋内の受動的緊張の大部分に関与する．しかし，筋がより広範囲にわたって伸張されると，細胞外結合組織，とりわけ腱を構成する結合組織が受動的緊張に大きく関与する[56]．

単純な受動的長さ–張力曲線からは，筋–腱組織が力を発生させる重要な要素の１つであることがわかる．力を発生させる活動タンパク質（すなわちアクチンとミオシン）の重なりが少なく，筋線維が能動的な力の発生能力を失い始める非常に長い筋長において，この特性はとくに重要である．受動的な長さ–張力曲線の勾配は，筋個々の構造的特徴，つまり支持する結合組織の量とタイプに依存して，それぞれの筋で異なる．

伸張された筋の受動的な緊張は，重力や物理的接触，他の筋に拮抗するための関節運動や関節の安定性など，多くの有用な役割を果たす．たとえば，早歩きの際の立脚後期，つまり蹴り出しの直前の下腿三頭筋やアキレス腱の受動的伸長について考える．この受動的な張力は，筋の力が足部を介して地面に伝わるのを補助し，歩行における推進力の一助となる[69, 83]．伸張された筋の受動的張力が典型的には

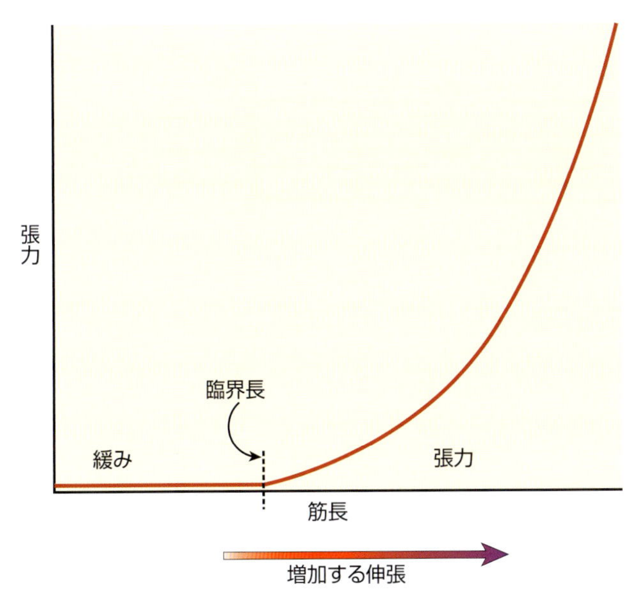

図 3.5　一般的な受動的長さ–張力曲線を示す．筋が徐々に伸ばされるにつれて，組織は最初の緩んだ状態から，受動的な張力を生成する臨界の長さに達する．この臨界長を超えると張力は指数関数的に増加する．

有用であるにもかかわらず，(1) 急速に変化する外力に対する機械的応答が遅れ，(2) 効果的な受動的張力を生成するにはかなりの長さの伸長が必要となることから，その機能的有効性は限定される．

伸張された筋組織は，伸張を起こしたエネルギーの一部を一時的に蓄積するという**弾性**（elasticity）を有する．この蓄積されたエネルギーが放出されると，筋が本来有する力を増大させる．伸張された筋は伸張速度が速くなるにつれて，その受動的抵抗（硬さ）を増加させるといった**粘弾性**（viscoelastic property）も有する（第１章参照）．弾性と粘弾性の両方の特性は，プライオメトリック運動（plyometric exercise：筋や腱の伸張性や弾性を改善するトレーニング）のプログラムの重要な要素である．

適度に伸ばされた際の筋の蓄積エネルギーは，筋がもつすべての張力と比較して小さいが，筋が最大に伸長された際の損傷を防ぐのに役立つ[84]．したがって，弾性は，筋と腱の構造成分を保護するために強い伸張力を弱める**減衰機構**（damping mechanism）として機能する．

▶能動的長さ–張力曲線 Active Length-Tension Curve

本項では，筋が能動的な力を起こす手段について説明する．能動的な力は，賦活化した筋線維，すなわち，神経系によって刺激され筋線維が収縮することで生み出される．図 3.4 に示すように，能動的な力と受動的な張力の両方が，最終的には関節を構成する骨に伝達される．

筋線維は，筋原線維とよばれる多くの小さな要素で構成される（図 3.1 参照）．**筋原線維**（myofibril）は，収縮（活動）タンパク質を含み，特徴的な構造を有する．各筋原線維は直径 1～2 μm であり，多くの**筋フィラメント**（myofilament）で構成される．筋原線維内の２つの最も重要な筋フィラメントは，**アクチン**（actin）および**ミオシン**（myosin）というタンパク質である．筋収縮は，この２つのタンパク質のあいだで起こる複雑な生理学的および機械的相互作用によるものである．これらのフィラメントの規則的な構成は，顕微鏡下で観察されるように特徴的な帯状の外観を呈する（図 3.6）．全筋原線維の機能的単位は**筋節**である（図 3.7）．１つの筋節内の暗帯（A 帯ともよばれる）は，太いフィラメントであるミオシンに相当する．ミオシンは**ミオシン頭**（myosin head）とよばれる突起を有し，アクチンと対をなす（図 3.8）．明帯は，I 帯ともよばれ，アクチンフィラメントの一部に相当する（図 3.7 参照）．静止している筋線維において，アクチンフィラメントは，ミオシンフィラメントと部分的に重なる．電子顕微鏡下では，帯は，H 帯，M 線，および Z 膜（表 3.1 に定義）

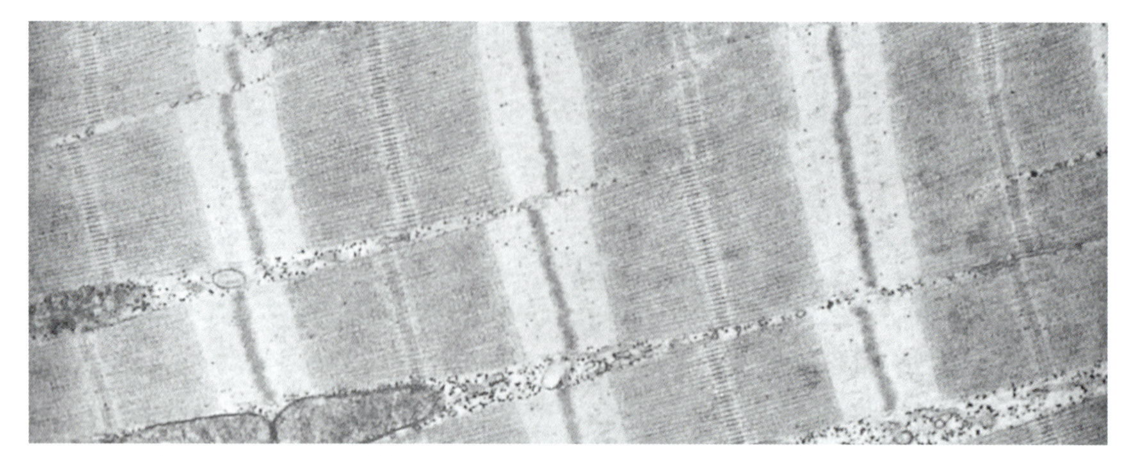

図 3.6　電子顕微鏡で観察される筋原線維は，規則正しい帯状の筋フィラメント（アクチンとミオシン）を映し出す．（Fawcett DW: *The cell*, Philadelphia, 1981, Saunders より）

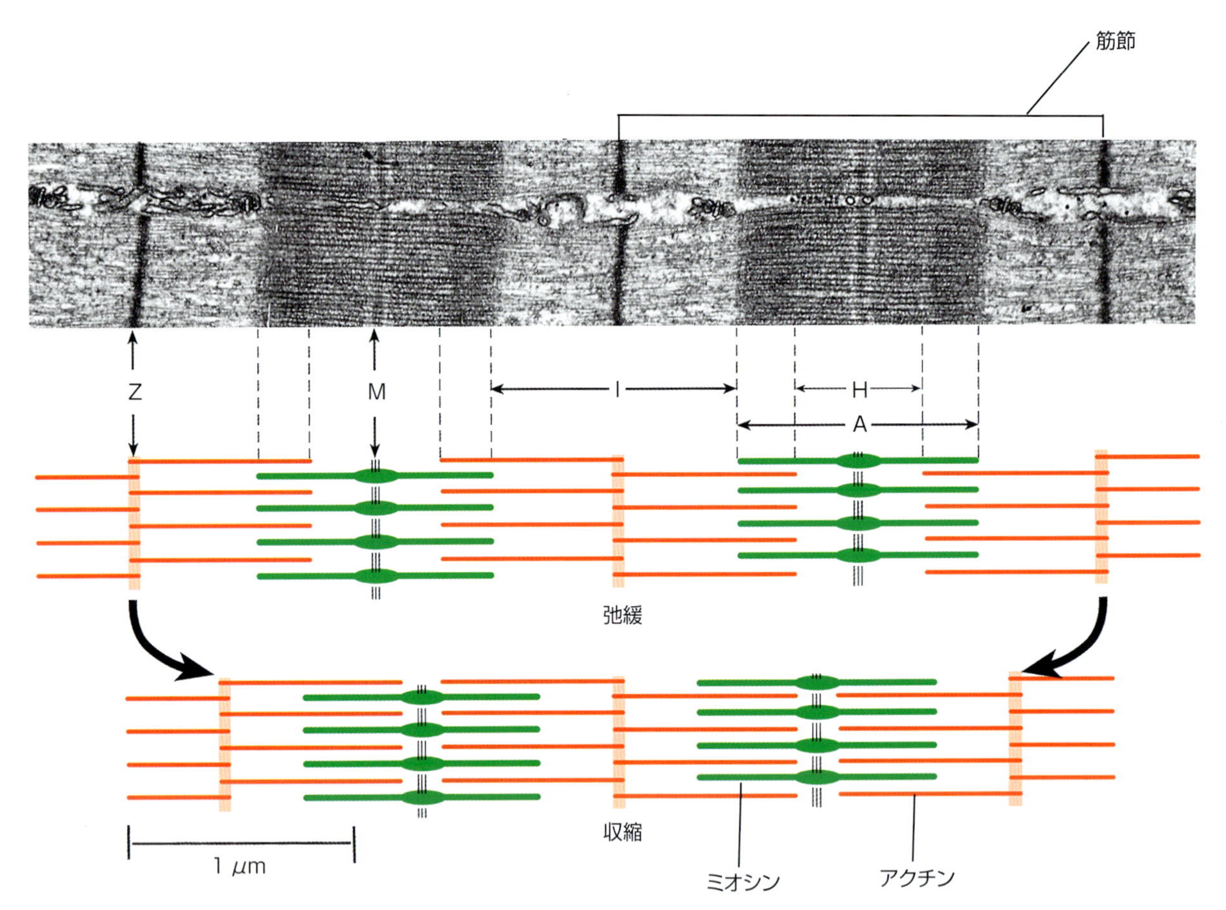

図 3.7　一番上の図は，筋原線維における２つの筋節の電子顕微鏡画像である．その下には弛緩時と収縮時（刺激時）の筋原線維における太いフィラメント（ミオシン）と細いフィラメント（アクチン）の位置関係を描写している．また，筋原線維の帯状の構造を A 帯，I 帯，H 帯そして Z 膜として表している．筋活動の際に生じる変化を表現するために，弛緩状態と収縮状態が示される．（Standring S: *Gray's anatomy: the anatomical basis of clinical practice*, ed 41, New York, 2015, Churchill Livingstone. Photographs by Brenda Russell, Department of Physiology and Biophysics, University of Illinois at Chicago. Original art by Lesley Skeates より改変）

からなる複雑なパターンを示す．アクチンとミオシンは，構造タンパク質（たとえば，タイチン）の作用で筋内に整列され，収縮および伸張中に線維に機械的安定性を提供する[53, 77, 137]．構造タンパク質や筋内膜を介して，筋原線維は最終的に腱と接続する．タンパク質と結合組織のあいだに形成されたこのすっきりとした結合網は，力を筋内で縦方向および横方向に分配することを可能にする[91]．

前述したように，筋節は筋線維内の基本的で能動的な力

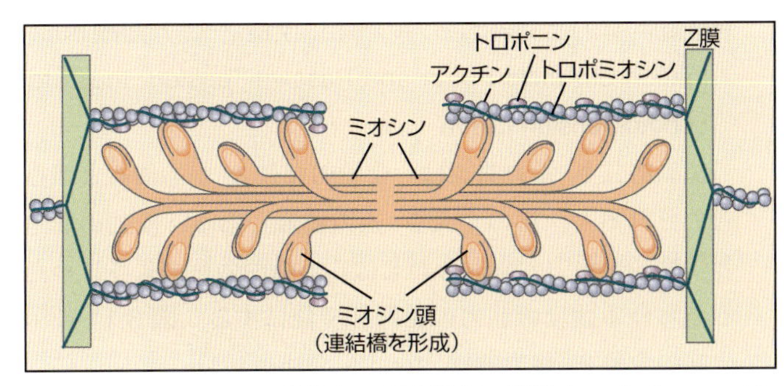

図 3.8　ミオシン頭で形成された連結橋の構造とアクチンフィラメントへのそれらの結合を示す筋節のさらに詳細な図．アクチンフィラメントにはトロポニンとトロポミオシンも含まれている．トロポニンはアクチンフィラメントをミオシン頭部に結合させることで，連結橋を形成させる．（Levy MN, Koeppen BM, Stanton BA: *Berne and Levy principles of physiology*, ed 4, St Louis, 2006, Mosby より）

表 3.1　筋節内の定義された領域

領域	説明
A帯	太いミオシンフィラメントの存在による暗帯
I帯	細いアクチンフィラメントの存在による明帯
H帯	A帯のなかでアクチンとミオシンが重なっていない領域
M線	H帯の中央にある太いミオシンフィラメントのさらに太くなった中間領域
Z膜	連続する筋節間を接続する．Z膜は，細いアクチンの筋線維を固定するのに役立つ

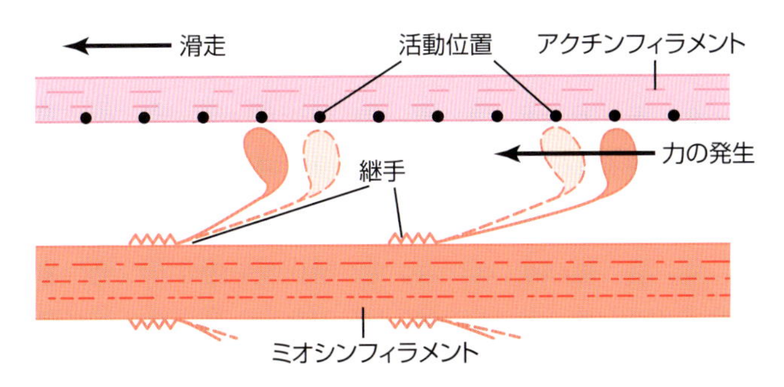

図 3.9　ミオシン頭がアクチンフィラメントと結合して，そして離れることにより，フィラメントの滑走運動が起こる様子を表している．この過程は連結橋サイクルとして知られる．筋の収縮力はこの連結橋サイクルによる力の発生によるものである．（Hall JE: *Guyton & Hall textbook of medical physiology*, ed 13, Philadelphia, 2016, Saunders より）

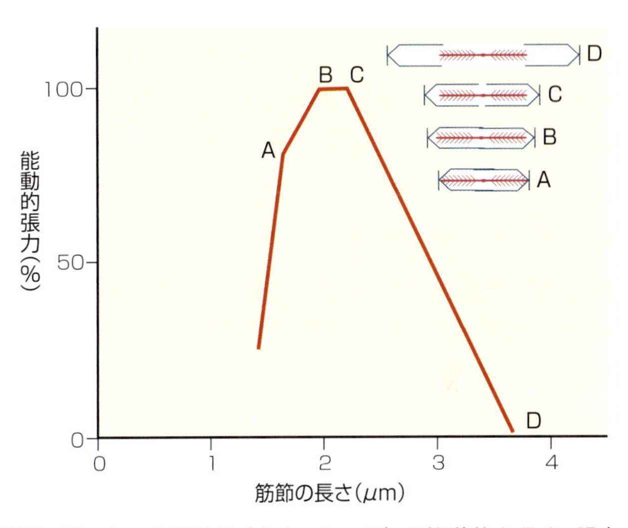

図 3.10　４つの筋節長（右上，A～D）の能動的な長さ-張力曲線．（A）アクチンフィラメントが重なり，連結橋の数が減少する．BとCにおいて，アクチンとミオシンフィラメントは，最適な数の連結橋を可能にするように配置される．Dにおいて，アクチンフィラメントはミオシン頭の範囲外に配置され，連結橋は形成されない．（Hall JE: *Guyton & Hall textbook of medical physiology*, ed 12, Philadelphia, 2010, Saunders より）

の発生装置である．個々の筋節で起こる収縮現象を理解することは，筋全体にわたる収縮過程を理解するための基礎となる．収縮過程は，ある筋節から他の筋節へと繰り返され，多くの筋節が短縮することで運動が生じる．筋節の能動的な力の発生を表すモデルは，フィラメント滑走説（sliding filament hypothesis）とよばれ，Hugh Huxley（ヒュー・ハクスレイ）[68]および Andrew Huxley（アンドリュー・ハクスレイ，2人には血縁関係なし）[67]によって別々に提唱された．このモデルにおいて，アクチンフィラメントがミオシンフィラメントを摺動し，筋節のZ膜を一緒に引っ張ってH帯を狭めることで，能動的な力が発生する．この作用はアクチンとミオシンフィラメントの漸増的な重なりをもたらし，各筋節の短縮をもたらすが，実際には活動タンパク質（アクチンやミオシン）自体は短縮しない（図 3.9）．各ミオシン頭部は近接するアクチンフィラメントに結合し，**連結橋**（crossbridge）を形成する．したがって，各筋節で生成される力の量は，同時に形成される連結橋の数に依存する．連結橋の数が多いほど，筋節内で生成される力は大きくなる．

筋節内のアクチンとミオシンとの重なりの結果として，能動的な力の大きさは，筋線維の長さに部分的に依存する．能動的収縮あるいは受動的伸長のいずれであっても筋線維の長さの変化は，アクチンとミオシンとのあいだの重なりの量，つまり連結橋の数を変化させる[48]．筋節の能動的な張力曲線を図 3.10 に示す．筋線維（または個々の筋節）の理想的な**静止長**（resting length）は，最も多数の連結橋を作る長さであり，したがって最大の力を起こす能力を有する．筋節がその静止長から長くなるか，あるいは短くなるにつれて，連結橋の数は減少し，十分な刺激下または努力下でさえ，少ない量の能動的な力しか生み出されない．能動的長さ-張力曲線は，張力の発揮に理想的な静止長においてそのピークを有する逆U字形を呈する．

長さ-力関係（length-force relationship）という用語は，本書において独自に設定した用語であるが，筋力の概念を理解するうえで適切な用語である（第1章の用語集における力と張力の定義を参照）．しかし，長さ-張力関係のほうが生理学文献で幅広く受け入れられているため，それを使用する．

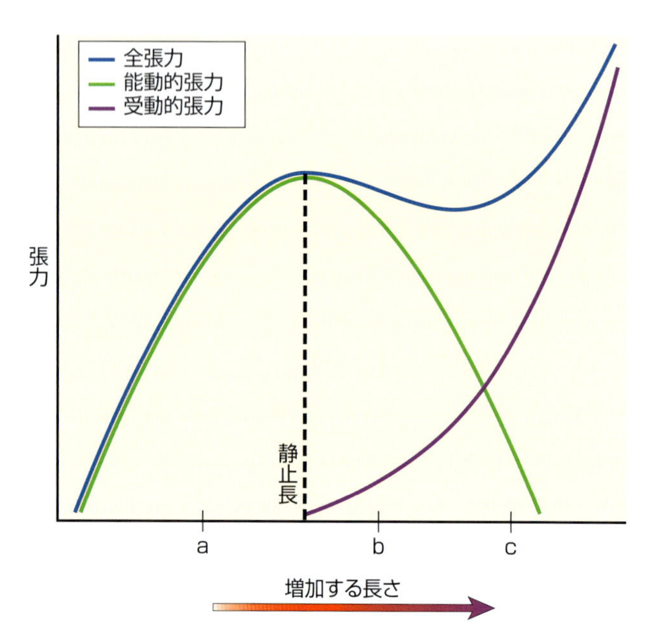

図 3.11　典型的な筋の全長さ-張力曲線．短縮された長さ（a）では，すべての力が能動的張力によって発生する．筋線維がその静止長（b）を超えて伸びると，受動的な張力が全張力に加わり始める．c では，筋がさらに引き伸ばされ，受動的張力が総力の大部分を占める．

▶能動的な力と受動的張力の総和：全長さ-張力曲線 Summation of Active Force and Passive Tension: the Total Length-Tension Curve

能動的長さ-張力曲線は，受動的な長さ-張力曲線と組み合わされると，筋の全長さ-張力曲線となる．能動的な力と受動的な張力の組み合わせは，広範囲の筋の長さにわたるあらゆる強度の筋力の発揮を可能にする．図 3.11 に示す筋の**全長さ-張力曲線**（total length-tension curve）について考える．能動的な静止長より短く，また受動的な張力を生成する臨界長よりも短い筋長（a）では，能動的な力が筋力の発揮能力を決める．力の発揮能力は，筋がその静止長に向かって長くなる（引き伸ばされる）につれて上昇し続ける．筋線維がその静止長（b）を超えて伸びるにつれて，受動的な張力が総筋力に加わり始め，能動的な力の減少は受動的な張力の増加によって相殺され，全長さ-張力曲線のこの部分を効果的に平坦化する．受動的な長さ-張力曲線のこの特徴的な部分は，能動的な力の発生が損なわれる点まで筋が伸ばされても，高いレベルの力を筋が維持することを可能にする．筋線維がさらに伸ばされるにつれて，（c）結合組織がほぼ最大のストレスを受け，受動的張力が曲線のほとんどを占めるようになる．高レベルの受動的張力は，多関節筋で最も顕著である．たとえば，手関節を能動的かつ完全に伸展すると，手関節の掌側を通るように指の屈筋が伸ばされ，指はわずかに受動的に屈曲する．受動的な張力の量は，個々の筋が固有にもつ硬さに部分的ではあるが影響を受ける．したがって，全筋長さ-張力曲線の形は，異なる構造や機能の筋同士ではかなり変化しうる[8]．

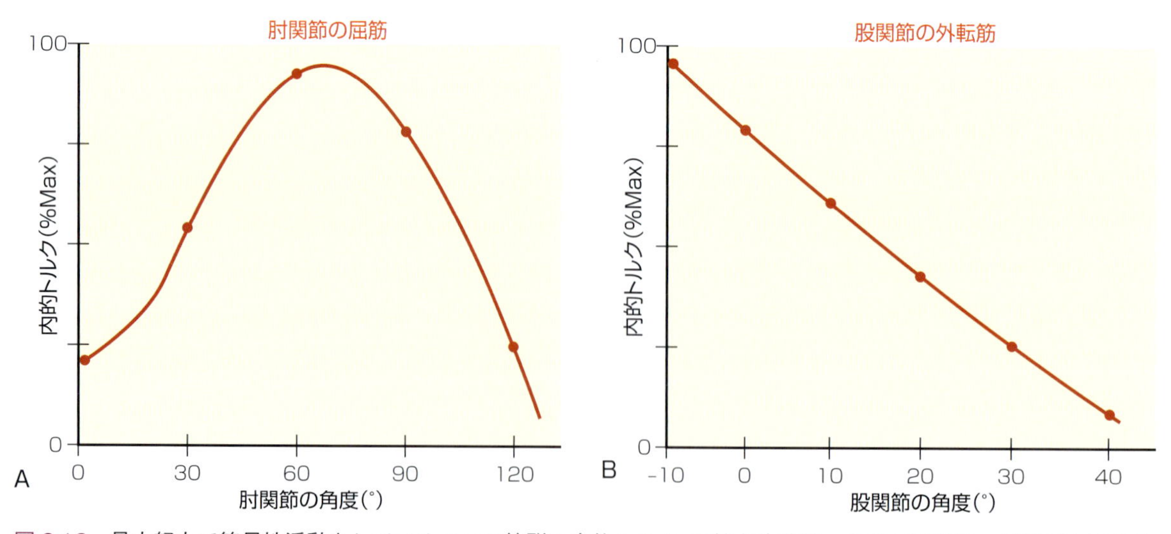

図 3.12　最大努力で等尺性活動をしている2つの筋群の内的トルク-関節角度曲線．曲線の形状は，筋群ごとに非常に異なる．（A）肘屈筋の内的トルクは，約 75° の屈曲角度で最大である．（B）股関節外転の内的トルクは，前額面角度-10°（10° の内転）で最大である．

等尺性筋力：内的トルク-関節角度曲線の開発
Isometric Muscle Force: Development of the Internal Torque-Joint Angle Curve

第１章で定義したように，筋の等尺性活動は，その長さがほとんど変化せず力を生成する．これは，主動作筋が起こした関節運動が抑制されたときに自然に生じる．その抑制は，しばしば，拮抗筋や外部要因によって生成された力による．等尺性に生成された力は，関節および身体全体に必要な安定性を提供する．ある筋から等尺性に生成された力の大きさは，長さに依存する能動的な力と受動的な張力の総和を反映する．

等尺性最大筋力は，筋の最大強度の一般的な指標としてよく用いられ，また傷害された神経筋の回復や，一定レベルのスポーツ活動に復帰するための運動選手の準備として処方することができる[20,73]．臨床現場において，最大限に活動している筋の長さや力を直接測定することは不可能である．しかしながら，筋の**内的トルク**（internal torque）は，いくつかの関節角度で等尺性に測定することができる．図3.12は，等尺性，最大努力下での２つの筋の内的トルク-関節角度曲線（いわゆる**トルク-角度曲線**）を示す（トルク-角度曲線は，筋群の全長さ-張力曲線と同様に，筋の張力を関節角度で表したものである）．筋によって等尺性に生成された内的トルクは，被験者にあらかじめ外的トルクに対して最大努力性収縮で抵抗するよう求めることによって得られる．第４章で説明するが，外的トルクは，関節の回転軸からある距離に置いた外力を感知する装置（ダイナモ

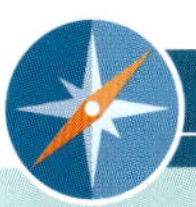

SPECIAL FOCUS 3.2

筋タンパク質：筋生理学者の研究領域の拡大

本章では，これまでのところ，おもに筋節内の収縮タンパク質であるアクチンとミオシンに焦点を当てている．しかし，このトピックに関する高度な研究では，はるかに複雑な様相を明らかにしている．たとえば，ミオシンは，異なる機能を有する**重鎖タンパク質**と**軽鎖タンパク質**に分類される．軽鎖ミオシンは，タンパク質の**トロポミオシン**や**トロポニン**と同様に，収縮過程において調節的な役割を果たすようである．さらに，他のタンパク質は，筋節内または筋節間に重要な構造的また支持的役割を果たす．これらの非収縮性タンパク質の重要性は，ここ十数年で明らかにされた．**表3.2**に記載されている情報は，一般に研究されてきた筋タンパク質の要約と背景的資料である．この分野に興味ある読者は，このトピックよりもさらに詳細な他の文献を参照されたい[16]．

表3.2　選択された筋タンパク質の機能の要約

タンパク質	機能
能動：収縮性	
重鎖ミオシン（いくつかの同形分子の複合体）	筋収縮のためのミオシン分子で，アクチンと共同して収縮力を発生させる
アクチン	ミオシンと共同して滑走し，筋節が短縮する力を発生させる
能動：調節性	
トロポミオシン	アクチンとミオシンとの相互作用を調節する．アクチンフィラメントを安定化させる．
トロポニン（いくつかの同形分子の複合体）	トロポミオシンの位置に影響を与える．カルシウムイオンと結合する
軽鎖ミオシン（遅いそして速い軽鎖のいくつかの同形分子の複合体）	筋節の収縮速度に影響を与える．連結橋の動きを調節する
構造的	
ネブリン（Nebulin）	アクチンをZ膜に固定する
タイチン（Titin）	伸張また活動している筋節のなかで他動的張力を発生させる．“スプリング”分子としての役割．
デスミン（Desmin）	隣接した筋節の長軸方向と側方での固定を助ける
バイメンチン（Vimentin）	Z膜の反復性の維持を助ける
スケルミン（Skelemin）	M線の位置の安定性を助ける
ジストロフィン（Dystrophin）	筋線維の筋節と細胞骨格の構造的安定性を供給する
インテグリン（Integrins）	筋線維の細胞骨格の安定を図る

Caiozzo VJ: The muscular system: structural and functional plasticity. In Farrell PA, Joyner MJ, Caiozzo VJ, editors: *ACSM's advanced exercise physiology*, ed 2, Baltimore, 2012, Lippincott Williams & Wilkins より改変

メータ）を使用することによって測定できる．測定は等尺性活動中に実施されるため，内的トルクの値は外的トルクの値と同じとみなされる．検査者によって与えられる励ましを伴う最大筋力の測定によって，ほとんどの健常な成人は最大限の筋活動を発揮することができる[3]．しかしながら，神経筋系に影響を及ぼす疾患や外傷を有する人では，常に最大に近い活動が引き出せるとは限らない．

最大努力下のトルク–角度曲線の形状は，それぞれの筋によって非常に独特である（図 3.12 の A と B を比較）．各曲線の形状は，筋群のトルクを決める生理学的および機械的因子について重要な情報をもたらす．図 3.13 に示す以下の 2 つの因子について考察すると，第 1 に，関節角度が変化すると筋長が変化する．たとえば，上腕二頭筋は，肘の屈曲位より伸展位で筋長は大きい．前述したように，筋の出力は，能動的な力と受動的張力の両方において，筋の長さに大きく左右される．第 2 に，変化する関節角度は，筋のモーメントアームの長さ（てこ比）を変化させる．同じ筋力でも，モーメントアームが漸増的に長くなると，より大きなトルクを生成する．関節の動きによって筋長とモーメントアームの両方が同時に変化する．したがってトルク–角度曲線の最終的な形状が，どの因子に影響を受けて決まるのかを常に知ることはできない．生理学的，あるいは機械的変化のいずれも，筋が起こす内的トルクの臨床像を変化させうる．いくつかの臨床に関連する例を表 3.3 に示す．

筋のトルク–角度曲線の形状は，それぞれの筋や関節に要求される機能的な役割を本質的に反映する．したがって，筋はそれぞれ，固有の等尺性トルク–角度曲線を有する．たとえば，肘の屈筋の場合，内的トルクは，肘の可動域の中間部で最大であり，最大伸展位や最大屈曲位の近くで最小となる（図 3.12A 参照）．偶然とはいえないだろうが，直立姿勢において前腕および手に持っている荷物に対する重力による外的トルクも，肘の可動域の中間部で最大であり，両端の最終域で最小となる．

股関節外転筋の場合，内的トルクは正中位（外転 0°）付近で最大である（図 3.12B 参照）．この股関節角度は，歩

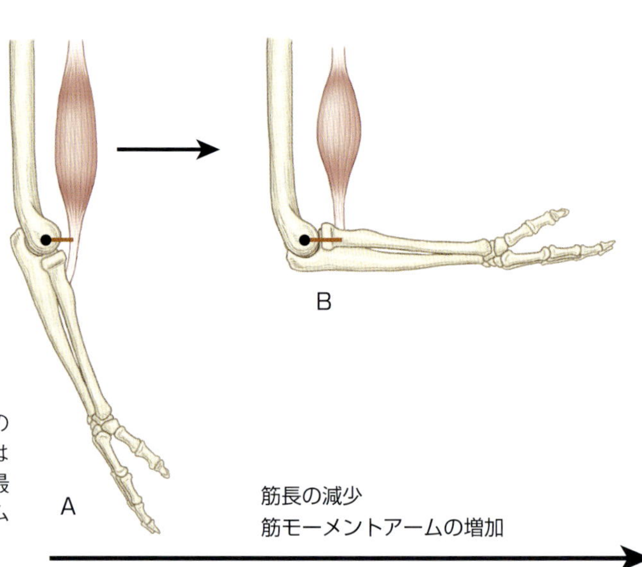

図 3.13　筋の長さとモーメントアームは，筋の最大努力性トルクに影響を与える．（A）筋長は最長に近く，モーメントアーム（茶色の線）は最短に近い．（B）筋長は短く，モーメントアームは最長である．

表 3.3　内的トルクの発生に影響する力学的または生理学的変数の変化の臨床例と帰結

変数の変化	臨床例	内的トルクの変化	可能性のある臨床帰結
機械的：内的モーメントアームの増加	外科的な大転子の変位による股関節外転筋の内的モーメントアームの増加	要求される外転トルクに比し必要な筋力の不足	外転筋力の不足は，関節を不安定にするか，あるいは有痛性の股関節へ加わる力を減少させる．関節を損傷させる力から保護する方法の検討
機械的：内的モーメントアームの減少	重度の膝蓋骨骨折に対する膝蓋骨切除術	要求される膝伸展トルクに比し膝伸展力が過剰	膝伸展に必要以上の筋力の増加は，膝関節面を磨耗させる
生理学的：筋活動の減少	深腓骨神経の損傷	背屈筋力の減少	安全に歩く能力を低下させる
生理学的：神経活動時の明らかな筋長の減少	手関節伸筋の麻痺を伴う橈骨神経の損傷	手関節の伸筋力の減少は，握るときに指屈筋による手関節屈曲を生じる	指屈筋の過剰収縮（短縮）による非効果的握り

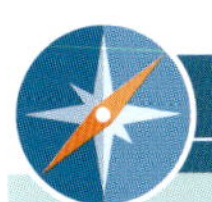

SPECIAL FOCUS 3.3

人の最大随意筋活動を測定する方法

通常の臨床的な筋力検査では，たとえ最大努力と良好な健康状態と仮定されていても，人々が実際に筋を最大限に働かせているかどうかを確実に知ることは困難である．人の**最大随意的活動**は，最大収縮を発揮している最中に，運動神経を直接あるいは経皮的に電気刺激することで測定できる．電気刺激によって力が増加した場合は，筋線維のすべてが随意的に活動していなかったことを示す．この技術は**刺激補間法**として知られている[40, 41, 119]．随意的活動の大きさは，典型的には，筋の最大潜在筋力（すなわち，神経駆動）の百分率（%）で表される．

ほとんどの若年健常成人において，肘屈筋，膝伸筋および足関節の背屈筋は最大等尺性活動の90%から100%を発揮することができるが，これらの値は個々人や検査方法によって大きく異なる[40, 47]．最大随意性活動の平均レベルも，筋によって異なる可能性がある[40]．また，外傷や病後の筋において，たとえば前十字靱帯損傷や慢性膝蓋大腿痛後の大腿四頭筋[45, 139]，喘息患者の横隔膜[4]などの場合，最大随意性活動は有意に低いことが報告されている．多発性硬化症の患者では足関節の背屈筋において，コントロール群（健常者）が最大活動能力の96%を発揮できたのに対して，わずか86%しか発揮することができなかった[99]．

行の片脚支持期において前額面上の安定性のために股関節外転筋が最も必要とされる角度とおおよそ一致する．股関節は，最大外転位において大きな外転トルクを必要とすることはめったにない．股関節外転角の漸増的増加に伴う最大トルクの直線的低下が示すように，トルク-角度曲線の形態はおもに筋の長さに依存する（図3.12B参照）．しかし，どのような筋であっても，（筋の長さに基づく）高い全筋力と（モーメントアームの長さに基づく）大きなてこ比は，相対的な内的トルクを最大にする．

要約すると，等尺性トルクの大きさは，最大の努力をしても，運動開始時の関節の角度によってかなり異なる．したがって，等尺性トルクの臨床的測定値は，将来，比較ができるように関節角度を考慮することが重要である．また，筋が機能的に活動できる範囲を把握するためには，異なるいくつかの関節角度で等尺性強度のテストを行うことが推奨される．この情報は，職場で特定の作業に従事しようとする患者の職業的適性を判断するために必要な場合がある．とくに，特定の関節角度で大きな内的トルクを発生する必要がある場合はそうである．

骨運動の力源としての筋：力の調節

前項では，等尺性に活動する筋が，どのように骨格系を安定させられるかについて検討した．次項では，高度に制御された方法で骨格系を動かすために，筋は筋長の変化に対応しながら，どのように能動的に力の増減を行うかについて考える．

求心性・遠心性活動による力の調節：筋の力-速度関係

Modulating Force through Concentric or Eccentric Activation: Introduction to the Force-Velocity Relationship of Muscle

第１章で紹介したように，神経系は，筋を刺激して，**求心性**（concentric），**遠心性**（eccentric），または**等尺性**（isometric）の活動によって力を生成し，あるいは他の力に抵抗する．求心性活動のあいだ，筋は短くなる（収縮する）．これは，内的（筋）トルクが外的（負荷）トルクより大きいときに起こる．逆に，遠心性活動の際には外的トルクが内的トルクより大きい．遠心性活動では，筋は神経系によって収縮するように駆動されるが，外部または拮抗筋からのより優位な力によって伸長される．等尺性活動のあいだ，筋の長さは，内的トルクと外的トルクが等しいため，ほぼ一定のままである．

求心性活動と遠心性活動の際，筋の最大出力と収縮（または伸長）速度とのあいだには非常に特有の関係が存在する．求心性活動の際，たとえば，負荷が無視できる程度であれば，筋は最大速度で収縮する（図3.14）．負荷が増加すると，筋の最大収縮速度は低下する．ある時点では，非常に大きな負荷によって収縮速度が0（すなわち，等尺性状態）になる．遠心性活動は，求心性活動とは別に考える必要がある．遠心性活動では，等尺性の力のレベルを少しだけ上回る荷重は，筋をゆっくりと長くする．より大きな負荷が加えられるにつれて，伸長の速度が上昇する．筋にはなんとか耐えられる最大負荷があり，この負荷レベルを

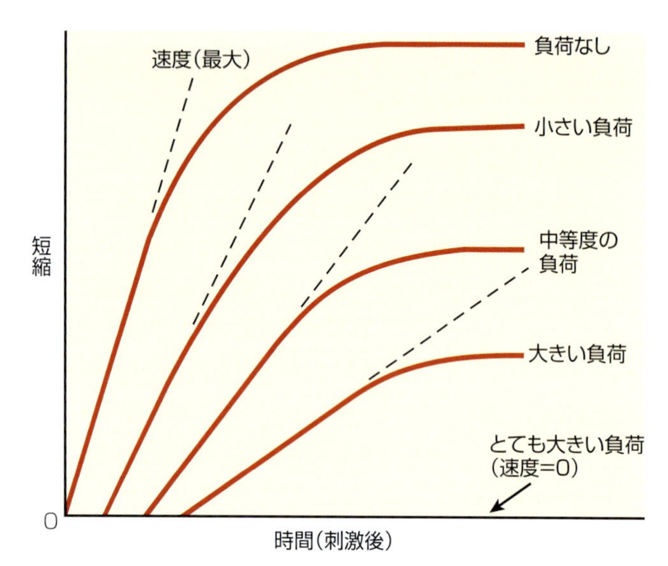

図 3.14　筋への負荷（外部抵抗）と最大短縮（収縮）速度との関係（速度は破線の勾配に等しい）. 外部負荷がなければ，筋は高速で短縮することができる. 筋の負荷がしだいに増加するにつれて，その最大短縮速度は低下する. 最終的に，非常に大きな負荷では，筋は短縮できず，速度は0である.（McComas AJ: *Skeletal muscle: form and function*, Champaign, Ill, 1996, Human Kinetics より再描画）

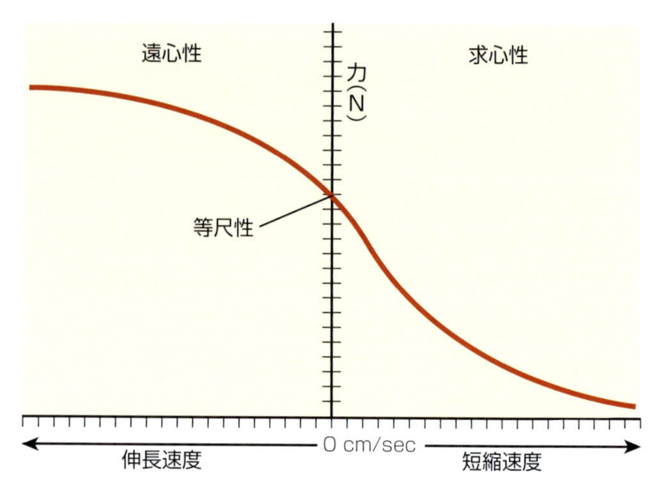

図 3.15　最大筋力発揮時の筋短縮または伸長の力と速度とのあいだの理論的関係. 求心性活動（筋短縮）を右に示し，遠心性活動（筋の伸長）を左に示す. 等尺性活動は，速度が0の際に起こる.

超えると筋は制御不能に長くなる.

▶力-速度曲線 Force-Velocity Curve

筋長の変化速度と最大筋出力との関係は，図 3.15 のグラフの**力-速度曲線**（force-velocity curve）によって最もよく表される. この曲線では，求心性，等尺性，遠心性活動について，Y 軸（縦軸）に力を，X 軸（横軸）に短縮および伸長速度を示す. この力-速度曲線はいくつかの筋生理学の重要なポイントを表している. 最大努力下の求心性活動の際には，発生した筋力の総和は短縮速度に**反比例**する. この関係は，カエルの骨格筋において 1938 年に生理学者である A. V. Hill によって初めて発表されたもので，ヒトの骨格筋に類似する[54, 55]. 収縮速度が速い場合，筋の力生成能力の低下は，おもに連結橋が結合したり離れたりするスピードの生理的限界によるものである. より速い収縮速度では，遅い場合よりも，一定時間における結合する連結橋の数は少ない. 収縮速度 0（等尺性状態）では，特定の筋内には，特定の瞬間に最大数の結合した連結橋が存在する. この理由から，筋はあらゆる短縮速度のときよりも速度 0 の等尺性活動で大きな力を発揮する.

遠心性筋活動における力-速度曲線の生理学的解釈は求心性活動とは大きく異なる. 最大努力下の遠心性活動では，発生する筋力の総和は，ある時点まで筋の伸長速度と**正比例**する. したがって多くの場合でそうであるが，この曲線は遅い伸長速度の場合には，図 3.15 に示した理論的な力-速度曲線より 0 方向に勾配する. ほとんどの人（とくに運動不足の人の場合）において，その理由は十分解明されていないが，とくに高速度での最大遠心性活動は困難である[12, 26]. これは過剰な力によって引き起こされる筋損傷を防ぐための保護機構である可能性がある.

筋の力-速度関係の臨床像は，しばしばトルク-関節角速度関係によって表現される. このタイプのデータは，等速性筋力計（第 4 章を参照）によって得ることができる. 図 3.16 は，健常男性の膝伸筋と屈筋のピークトルクを，筋の短縮から伸長速度の範囲で示す. 2 組の筋は，ピークトルクの曲線は異なっているが，筋の収縮速度の上昇に伴って最大努力トルクが減少し，伸長速度の上昇に伴って最大努力トルクが増加するという共通の傾向を示す.

図 3.15, 3.16 に示す力-速度曲線の全体的な形状は，筋が等尺性または求心性活動の速度のときよりも遠心性活動の際に大きな力（ピークトルク: peak torque）を生成するという事実を一貫して表している. その理由は十分解明されていないが，遠心性活動により生成された相対的に大きい力は，(1) それぞれの連結橋が一方に引かれ，切り離されるにつれて，連結橋ごとに生成される平均的な力が大きくなる[81]，(2) 連結橋形成のより迅速な再結合，そして (3) 伸張された筋の並列および直列弾性成分の粘弾性が起こす受動的張力によってもたらされると部分的には解釈できる. 3 つ目の要因の間接的な根拠としては，とくに運動不足の人が，遠心性活動による過剰な運動のあとに発症する**遅発性筋痛**（delayed onset muscle soreness）として知られる現象があげられる. この特徴的な疼痛は，筋原線維，

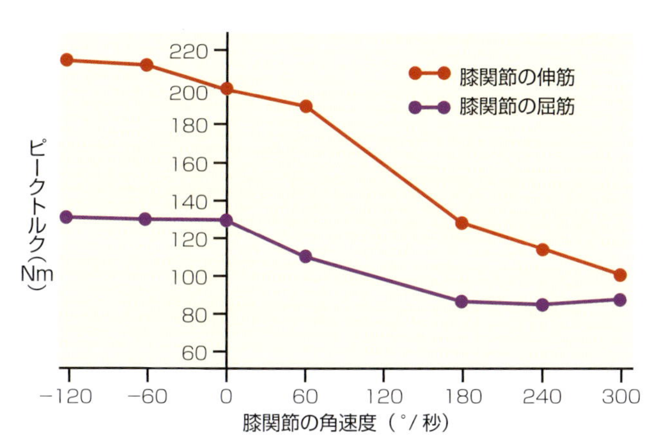

図 3.16 膝伸筋と屈筋のピークトルク．正の速度は求心性活動を示し，負の速度は遠心性活動を示す．データは，訓練を受けていない64名の健常男性からのものである．（Horstmann T, Maschmann J, Mayer F, et al: The influence of age on isokinetic torque of the upper and lower leg musculature in sedentary men, *Int J Sports Med* 20: 362, 1999からのデータ）

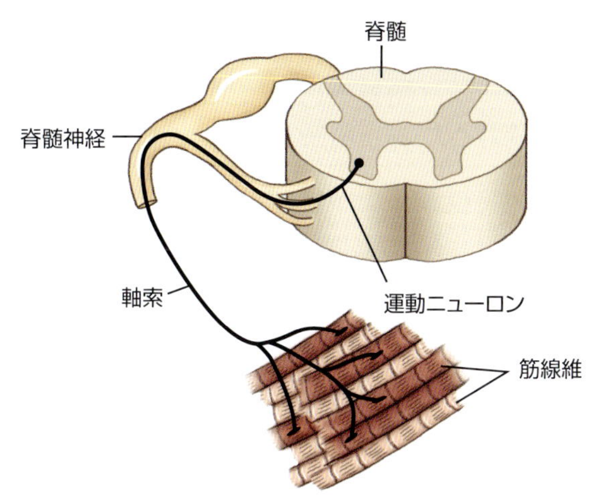

図 3.17 運動単位は，（α）運動ニューロンと，それが神経支配する筋線維からなる．

筋節の細胞骨格，および細胞外結合組織を含む，強く（および急速に）伸長された筋における**伸張関連損傷**によるものと部分的に説明される[108]．

遠心性に活動する筋の機能的役割は，運動の代謝的，神経学的「効率性」にとって重要である．遠心性に活動する筋は，伸張されるとエネルギーを蓄積する．そして，引き伸ばされた筋が収縮したときにだけエネルギーは放出される．さらに筋電図における振幅，そして酸素消費量の比率は，同じ絶対的作業負荷量において求心性活動よりも遠心性に活動する筋のほうが小さい[28]．この効率の原因となるメカニズムは，前述の3つの要因と密接に関係している．なぜなら，非遠心性活動と比較して遠心性活動によって大きな力が生成されるからである．遠心性活動で行われる運動の一部は，筋線維のわずかな能動的活動しか必要としないため，代謝量および筋電活動が少ない．

▶力と仕事：筋の力-速度関係に関連する追加的な概念
Power and Work: Additional Concepts Related to the Force-Velocity Relationship of Muscle

筋の最大潜在能力とその短縮速度の相反関係は，仕事率の概念に関係している．パワー（power）つまり仕事率は，力と収縮速度との積として表すことができる（筋収縮の仕事率は，図3.15に示した曲線の右下の面積に相当する）．筋の一定の出力は，収縮速度を減少させながら，同じ割合で負荷（抵抗）を増加させることによって持続することができ，またはその逆もそうである．これは，概念上，自転車に乗っている際の変速ギアと非常に似ている．

負荷に対して求心性に活動する筋は，正の仕事をしている．対照的に，過負荷に対して遠心性に活動する筋は，負の仕事をしている．後者の場合，筋は負荷によって供給されるエネルギーを蓄積している．したがって，筋は，筋が収縮しているあいだ（求心性活動時）は積極的な加速器として，または荷重がかけられて筋が活動しながら長くなるとき（遠心性活動時）は，「ブレーキ」または減速器として働くことができる．たとえば階段を上る際，大腿四頭筋は，身体の重さを持ち上げるときには求心性に活動しているので，正の仕事とみなされる．一方，この筋が負の仕事をするのは，遠心性活動の際に，制御しながら階段を降りる場合である．

神経系による筋の賦活化
Activating Muscle via the Nervous System

本章ではこれまで，筋力の発生の根底にあるいくつかの重要なメカニズムについて検討してきた．さらに，もっと重要なことは，筋は，神経系，とくに脊髄の前角（腹側角）に神経細胞体をもつα運動ニューロンによって発せられたインパルスによって興奮するということである．各α運動ニューロンは，脊髄から伸び，筋全体の複数の筋線維につながる軸索を有する．単一のα運動ニューロンとそれに支配された筋線維の一群は，**運動単位**（motor unit: MU）とよばれている（図3.17）．α運動ニューロンに興奮をもたらす刺激の発生源はたくさんあると考えられている．たとえば，皮質からの遠心性ニューロン，脊髄介在ニューロン，求心（感覚）性ニューロンなどである．それぞれの発生源は，最初に特定の運動ニューロンを動員し，その後，より

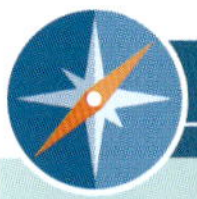

SPECIAL FOCUS 3.4

長さ-張力と力-速度関係の結合

筋の長さ-張力関係，力-速度関係は別々に記述されているが，実際には両者がしばしば同時に作用している．いつの場合にも，活動する筋は等尺性を含む特定の長さや特定の収縮速度で機能している．したがって，筋力，長さ，および収縮速度のあいだの三次元関係を表すグラフは有用である（図3.18）．しかし，グラフは，筋の受動的長さ-張力成分を含まない．たとえば，短縮した長さで高速で収縮する筋は，最大努力をしても比較的低い力しか生成しないことを示している．対照的に，長い筋長（たとえば，その最適な筋長に近い）で遅い速度（ほぼ等尺性）で収縮する筋は，理論的には，かなり大きな力を生成する．

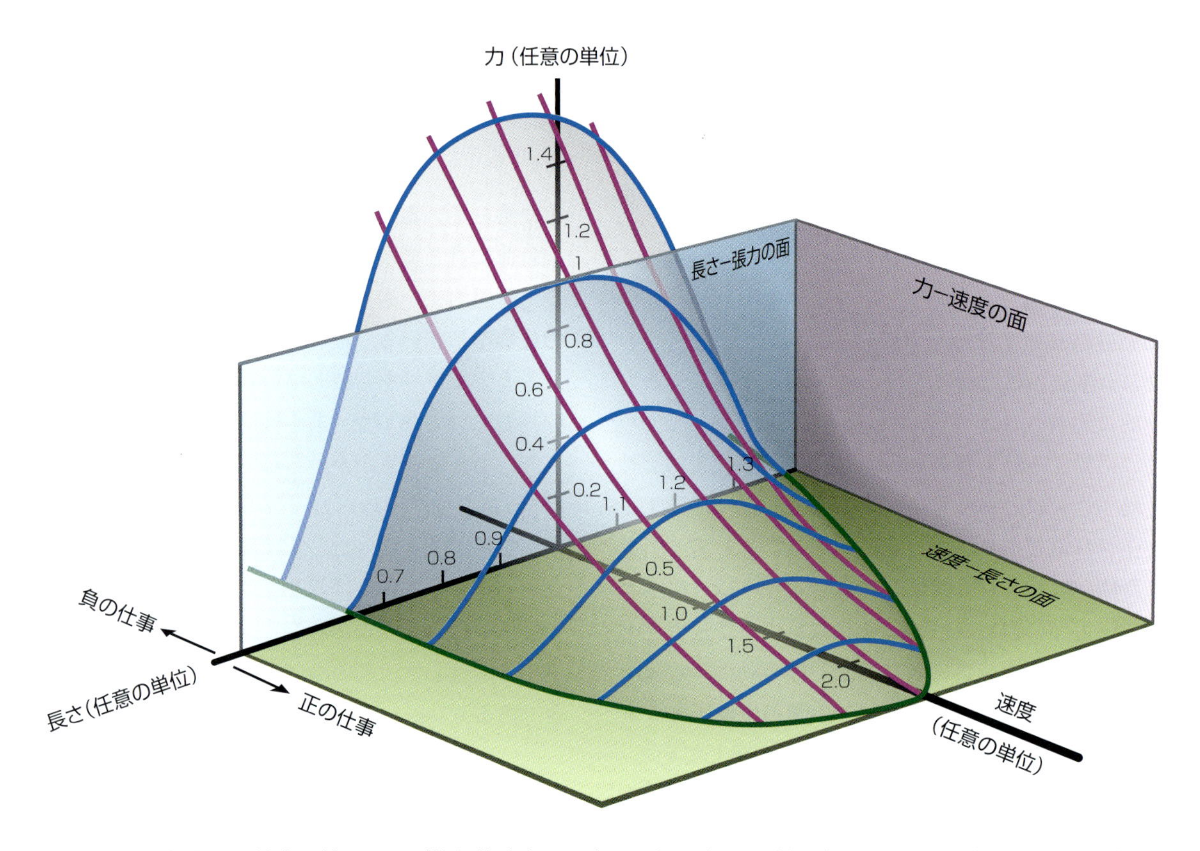

図3.18　最大努力下の筋力，筋長および筋収縮速度の三次元関係を表す理論的グラフ．正の仕事は求心性活動に関連し，負の仕事は遠心性活動に関連する．仕事は，筋力に筋収縮速度を乗じたものとして表すことができる．（Winter DA: *Biomechanics and motor control of human movement*, ed 2, New York, 1990, John Wiley & Sons より再描画と改変）

高い発火頻度によって，他のα運動ニューロンを追加的に賦活することができる．後者は発火頻度による調節とよばれる過程である．この発火頻度によって，筋力を滑らかに増加させるような繊細に制御された機構が提供される．動員および発火頻度は，運動ニューロンを賦活化するために神経系によって行われる2つの主要な方略である．運動ニューロンの賦活化に利用できる方略と運動単位の空間的な配列は，小さな力を発生させる際には少ない運動単位を動員し，そして大きな力を発生させる際には多くの運動単位を動員するという機構を可能にしている．運動単位は筋全体に分布しているので，賦活された筋線維からの力は，筋全体にわたって合算され，そして腱や関節に伝達される．

▶動員による調節 Recruitment

動員による調節は，ある筋線維の賦活を引き起こす特定の運動ニューロンの初期賦活化を指す．神経系は，α運動

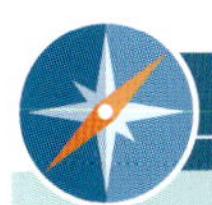

SPECIAL FOCUS 3.5

骨格筋の「神経支配」という用語の複雑さを理解する

筋は，中枢神経系から発せられる遠心性シグナルによって収縮するように刺激される．いったん刺激されると，筋は2つの基本的メカニズム（収縮するか，伸張に抵抗するか）の1つによって力を生成する．この結果として生じる力は，運動の量，タイミング，そして動作の精度を調整するのに役立つ，**求心性**（感覚的な）フィードバックとして連続的に供給され，運動が修正される．

このSpecial Focusの目的は，質の高い能動的運動が，運動神経支配と同様に知覚神経支配に大きく依存するという概念を強調することである．筋が運動を起こすと，中枢神経系は，広範囲な場所から求心性シグナルを受ける．これらの求心性シグナルは，眼や耳の三半規管および活動している筋にある受容器や皮膚，関節周囲結合組織に隣接する機械受容器から発せられる．運動中の感覚フィードバックの重要性は，おもに感覚系の病変を有する人の運動の質の低下を観察すれば明らかである．健常な状態では，筋の神経支配とは，末梢から中枢神経系への多様な求心性シグナル，および中枢神経系から末梢への遠心性シグナルの**両方**からなる．

表3.4には，骨格筋に存在する感覚受容器のいくつかの分類方法の1つを列挙する．ほとんどの受容器は，筋や腱の伸張および力の変化のシグナルを神経系に送る．これに対して神経系は，主動作筋や拮抗筋における運動単位の相対的な興奮性を調節することによって応答する．さらに，筋の受容器は，機械的圧力や局所代謝環境の変化を検出し，それによって心血管出力や運動ニューロンプール（motor neuron pool：1つの筋を支配する複数の運動ニューロン）の興奮性の変化を導く．この表に含まれる情報は，しばしば混同し重複する名称分類である感覚受容器とそれらのニューロンを明確にするのに役立つ．また，この情報は，この分野における追加的な学習や文献を読む際に役立つだろう．

表3.4　骨格筋における選択された感覚受容器の名称と基本情報のまとめ

グループ*	感覚受容器	機能	受容器の主要な刺激	コメント
Ⅰa	筋紡錘（一次）	主動作筋の興奮性の増加．拮抗筋の興奮性の低下	筋伸張の程度	腱反射の主要なメカニズム
Ⅰb	ゴルジ腱器官（GTO）	主動作筋の興奮性の低下．拮抗筋の興奮性の増加	筋-腱の力	最終可動域で加えられる力で刺激される
Ⅱ	筋紡錘（二次）	主動作筋の興奮性の増加．拮抗筋の興奮性の低下	筋伸張	舌を除く，ほぼすべての筋に存在する
Ⅲ	機械受容器	心血管および換気出力を増加させる．中枢の運動推進を抑制する	筋内圧の変化	運動中の運動ニューロンプールの興奮に影響する
Ⅳ	機械受容器	同上	筋代謝の変化	同上

*ローマ数字は，特定の受容器に関連する神経線維の分類を示す．グループは，相対的な神経線維の直径および伝導速度に基づいて分類される．（グループⅠは最大の直径と最も速い伝導速度を有する）

ニューロンの膜電位を変化させることによって運動単位を動員する．この過程は競合する抑制入力と促通入力との加重によって起こる．臨界電圧では，イオンは細胞膜を通り抜けて流れ，**活動電位**として知られる電気信号を発生させる．活動電位は，α運動ニューロンの軸索を伝って神経筋接合部の運動終板に伝播する．筋線維が賦活されると，筋収縮（**単収縮**：twitchともよばれる）が起こり，少量の力が生成される．より多くの運動ニューロンが動員されれば，より多くの筋線維が賦活化されるので，より大きな力が筋全体で生成される．

各運動単位とそれに支配される筋線維は，通常，同じ収縮特性を共有し，筋内に分布する．1つの筋には数百の運動単位が存在し，また運動単位の1本の軸索は5～2,000本の筋線維を支配することができる[33]．目や手先の動きをコントロールするような微細な運動や比較的小さな力が必要とされる筋は，一般的に小さなサイズの運動単位を有する．典型的には，これらの運動単位は，軸索あたりの神経が支配する筋線維の数が少ない（**低い神経支配比**）．対照

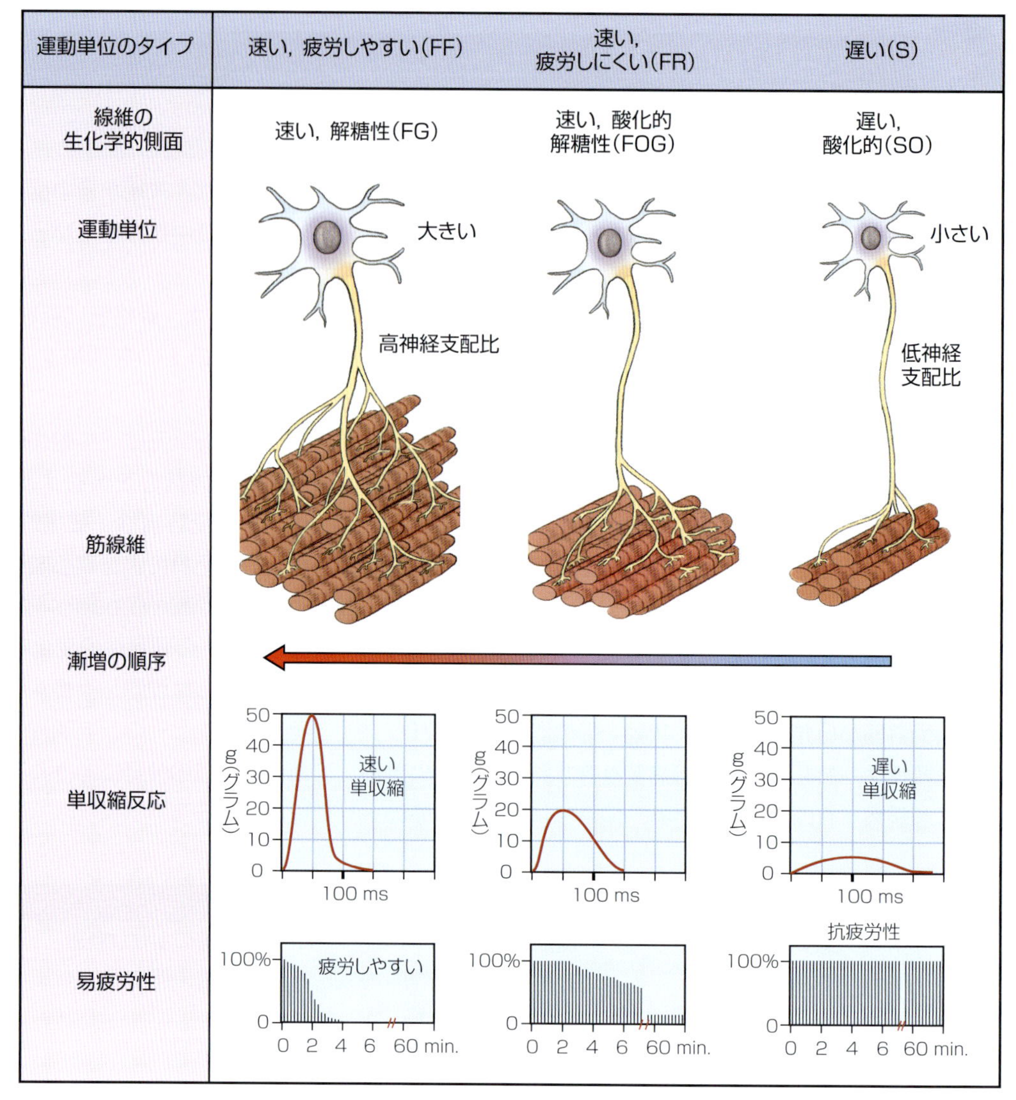

図 3.19　組織化学的特性，サイズおよび単収縮（収縮）特性に基づく筋線維からの運動単位のタイプ分類．3つの運動単位タイプのそれぞれについて，異なる収縮様式および形態学的特性の理論的連続体が示されている．特徴の範囲は，それぞれの運動単位（筋内または筋全体のいずれか）においてかなり変化しうることに留意することが重要である．

的に，より大きな力を生成し粗大な動きを制御するために用いられる筋は，一般に，より大きなサイズの運動単位を有する．これらの運動単位は，軸索あたりの支配する筋線維の数が多い（**高い神経支配比傾向にある**）[33]．すべての筋は，その機能的役割にかかわらず，幅広い神経支配比の運動単位を有する．

運動ニューロンの大きさは，神経系によって動員される順序に影響を及ぼす．小さいニューロンは，大きな運動ニューロンより先に動員される（図 3.19）．この原則は，1950 年代後半に Elwood Henneman（エルウッド・ヘンネマン）によって実験的に実証され，ヘンネマンのサイズ原理（Henneman size principle）とよばれている[52]．このサイズの原理は，運動単位の整然とした動員順序がその大きさによって規定されることを明らかにし，滑らかに制御された力の増加量を解明したものである．

小さな運動ニューロンによって支配された筋線維は，持続時間が比較的長く（「ゆっくりとした単収縮」），振幅の小さい**単収縮反応**を示す．この筋線維を含む運動単位は，筋線維の収縮がより遅いため，S（遅い：slow）と分類されている．またこの線維は SO 線維ともよばれ，単収縮が遅く**酸化的**（slow and oxidative）な組織化学的特性を示す．遅い（S）運動単位に支配される筋線維は，比較的，抗疲労性を示す（持続的な活動中に力の減弱がほとんどない）．その結果，ヒラメ筋のような筋（足関節を介して身体の姿勢動揺を持続的かつ微細に調整を行う）は，SO 線維を比較的高い割合で有する[70]．このヒラメ筋のような遅い線維を有する筋は，長時間にわたり低いレベルの力を維持することが可能なことから「**姿勢保持筋**」とよばれる．

対照的に，大きな運動ニューロンに支配される筋線維は，持続時間が比較的短く（**速い単収縮**（fast twitch）），振幅がより大きい単収縮反応を示す．これらの線維に関連する運動単位は，FF（fast fatigable：速い，そして容易に疲労）

として分類されている．関連する筋線維はFGに分類され，これは速い単収縮，解糖的（fast twitch, glycolytic）な組織化学的特性を示す．このFG線維は容易に疲れる．より大きなFF運動単位は，一般に，非常に大きな力が必要な場合には，小さいS運動単位*に後発して動員する．

図3.19は，生理学的また生化学的側面において，Sタイプと FF タイプの中間的な運動単位を示している．「中間」の運動単位はFR（fast fatigue-resistant：速い，そして抗疲労性）に分類される．筋線維はFOG線維（fast oxidative glycolytic）とよばれ，酸化的と解糖的の２つのエネルギー源の利用を示している．

図3.19に描かれている運動単位のタイプの配列は，骨格筋内の連続的な生理学的反応を説明している．小さい（より遅い）運動単位は，典型的には運動の初期に動員され，比較的長い時間にわたって低い筋力を持続的に生成する．この運動単位に関連した筋線維の収縮特性は，弱い収縮による繊細で滑らかな動きのコントロールのために理想的である．大きい（より速い）運動単位は，小さい運動単位に後発して連続的に動員され，短い持続時間に大きな力を発揮する．この連続性により，神経系は，長期間にわたって安定した姿勢を維持したり，瞬発的な力を必要とする動きの場合には短時間の大きな力を生成したりする筋線維を賦活化することができる．

▶発火頻度による調節 Rate Coding

特定の運動ニューロンが動員されたあと，筋線維によって生成される力は，連続的な活動電位の放電率によってしっかりと調節される．このプロセスは**発火頻度による調節**とよばれる．単一の骨格筋線維の活動電位は数ミリ秒間持続する程度であるが，それにより賦活化された筋線維の単収縮（単離された収縮），とくに遅い単収縮線維では130～300 msものあいだ続くことがある．運動単位が最初に動員されると，それは毎秒約10回の活動電位，すなわち10 Hzで放電（またはスパイク）する（活動電位の平均発火頻度は，周波数 [Hz]，またはその逆数，スパイク間隔で表される．10 Hzは100 msのスパイク間隔に相当する）．興奮が増すと，発火頻度は約50 Hz（スパイク間隔20 ms）に増加し，これは通常，短い期間だけ持続する[33]．単収縮の持続時間はしばしば活動電位の放電間隔よりも長いため，最初の単収縮のあいだに多くの後続の活動電位が始まる可能性がある．筋線維がその後の活動電位の前に完全に弛緩することができる場合，第２の線維単収縮は第１の単収縮と同等の力を生成する（図3.20A）．しかし，直前の単収縮が弛緩する前に次の活動電位が起こった場合，単収縮は加重して筋がさらに大きな筋力を発生する．さらに，次の活動電位が最初の単収縮の大きな力の強度に近づくと，その力はさらに大きくなる．

先行する単収縮が弛緩する前に，それぞれの筋線維の活動電位が繰り返し起こると，**不完全強縮**（unfused tetanus）とよばれる一連の加重された単収縮が発生する（図3.20A）．連続した単収縮の活動中，発火の間隔が短くなるにつれて，不完全強縮は，単収縮の連続的な波状の山と谷が融合して１つの安定した大きな筋力となる．これを

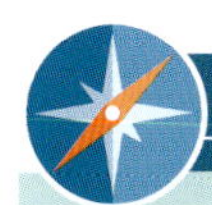

SPECIAL FOCUS 3.6

ヘンネマンのサイズ原理：例外はあるか？

本章で検討したように，ヘンネマンのサイズの原理は，随意的な筋活動の程度が増加するにつれて，運動単位は，規則的かつ予測可能な様式で，具体的には小さいものから大きい運動単位の順に動員されると述べている．この確立された原理は，ニューロンの解剖学的構造に基づいている．つまり小さい運動単位は，それに比例して小さい細胞体および小さな軸索直径を有し，それにより，大きな運動単位に比べて活動電位を生成するための少ない興奮入力しか必要としない．随意的に生成された活動電位は，筋力を発現し調節するために軸索を伝導する．

まれであるが，上記の論理に反するようにみえるかもしれない臨床的状況がある．たとえば，筋を経皮的に電気刺激する治療について考えてみる．この場合には必ずしも患者の随意的な努力は必要としない．その代わりに，活動電位は，外因的に軸索に沿って伝導され，神経細胞体から遠く離れた神経筋接合部の近くで人工的に起こる．興味深いことに，電気刺激によって，大きい直径の軸索は，小さい直径の軸索の**前に**興奮する[86]．これはヘンネマンのサイズ原理と矛盾しているようにみえるかもしれないが，実際はそうではない．**サイズの原理**は，典型的には，中枢神経系から刺激された他のニューロンとシナプスする運動ニューロンの神経細胞体の興奮，つまり随意的な努力に基づく．筋を収縮させるために外部から電気刺激を加えることは，実用的にも臨床的にも意味がある．たとえば，この方法で，臨床家は脊髄損傷によって麻痺した筋を刺激することができる．この介入は，筋萎縮を減少させ，骨密度を維持するのに役立つ[29, 30]．

*訳注：原著には「SO運動単位」とあるが正しくは「S運動単位」であろう．SOは筋線維の分類であり，Sは運動単位の分類である．

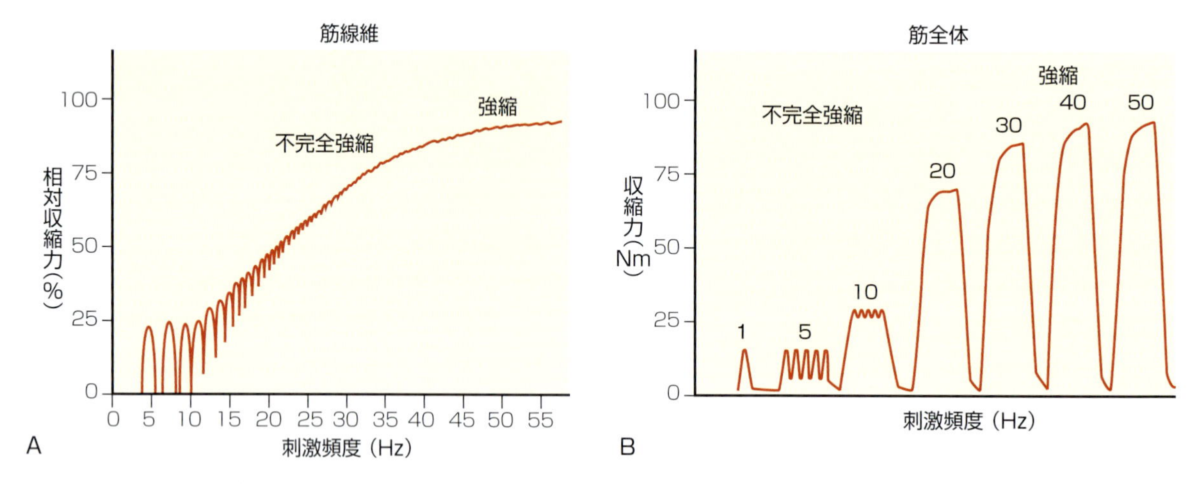

図 3.20　広範囲の電気刺激周波数にわたって記録された個々の筋の単収縮（収縮）の総和．A のグラフは，単一筋線維からの理論データを示す．B のグラフは，健常な 23 歳の男性の膝伸筋に加えられた異なる 7 つの周波数の電気刺激の実際のデータを示す．低周波の刺激（5 Hz 以下）では，最初の単収縮が弛緩してから，次の収縮が起こることに注意してほしい．漸増的に周波数を上げていくと，融合した強縮が生じるまで，単収縮群は加重されより高い力を生成する．（図 A は Hall JE: *Guyton & Hall textbook of medical physiology*, ed 13, Philadelphia, 2016, Saunders より）

完全強縮（fused tetanus）とよぶ．完全強縮は，単一の筋線維で可能な最大の力の強度を表す．したがって，高い頻度で活動する運動単位は，低い頻度で活動する同じ数の運動単位よりも全体として大きな力を発生させることができる．

単一の筋線維の単収縮および完全強縮の機構は，1 つの“筋線維という単位”として先に述べた．しかしながら，この同じ現象は，健常な人の“筋”という単位（たとえば上腕二頭筋という単位）でも実証することができる（図 3.20B）．収縮の強さは単一の線維と比較して全筋レベルではるかに大きいが，力（またはこの場合にはトルク）と波状の曲線形状は類似している．この曲線は，興味深いことに，1870 年代のカエルの心筋に関して最初に報告されており，骨格筋に特有のものではない[109]．力と運動単位の発火頻度（周波数）との関係は，形状が曲線状であり，低～中程度の周波数で急激に力の上昇が続き，高周波数では力のプラトー（平坦部分）が続く（通常，人の筋では約 50 Hz）．しかし，曲線の正確な形状は，各単収縮の持続時間に依存する．たとえば，持続時間が長い単収縮を生成する遅い運動単位（S タイプ）は，速い運動単位（FF タイプ）より低い周波数で完全強縮に達する．

筋力の上昇時に，運動単位の動員と発火頻度調節といった生理学的メカニズムは同時に起こる．この一般的な方略（動員や発火頻度）は，筋に求められる特定の要求や課題の性質に応じて非常に独特である．たとえば，遠心性活動の運動単位の動員は，求心性活動の運動単位の動員とは異なる．遠心性活動のあいだ，連結橋ごとに比較的大きな力が発生する．その結果，動員される運動単位の数は，求心性活動中に生成される同じ力の場合よりも少ない．したがって，求心性活動は，遠心性活動と同じ力を生成するために，より多くの運動単位の動員が必要である．さらに，発火頻度は，とくに等尺性活動の初期段階における急速な力の生成において重要である．発火頻度は筋力の増大のために，活動電位の素早い連射（**二重放電**）でいくつかの運動単位を動員する．二重放電は，運動単位が先行する放電の約 20 ms 以内，すなわち人間の通常の運動単位の放電率の上限である 50Hz 以上で活動電位を放電するときに生じる[33]．このような状況は，力を増強するために用いられる特定の方略であるにもかかわらず，ヘンネマンのサイズ原理（すなわち，小さいから大きい運動単位への補充の順序）に依然として従う．

筋電図の概説

筋電図（electromyography: EMG）は，賦活化された骨格筋から発せられる電気的活動を記録し，解釈する科学である．EMG は，身体運動学の分野で最も重要な研究手法の 1 つである．慎重かつ熟練した分析において，臨床家や研究者は単純あるいは比較的複雑な機能的動作に関して，複数の筋活動のタイミングや大きさを表在，また深部で同定することができる．とくに過去半世紀にわたって，EMG 研究は筋の特定の働きに関して貴重な知見を提供してきた．EMG は筋活動を記録するためのゴールドスタンダードのままであるが，筋音図法や超音波画像法といった今はまだあまり一般的でない技術も筋活動の記録には有用である．簡単に紹介すると，**筋音図法**（mechanomyography）は，刺激されて活動している筋線維が発する機械的振動を，筋の上に固定された外部電子コンデンサーマイクロフォン（振動を電圧に変換する）を介して記録する[127]．**超音波画像法**（ultrasound imaging）は，活動中の筋の皮膚上に配置された外部プローブを使用して，筋内で生じる変形や変位を記録する[15, 110, 138]．超音波画像法は，体幹のより深い筋の活動を間接的に可視化するためによく用いられる．この技術は，腰痛患者の体幹の“コアマッスル（芯となる筋）”の強度およびコントロールを改善する目的で行われる特殊なエクササイズの有効性の評価手法としてよく使用される[130, 134, 140]．

EMG は，特定の神経筋疾患または障害（たとえば，末梢神経障害や筋萎縮性側索硬化症）の診断や治療のための重要な手法でもあるが，本章では，筋骨格系の身体運動学的研究におけるその使用に焦点を当てる．EMG による研究は，おもに，運動や作業中の筋の役割りや共同作用に関して十分な根拠を示す手段として，本書全体で引用している．EMG の研究は，筋の疲労，運動学習，損傷または不安定な関節の保護，歩行運動，人間工学，スポーツやレクリエーションに関連するトピックを含むさまざまな身体運動学的または病態生理学的現象の説明や実証の一助となりうる[25, 34, 89]．この理由から，読者は，身体運動学的 EMG の基本的な技術，用い方および限界を理解する必要がある．

筋電図の記録

Recording of Electromyography

運動ニューロンが賦活化されると，電気インパルスは軸索に沿って運動終板に達するまで伝導し，その後，運動終板から筋の長軸に沿って両方向に伝播する．各筋線維に沿って伝播する電気信号は，**運動単位活動電位**とよばれる．鋭敏な電極は，賦活化された筋線維に関与するすべての活動電位に関連する電圧変化の総和を測定することができる[34, 36]．この電圧は，しばしば**原波形信号**（raw signal）または**干渉 EMG 信号**とよばれる．原波形信号は，筋による実際の力の生成前に検出され，これは一般に**電気機械的遅延**とよばれる．遅延は短く，通常は 40～60 ms 程度である[11]．原波形 EMG 信号は，留置電極（筋に挿入された細いワイヤ）または表面電極（筋の上にある皮膚に置かれる）によって検出することができる．

EMG 記録電極は，一般にケーブルによって信号処理装置に直接接続される．最近の技術開発により，無線システムを用いて EMG 信号を確実に記録することが可能になった．無線システムは，被験者や患者から離れて筋活動の監視や記録が可能であり，ケーブルが運動の自由を妨げないため有用である．無線の表面 EMG 信号は，無線周波数によって記録用コンピュータに送信されるため，ケーブル電極を使用する場合よりもアーチファクト（目的信号以外の夾雑物や雑音）の影響を受けやすい．

電極の選択は，EMG 分析の状況や目的に依存する．**表面電極**（surface electrode）は，使用が容易で，非侵襲的であり，筋の上の比較的広い領域からの信号を検出することができるので，最も頻繁に用いられる．一般的な配置は，対象の筋腹の上の皮膚に２つの表面電極（それぞれ直径約 4～8 mm）を並べて貼る．さらにアース電極は，真下に筋がない骨領域上に配置する．EMG 信号の最大振幅を担保するために，電極は筋線維の長軸と平行に配置する．この典型的な配置により，通常，電極の 2 cm 以内の範囲で活動電位を検出することができる[35,90]．

格子状アレイ電極（linear array electrode）は，筋の広い記録領域をカバーする表面センサを特徴として，新しく開発されたものである．格子状アレイ電極は，多数の EMG 信号を同時に記録することができるように，行と列（配列：アレイ）の系統的配置において互いに近接して整列された，従来より多くの小さい表面電極の集合体である．電極の配列およびサイズは，小さな記録領域が１列わずか８個のものから，非常に小さな記録領域 128 個が格子状に配列されたものまでと幅がある．これらの配置は，筋の大部分にわたって多くの活動電位を検出することができる．複雑な数学的解析により，複数の対をなす電極からの原波形 EMG 信号および配列電極の組み合わせを個々の波形に分解し，単一の運動単位の活動を抽出することができる[43, 87]．個々の運動単位をアレイ電極で探知して，運動単位の動員，ならびにその伝導速度，発火頻度を含む運動単位の特性を定量化することができる[34, 35]．格子状アレイ電極は，個々の運動単位の研究に理想的だが，上腕二頭筋などの表層筋に限定される．

筋に直接挿入された**細いワイヤ電極**（fine wire electrode）は，被検筋のより限定的な領域，ならびに上腕筋，後脛骨筋および腹横筋などのように表面電極では容易に探知できない深い筋へのアクセスを可能にする．記録範囲ははるかに狭いが，細いワイヤ電極は１つまたはいくつかの運動単位によって生成される単一の活動電位を弁別することもできる．人の筋に細いワイヤ電極を挿入するには，その安全な実施のために当然，高度な技術と事前の適切なトレーニングが必要である．

原波形 EMG 信号の電圧は一般にわずか数 mV であるた

め，信号は，計測したい情報と無関係な筋活動，電極やケーブルの動きや周囲の電磁波などが容易に混入してしまう．前述の二極電極とアース電極の配置を含め，不要な電気的アーチファクト（しばしば「ノイズ」とよばれる）を最小限に抑えるために，いくつかの方略が用いられる．この方略では，両方の電極によって検出される共通の電気的アーチファクトを最小限に抑えることができ，EMG を頻繁に用いる人々は"**同相信号除去**（あるいは同相分除去）"とよんでいる[31, 89]．

望ましくない電気的アーチファクトを低減するための他の方略には，適切な皮膚の前処置と記録環境の電気的遮蔽が含まれる．また，電気信号は，電極部分であらかじめ増幅することができる．この電極部分での信号の増幅は，電極ケーブルの移動によって生じるアーチファクトを抑えることができる．これは，歩行や走行などの動的活動中に EMG モニタする場合にはとくに重要である[122]．EMG 信号の**フィルタリング**（filtering）は，記録される EMG の周波数範囲を制限することによって，特定の妨害電気信号を低減できる．**帯域フィルタ**（あるいは**帯域通過フィルタ**）には，高域フィルタ（特定の周波数より低い信号はブロックし，高い周波数の信号が通過できる）と低域フィルタ（特定の周波数より高い信号はブロックし，低い周波数の信号が通過できる）がある．表面 EMG 用の典型的な帯域フィルタは，10～500 Hz の信号を記録し，他の周波数を除去する[88]．単一の運動単位の抽出を目的とした EMG の筋内記録のために，約 200～2,000 Hz またはそれ以上のより広い帯域フィルタがしばしば必要とされる．必要に応じて，周囲の電気的干渉のために記録環境に存在する共通の 60 Hz 電流信号（北アメリカで使用される）を除去するようにフィルタを設定することもできる．

EMG 信号の一部の欠損を避けるためには，サンプリング周波数は EMG 信号に含まれる最高周波数の少なくとも 2 倍であることが不可欠である．たとえば，10～500 Hz に設定された帯域通過フィルタを使用する場合，理想的には，少なくとも 1,000 回 / 秒（1,000 Hz）のサンプリング周波数を必要とする[88]．

筋電図の解析と正規化
Analysis and Normalization of Electromyography

筋電図は，とくに時間，関節運動，外力，生体力学的モデルから得られたデータと組み合わせることで，筋活動のさらに貴重な情報を得ることができる[13, 126]．多くの身体運動学的分析では，EMG 信号のタイミングと振幅が最も重要である．例として，脊柱の安定化に関与する筋活動の正常なタイミングや活動の連鎖に関する研究を行うことの妥当性について考える．たとえば，腹横筋や腰部多裂筋のような筋の活動の遅延や抑制は，下部脊柱の不安定性の原因である可能性がある．したがって，これらの筋を特異的に動員し，賦活させる動作に治療を集中的に向けることができる[57, 92, 101]．EMG による筋活動の相対的なタイミングや活動順序の測定は，オシロスコープまたはコンピュータ画面を用いて，質的あるいは数学的，統計学的方法により視覚化される[122]．

筋に対して要求される活動は，通常，EMG 信号の相対的な振幅によって評価される．EMG の振幅が大きい場合は，強い筋活動とみなされ，場合によっては，相対的に大きな筋力を示すと一般にみなされる．**図 3.21A, B** は，肘屈筋の等尺性活動で生成された力を双極性の原波形（干渉）EMG 信号として示す．原波形 EMG 信号は，0 をはさんで双極性（＋あるいは－）に変動する電圧であるため，筋活動の定量的測定にとって有用なものにするには，数学的に処理される必要がある．このような方法の 1 つは**全波整流**（full-wave rectification）とよばれ，原波形の信号を陽極に変換することで，EMG の絶対値が得られる（**図 3.21C** 参照）．整流化された EMG 信号の振幅は，筋の活動時間にわたって収集したデータサンプルを平均処理して得られる．さらに，整流化された信号は，電気的にフィルタリングまたはその「山と谷」を平坦化する**平滑化**（smoothed）を行うこともできる（**図 3.21D** 参照）．この平滑化された信号は，しばしば「**包絡線 EMG**（linear envelope EMG）」とよばれ，一定時間の定量的な「**移動平均**」を表す．**図 3.21** には示されていないが，平滑化された信号を（電圧-時間）曲線の下の面積について数学的に**積分**することもできる．このプロセスにより，一定期間にわたる累積 EMG の定量化が可能になる．

原波形 EMG の振幅の代替的分析には，0 を基準とした電圧の標準偏差である**二乗平均平方根**（RMS）がある[35]．この数学的解析は，（完全に正の信号を担保するために）信号を二乗して，平均化し，平方根を求める．いずれかの技法によって数学的に処置された EMG 電圧は，視覚出力または聴覚出力などのバイオフィードバック装置において，または電気刺激装置などの他の装置のトリガー（引き金）として，あらかじめ設定された随意収縮閾値で筋を賦活化することもできる．

処理された EMG 信号の大きさを，異なる筋や記録日あるいは異なる状態で比較しようとする場合，信号をいくつかの共通基準信号に**正規化**する必要がある．絶対電圧で EMG の振幅を表現することは，多くの身体運動学的研

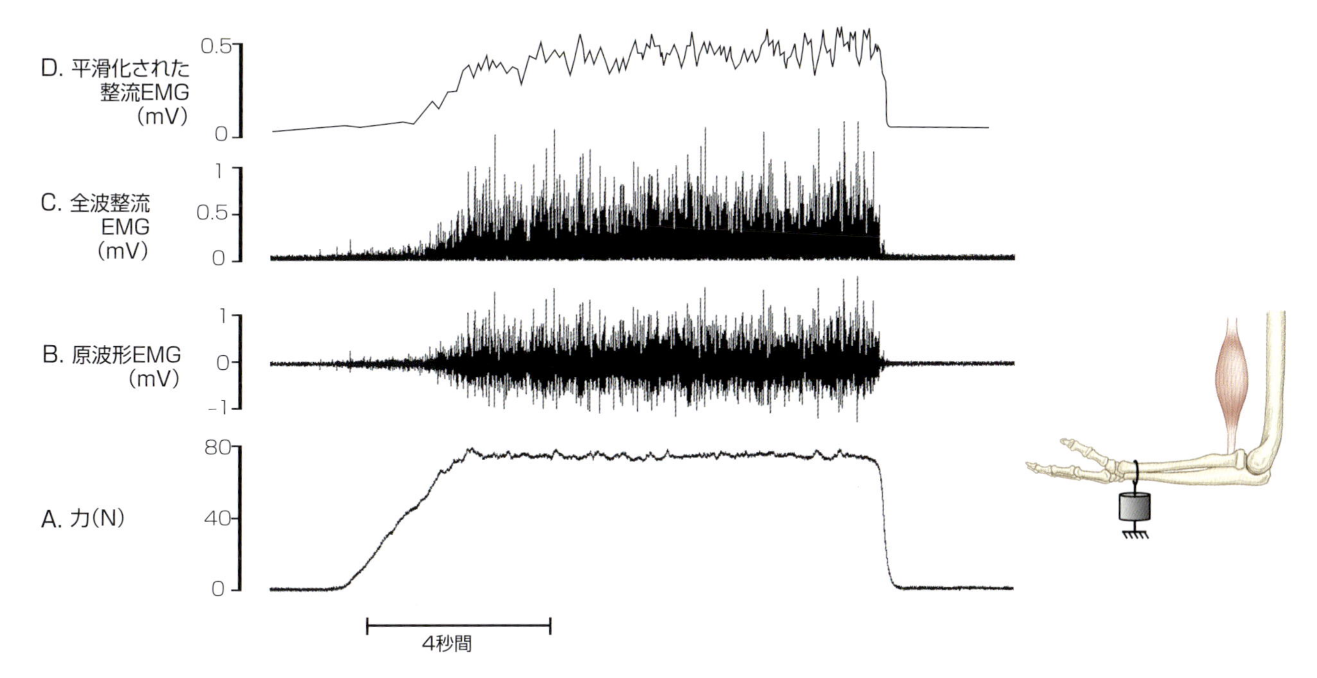

図 3.21　若い健康な女性が行う最小努力の肘屈筋の等尺性活動によって引き起こされる EMG 信号を処理するいくつかの方法を示した図．肘屈筋の活動によって生じる外力は，80 N で約 10 秒間保持される（A）．EMG 信号は原波形信号（B）として記録され，次に全波整流（C）によって処理され，最終的に高周波数を削除するためにフィルタリングおよび平滑化される（D）．

究において，無意味なデータである可能性がある．とくに異なる被験者や筋における平均データを得たい場合にはそうである．これは，EMG データが数回に分けて収集され，電極の付け替えが必要な場合にはとくにそうである．同じ筋であっても，絶対電圧は（サイズを含む）電極の選択，皮膚の状態，および電極配置の位置によって変化する．EMG を正規化する一般的な方法の 1 つは，**最大随意等尺性収縮**（maximum voluntary isometric contraction: MVIC）中に発生した信号を基準とすることである．次に，異なる被験者または日時における筋活動の相対振幅または強度について，MVIC の百分率として表すことで，意味のある比較を行うことができる[63]．あるいは，基準信号として MVIC を用いる代わりに，一部の筋電図学者は，筋の電気刺激から誘発された電気的応答（すなわち，M 波）を分析に用いる[143]．また，筋の活動レベルは，最大限努力を必要としない他の意味のある標準的課題を基準とすることができる[63, 97]．

筋活動中の筋電図振幅

Electromyographic Amplitude During Muscular Activation

筋の作用または全体的な機能に関連する EMG の誤解を避けるために，EMG 信号の振幅に影響を及ぼす生理学的また技術的要因を理解することが不可欠である．

EMG 信号の振幅は，一般に，EMG 電極の記録領域内の能動的な運動単位の数と放電頻度に比例する．これらの因子は，筋によって生成される力にも関与する．筋の相対的な EMG の大きさを，その筋の相対的な力の尺度として用いることは魅力的である．等尺性活動の際にそれらの 2 つの変数のあいだには一般的に正の相関が仮定されているかもしれないが[63]，それは等尺性ではない筋活動タイプに適用することはできない[49, 102]．この警鐘は，生理学的と技術的の両方の多くの要因に基づいている．

生理学的には，等尺性ではない活動中の EMG 振幅は，筋の長さ-張力，力-速度関係に影響される可能性がある．次の 2 つの筋の極端な例を考えてみよう．筋 A は，比較的大きな能動的および受動的な力の生成に有利な筋の長さにおいて，速い遠心性活動を介して最大筋力の 30％を生成する．対照的に，筋 B は，比較的小さな能動および受動的な力を生成する筋の長さにおいて，速い求心性活動を介して同等の筋力を生じるとする．筋の長さ-張力，力-速度の関係（図 3.11，3.15 に示す）を組み合わせた影響に基づいて，筋 A は，力を発生させるための生理学的に有利な状況で活動すると仮定される．したがって，筋 A は，筋 B よりも動員される運動単位が少なくてすむ．つまり，筋 A が行う運動の EMG レベルは，両方の筋が同等の筋力（最大筋力の 30％）を起こしているにもかかわらず低

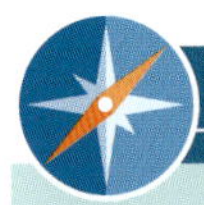

SPECIAL FOCUS 3.7

"筋線維のタイプ化"－学術用語の分類体系化への長い歴史

図3.19で示したように，運動単位は，"遅い（slow: S）"，"速い-抗疲労（fast fatigue-resistant: FR）"そして"速い-易疲労（fast fatigable: FF）"の3つのタイプとして知られている．特定の運動単位に属する大部分の筋線維は生理学的に類似しており，したがって同様の機能特性を有する．

長年にわたり，研究者たちは，筋線維の生体組織検査，組織化学あるいは生化学的分析によって，生理学的に運動単位のおもなタイプの同定を試みてきた．この過程は"**線維タイプ化**（fiber typing）"とよばれている．線維タイプ化のいくつかの技術は，過去50～60年間に進歩した．そのうちの3つを**表3.5**に示している．最初の方法は，筋線維について**酸化的代謝**（oxidative）あるいは**解糖的代謝**（glycolytic metabolism）という観点から，生化学的側面で分析された．この方法は，本章で前述したように，筋線維の収縮特性を運動単位の名称分類法と簡便に結びつけている（表3.5の1列目と2列目の比較を参照）．この独創的な方法は，1960年代にEdgertonらによる動物の運動単位の研究から開発され，1970年代初頭には洗練されたものであった[104]．

1970年に，BrookeとKaiser[14]は，人の筋をタイプ化する技術を開発した．この技術は，**ミオシンATPアーゼ酵素**（enzyme myosin ATPase）の作用に基づく線維の組織化学的側面を研究するためのものであった（表3.5の3列目）．この酵素の相対的な作用は，速い線維（タイプⅡ）を遅い線維（タイプⅠ）から区別することを可能にした．人の筋において，速いタイプⅡ線維は，ⅡA型およびⅡX型にさらに分類することができる（注意：タイプⅡXはミオシンの分子構造の実態が明確になる最近までタイプⅡBと定義されてきた）．

1990年代初めまで，筋線維の断片を用いた組織化学的手法は，人の筋をタイプ化するための主要な方法であった．その後，タンパク質分子の生化学的分析がすぐに開発され，筋または単一の筋線維の一部は，筋節内の主要な活動性（収縮性）タンパク質である**ミオシン（重鎖）**の構造的に類似したイソ型（isoform）の割合に基づいて分析されている．このミオシン重鎖（MHC）タンパク質の少なくとも3つのイソ型が人において同定されている．それはMHCⅠ，MHCⅡA，およびMHCⅡX（表3.5の4列目）である．線維内にみられる優性イソ型は，最大短縮率および力発生率，力-速度特性を含むいくつかのその機械的特性と相関する[115]．現在，線維タイプ化の"ゴールドスタンダード"と考えられているこの手法は，ミオシンATPase組織化学とよく相関する[115, 125]．

表3.5　骨格筋における筋線維のタイプ化の3つの方法の比較

運動単位のタイプ	酸化的代謝および解糖的代謝を基盤とした生化学的側面	ミオシンATPaseの作用を基盤とする生化学的側面	ミオシン重鎖（MHC）の類似形態を基盤とした分子学的側面
遅い（slow: S）	遅い-酸化的（slow oxidative: SO）	TypeⅠ（低活動）	MHCⅠ
速い-抗疲労（fast fatigue-resistant: FR）	速い-酸化的・解糖的（fast oxidative glycolytic: FOG）	TypeⅡA（高活動）	MHCⅡA
速い-易疲労（fast fatigable: FF）	速い-解糖的（fast glycolytic: FG）	TypeⅡX（高活動）	MHCⅡX

い．この極端な例では，EMGの大きさは，これらの2つの筋によって生成される相対的な力を正確に比較するためには使用することができない．

伸長あるいは短縮している場合の筋活動について考察すると，筋線維（EMGにおける電気的信号の源）は記録電極に対して空間的方向が変わる．その際のEMG信号は，いくつかの活動電位が，異なる部位から，あるいは異なる関節可動域のあいだで収集されたものに相当するであろう．この場合，筋力の変化に影響されない電極を用いることで電圧信号の記録を改善することができる．

運動中にEMG信号の大きさに潜在的に影響を及ぼす他の技術的要因を以下のボックスに列挙する．このトピックの詳細な内容は，他の文献で得ることができる[34-36, 90]．

EMG 信号の大きさに影響を与える技術的要因

- 電極の形状とサイズ
- 信号に含まれる周波数のフィルタリングの範囲とタイプ
- 周囲筋からの“混信”の強度
- 運動単位終板を考慮した適切な電極の位置
- 筋線維を考慮した適切な電極の方向

本書全体を通して，異なる被験者からの異なる筋における平均EMG振幅を比較したEMG実験が引用されている．実験デザインと（適切な正規化を含む）技術，運動の特徴，筋活動のタイプと速度によって，筋からのEMG信号の相対的な振幅の大きさと相対的な収縮力の大きさは相関すると仮定することできる．一般に，等尺性活動を行っている2つの筋を比較すると，この仮定の信頼性はさらに高くなる．しかし，筋が遠心性または求心性活動をしている場合，または筋が疲労（後述）している場合，筋同士を比較した場合の信頼性は低い．

最終的に，EMGの振幅に基づいてすべての相対的な筋力を知ることは不可能かもしれないが，活動の振幅（またはタイミング）は，ある動作における筋の身体運動学的な役割に関する非常に有用な手掛かりを提供する．これらの手掛かりは，ゴニオメータ，加速度計，ビデオまたは他の光センサ，歪みゲージ，および床反力計（第4章を参照）によって提供されるような，他の運動力学的，運動学的変数の分析によって補完されるであろう．

健常者における筋疲労の原因

筋疲労とは，運動により誘発され，最大に努力しても最大随意的筋力あるいはパワー（仕事率）が減弱することと古典的に定義されている[32, 72, 74]．筋疲労は，運動競技，人間工学的な課題，身体的トレーニングおよびリハビリテーションにおける人のパフォーマンスの限界と定義することもできる．筋疲労を理解することは，神経筋系のリハビリテーションやトレーニングに必要な神経筋の過負荷や適応の基礎となるため，臨床家にとって非常に重要である．健常者でさえ，筋疲労は，持続的な身体的運動中，そして運動後に起こる．通常，筋の疲労は安静により回復するものであり，慢性的に「くたびれた」状態や，十分な安静を確保しても筋の衰弱が継続する状況と混同してはならない[74]．筋疲労は持続的な身体的努力に対する正常な反応であるが，過度あるいは慢性の筋疲労（muscle fatigue），疲れ（tiredness）は正常ではなく，しばしば根底にある神経筋障害や疾患の症状である[74]．

健常人において，筋疲労は，とくに中等度の努力による長時間の作業中に起こる可能性がある[121]．図3.22（上の波形）のような実験において，健常な人は，最大努力の50%で連続する等尺性の肘屈曲を行うように指示され，6回ごとに最大（100%）努力（矢印によって示される）を行っている[62]．図にみられるように，最大努力によって起こされた力の大きさは徐々に減少するが，最大力の50%レベルでは減衰することなく力を維持することができる．しかしながら，この反復的な努力の継続は，最終的には，筋力の低下をもたらし50%レベルをはるかに下回るであろう．したがって，筋疲労は，筋群の最大筋力または仕事率（power）の減少として測定され，ある中等度努力の課題の遂行不能までの時間として定量化することもできる[32]．興味深いことに，図3.22（下の波形）では，EMG信号の振幅は，一定の力で維持された反復努力のあいだに徐々に増加する．こ

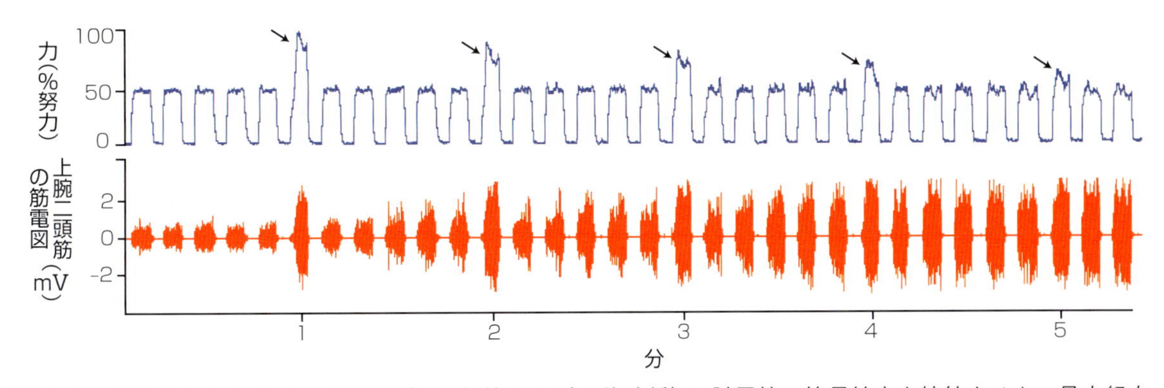

図3.22　初期最大力の50%で断続的（6秒収縮および4秒弛緩）に肘屈筋の等尺性力を持続させた．最大努力（100%）が（1分間隔で）6回ごとに実行され，それが上の図の小さな矢印で示されている．下の図は，疲労課題中に上腕二頭筋から記録された表面原波形EMG信号を示す．（Hunter SK, Critchlow A, Shin IS, et al: Men are more fatigable than strength-matched women when performing intermittent submaximal contractions, *J Appl Physiol* 96: 2125, 2004 からのデータ）

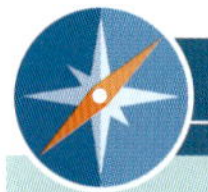

SPECIAL FOCUS 3.8

筋疲労の指標としてのEMG信号の周波数変化

最大以下の努力（submaximal effort）による筋収縮の持続や反復の際には，通常，EMG振幅は**増大**する．これは疲労した運動単位を代償あるいは補完するために，休止状態の運動単位が動員されるためである．さらなる長時間の，または反復した**最大努力**の筋収縮では，EMG振幅は，活性化された運動単位の大半が筋を十分に駆動できない表れとして**減少**する．これらのEMG反応は，長時間にわたる努力下での筋疲労の始まりを把握するのに役立つ．

最大努力中において筋疲労を間接的に評価する別の方法は，EMG原波形を周波数成分で分析することにより行われる．筋が長時間の努力によって徐々に疲労した場合，EMG信号は典型的に**低い**中央値周波数（あるいは平均周波数）に移行する．このような解析には，EMG信号のパワースペクトルを得るために，**フーリエ変換**（Fourier transformation）という数学的手法を適用することができる．中央値周波数の低下は，通常，EMG信号に関与する活動電位の持続時間（伝導速度が遅くなる）の増加や振幅の減少を示す[35]．実際の効果は，EMG信号の中央周波数が，より低い周波数に移行することである．

の増加したEMG信号は，賦活化された運動単位の筋線維が最大の力を発生する能力を失い，同時に放電率が減少また停止するため，追加として，より大きな運動単位が動員されたことを反映する[113]．この補填方略は，比較的安定した力出力を維持する．

図3.22の中等度の努力とは対照的に，最大努力での持続的筋収縮は，はるかに急速な最大筋力の低下をもたらす．この場合，筋力が低下するにつれてEMG振幅も減少する．この低減したEMG活動は，疲労している運動単位の放電率の停止または減速を反映する．おそらく最大運動の初期段階ではすべての運動単位が活動状態にあると考えられるため，筋力の低下を補うための他の運動単位が残っていない．

筋疲労の程度や疲労率は，休息–活動サイクルの持続時間などを含む遂行課題によって独特である[32]．高い強度での短期間の運動によって急速に疲労した筋は，ほんの数分後に回復することができる．対照的に，低い強度での長期間の運動によって疲労した筋は，通常，その力を回復するためにはるかに長い時間を要する．さらに，活動タイプは筋の疲労に影響を及ぼす．遠心性活動を繰り返した筋は，同じ速度，同じ外的負荷での求心性活動の場合よりも筋疲労は少ない[10]．遠心性活動の相対的な耐疲労性は，連結橋ごとに生成される大きな力によるもので，したがって，ある最大負荷に対して運動単位の動員がより少なくてすむ．しかし，この遠心性活動に慣れていない筋へのリハビリテーションやトレーニング手段として遠心性活動を使用する場合は，注意が必要である．反復的な遠心性活動のあとに起こる**遅発性筋痛**（DOMS）は，通常，求心性または等尺性活動のあとに起こるものよりも重篤である[107]．DOMSは，運動の24～72時間後にピークになる傾向があり，究極的には筋節の破壊や線維内およびその周辺の細胞骨格への損傷によって引き起こされる[19, 108]．

臨床的観点からは，健常者の筋疲労は，その人の年齢や性別によって異なることを理解しておくことが重要である[7, 61, 72]．たとえば，相対強度が男女で同等の場合，等尺性や求心性活動を伴う運動は，男性よりも，通常，女性のほうが疲れにくい[61]．この性差のメカニズムは，女性は通常，男性よりもⅠ型（遅い単収縮）線維の割合が高いために起こる．したがって，女性の筋は疲れにくい．若年者と高齢者では，筋疲労も著しく異なる可能性があるが[72]，この年齢による差は，等尺性活動か速い動的収縮かに左右される．

等尺性筋活動の場合，高齢者は，年齢によって筋線維の種類が異なるため，通常，若年成人に比べて疲れにくい（次節の項：「加齢による筋の変化」参照）[7]．高速で求心性に繰り返し活動する筋では，高齢成人は通常，若年成人よりも疲れやすい[21]．若年者や高齢者の四肢の筋疲労を伴うようなリハビリテーション運動を処方する臨床家にとって，筋疲労における年齢による違いは重要な考慮事項である．

筋疲労の正確な原因を説明するために，いくつかの発生メカニズムが提唱されている．このメカニズムは，大脳皮質の運動野から筋の筋節までのあらゆる箇所に存在する[32, 40, 72]．疲労は通常，筋または神経筋接合部（**筋・末梢性メカニズム**とよばれることが多い）に生じる．あるいは，神経系でも起こりうる（しばしば**神経・中枢性メカニズム**とよばれる）．筋性と神経性の発生メカニズムの違いは必ずしも明確ではない．一例として，筋内のⅣ群求心性神経は，筋疲労に関係する局所代謝副産物に反応する．疲労筋におけるこのニューロンの賦活化は，運動ニューロンの放電を阻害し[5, 85]，逆説的にいえば，疲労した筋の力の出力を低減させる．この例では，疲労筋における力の損失の理由を，筋メカニズムと神経メカニズムの両方によって部分的に説明している．

健常人の筋疲労のメカニズムは，筋そのものにも関係している．しかしながら，力や仕事率を低下させるメカニズムは，行われる作業自体や神経筋系のどの領域に最も負担がかかるか（筋または神経系または両方）に左右される．この筋性メカニズムは，中枢神経や随意的努力という要素を除去した電気刺激による筋出力の低下を測定することにより検証される[40, 61, 72]．このような実験や他の実験は，いくつかの筋性メカニズムが筋疲労の原因である可能性があることを示唆している（下記のリストを参照）[72]．

筋疲労に関与する可能性のある筋性メカニズム

- 神経筋接合部における興奮性の低下
- 筋節における興奮性の低下
- 細胞内カルシウムの感度と可用性の低下による興奮収縮連関の変化
- 連結橋サイクルの遅延を含む，収縮機序の変化
- エネルギー源の枯渇（代謝由来）
- 血流と酸素供給の減少

筋疲労に関して，神経筋接合部よりも，中枢側の神経系まで含んだいくつかのメカニズムが述べられてきた[40, 129]．この神経性メカニズムは，典型的には，脊髄より上位中枢への興奮性入力の減少，またはα運動ニューロンへの興奮性入力の低下が含まれる[40]．結果として，健常人では，運動ニューロン群の活性化が減少し，筋力が低下する．多発性硬化症などの神経疾患を有する人は，中枢神経インパルスの伝導の遅延または遮断のために，健常成人よりもさらに強い筋疲労を起こす[118]．

疲労のさらなる理解を求めて，かなり多くの研究が行われている．この領域が明らかにされることは，根本的に病理学的過程の有無にかかわらず，患者や対象者の身体的努力を必要とするリハビリテーション手法にとって実質的に有益なものとなるであろう．

筋力トレーニング，廃用，そして加齢による筋の変化

筋力トレーニングによる筋の変化

Changes in Muscle with Strength Training

健常な神経筋系は，異なる外部の要求や環境刺激に対して驚くべき適応能力を示す．このような適応性は，筋力トレーニング後のすぐに起こる神経筋系の構造や機能の明確な変化において明らかである．本項で用いる「強さ」は，最大限の随意的努力の際に筋によって生成される最大の力，またはパワー（仕事率）を指す．

漸増的に大きな抵抗を用いる筋活動の反復は，筋力の増加と筋肥大をもたらす[58, 75, 135]．筋力強化の負荷量は，一般に最大値 1 RM（one-repetition maximum）によって定量化される．定義すると，1RMとは，筋が関節の完全またはほぼ完全な運動範囲で１回だけ持ち上げることができる最大荷重量である（安全性と実用上の理由から，反復回数を増やすことによって人の1RMの強さを求める換算式が開発されている[58]）．筋力トレーニングの際の抵抗量は，しばしば 1RM を複合的に用いて決定される．たとえば3 RMとは，全可動域において３回持ち上げられる最大の負荷量である．

- 高抵抗運動では，３～12RMの範囲から負荷量を徐々に増加させ，３回を１セットとする．
- 低抵抗運動では，少なくとも15RMに相当する軽い抵抗を負荷することが必要で，通常，３回を１セットとする．

これらのガイドラインは一般的なものである．プログラムの詳細は，患者や対象者によって異なり，トレーニングやリハビリテーションの具体的な目標に応じて決定される．より詳細なガイドラインは他の情報源から得ることができる[42, 75]．

トレーニングによる筋力の増加は，運動プログラムの種類と強度により異なる．たとえば，週３回×12週間の求心性運動と遠心性運動の高負荷トレーニングでは，1RM強度が30～40％増加することが示されている[65]．平均して，これは１日のトレーニングで1％程度の増加を意味する．しかしながら，同じ動的トレーニング方法（求心性と遠心性活動）の結果を，等尺性で測定した場合，増加した強度はわずか10％であった[65]．ほとんどの筋力トレーニングプログラムには，遠心性活動の要素が含まれる必要がある．遠心性活動は筋単位あたりの大きな力を発生させるため，筋肥大を促進するうえで，等尺性や求心性活動の同じトレーニングよりも効果的である[114]．

予想どおり，低負荷トレーニングによる1RMの筋力増強率は，高負荷トレーニングの効果よりも小さいが，筋持久力の増進効果は高い．

強化トレーニングに関する最も劇的な効果の１つは，筋の肥大である[1, 22, 75, 114, 117]．肥大は，筋線維内でのタンパク質合成の増加，ひいては筋全体の生理的断面積の増加に起因する．タンパク質合成は，筋線維内に並列する筋節の数を増加させる．この結果，収縮力の増加を“部分的”には説明できる．しかし，筋節（すなわち，端から端まで）の数の増加は，骨格筋における肥大のメカニズムのす

べてではない[116]．筋節の増加は，対照的に，筋線維の収縮速度の増加をもたらす[79]．大量の収縮性タンパク質を収容する方法として，肥大化した筋では**走行角度**（pennation angle）の増加も実証されている[1, 71]．人の筋の断面積の増加は，おもに筋線維の肥大の結果であろう．なぜならば筋線維数の増加（過形成：細胞数の絶対的な増加）には限界があるからである．Staronらは，20週間の高負荷の筋力トレーニングのあと，若年成人では筋の断面積が30％増加し，筋線維が肥大することをわずか6週間後には検出した[125]．トレーニングはすべての筋線維において肥大を引き起こすが，通常は速い単収縮（タイプⅡ）線維において最大である[65, 124, 125, 141]．筋強度の増加は，筋線維内および筋線維間の伝達力を助けると考えられるタンパク質フィラメントのデスミンの増加の結果でもありうることが提唱されている[141]（Special Focus 3.2の表3.2に概説されている）．

抵抗運動による筋力増強は，神経系内での順応によっても引き起こされる[18, 27, 39, 128]．神経系への効果は，最初の数回のトレーニングでとくに顕著である．その順応には，運動課題中に（機能的MRIによって示されるように）大脳皮質の活動面積の増加，脊髄より上位中枢での運動インパルス発射の増加，運動ニューロンの興奮性の増大，および脊髄および上脊髄レベルの両方での神経抑制の減少が含まれる[18, 27, 128]．おそらく筋力トレーニングの神経原性効果の最も説得力のある根拠は，イメージトレーニングによる筋力の増加[144, 145]，またはトレーニングした対側（トレーニンクしていない側）での筋力増加[17, 93]である．一般的に，肥大のみに起因するものよりも筋力増加が大きい[27]．これらの神経性順応がたいてい主動作筋の賦活増加をきたすのに，そのトレーニングが拮抗筋の賦活レベルを低下させると示唆する初見もある[39]．拮抗筋からの力が減少すると，主動作筋によって生成される正味の力は大きくなる．

これらのいくつかの概念は，臨床家が従来の種々の筋力トレーニング方法に成功しなかった場合に用いることができる．これはとくに，神経系や神経筋系の疾患で，高負荷の身体的トレーニングに耐えられない患者の場合には適している．たとえば，脳卒中後のごく初期の回復段階では，他の手段で患肢の使用が困難な場合，イメージトレーニングは有効であるかもしれない．最終的に，弱化した筋を強化する最も効果的な方法は，神経系だけでなく筋の構造の変化も誘発するような，適切に漸増する過負荷（overload：日常的にかかる負荷よりも過負荷という意味）を与えることである．

廃用による筋の変化
Changes in Muscle with Reduced Use

外傷により四肢や関節を何週間もしっかりと固定しなければならない場合，それに関連する筋の使用は著しく減少する．減少した筋使用（または**廃用**）は，病気または病気から回復するために臥床を余儀なくされた患者の場合にも発生する．この不動期間は，筋の萎縮をもたらし，通常，数週間の非活動期間でさえも，筋力の顕著な低下をもたらす[2, 106, 136]．筋力低下は早い時期に起こり，最初の1週間には1日あたり3〜6％になることもある．10日間の不動のあと，健常者は最初の1RM強度の40％まで低下する可能性がある[131]．固定後の筋力低下は筋萎縮の通常2倍であり，筋線維断面積の20％の減少は筋力の40％低下に相当する．この比較的早期の変化は，筋の収縮性タンパク質の損失に加えて，筋力低下におけるいくつかの神経学的根拠を示唆している．

タンパク質合成は，慢性的に固定化された四肢のなかのすべての筋タイプにおいて低下するが，とくに，遅い単収縮（タイプⅠ）線維において最も顕著である．遅い単収縮線維は毎日の日常生活で非常に頻繁に使用されるため，速い単収縮線維と比較して四肢固定（不使用）の影響が相対的に大きい．結果として，固定された四肢の全筋は，速い単収縮特性へ変化する傾向にあり[50]，この変化は，固定の開始後3週間で早期に起こりうる[60]．

四肢の長期固定後の神経筋の変化は，いくつかの要因に由来する．筋がその短縮位（近位付着と遠位付着が近づいた肢位）に維持された場合，筋力低下は最大となる[38, 79]．短縮された長さで固定された筋線維の大きな緩みは，収縮性タンパク質の分解を特異的に促進しうる．さらに，「姿勢保持筋」やいくつかの単関節筋は，慢性的に固定された他の筋よりも急速に萎縮する．これらの筋には，ヒラメ筋，内側広筋，中間広筋，多裂筋が含まれる[79]．下肢において，膝の伸筋（大腿四頭筋）は，一般的に，膝の屈筋（ハムストリング）よりも顕著な廃用性萎縮と相対的な筋力低下を示す[96]．大腿四頭筋における廃用性筋萎縮の傾向は，大腿四頭筋が抗重力位で膝屈曲位での膝の安定性に寄与し，ベッドや椅子，便座での移動動作に用いることと関係している．

抵抗運動は，四肢の慢性的な不動に伴う多くの変化を改善させるか緩和することができる．遠心性活動を組み入れた強化プログラムは，最大筋力と線維サイズを増加させる[60]．小さな運動単位に関連する線維は萎縮しやすいため，リハビリテーションプログラムでは，運動プログラムの早い段階で，これらの筋を標的とする手段として，低強度，長時間の筋活動を組み込むべきである．

加齢による筋の変化
Changes in Muscle with Advanced Age

健常な人でさえ，高齢に達すると，筋収縮の強さ，力および速度は低下する．これらの加齢変化は緩やかであるが，高齢になると非常に顕著となる．筋収縮速度の減少は比較的急激で，高齢者においては典型的に，最大筋力の低下よりもパワー（仕事率：収縮速度と筋力の積）のほうが減少しやすい[9,120]．

加齢による筋の変化は非常に多様だが，一般的に，健常な高齢者は，60歳以降に最大筋力が10年ごとに約10%低下し，75歳以降には急激に低下する[64,94]．大幅な低下は，上肢と比較して大腿四頭筋のような下肢筋のほうが一般に顕著である．下肢筋の弱化は，安全な歩行や椅子からの立ち上がりなど，自立した生活に必要な機能を妨げる可能性がある[105]．このような加齢に伴う筋力低下は，活動性の低い高齢者または疾患を有する人で加速することが多い[64]．

健常な高齢者の筋力低下のおもな原因は，筋組織の減少と定義されるサルコペニア（sarcopenia：筋減少症）である[23,95,132]．サルコペニアは，筋組織の著しい減少と結合組織や筋内脂肪の過剰な浸潤（図3.23の筋と比較）を伴い，急激に起こる可能性がある．サルコペニアの原因は完全には解明されておらず，老化（プログラム細胞死：アポトーシスなど）や身体活動，栄養，ホルモンレベルの変化といった正常な生物学的過程に関連している可能性がある[96,112,132]．

サルコペニアは，筋線維の数の減少だけでなく，既存のすべての線維サイズの減少（萎縮）によっても生じる[112]．線維数の減少は，関連するα運動ニューロンの漸減によって引き起こされる[78,133]．タイプⅡとタイプⅠ筋線維の比率は，健常な高齢者では通常維持されるが，タイプⅡの速筋線維のほうで萎縮が著しい[65,112]．この年齢に関連する変化の結果，若年成人と比較して高齢者ではタイプⅠ（遅筋）の筋線維の比率が高く，このことは，なぜ高齢者では筋の

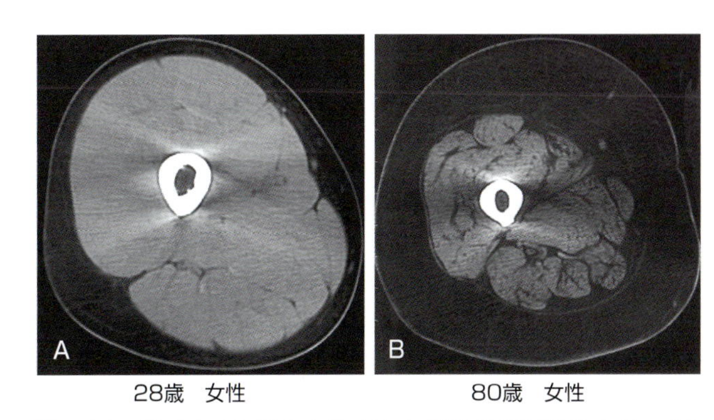

図3.23　健康な28歳の女性（A）と健康だが活動性の低い80歳の女性（B）の大腿中間部の筋の断面を示すコンピュータ断層撮影画像．高齢女性の大腿部の画像は，筋量が若年者と比較して少なく，より多くの筋内結合組織を示す．

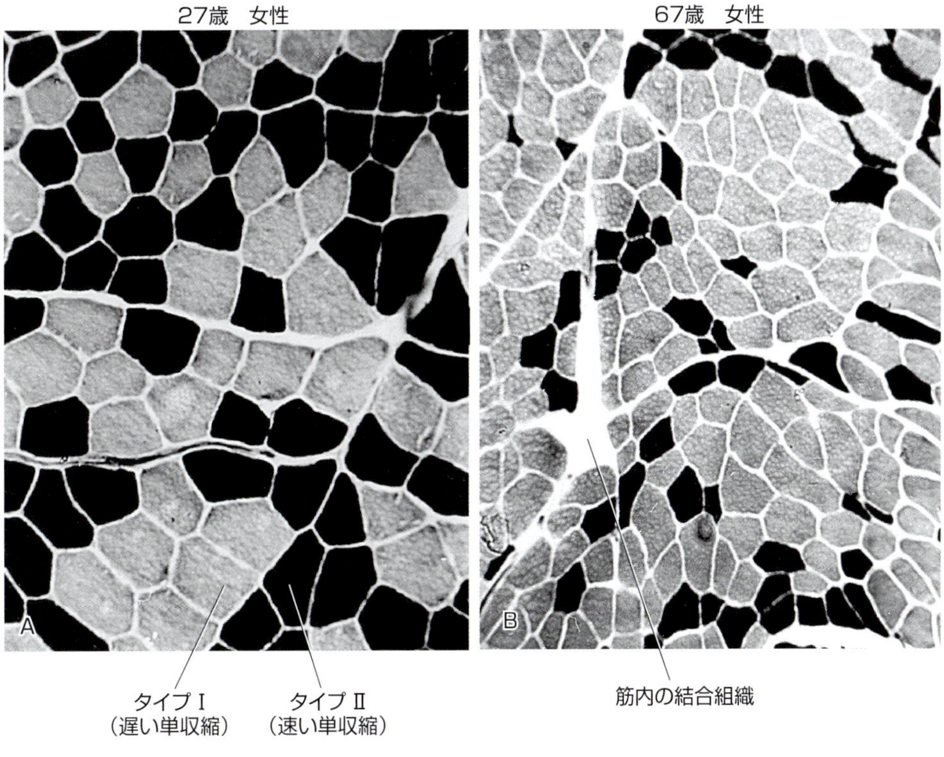

27歳　女性　　67歳　女性

A　B

タイプⅠ（遅い単収縮）　タイプⅡ（速い単収縮）　筋内の結合組織

図3.24　健常な27歳の女性（A）および健常な67歳の女性（B）の外側広筋からのヒト筋線維の断面．2枚の画像は同じ縮尺で印刷されている．筋線維はミオシンATPaseの活動を表すように生化学的にタイプⅠ（遅筋）は明るく，タイプⅡ（速筋）は暗く染色されている（組織化学分析の過程で，線維はpH10.3であらかじめ充填されていた）．高齢女性において，筋線維の断面積は減少し，とくにタイプⅡは著明である．また筋内の結合組織は増加している．

収縮と弛緩に時間がかかり，力が弱いかの理由を一部説明する[23, 65]．より静的な生活様式は筋形態の変化を加速させるが，活動的な高齢成人でさえ，この変化をさまざまな程度に経験するであろう．この現象は，若年者と比較して高齢者の染色された筋線維の断面を比較すると明らかである（図 3.24）．図 3.24B に示すように，高齢者の断面では，すべての筋線維が若者と比較して小さくなっており，とくにタイプⅡ（速筋）線維では著明である．図 3.24B の高齢者から得られた筋サンプルは，若年者よりもタイプⅠ（遅筋）線維の割合が高いことを示しているが，これは健常な高齢者では必ずしも典型的ではない[65, 112]．サルコペニアの典型的な結果は，タイプⅠとタイプⅡ筋線維の同じ比率での数の減少と，タイプⅡ筋線維の相対的サイズのより大きな減少である．

高齢者のサルコペニアは，筋力と筋パワー（仕事率）の損失のほとんどを説明できるが，すべてではない．最大努力時の力の低下は，筋線維を最大限に賦活する神経系の能力低下による可能性がある[66]．十分な練習が与えられると，高齢者のなかには，若年成人とほぼ同等の強い筋力を発揮することを学ぶことができる[66]．臨床的には，これは高齢者の筋力を最初に評価する際の重要な考慮事項となる可能性がある．

年齢に応じた筋形態の変化は，高齢成人が日常活動を効果的に行う能力に著しい影響を及ぼす可能性がある．しかしながら，幸いなことに，年齢自体は神経筋系の可塑性を大幅に変えない．筋力トレーニングは理論上，高齢者の筋力とパワーの低下の必ずしもすべてを補うことはできない[37, 111]．抵抗運動は，安全に行えば，日常生活の基本的な活動の実行に必要な筋力とパワーの限界水準を維持するのに非常に役立つ．

まとめ

骨格筋は，身体の骨や関節を安定させ，また，運動を起こす主要な力を供給する．活動電位を介して神経系によって賦活化されたあと，筋は収縮，または伸張に抵抗することによって力を生成する．アクチンとミオシンの収縮性タンパク質は，この能動的な力の生成を行ううえで重要な役割を果たす．これはフィラメント滑走説（sliding-filament hypothesis）とよばれる．最近では，非収縮性タンパク質の重要な支持的，構造的役割が評価されてきている．たとえば，タイチンやデスミンのようなタンパク質は，受動的な張力に関与し，筋，ひいては筋線維全体に構造的基盤，弾性および安定性をもたらす．さらに，細胞外結合組織は，単数や複数の筋線維を取り囲み，最終的には腱と混合して骨に付着する前に筋全体を包む．

第 1 章で述べたように，筋の作用と究極の機能は，関節の回転軸に対する力線に基づいている．この第 3 章では，力の生成を担うメカニズムに焦点を当てている．この力生成のメカニズムは，究極的には神経系の支配によるものであるが，個々の筋の独特な形態（形状）や全体的な構造にも左右される．身体内のそれぞれの筋は特徴的な形態とそれに由来する特徴的な機能を有する．たとえば，手内の虫様筋のような小さな紡錘状筋は，その小さな断面積のため小さな力しか起こせない．一方で，この筋は感覚受容器を十分に有しているため，神経系に固有感覚情報を提供するのに優れている．対照的に，大きな腓腹筋は，その大きな断面積と線維の羽状配置により大きな力を起こすことができる．ジャンプやクライミングなどの活動中に体全体を持ち上げたり推進したりするには，この下腿の筋からの大きな力が必要である．

筋の形状や構造にかかわらず，腱や骨に最終的に伝達される力は，能動的機構と受動的機構の組み合わせによって生じる．能動的メカニズムによる力の生成は，アクチンとミオシンの相互作用を基盤として，随意的にコントロールされる．対照的に，受動的メカニズムによる力の産生は，筋に本来備わっている硬さ，限定していうならば，構造タンパク質そして腱を含む結合組織によるものである．この筋の受動的な力は，可動範囲の中間域では比較的小さいものの，極端に長くなると受動的な張力が非常に大きく，とくに複数の関節をまたぐ筋ではさらに大きくなる．筋の伸張に対して生成される受動的な張力は正常であり，関節を安定させ，伸張性の損傷から保護するなどの有用な生理学的機能を果たす．しかし，過剰な受動的張力は異常であり，身体全体の最適な姿勢を制限するだけでなく，動きの容易さと柔軟性を低下させる可能性がある．筋の異常な硬さは，筋骨格系の外傷や疾患の結果として起こりうる．さらに，筋の過度の受動的な緊張（または硬さ）は，神経系による異常な不随意的な筋活動として起こる場合がある．この障害はしばしば痙縮（spasticity）や固縮（rigidity）とよばれ，典型的には中枢神経系の損傷や疾患に起因する．

臨床と関連して重要な 2 つの生理学的法則に，長さ-張力関係と力-速度関係がある．これら基本的な法則のオリジナルは動物モデルの筋線維から得られた知見であるが，臨床的には患者に応用される必要がある．単一の筋線維において非常に有用な長さ-張力関係は，臨床的においては筋や筋群のトルク-関節角度関係として表現され，トルクを力として，また角度を長さの近似値としてとらえることができる．たとえば，肘の屈筋は，肘関節の90°付近で最大の肘屈曲トルクを発生させる．この関節角度は，上腕二頭筋においてモーメントアーム（てこ比）が最大となる場所でもあるし，一方，アクチンとミオシンが重なることにより最大の張力を発揮できる角度でもある．どんなに努力をしても，このてこ比および生理学的要因のために，肘の完全伸展位または完全屈曲位においては，肘のトルクはかなり低い．

加えて，筋の力-速度関係は，臨床的には筋のトルク-関節角速度関係ととらえる必要がある．本章で説明したように，遠心性に高角速度で活動する筋は，等尺性および求心性活動の同速度より大きな力を生成する．この原理は，筋の長さ-張力関係に生理学的に関連づけられる重要な臨床的意味をもつ場合がある．たとえば，近位筋の麻痺は，それよりも遠位の健常な筋にも機能低下を引き起こすことが多い．近位筋が十分に骨格を安定させないと，遠位筋は健常な状態よりも短縮域で収縮することや素早く収縮することを強要されるからである．この例として，手関節の伸筋が麻痺をした場合に握力低下を起こす現象がある．このことに関する詳細な身体運動学的説明は本書の他の章に記載してある．

運動単位に関する概念は，本章における論考の背景にある重要な前提である．運動単位は，脊髄内に存在する神経細胞体，軸索そして接続するすべての筋線維から構成される．神経細胞体の刺激によりその運動単位に含まれるすべての筋線維が最大限に収縮するため，それぞれの運動単位で筋線維数の総和の力が発生する．動員された運動単位数を追加することによって，力は筋全体にわたって増加する．そのうえ，発火頻度を高めることにより，各運動単位はさらに力の出力を増加させることができる．この動員と発火頻度による調節過程により，運動単位は筋全体の力の滑らかな強弱を正確に制御することができる．

本章では，EMGデータの収集，処理および正規化について紹介した．EMG信号が正確に解釈されると，筋活動のタイミング，強度，および筋の究極の機能に関する非常に有用な情報を得ることができる．EMGから得られた情報は，解剖学的，生体力学的，運動力学的および運動学的データと併せて分析されることが多い．これらの分析は，本書全体にわたって記載されている多くの身体運動学の基礎として役立つ．

本章では，臨床実践において重要な選択肢となる概要を説明している．これらのトピックスには，筋疲労の原因，筋力トレーニング，筋使用の減少および老化に伴う筋の変化が含まれる．筋疲労に関する知識は，健常者や患者に対するリハビリテーションやトレーニングを神経筋へ効果的に適応するうえで重要である．したがって，筋の順応や筋力トレーニング，廃用そして加齢における機能の変化を理解することは，患者に対する最善の治療法を処方する臨床家の助けとなる．

文　献

1. Aagaard P, Andersen JL, Dyhre-Poulsen P, et al: A mechanism for increased contractile strength of human pennate muscle in response to strength training: changes in muscle architecture. *J Physiol* 534:613–623, 2001.
2. Adams GR, Caiozzo VJ, Baldwin KM: Skeletal muscle unweighting: spaceflight and ground-based models. *J Appl Physiol* 95:218–2201, 2003.
3. Allen GM, McKenzie DK, Gandevia SC: Twitch interpolation of the elbow flexor muscles at high forces. *Muscle Nerve* 21:318–328, 1998.
4. Allen GM, McKenzie DK, Gandevia SC, et al: Reduced voluntary drive to breathe in asthmatic subjects. *Respir Physiol* 93:29–40, 1993.
5. Amann M, Sidhu SK, Weavil JC, et al: Autonomic responses to exercise: group III/IV muscle afferents and fatigue. *Auton Neurosci* 188:19–23, 2015.
6. Appell HJ: Muscular atrophy following immobilisation, a review. *Sports Med* 10:42–58, 1990.
7. Avin KG, Frey Law LA: Age-related differences in muscle fatigue vary by contraction type: a meta-analysis. *Phys Ther* 91:1153–1165, 2011.
8. Baratta RV, Solomonow M, Best R, et al: Isotonic length/force models of nine different skeletal muscles. *Med Biol Eng Comput* 31:449–458, 1993.
9. Bassey EJ, Fiatarone MA, O'Neill EF, et al: Leg extensor power and functional performance in very old men and women. *Clin Sci* 82:321–327, 1992.
10. Baudry S, Klass M, Pasquet B, et al: Age-related fatigability of the ankle dorsiflexor muscles during concentric and eccentric contractions. *Eur J Appl Physiol* 100:515–525, 2006.
11. Begovic H, et al: Detection of the electromechanical delay and its components during voluntary isometric contraction of the quadriceps femoris muscle. *Front Physiol* 5:494, 2014.
12. Beltman JG, Sargeant AJ, van Mechelen W, et al: Voluntary activation level and muscle fiber recruitment of human quadriceps during lengthening contractions. *J Appl Physiol* 97:619–626, 2004.
13. Brandon SC, Graham RB, Almosnino S, et al: Interpreting principal components in biomechanics: representative extremes and single component reconstruction. *J Electromyogr Kinesiol* 23:1304–1310, 2013.
14. Brooke MH, Kaiser KK: Muscle fiber types: how many and what kind? *Arch Neurol* 23:369–379, 1970.
15. Brown SH, McGill SM: A comparison of ultrasound and electromyography measures of force and activation to examine the mechanics of abdominal wall contraction. *Clin Biomech (Bristol, Avon)* 25:115–123, 2010.
16. Caiozzo VJ: The muscular system: structural and functional plasticity. In Farrell PA, Joyner MJ, Caiozzo VJ, editors: *ACSM's advanced exercise physiology*, ed 2, Baltimore, 2012, Lippincott Williams & Wilkins.
17. Carroll TJ, Herbert RD, Munn J, et al: Contralateral effects of unilateral strength training: evidence and possible mechanisms. *J Appl Physiol* 101:1514–1522, 2006.
18. Carroll TJ, Selvanayagam VS, Riek S, et al: Neural adaptations to strength training: moving beyond transcranial magnetic stimulation and reflex studies. *Acta Physiol (Oxf)*

202:119–140, 2011.
19. Chen TC, Lin KY, Chen HL, et al: Comparison in eccentric exercise-induced muscle damage among four limb muscles. *Eur J Appl Physiol* 111:211–223, 2011.
20. Czuppon S, Racette BA, Klein SE, et al: Variables associated with return to sport following anterior cruciate ligament reconstruction: a systematic review. *Br J Sports Med* 48:356–364, 2014.
21. Dalton BH, Power GA, Vandervoort AA, et al: The age-related slowing of voluntary shortening velocity exacerbates power loss during repeated fast knee extensions. *Exp Gerontol* 47:85–92, 2012.
22. Damas F, Phillips S, Vechin FC, et al: A review of resistance training-induced changes in skeletal muscle protein synthesis and their contribution to hypertrophy. *Sports Med* 45:801–807, 2015.
23. Doherty TJ: Invited review: aging and sarcopenia. *J Appl Physiol* 95:1717–1727, 2003.
24. Domire ZJ, et al: An examination of possible quadriceps force at the time of anterior cruciate ligament injury during landing: a simulation study. *J Biomech* 44(8):1630–1632, 2011.
25. Drost G, Stegeman DF, van Engelen BG, et al: Clinical applications of high-density surface EMG: a systematic review. *J Electromyogr Kinesiol* 16:586–602, 2006.
26. Duchateau J, Baudry S: Insights into the neural control of eccentric contractions. *J Appl Physiol* 116:1418–1425, 2014.
27. Duchateau J, Enoka RM: Neural adaptations with chronic activity patterns in able-bodied humans. *Am J Phys Med Rehabil* 81:S17–S27, 2002.
28. Duchateau J, Enoka RM: Neural control of shortening and lengthening contractions: influence of task constraints. *J Physiol* 586:5853–5864, 2008.
29. Dudley-Javoroski S, Shields RK: Asymmetric bone adaptations to soleus mechanical loading after spinal cord injury. *J Musculoskelet Neuronal Interact* 8:227–238, 2008.
30. Dudley-Javoroski S, Shields RK: Muscle and bone plasticity after spinal cord injury: review of adaptations to disuse and to electrical muscle stimulation. *J Rehabil Res Dev* 45:283–296, 2008.
31. Enoka RM: *Neuromechanics of human movement*, ed 5, Champaign, Ill, 2015, Human Kinetics.
32. Enoka RM, Duchateau J: Muscle fatigue: what, why and how it influences muscle function. *J Physiol* 586:11–23, 2008.
33. Enoka RM, Fuglevand AJ: Motor unit physiology: some unresolved issues. *Muscle Nerve* 24:4–17, 2001.
34. Farina D, et al: The extraction of neural strategies from the surface EMG: an update. *J Appl Physiol* 117(11):1215–1230, 2014.
35. Farina D, Holobar A, Merletti R, et al: Decoding the neural drive to muscles from the surface electromyogram. *Clin Neurophysiol* 121:1616–1623, 2010.
36. Farina D, Merletti R, Enoka RM: The extraction of neural strategies from the surface EMG. *J Appl Physiol* 96:1486–1496, 2004.
37. Fiatarone MA, O'Neill EF, Ryan ND, et al: Exercise training and nutritional supplementation for physical frailty in very elderly people. *N Engl J Med* 330:1769–1775, 1994.
38. Fournier M, Roy RR, Perham H, et al: Is limb immobilization a model of muscle disuse? *Exp Neurol* 80:147–156, 1983.
39. Gabriel DA, Kamen G, Frost G: Neural adaptations to resistive exercise: mechanisms and recommendations for training practices. *Sports Med* 36:133–149, 2006.
40. Gandevia SC: Spinal and supraspinal factors in human muscle fatigue. *Physiol Rev* 81:1725–1789, 2001.
41. Gandevia SC, Herbert RD, Leeper JB: Voluntary activation of human elbow flexor muscles during maximal concentric contractions. *J Physiol* 512(Pt 2):595–602, 1998.
42. Garber CE, Blissmer B, Deschenes MR, et al: American College of Sports Medicine position stand. Quantity and quality of exercise for developing and maintaining cardiorespiratory, musculoskeletal, and neuromotor fitness in apparently healthy adults: guidance for prescribing exercise. *Med Sci Sports Exerc* 43:1334–1359, 2011.
43. Gazzoni M, Farina D, Merletti R: A new method for the extraction and classification of single motor unit action potentials from surface EMG signals. *J Neurosci Methods* 136:165–177, 2004.
44. Ghena DR, Kurth AL, Thomas M, et al: Torque characteristics of the quadriceps and hamstring muscles during concentric and eccentric loading. *J Orthop Sports Phys Ther* 14:149–154, 1991.
45. Giles LS, et al: Does quadriceps atrophy exist in individuals with patellofemoral pain? A systematic literature review with meta-analysis. *J Orthop Sports Phys Ther* 43(11):766–776, 2013.
46. Gillies AR, Lieber RL: Structure and function of the skeletal muscle extracellular matrix. *Muscle Nerve* 44:318–331, 2011.
47. Goodall S, Romer LM, Ross EZ: Voluntary activation of human knee extensors measured using transcranial magnetic stimulation. *Exp Physiol* 94:995–1004, 2009.
48. Gordon AM, Huxley AF, Julian FJ: The variation in isometric tension with sarcomere length in vertebrate muscle fibres. *J Physiol* 184:170–192, 1966.
49. Graves AE, Kornatz KW, Enoka RM: Older adults use a unique strategy to lift inertial loads with the elbow flexor muscles. *J Neurophysiol* 83:2030–2039, 2000.
50. Haggmark T, Eriksson E: Cylinder or mobile cast brace after knee ligament surgery. A clinical analysis and morphologic and enzymatic studies of changes in the quadriceps muscle. *Am J Sports Med* 7:48–56, 1979.
51. Haizlip KM, Harrison BC, Leinwand LA: Sex-based differences in skeletal muscle kinetics and fiber-type composition. *Physiology (Bethesda)* 30:30–39, 2015.
52. Henneman E, Mendell L: Functional organization of motoneuron pool and its inputs. In Brookhart JM, Mountcastle VB, Brooks VB, editors: *Handbook of physiology*, vol 2, Bethesda, 1981, American Physiological Society.
53. Herzog W: Mechanisms of enhanced force production in lengthening (eccentric) muscle contractions. *J Appl Physiol* 116:1407–1417, 2014.
54. Hill A: *The first and last experiments in muscle mechanics*, New York, 1970, Cambridge University Press.
55. Hill A: The heat of shortening and the dynamic constraints of muscle. *Proc R Soc Lond B Biol Sci* 126:136–195, 1938.
56. Hoang PD, Herbert RD, Todd G, et al: Passive mechanical properties of human gastrocnemius muscle tendon units, muscle fascicles and tendons in vivo. *J Exp Biol* 210:4159–4168, 2007.
57. Hodges PW, Richardson CA: Contraction of the abdominal muscles associated with movement of the lower limb. *Phys Ther* 77:132, 1997.
58. Hoffman J: Resistance training. In Hoffman J, editor: *Physiological aspects of sport training and performance*, ed 2, Champaign, Ill, 2014, Human Kinetics.
59. Horowits R, Kempner ES, Bisher ME, et al: A physiological role for titin and nebulin in skeletal muscle. *Nature* 323:160–164, 1986.
60. Hortobagyi T, Dempsey L, Fraser D, et al: Changes in muscle strength, muscle fibre size and myofibrillar gene expression after immobilization and retraining in humans. *J Physiol* 524:293–304, 2000.
61. Hunter SK: Sex differences in human fatigability: mechanisms and insight to physiological responses. *Acta Physiol (Oxf)* 210:768–789, 2014.
62. Hunter SK, Critchlow A, Shin IS, et al: Men are more fatigable than strength-matched women when performing intermittent submaximal contractions. *J Appl Physiol* 96:2125–2132, 2004.
63. Hunter SK, Ryan DL, Ortega JD, et al: Task differences with the same load torque alter the endurance time of submaximal fatiguing contractions in humans. *J Neurophysiol* 88:3087–3096, 2002.
64. Hunter SK, Thompson MW, Adams RD: Relationships among age-associated strength changes and physical activity level, limb dominance, and muscle group in women. *J Gerontol A Biol Sci Med Sci* 55:B264–B273, 2000.
65. Hunter SK, Thompson MW, Ruell PA, et al: Human skeletal sarcoplasmic reticulum Ca2+ uptake and muscle function with aging and strength training. *J Appl Physiol* 86:1858–1865, 1999.
66. Hunter SK, Todd G, Butler JE, et al: Recovery from supraspinal fatigue is slowed in old adults after fatiguing maximal isometric contractions. *J Appl Physiol* 105:1199–1209, 2008.
67. Huxley AF, Niedergerke R: Structural changes in muscle during contraction: interference microscopy of living muscle fibres. *Nature* 173:971–973, 1954.
68. Huxley H, Hanson J, Changes in the cross-striations of muscle during contraction and stretch and their structural interpretation. *Nature* 173:973–976, 1954.
69. Ishikawa M, Komi PV, Grey MJ, et al: Muscle-tendon interaction and elastic energy usage in human walking. *J Appl Physiol* 99:603–608, 2005.
70. Johnson MA, Polgar J, Weightman D, et al: Data on the distribution of fibre types in thirty-six human muscles. An autopsy study. *J Neurol Sci* 18:111–129, 1973.
71. Kawakami Y, Abe T, Fukunaga T: Muscle-fiber pennation angles are greater in hypertrophied than in normal muscles. *J Appl Physiol* 74:2740–2744, 1993.
72. Kent-Braun JA, Fitts RH, Christie A: Skeletal muscle fatigue. *Compr Physiol* 2:997–1044, 2012.
73. Kesar TM, Ding J, Wexler AS, et al: Predicting muscle forces of individuals with hemiparesis following stroke. *J Neuroeng Rehabil* 5:7, 2008.
74. Kluger BM, Krupp LB, Enoka RM: Fatigue and fatigability in neurologic illnesses: proposal for a unified taxonomy. *Neurology* 80:409–416, 2013.
75. Kraemer WJ, Ratamess NA: Fundamentals of resistance training: progression and exercise prescription. *Med Sci Sports Exerc* 36:674–688, 2004.
76. Krevolin JL, Pandy MG, Pearce JC: Moment arm of the patellar tendon in the human knee. *J Biomech* 37:785–788, 2004.

77. Labeit S, Kolmerer B: Titins: giant proteins in charge of muscle ultrastructure and elasticity. *Science* 270:293–296, 1995.
78. Lexell J, Taylor CC, Sjostrom M: What is the cause of the ageing atrophy? Total number, size and proportion of different fiber types studied in whole vastus lateralis muscle from 15- to 83-year-old men. *J Neurol Sci* 84:275–294, 1988.
79. Lieber RL: *Skeletal muscle structure, function and plasticity*, ed 3, Baltimore, 2010, Lippincott Williams & Wilkins.
80. Lieber RL, Friden J: Clinical significance of skeletal muscle architecture. *Clin Orthop Relat Res* 383:140–151, 2001.
81. Lombardi V, Piazzesi G: The contractile response during steady lengthening of stimulated frog muscle fibres. *J Physiol* 431:141–171, 1990.
82. Lynch NA, Metter EJ, Lindle RS, et al: Muscle quality. I. Age-associated differences between arm and leg muscle groups. *J Appl Physiol* 86:188–194, 1999.
83. Maganaris CN, Paul JP: Tensile properties of the in vivo human gastrocnemius tendon. *J Biomech* 35:1639–1646, 2002.
84. Magnusson SP, Narici MV, Maganaris CN, et al: Human tendon behaviour and adaptation, in vivo. *J Physiol* 586:71–81, 2008.
85. Martin PG, Smith JL, Butler JE, et al: Fatigue-sensitive afferents inhibit extensor but not flexor motoneurons in humans. *J Neurosci* 26:4796–4802, 2006.
86. McNeal DR: Analysis of a model for excitation of myelinated nerve. *IEEE Trans Biomed Eng* 23:329–337, 1976.
87. Merletti R, Farina D, Gazzoni M: The linear electrode array: a useful tool with many applications. *J Electromyogr Kinesiol* 13:37–47, 2003.
88. Merletti R, Hermens HJ: Detection and conditioning of the surface EMG signal. In Merletti R, Parker P, editors: *Electromyography: physiology, engineering and noninvasive applications*, Piscataway, NJ, 2004, IEEE Press, Wiley-Interscience.
89. Merletti R, Parker P: *Electromyography: physiology, engineering and noninvasive applications*, Piscataway, NJ, 2004, IEEE Press, Wiley-Interscience.
90. Merletti R, Rainoldi A, Farina D: Surface electromyography for noninvasive characterization of muscle. *Exerc Sport Sci Rev* 29:20–25, 2001.
91. Monti RJ, Roy RR, Hodgson JA, et al: Transmission of forces within mammalian skeletal muscles. *J Biomech* 32:371–380, 1999.
92. Morris SL, Lay B, Allison GT: Transversus abdominis is part of a global not local muscle synergy during arm movement. *Hum Mov Sci* 32:1176–1185, 2013.
93. Munn J, Herbert RD, Hancock MJ, et al: Training with unilateral resistance exercise increases contralateral strength. *J Appl Physiol* 99:1880–1884, 2005.
94. Narici MV, Bordini M, Cerretelli P: Effect of aging on human adductor pollicis muscle function. *J Appl Physiol* 71:1277–1281, 1991.
95. Narici MV, Maffulli N: Sarcopenia: characteristics, mechanisms and functional significance. *Br Med Bull* 95:139–159, 2010.
96. Narici MV, Maganaris CN: Plasticity of the muscle-tendon complex with disuse and aging. *Exerc Sport Sci Rev* 35:126–134, 2007.
97. Neumann DA: An electromyographic study of the hip abductor muscles as subjects with a hip prosthesis walked with different methods of using a cane and carrying a load. *Phys Ther* 79:1163, 1999.
98. Neumann DA, Garceau LR: A proposed novel function of the psoas minor revealed through cadaver dissection. *Clin Anat* 28:243–252, 2015.
99. Ng AV, Miller RG, Gelinas D, et al: Functional relationships of central and peripheral muscle alterations in multiple sclerosis. *Muscle Nerve* 29:843–852, 2004.
100. Nishikawa KC, Monroy JA, Uyeno TE, et al: Is titin a ‘winding filament’? A new twist on muscle contraction. *Proc Biol Sci* 279:981–990, 2012.
101. Okubo Y, Kaneoka K, Imai A, et al: Electromyographic analysis of transversus abdominis and lumbar multifidus using wire electrodes during lumbar stabilization exercises. *J Orthop Sports Phys Ther* 40:743–750, 2010.
102. Pasquet B, Carpentier A, Duchateau J, et al: Muscle fatigue during concentric and eccentric contractions. *Muscle Nerve* 23:1727–1735, 2000.
103. Paulin D, Li Z: Desmin: a major intermediate filament protein essential for the structural integrity and function of muscle. *Exp Cell Res* 301(1):1–7, 2004.
104. Peter JB, Barnard RJ, Edgerton VR, et al: Metabolic profiles of three fiber types of skeletal muscle in guinea pigs and rabbits. *Biochemistry* 11:2627–2633, 1972.
105. Petrella JK, Kim JS, Tuggle SC, et al: Age differences in knee extension power, contractile velocity, and fatigability. *J Appl Physiol* 98:211–220, 2005.
106. Ploutz-Snyder L, Bloomfield S, Smith SM, et al: Effects of sex and gender on adaptation to space: musculoskeletal health. *J Womens Health* 23:963–966, 2014.
107. Prasartwuth O, Taylor JL, Gandevia SC: Maximal force, voluntary activation and muscle soreness after eccentric damage to human elbow flexor muscles. *J Physiol* 567:337–348, 2005.
108. Proske U, Morgan DL: Muscle damage from eccentric exercise: mechanism, mechanical signs, adaptation and clinical applications. *J Physiol* 537:333–345, 2001.
109. Puglisi JL, Negroni JA, Chen-Izu Y, et al: The force-frequency relationship: insights from mathematical modeling. *Adv Physiol Educ* 37:28–34, 2013.
110. Rasouli O, Arab AM, Amiri M, et al: Ultrasound measurement of deep abdominal muscle activity in sitting positions with different stability levels in subjects with and without chronic low back pain. *Man Ther* 16:388–393, 2011.
111. Raue U, Slivka D, Minchev K, et al: Improvements in whole muscle and myocellular function are limited with high-intensity resistance training in octogenarian women. *J Appl Physiol* 106:1611–1617, 2009.
112. Reeves ND, Narici MV, Maganaris CN: Myotendinous plasticity to ageing and resistance exercise in humans. *Exp Physiol* 91:483–498, 2006.
113. Riley ZA, Maerz AH, Litsey JC, et al: Motor unit recruitment in human biceps brachii during sustained voluntary contractions. *J Physiol* 586:2183–2193, 2008.
114. Roig M, O’Brien K, Kirk G, et al: The effects of eccentric versus concentric resistance training on muscle strength and mass in healthy adults: a systematic review with meta-analyses. *Br J Sports Med* 43:556–568, 2009.
115. Schiaffino S, Reggiani C: Fiber types in mammalian skeletal muscles. *Physiol Rev* 91:1447–1531, 2011.
116. Schoenfeld BJ: The mechanisms of muscle hypertrophy and their application to resistance training. *J Strength Cond Res* 24:2857–2872, 2010.
117. Seynnes OR, de Boer M, Narici MV: Early skeletal muscle hypertrophy and architectural changes in response to high-intensity resistance training. *J Appl Physiol* 102:368–373, 2007.
118. Sheean GL, Murray NM, Rothwell JC, et al: An electrophysiological study of the mechanism of fatigue in multiple sclerosis. *Brain* 120:299–315, 1997.
119. Shield A, Zhou S: Assessing voluntary muscle activation with the twitch interpolation technique. *Sports Med* 34:253–267, 2004.
120. Skelton DA, Kennedy J, Rutherford OM: Explosive power and asymmetry in leg muscle function in frequent fallers and non-fallers aged over 65. *Age Ageing* 31:119–125, 2002.
121. Smith JL, Martin PG, Gandevia SC, et al: Sustained contraction at very low forces produces prominent supraspinal fatigue in human elbow flexor muscles. *J Appl Physiol* 103:560–568, 2007.
122. Soderberg GL, Knutson LM: A guide for use and interpretation of kinesiologic electromyographic data. *Phys Ther* 80:485–498, 2000.
123. Standring S, Ellis H, Healy JC: *Gray’s anatomy: the anatomical basis of clinical practice*, ed 41, New York, 2015, Churchill Livingstone.
124. Staron RS, Karapondo DL, Kraemer WJ, et al: Skeletal muscle adaptations during early phase of heavy-resistance training in men and women. *J Appl Physiol* 76:1247–1255, 1994.
125. Staron RS, Leonardi MJ, Karapondo DL, et al: Strength and skeletal muscle adaptations in heavy-resistance-trained women after detraining and retraining. *J Appl Physiol* 70:631–640, 1991.
126. Sutherland DH: The evolution of clinical gait analysis part l: kinesiological EMG. *Gait Posture* 14:61–70, 2001.
127. Tarata MT: Mechanomyography versus electromyography, in monitoring the muscular fatigue. *Biomed Eng Online* 2:3, 2003.
128. Taube W: What trains together, gains together: strength training strengthens not only muscles but also neural networks. *J Appl Physiol* 111:347–348, 2011.
129. Taylor JL, Todd G, Gandevia SC: Evidence for a supraspinal contribution to human muscle fatigue. *Clin Exp Pharmacol Physiol* 33:400–405, 2006.
130. Teyhen DS, Rieger JL, Westrick RB, et al: Changes in deep abdominal muscle thickness during common trunk-strengthening exercises using ultrasound imaging. *J Orthop Sports Phys Ther* 38:596–605, 2008.
131. Thom JM, Thompson MW, Ruell PA, et al: Effect of 10-day cast immobilization on sarcoplasmic reticulum calcium regulation in humans. *Acta Physiol Scand* 172:141–147, 2001.
132. Thompson LV: Age-related muscle dysfunction. *Exp Gerontol* 44:106–111, 2009.
133. Tomlinson BE, Irving D: The numbers of limb motor neurons in the human lumbosacral cord throughout life. *J Neurol Sci* 34:213–219, 1977.
134. Vasseljen O, Dahl HH, Mork PJ, et al: Muscle activity onset in the lumbar multifidus muscle recorded simultaneously by ultrasound imaging and intramuscular electromyography. *Clin Biomech (Bristol, Avon)* 21:905–913, 2006.
135. Walker S, Hulmi JJ, Wernbom M, et al: Variable resistance training promotes greater

fatigue resistance but not hypertrophy versus constant resistance training. *Eur J Appl Physiol* 113:2233–2244, 2013.
136. Wall BT, Dirks ML, van Loon LJ: Skeletal muscle atrophy during short-term disuse: implications for age-related sarcopenia. *Ageing Res Rev* 12:898–906, 2013.
137. Wang K, McCarter R, Wright J, et al: Viscoelasticity of the sarcomere matrix of skeletal muscles. The titin-myosin composite filament is a dual-stage molecular spring. *Biophys J* 64:1161–1177, 1993.
138. Westad C, Mork PJ, Vasseljen O: Location and sequence of muscle onset in deep abdominal muscles measured by different modes of ultrasound imaging. *J Electromyogr Kinesiol* 20:994–999, 2010.
139. Williams GN, Buchanan TS, Barrance PJ, et al: Quadriceps weakness, atrophy, and activation failure in predicted noncopers after anterior cruciate ligament injury. *Am J Sports Med* 33:402–407, 2005.
140. Wong AY, Parent EC, Kawchuk GN: Reliability of 2 ultrasonic imaging analysis methods in quantifying lumbar multifidus thickness. *J Orthop Sports Phys Ther* 43:251–262, 2013.
141. Woolstenhulme MT, Conlee RK, Drummond MJ, et al: Temporal response of desmin and dystrophin proteins to progressive resistance exercise in human skeletal muscle. *J Appl Physiol* 100:1876–1882, 2006.
142. Yamaguchi G, Sawa A, Moran D: A survey of human musculotendon actuator parameters. In Winters JW, Woo S-LY, editors: *Multiple muscle systems: biomechanics and movement organization*, New York, 1990, Springer-Verlag.
143. Yoon T, Doyel R, Widule C, et al: Sex differences with aging in the fatigability of dynamic contractions. *Exp Gerontol* 70:1–10, 2015.
144. Yue G, Cole KJ: Strength increases from the motor program: comparison of training with maximal voluntary and imagined muscle contractions. *J Neurophysiol* 67:1114–1123, 1992.
145. Zijdewind I, Toering ST, Bessem B, et al: Effects of imagery motor training on torque production of ankle plantar flexor muscles. *Muscle Nerve* 28:168–173, 2003.

Ee 学習問題 STUDY QUESTIONS

1. 筋の羽状構造は，どのような機能的な役割を果たしているか？
2. 筋の (a) 受動的張力曲線 (b) 能動的張力曲線 (c) 全張力曲線は，それぞれ筋全体のどの組織によって描かれるか？
3. 賦活化された筋は，実際には筋フィラメントの短縮を伴わずに，どのようにして力を生成できるか？
4. 単一の活動電位の持続時間は，筋線維に沿って伝導する経過で，10 ms ほどの短時間である．そのような短い持続時間だけで，筋はどのようにして完全強縮の状態を作り，維持することができるか？
5. **筋疲労**を定義しなさい．また，最大には達しない程度の努力で筋収縮を持続している最中に，筋疲労がいつ出始めるかを検出するためにどのように EMG 筋電図の振幅を適用できるか説明しなさい．
6. 自発的に活動している筋において，EMG 振幅がその筋の相対的な力の出力を予測できるという性能を制限する因子にはどのようなものがあるか？
7. EMG 信号を収集する際に不要な「電気的ノイズ」を最小限に抑えるための方法にはどのようなものがあるか？
8. **生理的断面積**を定義しなさい．
9. 等尺性活動中に筋によって生成される内的トルクが，関節角度の変化に伴って変化する理由を説明しなさい．
10. 図 3.16 に描かれているグラフについて考察しなさい．
    - a 筋活動の速度にかかわらず，膝伸筋のピークトルクが膝屈筋のそれを超える理由を 2 つほど提示しなさい．
    - b 60～240°/秒の収縮速度で膝伸筋のピークトルクがほぼ 40%低下する．この生理学的理由を説明しなさい．
11. 徐々に筋力を上昇させるために神経系によって用いられる 2 つの基本的な方略を説明しなさい．
12. **運動単位**を定義しなさい．また，ヘンネマンのサイズ原理とは何か説明しなさい．
13. 筋肥大の徴候が現れる**前に**，筋力が臨床的に意味があるほど増強しうる生理学的な理由を述べなさい．
14. 肢を不動とした場合，健常な筋がどのように相対的に速い単収縮の特性へ移行するか説明しなさい．
15. 健常な高齢者の筋力低下のおもな原因は何か？
16. 筋線維内に筋節が a) 並列に，または b) 直列に筋節が追加的に増加することによるおもな機能的な結果は何か？
17. 骨格筋の遠心性（運動）あるいは求心性（感覚）神経支配の解剖学的および機能的な違いを説明しなさい．また，運動神経**または**感覚神経のどちらかに疾患が起こった場合，どのような結果をもたらすか説明しなさい．

Ee 学習問題の解答は Elsevier eLibrary のウェブサイトにて閲覧できる．

第4章

生体力学の原理

Biomechanical Principles

Peter R. Blanpied, PT, PhD, Donald A. Neumann, PT, PhD, FAPTA

章内容一覧　CHAPTER AT A GLANCE

身体的リハビリテーションに用いられる多くの治療的アプローチは，身体運動の正確な分析と解釈によって成り立つ．この分析と解釈から，障害や機能的制限を特定し，運動機能不全の診断や予後が明らかとなり，治療的介入を計画し，そして，その進捗を評価することができる．しかし，人間の動きは複雑で，しばしば環境，心理的，生理学的および機械的要因の目まぐるしい相互作用に影響される．複雑な動きの分析は，ほとんどの場合，身体の内側と外側から作用する力の基本的な同定から始まり，これらの力の影響は，仮想的な剛体としての身体分節に置き換えることで単純化できる．ニュートンの運動法則は，力と，個々の関節や身体全体へのその作用との関係を説明するのに役立つ．基本的な分析水準であっても，この情報を用いて治療を決定したり，傷害のメカニズムを理解したりすることをガイドする．たとえば，単純な平面上の力やトルク解析であっても，SLR (straight leg raise: 膝伸展位での下肢挙上) 中の股関節に及ぼす力を概算できるため，関節炎や損傷の状態によっては治療方法の修正の必要性を判断することができる．現場で活動するリハビリテーション専門家は，本章で説明するような複雑な計算を行うことはめったにない．しかし，計算の概念的枠組みを理解し，体内に存在する力の大きさを認識し，本章に含まれる概念を用いることはリハビリテーション技術を理解するために不可欠である．このような理解は，臨床活動を興味深いものとし，臨床家に治療アイデアのための多様で柔軟性のある豊富な情報を提供する．

ニュートンの法則: 生体力学の根底にある原理

生体力学とは，身体の外側と内側に作用する力と，それらの力に対する身体の反応を研究する学問である．17世紀，アイザック・ニュートン卿 (Isaac Newton) は，力が質量と運動に予見可能な様式で関係することを見いだした．彼が著した「自然哲学の数学的原理 (*Philosophiae Naturalis Principia Mathematica*)」(1687) は，人の動きを理解するための基礎となる力学の基本法則と原理を示している．この法則は，慣性の法則 (law of inertia)，加速度の法則（law of acceleration），および**作用-反作用の法則**（law of action-reaction）とよばれるもので，**運動法則**（laws of motion）と総称され，高度な運動解析技術の開発にかかわる枠組みとなっている．

ニュートンの運動法則
Newton's Laws of Motion

本章ではニュートンの運動法則を用いて，人の運動や姿勢における，身体に加えられる力とその影響との関係を分析する技術を紹介する〔本章では，運動法則や定量的分析方法に関連する概念を詳しく解説する際に，"物体"（body）という用語を用いている．読者には，この用語が変換可能なあらゆる意味で使用されることに注意してほしい．人体全体としての物体，前腕部などの身体の一部としての物体，持ち上げようとしている重錘のような物体，あるいは足と床の接触面のような物体系などである．ほとんどの場合，単純な意味の"物体"として，主要な概念を説明するときに用いられる〕．ニュートンの法則は，並進運動と回転（角）運動の両方についての説明に用いる（表 4.1）．

▶ニュートンの第 1 法則：慣性の法則 Newton's First Law: Law of Inertia

ニュートンの第 1 法則は，状態を変えるために外力が作用している場合を除き，物体は静止しているか，または一定の並進速度で動き続けることを示している．これは，**並進運動**（linear motion）の開始，停止，減速，加速，または方向の変更には，力が必要であることを意味している．

表 4.1　ニュートンの法則：並進運動と回転運動への適用

並進運動の場合	回転運動の場合
第 1 法則：慣性の法則	
状態を変化させる外力が作用しないかぎり，物体は静止したままか一定の並進速度を保つ．	状態を変化させる外的トルクが作用しないかぎり，物体は静止したままか，または回転軸での一定の角速度を保つ．
第 2 法則：加速度の法則	
物体の並進加速度は，それを起こす力に正比例し，力が作用する方向と同じ方向に生じる．さらに，加速度は物体の質量に反比例する．	物体の角加速度は，それを起こすトルクに正比例し，トルクが作用する回転方向と同じ方向に生じる．さらに，角加速度は物体の慣性モーメントに反比例する．
第 3 法則：作用-反作用の法則	
どの力に対しても，同等の反対向きの力が存在する．	どのトルクに対しても，同等の反対方向のトルクが存在する．

回転運動（rotational motion）にニュートンの第 1 法則を適用すると，外的トルクによって強制的にその状態を変えないかぎり，回転軸を中心として一定の角速度または静止した状態のままである．これは，回転運動の開始，停止，減速，加速または方向変換にトルクが必要であることを意味する．運動が並進か回転かにかかわらず，ニュートンの第 1 法則は，物体が平衡状態にあることを想定して説明される．物体はその並進および回転速度が 0（zero）であるときに，**静的平衡状態**（static equilibrium）にあり，動いていない．逆に，並進や回転速度が 0 ではなく，一定であるとき，物体は**動的平衡状態**（dynamic equilibrium）にある．すべての平衡状態の場合において，物体の並進および回転の**加速度**（acceleration）は 0 である．

ニュートンの第 1 法則に関連する主要用語

- 静的平衡状態
- 動的平衡状態
- 慣性
- 質量
- 質量中心（重心）
- 質量慣性モーメント

ニュートンの第 1 法則は**慣性の法則**ともよばれる．**慣性**（inertia）は，物体の速度を変えるのに必要なエネルギーの量に関係している．物体の慣性は，その**質量**（mass：すなわち，物体を構成する粒子の量）に正比例する．たとえば 5kg のダンベルより，7kg のダンベルを加速または減速させるほうが，より多くのエネルギーが必要である．

各物体には，その質量がすべての方向に均等に分布する**質量中心**（center of mass）とよばれる点がある．重力を受けると，物体の質量中心はその**重心**（center of gravity）と密接に一致する．重心は，重力の影響が完全に釣り合う点である．解剖学的肢位における身体の重心は，第 2 の仙椎のすぐ前方に位置するが，人の姿勢が変化すると，重心の厳密な位置は変化する．

身体全体に重心があるように，上腕や体幹などの各体節にも重心がある．たとえば，下肢では，大腿部，下腿部および足部が主要な体節である．図 4.1 は，陸上選手の下肢におけるそれぞれの体節の質量中心を黒い円で示している．体節の重心位置は，筋活動による形状の変化によって非常に小さな位置の変化はあるものの，基本的には体節内に静止したままである．これとは対照的に，下肢全体の重心位置は，体節の空間的位置の変化によって実質的に変化しうる（図 4.1 の赤い円と比較）．左（屈曲した）下肢で示されるように，体節の位置によっては，下肢の質量中心は体外に変位することがある．身体部分の重心に関する追加的な情報については，本章の後半の人体計測の項で説明する．

物体の**質量慣性モーメント**（mass moment of inertia）は，**角速度**（angular velocity）の変化に対する抵抗性を表す量である．並進運動とは対照的な運動である回転運動において，慣性とは異なり質量慣性モーメントは，身体の質量だけでなく，おそらくそれより重要なことに，回転軸に対する質量の分布にも影響する[9]（質量慣性モーメントはしばしばＩで表され，単位は kg-m^2 である）．人の動きの大部分は並進ではなく角運動であるため，質量慣性モーメントの概念と深く関係する．再び図 4.1 の陸上選手の下肢の２つの肢位について考える．大腿部，下腿部および足部の個々の重心は，両側下肢の各体節内において同じ位置にある．しかし，左右の下肢では膝の屈曲の程度が異なるため，下腿部と足部の重心の距離は股関節に対して変化する．

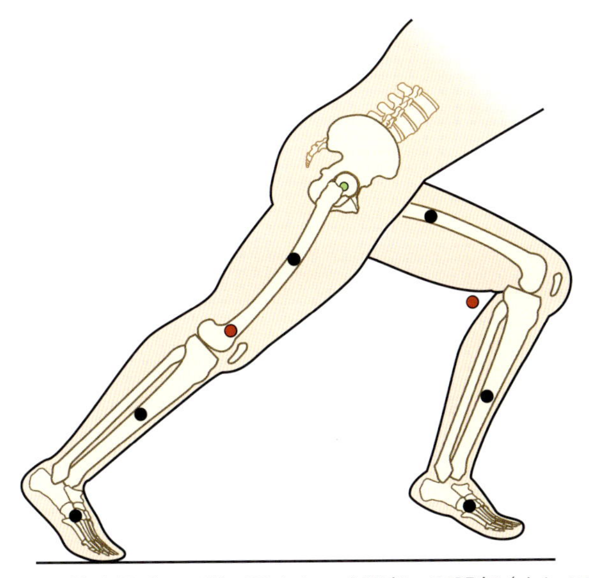

図 4.1　陸上選手の下肢が示され，大腿部，下腿部（すねの部分），足部の質量中心点が黒い円で示されている．各下肢全体の重心位置は赤い円で示されている．陸上選手の左下肢の重心は身体の外に存在する．右股関節の回転軸は小さい緑色の円によって示される．

結果として，各肢の質量慣性モーメントが変化する．右側の伸展した（または「より長い」）下肢は，左側よりも大きな慣性モーメントを有する（増加を別の概念で説明するならば，膝が伸びると，赤い円で示された右下肢全体の重心は股関節から遠くに移動し，それによって質量慣性モーメントが増加するということである）．四肢の質量慣性モーメントを積極的に変化させることは，運動に必要な筋力や関節トルクに大きな影響を及ぼす可能性がある．たとえば，走行中の遊脚相で，下肢全体は膝の屈曲と足の背屈の組み合わせ運動（図 4.1 の左下肢のように）によって機能的に短縮する．減少した下肢の質量慣性モーメントは，遊脚相において股関節の筋が加速や減速するために必要なトルクを減少させる．この概念は，遊脚相で膝がほぼ伸展している（Ｉが大きくなっている）場合と，ほぼ完全に屈曲している（Ｉが減少している）場合を比較することで，容易に理解することができる．

質量慣性モーメントの概念は，リハビリテーションとレクリエーション場面の両方に適用される．たとえば，下肢切断で用いる義足の設計を考えてみよう．足部コンポーネントに軽い部材を使った場合，義足の全体的な質量（および重量）を減少させるだけでなく，質量は下肢のより近位へ分布するようになる．その結果，歩行の遊脚相で，切断の残存部位へ負荷される抵抗は減少する．このように軽量なコンポーネントの利点は，切断者のエネルギー消費量を少なくするという観点から実証される．履物を替えることでも違いは起こる．軽量のテニスシューズから重い冬用ブーツに履き替えた場合，質量慣性モーメントの変化によって歩行のために必要なトルクは変化する．

運動選手は，回転軸に対する個々の身体部分の位置を変えることによって，身体全体の質量慣性モーメントを制御しようとする．この概念は，水泳の飛び込み選手が，空中で行うさまざまな宙返りを成功させるために質量慣性モーメントを減少させる様子によってよく説明できる（図

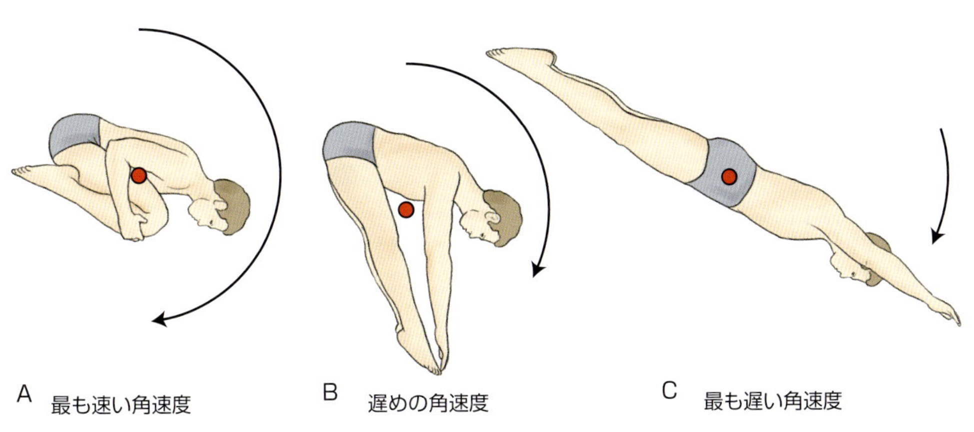

図 4.2　内-外回転軸（赤い円）の質量慣性モーメントが四肢の位置の変化によってどのように変化するかの例を飛び込み選手で示している．肢位Ａでは，質量慣性モーメントが減少し，スピンの角速度を増加させる．肢位ＢとＣでは，四肢は軸から遠ざかる方向に位置し，角速度はしだいに遅くなる．

4.2A）．選手は，頭を膝の近くにもっていき，腕で脚をしっかりと保持することで，体節の重心を回転軸に近づけることによって極端な「タック（身体を折り畳む）」姿勢をとる．「角運動量の保存の法則」に基づいて，身体の質量慣性モーメントを減少させると角速度が増加する．逆に，選手は，「えび型（pike）」姿勢（図 4.2B 参照）をとることで身体の質量慣性モーメントをいくらか増加させるか，それとも「展開（layout）」姿勢（図 4.2C 参照）をとることでその慣性モーメントを最大にすることによって，身体回転の角速度をある程度または最大に落とすことができる．

▶ニュートンの第 2 法則：加速度の法則 Newton's Second Law: Law of Acceleration

力（トルク）-加速度関係

ニュートンの第 2 法則とは，物体の並進加速度はそれを引き起こす力に正比例し，力の作用と同じ方向に起こり，物体の質量に反比例するというものである．ニュートンの第 2 法則は，力（F），質量（m），加速度（a）に関する方程式で示される（式 4.1）．概念的に，式 4.1 は**力-加速度関係（force-acceleration relationship）**を定義する．因果関係を考えると，方程式の左辺の力（F）は，物体に作用する引く力または押す力を表すため，原因とみなすことができる．一方，右辺の m×a は，引く力または押す力の結果を表す．この式では，ΣF は物体に作用する正味の，あるいは総和の力を示す．物体に作用する力の総和が 0 である場合，加速度も 0 であり，物体は並進的に平衡状態にある．前述のように，この状態はニュートンの第 1 法則によって説明される．しかし，正味の力が加速度を起こす場合，物体は力が加えられた方向に加速する．この場合，物体はもはや平衡状態にはない．

> ニュートンの第 2 法則　並進運動における力の量を求める
>
> $$\Sigma F = m \times a \qquad (式\ 4.1)$$

力はニュートン（N）で表され，1N= 1 kg-m/sec^2 である．

ニュートンの第 2 の法則を回転（角）運動へ適用した場合，トルク（torque）は回転軸のまわりの物体に角加速度（angular acceleration）を起こす．さらに，物体の角加速度は，それを起こすトルクに正比例し，トルクが作用するのと同じ**回転方向**に作用し，物体の**質量慣性モーメント**

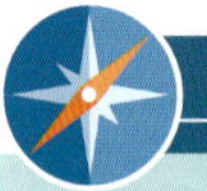

SPECIAL FOCUS 4.1

質量慣性モーメントの概念をさらに数学的にとらえる

これまでのところ，この質量慣性モーメント（I）の概念を，おもに機能的な観点から説明してきた．一方で，この物理的性質をより数学的な観点から考えることは有益なことである．I は，正式には次の式で表され，n は物体を構成する質点（particle）の数で，m_i は物体内の各質点の質量であり，r_i は各質点から回転軸までの距離である．

$$I=\sum_{i=1}^{n} m_i r_i^2 \qquad (式\ 4.2)$$

式 4.2 をさらに深くとらえるために，野球バットのどこを握るかによって，どのように質量慣性モーメントに大きく影響し，それによりバットを振る労力がどのように変化するかといった例を用いる．**図 4.3** に示すバットは，0.1〜0.225 kg の 6 つの質点（m_1〜m_6）から構成され，それぞれ 0.135 m の間隔にあるとする．スイングする際に打者はバットを回転させるが，この回転の軸は Y_1（赤線）として示されている．打者にとってバットのサイズが合っていない場合，打者はしばしばバットを短く持つ．その場合の回転軸は Y_2（青線）として示す．この計算は，ある回

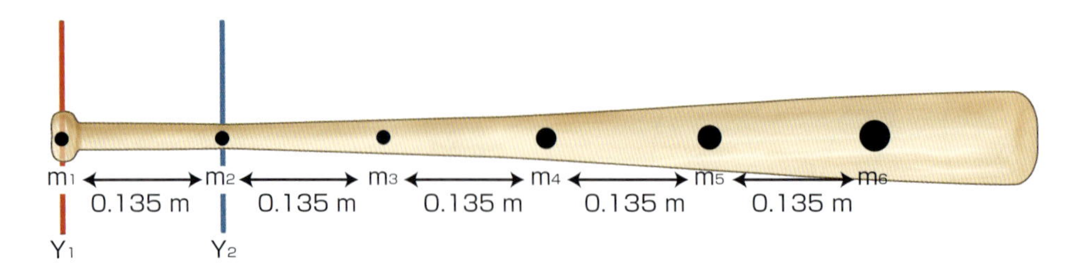

図 4.3　野球バットは，2 つの別々の回転軸（Y_1，Y_2）のまわりを回転する可能性が示されている．各回転軸に関連する計算式は，回転軸に対する質量の分布が質量慣性モーメントにどのように影響するかを示す．バットは，互いに等しい距離に位置する 0.1〜0.225 kg の範囲の 6 つの質点（m_1〜m_6）からなると想定される．

転軸に対する質量質点の分布が，回転するバットの質量慣性モーメントにどのように影響を与えるかを示す．まず，Y_1 を回転軸と考える．バットの質量慣性モーメントは，式 4.2 に既知の値を代入する．次に，Y_2 を回転軸と考える．ここでの重要な点は，各軸を別々に考えると質量質点の分布が異なることである．計算からわかるように，Y_2 を軸と考えるときの質量慣性モーメントは，Y_1 軸の場合の 58%である．これは，打者が Y_1 軸の場合の 58%というより少ないトルクで同じ角加速度を起こせるということを意味する．同じトルクでバットを振った場合には，バットは 1.72 倍速くなる．これは，バットを短く持つことによる重要な機能上の利点であり，打者はバットの重量は変化していないにもかかわらずスイングが容易になる．質量慣性モーメントが減少した理由は，質量点 m_2 から m_6 が Y_2 軸により近くなるからである．これは，各点の質量慣性モーメントが軸までの距離の二乗に関係していると考えた場合，数学的に非常に重要である．

回転運動軸が Y_1 のとき

$$I=\sum_{i=1}^{n} m_i r_i^2$$

$$=m_1(r_1)^2+m_2(r_2)^2+m_3(r_3)^2+m_4(r_4)^2+m_5(r_5)^2+m_6(r_6)^2$$

$$=0.1\,kg(0.0\,m)^2+0.1\,kg(0.135\,m)^2+0.1\,kg(0.270\,m)^2+0.15\,kg(0.405\,m)^2+0.175\,kg(0.54\,m)^2+0.225\,kg(0.675\,m)^2$$

$$=0.187\,kg\text{-}m^2$$

$$I=\sum_{i=1}^{n} m_i r_i^2$$

$$=m_1(r_1)^2+m_2(r_2)^2+m_3(r_3)^2+m_4(r_4)^2+m_5(r_5)^2+m_6(r_6)^2$$

$$=0.1\,kg(0.135\,m)^2+0.1\,kg(0.0\,m)^2+0.1\,kg(0.135\,m)^2+0.15\,kg(0.270\,m)^2+0.175\,kg(0.405\,m)^2+0.225\,kg(0.54\,m)^2$$

$$=0.109\,kg\text{-}m^2$$

同じ数学的原理に基づいているが，野球バットに比べれば，人体の体節の質量慣性モーメントを求めることははるかに困難である．この困難さは，人体の体節が異なる組織（骨，筋，脂肪，皮膚など）で構成され，均一な密度ではないためである．各身体体節の質量慣性モーメントのデータは，献体による研究，数学的モデル化，およびさまざまな画像技術から得られる[5,10]．

(mass moment of inertia) に反比例する（太字体の用語は，この法則の並進運動と回転運動への対応を表す）．ニュートンの第 2 法則は，**トルク** (T)，**質量慣性モーメント** (I)，および**角加速度** (α) に関する方程式を示す（式 4.3）〔本章では，**トルク**という用語を使用しているが，この用語は**モーメント** (moment) および**力のモーメント** (moment of force) と互換性があることに注意されたい〕．この式では，ΣT は物体を回転させる正味の，あるいは総和のトルクを示す．概念的には，式 4.3 は，**トルク-角加速度関係** (torque-angular acceleration relationship) を定義する．筋骨格系において，主要なトルクの発生装置は筋である．たとえば，上腕二頭筋は，肘に内的な屈曲トルクを生成する．重力のような外的な影響を無視すると，回転運動する前腕の角加速度は内的トルクに比例する（すなわち，筋力とその内的モーメントアームの積）．しかし前腕-手部体節の質量慣性モーメントには反比例する．一定の内的トルクが与えられた場合，大きな質量慣性モーメントを有する体節の前腕-手部よりも，小さな質量慣性モーメントのほうが，大きな角加速度を起こすことができる（より小さい質量慣性モーメントは，たとえば，重錘バンドを手関節から前腕中央に移動させることによって起こすことができる）．四肢の角加速度に対するこの慣性抵抗は重力除去位でも作用すると理解すべきである．たとえば，図 4.1 の下肢の位置が側臥位，つまり「重力除去位」にあると仮定する．質量慣性モーメントの変化のために，膝を伸ばした場合よりも膝が曲がった状態のほうが少ない努力で股関節を曲げることができる．

> ニュートンの第２法則　回転運動におけるトルクの大きさを求める
>
> $\Sigma T = I \times \alpha$　　（式 4.3）

トルクはニュートンメータ (Nm) で表され，$1\,Nm = 1\,kg\text{-}m^2 \times radians/sec^2$ となる．

力積-運動量の関係

式 4.1 と 4.3 の拡張変形により，ニュートンの第 2 法則から，さらなる関係を導き出すことができる．その関係の 1 つが**力積-運動量関係** (impulse-momentum relationship) である．

加速度は速度の変化率 ($\Delta v/t$) である．このことを式 4.1 の並進加速度に代入すると式 4.4 が得られる．式 4.4 は，さらに式 4.5 に整理することができる．

> $F = m \times \Delta v/t$　　（式 4.4）
>
> $F \times t = m \times \Delta v$　　（式 4.5）

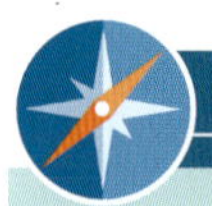

SPECIAL FOCUS 4.2

力積-運動量の関係を詳しくみる

数値的には，力積は平均的力（N）とその作用時間の積として計算することができる．また力積は，力－時間曲線下の面積として表すこともできる．図 4.4 は，床に埋め込まれた床反力計（フォースプレート）の上を走っているときの，地面から足に対して加えられた前後の剪断力（床反力）の水平成分の力-時間曲線を示す．この曲線は二相性である．初期接地では後ろ向きの力積は負であり，推進中の前向きの力積は正である．2 つの力積（すなわち，曲線の下の領域）が等しい場合，総和の力積は 0 であり，運動系の運動量に変化はない．しかし，この例では，後ろ向きの力積は前向きの力積よりも大きく，ランナーの前進の運動量が減少することを示している．

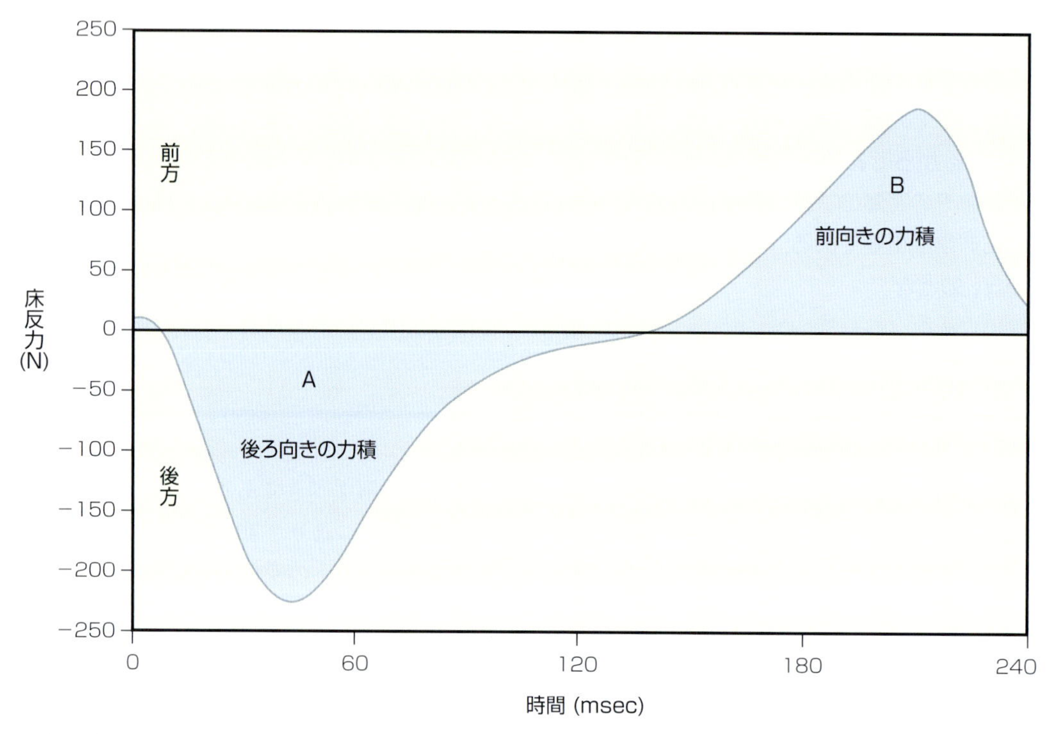

図 4.4　走行中の床反力の水平成分における後ろ向きの力積（A）と前向きの力積（B）を示す力-時間曲線下の領域のグラフ．

並進力積（力×時間）を応用すると，並進運動量の変化（質量×並進速度の変化）を求めることができる．

式 4.5 の右辺の質量と速度の積は，移動物体の運動量である．**運動量**（momentum）は，物体における動きの量を表す．運動量は一般に文字 p で表され，キログラムメートル毎秒（kg-m/sec）の単位を用いる．**力積**（impulse）は，ある時間にわたって加えられた力である（式 4.5 の左辺の力と時間の積）．移動する車のような物体の並進運動量は，ある時間にわたって力を加えることによって変化する．急な運動量の変化が必要な場合（たとえば緊急停止），非常に大きなブレーキの力が短時間に加えられる．長い時間で弱い制動力が加えられた場合と，また，短い時間で強い制動力が加えられた場合とでは，運動量に大きな差はない．力積と運動量はベクトル量である．つまり，式 4.5 は並進の**力積-運動量関係**（impulse-momentum relationship）を定義する．

力積-運動量の関係は，人の動作能力を研究し，傷害メカニズムの知見を得るこれまでとは異なる視点を提供する．身体の特定の部位では，大きな外的負荷力を軽減するメカニズムや仕組みが内蔵されている．たとえば，ジャンプしてから着地するとき，高度な遠心性活動を持続するように筋を緩ませることで着地の衝撃を延長すれば，下肢の各関節への最大の力を減らすことができる．別の例では，正常歩行における踵接地の際，踵骨の足底面にある脂肪

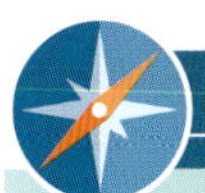

SPECIAL FOCUS 4.3

正の仕事，負の仕事，等尺性の仕事

上述したように，並進運動の仕事（work）は，加えられた力と物体の変位との積である．たとえば，肘の屈筋を収縮させ，手を口にもっていく際の，肘屈筋の収縮によって加えられる並進力について考える．並進運動としてみれば，仕事は筋の収縮力と筋の短縮距離の積である．角運動としてみれば，回転運動の仕事は，肘屈筋によって加えられるトルクと，肘に生じた屈曲角度の変位量（ラジアン）との積である．この場合，加えられたトルクと同じ方向に前腕が回転しているので，正の仕事である．さらに，肘の屈筋は求心性活動によって短縮し，仕事は筋によって行われたといえる．対照的に，肘屈筋は活動しているが，肘が伸展している場合（たとえば，重錘をゆっくりと下ろす場合），肘の屈筋は遠心性活動によって長くなり，筋が仕事の対象になる．この場合，回転は加えられたトルクと逆方向であるため，負の仕事である．もう１つの状況は，肘の屈筋は活動しているのに筋が等尺性に活動しているために運動が起こっていない場合である．この場合，かなりの代謝エネルギーが消費されても，機械的な仕事は行われていないことになる．

パッドは，足と地面とのあいだの相互作用を緩衝し，大きな床反力を減少させる．ランニングシューズは，衝撃を吸収する外部ソールで緩衝作用を強め，足の地面への衝撃をさらに緩和する．自転車用ヘルメット，ゴムまたは弾力性のある床材，保護パッドは衝撃の最大力を減免するために，衝撃の持続時間を増加させ，傷害リスクを抑えることを目的に設計された例である．

トルクを含むニュートンの第２法則は，回転運動の力積-運動量関係にも用いることができる．並進運動における力積-運動量関係の拡張変形と同様に，角運動も式 4.3 の拡張変形によって表すことができる．a（角加速度）に $\Delta\omega/t$（角速度の変化率）を代入すると，式 4.6 が得られる．式 4.6 は，回転運動の力積-運動量関係を示す式 4.7 に再構成することができる．トルクおよび角運動量もベクトル量である．

$$T = I \times \Delta\omega/t \quad \text{（式 4.6）}$$

$$T \times t = I \times \Delta\omega \quad \text{（式 4.7）}$$

角力積（トルク×時間）を適用することで，角運動量の変化（質量慣性モーメント×角速度の変化）を導くことができる．

仕事-エネルギーの関係

ここまでニュートンの第２法則を，(1) 力（トルク）-加速度関係（式 4.1 と 4.3）および (2) 力積-運動量関係（式 4.4～4.7）から説明してきた．ニュートンの第２法則では，**仕事-エネルギー関係**（work-energy relationship）を表すこともできる．この３つ目のアプローチは，仕事がどのように物体のエネルギーに変化を起こすかについて分析することによって，身体運動の研究に用いることができる．**仕事**（work）は，力やトルクが並進または角運動によって作用する場合に起こる．並進運動での仕事（W）は，物体に加えられた力の大きさ（F）と，加えられた力の方向への物体の**並進距離**（displacement）との積で求められる（式 4.8）．加えられた力の方向に動きが起こらなければ，機械的な仕事は 0 である．並進的な仕事の場合と同様に，角運動での仕事は，物体に加えられるトルク（T）の大きさと，トルクの作用方向への物体の変化角度との積で求められる（式 4.9）．仕事の単位はジュール（J）である．

仕事-エネルギー関係に関連して，エネルギーは２つの形態で存在し，それは位置エネルギーと運動エネルギーである（ボックスの式を参照）．**位置エネルギー**（potential energy）は，重力空間での物体の重心位置の高さで決まる．運動量と同様に，**運動エネルギー**（kinetic energy）は，重力の影響にかかわらず，物体の質量と速度に影響される．物体の角運動エネルギーは，その質量慣性モーメント（I）およびその角速度に関係する．

仕事（W）と位置エネルギー（PE），運動エネルギー（KE）の関係

W（並進運動）= F（力）× 並進移動距離　（式 4.8）

物体を 1m 移動させるのに 1N を要したときの仕事 = 1J

W（回転運動）= T（トルク）× 回転の変化角度（式 4.9）

物体を 1rad（ラジアン）回転させるのに 1N を要したときの仕事 = 1J

$PE = m \times g \times h$　　g = 重力，h = 高さ

KE（並進運動）$= 1/2m \times v^2$

KE（回転運動）$= 1/2I \times \omega^2$

W（回転または並進）= KE（運動終了時）− KE（運動開始時）+ PE（運動終了時）− PE（運動開始時）

力積-運動量の関係が，ある時間にわたって加えられた力による運動量の変化を表すのと同様に，仕事-エネルギー関係は，ある変位にわたって加えられた力による運動

表 4.2　ニュートンの第 2 法則に関する物理量

物理量	並進運動の場合		英国単位系→ SI 単位系の変換*	回転（角）運動の場合	
	定義	単位		定義	単位
距離	並進性の変位	メータ（m）	フィート(ft)× 0.305 =メータ (m)	角変位	度 (°)†
速度	並進変位の時間的割合	1 秒あたりの変位距離（m/ 秒）	ft/ 秒× 0.305 = m/ 秒	角変位の時間的割合	° / 秒
加速度	並進速度の時間的変化の割合	m/ 秒 ^{2}	ft/ 秒 ^{2} × 0.305 = m/ 秒 ^{2}	角速度の時間的変化の割合）	° / 秒 ^{2}
質量	物体の物質の量：並進速度の変化に対する物体に抵抗性をもつ	キログラム（kg）	lbm‡ × 0.454 = kg	該当なし	
質量慣性モーメント	該当なし		lbm-ft^2 × 0.042 = kg-m^2	ある回転軸に対して物体の物質の量と分布；回転物体の角速度の変化に対する抵抗性に影響を及ぼす	kgm^2
力	押し引きの作用；質量×並進加速度	ニュートン (N) = kgm/ 秒 ^{2}	lb × 4.448=N	該当なし	
トルク	該当なし		ft-lb × 1.356 = Nm	力×モーメントアーム；慣性モーメント×角加速度	ニュートンメータ（Nm）
力積	力×時間	N・秒	lb-sec×4.448=N 秒 ft-lb-秒×1.356=Nm秒	トルク×時間	Nm・秒
モーメント	質量×並進速度	kgm/ 秒	1bm-ft/ 秒× 0.138 = kg・m/ 秒 1bm-ft^2/ 秒× 0.042 = kg・m^2/ 秒	質量慣性モーメント×角速度	kgm^2/ 秒
仕事	力×並進距離	ジュール（J）	lb-ft × 1.356 = J	トルク×角変位	ジュール（J）
平均仕事率（パワー）	並進運動の仕事率	ワット（W）＝ J/ 秒	lb-ft/ 秒× 1.356 = W	回転運動の仕事率	ワット (W) = J/ 秒

*英国単位系から SI 単位系に変換するには，英国単位系の値に表の列にある数値を掛ける．SI 単位系から英国単位系に変換するには，その数値で割る．2 つの方程式がセル内にある場合，上の方程式は並進運動を変換するために使用し，下は角運動を変換するために使用する．
†単位のないラジアンは，度（1 ラジアン＝約 57.3°）の代わりに使用できる．
‡英国単位系での質量の単位は質量ポンド（lbm）または slug という．

エネルギーの変化を表す．前述の例を用いると，これらの概念の類似性が明らかとなる．走っている車のような物体がもつ運動エネルギーは，現在の変位を超える力の効果によって変化が生じる．運動エネルギーの急激な変化が必要な場合（たとえば，緊急時の停止），非常に大きな制動力が短い変位（移動距離）にわたって加えられる．長い移動距離で小さい制動力が加えられた場合と，短い移動距離で大きい制動力が加えられた 2 つの場合では，運動エネルギーに大きな差はない．

仕事–エネルギー関係は，力やトルクが作用する時間を考慮していない．しかし，ほとんどの日常的な活動では，しばしば仕事を行う際の効率が重要となる．仕事の効率は，**仕事率**（パワー：power）として定義される．筋が適切な仕事率を発揮する能力は，動作の成否あるいは治療的介入の効果の確認にとって重要である．たとえば，バスケットボールの試合において，リバウンドしたボールを取れるか否かは，選手が飛び上がるときの垂直方向への運動速度で決まる．仕事率の重要性のもう 1 つの例は，歩行者用信号が青色のあいだに人混みを横断しなければならないパーキンソン病の高齢者の場合からも説明できる．

平均仕事率（average power: P）は，仕事（W）を時間で除した値である（式 4.10）．仕事は力（F）と距離（d）の積であるため，ある瞬間の仕事率は式 4.11 のように，力と速度の積として表される．角運動の仕事率は並進の場合と同様に，並進仕事率が力と並進速度で求められるように，角仕事率はトルク（T）と角速度（ω）を用いて求めることができる（式 4.12）．**角仕事率**（angular power）は，しばしば筋機能の臨床的尺度として使用される．たとえば，大腿四頭筋により生成される機械的な仕事率は，筋によって生成された内的トルクと，膝伸展の平均角速度との積で求められる．仕事率は，活動筋と外力負荷とのあいだで実際のエネルギーに置き換えることができる．**正の仕事率**は，求心性活動をしている筋が外部負荷に対して行う仕事の効率を反映している．対照的に，**負の仕事率**は，遠心性活動する筋に対する外部負荷によって行われる仕事の効率を反映する．

仕事率（P）
平均仕事率 = 仕事（W）/ 時間（t）　（式 4.10）
瞬間の仕事率（並進運動）= 力（F）× 速度 (v)（式 4.11）
瞬間の仕事率（回転運動）= トルク（T）× 角速度（ω）（式 4.12）

表 4.2 は，ニュートンの第 2 法則に関連する物理量の定義と単位をまとめたものである．

▶ニュートンの第 3 法則：作用–反作用の法則 Newton's Third Law: Law of Action-Reaction

ニュートンの運動の第 3 法則では，すべての作用には，それに同じ大きさで反対方向の作用があるとされる．この法則では，ある物体が別の物体に及ぼす効果はすべて，2 つ目の物体が最初の物体に及ぼす効果によって打ち消されることを意味する．2 つの物体は同時に相互作用し，その結果はニュートンの加速度の法則（ΣF = m×a）で決まる．すなわち，各物体は異なる効果を受けることになり，その効果はその質量に依存する．たとえば，2 階建ての建物の屋根から落ちた人は地面に力を加え，そして地面は人に同等の逆の力を及ぼす．地球と人間の質量には非常に大きな差があるために，人が受ける作用や加速度は，地面が“受ける作用”よりもずっと大きい．その結果，人は重大な傷害を負うことになる．

ニュートンの作用–反作用の法則のもう 1 つの例は，歩行や立っている際の地面によってもたらされる反作用の力である．足は地面に対して力を及ぼし，ニュートンの第 3 法則に基づき，地面は反対方向に同じ大きさの**床反力**（ground reaction force）を生成する（図 4.5）．歩行の立脚相のあいだ中，床反力は，その大きさ，方向，そして足の床反力作用点が変化する．ニュートンの第 3 法則は，角運動にも適用される．たとえば，等尺運動のあいだ，内的トルクと外的トルクは等しく，逆の回転方向である．

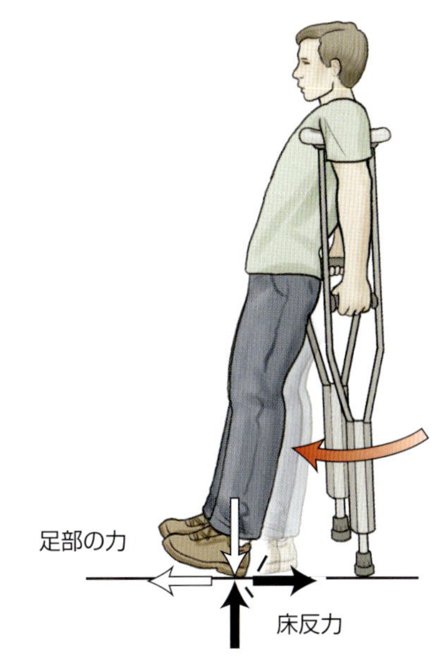

図 4.5　松葉杖を用いた大振り歩行の接地時に，地面と足のあいだに生じる力の作用を示す．足部がかける力（白い矢印）の作用は，床反力（黒い矢印）によって打ち消される（摩擦によって引き起こされる）．床反力の水平成分が足部の力の水平成分よりも小さい場合，足部はニュートンの第 2 の法則（F = m × a）に従って床上を前方に滑る．

運動分析序論：分析のための準備

前項では，ニュートンの法則による概説として，力と運動の因果関係の性質について説明した．この基礎は理解されたと思われるので，本項では，運動の正式な分析に用いられる手順と慣例を紹介する．内外の力とトルクの分析，これらの変数が身体と関節にどのように作用するかについての説明に特別な注意を払っている．本項は読者にとって，次の項で示される 3 つの例題の数学的解法の準備となるだろう．

人体計測学
Anthropometry

人体計測学（anthropometry）は，ギリシャ語の *anthropos*（人），と *metron*（計測）に由来する．人の運動分析の過程において，人体測定は，長さ，質量，重量，体積，密度，重心，質量慣性モーメントなどの人体の物理的な形態特性の測定と定義される．正常運動と病態運動の両方について運動学的，運動力学的分析を実施するために，これらのパラメータに関する知識は不可欠である．たとえば，個々の体節の質量および質量慣性モーメントなどの変数は，運動を起こすために筋が打ち勝たなければならない慣性特性を理解するために必要である．人体計測学的な情報は，労働環境，家具，作業道具，スポーツ用品の設計においても重

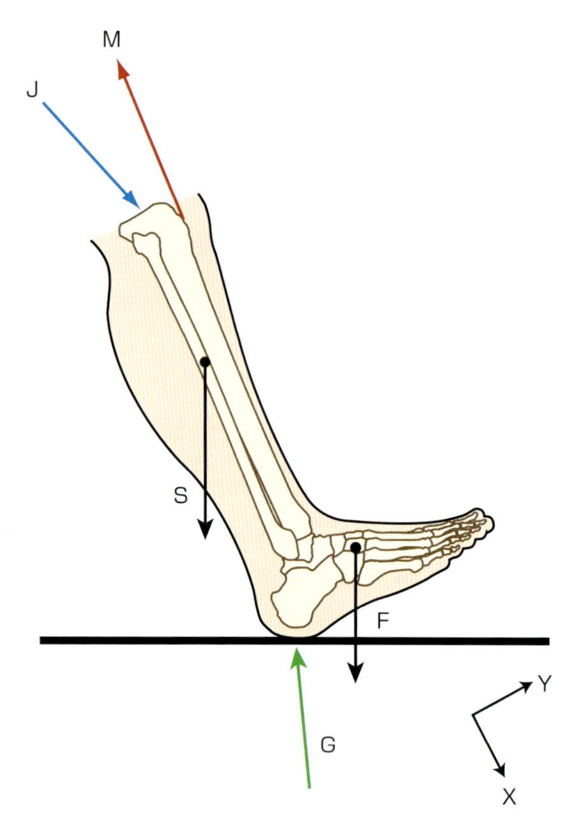

図 4.6　歩行中の踵接地での下腿と足部の自由物体図．体節は，膝関節から切り離すことで分離される．図のように，関連する力が描かれる．X-Y 座標標準フレームは，X 軸が下腿長軸と平行になるように配置される．

要である．

身体体節の重心や質量慣性モーメントに関する多くの情報は，献体による研究から得られたものである[3,5]．人体計測データを得るための他の方法としては，数学的モデルやコンピュータ断層撮影や磁気共鳴画像などの画像化技術があげられる．付録ⅠのパートBの表Ⅰ.2には，体節の重量と重心位置に関する人体計測データを掲載している．

自由物体図
Free Body Diagram

運動の分析では，身体に作用するすべての力を考慮する必要がある．分析の前に，生体力学的問題を解く過程を容易にするために自由物体図（free body diagram）を作成する．自由物体図は，身体とその環境との相互作用を表す「スナップ写真」または簡略化された描画である．分析対象の身体は，足のような単一の剛性体節であってもよく，または頭部，上腕および体幹のような複数の体節であってもよい．身体がいくつかの体節で構成されている場合，これらはしっかりと一緒に単一の剛体系に接続されているとみなす．

自由物体図では，剛体系に作用するすべての力を注意深く描く必要がある．これらの力は，筋，重力（体節の重量に反映される），流体や空気の抵抗，摩擦および床反力によって生成される．また矢印は力のベクトルを示すために使用する．

自由物体図をどう構成するかは，分析の目的に応じて異なる．図 4.6 に示す例について考える．この例では，自由物体図は，歩行初期の踵接地における下腿と足部を表している．自由物体図では，目的の身体部分を分離または「自由に」するために，任意の関節で「切り離し」を行う．図 4.6 に示す例では，膝関節で切り離して，下腿と足部の部分を身体から分離している．能動的な筋力の影響は，通常，伸張した関節包や靱帯で生じる受動的な張力など，他の軟部組織の影響とは区別して表現する．関節をまたいで作用するそれぞれの筋の作用を同定することは可能であるが，通常は1本の合成筋力のベクトル（M）が，個々の筋力の総和として用いられる．また図 4.6 には，筋力以外の外的な力である床反力（G），および下腿と足部の体節の重さ（S と F）が追加して描かれている．ニュートンの第3法則で規定されているように，床反力は足を地球に打ち付けることへの反作用として発生する力である．

さらに追加して関節反力（joint reaction force: J）が図 4.6 に示されている．この力には，関節の接触力はもちろん，ある体節から別の体節に伝達される他のすべての力の正味の，または累積的な効果が含まれる．関節反力は，筋の活動，伸張された関節周囲結合組織による受動的な張力，および重力（体重）によって生成されるような他の力に対する「反作用」として引き起こされる．のちに議論されるように，自由物体図は，X-Y 座標基準フレームを決め，運動の基礎方程式を書くことによって完成する．

臨床的には，関節反力を低減することは，疼痛を緩和し，関節炎患者のさらなる関節変性を予防するような治療プログラムの焦点になることが多い．治療はおもに，筋活動の大きさと活動様式を変えること，または関節にかかる体重を減らし関節への力を減少させることである．たとえば，変形性股関節症の患者について考えてみる．歩行速度を落とすことにより，筋活動の大きさは減少し，それによって股関節の反力は減少する可能性がある．また，衝撃を緩和するためにクッション性の高い靴が薦められる．加えて，股関節にかかる力を減らすために杖を使用することができる[1,12,15]．肥満が要因の場合，体重減少プログラムが推奨されるかもしれない．

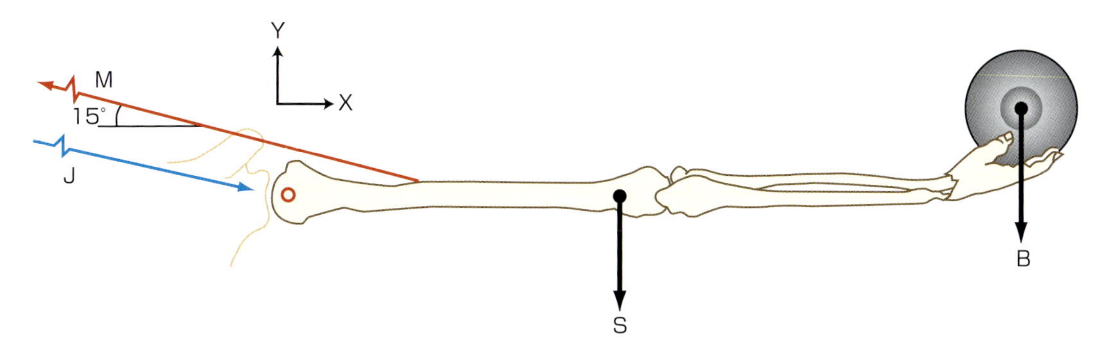

図 4.7　重錘とそれを持つ右腕との組み合わせとして，運動系を分離した自由物体図の前額面図．肩関節の外転筋力（M），肩甲上腕関節の関節反力（J），体節の重さ（S），重錘の重さ（B）を示す．回転軸は，肩関節の関節に赤色の円で示されている．X-Y 座標基準フレームは，X 軸が上肢と平行になるように配置されている．（LeVeau BF: *Williams & Lissner's biomechanics of human motion*, ed 3, Philadelphia, 1992, Saunders より改変）

▶自由物体図を作成するための手順 Steps for Constructing the Free Body Diagram

身体運動に関する問題を解くための重要な手順は，分析の目的を決定し，分析すべき自由物体を特定し，その身体に作用するすべての力を示すことである．次の例を用いて，自由物体図の作成手順を説明する．

図 4.7 に示すように，上肢が重錘を身体の横に保持している状況について考えてみる．この自由物体は静的平衡状態にあるものとみなされ，すべての力の合計，そして身体に作用するすべてのトルクの合計は 0 に等しい．分析の 1 つの目的は，上肢を 90° 外転位に保つために肩甲上腕関節の外転筋（M）にどの程度の筋力が必要であるかを求めることである．もう 1 つの目的は，この同じ活動中の肩甲上腕関節の関節反力（J）の大きさを求めることである．

自由物体図を作成する手順Ⅰは，検討対象の自由物体を識別して分離することである．この例では，肩肘関節は「切り離され」，自由物体は腕全体と抵抗（トレーニング用重錘）の組み合わせで構成される．

手順Ⅱは，既知の点，位置，または軸に関して定められる身体の位置および動きを可能にする座標基準フレームを定義することである（図 4.7 の X-Y 座標基準フレーム）．基準フレームの定義方法の詳細については，のちに説明する．

手順Ⅲには，自由物体に作用するすべての力の同定と整理が含まれる．内力は，筋（M）によって生成される力である．外力には，重錘（B）の質量に対する重力，ならびに上肢（S）にかかる重力が含まれる．図 4.7 には描かれていないが，外力の他の例には，臨床家，ケーブル，抵抗バンド，地面または他との接触，空気抵抗および装具によって加えられる力などが含まれる．力は図上に描かれ，おおよその作用点と空間方向を示す．たとえば，ベクトル S は上肢の重心であり，付録Ⅰのパート B の表Ⅰ.2 に示されるような人体計測データを用いて決定される位置で作用する．

筋力（M）の方向は，筋の力線に対応するように，また，外力によって生成されるトルクに対抗する内的トルクの方向に描かれる．この例では，外力 S と B によって生成されたトルクは，上肢を時計まわり，あるいは内転方向（－Z 方向）に回転させる傾向にある．したがって，M の力線は，モーメントアームとの組み合わせで，反時計まわり，あるいは外転方向（+Z 方向）にトルクを生成する（+Z または －Z を用いて回転方向を表現する例については後述する）．

手順Ⅳは，この例の場合では，肩甲上腕関節を介して生成される関節反力（J）を示すことである．解析を行う前においては，関節反力の方向はわからないが，のちに説明するように，典型的には筋の力線と反対の方向に描かれる．関節反力（J）の正確な方向は，静的解析が行われ，未知の変数が計算されたのちに決定される．

手順Ⅴでは，本章で扱う二次元（2D）の静的平衡問題を解くために必要な 3 つの基本方程式を書く．基本方程式は次の 3 つである．$\Sigma\ \mathrm{Torque}_Z = 0$，$\Sigma\ \mathrm{Force}_X = 0$，$\Sigma\ \mathrm{Force}_Y = 0$．これらの方程式については，本章の後半で説明する．

自由物体図の作成手順

手順Ⅰ: 検討する自由物体を特定し，分離する．
手順Ⅱ: 座標基準フレームを設定する．
手順Ⅲ: システムに作用する内力（筋）および外力を描く．
手順Ⅳ: 関節反力を描く．
手順Ⅴ: 運動の基礎方程式を書く．

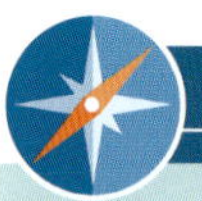

SPECIAL FOCUS 4.4

右手の法則：三次元空間座標基準フレームを正しく定義するための技法

デカルト座標系を設定する場合，直交軸の方向または向きは任意ではない．世界中の科学的コミュニティにおいて研究を促進し，その成果を共有するためには，決められた技法を用いなければならない．例として図 4.7 を用いると，X 軸と Y 軸はページの平面内にあり，または対象の前額面と平行である（絶対ではないが，多くの場合，X 軸が対象の身体体節と平行になるように X-Y 軸を向けるのが最も簡便である）．さらに第 3 の軸，Z 軸を定義する必要がある．図には描かれていないが，Z 軸は X-Y 平面に対して垂直に方向づけられる．慣例により，X-Y 座標基準フレーム上に示される矢印の向きは正の方向を示す．図 4.7 に示すように，＋X 方向は右方向であり，＋Y 方向は上方向である．右手の法則は，Z 軸の方向（＋または－）を定義するために用いられる．右手の法則を適用するには，右手の尺側を X 軸に沿って配置し，伸ばした指を＋X 方向（図中のボールの方向）に向ける．手を X 軸に沿って配置したら，指を＋X 方向から＋Y 方向に向かって曲げる．あなたの伸びた親指はページから飛び出すように指しているが，それが＋Z 軸の方向である[6]．したがって，－Z 軸はページに入り込む方向を指す．右手の法則を使用することで，2 つの軸を定義し，示すことを可能とし，さらに第 3 軸を完全に定義することを可能にする．

▶空間基準フレーム Spatial Reference Frames

動きを正確に記述したり，未知の力を求めたりするには，空間基準フレームを設定する必要がある．この基準により，身体や体節の運動方向，あるいはある既知の点や位置，回転軸に関して定義される物体や体節が決定される．基準フレームが特定されない場合，臨床および研究場面において測定値の解釈や比較が非常に困難となる．

空間基準フレームは任意に設定され，身体の内側または外側に置くことができる．位置または動きを記述するための基準フレームは，相対的または絶対的なものがある．**相対的基準フレーム**は，下腿部に対する足部，上腕部に対する前腕部，または大腿部に対する体幹などのように，隣接する体節に対する一方の体節の位置を記述する．解剖学的指標，あるいは調べたい体節間の運動を座標上で比較することによって分析が行われる．関節可動域テストは，臨床現場で用いられる相対的基準フレームの一例である．たとえば，肘関節の可動域は，上腕と前腕の長軸，および肘の回転軸によって規定される相対的基準フレームを用いて測定される．

しかし，相対的基準フレームは，空間内の固定された点または位置に対して動きを定義するには必要な情報が不足している．地面，重力方向，または他の外部で規定された基準フレームの空間内で運動を分析するには，**絶対的（実験環境）基準フレーム**を定義する必要がある．歩行中の体幹の過剰な前方または側方への偏位は，絶対的基準フレームを用いて行われる測定の例である．これらの例では，体幹の位置は，身体の外にある垂直基準に対して計測される．

動きが相対的あるいは絶対的基準フレームによって測定されるかどうかにかかわらず，空間における点または体節の位置は，座標基準フレームを用いて決定することができる．実験室空間での人の動作解析では，**デカルト座標系**（Cartesian coordinate system）が最も頻繁に用いられる．デカルト座標系において点の位置を決めるためには，二次元（2D）の平面の場合，2 つの交差する直線からの距離で決定する．また，三次元（3D）の空間の場合，1 点で交わる各平面からの距離で決定する．二次元座標基準フレームは，**矢印が正の方向を指す**ように互いに直交するように配置された 2 つの仮想軸によって定義される．2 つの軸（たとえば，X と Y で表示）は，定量的な解法を容易にする方向に向け変えることができる（たとえば，図 4.6 と図 4.7 を比較）．記載される運動が，歩行中の膝の屈曲や伸展のようなおもに平面（すなわち，1 つの平面）である場合，2D 基準フレームが頻繁に用いられる．

ほとんどの場合，人の動きは複数の面で起こる．このような動きを完全に記述するためには，3D 座標基準フレームが必要である．3D 基準フレームは，一般に 3 つの軸（X, Y, Z）をもち，それぞれが別の軸に対し直角（または直交）である．2D 系と同様に，**矢印は正の方向を指す**．世界的な取り決めであるこの 3 平面座標系は，**右手の法則**に基づく．この法則は，ほとんどの定量的な生体力学研究で用いられている（Special Focus 4.4 を参照）．

このテキストの大部分において用いられる平面上の直線方向（筋力の方向や関節の回転軸など）を表すための用語は，右手の法則で規定されているものほど正式なものではない．第 1 章で説明したように，解剖学的肢位にある人体における空間内の直線方向は，**前方-後方**，**内側-外側**，また**垂直**などを用いておおまかに記載されている．この方法はほとんどの質的または解剖学的基盤の説明には有用だ

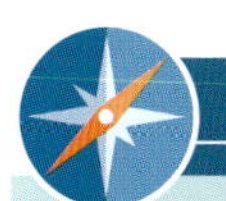

SPECIAL FOCUS 4.5

「右手の法則」のもう１つの使い方：角運動とトルクの方向を定義するためのガイド

右手の法則のもう１つの使用法は，角運動とトルクの回転方向を定義することである．図 4.7 に示す座標基準フレームをもう一度考えてみる．この基準フレームは，X-Y（正面）平面上で，上腕骨の動き（外転）は垂直で前後の軸（または，Special Focus 4.4 の Z 軸に記載されている）で起こっていることを示す．右手の法則を以下のように，図 4.7 にふたたび用いる．まず，あなたの右手の尺側を図の腕の部分と平行になるように置き，肩の外転方向に指を曲げるようにする．あなたの伸びた親指の方向は＋Z 方向を指し，外転方向が＋Z 回転であることを示す．したがって肩の内転は－Z 方向にある．

この右手の法則は，トルクの回転方向を表すのにも使用される．図 4.7 に戻って，肩の外転筋による力 M は，＋Z トルクを生成するのに対して，肩の内転筋（図示していない）は，－Z トルクを生じさせる．図示のように座標基準フレームを向けると，求心性活動（＋Z 方向の運動）または遠心性活動（－Z 方向の運動）にかかわらず，肩の外転筋は常に＋Z トルクを生成する．

が，本章の後半で紹介するような定量分析にはあまり適していない．この場合，デカルト座標系が使用され，その 3D 軸の向きは右手の法則によって規定される．

回転運動，角運動あるいはトルクは，しばしば，回転軸に垂直な平面内に生じるものとして記述される．大半の身体運動学に関する文献では，体節の回転方向は，**屈曲**や**伸展**などの用語によって，また，頻度は少ないが，**時計まわり**や**反時計まわり**によって一般的に記述される．このような表現方法は，ほとんどの臨床的な分析に適しており，本書全体で使用されている．しかし，より正式で定量的な分析には，角運動とトルクの方向を示す必要がある．このような場合には，Special Focus 4.5 で説明するように，3D デカルト座標基準フレームに基づいて**右手の法則の変法**を用いる．

三次元の動きを分析することは二次元よりも複雑であるが，人の運動に関する包括的な情報を得ることができる．3D 解析を行うための技術について解説する優れた文献は多数ある．これらの参考文献の一部は，本章の最後に記載している[2, 24, 25]．本章で説明する定量的分析は，二次元に限定した運動に焦点を当てている．

力とトルク
Forces and Torques

力は，ベクトル量として，分析したい内容に応じて異なる方法で解析することができる．複数の力を組み合わせて１つの合力にすることで，１本のベクトルで表すことができる．この場合は，複数の力を１つにする**ベクトル合成**（vector composition）という方法が使われる．またあるいは，単一の力を２つ以上の力に「分解」することができ，その分解された力を組み合わせると正確に元の力となる．単一の力を複数の成分に分解するこの方法は，**ベクトル分解**（vector resolution）とよばれる．合成と分解の方法を用いたベクトルの解析は，力がどのように身体部分を回転または並進運動させ，さらには関節表面での回旋，圧縮，剪断または離開を引き起こすかを解釈する一助となる．これらの解析は，病態理解や治療において多くの示唆を提供する．

▶力学分析のための作図法と数学的方法 Graphic and Mathematic Methods of Force Analysis

力の合成と分解は，作図法，またはベクトルの単純な加減算，場合によっては直角三角法を含む数学的手法を用いて行うことができる．力の解析の作図法とは，力のベクトルを矢印として表し，**矢印の先端と尾を結ぶ方法**（tip-to-tail），つまり，つなぎ合わせることである．矢印の長さは，力の大きさに正確に合わせなければならず，矢頭の向きと方位は力線に正確に一致しなければならない．

三角法はそれほどの精密な描画を必要とせず，より正確な解を得ることができる．この方法では，ベクトルの直角成分と「直角三角法」を用いて，力の大きさと角度を決定することができる．一般的な三角関数は，付録Ｉ，パートＡに概説している．

筋と関節の力を表し，その後に計算するには，これらの技法に熟練する必要がある．次に作図方法と三角法の両方を示すが，付録では三角法のみを使用している．

力の合成

共通の力線を有する場合，２つ以上の力は同一直線上（共線）にある．ベクトル合成では，いくつかの共線の力を単一の**合力**（resultant force）として図上に単純に組み合わせることができる（図 4.8）．図 4.8A では，下腿と足部の重量（S）と重錘の重量（W）が，定規を用いて２つのベクトルの長さとして書き加えられている．この例では，S と W が下方に作用するので，合力（R）も下方に作用し，膝

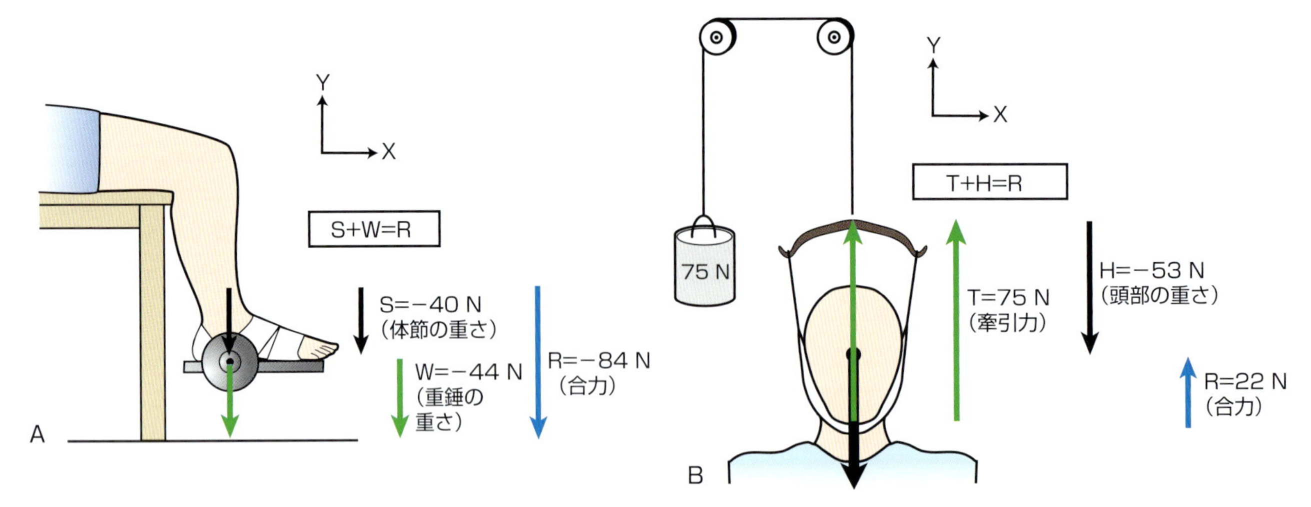

図 4.8　平行な関係（共線）にある力のベクトル合成．(A) 膝に作用している２つの力ベクトルを示す．下腿部と足部を含む体節の重さ (S) と重錘の重さ (W)．これらの力が加えられると合力 (R) が求められる．X-Y 座標フレームは, + Y を上向きとして示す．力につけられた負の符号は下向きの引っ張りを示す．(B) 頭部の重さ (H) と牽引力 (T) は同じ線に沿って反対方向に作用する．R はこれらのベクトルの代数和である．

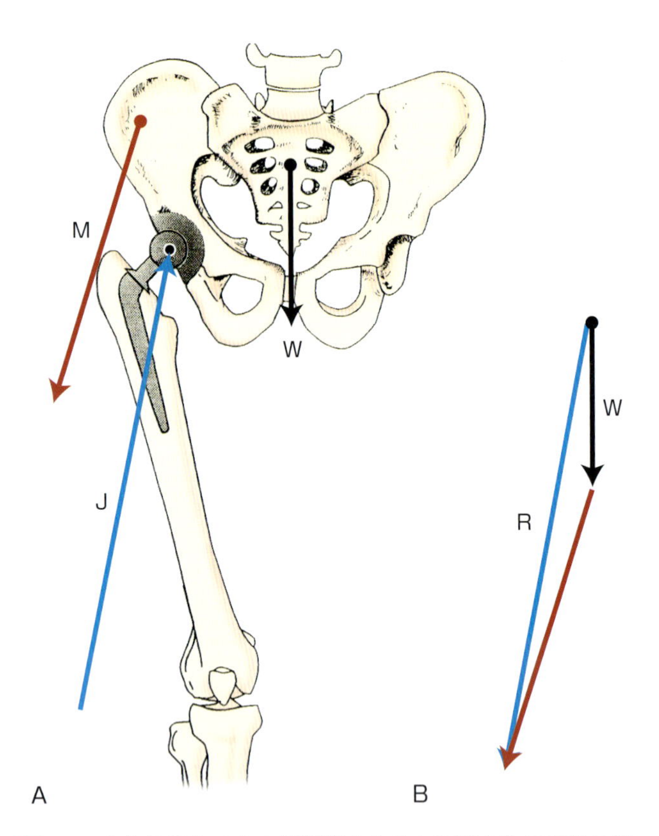

図 4.9　(A) 骨盤と右人工股関節を含めた片脚立位の下肢に働く３つの力が示される．それぞれの力は, 股関節外転筋力 (M), 体重 (W) および人工股関節の関節反力 (J) である．(B) M と W の大きさと方向に基づいて，合力 (R) の大きさと方向を決定するには，ポリゴン法（または矢印をつなぐ方法）を用いる．(A) の J と (B) の R は大きさが等しく方向は反対である．(Neumann DA: Hip abductor muscle activity in persons who walk with a hip prosthesis while using a cane and carrying a load, *Phys Ther* 79: 1163, 1999 より再描画)

関節を引き離そうとする．R は，S の矢印の先端に W の尾をつなぎ合わせることによって図式的に描かれる．合力 R は，S の尾部で始まり W の先端で終わる青い矢印で示される．図 4.8B では，頸椎牽引装置において，頭部の重力による下向きの力と，それとは反対に，重錘と滑車によって上向きに作用する力を示している. 図式計算として，H の尾部は T の先端に位置合わせされ，合力の矢印 (R) は T の尾部から始まり, H の先端で終わる. 上向きの R（青色）は頭部と頸部に対する上向きの牽引力を示す．

図 4.8 に描かれている同一直線上の力は，それらの方向に注意を払いながら，ベクトルの力の大きさ同士を加算するだけで合成することもできる．図 4.8A では，座標基準フレームにおいて，S と W は共線（同一直線上）であり，両方とも完全に −Y 方向に作用していることを示している．ボックスにある方程式によって示されるように，結果は, 共線の力の大きさを加算することによって求められる. この場合，合力も −Y 方向に作用する．図 4.8B では，力は同一直線上にあるが，反対方向（T は +Y 方向，H は −Y 方向）に作用している．方向に注意を払いながら２つの大きさを加算すると，結果は +Y 方向に作用する 22N の力であることを示している．この明確な例では，頸部の牽引を行うためには，少なくとも 53N の牽引力が頭部の重量を相殺するために必要とされる．それより少ない力で牽引しても，実際には頸椎の牽引（引き離し）効果をもたらさない．しかしながら，この技術はそれでもいくらかの治療成果をもたらすかもしれない．

身体に作用する力は，同一平面上（同じ平面内）にある

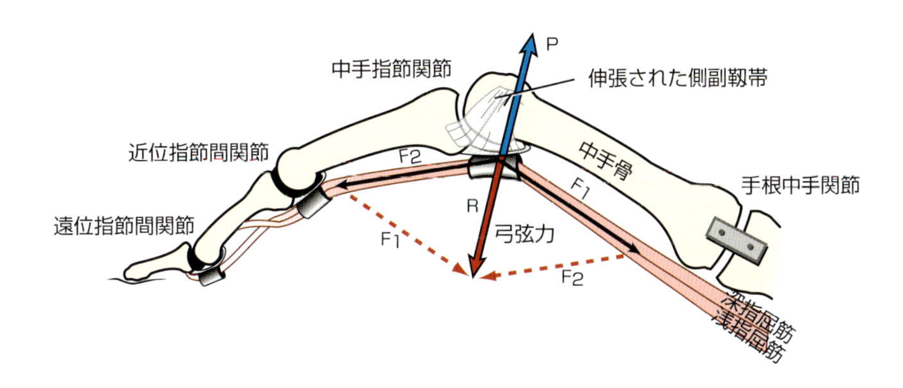

図 4.10　平行四辺形法は，中手指節関節（MCP）を横切って走行する浅指屈筋と深指屈筋の収縮によって生成される２つの力ベクトル（F_1 および F_2）の効果を説明するために用いられる．合力ベクトル（R）は，MCP 関節における屈筋滑車および側副靱帯（青色の力 P）によって抵抗される弓弦力（bowstringing force）を生じる．

場合もあるが，必ずしも共線であるとは限らない．この場合，個々の力のベクトルは**多角形法**（polygon method：ポリゴン法）を用いて図式的に構成することができる．図4.9は，多角形法を前額面モデルに適用して，被験者が片脚立位をとる際の人工股関節の関節反力を求める方法を示している．矢印は力の大きさに比例し，正確な向きで描くと，体重（W）と股関節外転筋力（M）のベクトルをつなぐことができる（図 4.9B 参照）．W ベクトルと M ベクトルの組み合わせの効果は，M ベクトルの末尾を W ベクトルの先端につなぐことによって示すことができる．多角形法による作図が完了すると，W の尾部から M の先端に向かう合力（R）が得られる．図 4.9B には，R の大きさと方向を求める過程を示している．R は，図 4.9A に示される人工股関節の関節反力（J）と大きさは同じであるが，方向が反対であることに留意されたい．過度に大きな関節反力は，経時的に人工股関節の早期のルーズニングに影響を及ぼす可能性がある．

同一平面にはあるが，同じ線上にない２つの力の合成を行うために，**平行四辺形法**（parallelogram）を用いることもできる．前の例で説明したように，力のベクトルの先端を尾に配置する代わりに，２つの成分ベクトルの大きさと方向に基づいて平行四辺形を描くことによって，合成ベクトルを行うことができる．ベクトル解析のすべての作図法と同様に，関連する力ベクトルの大きさと向きを比較的正確に描くことが必要である．図 4.10 は，複数の成分とベクトルを１つの合成ベクトルに結合するための平行四辺形法を示している．成分力ベクトル F_1 および F_2（黒い実線の矢印）は，浅指屈筋と深指屈筋が中手指節関節の手掌側（前側）を通過するときに，それらの引っ張りによって生成される．F_1 と F_2 の交点に由来する対角線は，合力（R）を表す（図 4.10 の赤い太い矢印を参照）．F_1 と F_2 とのあいだの角度により，合力は，手掌で腱を関節から引き離す傾向にある．臨床的に，この現象は，弓の両端に固定された弦を引っ張る様子と，腱の類似性にたとえて，**弓弦力**（ゆづるりょく）（bowstringing force）として説明される．通常，弓弦力は，屈筋滑車と側副靱帯に発生する力によって抵抗される（図 4.10 の青色の力 P を参照）．たとえば，関節リウマチの重症例では，弓弦力が靱帯を断裂させ，中手指節関節を脱臼させる可能性がある．

要約すると，体節に加えられる２つ以上の力を単一の合力に合成する場合，合力の大きさは，成分ベクトルの合計に等しいと考えられる．合力は，以下のボックスに要約されるように図式的に求めることができる．

力ベクトルの作図による合成方法のまとめ

- 共線ベクトルは単純なベクトルの加算で合成できる（図 4.8）．
- 同一平面上の平行でないベクトルは，多角形法（矢印をつなぐ方法．図 4.9）または平行四辺形法（図 4.10）により合成できる．

力の分解

前の項では，力の合成方法を説明した．この方法により身体に作用する同一平面上の複数の力は単一の合力に置き換えることができる．しかしながら，多くの臨床場面では，逆に，合力の個々の**構成要素**の影響に関する知見が，運動や関節負荷における力の影響を理解すること，および特定の治療方法の開発につながる可能性がある．**ベクトル分解**は，１つの力を２つ以上の力に置き換えるプロセスで，それらが合成されればもとの合力と同じになる．

力の分解の最も有用な方法の１つは，筋力を直交成分に分解し，記述または計算するものである．図 4.11 に示すように，筋力（M）の直交成分は，互いに直角に示され，X 成分および Y 成分（M_X および M_Y）とよばれる（X 軸は，体節の長軸と平行に設定され，遠位にプラスが向くように設定されている）．図 4.11 に示す肘モデルにおいて，X 成分は，前腕に平行に向けられた筋力の成分を表す．この力成分の効果は，関節を圧縮して安定化させること，また場合によっては，関節を構成する体節同士を引き離すことである．筋力の X 成分は，モーメントアームをもたないため，回転軸を通過するときにトルクは発生しない（図 4.11，M_X 参照）．図 4.11 に示すモデルで，Y 成分は，前腕の長軸に垂直に作用する筋力の成分を表す．この力成分に作用する内的モーメントアーム（第 1 章参照）により，M_Y の 1 つの効果は，回転を引き起こすこと（すなわち，トルクを生成すること）である．この例では，M_Y 成分により骨部分には＋Y 方向に並進させる力が働き，腕橈関節に対して剪断力が生じる．

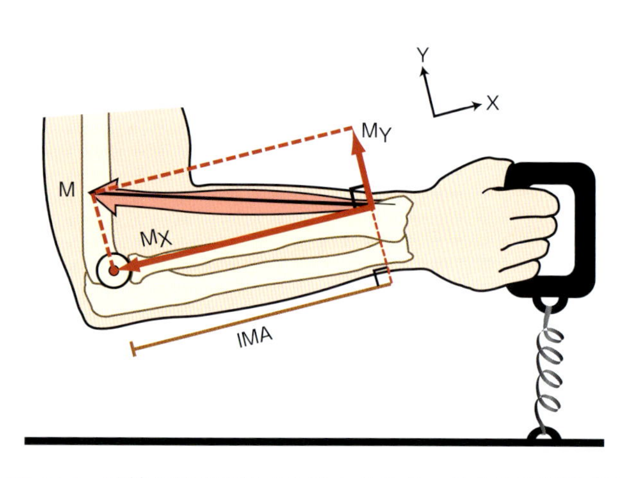

図 4.11　腕橈骨筋が発揮する筋力（M）は，長方形の斜辺（対角線）として表される．X 成分（M_X）および Y 成分（M_Y）が示されている．内的モーメントアーム（IMA）は，回転軸（赤い円）と M_Y のあいだの垂線距離である．X-Y 座標基準フレームにおいて，X 軸は対象となる体節と平行になるように配置される．細い黒の矢頭はプラスの方向を指す．

本章の理解を容易にするために，解剖学的関節は，固定された回転軸をもつ摩擦のない蝶番関節あるいは単軸関節であり，1 つの平面のみで回転するとみなす．身体の最も単純な関節でさえ，これよりはるかに複雑であることは十分に認識しているが，単軸関節として考えるほうが，本章の概念をより容易に理解することができる．たとえば，図 4.11 のように，筋力（M_X）の X 成分が肘関節の方向にある場合，筋力は上腕骨小頭に対して橈骨頭の圧迫を起こすと考えられる．筋力（図 4.11 の M_Y）の Y 成分は剪断力を引き起こし，前腕を＋Y 方向（この場合は上向きおよびわずかに後ろ向き）に動かす作用をもつ．後述するように，この力（Y 成分）は，関節反力とは反対方向に作用する．表 4.3 は，図 4.11 に示すように，筋の X と Y の力成分の特性をまとめたものである．

▶内的力・トルクと外的力・トルクの対比 Contrasting Internal versus External Forces and Torques

力を X と Y 成分に分解する前述の例は，筋によって生成される力とトルクに焦点を当てたものである．第 1 章で説明したように，筋は定義上，内的な力とトルクを作り出す．X と Y 成分への力の分解は，重力，物理的接触，外部負荷や重錘，弾性バンド，および臨床家によって用いられる徒手抵抗など，人体に作用する外力にも応用することができる．外的モーメントアームを有すると，外力によって外的トルクが発生する．一般に，平衡状態では，外的トルクは，内的トルクとは反対の回転方向で，関節の回転軸に作用する．

図 4.12 は，等尺性の膝伸展運動を行っている人の内力と外力の分解を示している．図 4.12A には，内的（internal）な膝伸筋の力（M），外的（external）な下腿と足部の重さ（S），また外的（external）な重錘の重さ（W）の 3 つの力が描かれている．S と W はそれぞれの質量中心に働く．

図 4.12B には，A と同様の自由物体図の M, S, W がそれぞれ X 成分と Y 成分に分解されている．回転および並

表 4.3　筋力の X 成分と Y 成分の典型的な特性（図 4.11 の場合）

筋力の Y 軸成分	筋力の X 軸成分
骨格体節に対し垂直に働く．	骨格体節に対し平行に働く．
座標系の設定に応じて M_Y と表示されることが多い．	座標系の設定に応じて M_X と表示されることが多い．
モーメントアームがゼロより大きいときは骨の並進運動またはトルクを生じさせる．	骨の並進運動を生じさせる．座標系においてモーメントアームがゼロの場合はトルクを生じさせない．
単純な蝶番関節モデルにおいて，M_Y は関節面に対して剪断力を生じさせる（実際には，M_Y は関節面の解剖学的構造によっては剪断・圧迫・離開力を生じさせる）．	単純な蝶番関節モデルにおいて，M_X は関節面に対して圧迫または離開力を生じさせる（実際には，M_Y は関節面の解剖学的構造によっては剪断・圧迫・離開力を生じさせる）．

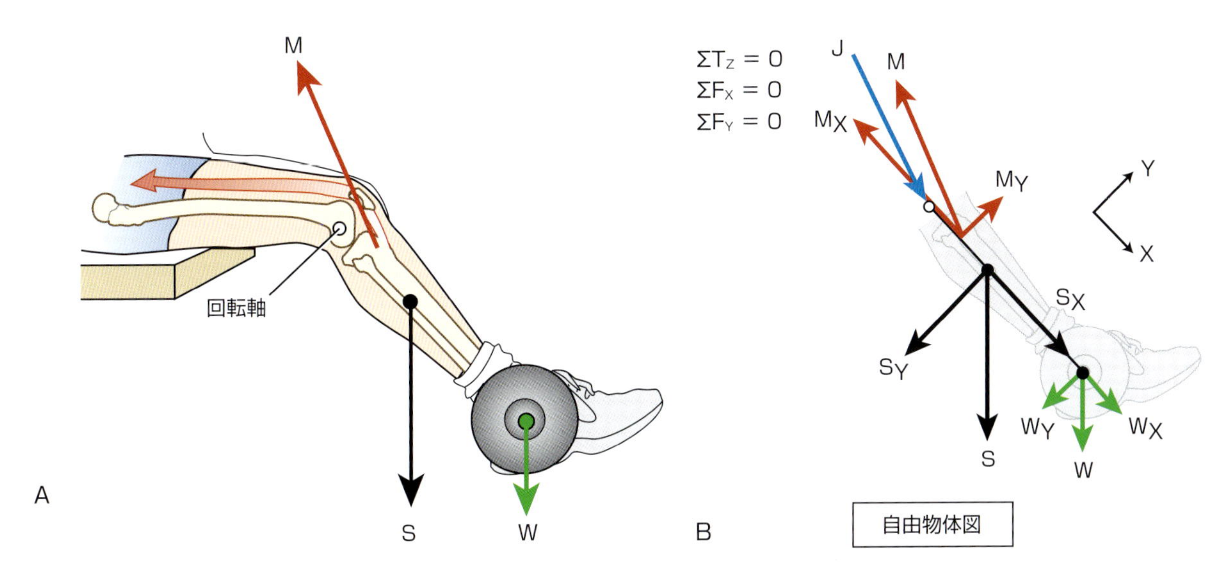

図 4.12　等尺性膝伸展運動を行う人の内力（赤の矢印）と外力（黒と緑の矢印）の分解．図の A には次の合力ベクトルが示されている．膝伸筋の筋力（M），下腿部と足部の重さ（S），足首に付けられた重錘の重さ（W）．B の自由物体図は，X 成分と Y 成分に分解された力を示す．関節反力（J）も表示されている（青の矢印）．A と B の両方において，白い円は，膝の内側–外側の回転軸を示す（ベクトルは原寸に比例して描かれていない）．X 方向が下腿と平行になるように X-Y 座標基準フレームが設定されていることに注意されたい．細い黒の矢頭はプラスの方向を指す．

進運動が静的平衡状態であると仮定すると，未知の変数の解を導くために，図の左側にリストされているトルク（T）と力（F）の基本方程式を使用することができる．このトピックは，本章の最後の項で触れる．

▶関節の角度変化の影響 Influence of Changing the Angle of the Joint

骨に加えられる内外の力の X 成分と Y 成分の相対的な大きさは，体節の位置に依存する．関節の角度位置の変化がどのように筋の走行角度を変化させるかについて考える（用語集，第 1 章参照）．図 4.13 では，肘関節の 4 つの異なる肢位における同じ大きさの上腕二頭筋力（M）が示され，それぞれが前腕に対して異なる走行角度を有する（図の 4 つの部分のそれぞれにおいて α と示される）．各走行角度により，M_X および M_Y の力成分が異なることに留意されたい．M_X 成分が図 4.13A のように肘に向かう場合は圧縮力を生成し，図 4.13C, D のように肘から離れるように向かう場合には離開力を生成する．内的モーメントアーム（IMA と書かれた茶色の線）を伴って作用することにより，図 4.13A～D の M_Y 成分は，肘に +Z トルク（屈曲トルク）を発生させる．

図 4.13A に示すように，20° という比較的小さな走行角度は，比較的大きな X 成分の力を生成し，これは全筋力の大部分が肘の関節面を圧縮するように作用する．図 4.13A では，走行角度が 45° 未満であるため，M_X 成分の大きさが M_Y 成分の大きさを上まわる．筋の走行角度が 90° のとき（図 4.13B 参照），M のすべてが Y 方向にあり，肘屈曲トルクを発生するのに適している．45° の走行角度（図 4.13C 参照）では，M_X 成分と M_Y 成分は同じ大きさとなり，それぞれ M の約 7 割を有する．図 4.13C, D では，走行角度（M の右側に α として示されている）は，関節を引き離すように方向づけられた M_X 成分を生成し，それにより関節に離開力が生じる．

図 4.13A～D では，内的トルクは常に +Z 方向にあり，M_Y と内的モーメントアーム（IMA）の積である．M の大きさは運動範囲全体にわたって一定であると仮定しても，（走行角度の変化に起因する）M_Y の変化は，異なる内的トルクの大きさを生じさせる．+Z（屈曲）トルクは，ほぼ完全な肘屈曲時の 0.93 Nm からの肘 90° 屈曲時の 3.60 Nm までの範囲であり，ほぼ 4 倍の差であることに注意されたい．この概念は，関節可動範囲の特定の肢位で，なぜ大きな力（トルク）を発揮するのかを説明するのに役立つ．筋のトルク生成能力は，第 3 章で論じたように，走行角度とそれに伴う M_Y の大きさだけでなく，他の生理学的要因にも依存する．その生理学的要因には，筋の長さ，活動のタイプ（すなわち，等尺性，求心性または遠心性）および筋の短縮または伸長速度が含まれる．

関節角度の変化はまた，運動中の外的または「抵抗」トルクの大きさに影響を及ぼす．等尺性膝伸展運動の例に戻ると，図 4.14 は，膝関節角度の変化が外力 S と W の Y

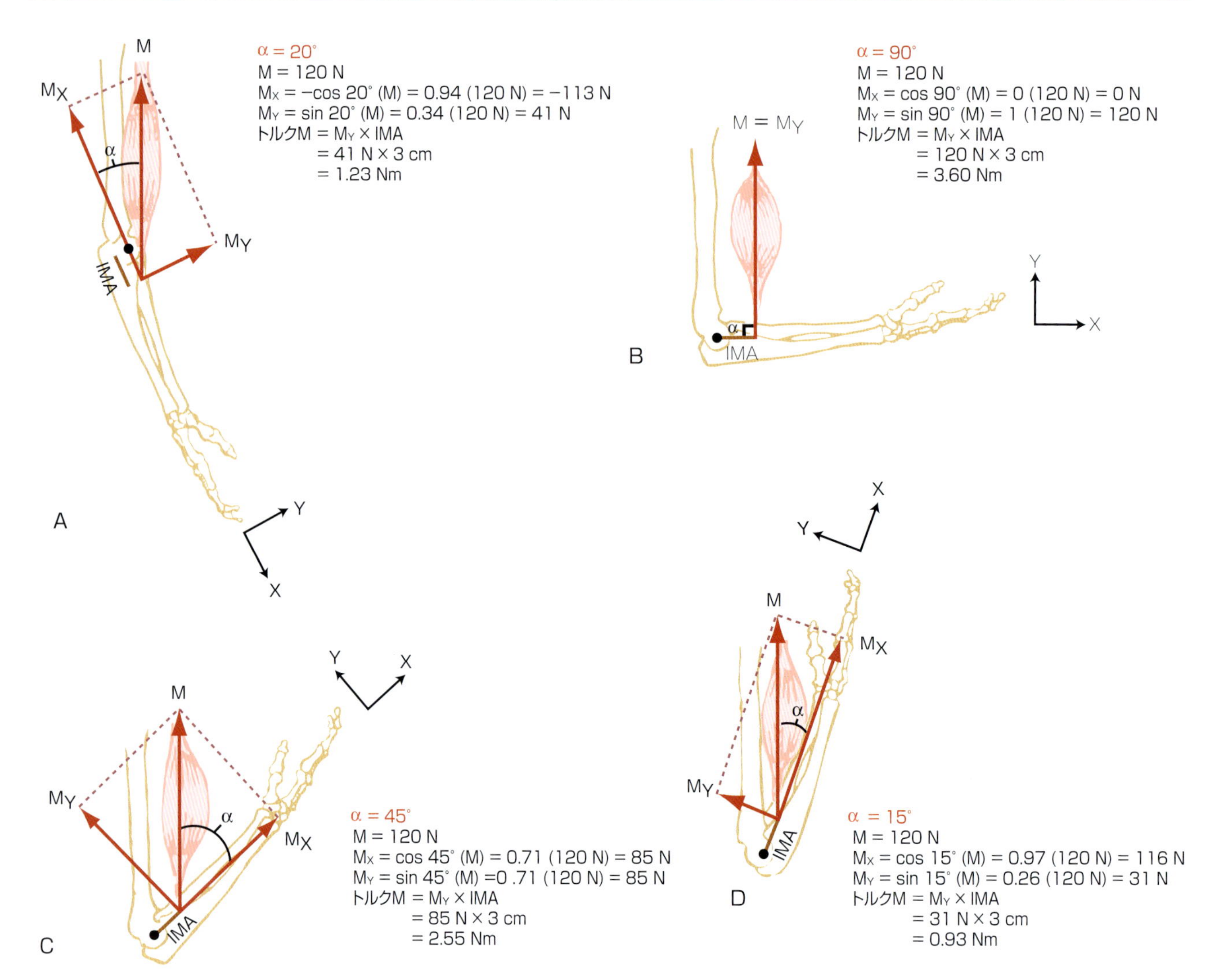

図 4.13　肘関節の角度を変えると，筋の前腕に対する走行角度が変化する．これらの変化は，次に，上腕二頭筋力（M）の X（M_X）および Y（M_Y）成分の大きさを変える．三角法を用いて，各肢位での M_X と M_Y の大きさが求められる．(A) 走行角度 20°，(B) 90°，(C) 45°，(D) 15°．M の大きさは一定（120N）であると仮定されるが，M_Y の変化する大きさは，可動範囲全体にわたって内的トルクを大幅に変化させる．内的モーメントアーム（IMA）は，回転軸（黒い点）から M との交点まで伸びる茶色の線として描かれ，A～D の全体にわたって一定のままである．X-Y 座標基準フレームは，X 方向は常に前腕部に平行である．細い黒の矢頭はプラスの方向を指す．(LeVeau BF: *Williams & Lissner's biomechanics of human motion*, ed 3, Philadelphia, 1992, Saunders から改変)

成分にどのように影響するかを示している．体節にかかる重力（S）と重錘の重量（W）の外的トルクは，外的モーメントアーム（B と C の EMA と表示された茶色の線）と外力（S_Y と W_Y）の Y 成分の積に等しい．図 4.14A では，S と W の力ベクトルが完全に +X 方向（S_Y と W_Y = 0）にあるため，矢状面での外的トルクは発生しない．これは S と W のベクトルは，膝の回転軸の上を通るように方向づけられているため，外的モーメントアームは存在しないからである．これらの外力は +X 方向に向けられているため，関節を引き離す傾向にある．図 4.14B，C は，膝の完全伸展位（C）では，膝屈曲 45°（B）の 場合と比較して，どのように大きな外的トルクが生成されるかを示している．外力の大きさ S と W は A～C のすべての場合で同じだが，膝が完全伸展しているとき −Z 方向（屈曲）の外的トルクが最大になる．一般原則として，関節の外的トルクは，合成された外力ベクトルが骨または体節と直角に交差するときに最大になる（図 4.14C のように）．たとえば，重錘が使用される場合，外的トルクは，重力によって垂直方向に作用する．したがって，体節が水平（地面と平行）に配置されるとき，重錘による抵抗トルクは最大になる．体節につけた重錘の代わりに重ねられた重りが取り付けられたケーブルを用いた場合，ケーブルの抵抗トルクはケーブルが体節に対して直角になるときに最大となる．ここでは，体節に作用する重力によるトルクと，ケーブルによる最大

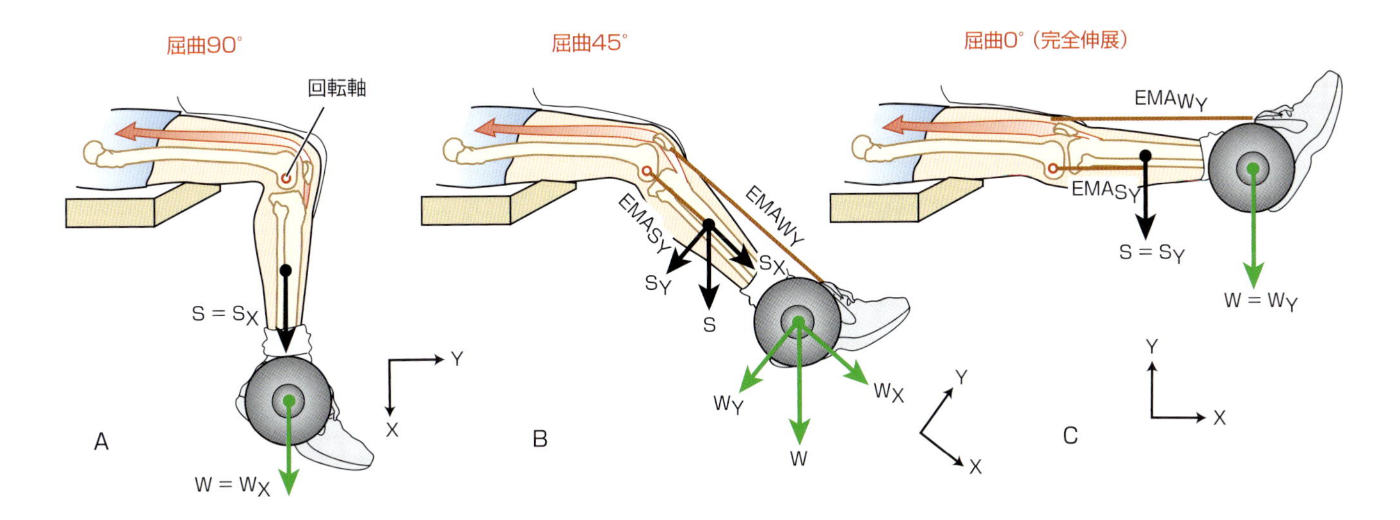

$S = 43\ N$
$S_X = \cos 0^\circ \times (S) = 1 \times (43\ N) = 43\ N$
$S_Y = \sin 0^\circ \times (S) = 0 \times (43\ N) = 0\ N$
なぜなら$S_Y = 0$なので，
体節重量からの外的トルク(S) = 0

$W = 67\ N$
$W_X = \cos 0^\circ \times (W) = 1 \times (67\ N) = 67\ N$
$W_Y = \sin 0^\circ \times (W) = 0 \times (67\ N) = 0\ N$
なぜなら$W_Y = 0$なので，
体節重量からの外的トルク(W) = 0

$S = 43\ N$
$S_X = \cos 45^\circ \times (S) = 0.71 \times (43\ N) = 30.53\ N$
$S_Y = \sin 45^\circ \times (S) = 0.71 \times (43\ N) = -30.53\ N$
Sのトルク $= S_Y \times EMA_{SY}$
$= -30.53\ N \times 25\ cm$
$= -7.63\ Nm$

$W = 67\ N$
$W_X = \cos 45^\circ \times (W) = 0.71 \times (67\ N) = 47.57\ N$
$W_Y = \sin 45^\circ \times (W) = 0.71 \times (67\ N) = -47.57\ N$
Wのトルク $= W_Y \times EMA_{WY}$
$= -47.57\ N \times 41\ cm$
$= -19.50\ Nm$

$S = 43\ N$
$S_X = \cos 90^\circ \times (S) = 0 \times (43\ N) = 0\ N$
$S_Y = \sin 90^\circ \times (S) = 1 \times (43\ N) = -43\ N$
Sのトルク $= S_Y \times EMA_{SY}$
$= -43\ N \times 25\ cm$
$= -10.75\ Nm$

$W = 67\ N$
$W_X = \cos 90^\circ \times (W) = 0 \times (67\ N) = 0\ N$
$W_Y = \sin 90^\circ \times (W) = 1 \times (67\ N) = -67\ N$
Wのトルク $= W_Y \times EMA_{WY}$
$= -67\ N \times 41\ cm$
$= -27.47\ Nm$

図 4.14　膝関節角度の変化は，下腿部と足部の重さ（S）および重錘の重さ（W）によって生じる外力の成分の大きさに影響を及ぼす. A では, W と S のすべてが＋X 方向に作用し, 膝の矢状面の外的トルクを生成する外的モーメントアームをもたない. B と C では，S_Y と W_Y は－Y 方向に作用し，それぞれは外的モーメントアームをもつ（EMA_{SY} は SY の外的モーメントアームに等しく，EMA_{WY} は WY の外的モーメントアームに等しい）. 3 つの角度の膝において，異なる外的トルクが生成される. X-Y 座標基準フレームは，X 方向が下腿と平行になるように設定されている. 細い黒の矢頭はプラスの方向を指す.

トルクの位置とは異なることが多いことに留意されたい. 抵抗に用いる弾性バンドやチューブは，これらの器具が起こす抵抗トルクが，抵抗力ベクトルの角度や器具の伸張量によって変化するので，さらに複雑になる. 両方の要因は，動きの範囲によって変化する[22,23].

▶関節トルクを導く２つの方法の比較 Comparing Two Methods for Determining Torque Around a Joint

身体運動学において，トルクとは，関節の回転軸を中心に身体分節を回転させる力の効果である. つまり，トルクは回転運動における力の等価量である. 数学的にトルクは，力とそのモーメントアームの積であり，通常はNm（ニュートンメータ）の単位で表される. またトルクは，大きさと方向の両方をもつベクトル量である.

トルクを決定する２つの解法は，方法は違えども同じ数学的な解となる. 両方の方法を理解することは，トルクの概念，とくにそれの臨床における身体運動学との関連性についての貴重な示唆を提供する. この方法は，問題となる状況が回転平衡状態にある（すなわち，関節まわりの角加速度が０である）と仮定して，内的トルクと外的トルクの両方に適用される.

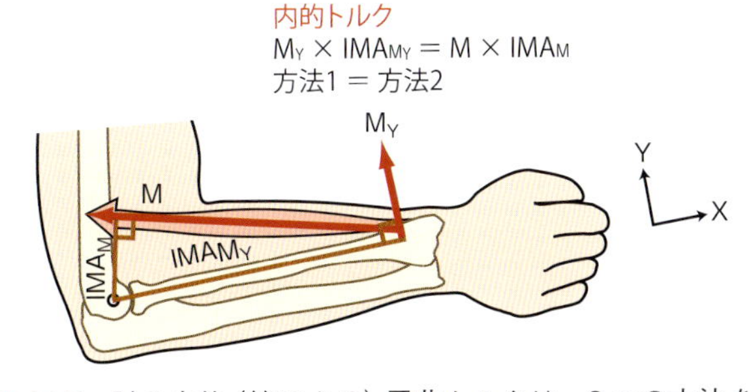

図 4.15　肘の内的（筋による）屈曲トルクは，２つの方法を用いて求めることができる. 方法１では，筋力（M_Y）の Y 成分とその内的モーメントアーム（IMA_{MY}）との積としてトルクを計算する. 方法２では，筋の全力（M）とその内的モーメントアーム（IMA_M）との積としてトルクを計算する. どちらの式も同等の内的トルクが導かれる. 回転軸は，肘に黒い円で示される. X-Y 座標基準フレームは，＋X 方向が前腕と平行になるように設定されている.

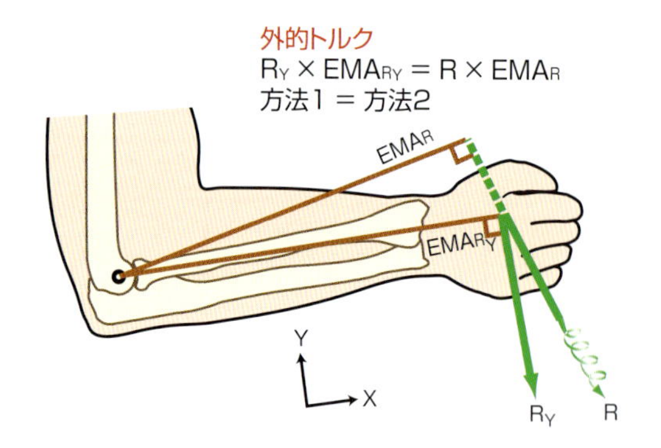

図 4.16　ケーブル（R）の張力によって生じた抵抗によって，肘関節に外的トルクが加えられる．体節の重みは無視されている．外的トルクは，2つの方法を用いて求めることができる．方法1は，抵抗のY成分とその外的モーメントアーム（EMA_{RY}）の積で求める．方法2は，抵抗の全力（R）とその外的モーメントアーム（EMA_R）との積としてトルクを算出する．どちらの式も同等の外的トルクを導く．回転軸は，肘に黒い円で示されている．X-Y座標基準フレームは，＋X方向が前腕に平行になるように設定されている．

内的トルク

内的トルクを求める2つの方法を図4.15に示す．方法1は，M_Yとその内的モーメントアーム（IMA_{MY}）の積として内的トルクを算出する．方法2は全筋力（M）を用いるので，これを直角成分に分解する必要はない．この方法では，内的トルクは，筋力（成分ではない筋の全力）とIMA_M（すなわち，回転軸とMの作用線との垂線の距離である内的モーメントアーム）の積として計算される．方法1と2は両方とも，トルクの定義（すなわち，力×モーメントアーム）を満たすので，同じ内的トルクの値となる．あるトルクに対する関連する力とモーメントアームは，90°の角度で交差しなければならない．

外的トルク

図4.16は，弾性バンド（緑色のRで示される）による抵抗として肘関節に加えられる外的トルクを示している．

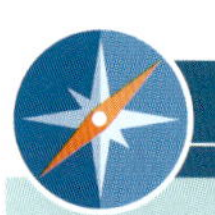

SPECIAL FOCUS 4.6

外的トルクと内的トルクが最適に一致するように抵抗運動をデザインする

患者またはクライアントに与える抵抗量を調節するために，関節角度を変えるという概念は，運動プログラムで頻繁に用いられる．外的トルクが筋の潜在的な内的トルクと一致するように運動プログラムをデザインすることが望ましい．図4.17Aに示すように，「上腕二頭筋強化」運動について考えてみる．肘が90°に屈曲すると，それぞれの合力（MとW）とモーメントアーム（IMAとEMA）の積が最大であるため，内的トルクと外的トルクの両方が最大となる．この肘の位置では，内的および外的トルクは最大かつ最適に一致する．図4.17Bで肘の角度を変えても，外的トルクは同じままである．しかし，筋の走行角度が変化し，同等の内的＋Zトルクを生成するためにははるかに大きな筋力Mが必要である．図4.17Bの筋力（M_Y）のY成分は，図4.17Aの筋力Mと同じ大きさであることに注意してほしい．肘の屈筋が著しく弱い人は，Bの位置では物体を保持することは困難でありながら，Aの位置では同じ物体を保持することは難なく可能であるということはありうる．

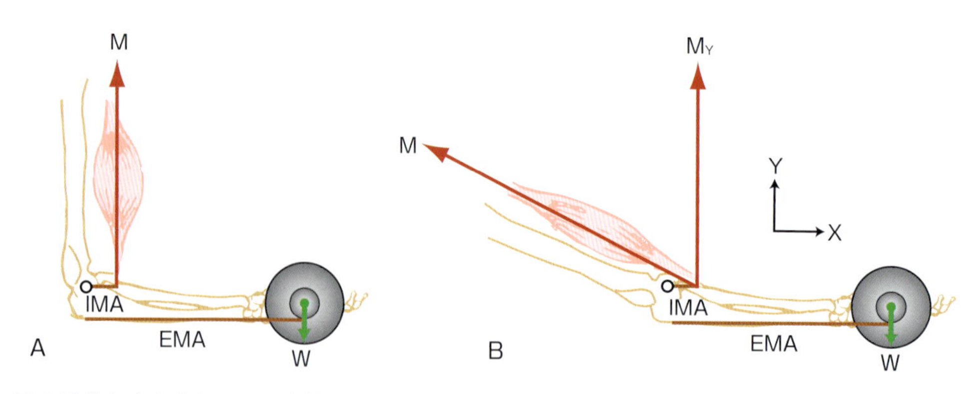

図 4.17　肘の屈曲角度を変えると，内的トルクおよび外的トルクが変化しうる．（A）肘関節が90°の肢位では，可能な内的トルクと外的トルクの両方が最大となる．（B）前腕を水平のまま，肘が伸展位に近づくと，外的トルクは最大のままであるが，重さを支えるのに十分なM_Yの力を得るためには，上腕二頭筋の筋力（M）は実質的に増加しなければならない．EMAは外的モーメントアーム，IMAは内的モーメントアーム，Mは筋力，M_Yは筋力のY成分，Wは重錘による力を指す．

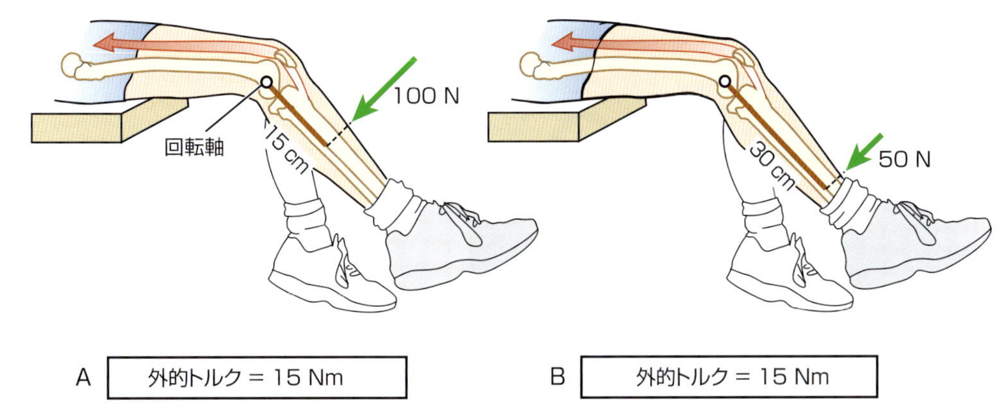

図 4.18　相対的に大きな抵抗（100 N）と小さな外的モーメントアーム（A），比較的小さな抵抗（50 N）と大きな外的モーメントアーム（B）を用いて，同じ外的トルク（15 Nm）を大腿四頭筋に加えている．外的モーメントアームは，膝の内側–外側の回転軸から伸びる茶色の線によって示す．

この例では，身体分節の重みは無視される．方法 1 は，外的トルク（R_Y）とその外的モーメントアーム（EMA_{RY}）の積として求める．方法 2 は，バンドの全抵抗力（R）とその外的モーメントアーム（EMA_R）の積を用いる．内的トルクの場合と同様に，トルク（抵抗（外的）力×外的モーメントアーム）の定義を満たすので，両方の方法は同じ外的トルクの値を導く．あるトルクに関与する力とモーメントアームは，90°の角度で互いに交差しなければならない．

▶運動療法や筋力テスト中の徒手による外的トルク Manually Applying External Torques during Exercise and Strength Testing

外的トルクや抵抗トルクは，運動療法の際に徒手で加えられることが多い．たとえば，患者が膝のリハビリテーションとして大腿四頭筋の強化を開始する場合，臨床家は，プログラムの開始初期には脛骨中央部に膝伸筋への徒手抵抗を加えるであろう．そして 患者の膝の筋力が増加するにつれて，臨床家は，脛骨中央部に大きな力を加えるか，または初期と同程度の力を足関節付近に加えるであろう．

外的トルクは，力（抵抗）と外的モーメントアームとの積であるため，短い外的モーメントアームと大きな外力の組み合わせ，または長い外的モーメントアームと小さな外力の組み合わせによって同等の外的トルクを加えることができる．図 4.18 に示す膝伸展の抵抗運動は，外力とモーメントアームの 2 つの組み合わせによって同じ外的トルク（15 Nm）が加えられることを示している．下腿部に加えられる抵抗力は，図 4.18A のほうが図 4.18B の抵抗力よりも大きいことに注目してほしい．臨床家の手による強い圧迫力は患者には不快であり，このことは抵抗を加える際に考慮する必要がある．臨床家が大腿四頭筋のように強い筋力を有する筋群に対して徒手による抵抗を選択した場合，図 4.18B に示すように，より長い外的モーメントアームが必要になることがある．臨床家は，非常に強い筋群に対して，長い外的モーメントアームを使用しても，最大抵抗を加えるのに十分なトルクを提供できないことがある[13]．

ハンドヘルドダイナモメータは，限定された筋群の最大等尺性筋力を徒手で測定するために使用される装置である．この装置は最大努力による筋収縮の際，装置と被験肢とのあいだに起こる力を直接測定している．図 4.19 には，この装置を用いて，成人女性の最大努力による等尺性の肘伸展トルクを測定する方法を示す．ダイナモメータによって測定された外力（R）は，肘伸筋（E）によって生成される内力と同等である．測定は等尺性に行われるので，測定された外的トルク（R×EMA）の大きさは同じであるが，能動的に生成された内的トルク（E×IMA）の方向とは逆向きである．臨床家が（ダイナモメータの表示盤で示されているように）外力を記録する場合，四肢に対するダイナモメータの位置に細心の注意を払う必要がある．それは装置の外的モーメントアームの位置が変わると，外力の測定値も変わるからである．このことは，図 4.19 の A と B のダイナモメータの 2 つの配置を比較することによって示される．同じ肘関節の伸展の内力（E）は，2 つの異なる外力の測定値（R）となる．図 4.19A の長い外的モーメントアームは，図 4.19B の短い外的モーメントアームよりも小さい外力となる．たとえば筋力強化プログラムの前後での筋力測定では，ダイナモメータは，プログラム前後の筋力に関して意味のある比較を可能にするために，外的モーメントアームは正確に同じ長さに配置されなければならない．力ではなく外的トルクを記録したい場合には，すべての測

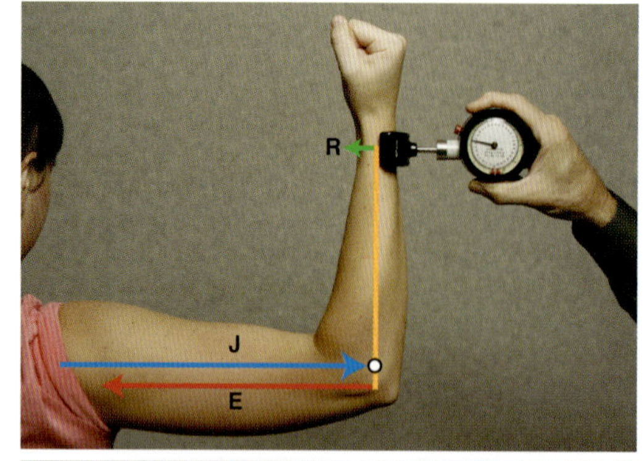

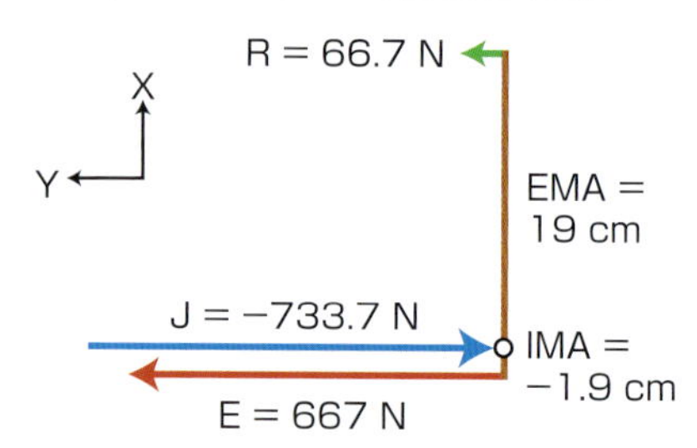

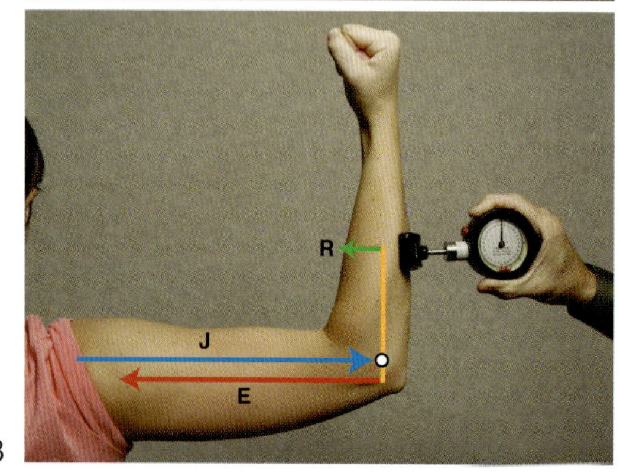

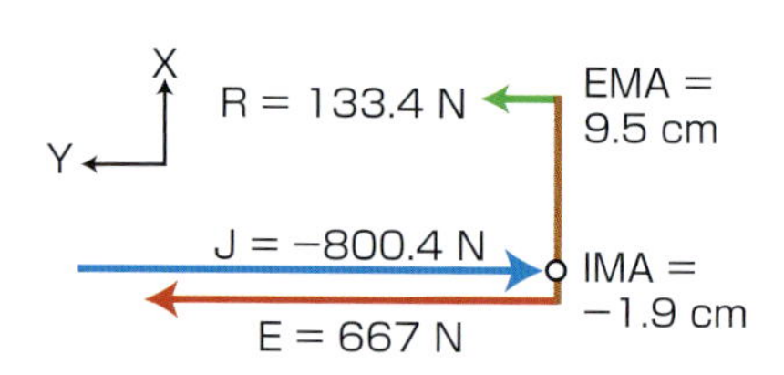

図 4.19　ダイナモメータは，肘伸筋の最大等尺性筋力を測定するために用いられている．外的モーメントアーム（EMA）は，回転軸（白い円）とダイナモメータによって測定される外力点（R）との距離である．前腕の異なる位置にダイナモメータを当てることにより，A と B のように異なる EMA となる．A と B の両方で同じ肘伸展筋力（E）は，内的モーメントアーム（IMA）をもって対応の内的トルクを生成し，R と EMA の積によって生成された外的トルクの大きさと同じであるが，方向が反対である．青で示された関節反力（J）は R + E の合計と等しく，方向が逆である．A のようにダイナモメータを遠位に配置すると，長い EMA と小さい外力となる．R は少ないので，J も小さい．B のようにダイナモメータを近位に配置すると，短い EMA，大きい外力，そして大きい J となる．描かれたベクトルの大きさと長さはおおよそのものである．（X-Y 座標基準フレームは，X 方向が前腕と平行になるように設定され，細い黒矢印は正の方向を指す．次のセクション［Box 4.1］で説明する規則に基づいて，内的モーメントアームには負の数が割り当てられる．これは，逆の回転方向を対向するトルクに割り当てるためである）

定で外的モーメントアームはまったく同じである必要はない．しかし，外力（ダイナモメータで測定）を外的トルク（外力と外的モーメントアームの積）に変換するためには，外的モーメントアームを毎回測る必要がある．

また，図 4.19 の A と B では肘関節伸展の内力とトルクは同じであるが，図 4.19B では関節反力（J）と外力（R）が高いことに注意してほしい．結果として，ダイナモメータのパッドと患者の皮膚とのあいだの圧力がより高くなり，不快感を引き起こす可能性がある．場合によっては，患者が本来有する内的トルクの量を減らすくらいに不快感が大きくなることがあり，それによって最大筋力の評価に影響を及ぼす．さらに，より大きい関節反力は，関節軟骨の損傷を起こす可能性もある．

生体力学序論：解の求め方

前の項では，生体力学的分析の定量的方法の概念について紹介した．生体力学の問題を解くには，多くのアプローチが用いられる．これらのアプローチは次のような場合に用いられる．(1) ある瞬間の力の影響（力-加速度関係），(2) ある一定時間にわたって加えられる力の影響（力積-運動量関係），(3) 物体をある距離で働かせる力の影響（仕事-エネルギー関係）などである．分析の目的によって特定のアプローチが選択される．本章の以下の項では，ある時点での力またはトルクの解析，つまり力（トルク）-加速度のアプローチについて述べる．

1 つの力または複数の力の影響，およびその結果としての加速度をある瞬間に関して考えた場合，2 つの状況を定義することができる．1 つ目は，物体が静止しているか，または等速度で動いているため，力の効果は作用せず，加速度が０の状況である．これは，平衡状態として前に説明した状況であり，力学の１分野である**静力学**として知られる方法を用いて分析される．２つ目の状況は，運動系が不均衡な力またはトルクを受けるため，並進または角加速度が発生している．この状況では，システムは平衡状態になく，分析には**動力学**として知られる力学の１分野を用いる必要がある．静的解析は，生体力学における問題解決のためには，より簡単なアプローチであり，本章の焦点である．臨床家は，本章に示すような分析方法を数学的に完全な形で用いることはまれかもしれないが，数学的分析の要素を学ぶことによって，多くの治療技術を含む正常および異常な動作の生体力学のしっかりとした理解の一助となる．たとえば，関節軟骨障害の治療のために推奨される方法は，関節反力に影響を及ぼす圧迫力を考慮している．再建された靱帯はしばしば負荷から保護される期間が設定される．これは筋と関節反力の大きさ，ならびに方向を考慮することで安全性が担保できる．このような分野の臨床的なトピックについて考察するために，後述する３つの例題を解いていくことが勧められる．

静力学的解析

Static Analysis

生体力学的研究では，人の動きの分析を単純化するために，静的平衡状態を想定する．静力学的解析では，加速度は０のため，運動系は平衡状態であることを前提とする．結果として，力（質量×加速度）と運動系に作用するトルク（質量×加速度×モーメントアーム）は０となる．ある方向の力とトルクは，反対方向に作用する力とトルクによって完全に平衡状態となる．静的な平衡状態では，並進加速度または角加速度が０のため，物体の質量および慣性モーメントによる慣性の効果は無視することができる．

力の平衡方程式（式 4.13A，B）は，（一平面上の）静的並進平衡に対して用いられる．静的回転平衡の場合，回転軸のまわりのトルクの合計は０である．トルクの平衡式である式 4.14 も含まれる．図 4.19 に示した方程式は，肘関節の静的な回転平衡の簡単な例を示している．肘伸筋の筋力（E）と内的モーメントアーム（IMA）の積は，潜在的な伸展トルク（時計まわり，－Z）を生成する．このトルク（E と IMA の積）は，ダイナモメータが押す力（R）とその外的モーメントアーム（EMA）の積によって与えられる屈曲（反時計まわり，＋Z）トルクによって平衡状態にある．肘関節の動きがないと仮定すると，$\Sigma T_Z = 0$ である．言い換えれば，肘の対向するトルクは大きさが等しく，方向が反対であると仮定される．

BOX 4.1　筋力，トルクおよび関節反力を求めるためのガイドライン

1. 検討対象の身体部分を分離して，自由物体図を描く．必要に応じて，重力，抵抗，筋および関節反力を含め，自由物体に作用するすべての力を描き加える．また，関節の中心に回転軸を設定する．
2. 力の X 成分と Y 成分方向を指定するために X-Y 基準フレームを決める．分離した身体部分（通常は長骨）と平行に X 軸を設定し，遠位方向を正の方向に設定する．Y 軸は，同じ体節に対して垂直に設定する（正の方向を指定するには，X 軸と Y 軸の矢印を用いる）．
3. 既知の力をすべて X 成分と Y 成分に分解する．
4. 各 Y 成分に関連するモーメントアームを特定する．Y 成分のモーメントアームは，回転軸と力線の垂線間の距離である．これらの力の力線は，典型的には回転軸（関節の中心）を通るので，すべての力の関節反力と X 成分はモーメントアームをもたないことに留意されたい．
5. モーメントアームの方向を決める．慣例により，モーメントアームは，回転軸から力の Y 成分までの距離とする．この距離が＋X 方向に移動する場合は正の値となり，－X 方向に移動する場合は負の値となる．
6. 未知の筋トルクと力を求めるには，$\Sigma T_Z = 0$（式 4.14）を使用する．
7. 未知の関節反力の X 成分と Y 成分を求めるには，$\Sigma F_X = 0$ と $\Sigma F_Y = 0$（式 4.13 A と B）を使用する．
8. 関節反力の X 成分と Y 成分を合成して，関節反力全体の大きさを求める．

注：本章で説明した方法と同様の方法で，トルクと力の成分を求めるための洗練された方法がある．しかし，これらの方法ではクロス積，ドット積，単位ベクトルの実用的な知識が必要であり，本章の範囲を超える．

同一平面上における静力学的分析の方程式：力とトルクはそれぞれ釣り合う

力（F）の平衡方程式

$$\Sigma F_X = 0 \qquad \text{（式 4.13A）}$$

$$\Sigma F_Y = 0 \qquad \text{（式 4.13B）}$$

トルク（T）の平衡方程式

$$\Sigma T_Z = 0 \qquad \text{（式 4.14）}$$

▶問題解決のためのガイドライン Guidelines for Problem Solving

次の３つの例題を論理的に解くためには，Box 4.1 にリ

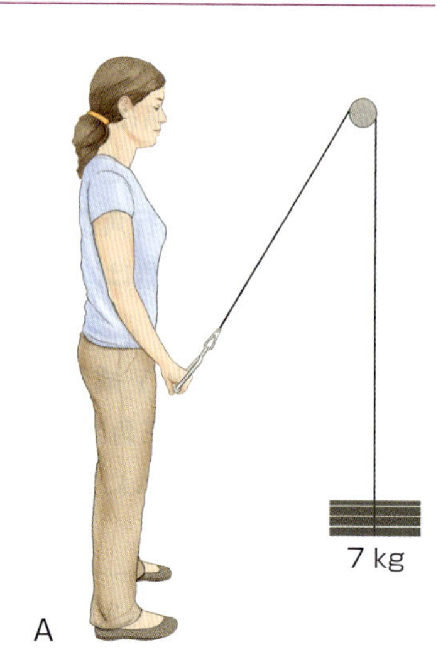

図 4.22　問題 3.（A）ケーブルによる抵抗に対して立位で等尺性の肘伸展運動を行っている．前腕は垂直方向から 25° の角度を保つ．（B）問題を解決するために必要な略語とデータが入ったボックスと，問題の自由物体図を示す．ベクトルは縮尺どおりに描かれていない．（C）関節反力（J）のベクトルが B の生体力学的な状況に基づいて描かれている．（X-Y 座標基準フレームは，X 方向が前腕と平行になるように設定され，黒い矢印は正の方向を指す）

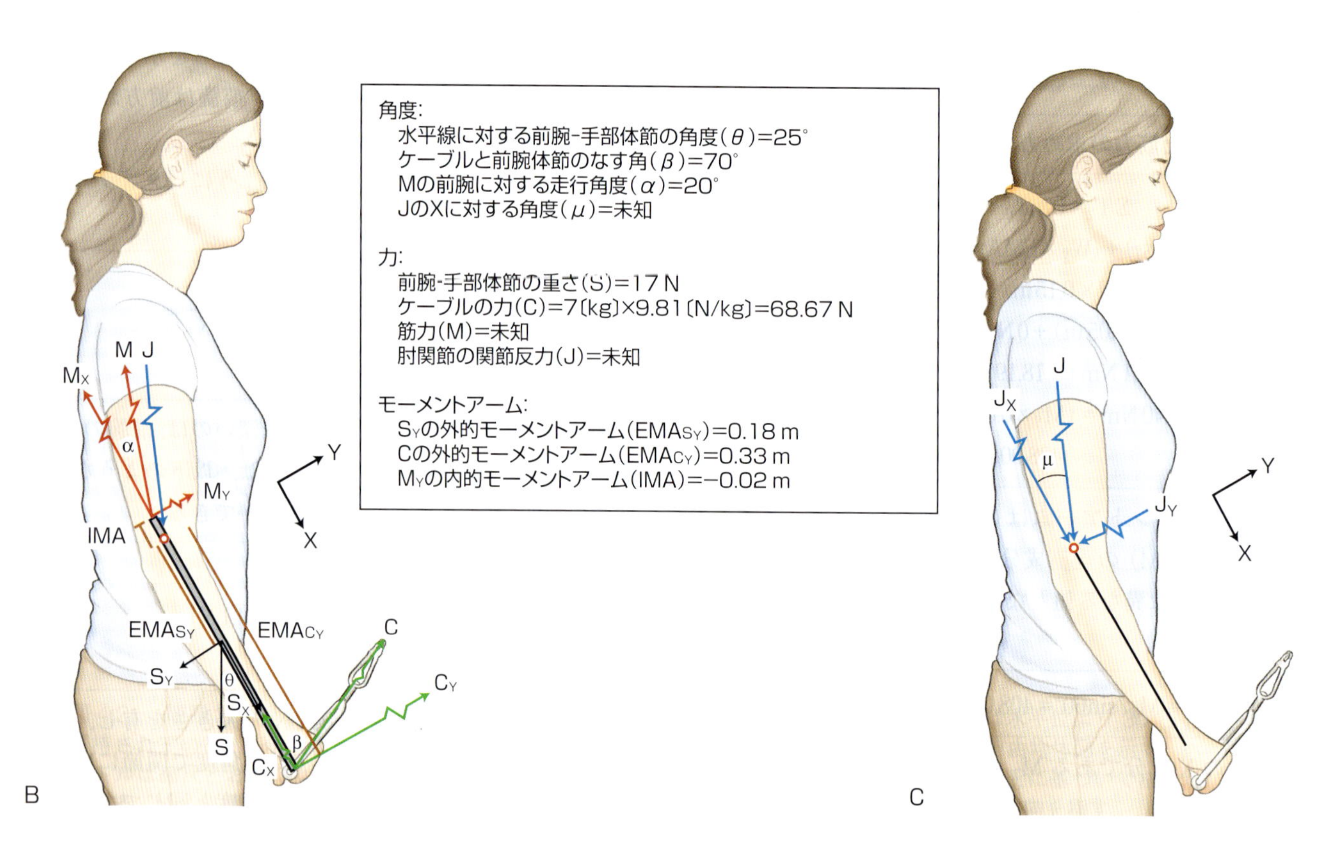

Ee　臨床問題の解答は，Elsevier eLibrary のウェブサイトで確認できる．

問題 3

問題 2 では前腕が水平に配置されていないが，求められたすべての力は平行に描かれていた．問題 3 は，力が平行でないためわずかに複雑であり，骨による“てこ”は第 1 のてこ（第 3 のてこの逆，第 1 章参照）である．問題 3 では，立位においてケーブルによる抵抗を用いた上腕三頭筋の等尺性強化運動について分析する（図 4.22A）．患者は，ケーブルを介して 7 kg の力に対抗して，肘を伸展し，若干屈曲した肢位で保持している．平衡状態と仮定して，(1) 内的（筋生成）トルク，(2) 筋力，(3) 肘関節の関節反力，の 3 つの未知の変数を求める．

図 4.22B は，前腕が垂直から 25°（θ）の方向にわずかに曲げられた肘の自由物体図を示している．座標基準フレームは，X 軸が前腕に平行であり，遠位が正の方向になるように再び設定される．運動系に作用するすべての力が示され，それぞれが X 成分と Y 成分に分解する．肘伸筋の前腕への走行角度は 20°（α）であり，ケーブルと前腕長軸とのあいだの角度は 70°（β）である．すべての数値

データと略語は，図 4.22 のボックス内に表示される．

既知の力を X 成分と Y 成分に分解する

力の大きさは，三角関数を用いて求める．前の問題のような方向（+ または -）を適用する．

$$S_Y = \sin 25° \times 17\,N = -7.18\,N$$
$$S_X = \cos 25° \times 17\,N = 15.41\,N$$
$$C_Y = \sin 70° \times 68.67\,N = 64.53\,N$$
$$C_X = \cos 70° \times 68.67\,N = -23.49\,N$$

内的トルクと筋力の求め方

この運動系は，第 1 のてこであり，肘関節の軸の両側に筋力と外力が位置する．（M_Y に生じる）内的モーメントアームは回転軸からみて M_Y までの長さは -X 方向を向く（Box 4.1 中の 5. を参照）ため負の値をもつ．

$$\Sigma T_Z = 0 = T_S + T_C + T_M + T_J$$
$$0 = (S_Y \times EMA_{SY}) + (C_Y \times EMA_{CY}) + (M_Y \times IMA) + (J \times 0\,m)$$
$$0 = (-7.18\,N \times 0.18\,m) + (64.53\,N \times 0.33\,m) + (M_Y \times -0.02\,m) + 0\,Nm$$
$$0 = -1.29\,Nm + 21.29\,Nm + (M_Y \times -0.02\,m)$$
$$-20.00\,Nm = (M_Y \times -0.02\,m) = \text{内的トルク}$$
$$1000.06\,N = M_Y$$

この筋力（M）の比較的大きな Y 成分は，小さい内的モーメントアーム（IMA）とケーブルの力（C）によって生成される大きな外的トルクによるものである．総筋力（M）は，以下のように求める．

$$M = M_Y / \sin 20° = 1000.06\,N / 0.34 = 2923.99\,N$$

筋力の X 成分である M_X は，以下のように求めることができる．

$$M_X = M \times \cos 20°$$
$$= 2923.99\,N \times 0.94$$
$$= -2747.65\,N$$

M_X が -X 方向に向けられていることを示すために負の符号をつける．

関節反力の求め方

関節反力（J）とその X 成分と Y 成分（J_Y と J_X）は，図 4.22C に別々に示される（これはイラストの明快さを増すために行った）．J_Y と J_X の方向は，それぞれ -Y 方向と +X 方向に作用すると仮定される．これらの方向は筋力の Y 成分と X 成分と反対方向である．この仮定は，式 4.13 の A，B を用いて J_Y 成分および J_X 成分を求めることで検証することができる．

$$\Sigma F_X = 0 = M_X + S_X + C_X + J_X$$
$$0 = -2747.65\,N + 15.41\,N + -23.49\,N + J_X$$
$$2755.73\,N = J_X$$
$$\Sigma F_Y = 0 = M_Y + S_Y + C_Y + J_Y$$
$$0 = 1000.06\,N + -7.18\,N + 64.53\,N + J_Y$$
$$-1057.41\,N = J_Y$$

図 4.22C に示すように，J_Y と J_X は筋力と反対方向に作用する．J_X が正の値であることは，関節が圧縮されていることを示し，一方，J_Y が負の値であることは，関節に前方への剪断力が作用していることを示す．言い換えると，J_Y が存在しなかった場合，前腕はおおよそ前方（+Y）に加速する．

関節反力（J）の大きさは，ピタゴラスの定理を用いて求めることができる．

$$J = \sqrt{[(J_Y)^2 + (J_X)^2]}$$
$$J = \sqrt{[(-1057.41\,N)^2 + (2755.73\,N)^2]}$$
$$J = 2951.64\,N$$

関節反力のもう 1 つの重要な特徴は，前腕の軸（X 軸）に対する J の方向である．これは，余弦関数の逆関数を用いて計算することができる．

$$\text{Cos}\,\mu = J_X / J$$
$$\mu = \cos^{-1}(2755.73\,N / 2951.64\,N)$$
$$\mu = 20.99°$$

得られた関節反力は，2951.64 N の大きさを有し，前腕（すなわち，X 軸）に対して約 21° の角度で肘関節に向けられる．この角度は筋力（α）の走行角度とほぼ同じであり，J の大きさは M の大きさに類似している．これらの類似点は，関節反力の大きさと方向の両方を求める際に，筋力の大きさや方向が役立つことを意味する．ベクトル M とベクトル J の矢印が S の長さと同じ比率で描かれた場合，それは本書のページの広さをはるかに超えて伸びることに注意されたい．

問題 3 に関連する臨床問題

1. 図 4.22 には，目の高さにある滑車を用いた抵抗ケーブルを示す．被験者が上肢を同じ位置に保持していると仮定すると，滑車を次の位置に移した場合，必要な筋力と関節反力の成分はどうなるか？
   a. 胸の高さ
   b. 床の高さ
2. 床に置いた滑車に背を向けるような位置に患者をおいた場合，運動はどのように変わるだろうか？

3. 図 4.22 では，ケーブル（C）と前腕の力の角度（β）は 70°であることに注意されたい．
   a. β が何度のときに C は最大外的トルクを発生させるか？
   b. 滑車が目の高さの場合，肘関節が何度のときに C は最大外的トルクを発生させるか？

Ee 臨床問題の解答は，Elsevier eLibrary のウェブサイトで確認できる．

動力学的解析
Dynamic Analysis

静力学的分析は，人の動きの運動学的分析における最も基本的な手法である．このような解析は，並進加速度または角加速度がほとんど，あるいはまったくない場合に，身体の力やトルクを分析するために用いられる．身体に作用する外力は，力変換器（図 4.19 参照），ケーブル張力計，床反力計などのさまざまな機器で直接測定できる．身体の内側に作用する力は，通常，外的トルクや内的モーメントアームによって間接的に測定される．この手法は，前述の 3 つの例題で解説した．対照的に，並進または角加速度が発生する場合，動力学的解析を行われなければならない．歩行は，身体に作用する不均衡な力によって起こされる動的な動きの一例である．歩行において，身体は常に加速または減速しており，身体は 1 歩ごとにバランスを失い，またバランスを回復し続ける状態にある．したがって，歩行中に身体に生成される力やトルクを計算するためには，動力学的解析が必要である．

動的な条件下での力とトルクの解法には，質量，質量慣性モーメントおよび並進加速度や角加速度の知識が必要である〔二次元（2D）動力学的解析の場合，式 4.15 と 4.16 を参照〕．人体測定データは，身体体節の慣性特性（質量，質量慣性モーメント），ならびに体節の長さや関節における回転軸の位置に関する情報を提供する．体節の変位，速度および加速度などの運動学的データは，次に説明するさまざまな実験技術によって測定される[2, 20, 24]．これに続いて，静力学的または動力学的解析で用いられる外力を直接的に求めるための一般的な技法を説明する．

二次元平面内の力とトルクの動力学的分析

力の釣り合い

$$\Sigma F_X = ma_X \quad \text{（式 4.15A）}$$

$$\Sigma F_Y = ma_Y \quad \text{（式 4.15B）}$$

トルクの釣り合い

$$\Sigma T_Z = I \times \alpha_Z \quad \text{（式 4.16）}$$

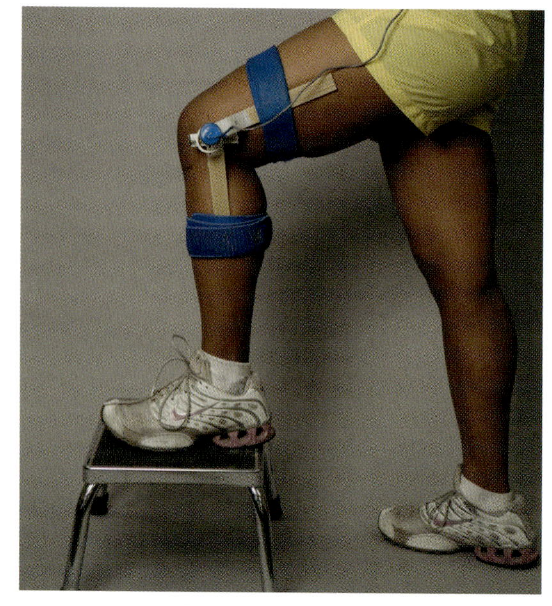

図 4.23　大腿と下腿にストラップで固定された電気角度計（電気ゴニオメータ）が示されている．角度計の軸は，電位差計（ポテンショメータ）を含み，膝関節の内–外回転軸上に位置される．この機器の特徴として，膝の運動の単一平面のみを記録する．

▶運動学的計測システム Kinematic Measurement Systems

運動の詳細な分析には，関節や身体全体の動きを慎重かつ客観的に評価する必要がある．この分析には，位置，変位，速度および加速度の評価が最も頻繁に用いられる．運動学的解析は，結果として生じる内力や外力，トルクの影響を明らかにし，身体とその体節運動の質的および量的な評価を行うために用いられる．運動学的解析は，スポーツ，人間工学，リハビリテーションなどのさまざまな場面で行うことができる．人の動きを客観的に測定するいくつかの方法がある．これには，電気角度計，加速度計，画像技術，電磁式トラッキング装置が含まれる．

電気角度計

電気角度計（電気ゴニオメータ: electrogoniometer）は，運動中の関節角度を測定する．この装置は，典型的には，2 つの剛性アームのあいだにある回転軸（ヒンジ）に組み込まれた電位差計からなる．較正された電位差計の回転により，関節の角度が測定される．得られた出力電圧は，通常，コンピュータのデータ収集システムによって処理される．電気角度計のアームは，角度計の回転軸と生体関節の回転軸がほぼ一致するように装着する（図 4.23）．電気角度計から得られた位置データは，時間データと組み合わされ，角速度や加速度に数学的に変換することができる．電気角度計は，かなり安価で直接的な関節角度の変位を計測する手段であるが，運動を邪魔したり，また脂肪組織や筋

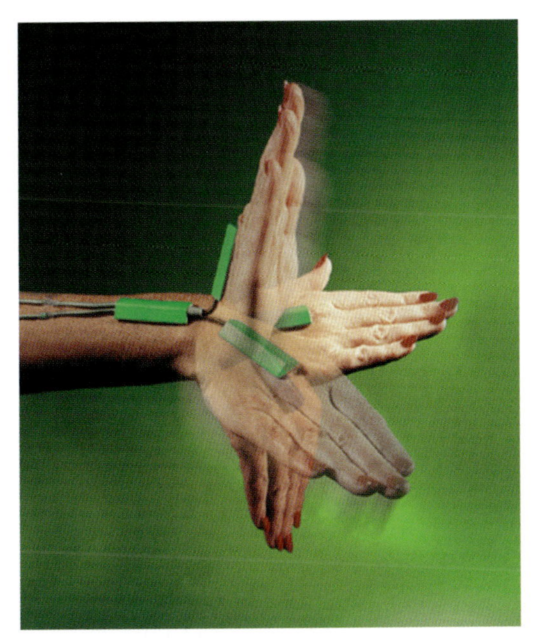

図 4.24 2軸性の電気角度計は手関節の背屈-掌屈の変位に加えて橈屈-尺屈方向の運動も計測できる.（提供：Biometrics, Ltd, Ladysmith, Va）

組織の上の皮膚上でしっかりと固定したりすることは困難である．さらに，一軸性の電気角度計は，1つの平面内の運動範囲を測定することに限定される．図4.23のように，一軸性の電気角度計は膝の屈曲と伸展を測定することができるが，水平面で起こるような微妙で重要な回旋運動を検出することはできない．他のタイプの電気角度計も存在する．図4.24は，センサが両面テープで被験者の皮膚に固定され，2つの面の動きを測定することができる．

加速度計

加速度計は，それが取り付けられている計測対象（個々の体節または全身）の加速度を測定する装置である．並進加速度計および角加速度計があるが，特定の方向または特定の回転軸に沿った加速度のみを測定する．電気角度計と同様に，三次元（3D）または複数の体節の同時分析には多重加速度計が必要である．加速度計からのデータは，内力（F＝m×a）とトルク（T＝I×α）を算出するための質量や質量慣性モーメントの値といった，体節の慣性情報として用いられる．また，全身加速度計を使用して，日常生活における人の相対的な身体活動を測定することができる[7,8,11]．

画像技術

画像技術は，人の動きに関するデータを収集するための最も広く使用されている方法である．多くの異なる種類の画像システムが利用可能である．ここではボックスに列挙されているシステムのみを説明する．

画像技法
写真
映画
ビデオ
光電子工学法

身体から直接的に運動を測定する電気角度計や加速度計とは異なり，画像を用いる方法は有意義な情報を得るために，通常，事前に追加的な信号調整，処理および解釈を必要とする．

写真を用いる方法は，運動学的データを得るための最も古い技法の1つである．シャッターを開いた状態で，点滅するストロボの光を使って，動く被写体の皮膚に付けられた反射マーカの位置を追跡することができる（第15章と図15.3の例を参照）．ストロボ光の周波数がわかっている場合，変位データを，速度データと加速度データに変換することができる．点滅するストロボ光源の使用に加えて，持続的な光源を用いることにより，カメラは移動する被写体を複数のフィルムまたはデジタル露光として撮影することができる．

写真の連続映写である**映画**は，かつて，動きを記録する最も一般的な方法であった．16mmフィルムを使用した高速撮影では，速い動きの測定が可能であった．シャッタースピードがわかっている場合，対象となる動きについて，手作業で1コマごとのデジタル分析が行われた．解剖学的ランドマークまたは被験者に取り付けたマーカの動きをデジタル解析することができた．1つのカメラを用いた場合は二次元運動解析が可能であった．しかし，三次元解析では，2台以上のカメラが必要であった．

ほとんどの場合，写真や映画による分析は，今日では人間の動きの研究に使用されていない．この方法は，手動でデータを分析するのにかなりの時間がかかるため実用的ではない．今日では**デジタルビデオ**がこれらのシステムに取って代わって，臨床と実験室の両方の環境で運動学的情報を収集する最も一般的な方法の1つである．このシステムは，典型的には，1つ以上のデジタルビデオカメラ，信号処理装置，較正装置およびコンピュータから構成される．ビデオによる分析に含まれる典型的な手順では，被験者の解剖学的ランドマークにマーカを付ける必要がある．受動マーカは，別の電子デバイスまたは電源に接続されていないマーカである．受動マーカは，光をカメラに反射することで光源として働く（図4.25A）．マーカの二次元および三次元座標は，コンピュータによって空間内で識別され，その後の運動学的分析（図4.25B参照）のために画像（ま

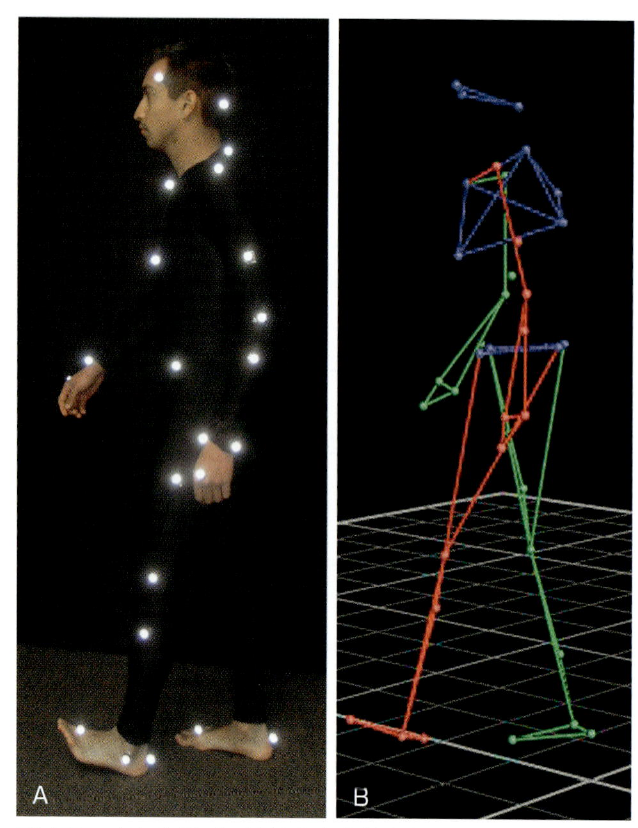

図 4.25　(A) 歩行者の関節角度変位を示すために解剖学的ランドマークを示すための反射マーカが用いられる．マーカの位置は，さまざまなサンプリングレート（1 秒間に何回記録を行うかの頻度）で作動できるビデオカメラを使用して捕捉される．(B) A に示される被験者から収集されたデータによってコンピュータ化，またアニメーション化された「棒線図」．(提供: Vicon Motion Systems, Inc., Centennial, Colo)

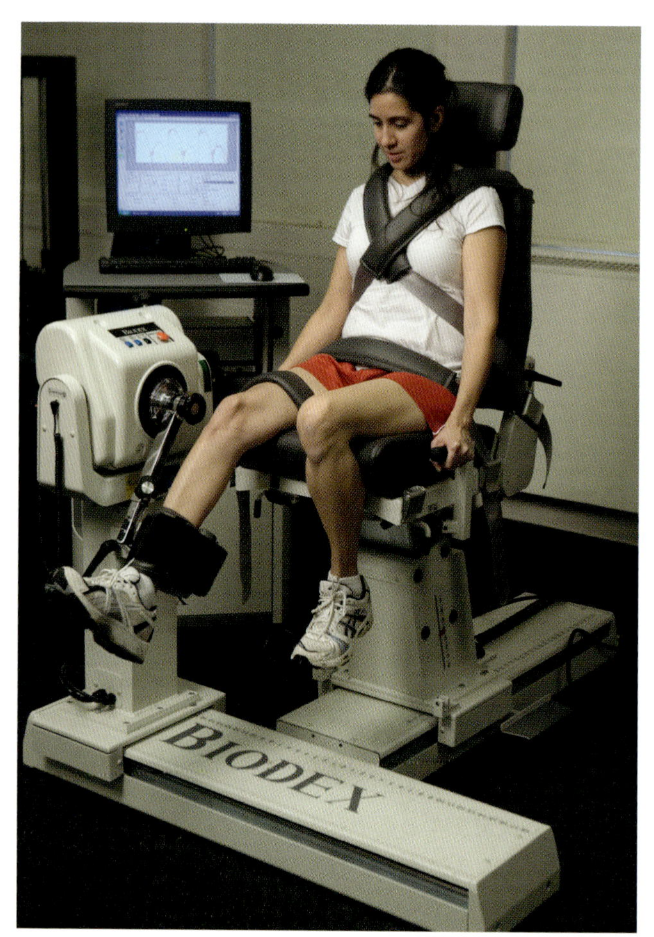

図 4.26　等速性筋力測定器．被験者は，60° / 秒の角速度で最大の膝伸展トルクを発揮している．機器は，求心性モードに設定されており，右大腿四頭筋の収縮に対して抵抗している．膝の内側-外側の回転軸と，筋力測定器の回転軸との位置が合わされていることに留意されたい．(提供: Biodex Medical Systems, Shirley, NY)

たは棒線図）へ再構成するために使用される．この技術はさらに進歩し，信頼性の高い「マーカレス（マーカを用いない）動作解析」が開発された[4,21]．マーカレスシステムは，ほとんどの歩行解析において十分な信頼性が確認されている．マーカを使用するシステムと同様のデータを得ることができるが，比較的小さな動作や水平面上の分析においてさらなる開発が必要である[21]．

ビデオによる分析システムは非常に汎用性があり，全身の動き（たとえば，水泳，走行）から小さな運動課題（たとえば，タイピング，物に手を伸ばす）までの人の機能的活動を分析するために使用できる．一部のシステムでは，屋外で動きの情報を収集したあとで処理することができる．また他のシステムでは信号をほぼリアルタイムでも処理できる．ビデオによる分析システムのもう 1 つの長所は，被験者の動きがワイヤまたは他の電子装置によって邪魔されないことである．

光電子工学法（optoelectronics）は，よく用いられるもう 1 つのタイプの運動学的データ収集システムで，連続的にパルス波を出す能動マーカを使用する．光は半導体ダイオード表面に焦点を合わせる特別なカメラによって検出される．このシステムは，高いサンプリング周波数でのデータの収集を可能にし，リアルタイムに三次元データを得ることができる．しかし，このシステムの場合，制御された環境以外でデータを得ることには限界がある．被験者は，能動マーカに接続されているワイヤによって運動が妨げられることもある．遠隔測定システムは，被験者が電源に縛られることなくデータが収集されることを可能にするが，これらのシステムは周囲の電気干渉に対して脆弱である．

電磁式トラッキング装置

電磁式トラッキング装置（electromagnetic tracking device）では，自由度 6 度（自由度 3 度の並進運動と 3 度の回転移動）の測定が可能で，静的および動的の両方の動作中における位置や方向データを得ることができる．小型センサは，解剖学的ランドマーク上の皮膚に固定される．

送信機の限定的な動作範囲内にあるセンサからの位置や方向データは，データ収集システムに送られる．

このシステムの１つの欠点は，近くに金属があると，送信機によって作られた電磁場が歪められ，送信機や受信機が不安定になることである．遠隔測定システム（無線技術）はこれらのシステムで利用可能であるが，ほとんどの場合，センサはデータ捕捉システムにワイヤで接続される．配線は，動きを記録することのできる空間を制限する．

骨の動きを記録するために皮膚センサを使用する動作解析システムでは，皮膚や軟部組織の余分な動きによってエラーを起こす可能性がある．

▶運動力学計測システム Kinetic Measurement Systems

力学的計測装置

力学的計測装置は，力を加えられることにより変形する素材の歪み量によって力を測定する．純粋に機械的手段によって，素材の歪みを計器盤に表示する．計器盤に示される数値の目盛は，既知の力に合わせて較正される．力を測定するための最も一般的な力学的計測装置には，体重計，握力計，ハンドヘルドダイナモメータ（図 4.19）がある．

電気変換器（トランスデューサ）

さまざまなタイプの電気変換器が開発され，力を測定するために広く使用されている．これらのなかには，歪みゲージ式，圧電効果（ピエゾ効果）を利用した圧電気式や圧電気抵抗式，電気容量式の電気変換器がある．基本的に，これらの電気変換器は，加えられた力が電気変換器のセンサを変形させ，それが決まった割合で電圧の変化をもたらすという原理に基づいて作動する．電気変換器からの出力は，較正プロセスを介して意味をもつ計測値に変換される．

被験者が歩行，踏み込み，または走っている際の動態データを収集するための最も一般的な電気変換器の１つが床反力計（フォースプレート）である．床反力計では，3つの直交方向の荷重に敏感な圧電水晶または歪ゲージ電気変換器が使われる（床反力計の例は，図 4.27 の被験者の前方，右下肢の下に示されている）．床反力計は，垂直，内側-外側，および前方-後方の方向における床反力を計測する．床反力データは，その後の動作分析に使用される．

電気機械的計測器

動的な筋力評価のために使用される一般的な電気機械装置は，**等速性筋力測定器**（isokinetic dynamometer）である．等速性測定の際，この装置は，被験肢の一定の角速度を維持しながら，被験者が生成した内的トルクに抵抗するように加えられる外的トルクを計測する．このシステムは，多くの場合，身体の大部分の筋群を対象にして，生成されるトルクを測定するように調節することができる．また大部分の等速性筋力測定器は，筋の求心性，等尺性，および遠心性活動による運動データを計測することができる．角速度は，求心性運動時で 0° / 秒（等尺性）から 500° / 秒のあいだに設定することができ，目的によって決定される．図 4.26 には，右膝の伸筋の求心性収縮によって膝伸展の最大トルクを発揮している様子を示す．等速性の筋力測定は，複数の計測速度で異なるタイプの筋活動の運動データの客観的な記録を可能とする．このシステムはまた，トレーニングやリハビリテーションのフィードバックに役立つような運動データを即時に提供することができる．

まとめ

リハビリテーションに用いられる多くの評価や治療技術には，力やトルクの生成や適用が関与する．これらの技術の理論的根拠や重要性のより良い理解は，ニュートンの運動法則の適用，および静的平衡分析または動的分析を通じて得られる．正式な分析はほとんどの臨床現場では完全な形で用いることはないと思われているが，これらの分析から学んだ原則は臨床的に重要であり，頻繁に適用される．

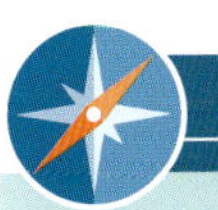

SPECIAL FOCUS 4.7

内力と内的トルクを求めるための逆動力学的アプローチの紹介

逆動力学的アプローチ（inverse dynamic approach）とよばれる手法を用いて，動的な状態での関節反力と筋が生成したトルクを間接的に求める場合が多い[24]．**直接的**な動力学的アプローチは，内力と内的トルクの値から加速度と外力とトルクが求められる．逆に，逆動力学的アプローチは，加速度と外力とトルクの値から内力と内的トルクを求めることができる．逆動力学的アプローチは，人体測定，運動学，および重力や接触力などからの外力のデータを用いる．加速度は，位置-時間データを一次微分して速度-時間データが求められ，さらに二次微分して加速度-時間データが求められる．位置データの測定誤差は速度と加速度の誤差を拡大させるため，このアプローチの堅実さの前提条件は，正確な位置データを取得することである．

逆動力学アプローチでは，検討対象の運動系はしばしば一連の体節リンクとして定義される．**図 4.27A** は，3 種類の上肢–体幹肢位の前方ランジ運動の際の，右下肢の力とトルクを調べるための実験装置を示す[7]．計算を容易にするために，被験者の右下肢は，摩擦のない蝶番関節である足関節と膝関節と，股関節で体幹にリンクされた足部，下腿部，および大腿部の体節で構成された体節リンクモデルと想定される（**図 4.27B** 参照）．重心（CM）は，各体節に設定される．**図 4.27C** では，右下肢のモデル化された体節が切り離され，力とトルク（モーメント）が各体節のつなぎ目，つまりリンクポイントで検討される．一連のリンクに関する分析は，通常，最も遠位の体節（この場合は足）の分析から始める．動作解析手法を介して（一般的にカメラを用いて）収集された情報は，動的運動方程式の入力データとして用いられる（式 4.15 と 4.16）．この情報には，空間における体節の位置や方向，および体節の質量中心と体節の加速度が含まれる．この例では，体節の遠位端に作用する床反力（G_Y および G_X の成分）は，床に組み込まれた床反力計（フォースプレート）によって測定される．これらのデータから，足関節における関節反力（成分 JA_Y および JA_X）および足関節における筋トルク（モーメント）が得られる．この情報は，次に近位体節である下腿部の継続的な分析のためのデータとして用いられる．そして分析は，モデル内のすべての体節やリンクの分析が完了するまで行われる．逆動力学的アプローチを用いる際のいくつかの前提をボックスに示す．

逆動力学的アプローチの前提

1. 各体節またはリンクは，その質量中心に集中した質量を有する．
2. 各体節の重心の位置は，移動中も固定されたままである．
3. 対象となる関節は，摩擦のない蝶番関節とみなされる．
4. 各体節の質量慣性モーメントは，運動中一定である．
5. 各体節の長さは一定のままである．

A
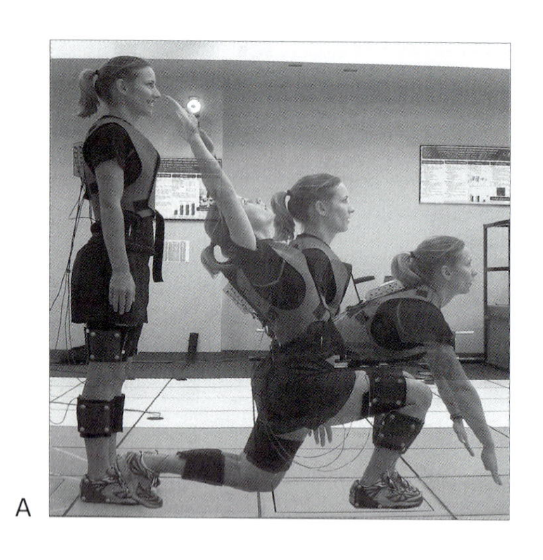

B
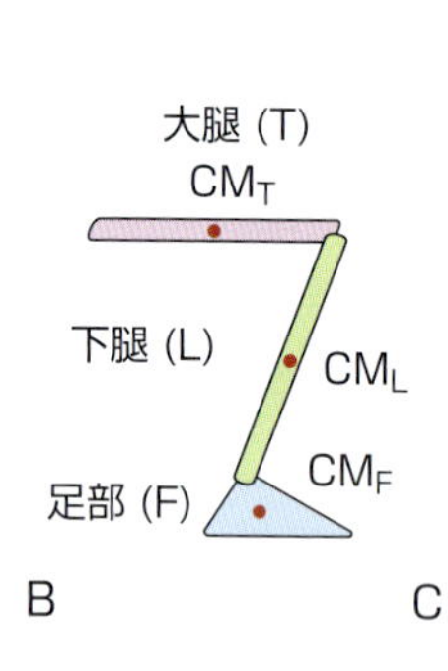

C
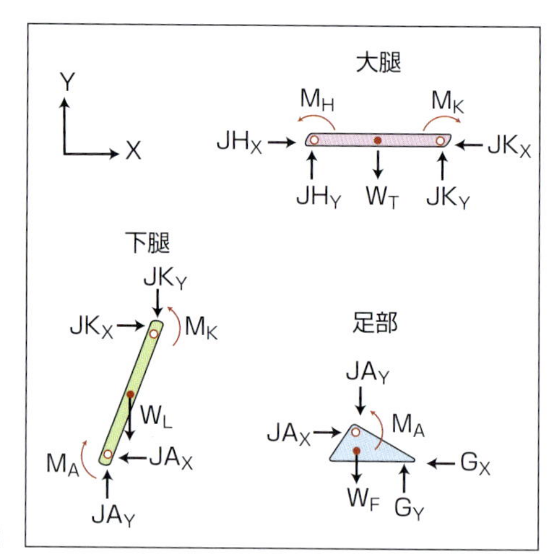

図 4.27　3 種類の前方ランジの動作解析における逆動力学的アプローチの例．(A) 被験者が右足で床反力計に踏み出す写真．運動分析データを収集するためのビデオ撮影における反射性マーカは，被験者の右靴側面，下腿部および大腿部に取り付けられている．(B) 下肢のリンクモデルは，大腿部 (T)，下腿部 (L) および足部 (F) の 3 つの体節からなるものとして示される．各体節の質量中心 (CM) は，固定点（赤い円）である CM_T，CM_L および CM_F で表されている．(C) 最も遠位の足部から内力と内的トルクの解法を行うために，3 つの体節は分離されている．赤い曲線の矢印は，それぞれの回転軸のトルク（モーメント）を表す．M_A, M_K, M_H はそれぞれ足，膝，股関節のモーメントである．W_F，W_L および W_T はそれぞれ足部，下腿部および大腿部の体節の重みであり，JA_X と JA_Y, JK_X と JK_Y, JH_X と JH_Y はそれぞれ足，膝，股関節の関節反力である．G_X と G_Y は，足底に作用する床反力である．座標系は X 水平と Y 垂直で設定されている．矢頭は正の方向を指す．（Farrokhi S, Pollard C, Souza R, et al: Trunk position influences the kinematics, kinetics, and muscle activity of the lead lower extremity during the forward lunge exercise, *J Orthop Sports Phys Ther* 38: 403, 2008 より）

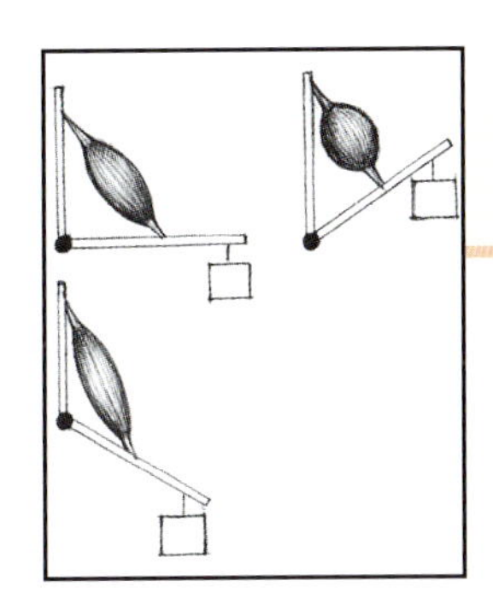

追加的な臨床関連事項　Additional Clinical Connections

CLINICAL CONNECTION 4.1
てこ比に基づく潜在的トルクの実用的な求め方

本章の前半の図 4.15，4.16 では，内的および外的トルクを求めるための２つの方法を示した．両方の図の２つの方法は，合力を成分に分解する必要がないので，「近道（ショートカット）」の方法と考えられている．最初に**内的トルク**（internal torque）について考える（図 4.15 参照）．ある筋の力線と関節の回転軸との最短距離を単純に視覚化することによって，体内のほとんどの筋の内的モーメントアーム（IMA_M として示される）またはてこ比を質的に求めることができる．この方法は，骨格モデルと筋の力線を表す紐を用いて実際に視覚化を行う経験で身につけることができる（**図 4.28**）．図から明らかなように，内的モーメントアーム（茶色で示されている）は B よりも A のほうが長い．これは，上腕二頭筋が同一の張力を生成している場合，B よりも A でより大きな内的トルクが発生することを意味する．一般に，筋の内的モーメントアームは，筋の走行角度が骨に対して 90°であるときに最大となる．

次に，**外的トルク**（external torque）を求めるための近道の方法について考える．臨床においては，関節に加えられた重力または他の外力によって生じる相対的な外的トルクを迅速に比較することがしばしば必要となる．たとえば，２つのスクワットでの膝の外的トルクを考える（**図 4.29**）．膝関節回転軸と身体重心の重力線とのあいだの外的モーメントアームを視覚化することにより，浅いスクワット（B）と比較して深いスクワット（A）のほうが外的トルクは大きくなると容易に結論づけることができる．外的トルクによる筋への負担を見極める能力は，疼痛のあるまたは異常な関節を保護する際に有用である．たとえば，膝蓋骨と大腿骨とのあいだの関節炎による疼痛を有する患者では，通常，深いスクワットの位置まで身体を昇降するような活動をさせないほうがよい．この深いスクワットは大腿四頭筋に大きな張力をもたらし，関節表面の圧縮力を増加させるからである．

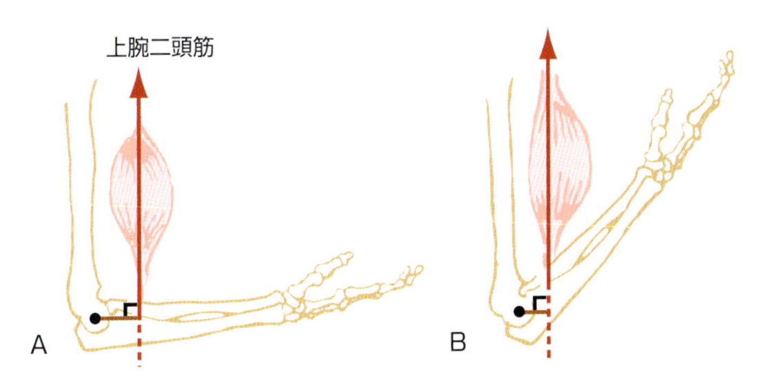

図 4.28　活動している上腕二頭筋の合力ベクトルの力線を再現するために紐を使用することができる．内的モーメントアームは茶色の線で示される．肘の回転軸は黒い円で示される．肘が肢位 B と比較して肢位 A にあるときに，モーメントアームがより大きいことに注意されたい．（LeVeau BF: *Williams & Lissner's biomechanics of human motion*, ed 3, Philadelphia, 1992, Saunders より改変）

追加的な臨床関連事項

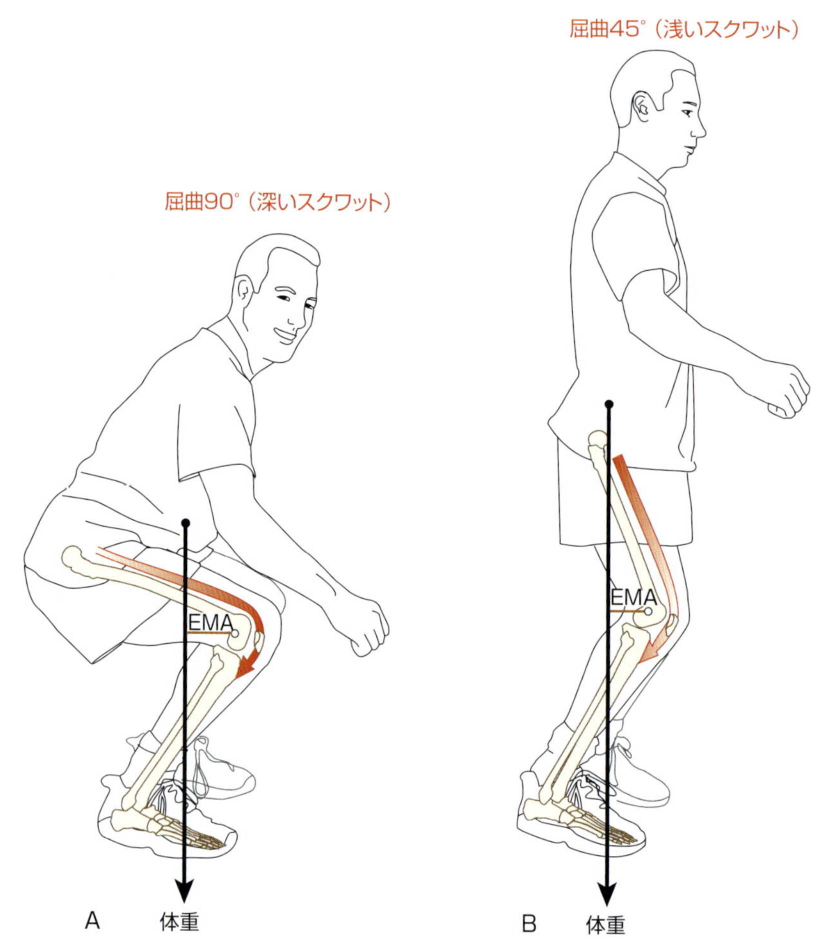

図 4.29　スクワットの深さは，体重による膝へかかる外的トルクの大きさに著しい影響を与える．矢状面上の相対的な外的トルクは，体重による力のベクトルが膝の内–外回転軸（白い円）の後方に落ちる距離を比較することによって推測することができる．外的モーメントアーム（EMA，つまり体重によって生成される外的トルク）は，B よりも A のほうが大きくなる．外的モーメントアームは茶色の線で示され，関節の回転運動軸から体重による力のベクトルへの直角な線分である．

追加的な臨床関連事項

CLINICAL CONNECTION 4.2
「関節保護」のための手段としての内的トルクの改善

リハビリテーション医学におけるいくつかの治療は，身体活動中に起こる関節面への力の大きさを減少させることに向けられる．このような治療の目的は，弱化あるいは有痛性の関節を損傷する可能性がある大きな力から守ることである．これは，運動速度（仕事）を低下させること，衝撃の吸収物（たとえばクッション付き履物）を提供すること，または筋に求められる機械的な力を制限することによって達成しうる．

人工関節置換術を行った患者にとって，大きな筋由来の関節反力を最小限に抑えることが重要な場合がある．たとえば，股関節の置換術を受けた患者は，股関節外転筋によって生じる不必要に大きな力を最小限に抑える方法について，よくアドバイスされる[14,16,17]．**図4.30**には，人工股関節を有する患者の歩行中の片脚支持期での骨盤と大腿骨の概略図を示す．前額面上で平衡を維持するためには，支持脚の股関節での内的（反時計まわり，+Z）および外的（時計まわり，-Z）トルクを等しくする必要がある．つまり，図4.30の解剖図（A）とシーソーの図（B）のように，体重（W）とそのモーメントアーム D_1 の積は，股関節外転筋力（M）とそのモーメントアーム（D）の積と大きさが等しく，反対方向でなければならない（$W \times D_1 = M \times D$）．股関節の外的モーメントアームは，内的モーメントアームの長さのほぼ2倍であることに注意されたい[18,19]．このモーメントアームの長さの違いは，平衡状態を維持するために，支持脚である右下肢の重さを除いた体重のほぼ2倍の筋力が必要であることを示す．理論的には，体重の増加を防ぎ，軽い荷物を持つ，または適切な位置に物を持つことで，外力または外的モーメントアームを減らすことができ，股関節の外的トルクを減らすことができる．大きな外的トルクの低減は，股関節外転筋からの

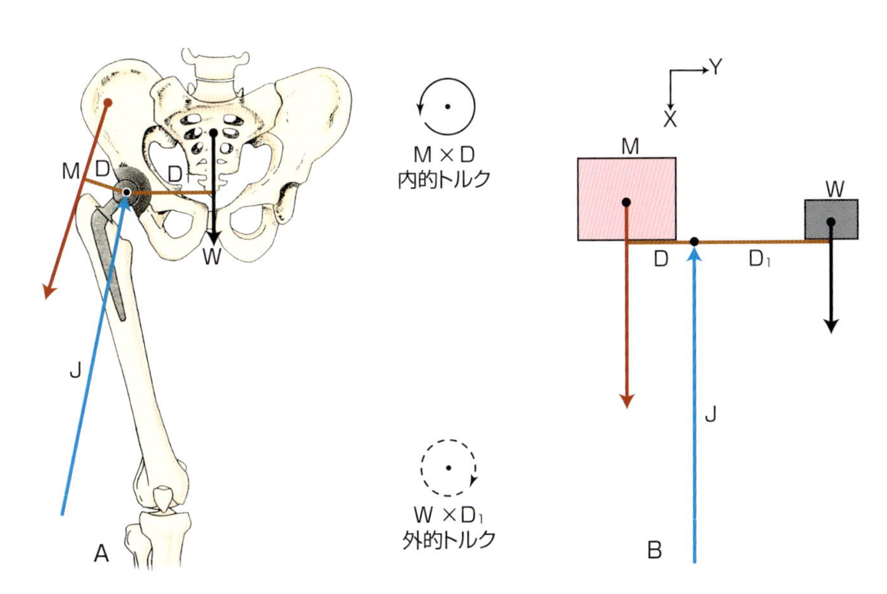

図4.30　（A）股関節の外転筋力（M）は，歩行中の右片脚支持期において前額面上で骨盤を安定させるために必要なトルクを生じる．股関節の上に載っている体重の部分（W）によって生じる外的トルク（時計まわりの-Z）が，股関節外転筋（M）からの内的トルク（反時計まわりの+Z）によって正確に釣り合っているとき，静的な平衡状態を前提として回転運動の静止安定性が確立される．反時計まわりのトルクはMとモーメントアーム（D）の積に等しく，時計まわりのトルクはWとモーメントアーム（D_1）の積に等しい．（B）この第1のてこであるシーソーモデルは，Aに示す状態を単純化できる．すべての力のベクトルが垂直方向に作用すると仮定すると，関節反力（J）は股関節外転筋力に体重による力を加えた値であり，上向きの力として表される．X-Y座標基準フレームは，X軸が体重（W）と平行になるように配置される．細い黒の矢頭は正の方向を指す．（Neumann DA: Biomechanical analysis of selected principles of hip joint protection, *Arthritis Care Res* 2: 146, 1989より改変）

追加的な臨床関連事項

大きな張力を実質的に減少させ，それによって人工股関節の関節反力を減少させる.

関節保護の概念をどのようにリハビリテーション実践に用いるかを示すような特定の整形外科治療の例がある．たとえば，大腿骨頭の破壊，その後の大腿骨頸部および骨頭の縮小が生じるような重度の変形性股関節症について考えてみる．骨の損失は，股関節外転筋（M）の利用可能な内的モーメントアームを短くする（図 4.30A の D）．したがって，前額面上で平衡を維持するためには，より大きな筋力が必要となり，それにより大きな関節反力が生じる．股関節の関節反力を減少させようとする外科手術では，大転子をより外側方向の位置に再配置する．この方法は，股関節外転筋の内的モーメントアームを増加させる．内的モーメントアームの増加は，歩行の片脚支持期で要求される外転筋トルクの必要量を低減する.

追加的な臨床関連事項

CLINICAL CONNECTION 4.3
トルクの計測における拮抗筋の同時収縮の影響

筋力を測定する場合，主動作筋が活動しやすいよう拮抗筋の弛緩を促すよう注意を払わなければならない（第１章の主動作筋および拮抗筋の定義を再確認されたい）．拮抗筋の同時収縮は正味の内的トルクを変化させ，外力およびトルクに打ち勝つ能力やそれを制御する能力を低下させる．この概念は，図 4.19 で説明したものと同様のハンドヘルドダイナモメータを使用している様子として示される．**図 4.31A** は，肘の拮抗筋が弛緩し，主動作筋（肘伸筋）の単独の活動による肘伸展トルクの測定値を示す．対照的に，**図 4.31B** には，主動作筋（E）と拮抗筋である屈筋（F）の同時収縮を伴う肘伸筋の最大筋力テストの測定値を示す（この状況は，単に拮抗筋を弛緩させることができない健康な人，またはパーキンソン病や脳性麻痺などの神経疾患を有する患者において起こりうる）．主動作筋によって生成された内的トルクは拮抗筋による内的トルクの分を差し引かれることになる．その結果，正味の内的トルクは，ダイナモメータに対して加えられる減少した外力（R）によって示されるように，減少する．計測条件が等

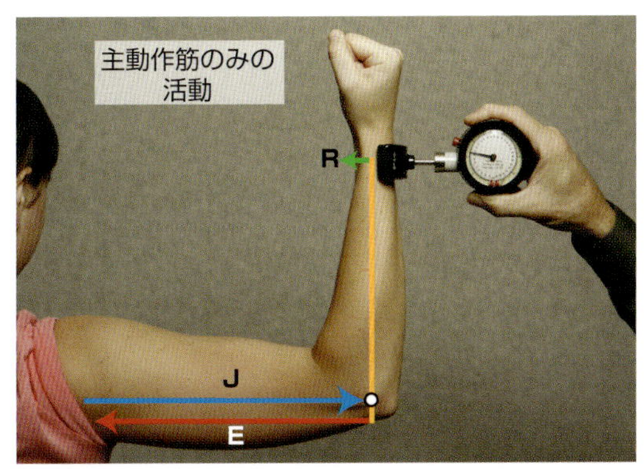

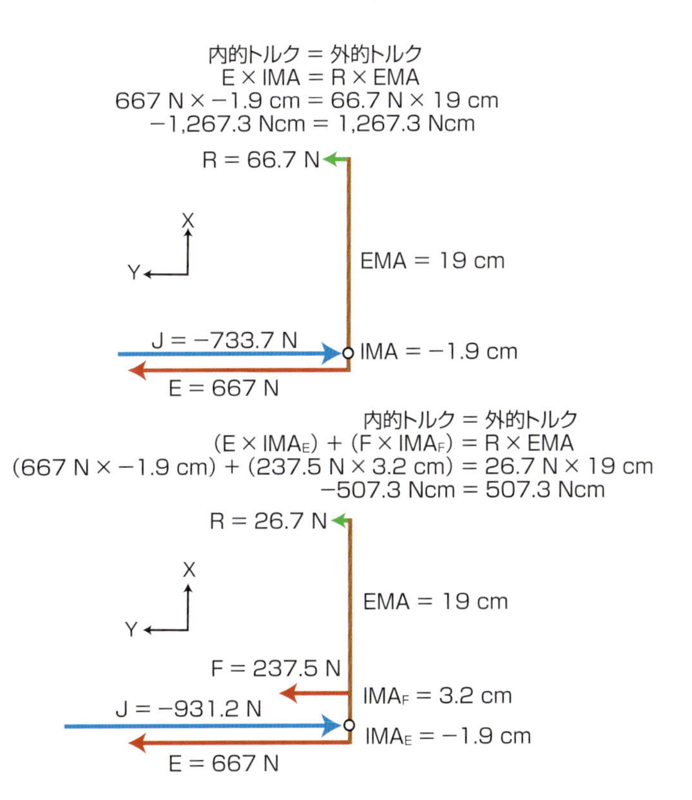

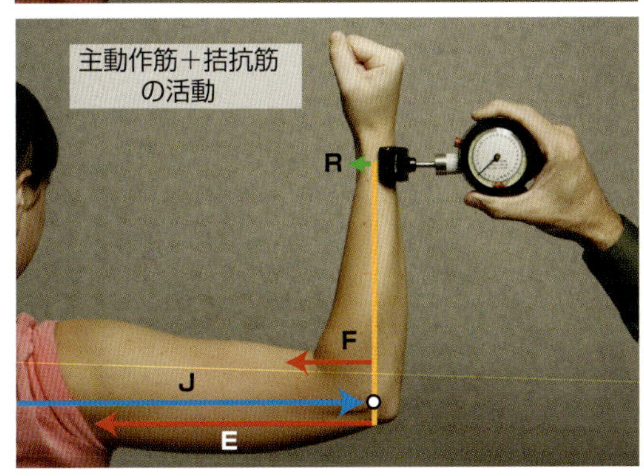

図 4.31　主動作筋（肘伸筋）と拮抗筋（肘屈筋）の同時収縮の影響が，等尺性肘伸展の見せかけの強さ（トルク）として示されている．（A）は主動作筋（肘伸筋）のみの活動であり，図 4.19A と同じ条件および略号を用いている．（B）は，対象に肘の伸筋と屈筋（拮抗的）を同時に活動させ，同時に肘の伸展力（E）と屈曲力（F）が生じている．F と E は肘のまわりに互いに逆向きのトルクを発生させるので，**正味の**肘伸展トルクは減少する．ただし，関節反力（J）の大きさは B のほうが大きくなることに注意してほしい．ベクトルはおおよその尺度で描かれている．Box 4.1 で説明する規則に基づいて，伸筋用の内的モーメントアームには負の数値を割り当てる．これは，逆の回転方向を内的トルクに割り当てるためである．EMA は外的モーメントアーム，IMA_F および IMA_E はそれぞれ肘屈筋および伸筋の内的モーメントアーム，R はダイナモメータで測定された外力である．

追加的な臨床関連事項

尺性であるため，測定された外的トルクは，大きさは同じであるが，減少した正味の内的トルクに対して方向が反対である．ここでの重要な臨床的ポイントは，図 4.31 のテスト A とテスト B で肘伸筋が有する力とトルクは同等であっても，テスト B では外的トルクがそれほど大きくないことである．この結果は，主動作筋の相対的な筋力低下という誤った解釈を生じるかもしれないが，実際には低下していない．関節反力（J）は常に，関節をまたぐすべての力の合計に応答して起こり，したがって，拮抗筋活動を伴うテスト B においては増加する．

文　献

1. Ajemian S, Thon D, Clare P, et al: Cane-assisted gait biomechanics and electromyography after total hip arthroplasty. *Arch Phys Med Rehabil* 85:1966–1971, 2004.
2. Allard P, Stokes IAF, Blanchi JP: *Three-dimensional analysis of human movement*, Champaign, Ill, 1995, Human Kinetics.
3. Chandler R, Clauser CE, McConville JT, et al: *Investigation of inertial properties of the human body*, DTIC Document, Fort Belvoir, Va, 1975, Defense Technical Information Center.
4. Corazza S, Mündermann L, Gambaretto E, et al: Markerless motion capture through visual hull, articulated ICP and subject specific model generation. *Int J Comput Vision* 87(1–2):156–169, 2009.
5. Dempster WT: *Space requirements for the seated operator*, WADC-TR-55-159, Dayton, Ohio, 1955, Wright Patterson Air Force Base.
6. Enoka RM: *Neuromechanics of human movement*, ed 5, Champaign, Ill, 2015, Human Kinetics.
7. Farrokhi S, Pollard CD, Souza RB, et al: Trunk position influences the kinematics, kinetics, and muscle activity of the lead lower extremity during the forward lunge exercise. *J Orthop Sports Phys Ther* 38:403–409, 2008.
8. Hale LA, Pal J, Becker I: Measuring free-living physical activity in adults with and without neurologic dysfunction with a triaxial accelerometer. *Arch Phys Med Rehabil* 89:1765–1771, 2008.
9. Hamill J, Knutzen KM, Derrick T: *Biomechanical basis of human movement*, ed 4, Philadelphia, 2014, Lippincott Williams & Wilkins.
10. Hatze H: A mathematical model for the computational determination of parameter values of anthropomorphic segments. *J Biomech* 13:833–843, 1980.
11. Lee Y, Lee M: Development of an integrated module using a wireless accelerometer and ECG sensor to monitor activities of daily living. *Telemed J E Health* 14:580–586, 2008.
12. McGibbon CA, Krebs DE, Mann RW: In vivo hip pressures during cane and load-carrying gait. *Arthritis Care Res* 10:300–307, 1997.
13. Mulroy SJ, Lassen KD, Chambers SH, et al: The ability of male and female clinicians to effectively test knee extension strength using manual muscle testing. *J Orthop Sports Phys Ther* 26:192–199, 1997.
14. Münger P, Röder C, Ackermann-Liebrich U, et al: Patient-related risk factors leading to aseptic stem loosening in total hip arthroplasty: a case-control study of 5035 patients. *Acta Orthop* 77:567–574, 2006.
15. Neumann DA: Hip abductor muscle activity as subjects with hip prostheses walk with different methods of using a cane. *Phys Ther* 78:490–501, 1998.
16. Neumann DA: An electromyographic study of the hip abductor muscles as subjects with a hip prosthesis walked with different methods of using a cane and carrying a load. *Phys Ther* 79:1163–1173, 1999.
17. Neumann DA: Biomechanical analysis of selected principles of hip joint protection. *Arthritis Care Res* 2:146–155, 1989.
18. Neumann DA, Soderberg GL, Cook TM: Comparison of maximal isometric hip abductor muscle torques between hip sides. *Phys Ther* 68:496–502, 1988.
19. Olson VL, Smidt GL, Johnston RC: The maximum torque generated by the eccentric, isometric, and concentric contractions of the hip abductor muscles. *Phys Ther* 52:149–158, 1972.
20. Özkaya N, Nordin M, Goldsheyder D, et al: *Fundamentals of biomechanics: equilibrium, motion and deformation*, ed 3, New York, 2012, Springer-Verlag.
21. Sandau M, Koblauch H, Moeslund TB, et al: Markerless motion capture can provide reliable 3D gait kinematics in the sagittal and frontal plane. *Med Eng Phys* 36(9):1168–1175, 2014.
22. Simoneau GG, Bereda SM, Sobush DC, et al: Biomechanics of elastic resistance in therapeutic exercise programs. *J Orthop Sports Phys Ther* 31:16–24, 2001.
23. Thomas M, Muller T, Busse MW: Quantification of tension in Thera-Band and Cando tubing at different strains and starting lengths. *J Sports Med Phys Fitness* 45:188–198, 2005.
24. Winter DA: *Biomechanics and motor control of human movement*, Hoboken, NJ, 2005, John Wiley & Sons.
25. Zatsiorsky VM, Seluyanov V: Estimation of the mass and inertia characteristics of the human body by means of the best predictive regression equations. In Winter DA, Norman RW, Wells RP, editors: *Biomechanics*, Champaign, Ill, 1985, Human Kinetics.

Ee 学習問題　STUDY QUESTIONS

1. 最初の問題は，Special Focus 4.6 で紹介した概念の延長である．図 4.17 の A では，最大努力の 50%を持続していると仮定する．
   a. 肘を 110° 屈曲位にすると内的トルクが低下する．その理由を述べなさい．
   b. 前腕を 45° 屈曲位にすると，前腕部に作用する重力による外的トルクは，どのように変化するか？
2. 次の問題は，追加的な臨床関連事項 4.3 で述べた筋の同時収縮の概念の延長である．図 4.31B を用いて，以下の場合，外力（R）の大きさはどうなるか述べなさい．
   a. F は同じで，E は増加．
   b. F は同じで，E は減少．
   c. E は同じで，F は増加．
   d. E は同じで，F は減少．
3. 物体の質量と質量慣性モーメントはどのように異なるか？
   a. 質量の増加を伴わずに四肢の回転における質量慣性モーメントを増加させる例をあげなさい．
   b. 回転する四肢の質量慣性モーメントが，筋に求められる力に影響を与えない状況を説明しなさい．
4. 解剖学的肢位における身体重心の位置はおおよそどこか？
   a. 両腕が頭上に上がった場合，身体重心の位置はどのように変化するか？
   b. 両側の大腿切断後には，身体重心の位置はどのように変化するか？
5. 関節をまたぐ筋が内力を起こしているのに，トルクを生成しないのは，どのような状況か？
6. 図 4.29 に，体重による 2 つの外的（膝屈曲）トルクを示す．
   a. どのような膝の角度において，膝の外的トルクは 0 になるか？
   b. どのような膝の角度において，外的な屈曲トルクを引き起こすか？
7. 股関節の重度の関節炎は，大腿骨頭部や頸部のリモデリング（変形）を引き起こす可能性がある．場合によっては，これにより股関節外転筋の内的モーメントアームが減少する（図 4.30 の D）．

a. 右（立脚）股関節を支点として前額面の回転平衡状態が維持されている．理論的には，内的モーメントアームの 50％の減少は股関節の関節反力にどのように影響するか？

b. 大腿骨頭の関節表面が摩耗していると仮定する．これによる内的モーメントアームの減少は股関節にかかる圧にどのように影響を及ぼすか？

8. 側臥位の（本質的に重力除去された）姿勢で，股関節を素早く曲げる準備をしているとする．膝を伸ばしたままにしておくと，股関節屈筋にはどのような力が求められるか？

9. 図 4.18A に示す大腿四頭筋において 5 cm の内的モーメントアームがあると仮定する．

a. 外的トルクの大きさに基づいて，膝の静的な回転平衡を維持するために膝伸筋にはどの程度の筋力が必要とされるか？

b. 同じ外力（100 N）を膝の遠位 30 cm に負荷した場合，どの程度の筋力が必要か？

10. 大腿四頭筋が弱化した患者が標準的な椅子から立ち上がることを，臨床家が介助すると仮定する．この起立動作の際，臨床家はしばしば患者に安全な範囲でできるだけ股関節を屈曲し体幹を前方に倒すように指示する．なぜこの準備行動によって座位からの起立が成功しやすくなる（あるいは少なくとも楽にする）か？

次の 2 つの生体力学的な問題は，本章で示した 3 つの問題と類似する．また次の問題は，静的平衡状態であると仮定する．これらの問題の一部を解くには，付録Ⅰ，パート B の表Ⅰ.2 に列挙された人体測定データが必要である．

11. 図 4.32 に示す患者は，手首に取り付けられたカフにつながるケーブルの抵抗に対して，肩の筋を用いて**内旋**運動を行っている．この「運動」は等尺性であり，肩関節を 35° の外旋位で内旋筋が活動している．また肩は屈曲‐伸展，および外転―内転の中間位を維持している． ボックス内のデータと表 4.2 の換

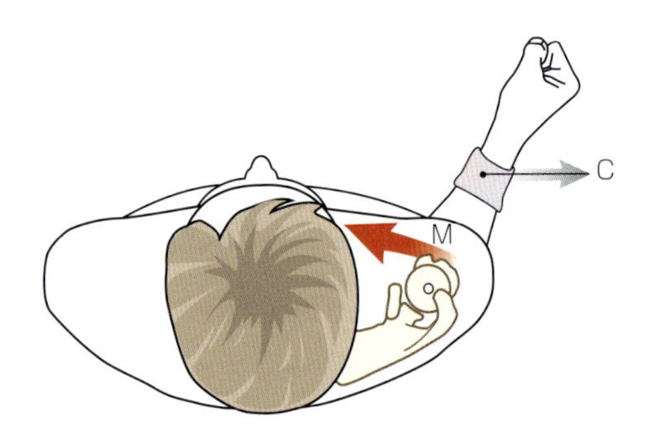

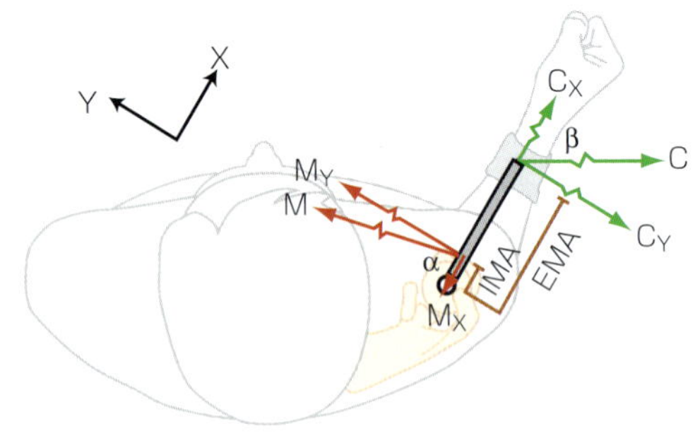

角度:
Mの上腕骨に対する走行角度 (α)=70°
ケーブルとX軸のあいだのなす角 (β)=55°
JのX軸に対する角度 (μ)=未知

力:
ケーブルの力 (C)=66.7 N
筋力 (M)=未知
肩関節の関節反力=未知

モーメント・アーム:
C_Yに対する外的モーメントアーム(EMA)=0.20 m
M_Yに対する内的モーメントアーム(IMA)=0.07 m

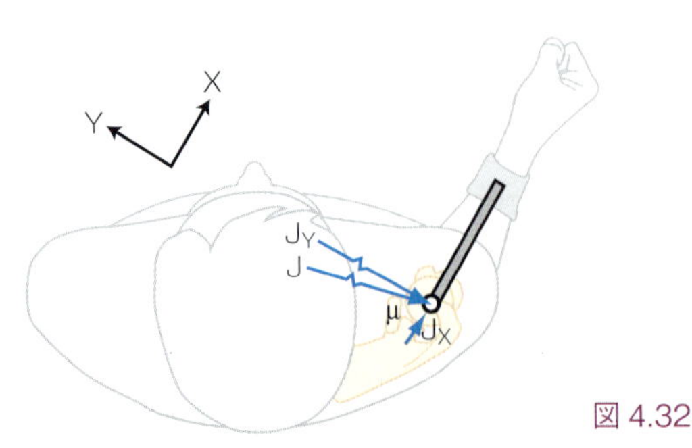

図 4.32

算係数を用いて，筋力（M）と関節反力（J）をニュートンで求めなさい．

臨床問題

a. 肩のどの回旋角度（水平面）で，抵抗（外的）トルクは最大となるか？
b. （1）70°外旋位と（2）30°内旋位で最大の抵抗（外的）トルクが発生するようにするためには，どのように患者の身体の向きを変えればよいか？
c. 第４章で扱った前の問題では，力とトルクの分析に体節の重さが含まれていた．この問題において，前腕部の重さは水平面上のトルク（すなわち，+Z および−Z 方向のトルク）に影響を与えるか？ また，なぜそう考えたのか？
d. 同じ運動について考えるが，図 4.32 のように立っているのではなく，患者が背臥位にあると仮定する．肩が内旋位から外旋位の全可動範囲を動く際，前腕と手の重さは +Z または−Z 方向のトルクにどのように関与するか？

12. 図 4.33 は，体重 82kg の患者が弾性バンドによる抵抗に対して肩の屈曲を行っている矢状面の図である．図とボックス内のデータを用いて筋力（M）と関節反力（J）をニュートンで求めなさい．

この問題は，表 4.2 の変換資料と付録ⅠのパートＢの表Ⅰ.2 の人体計測資料を必要とする．表Ⅰ.2 については，手の長さを含まないが，「上肢全体」の人体測定データを使用する．この「上肢全体」の体節長は，データボックス内にあるように 60cm である．

臨床問題

a. この運動によって，肩甲上腕関節の関節包のどの部分に最もストレスがかかる可能性が高いか？
b. 上肢の総重量による外的トルクが最大となるのは，矢状面において，肩がどの角度のときか？
c. 矢状面での肩のどの角度で，弾性バンドの外力は体節に対して 90°となるか，目で見て推定しなさい．またこの位置は，弾性バンドによって生じる最大トルクの肢位となるだろうか？ また，なぜそう考えたのか？
d. 上肢の重量は無視して，（a）手持ち重量 27N（約 2.8kg）と（b）弾性力を用いて，0〜180°の屈曲によって−Z（伸展）方向に生じる外的トルクを推定しなさい．

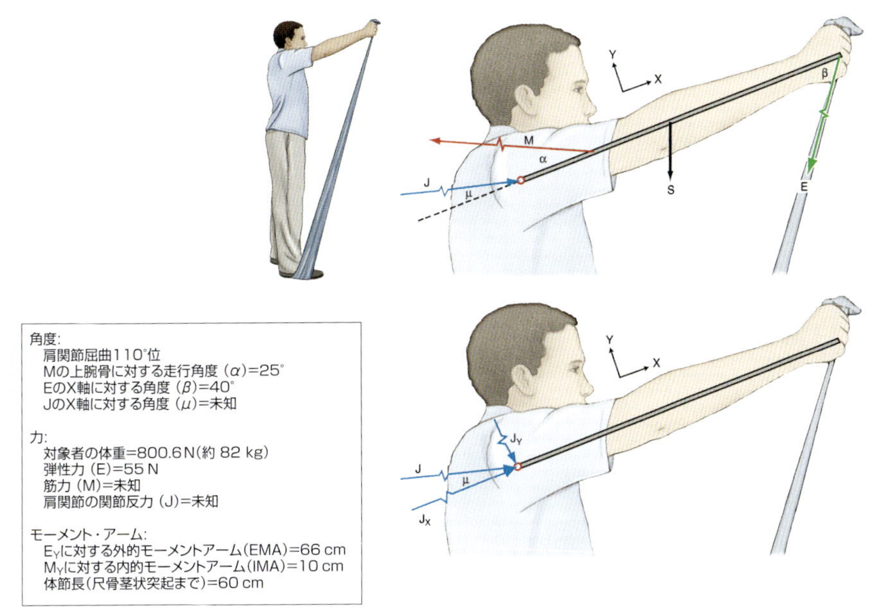

図 4.33

Ee 学習問題の解答は Elsevier eLibrary のウェブサイトにて閲覧できる．

付　録

I

三角法の復習と生体計測データ

パート A
直角三角法の基礎的な復習
パート B
生体計測データ

パート A：直角三角法の基礎的な復習

三角関数は，直角三角形の辺と角度のあいだに存在する関係に基づいている．三角形の辺は，距離，力の大きさ，速度，および他の物理的特性を表現することができる．定量分析に使用される一般的な三角関数のうち 4 つを表 I.1 に示す．各三角関数は，定められた角度に対して特定の値を有する．直角三角形の 2 辺を表すベクトルがわかっている場合，三角形の残りの辺はピタゴラスの定理（$a^2 = b^2 + c^2$）を使って求めることができる．この式において a は三角形の斜辺である．1 辺と直角以外の 1 つの角度がわかっている場合は，表に記載されている 4 つの三角関数のいずれかを用いて，三角形の残りの辺を求めることができる．角度は，2 辺の値と逆三角関数（逆正弦，逆余弦，逆正接など）を使用することで求めることができる．

図 I.1 は，三角法を用いて，三角筋後部線維の等尺性活動時の力の成分を求める方法を示す．骨に対する筋の走行角度（α）は 45° である．X-Y 座標基準フレームに基づいて，筋力（M）の成分は M_X（上腕骨に平行）と M_Y（上腕骨に垂直）に分解できる．筋力が 200 N の場合，M_Y と M_X は次のように求められる．

$$M_X = M\cos 45^\circ = 200\,N \times 0.707 = -141.4\,N^*$$
$$M_Y = M\sin 45^\circ = 200\,N \times 0.707 = 141.4\,N$$

* M_X の値がマイナスなのは，力が X 軸の矢頭から離れる方向に向いていることを表す．

M_X と M_Y がわかっている場合，ピタゴラスの定理を用いて，次のように M（斜辺）を求めることができる．

$$M^2 = (M_X)^2 + (M_Y)^2$$
$$M = \sqrt{-141.4^2 + 141.4^2}$$
$$M = 200\,N$$

壁に取り付けられた滑車による抵抗や体重，または臨床家によって徒手で加えられるような外力の成分は，筋力（内力）の場合と同じ方法で求めることができる．

三角法はまた，1 つ以上の成分と走行角度（図 I.1 の α）

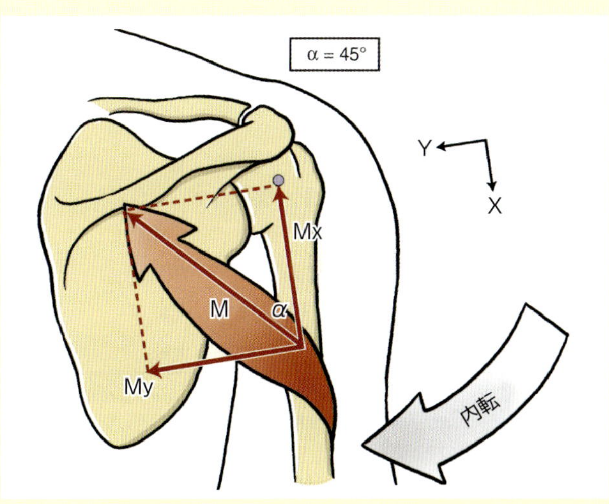

図 I.1　三角筋後部線維の走行角度（α = 45°）と合力（M）がわかれば，筋力の 2 つの力成分（M_X および M_Y）は，三角関数を用いて求められる．肩甲上腕関節の回転軸は，上腕骨骨頭の小さな円で示される．

表 I.1　生体力学解析によく使用される三角関数

三角関数	定義
正弦：サイン（sin）α	縦の辺 / 斜辺
余弦：コサイン（cos）α	横の辺 / 斜辺
正接：タンジェント（tan）α	縦の辺 / 横の辺
余接：コタンジェント（cot）α	横の辺 / 縦の辺

α，直角三角形内の角度

がわかっている場合，生じている筋力の大きさを求める際にも用いることができる．図Ⅰ.1の同じ例で考えてみる．M_Yがわかっている場合，三角筋後部線維の筋力を求めることを解析の目標とする．図Ⅰ.1に示すように，筋（M）の方向（走行角度）はX軸に対して45°である．筋力（三角形の斜辺）の大きさは，以下のように，直交成分の関係を用いて導き出すことができる．

$$\sin 45° = M_Y / M$$
$$M = 141.4\,N / \sin 45°$$
$$M = 200\,N$$

X軸に対するMの方向（走行角度）は，逆正弦関数などのいくつかの三角関数のいずれか1つによって数学的に求めることができる．M_YとM_Xのみがわかっている場合，Mの方向は逆正接関数を用いて求められる．分解した力の成分は，常に，合力の大きさよりも小さいことに留意されたい．

注：合力は，正（+）や負（−）のX成分とY成分の力の組み合わせからなる可能性がある．したがって，合力の方向を決めること（すなわち，それに+または−の符号を割り当てること）には問題を含んでいる．この項は，とくに第4章の主旨から，合力の方向は，+または−の符号ではなく，基準フレームのX軸またはY軸に対する絶対値の角度として表される（三角法で解かれた負の値をもつ合力またはそれらの角度は，絶対値つまり正とみなされる）．

パートB：生体計測データ

表Ⅰ.2　人体計測データに基づく解剖学的肢位における体節の重量および重心位置（四肢のデータは片側のみ）

体節	定義*	全体重に対する体節重量のパーセンテージ	重心位置（近位端からの体節長のパーセンテージ）
手部	手関節軸〜中指のPIP	0.6%	50.6%
前腕	肘関節軸〜尺骨茎状突起	1.6%	43%
上腕	肩関節軸〜肘関節軸	2.8%	43.6%
前腕-手部	肘関節軸〜尺骨茎状突起	2.2%	68.2%
上肢全体	肩甲上腕関節軸〜尺骨茎状突起	5%	53%
足部	外果〜第2中足骨頭	1.45%	50%
下腿	大腿骨顆部〜内果	4.65%	43.3%
大腿	大転子〜大腿骨顆部	10%	43.3%
下腿-足部	大腿骨顆部〜内果	6.1%	60.6%
下肢全体	大転子〜内果	16.1%	44.7%
頭部-頸部	外耳道〜C7-T1（第1肋骨）	8.1%	0%（外耳道）
体幹	肩甲上腕関節軸〜大転子	49.7%	50%
体幹-頭部-頸部	肩甲上腕関節軸〜大転子	57.8%	34%

Winter DA: *Biomechanics and motor control of human movement*, ed 3, New York, 2005, John Wiley & Sonsから収集したデータ．本章では静的力学に限定した解析に焦点を当てているため，各種の慣性モーメントはこの表には含まれていない．

*この表に記載されている定義は，体節の端点を表すものではないが，人におけるその位置が容易に識別できる．この表の体節重量や重心位置の値については，体節の定義と真の端点のあいだの不一致を考慮されたい．たとえば，「前腕」の体節の定義は「前腕-手」の場合と同じだが，手の重量を考慮して，前腕-手の重心位置と体節重量のパーセンテージのほうが高くなっている．

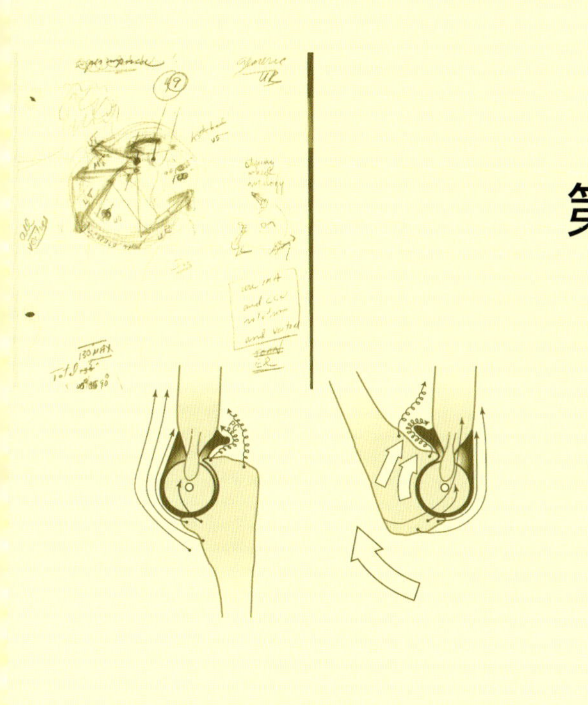

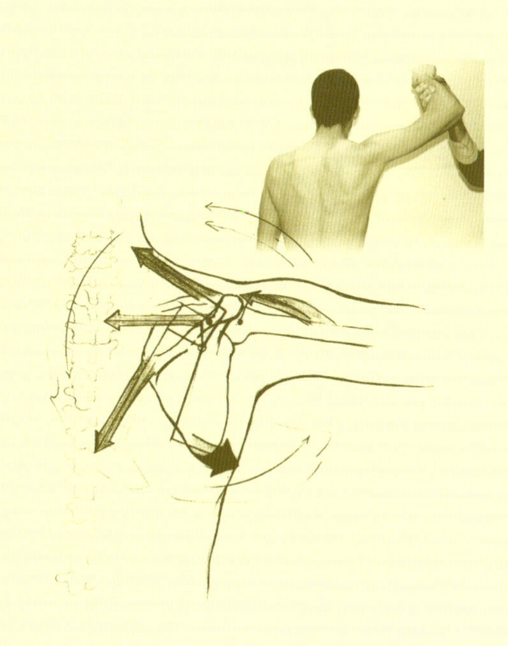

第 II 部

上 肢

Upper Extremity

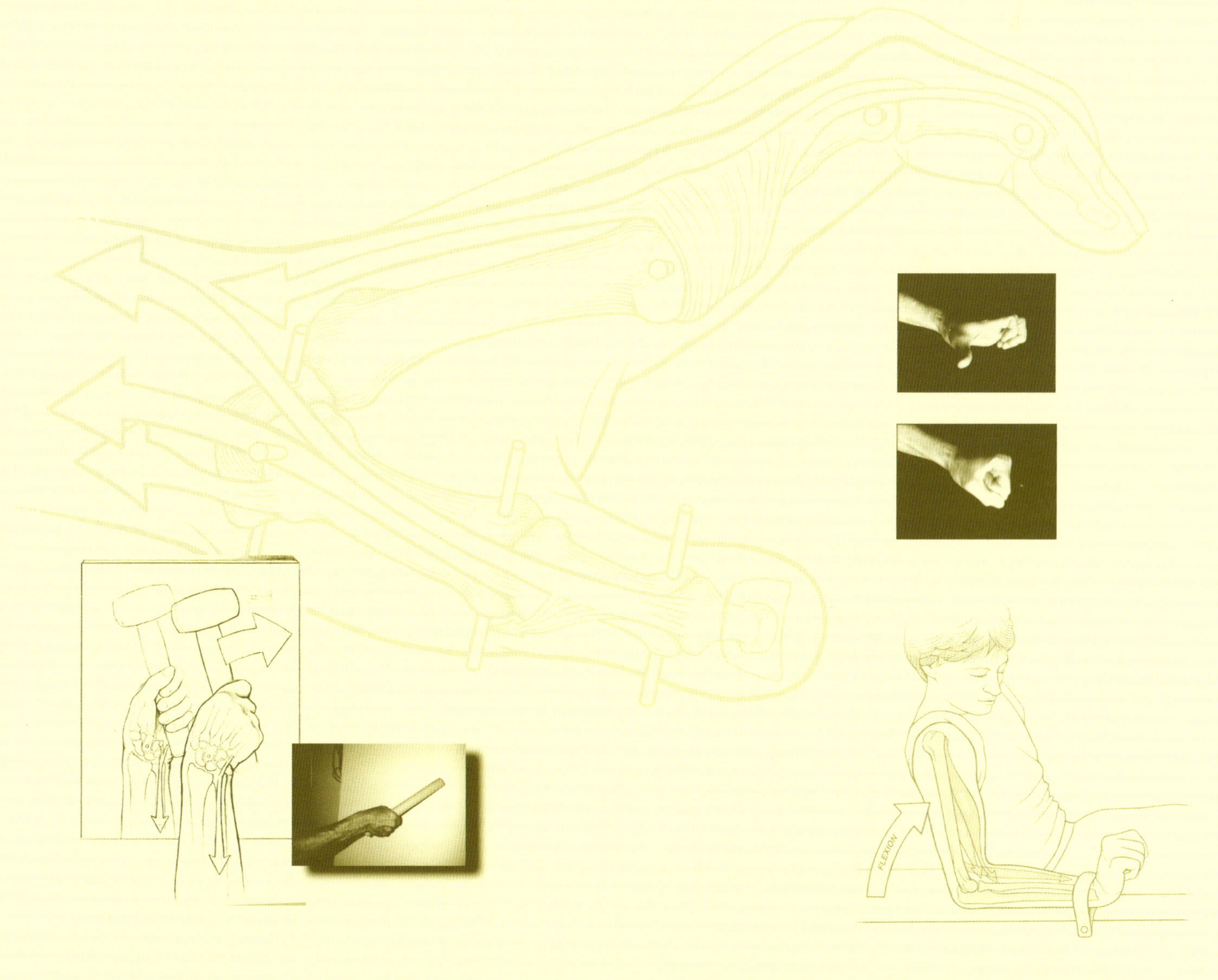

第Ⅱ部
上　肢

第Ⅱ部は4つの章からなり，各章は上肢の主要な関節領域の1つを取り上げる．個別的な解剖学上の仕組みとして紹介するが，手が環境と最適に作用し合う位置に置かれるために，この4つの関節領域は機能的に協力する．どこか1カ所の筋や関節の機能が絶たれても，上肢の全体としての能力が大きく妨げられる．第Ⅱ部でたびたび話題となるが，上肢の筋や関節が関与する障害は，身のまわりのこと，暮らし，余暇などに関する重要な動作の巧緻性や安楽性をかなり損なわせることがありうる．

ネット上の教材

第Ⅱ部での身体運動学についての理解を深めるために，第5～8章では，いくつかの参考動画や画像を用意している．この教材には，関節運動の透視動画，人体解剖，著者のミニ講義，教育用モデル（たとえば大型の指モデル），異常な身体運動学を呈する症例，特定の麻痺レベルに抗して脊髄損傷者たちが機能動作を行う方法などが含まれる．

いくつかの動画やウェブサイト版図表は具体的に本文と関連づけられている（余白にECEeで表示してある）．さらに，本文で言及されていないものも含めて参考動画のタイトル一覧を各章末に掲載している．

閲覧方法について，ECEeで示される動画（日本語サマリ付）とウェブサイト版図表は表紙裏の説明に従ってアクセスできる．それに，右または各章末にあるQRコードをスキャンすれば，すべての動画（英語版）はスマートフォンやタブレットで閲覧できる．

動　画

第5章

第6章

第7章

第8章

追加的な臨床関連事項

各章末には，追加的な臨床関連事項を掲載している．これは，その章で取り上げた身体運動学と関連する具体的な臨床概念を紹介したり，さらに展開したりするために設けられている．

学習問題

学習問題は，各章の最後に記載されている．これらの問題は，その章で学んだ主要な概念について振り返り，再確認できるように設けられている．これらの問題に挑戦することは，学生諸君の試験準備にとって効果的な方法である．なお解答は，Elsevier eLibraryのウェブサイトに掲載されている．

第5章

肩複合体

Shoulder Complex

Donald A. Neumann, PT, PhD, FAPTA

章内容一覧　CHAPTER AT A GLANCE

上肢に関する学習は，胸骨，鎖骨，肋骨，肩甲骨と上腕骨が機械的に相対する4つの関節からなる**肩複合体**（shoulder complex）から始める（図5.1）．これらの関節は上肢に大きな可動性をもたらし，手をより遠くまでとどかせ，かつ，物を操作することを可能にする．

肩の筋は，関節において異なる複数の筋が同時に「協働して作用する」ことにより高度に統制のとれた動きを起こす．この高度な統制によって上肢の機能の幅，制御が高められ，能動的可動域が広がる．したがって，そのうちどれか1つの筋でも筋力低下や麻痺が生じた場合，正常な肩複合体全体の運動学的な継時的連鎖を妨げる．本章では肩複合体における最も重要な筋共同作用をいくつか取り上げ，ある1つの筋の筋力低下がいかに他の筋の筋力発生能力に影響を及ぼすかについて説明する．

この重要な身体部分における運動障害の的確な検査，診断，治療のためには肩複合体の解剖学および身体運動学の深い理解が不可欠である．

骨　学

胸　骨
Sternum

胸骨は胸骨柄，胸骨体と剣状突起で成り立つ（図5.2）．**胸骨柄**（manubrium）には，左右1対の楕円形の**鎖骨関節面**があり，そこで鎖骨と胸鎖関節を形成する．胸骨柄の左右に位置する**肋骨関節面**は第1，2肋骨との関節面を形成する．**頸切痕**は胸骨柄の最上部，左右の鎖骨関節面のあいだにある．

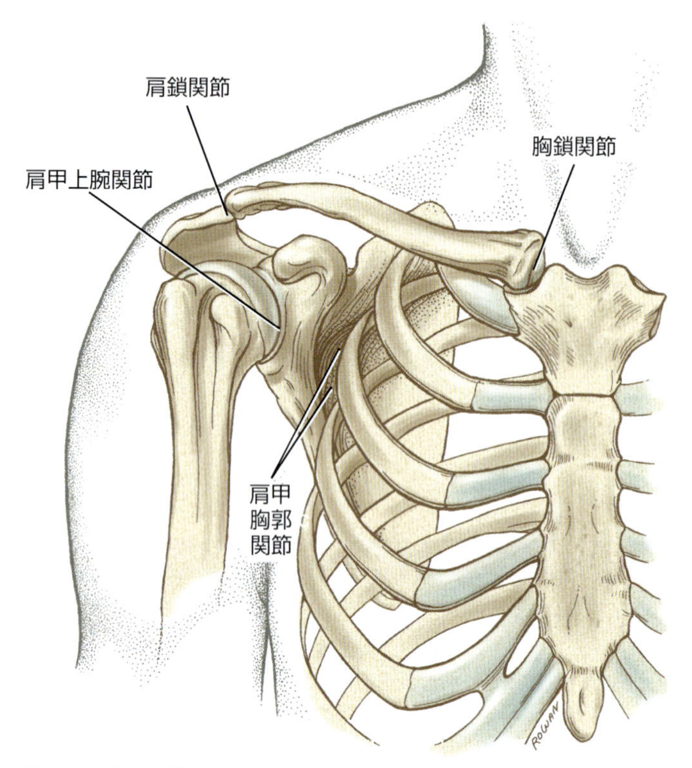

図 5.1　右の肩複合体の関節.

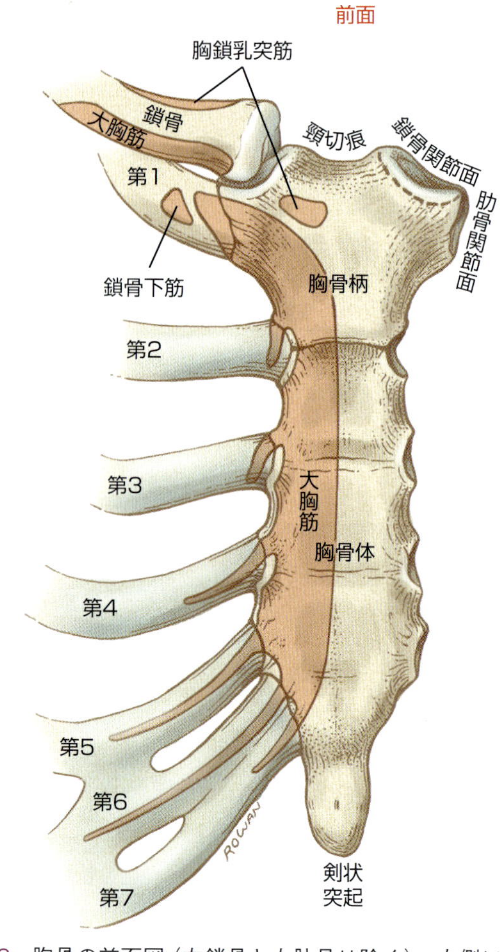

図 5.2　胸骨の前面図（左鎖骨と左肋骨は除く）. 右側には第1〜7までの7つの肋骨と鎖骨を示す. 鎖骨関節面の点線は胸鎖関節包の付着部を示す. 筋の近位付着は赤で示す.

胸骨の形態特徴

- 胸骨柄
- 鎖骨関節面
- 肋骨関節面
- 頸切痕

鎖 骨
Clavicle

上から見ると**鎖骨体**（shaft）は彎曲しており，前面の内側半分が凸状で，外側半分が凹状である（図 5.3）．上腕を解剖学的肢位にすると，鎖骨の長軸は水平面でわずかに上方を向き，前額面よりも約 20° 後方に位置する [118]（図 5.4 角 A）．鎖骨の丸く突き出した内側端または**胸骨端**が胸骨と関節をなす（図 5.3）．鎖骨の**肋骨関節面**（図 5.3 下面）は第 1 肋骨の上に接触する．肋骨関節面の外側わずか後方にははっきりした**肋骨粗面**があり，肋鎖靱帯の付着部となる．

鎖骨の外側，つまり**肩峰端**は楕円形をした**肩峰関節面**（図 5.3 下面部を参照）で肩甲骨と関節をなす．鎖骨下面の外側には**円錐靱帯結節**と**菱形靱帯線**がはっきりと存在する．

鎖骨の形態特徴

- 鎖骨体
- 胸骨端
- 肋骨関節面
- 肋骨粗面
- 肩峰端
- 肩峰関節面
- 円錐靱帯結節
- 菱形靱帯線

肩甲骨
Scapula

三角形の肩甲骨には**下角**，**上角**，**外側角**がある（図 5.5）．肩甲骨の下角を触診することにより，上肢の動きに伴う肩甲骨の動きを容易に把握できる．さらに肩甲骨には 3 つの縁がある．上肢を下した肢位では**内側縁**あるいは**脊柱縁**が

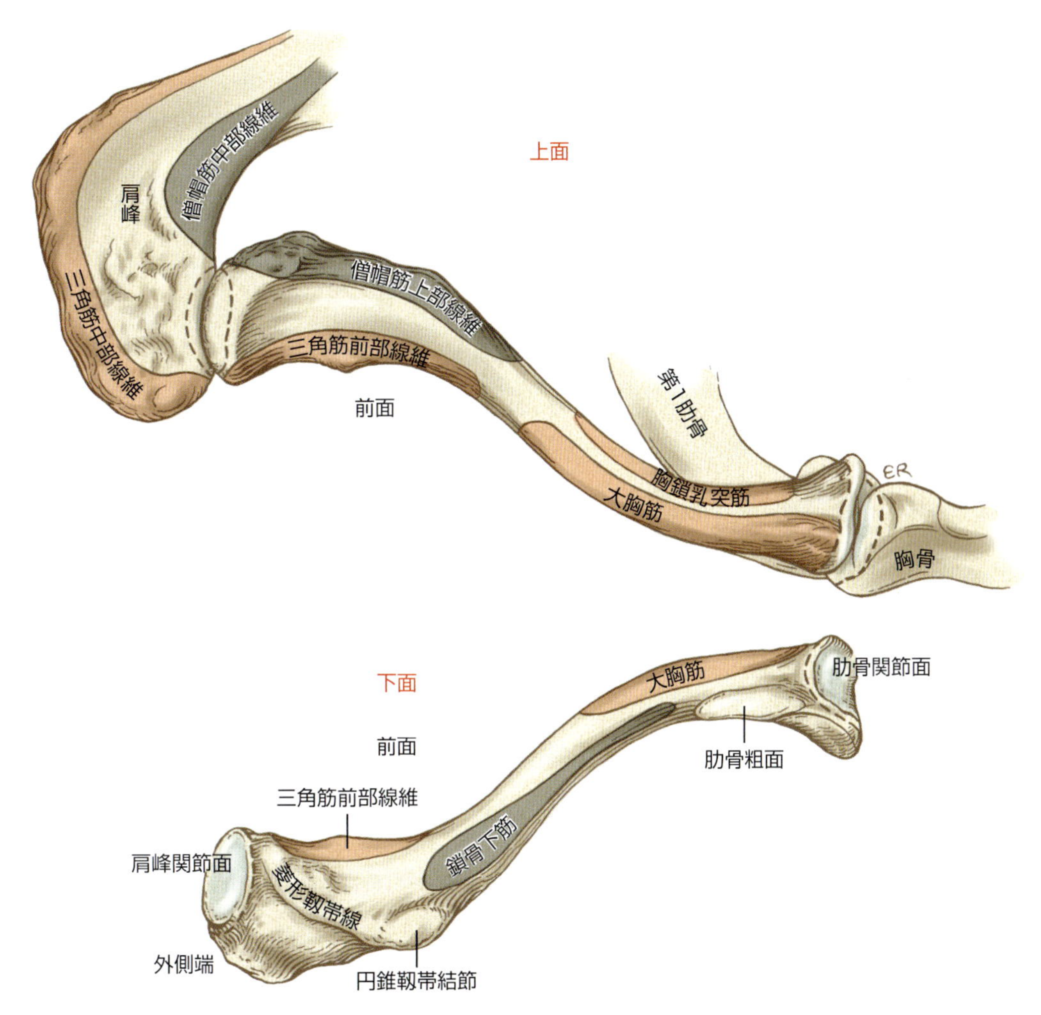

図 5.3　右鎖骨の上面と下面図．鎖骨の端の点線は関節包の付着部分を示す．筋の近位付着は赤色，遠位付着は灰色で示す．

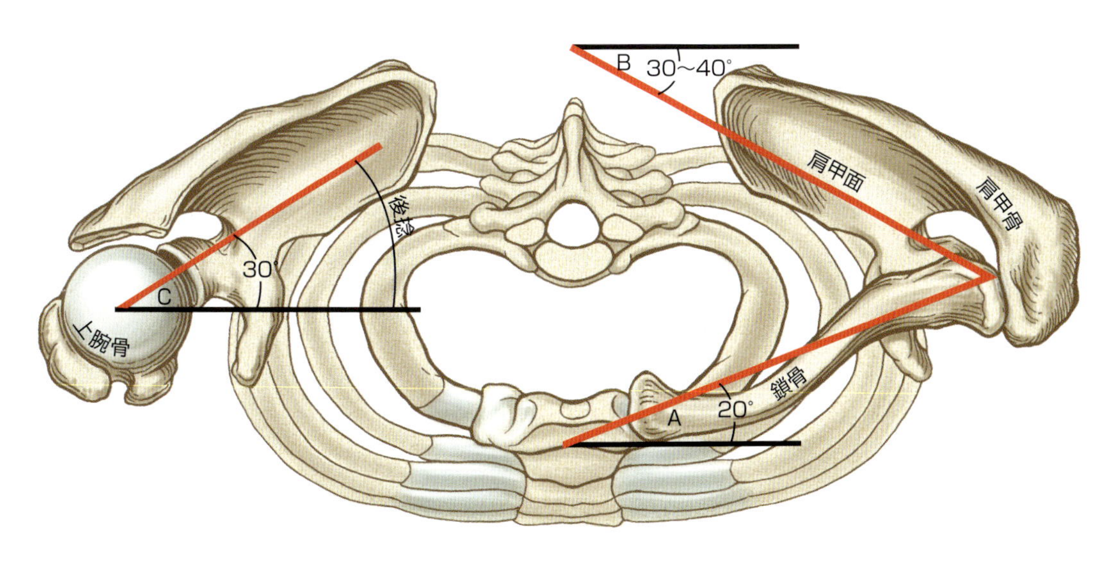

図 5.4　上からみた解剖学的肢位の両肩．角 A は前額面より（後方に）20° 傾いた鎖骨の位置を示す．角 B は前額面より前方に 30～40° 傾いた肩甲面を示す．角 C は肘関節の内外側軸に対する約 30° の後捻を示す．右肩甲上腕関節を示すために右鎖骨と肩峰は切離してある．

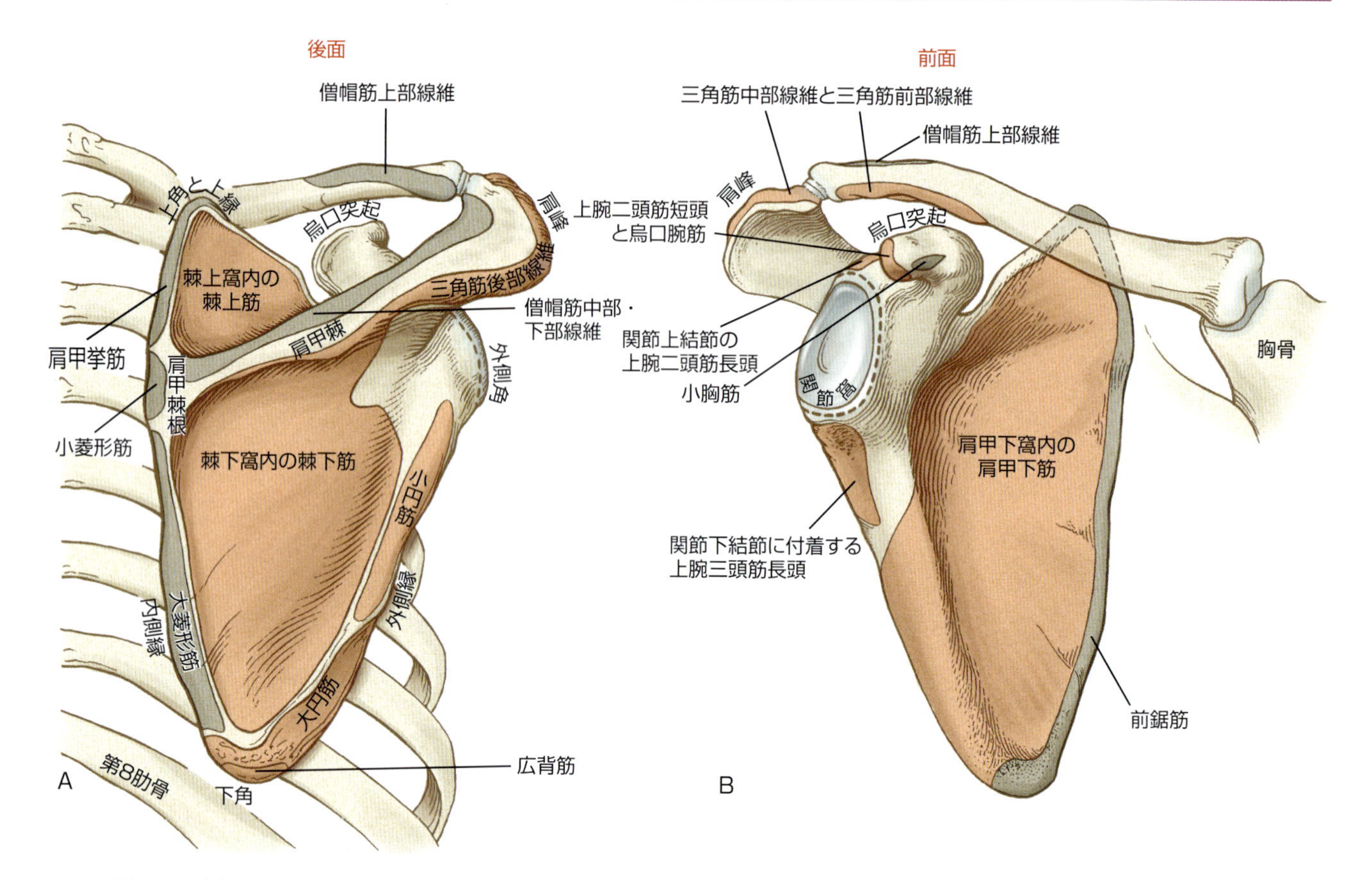

図 5.5　右側の肩甲骨の（A）後面と（B）前面の図．筋の近位付着部は赤色，遠位付着部は灰色で示す．点線は肩甲上腕関節の関節包の付着部分を示す．

ほぼ脊柱と平行に並ぶ．外側縁あるいは**腋窩縁**は下角から外側角に位置する．上縁は上角から烏口突起にのびる．

肩甲骨の形態特徴

- 下角，上角，外側角
- 内側縁（脊柱縁）
- 外側縁（腋窩縁）
- 上縁
- 棘上窩
- 棘下窩
- 肩甲棘
- 肩甲棘根
- 肩峰
- 鎖骨関節
- 関節窩
- 関節上結節と関節下結節
- 烏口突起
- 肩甲下窩

肩甲骨後方面は，はっきりとした肩甲棘により**棘上窩**と**棘下窩**の上下にわかれる．棘上窩のくぼみは棘上筋で満たされる．肩甲棘の内側端では高さが低下し**肩甲棘根**となる．それとは対照的に外側縁の肩甲棘は徐々に高さを増して，平らになり幅広くせり出した**肩峰**（acromion）となる（ギリシャ語の *akros*-「最も高い」という言葉に由来する）．肩峰は外側前方に突き出して関節窩の上部に平らな屋根を作る．肩峰の**鎖骨関節面**は肩鎖関節の一部を構成する（図 5.16B）．

肩甲骨はやや凹状の**関節窩**（glenoid fossa：ギリシャ語の *glene*-"関節の受け口"と＋ *eidos*"のような"）で上腕骨頭と関節をなす（図 5.5B 参照）．関節窩の面は肩甲骨の水平軸より上向きに約 4° 傾いている[27]．この傾斜角度は個人差が著しく，その幅は下向きに 7° から上向きに 16° 近くまでに及ぶ．安静時，肩甲骨は通常，胸郭の後–外側面に接しており，関節窩は前額面から約 30 ～ 40° 前方に向いている（図 5.4 角 B 参照）．この安静時の肩甲骨の位置を**肩甲面**（scapular plane）とよぶ．腕を頭上に挙げた場合，肩甲骨と上腕骨は自然とこの面に沿う．

肩甲骨の**関節上結節**（supraglenoid tubercles）と**関節下結節**（infraglenoid tubercles）は，それぞれ関節窩の上縁と下縁にあたる．これらの結節はそれぞれ上腕二頭

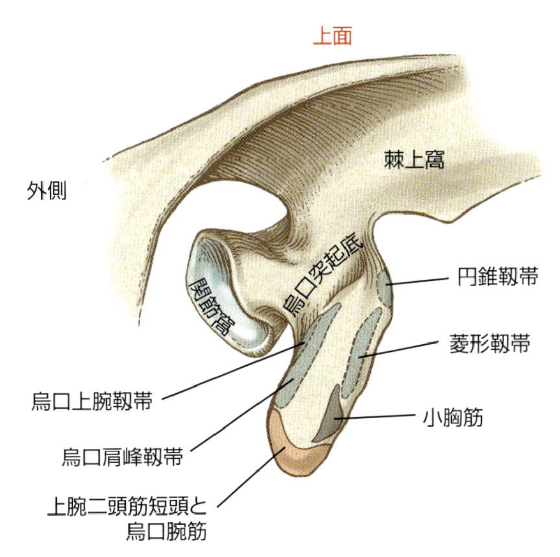

図 5.6 上から見た烏口突起の拡大図．筋の近位付着部は赤色，遠位付着部は灰色．靱帯の付着部は点線で囲まれた薄い青で示す．

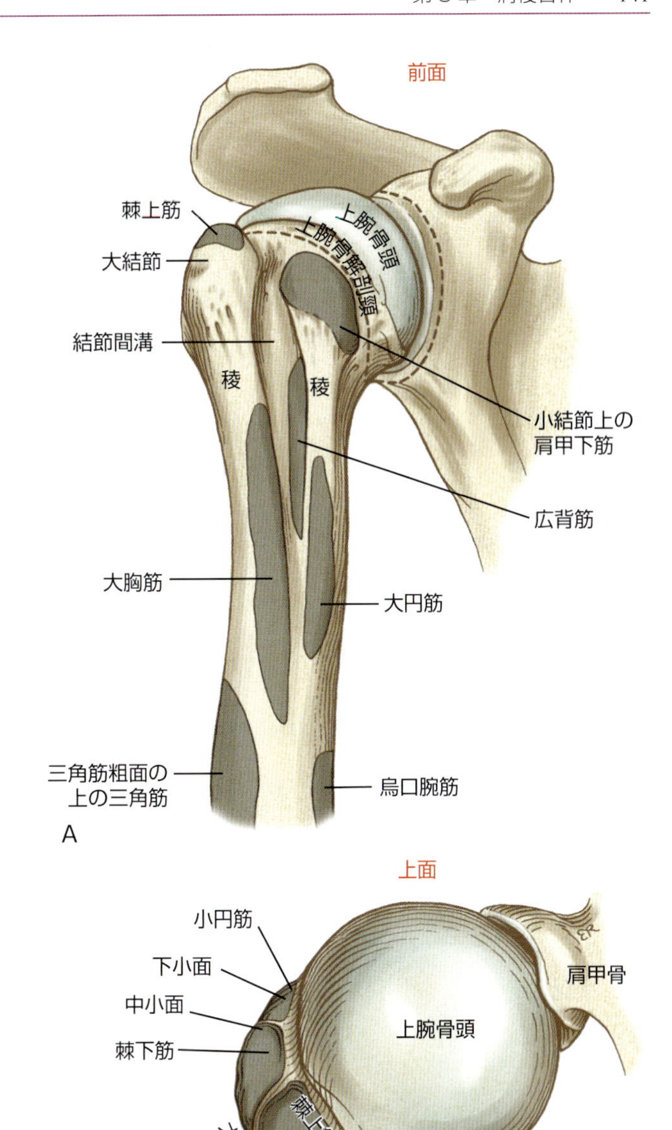

図 5.7 右上腕骨の（A）前面と（B）上面図．A の点線は肩甲上腕関節包の付着部分を示す．筋の遠位付着部は灰色で示す．

筋長頭と上腕三頭筋長頭の近位付着部である（図 5.5B 参照）．関節窩の上縁にははっきりとした烏口突起（coracoid process“からすの口の形”）が隣接しており，肩甲骨から明らかに突き出した形で，複数の筋や靱帯の付着部となる（図 5.6）．肩甲下窩は肩甲骨の前面にあり，そのへこんだ領域には厚みのある肩甲下筋が位置する（図 5.5B 参照）．

上腕骨（近位から中間部）
Proximal-to-Mid Humerus

上腕骨頭（head of the humerus）はほぼ半球形で肩甲上腕関節の凸部をなす（図 5.7）．上腕骨頭は内側上方に向いており，上腕骨体の長軸に対して約 135° 傾いている（図 5.8A 参照）．さらに成人の上腕骨頭は，肘関節の内外側軸に対して約 30° ほど水平面上で後方を向いている（図 5.8B）．この後方回転は後捻（retroversion）（ラテン語より *retro-*“後ろ向き”＋ *verto*“まわる”）とよばれ，肩甲面において上腕骨頭を関節窩にまっすぐ向かわせるようになっている（図 5.4 角 C 参照）．興味深いことに，生まれたときにはこの後捻角は約 65° あり，その角度は年とともに自然に逆戻りし，16～20 歳くらいには最終的に約 30° の成人値となる[47,98]．この青年期にどのような力学的負荷がかかったかによって成人に達した時点の後捻角に差が生じる．たとえばオーバースローをする若い一流の野球投手では，上腕骨外旋の繰り返しのために腕に捻りの応力を常にかけることで，正常以上の後捻をきたすか，少なくともその自然な逆戻りを抑制する[159, 213, 215]．文献では一貫して一流野球投手の利き腕は反対の腕と比べて約 10～15° 後捻角が大きいと報告されている[147, 189, 213]．

上腕骨の解剖頸（anatomic neck）は表面が滑らかな上腕骨頭の関節面と上腕骨体の境目である（図 5.7A 参照）．上腕骨の小結節と大結節は，それぞれ上腕骨最頭部の前縁と外側縁の円周に突き出ている（図 5.7B 参照）．小結節（lesser tubercle）は鋭く前に突き出ていて肩甲下筋の遠位付着部である．それより大きく丸い突起の大結節（greater tubercle）は上小面，中小面，下小面を有し，それぞれの面が棘上筋，棘下筋と小円筋の遠位付着部となる（図 5.7B, 図 5.9 参照）．

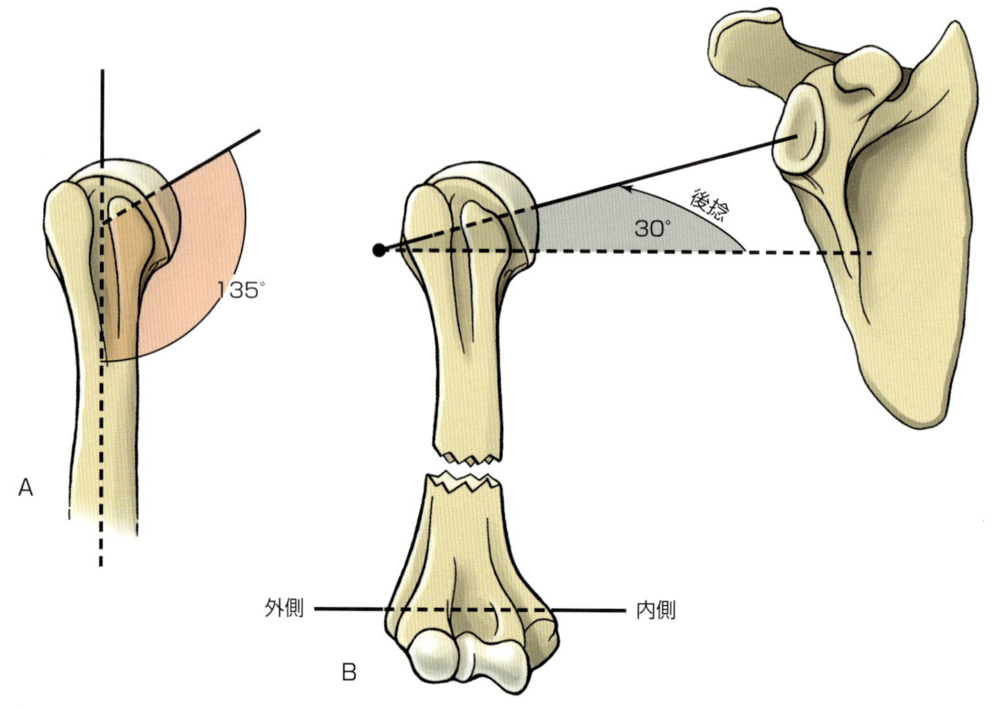

図 5.8　右上腕骨の前額面における（A）上腕骨体に対する上腕骨頭の 135° の“頸体角”と（B）上腕骨体下部に対する骨頭の 30° の後捻角を示す.

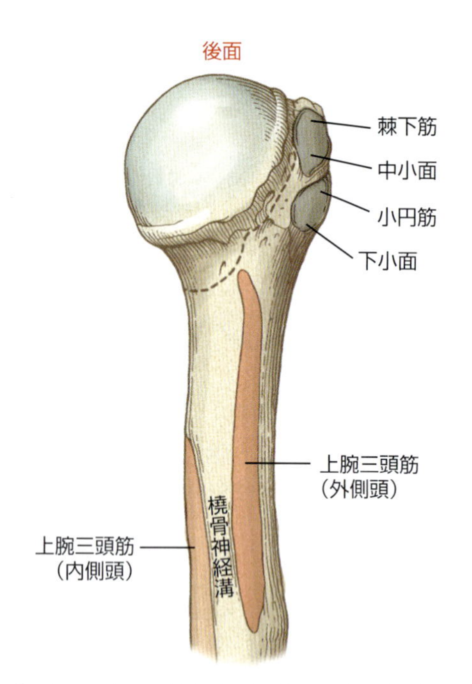

図 5.9　後面から見た上腕骨上部．筋の近位付着部は赤色，遠位付着部は灰色で示す．点線は肩甲上腕関節包の付着部分を示す.

上腕骨の小結節と大結節の前側から下に向けてそれぞれ鋭い稜がある．これらの稜にはそれぞれ大胸筋と大円筋が遠位付着する（図 5.7A 参照）．この 2 つの稜のあいだは結節間溝（intertubercular groove）とよばれ，そこを上腕二頭筋の長頭が通る．さらに結節間溝を通る長頭腱の下には広背筋が遠位付着する．結節間溝の外側遠位には三角筋粗面（deltoid tuberosity）がある.

橈骨神経溝（radial groove）は，上腕骨の後方を内側から外側に向って斜め下に走っており，上腕三頭筋の外側頭と内側頭の近位付着部を区分けする（図 5.9 参照）．橈骨神経は，橈骨神経溝を下へ上腕骨後面をらせん状に回って，上腕骨の遠位外側へ向かう．この斜めの溝の経路とそこを通る橈骨神経との位置関係は，生後間もないころの過度な後捻が成長とともに自然に逆戻り（前捻）した跡であり，これらの解剖学的な位置関係の理解を概念化するのに役立つであろう[47].

上腕骨の近位から中間部の形態特徴

- 上腕骨頭
- 解剖頸
- 小結節と小結節稜
- 大結節と大結節稜
- 大結節の上小面，中小面，下小面
- 結節間溝
- 三角筋粗面
- 橈骨神経溝（らせん溝）

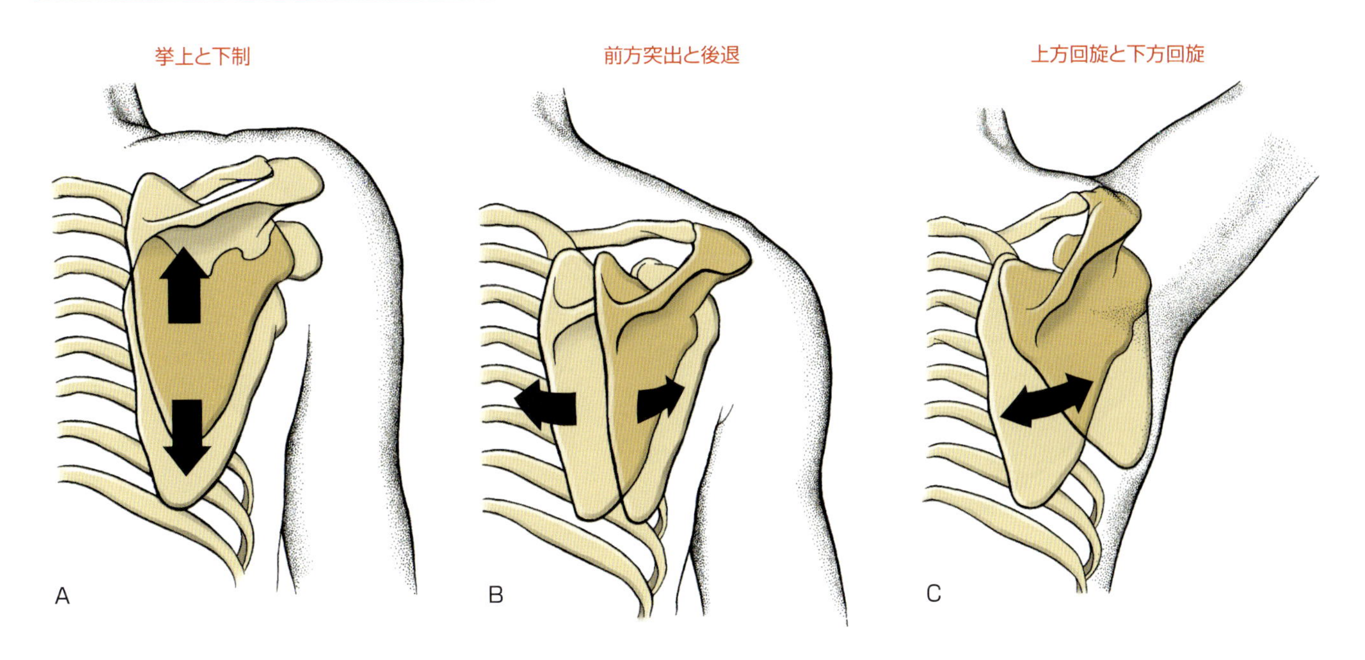

図 5.10　右の肩甲胸郭関節の動き．（A）挙上と下制，（B）前方突出と後退，（C）上方回旋と下方回旋．

関節学

肩複合体のうちで最も近位にある関節は**胸鎖関節**である（図 5.1 参照）．鎖骨は胸骨とつながることにより，支柱のような働きをして肩甲骨を体幹からほぼ一定の距離に保つ[23]．鎖骨の外側端にあるのが**肩鎖関節**である．この関節はまわりに付着する靱帯とともに肩甲骨を鎖骨にしっかりと固定する．肩甲骨の前面と胸郭の後外側面で**肩甲胸郭関節**が作られる．この関節は解剖学的には真の関節ではなく，骨と骨が向かい合った機能的な関節である．肩甲胸郭関節の動きは機械的に胸鎖関節と肩鎖関節に連動している．胸郭上の肩甲骨の位置は，肩複合体の最も遠位の可動結合である**肩甲上腕関節**の運動の土台となっている．俗にいう「肩の動き」とは，肩甲上腕関節と肩甲胸郭関節の動きが組み合わさったものである．

肩複合体を構成する 4 関節

- 胸鎖関節
- 肩鎖関節
- 肩甲胸郭関節
- 肩甲上腕関節

肩複合体のそれぞれの関節は一連の運動学的結合として機能し，上肢の運動範囲を最大にしている．筋力低下，疼痛もしくは不安定がどこかの関節に存在する場合，肩複合体全体の動きの効率を著しく低下させ，おそらく上肢全体の機能にも影響を及ぼす．

胸鎖関節と肩鎖関節の運動について述べる前に肩甲胸郭関節の基本的な動きを定義する（図 5.10）．これらの動きは挙上，下制，前方突出（いわゆる外転），後退（いわゆる内転），上方回旋，下方回旋である．さらに微妙な肩甲骨の回旋運動も存在するが，それについてはのちに本章で紹介する．

肩甲胸郭関節のおもな動きを表す用語

挙上—肩甲骨が胸郭上を上方へ滑る（肩を耳につけるような動き）．

下制—挙上の位置から肩甲骨が胸郭上を下方に滑る．

前方突出—手を最大に前に突き出したときのように，肩甲骨の内側縁が胸郭上を前方および外側に向かって滑り，脊柱から離れる．

後退—胸を張って両方の肩甲骨を近づけるときのように肩甲骨の内側縁が胸郭上を後方および内側に向かって滑り，脊柱に近づく．

上方回旋—肩甲骨の下角が外側上向きに傾き，関節窩が上向きになる．この傾きは腕を挙上する際に自然にみられる．

下方回旋—上方回旋の位置から下角が内側下向きに傾く．この動きは腕を体側に向かって下げる際に自然にみられる．

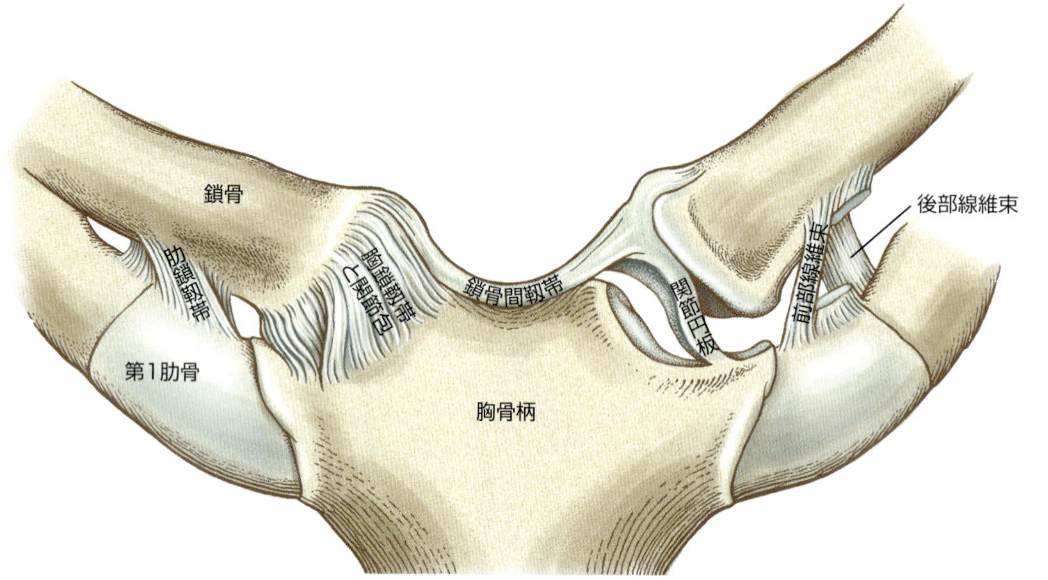

図 5.11　左右の胸鎖関節．左の関節包と肋鎖靱帯の前部線維束の外側部分は取り除いてある．

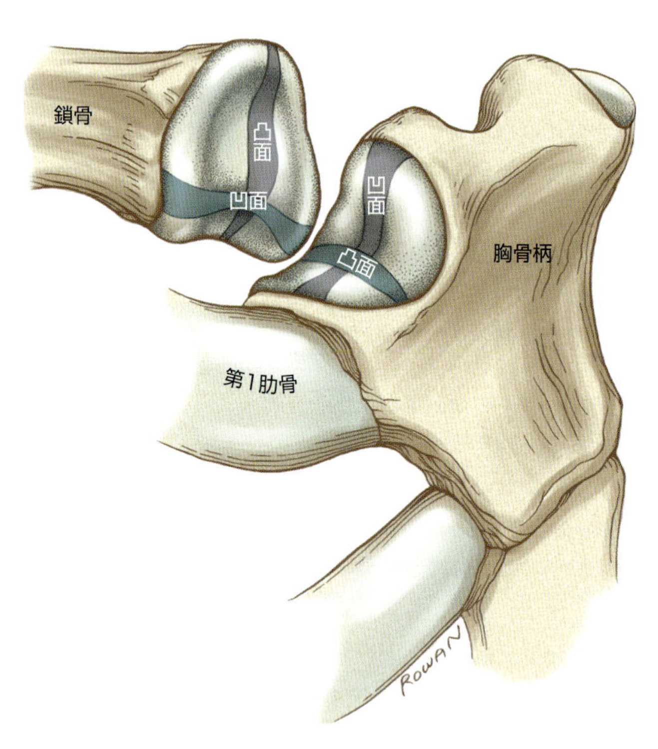

図 5.12　右胸鎖関節の関節面の右斜め前面図．関節は広げて関節面が見えるようにしてある．縦径（紫色）は前額面にて関節面のほぼ上と下をつないでいる．横径（青色）は水平面にて関節面のほぼ前と後ろを結ぶ．

胸鎖関節
Sternoclavicular Joint

▶全体像 General Features

胸鎖関節（SC 関節）は鎖骨内側端，胸骨の鎖骨関節面と第 1 肋軟骨の上縁を含む複雑な関節である（図 5.11）．胸鎖関節は上肢骨格と体軸骨格とを結びつける基盤となる関節である．そのため，この関節はしっかりと固定されなければならないうえに，かなりの可動域を備えなければならない．関節周囲の複雑な結合組織といびつな鞍状の関節面によりこれらの矛盾するような機能が果たしうる（図 5.12）．胸骨と鎖骨の関節面の形には個人差があるが，一般に鎖骨の内側端の関節面は長軸に沿って凸状，短軸に沿って凹状である[174]．胸骨の鎖骨関節面は一般にはそれとはちょうど反対に向き合うように，長軸に沿って少し凹状，短軸に沿って少し凸状である．

▶関節周囲結合組織 Periarticular Connective Tissue

胸鎖関節は関節包で囲まれ，さらに**前胸鎖靱帯**（anterior sternoclavicular ligament）と**後胸鎖靱帯**（posterior sternoclavicular ligament）で補強される[173]（図 5.11 参照）．運動中は周囲の筋がさらに関節の安定性を高める．それらの筋は，前方安定性には胸鎖乳突筋，後方では胸骨甲状筋，胸骨舌骨筋，下方では鎖骨下筋である．**鎖骨間靱帯**は頸切痕の上を通る橋のように左右の鎖骨の内側端をつなぐ．

> **胸鎖関節を安定させる組織**
> - 前胸鎖靱帯と後胸鎖靱帯
> - 鎖骨間靱帯
> - 肋鎖靱帯
> - 関節円板
> - 胸鎖乳突筋，胸骨甲状筋，胸骨舌骨筋，鎖骨下筋

肋鎖靱帯（costoclavicular ligament）は第 1 肋軟骨から

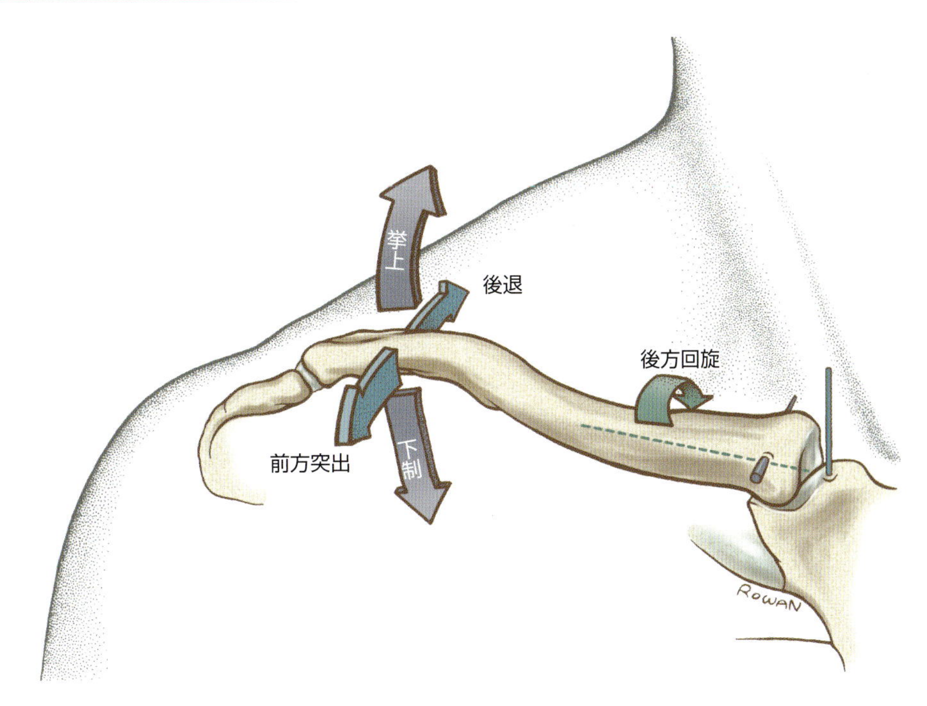

図 5.13　右胸鎖関節の骨運動．運動は前額面に近い面における運動は挙上と下制（紫色），水平面に近い面にては前方突出と後退（青色）と矢状面での後方回旋（緑色）である．垂直軸と前後軸は動作の起きる面と同じ色で示す．長軸は緑の破線で示す．

鎖骨下面の肋骨粗面を結ぶ強力な靱帯である．この靱帯はお互いに直角に走る前方と後方の２種類の異なる線維束からなる[174]．前部線維束は外側上方へと斜めに向かい，後部線維束は内側上方へと向かう（図 5.11 参照）．この十字に交差する線維が鎖骨の下向きへの動き（下制）を除いたすべての動きに対して胸鎖関節の安定性を与えている．

胸鎖関節に**関節円板**は存在するが，献体サンプルのうち約 50％のみにしか完全な関節円板は見つからなかったと報告されている[196]．関節円板が完全な形状である場合，胸鎖関節の関節腔を内側と外側に２分する（図 5.11 参照）．通常，関節円板は平らな線維軟骨性の円板でその下端は胸骨側の鎖骨関節面の外側に，上端は鎖骨内側端と鎖骨間靱帯に付着する．さらにその他の円板周囲は関節包の内側に付着する．この円板は胸鎖関節を補強するだけでなく，関節の表面積を増やすことにより緩衝の働きも担う．この緩衝機構は有効に作用しているようで，この機構に関連しているためか，胸鎖関節には加齢に伴う変形性関節症が非常に少ない[33]．

胸鎖関節における優れた安定性はおもに関節周囲結合体と筋の働きによるが，関節面がかみ合っていることも多少の要因となっている．鎖骨に強い力がかかると胸鎖関節の脱臼が起こる前に鎖骨骨折に至る場合がしばしばある．

▶運動学 Kinematics

鎖骨の骨運動は自由度３度である．それぞれの自由度は，**矢状面，前額面，水平面**という身体の３つの基本的な運動面の１つに関連づけられる．鎖骨の動きは，挙上，下制，前方突出，後退と長軸に対しての回旋である（図 5.13）．これらの運動のおもな目的は，上腕骨頭と関節を形成するのに肩甲骨を最適な位置にするためである．肩甲上腕関節のほぼすべての機能的な動きには胸鎖関節の動きが伴う．本章の後半に述べるように，上腕を頭上に挙上する際には，鎖骨の運動は３つの運動面すべてにおいて起こる[118, 125, 161]．

挙上と下制

鎖骨の挙上と下制はだいたい前-後の回転軸を中心に前額面で起こる（図 5.13 参照）．最大の値として 35～45° の挙上と 10° の下制が報告されている[28, 139]．鎖骨の挙上と下制は胸郭に対する肩甲骨の動きと似たような軌道にたどらせる．

鎖骨の挙上と下制の関節包内運動は胸鎖関節の縦径に沿う（図 5.12 参照）．鎖骨の挙上は，凸状の関節面が上方に転がりながら胸骨の凹面に下方へ滑る（図 5.14A）．引き伸ばされた肋鎖靱帯が持ち上がった鎖骨の位置を止めたり安定させたりする．反対に，鎖骨の下制は凸状の関節面が下方に転がりながら上方に滑る（図 5.14B 参照）．最終域まで下制された鎖骨は鎖骨間靱帯と関節包靱帯の上部を引き伸ばすように伸長する．

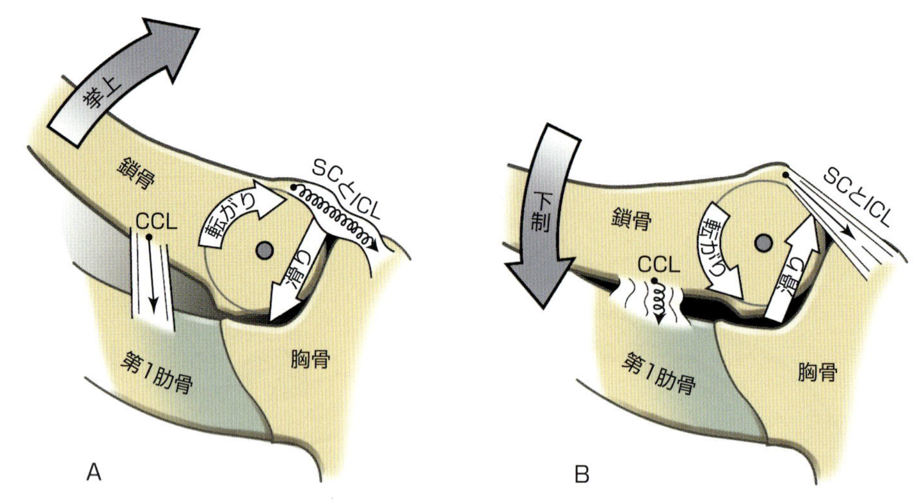

図 5.14　前方から見た右胸鎖関節における鎖骨の挙上（A）と下制（B）の関節包内運動．回転軸は鎖骨の胸骨端付近の前後方向にある．伸ばされた構造は細く伸びた矢印で，緩んだ構造はらせん状の矢印で示す．A における伸ばされた肋鎖靱帯は下向きの滑りの力を及ぼすことに注目．CCL は肋鎖靱帯，ICL は鎖骨間靱帯，SC は関節包上部．

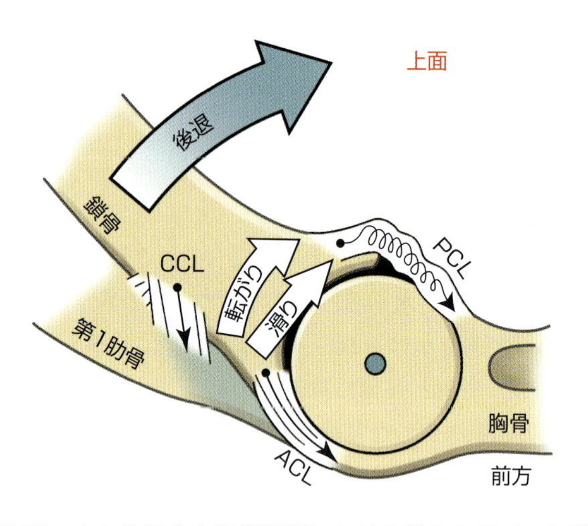

図 5.15　上から見た右胸鎖関節における鎖骨の転がりと滑りの関節包内運動．垂直回転軸は胸骨内にある青い丸で示す．伸ばされた構造は細長い矢印で，緩んだ構造はらせん状の矢印で示す．ACL は前部の関節包靱帯，CCL は肋鎖靱帯，PCL は後部の関節包靱帯である．

前方突出と後退

鎖骨の前方突出と後退は水平面に対して垂直な回転軸により，ほぼ水平面と平行に起こる（図 5.13）（図 5.13 にこの回転軸は胸骨を突き抜けているが，これは一般の慣例では骨運動の回転軸は凸状の関節面側に位置することによる）．文献では，前方突出と後退の最大可動域はそれぞれに 15～30° と報告されている[28, 139, 176]．鎖骨の水平面上の動きは，肩甲骨の胸郭に対する前方突出と後退をしっかり連動する．

鎖骨の前方突出と後退の関節包内運動は胸鎖関節の横径に沿って起こる（図 5.12 参照）．鎖骨の後退は鎖骨の凹関節面が胸骨の凸関節面を後方に転がるとともに滑ることによる（図 5.15）．後退の可動域最大においては肋鎖靱帯前部線維束と関節包靱帯の前部が引き伸ばされる．

鎖骨の前方突出の関節包内運動は後退の場合と同様であるが，ただしその運動は前方に起こる．最大の前方突出は大きく前方リーチ動作した際に起こる．肋鎖靱帯（後部線維束）や関節包靱帯の後部，肩甲骨後退筋が異常なほど短縮していれば，鎖骨の前方突出の最終域は制限される．

鎖骨の軸回旋

胸鎖関節の 3 つ目の自由度は鎖骨長軸まわりの**軸回旋**である（図 5.13 参照）．上肢を頭上に挙げる運動中（上肢の外転あるいは屈曲中），鎖骨の上面に乗っている点は**後方**に 20～35° 回旋する[84, 118, 192]．一方，腕を下げる際には，後転した鎖骨は元の位置に戻る．鎖骨の回旋の関節包内運動は関節円板の外側面に対する鎖骨の内側端の**回旋**である．

鎖骨の軸回旋は，機械的に上肢外転と屈曲の運動と連動し，上肢を下ろした状態では鎖骨の軸回旋を分離的に行うことができない．この興味深い動きのメカニズムは後述の肩関節運動学の項でさらに説明する．

肩鎖関節
Acromioclavicular Joint

▶全体像 General Features

肩鎖関節（AC 関節）は鎖骨の外側端と肩甲骨の肩峰からなる（図 5.16A）．肩峰にある鎖骨関節面は内側やや上向きに，鎖骨の肩峰関節面との接触面を作る．形は一定ではないが，ほとんどの肩鎖関節に関節円板が存在する．

肩鎖関節は両関節面がほぼ平らな平面関節である．関節

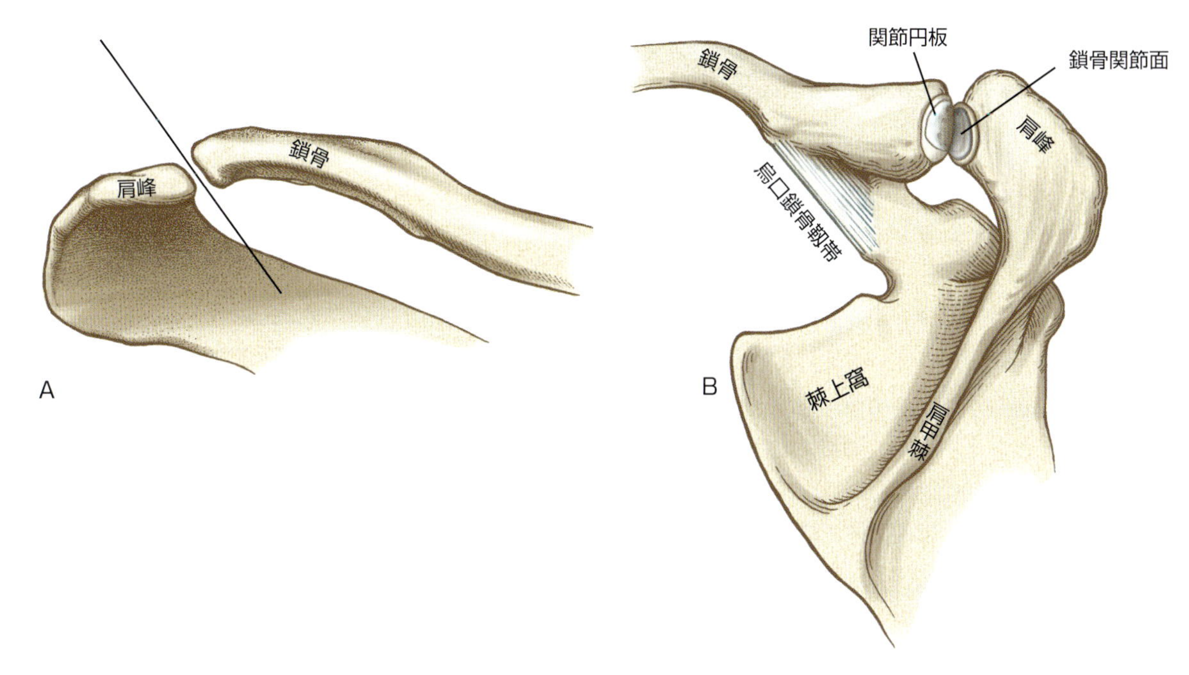

図 5.16　右の肩鎖関節．(A) 前方から見た関節面の傾き．(B) 後方から肩鎖関節を広げて鎖骨関節面と不完全な関節円板を見えるようにしてある．

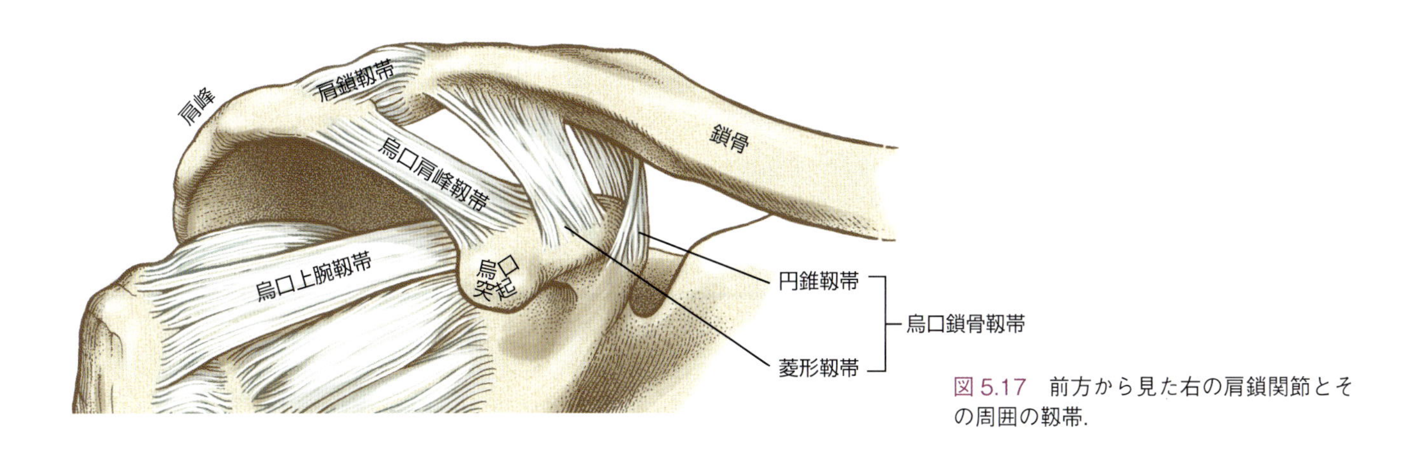

図 5.17　前方から見た右の肩鎖関節とその周囲の靭帯．

の表面は平らからわずかに凸状もしくは凹状までさまざまである（図 5.16B 参照）．関節面はほぼ平らな形のため，転がりと滑りの関節包内運動については述べられていない．

▶関節周囲結合組織 Periarticular Connective Tissue

肩鎖関節は上下の靭帯で補強された関節包で包まれている[34]（図 5.17）．さらに関節包靭帯上部は三角筋と僧帽筋の付着部によって補強される．

烏口鎖骨靭帯（coracoclavicular ligament）は肩鎖関節に外部からの重要な安定性を提供する[146]（図 5.17 参照）．この幅広い靭帯は菱形靭帯と円錐靭帯の２つの部分からなる．**菱形靭帯**（trapezoid ligament）は烏口突起の上部から鎖骨の菱形靭帯線まで外側上方に走行する．**円錐靭帯**（conoid ligament）は烏口突起の近位から鎖骨の円錐靭帯結節までほぼ垂直に走る．

肩鎖関節を安定させる組織

- 肩鎖関節包靭帯の上部と下部
- 烏口鎖骨靭帯
- 関節円板（存在する場合には）
- 三角筋と僧帽筋上部線維

烏口鎖骨靭帯を形成する２つの靭帯（円錐靭帯と菱形靭帯）の長さ，断面積，硬さおよび抗張力は同程度の値である[31]．烏口鎖骨靭帯を１つの靭帯とすると，肩複合体の他のほとんどの靭帯よりも強く，破綻点において最も高いエネルギー吸収が可能である（破綻点については第１章に記

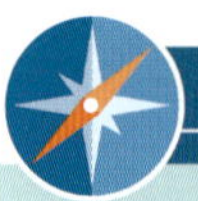

SPECIAL FOCUS 5.1

肩鎖関節の脱臼

身体接触を伴うスポーツにおいて肩鎖関節損傷は比較的に高い頻度で起こり，2005年の文献によると，米国大学リーグのアメリカンフットボール選手たちの肩損傷全体の約40%を占めている[91]．ラグビー選手も格段に高い肩鎖関節損傷の危険性を有する[150]．これらのスポーツによる肩鎖関節損傷の多くは軽度か中度の捻挫であるが，なかには脱臼も起こることがある[414, 150]．肩鎖関節は，関節面の傾斜により大きな剪断力を受ける可能性が高いために脱臼を起こしやすい．ある人が仮に硬い壁に肩の端を打ちつけたと想定しよう（図5.18）．これによる内側下方の反力は，しっかりと固定された鎖骨の傾斜した関節面に沿って肩峰を体幹側にずらす．このような水平面上の剪断力はおもに上，下の関節包靱帯により妨げられている[34]．しかしこの水平面上の剪断力が非常に強い場合には烏口鎖骨靱帯がさらにそれを妨げるよう働く[58]．場合によっては，肩甲骨にかかる力が靱帯の抗張力を超えてしまい，断裂と肩鎖関節脱臼をもたらすことになる．肩鎖関節や関連する靱帯の外傷は，胸郭に対する肩甲骨の動きと位置に変化を及ぼし，外傷後の変形性関節症を起こすことがある[97, 122, 146]．肩鎖関節の外傷，とくに運動選手における評価と治療（外科的治療と非外科的治療）に関しては幅広い文献がある[73, 110, 127, 185]．

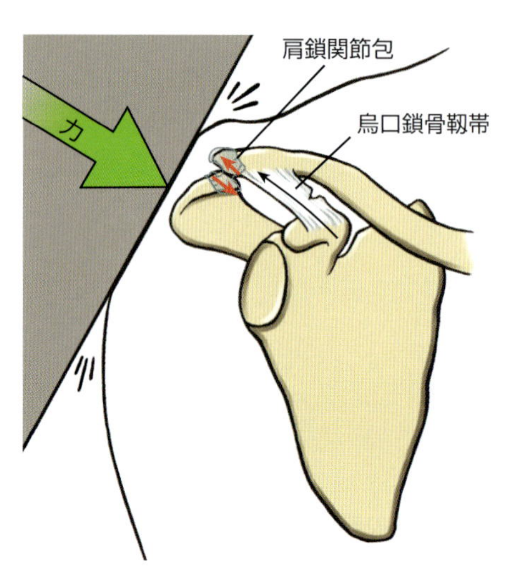

図5.18　前方から見た肩が硬い面にぶつかった際の肩峰に直接かかる力．それによる肩鎖関節における剪断力は赤い矢印で示す．肩鎖関節包と烏口鎖骨靱帯に起きる伸張の増加と部分的な靱帯損傷に注目．

載）．これらの構造的特徴と烏口鎖骨靱帯のほぼ垂直な走行は，鎖骨に肩甲骨（と上腕）を懸垂する重要な働きが示唆される．

肩鎖関節の関節面は線維軟骨性組織で覆われており，通常は**関節円板**で分かれている[76, 166]．献体による223組の肩鎖関節の広範な調査によると，完全な形状の関節円板は約10%の関節にしかみられなかったと報告されている[33]．不完全な関節円板のほとんどは三日月形か断片化している．DePalmaによる広範な研究によると[33]，不完全な関節円板は構造的異常ではなく，この関節によく表れる退行変性の影響とされる．

▶運動学 Kinematics

胸鎖関節と肩鎖関節の機能には明確な違いがある．胸鎖関節は鎖骨に広範囲な動きをもたらし，肩甲骨の通常の動きの舵をとる．それに対して肩鎖関節は肩甲骨と鎖骨の外側端におけるとても小さな動きしかもたない．肩鎖関節のこの動きは，肩複合体の動きと肩甲骨と胸郭のあいだの，さらに肩甲上腕関節とのつながりを最適にするためであり，身体運動学的に重要である．

肩鎖関節の動きは鎖骨の外側端に対する肩甲骨の動きで表現され，これらの動きは3度の自由度で定義される（図5.19A）．最も基本的で，最も明らかな動きは**上方回旋**と**下方回旋**である．これに次ぐ副次的な動きは**回旋調整運動**とよばれ，水平面と矢状面の両面で肩甲骨の位置を細かく調整する．肩鎖関節の動きだけを分離して測定することは難しく，通常，臨床の場では行われない．

上方回旋と下方回旋

肩鎖関節での肩甲骨の上方回旋は，肩甲骨が鎖骨の外側端に対して“上向きに外側に向かって弧を描く”ことにより起こる（図5.19A）．この動きは肩の外転や屈曲の一部として自然に起こる．文献によりかなり異なるが，上腕を頭上に挙げる際に肩鎖関節での上方回旋は30°くらいまでで起こると報告されている[84, 118, 186, 192]．この動きは“肩甲胸

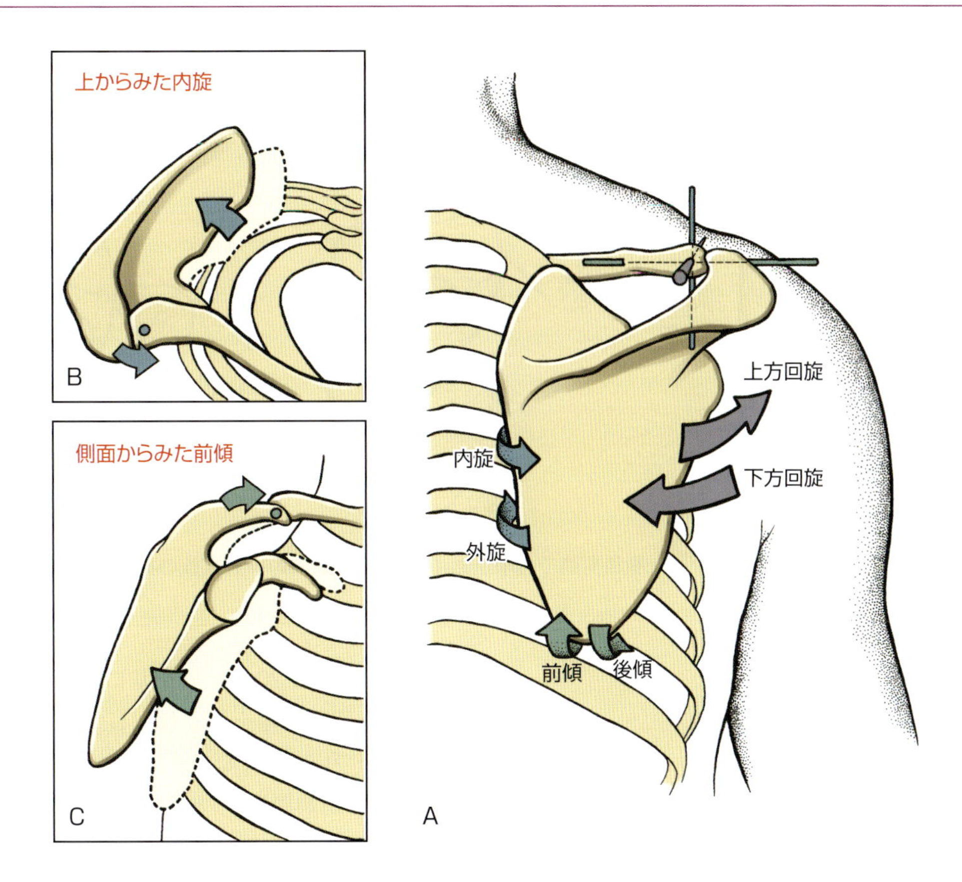

図 5.19 （A）後方から見た右の肩鎖関節（AC）の骨運動．基本的な上方回旋，下方回旋の動きは紫色で示してある．副次的な動きとして水平面と矢状面に起こる調整運動はそれぞれ青色，緑色で示されている．各面に起こる動きとその軸は同色で示されていることに注目．B と C は肩鎖関節における回旋調整運動の例を示す．すなわち，（B）肩甲胸郭関節の前方突出中に起こる内旋と（C）肩甲胸郭関節の挙上中に起こる前傾．

郭関節での上方回旋”におおいに貢献をする．肩鎖関節での下方回旋は，肩甲骨を解剖学的肢位に戻し，機械的には上腕の内転や伸展と連動する．図 5.19A は上方，下方回旋を前額面上で示しているが，実は自然な動きはほとんど肩甲骨面において起こる．

水平面と矢状面　肩鎖関節での“回旋調整運動”

肩の動きによる肩鎖関節の運動学的な観察では，鎖骨の外側端に対して肩甲骨は回旋あるいはねじりの動きを行う．こうした「回旋調整運動」とよばれる微妙な動きが肩甲骨を胸郭の形状にうまく合わせ，なおかつ全体の動きをさらに大きくする．肩鎖関節の回旋調整運動は水平面と矢状面にて表される（それぞれ青と緑色の矢印　図 5.19A）．

肩鎖関節の**水平面調整**は垂直軸で起こり，肩甲骨の内側縁が胸郭の後部から離れるか，それとも近づくかのように回旋する．これらの水平面での動きは関節窩の向きにより回旋方向が内旋と外旋として定義される（図 5.19A）．肩甲骨の下角が胸郭の後部から離れるか，それとも近づくかのように旋回することから明らかなように，肩鎖関節での**矢状面調整**はほぼ内外側軸で起こる．前傾および後傾という言葉は回旋の方向を示し，それは（水平面上の動きと同様に）肩甲骨の関節窩が傾く方向に基づいている（図 5.19 参照）．

上腕が外転や屈曲運動をしているあいだの肩鎖関節の 3 平面上の動きに関する多くの研究がなされている．ほとんどの報告では可動域の範囲は 5° ないし 30° とさまざまである[45, 84, 106, 161, 186]．肩鎖関節の正確な三次元運動を測定することは難しいが，それらの動きは肩甲胸郭関節の動きの量と質を高める．質的には，たとえば，肩甲胸郭関節の前方突出の際，肩鎖関節は水平面上でわずかに内旋する（図 5.19B 参照）．この回旋が肩甲骨の前面と胸郭の形状とをぴったりと適合させる．肩を耳元へ持ち上げる際に起こる肩甲胸郭関節の挙上の場合には，同じような肩甲骨と胸郭の適合性の理由から肩甲骨は少し前傾する（図 5.19C 参照）．これらの回旋調整なしでは，肩甲骨は鎖骨の動きを忠実に追わなければならなくなり，胸郭に対する微妙な位置の調整をする自由度を失う．

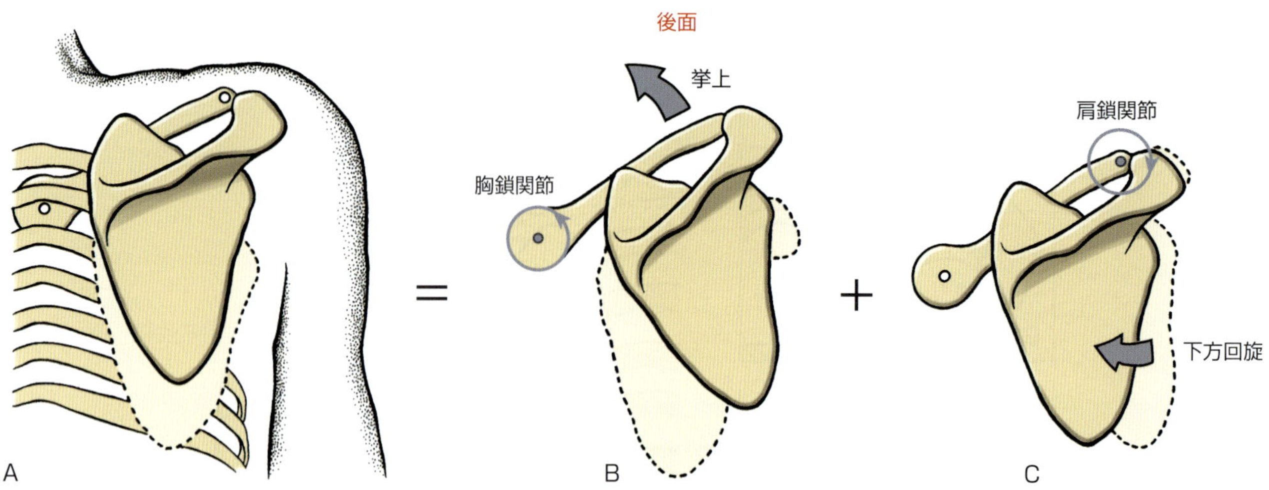

図 5.20　(A) 肩甲胸郭関節の挙上は (B) 胸鎖関節での挙上と (C) 肩鎖関節での下方回旋の組み合わせにより起こる.

肩甲胸郭関節
Scapulothoracic Joint

肩甲胸郭関節は解剖学的関節ではなく，肩甲骨の前面と胸郭の後外側面をつなぐ機能的関節である[211]．これらの2つの骨面は直接触れているわけではなく，あいだに肩甲下筋，前鋸筋，脊柱起立筋の筋層が存在する．これらの筋層の表面は厚みがあり湿っているために肩甲胸郭関節の動きの剪断力を減らす効果がある．肩甲骨の動きとともにコキッと聞こえる音は肩甲骨と胸郭の正常でない接触か位置関係の可能性を示す．

解剖学的肢位にて肩甲骨は通常，第2～7肋骨の高さに位置し，内側縁は脊柱から約6cm外側に位置する．個人差は大きいが，肩甲骨の平均的な静止位置は約10°前傾，5～10°上方回旋，30～40°内旋であり，これは前に"肩甲面"と示したとおりである[118]．

肩甲胸郭関節における動きは，肩の身体運動学上，根本的な要素である．肩の広い可動域を可能にするのは肩甲胸郭関節の広い可動域も1つの要因となっている．これより本章で頻繁に述べるように，肩甲胸郭関節の異常肢位，動き，あるいは制御が肩甲上腕関節の運動学および力学的環境に強い影響を与える．

▶運動学 Kinematics

肩甲骨と胸郭のあいだで起こる動きは胸鎖関節と肩鎖関節の協調性の結果である．そのいずれの関節の可動域制限でも肩甲骨の動きを大きく妨げ，最終的には肩全体の動きを制限することになる．

挙上と下制

肩甲骨の挙上は胸鎖関節と肩鎖関節の運動の組み合わせで起こる (図 5.20A)．肩を耳につけるように持ち上げる動きは，胸鎖関節を運動軸として挙上する鎖骨の動きに肩甲骨がついていくという直接的な結果である (図 5.20B 参照)．肩鎖関節でのわずかな下方回旋により，肩甲骨は挙上をしているあいだ，その位置をほぼ垂直にしたままでいられる (図 5.20C 参照)．肩鎖関節での付加的な調節は，肩甲骨をわずかながら変化する胸郭の曲面と同一面に保つ助けになっている．肩甲骨の下制は，挙上の説明と反対の動きで成り立っている．

前方突出と後退

肩甲骨の前方突出 (いわゆる外転) は胸鎖関節と肩鎖関節の水平面での運動の組み合わせで起こる (図 5.21A)．肩甲骨は，鎖骨が胸鎖関節において前方突出する方向に導かれる (図 5.21B 参照)．肩鎖関節の内旋の変化量により，肩甲胸郭関節の前方突出全体の範囲を拡大，相殺，もしくは調整する (図 5.21C 参照)．肩甲胸郭関節の前方突出は胸鎖関節と肩鎖関節の動きの合成によるため，どちらかの関節の可動域減少は，もう一方の関節の可動域増加により一部を補うことができる．たとえば，重度の変形性関節症で肩鎖関節の可動域が減少した人では，胸鎖関節が普通以上の前方突出を行うことで肩鎖関節の可動域の減少を補い，上腕の前方リーチの機能的損失を抑えることができる．

肩甲骨の後退 (いわゆる内転) は，前方突出と同じように起こるがちょうど反対向きの動きになる．肩甲骨の後退は，物を自分の体の方に引っ張るとき，たとえば壁に取り付けられた滑車を引っ張る，ロープにつかまって登る，あるいは手をコートの袖に入れるなどといった際に起こる．

上方回旋と下方回旋

肩甲胸郭関節の上方回旋は上腕を頭上に持ち上げるの

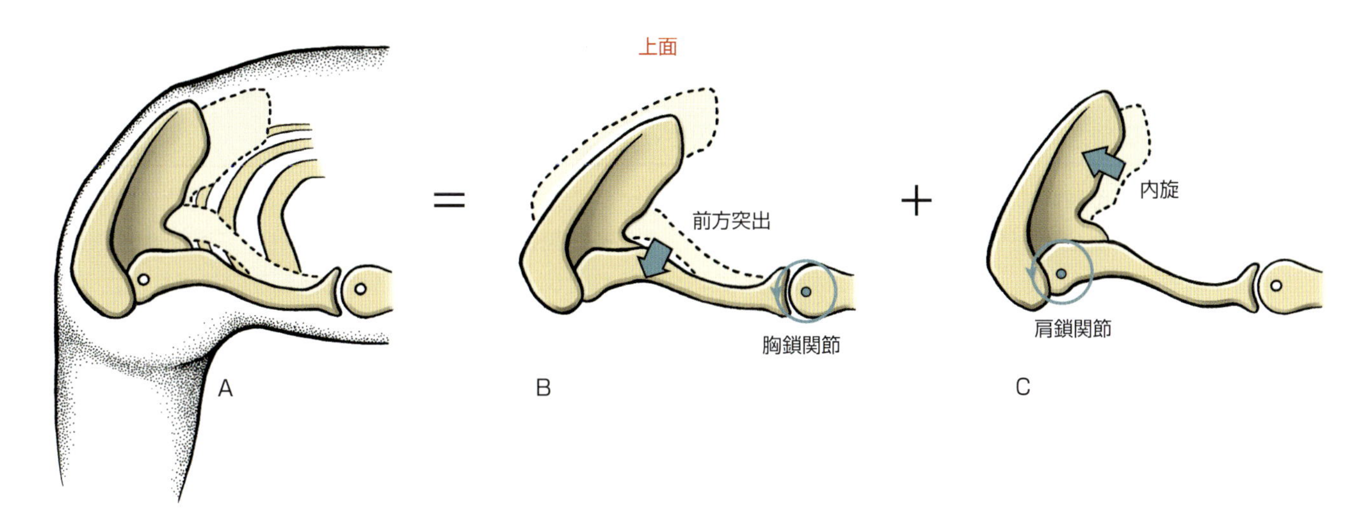

図 5.21　(A) 肩甲胸郭関節の前方突出は (B) 胸鎖関節での前方突出と (C) 肩鎖関節でのわずかな内旋の組み合わせによる.

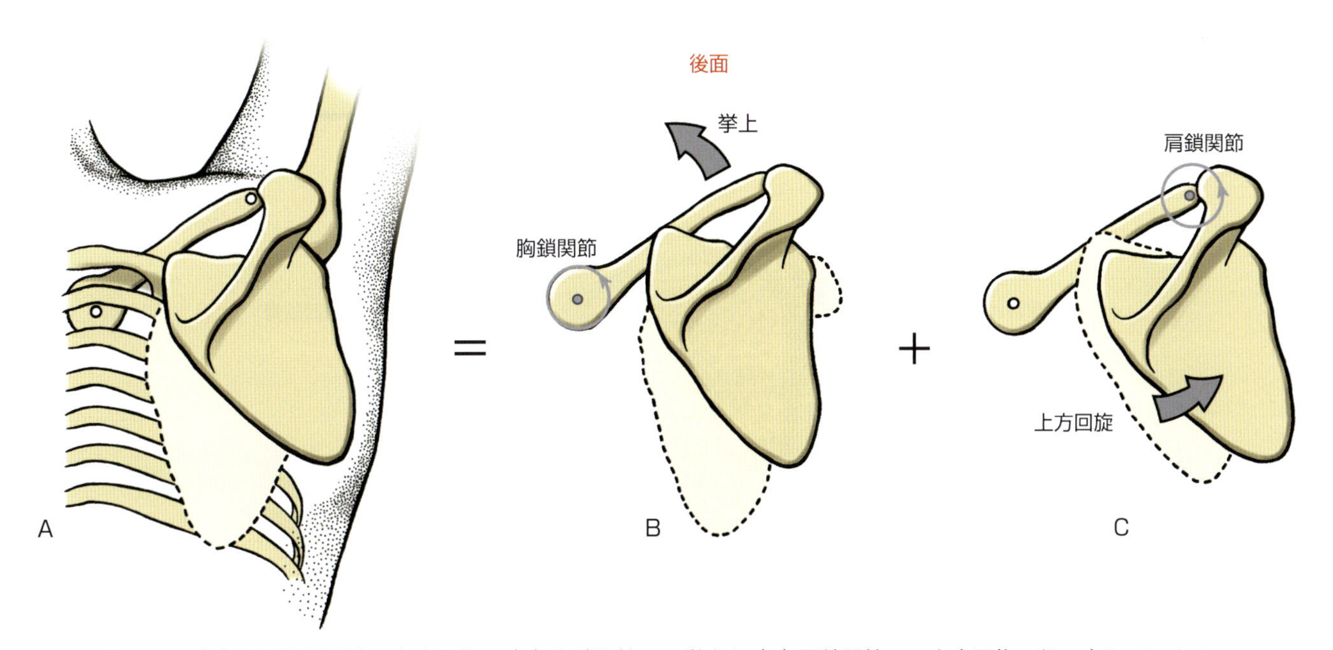

図 5.22　(A) 肩甲胸郭関節の上方回旋は (B) 胸鎖関節での挙上と (C) 肩鎖関節での上方回旋の組み合わせによる.

に不可欠な動きである (図 5.22A). この動きにより, 肩甲関節窩が外転した (持ち上がった) 上腕骨の骨頭を安定させ支える位置になる. 完全な上方回旋は, 胸鎖関節での鎖骨挙上 (図 5.22B 参照) とともに肩鎖関節での肩甲骨の上方回旋 (図 5.22C 参照) の組み合わさった動きによる[84, 118, 161]. これらの組み合わさった回転は肩甲胸郭関節の最大可動域 60° の上方回旋に不可欠である. 肩甲骨の上方回旋は厳密に前額面にて行われる可能性があるが, 通常は "肩甲面" に沿って動く. 肩鎖関節と胸鎖関節は, 上腕を挙げる際の無限大の数の軌道に対応できるだけの動きをもつ.

肩甲骨の下方回旋は腕を挙上の位置からもとに戻すときに起こる. その動きは上方回旋と似ているが, 違うところは胸鎖関節で鎖骨が下制され, 肩鎖関節では肩甲骨が下方回旋する. 下方回旋は通常, 肩甲骨が解剖学的肢位に戻ったときにその運動も終わる.

肩甲上腕関節
Glenohumeral Joint

▶全体像 General Features

肩甲上腕関節は比較的大きな凸状の上腕骨頭と浅い凹状の関節窩とが関節をなす (図 5.23). この関節は肩甲骨の動きとともに働き, 肩に大きな可動域をもたらす. 解剖学的肢位において関節窩の関節面は肩甲骨面の外側前方に向

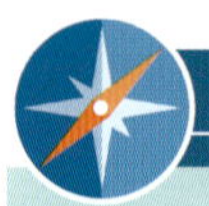

SPECIAL FOCUS 5.2

肩甲胸郭関節における完全な上方回旋の機能的な重要性

頭上に上肢を挙げる動作は，一般に屈曲（矢状面に近いところを上肢が通る場合）か外転（水平面か肩甲面近くを上肢が通る場合）とよばれる．どの面を通るかは別として上肢を頭上に挙げる能力は多くの機能動作に必要不可欠である．肩甲骨の完全な上方回旋はこの動作に重要な要素であり，ほぼ 180°の肩の屈曲や外転運動のうち約 1/3 は肩甲胸郭関節の上方回旋によって起こる．すべての肩甲胸郭の動きと同様に，上方回旋は胸鎖関節と肩鎖関節の動きに機械的に連鎖している．

完全な肩の外転の際に起こる肩甲骨の上方回旋は，少なくとも３つの重要な機能を果たす．**第１**に上方回旋した肩甲骨は，肩甲骨の関節窩を上方と外側前方に向け，上腕の外側上方へのリーチを最大限にするための構造的な基盤を築く．**第2**に上方回旋した肩甲骨は，三角筋中部線維や棘上筋といった肩甲上腕関節の外転筋の最適な長さ-張力関係を維持する．**第3**に上方回旋した肩甲骨は，肩峰下腔の容積，つまり肩峰下面と上腕骨頭のあいだの容積を維持する一助となる[94, 134]（図 5.24, 5.25 参照）．外転中に狭まった肩峰下腔の容積はその中にある組織，たとえば棘上筋腱といった組織を傷めたり，疼痛を生じさせたりする圧縮の原因となる可能性がある[67, 119]．肩甲骨の上方回旋の運動は，肩の最適な機能，とくに外転（または屈曲）の無痛性運動に欠かせない．

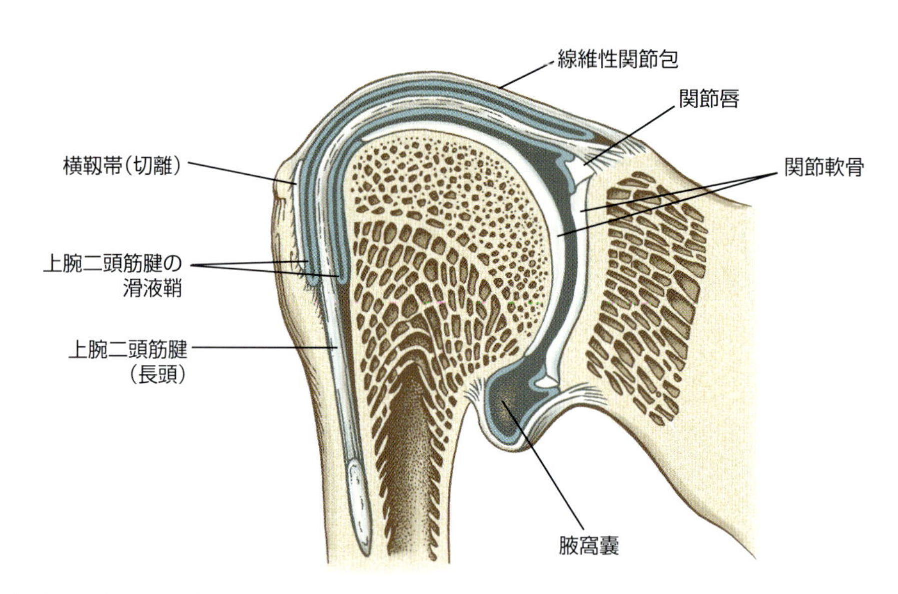

図 5.23　前額断した右肩甲上腕関節の前面図．線維性関節包，滑膜（青色）と上腕二頭筋の長頭に注目．腋窩嚢は関節包下部の突き出した部分として示されている．

いている．ほとんどの人の関節窩はわずかに上向きであり，この位置は関節窩の固有の上向き角度と肩甲胸郭関節の上方回旋の程度に左右される．

解剖学的肢位において，上腕骨頭は内側上向きで，なお自然に起こる後捻により後ろ向きである．この向きにより上腕頭部はちょうど肩甲面に沿って，肩甲骨の関節窩とぴったりと向き合う（図 5.4, 角 B と C を参照）．

▶関節周囲結合組織とその他の支持構造 Periarticular Connective Tissue and Other Supporting Structures

肩甲上腕関節は**線維性の関節包**で囲まれ，関節腔が周囲のほとんどの組織から隔離される（図 5.23 参照）．関節包は関節窩の縁に付着し，上腕骨の解剖頸まで伸びている．関節包の内面は滑膜に覆われている．この滑膜の延長が関節内部の上腕二頭筋長頭腱を覆い，さらに二頭筋腱が関節包を出て結節間溝（上腕二頭筋溝）に至るところまで覆っている．上腕骨頭と関節窩はともに**関節軟骨**で覆われる．

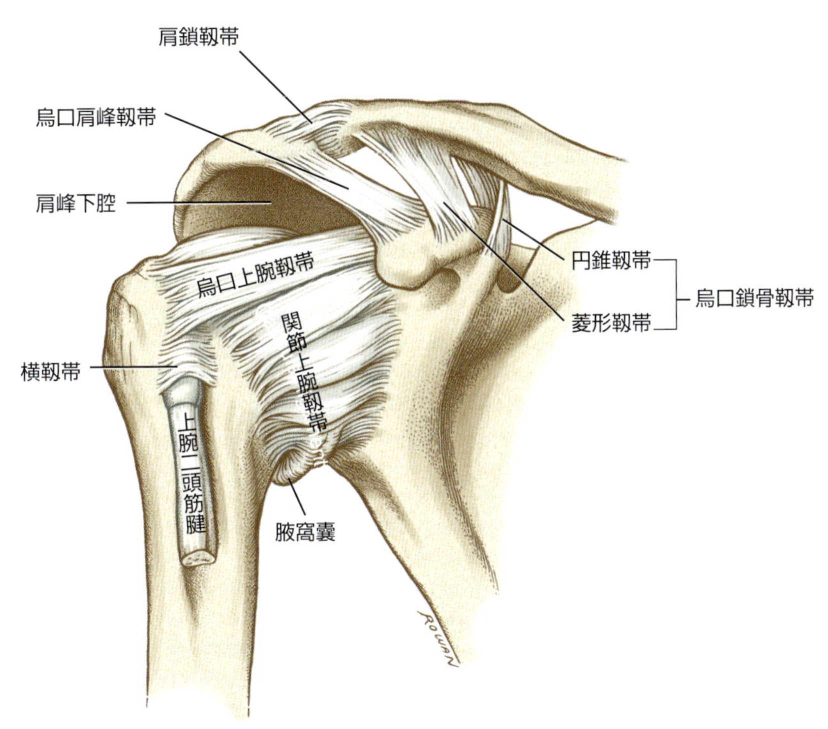

図 5.24　右肩甲上腕関節のおもな靱帯の前面図．上腕骨頭の上部と肩峰の下面のあいだにおける肩峰下腔に注目．

肩甲上腕関節包内の最大容積は上腕骨頭の約２倍である．この緩く伸張に富んだ関節包が肩甲上腕関節に大きな可動域を生み出す．この大きな可動域は，通常，肩甲上腕関節で受動的に起こすことができる上腕骨頭の大きな並進運動からも明確である．上腕骨頭は，疼痛や関節への外傷を起こさずに関節窩から引き離すことができる．解剖学的肢位または上腕を内転した状態で関節包下部は，**腋窩嚢**とよばれる，弛んだもしくは余分な袋として観察される．

肩甲上腕関節の関節包自体は比較的薄く，後述するように厚い関節包外の靱帯で補強されている．上腕二頭筋長頭が上腕骨頭の上方を横切ることで肩甲上腕関節の安定化にも貢献する[4]．肩甲上腕関節のおもな安定化機構は組み込まれた靱帯の他動的張力だけでなく，関節周囲の筋，とくに回旋筋腱板（肩甲下筋，棘上筋，棘下筋，小円筋）による能動的筋力に基づいている．比較的引き伸ばされた状態において最大の安定化張力を発揮する関節包靱帯とは異なり，筋はあらゆる関節位置において高度で能動的な安定化張力をもたらす．回旋筋腱板は能動的な運動中の関節の安定化という重要な役割を果たすため，肩甲上腕関節の“動的”安定化機構とされている．

関節包靱帯

関節包の外層の前面と下面は線維性結合組織で肥厚しており，総称して**関節上腕靱帯**とよばれる（図 5.24）．この靱帯のほぼすべての線維は上腕骨に付着するが，一部の線維はらせん状に関節を回って関節包に付着する[64]．もともと緩い関節包靱帯が関節を安定させる程度の張力を生成するためには，さまざまな程度まで伸長または捻転されなければならない．これにより起こる他動的張力が肩甲上腕関節に対する機械的支持を与え，過度な回旋と並進運動を制御する．

関節包の壁を補強することにより，関節包靱帯は肩甲上腕関節内の陰圧を維持する一助となっている．このわずかな吸引力が付加的な安定化作用をもたらす[4, 85]．関節包に穴をあけたり（または関節液が穴から出たり）すると内外の圧力が等しくなり，上腕骨頭と関節窩のあいだにおけるわずかな陰圧を取り除いてしまう．献体の関節包に針を刺して実験的に陰圧を減ずると上腕関節の他動可動域が著しく増し，とくに関節が 30° 外転位では前後の方向への他動的可動域が増えると報告されている[4]．興味深いことに，偶然の一致ではないと思われるが，外転のこの位置は関節内圧が最も低いとされている位置（陰圧作用が最も高い位置）とほぼ一致する[75, 85]．

以下の論議では，関節上腕靱帯に関する必須の解剖学と機能について説明する．独立した靱帯ではあるが，ここでは烏口上腕靱帯は，関節上腕靱帯の一部とみなす．以下の内容は，どの靱帯や関節包の一部が，特定の動きを制限するのかを理解するために必須である．その情報が関節包損傷や関節不安定症の発生機序を臨床家や外科医が理解する

SPECIAL FOCUS 5.3

「緩い」肩甲上腕関節：先天的に不安定な関節の問題

肩甲上腕関節のいくつかの解剖学的特徴は動きを優先し，安定性を犠牲にした設計となっている．関節窩の関節面は上腕骨頭の関節面の 1/3 しかない．この関節面の大きさの違いにより，肩関節のどのような位置においても上腕骨頭のわずかな小さな面しか，関節窩の面と接していない．平均的な成人においては，上腕骨頭の縦の直径は関節窩のそれの約 1.9 倍である（図 5.25）．上腕骨頭の横の直径は向かい合う関節窩のそれの約 2.3 倍の大きさである．肩甲上腕関節は，一般にはボール・アンド・ソケットの球関節といわれるが，これは上腕骨頭が関節窩の中に納まるような誤った印象を与えかねない．肩甲上腕関節の実際の構造は，どちらかといえばゴルフボールを 10 円玉大の硬貨の上に押しつけたような状態である．この骨同士の接し方では，肩甲上腕関節を構造的に安定させることが難しい．その代わりに，おもに関節周囲の筋と結合組織の仕組みによって関節の機械的完全性を維持している．

多くの原因から，関節周囲結合組織に限定した肩甲上腕関節の支持や安定化が困難になるかもしれない．このような支持不足は，上腕骨頭の過度の並進を生み出す．上腕

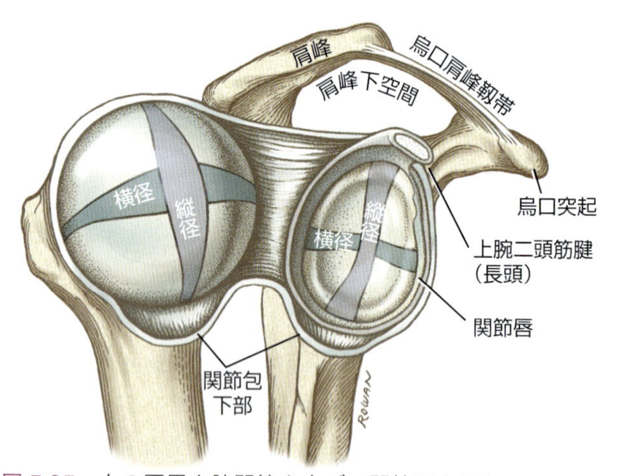

図 5.25　右の肩甲上腕関節を広げて関節面を見えるようにした側面．烏口肩峰弓の下の肩峰下腔の大きさに注目．通常はこの空間は棘上筋，棘上筋腱と肩峰下滑液包で埋まっている．縦径と横径はそれぞれの関節面に示している．

関節のある程度の緩みは正常であるが，過度の緩みは病的である[200]．上腕骨頭の関節窩に対する大きな並進とともに起こる過度の**関節の遊び**は，一般に**肩関節不安定症**（shoulder instability）とよばれる．肩関節不安定症の診断は通常，過度の緩みに，疼痛，不安感，または機能不全を伴う場合とされる．

肩甲上腕関節の不安定は複数の方向に起こるが，ほとんどの場合は前方か下方への過度の動きとして現れる．場合によっては，不安定な肩甲上腕関節は，亜脱臼，あるいは脱臼を起こす．肩甲上腕関節における**亜脱臼**は関節の不完全な逸脱であり，通常，それは自然に元の関節配置に戻ると定義される．それに対して，肩甲上腕関節における**脱臼**は関節の完全な逸脱であり，それは**自然に元には戻らない**状態とされる．通常，脱臼した関節は，本人か他者が行う特別な処置により関節整復しなければならない．

肩甲上腕関節の不安定症は，通常，不適切なアライメントや破綻した関節包内運動と関連しており，時間の経過とともに関節周囲結合組織に損傷ストレスをもたらしかねない．肩関節の不安定症は，異常な関節包内運動の結果なのか，それとも原因なのかについては常に明らかではない．肩関節の不安定性の病態力学はよく理解されておらず，臨床家，研究者，外科医の最先端の研究テーマである[141, 155, 163, 208]．

最終的に肩甲上腕関節の安定性は，受動的および能動的機構の両方によって達成される．**能動的機構**は筋により生成される力による．これらの力は，おもに肩回旋筋腱板の関節を包み込むような性質によって供給される．**受動的機構**はそれと異なり，おもに筋以外の力に頼っている．肩甲上腕関節の受動的機構には以下 3 つの力が含まれる．それは (1) 関節包，靱帯，関節唇と腱による抑制力，(2) 肩甲胸郭関節の肢位に基づく機械的なサポート，および (3) 関節包内の陰圧である．多くの肩の動きは多様で複雑なために，肩の安定性を保つためには受動的，能動的安定機能の両方が必須である．肩甲上腕関節の安定性というこの重要で多面的な課題は本章全体に繰り返されるテーマである．

助けになるうえ，さらに徒手療法や手術的処置のガイドラインを提供する[88, 105, 133, 201]．表 5.1 には，靱帯名，遠位付着部，それを緊張させる肩の運動の例があげられている．表 5.1 の情報は広範な文献をまとめたものであるため，詳細は他の文献を参照されたい[13, 19, 36, 123, 218]．

関節上腕靱帯は，コラーゲン線維が組み合わされた複

表5.1　肩甲上腕関節の関節包靱帯の遠位付着部とそれらのおもな機能

靱帯	遠位（上腕骨）付着部	靱帯を緊張させるおもな動き
上関節上腕靱帯	上腕骨解剖頚，小結節の上部	外旋もしくは上腕骨の下方と前方への並進
中関節上腕靱帯	上腕骨解剖頚の前面に沿い肩甲下筋腱と混合	上腕骨の前方への並進，とくに約45～90°の外転；外旋
下関節上腕靱帯（３つの部分：前束，後束とそれをつなぐ腋窩嚢）	幅広いシート状で上腕骨解剖頚の前下方から後下方にかけて付着	腋窩嚢：前方から後方へと下方への並進を伴う90°の外転 前束：90°の外転と完全外旋，上腕骨の前方への並進 後束：90°の外転と完全内旋
烏口上腕靱帯	大結節の前方に加え，関節包上部と棘上筋腱に混合	上腕骨の下方への並進；外旋

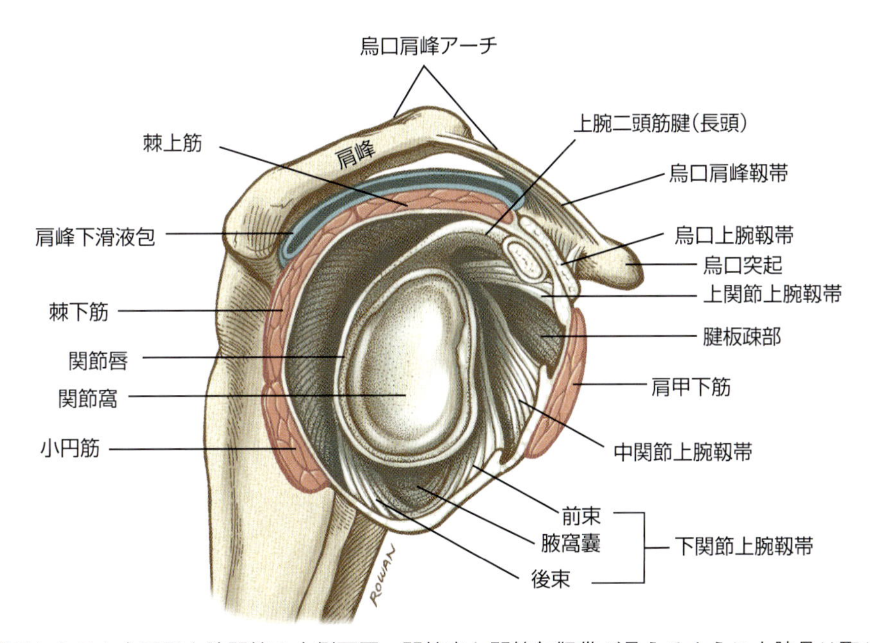

図 5.26　矢状面から見た右肩甲上腕関節の内側面図．関節窩と関節包靱帯が見えるように上腕骨は取り除いてある．大きな烏口肩峰アーチとその肩峰下滑液包（青色）に注目．４つの回旋筋腱板は赤で示してある．

雑な帯で構成されており，上，中，下の３つの線維束に分かれる．これらの靱帯は肩甲上腕関節の内面から最もよく観察できる（図 5.26）．**上関節上腕靱帯**（superior glenohumeral ligament）の近位付着部は関節上結節の近辺，上腕二頭筋長頭腱のすぐ前である．この靱帯とそれに隣接する関節包は上腕骨解剖頚の小結節稜の上部付近に付着する．この靱帯は解剖学的肢位もしくはそれに近い肢位においてわずかに緊張した状態で，上腕骨頭の外旋と下方および前方への並進運動に抵抗する[35, 218]．肩甲上腕関節が 35～45° 以上外転すると，上関節上腕靱帯は有意に緩む[123, 218]．

中関節上腕靱帯（middle glenohumeral ligament）の近位付着部は幅広く関節窩の前方縁の上部および中部に位置する．さらにこの靱帯は関節包の前部と肩甲下筋の幅広い腱と混じり合い，上腕骨解剖頚の前部に付着する[137]．中関節上腕靱帯はほとんど多くの肩の動きに対して少なくとも多少の安定力を与える．最も顕著なことに，広い靱帯は，とくに靱帯がさらに伸長される 45～90° 外転位において，肩甲上腕関節の前方移動を抑える[35, 123, 218]．この走行に基づいて，中関節上腕靱帯は，大きな外旋を制限するのに非常に有効である．したがってこの靱帯は内旋時に弛緩する[53, 123, 144]．

広範囲にわたる**下関節上腕靱帯**（inferior glenohumeral ligament）は関節唇を含む膝関節窩の前-下縁に沿って近位付着する．遠位には１枚のシートとして上腕骨解剖頚の前-下縁と後-下縁に付着する[132, 181]．ハンモックのような形で下位を包むこの靱帯は３つの部分から成り立っている．それらは，**前束**（anterior band），**後束**（posterior band），**腋窩嚢**（axillary pouch）として知られるこれらの帯がつながったシート状の組織である（図 5.26 参照）[144]．

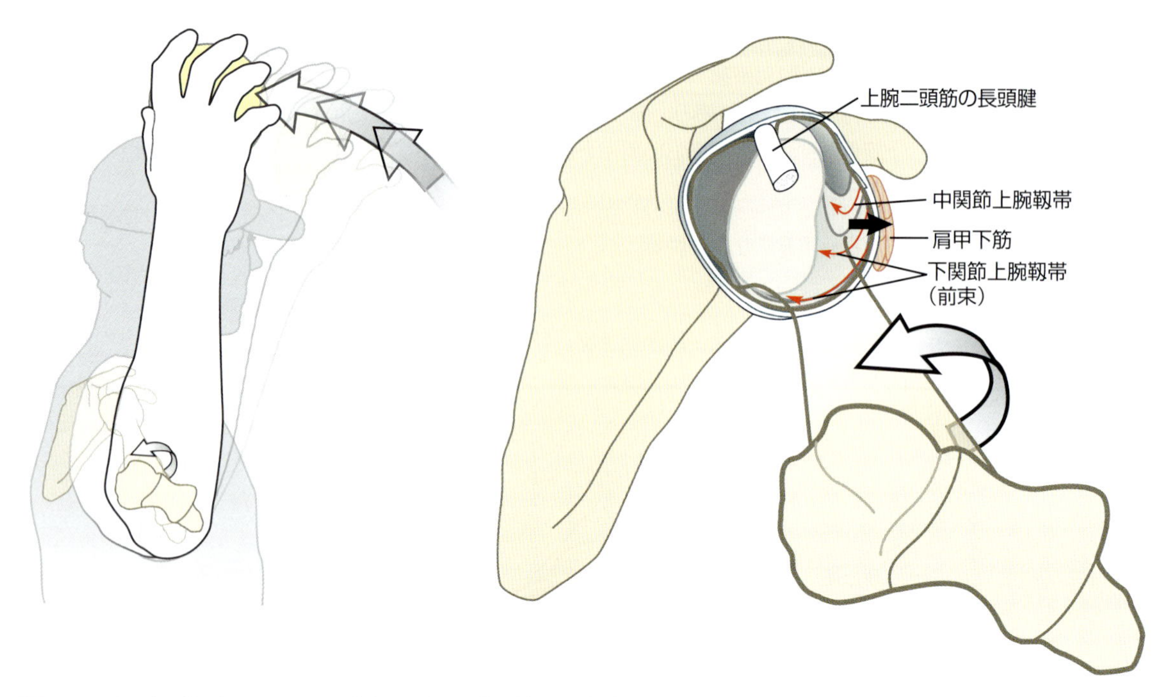

図 5.27　野球の投球のコッキング時に肩甲上腕関節にて高速度で起きる外転と外旋の図．この動作は，中関節上腕靱帯と下関節上腕靱帯の前束を捻りながら伸ばす（関節窩の端に向かう細い赤線矢印で示してある）．これらの伸ばされた靱帯と関節窩が見えるように上腕骨頭は取り除いてある．この能動運動は上腕骨頭を前方の関節唇の前方縁と肩甲下筋の方向に並進させる（太い黒い矢印）．これらの伸張された靱帯と肩甲下筋での張力は自然にこの前方並進に抵抗する．

腋窩嚢とそれを取り巻く下関節包靱帯は，肩甲上腕関節の約 90° 外転時に最も緊張する．三角巾のように，ぴんと張った腋窩嚢はぶら下がった上腕骨頭を支持し，揺りかごのような効果で下方と前後方向への並進運動を制御する [172, 202]．この外転位から，前束と後束はそれぞれ外旋，内旋の最終可動域においてさらに緊張する [102, 123, 202]．前束は関節包全体のなかで最も強く，しかも厚い部分であり，外転位と中間位での前方並進に対して根本的な靱帯性の制御を提供するためとくに重要である [145]．外転と外旋を伴う力強くダイナミックな活動においては，とくに下関節包の前束に負荷がかかる [123]．たとえばそのような負荷は野球のボールを投げる際の“コッキング”に起こりうる（図 5.27）．多くの反復により，この動作が前束に負荷をかけ，もしくは断裂を起こせば，それにより上腕骨頭の前方並進に対する根本的な制御力を失う [102]．この関節包の前部と下部の損傷や過度の緩みは，肩甲上腕関節の前方脱臼の再発と関連する [105, 191]．肩関節の前方脱臼の再発が関節包下部の前束の断裂，もしくは緩みに起因するかどうかは不明である．

肩甲上腕関節包は**烏口上腕靱帯**（coracohumeral ligament）によりさらに強化される（図 5.24, 5.26 参照）．この靱帯は烏口突起の外側縁から上腕骨大結節の前面に付着する．烏口上腕靱帯は上関節包と棘上筋腱とも混じり合う．上関節包靱帯と同様に烏口上腕靱帯は解剖学的体位において比較的緊張している．烏口上腕靱帯は，この肢位からの上腕骨頭の下方並進と外旋を制御する [86, 102, 218]．

回旋筋腱板と上腕二頭筋長頭

すでに述べたように，肩甲上腕関節の関節包は**回旋筋腱板**（rotator cuff muscles）によりしっかりとした構造的補強を受けている（図 5.26）．4 つの肩回旋筋のなかで最も厚みのある肩甲下筋は関節包の前に位置する [90, 137]．棘上筋，棘下筋，小円筋は関節包の上部と後部に位置する．これら 4 つの回旋筋腱板の筋はとくに運動中に肩甲上腕関節を囲んで守り，動的安定性をもたらす．回旋筋腱板の筋腹が関節包に非常に近くに位置することに加え，これらの筋の腱は関節包に交じり合っている [174]．このまれな解剖学的な位置関係は，なぜ肩甲上腕関節の安定性が，これほど回旋筋腱板の神経支配や筋力，またその制御に依存するとされるかの説明に役立つ．図 5.26 により明らかなように，回旋筋腱板は関節包の 2 つの領域を覆っていない．1 つは関節包の下部であり，もう 1 つは**腱板疎部**として知られる棘上筋と肩甲下筋のあいだである．これらに注目することは臨床的に重要である [83]．関節包のこの前-上方部分は多くの場合は薄く，さまざまな大きさの穴あるいは欠損がみられる [212]．この関節包の穴はとても高頻度に起こるので，それ自体のみを病的な問題とみるべきではない.典型的に,腱板疎部の領域は，上腕二頭筋長頭腱，烏口上腕靱帯および上関節上腕靱帯と，ときには中関節上腕靱帯の上部により補強される．腱板疎部は肩甲上腕関節の前方脱臼が比較的高頻度に起こる部分であるため,解剖学的詳細な知識は,関節鏡下手術外科医がその部分を補強するために重要である[212].

上腕二頭筋長頭は，肩甲骨の関節上結節とそれに近接した関節唇という結合組織に近位付着する（図5.26)．この近位付着により，関節包内の腱は上腕骨頭を越えて上腕骨前部の結節間溝に向けて下方に向かう．献体による研究から，上腕二頭筋長頭は上腕骨頭の前方への並進運動を制限することが強く示唆される[4,148]．さらに，腱の位置が骨頭の丸い部分を屋根の上に走行するために，筋力は上腕骨頭の上方への並進も妨げる．これは外転時の平常な関節包内運動を制御するのに重要な力である[4,148].

関節唇

関節窩の縁は**関節唇**とよばれる断面が三角形の線維軟骨の輪で囲まれている（図5.26参照)．関節窩の深さの約50%は関節唇による[81]．関節窩のへこみを深くすることにより関節唇は上腕骨頭との接触面を増やし，それにより関節の安定を助ける[30,70].

肩甲上腕関節を補強しその深さを増す組織
- 関節包とそれにかかわる上腕関節靱帯
- 烏口上腕靱帯
- 回旋筋腱板（肩甲下筋，棘上筋，棘下筋，小円筋）
- 上腕二頭筋長頭
- 関節唇

▶肩甲胸郭関節の肢位とその静的安定化機構に及ぼす影響
Scapulothoracic Posture and Its Effect on Static Stability

起立静止した状態で腕を横に下ろした肢位の場合,通常,上腕骨頭は関節窩に対して安定している．この安定は静止中に起こるために**静的安定性**とよばれる．肩甲上腕関節の静的安定性を制御する１つの受動的機構は，斜面に押しつけられるボールにたとえられる[10]（図5.28A).静止中には,**関節包上部の構成体**が上腕骨頭におもな靱帯的な支えをもたらす．これらの組織には上関節包靱帯，烏口上腕靱帯および棘上筋腱が含まれる．関節包のベクトルと重力のベクトルの合力は関節窩の面に向かう圧縮力を生み出す．この**圧縮力**は上腕骨頭を関節窩に強く押しつけることにより肩甲上腕関節を安定させる．そのため，上腕骨頭が下方へ落ちるのを制御する[86,87]．傾いた関節窩はさらに上腕の重さの一部を支える棚の働きも果たす．

上記のような受動的機構による肩甲上腕関節の静的安定性は，起立状態で荷重しないで腕を体幹の横に置くような場合には十分である．手で荷物を持つような下垂位の上腕に対する引っ張り負荷が非常に高い場合には，さらに安定を保つために二次的な筋による機構が必要となりうる．この二次的な静的安定支持はおもに回旋筋腱板による．回旋

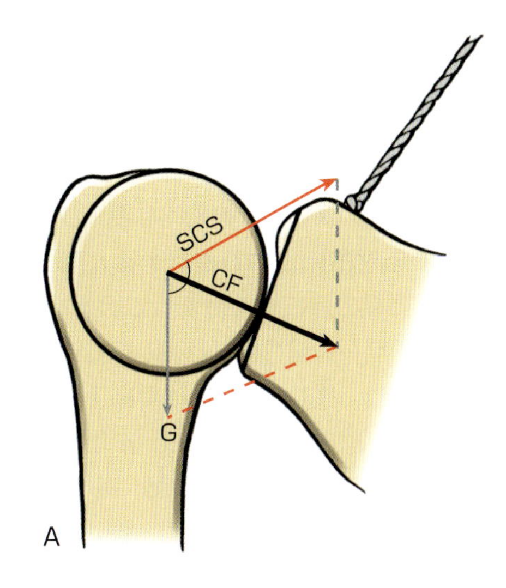

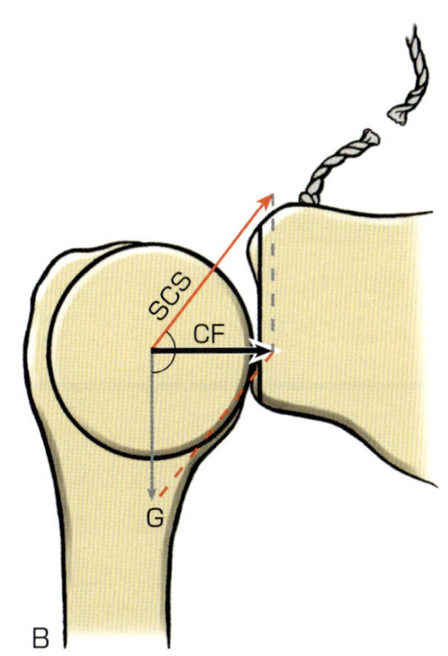

図5.28　肩甲骨の肢位とその肩甲上腕関節（GHJ）における静的安定性に及ぼす影響．(A) ロープは関節窩をわずかに上方回旋の位置に保つ筋力を示す．この位置では，引き伸ばされた上関節包（SCS）による他動的張力が重力（G）による力に加わり，圧縮力（CF）を生み出している．わずかながらに傾いている関節窩にかかる圧縮力は関節を“固定”させる．(B) 切れたロープで示されるように肩甲骨の上方回旋を失った状態では，上関節包（SCS）と重力（G）のあいだの角度の変化が肩甲上腕関節（GHJ）へかかる圧縮力（CF）を減少させる．その結果，上腕骨頭は垂直に変化した関節窩に沿って下方へ滑りやすくなる．点線は平行四辺形の対角線を作図する方法を使ったベクトル合成を示す．

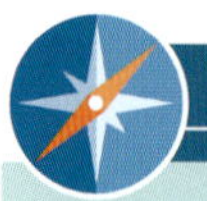

SPECIAL FOCUS 5.4

なぜ関節唇はそんなに損傷しやすいのか？

関節唇のいくつかの構造的，機能的な要素が，肩の病変に頻繁に関与する理由について説明する．第一に，関節唇の最上部は関節窩の縁に緩く付着しているだけである．さらに，上腕二頭筋長頭腱の約50%の線維は関節唇上部から直接伸びており，残りの50%は関節上結節より起こる[195]．上腕二頭筋腱における過度の，また繰り返される力は関節窩の（時計では）12時の位置に緩く付着する関節唇最上部を引き剝がす可能性がある．野球投手のように投球するスポーツ選手に比較的高頻度で起こる関節唇最上部の損傷は，この動作中の上腕二頭筋による力に関係している．投球中の「コッキング」時と，筋が上腕と前腕を素早く減速するフォロースルーの際に，上腕二頭筋長頭（関節包前部と下部とともに）にストレスがかかる[102]．このストレスは関節唇最上部に直接伝達される．上腕二頭筋長頭の近位付着の弱化は，上腕骨頭の前方への並進を制御するこの筋の能力を限定的なものにする[39]．これらの病態力学は，投手が前方関節不安定症となり，さらにそれに伴うストレスの影響を受ける可能性を高める[105, 151]．関節唇の傷害や剝離は関節窩の前下縁にも頻繁に起こる[141, 191]．通常は関節唇のこの部分は下関節上腕靱帯の前束とぴったり付着している[30]．前述のとおり，この関節包のこの部分の緩みや断裂は上腕骨頭の過剰な前方並進か，または繰り返して起こる前方脱臼に至る可能性がある．上腕骨頭の急速な前方への並進は近接した関節包の前部および下部，そして関節唇を損傷する可能性がある．それにより起こる関節唇やその付近の関節包の部分的な断裂や剝離は，さらに重度な肩甲上腕関節の前方不安定症と，この部分に対するますます頻繁に起こるストレスの悪循環となる．剝離や断裂した関節唇の保存療法は，とくに肩が構造的に不安定である場合は，通常成功しない．多くの場合は手術が必要で，特別な手術後のリハビリテーションが行われる[208]．

筋腱板による総体的な力ベクトルはほとんど水平で，受動的機構による圧縮力とほぼ平行である．この等尺性活動は効果的に上腕骨頭を浅い関節窩にぴったりと押しつける．興味深いのはBasmajianとBazant[10]による古典的な初期の研究において，通常，神経系は，静的安定性の二次的な力源として，上腕二頭筋，三頭筋および三角筋中部線維のような垂直に走る筋よりも先に，水平に走る回旋筋腱板（と必要であれば三角筋後部線維）を動員することが強く示唆されている．水平に並ぶ回旋筋腱板，とくに棘上筋がもたらす重要な役割は本章後半で詳しく説明する．

図5.28Aに描かれているように静的連結機構の基礎となっているのは，肩甲胸郭関節の肢位により関節窩がわずかに上向きに傾斜することである[23]．慢性的に下向きの傾斜は“不良姿勢”によるものか，あるいは僧帽筋上部線維などの筋の麻痺や筋力低下に起因する可能性がある．原因にかかわらず上向きの傾斜を失うことにより，関節包上部によって生成された力ベクトルと重力ベクトルとのあいだの角度を増加させる（図5.28B）．これら2つの力をベクトル合成すると，圧縮力は減少する．重力は上腕骨頭を関節窩の表面上で下向きに引っ張る．外部から補助されないかぎり，時とともに下向きへの引っ張りは上関節包の塑性変形をもたらす．その結果，十分に支持されていない上腕骨頭は，いつかは関節窩から下向きに亜脱臼か脱臼する可能性がある．

▶烏口肩峰アーチと関連する滑液包 Coracoacromial Arch and Associated Bursa

烏口肩峰アーチ（coracoacromial arch）は烏口肩峰靱帯と肩甲骨の肩峰により形成される（図5.26参照）．**烏口肩峰靱帯**は肩峰の前縁と烏口突起の側縁に付着する．

烏口肩峰アーチは肩甲上腕関節の機能的な“屋根”を形成する．烏口肩峰アーチとその下にある上腕骨頭とのあいだの空間は前述のように**肩峰下腔**とよばれる．健常成人において肩峰下腔の高さはさまざまであるが，腕を体幹の横にした肢位において平均すると約1cmと報告されている[63, 165, 190]．臨床的に非常に意味深い肩峰下腔には，棘上筋とその腱，肩峰下滑液包，上腕二頭筋長頭と関節包上部の一部が存在する．

肩周辺には複数の個別の滑液包（bursa sacs）がある．肩甲下滑液包のような肩甲上腕関節の滑膜の延長でしかない滑液包もあれば，別々に独立した滑液包もある．それらすべては腱同士，関節包と骨，筋と靱帯，2つの筋が隣合った所のように大きな摩擦力が起こる部分に位置する．2つの重要な滑液包は上腕骨頭の上に位置する（図5.29）．肩

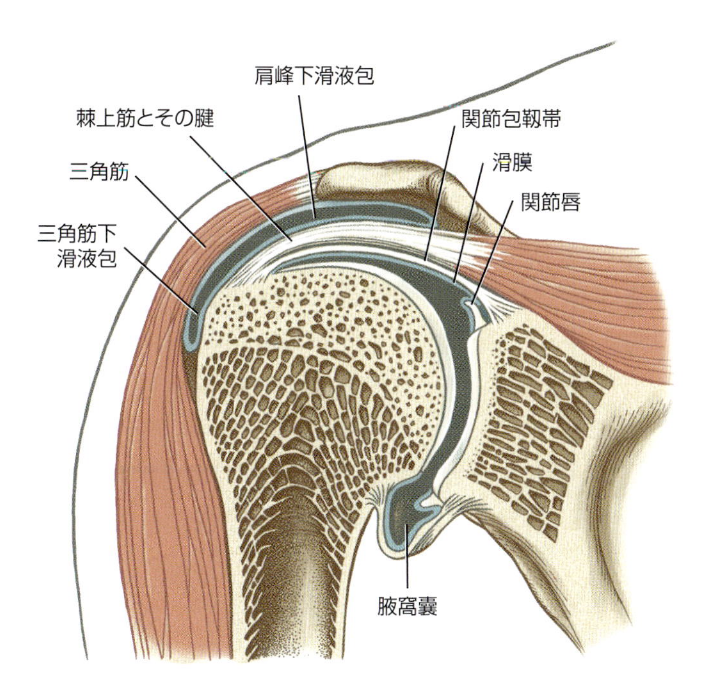

図 5.29　前額面における右の肩甲上腕関節の断面の前面図．肩峰下腔に存在する肩峰下滑液包と三角筋下滑液包に注目．滑液包と滑膜層は青色で示されている．三角筋と棘上筋も示されている．

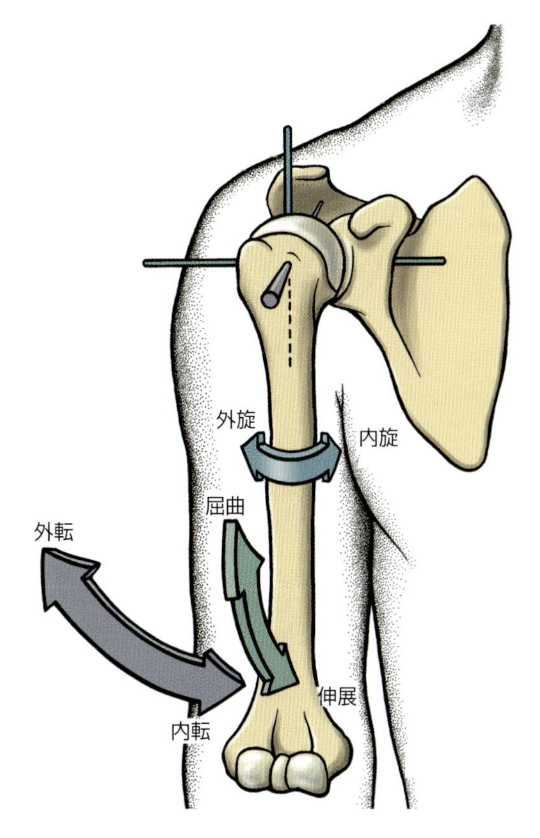

図 5.30　肩甲上腕関節の骨運動は外転と内転（紫色），屈曲と伸展（緑色），内旋と外旋（青色）である．それぞれの動きの回転軸はその動きの起こる面と同じ色で記されていることに注目．

峰下滑液包は肩峰下腔，つまり棘上筋の上部，肩峰の下に存在する．この滑液包は通常，傷つきやすい柔らかい棘上筋とその腱を肩峰の硬い下面から保護する．三角筋下滑液包は肩峰下滑液包が側方へ拡大した組織で，三角筋とその下にある棘上筋腱や上腕骨頭とのあいだに起こる摩擦力を抑える．

▶運動学 Kinematics

肩甲上腕関節は，3 つの面がすべて運動するため 3 度の自由度を有する．肩甲上腕関節におけるおもな運動は**屈曲と伸展**，**外転と内転**，**内旋と外旋**である（図 5.30）．通常，肩甲上腕関節における 4 つ目の動きは**水平内転**と**水平外転**（それぞれ水平屈曲と水平伸展ともよばれる）である．この動きは 90° 外転位から始まり，垂直軸において上腕骨は，水平内転中は前方へ，水平外転中は後方へ回転する．

肩甲上腕関節における可動域では，解剖学的肢位を 0° もしくは中間位とする．たとえば屈曲は矢状面において上腕が 0° から前方への回転運動として表される．伸展はそれとは逆に 0° から後方への回転運動として表される．

肩甲上腕関節における随意的な動きすべてに，胸鎖関節と肩鎖関節の動きを含む肩甲胸郭関節の運動が関与している．しかしながら以下の説明ではおもに肩甲上腕関節の運動学に焦点をおく．

外転と内転

外転と内転は慣例上前額面に近い面で前-後軸による上腕骨の回転と定義される（図 5.30 参照）．可動範囲の報告にはいくらかの範囲はあるが，通常，健常者の肩甲上腕関節での外転は 120° である[84, 118]．肩複合体を完全に外転させるためには，同時に 60° の肩甲骨の上方回旋が必須である．これらの運動学は本章の前半に紹介した．

外転の関節包内運動は上腕骨頭の凸面が上向きに転がり，同時に下向きに滑る（図 5.31）．転がりと滑りの関節包内運動は関節窩の縦径もしくはその付近で起こる（図 5.24）．内転の関節包内運動は外転と同様でその反対方向に起こる．

図 5.31 は，棘上筋腱の一部が，肩甲上腕関節の関節包の上部と混じり合うところを示す．能動的な棘上筋の収縮は外転を起こすことに加え，関節包上部を緊張させ，それによって上腕骨頭と肩峰の下面とのあいだに自らが挟まれないようにしている．筋が生成した力はさらに，関節の**動的安定性**を加える（動的安定性とは関節の運動中に起こる安定性を指す）．外転が 90° に達すると，大きな上腕骨頭

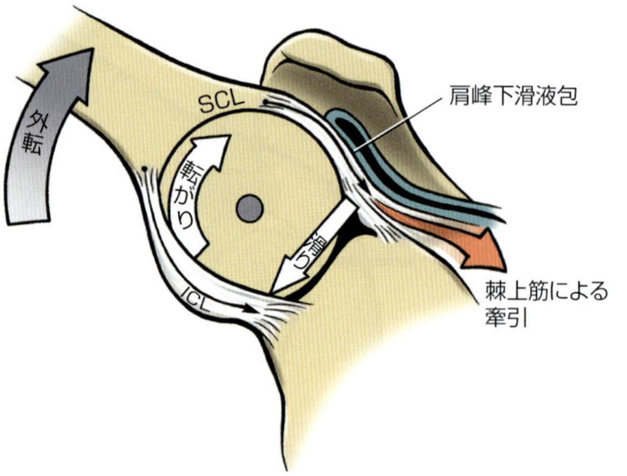

図 5.31　右の肩甲上腕関節の能動的な外転の際の関節包内運動．棘上筋はその収縮により上腕骨頭を上方に転がす．緊張した下関節上腕靭帯（ICL）は上腕骨をハンモックのように支える（本文参照）．上関節上腕靭帯（SCL）はそこに付着している棘上筋の牽引により比較的に緊張した状態を保っていることに注目．伸ばされている組織は黒く長い矢印で示される．

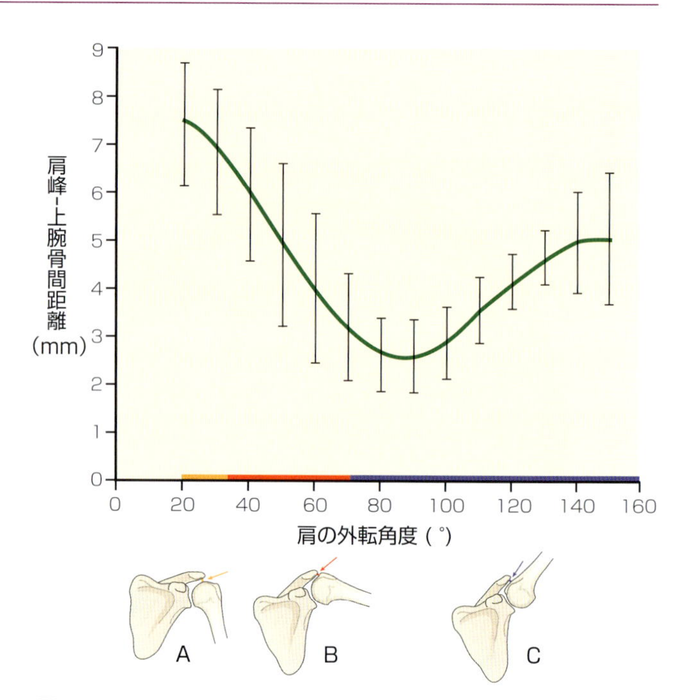

図 5.32　肩甲面における肩の能動的な外転の際の肩峰-上腕骨間距離の平均と標準偏差．このデータは 8 人の健常男性（平均年齢 30 歳）の直立座位において測定された．オレンジ色の線（横軸）は外転範囲のなかで骨頭が肩峰の下面に最も近づく部分を示す．赤線は外転範囲のなかで棘上筋の遠位付着部が肩峰の下面に最も近づく部分を示す．青色の線は外転範囲のなかで上腕骨体上部が肩峰の下面に最も近づく部分を示す．肩の外転角度は，垂直基本軸と上腕骨の長軸における角度と定義する．（データと図のデザインは Giphart JE, van der Meijden OA, Millett PJ: The effects of arm elevation on the 3-dimensional acromiohumeral distance: a biplane fluoroscopy study with normative data. *J Shoulder Elbow Surg* 21 [11]:1593-1600, 2012）

は徐々に下関節上腕靱帯の関節嚢のひだを広げて引っ張る．この結果として関節包下部に起こる張力はハンモックまたは三角巾のように上腕骨頭を支える[4]．

図 5.31 に示される転がりと滑りの関節包内運動は，180°外転するために必須である．上腕骨頭の関節面の縦径が関節窩のそれより約 2 倍の長さということを思い起こしてほしい．この外転の関節包内運動は，転がりを滑りで相殺するので，広い関節面を必要とせず，小さな凹面の上をいかに大きな凸面が動くかということを示している．肩甲上腕関節および肩甲骨の運動時における転がりと滑りの関節包内運動の同時作用は，外転時の肩峰下腔の空間的広さに大きな影響を及ぼす．この空間にある組織を圧迫しないようにするためには最低限度の広さを保たなければならない．外転中の肩峰下腔の広さに影響を及ぼす要因を解明することは重要な研究テーマである[94]．Giphart らは，健常者の肩甲面において 20～150° の能動的な外転中の肩峰-骨頭間距離（肩峰下面と上腕骨近位端との距離）を測るためにバイプラナー透視撮像を用いた[63]．図 5.32 にみられるように，肩峰-骨頭間距離（acromiohumeral distance: AHD）は肩外転 20° では約 7.5 mm で，外転 85° ではその最低値の 2.6 mm と自然に変化する．AHD はその地点から増加し 150° では 5 mm に達する．図 5.32 のオレンジ色の領域に示されるように，20～35° の外転範囲では，最短 AHD が肩峰と上腕骨頭関節面のあいだにあることが確認された．一方，35～70° の外転範囲では，棘上筋の大結節への付着部と肩峰のあいだに最短 AHD が移る（赤い色で示されている）．これは臨床的に興味深い．なぜならば，この外転範囲において棘上筋腱は，肩峰下腔での疼痛を伴う圧縮にさらされる可能性があるからである．図 5.32 の青色領域が示すように，70° 以上の外転角度では，最短 AHD は肩峰と上腕骨近位端とのあいだに移動する．上腕骨のこの領域は，大結節の上端面にある棘上筋の付着部である圧痕よりも遠位である．70° を大きく超える肩の角度で起こる外転時の肩関節前面の疼痛は，必ずしも棘上筋腱のインピンジメントによるものではなく，肩峰下腔における他の組織もしくは回旋筋腱板の一般的な腱損傷による可能性が高い[94]．前述の解剖学的関係を理解し，肩甲下空間の広さが，外転中，自然に変動する事象は，棘上筋腱などの組織の肩峰下インピンジメントを診断する臨床検査の設計または評価に有用である．

肩甲上腕関節における転がりと滑りの関節包内運動の臨床との関連性

病的状態においては，図 5.31 に示されるような理想的な転がりと滑りの関節包内運動は起こらない．たとえば，

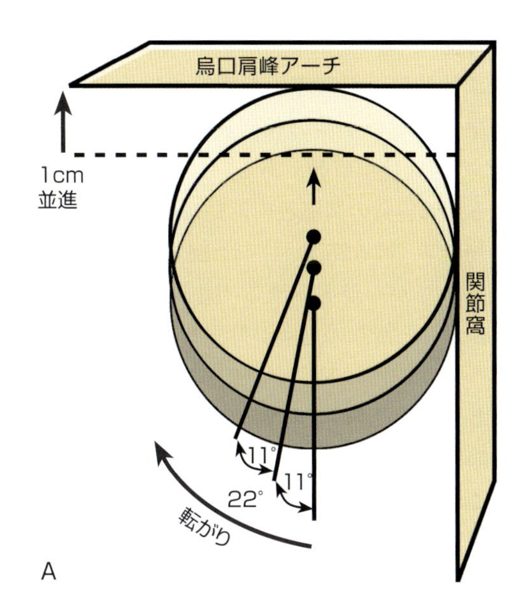

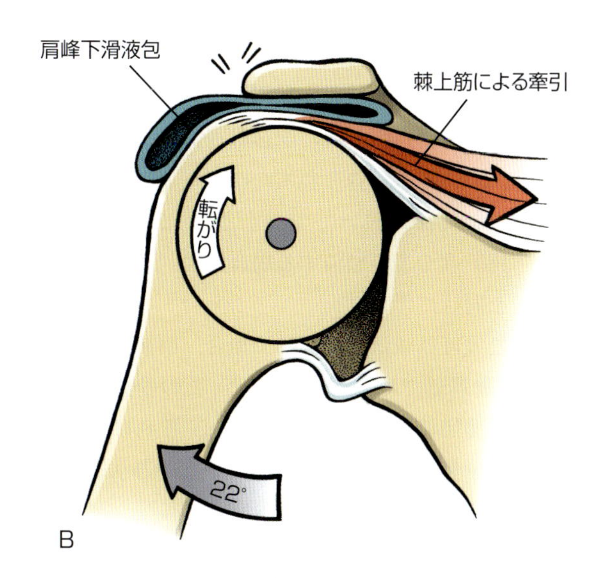

図 5.33　(A) 肩甲上腕関節のモデルを用いて，典型的な成人サイズの骨頭が平らな（関節窩）表面での転がる様子を示す．骨頭は円周 16.3cm の球型と仮定し，上腕骨頭は 22° の上向き転がり（外転）後に 1cm 上方に並進する．この並進の大きさは，骨頭が肩峰下の空間にある組織を圧縮する．(B) A のモデルを解剖学的に描写している．下方への滑りが起こらなければ，外転運動は骨頭が烏口肩峰アーチに衝突し，それ以上の外転を妨げる結果になる．

癒着性関節包炎に伴う下関節上腕靱帯の過度の肥厚や硬化について考えてみる[133]．このような堅さは外転中の上腕骨頭の滑りを妨げる可能性がある．外転中に同時に下向きへの滑りが十分でないと，硬い烏口肩峰アーチに対して骨頭がぶつかる結果に至る．成人サイズの骨頭は，同時に起こるべき下方への滑りが起こらない場合，肩甲上腕関節の外転において関節窩をわずか 22° 転がるだけで肩峰下腔を 1cm も上方へ並進する（図 5.33A）．結果的に起こる過度の上方への骨頭の動きは，関節軟骨あるいは棘上筋腱や関連する滑液包といった肩峰下腔の組織に過度のストレスを及ぼす．このような病的な関節包内運動はさらに物理的に外転を妨げる可能性がある（図 5.33B 参照）．データはさまざまであるが，ほとんどの健常な肩の生体測定値では，肩甲面上の外転の全可動域において骨頭の中心は関節窩に対し最終的にはほんの数ミリしか並進しない*．したがって外転中に起こる骨頭の接触点の下方への滑りが，著しく上方に並進する固有の動きを相殺することは明らかである．

多くの健常者は柔軟性に富んだ関節包下部とともに，転がりと滑りの関節包内運動の相殺効果は，外転中の正常な肩峰下腔の空間確保に貢献している．しかし関節嚢の過度の硬化や容積の減少の場合，外転中に骨頭は上向きに相当距離の並進を強制され，なおかつ肩峰下腔の繊細な組織も上向きに押しつけられる．このような不自然に繰り返される圧縮または摩擦は，棘上筋腱や肩峰下滑液包，上腕二頭筋長頭，関節包上部を損傷したり炎症を引き起こしたりする可能性がある．時間がたつにつれてこの繰り返される圧縮は，肩峰下インピンジメント症候群とよばれる疼痛を伴う状態に至りかねない[17, 26, 134]．

* 文献：40, 62, 107, 123, 126, 149, 154, 188

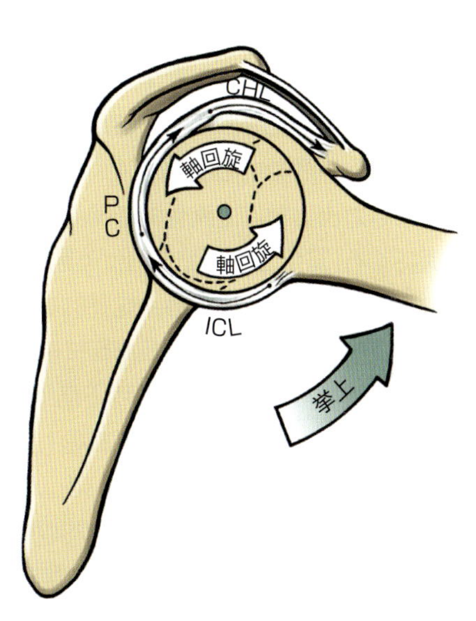

図 5.34　矢状面における右肩甲上腕関節の屈曲の側面図．上腕骨頭の点は関節窩での骨頭の回転軸を示す．伸張された構造は細長い矢印にて示してある．PC は関節包の後部，ICL は下関節上腕靱帯，CHL は烏口上腕靱帯を示す．

屈曲と伸展

肩の屈曲と伸展は，ほぼ内–外側の回転軸のまわりの矢状面上での回転運動と定義される（図 5.34）．関節包内運動では，おもに関節窩での骨頭の軸回旋が起こる．図 5.34 にみられるように，骨頭の軸回旋は関節包の大部分を引っ張り，緊張させる．引っ張られた関節包後部の張力は屈曲の最大可動域において上腕骨をわずかながら前方へ並進させる[74]．肩甲上腕関節において少なくとも 120° の屈曲が可能である．180° 近くまで屈曲する場合には，肩甲胸郭関節の上方回旋を同時に伴う[118]．

肩の伸展の最大可動域は能動運動の場合，前額面から後方へ約 65°（受動運動では 80°）である[9]．この受動運動の最終域において関節包靱帯は引き伸ばされ，それによりわずかながらの肩甲骨は前傾する．この前傾は後方リーチ域をさらに増すと考えられる．

外旋と内旋

解剖学的肢位から肩甲上腕関節で外旋と内旋する動きは，水平面上での上腕の軸回旋と定義される（図 5.30 参照）．この回旋は垂直軸，あるいは上腕骨体の長軸を中心に起こる．外旋時の関節包内運動は上腕骨頭の横径と関節窩にて起こる（図 5.25 参照）．上腕骨頭は関節窩上にて後方に転がりながら前方へ滑る（図 5.35）．内旋の関節包内運動は転がりと滑りの方向が外旋と反対となる以外は同様である．

内旋と外旋の運動中に同時に起こる転がりと滑りは，小さな関節窩の表面上をそれよりかなり大きな骨頭の横径が転がることを可能にする．外旋，内旋中にそれぞれ起こる後方，前方への滑りの重要性は図 5.33A に示される上腕骨頭のモデルに戻れば明らかであるが，上腕骨頭が関節窩の

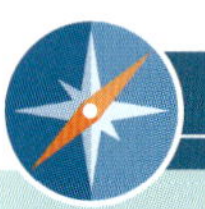

SPECIAL FOCUS 5.5

上腕骨頭の「動的な中心化」：関節包と回旋筋腱板の重要な相互作用

肩甲上腕関節のすべての随意運動中，活動している回旋筋腱板の筋の力は肩甲上腕関節の動的安定化の大変重要な役割を果たしている．活動中の筋の力は，伸張された関節包靭帯の受動的な力とともに上腕骨頭を関節窩に対して適切な位置に保持する．肩甲上腕関節における動的安定性は，とくに骨による運動制約がないため，能動的な力と受動的な力の相互作用に強く依存する．**図 5.35** には能動的な外旋の際の動的安定性機構の例を示す．棘下筋（4 つの回旋筋腱板うちの 1 つ）が肩甲上腕関節に外旋のトルクを生み出すために収縮している様子が描かれている．棘下筋は関節包後部に一部が付着しているため，能動的収縮は関節後部の緩みを制限する[88]．関節包後部のわずかな張力の維持と筋活動による自然な硬さの組み合わせは，能動的な外旋の際に関節の後方安定性の助けとなる．健常な肩においては，関節前部も能動的な外旋中に安定化される．伸張された肩甲下筋，肩甲上腕関節の中関節上腕靭帯と烏口上腕靭帯のすべて受動的な張力は関節包前部に硬さを加える．そのため能動的な外旋中に力は関節の両側に生み出されており，関節窩に対して上腕骨頭の安定化と中心化に貢献している．

過度に堅い肩甲上腕関節包は上記のような中心化過程の有効性を妨げる可能性がある．たとえば（図 5.35 にみられるように）能動的な外旋中，過度に堅い関節包前部は強い受動的な力を生み出し，上腕骨頭を過度に後方に位置させる．この作用は関節窩に対する上腕骨頭の中心化を妨げるように働き，関節内に異常な接触面を作りかねない．逆に（おそらくさらに頻繁に）堅い関節包後部は，能動的な内旋中に上腕骨頭を過度に前方へずらす．この状況は肩甲上腕関節不安定症と肩峰下インピンジメントにかかわる可能性のある要因である[114, 128, 140]．

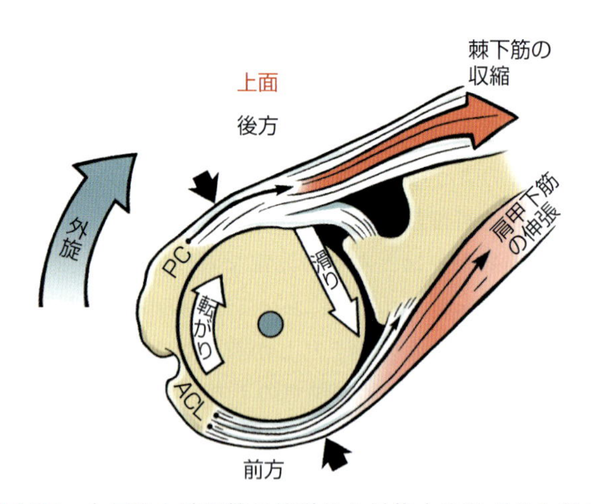

図 5.35 右肩甲上腕関節の能動的な外旋中の転がりと滑りの関節包内運動を上から見た図．棘下筋は収縮していることが示され（濃い赤色）それにより上腕骨は後方へ転がる．肩甲下筋と前関節靭帯（ACL）はそれらの伸張による静的張力を起こす．肩甲下筋の収縮により関節包後部（PC）は比較的にきつく引っ張られる．2 つの太く黒い矢印は外旋中の骨頭を安定させる骨頭の中心に向かう力を示す．伸ばされた組織は細く長い矢印で描かれている．

横径上を転がるのを頭に浮かべてもらいたい．たとえば前方への滑りなしで後方への転がりだけが起こった場合，75° 外旋すると骨頭は後方へ約 38mm 並進する．関節窩の横径は約 25mm しかないので，この並進の値は完全な関節脱臼を意味する．しかし通常ならば最大外旋で骨頭の中心は 1～2mm しか後方並進しない．これは後方への転がりと同時に起こる前方への滑りの「相殺効果」を表す[74]．

通常，肩内転位では約 75～85° の内旋と 60～70° の外旋が可能であるが，かなりの個人差がある．90° 外転位での外旋可動域は通常 90° 近くまで増加する．どのような位置で外旋するかにかかわらず，肩甲胸郭関節に通常，関連する動きがある．解剖学的肢位において，肩の内・外旋の最大域では，それぞれ異なる程度の肩甲骨の前方突出と後退を伴う．

肩甲上腕関節のすべての動きで同様に，特定の関節包内運動は，骨運動の正確な面に依存する．前述したように，解剖学的肢位での内・外旋では，転がりと滑りの関節包内運動が起こる．これに対して 90° 外転位での内・外旋はおもに骨頭のある点と関節窩のあいだの軸回旋により起こる．骨運動と関節包内運動の関係を頭に浮かべられることは患者の治療と評価のために有用な概念構造を提供する．これらの関係は表 5.2 にまとめている．

表 5.2　肩甲上腕関節における運動学的関連性のまとめ

骨運動	運動面 / 回転軸	関節包内運動
外転と内転	ほぼ前額面 / ほぼ前後の回転軸	関節の縦径に沿って転がりと滑り
内旋と外旋	水平面 / 垂直回転軸	関節の横径に沿って転がりと滑り
屈曲と伸展，内旋と外旋（90° の外転時）	ほぼ矢状面 / ほぼ内外の回転軸	おもに上腕骨頭と関節窩のあいだでの軸回旋

包括的な肩外転の運動学：肩複合体の 6 つの運動学的原則

Overall Kinematics of Shoulder Abduction: Establishing Six Kinematic Principles of the Shoulder Complex

本章のここまでにおいて，肩関節に関する学習は，おもに肩複合体内の独立した個々の関節や連結の運動学に焦点

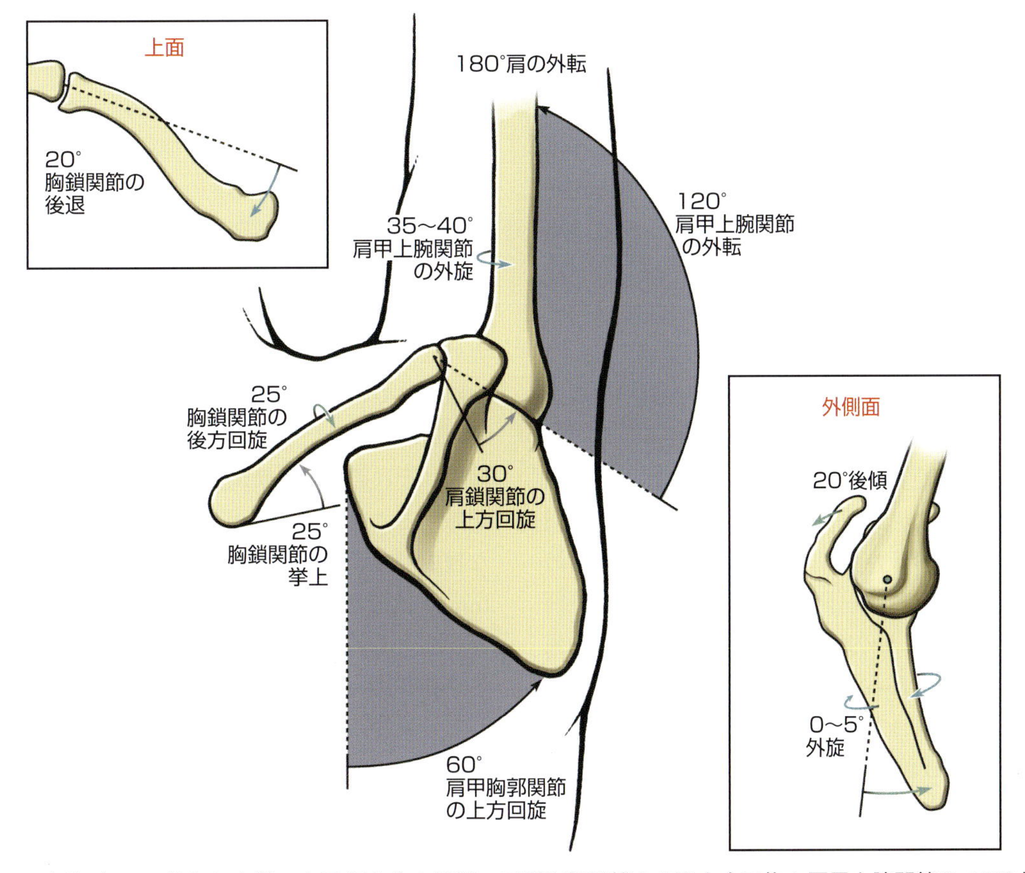

図 5.36　上腕が 180° 外転した際の右肩複合体の後面．肩甲胸郭関節の 60° 上方回旋と肩甲上腕関節の 120° 外転は紫色で示されている．２つの挿入図にはそれぞれ上面および側面から見た鎖骨と肩甲骨の運動を追加した．すべての数値は多くの文献による幅広い推定値から選択した（本文を参照）．実際の運動学的数値は，被験者や研究によって大きく異なる．

を置いてきた．このあとの最後の検討では，骨と関節が完全な能動的外転運動に，どのように貢献するかということに焦点をおきながら肩複合体の運動学を包括的に考える．この検討は，図 5.36 にかなり機械的に示されるように**能動的な完全外転に関する 6 つの運動学的原則**について行う．これらの原則は進化しつづける肩の運動学な計測方法に基づいている．これらの方法には X 線写真，関節角度計，写真，動画撮影，バイプラナー透視映像，磁気共鳴映像法，CT スキャン，超音波，光電子工学法，電気機械的または電磁気の追跡装置（皮膚上もしくは外科的に埋め込まれたセンサとともに）が含まれる．最近ではこれらの方法はコンピュータモデリング技術とともにも使われる[26, 62]．

完全な外転を無痛で自然な状態で行った場合に，肩複合体の最適な関節間の連鎖または連結が得られる．肩複合体の関節がどのように連携して働くのかを理解することにより，臨床家は肩複合体のある一部の障害がどのように他の部分に影響を及ぼすかを認識することができる．この理解が有効な肩の評価と治療に重要な基盤となる．

▶肩甲上腕リズム Scapulohumeral Rhythm

健常な肩には，肩甲上腕関節の外転と肩甲胸郭関節の上方回旋のあいだに自然な運動学的連鎖のリズムまたはタイミングが存在する．このリズムは，肩の外転の最も意義深く観察可能な運動学的連鎖の 1 つである．何十年も前に出版された当時の先駆的な研究書籍のなかで，Inman はこの運動学的連鎖を説明するために“**肩甲上腕リズム**（scapulohumeral rhythm）”という言葉を生み出し，一般化した[84]．この研究によれば，前額面において外転が 30° を超えると，このリズムは驚くほどに一定していて，2：1 の比率で起こる．**つまり肩を 3° 外転する際，肩甲上腕関節は 2° 外転し，肩甲胸郭関節は 1° 上方回旋する．**肩の外転における**第 1 の運動学的原則**は，一般的な 2：1 の肩甲上腕リズムに基づいた場合，約 180° の完全な外転は，同時に起こる肩甲上腕関節の 120° の外転と肩甲胸郭関節の 60° の上方回旋より成り立つ（図 5.36 の紫色の 2 つの範囲を参照）．肩甲上腕リズムの比率については文献により異なるが，多くは 1.25：1 から 2.9：1 と Inman の報告した 2：1 に比較的近い*．肩甲上腕リズムの報告にみられるばらつきは，測定技術，被験者，速度と動きの面，外的負荷の違いを反映する．異なる比率が報告されていても，依然として Inman の 2：1 の比率は，肩の外転を評価する際の最高の公準である．全 180° の肩の外転を考える際に，このリズムは簡単に覚えられ，上腕と肩甲骨運動の包括的な関係を概念化するのに役立つ．

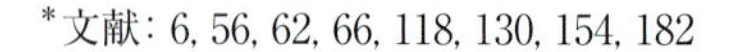
*文献：6, 56, 62, 66, 118, 130, 154, 182

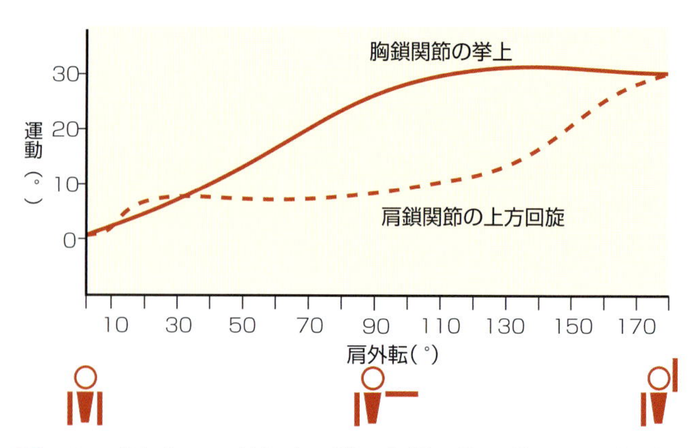

図 5.37　肩が 180° 外転する際の胸鎖関節の挙上と肩鎖関節の上方回旋の関係を描いたグラフ．（Inman VT, Saunders M, Abbott LC: Observations on the function of the shoulder joint, *J Bone Joint Surg Am* 26: 1-32, 1944 の再描画）

▶最大外転の際の胸鎖関節と肩鎖関節 Sternoclavicular and Acromioclavicular Joints during Full Abduction

すでに述べたように，最大外転位における肩甲骨の上方回旋は肩の運動学において必須の要素の 1 つである．しかしながら肩甲骨の総合的な軌道は胸鎖関節と肩鎖関節の組み合わされた運動により導かれる[23, 113, 118]．これらの運動学は被験者が前額面において能動的に 180° の外転を行ったデータに基づいて図 5.37 のグラフに描かれている[84]．このグラフは数ある胸鎖関節と肩鎖関節の運動表現のうちのたった 1 つの例であるが，次の運動原則をうまく説明している．肩の外転における**第 2 の運動学的原則**は，肩の最大外転位における肩甲骨の 60° の上方回旋が同時に起こる胸鎖関節での鎖骨の挙上と，肩鎖関節での肩甲骨の上方回旋の組み合わせにより成り立つことである．肩甲骨の上方回旋にそれぞれの関節が寄与する正確な角運動を確定的に記録することは難しい[118, 125]．この点については，技術的な理由で，多くは胸鎖関節について広く研究されている．Inman は前額面での 180° 外転中に胸鎖関節は 30° 挙上すると報告した[84]．それに対して逆に Ludewig らは平均わずか 6～10° と報告した．しかしこのデータは，より限られた外転範囲で収集された[106, 112, 118]．データは一致しないが，図 5.36 に描かれているように，それぞれの関節が肩甲骨の上方回旋に寄与することは明らかである．

肩の外転における**第 3 の運動学的原則**は，肩の最大外転位において，鎖骨は胸鎖関節で後退することである．解剖学的肢位において鎖骨はほぼ水平位にあり，さらに前額面より約 20° 後方に位置することを思い出してほしい

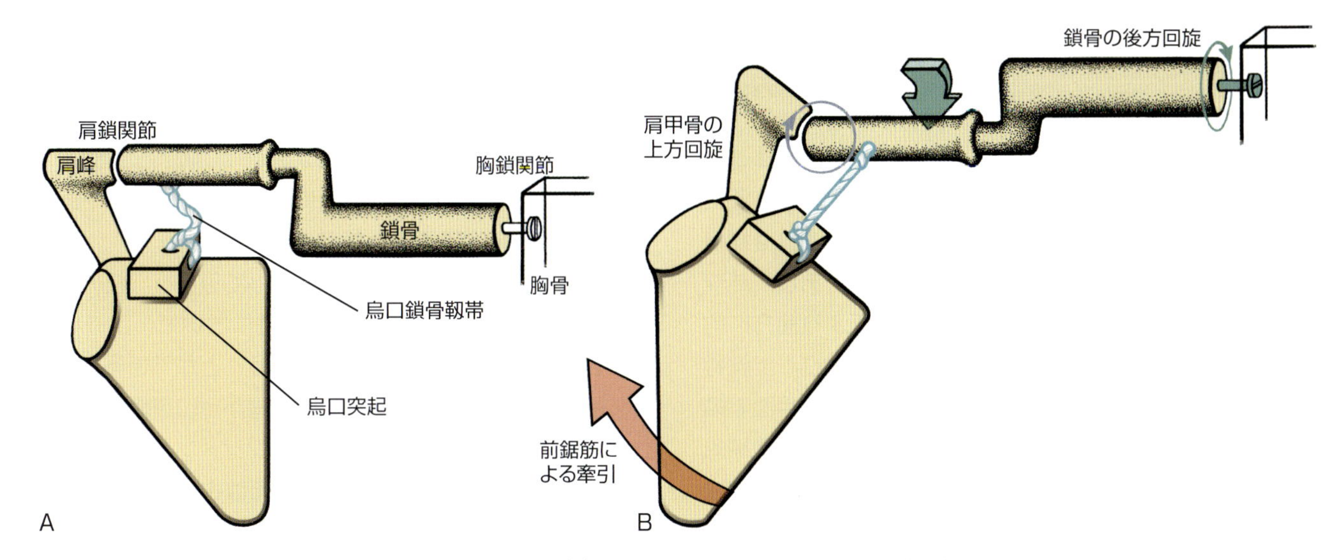

図 5.38　右鎖骨の後方回旋の仕組みを表す．(A) 解剖学的肢位の静止状態で肩鎖関節と胸鎖関節，そして烏口鎖骨靱帯が緩んでいる様子が描かれている．(B) 前鋸筋が肩甲骨を上方回旋するとともに，烏口鎖骨靱帯が伸張される．伸ばされた靱帯により起こる張力がクランク状にまがった鎖骨を後方回旋させ，それが肩鎖関節を介して肩甲骨の完全な上方回旋を可能とする．

(図 5.4 角 A 参照)．肩の外転中，鎖骨はおよそ 15 〜 20° 後退する [62, 107, 130] (図 5.36 左上の挿入画)．興味深いことに，鎖骨は肩甲面上での外転時や屈曲時よりも，前額面上での外転のほうがより大きく後退する [118]．この違いは，鎖骨を後退させ肩甲骨を上腕挙上面に合わせるための重要な役割を反映する [23, 113]．

肩の外転における**第４の運動学的原則**は，肩が最大外転位に近づくにつれて，上方回旋する肩甲骨は後傾し，ときおりわずかながら外旋することである (図 5.36 右下挿入画) (これらの運動学用語は前に肩鎖関節に関する図 5.19A で述べたが，それらは文献では胸郭に対する肩甲骨の全体的な運動として頻繁に用いられる)．解剖学的肢位で静止している場合，肩甲骨は 10° ほど前傾し，約 30 〜 40° 内旋する (つまり肩甲面: 図 5.4 角 B 参照)．肩の外転が増加するにつれて，上方回旋する肩甲骨は，おもに肩鎖関節で約 20° 後傾する [23, 118]．肩甲骨の外旋は比較的小さく個人差は大きいが，通常，胸鎖関節と肩鎖関節においてほぼ同時に起こる水平面上での回旋の差し引きの結果である [97, 113]．興味深いことに，通常，肩甲骨は外転最終域に達するまでには正味わずかながら外旋するが，外転初期にはわずかに内旋する可能性がある．肩甲骨外転の最終域では，肩甲骨が外旋する正味の動きにもかかわらず，上方回旋した肩甲骨は，肩甲面またはその近くに向けられたままである [97]．前述した肩甲骨の可動範囲やパターンを記述した文献では，肩の外転，とくに肩甲骨の水平面での運動に関連するデータではかなり異なる．このデータのばらつきは，研究された外転運動の量と面の違い，また方法の違いを反映する [24, 65, 68, 69, 116, 118, 130]．

要約すると，上方回旋する肩甲骨において変動する後傾と結果的な外旋運動は外転運動中にいくつかの有益な機能をもたらす．これらの運動は (1) 肩甲骨を胸郭の彎曲に比較的ぴったりと添わせ，(2) 関節窩を上腕の挙上の面に向かせ，そして (3) 外転する上腕骨頭を烏口肩峰アーチから引き離す．つまりこれは肩峰下腔における組織の損傷，つまりインピンジメントを減らすと考えられる [94, 118]．

肩の外転における**第５の運動学的原則**は，鎖骨は長軸に沿って後方回旋することである．この動きは胸鎖関節のおもな動きの１つとして本章に前述してある (図 5.13 参照)．肩の外転中に鎖骨が 20 〜 35° 後方回旋すると報告されている [84, 112, 118, 192] (図 5.36，中心の図を参照)．健常な肩にモーションセンサを移植した生体研究によると，胸鎖関節における後方回旋は，肩甲面での外転中の最も顕著な鎖骨運動である [118]．研究データは一貫して，このほとんどすべての回旋の動きは，肩外転範囲の中期と後期に起こることを示している．肩峰下インピンジメントの診断を受けた被験者の骨にモーションセンサを移植して行われた生体実験では，肩甲面での外転中に鎖骨の後方回旋が減少することが示された [106]．

鎖骨の後方回旋の起こる仕組みは，興味深い複数の関節の運動，そして筋から靱帯に伝達させる力の組み合わせによりなる [84, 106, 146]．図 5.38A は解剖学的肢位で静止している比較的緩んだ烏口鎖骨靱帯をかなり図式的に示す．肩外

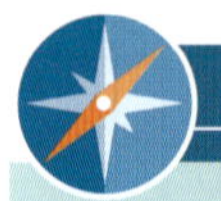

SPECIAL FOCUS 5.6

肩の外転　前額面 VS 肩甲面

前額面における肩の外転は，肩全体の機能を評価するための代表的な運動としてしばしば用いられる．これは標準的な方法にもかかわらず，この運動は不自然である．純粋な前額面での肩の外転より，肩甲面（前額面より前方に約30〜40°）での外転のほうが自然な運動であり，上腕骨のより大きな外転を可能にしている．さらに，肩甲面での外転は，避けることのできない上腕骨外旋運動との機械的つながりを緩やかにしているようにみえる[178]．これは以下の例で説明する．意識的に外旋がまったく起こらないようにしながら，純粋な前額面であなたの上腕を最大限まで外転してみよう．この運動を最大限まで到達させることが困難あるいは不可能なのは，上腕大結節が肩峰下の組織を烏口肩峰アーチの下の部分に対して圧縮しているのが理由の一部である[217]（図 5.39A）．純粋な前額面において自然に最大域まで達するためには，外転運動に上腕骨の外旋が伴わなければならない．これにより大結節が肩峰下面の後方端を確実に避けることができる．

次はあなたの上腕を肩甲面で外転してみよう．この運動は通常，少なくとも初期から中間域において，より容易に，また少ない外旋のみで外転を行うことができる．肩甲面による外転では，上腕大結節の先端が烏口肩峰アーチの比較的高い部分を通るため，インピンジメントを回避できる（図 5.39B）．肩甲面における外転はさらに，もともと自然に後捻した上腕骨頭をよりぴったりと関節窩に向き合わせる．また棘上筋の近位付着と遠位付着は一直線上に並ぶ．前額面と肩甲面での外転におけるこれらの機械的な違いは，肩の障害を有する患者の評価や治療の際，とくに肩峰下インピンジメントや棘上筋の腱障害が疑われる場合，考慮されるべきである．

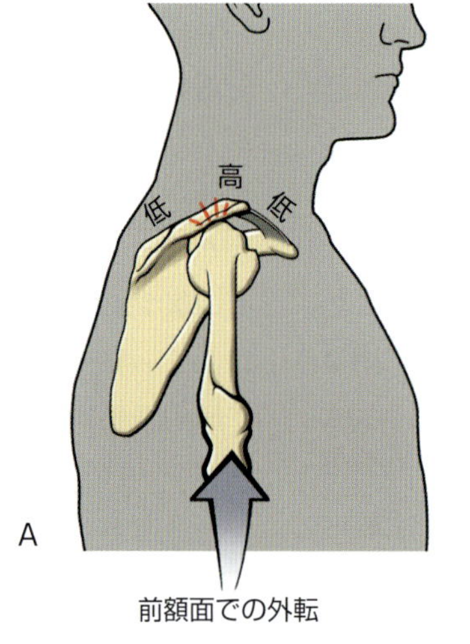

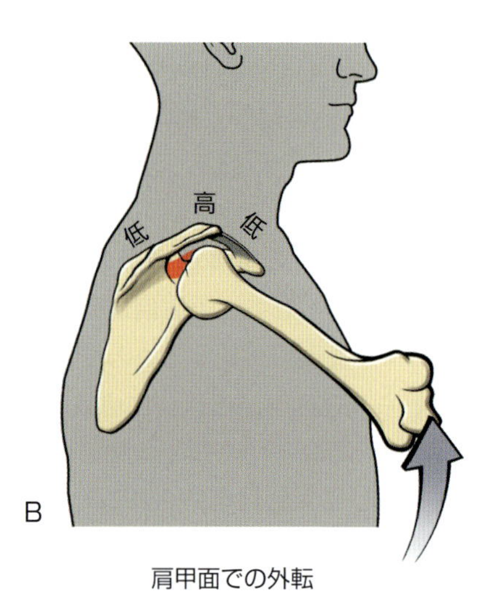

図 5.39　側面から見た（A）前額面と（B）肩甲面における右肩甲上腕関節の外転の比較．A と B のどちらも関節窩は肩甲面に向いている．さらに烏口肩峰弓の比較的に高い部分と低い部分も示してある．棘上筋の力の方向は B に示されるように，烏口肩峰アーチの下を通過する．

BOX 5.1　肩最大外転位に関連する６大運動学原理

原理第 1．一般的な 2：1 の肩甲上腕リズムに基づき，約 180° の能動的な外転は同時に起こる 120° の肩甲上腕関節の外転と 60° の肩甲胸郭関節の上方回旋より成り立つ．

原理第 2．肩の最大外転位において 60° の肩甲骨上方回旋は同時に起こる胸鎖関節の挙上と肩鎖関節の上方回旋の組み合わせにより成り立つ．

原理第 3．肩の外転中，鎖骨は胸鎖関節で後退する．

原理第 4．肩の最大外転位において，上方回旋している肩甲骨は後傾し，ときおりわずかながら外旋する．

原理第 5．肩の外転中，鎖骨は長軸に沿って後方回旋する．

原理第 6．肩の外転中，肩甲上腕関節は外旋する．

転の可動域の初期において，肩甲骨は肩鎖関節で上方回旋し始め，比較的硬い烏口鎖骨靱帯を引き伸ばす（図 5.38B 参照）．この靱帯はとても堅いために，この関節のこれ以上の上方回旋を制限する．引き伸ばされた靱帯の中に起こる張力は鎖骨長軸の後方にある点，円錐靱帯結節付近に伝達される．この力の応用でクランク状にまがった鎖骨を後方に回旋させる．この後方回旋は烏口鎖骨靱帯の鎖骨付着部を烏口突起に近づけて靱帯の張力を減らし，それにより肩甲骨が上方回旋の最終角度を維持することを可能にする．鎖骨の後方回旋は肩鎖関節の後傾と機構的に結合し，この結合された動きは肩の完全な外転に必須であると仮定される[112]．

肩の外転における第６の運動学的原則は，肩の外転の際，上腕骨は自然に外旋することである[118]（図 5.36 参照）．比較的容易に臨床的に確かめられる肩の外旋は，上腕骨の大結節が肩峰の後方を通り肩峰下の中の組織を挟み込まないようにする．Stokdijk らは，特定の運動面において上腕の挙上に対する外旋の比率が異なることを示している[178]．完全な前額面での外転は，肩甲面における外転よりも高い比率（すなわち，外転当たりのより大きな外旋）を有していた．肩の能動的な完全外転における外旋は 20～25° の範囲であり，この外旋の大部分は 70～80° の外転範囲で起こる[118, 126]．

肩の完全外転に関する６つの運動学的原則を Box 5.1 にまとめる．さらに多くの原則を定義することもできるが，これら６つが肩の複数の関節に絡む運動学を整理し，なおかつ強調するために役立つガイドラインとなる．それぞれの原則に関連する運動の実際の大きさと方向はもちろん個人により，または研究によって異なる．

筋と関節の相互作用

肩複合体の筋と関節の神経支配

Innervation of the Muscles and Joints of the Shoulder Complex

▶腕神経叢の全体像 Introduction to the Brachial Plexus

上肢すべては腕神経叢からの神経支配を受ける．それは第５頸神経（C^5）～第１胸神経（T^1）神経根の前枝からなる（図 5.40）．基本的な解剖学的組成は以下のとおりである．C^5 と C^6 が上神経幹，C^7 が中神経幹，そして C^8 と T^1 は下神経幹をなす．これらの神経幹はわずかな長さで前部と後部に分かれる．これらの前部と後部への分枝は腋窩動脈との関係によって名付けられる３つの神経束（外側，後，内側）に再編成される．神経束は最終的に分枝して，尺骨，正中，橈骨，腋窩神経などのような主要な末梢神経となる．

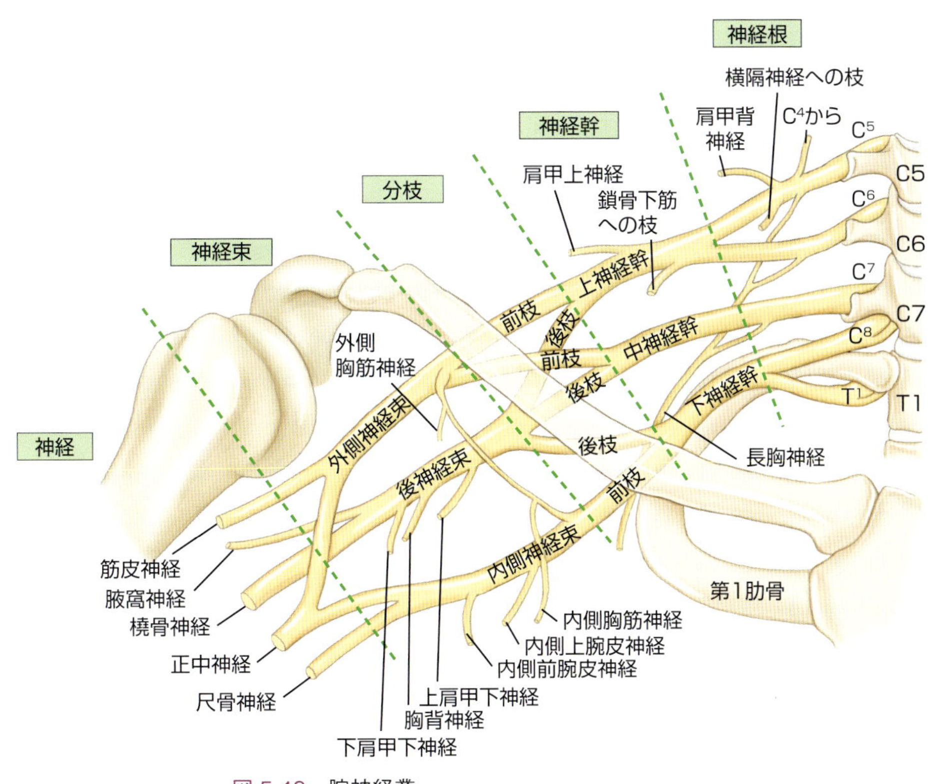

図 5.40　腕神経叢．

表 5.3　腕神経叢からの神経とそれに神経支配される肩複合体の筋

神経	腕神経叢の神経束または神経幹	おもな神経根＊	筋神経支配
腋窩神経	後神経束	C^5, C^6	三角筋，小円筋
胸背神経（中肩甲下神経）	後神経束	C^6, C^7, C^8	広背筋
上肩甲下神経	後神経束	C^5, C^6	肩甲下筋の上部線維
下肩甲下神経	後神経束	C^5, C^6	肩甲下筋の下部線維と大円筋
外側胸筋神経	外側神経束あるいはその近位	C^5, C^6, C^7	大胸筋，ときには小胸筋を含む
内側胸筋神経	内側神経束あるいはその近位	C^8, T^1	大胸筋（胸肋部），小胸筋
肩甲上神経	上神経幹	C^5, C^6	棘上筋，棘下筋
鎖骨下筋神経	上神経幹	C^5, C^6	鎖骨下筋
肩甲背神経	C^5 神経根	C^5	大菱形筋，小菱形筋，肩甲挙筋†
長胸神経	神経幹より近位	C^5, C^6, C^7	前鋸筋

＊注：それぞれの神経に関与するおもな脊髄神経根．
†頸神経叢を通して C^3 と C^4 にも神経支配されている．

▶筋の神経支配 Innervation of Muscle

肩複合体を制御するほとんどの筋は腕神経叢の２つの部分から運動性神経支配を受ける．それらは (1) 腋窩神経，肩甲下神経，胸背神経といった後神経束より起こる神経と (2) 肩甲背神経，長胸神経，胸筋神経や肩甲上神経といった腕神経叢のより近位から分枝した神経である．これについては表 5.3 に要約している．この神経支配の構成の唯一の例外は僧帽筋であり，これはおもに第Ⅺ脳神経（副神経）とわずかな上部頸神経の神経根からの運動性と感覚神経支配を受ける[174]．

参考として，上肢の筋を神経支配する主要神経と神経根は付録Ⅱパート A～C に記載している．さらに付録Ⅱパート D と E には，C^5～T^1 神経根における運動性神経支配と感覚神経支配の臨床評価に役立つ参考資料を含む．

▶関節の感覚神経支配 Sensory Innervation to the Joints

胸鎖関節は，頸神経叢の C^3 と C^4 神経根により感覚（求心性）神経支配を受ける[174]．肩鎖関節と肩甲上腕関節は，C^5 と C^6 神経根より肩甲上神経と腋窩神経を介して感覚神経支配を受ける[60]．

肩複合体の筋の機能
Action of the Shoulder Muscles

肩複合体のほとんどの筋は近位固定筋か遠位運動筋の２つの機能区分のうちの１つに属する．近位固定筋には僧帽筋や前鋸筋などがあり，脊椎，肋骨，頭蓋骨にはじまり，肩甲骨と鎖骨に遠位付着する．遠位運動筋には三角筋や上腕二頭筋のように肩甲骨と鎖骨にはじまり，上腕骨か前腕に遠位付着する筋がある．本章で繰り返される重要なテーマは，肩複合体の最適動作にはこれら２種類の筋が協調して相互作用することが必要ということである．これらの相互作用を理解するためには，筋の機能的グループによって共通する骨付着部に関する確かな知識が必要である．参考として，肩複合体の筋の近位付着，遠位付着，神経支配は付録Ⅱパート F に記載されている．さらに，いくつかの肩の筋の断面積は付録Ⅱパート G に掲載した．

肩甲胸郭関節の筋
Muscles of the Scapulothoracic Joint

肩甲胸郭関節の筋は，作用により，挙上筋か下制筋，前方突出筋か後退筋，上方回旋筋か下方回旋筋に区別される．鎖骨あるいは上腕骨に付着し，間接的に肩甲胸郭関節に作用する筋もある．

▶挙上筋 Elevators

肩甲胸郭関節で挙上運動を起こす筋は，**僧帽筋上部線維** (upper trapezius)，**肩甲挙筋** (levator scapulae) であり，挙上作用は小さいが**菱形筋** (rhomboid) も含まれる[32]（図 5.41）．機能的にこれらの筋は「肩甲帯（肩甲骨と鎖骨）」と上肢の適切な肢位を保つ．個人差が大きいが肩甲帯の理想的肢位とは，わずかに挙上し，比較的に後退した肩甲骨と少し上向きの関節窩である．僧帽筋上部線維は鎖骨の外側端に付着するため，胸鎖関節に優れたてこ比を与え，この理想的肢位の保持に寄与する．

肩甲胸郭関節に顕著な作用をする筋

挙上筋	後退筋
• 僧帽筋上部線維	• 僧帽筋中部線維
• 肩甲挙筋	• 菱形筋（大，小）
• 菱形筋（大，小）	• 僧帽筋下部線維
下制筋	**上方回旋筋**
• 僧帽筋下部線維	• 前鋸筋
• 広背筋	• 僧帽筋上部線維と下部線維
• 小胸筋	**下方回旋**
• 鎖骨下筋	• 菱形筋
前方突出筋	• 小胸筋
• 前鋸筋	

いくつかの疾患により肩甲帯の筋による支持性が低下する．たとえば，第Ⅺ脳神経である副神経損傷，ポリオ（運動神経細胞を冒すウイルス）に起因して僧帽筋上部線維が単独に麻痺する可能性がある[143]．それよりも頻繁に起こるのは，肩甲胸郭関節のすべての挙上筋が，脳卒中後，あるいは筋ジストロフィー，ギランバレー症候群などの疾患により筋力低下や麻痺に陥る．疾患にかかわらず，肩甲帯の支持力の喪失では，肩甲胸郭関節の静止肢位が重力の影響を大きく受けることになる．その姿勢では典型的に肩甲骨が下制，前方突出および著しく下方回旋する．時間の経過とともにこの肢位は肩の周辺の他の組織に対して有害なストレスを生む．図 5.42A はポリオウイルスによる左僧帽筋上部線維の麻痺を伴った少女の姿勢である[18]．やがて下制した鎖骨は胸鎖関節において上方に脱臼する（図 5.42A の鎖骨の内側端の矢印参照）．鎖骨の外側端の下制に従って，第 1 肋骨が鎖骨下でてこの作用により内側端を上方に押し出す．下制した鎖骨体は腕神経叢の一部と鎖骨下血管を圧迫する可能性がある．

僧帽筋上部線維の長期にわたる麻痺によるもう 1 つの結

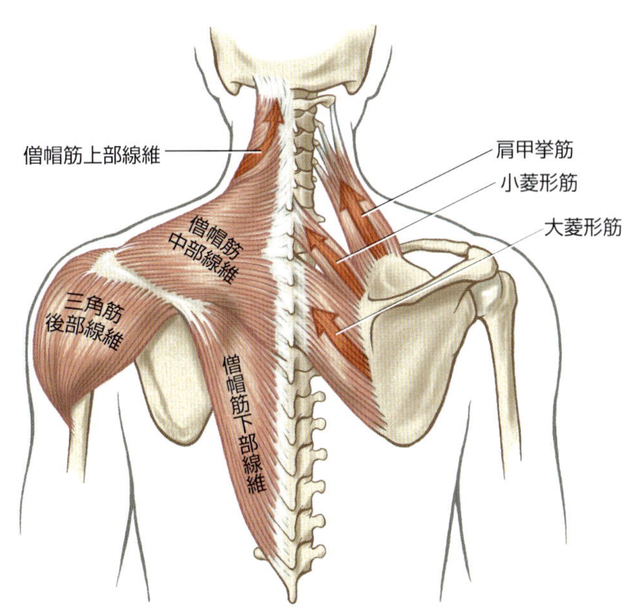

図 5.41　後方より見た肩甲胸郭関節における肩甲骨の挙上筋（僧帽筋上部線維，肩甲挙筋，大菱形筋と小菱形筋）．三角筋中部線維，三角筋後部線維，僧帽筋中部線維と下部線維も描かれている．

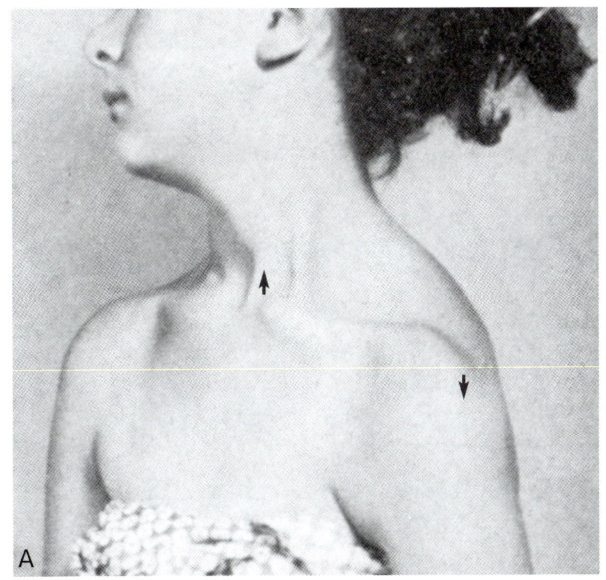

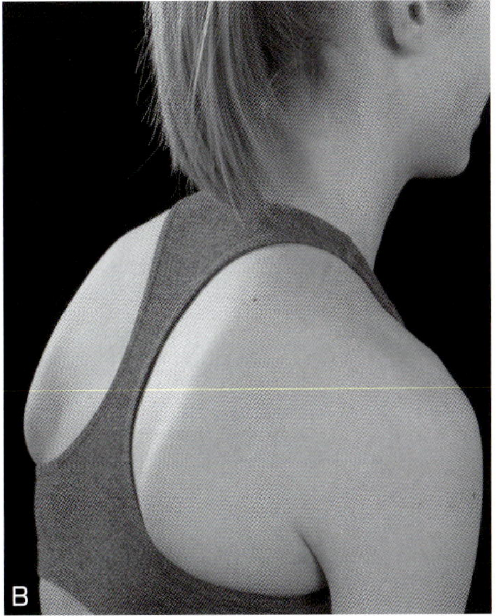

図 5.42　肩甲胸郭関節の異常姿勢の例．（A）ポリオウイルスにより左僧帽筋上部線維が麻痺した少女の写真．小さな矢印は胸鎖関節と肩甲上腕関節における亜脱臼を示す．（B）健康な若い女性の特別な神経障害のない“猫背”の写真．肩甲骨内縁と下角のでっぱりが肩甲骨全体の肢位を理解する助けとなる．（A は原本より編集したもの．Brunnstrom S: Muscle testing around the shoulder girdle. *J Bone Joint Surg Am* 23: 263, 1941）

果は，肩甲上腕関節における下方脱臼（あるいは亜脱臼）である（図 5.42A 参照）．肩甲上腕関節の静的安定化の一因は傾いた関節窩の上に上腕骨頭がしっかりと固定されているという前述した内容を思い出してほしい（図 5.28A 参照）．僧帽筋の長期的な麻痺は，上向きの関節窩を損ない，上腕骨頭を下に滑り落としてしまう．支えられていない上腕が重力によって下向きへ引っ張られると肩甲上腕関節の関節包靱帯を傷め，不可逆性の脱臼を引き起こす可能性がある．この合併症は弛緩性片麻痺を患った人々によくみられ，三角巾で上腕を保持しなければならないかもしれない．

上記において疾病による脱神経とその結果の筋の麻痺を伴う異常な肩甲骨肢位の比較的極端な例を紹介した．しかしながら，それほど極端でない例は多くの臨床において頻繁にみられ，多くの場合，神経系や筋の病歴がない．たとえば図 5.42B の女性は典型的な“猫背（rounded shoulders）”がある以外は健常である．両方の肩甲骨はわずかに下制，下方回旋，なおかつ前方突出している．原理的には，この姿勢は実際に筋が麻痺した少女のように，胸鎖関節と肩甲上腕関節に類似した（通常はるかに損傷の少ない）生体力学的ストレスが引き起こす可能性がある．図 5.24B の被験者の肩甲骨内縁と下角の位置から明らかなように両方の肩甲骨がわずかに内旋し前傾する．この姿勢は肩峰下腔の組織をインピンジメントする傾向にあると推定される[15, 94, 114]．

神経学的に病変のない人に起こる異常な肩甲骨肢位に関連する原因に以下のようなものがある．それは一般的には，結合組織の緩み，筋の緊張，筋疲労，あるいは筋力低下，肩甲上腕関節包の緊張，頸胸椎の異常姿勢または単に習慣か一時的な気分などである．肩甲骨の異常姿勢とそれに伴う特別な生理学的原因を結びつけることは通常難しい．

肩甲胸郭関節の異常肢位の原因やその深刻さにかかわらず，この状態は肩複合体全体の生体力学に影響を及ぼす．肩の臨床的な検査には常に肩甲胸郭関節の位置の決定因子である筋の分析を含めるべきである．異常な肩甲胸郭肢位を改善する治療は，その根本的な原因により異なる．軽度の場合は筋力増強運動あるいは選択的な筋のストレッチ，患者自身の不良姿勢への意識を高めることで症状は快方に向かう可能性がある．

▶下制筋 Depressors

肩甲胸郭関節の下制は**僧帽筋下部線維**（lower trapezius），**広背筋**（latissimus dorsi），**小胸筋**（pectoralis minor），**鎖骨下筋**（subclavius）により行われる（図 5.43）．小さな鎖骨下筋は，鎖骨を下方に引っ張ることにより間接的に肩甲骨の下制に関与する[157]．鎖骨体とほぼ平行なこの筋の力線は，鎖骨に対してわずかな量の下制トルクしか生み出さず，重要な働きは実は圧縮することにより胸鎖関節を安定化することと思われる．僧帽筋下部線維と小胸筋は，肩甲

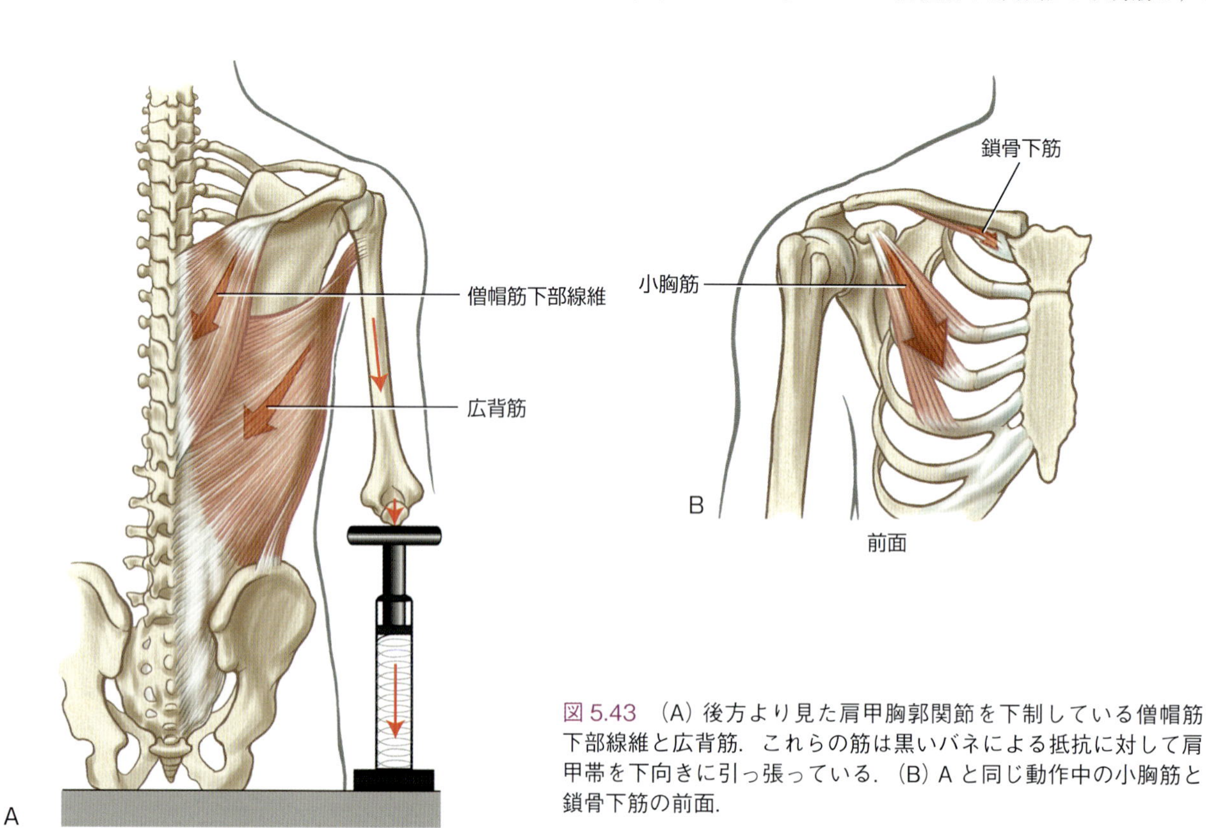

図 5.43 (A) 後方より見た肩甲胸郭関節を下制している僧帽筋下部線維と広背筋．これらの筋は黒いバネによる抵抗に対して肩甲帯を下向きに引っ張っている．(B) A と同じ動作中の小胸筋と鎖骨下筋の前面．

骨に直接働く．しかしながら広背筋は上腕骨を下方に引っ張ることにより肩甲骨を間接的に下制する．下制筋により生み出された力は肩甲骨と上腕を通して図 5.43A のバネのようななんらかの物体に作用する．このような動きは上腕全体の機能的な長さを大きくすることができるであろう．

もしも上腕の下制が物理的に妨害されたら，下制筋の力は固定された肩甲骨と上腕に対して胸郭を持ち上げることができる．この動きは肩甲骨が胸骨よりもよりしっかりと固定された場合のみに起こすことが可能である．たとえば図 5.44 では車いすに座っている人が肩甲胸郭関節の下制筋を使って坐骨面の圧力を減らそうとするところを示す．腕をしっかりと車いすのアームレストに押し付けて，僧帽筋下部線維と広背筋の収縮により固定された肩甲骨に対して胸郭と骨盤を持ち上げる．これはとくに四肢麻痺患者において，上腕三頭筋の筋力が肘を伸ばして体重を持ち上げるのに十分でない場合にとても有用な動きである．このように一時的に体幹と下肢の重さを持ち上げることができれば，車いすからベッドへの移乗動作にとっても重要な運動要素となる．

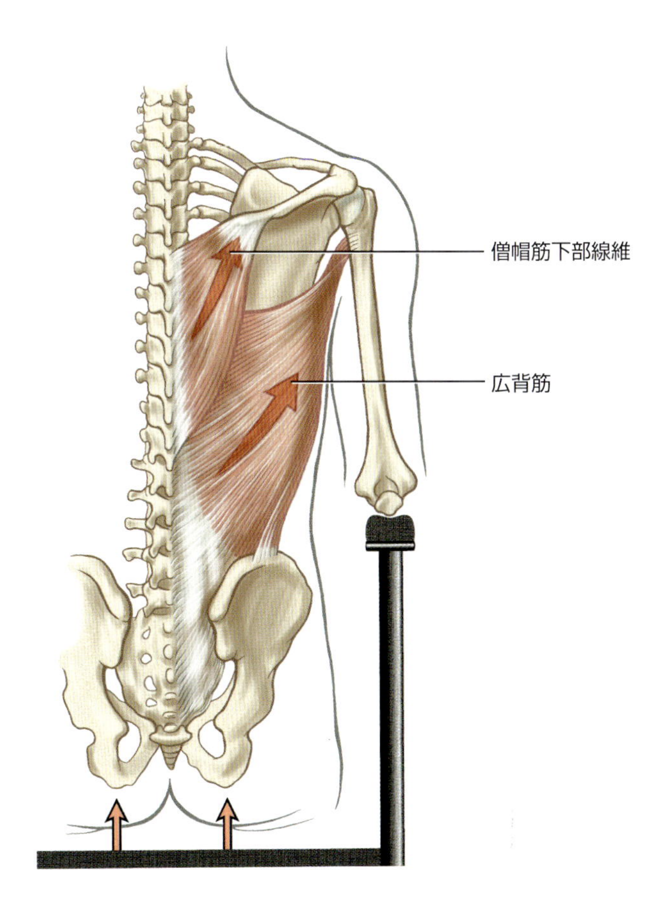

図 5.44　僧帽筋下部線維と広背筋が間接的に坐骨を車いすの座面から持ち上げる様子を示す．これらの筋収縮は，固定された肩甲上腕部分に向かって骨盤と体幹部分を持ち上げる．

▶前方突出筋（いわゆる外転筋）Protractors

前鋸筋（serratus anterior）は肩甲胸郭関節においておもな前方突出筋である（図 5.45A）．この幅広い筋は胸鎖関節の垂直軸まわりに前方突出を行うための有能なてこ比をもつ（図 5.45B）．肩甲骨の前方突出の力は通常，肩甲

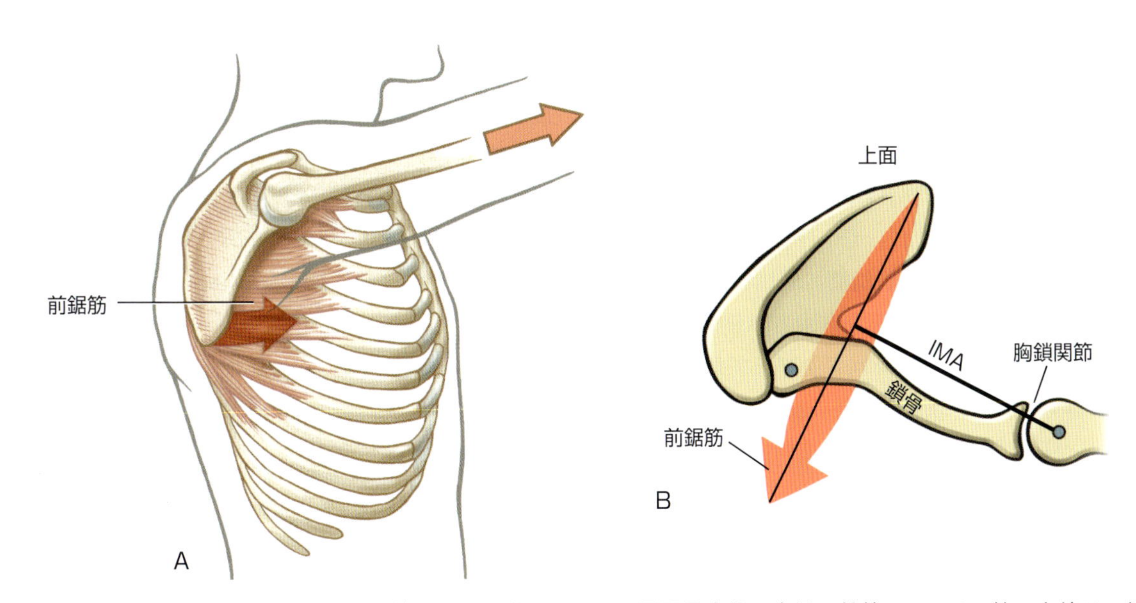

図 5.45　右の前鋸筋．（A）この幅広い筋は肩甲骨前面を通り，肩甲骨内縁の全長に付着している．筋の力線は，前方に押すまたは手を届かせる動きにおいて肩甲骨の前方突出と腕を外転させることを示す．下角付近に付着している筋線維は肩甲胸郭関節の下制に貢献していると思われる．（B）頭上から見た右肩関節には，前鋸筋による前方突出のトルクを示す．この前方突出トルクの強さは基本的には筋力と胸鎖関節の垂直回転軸から発する内的モーメントアーム（IMA）の積である．垂直回転軸も胸鎖関節の部分に記載している．

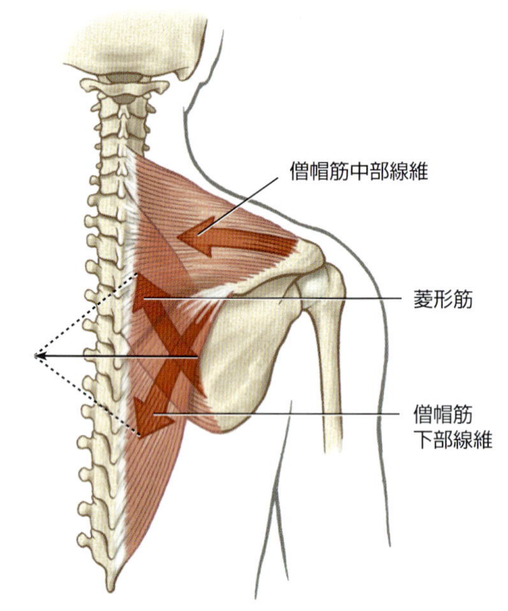

図 5.46　後方より見た僧帽筋中部線維，僧帽筋下部線維と菱形筋の協調による肩甲胸郭関節の後退を示す．菱形筋と僧帽筋下部線維の力線は点線で示され，それらの合力が後退力となり細い直線で示される．

上腕関節を介して，前方に押す動作や手を伸ばす動きに使われる．前鋸筋に筋力低下がある人は，前方に押す動作に著しい困難感を経験する．なぜならばそれ以外に肩甲骨を効果的に前方突出する筋がないからである．小胸筋も肩甲骨に前方突出の作用をもつが，前方突出を生み出す能力は比較的小さい．実は小胸筋の肩甲骨前方突出筋としての臨床的意義は，短縮した状態になった場合，肩甲骨後退を制限してしまうという役目から明らかになる．

前鋸筋のもう 1 つの重要な働きは腹臥位での腕立て伏せの最後のひと押しをすることである．腕立て伏せの初期はおもに上腕三頭筋と大胸筋により行われる．しかし，肘が完全に伸びたあと，意図的に両肩甲骨を前方突出させることにより胸はさらに床から上に持ち上げられる．この腕立て伏せの最後の段階はおもに前鋸筋の収縮により行われる．固定された肩甲骨に対して，左右両方の前鋸筋が胸郭を持ち上げる．この俗に“プッシュアップ・プラス（push-up plus）”とよばれる前鋸筋の作用は，図 5.45A を腹臥位にするように 90° 時計まわりにして，前鋸筋の矢印を反対方向にすれば理解しやすいかもしれない．このような運動は前鋸筋の特異的な活動を引出すことから，この重要な筋を強化するための運動にしばしば取入れられる[37, 49, 96, 117]．

▶後退筋（いわゆる内転筋）Retractors

共同作用的に収縮し，僧帽筋中部線維，菱形筋，僧帽筋下部線維は肩甲骨の主要な後退筋として作用する（図 5.46）．しかしながらこれら 3 つの筋のなかで僧帽筋中部線維がこの運動にとって最適な力線をもつ．これら 3 つの筋はグループとして動的に肩甲骨を体軸にしっかりと固定する．この肩甲骨の近位固定は，登山やボート漕ぎのように引っ張る運動に必須な力成分である．

菱形筋と僧帽筋下部線維は，後退筋という似たような機能を共有しながら，お互いに拮抗筋の機能も発揮する．力強い後退をしようとするとき，菱形筋による挙上作用は僧帽筋下部線維の下制作用により相殺される．しかし両方の筋の力線が組み合わされば，純粋な後退を生み出す（図 5.46 参照）．

僧帽筋の完全麻痺と菱形筋の多少の麻痺は肩甲骨の後退能力を著しく低下させる．拮抗筋による前方突出への抵抗作用が減った前鋸筋により，肩甲骨はわずかながら前方突出方向に「横滑り（drift）」しやすい[18]．

▶上方回旋と下方回旋 Upward and Downward Rotators

次に，肩甲胸郭関節の上方回旋と下方回旋を行う筋について，肩全体の動きという視点で説明する．

上腕を挙上する筋
Muscles That Elevate the Arm

「挙上」という言葉は特別な動きの面に限らず能動的に上腕を頭上に持ち上げる動作を表す．上腕の挙上は通常，次の 3 つのグループに属する筋により行われる．(1) 肩甲上腕関節において上腕を挙上（外転あるいは屈曲）する筋．(2) 肩甲胸郭関節において上方回旋を制御する肩甲骨の筋．(3) 肩甲上腕関節において動的安定と関節包内運動を制御する回旋筋腱板．

上腕挙上に携わるおもな筋

肩甲上腕関節の筋
- 三角筋前部線維と三角筋中部線維
- 棘上筋
- 烏口上腕筋
- 上腕二頭筋

肩甲胸郭関節の筋
- 前鋸筋
- 僧帽筋

回旋筋腱板
- 棘上筋
- 棘下筋
- 小円筋
- 肩甲下筋

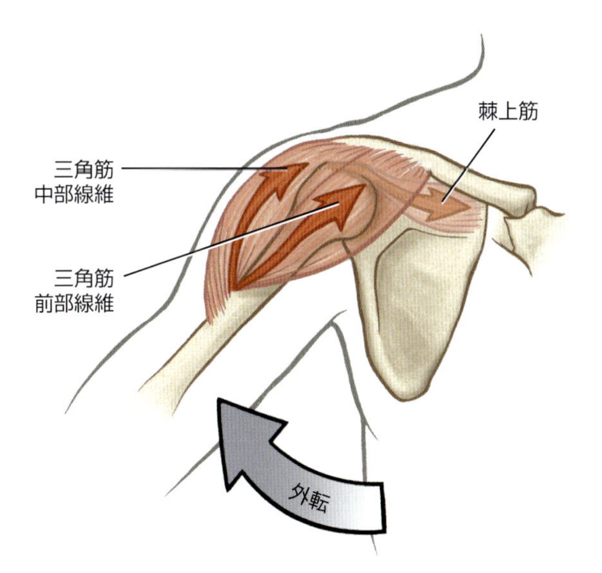

図 5.47 肩甲上腕関節における外転筋である三角筋中部線維，三角筋前部線維と棘上筋の前面図．

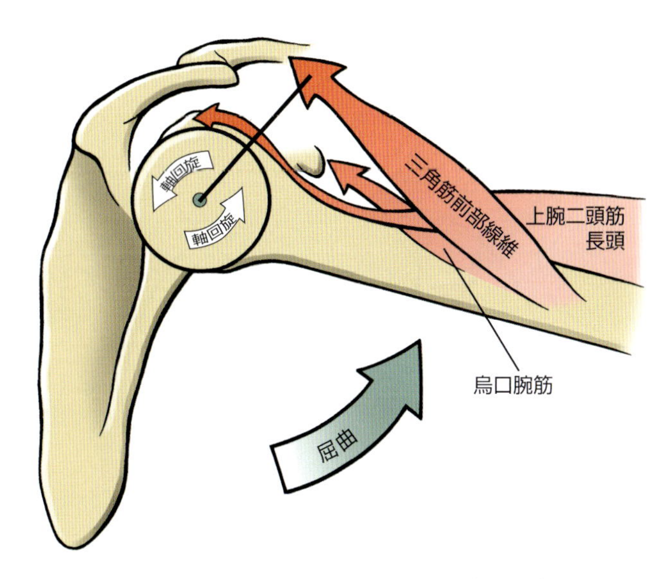

図 5.48 矢状面における三角筋前部線維，烏口腕筋と上腕二頭筋長頭による肩甲上腕関節の屈曲の側面図．上腕骨の中心に内–外側の回転軸が示されている．内的モーメントアームは三角筋前部線維の力線のみに描かれている．上腕二頭筋短頭は描かれていない．

▶肩甲上腕関節において上腕を挙上する筋 Muscles That Elevate the Arm at the Glenohumeral Joint

肩甲上腕関節における外転の主動作筋は三角筋前部線維（anterior deltoid），三角筋中部線維（middle deltoid）と棘上筋（supraspinatus）である（図 5.47）．そして屈曲の主動作筋はおもに三角筋前部線維，烏口上腕筋（coracobrachialis）と上腕二頭筋（biceps brachii）による（図 5.48）．

三角筋前部線維，三角筋中部線維と棘上筋は外転の初期に作用し，外転 60～90° で最大効果を発揮し，この位置において上腕の重さのために外部トルクも最大値に近づく[100]．研究によると三角筋中部線維と棘上筋はほぼ等しい断面積と外転モーメントアームを有する（お互いの違いは 10～12％以内）．そのために，予想どおりにそれぞれの筋は肩甲上腕関節における全外転トルクのほぼ半部ずつを担う[82]．三角筋が麻痺した場合，棘上筋は一般に肩甲上腕関節を完全に外転することはできるが，外転トルクはかなり減少する．同様に，棘上筋が麻痺もしくはその完全腱断裂の場合，たとえ完全な外転が可能であっても，その達成は難しい[162]．人によっては，肩甲上腕関節の関節包内運動の変化がその筋力低下を伴うため，完全な外転は完遂できなくなる．完全な能動的外転は三角筋と棘上筋両方の麻痺の場合には，通常不可能となる．

研究によると棘下筋と肩甲下筋の最上部線維は，肩甲上腕関節におけるごく限られた外転モーメントアームをもつことが示されている[61, 109]．これは，これらの筋の上部線維が関節の前–後回転軸のわずか上方を通るためである（図 5.52, 5.53 参照）．これらの筋は外転トルクを生じる限られた能力しかないが，後述するように，関節の動的安定性と外転の関節内包運動を司る主要な役割を果たす．

肩を能動的に外転する筋は肩甲上腕関節に比較的大きな圧縮力をもたらす．これらの関節力は 90° 外転の際に体重の 80～90％に達する[11, 153, 187]．90° 外転時，たった 2 kg を手で持つだけで圧縮力の大きさは体重の約 130％まで上昇するということを知っておくべきである[11]．このような筋による圧縮力を受ける肩甲上腕関節の表面積は 60～120° の外転時に最大となる[171]．圧縮力のピークで接触面積がこのように増加することは，通常，関節反力を生理的に耐えうる値に保つのに役立つ．

▶肩甲胸郭関節における上方回旋筋 Upward Rotators at the Scapulothoracic Joint

肩甲骨の上方回旋は上腕の挙上に重要な基礎をなす．主要な上方回旋筋は，前鋸筋と僧帽筋上部線維と僧帽筋下部線維である（図 5.49）．これらの筋は上方回旋を司り，肩甲骨に重要な回転調整をもたらす．これと同様に重要なことは，これらの筋は三角筋や回旋筋腱板などの末梢の筋に安定した付着部（肩甲骨）を与える．

上方回旋における僧帽筋と前鋸筋の相互作用

肩甲骨の上方回旋の回転軸は図 5.49 に示されるように，肩甲骨の前–後方向に通る．この軸は肩甲骨が上方回旋するための前鋸筋，僧帽筋上部線維と僧帽筋下部線維のあい

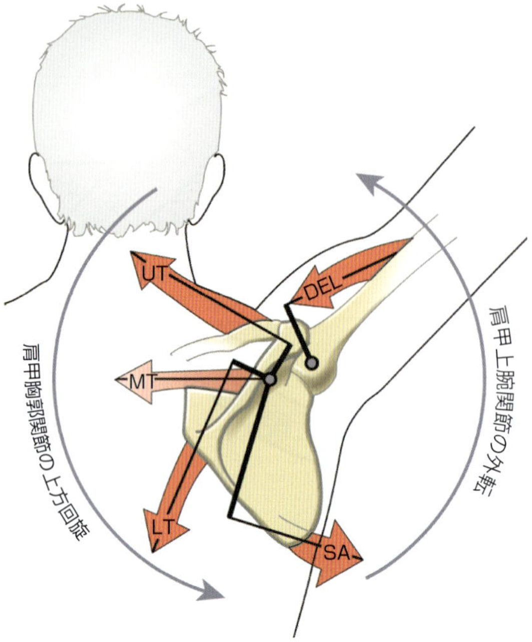

図 5.49　健常な肩においての肩甲胸郭関節の上方回旋筋と肩甲上腕関節の外転筋の相互作用の後面図．肩の外転は上腕と体幹骨格のあいだの筋による“運動力学な円”を必要とする．2つの回転軸があることに注目．1つは肩甲骨の軸で肩峰の近くにある．もう1つは肩甲上腕関節の軸で上腕骨頭にある．すべての筋の内的モーメントアームは濃い赤色の線で示されている．DEL は三角筋と棘上筋，LT は僧帽筋下部線維，MT は僧帽筋中部線維，SA は前鋸筋，そして UT は僧帽筋上部線維をそれぞれ示す．

だに起こるフォースカップル（force couple）を分析するのに便利である[6]．このフォースカップルは上腕骨の外転と同じ方向に肩甲骨を回転させる．このフォースカップルの機構は3つの筋すべてが同時に作用するという仮定に基づいている．前鋸筋の下部の線維が肩甲骨下角を引っ張り，関節窩を上方なおかつ外向きに回転させる．この線維は上方回旋を生ずる長いモーメントアームにより，フォースカップルのなかで最も有効な上方回旋筋である（図 5.49 参照）．僧帽筋上部線維は鎖骨を上方内側に引っ張ることにより間接的に肩甲骨を上方回旋する．僧帽筋下部線維は肩甲棘根を下方内側に引っ張ることで肩甲骨を上方回旋する．これら3つの筋による筋のフォースカップルは3名の人たちが回転ドアを開けながら歩く仕組みに類似している（ウェブサイト版図 5.1）．

肩甲骨の上方回旋の筋電図（EMG）分析によると，外転の全可動域にて僧帽筋上部線維と僧帽筋下部線維は比較的高い活動を示す．僧帽筋下部線維は肩外転後期にとくに活発な活動を示す[7, 89]．僧帽筋中部線維も肩外転中にとても活発に活動する[50, 184]．図 5.49 にみられるように，僧帽筋中部線維の力線は回転する肩甲骨の回転軸の上を通る．この場合，僧帽筋中部線維は上方回旋のトルクを生み出すてこを失う．しかしながら，この筋は必要な肩甲骨の後退力に貢献し，菱形筋とともに前鋸筋による強力な前方突出効果を中和する助けとなる．興味深いことに，前鋸筋と僧帽筋の一部は主動作筋でもあり同時に拮抗筋でもある．相乗的に上方回旋するが，拮抗的にも作用し，それぞれの強力な前方突出と後退効果を部分的に制限する．上腕を挙上する際，2つの筋の出力の正味の差は，上方回旋した肩甲骨の最終的な後退-前方突出の位置を決定するのに役立つ．肩の外転中（とくに前額面において），肩甲骨につながれた鎖骨が後退することから明らかなように，通常，肩甲骨の後退が優勢である（Box 5.1 にある第3の運動学的原則と図 5.36 を参照）．

図 5.49 に描かれているフォースカップルの機構に加え，前鋸筋と僧帽筋の力成分は上方回旋する肩甲骨の後傾と外旋を補助すると理論づけられる[94, 97, 113, 116, 117]（図 5.50A）（これらのわずかだが重要な肩甲骨の調整運動は肩外転の第4の運動学的原則として前述した）．図 5.50B, C は烏口鎖骨関節との関係において，いかにこの運動がこれらの筋により起こされているかを力学的に表す．図 5.50B に示されるように，前鋸筋（SA）は肩甲骨を前側方に引っ張り，一方，僧帽筋下部線維（LT）は肩甲骨を下方に引っ張る．これらの同時に起こる筋活動は上方回旋中の肩甲骨を後傾するのに必要な力線とモーメントアームをもつ（モーメントアームを黒い太線で示す）．図 5.50C に示されるように，前鋸筋の線維は肩甲骨の内縁を前側方に引っ張りながら，一方，僧帽筋中部線維（MT）は肩甲骨を体の中心に向けて引っ張る．これらの同時に起こる筋活動はそれらのモーメントアームは上方回旋中の肩甲骨を外旋するように働く．この外旋トルクはさらに肩甲骨の内縁を胸郭にぴったりと固定する．これらの体幹-肩甲骨間の筋がどのように肩甲骨を制御するかについて理解することは，肩の外転や屈曲における肩甲骨の異常な動きの改善を目的とした効果的な運動療法やその他の介入を設計するために必須である[94]．そのような矯正は最終的には肩甲上腕関節の周辺の結合組織や肩峰下腔の組織にかかるストレスを減らすであろう[94, 97, 119]．

肩甲胸郭関節における上方回旋筋の麻痺

僧帽筋の筋力低下

肩の外転において胸椎は自然に 10～15° 伸展する[48]．僧帽筋の筋力低下は，同時に胸椎伸展の程度を減少させ，そのため間接的に全体的な肩甲胸郭関節の運動を歪ませる．それに加え，僧帽筋の筋力低下，とくに下部線維と中部線維の筋力低下は肩甲骨の調整運動における制御の質を低下

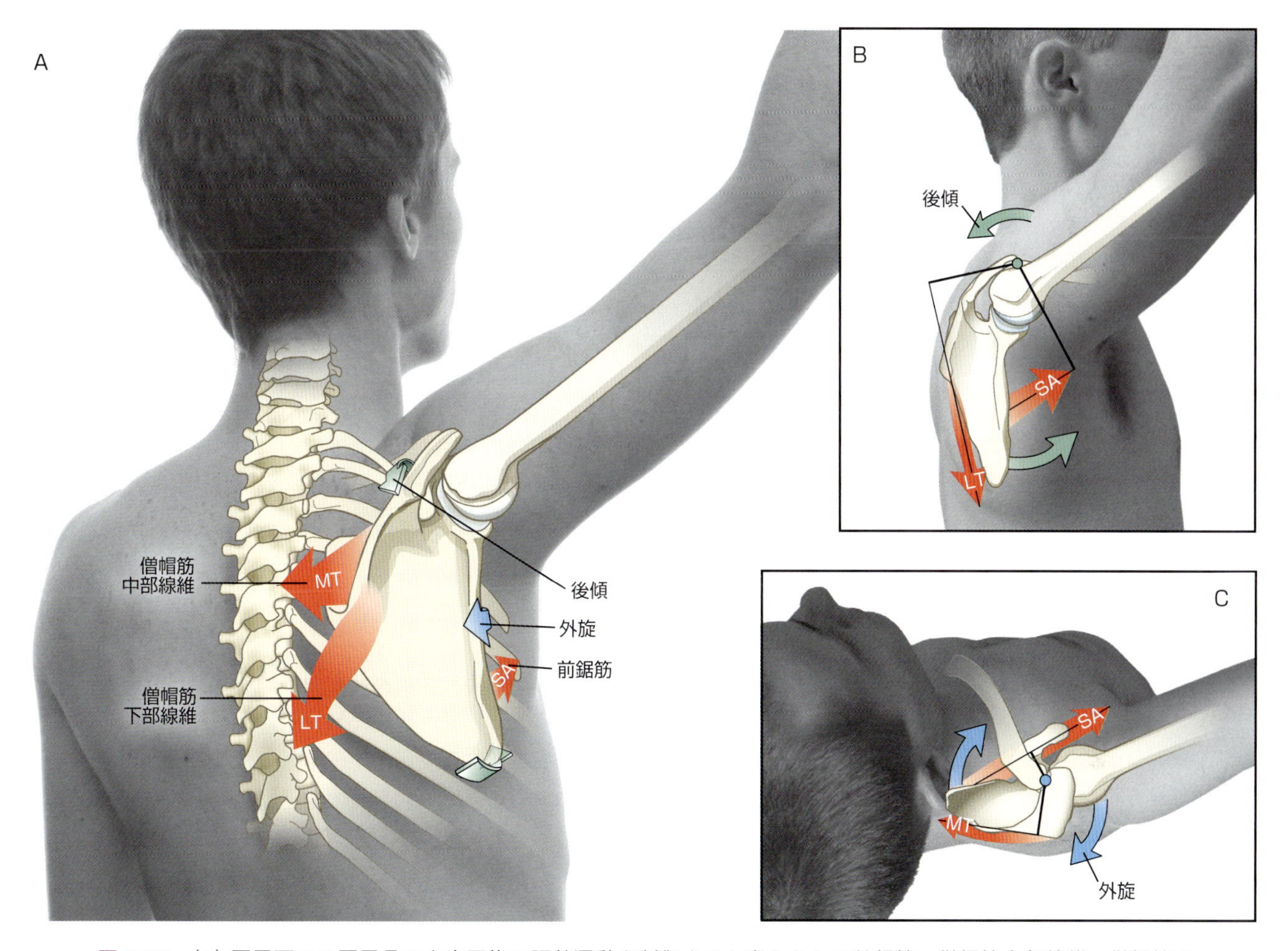

図 5.50　(A) 肩甲面での肩甲骨の上方回旋の調整運動を制御すると考えられる前鋸筋，僧帽筋中部線維，僧帽筋下部線維の動きの仕組み．(B) 前鋸筋 (SA) と僧帽筋下部線維 (LT) はフォースカップルで肩鎖関節の回転軸 (緑色の丸) に対して肩甲骨を後傾させる．(C) 前鋸筋 (SA) と僧帽筋中部線維 (MT) はフォースカップルで肩鎖関節の回転軸 (青色の丸) に対して肩甲骨を外旋させる．それぞれの筋のモーメントアームは肩鎖関節の回転軸から引かれた濃い赤色の線で示されている．

させる可能性がある[29]．

一般に，僧帽筋だけに麻痺がある人にとって，腕を頭上に挙上することは困難であり，その困難さはさまざまである．しかしながら，前鋸筋が完全に神経支配されていて比較的強い筋力を有する場合には，普通，この挙上動作は可能である．この場合の挙上では，肩甲胸郭関節での過度の前方突出がみられる．これは対抗する力をもたない前鋸筋の結果である[18]．前鋸筋だけで挙上を行った場合，純粋な前額面上での上腕の挙上 (外転) は一般に非常に難しく，しばしばまったく行えない．なぜならば，この動作には僧帽筋中部線維が肩甲骨に強力な後退力を作用させなければならないからである (動画 5.1)．

EC

前鋸筋の麻痺

前鋸筋の筋力低下は肩の正常な運動メカニズムに著しい障害をもたらす．筋力低下や麻痺は，長胸神経，脊髄，あるいは頸髄神経根などの神経病変が原因となっている可能性がある[82]．しかしながら，単独で生じる前鋸筋麻痺の原因は不明であるが，比較的頻繁に外傷，オーバーユース，あるいは長胸神経の炎症などが関係することもある[152]．データによると，長胸神経の神経障害による前鋸筋のみの麻痺は全症例中，85%が利き腕側に起こるとされる[57]．この理由は明らかではないが，おそらくオーバーユースに関与するであろう．

一般に前鋸筋が完全麻痺した場合，どの面においても上肢を頭より上へ挙上することは非常に難しい．ほとんどの場合において不可能である．この困難さは，たとえ僧帽筋と肩甲上腕関節の外転筋が完璧に神経支配されていてもである．肩を外転させようとすれば，とくに抵抗に対しては，通常，肩甲骨が強く下方回旋し，限られた挙上しかできない (図 5.51)．通常，前鋸筋の収縮は肩甲骨を強く上方回旋するので，三角筋中部線維や棘上筋の収縮は上腕骨を肩甲骨と同じ回転方向に外転させることができる (図 5.49 参

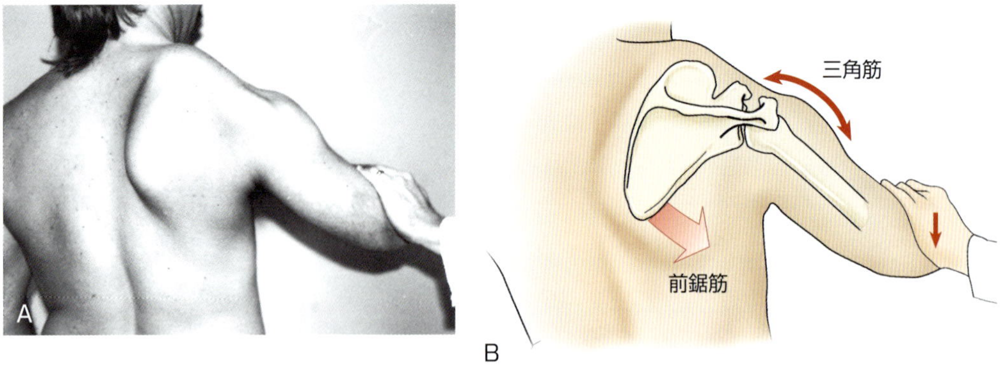

A

B

図 5.51　長胸神経の損傷による前鋸筋麻痺から起こる右肩甲骨の病態力学．(A) この肩甲骨の顕著な特徴は，遠位筋の作用で近位が下方回旋した肢位であり，これは肩の能動的な外転に対する負荷を与えることによりさらに明らかになることである．それに加えて，肩甲骨が異常に前傾し，内旋していることに注目．(B) 極端に下方回旋している肩甲骨の身体運動学的な分析．前鋸筋（薄い矢印）による上方回旋力が不足している場合，肩甲骨は胸郭に対しての安定性を失い，三角筋の牽引力に対抗することができない．その結果，三角筋の力（両方向の矢印）が肩甲骨の下方回旋と上腕骨の挙上（外転）の組み合わされた動きをもたらす．

照）．しかしながら前鋸筋が麻痺した場合，肩甲骨が固定されないため，三角筋中部線維と棘上筋の収縮は肩甲骨に対し運動力学的に優位となり，肩甲骨を**下方回旋**させる．肩甲骨の下方回旋と上腕の一部挙上の組み合わさった能動的運動は，三角筋と棘上筋を急速に筋短縮させる．筋の力-速度関係と長さ-張力関係で予想されるように（第 3 章参照），これらの筋の急速な筋収縮は最大出力を減少させる．この減少した最大出力は下方回旋した肩甲骨の位置に伴い，上肢挙上における可動域とトルク生成を減少させる．

前鋸筋麻痺に関する病態力学的な分析は，この筋の究極の身体運動学的な重要性を示す貴重な教えとなる．通常，上肢の挙上中，前鋸筋は肩甲骨に対して，三角筋中部線維と棘上筋の収縮による下方回旋のトルクを超えなければならず，驚くほど大きな上方回旋のトルクを生み出す[24]．それに加え，本章で前述したように，前鋸筋は上方回旋する肩甲骨に対しわずかではあるが，重要な後傾と外旋トルクを起こす．これらの二次的作用は図 5.51 に示されるように前鋸筋麻痺の人を観察すると明らかになる．さらに顕著な下方回旋位に加えて，肩甲骨はわずかに前傾し，内旋する（肩甲骨の下角と内縁の“押し広げ”により明らか）．そのように崩壊した姿勢は臨床的にしばしば“**翼状肩甲**（winging scapula）”とよばれる．この姿勢が続くと，小胸筋の適応性短縮が起きやすく，ますます肩甲骨の前傾と内旋を助長することになりかねない[16]．

驚くことに，前鋸筋のたとえわずかな筋力低下ですら肩の正常な関節包内運動を阻害する．Ludewig と Cook は肩峰下インピンジメント症候群と診断された上肢を頭上にて使う仕事を行う人たちを研究した[114]．その結果，能動的な肩の外転において前鋸筋の筋活動の低下と，それに伴う肩甲骨の上方回旋，後傾，外旋の低下とのあいだに身体運動学的な関係性を見出した．本章を通して推測できるように，これらの異常な肩甲骨の運動は肩峰下腔の容積を減少させる．この減少は棘上筋と肩峰下腔にあるその他の組織のインピンジメントや剪断に至ることがある．

▶上腕挙上の際の回旋筋腱板の機能 Function of the Rotator Cuff Muscles During Elevation of the Arm

回旋筋腱板は肩甲下筋，棘上筋，棘下筋と小円筋からなる（図 5.52, 5.53）．上肢を頭上に挙上する際，これらの筋は著しい EMG 活動がみられる[38, 100]．EMG 活動は，これらの筋がおもに関節の動的安定性の調節因子，関節包内運動を制御因子として機能していることを反映している．

肩甲上腕関節における動的安定性の調節に携わる組織

上腕骨頭と関節窩の緩い結合により肩甲上腕関節での幅広い可動域を可能とし，上肢のリーチを増加させている．したがって関節包の周囲は，そうでなければ運動を制限するように厚く拘束するような靱帯でなければならない．本章の初めに述べたように，肩甲上腕関節は安定性を犠牲にして可動性を優先するように設計されている．肩を通るほとんどの筋が肩甲上腕関節にある程度の動的安定性をもたらすが，この機能において回旋筋腱板が最も優れている[197]．回旋筋腱板の重要な機能は，肩甲上腕関節の自然な緩みと不安定性を補うことである．回旋筋腱板の遠位付着部は上腕骨近位端に付着する前に関節包と混じり合っている（図 5.52, 5.53 参照）．この解剖学的構造は関節のまわりに保護的な支え（cuff）を形成し，筋は神経系によって

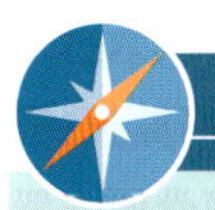

SPECIAL FOCUS 5.7

“肩甲骨ジスキネジア”とは

肩甲骨ジスキネジアは臨床でよく使われる言葉であり，その原因にかかわらず肩甲骨のあらゆる異常な肢位や動きを表す．本章を通して，通常，肩の外転に伴う病的または疼痛のある状態のいくつかの肩甲骨ジスキネジアの例を紹介した．肩甲骨ジスキネジアは肩甲骨のどんな異常肢位や運動も含むが，より頻繁にみられる臨床所見は，上方回旋の減少，過度の下方回旋，内旋，前傾または挙上である．これら三次元の運動を通常の臨床的な検査法で正確かつ信頼性の高い測定を行うことは難しい．したがって，通常臨床ではそれらは厳密に定量的に行うのではなく，定性的に評価されることが多い[94]．

肩甲骨ジスキネジアは通常，上半身の片側の機能異常や病態による結果である[94]．肩甲骨ジスキネジアの病因は直接的または間接的なものが考えられている．肩甲骨ジスキネジアに**直接的**に関与している病因としては，「弾発肩甲骨（snapping scapula）」（胸郭に対して肩甲骨が軋（きし）んだり，ポンと弾発音がする），過度の胸椎後彎，小胸筋や上腕二頭筋短頭の緊張，または前鋸筋麻痺などがあげられる（図 5.51 参照）．**間接的**に関与する病因としては鎖骨骨折，肩鎖関節不安定症，肩甲上腕関節の靱帯の堅さや緩み，肩甲上腕関節の筋緊張または筋力低下，肩峰下インピンジメント症候群や回旋筋腱板の変性などがあげられる．他の病因と直接または間接的に関与しているにもかかわらず，肩甲骨ジスキネジアは筋作用の効果を変えたり，周辺の関節包内運動を歪ませたりする可能性があり，しばしばストレスを増加させ，損傷にまで至る可能性がある[111]．肩甲骨ジスキネジアの病態力学を理解することは肩の臨床研究の焦点であり，とくに肩峰下腔の狭小化と回旋筋腱板へのストレスに関する研究に注目している[94, 97, 106, 113]．

活性化されると硬くなる．こんなに多くの筋が関節包周辺の構造に密接に絡んでいる関節は肩以外，身体中のどこにもない．

本章の前半で外旋中の棘下筋の動的安定機能について論じた（図 5.35）．この動的安定機能はすべての回旋筋腱板の必須の機能である．おもに回旋筋腱板（とその関節包への付着部）による力は上腕骨頭を回転させるだけでなく，関節窩に対して上腕骨頭を押しつけて回転の中心とする[1, 103, 162]．したがって，肩甲上腕関節の動的安定性には健全な神経筋系と筋骨格系が必要である．これらの2つのシステムは肩甲上腕関節の周辺結合組織内の固有感覚の受容器を介して機能的に統合されている[41, 194]．反射弓の一部として，これらの神経支配下の結合組織は，関係する筋に迅速で正確な情報を与える．このフィードバックは無意識レベルであっても，筋による関節包内運動の制御をより有効にし，必要な動的安定性を与えうる．機能的運動療法を通してそのような固有受容メカニズムを積極的に活用

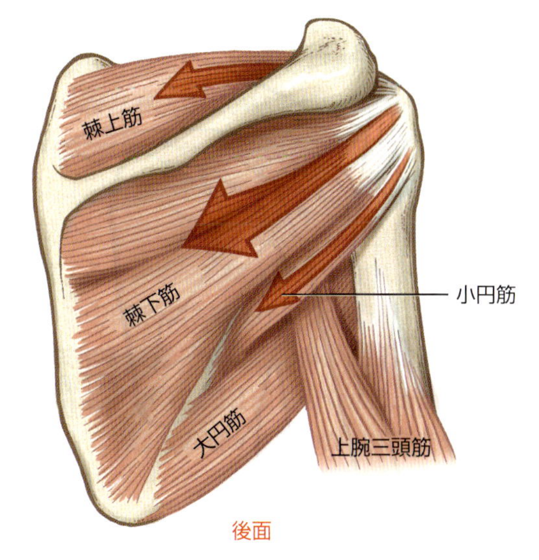

図 5.52　右肩の活動している棘上筋，棘下筋，小円筋の後面図．これらの筋の遠位付着が肩甲上腕関節の上部と後部に混入して強化していることに注目．大円筋と上腕三頭筋の一部も描かれている．

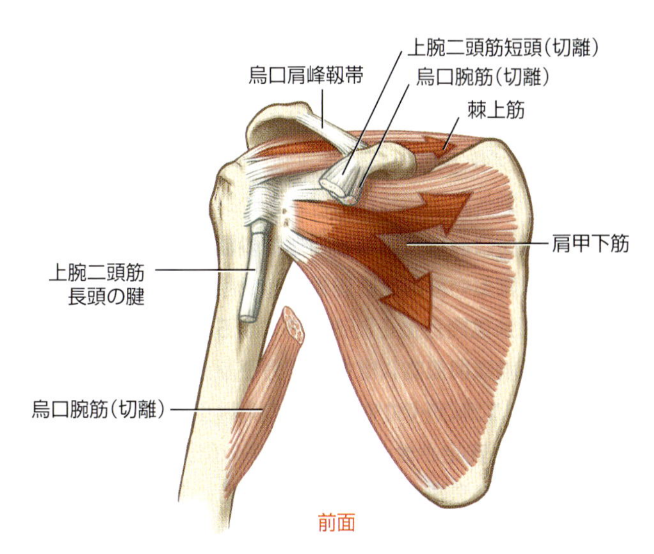

図 5.53　右肩の肩甲下筋が上腕骨の小結節に付着する前に関節包前部に混ざり合っている状態を示す．肩甲下筋は分岐する矢印とともに描かれ，その矢印は2つのおもな線維方向を示す．そのほか，棘上筋，烏口腕筋，上腕二頭筋腱長頭と烏口肩峰靱帯も描かれている．

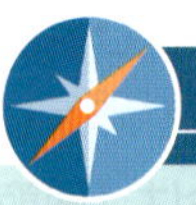

SPECIAL FOCUS 5.9

棘上筋の過度の摩耗に対する脆弱性

肩複合体のなかで棘上筋は最も活動頻度の高い筋の 1 つである．この筋は三角筋の外転作用を助け，なおかつ肩甲上腕関節の動的安定性とともに静的安定性も供給する．日常的な動作ですら生体力学的に，棘上筋は膨大な内力を生み出さなければならない．この筋の肩関節外転の内的モーメントアームは約 2.5 cm である[90]．肩甲上腕関節から 50 cm 遠位の手に重りを持った場合，1：20 の力学的有利となる（外的モーメントアームに対する内的モーメントアームの比率）．1：20 の力学的有利性は，棘上筋が負荷された重りの 20 倍大きな力を生み出さなければならないことを意味する（第 1 章を参照）．長年にわたりこの大きな力が生成された場合，関節包と上腕骨大結節に付着する筋の腱は部分的な断裂に至る可能性がある．幸いなことに脆弱な棘上筋腱にかかるほとんどの負担はその上にかぶさる三角筋と共有される．それにもかかわらず棘上筋とその腱にかかるストレスは，日常生活の中の多くの動作中に比較的高い．棘上筋腱の部分断裂，摩耗，もしくは炎症をもつ人々は，外的モーメントアームを短くし，ストレスによる筋への負担を最小限にするために，物を体幹に近づけて持つことが推奨される．部分断裂した腱は，**図 5.55** の MRI によって示されるように，最終的には完全に断裂する可能性がある．

棘上筋腱の重度の悪化は，回旋筋腱板の他の腱にも似たような状態を引き起こすかもしれない．この状態はしばしば**回旋筋腱板症候群**（rotator cuff syndrome）とよばれる．加齢，外傷，酷使，または烏口肩峰靱帯，肩峰もしくは関節窩縁に対し繰り返し起こるインピンジメントといった多くの要素が回旋筋腱板症候群に関係している[14, 183, 214]．この状態には，回旋筋腱板の部分的もしくは完全断裂および炎症，関節包の炎症と癒着（癒着性関節包炎）[133]，滑液包炎，肩鎖関節の変形性関節症（**図 5.55** に示されるように），疼痛，および肩関節全般の筋力低下などが含まれる．血流低下，とくに棘下筋の腱への血流低下は全般的な変性過程に影響する可能性がある[12, 25, 59]．回旋筋腱板症候群の度合によっては肩甲上腕関節の関節包内運動は完全に崩壊し，肩の炎症と疼痛が非常に強くなり動きが著しく妨げられることもある．

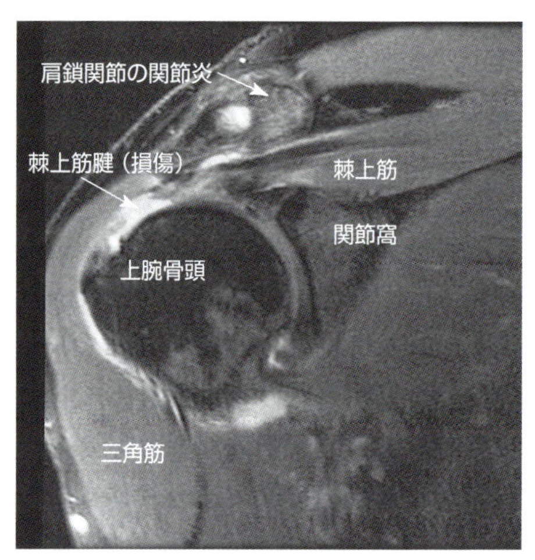

図 5.55　完全な厚さの棘上筋の断面像を示す磁気共鳴画像（T2 脂肪飽和）．肩鎖関節の変形性関節症にも注目．（Michael O'Brien, MD, Wisconsin Radiology Specialists, Milwaukee, WI より引用）

回旋筋腱板の肩甲上腕関節（GH）における外転の関節包内運動の制御機能の要約

棘上筋
- 上腕骨頭を上方に転がす
- 上腕骨頭を関節窩にぴったりと押しつける
- 上腕骨頭の上にやや硬めのスペーサーを作り，上腕の過度の上方並進を制限する

棘下筋，小円筋と肩甲下筋
- 上腕骨頭に下制力を与える

棘下筋と小円筋
- 上腕を外旋する

肩の内転筋と伸筋

Muscles That Adduct and Extend the Shoulder

肩のおもな内転筋と伸筋は，三角筋後部線維（posterior deltoid），広背筋（latissimus dorsi），大円筋（teres major），上腕三頭筋長頭（long head of the triceps brachii）と大胸筋の胸肋部（sternocostal head of the pectoralis major）である（それぞれ図 5.41, 5.43, 5.52, **5.56** を参照）．力線の方向から考えると，大胸筋胸肋部の収縮によって肩を解剖学的肢位の方向に内転するためには，上肢がある程度屈曲していなければならい[175]．これらの筋群のなかで広背筋，大円筋と大胸筋が内転-伸展運動において，最も長いモーメントアームをもつ[101]．棘下筋（下部の線維）と

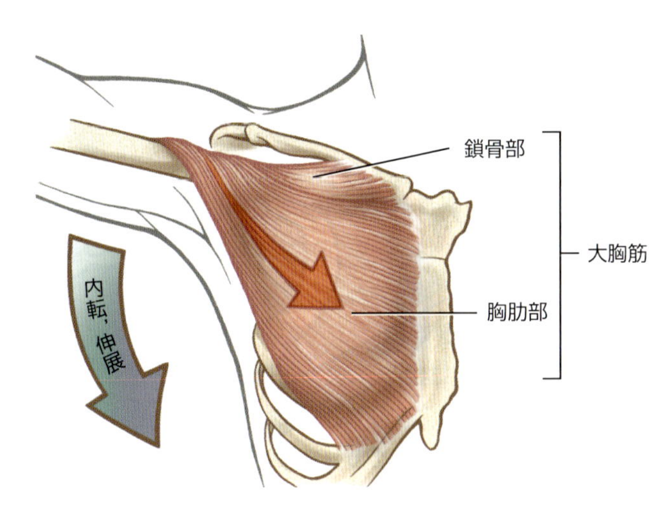

図 5.56　右の大胸筋とその胸肋部の内転，伸展機能の前面図．大胸筋鎖骨部も描かれている．

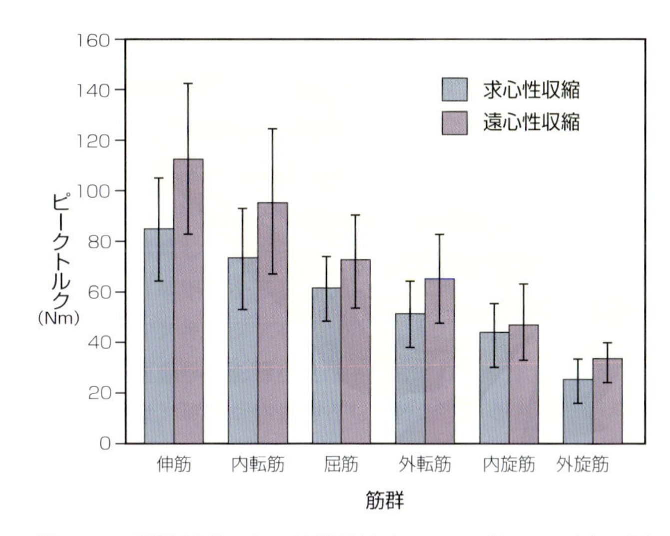

図 5.57　運動選手でない健常男性（22～35 歳の 15 人）の肩の６つの筋群のピークトルク値を示すグラフ．ピークトルク値は最大から最小の順に並べている．等速性筋力計の回転速度は 60°/ 秒とし，求心性収縮と遠心性収縮で集められた数値である．平均は Nm で示してあり，ブラケットは平均値の標準偏差を表す．（Shklar A, Dvir Z: Isokinetic strength measurements in shoulder muscles. *J Biomech* 10: 369, 1995 からのデータ）

小円筋はこの運動を補助する．図 5.57 に示されるように，内転筋と伸展筋が肩の筋群のなかで最大トルクを生み出すことができる[79, 169]．ロープを登ったり，水泳において水の抵抗に対して推進するため上肢で水をかいたりするような活動で高いトルクを発揮するには，これらの強力な筋群の筋力を必要とする．

上腕骨を固定した場合，広背筋の収縮は骨盤を挙上しうる．対麻痺の人々は股関節屈筋の筋力低下や麻痺を補うために松葉杖および下肢装具による歩行にこの方法を使う．

７つの内転-伸筋のうちおもな５つの筋の近位付着部は本質的に不安定な肩甲骨にある．したがって，肩甲上腕関節の能動的な内転と伸展の際には，菱形筋群のような体幹-肩甲筋が肩甲骨を安定させる作用を担う．僧帽筋中部線維もこの安定作用を補助するように位置するが，肩甲骨の下方回旋と内転を同時に起こすことができる菱形筋は，とくに，この固定作用に適している．図 5.58 には，大きな抵抗に対する内転によって生じる菱形筋と大円筋の共同作用の関係を強調している．骨格の配列に基づき，小胸筋（図 5.43B）と広背筋は，菱形筋による肩甲骨の下方回旋を補助する力線をもつ．たとえば水泳の推進ストロークやロープを登るときの寸前では，肩甲骨は上方回旋し，肩は外転や屈曲した状態である．これは瞬発力を用いて内転-伸展しようとする構えであり，小胸筋や広背筋が作用しやすい肢位である．

触診により明らかなように，肩関節の中間位を越えた完全な伸展は，肩甲骨の前傾と連動する．この肩甲骨の動きはおもに小胸筋によるもので，機能的に手が後方に届く範囲を増加させる．

肩関節の内転と伸展する際には，すべての回旋筋腱板が

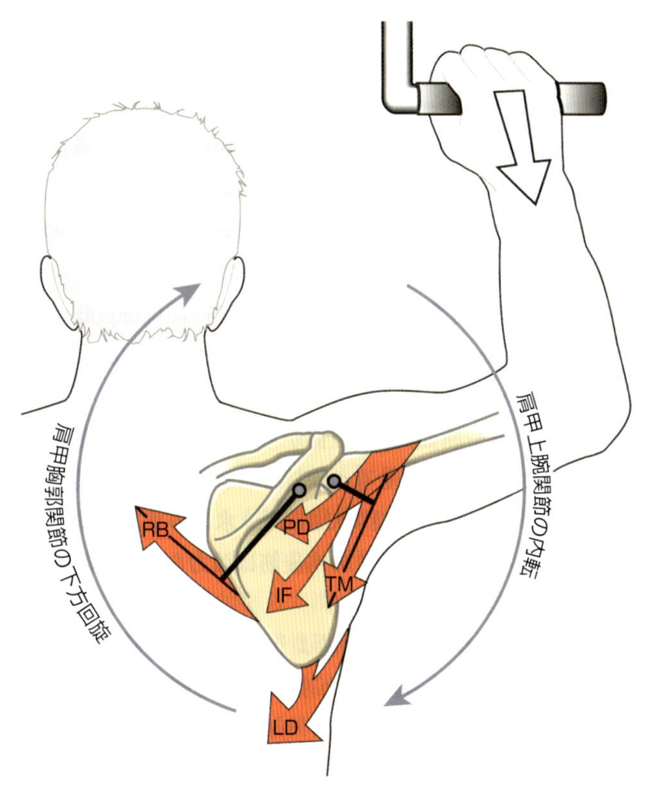

図 5.58　右肩の肩甲上腕関節の内転筋（伸筋）と肩甲胸郭関節の下方回旋筋の相互作用を後方から見た図．より明確に示すために上腕三頭筋の長頭は示されていない．小円筋は肩甲上腕骨頭から始まる内的モーメントアーム（濃い線）とともに示されている．菱形筋は肩甲骨軸から始まる内的モーメントアームとともに示されている（詳しくは本文参照）．IF は棘下筋と小円筋，LD は広背筋，PD は三角筋後部線維，RB は菱形筋，TM は大円筋をそれぞれ示す．

追加的な臨床関連事項

点からみても，異常な運動は肩峰下腔の容積に影響を及ぼしうる．相当な数の文献によりインピンジメントの要因として異常な肩甲胸郭運動（肩甲骨ジスキネジア）をあげている[94, 97, 106, 119, 164]．健常で無痛性の肩外転は，通常後傾および外旋のような肩甲骨調整運動を伴う肩甲胸郭関節の大きな上方回旋とともに起こる．ほとんどの研究データによると肩峰下インピンジメント症候群の人は，外転中，正常よりも少ない上方回旋，後傾および肩甲骨の外旋を示す[†]．これらの異常な動きは上腕骨頭と烏口肩峰アーチのあいだの空間を狭小化するため肩峰下インピンジメントに関与すると思われる[55, 92, 120, 134, 170]．興味深いことに，ある研究は実験的に引き起こされた肩峰下の疼痛を有する人において，能動的外転中に肩甲骨の上方回旋が増加した[204]．この予想外の運動は疼痛を伴う組織に対する圧迫を減らそうとする代償作用の１つだと思われる．異常な肩甲骨の運動は肩峰下インピンジメント症候群に先行するのか，それともあとに起こるかは明確ではない．重要な点は，肩甲骨の運動の特定なパターンにかかわらず，肩甲骨運動のたとえ小さな変化でも，滑液包の腫脹のような随伴する要素を考えると，肩峰下腔のような小さな容積には桁違いに大きな影響を及ぼすことである．

胸郭に対する肩甲骨の「不良（faulty）」姿勢も肩峰下腔の容積を減らす要因とみなされる[15, 95, 108, 119]．神経学的に病変のない「不十分な（poor）」または背中を丸めた姿勢は，しばしば異常に下方回旋し，かつ過度に外旋した肩甲胸郭関節を伴う．この姿勢は典型的には肩甲骨の過度の前傾および内旋を示す．このような姿勢は小胸筋が堅いか，筋緊張が亢進していることと関連している[16]．この筋の著しい緊張亢進は肩甲骨ジスキネジアおよび，もしかすると肩峰下インピンジメント症候群にも関与する可能性がある．

堅い小胸筋に加えて，異常な姿勢や肩甲胸郭関節の異常な運動の原因として頸椎および胸椎の姿勢変化，脊柱が丸まった座位，疼痛回避，僧帽筋上部線維の活動過多，疲労，前鋸筋・僧帽筋中部線維・僧帽筋下部線維および回旋筋腱板の活動減少もしくは筋力低下，および肩甲骨と上腕骨のあいだの運動を自然に連鎖する筋の協調性の低下などがあげられる[‡]．

肩峰下インピンジメント症候群は肩甲上腕関節に直接関係する病態によっても起こる．これらの病態には，靱帯の不安定症，癒着性関節包炎，関節包後部の過度の堅さ（とそれに伴う上腕骨頭の烏口肩峰アーチの下面に向かう過度の前方移動），肩甲上腕関節の周囲の限られた筋の緊張，および構造的な肩峰下腔の容積の変化などが含まれる[133, 134, 140, 158]．最後の要素は肩鎖関節の上の周辺にできる骨棘[121]，フックの形になった肩峰，または肩峰下内と周囲の腫脹および断片化があげられる．肩峰下インピンジメントの一般的な直接もしくは間接的な原因は以下の囲み内に要約されている．

肩峰下インピンジメントの直接的または間接的な原因

- 肩甲上腕関節における異常運動
- 肩甲骨ジスキネジア
- 肩甲胸郭関節の位置に影響を及ぼす背中を丸めた姿勢
- 肩甲上腕関節または肩甲胸郭関節の動きを司る筋の疲労，筋力低下，制御不良または過緊張
- 肩峰下腔内および周囲の組織の炎症および腫脹
- 回旋筋腱板および上腕二頭筋長頭の過度の使用およびそれによる腱の変性
- 肩甲上腕関節の不安定症
- 肩甲上腕関節の関節包下部の癒着もしくは硬化
- 肩甲上腕関節の関節包後部の過度の堅さ（とそれに伴う上腕骨頭の烏口肩峰アーチの下端に向かう前方移動）
- 肩鎖関節の周囲にできる骨棘
- 肩峰あるいは烏口肩峰アーチの異常形態

肩峰下インピンジメント症候群の非外科的治療の目標は，一般に肩峰下腔内の消炎，回旋筋腱板および体幹-肩甲筋の制御と筋力増強，肩甲胸郭関節の運動と姿勢の運動感覚の改善，肩の可動域と組織の柔軟性の回復，および肩甲上腕関節の関節包内運動の回復などが含まれる．

[†]文献：106，111，114，120，129，180．
[‡]文献：16，17，29，45，52，54，93，94，108，111，179．

追加的な臨床関連事項

これらの多くの目標達成のための運動方針は，変化した筋骨格系がいかに肩の運動に悪影響を及ぼし，そして最終的には肩峰下腔を狭小化させ肩峰下インピンジメントになりやすくするかの理解に基づいている[113, 119]（次の囲み内を参照）．系統的な文献レビューやメタ分析は，筋力強化と柔軟性運動が肩峰下インピンジメント症候群をもつ人々の疼痛の低減および機能の改善にある程度効果的であると証明されている[72]．患者一人ひとりの独特な病態メカニズムと運動のタイプを正確に一致させる方法をよりよく理解したうえで，治療アプローチとしての効果の有効性が向上する[17, 24, 29, 164]．

変化した筋骨格系がいかに肩の運動に影響を及ぼし，最終的に肩峰下腔を狭小化させるかに関する機序の仮説

筋骨格系の変化した要素	関連する運動学的悪影響（肩峰下腔を狭くする）
前鋸筋，僧帽筋中部線維・下部線維の活動低下	肩甲骨の上方回旋，後傾および外旋の低下
僧帽筋上部線維の活動過多	鎖骨の後方回旋の低下
回旋筋腱板の活動低下もしくは変性	外転や屈曲中の上腕骨頭の過度の上方移動，肩甲上腕関節の外旋の低下
肩甲上腕関節の関節包後部や回旋筋腱板の後部の堅さ	関節窩に対する上腕骨頭の異常な位置と肩甲骨の内旋過剰
小胸筋または上腕二頭筋短頭の堅さ	肩甲骨の内旋過剰もしくは前傾過剰
過度の胸椎後彎	肩甲骨の内旋過剰もしくは前傾過剰と上方回旋の低下

追加的な臨床関連事項

CLINICAL CONNECTION 5.3
肩甲骨ジスキネジアの 1 つの表れの可視化

本章では，**肩甲骨ジスキネジア**を肩甲骨の異常位置または動きと定義した．肩甲骨ジスキネジアは肩複合体全体の運動を劇的に変え，そのため動きの自然な滑らかさと快適さが低減する．場合によって，肩甲骨ジスキネジアが肩の運動に及ぼす影響を可視化するのはなかなか難しい．しかしながら，ある場合，運動の異常は**図 5.63** に説明されるように，簡易な角度計による測定で明らかになることもある．これを解説するためにたとえば，自覚症状のない男性被験者が肩甲面にて能動的な肩の外転をするときの正常な肩甲上腕リズムの分析について考えてみる（**図 5.63A**）．写真は被験者が垂直基準線から上腕の長軸までのあいだをゴニオメータにより測定された 70° の肩の外転位を保持する被験者を示す．図 5.63A にあるこの位置は，肩の**外転** 10 ～ 170° までの 17 回の静止測定値のうちの 1 つを示す（表の縦列とグラフの横軸を参照）．肩の外転が 10° 増えるごとに，垂直基準線と肩甲骨内縁の角度を肩甲胸郭関節の上方回旋の位置として記録した（表の緑の列とそれに関連するグラフ上の緑の折れ線を参照）．これらの比較的簡易な測定は**肩の外転と肩甲胸郭関節の回旋位との差として肩甲上腕関節のみの外転角度を推定**できる（グラフ上の紫色の折れ線を参照）．70° 外転時の肩甲骨の上方回旋は 20° であるから肩甲上腕関節の外転度の推定は（70° − 20° ＝）50° 程度である．170° 外転時の肩甲骨は 54° 上方回旋しているので，肩甲上腕関節の外転度は 116° の推測となる．これは正常な肩甲上腕リズムに適合した運動学的パターンである．

図 5.63B は同様の分析を，右前鋸筋の筋力低下と能動的外転で肩の前部に疼痛を訴える肩甲骨ジスキネジアの被験者で行った．ジスキネジアの顕著な特徴は，肩外転域のほぼ前半まで肩甲骨が**下方回旋**していることである（表およびグラフでは負の角度で示されている）．肩の 90° 外転で肩甲骨が 20° 下方回旋しているので，肩甲上腕関節での外転角度は 90° である．この場合，肩甲上腕関節の外転角度は肩全体の外転角度よりも大きくなっている！ 興味深く不可解なことに，被験者の肩甲骨は最終的には上方回旋し始める．しかしそれは肩の外転が 80° に達してからだけである．この被験者は 150° 以上，能動的に肩を外転することは不可能であった．

肩外転の前半の可動範囲で，肩甲骨が過度に下方回旋することは，肩甲上腕関節にいくつかの有害な状態を発生させる．最も明らかなのは肩峰下腔の組織を圧縮する可能性である．さらに肩甲骨の下方回旋による肩甲上腕関節の過度の外転は，回旋筋腱板の自然な力線を変え，そのため関節の関節包内運動とそれに伴う動的安定化を崩壊させる．肩甲骨の過度の下方回旋は肩甲上腕筋の長さ-張力関係に影響し，筋力低下もしくは筋疲労に導く可能性がある．肩甲骨ジスキネジアにより変化した運動を可視化することは，関連した病態運動を明らかにする助けとなり，運動障害を診断し最も有効な治療を決めるために重要なステップである．

追加的な臨床関連事項

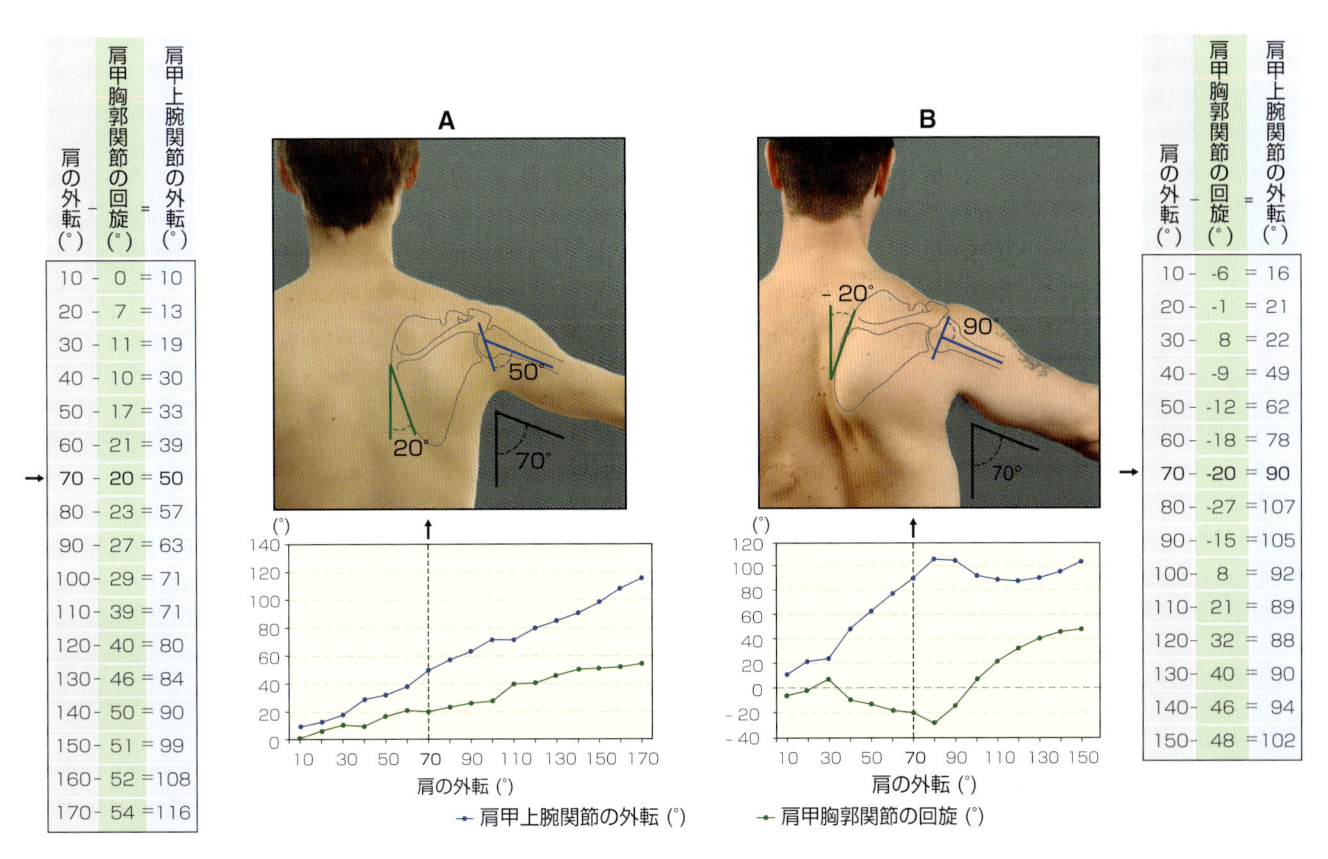

肩の外転 (°)	−	肩甲胸郭関節の回旋 (°)	=	肩甲上腕関節の外転 (°)
10	-	0	=	10
20	-	7	=	13
30	-	11	=	19
40	-	10	=	30
50	-	17	=	33
60	-	21	=	39
70	-	20	=	50
80	-	23	=	57
90	-	27	=	63
100	-	29	=	71
110	-	39	=	71
120	-	40	=	80
130	-	46	=	84
140	-	50	=	90
150	-	51	=	99
160	-	52	=	108
170	-	54	=	116

肩の外転 (°)	−	肩甲胸郭関節の回旋 (°)	=	肩甲上腕関節の外転 (°)
10	-	-6	=	16
20	-	-1	=	21
30	-	8	=	22
40	-	-9	=	49
50	-	-12	=	62
60	-	-18	=	78
70	-	-20	=	90
80	-	-27	=	107
90	-	-15	=	105
100	-	8	=	92
110	-	21	=	89
120	-	32	=	88
130	-	40	=	90
140	-	46	=	94
150	-	48	=	102

図 5.63　肩外転（写真の黒線・グラフの横軸）と肩甲胸郭関節の回旋肢位（写真の緑線）のあいだの違いから肩甲上腕関節の外転（青線）を推定するための関節角度測定．（A）健常な男性と（B）肩甲骨の機能障害をもつ男性はそれぞれ肩外転 70° の位置を保っている．肩甲骨の上方回旋は正の数，下方回旋は負の数で示されている．

文 献

1. Abboud JA, Soslowsky LJ: Interplay of the static and dynamic restraints in glenohumeral instability. *Clin Orthop Relat Res* 48–57, 2002.
2. Ackland DC, Richardson M, Pandy MG: Axial rotation moment arms of the shoulder musculature after reverse total shoulder arthroplasty. *J Bone Joint Surg Am* 94(20):1886–1895, 2012.
3. Alberta FG, Elattrache NS, Mihata T, et al: Arthroscopic anteroinferior suture plication resulting in decreased glenohumeral translation and external rotation. Study of a cadaver model. *J Bone Joint Surg Am* 88:179–187, 2006.
4. Alexander S, Southgate DF, Bull AM, et al: The role of negative intraarticular pressure and the long head of biceps tendon on passive stability of the glenohumeral joint. *J Shoulder Elbow Surg* 22(1):94–101, 2013.
5. Alexopoulos EC, Stathi IC, Charizani F: Prevalence of musculoskeletal disorders in dentists. *BMC Musculoskelet Disord* 5:16, 2004.
6. Bagg SD, Forrest WJ: A biomechanical analysis of scapular rotation during arm abduction in the scapular plane. *Am J Phys Med Rehabil* 67:238–245, 1988.
7. Bagg SD, Forrest WJ: Electromyographic study of the scapular rotators during arm abduction in the scapular plane. *Am J Phys Med* 65:111–124, 1986.
8. Barber FA, Ryu RK, Tauro JC: Should first time anterior shoulder dislocations be surgically stabilized? *Arthroscopy* 19:305–309, 2003.
9. Barnes CJ, Van Steyn SJ, Fischer RA: The effects of age, sex, and shoulder dominance on range of motion of the shoulder. *J Shoulder Elbow Surg* 10:242–246, 2001.
10. Basmajian JV, Bazant FJ: Factors preventing downward dislocation of the adducted shoulder joint. *J Bone Joint Surg Am* 41:1182–1186, 1959.
11. Bergmann G, Graichen F, Bender A, et al: In vivo gleno-humeral joint loads during forward flexion and abduction. *J Biomech* 44(8):1543–1552, 2011.
12. Biberthaler P, Wiedemann E, Nerlich A, et al: Microcirculation associated with degenerative rotator cuff lesions. In vivo assessment with orthogonal polarization spectral imaging during arthroscopy of the shoulder. *J Bone Joint Surg Am* 85A(3):475–480, 2003.
13. Bigliani LU, Kelkar R, Flatow EL, et al: Glenohumeral stability. Biomechanical properties of passive and active stabilizers. *Clin Orthop Relat Res* 330:13–30, 1996.
14. Bodin J, Ha C, Petit Le MA, et al: Risk factors for incidence of rotator cuff syndrome in a large working population. *Scand J Work Environ Health* 38(5):436–446, 2012.
15. Borstad JD: Resting position variables at the shoulder: evidence to support a posture-impairment association. *Phys Ther* 86:549–557, 2006.
16. Borstad JD, Ludewig PM: The effect of long versus short pectoralis minor resting length on scapular kinematics in healthy individuals. *J Orthop Sports Phys Ther* 35:227–238, 2005.
17. Braman JP, Zhao KD, Lawrence RL, et al: Shoulder impingement revisited: evolution of diagnostic understanding in orthopedic surgery and physical therapy [Review]. *Med Biol Eng Comput* 52(3):211–219, 2014.
18. Brunnstrom S: Muscle testing around the shoulder girdle. *J Bone Joint Surg Am* 23:263–272, 1941.
19. Burkart AC, Debski RE: Anatomy and function of the glenohumeral ligaments in anterior shoulder instability. *Clin Orthop Relat Res* 32–39, 2002.
20. Burkhart SS, Morgan CD, Kibler WB: The disabled throwing shoulder: spectrum of pathology. Part I: Pathoanatomy and biomechanics. *Arthroscopy* 19:404–420, 2003.
21. Burkhart SS, Morgan CD, Kibler WB: The disabled throwing shoulder: spectrum of pathology. Part III: The SICK scapula, scapular dyskinesis, the kinetic chain, and rehabilitation. *Arthroscopy* 19:641–661, 2003.
22. Burkhead WZ, Jr, Rockwood CA, Jr: Treatment of instability of the shoulder with an exercise program. J Bone Joint Surg Am 74:890–896, 1992.
23. Camargo PR, Phadke V, Braman JP, et al: Three-dimensional shoulder kinematics after total claviculectomy: a biomechanical investigation of a single case. *Man Ther* 18(6):620–623, 2013.
24. Camci E, Duzgun I, Hayran M, et al: Scapular kinematics during shoulder elevation performed with and without elastic resistance in men without shoulder pathologies. *J Orthop Sports Phys Ther* 43(10):735–743, 2013.
25. Chansky HA, Iannotti JP: The vascularity of the rotator cuff. *Clin Sports Med* 10:807–822, 1991.
26. Chopp JN, Dickerson CR: Resolving the contributions of fatigue-induced migration and scapular reorientation on the subacromial space: an orthopaedic geometric simulation analysis. *Hum Movement Sci* 31(2):448–460, 2012.
27. Churchill RS, Brems JJ, Kotschi H: Glenoid size, inclination, and version: an anatomic study. *J Shoulder Elbow Surg* 10:327–332, 2001.
28. Conway AM: Movements at the sternoclavicular and acromioclavicular joints. *Phys Ther* 41:421–432, 1961.
29. Cools AM, Dewitte V, Lanszweert F, et al: Rehabilitation of scapular muscle balance: which exercises to prescribe? *Am J Sports Med* 35(10):1744–1751, 2007.
30. Cooper DE, Arnoczky SP, O'Brien SJ, et al: Anatomy, histology, and vascularity of the glenoid labrum. An anatomical study. *J Bone Joint Surg Am* 74:46–52, 1992.
31. Costic RS, Vangura A, Jr, Fenwick JA, et al: Viscoelastic behavior and structural properties of the coracoclavicular ligaments. *Scand J Med Sci Sports* 13:305–310, 2003.
32. de Freitas V, Vitti M, Furlani J: Electromyographic analysis of the levator scapulae and rhomboideus major muscle in movements of the shoulder. *Electromyogr Clin Neurophysiol* 19:335–342, 1979.
33. DePalma AF: *Degenerative changes in sternoclavicular and acromioclavicular joints in various decades*, Springfield, Ill, 1957, Charles C Thomas.
34. Debski RE, Parsons IM, Woo SL, et al: Effect of capsular injury on acromioclavicular joint mechanics. *J Bone Joint Surg* 83:1344–1351, 2001.
35. Debski RE, Sakone M, Woo SL, et al: Contribution of the passive properties of the rotator cuff to glenohumeral stability during anterior-posterior loading. *J Shoulder Elbow Surg* 8:324–329, 1999.
36. Debski RE, Wong EK, Woo SL, et al: An analytical approach to determine the in situ forces in the glenohumeral ligaments. *J Biomech Eng* 121:311–315, 1999.
37. Decker MJ, Hintermeister RA, Faber KJ, et al: Serratus anterior muscle activity during selected rehabilitation exercises. *Am J Sports Med* 27:784–791, 1999.
38. Decker MJ, Tokish JM, Ellis HB, et al: Subscapularis muscle activity during selected rehabilitation exercises. *Am J Sports Med* 31:126–134, 2003.
39. Dessaur WA, Magarey ME: Diagnostic accuracy of clinical tests for superior labral anterior posterior lesions: a systematic review. *J Orthop Sports Phys Ther* 38:341–352, 2008.
40. Deutsch A, Altchek DW, Schwartz E, et al: Radiologic measurement of superior displacement of the humeral head in the impingement syndrome. *J Shoulder Elbow Surg* 5:186–193, 1996.
41. Diederichsen LP, Nørregaard J, Krogsgaard M, et al: Reflexes in the shoulder muscles elicited from the human coracoacromial ligament. *J Orthop Res* 22:976–983, 2004.
42. Dillman CJ, Fleisig GS, Andrews JR: Biomechanics of pitching with emphasis upon shoulder kinematics. *J Orthop Sports Phys Ther* 18:402–408, 1993.
43. Dines JS, Frank JB, Akerman M, et al: Glenohumeral internal rotation deficits in baseball players with ulnar collateral ligament insufficiency. *Am J Sports Med* 37(3):566–570, 2009.
44. Dragoo JL, Braun HJ, Bartlinski SE, et al: Acromioclavicular joint injuries in National Collegiate Athletic Association football: data from the 2004-2005 through 2008-2009 National Collegiate Athletic Association Injury Surveillance System. *Am J Sports Med* 40(9):2066–2071, 2012.
45. Ebaugh DD, McClure PW, Karduna AR: Effects of shoulder muscle fatigue caused by repetitive overhead activities on scapulothoracic and glenohumeral kinematics. *J Electromyogr Kinesiol* 16:224–235, 2006.
46. Ebaugh DD, McClure PW, Karduna AR: Scapulothoracic and glenohumeral kinematics following an external rotation fatigue protocol. *J Orthop Sports Phys Ther* 36:557–571, 2006.
47. Edelson G: The development of humeral head retroversion. *J Shoulder Elbow Surg* 9(4):316–318, 2000.
48. Edmondston SJ, Ferguson A, Ippersiel P, et al: Clinical and radiological investigation of thoracic spine extension motion during bilateral arm elevation. *J Orthop Sports Phys Ther* 42(10):861–869, 2012.
49. Ekstrom RA, Bifulco KM, Lopau CJ, et al: Comparing the function of the upper and lower parts of the serratus anterior muscle using surface electromyography. *J Orthop Sports Phys Ther* 34:235–243, 2004.
50. Ekstrom RA, Donatelli RA, Soderberg GL: Surface electromyographic analysis of exercises for the trapezius and serratus anterior muscles. *J Orthop Sports Phys Ther* 33:247–258, 2003.
51. Ellenbecker TS, Mattalino AJ: Concentric isokinetic shoulder internal and external rotation strength in professional baseball pitchers. *J Orthop Sports Phys Ther* 25:323–328, 1997.
52. Endo K, Yukata K, Yasui N: Influence of age on scapulo-thoracic orientation. *Clin Bio-*

mech (Bristol, Avon) 19:1009–1013, 2004.
53. Ferrari DA: Capsular ligaments of the shoulder. Anatomical and functional study of the anterior superior capsule. *Am J Sports Med* 18:20–24, 1990.
54. Finley MA, Lee RY: Effect of sitting posture on 3-dimensional scapular kinematics measured by skin-mounted electromagnetic tracking sensors. *Arch Phys Med Rehabil* 84:563–568, 2003.
55. Flatow EL, Soslowsky LJ, Ticker JB, et al: Excursion of the rotator cuff under the acromion. Patterns of subacromial contact. *Am J Sports Med* 22:779–788, 1994.
56. Freedman L, Munro RR: Abduction of the arm in the scapular plane: scapular and glenohumeral movements. A roentgenographic study. *J Bone Joint Surg Am* 48:1503–1510, 1966.
57. Friedenberg SM, Zimprich T, Harper CM: The natural history of long thoracic and spinal accessory neuropathies. *Muscle Nerve* 25:535–539, 2002.
58. Fukuda K, Craig EV, An KN, et al: Biomechanical study of the ligamentous system of the acromioclavicular joint. *J Bone Joint Surg Am* 68:434–440, 1986.
59. Gamradt SC, Gallo RA, Adler RS, et al: Vascularity of the supraspinatus tendon three months after repair: characterization using contrast-enhanced ultrasound. *J Shoulder Elbow Surg* 19(1):73–80, 2010.
60. Gelber PE, Reina F, Monllau JC, et al: Innervation patterns of the inferior glenohumeral ligament: anatomical and biomechanical relevance. *Clin Anat* 19:304–311, 2006.
61. Gerber C, Blumenthal S, Curt A, et al: Effect of selective experimental suprascapular nerve block on abduction and external rotation strength of the shoulder. *J Shoulder Elbow Surg* 16:815–820, 2007.
62. Giphart JE, Brunkhorst JP, Horn NH, et al: Effect of plane of arm elevation on glenohumeral kinematics: a normative biplane fluoroscopy study. *J Bone Joint Surg Am* 95(3):238–245, 2013.
63. Giphart JE, van der Meijden OA, Millett PJ: The effects of arm elevation on the 3-dimensional acromiohumeral distance: a biplane fluoroscopy study with normative data. *J Shoulder Elbow Surg* 21(11):1593–1600, 2012.
64. Gohlke F: The pattern of the collagen fiber bundles of the capsule of the glenohumeral joint. *J Shoulder Elbow Surg* 3:111–128, 1994.
65. Graichen H, Hinterwimmer S, von Eisenhart-Rothe R, et al: Effect of abducting and adducting muscle activity on glenohumeral translation, scapular kinematics and subacromial space width in vivo. *J Biomech* 38:755–760, 2005.
66. Graichen H, Stammberger T, Bonél H, et al: Magnetic resonance–based motion analysis of the shoulder during elevation. *Clin Orthop Relat Res* 370:154–163, 2000.
67. Graichen H, Stammberger T, Bonél H, et al: Three-dimensional analysis of shoulder girdle and supraspinatus motion patterns in patients with impingement syndrome. *J Orthop Res* 19:1192–1198, 2001.
68. Habechian FAP, Fornasari GG, Sacramento LS, et al: Differences in scapular kinematics and scapulohumeral rhythm during elevation and lowering of the arm between typical children and healthy adults. *J Electromyogr Kines* 24(1):78–83, 2014.
69. Haik MN, Alburquerque-Sendin F, Camargo PR: Reliability and minimal detectable change of 3-dimensional scapular orientation in individuals with and without shoulder impingement. *J Orthop Sports Phys Ther* 44(5):341–349, 2014.
70. Halder AM, Kuhl SG, Zobitz ME, et al: Effects of the glenoid labrum and glenohumeral abduction on stability of the shoulder joint through concavity-compression : an in vitro study. *J Bone Joint Surg Am* 83-A(7):1062–1069, 2001.
71. Halder AM, Zhao KD, Odriscoll SW, et al: Dynamic contributions to superior shoulder stability. *J Orthop Res* 19:206–212, 2001.
72. Hanratty CE, McVeigh JG, Kerr DP, et al: The effectiveness of physiotherapy exercises in subacromial impingement syndrome: a systematic review and meta-analysis [Review]. *Semin Arthritis Rheum* 42(3):297–316, 2012.
73. Harris KD, Deyle GD, Gill NW, et al: Manual physical therapy for injection-confirmed nonacute acromioclavicular joint pain. *J Orthop Sports Phys Ther* 42(2):66–80, 2012.
74. Harryman DT, Sidles JA, Clark JM, et al: Translation of the humeral head on the glenoid with passive glenohumeral motion. *J Bone Joint Surg Am* 72:1334–1343, 1990.
75. Hashimoto T, Suzuki K, Nobuhara K: Dynamic analysis of intraarticular pressure in the glenohumeral joint. *J Shoulder Elbow Surg* 4(3):209–218, 1995.
76. Hatta T, Sano H, Zuo J, et al: Localization of degenerative changes of the acromioclavicular joint: a cadaveric study. *Surg Radiol Anat* 35(2):89–94, 2013.
77. Hayes K, Callanan M, Walton J, et al: Shoulder instability: management and rehabilitation. *J Orthop Sports Phys Ther* 32:497–509, 2002.
78. Hibberd EE, Oyama S, Myers JB: Increase in humeral retrotorsion accounts for age-related increase in glenohumeral internal rotation deficit in youth and adolescent baseball players. *Am J Sports Med* 42(4):851–858, 2014.
79. Holzbaur KR, Delp SL, Gold GE, et al: Moment-generating capacity of upper limb muscles in healthy adults. *J Biomech* 40:2442–2449, 2007.
80. Hovelius L, Eriksson K, Fredin H, et al: Recurrences after initial dislocation of the shoulder. Results of a prospective study of treatment. *J Bone Joint Surg Am* 65:343–349, 1983.
81. Howell SM, Galinat BJ: The glenoid-labral socket. A constrained articular surface. *Clin Orthop Relat Res* 122–125, 1989.
82. Howell SM, Imobersteg AM, Seger DH, et al: Clarification of the role of the supraspinatus muscle in shoulder function. *J Bone Joint Surg Am* 68:398–404, 1986.
83. Hunt SA, Kwon YW, Zuckerman JD: The rotator interval: anatomy, pathology, and strategies for treatment. *J Am Acad Orthop Surg* 15:218–227, 2007.
84. Inman VT, Saunders M, Abbott LC: Observations on the function of the shoulder joint. *J Bone Joint Surg Am* 26:1–32, 1944.
85. Inokuchi W, Sanderhoff OB, Søjbjerg JO, et al: The relation between the position of the glenohumeral joint and the intraarticular pressure: an experimental study. *J Shoulder Elbow Surg* 6:144–149, 1997.
86. Itoi E, Berglund LJ, Grabowski JJ, et al: Superior-inferior stability of the shoulder: role of the coracohumeral ligament and the rotator interval capsule. *Mayo Clin Proc* 73:508–515, 1998.
87. Itoi E, Motzkin NE, Morrey BF, et al: Bulk effect of rotator cuff on inferior glenohumeral stability as function of scapular inclination angle: a cadaver study. *Tohoku J Exp Med* 171:267–276, 1993.
88. Johnson AJ, Godges JJ, Zimmerman GJ, et al: The effect of anterior versus posterior glide joint mobilization on external rotation range of motion in patients with shoulder adhesive capsulitis. *J Orthop Sports Phys Ther* 37:88–99, 2007.
89. Johnson GR, Pandyan AD: The activity in the three regions of the trapezius under controlled loading conditions—an experimental and modelling study. *Clin Biomech (Bristol, Avon)* 20:155–161, 2005.
90. Johnson GR, Spalding D, Nowitzke A, et al: Modelling the muscles of the scapula morphometric and coordinate data and functional implications. *J Biomech* 29:1039–1051, 1996.
91. Kaplan LD, Flanigan DC, Norwig J, et al: Prevalence and variance of shoulder injuries in elite collegiate football players. *Am J Sports Med* 33(8):1142–1146, 2005.
92. Karduna AR, Kerner PJ, Lazarus MD: Contact forces in the subacromial space: effects of scapular orientation. *J Shoulder Elbow Surg* 14:393–399, 2005.
93. Kebaetse M, McClure P, Pratt NA: Thoracic position effect on shoulder range of motion, strength, and three-dimensional scapular kinematics. *Arch Phys Med Rehabil* 80:945–950, 1999.
94. Kibler WB, Ludewig PM, McClure PW, et al: Clinical implications of scapular dyskinesis in shoulder injury: the 2013 consensus statement from the 'Scapular Summit'. *Br J Sports Med* 47(14):877–885, 2013.
95. Kibler WB, McMullen J: Scapular dyskinesis and its relation to shoulder pain. *J Am Acad Orthop Surg* 11:142–151, 2003.
96. Kibler WB, Sciascia AD, Uhl TL, et al: Electromyographic analysis of specific exercises for scapular control in early phases of shoulder rehabilitation. *Am J Sports Med* 36:1789–1798, 2008.
97. Kibler WB, Sciascia A, Wilkes T: Scapular dyskinesis and its relation to shoulder injury [Review]. *J Am Acad Orthop Surg* 20(6):364–372, 2012.
98. Krahl VE: The torsion of the humerus; its localization, cause and duration in man. *Am J Anat* 80(3):275–319, 1947.
99. Krajnik S, Fogarty KJ, Yard EE, et al: Shoulder injuries in US high school baseball and softball athletes, 2005-2008. *Pediatrics* 125(3):497–501, 2010.
100. Kronberg M, Nemeth G, Brostrom LA: Muscle activity and coordination in the normal shoulder. An electromyographic study. *Clin Orthop Relat Res* 257:76–85, 1990.
101. Kuechle DK, Newman SR, Itoi E, et al: Shoulder muscle moment arms during horizontal flexion and elevation. *J Shoulder Elbow Surg* 6:429–439, 1997.
102. Kuhn JE, Huston LJ, Soslowsky LJ, et al: External rotation of the glenohumeral joint: ligament restraints and muscle effects in the neutral and abducted positions. *J Shoulder Elbow Surg* 14:39S–48S, 2005.
103. Labriola JE, Lee TQ, Debski RE, et al: Stability and instability of the glenohumeral joint: the role of shoulder muscles. *J Shoulder Elbow Surg* 14:32S–38S, 2005.
104. Langenderfer JE, Patthanacharoenphon C, Carpenter JE, et al: Variation in external rotation moment arms among subregions of supraspinatus, infraspinatus, and teres minor muscles. *J Orthop Res* 24:1737–1744, 2006.
105. Laudner K, Meister K, Noel B, et al: Anterior glenohumeral laxity is associated with posterior shoulder tightness among professional baseball pitchers. *Am J Sports Med*

40(5):1133–1137, 2012.
106. Lawrence RL, Braman JP, LaPrade RF, et al: Comparison of 3-dimensional shoulder complex kinematics in individuals with and without shoulder pain, part 1: sternoclavicular, acromioclavicular, and scapulothoracic joints. *J Orthop Sports Phys Ther* 44(9):636–645–A8, 2014.
107. Lawrence RL, Braman JP, Staker JL, et al: Comparison of 3-dimensional shoulder complex kinematics in individuals with and without shoulder pain, part 2: glenohumeral joint. *J Orthop Sports Phys Ther* 44(9):646–655B3, 2014.
108. Lewis JS, Wright C, Green A: Subacromial impingement syndrome: the effect of changing posture on shoulder range of movement. *J Orthop Sports Phys Ther* 35:72–87, 2005.
109. Liu J, Hughes RE, Smutz WP, et al: Roles of deltoid and rotator cuff muscles in shoulder elevation. *Clin Biomech (Bristol, Avon)* 12:32–38, 1997.
110. Lizaur A, Sanz-Reig J, Gonzalez-Parreno S: Long-term results of the surgical treatment of type III acromioclavicular dislocations: an update of a previous report. *J Bone Joint Surg Br* 93(8):1088–1092, 2011.
111. Lopes AD, Timmons MK, Grover M, et al: Visual scapular dyskinesis: kinematics and muscle activity alterations in patients with subacromial impingement syndrome. *Arch Phys Med Rehabil* 96(2):298–306, 2015.
112. Ludewig PM, Behrens SA, Meyer SM, et al: Three-dimensional clavicular motion during arm elevation: reliability and descriptive data. *J Orthop Sports Phys Ther* 34:140–149, 2004.
113. Ludewig PM, Braman JP: Shoulder impingement: biomechanical considerations in rehabilitation. *Man Ther* 16(1):33–39, 2011.
114. Ludewig PM, Cook TM: Alterations in shoulder kinematics and associated muscle activity in people with symptoms of shoulder impingement. *Phys Ther* 80:276–291, 2000.
115. Ludewig PM, Cook TM: Translations of the humerus in persons with shoulder impingement symptoms. *J Orthop Sports Phys Ther* 32:248–259, 2002.
116. Ludewig PM, Cook TM, Nawoczenski DA: Three-dimensional scapular orientation and muscle activity at selected positions of humeral elevation. *J Orthop Sports Phys Ther* 24:57–65, 1996.
117. Ludewig PM, Hoff MS, Osowski EE, et al: Relative balance of serratus anterior and upper trapezius muscle activity during push-up exercises. *Am J Sports Med* 32:484–493, 2004.
118. Ludewig PM, Phadke V, Braman JP, et al: Motion of the shoulder complex during multiplanar humeral elevation. *J Bone Joint Surg Am* 91:378–389, 2009.
119. Ludewig PM, Reynolds JF: The association of scapular kinematics and glenohumeral joint pathologies. *J Orthop Sports Phys Ther* 39:90–104, 2009.
120. Lukasiewicz AC, McClure P, Michener L, et al: Comparison of 3-dimensional scapular position and orientation between subjects with and without shoulder impingement. *J Orthop Sports Phys Ther* 29:574–583, 1999.
121. Mahakkanukrauh P, Surin P: Prevalence of osteophytes associated with the acromion and acromioclavicular joint. *Clin Anat* 16:506–510, 2003.
122. Mall NA, Foley E, Chalmers PN, et al: Degenerative joint disease of the acromioclavicular joint: a review [Review]. *Am J Sports Med* 41(11):2684–2692, 2013.
123. Massimini DF, Boyer PJ, Papannagari R, et al: In-vivo glenohumeral translation and ligament elongation during abduction and abduction with internal and external rotation. *J Orthop Surg Res* 7:2012.
124. Matias R, Pascoal AG: The unstable shoulder in arm elevation: a three-dimensional and electromyographic study in subjects with glenohumeral instability. *Clin Biomech (Bristol, Avon)* 21(Suppl 1):S52–S58, 2006.
125. Matsuki K, Matsuki KO, Mu S, et al: In vivo 3D analysis of clavicular kinematics during scapular plane abduction: comparison of dominant and non-dominant shoulders. *Gait Posture* 39(1):625–627, 2014.
126. Matsuki K, Matsuki KO, Yamaguchi S, et al: Dynamic in vivo glenohumeral kinematics during scapular plane abduction in healthy shoulders. *J Orthop Sports Phys Ther* 42(2):96–104, 2012.
127. Mazzocca AD, Arciero RA, Bicos J: Evaluation and treatment of acromioclavicular joint injuries. *Am J Sports Med* 35:316–329, 2007.
128. McClure P, Balaicuis J, Heiland D, et al: A randomized controlled comparison of stretching procedures for posterior shoulder tightness. *J Orthop Sports Phys Ther* 37:108–114, 2007.
129. McClure PW, Bialker J, Neff N, et al: Shoulder function and 3-dimensional kinematics in people with shoulder impingement syndrome before and after a 6-week exercise program. *Phys Ther* 84:832–848, 2004.
130. McClure PW, Michener LA, Sennett B, et al: Direct 3-dimensional measurement of scapular kinematics during dynamic movements in vivo. *J Shoulder Elbow Surg* 10:269–277, 2001.
131. McCully SP, Suprak DN, Kosek P, et al: Suprascapular nerve block results in a compensatory increase in deltoid muscle activity. *J Biomech* 40:1839–1846, 2007.
132. McMahon PJ, Dettling J, Sandusky MD, et al: The anterior band of the inferior glenohumeral ligament. Assessment of its permanent deformation and the anatomy of its glenoid attachment. *J Bone Joint Surg Br* 81:406–413, 1999.
133. Michelin P, Delarue Y, Duparc F, et al: Thickening of the inferior glenohumeral capsule: an ultrasound sign for shoulder capsular contracture. *Eur Radiol* 23(10):2802–2806, 2013.
134. Michener LA, McClure PW, Karduna AR: Anatomical and biomechanical mechanisms of subacromial impingement syndrome [Review]. *Clin Biomech (Bristol, Avon)* 18:369–379, 2003.
135. Mikesky AE, Edwards JE, Wigglesworth JK, et al: Eccentric and concentric strength of the shoulder and arm musculature in collegiate baseball pitchers. *Am J Sports Med* 23:638–642, 1995.
136. Miller MD, Larsen KM, Luke T, et al: Anterior capsular shift volume reduction: an in vitro comparison of 3 techniques. *J Shoulder Elbow Surg* 12:350–354, 2003.
137. Morag Y, Jamadar DA, Miller B, et al: The subscapularis: anatomy, injury, and imaging [Review]. *Skelet Radiol* 40(3):255–269, 2011.
138. Morgan CD, Burkhart SS, Palmeri M, et al: Type II SLAP lesions: three subtypes and their relationships to superior instability and rotator cuff tears. *Arthroscopy* 14(6):553–565, 1998.
139. Moseley HF: The clavicle: its anatomy and function. *Clin Orthop Relat Res* 58:17–27, 1968.
140. Muraki T, Yamamoto N, Zhao KD, et al: Effects of posterior capsule tightness on subacromial contact behavior during shoulder motions. *J Shoulder Elbow Surg* 21(9):1160–1167, 2012.
141. Murray IR, Goudie EB, Petrigliano FA, et al: Functional anatomy and biomechanics of shoulder stability in the athlete [Review]. *Clin Sports Med* 32(4):607–624, 2013.
142. Neer CS: Anterior acromioplasty for the chronic impingement syndrome in the shoulder. *J Bone Joint Surg Am* 87:1399, 1972.
143. Neumann DA: Polio: its impact on the people of the United States and the emerging profession of physical therapy. *J Orthop Sports Phys Ther* 34:479–492, 2004.
144. O'Brien SJ, Neves MC, Arnoczky SP, et al: The anatomy and histology of the inferior glenohumeral ligament complex of the shoulder. *Am J Sports Med* 18:449–456, 1990.
145. O'Brien SJ, Schwartz RS, Warren RF, et al: Capsular restraints to anterior-posterior motion of the abducted shoulder: a biomechanical study. *J Shoulder Elbow Surg* 4:298–308, 1995.
146. Oki S, Matsumura N, Iwamoto W, et al: The function of the acromioclavicular and coracoclavicular ligaments in shoulder motion: a whole-cadaver study. *Am J Sports Med* 40(11):2617–2626, 2012.
147. Oyama S, Hibberd EE, Myers JB: Changes in humeral torsion and shoulder rotation range of motion in high school baseball players over a 1-year period. *Clinical Biomech* 28(3):268–272, 2013.
148. Pagnani MJ, Deng XH, Warren RF, et al: Role of the long head of the biceps brachii in glenohumeral stability: a biomechanical study in cadaver. *J Shoulder Elbow Surg* 5:255–262, 1996.
149. Paletta GA, Jr, Warner JJ, Warren RF, et al: Shoulder kinematics with two-plane x-ray evaluation in patients with anterior instability or rotator cuff tearing. *J Shoulder Elbow Surg* 6:516–527, 1997.
150. Pallis M, Cameron KL, Svoboda SJ, et al: Epidemiology of acromioclavicular joint injury in young athletes. *Am J Sports Med* 40(9):2072–2077, 2012.
151. Panossian VR, Mihata T, Tibone JE, et al: Biomechanical analysis of isolated type II SLAP lesions and repair. *J Shoulder Elbow Surg* 14:529–534, 2005.
152. Pikkarainen V, Kettunen J, Vastamaki M: The natural course of serratus palsy at 2 to 31 years. *Clin Orthop Relat Res* 471(5):1555–1563, 2013.
153. Poppen NK, Walker PS: Forces at the glenohumeral joint in abduction. *Clin Orthop Relat Res* 165–170, 1978.
154. Poppen NK, Walker PS: Normal and abnormal motion of the shoulder. *J Bone Joint Surg Am* 58:195–201, 1976.
155. Ranalletta M, Bongiovanni S, Suarez F, et al: Do patients with traumatic recurrent anterior shoulder instability have generalized joint laxity? *Clin Orthop Relat Res* 470(4):957–960, 2012.
156. Reinold MM, Wilk KE, Hooks TR, et al: Thermal-assisted capsular shrinkage of the glenohumeral joint in overhead athletes: a 15- to 47-month follow-up. *J Orthop Sports Phys Ther* 33:455–467, 2003.
157. Reis FP, de Camargo AM, Vitti M, et al: Electromyographic study of the subclavius muscle. *Acta Anat (Basel)* 105:284–290, 1979.
158. Rundquist PJ, Anderson DD, Guanche CA, et al: Shoulder kinematics in subjects with frozen shoulder. *Arch Phys Med Rehabil* 84:1473–1479, 2003.
159. Sabick MB, Kim YK, Torry MR, et al: Bio-

mechanics of the shoulder in youth baseball pitchers: Implications for the development of proximal humeral epiphysiolysis and humeral retrotorsion. *Am J Sports Med* 33:1716–1722, 2005.
160. Sabick MB, Torry MR, Kim YK, et al: Humeral torque in professional baseball pitchers. *Am J Sports Med* 32:892–898, 2004.
161. Sahara W, Sugamoto K, Murai M, et al: Three-dimensional clavicular and acromioclavicular rotations during arm abduction using vertically open MRI. *J Orthop Res* 25:1243–1249, 2007.
162. San Juan JG, Kosek P, Karduna AR: Humeral head translation after a suprascapular nerve block. *J Appl Biomech* 29(4):371–379, 2013.
163. Schrumpf MA, Maak TG, Delos D, et al: The management of anterior glenohumeral instability with and without bone loss: AAOS exhibit selection [Review]. *J Bone Joint Surg Am* 96(2):e12, 2014.
164. Seitz AL, McClure PW, Lynch SS, et al: Effects of scapular dyskinesis and scapular assistance test on subacromial space during static arm elevation. *J Shoulder Elbow Surg* 21(5):631–640, 2012.
165. Seitz AL, Michener LA: Ultrasonographic measures of subacromial space in patients with rotator cuff disease: a systematic review [Review]. *J Clin Ultrasound* 39(3):146–154, 2011.
166. Sewell MD, Al-Hadithy N, Le LA, et al: Instability of the sternoclavicular joint: current concepts in classification, treatment and outcomes [Review]. *Bone Joint* J 95-B(6):721–731, 2013.
167. Shanley E, Rauh MJ, Michener LA, et al: Shoulder range of motion measures as risk factors for shoulder and elbow injuries in high school softball and baseball players. *Am J Sports Med* 39(9):1997–2006, 2011.
168. Sharkey NA, Marder RA: The rotator cuff opposes superior translation of the humeral head. *Am J Sports Med* 23:270–275, 1995.
169. Shklar A, Dvir Z: Isokinetic strength measurements in shoulder muscles. *J Biomech* 10:369–373, 1995.
170. Solem-Bertoft E, Thuomas KA, Westerberg CE: The influence of scapular retraction and protraction on the width of the subacromial space. An MRI study. *Clin Orthop Relat Res* 296:99–103, 1993.
171. Soslowsky LJ, Flatow EL, Bigliani LU, et al: Quantification of in situ contact areas at the glenohumeral joint: a biomechanical study. *J Orthop Res* 10:524–534, 1992.
172. Soslowsky LJ, Malicky DM, Blasier RB: Active and passive factors in inferior glenohumeral stabilization: a biomechanical model. *J Shoulder Elbow Surg* 6:371–379, 1997.
173. Spencer EE, Kuhn JE, Huston LJ, et al: Ligamentous restraints to anterior and posterior translation of the sternoclavicular joint. *J Shoulder Elbow Surg* 11:43–47, 2002.
174. Standring S: *Gray's anatomy: the anatomical basis of clinical practice*, ed 41, St Louis, 2015, Elsevier.
175. Stegink-Jansen CW, Buford WL, Jr, Patterson RM, et al: Computer simulation of pectoralis major muscle strain to guide exercise protocols for patients after breast cancer surgery. *J Orthop Sports Phys Ther* 41(6):417–426, 2011.
176. Steindler A: *Kinesiology of the human body: under normal and pathological conditions*, Springfield, Ill, 1955, Charles C Thomas.
177. Stickley CD, Hetzler RK, Freemyer BG, et al: Isokinetic peak torque ratios and shoulder injury history in adolescent female volleyball athletes. *J Athl Training* 43(6):571–577, 2008.
178. Stokdijk M, Eilers PH, Nagels J, et al: External rotation in the glenohumeral joint during elevation of the arm. *Clin Biomech (Bristol, Avon)* 18:296–302, 2003.
179. Struyf F, Cagnie B, Cools A, et al: Scapulothoracic muscle activity and recruitment timing in patients with shoulder impingement symptoms and glenohumeral instability [Review]. *J Electromyogr Kines* 24(2):277–284, 2014.
180. Struyf F, Nijs J, Baeyens JP, et al: Scapular positioning and movement in unimpaired shoulders, shoulder impingement syndrome, and glenohumeral instability [Review]. *Scand J Med Sci Sports* 21(3):352–358, 2011.
181. Sugalski MT, Wiater JM, Levine WN, et al: An anatomic study of the humeral insertion of the inferior glenohumeral capsule. *J Shoulder Elbow Surg* 14:91–95, 2005.
182. Sugamoto K, Harada T, Machida A, et al: Scapulohumeral rhythm: relationship between motion velocity and rhythm. *Clin Orthop Relat Res* 401:119–124, 2002.
183. Svendsen SW, Gelineck J, Mathiassen SE, et al: Work above shoulder level and degenerative alterations of the rotator cuff tendons: a magnetic resonance imaging study. *Arthritis Rheum* 50:3314–3322, 2004.
184. Szucs KA, Borstad JD: Gender differences between muscle activation and onset timing of the four subdivisions of trapezius during humerothoracic elevation. *Hum Movement Sci* 32(6):1288–1298, 2013.
185. Tamaoki MJ, Belloti JC, Lenza M, et al: Surgical versus conservative interventions for treating acromioclavicular dislocation of the shoulder in adults [Review, 37 refs]. *Cochrane Database Syst Rev* (8):CD007429, 2010.
186. Teece RM, Lunden JB, Lloyd AS, et al: Three-dimensional acromioclavicular joint motions during elevation of the arm. *J Orthop Sports Phys Ther* 38:181–190, 2008.
187. Terrier A, Reist A, Vogel A, et al: Effect of supraspinatus deficiency on humerus translation and glenohumeral contact force during abduction. *Clin Biomech (Bristol, Avon)* 22:645–651, 2007.
188. Teyhen DS, Christ TR, Ballas ER, et al: Digital fluoroscopic video assessment of glenohumeral migration: static vs. dynamic conditions. *J Biomech* 43(7):1380–1385, 2010.
189. Thomas SJ, Swanik CB, Kaminski TW, et al: Humeral retroversion and its association with posterior capsule thickness in collegiate baseball players. *J Shoulder Elbow Surg* 21(7):910–916, 2012.
190. Tillander B, Norlin R: Intraoperative measurements of the subacromial distance. *Arthroscopy* 18:347–352, 2002.
191. Urayama M, Itoi E, Sashi R, et al: Capsular elongation in shoulders with recurrent anterior dislocation. Quantitative assessment with magnetic resonance arthrography. *Am J Sports Med* 31:64–67, 2003.
192. van der Helm FC, Pronk GM: Three-dimensional recording and description of motions of the shoulder mechanism. *J Biomech Eng* 117:27–40, 1995.
193. van der Windt DA, Koes BW, de Jong BA, et al: Shoulder disorders in general practice: incidence, patient characteristics, and management. Ann Rheum Dis 54:959–964, 1995.
194. Vangsness CT, Jr, Ennis M, Taylor JG, et al: Neural anatomy of the glenohumeral ligaments, labrum, and subacromial bursa. *Arthroscopy* 11:180–184, 1995.
195. Vangsness CT, Jr, Jorgenson SS, Watson T, et al: The origin of the long head of the biceps from the scapula and glenoid labrum. An anatomical study of 100 shoulders. *J Bone Joint Surg Br* 76:951–954, 1994.
196. van Tongel A, MacDonald P, Leiter J, et al: A cadaveric study of the structural anatomy of the sternoclavicular joint. *Clin Anat* 25(7):903–910, 2012.
197. Veeger HE, van der Helm FC: Shoulder function: the perfect compromise between mobility and stability. *J Biomech* 40:2119–2129, 2007.
198. von Eisenhart-Rothe R, Matsen FA, III, Eckstein F, et al: Pathomechanics in atraumatic shoulder instability: scapular positioning correlates with humeral head centering. *Clin Orthop Relat Res* 433:82–89, 2005.
199. Walker M, Brooks J, Willis M, et al: How reverse shoulder arthroplasty works [Review]. *Clin Orthop Relat Res* 469(9):2440–2451, 2011.
200. Wang VM, Flatow EL: Pathomechanics of acquired shoulder instability: a basic science perspective. *J Shoulder Elbow Surg* 14:2S–11S, 2005.
201. Wang VM, Sugalski MT, Levine WN, et al: Comparison of glenohumeral mechanics following a capsular shift and anterior tightening. *J Bone Joint Surg Am* 87:1312–1322, 2005.
202. Warner JJ, Deng XH, Warren RF, et al: Static capsuloligamentous restraints to superior-inferior translation of the glenohumeral joint. *Am J Sports Med* 20:675–685, 1992.
203. Warner JJ, Micheli LJ, Arslanian LE, et al: Scapulothoracic motion in normal shoulders and shoulders with glenohumeral instability and impingement syndrome. A study using Moire topographic analysis. *Clin Orthop Relat Res* 285:191–199, 1992.
204. Wassinger CA, Sole G, Osborne H: Clinical measurement of scapular upward rotation in response to acute subacromial pain. *J Orthop Sports Phys Ther* 43(4):199–203, 2013.
205. Werner AW, Lichtenberg S, Schmitz H, et al: Arthroscopic findings in atraumatic shoulder instability. *Arthroscopy* 20:268–272, 2004.
206. Werner CM, Weishaupt D, Blumenthal S, et al: Effect of experimental suprascapular nerve block on active glenohumeral translations in vivo. *J Orthop Res* 24:491–500, 2006.
207. Whiteley RJ, Ginn KA, Nicholson LL, et al: Sports participation and humeral torsion. *J Orthop Sports Phys Ther* 39:256–263, 2009.
208. Wilk KE, Macrina LC: Nonoperative and postoperative rehabilitation for glenohumeral instability [Review]. *Clin Sports Med* 32(4):865–914, 2013.
209. Wilk KE, Macrina LC, Arrigo C: Passive range of motion characteristics in the overhead baseball pitcher and their implications for rehabilitation. *Clin Orthop Relat Res* 470(6):1586–1594, 2012.
210. Wilk KE, Macrina LC, Fleisig GS, et al: Deficits in glenohumeral passive range of motion increase risk of elbow injury in professional baseball pitchers: a prospective study. *Am J Sports Med* 42(9):2075–2081, 2014.
211. Williams GR, Jr, Shakil M, Klimkiewicz J, et al: Anatomy of the scapulothoracic articulation. *Clin Orthop Relat Res* 359:237–246, 1999.
212. Wilson WR, Magnussen RA, Irribarra LA, et al: Variability of the capsular anatomy in the rotator interval region of the shoulder. *J Shoulder Elbow Surg* 22(6):856–861, 2013.
213. Wyland DJ, Pill SG, Shanley E, et al: Bony adaptation of the proximal humerus and gle-

noid correlate within the throwing shoulder of professional baseball pitchers. *Am J Sports Med* 40(8):1858–1862, 2012.
214. Yamaguchi K, Ditsios K, Middleton WD, et al: The demographic and morphological features of rotator cuff disease. A comparison of asymptomatic and symptomatic shoulders. *J Bone Joint Surg Am* 88:1699–1704, 2006.
215. Yamamoto N, Itoi E, Minagawa H, et al: Why is the humeral retroversion of throwing athletes greater in dominant shoulders than in nondominant shoulders? *J Shoulder Elbow Surg* 15(5):571–575, 2006.
216. Yanagawa T, Goodwin CJ, Shelburne KB, et al: Contributions of the individual muscles of the shoulder to glenohumeral joint stability during abduction. *J Biomech Eng* 130:210241–210249, 2008.
217. Yanai T, Fuss FK, Fukunaga T: In vivo measurements of subacromial impingement: substantial compression develops in abduction with large internal rotation. *Clin Biomech (Bristol, Avon)* 21:692–700, 2006.
218. Yang C, Goto A, Sahara W, et al: In vivo three-dimensional evaluation of the functional length of glenohumeral ligaments. *Clin Biomech (Bristol, Avon)* 25(2):137–141, 2010.

Ee 学習問題　STUDY QUESTIONS

1. 胸鎖関節の形態は，挙上および下制，前方突出および後退の際に，どのように関節包内運動に影響するか？
2. 鎖骨が完全に下制した場合，胸鎖関節周囲のうち，どの結合組織や筋が緊張するか？
3. 胸鎖関節および肩鎖関節の骨運動がどのように組み合わさって肩甲胸郭関節の前方突出の可動域を増加させるか？ 回転軸と運動の面を含めて答えなさい．
4. 肩甲上腕関節の内旋の際に起こる関節包内運動を（1）解剖学的肢位と（2）90° 外転位で比較して述べなさい．
5. 肩甲胸郭関節の前方突出を起こす筋を最も弱化させることになる脊髄神経根の損傷レベルはどこか？ すべての髄節レベルを答えなさい． ヒント：付録Ⅱパート B を参照．
6. 上腕がしっかりと固定されている状態で，菱形筋や小胸筋の活動を伴わずに，大円筋が完全収縮した場合の肩甲骨の肢位を述べなさい．
7. 図 5.59 には肩甲上腕関節の内旋筋群を示す．この筋群は上腕骨を後方へ滑らせる機能的役割を有するか？
8. 解剖学的肢位より肩を能動的に外転する際に肩関節複合体に作用している筋をすべてあげなさい． 付録Ⅱパート B を参考にして，これらの筋に最も関係していると思われる連続した 2 つの脊髄神経根はどこか？
9. 過緊張になることで，理論的に肩甲骨を**内旋**肢位にさせる肩の筋をすべてあげなさい． 同様に，理論的に肩甲骨を**内旋**肢位にさせる筋力低下した肩の筋をすべてあげなさい．
10. 過緊張になることで，理論的に肩甲骨を**前傾**肢位にさせる肩の筋をすべてあげなさい． 同様に，理論的に肩甲骨を**前傾**肢位にさせる筋力低下した肩の筋をすべてあげなさい．
11. 完全に骨癒合してしまった肩甲上腕関節では，理論的にどの程度の能動的な肩の外転が可能か？
12. 肩甲上腕関節のどのような動きが下関節上腕靱帯のすべての部分を緊張させるか？
13. 上腕二頭筋長頭の正確な走行を遠位付着から近位付着まで述べなさい． そして，腱が挟み込まれ，炎症を起こしやすい部分はどこか？
14. 腕神経叢の上神経幹の引き抜き損傷によって，できなくなる能動的な動きは何か？
15. 肩甲胸郭関節の肢位は，肩甲上腕関節の静的安定性にどのような影響を与えるか？
16. 肩甲骨のどの動きの組み合わせが最も肩峰下腔の容積を減少させるか？
17. 本章で述べたように，上腕骨の後捻は出生時には約 65° である．若い人が 10 代の後半に到達するまでに，どの程度の後捻になると予想されるか？
18. 肩甲上腕関節の内－外軸に対しての力線に基づいて，以下の 3 つの開始肢位からの大胸筋胸肋線維の矢状面上の動きを比較しなさい． （1）ほぼ解剖学的肢位・中間位，（2）中間位より 30° 伸展位，（3）120° の屈曲位．

Ee 学習問題の解答は Elsevier eLibrary のウェブサイトにて閲覧できる．

EC 参考動画

- Video 5-1: Paralysis of Right Trapezius Muscle: Effect on Lifting Arm Overhead（動画 5-1: 右僧帽筋の麻痺：頭上に腕を挙上する際にみられる影響）
- Video 5-2: Paralysis of Middle Trapezius: Scapular Dyskinesis（動画 5-2: 右僧帽筋中部線維の麻痺：肩甲骨の運動異常）
- Analysis of Coming to a Sitting Position (from the Supine Position) in a Person with C^6 Quadriplegia（C^6 四肢麻痺患者での背臥位から長座位への起き上がり動作の分析）
- Analysis of Rolling (from the Supine Position) in a Person with C^6 Quadriplegia（C^6 四肢麻痺患者での背臥位からの寝返り動作の分析）
- Analysis of Transferring from a Wheelchair to a Mat in a Person with C^6 Quadriplegia（C^6 四肢麻痺患者での車いすから治療マットへの移乗動作の分析）
- Fluoroscopic Observations of Selected Arthrokinematics of the Upper Extremity（上肢にある特定の関節包内運動でみられる X 線透視映像）
- Fluoroscopy of Normal Shoulder versus 3 Patients with Subacromial Impingement（X 線透視映像を用いた肩甲上腕関節における関節包内運動の正常と異常との比較）
- Functional Considerations of the Serratus Anterior Muscle in a Person with C^7 Quadriplegia（C^7 四肢麻痺患者での前鋸筋の機能的役割の考察）
- Isolated Paralysis of Right Trapezius Muscle: Muscle Testing Demonstration（右僧帽筋に限局した麻痺：筋力テストの実例）
- Isolated Paralysis of Right Trapezius Muscle: Reduced Scapular Retraction（右僧帽筋に限局した麻痺：低下した肩甲骨後退の動き）
- Mechanics of a "Winging" Scapula in a Person with C^6 Quadriplegia（C^6 四肢麻痺患者でみられる「翼状」肩甲の異常な運動力学）
- Performance of a Sitting Push-Up by a Person with C^7 Quadriplegia（C^7 四肢麻痺患者での端座位プッシュアップの実際）

QR コードをスキャンすれば，動画（英語版）が視聴できる．
〔Expert Consult を利用すれば，動画に関する日本語の説明を閲覧できる（表紙裏参照）〕

第6章

肘と前腕

Elbow and Forearm

DONALD A. NEUMANN, PT, PhD, FAPTA

章内容一覧 CHAPTER AT A GLANCE

肘と前腕複合体は3つの骨と4つの関節から形成される（図 6.1）．肘は腕尺関節と腕橈関節からなる．たとえば，摂食，リーチ，物を投げる，身だしなみを整えるなど日常生活で重要な動作を行うときに肘関節を屈曲・伸展させ，その動作によって上肢の機能的な長さを調整している．

橈骨と尺骨は前腕の**近位橈尺関節**（proximal radio-ulnar joint），**遠位橈尺関節**（distal radio-ulnar joint）でつながっている．この2つの関節により，肩を動かすことなく手掌を上に向けたり（回外），下に向けたり（回内）することができる．回外・回内運動は肘の屈曲・伸展運動と連動して行うことも独立して行うこともできる．肘と前腕が相互的に作用することによって，手をさまざまな位置に動かすことができ，総体的に上肢の機能を高めている．

肘と前腕複合体の4つの関節

1. 腕尺関節
2. 腕橈関節
3. 近位（上）橈尺関節
4. 遠位（下）橈尺関節

骨 学

上腕骨の中間部から遠位

Mid-to-Distal Humerus

上腕骨の中間部から遠位の前面と後面は，それぞれ上腕筋と上腕三頭筋内側頭の近位付着部である（図 6.2, 6.3）．上腕骨の遠位端は，内側は上腕骨滑車と内側上顆で，また外側は上腕骨小頭と外側上顆で終わる．**滑車**（trochlea）は丸く，ミシン糸の芯に似た形状をしている．滑車の内側および外側縁は少し隆起しており，それぞれ**内側唇**，**外側唇**を形成する．内側唇は外側唇より大きく，より遠位に突出している．内側唇と外側唇の中央は**滑車溝**で，後方から見ると少し内側に捻れている（図 6.4）．**鉤突窩**は，滑車前面のすぐ近位に位置している（図 6.2）．

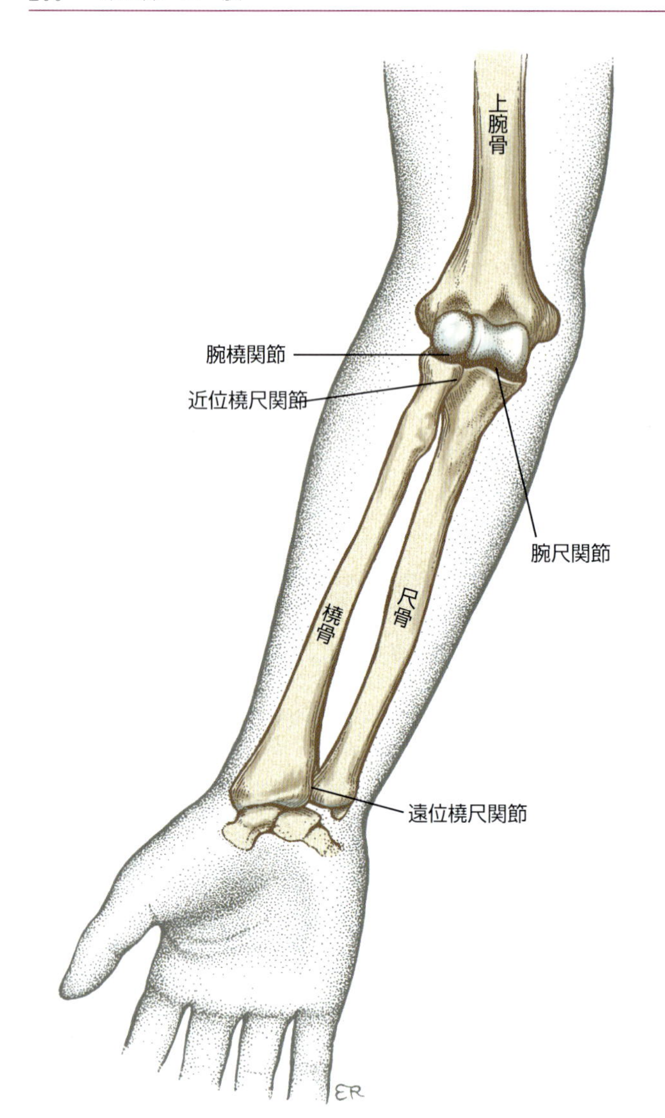

図 6.1　肘と前腕複合体の関節.

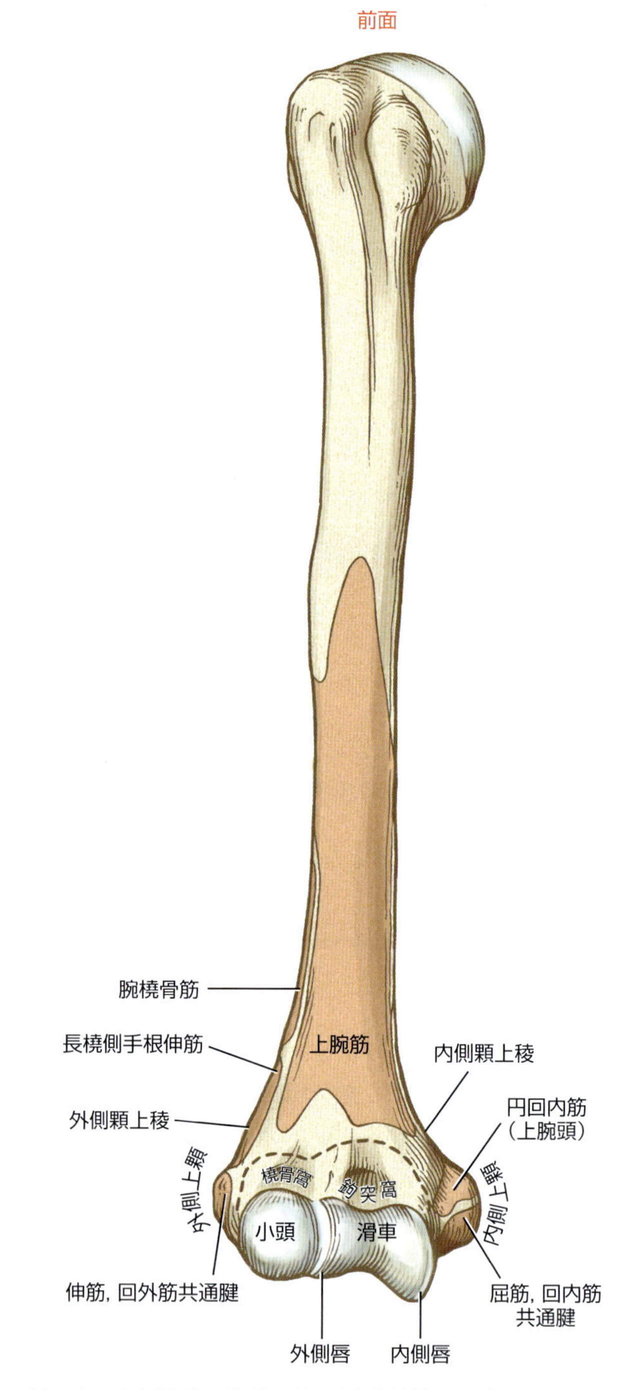

図 6.2　右上腕骨の前面．筋の近位付着部は赤で示している．点線は肘関節の関節包の付着部.

上腕骨の中間部から遠位の骨学的特徴

- 滑車と滑車溝および内側唇，外側唇
- 鉤突窩
- 小頭
- 橈骨窩
- 内側上顆と外側上顆
- 内側顆上稜と外側顆上稜
- 肘頭窩

滑車のちょうど外側には丸い**上腕骨小頭**がある．小頭は半球のような形をしている．**橈骨窩**は小さく，小頭前面の近位に位置している．

上腕骨の**内側上顆**は滑車よりも内側へ突出している（図 6.2, 6.4 参照）．この突起は容易に触診でき，肘の内側側副靱帯，前腕の回内筋群と手関節屈筋群の近位付着部である．

上腕骨の**外側上顆**は内側上顆よりも小さく，肘の外側側副靱帯複合体と前腕の回外筋群，手関節背屈筋群の近位付着部である．両側上顆のすぐ近位にあるのは**内側顆上稜**と**外側顆上稜**で，比較的表皮に近いので触診しやすい．

上腕骨の後面には，滑車のすぐ近位に深く広がる**肘頭窩**がある．肘頭窩と鉤突窩を隔てているのは，薄い骨膜あるいは膜組織である．

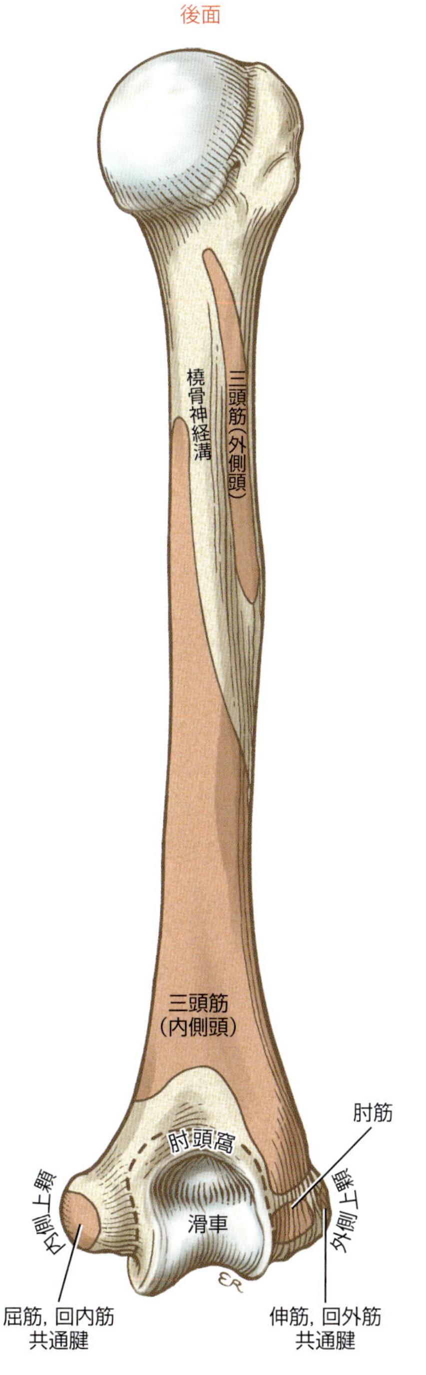

図 6.3　右上腕骨の後面．筋の近位付着部は赤で示している．点線は肘関節の関節包の付着部．

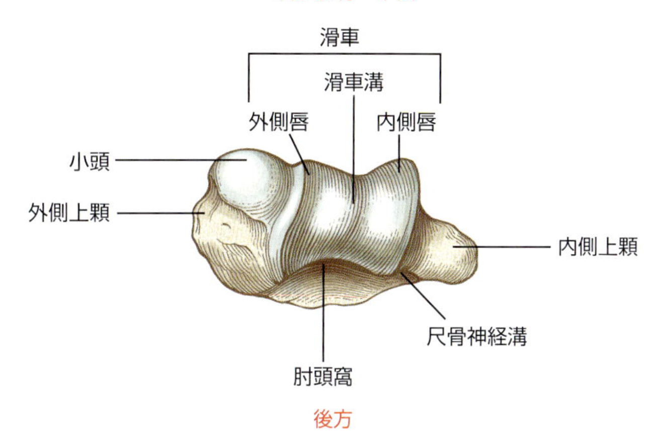

図 6.4　右上腕骨遠位端の下面．

尺　骨
Ulna

尺骨の太い近位端には特徴的な突起が２つある（図 6.5, 6.6）．**肘頭突起**は，尺骨近位端に位置し，先が丸く肘の「先端」を形成する（図 6.7）．粗い肘頭突起の後面は，上腕三頭筋の遠位付着部位である．**鉤状突起**は尺骨近位端の前面から鋭く突出している．

尺骨の骨学的特徴

- 肘頭突起
- 鉤状突起
- 滑車切痕と縦骨稜
- 橈骨切痕
- 回外筋稜
- 尺骨粗面
- 尺骨頭
- 茎状突起
- 茎状突起窩

尺骨の**滑車切痕**は大きく動物の口のような形状をしており，肘頭突起と鉤状突起，両突起前面の先端のあいだに位置する．この凹型の切痕は，上腕骨滑車の形状と相互に適合し，強固な腕尺関節を形成する．細く，隆起した縦方向の骨稜を**縦骨稜**とよび，滑車切痕を中央で二分する．

尺骨の**橈骨切痕**は滑車切痕下部のすぐ外側にあるくぼんだ関節面である（図 6.5, 6.7）．橈骨切痕から遠位およびやや背側にあるのが**回外筋稜**で，外側側副靭帯複合体の一部と回外筋の付着部である．**尺骨粗面**は鉤状突起のすぐ下部の粗い面で上腕筋 の付着部である（図 6.5）．

尺骨頭は尺骨の遠位端にある（図 6.8）．丸い尺骨頭の約 3/4 は関節軟骨で覆われている．先の尖った**茎状突起**（styloid process）（ギリシャ語の *stylos* ＝ 花柱が語源）は内側後方の尺骨遠位端からさらに遠位に突出している．茎状突起基部の小さなくぼみは**茎状突起窩**（fovea）とよばれ，通常関節円板や靱帯の付着部で覆われている．

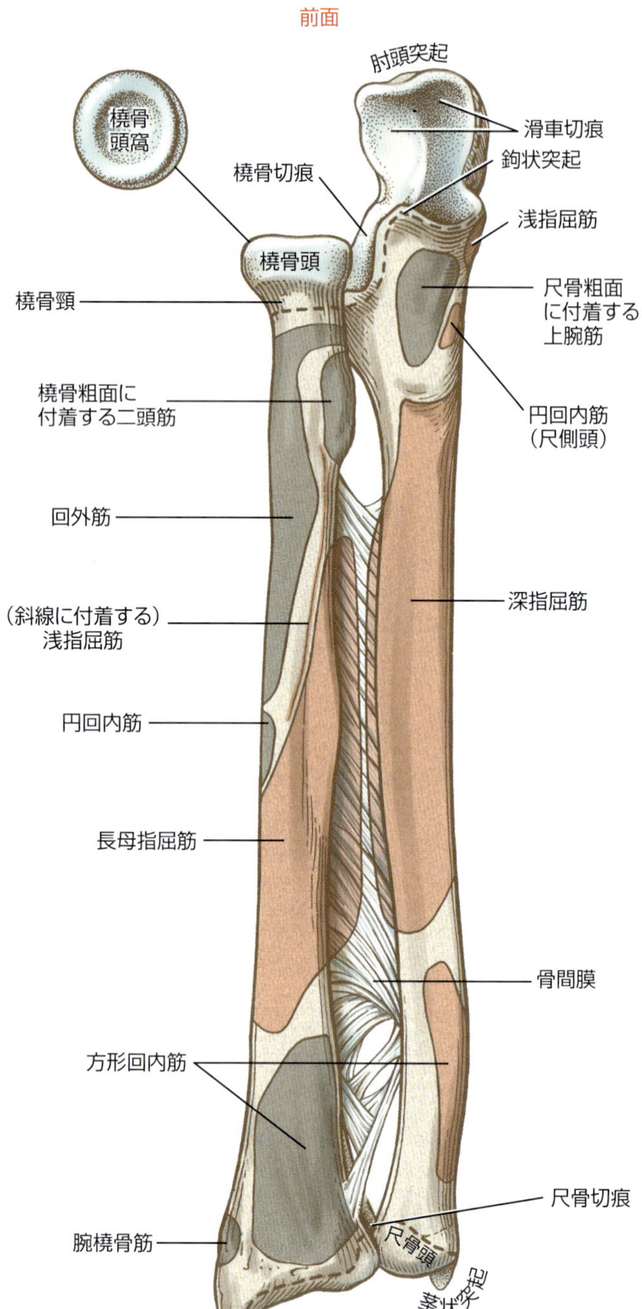

図 6.5　右橈骨と尺骨の前面．筋の近位付着部は赤で，遠位付着部は灰色で示している．点線は肘や手首，近位・遠位橈尺関節周囲の関節包付着部．橈骨頭窩のくぼみが見えるよう橈骨頭は上から見た図を示している．

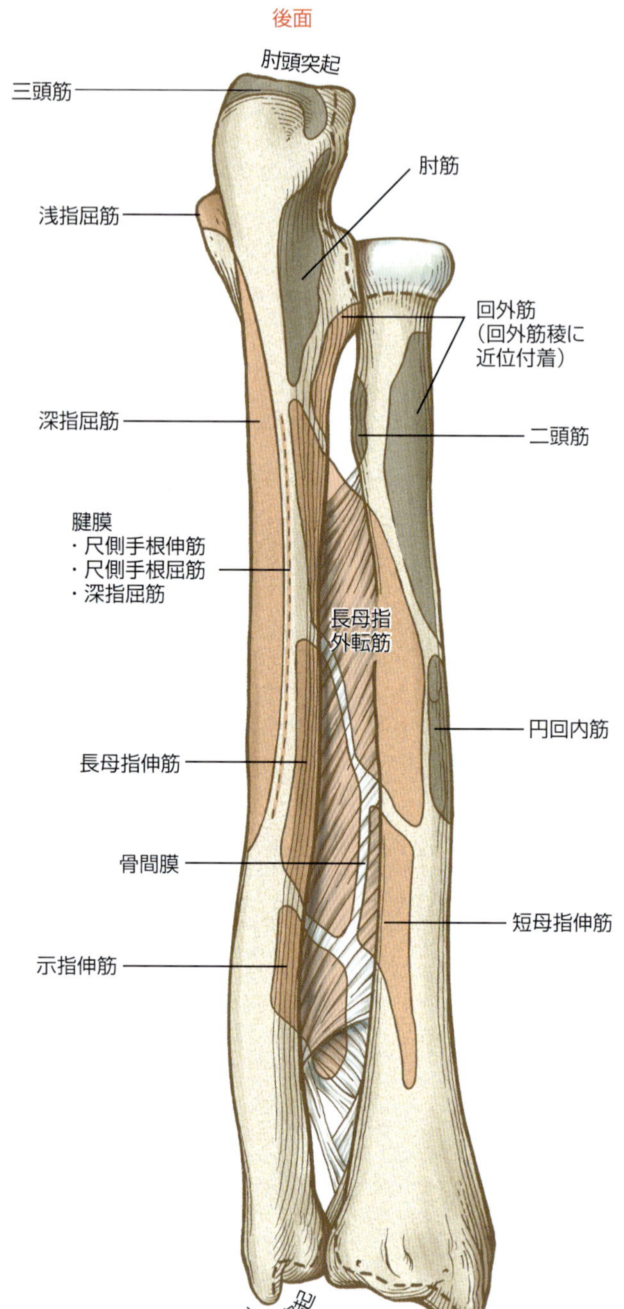

図 6.6　右橈骨と尺骨の後面．筋の近位付着部は赤で，遠位付着部は灰色で示している．点線は肘や手首，近位・遠位橈尺関節周囲の関節包付着部．

橈　骨

Radius

最大回外位では橈骨は尺骨の外側に平行に並ぶ（図 6.5, 6.6）．橈骨の近位端は小さく，肘関節の構成要素としては比較的小さい．しかし，遠位端は大きく手関節の大部分を占める．

橈骨頭は円板のような形状で，橈骨の最近位端に位置する．橈骨頭の縁は約 280° 関節軟骨で覆われている．橈骨頭の縁は尺骨の橈骨切痕と接し，近位橈尺関節を形成する．橈骨頭のすぐ下部のくびれている部分は**橈骨頸**である（図

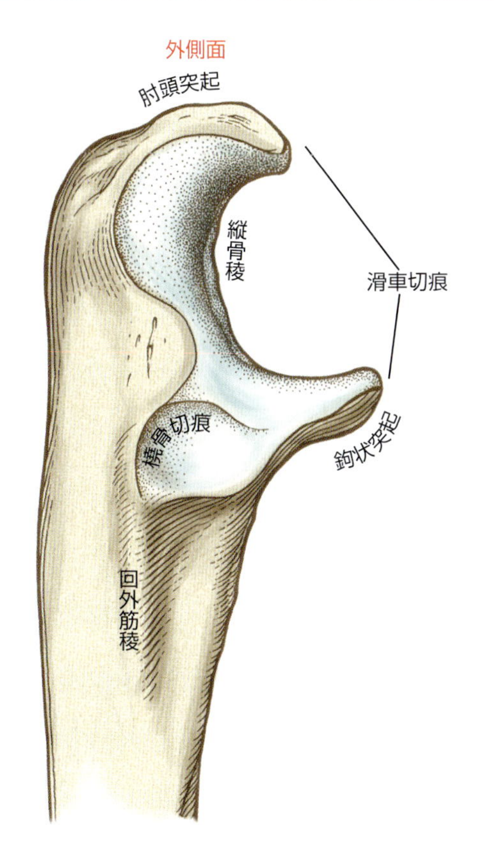

図 6.7　橈骨を取り除いた状態の右尺骨上端の外側（橈側）．滑車切痕は動物の口のような形をしている．

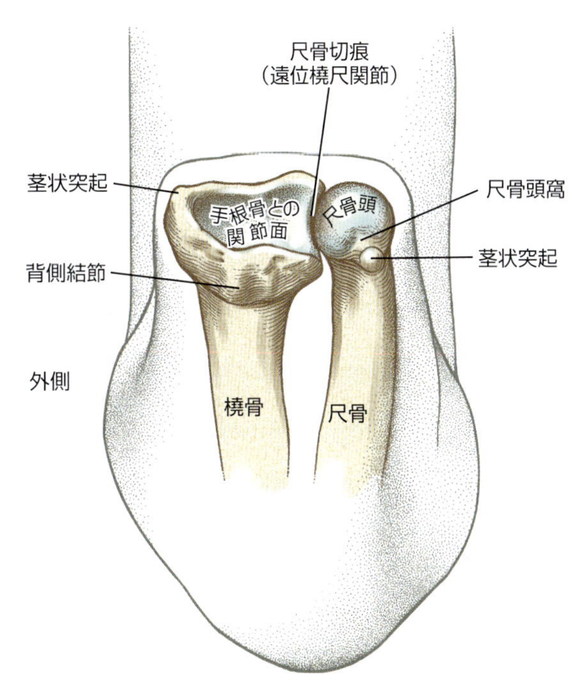

図 6.8　手根骨を取り除いた状態の右橈骨と右尺骨の遠位端．前腕は完全回外位．尺骨頭と近くの茎状突起が隆起している．

6.5）．

橈骨頭の近位部は浅くお椀のようにくぼんでおり**橈骨頭窩**とよばれる．この軟骨に覆われた凹部は，上腕小頭と関節をなし腕橈関節を形成する．上腕二頭筋は，橈骨近位端および前方内側縁にある粗い表面の**橈骨（二頭筋）粗面**に付着する．

橈骨の骨学的特徴
- 橈骨頭
- 橈骨頸
- 橈骨頭窩
- 橈骨（二頭筋）粗面
- 尺骨切痕
- 茎状突起

橈骨遠位端は，手首の位置で手根骨と橈骨手根関節を形成する（図 6.8）．橈骨遠位端の**尺骨切痕**は，遠位橈尺関節で尺骨頭を受ける．橈骨の**茎状突起**は橈骨遠位端の外側表面より突出しており，尺骨の茎状突起よりもさらに遠位へ伸びている．

関節学

肘関節

Joints of the Elbow

▶腕尺関節，腕橈関節の一般的な特徴 General Features of the Humero-Ulnar and Humeroradial Joints

肘関節は，腕尺関節と腕橈関節からなる（図 6.1）．この両関節は運動学的には屈曲および伸展を行うが，肘全体の三次元の安定性を保持する役割はそれぞれ異なる．腕尺関節は滑車と滑車切痕がしっかりと適合して安定性を担保している．それに比べて腕橈関節は，互いの関節面の適合性は低く，周囲の多くの関節包靱帯による結合を伴って，橈骨頭を小頭に対してつっかい棒のようにすることで安定性を保っている．

往年の解剖学者は，肘関節がおもに 1 つの面で屈曲および伸展の動きをすることから**蝶番関節**と分類した．尺骨は，屈曲・伸展時，（尺骨の長軸に対して）わずかに軸回旋し，内外側にも動くことから実際には**変異型蝶番関節**とよぶほうがふさわしい[64, 87]．生体工学者は，肘の人工関節を設計する際に，このわずかな矢状方向の副運動を考慮するべきである．この点を無視すると人工関節はすぐに緩んでしまうであろう．

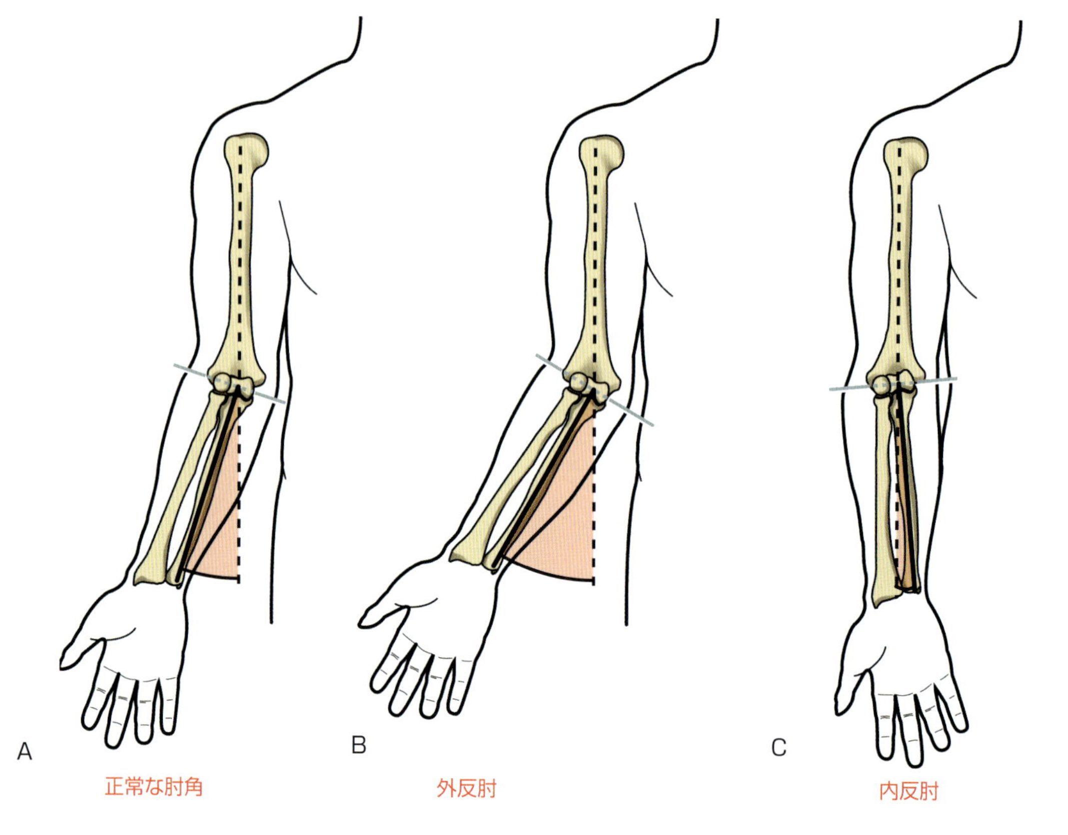

図 6.9 (A) 肘の回転軸(青線) は小頭と滑車を通り，内側から外側方向へやや斜めに伸びる．正常な肘角は上腕骨からの長軸となす角が約 15° である．(B) 外反肘は，前腕が外側へ 30° 偏位として示されている．(C) 内反肘は，前腕が内側へ 5° 偏位した様子として示されている．

肘の生理的“外反”

肘関節の屈曲・伸展は，外側上顆付近から最終的に関節の凸部を通る内外軸の近くで起こる (図 6.9A)[25]．滑車の内側唇が遠位に伸びているため，内側から外側への軸はやや上方に向いている．滑車のこの非対称性により，尺骨は，上腕骨に比べやや外側に偏位している．前額面上の肘関節伸展時の自然な角度は**肘角** (normal cubitus valgus) とよばれる (外反していることで，歩きながら物を運ぶときに大腿に物が当たらないことから，「運搬角」ともよばれる)．Paraskevas らは，健康な男女の肘角の平均は約 13° で，標準偏差は約 6° であったと報告している[77]．女性のほうが男性よりも平均 2° ほど外反角度が大きい．健常者を抽出して行った大規模な 2 つの調査では，性別に関係なく，肘角は利き腕のほうが大きかった[77,105]．さらに健康な小児を対象としたデータによると，運搬角は年齢とともに自然に増加する[38]．これはさまざまな年代の子どもの上肢の骨アライメントを評価する際に有用であろう．

肘関節伸展時の肘角が 20° または 25° 以上の**外反肘** (excessive cubitus valgus) はよくみられるが (図 6.9B)，それとは逆に前腕が正中線の方向に偏位している**内反肘** (cubitus varus) (または**銃床変形**: gunstock) はまれである (図 6.9C)．**外反** (valgus)，**内反** (varus) という言葉はそれぞれラテン語の外方向へ向く (turned outward) (外反) と内方向へ向く (turned inward) (内反) から派生している．

幼少期における上腕骨の「骨端 (成長) 軟骨」の損傷を伴う重度な骨折が，顕著な内反・外反変形の原因になりうる．極度な外反は肘の内側を通る尺骨神経を過度に伸張し，損傷する場合がある[22]．

▶関節周囲の結合組織 Periarticular Connective Tissue

肘の関節包は，腕尺関節，腕橈関節と近位橈尺関節を包んでいる (図 6.10)．これらの関節を包んでいる関節包は薄く，前面は斜めと縦の線維組織束によって補強されている[86]．滑膜は関節包の内表面を覆っている (図 6.11)．

肘の関節包はいくつかの側副靱帯によって補強されている．これらの靱帯は，多次元面，とくに前額面での安定性を保つのに重要な役割を果たしている．靱帯を伸張させる運動方向の一覧を表 6.1 に示した．**内側側副靱帯** (medial collateral ligament) は前，後，横線維束からなる (図 6.12)．**前線維**は内側側副靱帯のなかで最も強く，硬い[83]．それゆえに前線維が肘の外反 (外転) 力に対して最も強く抵抗することができる．前線維は内側上顆の前面から始まり尺骨の鉤状突起の内側に遠位付着する[31]．詳細な研究で

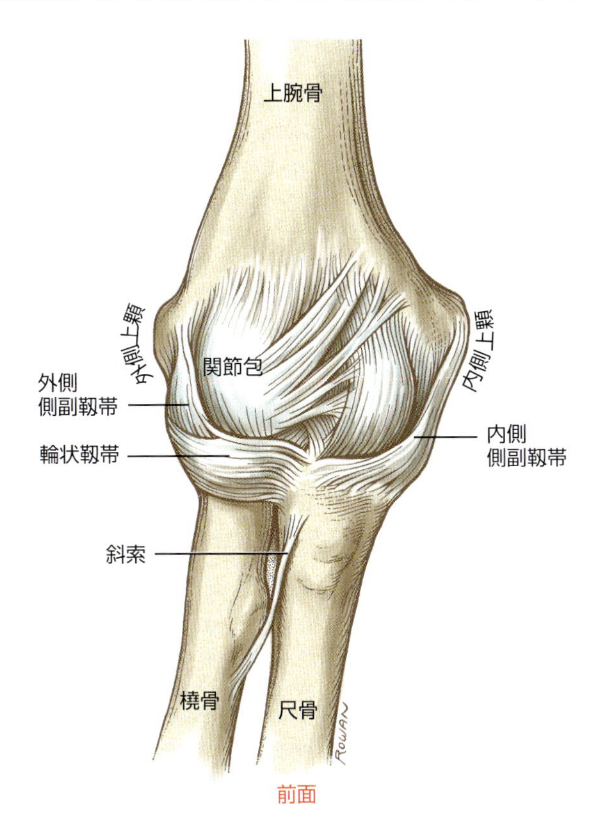

図 6.10　右肘前面の関節包と側副靱帯.

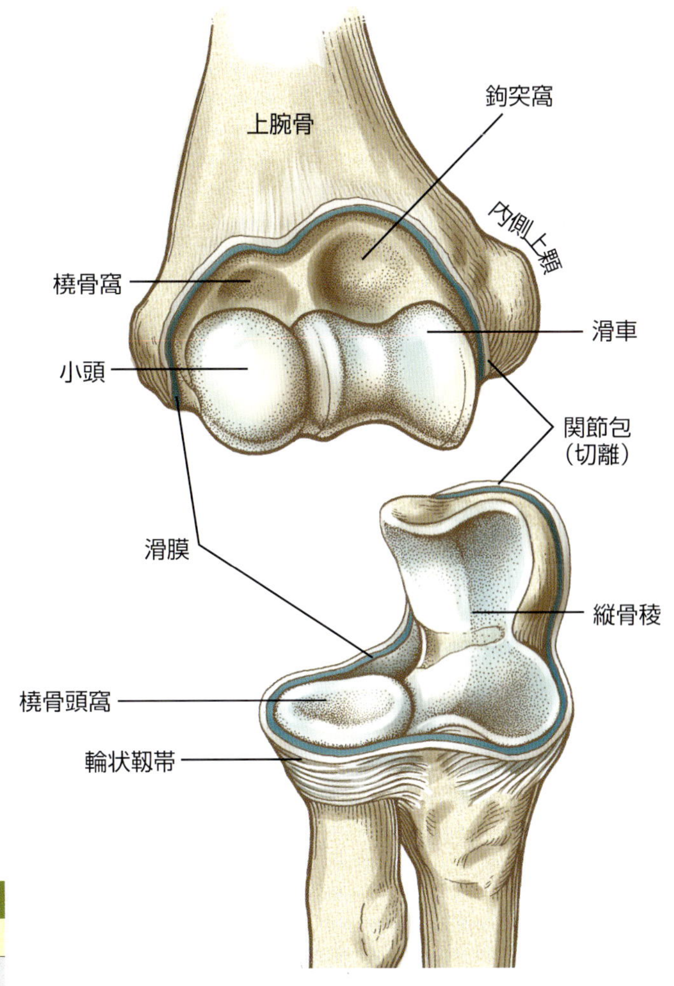

図 6.11　腕尺関節，腕橈関節が露出するように関節を脱臼させた状態の右肘前面．近位橈尺関節の境界は関節包内にみることができる．滑車切痕の一部は関節軟骨を欠いている．関節包内の滑膜は青で示している．

表 6.1　肘の側副靱帯に張力がかかるおもな運動方向

靱帯	張力がかかる動き
内側側副靱帯（前部線維*）	外反 伸展（前部成分） 屈曲（後部成分）
内側側副靱帯（後部線維）	外反 屈曲
橈側側副靱帯	内反
外側（尺側）側副靱帯*	内反 肘複合体の外旋 屈曲
輪状靱帯	橈骨の牽引

*外反または内反を安定させる主要な組織

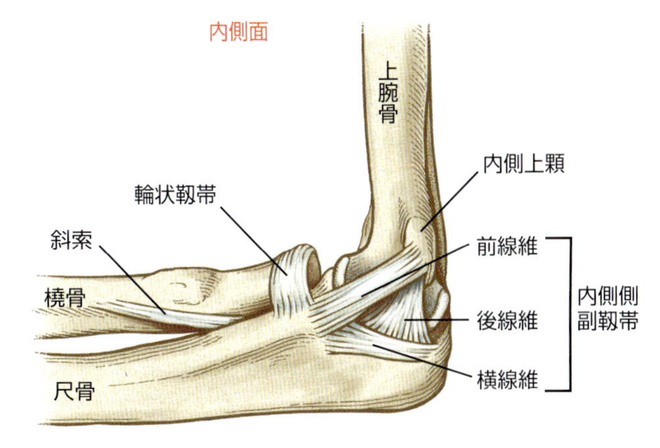

図 6.12　右肘の内側側副靱帯の各線維.

は，前線維は 9 つに細分化していることが確認された[58]．これらの薄く細分化された線維が回転軸の両方向に広がっているため，屈曲，伸展の全可動域で少なくともどこかの線維は常に緊張している．内側側副靱帯の前線維すべてを 1 つのグループとして考えると，前線維は矢状面における全範囲の運動の安定性を保っている[58]．

内側側副靱帯の**後線維**は前線維ほど明確ではないが，関節包後内側部で分厚く，扇子のように広がっている．図 6.12 のように後線維は内側上顆の後方部に近位付着し，肘頭突起の内側縁に遠位付着する．後線維は外反力に抵抗するが，極度の肘関節屈曲時にも緊張する[18, 83]．3 つ目の未発達な**横線維**は肘頭から尺骨の鉤状突起に伸びている．横線維は近位部も遠位部も同じ骨上に付着するため関節の安定性に

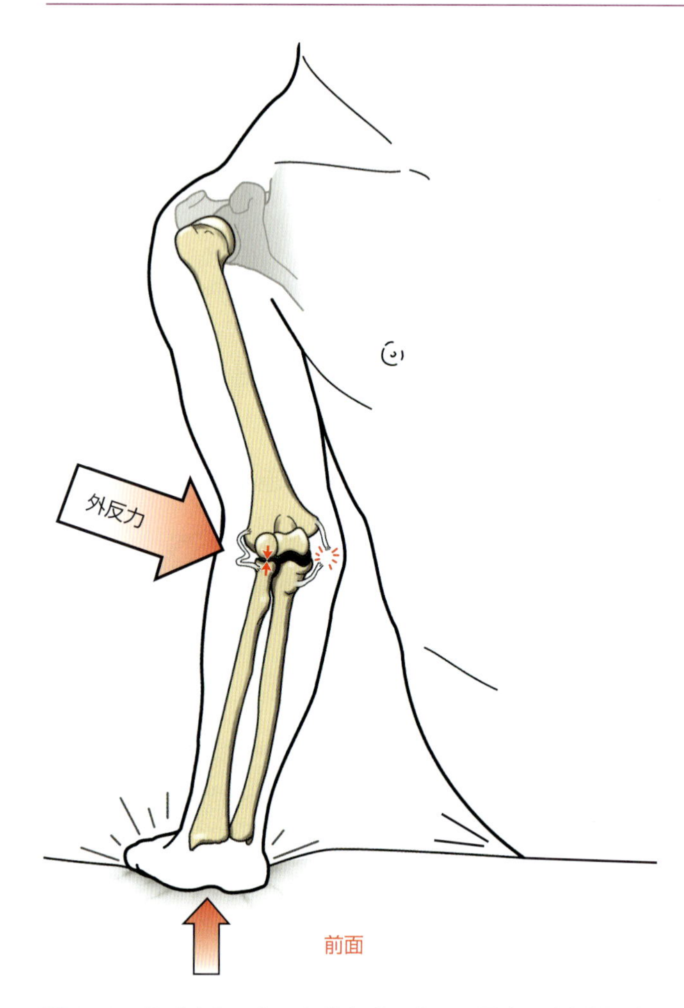

図 6.13　転びそうになった体を手で支えた場合，内側側副靱帯が断裂するような過度の外反方向への力や，橈骨頭を骨折させるような破壊的な圧縮力が腕橈関節全体に発生することがある．

はあまり関与しない．

内側側副靱帯に加えて，手関節屈筋の近位線維と回内筋群，とくに尺側手根屈筋は外反力に抵抗する．よってこれらの筋群は肘関節の動的な内側安定組織である[57]．

内側側副靱帯は伸展位で大きな強制外反力が加わると傷害されやすい．とくに多いのは，前腕回外位，肘伸展位で手をついて転倒した場合である（図 6.13）．橈骨は手首からの圧縮力をほぼすべて受け止める骨であるため，橈骨での骨折や腕橈関節内の圧迫骨折と靱帯損傷は随伴する．過度の外反負荷によって，尺骨神経，または手関節屈筋でもある回内筋群の近位付着部を損傷することもある．さらに，この傷害は肘の過伸展による関節包前面の損傷にも関連する．

内側側副靱帯は非荷重の連続した外反負荷でも損傷しやすい．この傷害は，物を上から投げるスポーツをする選手，とくに野球のピッチャーに多くみられる．通常，肘の外反トルクが最大になる投球動作のコッキング後期，加速期に疼痛と不安定性が顕著になる[7,19]．靱帯損傷が重度の場合，靱帯再建術が適応になることが多い．この再建術はトミージョン（Tommy John）手術ともよばれ，前線維に患者の長掌筋，薄筋または足底筋の腱を移植し修復する方法である[19,33,48]．

外側側副靱帯複合体は内側側副靱帯に比べて，多様な形状をしている（図 6.14）．この靱帯複合体は外側上顆から始まり，おもな2つの線維束に分かれる．1つは従来から**橈側側副靱帯**とよばれる靱帯で大部分は輪状靱帯につながり，一部は回外筋と短橈側手根伸筋の近位付着部に融合する[94]．もう1つの厚い線維は**外側（尺側）側副靱帯**〔lateral (ulnar) collateral ligament〕とよばれ，尺骨の回外筋稜の遠位に付着する．肘の外側に位置するこれらの2つの靱帯は内反を抑制する．

外側側副靱帯は比較的後方に位置するため，ほぼすべての線維は完全屈曲位で緊張する[83]．さらに尺骨に付着するため，外側側副靱帯は内側側副靱帯の前線維と一緒におもに肘の前額面における「支線：電柱などを支えるワイヤ」として働く．外側側副靱帯と内側側副靱帯の前線維の両線維はそれぞれ，屈曲・伸展の全可動域で，過度の外反・内反の動きを制限する軟部組織である．

強固な外側側副靱帯の尺骨の遠位付着部はハンモックのように橈骨頭を支えている（図 6.14）．このようにして，前腕近位の上腕に対する過度の外旋を防いでいる．この構造がどれほど重要であるかは，重度の傷害によって外側側副靱帯が完全に断裂したときに明らかになる[30]．橈骨頭は後外側方向へねじれた場合に小頭の下部から脱臼する．このとき，肘複合体全体に後外方回旋不安定性が生じる[85]．すなわち，外側側副靱帯は肘の前額面および水平面両方の安定性を保つのに重要であるといえる．

他の関節と同様に肘関節も関節包内圧を測定することができる．この圧力は関節内の空気の量と体積の比で計算されるが，肘関節屈曲 80° のときに最も圧が低い[36]．関節の炎症や腫脹のある患者にはこの角度は「楽な肢位」と考えられている．腫脹している肘関節を屈曲位で保つほうが疼痛が和らぐかもしれないが，これは肘関節の屈曲拘縮（contracture）〔ラテン語の *contractura*（引っ張り合う）が語源〕を助長する可能性がある．

▶運動学 Kinematics

屈曲，伸展の機能的考察

肘関節の屈曲は，引っ張る，持ち上げる，食事をする，身だしなみを整えるなど重要な生理的機能を果たす．たと

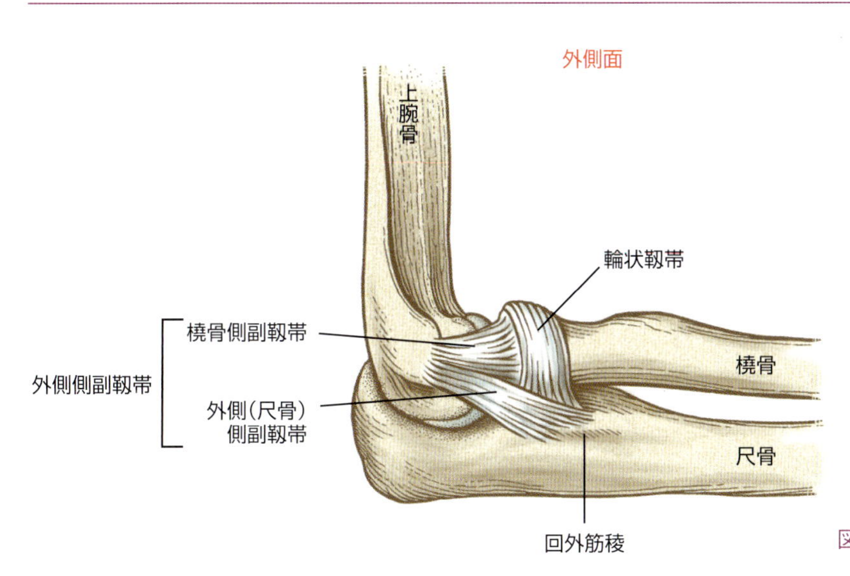

図 6.14　右肘の外側側副靱帯複合体の構成組織.

えば, 食事のときに手を口に近づけることができなければ, 機能的自立は大きく阻害される. C^5 以上の脊髄損傷では, 肘屈筋の麻痺のため, 上記のような重度の機能障害に至る場合もある.

肘関節の伸展は, 物を投げたり, 押したり, 腕を伸ばす際に起こる. 肘屈筋群の著しい硬直によってしばしば肘関節の屈曲拘縮が起きるが, これは肘関節の完全伸展を妨げる. 筋は長時間, 屈曲位および短縮位で固定されていると異常に硬くなる. 骨折後のギプス, または外傷後異所性骨化, 骨棘形成, 肘関節の炎症および腫脹, 筋の痙性, 上腕三頭筋の麻痺, または肘前面の皮膚の瘢痕化が, 長期の肘関節の屈曲を強いる原因となりうる. 屈筋群の硬化に加えて, 関節包の前面や内側側副靱帯の前線維の一部も硬化する場合がある.

一般的に肘関節の可動域を角度計で測定すると, 他動的可動域は最大で伸展 5° から屈曲 145～150° である [23].

図 6.15 のデータによると, 日常生活活動のいくつかは, 屈曲 30～130° の比較的限定された「機能的可動範囲」でまかなわれる [63, 87]. 肘関節は下肢, たとえば膝関節とは違い最終可動域まで動かせなくても機能的な影響は少ない.

腕尺関節の関節包内運動

凹型の尺骨滑車切痕と凸型の上腕骨滑車が腕尺関節を形成する (図 6.16). 滑車の関節面の約 300° は硝子軟骨に覆われているが, それに比べて滑車切痕は 180° のみである. 腕尺関節は適合した骨の形状とその構造からおもに矢状面の動きに限定される. 尺骨の鋭い鉤状突起は, とくに肘が軽度屈曲位であるとき, 上腕骨遠位に対する後方偏位を制限する主要な骨組織である [47].

腕尺関節を完全伸展するには, 肘前面の皮膚, 屈筋群,

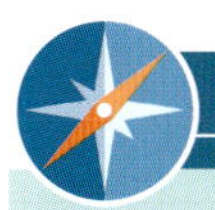

SPECIAL FOCUS 6.1

肘関節の悲惨な三重損傷

先ほど図 6.13 で述べたように, 腕を伸ばして回外位で転倒した場合, 内側側副靱帯を損傷することがある. しかし, このような転倒でときには他の部位もさらに損傷することがあり, これを**肘関節の悲惨な三重損傷** (terrible triad injury) とよぶ [30]. この深刻で複雑な傷害の三大要素は肘関節の脱臼 (および重度の靱帯損傷), 橈骨頭の骨折, 鉤状突起の骨折である. 手が床に着地した際の過度の圧迫, 強制伸展, 外反力によって内側側副靱帯の損傷と骨折が起こる. それに加えて, 外反力と大きな後方外側のねじれ (回旋) が合わさって肘に負荷をかけることが多く, 外側 (尺側) 側副靱帯とそれに解剖学的に関連する他の軟部組織の完全断裂を起こす. この結果起こる肘の後外方の回旋の不安定性は, 臨床では, (上腕骨は固定した状態で) 前腕近位に徒手で過度の外旋 (回外) 負荷をかけると再現できる [85]. 傷害の程度によって, 回旋不安定性は腕橈関節, 腕尺関節両方に影響を及ぼす場合がある [47]. 広範囲にわたる傷害のため, 外科医にとってもリハビリテーションの専門家にとっても治療は非常に難しい [21]. とくに重症の例では, 持続的な不安定性, 神経損傷の後遺症, 異所性骨化, 肘の硬化により治癒が妨げられる [24]. 一般的な手術目標は, 腕橈関節, 腕尺関節の骨と靱帯をもとの状態へ修復することである. そのためには, 肘の長期間にわたる硬化を防ぐため術後早期の運動が望ましい. 手術では, 肘の外側の柱を強化する目的で橈骨頭に人工骨頭を入れることが多い.

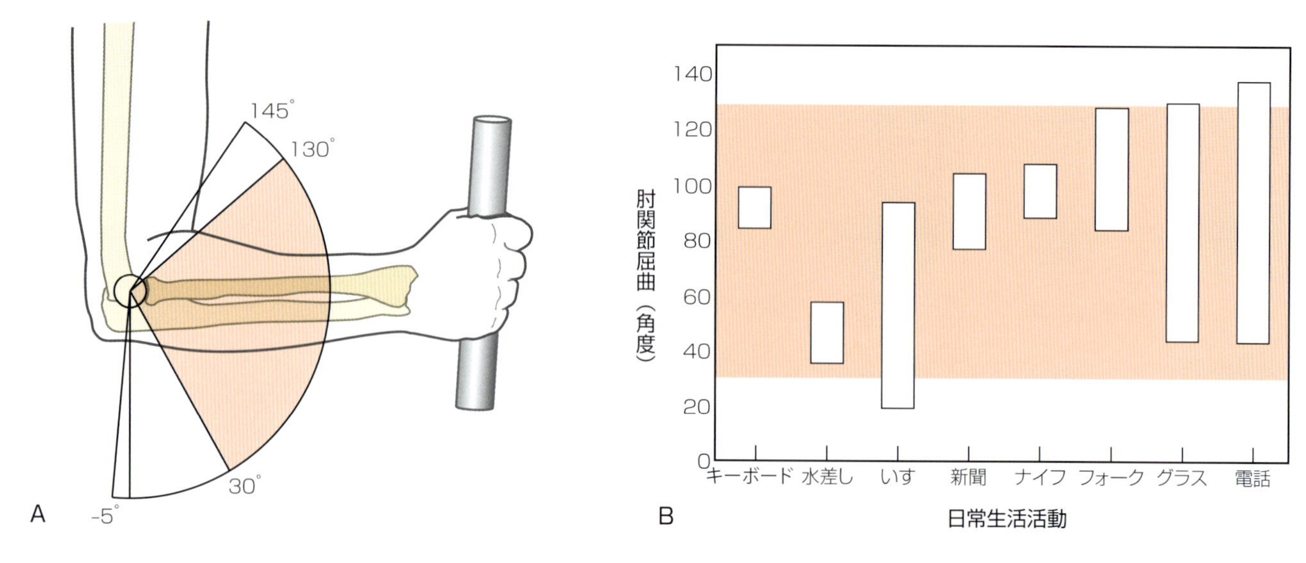

図 6.15　肘の関節可動域．(A) 健常者の平均は伸展 5° から屈曲 145° である．「機能的可動範囲」は屈曲 30～130° の 100° で（赤い部分），数値はこのヒストグラムに基づく．(B) ヒストグラムは標準型のキーボードの使用，水差しから水を注ぐ，いすから立ち上がる，新聞を持つ，ナイフで切る，フォークを口に運ぶ，グラスを口に近づける，電話の受話器を持つという日常生活活動で必要な可動域を示す．（Morrey BF, Askew LJ, Chao EY: A biomechanical study of normal functional elbow motion, *J Bone Joint Surg Am* 63: 872-877, 1981; Sardelli M, Tashjian RZ, MacWilliams BA: Functional elbow range of motion for contemporary tasks, *J Bone Joint Surg Am* 93[5]: 471-477, 2011 のデータより）

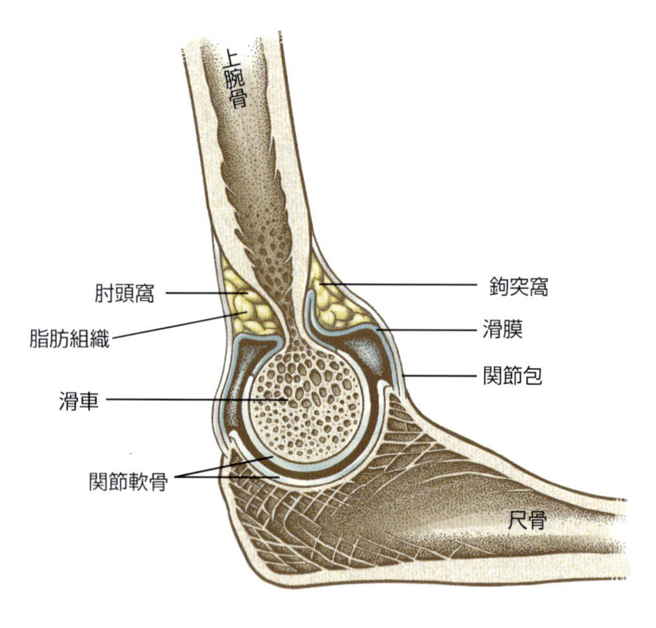

図 6.16　腕尺関節の矢状面断面図．滑車切痕と滑車の表面がぴったりと結合している．関節包内の滑膜は青色で示している．

関節包前部，そして内側側副靱帯の前線維の一部に十分な伸張性が必要である（図 6.17A）．さらに肘頭突起の尖端が肘頭窩に楔のように入り込む必要がある．したがって肘頭窩付近に大きな異所性（ギリシャ語の *ecto*= 外の，*topos* = 場所，から）の骨形成があると，肘の完全伸展は妨げられる．通常肘は一度伸展すると，健康な腕尺関節であれば，おもに関節の適合性と伸張された結合組織の緊張が高まることによって安定する．

腕尺関節の屈曲運動中，凹型の滑車切痕表面は，凸型の滑車に対して転がり運動と滑り運動をしている（図 6.17B）．肘の完全屈曲は，関節包後面，伸筋群，尺骨神経[97]と側副靱帯の一部，とくに内側側副靱帯の後線維の伸張性が必要である．肘屈曲位での持続的・連続的な尺骨神経の伸張はニューロパチーを引き起こすことがある．この症状に対する一般的な手術療法は，尺骨神経を内側上顆の前面を通るよう移動し，屈曲時の神経への緊張を軽減する方法である[56, 73]．

腕橈関節の関節包内運動

腕橈関節は，お椀のような橈骨頭窩と，それに適合した丸い形状の小頭で形成される．屈曲・伸展時の関節包内運動は，小頭の凸型に沿って起こる橈骨頭窩の転がり運動と滑り運動である（図 6.18）．能動的に屈曲した場合，筋の収縮によって橈骨頭窩は小頭に強く引き付けられる[62]．

腕尺関節に比べて，腕橈関節は肘の矢状面の安定性にあまり関与しない．しかし，肘にかかる外反力の約 50% は腕橈関節が抑制し，肘の外側をしっかりと補強している[65]．どの程度，腕橈関節によって外反を抑制できるかは，橈骨近位端の生理的外反角，橈骨頭窩の大きさと深さ，そして筋の収縮による圧縮力によって変わる[91]．よって，橈骨頭の圧迫骨折，変形治癒，または外科的に橈骨頭を切除した場合，過度の外反変形をきたすことがある．

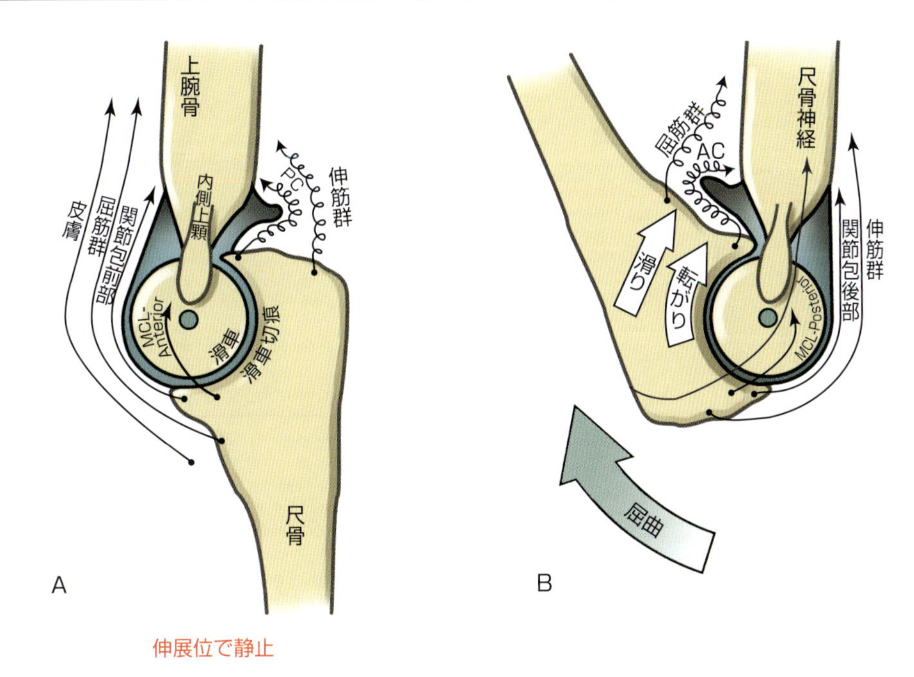

図 6.17　腕尺関節の矢状面断面図．(A) 安静時に肘が完全伸展した状態．(B) 他動的に肘が完全屈曲位まで屈曲した状態．完全屈曲位では尺骨の鉤状突起は上腕骨の鉤突窩に収まる．内側から外側方向の回転軸を滑車の中心に示した．伸張している組織は長い矢印，緩んでいる組織は波線矢印で示した．AC：関節包前部，MCL-Anterior：内側側副靱帯の前線維の一部，MCL-Posterior：内側側副靱帯の後線維の一部，PC：関節包後部．

骨間膜の構造と機能
Structure and Function of the Interosseous Membrane

橈骨と尺骨は前腕の骨間膜で結合している．大部分の骨間膜の線維は**中央線維束**とよばれる（図 6.19）[72]．この明瞭な線維は橈骨から下方内側へ伸び，尺骨体に約 20° の角度で交差し付着する[93]．中央線維束は他の線維よりも約 2 倍の厚みがあり，最大抗張力は膝の膝蓋腱とほぼ同等である[79]．

中央線維束に加えて，ほかにも細かい骨間膜の構成組織が存在する[72]．そのうち，中央線維束に対してほぼ垂直に走行する 2 つの線維は注目すべき組織である（図 6.19）．前腕近位には平たい**斜索**があり，尺骨粗面の外側から橈骨粗面のすぐ下方へ走行する．斜索の機能は明らかではないが，尺骨に対して橈骨が下方にずれるのを防いでいると考えられる．前腕の最も遠位にある小さく，不明瞭な線維が**背側斜索**で，約 40％の骨間膜に存在する[72]．背側斜索は不規則な走行をしているが，一般的に，尺骨体の下端 1/6 の位置から外側下方へ，遠位橈尺関節の境界の橈骨の最下端に伸びている．これらの線維は，方形回内筋のすぐ深層に位置する．献体を用いた研究では，背側斜索が存在する場合，遠位橈尺関節の安定性を向上させることが証明された[49]．

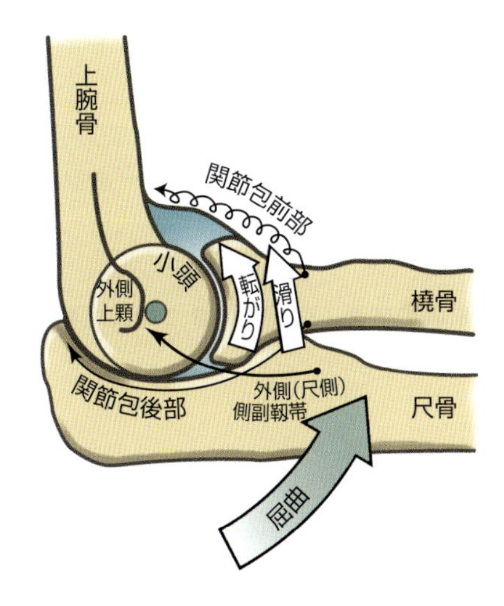

図 6.18　肘が他動的に屈曲したときの腕橈関節の矢状面断面図．小頭の中心には，内外側方向へ伸びる回転軸がある．伸張している組織は長い矢印，緩んでいる組織は波線矢印で示した．外側（尺側）側副靱帯は屈曲運動中に伸張される．

中央線維束のおもな役割は，橈骨を尺骨に強固に固定し，手の外在筋の付着部とし，上肢への力を伝達することである．図 6.20 のように約 80％の圧縮力は，手から橈骨手根関節を通る（このため，手をついて転倒した際に橈骨を骨折しやすい）．残りの 20％は手根部の内側にある「尺骨手根関節隙」の軟部組織に伝わる[76]．橈骨の近位方向にかかる圧力は骨間膜を通り，中央線維束の走行方向，つまり尺骨へと伝わる[78]．この構造により，橈骨に自然に加わる圧

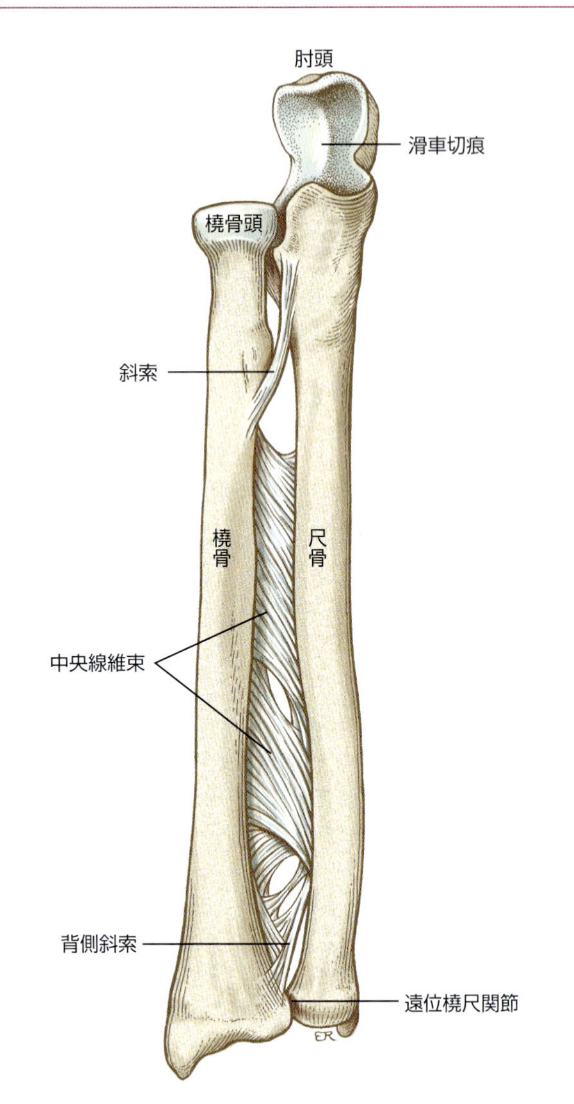

図 6.19　右前腕の前面．骨間膜の３つの構成要素を示す．中央線維束が最も大きい．

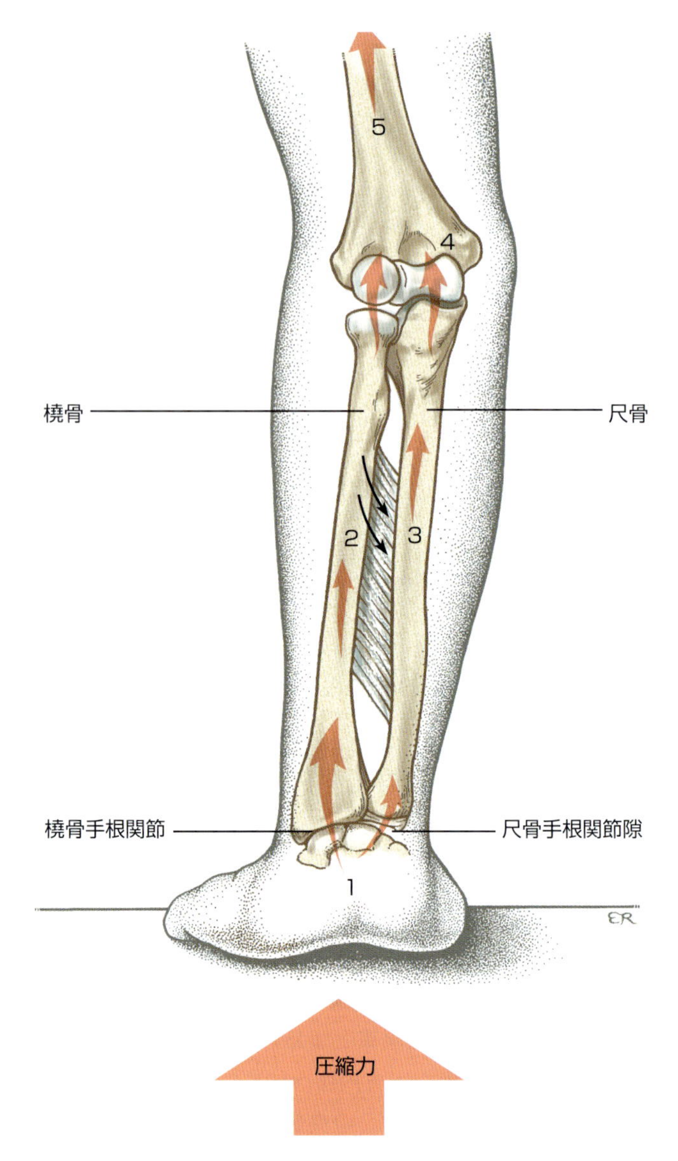

図 6.20　手からの圧縮力はおもに (1) 手関節で橈骨手根関節を介して橈骨 (2) に伝達される．この力により骨間膜の中央線維束が伸張されるため (黒の２つの矢印) 圧縮力の大部分は尺骨 (3) へ伝わり，肘を越えて腕尺関節 (4) に伝わる．肘を越えて伝わった圧縮力は最終的に肩 (5) のほうへ伝わる．伸張された組織は小さな矢印で示した．

縮力の大部分が肘の位置で腕尺関節に伝達される[62]．これによって，腕尺・腕橈関節は，肘を通る圧縮力をより均等に分散し，おのおのの関節の長期にわたる摩耗・損傷を軽減している．

ほぼすべての肘屈筋と基本的にすべての回内筋群および回外筋群は，橈骨に遠位付着している．この結果，とくに肘が完全伸展位またはそれに近い状態の場合，筋の収縮によって橈骨は上腕骨小頭に対して近位に引っ張られる．生体力学分析では，筋が最大努力下で収縮した場合，腕橈関節にかかる圧縮力は体重の3～4倍になるという[5]．図6.20の説明にあるとおり，骨間膜の中央線維束は，筋の収縮による圧縮力を橈骨から尺骨へ分散する．すなわち，骨間膜は強い筋原性の圧縮力から腕橈関節を保護している．前腕の筋収縮，または手関節や前腕で体重を支えた場合に骨間膜内に断裂があると，橈骨が著しく上方偏位することがある[74]．この望ましくない上方偏位は，長軸方向の安定性を軽減させ，腕橈関節の負荷を増大し，変形させる可能性もある．橈骨頭の重度の骨折，または切除術や置換術が施された際，上方偏位はとくに顕著である[1]．時間の経過とともに，橈骨の上方への「ずれ」は骨的非対称性を生み，腕橈関節だけでなく，手関節や遠位橈尺関節に負荷を与え，手関節の疼痛や機能障害にも発展する場合がある[28]（この病理機構については第7章で詳しく述べる）．見落とされがちであるが，骨間膜の中央線維束の損傷が複数の関節の病理機構の一端になりうるということは，骨間膜の構造が運動学的に重要で包括的な役割を果たしていることを示している．

骨間膜の中央線維束のおもな走行方向は，橈骨の下方への牽引力に耐えるようにはなっていない．たとえば，重いスーツケースを肘伸展位で保持する場合，橈骨のほぼ全体に下方への負荷がかかる（図6.21）．この下方（遠位方向）への牽引力は骨間膜のほとんどを伸張させるのではなく，むしろ弛緩させ，結果的に斜索や輪状靱帯など他の組織に負荷を強いる．腕橈骨筋，または通常，握り動作にかかわる筋の収縮は，橈骨の安定性を補助し，上腕骨小頭にてしっかりと負荷を受ける．（肘を体側，伸展位で）重い物を持った際に前腕に深部痛を訴える場合，上記の筋の疲労が原因と考えられる．たとえば，レストランのウエイターが食べ物を載せたトレーを運ぶように，肩の位置で前腕に負荷をかけると，重みが橈骨近位に加わるので，骨間膜の働きにより負荷をより均一に分散させることができる．

EC 動画6.1は，献体の骨間膜に負荷をかけた（緊張，弛緩した）様子がみられる．

前腕の関節
Joints of the Forearm

▶近位・遠位橈尺関節の一般的な特徴 General Features of the Proximal and Distal Radio-Ulnar Joints

橈骨と尺骨は，骨間膜と近位・遠位橈尺関節でつながっている．これらの関節は，前腕の両端に位置し，回内，回外を可能にする．前腕の回外では手掌は上を向き，回内では下を向く，または伏せた状態になる．この前腕の回旋は，橈骨頭付近から尺骨頭を通り，近位・遠位橈尺関節を交差しながらつないだ回転軸上で起こる（図6.22）[25, 60]．回内と回外運動は，尺骨や上腕骨の強制的な回旋を伴わない，独立した手の「回旋」を可能にする．

前腕の回旋は，単に「手掌が上を向いているか，下を向いているか」ではなく，運動学的にさらに複雑である．確かに手掌は回旋するが，これは手と手根が，尺骨ではなく橈骨としっかり結合しているからにほかならない．尺骨遠位端と手根骨の内側に隙間があるので，手根骨は尺骨遠位端に邪魔されることなく，橈骨に対して自由に回旋することができる．

解剖学的肢位では，前腕の完全回外位において尺骨と橈骨は平行に並んでいる（図6.22A）．回内運動では，前腕複合体の遠位（すなわち橈骨と手）は，本質的に固定されている尺骨の上を交差する（図6.22B）．尺骨は，腕尺関節で上腕骨としっかり結合しているので，独立した回内・回外運動ではほとんど動かない．固定された腕尺関節は，

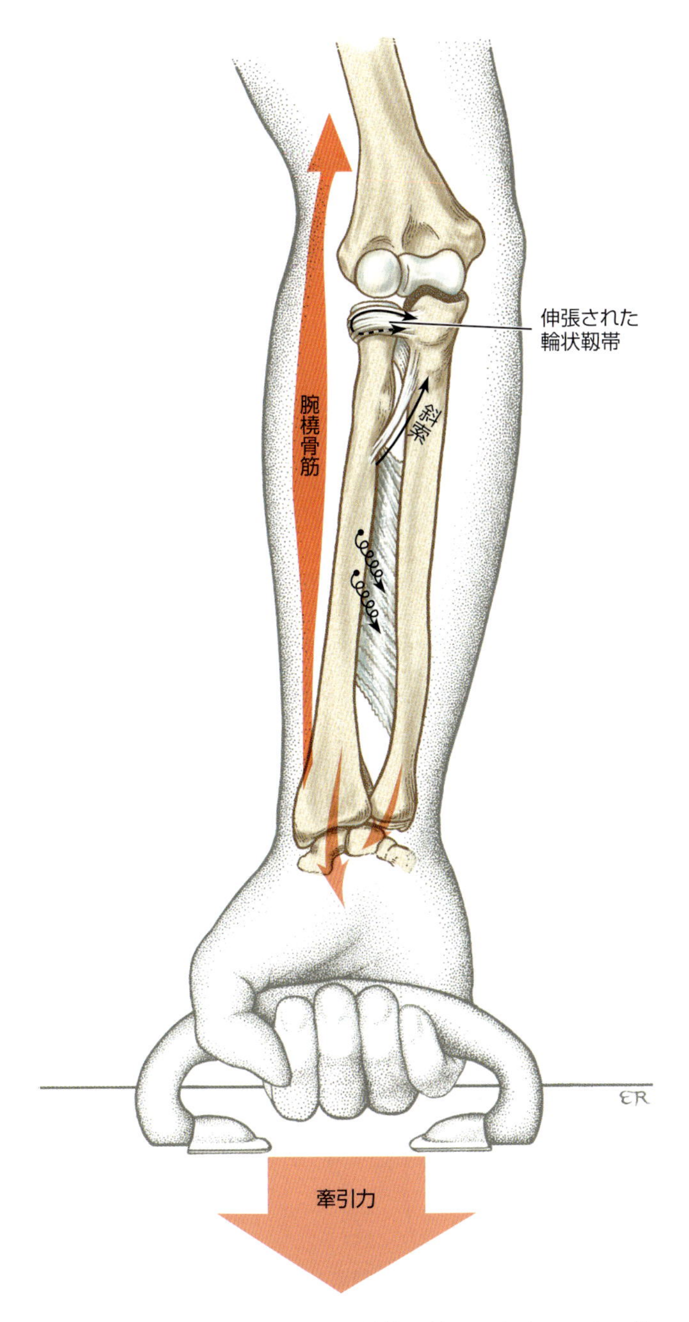

図6.21　スーツケースのような荷物を持ったとき，おもに橈骨に遠位方向の牽引力が加わる．この牽引力は骨間膜の中央線維束のほとんどを弛緩させる（骨間膜上の波線矢印）．斜索や輪状靱帯，腕橈骨筋などの他の組織がこの負荷を負わなくてはならない．伸張している組織は細い矢印で示した．

橈骨，手根，手が回旋する基盤となる．回内・回外運動中の腕尺関節の動きは，研究でも確認されているが，尺骨の橈骨に対するほんのわずかな反動のみである[50]．尺骨が，回内・回外運動中に自由に回旋することは確かに可能であるが，これは上腕骨が同様に肩甲上腕関節で自由に回旋しているときのみである．

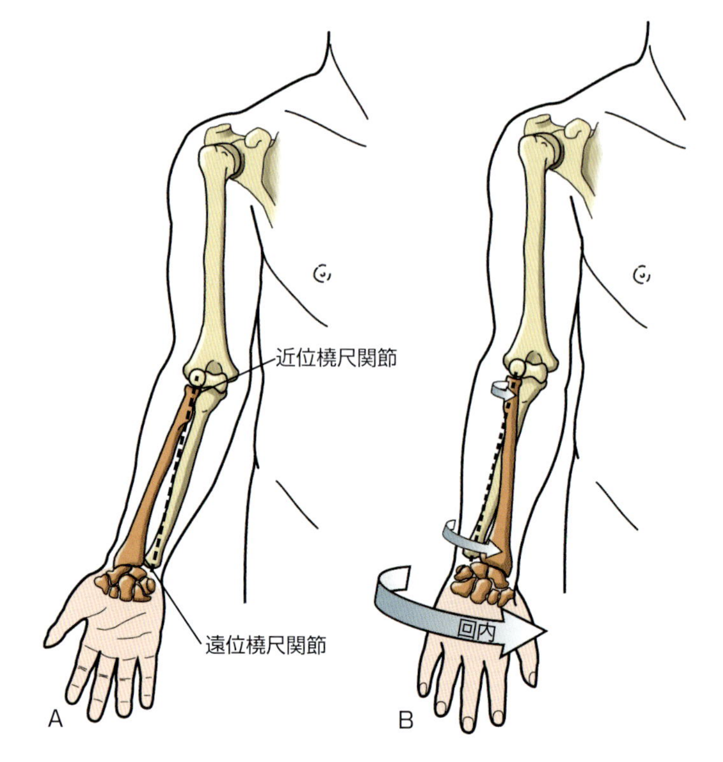

図 6.22　右前腕の前面．(A) 完全回外位では橈骨と尺骨は平行である．(B) 完全回内位まで回旋するとき，橈骨は尺骨に対し交差する．回転軸（点線）は橈骨頭から尺骨頭まで前腕を斜めに通る．橈骨と手根骨（茶色）は前腕複合体の下端を，上腕骨と尺骨（黄色）は上端を形成する．回内運動中，母指は橈骨と連動している．

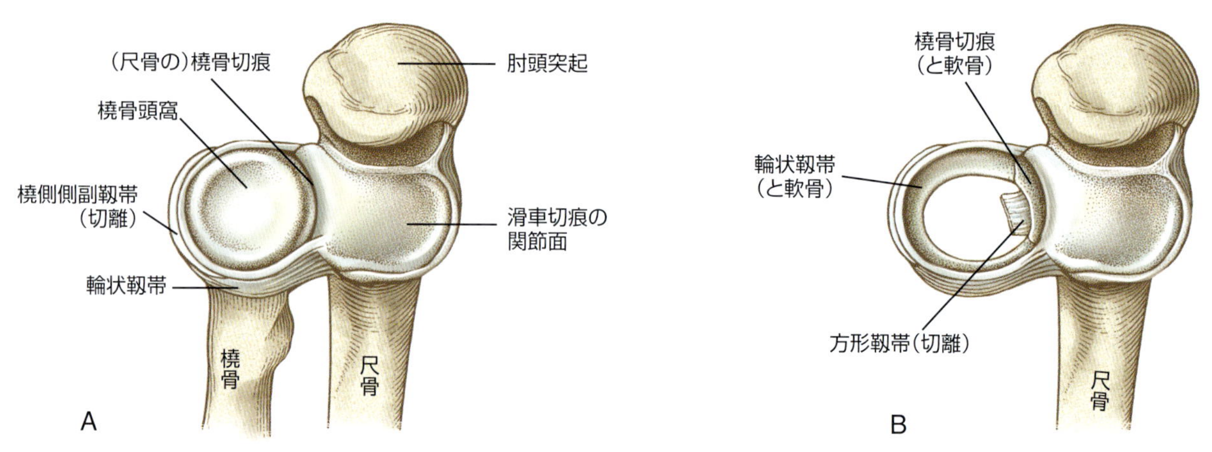

図 6.23　右近位橈尺関節を上から見た図．(A) 橈骨は輪状靱帯によって尺骨の橈骨切痕に固定されている．(B) 橈骨を取り除き，近位橈尺関節の凹型関節面の内部が展開した図．線維骨組織の輪の内面はすべて軟骨で覆われている．方形靱帯は橈骨頸の近くで切離されている．

▶関節の構造と関節周囲の結合組織 Joint Structure and Periarticular Connective Tissue

近位橈尺関節

近位橈尺関節，腕尺関節そして腕橈関節は同一の関節包内の空間を共有している．この関節包内で橈骨頭は，尺骨近位端に線維骨組織の輪によって固定されている．この輪は，橈骨切痕と輪状靱帯によって形成される（図 6.23A）．この輪の約 75％は輪状靱帯で，25％は尺骨の橈骨切痕である．

輪状靱帯（annular ligament）（ラテン語の *annulus* ＝輪）は，尺骨の橈骨切痕の前縁と後縁をつなぐ分厚い輪状の結合組織である（図 6.23B）．靱帯は橈骨頭のまわりをぴったりと取り巻き，橈骨近位端を尺骨に固定している．輪状靱帯の内側面は軟骨で覆われ，回内・回外時の橈骨の摩擦を軽減している．外側は肘の関節包，橈側側副靱帯，回外筋が付着する[16, 94]．

方形靱帯は，薄い線維質で，尺骨の橈骨切痕のすぐ下から起こり，橈骨頸の内側表面に遠位付着する（図 6.23B）．この靱帯は近位橈尺関節を安定させ，運動中，とくに回外運動時に伸張する[101]．

SPECIAL FOCUS 6.2

近位橈尺関節脱臼（肘内障）

手は手根で橈骨に強固につながっているため，手を回内位で強く引っ張られたりすると，橈骨頭が輪状軟骨の遠位から逸脱してしまうことがある[13]．この傷害は，肘内障（肘引っ張り症候群），ナースメイド肘，ベビーシッター肘などいろいろな名前でよばれる．とくに子どもによくある傷害で，靱帯が緩く，橈骨頭が未発達で，比較的力が弱く，反射も鈍いこと，さらに親や保護者，ペットの犬など他人に腕を強く引っ張られる機会が多いためである（図6.24）．この脱臼を防ぐ最善の方法は，手をいきなり強く引っ張ることがこのような脱臼を引き起こすと親に説明することである．最も一般的な徒手整復の方法は，子どもの前腕を回外位で屈曲させる方法か，または回内させる方法である．整復方法に関する研究では，回内させる方法のほうが効果は高いと報告されているが，これを確定的にするには，さらなる厳密な比較研究が必要である[52]．

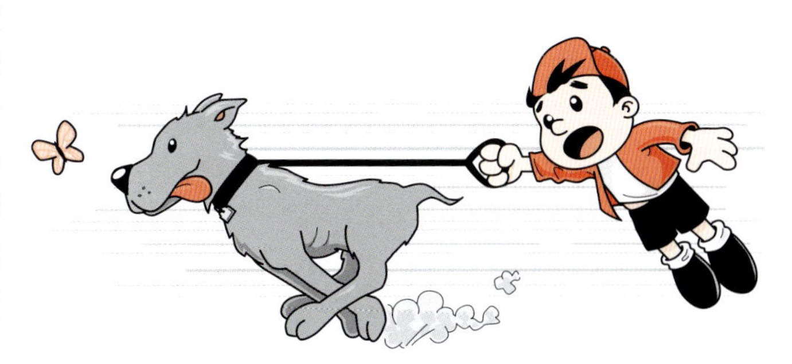

図6.24　子どもの肘内障（「肘引っ張り症候群」）の一例．（The Mayo Foundation for Medical Education and Research の許可のもと Letts RM: Dislocations of the child's elbow. In Morrey BF, editor: *The elbow and its disorders*, ed 3, Philadelphia, 2000, Saunders より再描画）

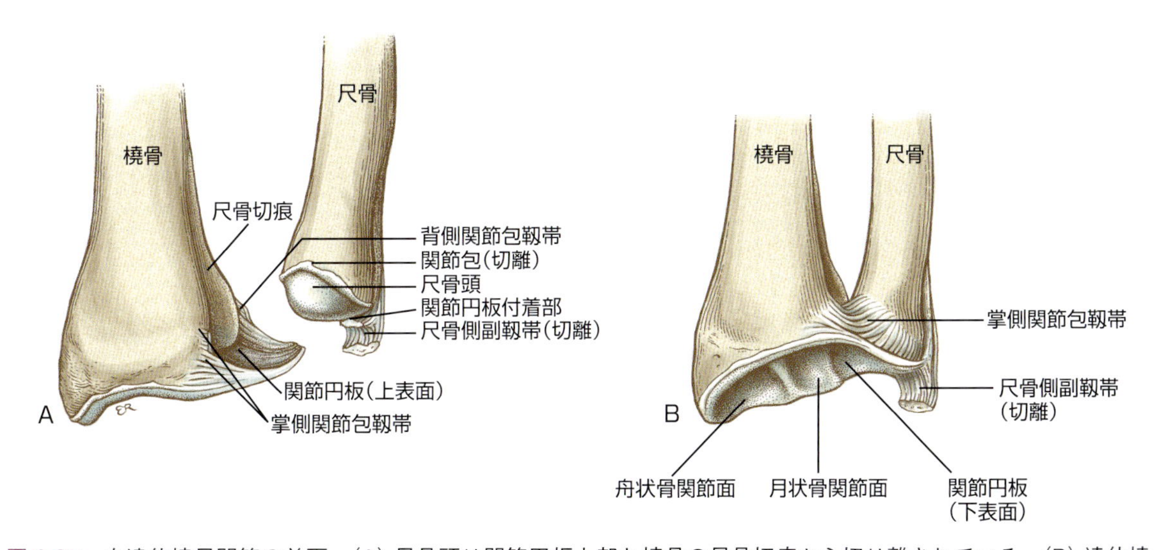

図6.25　右遠位橈尺関節の前面．（A）尺骨頭は関節円板上部と橈骨の尺骨切痕から切り離されている．（B）遠位橈尺関節の関節円板の下部と掌側関節包靱帯との結合部分がみえるよう前腕はやや傾いている．橈骨下端の舟状骨関節面と月状骨関節面は橈手根関節で手根骨に適合する形状になっている．

遠位橈尺関節

遠位橈尺関節は，橈骨の浅い凹型の尺骨切痕の位置にある凸型の尺骨頭と関節円板の上部表面で形成される（図6.25）．この重要な関節は，橈骨と尺骨の遠位端を固く結合している．橈骨の尺骨切痕は浅く不規則な形をしていることが多く，骨的接触面積が小さい．遠位橈尺関節の安定性は関節円板に関連する複雑な結合組織と筋の収縮によって保たれている[39]．

遠位橈尺関節の関節円板は，その形とおもな組織の性質から三角線維軟骨ともよばれる．図6.25A にあるように，関節円板の外側は橈骨の尺骨切痕の縁に付着する．関節円板の本体は三角形に水平に広がり，尖端の内側は尺骨の茎状突起窩内と茎状突起基部に付着する．関節円板の前方と後方辺は橈尺関節の掌側関節包靱帯と背側関節包靱帯の深層とつながっている（図 6.25）．通常，尺骨頭は，回外・回内運動中，関節円板の近位部と関節包靱帯によって橈骨の尺骨切痕に固く固定されている[41, 103]．

遠位橈尺関節の安定性の臨床的評価は，しっかりと固定した尺骨に対して，橈骨下端を徒手にて背側方向と掌側方向に動かし確認する．通常，この負荷によって健康な成人の橈骨は 5.5mm 動く[68]．それ以上動く場合は，関節の不安定性が示唆される．

三角線維軟骨複合体について

遠位橈尺関節の関節円板は，三角線維軟骨複合体，TFCC（triangular fibrocartilage complex）と略される大きな結合組織の 1 つである．TFCC は尺骨頭と手根の尺側とのあいだの「尺骨手根関節隙」の大部分を占める．遠位橈尺関節の関節包靱帯や，尺側側副靱帯のように周辺にある組織や，相互結合している組織も TFCC に含まれる（図 6.25B）．TFCC は遠位橈尺関節の主要な安定性機構である[102]．関節リウマチの初期の臨床的兆候の 1 つは TFCC の摩耗損傷であることが多い[66]．組織の脆弱さは著しく多方向の関節不安定性を招くこともあり，結果的に前腕や手関節を動かす際に疼痛や困難を生じることが多い[102]．

方形回内筋と尺側手根伸筋腱，骨間膜の背側斜索も遠位橈尺関節の安定を補助する[59, 71, 104]．三角線維軟骨複合体は解剖学的，機能的に手関節の他の部位と関連しているが，詳細については第 7 章で解説する．

遠位橈尺関節を安定させる組織

- 三角線維軟骨複合体
- 方形回内筋
- 尺側手根伸筋腱
- 骨間膜の背側斜索

▶運動学 Kinematics

回内・回外運動の機能的考察

前腕の回外は，摂食，洗顔，ひげ剃りなど，手掌を顔に近づけるような動作の際に起こる．一方，前腕の回内は，コンピュータのキーボードを使ったり，コインをつかんだり，椅子の座面を押して立ち上がったりするときなど，手掌を下にして物に触れるときに起こる．

前腕回旋の中間位は「親指を立てた」状態で，完全回内位と完全回外位の中間である．前腕の可動域の平均値は，回内 75° から回外 85° である（図 6.26A）．図 6.26B にあるように，日常生活活動で必要な可動域は回内 50° から回

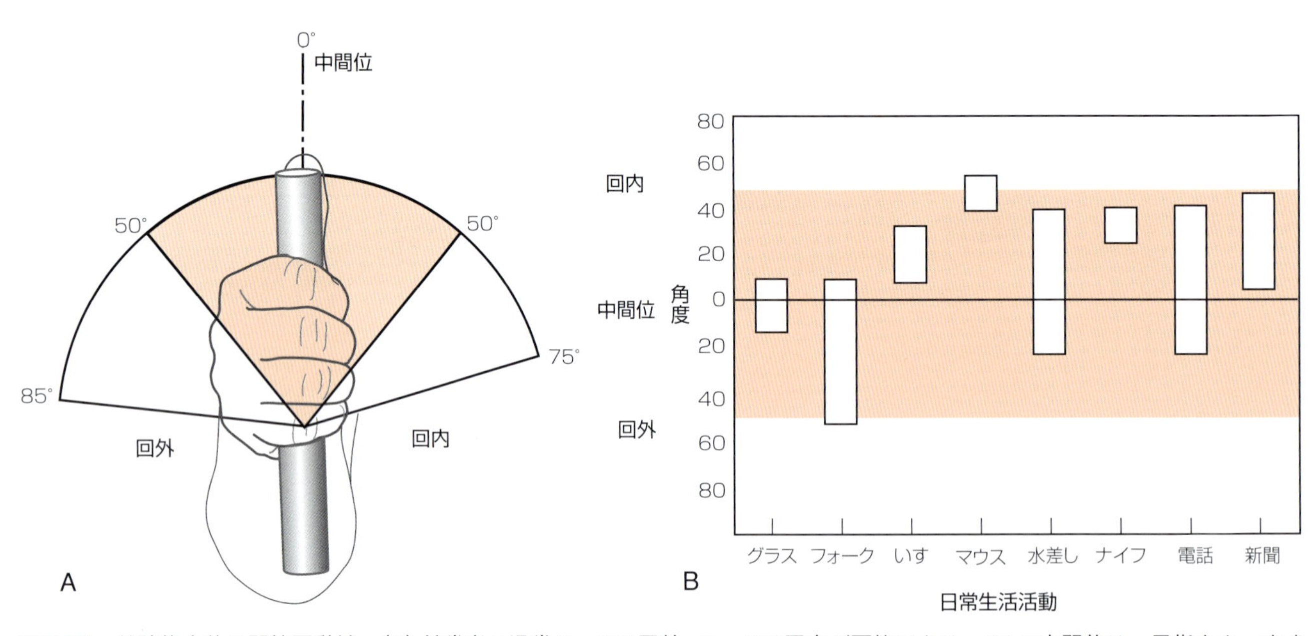

図 6.26　前腕複合体の関節可動域．（A）健常者は通常 0～85° 回外，0～75° 回内が可能である．0°の中間位は，母指をまっすぐ上に立てた状態である．肘関節の場合と同様，ほとんどの動作における「機能的可動範囲」（赤い領域で示される）は 100° である．この数値は B のヒストグラムから導かれたものである．（B）ヒストグラムは，グラスを口に近づける，フォークを口に運ぶ，いすから立ち上がる，コンピュータのマウスを使う，水差しから水を注ぐ，ナイフで切る，電話の受話器を持つ，新聞を読むという日常生活活動で健常人に必要な可動域を示す．（Morrey BF, Askew LJ, Chao EY: A biomechanical study of normal functional elbow motion, *J Bone Joint Surg Am* 63: 872-877, 1981; Sardelli M, Tashjian RZ, MacWilliams BA: Functional elbow range of motion for contemporary tasks, *J Bone Joint Surg Am* 93[5]: 471-477, 2011 のデータより）

外50°の計100°のみである[63]．多くの家事動作は，肘関節と同様に，最終可動域までの動きを必要とせず，機能的可動範囲は100°である．たとえば，最終回旋可動域が30°不足している人も，コンピュータのマウスやキーボードを快適に使うこと以外のほとんどの日常生活活動をこなすことができる[87]．回内運動は肩関節の内旋および外転，回外運動は肩関節の外旋によってある程度代償できる．

近位・遠位橈尺関節の関節包内運動

回内と回外運動は，近位・遠位橈尺関節の同時の動きを必要とする．後述するが，回内，回外には隣の腕橈関節の動きも必要である．これらの関節に制限があれば前腕の回旋運動全体にも制限を生じる．他動的関節可動域で制限がある場合，筋や結合組織の硬化が原因と考えられる．表6.2にこれらの組織の例を示す．

回　外

近位橈尺関節の回外運動は，輪状靱帯と尺骨の橈骨切痕によって形成された線維性骨組織の輪の中で橈骨頭が回転することで起こる（図6.27下）．この線維性骨組織の輪によって橈骨がきつく圧迫されると，通常の転がりと滑りの関節包内運動も制限される[9]．

遠位橈尺関節の回外運動は，橈骨の凹型の尺骨切痕が，尺骨頭に対して同じ方向に転がり滑ることで起こる（図6.27上）．回外運動中，関節円板の近位表面は尺骨頭上に密接して滑る（またはなでるような動きである）．（後述の図6.47を見ると，関節円板と尺骨頭と動的関連性がわかりやすい）．掌側関節包靱帯が回外の最終可動域で最長に伸張されることによって生じた硬さが，関節を自然に安定させる[29, 90]．この硬さは，接触面積が小さい肢位での関節の安定性を向上させる．回内・回外最終可動域では，橈骨の尺骨切痕は尺骨頭とわずか約10%しか接触していな

表6.2　完全回内・回外運動を制限する組織

制限される動き	要素
回外	円回内筋，方形回内筋，橈側手根屈筋，手外在の手指屈筋，TFCC（とくに遠位橈尺関節の掌側関節包靱帯），骨間膜（中央線維束），方形靱帯
回内	上腕二頭筋，回外筋，橈側手根伸筋，長母指伸筋，TFCC（とくに遠位橈尺関節の背側関節包靱帯）

TFCC：三角線維軟骨複合体

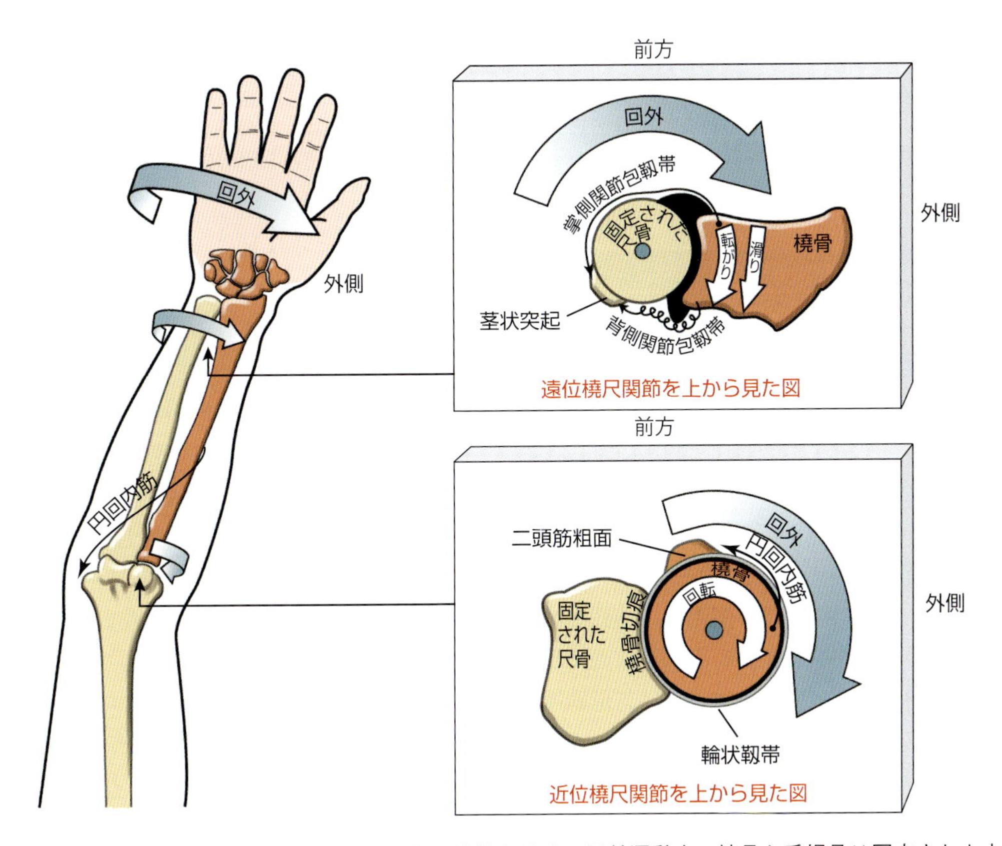

図6.27　左の図は右前腕前面が完全回外した直後の状態を示す．回外運動中，橈骨と手根骨は固定された上腕骨と尺骨のまわりを回転する．円回内筋は活動しないが，伸張される．右上下の2つの挿入図は自分の右手を見下ろしているように描かれており，近位・遠位橈尺関節の上部から見た（断面）図で，関節包内運動を示している．伸張された組織は細長い矢印で，弛緩している組織は波線矢印で示している．遠位橈尺関節の関節円板は省略してある．

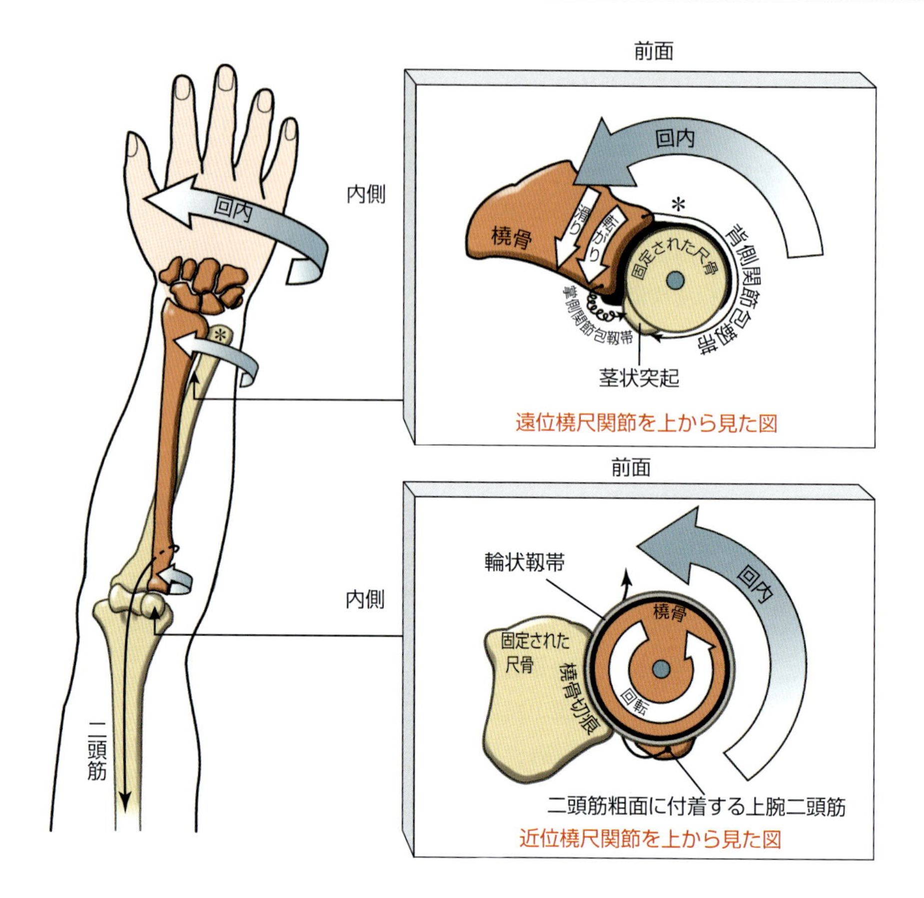

図 6.28　左の図は右前腕前面が完全回内した直後の状態を示す．回内運動中，橈骨と手根骨は固定された上腕骨と尺骨のまわりを回転する．上腕二頭筋は活動しないが，伸張される．右上下の２つの挿入図は自分の右手を見下ろしているように描かれており，近位・遠位橈尺関節の上部から見た（断面）図で，関節包内運動を示している．伸張された組織は細長い矢印で，弛緩している組織は波線矢印で示している．＊印は，尺骨頭の前面が露出している部分である．これは橈骨が尺骨のまわりを完全に回内した際に現れる．遠位橈尺関節の関節円板は省略してある．

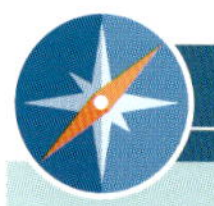

SPECIAL FOCUS 6.3

前腕回内拘縮の予防

多くの場合，けがや手術後に上肢の一部をギプスや装具で固定する必要がある．前腕は手が使いやすいように，通常，軽度回内位で固定される．患者は固定が取れたあとに，回内より完全回外までの可動域の再獲得に苦労することが多いが，回内位での固定が原因である場合もある．回内拘縮（または硬化）は，円回内筋，方形回内筋，（補助的回内筋である）手外在手指屈筋群などがこの状況に適応し，それにより短縮した結果ともいえる．さらに，方形靱帯，橈尺関節の掌側関節包靱帯，骨間膜の中央線維束の適応と短縮，硬化によって，完全回外も制限されることがある．非実用的かつ不可能かもしれないが，それでも治療者は前腕を軽度回外位で固定すると，上記の筋や結合組織がある程度伸張されるという治療的効果を認識すべきである[51]．

い[32]．これとは正反対に，安定性の高い回内・回外中間位では，関節面は60％接触しており，関節円板はより尺骨頭の中心へと引っ張られる．

回　内

近位・遠位橈尺関節の回内運動は，回外とほぼ同様の関節包内運動の機構を有する（図 6.28）．図 6.28 の右上の挿入図のように，完全回内は遠位橈尺関節では，背側関節包靱帯の少なくとも一部分を伸張し緊張させる[29, 41]．完全回内は，掌側関節包靱帯を本来の長さの約 70％まで弛緩させる[90]．図 6.28 には描かれていないが，関節円板の近位表面は，回内時に尺骨頭の上を滑り，尺骨頭の関節面のほとんどを露出させる（図 6.28 右上の挿入図の＊の部分）．これによって，手関節の背側尺側で尺骨頭を容易に触診できる．

回内・回外運動時に骨間膜の長さが変化しない等尺特性

回内・回外運動の回転軸は，骨間膜の中央線維束の大部分とほぼ平行で，10～12° 程度しかずれていない（図 6.19 と図 6.22A を比較）．骨間膜が回転軸とほぼ平行の走行であるため，回内・回外時に長さ（または緊張）はあまり変化しない[60]（第１章にあった，回転軸に対して完全に平行に働く力には抵抗トルクは発生しないという記述を思い出してほしい）．骨間膜の大部分のこのような等尺に近い特性は，運動中にほぼ一定の緊張を保つのに都合がよい．しかし，回転軸と骨間膜は完全に平行ではないため，前腕の可動域内で長さ（緊張）は多少変化する．これに関するどの研究も，骨間膜の中央線維束の緊張の変化は全可動域でほんのわずかであり，回内位で最も弛緩し，回外位で最も緊張すると報告している[28, 44, 60, 104]．

腕橈関節，肘と前腕との「共有」関節

回内・回外運動において橈骨近位端は近位橈尺関節と腕橈関節で回転する．これらの関節では回内・回外時にそれぞれ独特な関節包内運動が起こる．近位橈尺関節の関節包内運動については図 6.27, 6.28 ですでに述べたとおりである．腕橈関節の関節包内運動は，橈骨頭窩が丸い上腕骨小頭に対して軸回旋する．図 6.29 に，円回内筋の活動による能動的な回内運動中の関節包内運動を示した．円回内筋と他の橈骨に遠位付着する筋が収縮すると，とくに骨に対して腕橈関節に付着する角度が小さくなる伸展位に近い肢位で，腕橈関節に強い圧縮力がかかる．この圧縮力は，橈骨を上方へ引っ張ったり，または上方に偏位したりすることに関与し，回外時よりも能動的な回内時に強い[62]．骨間膜の中央線維は，回内時にやや弛緩するが回内筋群の収縮による上方への力に抗するほどではない．この能動的な回内時の橈骨の自然な上方偏位とそれによる腕橈関節にかかる圧縮力の増加は，肘の「終末強制回旋」機構とよばれている[61]．

腕橈関節はその存在位置から，構造的に肘と前腕の運動に連結している．肘または前腕のどんな動きでも腕橈関節の動きが必要である．32 体の献体を用いた研究では（死亡時年齢 70～95 歳）腕尺関節よりも腕橈関節のほうがより多く，大きな変性をきたしていた[2]．肘外側部の摩耗の増加は，頻繁で複雑な関節運動（軸回旋と転がりと滑り）や筋原性の圧迫によるものと部分的には説明できる．腕橈関節の疼痛や制限は上肢の中間部から遠位の総体的な動きを大きく妨げることもある．

手を固定した状態での回内，回外

本章ではこれまで，上腕骨と尺骨が静止または固定された状態での橈骨や手の回旋を回内・回外運動として説明してきた（図 6.27, 6.28）．前腕の回旋は，上肢が非荷重位のときに起こる．次に述べるのは上肢が荷重された状態での回内，回外についてである．この場合，静止または固定された橈骨と手に対して，上腕骨と尺骨が回転する．

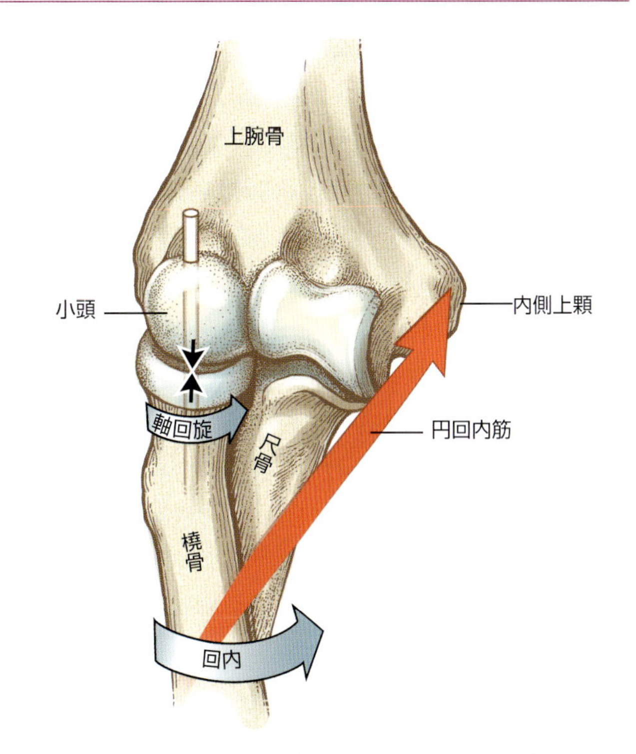

図 6.29　自動回内時の右腕橈関節の前面．回内運動中，橈骨頭窩は小頭に対して軸回旋する．回旋軸は近位・遠位橈尺関節の回旋軸とほぼ同一である．円回内筋は活動中，前腕を回内させ，橈骨を小頭の方へ近位に引きつける．小さな対面する矢印は腕橈関節の圧縮力が増加している様子を示している．

肘，手関節，伸展位の状態の上肢で体重を支えた場合を考えてみよう（図 6.30A）．右肩甲上腕関節は軽度内旋位である．尺骨と橈骨は，完全回外位で平行に並んでいる（この肢位の方向がわかりやすいよう，上腕骨の内・外側上顆に「軸」を通してある）．橈骨と手が地面にしっかりと固定されているとき，前腕の回内運動は上腕骨と尺骨の外旋運動によって起こる（図 6.30B）．腕尺関節は，元々固く結合した構造であるため，上腕骨の回旋はそのまま尺骨に伝わり，回旋角度はほぼ同一である．完全回外位へ戻す場合，固定された橈骨や手に対して上腕骨と尺骨は内旋する．ここで重要なのは，この回内・回外の運動は実質的にはそれぞれ肩甲上腕関節の能動的外旋・内旋運動であるということである．

図 6.30B にみられる荷重時の，前腕回内に使われる筋の「フォースカップル」は興味深い．棘下筋は，固定されている肩甲骨に対して上腕骨を回旋させるが，方形回内筋は，固定されている橈骨に対して尺骨を回旋させる．これらの筋は上肢の両端で働き，前腕の回内トルクの発生を担う．臨床家として，この荷重時の回内・回外の筋の働きを理解することは，新たな前腕や肩の強化やストレッチ方法を考案するのに役立つ．

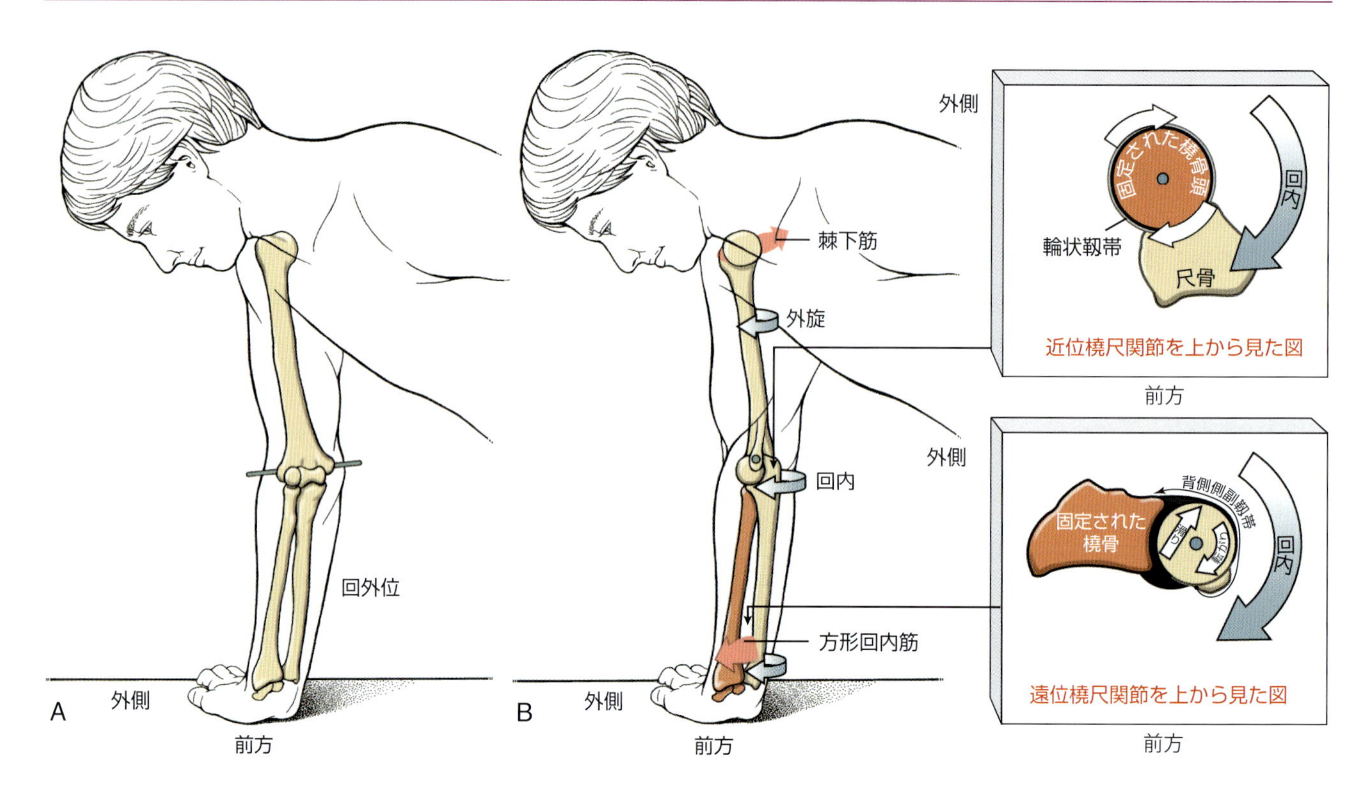

図 6.30　(A) 完全回外位 (前腕の橈骨と尺骨が平行になっている) で右上肢で体重を支えた例．橈骨は手関節で地面に固定されているが，上腕骨と尺骨は自由に回旋できる．(B) A の肢位から上腕骨と尺骨が約 80～90°外旋したところを示す．この回旋は固定された橈骨のまわりを尺骨が回転するので前腕の回内運動である．棘下筋と方形回内筋が活動している．右上下の挿入図は近位・遠位橈尺関節の関節包内運動を上からみた図である．下の挿入図では，(遠位橈尺関節の) 背側関節包靭帯を長い矢印で示した．関節円板は省略してある．

表 6.3　回内，回外の関節包内運動

	荷重時 (橈骨と手は固定)	非荷重 (橈骨と手は自由に回旋できる)
近位橈尺関節	輪状靱帯と尺骨の橈骨切痕が固定された橈骨頭のまわりを回転	輪状靱帯と尺骨の橈骨切痕で形成された輪の中を橈骨頭が軸回旋
遠位橈尺関節	橈骨の凹型尺骨切痕において，凸型の尺骨頭の転がりと滑りは互いに反対の方向に行われる．関節円板の尖端は回転している尺骨の茎状突起の方向へ引っ張られる．	橈骨の凹型尺骨切痕は，凸型の尺骨頭において転がりも滑りも同じ方向に行われる．関節円板の外側 (橈側) は回転している橈骨の方向へ引っ張られる．

図 6.30B の右端に，橈骨と手が静止した状態での両橈尺関節の関節包内運動が描かれている．近位橈尺関節は，固定された橈骨頭のまわりを輪状軟骨と尺骨の橈骨切痕が回転する (図 6.30B 右上挿入図)．図には描かれていないが，固定された橈骨頭窩に対して，上腕骨小頭が軸回旋している．遠位橈尺関節は，固定された橈骨の尺骨切痕のまわりを尺骨頭が回転している (図 6.30B 右下挿入図)．こちらも図に描かれていないが，関節円板の尖端は尺骨の茎状突起の方向へ引っ張られている．表 6.3 は上肢が荷重，非荷重時における両橈尺関節の関節包内運動を比較し，まとめたものである．

筋と関節の相互作用

神経解剖の概要：肘から末梢までの筋皮神経，橈骨神経，正中神経，尺骨神経の走行

Neuroanatomy Overview: Paths of the Musculocutaneous, Radial, Median, and Ulnar Nerves throughout the Elbow, Forearm, Wrist, and Hand

筋皮神経，橈骨神経，正中神経，尺骨神経は運動神経として，肘，前腕，手関節，手の筋を，感覚神経として，靱帯，関節包，そして皮膚の感覚を支配している．これらの神経の解剖学的走行は，本章と次の手関節と手の２つの章の予備知識として解説する．付録Ⅱパート A にある図Ⅱ.1A ～ D はこれらの神経の走行と，支配する筋を近位から遠位の

順に示している．これらの図はこのあとに述べる神経の解説を視覚的に理解するのに役立つであろう．

筋皮神経は脊髄神経根 C^5-C^7 からなり，上腕二頭筋，烏口腕筋そして上腕筋を支配する（図Ⅱ.1A，付録Ⅱパート A）．筋皮神経は，その名称どおり支配筋を通過し，感覚神経としてさらに遠位に伸び，前腕外側の皮膚へ分布する．

橈骨神経は脊髄神経根 C^5-T^1 からなり，腕神経叢の後神経束から直接枝を出す（図Ⅱ.1B，付録Ⅱパート A）．この大きな神経は，上腕骨の橈骨神経溝を通り，上腕三頭筋と肘筋を支配する．そして橈骨神経は，上腕骨遠位で外側に現れ，外側上顆とその付近に付着する支配筋へ筋枝を出す．肘の近位では橈骨神経は，腕橈骨筋（と上腕筋の外側の一部）と長橈側手根伸筋を司る．肘から遠位では，橈骨神経は浅枝と深枝に分かれる．**浅枝**は感覚神経のみで，母指と第二指の「指間部」の背側を含む前腕遠位の後外側の皮膚知覚を支配している．**深枝**は橈骨神経の運動枝を引き継いでいる．この運動枝は短橈側手根伸筋と回外筋に筋枝を出す．回外筋の筋内を貫通したあと，橈骨神経の終枝は前腕の後方へ走行する．この終枝は**後骨間神経**ともよばれ，尺側手根伸筋や前腕の手指伸筋群を司る．

正中神経は脊髄神経根 C^6-T^1 からなり，肘へ向かって伸び，上腕骨の内側上顆やその付近に付着する手関節屈筋群や前腕回内筋群（円回内筋，橈側手根屈筋，長掌筋）と深部に位置する浅指屈筋を支配する（図Ⅱ.1C，付録Ⅱパート A）．正中神経の深枝は，**前骨間神経**とよばれ，前腕の深部の筋である深指屈筋の外側半分，長母指屈筋，方形回内筋を司る．正中神経の終枝は，横手根靱帯に守られた手根管を通って手根部を越える．その後，母指や外側の手指などの手内在筋に筋枝を出す．正中神経は，大きな感覚神経で，外側手掌，母指の掌側，外側2本の指と薬指の外側半分の知覚を受容する（図Ⅱ.1C，付録Ⅱパート A，正中神経の感覚神経分布図を参照されたい）．

尺骨神経は，脊髄神経根 C^8-T^1，腕神経叢の内側神経束から直接起こる（図Ⅱ.1D，付録Ⅱパート A）．内側上顆の後方を通ったあと，尺側手根屈筋と深指屈筋の内側半分に枝を出す．尺骨神経はその後，手根管の外を通って手根部を越え，多くの手内在筋に運動枝を出す．尺骨神経は環指の内側と小指全体を含む手の尺側の皮膚感覚を支配する．

肘と前腕の筋と関節の神経支配
Innervation of Muscles and Joints of the Elbow and Forearm

末梢神経や神経根を損傷した患者を治療する際に，筋，皮膚そして関節がどの神経の支配下であるかという知識は臨床上有用である．これを知る臨床家は，外傷による知覚や運動機能への影響だけでなく，起こりうる合併症も予測することができる．装具の使用，慎重に選択された筋力増強運動や関節可動域運動，患者教育などの治療行為は，禁忌でないかぎり受傷の直後から始めることができる．このような早期介入が，関節の変形や感覚が鈍麻している皮膚・関節の損傷を軽減し，結果的に機能制限の軽減にもつながる．

表 6.4　肘と前腕の筋のおもな支配神経

筋名	神経*
肘屈筋群	
上腕筋	筋皮神経 (C^5, C^6)
上腕二頭筋	筋皮神経 (C^5, C^6)
腕橈骨筋	橈骨神経 (C^5, C^6)
円回内筋	正中神経 (C^6, C^7)
肘伸筋群	
上腕三頭筋	橈骨神経 (C^7, C^8)
肘筋	橈骨神経 (C^7, C^8)
前腕回内筋群	
方形回内筋	正中神経 (C^8, T^1)
円回内筋	正中神経 (C^6, C^7)
前腕回外筋群	
上腕二頭筋	筋皮神経 (C^5, C^6)
回外筋	橈骨神経 (C^6)

*（　）内は筋を支配する脊髄神経根

▶筋の神経支配 Innervation of Muscle

肘の屈筋群は3つの異なった末梢神経が支配する．上腕二頭筋と上腕筋は筋皮神経，腕橈骨筋は橈骨神経，円回内筋は正中神経が支配する．一方，上腕三頭筋と肘筋の**肘の伸筋群**は橈骨神経だけが支配する．橈骨神経を損傷した場合，肘伸筋の完全麻痺が起こる．3つの異なる神経を損傷しなければ，4つの肘屈筋群すべてが麻痺することはないので，摂食や身だしなみなどの重要な機能は保たれることが多い．

前腕回内筋群（円回内筋，方形回内筋および内側上顆に付着する回内補助筋）は正中神経支配である．前腕の回外は，筋皮神経支配下の上腕二頭筋と橈骨神経支配下の回外筋と，他の外側上顆と前腕背側に付着する回外補助筋によって起こる．

表 6.4 は，肘と前腕を支配する末梢神経と脊髄神経根をまとめたものである．本表は，上肢の筋とその神経根を記載している付録Ⅱパート B をもとに作成したものである．付録Ⅱパート C〜E には，神経根 C^5-T^1 と主要な上肢の

表 6.5　肘屈筋群の構造・力学特性*

筋名	仕事能力 *容積（cm³）*	短縮距離 *長さ（cm）*†	最大張力 **生理学的横断面積（cm²）**	てこの効果 **内的モーメントアーム（cm）**‡
上腕二頭筋（長頭）	33.4	13.6	2.5	3.20
上腕二頭筋（短頭）	30.8	15.0	2.1	3.20
上腕筋	59.3	9.0	7.0	1.98
腕橈骨筋	21.9	16.4	1.5	5.19
円回内筋	18.7	5.6	3.4	2.01

An KN, Hui FC, Morrey BF, et al: Muscles across the elbow joint: a biomechanical analysis, *J Biomech* 14: 659, 1981 のデータより
*構造的特性は斜体で示し，生体力学的要素は太字で示す．
† 70° 屈曲位での筋腹周径から計測
‡肘屈曲 100°，前腕完全回外位での内的モーメントアームを計測

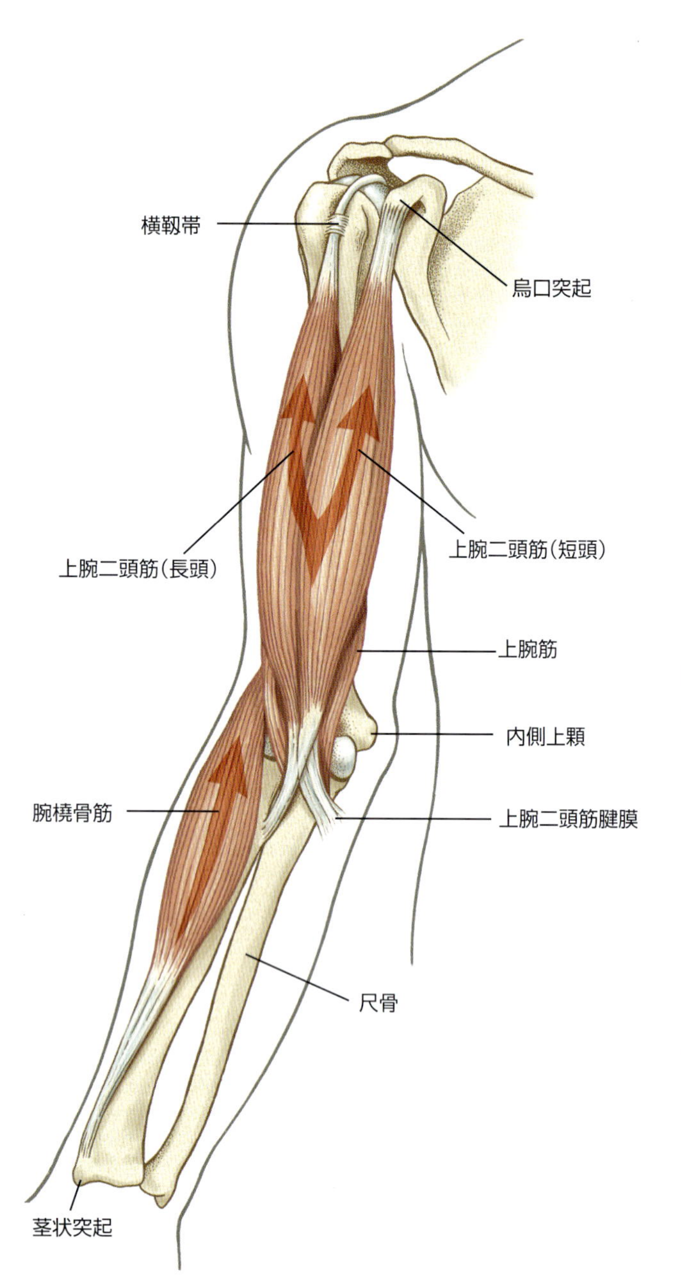

図 6.31　右上腕二頭筋と腕橈骨筋の前面．上腕筋は上腕二頭筋の深部に位置する．

末梢神経の臨床で役立つ評価方法を追加事項として記載している．

▶関節の知覚 Sensory Innervation of Joints

腕尺関節，腕橈関節

腕尺関節，腕橈関節と周囲の結合組織の知覚は，C^6-C^8 神経根に支配されている[45]．これらの求心性神経根由来の線維はおもに筋皮神経と橈骨神経を通るが，尺骨神経と正中神経も通る[94]．

近位，遠位橈尺関節

近位橈尺関節と周囲の肘関節包の知覚は，C^6-C^7 神経根へ向かう正中神経の感覚神経線維に支配される[94]．遠位橈尺関節の知覚は，ほとんど尺骨神経に支配され，C^8 の神経根へ向かう[45]．

肘の筋の機能
Function of the Elbow Muscles

尺骨遠位端に付着する筋は，肘を屈曲もしくは伸展するが，前腕の回内・回外運動を行うことはできない．一方，橈骨遠位端に付着する筋は理論上，肘の屈曲・伸展と前腕の回内・回外が可能である．これ以降，本章では，この基礎的な概念をもとに説明していく．

手関節を動かすほとんどの筋は肘も通過する．これにより多くの手関節を動かす筋は，肘も屈曲・伸展させる潜在的な能力を有する．しかしこの可能性は非常に低いため，これ以上，本章では触れない．付録Ⅱパート F に肘と前腕の筋と神経支配を近位から遠位の順にまとめた．付録Ⅱパート G は参考のために肘と前腕のいくつかの筋の横断面積を掲載した．

▶肘屈筋群 Elbow Flexors

上腕二頭筋，上腕筋，腕橈骨筋，円回内筋は肘の屈曲の

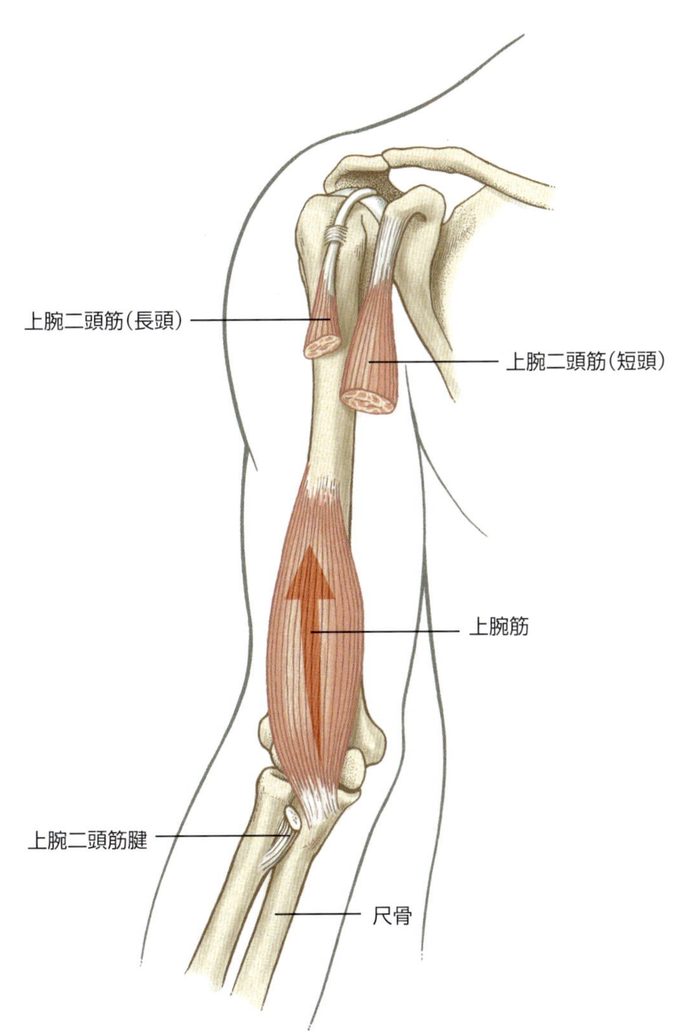

図 6.32　上腕二頭筋の深部に位置する右上腕筋の前面.

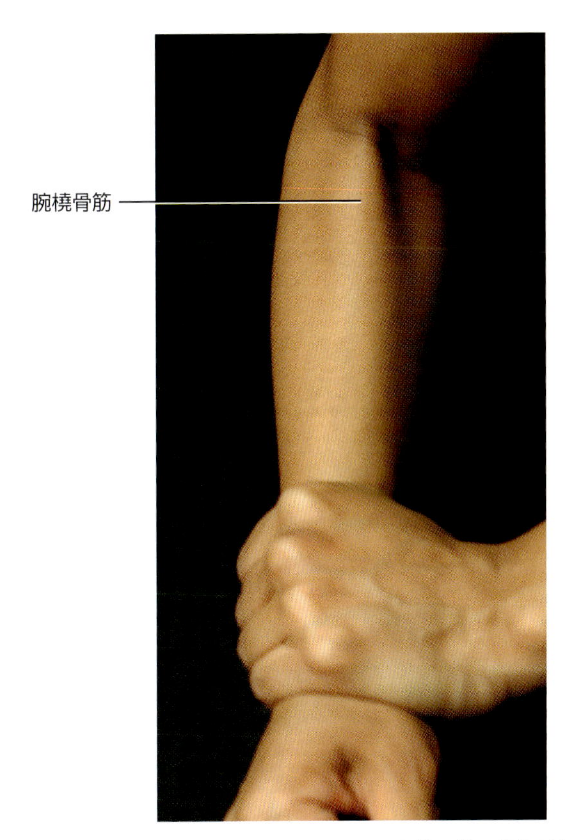

図 6.33　最大努力にて等尺性運動中の右腕橈骨筋が肘関節上に弓弦のように隆起している様子.

主動作筋である．各筋が発生する力は，肘の内外側方向の回転軸の前方を通る．表 6.5 はこれらの筋の構造的，生体力学的な数値を示したもので，本章を通して，この表をいくども参照する．

各肘屈筋の作用

上腕二頭筋は肩甲骨に近位付着し，橈骨の橈骨粗面に遠位付着する（図 6.31）．第２の遠位付着部は，前腕深部の筋膜から上腕二頭筋腱膜（fibrous lacertus）とよばれる腱膜を含む．

上腕二頭筋の主要な動作である屈曲と回外が同時に起こっているとき，筋電波形（EMG）は最大の波形を示す．この動作は非常に有用で重要である．たとえば，スプーンでスープを飲むとしよう．意識的に前腕を回内しながら肘を屈曲する場合，上腕二頭筋は筋電図上比較的小さな活動しか起こさない．自分で触診すると，筋が活動していないことを確認できる．

上腕筋は，上腕二頭筋の深部に位置し，上腕前部に近位付着し，尺骨の最近位端に遠位付着する（図 6.32）．この筋の唯一の作用は肘の屈曲である．表 6.5 に示すとおり，上腕筋の横断面積は約 7 cm^2 で，肘を通過する筋で最大である．それに比べ，上腕二頭筋の長頭の横断面積は 2.5 cm^2 である．横断面積の大きさをもとにすれば，肘を通過する筋で上腕筋が最大の力を発揮すると考えられる．

腕橈骨筋は，肘の筋のなかで最長で，上腕骨外側上稜に近位付着し，橈骨の茎状突起の近くに遠位付着する（図 6.31）．腕橈骨筋が最も短くなるとき，肘は完全屈曲位で，前腕の回旋はほぼ中間位になる．腕橈骨筋の回内・回外作用についてはいまださまざまな見解があるが（後述），主要な作用は肘の屈曲であることについては確立されている[11, 15, 34]．

腕橈骨筋は，前腕の前外側部で容易に触診できる．前腕回旋中間位で肘を約 90° 屈曲し，肘屈曲運動に抵抗をかけると筋が隆起し，肘を通る弓弦のようになる（図 6.33）．弦のようにすることで，屈曲モーメントアームを他の肘屈筋のモーメントアームより長くする[3, 82]（表 6.5）．

円回内筋の解剖については，円回内筋群の項で説明する（図 6.46）．円回内筋を上腕筋と比較するとモーメントアー

図 6.34　3 つの肘屈筋の力線を外側から見た図．各筋の内的モーメントアーム（太く濃い線）は，おおよその縮尺図である．肘は約 100° 屈曲位で，上腕二頭筋腱は橈骨の遠位付着部から 90° となる．詳細は本文を参照されたい．肘の内側から外側の回転軸は小頭を貫通している．

表 6.6　肘と前腕の平均最大等尺性内的トルク

	トルク (kg-cm)*	
運動	男性	女性
屈曲	725 (154)†	336 (80)
伸展	421 (109)	210 (61)
回内	73 (18)	36 (8)
回外	91 (23)	44 (12)

Askew LJ, An KN, Morrey BF, et al: Isometric elbow strength in normal individuals, *Clin Orthop Relat Res* 222: 261, 1987 のデータより

*換算　0.098 Nm/kg-cm

†（　）は標準偏差．データは 104 名の健康な被験者より．男性の平均年齢は 41 歳，女性の平均年齢は 45.1 歳．肘関節は 90° 屈曲位，前腕は中間位．ここに示すデータは利き腕のみ．

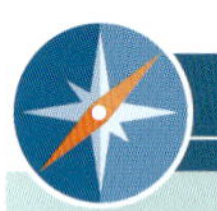

SPECIAL FOCUS 6.4

上腕筋：肘屈筋群一番の働き者

上腕筋は断面積が大きいことに加えて，体積も肘屈筋群のなかで最も大きい（表 6.5 参照）．一般的に筋の体積は，水の中に浸けたときの水位の変化から推定したり[6]，もっと正確には，MRI，CT または超音波画像[4]を用いる．筋の体積が大きいということは，**仕事の許容量**も大きいということを示唆する．それがゆえに，上腕筋は肘屈筋群一番の「働き者」とよばれる[11]．こうよばれるのは，上腕筋の仕事の許容量が大きいこともあるが，速い動きや遅い動き，回内と回外を組み合わせた動き，あらゆる肘屈曲運動でも活動するからである．上腕筋は尺骨に遠位付着するため，回内・回外は，上腕筋の筋長，力線または内的モーメントアームに影響しない．

ム長は同等であるが，横断面積は上腕筋の半分しかない（表 6.5）．

肘屈筋群が発生するトルク

図 6.34 に主要な 3 つの肘屈筋の力線を表した．健康な中年男性では，最大努力下の屈曲トルクは 725 kg-cm で，女性では 336 kg-cm であると報告されている（表 6.6）[8]．同じデータによると，屈曲トルクは，伸展トルクより約 70% 大きい．しかし，下肢で肘と同じような機能をもつ膝関節では，最大伸展トルクは，同様に屈曲トルクよりも約 70% 大きい．この違いは，肘の屈筋群は基本的に求められる機能が膝屈筋群に比べて多いからである．

前腕回外位での肘屈曲トルクは，前腕が完全回内位の場合より 20～25% 大きい[81]．この差はおもに上腕二頭筋[67]と腕橈骨筋が，回外位やそれに近い肢位のとき，屈曲のモーメントアームが長くなるからである．

被験者の基本属性や実験方法が大きく異なるにもかかわらず，ほとんどの筋力に関する文献では，肘の最大屈曲トルクは屈曲位 85～95° 付近で起こる[35, 42, 80, 100]．なぜ最大（等尺性）屈曲トルクが，肘約 90° 屈曲位で起こる傾向があるのかについては生理学的，生体力学的に説明することができる．まず，図 6.35A の全可動域での 3 つの主要な肘屈筋のトルク予測値を示したグラフを検証してみよう．肘屈筋の最大トルク角度曲線の全体の形を決める 2 つの要素は，①筋の潜在的最大屈曲収縮力と②内的モーメントアーム長である．図 6.35B のデータは，肘約 80° 屈曲位のときの筋長におけるすべての筋の最大張力の予測値である．図 6.35C のデータでは，3 つの筋の最大モーメントアームの平均値は約 100° 屈曲位であることを示している．肘関節が約 100° 屈曲位のとき，上腕二頭筋の遠位付着部は橈骨に対して約 90° になる（図 6.34）．この構造が筋の内的モーメントを最大化し，これによって関節トルクとして変換された筋力も最大化する．図 6.35B と C では，最大トルク予測値はほぼ同様の角度である．少なくとも立位やまっすぐ座っている姿勢では，自然に肘屈曲最大トルクを発生する角度と，機能的に最大外的トルクが通常（重力によって）前腕に作用する角度は，ともに約 90° 屈曲位である．

多関節筋の上腕二頭筋：肘屈曲と肩伸展を組み合わせたときの生理的有利性

上腕二頭筋は多関節筋で，複数の関節に作用する．以下に述べるとおり，肘屈曲と肩伸展を組み合わせることに

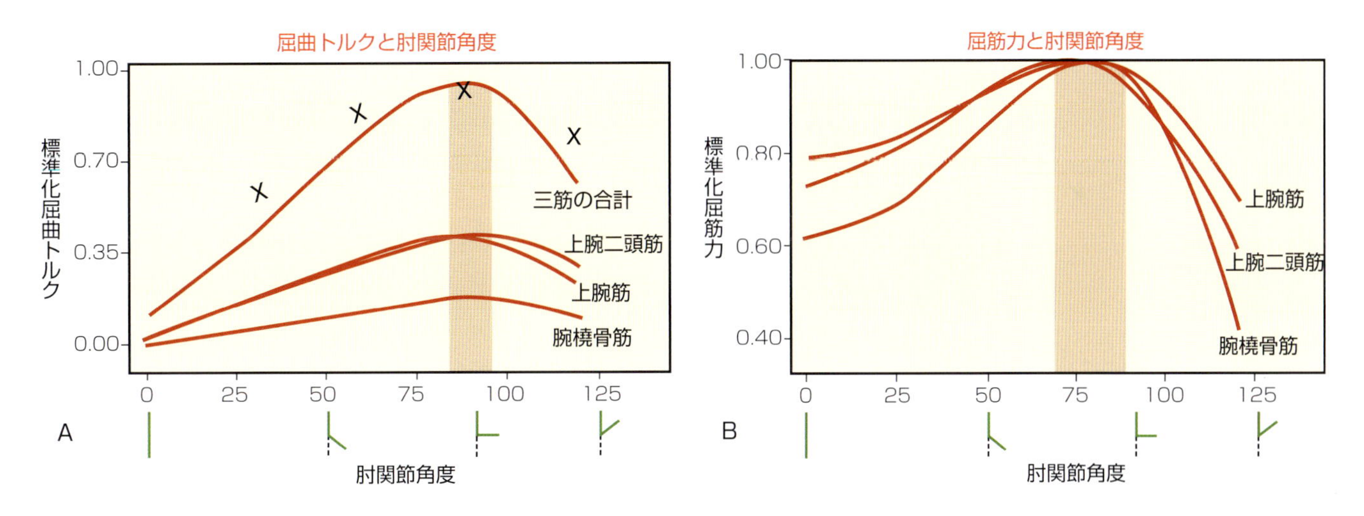

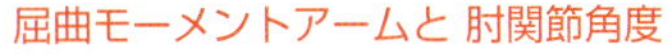

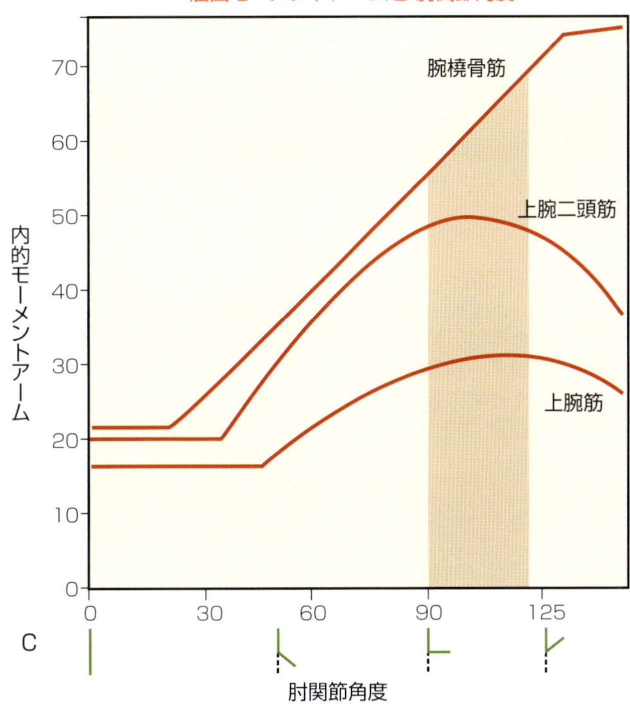

図 6.35 (A) 3つの主要な肘屈筋の最大等尺性トルク予測値と関節角度曲線．筋の構造，筋長と張力の関係性および内的モーメントアームの理論モデルに基づいた値．(B) 3つの筋の筋長と張力の関係性を標準化した**屈筋力**と肘の関節角度で表した．(C) 各筋の**内的モーメントアーム**長と肘関節角度．赤色の網かけ部位は予測値が最大のときの関節角度．(A と B は An KN, Kaufman KR, Chao EY: Physiological considerations of muscle force through the elbow joint, *J Biomech* 22: 1249, 1989 のデータより．C は Amis AA, Dowson D, Wright V: Muscle strengths and musculoskeletal geometry of the upper limb, *Eng Med* 8: 41, 1979 のデータより)

よって，上腕二頭筋は自然かつ効率的に肘屈曲トルクを発生する．次に述べる例は，この自然な動作の組み合わせがいかに優れた生理学的機構であるかを示す．

ここではわかりやすいように，上腕二頭筋は解剖学的肢位で静止している状態で，長さは約 30cm であることにする（図 6.36A）．上腕二頭筋は，能動的に肘を 90° 屈曲，肩を 45° 屈曲させたとき，約 23cm に短縮する（図 6.36B）．この動作に 1 秒かかったとすると，筋の平均収縮速度は 7cm/ 秒である．一方，もっと自然で効率的な活動パターンである上腕二頭筋と三角筋後部線維の両方による**肘屈曲と肩伸展**ではどうだろう（図 6.36C）．たとえば，重い荷物を引っ張り上げる動作では，上腕二頭筋が活動し，肘は屈曲するが肩が同時に伸展しているので筋は伸張される．三角筋の収縮によって肩を伸展させることで，結果的に上

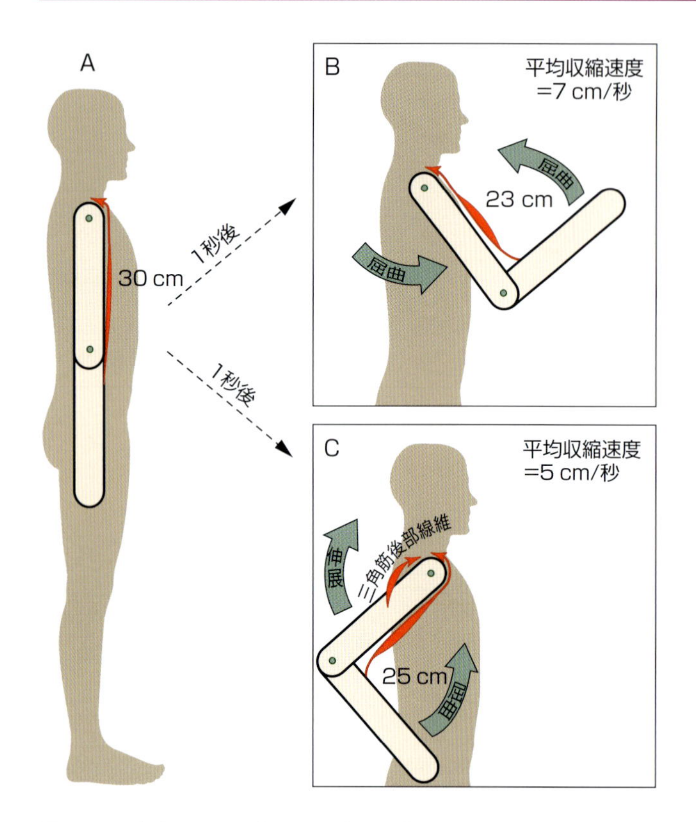

図 6.36　(A) このモデルの上腕二頭筋の長さは 30cm である．(B) 筋収縮 1 秒後，上腕二頭筋の長さは 23cm となり，肘 90° 屈曲と肩 45° 屈曲が同時に起こる．(C) 物を引っ張ったときの典型的な上腕二頭筋と三角筋後部線維の動き．肘 90° 屈曲と肩 45° 伸展が同時に起こる．上腕二頭筋の 1 秒間で最終的な筋長は 25cm となった．三角筋後部線維も収縮したことにより，上腕二頭筋は 5cm/ 秒の速度で 5cm のみ短縮した．

腕二頭筋の正味の短縮を抑えている．図 6.36C の例をみると，肘屈曲と肩伸展を組み合わせると，上腕二頭筋の平均収縮速度は 5cm/ 秒と遅くなる．これは肘の屈曲と肩の屈曲を組み合わせたときより 2cm/ 秒も遅くなっている．第 3 章で述べたように，筋の最大出力は収縮速度が 0 に近くなるか等尺性収縮のときに最も大きくなる．

ここで説明した単純な例は，三角筋のような単関節筋が，他の多関節筋の潜在的な筋力を増強させることができるという 1 つの例である．ここでは，激しく引っ張る動作の最中に，三角筋後部線維が力強く肩を伸展している．さらに三角筋後部線維は，上腕二頭筋が肘を屈曲しているあいだ，筋の最適な収縮速度と長さの調整を補助している．とくに高いパワー（仕事率）を要求される活動では，三角筋後部線維は肘屈筋群の重要な共同筋である．図 6.36C のように荷物を持ち上げるとき，三角筋後部線維が完全に麻痺していたらどうなるだろうか．

▶肘伸筋群 Elbow Extensors

筋について

肘伸展の主動作筋は，上腕三頭筋と肘筋である（図 6.37, 6.38）．上腕三頭筋の腱は尺骨の肘頭突起で収束し，1 つになる．

上腕三頭筋は，長頭，外側頭，内側頭の 3 つの頭をもつ．長頭の近位付着部は肩甲骨の関節下結節で，肩関節を伸展・内転することができる．長頭は，非常に体積が大きく，他のすべての肘の筋のなかでも群を抜いている（表 6.7）．

上腕三頭筋の外側頭と内側頭は，上腕骨の橈骨神経溝の両側に沿って起こる．内側頭は，上腕骨の後部に大きな近位付着部をもち，上腕骨の前面にある上腕筋とほぼ同位置である．内側頭のさらに遠位の線維の一部は，肘の後部関節包に直接付着する．これらの線維は，伸展時に関節包を引っ張り緊張させる作用が膝の**膝関節筋**に類似している [94]．実際にこの筋線維は**肘関節筋**ともよばれる．

肘筋は，肘の後部で小さな三角形に広がった筋である．この筋は上腕骨の外側上顆と尺骨近位端の後方に帯状になって位置する（図 6.37）．人体における肘筋の作用について，文献では異なった見解がみられる [20]．三角筋と比較すると，肘筋の横断面積は小さく，伸展のモーメントアームも小さい（表 6.7）．肘筋は，肘伸展トルク全体の約 15%しかトルクを生み出せないが [106]，遅筋（Ⅰ型筋線維）であるため，「陰ながら」関節を安定させるのに適している．肘筋は，肘伸展時の肢位の保持と，能動的な回内・回外時に尺骨を支えるのに役立つ微弱な力を発揮するのに適している [10, 14]．

肘筋は，膝関節の内側広筋斜走線維と同じような位置関係で肘関節に分布している．上肢を 180° 内旋させ，肘頭が前面にくることを想定すると，下肢の構造や機能が類似するので肘筋の走行がわかりやすい．

肘伸展の筋電図による分析

最大努力での肘伸展は，すべての肘伸筋が筋電図上ほぼ最大の筋活動を行う．一方，中等度の努力での伸展では，異なる筋が異なる強度で活動する．肘筋は通常，最初に活動し，弱い肘伸展活動を維持する [42, 53, 54, 106]．伸展努力が徐々に増加するにつれて，肘筋の次に上腕三頭筋内側頭が活動し始める [98]．上腕三頭筋内側頭は，ほとんどすべての肘伸展運動において活動し続ける [34]．すなわち上腕三頭筋内側頭は，上腕筋と同様に伸筋群のなかの「働き者」であるといえるだろう．

神経系は，中等度から強度の肘伸展力が必要になって初めて，三角筋外側頭，そしてすぐ後に上腕三頭筋長頭を動員する [106]．上腕三頭筋長頭は，体積が大きく，仕事量が

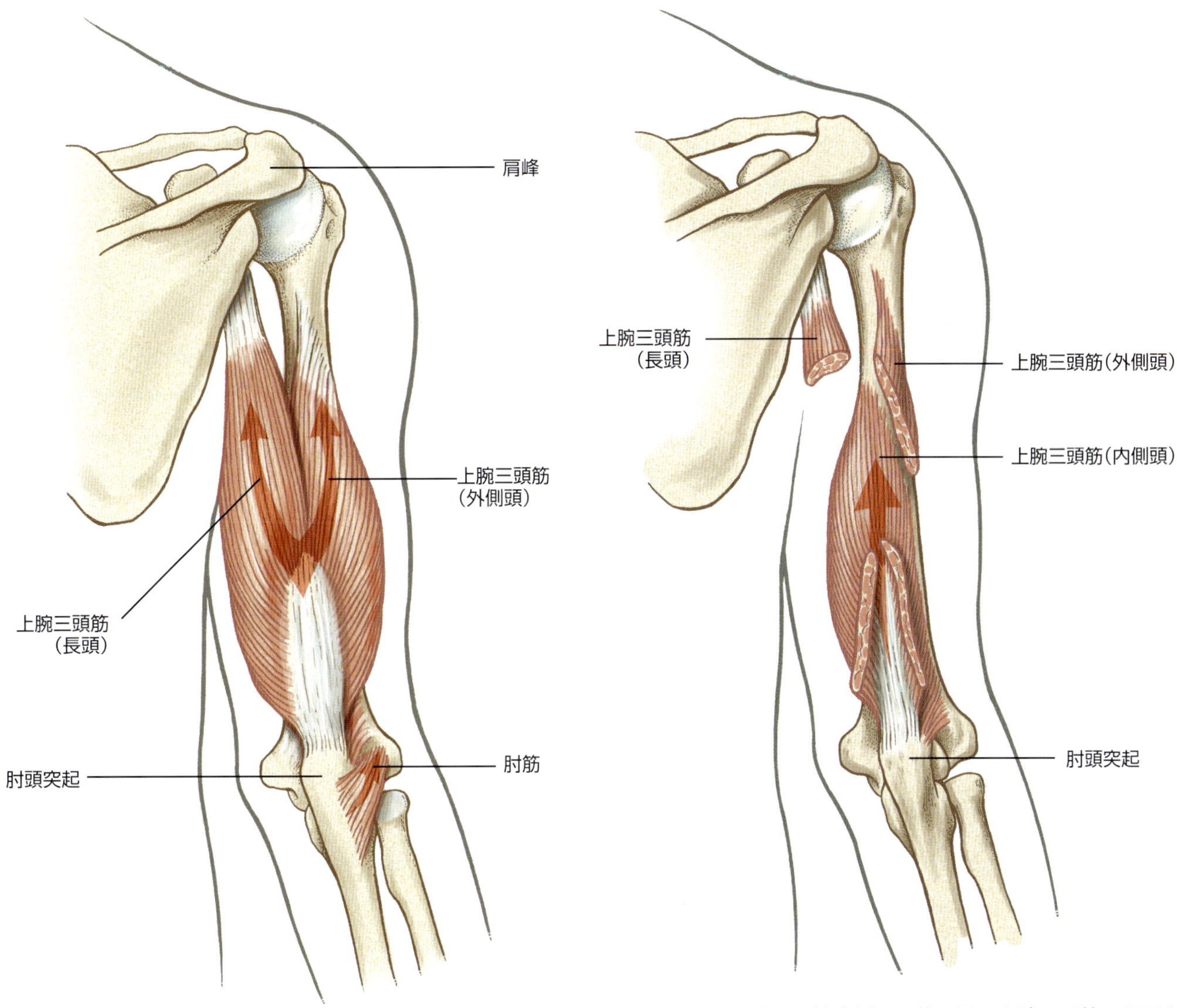

図 6.37　右上腕三頭筋と肘筋の後面図．上腕三頭筋の内側頭は長頭と外側頭の深部にあるため，全体を見ることはできない．

図 6.38　右上腕三頭筋内側頭の後面図．上腕三頭筋の長頭と外側頭は深部の内側頭を露出するため部分的に取り除いてある．肘筋は省略されている．

表 6.7　肘伸筋群の構造・力学特性＊

筋名	**仕事能力** *容積（cm^3）*	**短縮距離** *長さ（cm）*†	**最大張力** *生理学的横断面積（cm^2）*	**てこの効果** *内的モーメントアーム（cm）*‡
上腕三頭筋（長頭）	66.6	10.2	6.7	1.87
上腕三頭筋（内側頭）	38.7	6.3	6.1	1.87
上腕三頭筋（外側頭）	47.3	8.4	6.0	1.87
肘筋	6.7	2.7	2.5	0.72

An KN, Hui FC, Morrey BF, et al: Muscles across the elbow joint: a biomechanical analysis, *J Biomech* 14: 659, 1981 のデータより

＊構造的特性は斜体で示し，生体力学的要素は太字で示す．

† 70° 屈曲位での筋腹長から計測

‡ 肘屈曲 100° での内的モーメントアームを計測

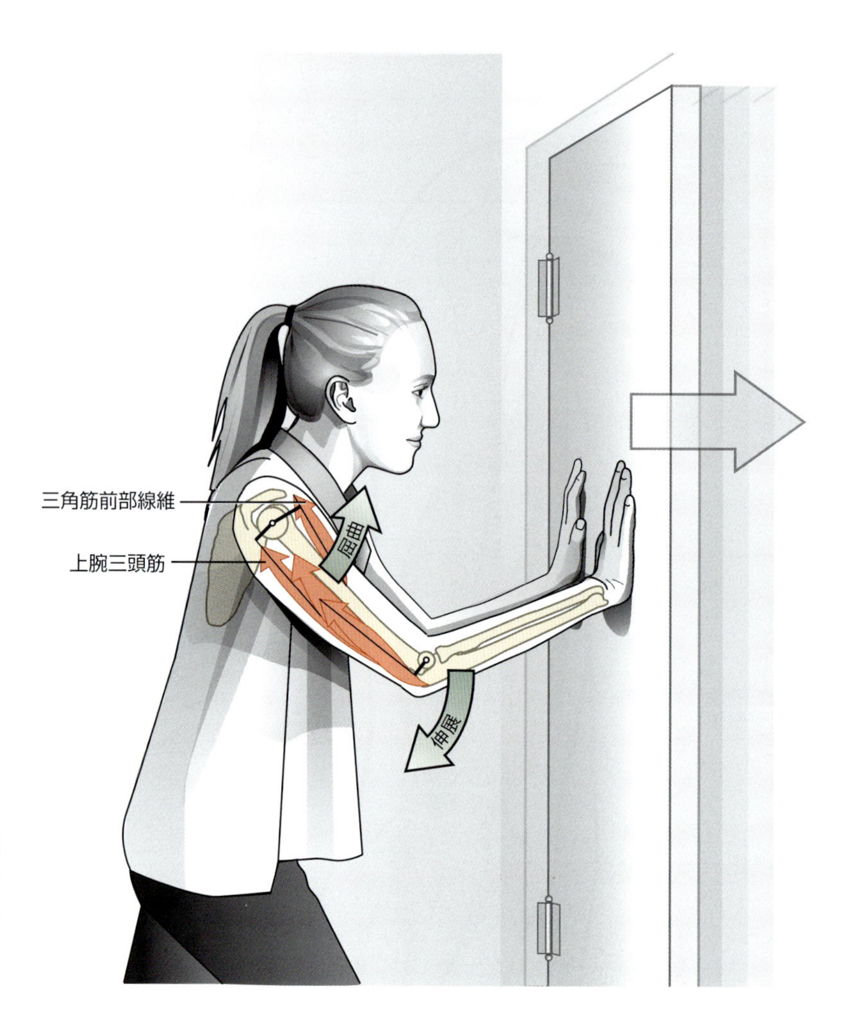

図 6.39　素早くドアを押し開けようとするとき，上腕三頭筋は肘関節の伸展トルクを発生する．三角筋前部線維が肩を屈曲させると同時に肘関節も伸展している．三角筋前部線維は上腕三頭筋長頭による肩伸展トルクよりも大きな力で抗する必要がある．詳細は本文を参照されたい．内的モーメントアームは関節の回転軸より伸びる太線で示している．

多い運動に適しており，「備え」の肘伸筋として働く．

肘伸筋の発生トルク

肘の伸筋群は，それぞれ異なる強度の異なる機能を果たす．大腿四頭筋が膝を安定させるために働くように，肘伸筋群も肘を静的に安定させる．われわれがよく行う，肘を軽く曲げて上肢で体重を支える姿勢を考えてみよう．肘伸筋は，曲げた状態の肘を，等尺性収縮，または非常にゆっくりした遠心性収縮によって安定させる．反対に，高速の求心性および遠心性活動で伸筋群は，さらに大きく動的な伸展トルクを発生させなければならない．投球動作，低い椅子から座面を押して立ち上がる動作，または素早くドアを押し開ける動作を考えてみよう．激しく物を押す動作でも，肘伸展は通常，一定の肩関節の屈曲と組み合わさって起こる（図 6.39）．三角筋前部線維の肩関節屈曲機能は，前方へ物を押す動作において重要な共同要素である．三角筋前部は，上肢を前へ振り出し，さらに上腕三頭筋長頭によって起こりうる肩の伸展を相殺する肩屈曲トルクを生成する．生理学的にみると，肩屈曲と肘伸展を組み合わせることで，上腕三頭筋が肘の完全伸展に必要な収縮速度と距離を最小化している．

肘伸筋群は肘屈曲 80 ～ 90° で最大トルクを発生する [26, 40, 75, 81, 92]．肘屈筋群においてもこれに近い関節角度で最大トルクを発生する．肘屈曲 90° 付近での屈筋と伸筋の強い共同等尺性収縮は，肘関節を強固に固定する．「腕相撲」や特別な工具を使う場合など肘を強固に固定する必要がある動作では，われわれはこのような等尺性の肢位を自然にとっている．屈筋および伸筋群は，ほぼ同じ関節角度で最大トルクを発生するが，興味深いことに内的モーメントアームが最長になる角度はそれぞれ異なる．肘屈筋群では約 100° 屈曲位で（図 6.35C），上腕三頭筋ではほぼ完全伸展位である（図 6.40A）[96]．肘伸展位は，大きな肘頭突起が関節の回転軸と上腕三頭筋腱の力線のあいだに位置するため，上腕三頭筋のモーメントアームを増加させる（図 6.40B，C）．最大伸展トルクが伸展位に近い角度ではなく約 80 ～ 90° 屈曲位で起こるという事実から，可動域のどこで最大伸展トルクが自然に発生するかはモーメント

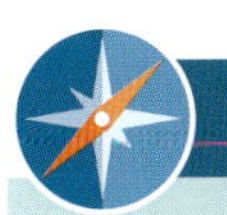

SPECIAL FOCUS 6.5

倹約の法則

肘伸筋群のそれぞれの筋が，序列的に活動開始するパターンについて前述したが，神経系が伸展トルクの強度を調整する方法はこれだけではない．だいたいどのような自動運動においても筋の活動パターンは各筋によって異なり，個々人でも異なる．だが，肘伸筋においては大まかな序列的活動パターンが存在するようである．この筋活動の起こり方は「倹約の法則」として説明できるだろう．ここでの倹約の法則とは，神経系はある関節を動かすのに必要最低限の筋または筋線維を活動させるということである．小さな肘筋や上腕三頭筋内側頭が，弱い伸展トルクが必要な運動の制御を担っていることを思い出してほしい．さらに動的な運動，または強い伸展抵抗トルクが必要になるまで，神経系は大きな多関節筋である上腕三頭筋長頭を活動させない．この序列的な筋活動開始パターンはエネルギーの面からも理にかなっている．たとえば，肘筋や上腕三頭筋内側頭の代わりに上腕三頭筋長頭のみが，肘の固定を維持するような，非常に弱い活動をするのがいかに非効率的であるか考えてみよう．上腕三頭筋長頭による好ましくない肩の伸展力を相殺するのに，重力だけでは不十分だと考えられるので，さらに肩屈筋の力も必要となる．単純な動作が，無駄のない程度の筋力以上を必要としてしまう．筋電図所見や単なる直感が示すとおり，弱い力が必要な活動は往々にして単関節筋が行う[70,106]．強い力が求められるにつれ，大きな多関節筋が，多関節筋による好ましくない動きを制御する筋と一緒に活動し始める．

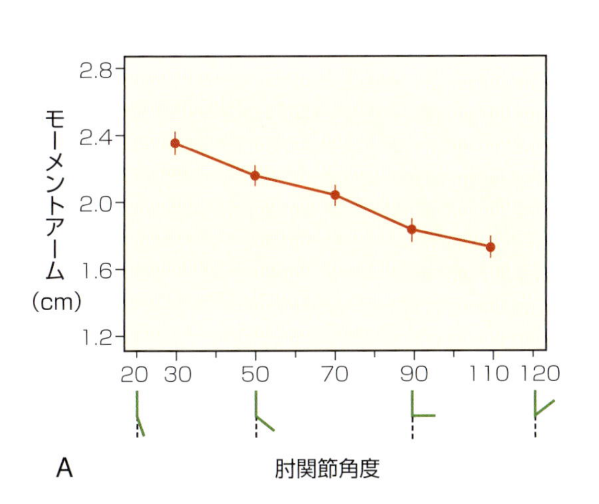

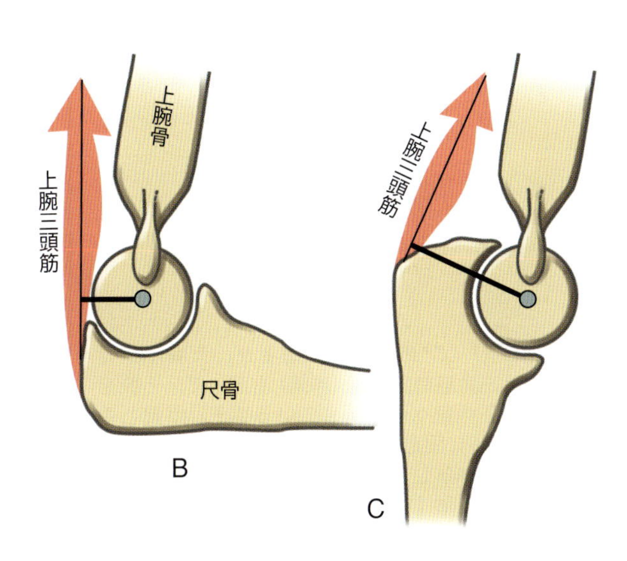

図 6.40　異なる肘関節角度での上腕三頭筋の伸展モーメントアーム長を示した（A）．90°屈曲位のとき，尺骨上端の形がモーメントアームを短縮する様子を示した解剖学的モデル（B）．伸展位に近づくとモーメントアームは増大する（C）．肘頭突起が回転軸と上腕三頭筋遠位付着部からの直角である力線の距離を延長するため，伸展位に近づくとモーメントアームが増大する．モーメントアームは黒い太線で示している．（A のデータは Sugisaki N, Wakahara T, Miyamoto N, et al: Influence of muscle anatomical cross-sectional area on the moment arm length of the triceps brachii muscle at the elbow joint, *J Biomech* 43[14]: 2844-2847, 2010 より）

アーム（てこの作用）より筋長の影響のほうが強いといえる．

回内筋，回外筋の機能

Function of the Supinator and Pronator Muscles

図 6.42 に，前腕に位置するほぼすべての回内筋・回外筋の力線を示した．回内筋もしくは回外筋とよぶには，以下の 2 つの基本的な特徴がなければならない．第 1 に，筋は回転軸の両側，つまり上腕骨または尺骨に近位付着し，橈骨または手に遠位付着部をもつ．したがって，上腕筋や短母指伸筋などは他の生体力学的な特徴にかかわらず，前腕を回内・回外できない．第 2 に，筋は，回内・回外の

SPECIAL FOCUS 6.6

肩の筋による上腕三頭筋麻痺の代償

頸椎骨折の結果，C^6 脊髄神経根以下の運動および感覚神経の麻痺を伴う C^6 四肢麻痺を起こすことがある．症状は体幹と下肢筋の完全麻痺，上肢の筋の不完全麻痺を含みうる．C^6 とそれ以上の筋が残存しているので，この脊髄レベルの四肢麻痺に罹患した人は，まだ多くの機能を自立して行うことが可能である．たとえば，背臥位から座位への起き上がり，着替え，ベッドと車いす間の移乗である．四肢麻痺になった患者の移動動作の練習を専門とする臨床家は，麻痺で失った筋機能を，残存する筋でどう代償するかを考える[69]．この筋の代償という技術は，麻痺を有する患者の動作を可能なかぎり効率化する重要な要素である．

肘伸筋は，ほとんどが C^6 以下の脊髄神経根から支配を受けるので，C^6 損傷では肘伸筋麻痺が顕著である．肘の伸展能力を失うと，体から離れたところに腕を伸ばすのが困難となる．ベッド上で上体を起こすことや，車いすとベッド間の移乗などが非常に難しく，大変な労力を伴う．残存している大胸筋の鎖骨頭や三角筋前部線維などの肩の近位筋によって，麻痺した筋の代償として肘の伸展と固定を行うことができる（図 6.41）[37,43]．このように近位筋で肘を伸展するには，遠位にある手が何かでしっかりと固定されている必要がある．この条件下で，肩の筋群が肩甲上腕関節を内転･水平屈曲することによって，上腕を体の正中へ近づける．より近位の筋を使って，肘の安定性を調整するのは臨床上役に立つ概念である．この概念は下肢にも応用でき，足部が地面にしっかり固定されていれば，大腿四頭筋を使わなくても股関節伸筋によって膝を伸展することができる．

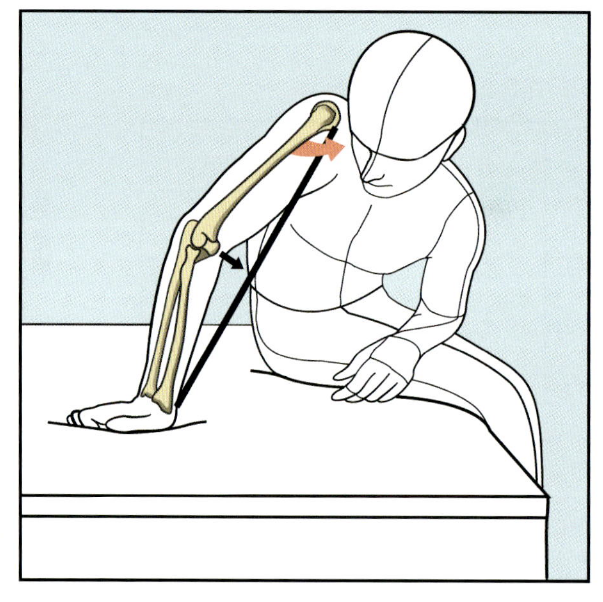

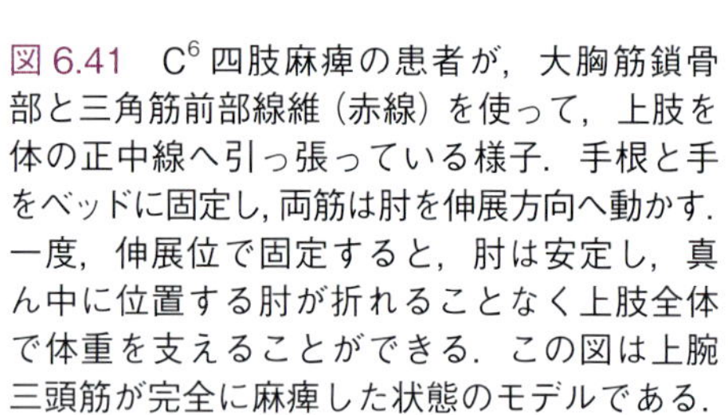
図 6.41　C^6 四肢麻痺の患者が，大胸筋鎖骨部と三角筋前部線維（赤線）を使って，上肢を体の正中線へ引っ張っている様子．手根と手をベッドに固定し，両筋は肘を伸展方向へ動かす．一度，伸展位で固定すると，肘は安定し，真ん中に位置する肘が折れることなく上肢全体で体重を支えることができる．この図は上腕三頭筋が完全に麻痺した状態のモデルである．

回転軸に対する内的モーメントアームを有する力を発生する．回転軸に対して力線が直角であるとき，モーメントアームは最長になる．しかし，（少なくとも解剖学的肢位で）どの回内・回外筋もそのような理想的な力線は持ち合わせておらず，方形回内筋が最もそれに近い（図 6.42B）．

前腕の回内･回外は，機能的に肩の内旋･外旋と関連する．肩の内旋は回内運動で起こることが多く，一方，肩の外旋は回外で起こることが多い．回内・回外だけでは，手を空中で 170 ～ 180° しか回すことはできないが，肩と前腕の回旋を組み合わせるとほぼ 360° 回すことができる．筋力にも機能的な関連があるということは，少なくとも肩の外旋と前腕の回外の場合には，立証されている[88]．

臨床で，前腕の筋力や可動域を検査する際，肩関節による動きやトルクが発生しないよう配慮しなければならない．そのように検査するには，前腕の回内・回外運動を肘 90° 屈曲位で，上腕の内側上顆を体側に付けた状態で行う．この肢位なら，好ましくない肩の回旋を容易に見抜くことができる．

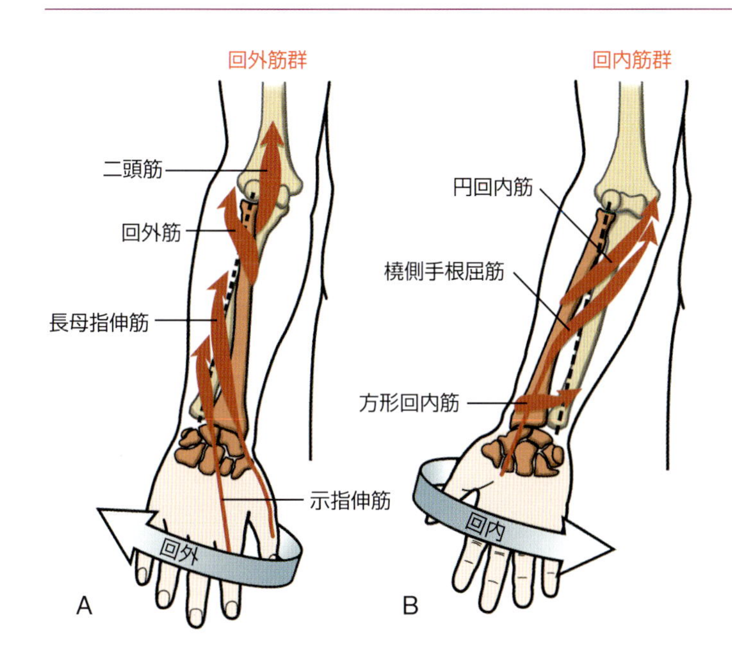

図 6.42　前腕の回外筋群（A）と回内筋群（B）の力線（A）．すべての筋が前腕の回転軸（点線）に対してどのような角度で交差しているかに注目されたい．

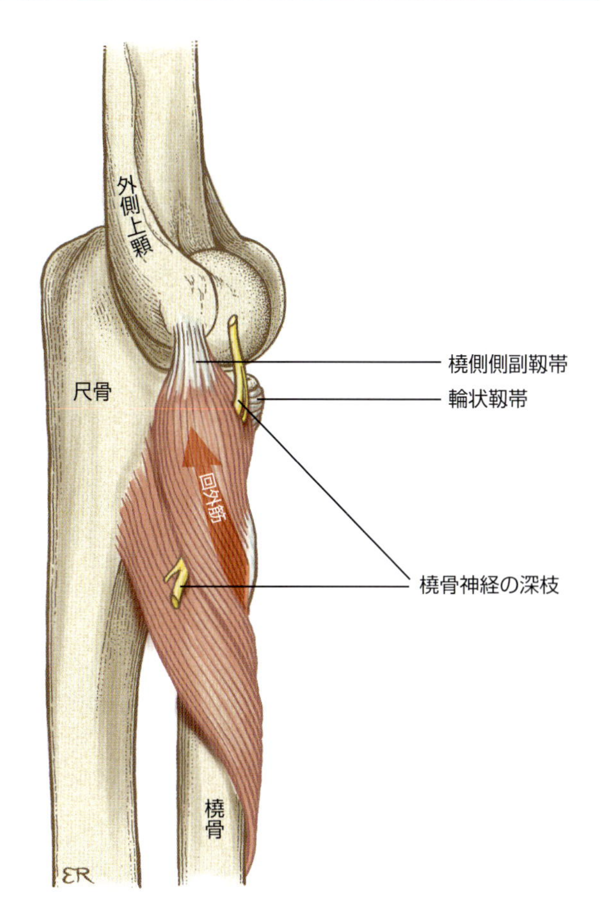

図 6.43　右の回外筋の外側面．橈骨神経の深枝は筋の表層線維と深層線維のあいだから出ている．橈骨神経は後骨間神経として遠位に向かい，手指および母指の伸筋群を支配する．

▶回外筋群 Supinator Muscles

回外筋と上腕二頭筋は，回外運動の主動作筋である．上腕骨の外側上顆付近に付着する橈側手根伸筋と長母指伸筋および示指伸筋は補助筋であり，回外する能力は限られている（図 6.42A）．腕橈骨筋の前腕における機能は長きにわたり議論されており，論争は続いている．腕橈骨筋は回内と回外の補助筋であるというのが一般的な見解である[11, 27, 34]．前腕がどの位置にあっても，腕橈骨筋の収縮は親指をまっすぐに立てた中間位のほうへ前腕を回旋させる．つまり回内位から前腕を回外し，回外位から前腕を回内する[17, 82]．興味深いことに，腕橈骨筋が収縮すると，前腕は完全回外位と完全回内位の中間の位置まで回旋するが，この肢位は肘屈筋のモーメントアームが最大になる肢位でもある．

回外運動主動作筋
- 回外筋
- 上腕二頭筋

回外運動補助筋
- 橈側手根伸筋
- 長母指伸筋
- 示指伸筋
- 腕橈骨筋（回内位から）

回外筋と上腕二頭筋

回外筋は大きな近位付着部をもっている（図 6.43）．浅層の線維は，上腕の外側上顆，橈側側副靱帯と輪状靱帯から起こる．深層線維は，尺骨の回外筋稜とその付近から起こる．両層の線維は，橈骨近位端の 1/3 に遠位付着する．回内位の際に，回外筋は橈骨のまわりをねじれながら伸張され，これにより前腕を回外するてこ比が最大となる[17]．回外筋は，上腕骨にはわずかにしか付着せず，内外側の回転軸に近すぎるため，肘の屈曲や伸展をするほど十分な力を発揮することはできない．

肘屈曲時の上腕筋と同様に，回外筋も前腕の回外運動の最中，絶え間なく働く．肘の角度や動作の速さ，強度にかかわらず，回外筋の筋電波形は，前腕の回外時に大きくなる[99]．もう１つの回外運動の主動作筋である上腕二頭筋は，通常，とくに肘屈曲を伴った強度の回外運動において活動する．

回外運動のみが必要で弱い力の動きの際には，神経系は通常，回外筋を活動させて，上腕二頭筋はほとんど活動さ

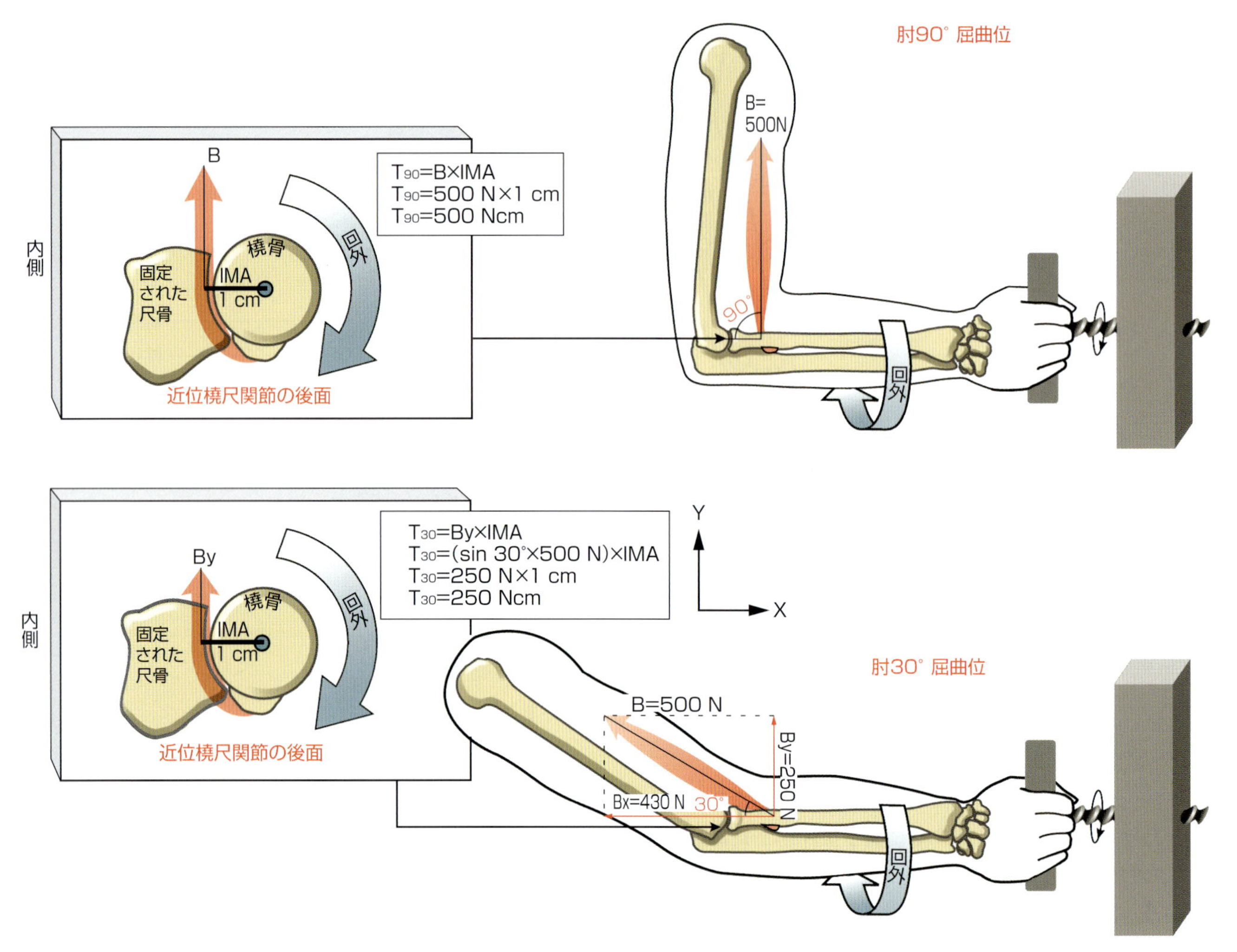

図 6.44　肘が 90° 屈曲位と 30° 屈曲位のときの上腕二頭筋の回外トルクを発生させる力学的能力の違い．（上）上腕二頭筋が橈骨に直角に付着している側面図．上腕二頭筋（B）は，最大努力の力（500N）で前腕を回外する．上から見た図のように，上腕二頭筋の筋力 100％を，1 cm の内的モーメントアーム（IMA）で乗することができ，500Ncm（500 × 1 cm）の回外トルクを発生する．（下）30° 屈曲位のときの側面図．上腕二頭筋の走行角度が橈骨に対して約 30° になっている．この角度の変化は，上腕二頭筋が回外する力を（橈骨に直角のときと比べて）250N（B_y）に減少させる．橈骨近位方向へ伸びる上腕二頭筋のさらに大きな力（B_x）は前腕の回転軸にほぼ平行である．この力は本質的に回外作用のモーメントアームをもたない．計算式は 30° 屈曲位での最大回外トルクが 250Ncm（250N × 1cm）に減少することを示す（30° = 0.5，cosine 30° = 0.86 から）．

せない（これは先ほど述べた倹約の法則に準ずる）．中等度から強度の回外運動になって初めて，上腕二頭筋の筋電波形で大きな活動がみられる．大きな多関節筋である上腕二頭筋は，単純で弱い回外運動では非効率的である．上腕二頭筋による好ましくない肩や肘の動きを打ち消すために，上腕三頭筋や三角筋後部線維など他の筋を動員する必要が生じる可能性もある．つまり単純な動作で上腕二頭筋が活動した場合，必要以上にエネルギーを消費することになる．

上腕二頭筋は，前腕の強力な回外筋である．上腕二頭筋の横断面積は，回外筋の約 3 倍である[55]．上腕二頭筋の回外筋としての主要な働きは，とくに肘を約 90° 屈曲位で，回内から回外への動作を高速かつ強度に繰り返したときに筋を触診して確認できる．前腕が回外位から回内位になる際には，上腕二頭筋腱は橈骨上端に巻き付き，よって動的に「ほどける力」がてこ比を増大し，橈骨を回外させる[89]．

上腕二頭筋は，肘が約 90° 屈曲位のときに，回外筋として最も効力を発揮する[17]．これにより強い力が必要な回外運動をする際には，肘は自然に 90° 屈曲位になる．肘 90° 屈曲位では，上腕二頭筋腱は橈骨に対して 90° の走行角度に近づく．この生体力学的な構造は，実質的に上腕二頭筋の最大努力時の力全部を前腕の回転軸にほぼ直角に伝えることができる．たとえば，肘が 30° だけ屈曲している場合では，上腕二頭筋腱は回転軸に対して直角ではなくなる．図 6.44 の計算が示すとおり，関節角度の変化は本来上腕二頭筋が発揮できる潜在的回外トルクを 50％に減少する．

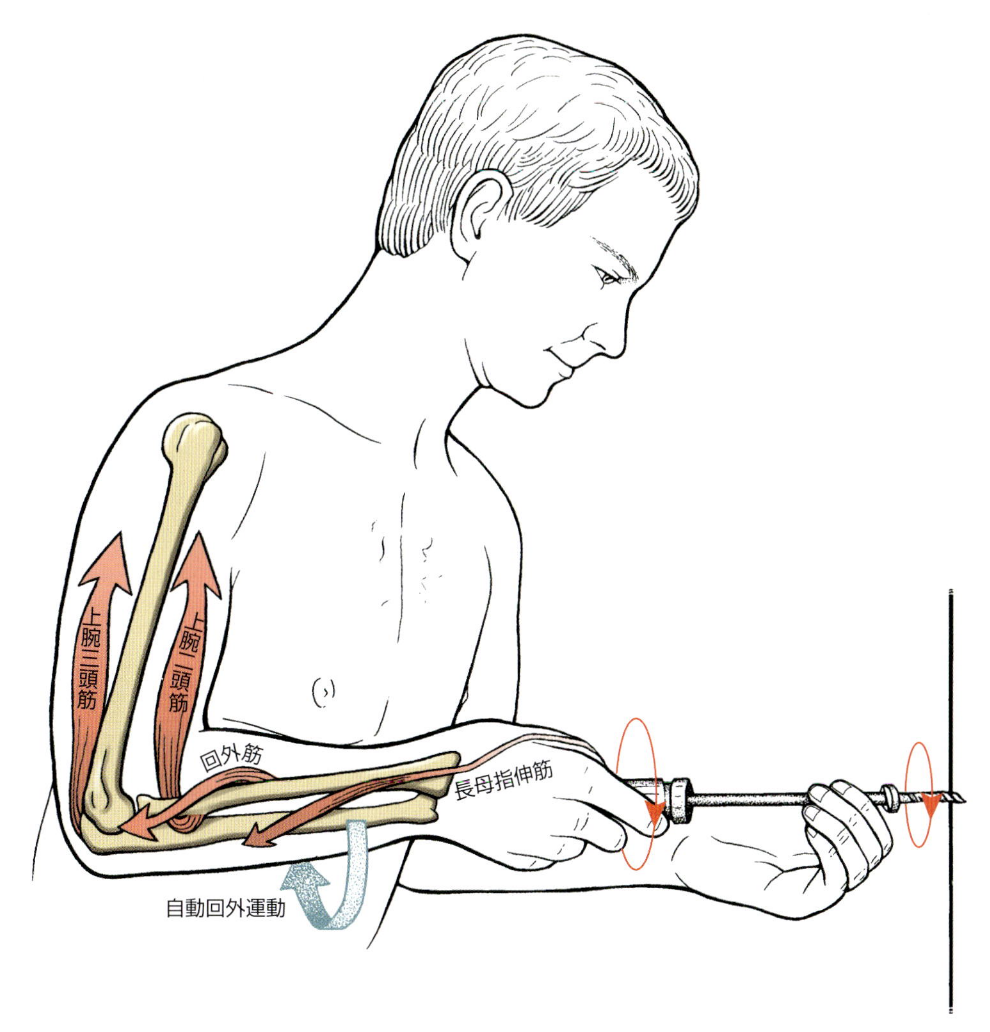

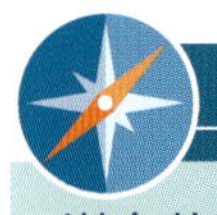

図 6.45　ドライバーを使って時計まわりにねじを締める際に右の上腕二頭筋，回外筋と長母指伸筋が激しく収縮する様子を示した．上腕三頭筋は上腕二頭筋による強い肘屈曲を打ち消すため等尺性に活動する．

臨床上，この変化は筋力検査装置で出力トルクを評価したり，抵抗運動を処方したり，人間工学的なアドバイスをしたりする際に重要である．

力強くねじを回すために強力な回外トルクが必要であるとき，上腕二頭筋は神経系からの命令により回外筋や長母指伸筋など小さな筋を補助する．先に述べたとおりこの動作の際には，通常，肘は 90° 屈曲位になる必要がある（図 6.45）．この肘の肢位を保つには，上腕三頭筋が上腕二頭筋と同時に共同収縮する必要がある．回外の努力をするたびに，上腕二頭筋が実際に肘や肩を屈曲しないよう，この運動の過程で上腕三頭筋は重要な役割を果たす．上腕二頭筋に抗する力が働いていなかった場合，ねじを締めようとするたびにドライバーはねじから引き離されてしまい，ほとんど役に立たない．上腕三頭筋は橈骨ではなく尺骨に付着することにより，上腕二頭筋の回外運動を邪魔することなく，上腕二頭筋の屈曲方向への力を打ち消すことができ

SPECIAL FOCUS 6.7

潜在的回内トルク対回外トルク

回外筋群の等尺性収縮トルクは，回内筋群よりも 25% 大きい（表 6.6）．この差異は，回外筋群の断面積が回内筋群の約2倍であるということからある程度説明がつく[55]．多くの機能的動作は，回外筋の強度に基づく．たとえば，ドライバーを使ってねじを締める動作を考えてみよう．右手でこの動作をするとき，回外筋群の収縮によって時計まわりに締める動きが起きる．標準のねじの溝の方向は，回外筋群のほうが筋力が優れていることを表している．残念なことに，左利きの人の場合は，**回内筋群**によって時計まわりの前腕の回旋をしなければならない．左利きの人は，この動作をするときに右手を使うことが多いので，なぜ左利きの人がある程度両側上肢を使えるのかがこれでわかるだろう．

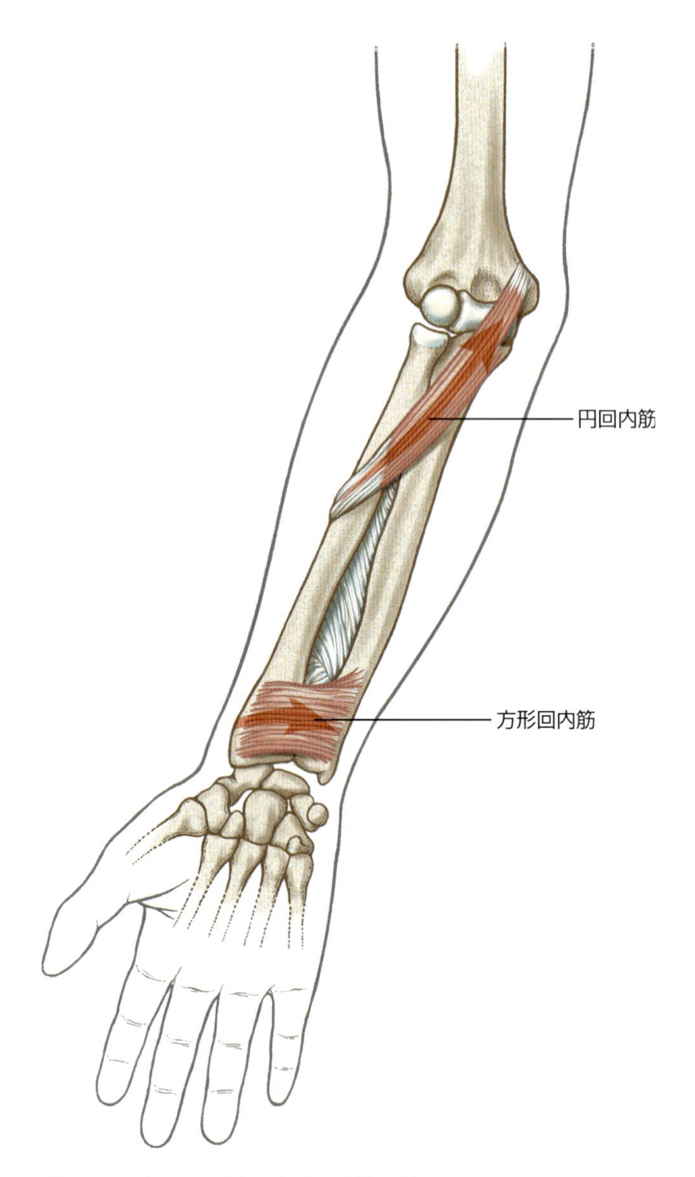

図 6.46　右円回内筋と方形回内筋を前からみた図.

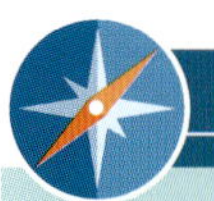

SPECIAL FOCUS 6.8

倹約の法則の再考

弱い独立した回内運動は, 一般的に方形回内筋が活動し, 動きの調整をする. 本章では, 全体を通して, 小さい単関節筋と, それに関連する大きな多関節筋の機能について述べてきた. すべての序列的な筋活動の開始は, 倹約の法則に従っている. **肘関節**では, 弱い屈曲や伸展運動は, 上腕筋や肘筋, または上腕三頭筋の内側頭が活動したり, 調整したりする傾向にある. 比較的強度の運動が必要になったときのみ, 神経系は大きな多関節筋である上腕二頭筋や上腕三頭筋長頭を活動させる. **前腕**では, 弱い回外や回内は小さな回外筋または方形回内筋が調整する. 強度が高い運動では, 上腕二頭筋や円回内筋の補助が必要になる. 多関節筋が活動するたび, 好ましくない動きが出ないよう固定するために他の筋も必要になる. どのような肘や前腕の動きでも強度が増すと, 単関節筋の活動が増加するだけでなく, 「予備の」多関節筋や拮抗筋の活動も増加するので全体の筋活動が急に増加する.

る. この筋の共同作業は, 2 つの筋が 1 つの動作中に, 共同筋としても拮抗筋としても機能できるという素晴らしい例である.

▶回内筋群 Pronator Muscles

回内運動の主動作筋は, 円回内筋と方形回内筋である (図 6.46)[17]. 橈側手根屈筋と長掌筋は回内の補助筋であり, ともに上腕骨の内側上顆に付着している (図 6.42B).

回内運動主動作筋
- 円回内筋
- 方形回内筋

回内運動補助筋
- 橈側手根屈筋
- 長掌筋
- 腕橈骨筋 (回外位から)

円回内筋と方形回内筋

円回内筋は, 上腕頭と尺骨頭の 2 頭をもつ. 正中神経はこれらの頭のあいだを通るため, 神経がこの部位で圧迫されることがある[84]. 円回内筋は前腕回内の主動作筋であると同時に肘の屈筋でもある. 右手で固く締めすぎたねじを緩める動作や, 投球動作におけるリリース期の直前のような強い回内運動中, 円回内筋は筋電図上最も活動する[12]. 上腕三頭筋は重要な円回内筋の共同筋で, 円回内筋による肘の屈曲を抑えるのに必要である.

肘より近位で正中神経を損傷した場合, すべての回内筋は麻痺し, 自動で回内することは実質的にできなくなる. 回外筋と上腕二頭筋に抗する力がなくなるので, 前腕は慢性的に回外位のままになりやすい.

方形回内筋は, 前腕の最も遠位で, 手関節の屈筋群や手

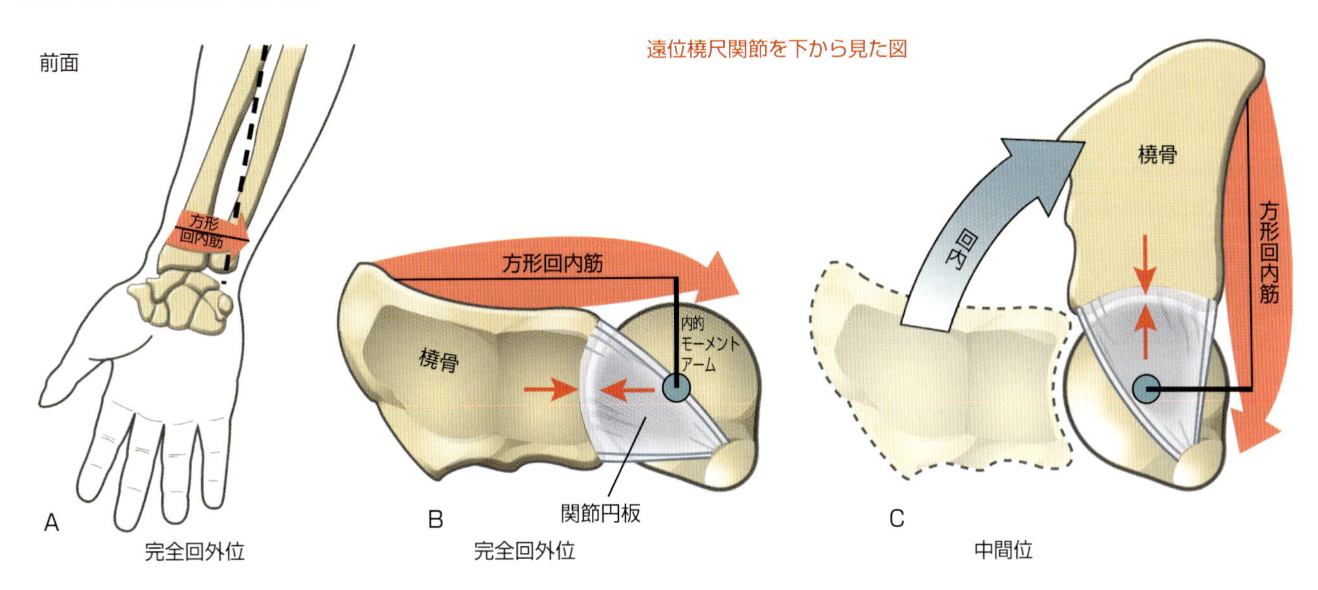

図 6.47 (A) 遠位橈尺関節の前面図. 方形回内筋の力線と前腕の回転軸 (点線) がほぼ直角に交わる. (B) 手根骨を取り除いた状態における完全回外位の方形回内筋の力線と内的モーメントアーム. 方形回内筋は, 回内筋の筋力と内的モーメントアームの積である回内トルクと関節面を圧縮する力 (向かい合う矢印) を発生する. (C) 方形回内筋のこの2つの働きを中間位まで回内した状態で示した. また (三角線維軟骨複合体の) 関節円板は橈骨の動きに伴って回外位 (B) から回内位 (C) へ動く.

外在の手指屈筋群の深部に位置する. この平たい四辺形の筋は, 尺骨の遠位 1/4 の前面と橈骨に付着する. 全体として方形回内筋の線維は, 近位から遠位まで円回内筋と似て少し斜めに走行しているが角度は小さい. 方形回内筋には表層頭と深層頭があると報告されている[95]. 一般的には, 方形回内筋は肘の屈曲角度や回内の強度に関係なく, どの回内運動でも最も活動し, 常に働いている筋である[12].

方形回内筋は, 効果的にトルクを発生し, 遠位橈尺関節を安定させる筋として生体力学上よくできた造りになっている[95]. 方形回内筋の力線は, 前腕の回転軸とほぼ垂直である (図 6.47A). この構造によって潜在的に最大限のトルクを生み出す能力を有する. 回内トルクを効率的に発生できることに加えて, 同時にこの筋は橈骨の尺骨切痕と尺骨頭を直接圧縮する (図 6.47B). この圧縮力は回内運動の全可動域内で遠位橈尺関節を安定させ (図 6.47C), 関節円板 (三角線維軟骨複合体内) による受動的な力を増大させる. 方形回内筋の力はさらに関節の自然な関節包内運動を誘導する.

健康な関節では, 方形回内筋や他の筋による圧縮力は関節内で難なく吸収される. 関節リウマチの重症例では, 関節軟骨, 骨, 関節周囲結合組織が適切に力を吸収する能力を失っている. この筋原性の力は, こういった関節の安定性に悪影響を及ぼす. 正常の関節にとっては, 安定性を向上させる力が, 疾病を患っている場合には関節を破壊することもある.

まとめ

橈骨と尺骨の近位端および遠位端の形状は, この部位の身体運動学的な特徴の手がかりとなる. **尺骨近位端**は大きなC型を呈し, 強固で蝶番のような腕尺関節での安定性を保っている. したがって, 運動学上の動きはおもに矢状面に限られる. **尺骨遠位端**は丸い尺骨頭が橈骨の凹型の尺骨切痕と関節をなし, 遠位橈尺関節を形成する. 橈骨遠位端と異なり, 尺骨遠位端は手根骨と強固な関節を形成しない. この部位での尺骨の強固な結合は, 回内・回外運動を物理的に妨げてしまう.

橈骨近位端は, 近位橈尺関節の線維性骨組織の輪と上腕骨小頭に対して回転するために円板状の頭になっている. この橈骨の回転が運動学上重要な回内・回外要素である. 一方, 尺骨は腕尺関節として上腕骨と固く結合し, 回転する橈骨の安定した基盤となっている. 比較的大きな**橈骨遠位端**は, 内外側および前後の方向に広がり近位手根骨を受ける. このように表面積が拡大することにより, 手から橈骨へ力がうまく伝達される. 骨間膜のおもな線維走行に基づいて, 橈骨の近位方向にかかる力は最終的に肘関節の内外側へほぼ均等に伝達される.

筋皮神経, 正中神経, 橈骨神経, 尺骨神経の4つの主要な末梢神経が肘を通過する. 筋皮神経を除いて, 他の神経は比較的頻繁に損傷する. この場合, 損傷部位より遠位の著しい感覚および筋機能の障害が出現する. これらの神経が1つでも損傷した場合に起こる筋力の低下は，関節の運動力学的不均衡をもたらし，放置すると通常関節の変形を引き起こす．

肘と前腕におもに働く筋のすべては，実質的に尺骨または橈骨に遠位付着する．尺骨に付着する筋である上腕筋と上腕三頭筋は，肘を屈曲・伸展するが回内・回外することはできない．一方，その他の筋は橈骨に遠位付着する．これらの筋は肘を屈曲・伸展し，力線によっては回内・回外もできる．解剖学的な筋の位置によっては，他の筋を物理的に邪魔することなく，肘の屈曲・伸展運動中に，前腕を同時に回内・回外できる．この構造は，摂食，身だしなみ，料理などの動作から，椅子から体を押し上げるという粗大な動作まで環境に適応した上肢の機能を大きく高めている．

本章で学んだ筋の約半分は，上腕や前腕の複数の部位を司る．このことから，たとえば前腕のように1つの部位に限った単純にみえる動きでも，通常はもっと複雑で，想像以上の数の筋が活動している．(図6.45ですでに述べたが)ねじを締めるのに必要な上腕二頭筋の力強い回外運動についてもう一度考えてみよう．この動作中，上腕二頭筋による強い（そして好ましくない）肘の屈曲要素を打ち消すために，上腕三頭筋の活動が必要である．上腕二頭筋長頭と上腕三頭筋の共同収縮には，肩峰関節を運動力学上の平衡を保ち，安定させる必要がある．さらに肩甲骨を回転させる僧帽筋，菱形筋，前鋸筋なども，肩甲骨を上腕二頭筋や上腕三頭筋の強い力に引っ張られないよう固定するために必要である．神経損傷や運動制御の欠如，疼痛，または単なる廃用によってこのような固定ができないと，肘や前腕は効果的に作業を達成することができない．

追加的な臨床関連事項　Additional Clinical Connections

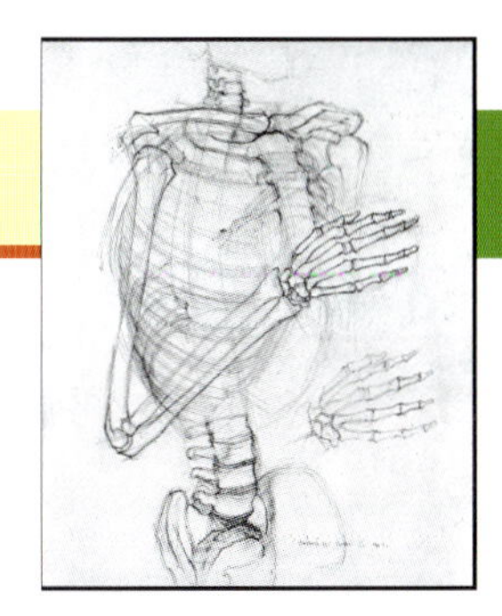

CLINICAL CONNECTION 6.1
肘屈曲拘縮と前方リーチの減少

屈曲拘縮とは筋や筋以外の組織が硬化することであり，正常な他動的伸展が妨げられる．肘の屈曲拘縮によって起こる最も重度の機能低下は，前方リーチの範囲が減少することである．リーチ範囲の減少量は，肘の屈曲拘縮角度によって変化する．**図 6.48** が示すように，完全に肘を伸展できる場合（つまり拘縮 0°）では，前方リーチ範囲の損失も 0 である．30° 以下の肘屈曲拘縮では，前方リーチはわずか（6％以下）しか減少しない．しかし，30° 以上の屈曲拘縮の場合，前方リーチ範囲は大きく減少する．グラフに示すとおり，90° の屈曲拘縮では，前方リーチはほぼ 50％に減少する．したがって，屈曲拘縮を 30° 未満までにとどめることは，患者の機能的目標として重要である．屈曲拘縮の一般的な治療は，炎症や腫脹の低減，（種々の装具，CPM，または患者への頻繁な声かけによる）関節の伸展位でのポジショニング，肘関節の内-外軸より前方にある組織のストレッチ，関節の徒手的モビライゼーション，肘伸筋群の強化が含まれる．このような保存療法の効果が出なければ，外科的解離術が適応となることもある．しかし，肘屈曲拘縮を防ぐ最善の方法は予防である．

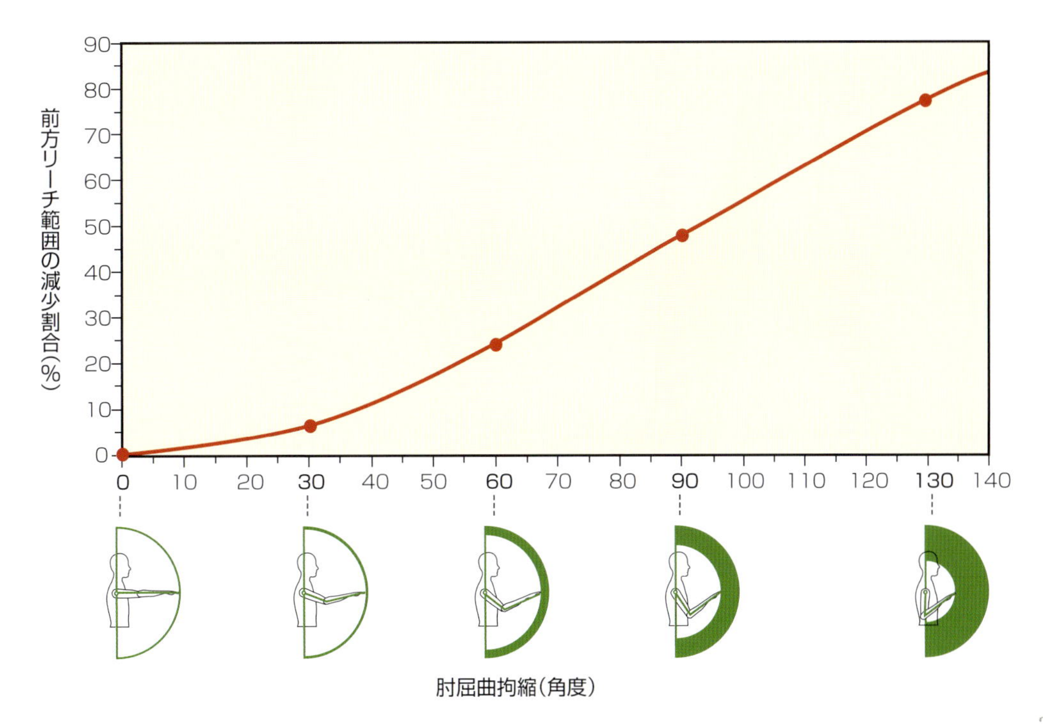

図 6.48　肘の屈曲拘縮の程度と肩から指までの腕の前方リーチ範囲の減少割合を示したグラフ．肘屈曲拘縮が 30° 以上になるとリーチ範囲は大きく減少する．グラフの下の図はリーチ減少の過程である．屈曲拘縮が重度になるほど，リーチの減少（緑の半円）が大きくなる．

追加的な臨床関連事項

CLINICAL CONNECTION 6.2
肘屈筋群の逆作用

ほぼすべての日常生活活動中，肘屈筋群の収縮は，前腕を上腕の方向へ回転させる．しかし，上肢遠位部（前腕）がしっかりと固定されていれば，上腕を前腕のほうへ回転することもできる．C^6 レベルの四肢麻痺の患者には，このような肘屈筋群の「リバースアクション（逆作用）」は臨床上有用である（図 6.49）．C^6 レベルの四肢麻痺の場合，体幹と下肢が完全に麻痺しているが，肩，肘屈筋，手関節伸筋はほぼ正常な筋力を保っている．上肢の遠位部が，手関節伸筋とバンドによってしっかりと固定されている場合，肘屈筋は上腕を前腕のほうへ回転するのに十分な力を発揮できる．この方法なら，肘屈筋を使って背臥位から座位への起き上がりを補助することができる．C^6 レベルの四肢麻痺の患者にとっては，座位まで起き上がることは，着替えや，ベッドから車いすへの移乗などの機能的動作を獲得するための重要な第一歩である．

興味深いことに，この動作中の腕尺関節の関節包内運動は（通常とは）反対方向の転がりと滑り運動が起こっている．

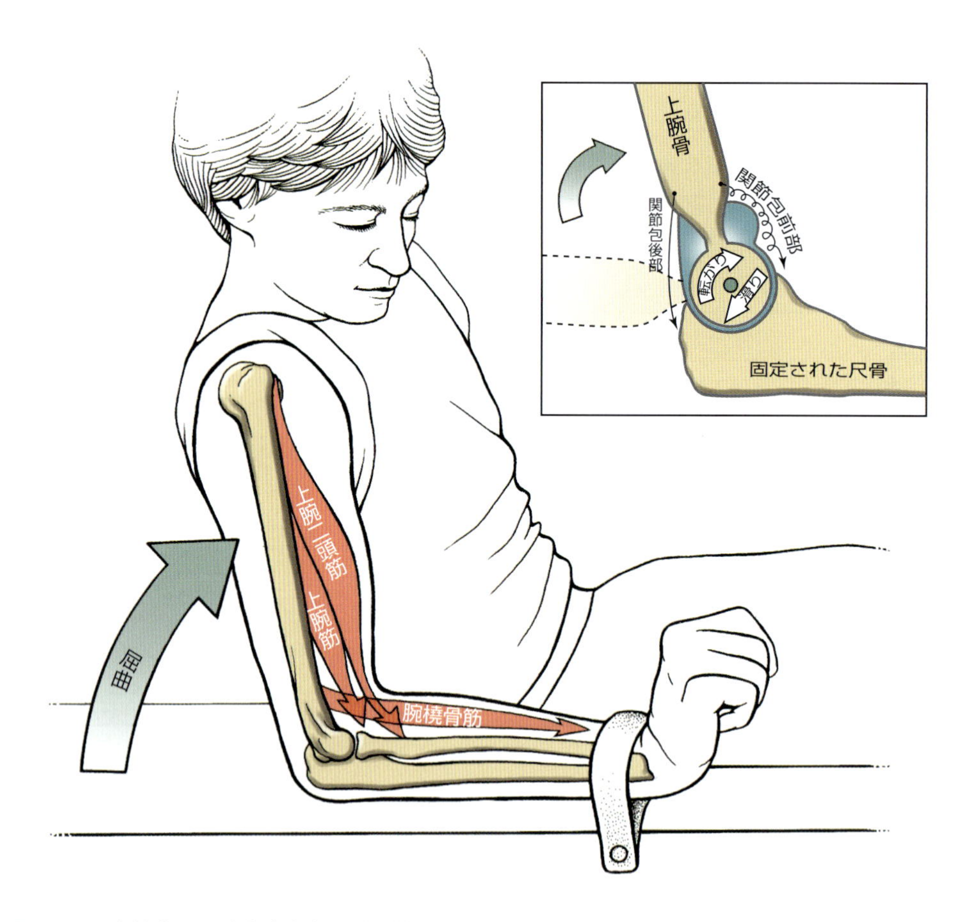

図 6.49　中等度の四肢麻痺患者が肘屈筋群の収縮によって，肘を屈曲し，体幹をマットから持ち上げる様子．前腕遠位部はしっかりと固定されている．〈挿入図〉この動作中の腕尺関節の関節包内運動．関節包前部は弛緩しており，関節包後部は伸張されている．

追加的な臨床関連事項

CLINICAL CONNECTION 6.3
上腕二頭筋の遠位付着部の観察

いままで一般的に上腕二頭筋の長頭と短頭は，本質的に橈骨の同部位に遠位付着していると考えられてきた[6]．防腐処置されていない献体を用いた最近の詳しい解剖では，少々異なった解剖学的見解がみられる[46]．両腱束は橈骨粗面に付着するが，短頭のほうが長頭よりやや遠位で橈骨粗面の尖端の近くに付着する（図6.50）．各腱束は薄い疎性隔膜によって分かれている．

分析によると，各腱束の付着部の違いは微々たるものではあるが，生体力学的に重要な意味があると考えられる．短頭の腱は，肘の内外側方向の回転軸よりさらに遠位に付着することから，肘屈曲の内的モーメントアームが長くなる．両腱に同等の力をかけた実験では，（肘90°屈曲位で）短頭の屈曲トルクは長頭より15%大きかった．さらに，短頭の腱は橈骨粗面の隆起した尖端の近くに付着するので，（前腕中間位と回内位での実験時）前腕の回外トルクも長頭よりやや大きくなる．異なる前腕の肢位で両腱束に同等の力が加わったとき，短頭の回外トルクは長頭より平均10%大きかった．

上腕二頭筋の二頭の付着部の違いは小さなもので（したがって生体力学的差異も小さいため）通常の臨床では重要ではないかもしれない．しかし，比較的小さな解剖学的な違いは二頭筋腱遠位断裂後の腱再建術を施す外科医にとっては重要ではないだろうか．正確な解剖学的詳細を重視することは，最善の術後の機能回復につながるであろう[89]．

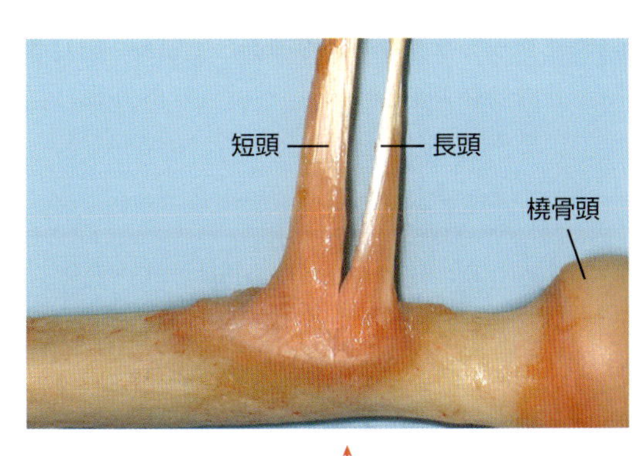

図6.50　右橈骨粗面に遠位付着する上腕二頭筋の二頭の解剖写真．（Jarrett CD, Weir DM, Stuffmann ES, et al: Anatomic and biomechanical analysis of the short and long head components of the distal biceps tendon, *J Shoulder Elbow Surg* 21 [7]: 942-948, 2012 よりの画像）

追加的な臨床関連事項

CLINICAL CONNECTION　6.4
「ラップ（膝）テスト」　回外筋の神経症状を評価する特別な臨床検査

橈骨神経は，上腕骨の後部にある浅い橈骨神経溝をらせん状に走行する（図Ⅱ.1B，付録Ⅱパート A）．上腕骨のこの部位が骨折または損傷した場合，橈骨神経も損傷することが多い．損傷が重度の場合には，損傷部位から遠位のすべての橈骨神経支配筋は麻痺する可能性がある．上腕三頭筋，肘筋，腕橈骨筋，手関節伸筋群，回外筋，そしてすべての手外在の指伸筋と麻痺は広範囲に及ぶであろう．典型的な知覚障害は，上肢の背面とくに手の母指と示指のあいだの部分に顕著に起こる．

末梢神経は再生する潜在能力があるので，時間が経過すれば近位から遠位の順に，筋は麻痺から回復する場合もある．神経が再生したかどうかは，麻痺していた筋の筋電図と触診や徒手筋力テストによって調べることができる．この際，重要になってくるのが回外筋である（図 6.43）．この筋が再支配されるということは，橈骨神経が前腕の近位部まで遠位へ再生したことを強く示唆する．しかし，深部に位置する回外筋は触診や他の周囲の筋と区別することが難しい．

倹約の法則をもとに回外筋の再支配を確認するのに役立つ臨床的検査がある．「ラップ（膝）テスト」とよばれるもので，患者は前腕を膝に置き，何も外的抵抗のない状態で**非常にゆっくり**と前腕を回外させる．練習をすれば通常この弱い回外運動は上腕二頭筋をほとんどまたはまったく活動させなくても可能になる（自分で実際に練習してみるとよい）．もし回外筋の再支配が起こり機能している状態であれば，患者は通常上腕二頭筋を活動**させずに**回外運動を行うことができる．しかし，もし回外筋がまだ麻痺していれば，ゆっくりした弱い回外運動でも，上腕二頭筋は回外筋の麻痺を代償しようと収縮するため腱がはっきり浮き出てしまう．非常に弱い回外運動に，上腕二頭筋が過度に反応する場合「ラップテスト」は陽性で，回外筋に顕著な筋力低下があることを示す．

ラップテストの予測的妥当性は不明であるが，このテストは身体運動学的そして解剖学的知識が臨床に応用されている例である．

文　献

1. Adams JE, Steinmann SP, Osterman AL: Management of injuries to the interosseous membrane [Review]. *Hand Clin* 26(4):543–548, 2010.
2. Ahrens PM, Redfern DR, Forester AJ: Patterns of articular wear in the cadaveric elbow joint. *J Shoulder Elbow Surg* 10:52–56, 2001.
3. Akagi R, Iwanuma S, Hashizume S, et al: In vivo measurements of moment arm lengths of three elbow flexors at rest and during isometric contractions. *J Appl Biomech* 28(1):63–69, 2012.
4. Albracht K, Arampatzis A, Baltzopoulos V: Assessment of muscle volume and physiological cross-sectional area of the human triceps surae muscle in vivo. *J Biomech* 41(10):2211–2218, 2008.
5. Amis AA, Dowson D, Wright V: Elbow joint force predictions for some strenuous isometric actions. *J Biomech* 13:765–775, 1980.
6. An KN, Hui FC, Morrey BF, et al: Muscles across the elbow joint: a biomechanical analysis. *J Biomech* 14:659–669, 1981.
7. Anz AW, Bushnell BD, Griffin LP, et al: Correlation of torque and elbow injury in professional baseball pitchers. *Am J Sports Med* 38(7):1368–1374, 2010.
8. Askew LJ, An KN, Morrey BF, et al: Isometric elbow strength in normal individuals. *Clin Orthop Relat Res* 222:261–266, 1987.
9. Baeyens JP, Van GF, Goossens M, et al: In vivo 3D arthrokinematics of the proximal and distal radioulnar joints during active pronation and supination. *Clin Biomech (Bristol, Avon)* 21(Suppl 1):S9–S12, 2006.
10. Basmajian JV, Griffin WR, Jr: Function of anconeus muscle. An electromyographic study. *J Bone Joint Surg Am* 54(8):1712–1714, 1972.
11. Basmajian JV, Latif A: Integrated actions and functions of the chief flexors of the elbow: a detailed electromyographic analysis. *J Bone Joint Surg Am* 39:1106–1118, 1957.
12. Basmajian JV, Travill A: Electromyography of the pronator muscles of the forearm. *Anat Rec* 139:45–49, 1961.
13. Bek D, Yildiz C, Kose O, et al: Pronation versus supination maneuvers for the reduction of ‘pulled elbow’: a randomized clinical trial. *Eur J Emerg Med* 16(3):135–138, 2009.
14. Bergin MJ, Vicenzino B, Hodges PW: Functional differences between anatomical regions of the anconeus muscle in humans. *J Electromyogr Kinesiol* 23(6):1391–1397, 2013.
15. Boland MR, Spigelman T, Uhl TL: The function of brachioradialis. *J Hand Surg Am* 33(10):1853–1859, 2008.
16. Bozkurt M, Acar HI, Apaydin N, et al: The annular ligament: an anatomical study. *Am J Sports Med* 33:114–118, 2005.
17. Bremer AK, Sennwald GR, Favre P, et al: Moment arms of forearm rotators. *Clin Biomech (Bristol, Avon)* 21:683–691, 2006.
18. Buford WL, Jr, Snijders JW, Patel VV, et al: Specimen specific, 3D modeling of the elbow—prediction of strain in the medial collateral ligament. *Conf Proc IEEE Eng Med Biol Soc* 2012:3348–3351, 2012.
19. Cain EL, Jr, Andrews JR, Dugas JR, et al: Outcome of ulnar collateral ligament reconstruction of the elbow in 1281 athletes: results in 743 athletes with minimum 2-year follow-up. *Am J Sports Med* 38(12):2426–2434, 2010.
20. Capdarest-Arest N, Gonzalez JP, Turker T: Hypotheses for ongoing evolution of muscles of the upper extremity [Review]. *Med Hypotheses* 82(4):452–456, 2014.
21. Chan K, MacDermid JC, Faber KJ, et al: Can we treat select terrible triad injuries nonoperatively? *Clin Orthop Relat Res* 472(7):2092–2099, 2014.
22. Chang CW, Wang YC, Chu CH: Increased carrying angle is a risk factor for nontraumatic ulnar neuropathy at the elbow. *Clin Orthop Relat Res* 466:2190–2195, 2008.
23. Chapleau J, Canet F, Petit Y, et al: Validity of goniometric elbow measurements: comparative study with a radiographic method. *Clin Orthop Relat Res* 469(11):3134–3140, 2011.
24. Chen HW, Liu GD, Wu LJ: Complications of treating terrible triad injury of the elbow: a systematic review [Review]. *PLoS ONE* 9(5):e97476, 2014.
25. Chin A, Lloyd D, Alderson J, et al: A marker-based mean finite helical axis model to determine elbow rotation axes and kinematics in vivo. *J Appl Biomech* 26(3):305–315, 2010.
26. Currier DP: Maximal isometric tension of the elbow extensors at varied positions. I. Assessment by cable tensiometer. *Phys Ther* 52:1043–1049, 1972.
27. de Sousa OM, de Moraes JL, Vieira FL: Electromyographic study of the brachioradialis muscle. *Anat Rec* 139:125–131, 1961.
28. DeFrate LE, Li G, Zayontz SJ, et al: A minimally invasive method for the determination of force in the interosseous ligament. *Clin Biomech (Bristol, Avon)* 16:895–900, 2001.
29. DiTano O, Trumble TE, Tencer AF: Biomechanical function of the distal radioulnar and ulnocarpal wrist ligaments. *J Hand Surg Am* 28:622–627, 2003.
30. Dodds SD, Fishler TF: Terrible triad of the elbow. *Orthop Clin North Am* 44:47–58, 2013.
31. Dugas JR, Ostrander RV, Cain EL, et al: Anatomy of the anterior bundle of the ulnar collateral ligament. *J Shoulder Elbow Surg* 16:657–660, 2007.
32. Ekenstam F, Hagert CG: Anatomical studies on the geometry and stability of the distal radio ulnar joint. *Scand J Plast Reconstr Surg* 19:17–25, 1985.
33. Erickson BJ, Gupta AK, Harris JD, et al: Rate of return to pitching and performance after Tommy John surgery in Major League Baseball pitchers. *Am J Sports Med* 42(3):536–543, 2014.
34. Funk DA, An KN, Morrey BF, et al: Electromyographic analysis of muscles across the elbow joint. *J Orthop Res* 5:529–538, 1987.
35. Gallagher MA, Cuomo F, Polonsky L, et al: Effects of age, testing speed, and arm dominance on isokinetic strength of the elbow. *J Shoulder Elbow Surg* 6:340–346, 1997.
36. Gallay SH, Richards RR, O'Driscoll SW: Intraarticular capacity and compliance of stiff and normal elbows. *Arthroscopy* 9:9–13, 1993.
37. Gefen JY, Gelmann AS, Herbison GJ, et al: Use of shoulder flexors to achieve isometric elbow extension in C6 tetraplegic patients during weight shift. *Spinal Cord* 35:308–313, 1997.
38. Golden DW, Jhee JT, Gilpin SP, et al: Elbow range of motion and clinical carrying angle in a healthy pediatric population. *J Pediatr Orthop B* 16(2):144–149, 2007.
39. Gordon KD, Kedgley AE, Ferreira LM, et al: Effect of simulated muscle activity on distal radioulnar joint loading in vitro. *J Orthop Res* 24:1395–1404, 2006.
40. Guenzkofer F, Bubb H, Bengler K: Elbow torque ellipses: investigation of the mutual influences of rotation, flexion, and extension torques. *Work* 41(Suppl 7):2012.
41. Hagert E, Hagert CG: Understanding stability of the distal radioulnar joint through an understanding of its anatomy [Review]. *Hand Clin* 26(4):459–466, 2010.
42. Harwood B, Rice CL: Changes in motor unit recruitment thresholds of the human anconeus muscle during torque development preceding shortening elbow extensions. *J Neurophysiol* 107(10):2876–2884, 2012.
43. Hoffmann G, Laffont I, Hanneton S, et al: How to extend the elbow with a weak or paralyzed triceps: control of arm kinematics for aiming in C6-C7 quadriplegic patients. *Neuroscience* 139:749–765, 2006.
44. Hotchkiss RN, An KN, Sowa DT, et al: An anatomic and mechanical study of the interosseous membrane of the forearm: pathomechanics of proximal migration of the radius. *J Hand Surg Am* 14:256–261, 1989.
45. Inman VT, Saunders JB: Referred pain from skeletal structures. *J Nerv Ment Dis* 99:660–667, 1944.
46. Jarrett CD, Weir DM, Stuffmann ES, et al: Anatomic and biomechanical analysis of the short and long head components of the distal biceps tendon. *J Shoulder Elbow Surg* 21(7):942–948, 2012.
47. Jeon IH, Sanchez-Sotelo J, Zhao K, et al: The contribution of the coronoid and radial head to the stability of the elbow. *J Bone Joint Surg Br* 94(1):86–92, 2012.
48. Jobe FW, Stark H, Lombardo SJ: Reconstruction of the ulnar collateral ligament in athletes. *J Bone Joint Surg Am* 68:1158–1163, 1986.
49. Kitamura T, Moritomo H, Arimitsu S, et al: The biomechanical effect of the distal interosseous membrane on distal radioulnar joint stability: a preliminary anatomic study. *J Hand Surg Am* 36(10):1626–1630, 2011.
50. Kleinman WB, Graham TJ: The distal radioulnar joint capsule: clinical anatomy and role in posttraumatic limitation of forearm rotation. *J Hand Surg Am* 23:588–599, 1998.
51. Krotoski JAB, Breger-Stanton D: The forces of dynamic positioning: ten questions to ask before applying a dynamic orthosis to the hand. In Skirven TM, Osterman AL, Fedorczyk JM, et al, editors: *Rehabilitation of the hand and upper extremity*, ed 6, St Louis, 2011, Mosby.
52. Krul M, van der Wouden JC, van Suijlekom-Smit LWA, et al: Manipulative interventions for reducing pulled elbow in young children. *Cochrane Database Syst Rev* (1):CD007759, 2012.
53. Le Bozec S, Maton B: Differences between motor unit firing rate, twitch characteristics and fiber type composition in an agonistic muscle group in man. *Eur J Appl Physiol* 56:350–355, 1987.
54. Le Bozec S, Maton B, Cnockaert JC: The synergy of elbow extensor muscles during static work in man. *Eur J Appl Physiol Occup Physiol* 43:57–68, 1980.
55. Lehmkuhl LD, Smith LK: *Brunnstrom's clinical kinesiology*, ed 4, Philadelphia, 1983, FA Davis.

56. Lequint T, Naito K, Awada T, et al: Ulnar nerve transposition using a mini-invasive approach: case series of 30 patients. *J Hand Surg Eur Vol* 38(5):468–473, 2013.
57. Lin F, Kohli N, Perlmutter S, et al: Muscle contribution to elbow joint valgus stability. *J Shoulder Elbow Surg* 16:795–802, 2007.
58. Miyake J, Moritomo H, Masatomi T, et al: In vivo and 3-dimensional functional anatomy of the anterior bundle of the medial collateral ligament of the elbow. *J Shoulder Elbow Surg* 21(8):1006–1112, 2012.
59. Moritomo H: The distal interosseous membrane: current concepts in wrist anatomy and biomechanics. *J Hand Surg Am* 37A:1501–1507, 2012.
60. Moritomo H, Noda K, Goto A, et al: Interosseous membrane of the forearm: length change of ligaments during forearm rotation. *J Hand Surg Am* 34(4):685–691, 2009.
61. Morrey BF: Radial head fracture. In Morrey BF, editor: *The elbow and its disorders*, ed 3, Philadelphia, 2000, Saunders.
62. Morrey BF, An KN, Stormont TJ: Force transmission through the radial head. *J Bone Joint Surg Am* 70:250–256, 1988.
63. Morrey BF, Askew LJ, Chao EY: A biomechanical study of normal functional elbow motion. *J Bone Joint Surg Am* 63:872–877, 1981.
64. Morrey BF, Chao EY: Passive motion of the elbow joint. *J Bone Joint Surg Am* 58:501–508, 1976.
65. Morrey BF, Tanaka S, An KN: Valgus stability of the elbow. A definition of primary and secondary constraints. *Clin Orthop Relat Res* 265(Apr):187–195, 1991.
66. Murray PM: Current concepts in the treatment of rheumatoid arthritis of the distal radioulnar joint [Review]. *Hand Clin* 27(1):49–55, 2011.
67. Murray WM, Delp SL, Buchanan TS: Variation of muscle moment arms with elbow and forearm position. *J Biomech* 28:513–525, 1995.
68. Nagata H, Hosny S, Giddins GE: In-vivo measurement of distal radio-ulnar joint translation. *Hand Surg* 18(1):15–20, 2013.
69. Neumann DA: Use of diaphragm to assist rolling for the patient with quadriplegia. *Phys Ther* 59:39, 1979.
70. Neumann DA, Soderberg GL, Cook TM: Electromyographic analysis of hip abductor musculature in healthy right-handed persons. *Phys Ther* 69:431–440, 1989.
71. Nobauer-Huhmann IM, Pretterklieber M, Erhart J, et al: Anatomy and variants of the triangular fibrocartilage complex and its MR appearance at 3 and 7T [Review]. *Semin Musculoskelet Radiol* 16(2):93–103, 2012.
72. Noda K, Goto A, Murase T, et al: Interosseous membrane of the forearm: an anatomical study of ligament attachment locations. *J Hand Surg Am* 34(3):415–422, 2009.
73. Ochi KI, Horiuchi Y, Nakamura T, et al: Associations between ulnar nerve strain and accompanying conditions in patients with cubital tunnel syndrome. *Hand Surg* 19(3):329–333, 2014.
74. Ofuchi S, Takahashi K, Yamagata M, et al: Pressure distribution in the humeroradial joint and force transmission to the capitulum during rotation of the forearm: effects of the Sauve-Kapandji procedure and incision of the interosseous membrane. *J Orthop Sci* 6:33–38, 2001.
75. Osternig LR, Bates BT, James SL: Isokinetic and isometric torque force relationships. *Arch Phys Med Rehabil* 58(6):254–257, 1977.
76. Palmer AK, Werner FW: Biomechanics of the distal radioulnar joint. *Clin Orthop Relat Res* 187:26–35, 1984.
77. Paraskevas G, Papadopoulos A, Papaziogas B, et al: Study of the carrying angle of the human elbow joint in full extension: a morphometric analysis. *Surg Radiol Anat* 26:19–23, 2004.
78. Pfaeffle HJ, Fischer KJ, Manson TT, et al: Role of the forearm interosseous ligament: is it more than just longitudinal load transfer? *J Hand Surg Am* 25:683–688, 2000.
79. Pfaeffle HJ, Tomaino MM, Grewal R, et al: Tensile properties of the interosseous membrane of the human forearm. *J Orthop Res* 14:842–845, 1996.
80. Pinter IJ, Bobbert MF, van Soest AJ, et al: Isometric torque-angle relationships of the elbow flexors and extensors in the transverse plane. *J Electromyogr Kinesiol* 20(5):923–931, 2010.
81. Provins KA, Salter N: Maximum torque exerted about the elbow joint. *J Appl Physiol* 7:393–398, 1955.
82. Ramsay JW, Hunter BV, Gonzalez RV: Muscle moment arm and normalized moment contributions as reference data for musculoskeletal elbow and wrist joint models. *J Biomech* 42(4):463–473, 2009.
83. Regan WD, Korinek SL, Morrey BF, et al: Biomechanical study of ligaments around the elbow joint. *Clin Orthop Relat Res* 271:170–179, 1991.
84. Rehak DC: Pronator syndrome. *Clin Sports Med* 20:531–540, 2001.
85. Reichel LM, Milam GS, Sitton SE, et al: Elbow lateral collateral ligament injuries. *J Hand Surg Am* 38(1):184–201, 2013.
86. Reichel LM, Morales OA: Gross anatomy of the elbow capsule: a cadaveric study. *J Hand Surg Am* 38(1):110–116, 2013.
87. Sardelli M, Tashjian RZ, MacWilliams BA: Functional elbow range of motion for contemporary tasks. *J Bone Joint Surg Am* 93(5):471–477, 2011.
88. Savva N, McAllen CJ, Giddins GE: The relationship between the strength of supination of the forearm and rotation of the shoulder. *J Bone Joint Surg Br* 85:406–407, 2003.
89. Schmidt CC, Weir DM, Wong AS, et al: The effect of biceps reattachment site. *J Shoulder Elbow Surg* 19(8):1157–1165, 2010.
90. Schuind F, An KN, Berglund L, et al: The distal radioulnar ligaments: a biomechanical study. *J Hand Surg Am* 16:1106–1114, 1991.
91. Shukla DR, Fitzsimmons JS, An KN, et al: Effect of radial head malunion on radiocapitellar stability. *J Shoulder Elbow Surg* 21(6):789–794, 2012.
92. Singh M, Karpovich PV: Isotonic and isometric forces of forearm flexors and extensors. *J Appl Physiol* 21(4):1435–1437, 1996.
93. Skahen JR, 3rd, Palmer AK, Werner FW, et al: The interosseous membrane of the forearm: anatomy and function. *J Hand Surg Am* 22:981–985, 1997.
94. Standring S: *Gray's anatomy: the anatomical basis of clinical practice*, ed 41, St Louis, 2015, Elsevier.
95. Stuart PR: Pronator quadratus revisited. *J Hand Surg [Br]* 21:714–722, 1996.
96. Sugisaki N, Wakahara T, Miyamoto N, et al: Influence of muscle anatomical cross-sectional area on the moment arm length of the triceps brachii muscle at the elbow joint. *J Biomech* 43(14):2844–2847, 2010.
97. Topp KS, Boyd BS: Structure and biomechanics of peripheral nerves: nerve responses to physical stresses and implications for physical therapist practice. *Phys Ther* 86:92–109, 2006.
98. Travill A: Electromyographic study of the extensor apparatus. *Anat Rec* 144:373–376, 1962.
99. Travill A, Basmajian JV: Electromyography of the supinators of the forearm. *Anat Rec* 139:557–560, 1961.
100. Tsunoda N, O'Hagan F, Sale DG, et al: Elbow flexion strength curves in untrained men and women and male bodybuilders. *Eur J Appl Physiol Occup Physiol* 66:235–239, 1993.
101. Tubbs RS, Shoja MM, Khaki AA, et al: The morphology and function of the quadrate ligament. *Folia Morphol (Warsz)* 65(3):225–227, 2006.
102. Ward LD, Ambrose CG, Masson MV, et al: The role of the distal radioulnar ligaments, interosseous membrane, and joint capsule in distal radioulnar joint stability. *J Hand Surg Am* 25:341–351, 2000.
103. Watanabe H, Berger RA, An KN, et al: Stability of the distal radioulnar joint contributed by the joint capsule. *J Hand Surg Am* 29:1114–1120, 2004.
104. Watanabe H, Berger RA, Berglund LJ, et al: Contribution of the interosseous membrane to distal radioulnar joint constraint. *J Hand Surg Am* 30:1164–1171, 2005.
105. Yilmaz E, Karakurt L, Belhan O, et al: Variation of carrying angle with age, sex, and special reference to side. *Orthopedics* 28:1360–1363, 2005.
106. Zhang LQ, Nuber GW: Moment distribution among human elbow extensor muscles during isometric and submaximal extension. *J Biomech* 33(2):145–154, 2000.

Ee 学習問題　STUDY QUESTIONS

1. 橈骨下方（遠位方向）への負荷（牽引力）に抗する筋と筋以外の組織をあげなさい.
2. 肘関節の屈曲から伸展の全可動域において，内側側副靱帯の異なる線維の張力がどのように有用であるかを説明しなさい.
3. 肘関節屈曲と前腕回外を組み合わせた運動における腕橈関節の関節包内運動を説明しなさい.
4. 図 6.17A でモーメントアームのみを考えた場合，どの組織が最も肘関節伸展に対して受動的抵抗トルクを発生するか？
5. 肘関節屈曲の（重力に抗する）主動作筋はいくつの神経に支配されているか？
6. 表 6.7 のデータをもとに，上腕三頭筋のどの頭が最大肘伸展トルクを発生するか？
7. 短母指伸筋は，なぜ前腕の回外の補助筋として本章に含まれていないのか？
8. 肘関節伸展と肩関節屈曲を組み合わせた「押す」動作における三角筋前部線維の身体運動学的な役割は何か？
9. 上腕筋に対して最も直接的な拮抗筋はどれか？
10. 患者は 20°の肘関節屈曲拘縮を呈し，筋の硬直が原因と考えられる．最終可動域付近まで伸展ストレッチ（トルク）をかけると前腕はむしろ強く回外方向へ他動的に「引っ張られて」いく．このことから，どの筋または筋群が最も硬直（硬化）していることがわかるか？
11. 腋窩での橈骨神経の障害は，図 6.45 に示されている作業にどのように影響を及ぼすか？
12. どのような上肢の肢位が上腕二頭筋を最も伸張するか？
13. 橈骨頭切除術や人工関節手術の前に外科医が骨間膜の中央線維束の状態を懸念するのはなぜか？
14. 患者は上腕骨の中間部で正中神経を損傷した．この患者は肘の能動的な屈曲運動の弱化は生じるか．時間の経過とともに前腕にどのような変形や「硬直パターン」が起こりうるか？
15. 肘関節を伸展して上腕筋を最大限にストレッチ（伸長）させたい場合，前腕の他動的完全回内・回外を組み合わせることでより効果的にストレッチができるか？
16. 肘に対する過度の外反力によって外側（尺側）側副靱帯を損傷した場合の受傷機転を説明しなさい.
17. 回内・回外時における骨間膜の中央線維束の等尺性収縮のような性質が生体力学的に有益である点をいくつかあげなさい.
18. 図 6.30 のような荷重位の肢位で前腕を回内位から能動的に回外位にするのに広背筋がどのように貢献するのかを説明せよ．どの組織がこの運動を制限するか？

Ee 学習問題の解答は Elsevier eLibrary のウェブサイトにて閲覧できる.

EC 参考動画

- Video 6-1: Loading (Tensing and Slackening) of the Interosseous Membrane［動画 6-1: 橈骨への負荷が骨間膜へ及ぼす影響（緊張および弛緩）］
- Analysis of Coming to a Sitting Position (from the Supine Position) in a Person with C^6 Quadriplegia（C^6 四肢麻痺患者での背臥位から長座位への起き上がり動作の分析）
- Analysis of Rolling (from the Supine Position) in a Person with C^6 Quadriplegia（C^6 四肢麻痺患者での背臥位からの寝返り動作の分析）
- Analysis of Transferring from a Wheelchair to a Mat in a Person with C^6 Quadriplegia（C^6 四肢麻痺患者での車いすから治療マットへの移乗動作の分析）
- Demonstration of Pronation and Supination with the Radius-and-Hand Held Fixed（橈骨と手が固定された場合に起こる前腕の回内と回外の動きの実際）
- Extending the Elbow with Weakened Triceps in a Person with Quadriplegia（四肢麻痺患者での筋力低下のみられる上腕三頭筋で肘関節を伸展する方法）
- Fluoroscopic Observations of Selected Arthrokinematics of the Upper Extremity（上肢にある特定の関節包内運動でみられる X 線透視映像）

QR コードをスキャンすれば，動画（英語版）が視聴できる.
〔Expert Consult を利用すれば，動画に関する日本語の説明を閲覧できる（表紙裏参照）〕

第7章

手関節

Wrist

Donald A. Neumann, PT, PhD, FAPTA

章内容一覧 CHAPTER AT A GLANCE

手関節あるいは手根は，8つの手根骨によって構成されており，全体としては，前腕と手のあいだの機能的な「スペーサ」として作用する．手関節は，多数の小さな手根間関節に加えて，2つの大きな橈骨手根関節および手根中央関節をもつ（図 7.1）．**橈骨手根関節**（radiocarpal joint）は橈骨の遠位と手根骨の近位列のあいだに位置する．橈骨手根関節の遠位には，手根骨の近位列と遠位列を結合する**手根中央関節**（midcarpal joint）がある．この2つの関節は，手関節の屈曲と伸展，また橈屈および尺屈とよばれる左右への運動を可能にする．隣接する遠位橈尺関節は前腕の回内･回外運動に関与することから第6章ですでに説明した．遠位橈尺関節内の関節円板は，橈骨手根関節と密接な解剖学的関係があるために，本章で再度とりあげる．

手関節の位置および安定性は手の機能に大きく影響する．これは，手指を制御する多くの筋の近位付着が手よりも近位のところ，すなわち前腕から起こるためである．疼痛，不安定，筋力低下などがある手関節は，外在筋の最適な長さや受動的張力の発揮を妨げる肢位を好んでとるため，把持能力が低下する．

ここで手と手関節の相対的位置および局所解剖学を記述する用語を整理する．**掌側**（palmar）および**前側**（volar）は**前方**（anterior）と，**背側**（dorsal）は**後方**（posterior）と同意義である．これらの用語は，本章と次章で同じ意味で使用するが文脈によって使い分ける．

骨　学

前腕の遠位

Distal Forearm

橈骨の遠位端の手背面にはいくつかの溝や隆起があり，手根および手に向かう腱を誘導または安定させる役割を果たす（図 7.2）．たとえば，触診可能な**背側結節**（dorsal tubercle）あるいは**リスター結節**（Lister's tubercle）は，長母指伸筋の腱と短橈側手根伸筋の腱とを分離する．

橈骨遠位の掌側や背側表面は，手の関節包と厚い掌側橈骨手根靱帯の近位付着部となる（図 7.3A）．**橈骨の茎状突起**（styloid process of the radius）は，橈骨外側の遠位端となる．橈骨よりも尖っている**尺骨の茎状突起**（styloid

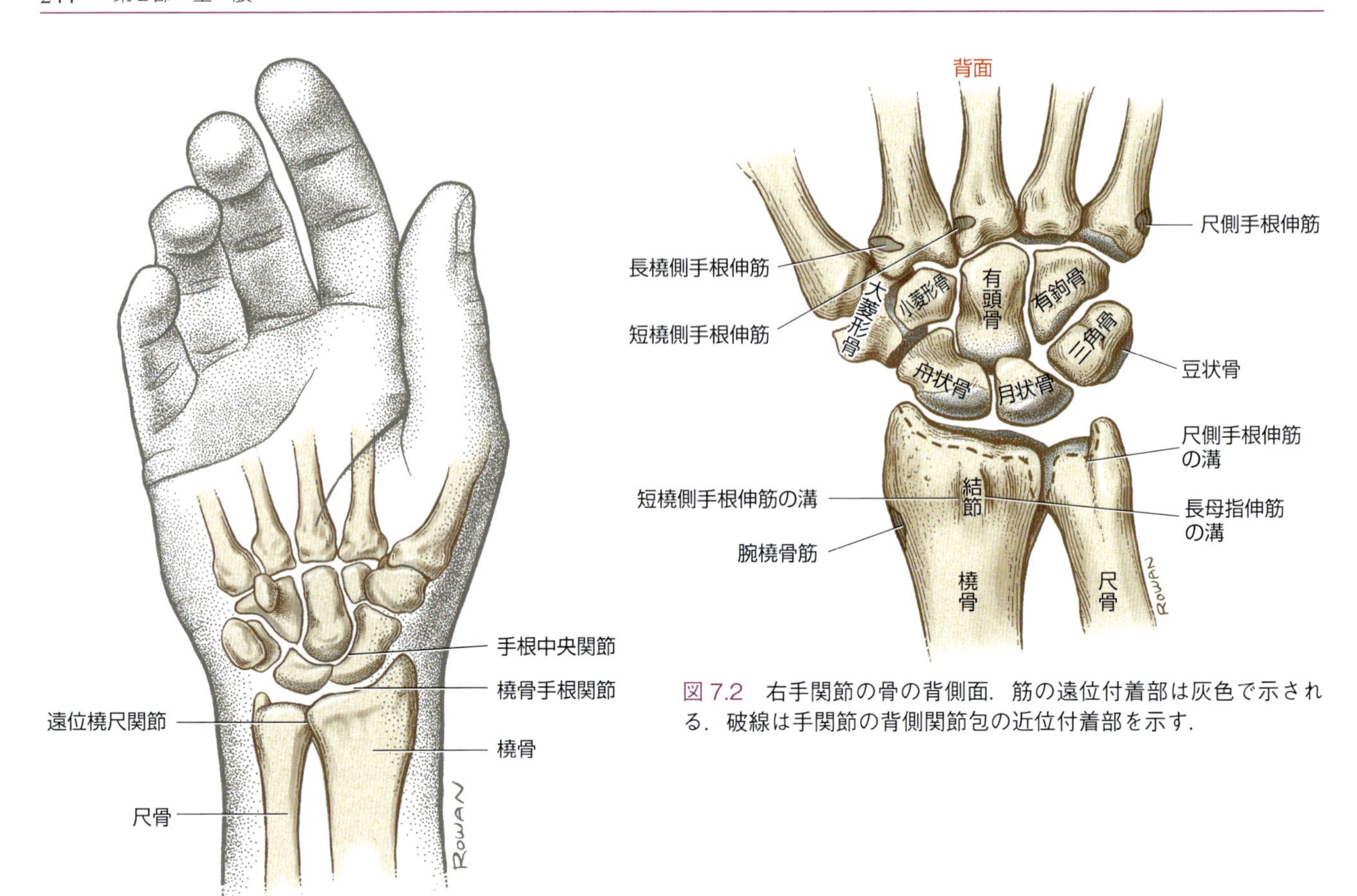

図 7.2 右手関節の骨の背側面．筋の遠位付着部は灰色で示される．破線は手関節の背側関節包の近位付着部を示す．

図 7.1 手関節の骨およびおもな関節．

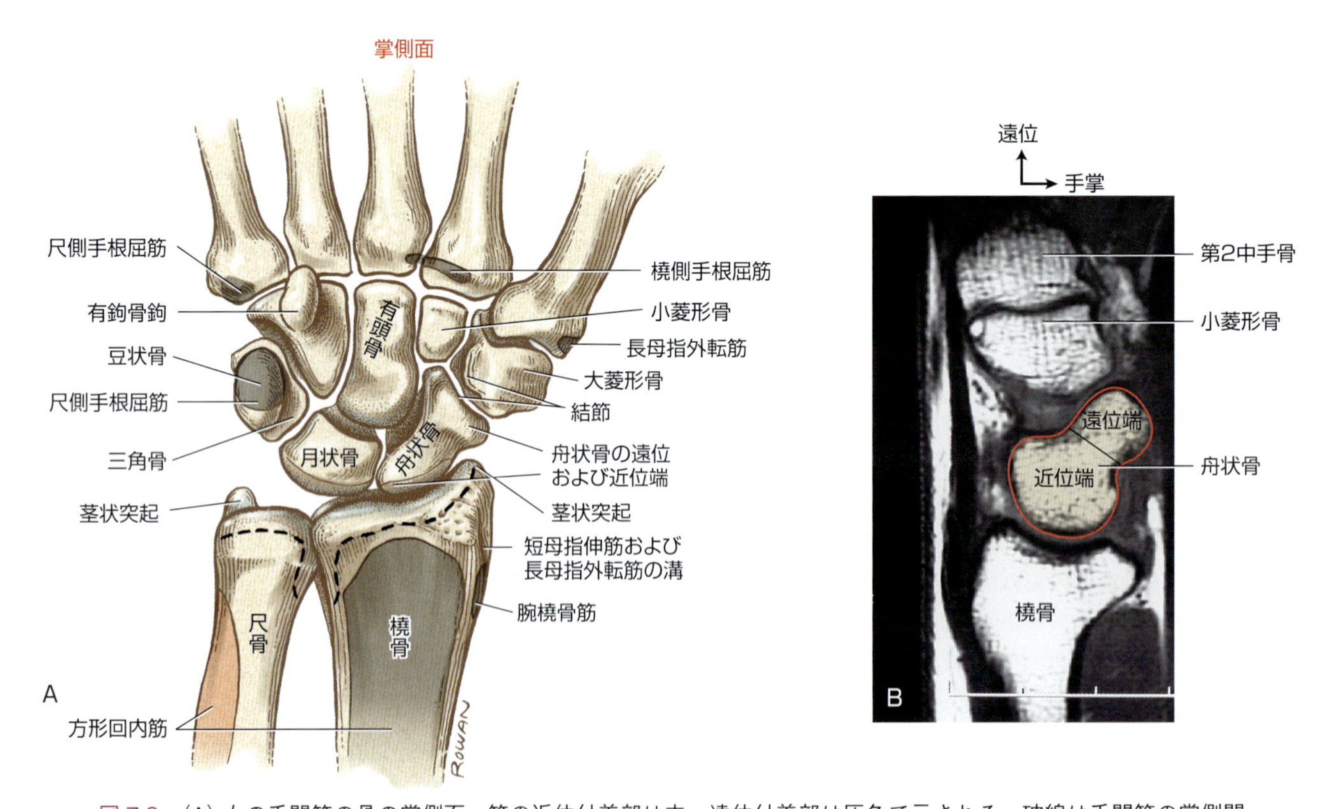

図 7.3 (A) 右の手関節の骨の掌側面．筋の近位付着部は赤，遠位付着部は灰色で示される．破線は手関節の掌側関節包の近位付着部を示す．(B) 舟状骨の形状をうまく表現するために，矢状断面 MR 画像を示す．細い黒線は，近位と遠位端の中間にある舟状骨腰部（「くびれ」）を示す．

process of the ulna）は尺骨遠位の後方内側の角から遠位に位置している．

前腕遠位の骨学的特徴
- 橈骨の背側結節
- 橈骨茎状突起
- 尺骨茎状突起
- 橈骨の遠位関節面

橈骨の遠位関節面は，内外側方向からみても前後方向からみても凹状の面である（図 6.25B 参照）．関節面は舟状骨と月状骨によって作られたくぼみと関節軟骨によって形成される．

橈骨の遠位端には，生体力学的に重要な 2 つの構造上の特徴がある．第 1 に，橈骨の遠位端は，尺骨（内側）方向に向かって約 25° の角度をなす（図 7.4A）．この**尺側傾斜**（ulnar tilt）によって，手は橈屈よりも尺屈への動きが大きい．また，手根の外側面が橈骨の茎状突起に衝突するために橈屈の範囲が制限される．第 2 に，橈骨の遠位関節面は掌側に約 10° の角度をなす（図 7.4B 参照）．この**掌側傾斜**（palmar tilt）によって，手関節の可動域は伸展よりも屈曲で大きい．

橈骨の遠位端の骨折は，しばしば橈骨遠位のこうした自然な傾斜に影響を及ぼす．後述するが，遠位端の骨折を整形外科的に適切に管理しなければ，恒久的な傾斜の異常により，橈骨手根関節や遠位橈尺関節の機能を大きく変化させる可能性がある．このトピックについては，本章の後半で説明する．

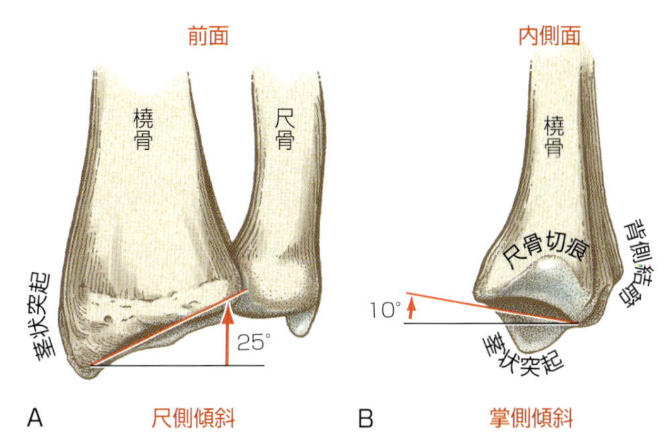

図 7.4　(A) 約 25° の尺側傾斜を示す橈骨下端の前面．(B) 橈骨下端の内側面では，約 10° の掌側傾斜を示す．

手根骨
Carpal Bones

橈側から尺側の順に，手根骨の近位列は舟状骨，月状骨，三角骨，豆状骨で，遠位列は大菱形骨，小菱形骨，有頭骨，有鉤骨で構成される（図 7.2, 7.3 参照）．

手根骨の近位列は，比較的緩く結合されている．それとは対照的に，手根骨の遠位列は，強固な靱帯によって固く結合され，中手骨の関節運動の安定性の基礎となっている．

以下の項では，一つひとつの手根骨の一般的な解剖学的特徴を提示する．骨の位置関係と形状を視覚化することは，靱帯に関する解剖学や手の運動学の理解に役立つ．

▶舟状骨 Scaphoid

舟状骨の名は，いくらか舟に似ていることに基づく（ギリシャ語の *skaphoeides*，ボート状から）．ボートの下面の大部分は橈骨と接しており，「ボート」の荷室にあたる上面は有頭骨の頭部を一部受けている（図 7.3A 参照）．舟状骨の表面の約 75% は関節軟骨で覆われ，他の 4 つの手根骨および橈骨と滑膜関節を形成している．

舟状骨は，端（pole）とよばれる 2 つの凸面を有する．**近位端**は，橈骨の舟状骨関節面と連結し（図 6.25B 参照），**遠位端**はわずかに丸い形状で大菱形骨および小菱形骨と関節を形成する．遠位端は，約 30° 掌側に傾斜していることが，MRI の矢状断面でしっかりと確認できる（図 7.3B 参照）．遠位端は，母指球筋の手掌の近位付着で，触知可能で鈍的な結節を有する．細長い形のため，舟状骨は機能的かつ解剖学的に近位，遠位，両方の手根骨列と関係している．

舟状骨の遠位内側面は，大きな有頭骨頭の外側半分を受け入れるために深くくぼんでいる（図 7.3A 参照）．舟状骨の内側の小さな関節面は月状骨と接する．おもに舟状月状靱帯によって補強されたこの関節は，手根骨の近位列内の重要な機械的リンクとなる[62]．これについてはのちに，本章で再度とりあげる．

▶月状骨 Lunate

月状骨（ラテン語の *luna*，月）は，舟状骨と三角骨のあいだに挟まれている近位列の中央の骨である．月状骨は，その形状と筋の付着がないことに加え有頭骨と強力な靱帯付着がないことによって，手根骨のなかで最も不安定である．

舟状骨と同じように，月状骨の近位面は凸面で，橈骨の凹面に適合する（図 6.25B 参照）．月状骨の遠位面は深い凹状であり，名前の由来である月のような弓状の外観を形成している（図 7.3A 参照）．この関節面は，有頭骨頭の内側半分と有鉤骨の頂点の一部の 2 つの凸部を受ける．

▶三角骨 Triquetrum

三角骨は，最も尺側で，月状骨のすぐ内側に位置する．この骨は尺骨茎状突起の遠位で，とくに手関節を橈屈すると簡単に触知できる．三角骨の外側面は長く平坦な関節面をもち，有鉤骨の同じ形の関節面と接する．三角骨の掌側の楕円関節面は豆状骨を受ける．

三角骨は，舟状骨および月状骨に次いでよく骨折する骨である．

▶豆状骨 Pisiform

豆状骨は「エンドウ豆のような形」を意味し，三角骨の手掌面と緩やかな関節を構成する．容易に動き，容易に触知可能である．尺側手根屈筋の腱の中に存在するため，種子骨の特性をもつ．さらに，この骨は，小指外転筋，横手根靱帯，および他のいくつかの靱帯の付着部として作用する．

▶有頭骨 Capitate

有頭骨は手根骨のなかで最大である．この骨は手関節の中央の位置を占めており，中手骨も含めると7つの骨と関節を構成する（図7.3A参照）．**有頭骨**（ラテン語の*capitatum*，頭の）は，近位面の大きな骨の形状に由来している．その大きな頭部は舟状骨と月状骨によって作られる深いくぼみと関節を構成する．有頭骨は，有鉤骨と小菱形骨のあいだの短い強い靱帯によって安定化される．

有頭骨の遠位面は，第3中手骨の基底面に強固に結合され，第2および第4中手骨とは，やや弱く結合される．この関節の剛性は，有頭骨と第3中手骨を1つの構造として機能することを可能にし，手関節と手の全体の長軸方向の安定性をもたらしている．すべての手関節運動の回転軸は有頭骨を通っている．

▶大菱形骨 Trapezium

大菱形骨は非対称の形状である．近位表面は，舟状骨と関節を構成するためにわずかに凹状である．とくに重要なのは，遠位の鞍状の関節面であり，第1中手骨の骨底面と関節を構成する．第1手根中手関節は，この高度に特殊化された鞍状の関節によって，母指の広い可動域を可能にする．

細長い尖った結節が大菱形骨の手掌面から突出している．この結節は，舟状骨の手掌面の結節とともに，横手根靱帯の外側の付着部となる（図7.5）．この手掌結節のすぐ内側は，橈側手根屈筋の腱を分ける溝となっている．

▶小菱形骨 Trapezoid

小菱形骨は，有頭骨と大菱形骨のあいだにしっかり収まる比較的小さい骨である．小菱形骨は，大菱形骨のように，舟状骨と関節を構成する緩やかな凹状の関節面がある．第2中手骨の骨底部との比較的堅固な関節構造を有する．

▶有鉤骨 Hamate

有鉤骨は，手掌面から突出する大型のフック状の突起から名づけられている．有鉤骨はピラミッドのような形状をしている．その遠位面は，第4および第5中手骨の骨底部と関節を構成する．この関節は，手を「カップ状」にしたときに最もわかりやすい．手の尺側の可動性に重要な機能を提供している．

有鉤骨の頂点（近位面）は，月状骨に向かって接し，外

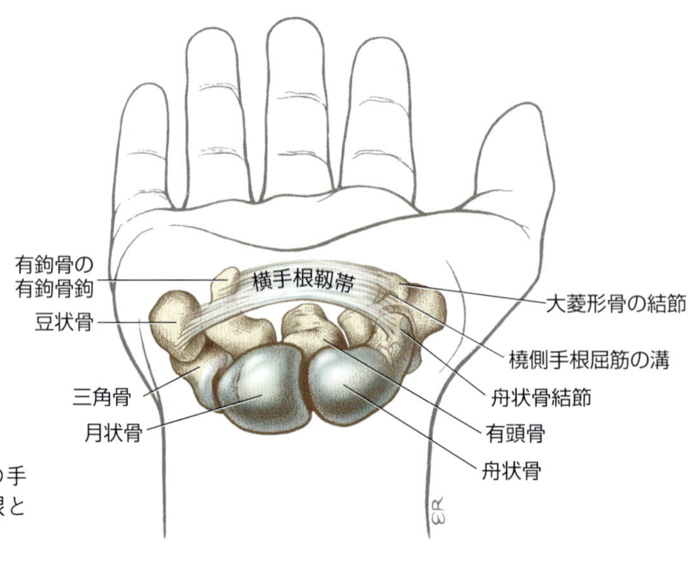

図7.5　すべての構成体を除いた右手関節の手根管から見た図．横手根靱帯は手根管の屋根となっている．

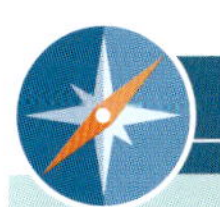

SPECIAL FOCUS 7.1

舟状骨および月状骨：外傷への脆弱性と臨床合併症

医学文献において，舟状骨と月状骨に関する記述は他のすべての手根骨を合わせたものよりも多いといっていいであろう．この2つの骨は前腕遠位と手根骨の遠位列の2つの剛体構造で固定されている．したがってくるみ割り器のくるみのように，舟状骨と月状骨は圧迫損傷を受けやすく，また高い確率で虚血性壊死を発症する．

舟状骨とその骨折への脆弱性

舟状骨は，手関節を通過する力の伝達経路上に位置する．このため，舟状骨は手関節を構成する骨のうち最も骨折の頻度が高い．実際，上肢全体の骨折のなかでも，舟状骨骨折は橈骨遠位端骨折に次いで多い[89]．舟状骨の骨折の発生率が最も高いのは若年男性である[106]．最もよく起こるのは，前腕完全回外位で，手関節を伸展し橈屈位で転倒した場合の骨折である．舟状骨骨折患者は，典型的には，掌側の舟状骨結節の上[16]，ならびに手背の「嗅ぎたばこ壺」内に圧痛を訴える．ほとんどの骨折は，舟状骨の2つの端の中間部の舟状骨腰部やその付近に発生する（図7.6Aの矢印を参照）．大部分の血管は舟状骨腰部あるいはそれより遠位に入るので，腰部より近位での骨折は，癒合が遷延し偽関節になりやすい[23]．骨折を治療しないと，近位端が虚血壊死を発症することもある．したがって舟状骨の近位端骨折では通常，整形外科手術を必要とし，その後，少なくとも12週間，またはX線画像で骨癒合が確認されるまで固定する．遠位端骨折は，とくに転位がみられない場合，通常手術を行わず，6〜8週間程度の固定を行う．実際の固定期間は，患者や骨折の状況によって大きく異なる．

舟状骨骨折は，手関節と手の荷重経路に沿って起こる他の外傷と関係している[50]．月状骨の骨折や脱臼，あるいは大菱形骨，橈骨遠位端の骨折と関連して起こることが多い．

キーンベック病：月状骨の無腐性壊死

Kienböckにより1910年に，月状骨軟化症の状態（文字どおり「月状骨の軟化」を意味する）が初めて記載された[73]．今日よばれるキーンベック病は，原因不明の有痛性整形外科疾患であり，月状骨の無腐性壊死を特徴とする[49]．この疾患の発症と外傷の現病歴は関連することが多いが，そうでない場合もある．外傷は単独脱臼や骨折あるいは反復的な低強度の圧縮力に関連して起こると考えられている．外傷，圧迫および無腐性壊死がどのように相互に病因に関連しているかはわかっていない．しかしながら，無腐性壊死が進行するにつれて，月状骨はしばしば断片化され短くなり，それにより隣接する他の手根骨との関係が変わることは確かである（図7.6B参照）．月状骨が完全に破壊されるような重症例では，手関節全体の構造，運動学，運動力学が変化する．このような変化は削岩ドリルを使って作業するような肉体労働に携わる人たちに発生することが多い．

キーンベック病の治療は，機能的な制限と疼痛の程度，それに本疾患の進行によって，保存的か外科的に治療するのかが決められる．月状骨が断片化と硬化される前の比較的進行が緩やかな状態では固定や免荷，機能回復と除痛を目的としたハンドセラピー，血流の増加を狙った物理療法が行われる[86, 116]．疾患が進行した状態では，月状骨への接触ストレスを軽減すために，尺骨，橈骨あるいは有頭骨の長さを外科的に変えることがある．さらに重症な症例では，治療には，手根骨間の部分的な結合，月状骨切除，あるいは近位手根骨列の切除が含まれる[110]．

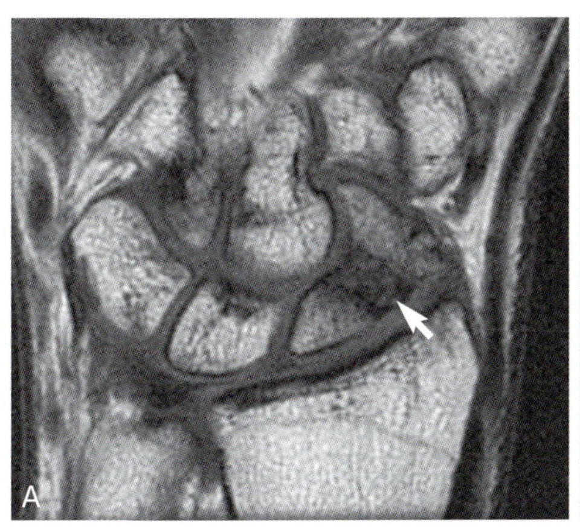

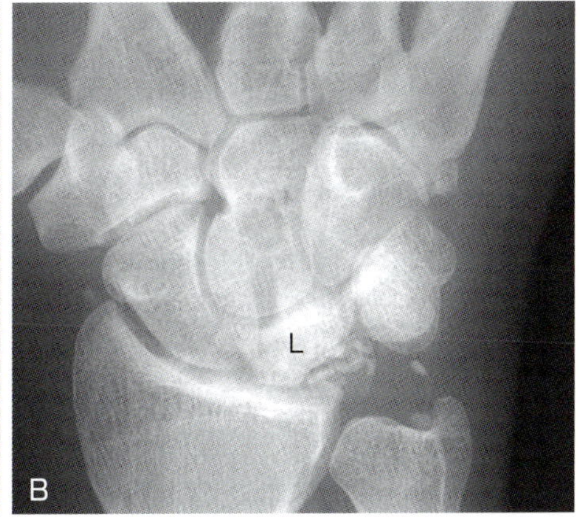

図7.6 （A）舟状骨腰部（矢印）で骨折した患者の手関節の前額（冠状）面T1強調MRI画像．（B）キーンベック病がある患者の手関節のX線画像の前後方向像．月状骨（L）が硬化，変形，断片化していることに注目されたい．（Helms CA: *Fundamentals of skeletal radiology*, ed 4, Philadelphia, 2013, Elsevier）

側には有頭骨，内側には三角骨で挟まれる．有鉤骨鉤（豆状骨とともに）は，横手根靱帯の内側の付着部となる（図7.5参照）．

手根管
Carpal Tunnel

図7.5に示すように，手根骨の掌側は凹面を形成する．この凹部はアーチを形成し，アーチの上部は**横手根靱帯**（transverse carpal ligament）とよばれる結合組織の太い線維帯で形成される．この靱帯は，手根骨の4つの隆起点，つまり尺骨側の豆状骨および有鉤骨鉤，および橈側の舟状骨および大菱形骨の結節に連結されている[6]．横手根靱帯は，多くの手内筋と長掌筋，手根屈筋の主要な付着部となっている．

横手根靱帯は手根骨を掌側陥凹させ**手根管**（carpal tunnel）を作る．この手根管は正中神経および指の外在屈筋腱の通路となる（第8章）．また横手根靱帯は，その含有腱が手根管から浮き上がる弓弦効果を防ぎ，とくに手関節をやや屈曲した位置で把持する動作でこの役割を果たす．

関節学

手関節の構造と靱帯
Joint Structure and Ligaments of the Wrist

▶関節構造 Joint Structure

図7.1に示したように，手関節の2つの主要な関節構造は，**橈骨手根関節**（radiocarpal joint）および**手根中央関節**（midcarpal joint）である．これ以外に隣接した手根骨間で構成される多くの**手根間関節**（intercarpal joints）が存在する（図7.7参照）．

橈骨手根関節

橈骨手根関節の近位は，橈骨の凹面および隣接する関節円板によって構成される（図7.7, 7.8）．第6章に述べたように，この関節円板（しばしば**三角線維軟骨**とよばれる）はまた，遠位橈尺関節の不可欠な部分でもある．橈骨手根関節の遠位は，舟状骨と月状骨の凸面の近位表面によって構成される．完全な尺屈位では，その内側面が三角骨の関節円板に接触するので，三角骨もまた橈骨手根関節の一部とみなされる．

橈骨遠位端の厚い関節面および関節円板は，手関節を通して伝えられる力を受容し分散する．橈骨手根関節によって伝えられる圧縮力の約20%が，関節円板を通って尺骨に伝えられる．80%は舟状骨および月状骨から直接に橈骨

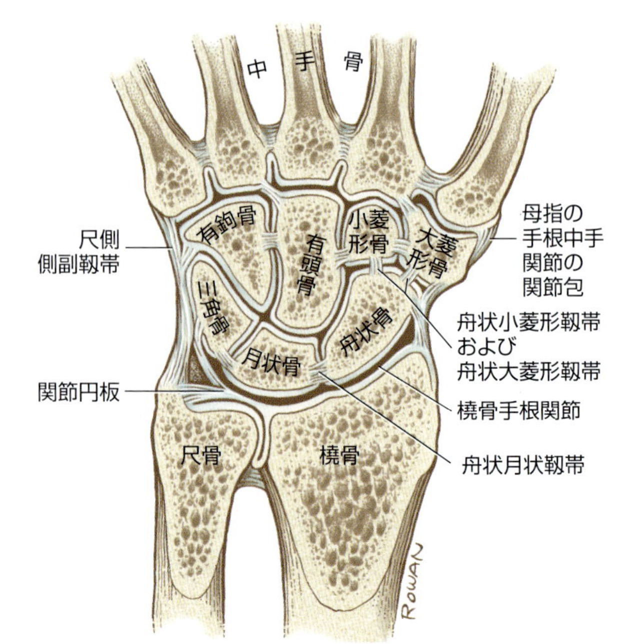

図7.7　右手関節および遠位前腕の前額断面図は，骨および結合組織の形状を示す．多数の手根間関節に注目されたい．

に伝えられる[70]．手の軽度伸展，軽度尺屈位で橈骨手根関節の接触部が最大になる[48]．これはまた，最大握力が得られる手関節の位置でもある．

手根中央関節

手根中央関節は，手根骨の近位列と遠位列とのあいだの関節である（図7.8）．手根中央関節を取り囲む関節包は，多くの手根間関節と連続している．

手根中央関節は，概念的には内側および外側区画に分けられる．大きな**内側区画**は，有頭骨頭と有鉤骨の頂部によって形成される凸面と，舟状骨，月状骨および三角骨の遠位表面によって形成される凹部からなる（図7.8参照）．有頭骨頭は球関節のように，この凹状のくぼみに適合する．

手根中央関節の**外側区画**は，舟状骨の緩やかな凸状の遠位端と，大菱形骨と小菱形骨の緩やかな凹状の近位端によって形成される（図7.8参照）．外側区画は，内側区画のように特徴的な卵形の形状をもたない．手関節運動をX線動画撮影法（cineradiography）によって撮影すると，内側区画よりも外側区画の動きのほうが少ないことがわかる[61]．したがって，これからあとは手根中央関節の関節包内運動的解析は，内側区画に焦点を絞る．

手根間関節

豆状三角関節を含めると，手関節には13の独立した手根間関節があるが，本章でこれらすべてを説明することは困難である（図7.7）．関節面は，ほぼ平坦な形状のものから，明らかに凸状または凹状なものまでさまざまである．おもに近位列の手根骨間で発生するわずかな滑り運動と回

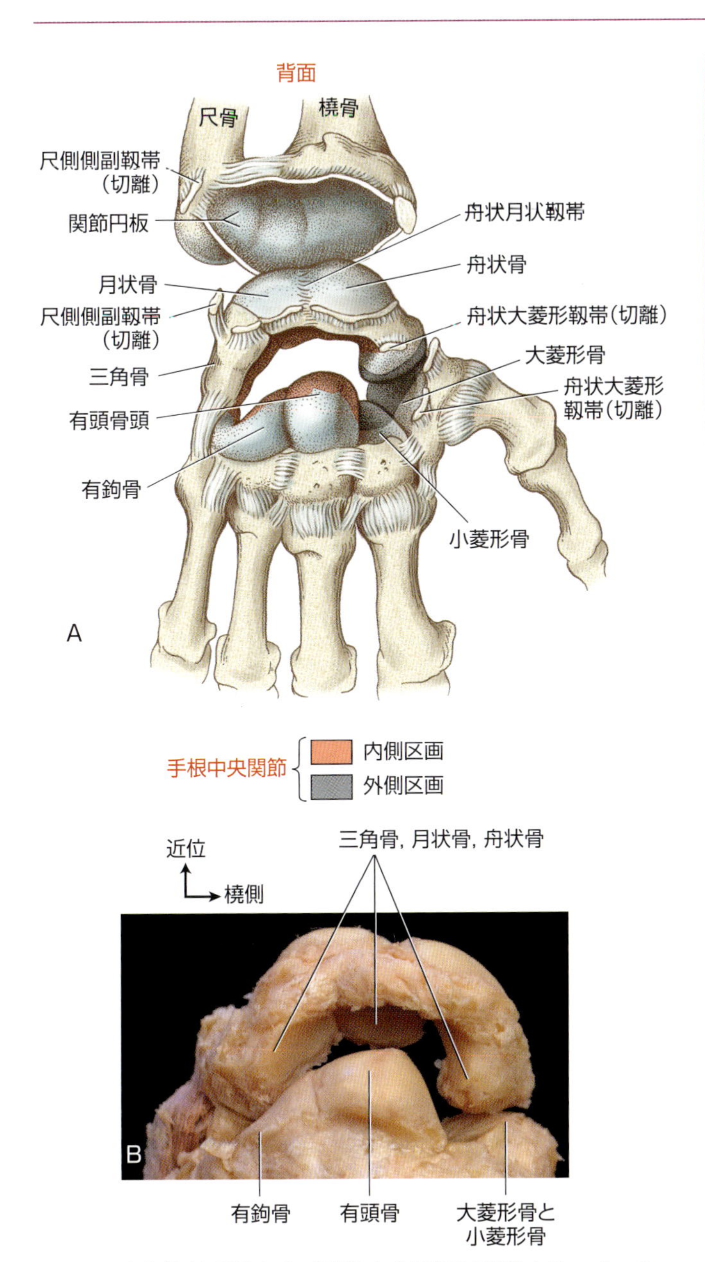

図 7.8　(A) 橈骨手根および手根中央関節に関連するいくつかの重要な構造を示す右手関節の詳細な背面図．赤色および灰色は，それぞれ手根中央関節の内側および外側区画を強調して示す．(B)（画像 A のように）解剖された右手関節の写真は手根中央関節の関節面を強調する．（Anthony Hornung, PT, Rolandas Kesminas, PT, and Donald A. Neumann PT, PhD, マーケット大学による解剖）

転運動の総和として手関節運動に関与する．手根間関節における動きは小さく，橈骨手根関節や手根中央関節ほど大きな可動域はもたないが，正常な手関節の運動および手の微妙な肢位保持に必須である．さらに，手根骨間の微細運動は，いくつかの手根間靱帯を伸張することにより，手関節にかかる圧縮力を分散することを補助する．

BOX 7.1　外在性靱帯と内在性靱帯

手関節の外在性靱帯

背側橈骨手根靱帯

橈側側副靱帯

掌側橈骨手根靱帯

- 橈骨舟状有頭靱帯
- 橈骨月状靱帯（長・短）

三角線維軟骨複合体（TFCC）

- 関節円板（三角線維軟骨）
- 遠位橈尺関節包靱帯
- 掌側尺骨手根靱帯
  - 尺骨三角靱帯
  - 尺骨月状靱帯
- 尺側側副靱帯
- 尺側手根伸筋の腱を囲む筋膜鞘

手関節の内在性靱帯

短い（遠位列）

- 背側靱帯
- 掌側靱帯
- 骨間靱帯

中間

- 月状三角靱帯
- 舟状月状靱帯
- 舟状大菱形靱帯および舟状小菱形靱帯

長い

- 掌側手根間靱帯（逆 V 字）
- 外側脚（有頭骨から舟状骨）
- 内側脚（有頭骨から三角骨）
- 背側手根間靱帯（菱形骨-舟状骨-月状骨-三角骨）

▶手関節の靱帯 Wrist Ligaments

手関節の靱帯の解剖学については通常，献体解剖，関節鏡および MRI により知見が得られている．多くの靱帯は小さいので周囲組織から個別に分離するのが困難である．しかし，手関節の靱帯は目立たなくても，その身体運動学上の重要性を軽視することはできない．手関節の靱帯は，自然な手根骨間の配列を維持することと，手根内外の力の伝達に不可欠である．筋による関節運動により伸張された靱帯に蓄えられた力は，手関節の複合的な関節包内運動に重要な制御をもたらす．また，機械受容器が多くの手関節の靱帯で確認されており，これはとくに背側の靱帯で多い[29]．伸張や力学的妨害が起こると，手関節の靱帯の機械受容器が興奮し，手関節の固有受容（位置や運動感覚）に貢献する[30,107]．特定の靱帯内で発生した感覚信号が，反射的に手関節を保護する筋群に特異的に作用することが研

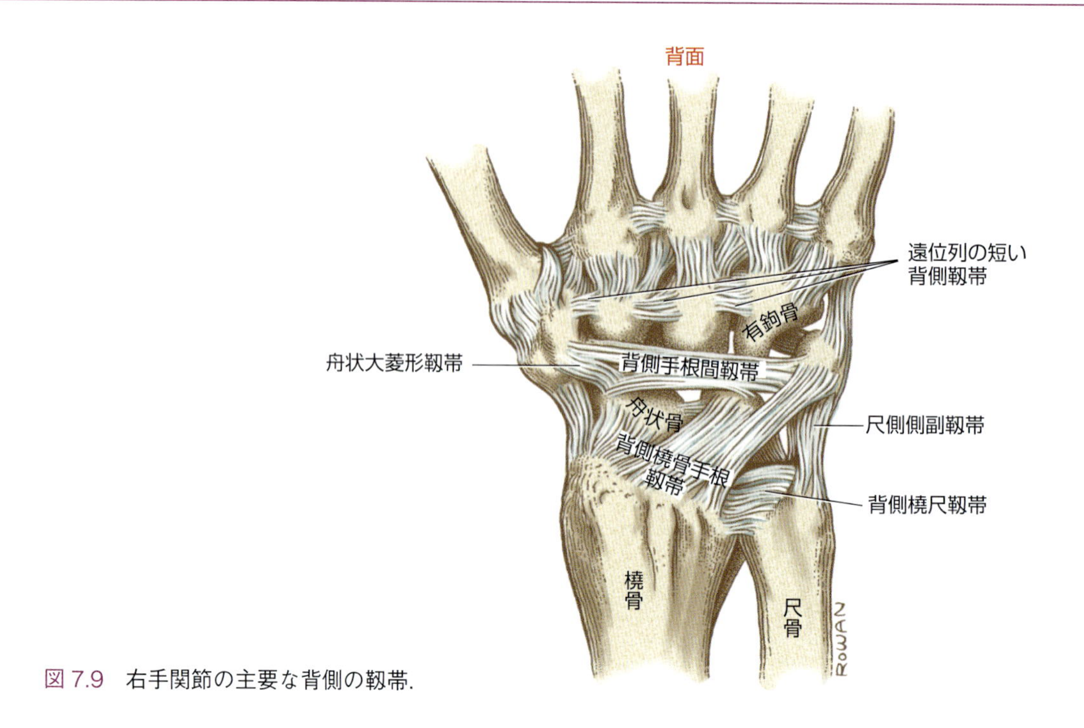

図 7.9　右手関節の主要な背側の靱帯.

究によって確認されている[28]. 傷害や疾患によって重度に靱帯を損傷すると, 中枢神経系と連絡する感覚受容器の機能を低下させる可能性がある. この感覚情報の喪失が機械的な不安定性と一緒に起こると, 手関節の外傷への脆弱性, 変形, そしておそらく変形性関節症の原因となる.

手関節の靱帯は, 外在性あるいは内在性に分類される（Box 7.1）. 外在性の靱帯は, 橈骨や尺骨に近位付着し, 手関節内に遠位付着する. Box 7.1 のように, 第 6 章で紹介した三角線維軟骨複合体は手関節と遠位橈尺関節に関与する構造を含む. 内在性の靱帯は手関節の中に近位付着と遠位付着部を有する.

外在性靱帯

線維性の関節包が手関節と遠位橈尺関節を取り囲む. 関節包内に埋め込まれた靱帯は, 一般的におもに付着する骨に対応して名付けられる. この一見簡単な命名法にもかかわらず, 靱帯の名称のいくつかは文献によって異なる. この不一致の一部は, 靱帯のサイズ, 形状, および構造の一般的な個人差によって生じている. したがって, さらなる解剖学的な説明や靱帯の別の名前を調べるには, 追加的な資料が必要である[6, 66, 90, 99].

背側橈骨手根靱帯（dorsal radiocarpal ligament）は薄いため関節包と容易に区別できない. この靱帯の遠位は尺骨方向へ伸び, これはおもに橈骨遠位端と月状骨および三角骨の背面のあいだに付着する（図 7.9）. そして, 橈骨手根関節の背側を補強し, とくに近位列の手根骨の自然な関節包内運動を誘導するのに役立つ[92]. 月状骨に付着する線維は, 本質的に不安定な月状骨の前方（掌側）脱臼を防ぐのにとくに重要である[108].

背側橈骨手根靱帯は, 薄いが比較的多数の機械受容器を含み, 手関節のなかでも最も豊富な知覚神経支配をもつ靱帯の 1 つである[29]. したがって, 背側橈骨手根靱帯は, 手関節の固有受容において比較的重要な役割をもつであろう.

Taleisnik は, 手関節の関節包の外側手掌部分の外面の肥厚を**橈側側副靱帯**（radial collateral ligament）として最初に紹介した（図 7.10）[98]. しかし, より近年の解剖学文献では, 橈側側副靱帯を独立した靱帯として分類していないものがほとんどである[99]. 名前はともかく, この結合組織は, 手関節に中等度の側方への安定性を提供するのみである. 側方の安定性はおもに, 長母指外転筋および短母指伸筋のような外在筋によって担われる.

深部では, 手関節の掌側関節包とは別にいくつかの厚くて強い靱帯があり, それらを総称して掌側橈骨手根靱帯とよぶ. この靱帯は, 薄い背側の外在性靱帯に比べて, 大きな機械的安定性を提供する. その主要な 3 つの靱帯は, **橈骨舟状有頭靱帯**（radioscaphocapitate ligament）, **長橈骨月状骨靱帯**（long radiolunate ligament）および**短橈骨月状骨靱帯**（short radiolunate ligament）である（図7.10 参照）[90, 96, 99]. 一般に, 各靱帯は橈骨遠位端の粗面から起こり, 遠位は尺骨の斜め方向に走り, いくつかの手根骨の手掌面に付着する. 短橈骨月状骨靱帯は, 遠位で月状骨に付着し, 一方, 斜めに走行する長橈骨月状骨靱帯は月状骨に付着したうえ, いくつかの線維が遠位で月状三角靱帯と

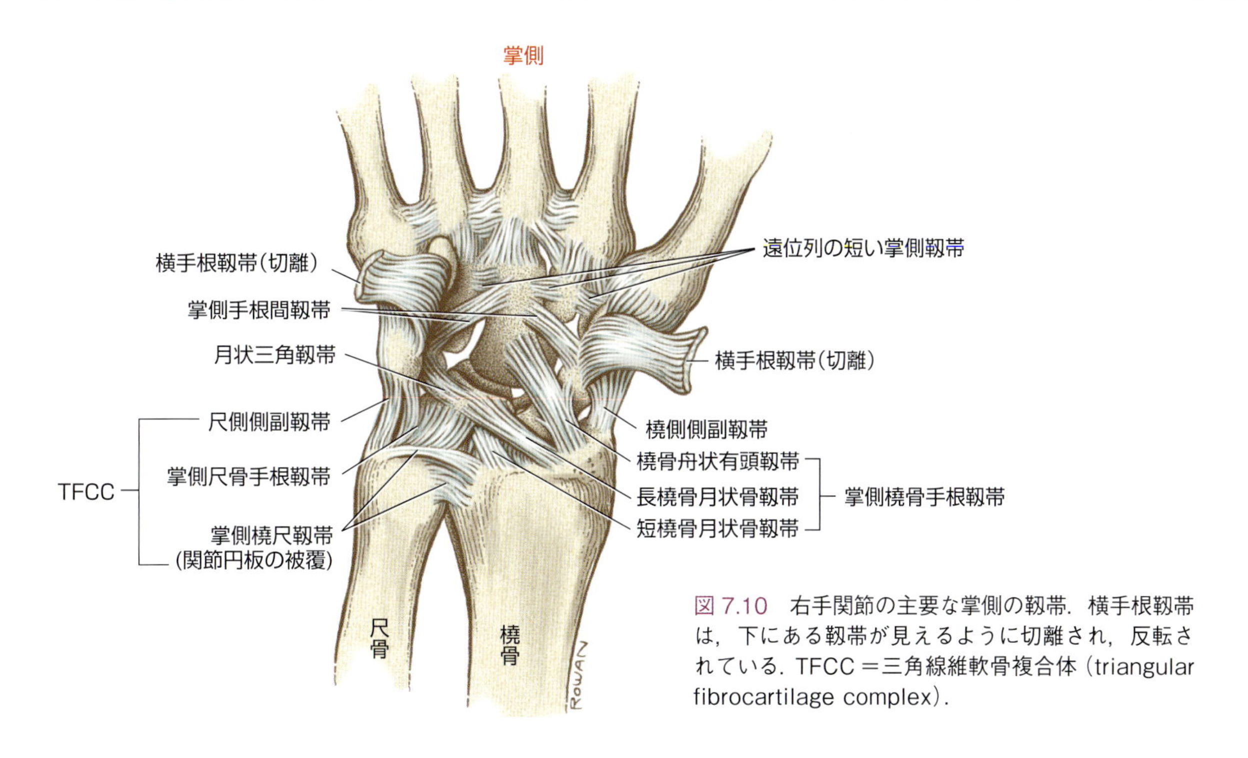

図 7.10 右手関節の主要な掌側の靱帯．横手根靱帯は，下にある靱帯が見えるように切離され，反転されている．TFCC＝三角線維軟骨複合体（triangular fibrocartilage complex）．

混ざり合う[40]．

掌側橈骨手根靱帯は，手関節の完全伸展で最も伸張され，それによって，橈骨が手根骨の背側へ衝突するのを防ぐ．これらの靱帯の手関節の関節包内運動での機能は本章でのちに述べる．

標準 X 線画像上では尺骨と手根の間隙には何もないように見える（図 7.11A）．しかし実際には**三角線維軟骨複合体**（triangular fibrocartilage complex: TFCC）とよばれる少なくとも5つの相互に連結した組織で満たされている（Box 7.1 参照）．これらの構成要素を図 7.11B, C に示す．TFCC のおもなコンポーネントは，三角線維軟骨（triangular fibrocartilage: TFC）であり，尺骨遠位および橈骨手根関節に位置する**関節円板**である．

TFCC の主要な機能は，橈骨と尺骨の遠位端をしっかり固定し，これにより手根骨と連結した橈骨が，尺骨を回転軸として，自由に回内および回外運動ができようにすることである．TFCC の機能の概要は Box 7.2 に記載した．TFCC の構成要素の解剖学的詳細については，以下に説明する．

三角線維軟骨は TFCC のすべての構成要素に直接または間接的に結合し，複合体全体の構造的な骨格を形成する（図 7.11B, C 参照）．TFC は，おもに線維軟骨から構成される両面が凹状の関節円板である[66, 96]．「三角」という名称はその円板の形状に由来する．その三角形の基部は橈骨の尺骨小窩に沿って付着し，その頂点は尺骨の遠位面のくぼみ（中心窩）の中または周囲に付着する（図 6.8 参照）．

BOX 7.2 三角線維軟骨複合体がもつ特殊な機能

三角線維軟骨複合体（TFCC）
- 遠位橈尺関節に主要な安定性を与える．
- 手関節の尺側を補強する．
- 橈骨手根関節の接合部の凹面の一部を形成する．
- 手から前腕への圧縮力伝達の一部を助ける．全圧縮力の約 20% が TFCC の線維軟骨円板を通して伝達される．

TFCC の構成要素の概要については Box 7.1 を参照されたい．

TFC の「三角形」の辺（基部から頂点まで）は，遠位橈尺関節の掌側および背側の**関節包靱帯**の深部線維と強固に結合している[24, 66]．関節円板の近位面は遠位橈尺関節で尺骨頭の一部を受納するが，その部分は，回内-回外の位置によって異なる．関節円板の遠位面は，橈骨手根関節で月状骨と三角骨の一部で構成される凸面と接する（図 6.25, 7.7 参照）．TFC の中央部分の 80％は血管を欠くため治癒しにくい[9, 105, 112]．

掌側尺骨手根靱帯（palmar ulnocarpal ligament）は，尺骨三角靱帯と尺骨月状靱帯の2つの部分で構成される（図 7.11B, C 参照）[66]．この1対の靱帯は，遠位橈尺関節包靱帯の一部と近位付着部を共有して尺骨窩の内側に沿って走り[34, 57, 6]，月状骨と三角骨の掌側に遠位付着する．尺骨手根靱帯は遠位橈尺関節包靱帯と近位付着部を共有するため，TFC の位置に間接的に関与している[90]．

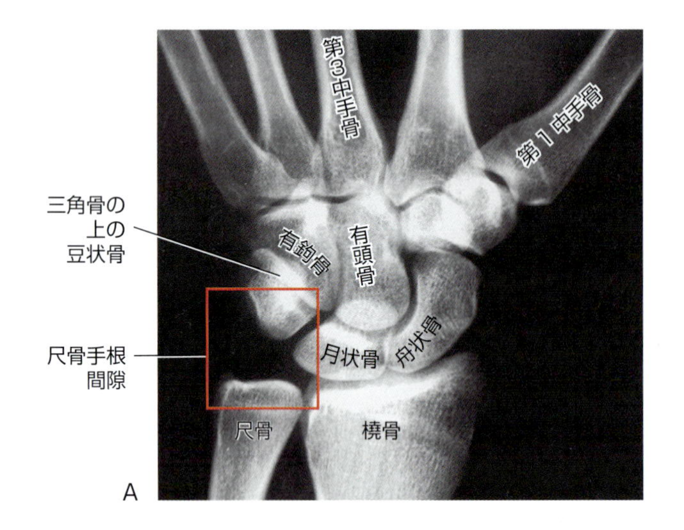

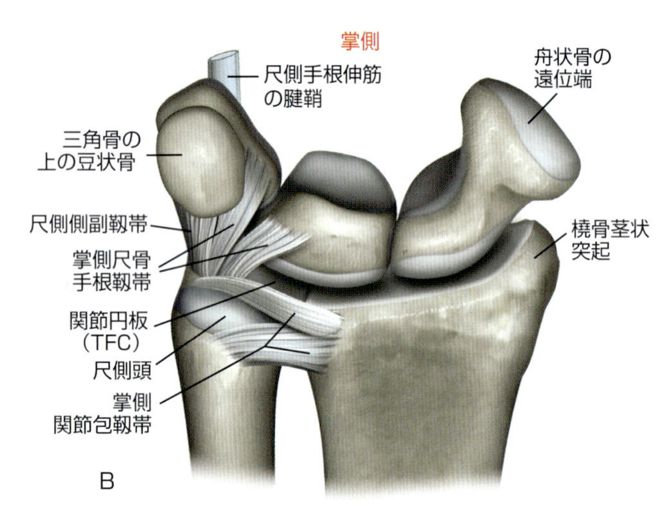

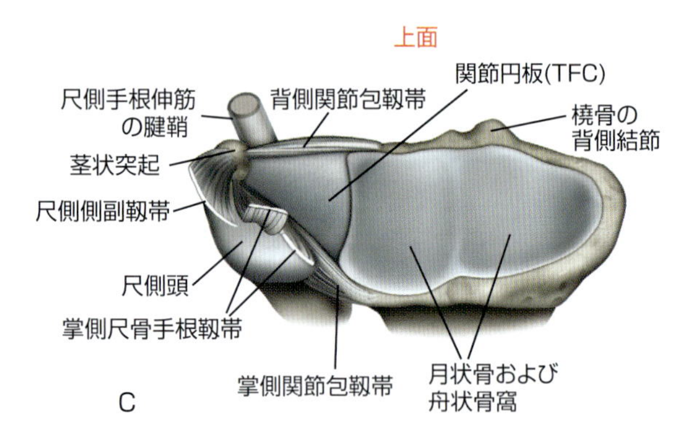

図 7.11 (A)「尺骨手根間隙」(赤枠内)を含め，右手関節の骨を示すX線画像．BおよびCは，それぞれ尺骨手根間隙を占める三角線維軟骨複合体(TFCC)を強調する掌側および上面を示す．TFCCのおもな構成要素は三角線維軟骨(TFC)であり，しばしば，単に関節円板とよばれる．

尺側側副靱帯(ulnar collateral ligament)は，手関節の関節包の内側面が肥厚した部分である[34](図7.10参照)．尺側手根屈筋および尺側手根伸筋に沿って，尺骨三角靱帯と尺側側副靱帯は混ざり合って，手関節の尺側を強化する．しかし，これらの尺側の靱帯には，回内・回外時に固定された尺骨のまわりを橈骨や手が自由に動くことができる程度に柔軟さが必要である．

尺側手根伸筋の腱は，伸筋支帯の第6線維-骨性コンパートメントを通って走行する(図7.23参照)．コンパートメントの底部は，遠位橈尺関節の背側関節包靱帯に付着する．したがってこの底部と周囲の腱は，三角線維軟骨の背側を間接的に安定させる．

構造的に安定したTFCCは，遠位橈尺関節および手関節の正常な機能に不可欠である．第6章で説明したように，TFCCの変性は疼痛やさまざまな程度の関節不安定性をもたらし，しばしば進行性関節リウマチの最初の臨床症状の1つとされている．疼痛や不安定性に加えて，TFCCの変性や炎症は，手関節や前腕に握力低下，捻髪音および可動域制限をもたらす．さらに，関節円板(三角線維軟骨)での孤発の裂傷が起これば，橈骨手根関節から遠位橈尺関節へと滑液が漏れ出てしまう．円板の中心部の損傷は治癒する可能性が低いため，鏡視下の外科的介入が必要となる場合がある．

内在性靱帯

それぞれの手根間関節は，1つあるいは複数の内在性靱帯(あるいは手根骨間靱帯)によって結合され，強化されている．内在性靱帯は厚く，わかりやすい靱帯もあるが，多くは小さく，名称すらないものもある．本章では，解剖学的に同定され，構造的に重要性の高い内在性靱帯のみを説明する．さらに詳細な内在性靱帯の説明は他に譲る[6, 32, 90, 96]．

手関節の内在性靱帯は，その相対的な長さに基づいて便宜的に「短い，中間，長い」の3つに分類できる[98](Box 7.1参照)．**短い靱帯**は，遠位列の骨を掌側面，背側面，または骨間で結合する(図7.9, 7.10参照)．この短い靱帯は骨の遠位列をしっかりと安定させ，統合し，重要な単一の機械的ユニットを形成する．

中間の長さの靱帯のいくつかが手関節内に存在する．図7.10に示したが**月状三角靱帯**は，三角骨に対して月状骨の尺側を安定させるのに役立つ．しかし，月状骨の主要な安定化機構は**舟状月状靱帯**であり，これは手関節で最も臨床的に重要な内在性靱帯の1つである(図7.7, 7.8A参照)．この靱帯は，典型的には背側，掌側および近位側の3つの構造体で構成されると説明される[6]．舟状月状靱帯のそれぞれの構造体は，機械的に安定した舟状骨へ付着して，月状骨の適切な位置を確保する．舟状月状構成体の不安定性に関するトピックは，本章でさらに詳しく説明する．**舟状大菱形靱帯**および**舟状小菱形靱帯**は，舟状骨の遠位端と

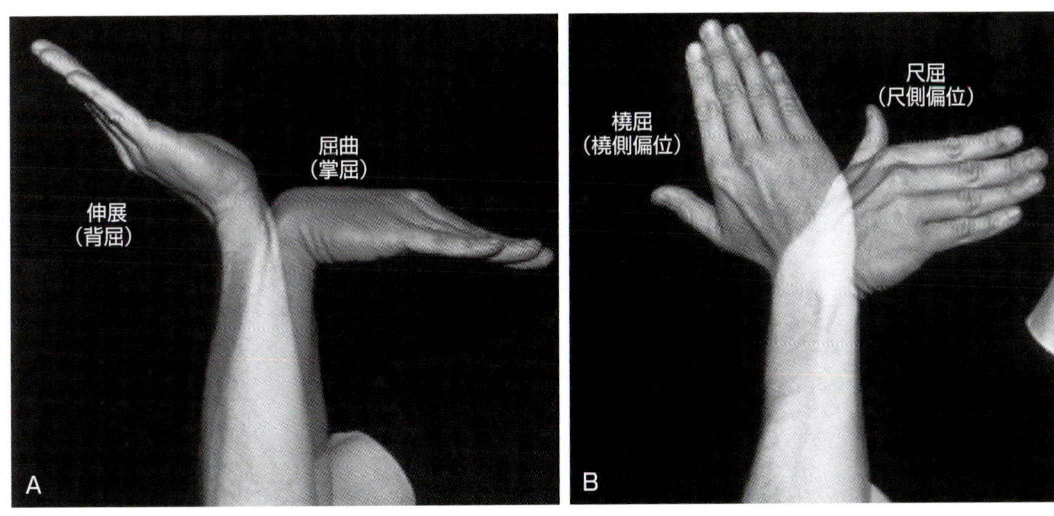

図 7.12　手関節の骨運動．（A）屈曲および伸展．（B）尺屈および橈屈．屈曲は伸展より大きく，尺屈は橈屈より大きく動くことに留意されたい．

大菱形骨と小菱形骨とのあいだの関節構造を強化する（図 7.7, 7.9 参照）[6]．

比較的長い靱帯も手関節に存在する．**掌側手根間靱帯**は，有頭骨の遠位 1/3 の掌側にしっかりと付着する（図 7.10）．この一体となった付着は近位で分岐し，逆 V 字の形状で 2 つの独立した線維群を形成する．逆 V 字の**外側脚**は舟状骨に，そして**内側脚**は三角骨に結合する．これらの靱帯は手関節の関節包内運動の補助となる．

最後に，薄い**背側手根間靱帯**は，大菱形骨，舟状骨，三角骨，ときに月状骨の一部を相互に接続することによって，側方の安定性を保つ（図 7.9 参照）[6, 40, 44]．背側手根間靱帯の裂傷または脆弱化は，手関節の不安定性を引き起こす可能性があり，とくに舟状骨と月状骨のあいだで顕著となる[40]．背側橈骨手根靱帯と同様に，背側手根間靱帯は，多数の機械受容器が散在しており，手関節運動の協調性に対し重要な神経的な役割を有する[29]．

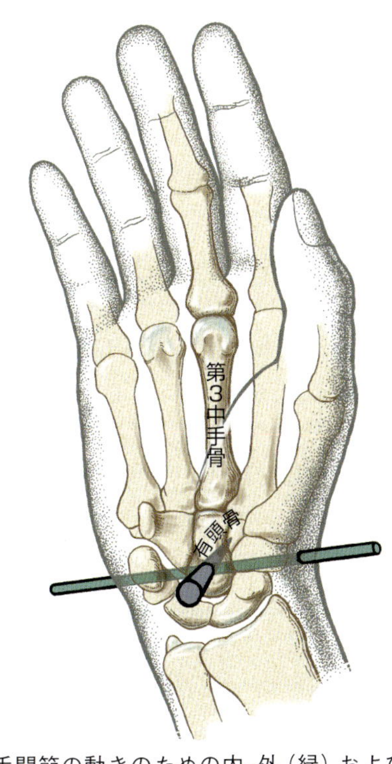

図 7.13　手関節の動きのための内-外（緑）および前-後（紫）の回転軸は，有頭骨頭を貫通するように示される．

手関節の運動学
Kinematics of Wrist Motion

▶骨運動 Osteokinematics

手関節の骨運動は屈曲-伸展および橈屈-尺屈の 2 つの自由度で定義される（図 7.12）．手関節の分回し運動（手関節によって行われる完全な円運動）は，前述の動きの組み合わせであり，正しくは 3 度の自由度があるわけではない．

手関節の運動の回転軸は，有頭骨頭を通るとされている（図 7.13）[117]．この軸は，屈曲-伸展のためにおおよそ内-外側方向に，橈屈および尺屈のためにおおよそ前-後方向に通っている．軸は静止しているように描かれているが，実際には全可動範囲にわたって軸はわずかに移動する[72]．

有頭骨と第 3 中手骨の基部とのしっかりとした関節構造により，有頭骨の運動は手の全体の骨運動となる[77]．

手関節は**矢状面**で約 130～160° 動く（図 7.12A 参照）．平均して，手関節は 0° 肢位から約 70～85° まで屈曲し，0° 肢位から約 60～75° まで伸展する[83, 85]．屈曲運動は，通常，伸展運動より約 10～15° ほど大きい．伸展の最終可動域では，通常，厚い掌側橈骨手根靱帯の硬さによって制限される．一部の橈骨遠位端の掌側傾斜が平均よりも大きい人では，伸展可動域が制限されることがある（図 7.4B 参照）．

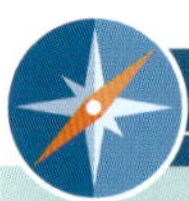

SPECIAL FOCUS 7.2

手関節の受動的な軸回旋：どれくらいか，その理由は？

屈曲・伸展および橈屈・尺屈のほかに，手関節には，手根骨と前腕とのあいだでいくらか受動的な軸回旋がある．この副次運動（いわば関節の遊び）は，しっかりと左手で右手の握り拳を固定し，右前腕を強く回内と回外運動を行うことで認められる．右手関節における受動的な軸回旋は，手の基部に対する橈骨遠位端の回旋角度によって確認することができる．Gupta および Moosawi は，20 例の健常な手関節において受動的な軸回旋は平均 34°であるとした．また手根中央関節は，橈骨手根関節よりも平均で 3 倍の受動的な軸回旋が認められたと報告した[27]．

手関節の軸回旋の可動範囲は，関節の形状，とくに橈骨手根関節の楕円嵌合，および斜めに走行する橈骨手根靱帯の張力によって制限される[80]．手関節ではこれにより潜在的な第 3 の自由度（回旋）が制限されているので，手の回内・回外は橈骨の回内・回外に頼らざるをえない．さらに，この制限により，回内筋と回外筋は，それらのトルクを手関節を介して手に伝えることができる．

手関節（すべての滑膜性関節のように）の副次運動は，関節の全体的な機能を高める．たとえば，手関節の軸回旋が前腕に対する手の回内および回外の可動域を増やすだけでなく，最終可動域に達したときの衝撃の影響を減少させる．これらの機能は，衣類を絞ったりドアノブを回したりするような動作で有用である．

手関節は**前額面**で約 50～60° 回転する（図 7.12B 参照）[83, 117]．この橈屈および尺屈は，橈骨と第 3 中手骨との軸の角度で測定する．尺屈は 0° 肢位から約 35～40°，橈屈は 0° 肢位から約 15～20° の可動域をもつ．橈骨遠位端の尺側傾斜により（図 7.4A 参照），一般に尺屈は橈屈の 2 倍の可動域をもつ．

Ryu らは，40 名の健常者を対象に，一般的な 24 の日常生活活動（ADL）に必要な手関節の運動範囲を測定した[83]．これには身辺動作，衛生，調理，書字，さまざまな道具や器具の使用が含まれている．研究者らは，これらの日常生活動作を快適に行うには屈曲 40°，伸展 40°，橈屈 10°，尺屈 30° が必要であると結論付けた．これらの機能的な可動域は，対象者の最大可動域の 50～80% に相当した．

一般的に手関節の運動は，純粋な矢状面や前額面の運動として記述され，評価されるが，実際にはこの両方の運動が複合したものになっている．伸展時には橈屈，屈曲時には尺屈が自然に起こる．結果として生じる自然な動きの軌跡は，**ダーツを投げるときの動き**に類似した斜めの軌跡を描く[10, 37, 56]．この斜めの軌跡は，運動課題によって異なるが，通常，純粋な矢状面と約 25～50° の角度をもつ[45]．この動きは人間に特有のものであり，人間の特異的な投げる能力に関連していると考えられる．この自然な動きの組み合わせは，靴紐の結び方，瓶の開け方，整髪のやり方など，他の多くの機能的な動作で起こる．興味深いことに，手関節運動の受動的抵抗が最も小さい軌跡は，このダーツ投げ運動の軌跡と一致する[20]．さらに，ダーツ投げ運動は，主要な手根骨同士の衝突を最大にし，舟状骨と月状骨の動きを制限し（これにより脆弱な舟状月状靱帯へのストレスを軽減する），手関節の主動作筋の作用を伝えやすくする（後述）[45, 56]．ダーツ投げ運動に関連するこの自然な運動は手関節と手の機能評価と治療において十分に考慮されなければならない[116]．

重度の疼痛や不安定な手関節の外科的治療の適用決定には，病理学的な範囲やタイプ，術後に必要とされる物理的な要件などさまざまな要因を考慮して考えられるべきである．たとえば，ある患者には，有頭骨を橈骨と直接接触するように，近位列手根骨切除を必要とすることもあるだろう．あるいは，手関節の部分または完全な固定術（外科的骨癒合）が必要なこともある．固定に伴う機能障害を最小限に抑えるために，手関節を一般的な静的**機能的肢位**，すなわち約 10～15° の伸展および 10° の尺屈位で固定することが多い[84]．手関節を永久に（部分的に）固定するのは過激な選択肢のように思えるかもしれないが，この方法は安定性を実現し，疼痛を緩和する最良の治療法である．場合によっては，手関節固定は**手関節全置換術**（total wrist arthroplasty）より実践的な手術選択肢になることもある．これは，進行した関節リウマチや骨感染症の既往により骨量が減少している人や，職業上あるいは生活スタイルで補装具の利用が過剰なストレスとなる場合に適応となる[68]．

手関節全置換術で一般的な術式は，変性した橈骨遠位端および手根骨の近位列をメタルポリエチレンインプラントで置換する．固定術より関節形成術のほうが優れている点は手の可動性が高いということである．しかし，一般的に，手関節全置換術は，股関節または膝関節などの他の関節の関節形成術ほどの成功レベルに達していない[60]．これは手関節の固有の機械的複雑さ，小さいインプラントに高いストレスがかかることに起因している．時間とともに，高いストレスによってとくに挿入物の手根骨側での早期のルーズニングが起こりやすい[60, 68].

手関節全置換術は手術法，術前や術後の管理，生体力学の知識，およびインプラントの形状の進歩で成功率が改善すると考えられる．最近のデザインでは，前述の手関節の自然なダーツ投げを実現しようとしているだけでなく，インプラント内で小さなコントロールされた“遊び”運動を可能にしている[68]．こうしたわずかな関節の遊びは，骨とインプラント間のストレスを軽減し，緩みや破損を予防または遅延させることができる．

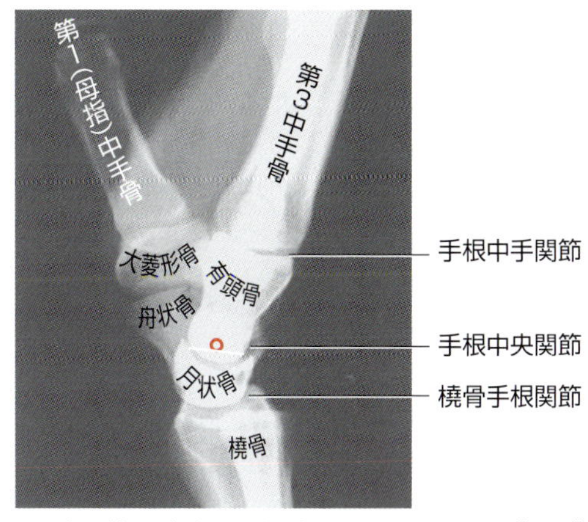

図 7.14 手関節の中央縦列の側面図を示す．屈曲と伸展の回転軸は，有頭骨の底部での小さな円として示す．三日月形の月状骨に注目されたい．例示のために，月状骨と有頭骨は，デジタル処理し強調している．

▶関節包内運動 Arthrokinematics

手関節の運動学を研究するために多くの方法がとられてきた．技術は，X線撮影法や3Dコンピュータ断層撮影（CT）の使用から解剖の実施あるいは電気機械的リンク装置の使用まで広範である．しかし洗練された技法であっても，手関節の運動を説明するデータには一貫性がない．運動パターンを正確に再現する難しさは，関節連結の複雑さ（8つの小さな骨による複雑な回旋と並進に起因する）および個人差によるものである．多くのことがここ30年間にわかってきたが，手関節の運動学に関する研究はいまも進歩し続けている[22, 37, 55, 77].

手関節の運動学的な研究で最も基本的な前提の1つは，橈骨手根関節と手根中央関節の両方の関節に運動が生じる二重関節システムということである．本章では，この2つの関節間の動的な関係に絞って関節包内運動を説明する．

手関節の伸展と屈曲

手関節の矢状面の重要な運動学は，橈骨遠位端，月状骨，有頭骨と第3中手骨の結合によって構成される**中央縦列**（central column）を可視化することによって容易に理解ができる（図7.14）．この中央縦列では，**橈骨手根関節**は橈骨と月状骨のあいだの動きで表現され，**手根中央関節**の内側構造は月状骨と有頭骨のあいだの動きで表現される．手根中手関節は有頭骨と第3中手骨の底部とのあいだに形成される半剛性の関節構造である．

手関節の中央縦列の関節内の動的な相互作用

伸展および屈曲の関節包内運動は，橈骨手根関節と手根中央関節の同期した凹面上の凸面回転に基づく．橈骨手根関節における関節包内運動を，図7.15左では赤い色で強調した．伸展は，月状骨の凸面が橈骨に対して背側に転がると同時に掌側に滑る．この転がり運動は，月状骨の遠位面を背側に向かわせ，これによって伸展方向への運動が生じる．図7.15左に白色で示した手根中央関節では，有頭骨頭は月状骨に対して背側に転がり，同時に掌側に滑る．両関節の関節包内運動を組み合わせることで，手関節の完全伸展が得られる．この二重関節システムは，それぞれの関節の回転量が少なくても大きな可動域を得るという利点がある．したがって，それぞれの関節の可動域が機械的に比較的少ないので安定する．

手関節の伸展は掌側橈骨手根靱帯と手関節の掌側を通るすべての筋を伸張する．これらの構造内の張力は，完全伸展でのクローズパック肢位で手関節を安定させるのに役立つ[50, 77]．完全伸展時の安定性は，手を使った這いずり，歩行用補助具の使用，車いすからベッドへの移乗などの動作時の上肢での体重支持を安定させるのに役立つ．

手関節の屈曲の関節包内運動は，伸展と同様であるが，逆方向に生じる（図7.15参照）．

いくつかの研究で，矢状面上での橈骨手根関節および手根中央関節の手関節の運動に対する寄与率を定量化しようと試みた[13, 45, 54, 97, 115]．わずかな例外を除いて，ほとんどの研究では，2つの関節は同期しており，寄与率はほぼ等しく，少なくとも両方とも重要であるとされている．

この単純化された中央縦列モデルは，手関節の屈曲と伸展の複雑な事象を説明するのに役立つ．しかし，このモデルの限界は，運動に関与するすべての手根骨の運動を説明していないことである．たとえば，このモデルでは，橈骨手根関節における舟状骨の運動を無視している．つまり，屈曲や伸展の際，橈骨に対する舟状骨と月状骨の関節包内運動は，主要な1つの特徴を除いてほぼ同じである．1つの特徴とは，この2つの骨のサイズと曲率が異なることで，それによりとくに可動範囲の両側の最終域では2つの骨は異なる率で転がる[77]．この差により，最終域において舟状骨と月状骨のあいだにわずかなずれが生じる．通常，健常

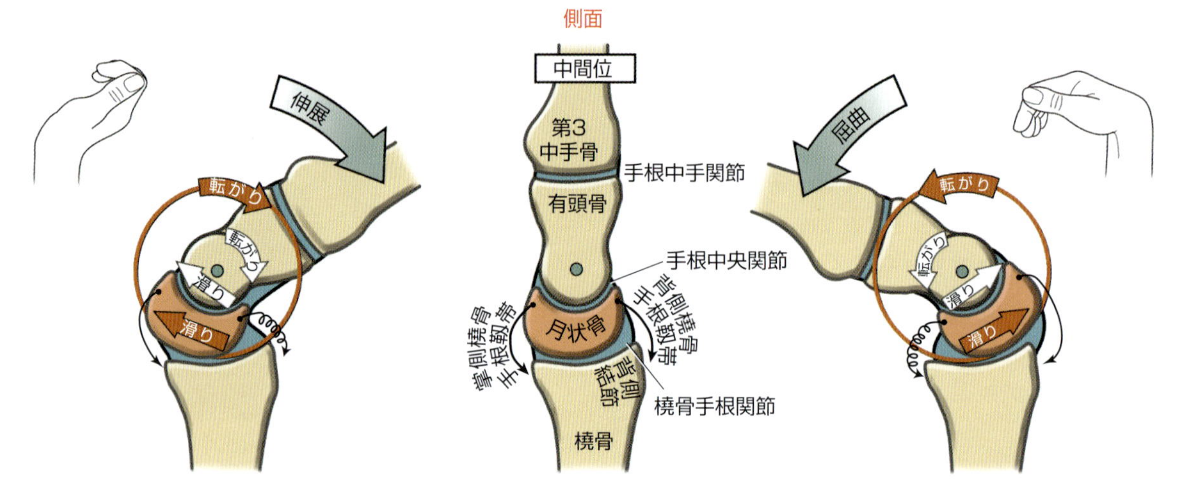

図 7.15　右手関節の中央縦列のモデルでの屈曲と伸展を示す．中央の図の手関節は静止時には中間位にある．転がりと滑りの関節包内運動に関して，橈骨手根関節を赤色で示し，手根中央関節を白色で示す．手関節伸展（左）のあいだ，背側橈骨手根靱帯が緩み，掌側橈骨手根靱帯が緊張する．手関節の屈曲の際には，この逆の関節包内運動が生じる（右）．

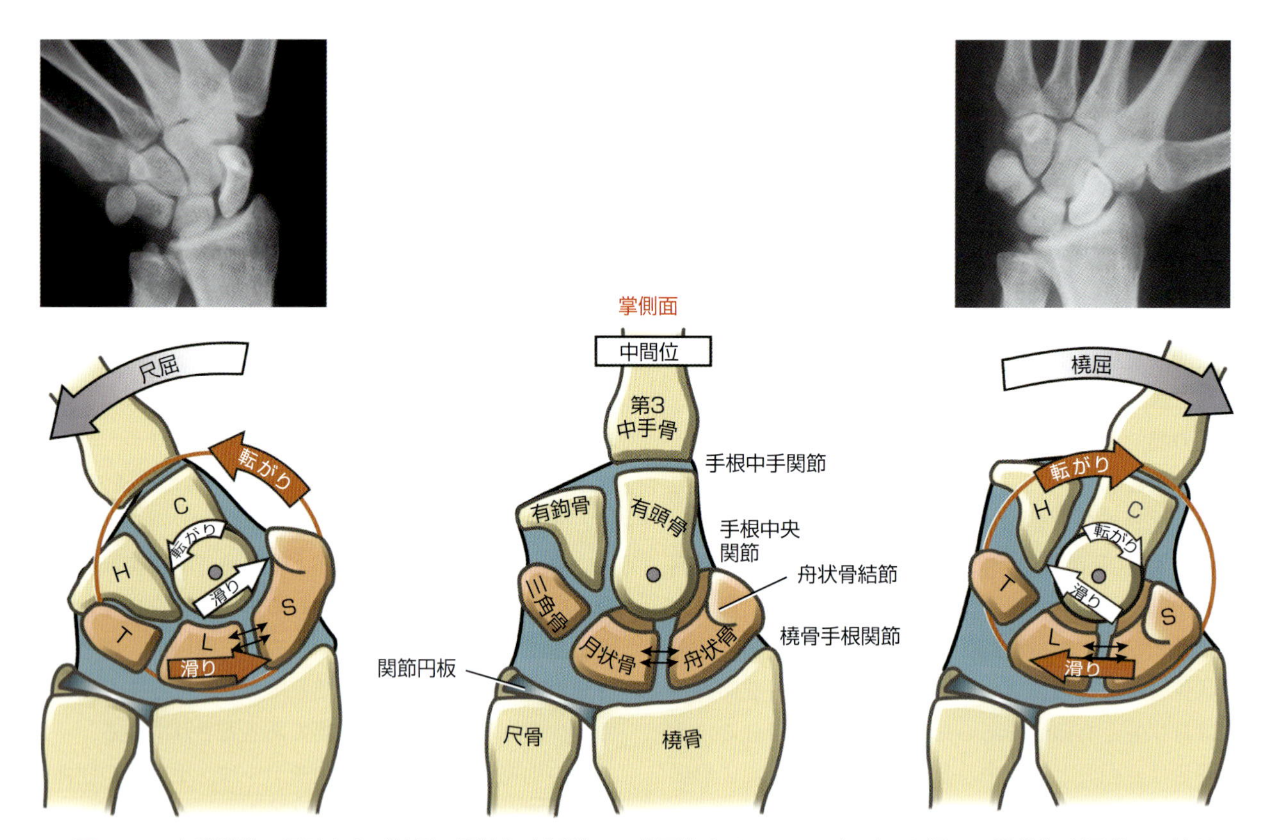

図 7.16　右手関節の尺屈および橈屈の関節包内運動の X 線画像とイラスト．転がりと滑りの関節包内運動は，橈骨手根関節を赤色，手根中央関節を白色で示す．舟状月状靱帯は，図中の２本の短い矢印で示す．C ＝有頭骨，H ＝有鉤骨，T ＝三角骨，L ＝月状骨，S ＝舟状骨

な手関節では，舟状骨と月状骨がずれる量は，靱帯，とくに舟状月状靱帯の抑制作用によって制限される（図 7.7, 8A 参照）．

手関節の尺屈と橈屈

橈骨手根関節と手根中央関節間の動的相互作用

屈曲と伸展のように，尺屈および橈屈は，橈骨手根関節と手根中央関節における凹面上の凸面の回転が同期して生じる[58]．尺屈では，手根中央関節および橈骨手根関節が全体的な手関節の動きに関与するが，手根中央関節のほうがかかわりは小さい（図 7.16）[38]．橈骨手根関節は，図 7.16 で赤い色で強調した舟状骨，月状骨，および三角骨は，尺側に転がり，大きく橈側に滑る．この橈側への滑りの範囲は，最大尺屈位での，橈骨に対する月状骨の最終位置でわかる．手根中央関節における尺屈は，おもに有頭骨の尺側への転がりと橈側への滑りによって起こる．

手関節の橈屈は，尺屈と同様の関節包内運動で生じる（図 7.16 参照）．橈骨手根関節での橈屈は，手根骨の橈側が橈骨茎状突起へ挟み込まれることで制限される（図 7.16 の右上隅にある X 線画像を参照）．その結果，手関節の橈屈の約 85% が手根中央関節で生じる [38]．

手根骨の近位列に関与する追加的な関節包内運動

橈屈および尺屈を注意深く観察すると，さらに複雑な関節包内運動がわかる．前額面の運動中，手根骨の近位列は，屈曲および伸展方向に軽度「動揺」し，わずかながら「ねじれ」る．この動揺は，舟状骨でも月状骨でも顕著であるが，舟状骨のほうが月状骨より大きい．近位列は橈屈では，わずかに屈曲し，尺屈ではわずかに伸展する [38, 42]．図 7.16 において（とくに X 線画像上で），最大尺屈と最大橈屈のあいだの舟状骨結節の位置の変化に注目されたい．Moojen らによれば，20° の尺屈で，舟状骨は橈骨に対して約 20° の伸展位に回転している [54]．舟状骨は「立ち上がった」，あるいは伸びた位置にあるようにみえ，すなわちそれは結節が遠位に突出したことを示す．20° の橈屈では，舟状骨は中間位より約 15° 屈曲し，結節が橈骨に近づいた位置をとるために背が低くなったようにみえる．舟状骨のこの機能的な短縮によって，橈骨の茎状突起とぶつかるまでにあ

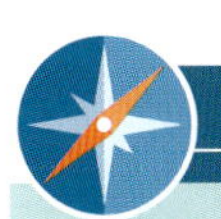

SPECIAL FOCUS 7.3

靱帯の「二重 V 字」システムによる運動誘導のための緊張

手関節の運動における関節包内運動は，基本的に筋によって引き起こされるが，靱帯間の受動的な緊張によって誘導または制御される．図 7.17 は，ある靱帯系が尺屈と橈屈の関節包内運動の制御をどのように誘導するのかの一例を示した．中間位で，4 つの靱帯が，2 つの逆 V 字の対となり二重 V 字システムとよばれる [98]．遠位の逆 V 字は，掌側手根間靱帯の内側脚および外側脚によって形成される．近位の逆 V 字は，掌側尺骨手根靱帯と掌側橈骨手根靱帯の月状骨付着によって形成される（図 7.10 参照）．靱帯機構の 4 脚部は，中間位においてもいくらか張力を保っている．尺屈では，掌側橈骨手根靱帯の外側脚と掌側尺骨手根靱帯の一部が引き伸ばされることによって生じる張力によって，対角線上に手根骨をまたいで受動的張力が生じる [111]．橈屈では，受動的張力は，掌側手根間靱帯の内側脚部および掌側橈骨手根靱帯の一部（とくに，長橈骨月状骨靱帯）の反対方向の対角線に形成される．これらの靱帯の漸増的な張力の増減は，その運動に対して制御の仕組みを，また手根骨に対して動的安定性をもたらす．側副靱帯の伸張力は，橈屈および尺屈の最終可動域を決定する二重 V 字システムを補助する．

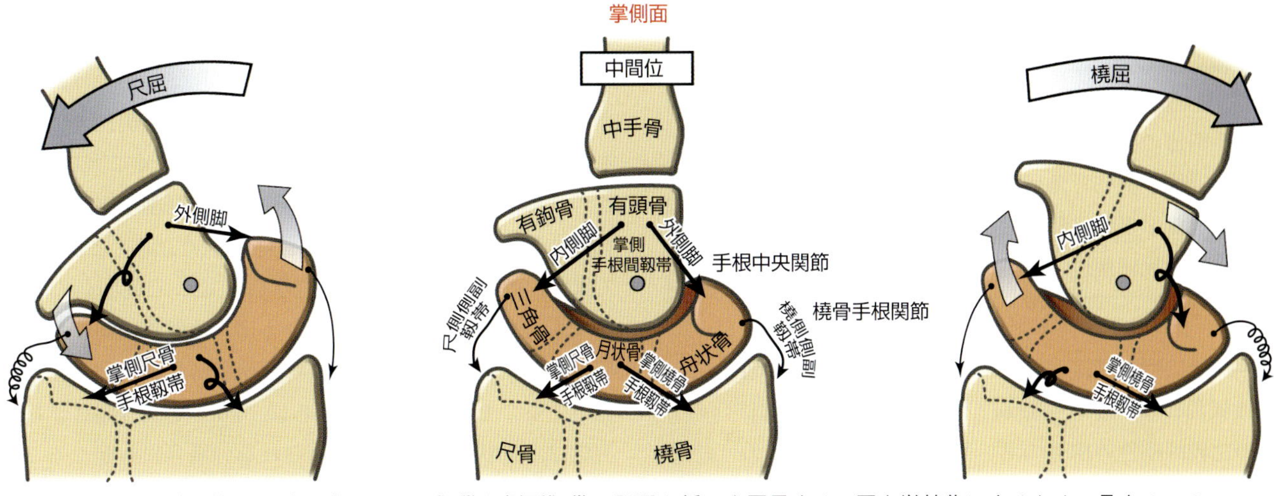

図 7.17 手関節の二重 V 字システム靱帯と側副靱帯の緊張や緩みを図示する．図を単純化にするため，骨を 1 つのブロックとして示した．直線の太さで靱帯の緊張の増加を表現した．

と数度の橈屈が可能になる．尺屈および橈屈時の近位手根列の屈曲および伸展の正確なメカニズムはまだ解明されていないが，いくつもの仮説が示されている[82]．おそらくこの機構は，靱帯の受動的な力と隣接する手根骨のあいだの圧縮力によって引き起こされる．ともかく，月状骨に対する舟状骨の矢状面での運動は，舟状月状靱帯に自然な緊張を与える（図 7.16 で対の矢印で示されている）．通常は，この圧縮力に十分に耐えることができる．しかし，とくに関節リウマチなどで，靱帯に損傷がある場合や慢性滑膜炎がある場合には，反復的で周期性のストレスは舟状月状靱帯や他の靱帯を脆弱化したり断裂させたりする可能性がある．この重要な靱帯の断裂や脆弱化は，手根骨の近位列内での関節包内運動および力の伝達を大きく変える可能性がある[41, 114]．機械的に不安定な舟状月状骨関節の構造は，多くの場合他の手根間関節へのストレスを高め，その後の手根骨の変性や疼痛につながると考えられる[41]．

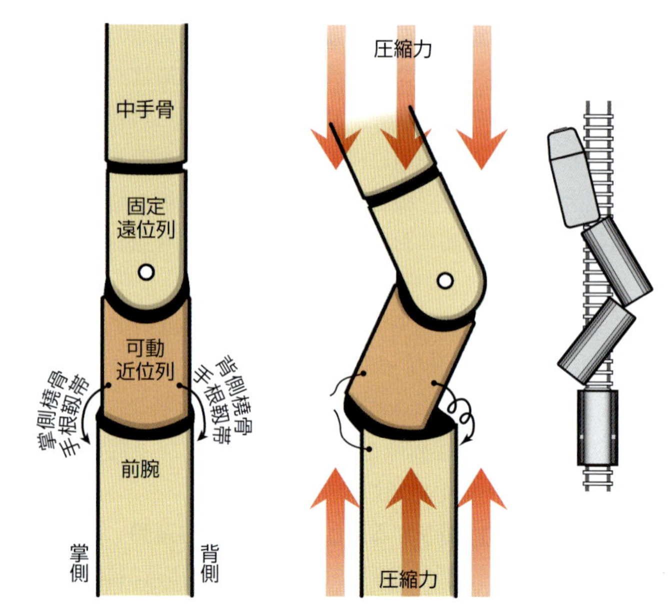

図 7.18　大きな圧縮力のあとに手関節の中央列が「ジグザグ」に破綻した図.

手根不安定症
Carpal Instability

不安定な手関節は典型的にアライメントが不良であり，異常で有痛性の関節包内運動としばしば関連する 1 つあるいは複数の手根骨間で過度の運動性を示す．手根不安定性のおもな原因は，特定の靱帯の弛緩または断裂である．手根不安定症の臨床的徴候は，どの靱帯が損傷を受けているのかと損傷の重症度で変わる．手根骨の不安定性は静的（静止時にみられるもの）または動的（自由運動または抵抗運動中にみられるもの），あるいはその両方でみられる．

次の例は，手根不安定症の多くの病態のうち 2 つを説明する．この非常に広範囲なトピックの詳細は，このテキストの範囲を超えている．詳細情報については，他の文献を参照されたい[15, 37, 44, 102]．

よくみられる 2 つの手根不安定症

1. 手関節の回転破綻：「ジグザグ」変形
   - 近位手根列背側回転型手根不安定症（DISI）
   - 近位手根列掌側回転型手根不安定症（VISI）
2. 手根の尺側偏位

▶手関節の回転破綻 Rotational Collapse of the Wrist

機械的に手関節は，前腕（橈骨）と手根骨の遠位列の 2 つの比較的剛性の構造のあいだに挟まれた手根骨の可動近位列で構成される．脱線事故の貨物列車のように，手根骨の近位列はこの比較的剛性な構造に圧縮を受け，「ジグザグ」様の回転破綻を生じやすい（図 7.18）．手関節を通る圧縮力は筋活動と外部接触から生じる．多くの健常な人では，手関節は生涯にわたって安定している．破綻に引き続いて起こされる関節脱臼は，おもに靱帯の抵抗と腱からの力，また隣接する手根骨の形状によって防止される．

月状骨は，手根骨のなかで最も脱臼しやすい．通常，安定性はおもに舟状骨，近位列の隣接骨と靱帯および関節の接触によってもたらされる（図 7.19A）．特徴的な 2 つの端（近位端と遠位端）のおかげで舟状骨は月状骨，さらに安定的な手根骨の遠位列との重要な機械的連結部を作る．この連結部が機能するには，舟状骨と隣接する靱帯が正常である必要がある[53, 91]．たとえば，伸展位で転倒し手をつくと，舟状骨腰部領域の骨折と，舟状月状靱帯の断裂の両方が生じる可能性がある（図 7.19B 参照）．2 つの骨のあいだの機械的連結の破壊は，**舟状骨月状骨間解離**やその後のアライメント不良を生じる．図 7.19B に示すように，この構造的な月状骨の不安定性は脱臼または亜脱臼を引き起こし，これによって遠位関節面が背側を向くことになる．この状態を臨床的には**近位手根列背側回転型手根不安定症**（dorsal intercalated segment instability: DISI）とよぶ（図 7.20）．実際の DISI の病態力学は，ここで説明したものよりも複雑で多様である．たとえば，背側手根間または背側橈骨手根靱帯のような，舟状月状靱帯以外の靱帯損傷が発生することもある[40, 44]．さらに，DISI を引き起こす病態力学は，舟状骨の骨折が認められない場合にも起こることがある．舟状月状靱帯および舟状大菱形靱帯の損傷は，月状骨が徐々に背側に亜脱臼するにつれて，舟状骨が過度に屈曲（前方へ揺れる）しやすくなる．加えてこの舟状骨と

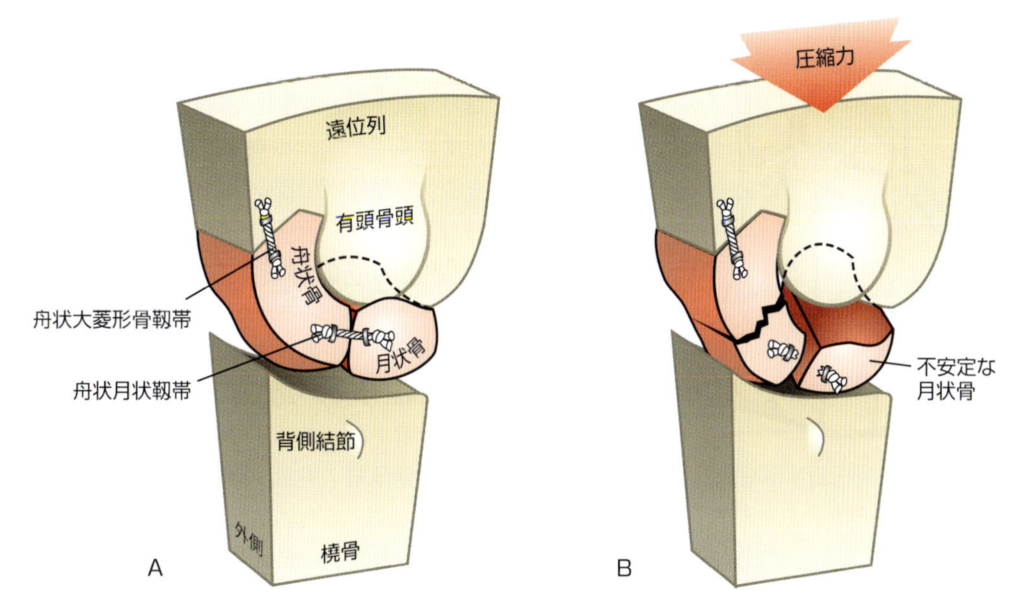

図 7.19　月状骨の安定性を維持する因子を示す機械的モデル．(A) 靱帯を介して舟状骨は，比較的可動性の高い月状骨と可動性の低い手根骨遠位列とのあいだを機械的に結合する．(B) 転倒による手関節への圧縮力は，舟状骨を骨折させ，舟状月状靱帯を断裂させる可能性がある．舟状骨によってもたらされる機械的結合の消失は，しばしば月状骨の不安定性や脱臼につながる．舟状骨と月状骨のあいだに過剰な間隙があることに注目されたい．

月状骨の回転性の脱臼は，典型的には，舟状骨と月状骨のあいだに過剰な間隙を生じる（図7.19B参照）．臨床的には，手関節弛緩時にＸ線画像で間隙が3～5mmを超えると，**静的舟状月状骨解離**を疑う[44,74]．DISIの状態で，能動的筋収縮で握ったり，手関節を介して体重を支えたりすることによって，有頭骨が近位に移動するので，舟状骨と月状骨のあいだの間隙がさらに広がる．

他の靱帯の損傷，たとえば月状三角靱帯損傷は，月状骨の遠位関節面が掌側に向くように脱臼しやすくなる．この状態は，**近位手根列掌側回転型手根不安定症**（volar intercalated segment instability: VISI）とよばれる．回転破綻のタイプまたは方向にかかわらず，疼痛や機能障害を起こしうる．異常な関節包内運動は特定の部位のストレスを高め，これにより変性の促進，慢性炎症，および骨の形状の変化を招く．疼痛と不安定な手関節は，手の安定した基盤を提供できない．この破綻した手関節は，この領域をまたぐ筋の長さ-張力関係およびモーメントアームを変える可能性がある．進行した舟状月状骨解離ではしばしば外科手術が必要になる[44]．資格を有するハンドセラピストは，術後リハビリテーション管理において重要な役割を果たす[18,94]．セラピストは，医学的介入の効果を最適化するために，基本的な病態力学および手術の両方について理解しなければならない．

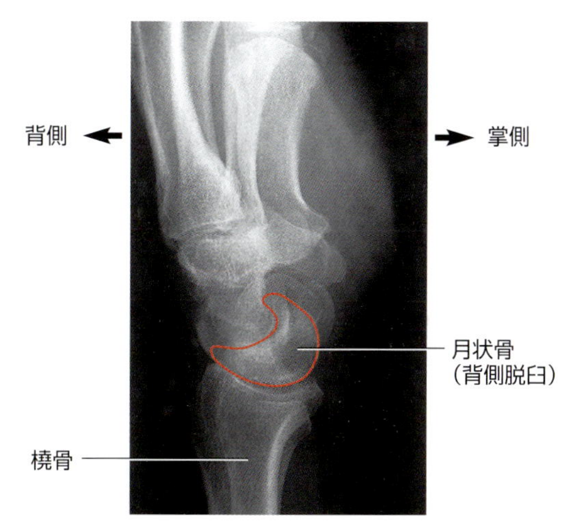

図 7.20　月状骨の遠位面が異常に背側位となる近位手根列背側回転型手根不安定症（DISI）の状態を示す側方Ｘ線画像．（Ｘ線画像提供：Jon Marion, CHT, OTR, および Thomas Hitchcock, MD, Marshfield Clinic, Marshfield, WI）

▶手根骨の尺側偏位 Ulnar Translocation of the Carpus

すでに述べたように，橈骨の遠位端は，関節面が約25°尺骨のほうへ傾斜している（図7.4A参照）．この尺側傾斜が，手根骨を尺骨方向へ並進あるいは滑りやすくしている[2]．図7.21は，25°の尺側傾斜により，手関節を通る全圧縮力の42％が尺骨面の並進力となることを示した．この並進力は，背側および掌側橈骨手根靱帯などのさまざまな外部靱帯からの受動的張力によって制限される[90]．関節リウマチなどの疾患では，手関節の靱帯の脆弱性が生じや

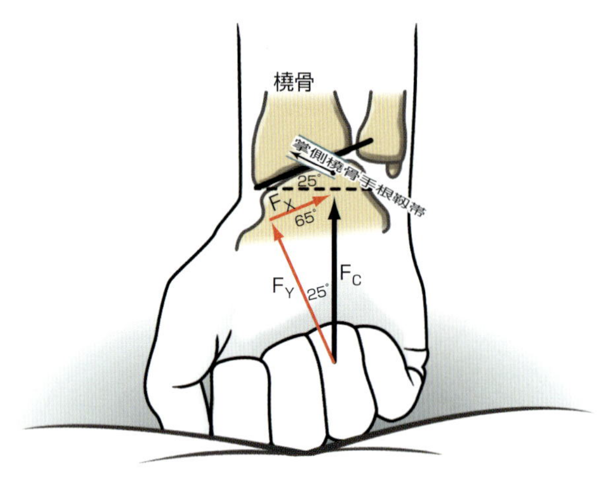

図 7.21　この図は，どのように橈骨遠位端の尺側傾斜が手根の尺側偏位の素因である可能性があるかを示す．手関節への圧縮力（F_C）は，(1) 橈骨手根関節に垂直に作用する力ベクトル（F_Y），(2) 橈骨手根関節に平行に働く力ベクトル（F_X）に分解される．F_Y は，F_C の約 90％の大きさ（cos 25° × F_C）で橈骨手根関節を圧縮して安定化させる．F_X は，F_C の約 42% の大きさ（sin 25° × F_C）で，手根を尺骨方向に並進させる力がある．掌側橈骨手根靱帯の線維方向は，この手根の尺骨方向への並進移動に抵抗することに注目されたい．尺側傾斜または手関節を通る圧縮力が大きければ大きいほど，尺骨転移の発生する傾向が強くなる．

すい．これにより経時的に，手根が尺側へ徐々に移動してくる．過度の尺側偏位は，手関節の生体力学を著しく変える可能性があり，手関節から手にかけてのジグザグ変形の起点となる可能性がある．

筋と関節の相互作用

手関節の筋と関節の神経支配
Innervation of the Wrist Muscles and Joints

▶筋の神経支配 Innervation of Muscle

橈骨神経（radial nerve）は，手関節の背側を走行するすべての筋を神経支配する（付録Ⅱパート A の図Ⅱ.1B を参照）．主要な手関節伸筋は，長橈側手根伸筋，短橈側手根伸筋および尺側手根伸筋である．正中神経（median nerves）と尺骨神経（ulnar nerve）は，主要な手関節屈筋を含む，手関節の掌側を走行するすべての筋を神経支配する（図Ⅱ.1C, D，付録Ⅱパート A 参照）．橈側手根屈筋と長掌筋は正中神経によって支配され，尺側手根屈筋は，尺骨神経に支配される．参考として，上肢筋を神経支配する主要な脊髄神経根を付録Ⅱパート B に記載した．さらに，付録Ⅱパート C～E には，C^5–T^1 と上肢の主要な末梢神経の機能状態を調べる臨床評価に役立つガイドを含めた．

▶関節の感覚神経支配 Sensory Innervation of the Joints

橈骨手根関節および手根中央関節は，C^6 および C^7 の脊髄神経根から起こる正中神経と橈骨神経の感覚線維の支配を受ける[19, 26, 107]．手根中央関節はまた，C^8 脊髄神経根からの尺骨神経の深枝の感覚神経にも神経支配を受ける．

手関節の筋の機能
Function of the Muscles at the Wrist

手関節は，主動作筋群および補助筋群によって制御される．主動作筋群の遠位付着は，手根骨または中手骨の近位端に付着する．これらの筋は本質的に手関節のみに作用する．補助筋群の腱は，さらに遠位に伸びて指に付着する．したがって，補助筋群は，手関節および手の両方に作用する．本章では，主動作筋群に焦点を当てる．補助筋群（長母指伸筋および浅指屈筋など）の解剖学および身体運動学は，第 8 章で詳細に述べる．手関節の筋の近位付着，遠位付着および神経支配は，付録Ⅱパート F に記載した．また，参考資料として，いくつかの筋の断面図を付録Ⅱパート G にあげた．

図 7.13 に示したように，手関節の内-外および前-後の回転軸は，有頭骨の頭部で交差する．長掌筋などの例外を除いて，回転軸上を通過する力線をもつ筋はない．したがって，少なくとも解剖学的位置からみると，手関節の筋は，矢状面および前額面においてトルクを生成するモーメントアームを備えている．たとえば，長橈側手根伸筋は，内-外回転軸の背側を，前-後回転軸の外側を通過する．もし，この筋だけが収縮したとすれば，手関節は伸展と橈屈をする．この長橈側手根伸筋を使って純粋な橈屈をさせたい場合には，この筋によって起こる目的としない伸展を中和するために他の筋の活性化が必要となる．手関節と手の筋は，合目的的な運動を行う際に，個々が分離して動員されることはめったにない．このような筋の協働は，本章 8 章でさらに発展させていく．

▶手関節伸筋の機能 Function of the Wrist Extensors

筋の解剖学

おもな手関節伸筋は，**長橈側手根伸筋**（extensor carpi radialis longus），**短橈側手根伸筋**（extensor carpi radialis brevis），および**尺側手根伸筋**（extensor carpi ulnaris）である（図 7.22）．指伸筋も有意な手関節の伸展トルクを発生することができるが，おもに指の伸展に関与する．他の補助的な手関節伸筋は，示指伸筋，小指伸筋および長母指伸筋である．

手関節の伸筋

主動作筋群（手関節のみに作用する）
- 長橈側手根伸筋
- 短橈側手根伸筋
- 尺側手根伸筋

補助筋群（手根および手に作用する）
- 指伸筋
- 示指伸筋
- 小指伸筋
- 長母指伸筋

伸展の主動作筋群の近位付着は，上腕骨外側上顆の近傍で，尺骨の後縁（伸筋-回外筋）に位置する（図 6.2, 6.6 参照）. 遠位付着は，長橈側手根伸筋および短橈側手根伸筋が，それぞれ第２および第３中手骨の背側底部に並んで付着する．尺側手根伸筋は，第５中手骨の背側底部に付着する．

手関節の背側および橈背側を通過する筋の腱は，**伸筋支帯**によって所定の位置に固定される（図 7.23）．伸筋支帯は，尺側では尺骨茎状突起，掌側では，尺側手根屈筋の腱，豆状骨，豆中手靱帯に付着する．橈側では，橈骨茎状突起および橈側側副靱帯に付着する．伸筋支帯は手関節の能動運動において，弓弦のように橈骨手根関節から腱が離れてしまうことを防ぐ．

伸筋支帯とその下部の骨のあいだには，腱が滑膜鞘に収まるように６つの線維-骨性コンパートメントがある[35]．臨床家は，しばしばこれらのコンパートメントをローマ数字Ⅰ～Ⅵで表す（図 7.23 参照）．各コンパートメントは，決まった腱群を収容する．腱滑膜炎はしばしばコンパートメントの１つまたは複数で起こり，各コンパートメントに関連する腱の張力を高くする，反復的あるいは強制的な外力によって生ずることが多い[17]．コンパートメントⅠ内での腱や滑膜周辺領域は炎症をとくに生じやすく，ドゥ・ケルバン腱鞘炎（de Quervain's tenosynovitis）とよばれる．この疼痛を引き起こしやすい条件には，電動工具のスイッチを反復して押すこと，道具をつかみながら同時に前腕を回内および回外させること，雑巾を絞ったりすることなどがある．ドゥ・ケルバン腱鞘炎には，フォノフォレシスや

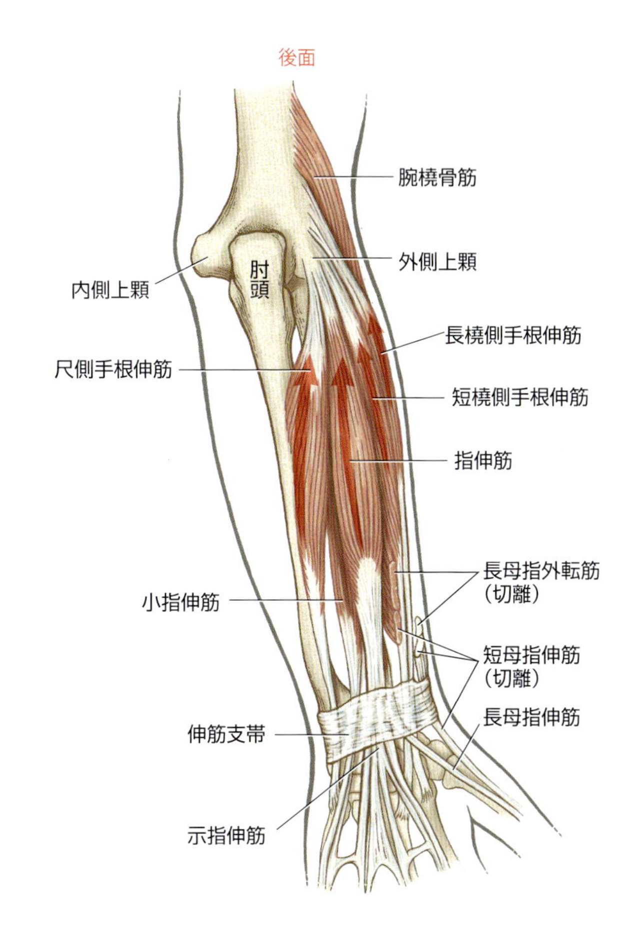

図 7.22　長橈側手根伸筋，短橈側手根伸筋および尺側手根伸筋を主動作筋としての手関節伸筋を示す右前腕の後面図．指伸筋などの補助筋となる手関節伸筋も示している．

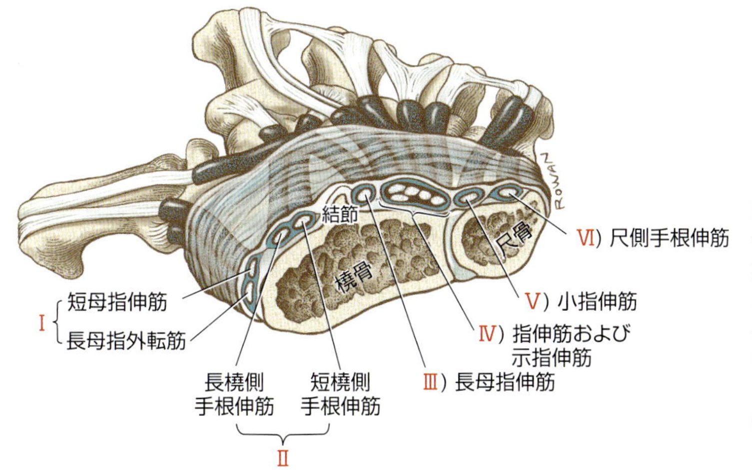

図 7.23　斜めからの背面図．手関節の伸筋支帯を通過している手と指の伸筋の腱の断面図を示す．前腕は，完全回外位にある．手関節の背側面を通過する腱は，伸筋支帯内に埋め込まれた６つの線維-骨性コンパートメントのいずれか１つを通る．ローマ数字は，特定の線維-骨性コンパートメントをグループとして通る腱を示す．滑膜の表層は青色で示す．

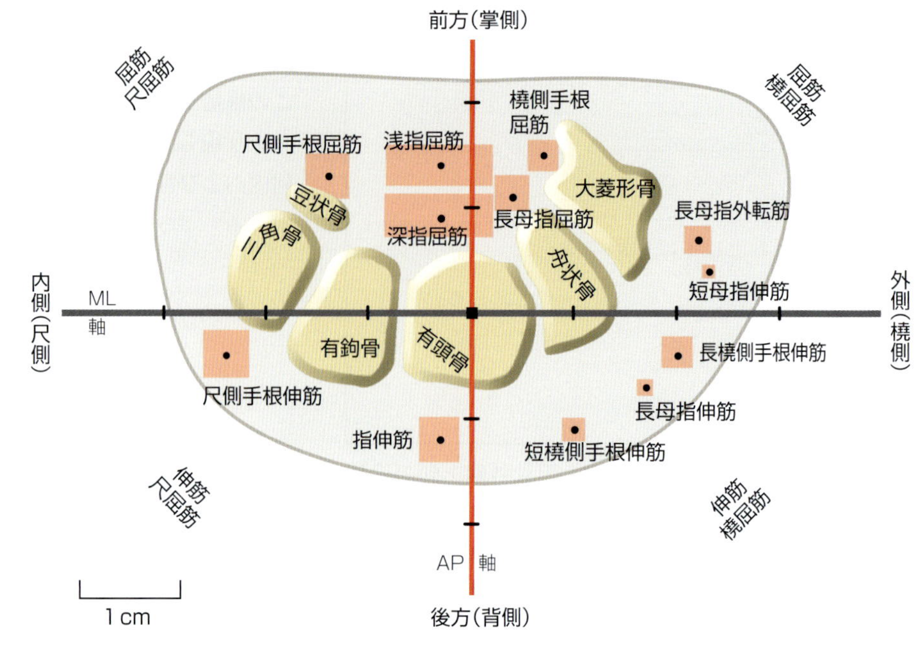

図 7.24　図 7.5 と同様に右の手根管を遠位の方向へ見た断面図．有頭骨頭を中心として，手関節のほとんどの筋の断面積，位置および内的モーメントアームの長さを示す．図上の赤いボックスの大きさは，筋腹の断面積に比例し，それに応じた最大筋力の生成能力を示す．各赤いボックス内の小さな黒い点は，腱の位置を示す．手関節の内-外（ML）回転軸（黒線）および前-後（AP）回転軸（赤）は，有頭骨頭で交差する．特定の作用のためのそれぞれの筋のモーメントアームは，特定の軸と腱のあいだの垂直距離に相当する．各モーメントアーム（cm で表した）の長さは目盛りで示される．手関節が中間位にあると仮定する．

イオントフォレシス，コルチコステロイド注射，アイスパック，手-手関節基部の母指固定スプリント，炎症を起こした動作の修正などの保存療法が一般的である[51]．この保存的治療で炎症が減少しない場合，コンパートメントⅠの開放術が行われることがある．

手関節筋の動きとトルクの運動学的な評価

手関節を通過する大部分の筋の相対位置，断面積および内的モーメントアームの長さのデータは非常に有用である[5, 46, 79, 101]．これらのデータは，手関節の回転軸のおおよその位置を知ることによって，手関節の筋の作用と相対的なトルクを推定するために用いることができる（図 7.24）．たとえば，尺側手根伸筋および尺側手根屈筋を考慮する．回転軸からそれぞれの腱の位置を考慮すれば，尺側手根伸筋は手関節の伸筋および尺屈筋として作用することがわかる．同様に尺側手根屈筋は手関節の屈筋および尺屈筋として働く．両筋は似たような断面積なので，それらはおよそ同等の力のレベルと考えることができる．しかし，2つの筋の相対的なトルクを予測するためには，それぞれの筋の断面領域にモーメントアーム長を乗じて求める．そのために尺側手根伸筋は，手関節の伸筋というよりは，より尺屈筋として働き，尺側手根屈筋は，屈筋および尺屈筋の両方として働くと考えられる．

拳を作るときの手関節伸筋活動

指の屈曲運動を伴う活動中の手関節の伸筋群のおもな機能は，手関節の肢位を定め，安定化することである．とくに，手を握り拳を作る，または強く把持するときに手の伸筋群の役割が大きい．これを実証するために，素早くグーパーを行ったときの，手関節伸筋の強力な同期した活動を観察するとよい．外在性の指屈筋，すなわち深指屈筋および浅指屈筋は，手関節に対して屈筋として有意な内的モーメントアームを有する．手関節屈曲に対してこれらの筋はどれだけてこ比があるかは，図 7.24 で明らかである．手根伸筋は手指屈筋により産生された大きな関節屈曲トルクを相殺しなければならない（図 7.25）．ハンマーのような物体を強く静止して把持する場合，手根伸筋は手関節を約 30～35° の伸展位と 5～15° の尺屈位に保持する[45, 67]．この伸展した肢位は，外在性の指屈筋の長さ-張力関係を最適化し，それによって最大握力の発揮が可能となる（図 7.26）．

把持中に手関節伸筋にかかるこの大きな機械的要求がおそらく手関節伸筋群の病態と関連している．解剖学的因子から，他の手関節伸筋に比べ短橈側手根伸筋のほうが病的な生体力学に関与することを示唆している．短橈側手根伸筋の近位付着の一部は，腕橈関節包および肘の橈側側副靱帯と混ざり合う[63, 96]．したがって，短橈側手根伸筋に過度

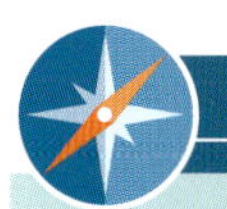

SPECIAL FOCUS 7.4

手根伸筋のオーバーユース症候群：「外側上顆部痛」

軽い把握中に最も活動する手関節の伸筋は短橈側手根伸筋である[76]．把握力が強くなると，尺側手根伸筋，長橈側手根伸筋もまた活動する．これによりハンマーたたきやテニスなどの反復的で力強いグリップを必要とする活動は，手根伸筋の近位付着を過剰なストレス状態にさらされる．この状況は，外側上顆部痛とよばれる疼痛を伴う慢性状態，一般には「テニス肘（tennis elbow）」とよばれる病態の可能性がある．把持に必要な大きな筋力を，上腕骨の外側上顆上の比較的小さな付着部位で吸収しているため，肘のその部位にかかるストレスは非常に大きいと考えられる．

外側上顆部痛の発生率は，通常職場で発生する，手関節と肘にかかる高い身体的負担と関連している[31]．症状としては，疼痛を伴う把握力の低下，受動的な手関節屈曲および前腕回内の疼痛，および外側上顆上の圧痛があげられる．伝統的な保存的治療は，スプリントまたは装具，徒手療法（クロスフリクション・マッサージを含む），非ステロイド性抗炎症薬，手関節伸筋および他の筋のストレッチおよび強化，遠心性筋力運動および超音波，寒冷療法，電気療法，イオントフォレシスのような物理療法を含む[3,4,11,78,104]．

外側上顆部痛の病態生理は完全にはわかっていない．過去に，この状態は，しばしば外側上顆炎とよばれ，手関節伸筋のストレスを受けた近位腱，とくに短橈側手根伸筋が実際に炎症を起こすと考えられていた（したがって，「炎」とよばれてきた）．しかし，いくつかの異なる研究によって，罹患した腱は炎症の指標を示さず，変性の指標を示すことが報告されている[1,43,75]．伝統的におもに炎症過程であると考えられてきたこの症状は，加齢，血管病変および反復微小外傷で観察されたものと類似の不完全な修復過程による変性と考えられるようになった[81,103]．もちろん場合によっては，炎症過程と変性過程の両方が働いている可能性がある．実際の病理学的過程はともかく，外在性指屈筋の強い手関節の屈曲力のバランスをとるために，手関節伸筋に大きな応力がかかるなど，問題の根本には少なくとも部分的に生体力学的原因がある．

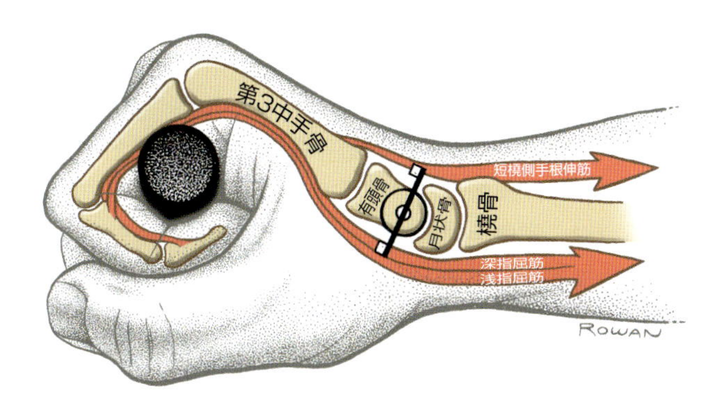

図 7.25　強い把持を行う際の筋の力学作用．外在指屈筋（浅指屈筋および深指屈筋）の収縮は指を屈曲させるが，同時に手関節の屈曲トルクも生じる．短橈側手根伸筋のような手関節伸筋の活動は，指屈筋によって発生する手関節の屈曲傾向を有効に阻止するために必要とされる．このようにして手関節伸筋は指屈筋の最適な長さを維持し，指を効果的に曲げることに作用する．短橈側手根伸筋および外在指屈筋の内的モーメントアームは，黒い太線で示されている．有頭骨内の小さな円は，手関節の内−外回転軸を示す．

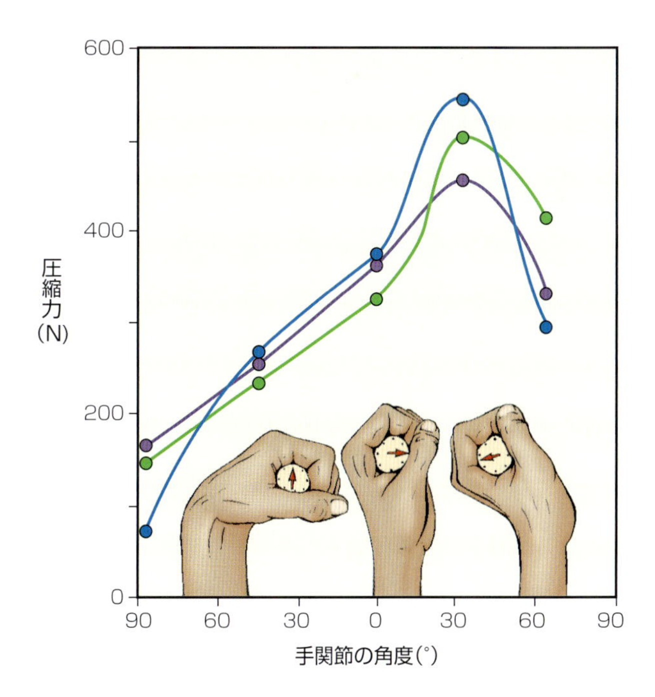

図 7.26　最大努力の把握によって生成される（3 人の）圧縮力が 3 つの異なる手関節肢位で示される．最大握力は，約 30°の手関節伸展で生じる．（Inman VT, Ralston HJ, Todd F: *Human walking*, Baltimore, 1981, Williams & Wilkins の許可を得て引用）

の反復する力が加わると，これらの結合組織が過剰なストレスにさらされ，病的または変性的な変化の原因となる可能性がある．さらに，短橈側手根伸筋の近位腱は，肘の屈曲および伸展中に，上腕骨遠位の上腕骨小頭の側縁に接触

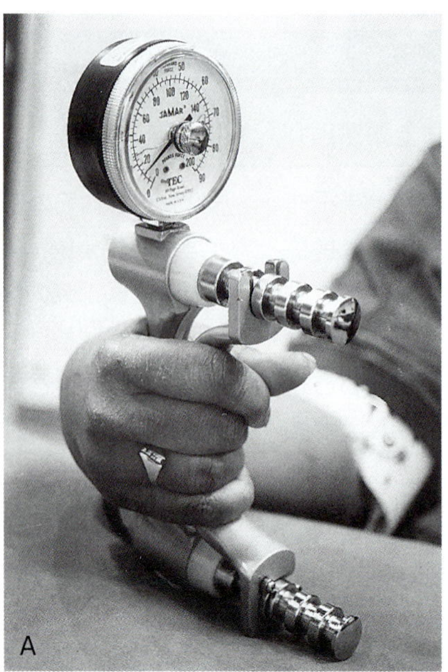

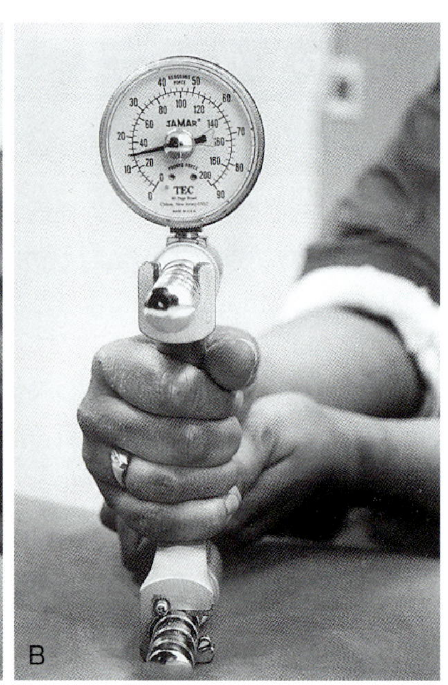

図 7.27　橈骨神経損傷により右手根伸筋が麻痺した人が握力計を用いて最大努力を行っている．(A) 正常に神経支配された指屈筋にもかかわらず，最大握力はわずか約 4.5kg である．(B) 同じ人に対して手関節を安定させ，把握時に手関節の屈曲を防止した．その結果，握力はほぼ 3 倍になっていることに注目されたい．

する．この接触は，この筋の下面を摩擦するように働く[7]．

図 7.26 に示したように，手関節が完全に屈曲すると，握力は著しく減少する．把持力の低下は，2 つの要素の組み合わせによって引き起こされる．第 1 に，おそらく最も重要なのは，手指屈筋が，長さ–張力曲線でみた場合とても短い長さで機能しているため，適切な力を生成できないことである．第 2 に，伸長した指の伸展筋，とくに指伸筋に受動的伸筋トルクを生じ，それによって握力をさらに減少させる．生理学的および生体力学的作用の組み合わせは，手の伸筋が麻痺や筋力低下していると（たとえば橈骨神経損傷），指の屈筋の神経支配が完全であっても，効果的な握力を発生させることは難しいことを説明する．筋力低下の著しい伸筋で最大努力の握力を作り出そうとすると，指と手関節は異常な屈曲位をとる（図 7.27A）．手関節をより背屈位で固定すると，指の屈筋による握力は 3 倍近く増加する（図 7.27B 参照）．徒手あるいは装具で手関節の屈曲を防ぐことは，外在性指屈筋群を伸張位に維持し，より高い力の生成に寄与する．

通常，図 7.27 の症例は，手関節を 10～20° 伸展位で保持するスプリントを着用する．もし橈骨神経が手根伸筋を再支配しない結果となれば，別の筋からの腱を外科的に移行することで伸展トルクを得る方法がある．たとえば，正中神経に支配されている円回内筋を，短橈側手根伸筋の腱に縫合する．3 つの主要な手関節伸筋群のうち，短橈側手根伸筋は手関節の最も中央に位置し，手関節の伸展に対して最も大きなモーメントアームを有する（図 7.24）．

▶手関節屈筋の機能 Function of the Wrist Flexors

筋の解剖学

3 つの主要な手関節屈筋は，**橈側手根屈筋**（flexor carpi radialis），**尺側手根屈筋**（flexor carpi ulnaris）および**長掌筋**（palmaris longus）である（図 7.28）．約 15％の人は長掌筋をもたない．この比率は人種によって大きく異なる[88, 100]．存在する場合でも，しばしば腱の形状や数には差がある．この筋の腱は，腱移植手術のドナーとしてしばしば使用される．

この 3 つの主要な手関節屈筋の腱は，とくに強く等尺性収縮をすると，前腕遠位の掌側で容易に触知できる．触知は難しいが，**掌側手根靱帯**は横手根靱帯近位に位置している．この構造は，伸筋支帯に類似しており，手関節屈筋の腱を安定化させ，屈曲中の過度のねじれを防止する．

他に手関節を屈曲できる補助筋として，外在性の指屈筋である深指屈筋，浅指屈筋，長母指屈筋をあげることができる〔これらの筋を「補助筋」と分類するのは，決してその動作を行う能力が不十分という意味ではない．実際には，断面積と手根屈筋のモーメントアーム（図 7.24 参照）を参照すれば，外在指屈筋の手関節でのトルク発生能力は，主動作筋の能力を上回ることが考えられる〕．中間位で，長母指外転筋と短母指伸筋も，屈曲の小さなモーメントアームを有する（図 7.24 参照）．

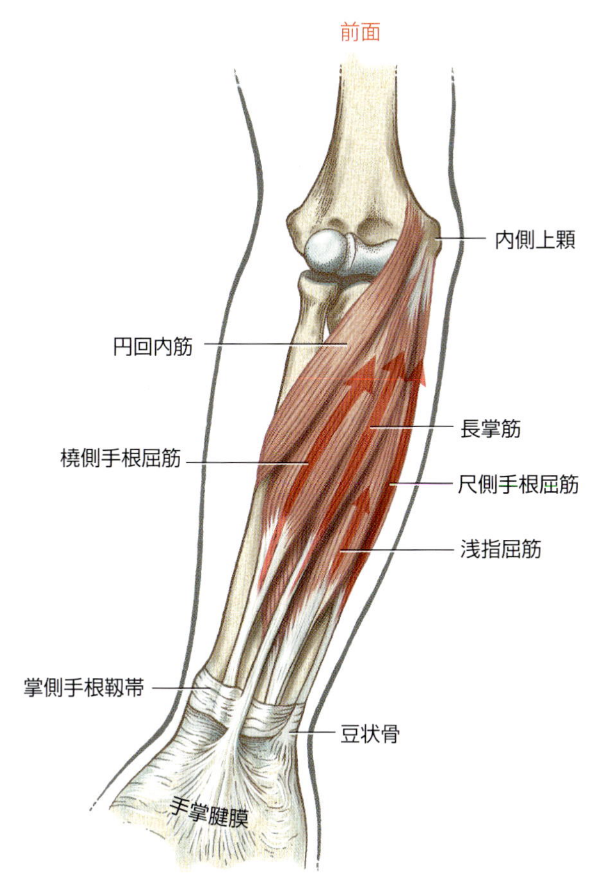

図 7.28　橈側手根屈筋，長掌筋および尺側手根屈筋といった手関節屈曲の主動作筋を示す右前腕の前面図．浅指屈筋（補助的な手関節屈筋）および円回内筋もまた示す．

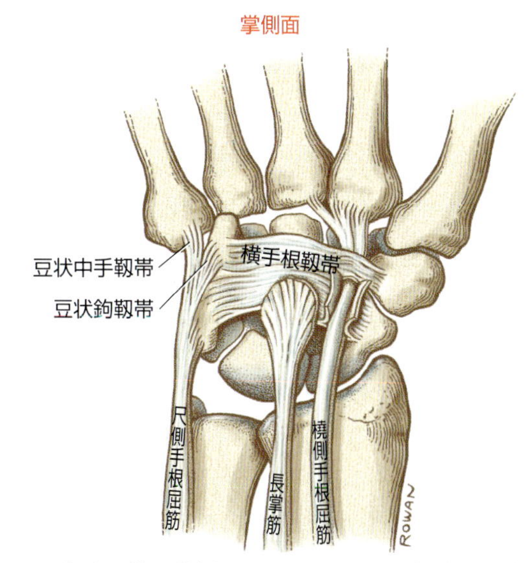

図 7.29　右手関節の掌側面においておもな手関節の屈筋の遠位付着部を示す．橈側手根屈筋の腱は，横手根靱帯の表層線維内の鞘を通ることに留意されたい．長掌筋のほとんどの遠位付着部は，手掌腱膜とともに切離した．

手関節の屈筋

主動作筋（手関節のみに作用する）

- 橈側手根屈筋
- 尺側手根屈筋
- 長掌筋

補助筋（手根および手に作用する）

- 深指屈筋
- 浅指屈筋
- 長母指屈筋
- 長母指外転筋
- 短母指伸筋

主動作屈筋群の近位付着は，上腕骨および尺骨の背側縁の内側屈筋-回内筋上顆およびその周囲である（図 6.2, 6 参照）．正確には，橈側手根屈筋の腱は手根管を通して手関節を通過しない． むしろ，この腱は，隣接する横手根靱帯から伸びた筋膜と大菱形骨の溝によって形成される別のトンネルを通過する（図 7.29）．橈側手根屈筋の腱は，第2およびときに第 3 中手骨の手掌底部に遠位付着する．長掌筋は，おもに掌の厚い腱膜（手掌腱膜）に遠位付着する．尺側手根屈筋の腱は豆状骨に遠位付着し，横手根靱帯の表面に豆鉤靱帯および豆中手靱帯と第 5 中手骨の底部に侵入する．

機能的考察

モーメントアームと断面積に基づき（図 7.24 参照），尺側手根屈筋は，3 つの主要な屈筋群のうち最大の屈曲トルクがあると考えられる．手関節の屈曲運動中，橈側手根屈筋と尺側手根屈筋は，共同筋として一緒に作用し，一方，橈屈および尺屈運動には拮抗する．

尺側手根屈筋の過度な痙性により，脳性麻痺患者はしばしば手関節の屈曲（および尺屈）変形を起こす．手関節での運動バランスを回復させるために外科的腱切離術を行い，その腱を伸筋側へ移行することがある．豆状骨の付近で尺側手根屈筋を完全に離断しても，この筋内の能動的な力により，依然として手関節を屈曲できることが研究によって示されている[12]．このような現象は，深指屈筋と浅指屈筋を含む，尺側手根屈筋の筋と他の屈筋群の筋腹で普通にみられる筋-筋膜結合によって説明される．このような筋と筋のあいだの力の伝播は，一般的に考えられているものよりも強く，類似の遠位付着を共有する他の筋群でも起こりうる．

表 7.1 に示すように，最大努力による筋力評価では，手関節の屈筋群は伸筋群に比べて約 70% 大きな等尺性トルクを生成できる（12.2 Nm : 7.1 Nm）[14]．手関節の屈筋群の

表 7.1　健常男性の最大等尺性トルクの大きさと手関節の肢位

手関節筋群	平均最大トルク (Nm)	最大トルク時の手関節角度
屈曲	12.2 (3.7)[†]	屈曲 40°
伸展	7.1 (2.1)	屈曲 30°～伸展 70°
橈屈	11.0 (2.0)	0°（中間位）
尺屈	9.5 (2.3)	0°（中間位）

Delp SL, Grierson AE, Buchanan TS: Maximum isometric moments generated by the wrist muscles in flexion-extension and radial-ulnar deviation, *J Biomech* 29: 1371, 1996 からのデータ
[†]括弧内は標準偏差.

より大きい総断面積（外在性指屈筋を含む）は，この不均衡の多くを説明できる[33]．手関節屈曲のピークトルクは約40°の屈曲位で生じ，これは手関節が屈曲するにしたがってモーメントアームが急激に長くなるためである[25]．

▶橈屈筋および尺屈筋の機能 Function of the Radial and Ulnar Deviators

橈屈を起こす手関節の筋は，短橈側手根伸筋，長母指伸筋および短橈側手根屈筋，長母指外転筋，長母指屈筋である（図 7.24 参照）．中間位では，長橈側手根伸筋，長母指外転筋は，橈屈トルク発生の断面積およびモーメントアームともに最大である．短母指伸筋は，すべての橈屈筋のなかで最も大きなモーメントアームを有するが，断面積が比較的小さいので，この筋によるトルクの発生は小さい．長母指外転筋および短母指伸筋は，手関節の橈側の安定性に寄与している．表 7.1 に示したように，橈屈筋は尺屈筋よりも約 15％大きな等尺性トルクを発生させる（11.0 Nm：9.5 Nm）[14]．

手根の橈屈筋
- 長橈側手根伸筋
- 短橈側手根伸筋
- 長母指伸筋
- 短母指伸筋
- 橈側手根屈筋
- 長母指外転筋
- 長母指屈筋

ダーツ投げ動作で説明したように，能動的な手関節の伸展運動は，典型的に部分的な橈屈運動を伴う．このような運動学的結合は，ハンマーで釘を打つための準備としてハンマーを持ち上げたときに橈屈筋群の収縮として観察される（図 7.30）[45]．いくつかの動員された筋は，手関節の前-後回転軸の外側を通過すると描かれている．長橈側手根伸筋と橈側手根屈筋の作用についてモーメントアームで示したが，ある運動では 2 つの筋は共同筋となるが，別の運動では拮抗筋として働く．この 2 つの筋の同時収縮の正味の効果により，手関節は橈側に偏位し，ハンマーの最適な把持のために必要な伸展位に保持される．

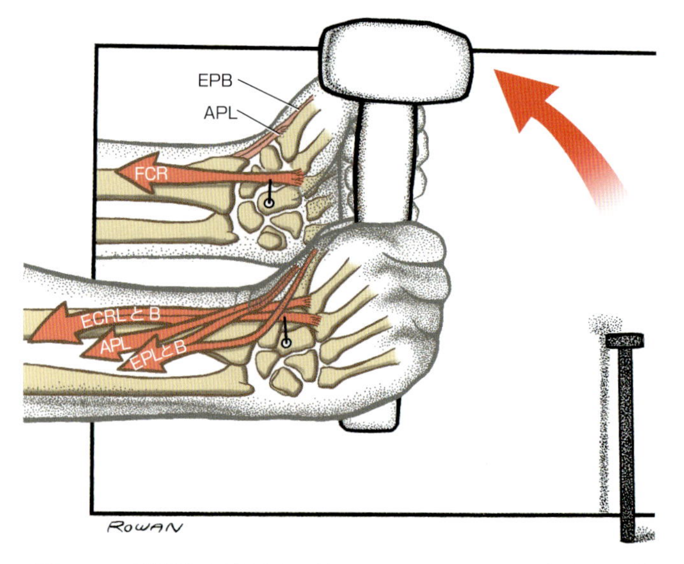

図 7.30　手関節を橈屈する筋によってハンマーで釘を打つ準備を行う．背景の画像は，手関節の手掌面の鏡映である．短橈側手根伸筋（ECRB）および橈側手根屈筋（FCR）のみに示される内的モーメントアームの回転軸は有頭骨である．長母指屈筋は示していない．（APL＝長母指外転筋；ECRL と B＝長橈側手根伸筋と短橈側手根伸筋，EPL と B＝長母指伸筋と短母指伸筋）〔訳注：原著では，背側の長・短母指伸筋腱（EPL と B）が，手関節のあたりで，長・短橈側手根伸筋腱（ECRL と B）の下をくぐっているが，上を通るのが正しいので，原著者に了承を得たうえで，日本語版では図を正した〕

手関節の尺屈を行える筋は尺側手根伸筋，尺側手根屈筋，深指屈筋，浅指屈筋および指伸筋である（図 7.24）．しかし，モーメントアームの長さを加味すると，この作用を最も発揮する筋は，尺側手根伸筋と尺側手根屈筋である．図 7.31 は，ハンマーで釘を打つために収縮する強い 1 対の尺屈筋を示した．手関節をわずかに屈曲することで，手関節は強く尺屈できる．しかしながら，釘を打つときの手関節の全体的な肢位は，ハンマーをしっかりと把握するために引き続き伸展方向に偏位している．

能動的尺屈のために，尺側手根屈筋と尺側手根伸筋が強く機能的に連携しているが，いずれかの筋が損傷した場合，この機能が低下する可能性がある．たとえば，慢性関節リウマチでは，しばしば，尺側手根伸筋腱の遠位付着部付近に炎症や疼痛を引き起こす．疼痛によって尺側手根伸筋が十分作用していない能動的な尺屈運動では，尺側手根屈筋の作用を相殺することができない．その結果，手関節

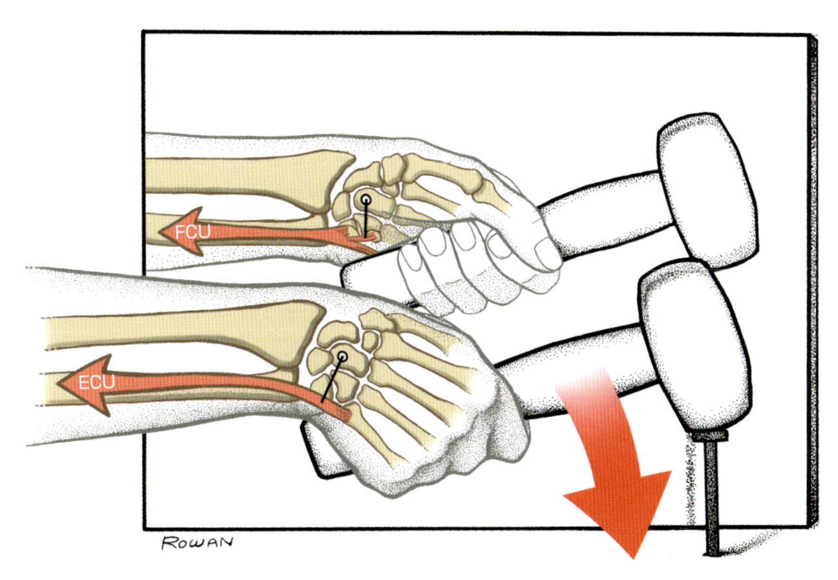

図 7.31　ハンマーで釘を打つ際の尺屈を行う筋を示す．背景の画像は，手関節の手掌面の鏡映である．尺側手根屈筋（FCU）および尺側手根伸筋（ECU）に示される内的モーメントアームの回転軸は有頭骨である．

が屈曲位となり，効果的な把持が困難となる．

手関節の尺屈筋
- 尺側手根伸筋
- 尺側手根屈筋
- 深指屈筋
- 浅指屈筋
- 指伸筋

まとめ

手関節は，2つの主要な関節で構成される．それは橈骨手根関節と手根中央関節である．橈骨手根関節は，橈骨遠位と近位手根骨を接続し，手根中央関節は，手根骨の近位列と遠位列を結合する．これらの関節間の回転や並進運動は，前額面と矢状面の両方で関節運動を可能とするが，ほとんどの自然な動作は両面の要素が組み合わされている，いわゆる「ダーツ投げ動作」である．この動きは，投げる動作，ハンマーを打つ動作，および整容を含む多くの動作に用いられる．

筋活動と靱帯の伸張によって生成される力によって手関節の関節包内運動が誘導される．外傷や疾患のあと，それらの靱帯は，手根骨間の適切なアライメントを維持する能力を失うことがある．このような関節包内運動の障害によって，その接合部に加わるストレスが大きくなると，さらに顕著な不安定性，疼痛および潜在的な変形を生じる．手関節の動きの減少または疼痛は，手の機能，さらには上肢全体の機能を劇的に損なう可能性がある．

手の最適な位置を提供することに加えて，手関節は，上肢の他の2つの重要な機能，すなわち体重支持および前腕の回内と回外の運動学にも関連している．第一に，手関節は，立位または歩行中に足関節が地面からの力と同じように，上肢の遠位端にかかる大きな圧縮力を受けることができなければならない．しかし手関節にかかる圧縮力は，椅子のアームレストを押し上体を持ち上げるときのように環境からの力だけでなく，把持のために生成された筋による内的な力からも生じる．橈骨遠位端の広がった形状は，手根骨に対する荷重反力の低減を助ける．骨間膜および手根骨の近位列内の相対的に柔軟な関節接合部が，手関節を横断する圧縮力をさらに分散する．しばしば，外力はこれらの領域を保護する荷重分散機構の能力を超え，橈骨遠位端骨折，骨間膜の裂傷，三角線維軟骨複合体（TFCC），または他の靱帯，舟状骨および月状骨のような骨の骨折または脱臼のような外傷をもたらすことがある．

また，手関節の形状は前腕の回内および回外運動と強く関連する．この形状の要素は手関節の両側に存在する．橈側では，橈骨手根関節によって，手根骨と橈骨とのあいだの軸回旋が制限される．これによって，手は橈骨の回内と回外に従って動く．橈側の軸回旋が限定されるのに対して，尺側では部分的に軸回旋が許される．大きな尺骨と手根骨のあいだの空間および関連軟部組織は，手根骨の尺骨側を尺骨に緩く結合する．半弾性の連結として作用するTFCCは，手根と強固に結合した橈骨が，尺骨の遠位端のまわりを自由に回内および回外することを可能にする．手関節のこの尺側の動きの自由度がなければ，前腕の回内と回外は顕著に制限される．

重要なことは，手関節を通過するすべての筋は，手関節自体あるいは，より遠位の指に複数の作用をもつことである．その結果，比較的単純な運動であっても複雑な筋同士の相互作用を必要とする．たとえば，手関節を伸展するために少なくとも1対の筋が望ましい橈屈角度に調整しなければならないことに注意されたい．また把握動作でも，手関節の安定を獲得するために手根伸筋群の強い活性化が必要である．このような近位の安定性がなければ，指屈筋は有効に働くことができない．手関節の近位の安定性の喪失は，複数の原因によって生じる．末梢または中枢神経の損傷や疾病，手関節の伸筋群の近位付着である外側上顆部の疼痛，手関節の背側にある6つの線維-骨性コンパートメントの損傷や疾病などで発生する可能性がある．これらの障害がどのようにして手関節の運動に影響するかを理解することは，最も効果的な治療的介入を提供する基本的要素である．

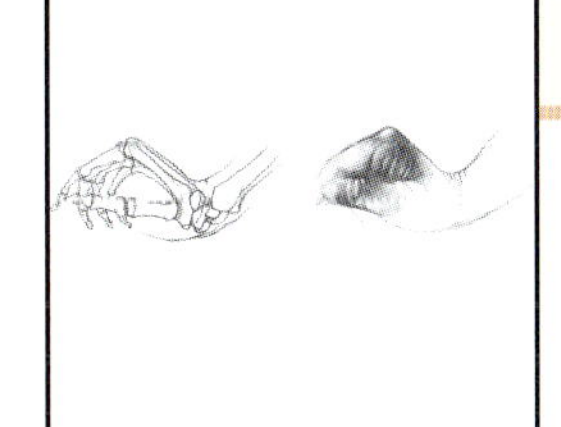

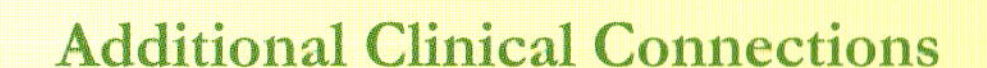

追加的な臨床関連事項　Additional Clinical Connections

CLINICAL CONNECTION 7.1
手関節での「尺骨変異」: 関連する身体運動学および臨床的意義

「尺骨変異」の定義

橈骨と尺骨の遠位端は，橈骨手根関節と尺骨手根空間の２カ所で手根の近位側と接する．橈骨や尺骨の長さの過度の非対称性は，手関節の軟部組織や骨に大きなストレスと損傷を与える可能性がある．多くの場合，とくに過剰な手作業が加わると，手根骨へのストレスが増加し，慢性炎症，疼痛，靱帯の変形や断裂，骨や関節面の変形，握力低下，血行動態の変化につながる．

前腕骨の長さの差は，先天的，外傷または疾患によって起こる可能性がある．手関節でのこれらの骨の相対的な長さを定量化する方法を**尺骨変異**（ulnar variance）とよぶ[69]．この定量化は，**図 7.32** に示すように，前方-後方（PA）X 線画像から決定する．症状のない症例の写真で示すように，尺骨変異が0の場合，前腕骨が遠位で同じ長さとなる．**尺骨プラス変異**（positive ulnar variance）は，尺骨頭が基準線に対して遠位に伸びる距離で示し，**尺骨マイナス変異**（negative ulnar variance）は，尺骨頭がこの線より近位にある距離で示す．尺骨変異の標準的な平均値は，一般に 0～－1 mm であり，標準偏差は約 1.5 mm であると報告されている[87, 113]．

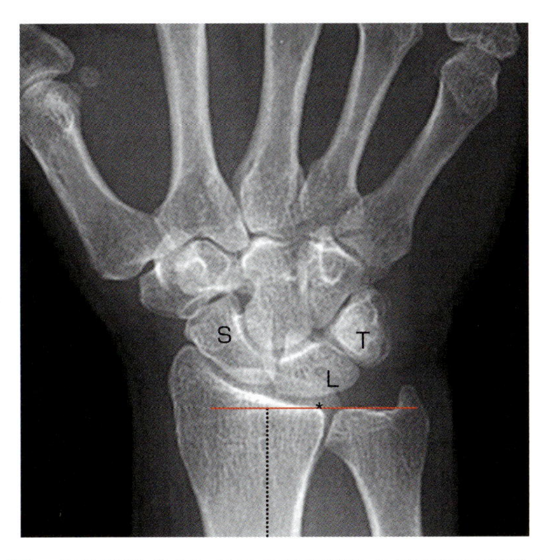

図 7.32　尺骨変異（UV）を示す無症候性の手関節の前後（PA）X 線画像．黒い破線は橈骨長軸と平行に引かれる．次に，赤色の基準線は，橈骨の月状骨窩の軟骨下骨のレベル（＊で示される）で橈骨長軸に対して垂直に引かれる．この基準線と尺骨頭の最も遠位の部分とのあいだの距離が尺骨変異の尺度である．この画像は尺骨変異は 0 であるが，「中間位 UV」とよばれることが多い（L＝月状骨，S＝舟状骨，T＝三角骨）．（X 線画像提供：Jon Marion, OTR, CHT, および Thomas Hitchcock, MD, Marshfield Clinic, Marshfield, WI）

静的な X 線画像では，健常者では，ゼロに近い尺骨変異が期待されるが，特定の能動運動によって尺骨変異はいくらか変動する．たとえば，第 6 章で説明したように，前腕回内筋の収縮は，橈骨をわずかに近位に引っ張る[59]．わずかであるが，この橈骨の移動は，肘と手関節の両方で明確に確認されている．図 6.29 に示したように，回内運動時の橈骨の近位への移動は，腕橈関節における圧縮力を増加させる．また，この筋収縮によって起こる橈骨の近位への移動は，手関節においてわずかな**尺骨プラス変異**となる（すなわち，尺骨頭は，橈骨に対してより遠位に位置する）[36]．把握動作に伴う筋収縮も橈骨を近位に引っ張り，尺骨プラス変異を 1～2 mm 増加させることが示されている[21]（**尺骨変異**という用語は尺骨の変位を意味するが，その変異はもっぱら橈骨の変位によって生じ，通常，安定した腕尺関節により尺骨の移動は制限されている）．

前腕の回内や把握動作に伴う尺骨変異の自然な変化は，実際には 1～2 mm と小さい．隣接する骨を覆う三角線維軟骨複合体（TFCC）および関節軟骨の可撓性は通常，生理学的な悪い影響を引き起こすことなく，この小さな運動に対応する．しかし，1～2 mm を超える著しい尺骨変異は，手関節および遠位橈尺関節に機能障害を引き起こす可能性があり，これは重症かつ深刻な状態になりうる．以下の項では，関連する身体運動学や治療に対する示唆を含

追加的な臨床関連事項

め，そういった症例をとりあげる．

過度の尺骨変異の原因と病態力学の例

尺骨プラス変異

いくつかの因子により，尺骨は橈骨よりも遠位に位置することがある．図 7.33 は，遠位橈尺関節の脱臼により，その後 6 mm の尺骨プラス変異を生じた患者の例である．患者は，尺骨手根間隙の激しい疼痛を 9 カ月間経験し，いくども失業を経験した．患者は最終的に尺骨の外科的短縮によって，遠位橈尺関節を再整列しなければならなかった．

過度の尺骨プラス変異は，しばしば「尺骨突き上げ症候群（ulnar impaction syndrome）」に関連し，三角線維軟骨（TFC）の中央部の無血管部分，三角骨，または月状骨に尺骨遠位部がぶつかることが特徴である．重度の場合，尺骨突き上げは TFC の炎症および変性に進行することがある．図 7.34 は，活動的な 54 歳の工場労働者の尺骨突き上げ症候群の 1 例である．患者の疼痛は，尺屈位で行う作業，体重負荷や前腕を回内しながら強く握るなどのように，尺骨変異による突き上げが増加することによって誘発された．この患者は 10 代半ばに橈骨を骨折し，その結果，橈骨が短縮し近位変形が起きた．圧縮骨折または橈骨頭の外科的除去により短縮された橈骨は，尺骨突き上げ症候群の誘発因子になる．一般に，骨間膜が断裂した場合，橈骨の近位移動の可能性が増加する．第 6 章で説明したように，骨間膜の重要で巧妙な機能は，橈骨の近位移動を制御することである．

尺骨マイナス変異

図 7.35 は，先天的に短い尺骨に続発する手関節の尺骨マイナス変異の重症例である．尺骨短縮は遠位橈尺関節の協調性に影響を与え，関節のストレスを増大させた[64]．患者の身体的に厳しい職業と相まって，関節に加えられるストレスの増加は，結局，TFCC のほとんどの構成要素の断裂を含む不安定性および変形性関節炎を引き起こした．この 42 歳女性の主訴は，尺骨部分の耐えがたい疼痛

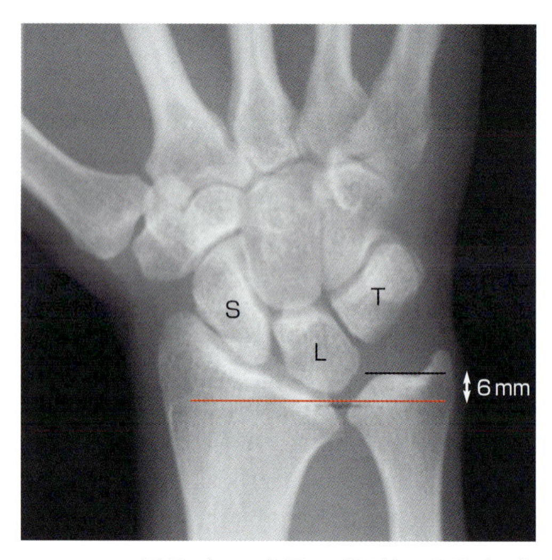

図 7.33　6 mm の尺骨プラス変異の手関節の前後（PA）X 線画像．遠位橈尺関節がずれていることに注目されたい（L＝月状骨，S＝舟状骨，T＝三角骨）．（X 線画像提供：Jon Marion, OTR, CHT, および Thomas Hitchcock, MD, Marshfield Clinic, Marshfield, WI）

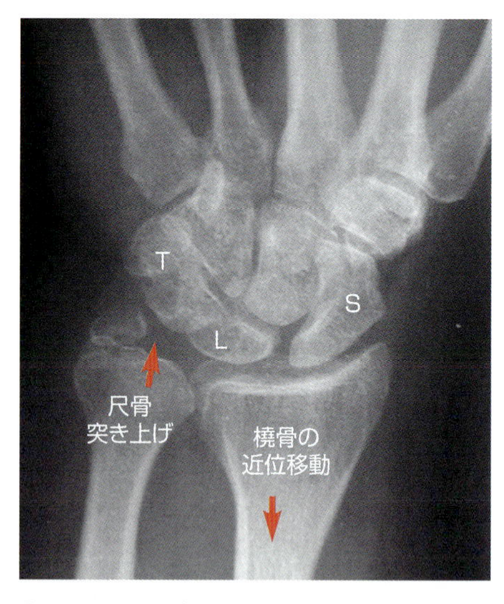

図 7.34　「尺骨突き上げ症候群」と診断された患者の手関節の前後（PA）X 線画像．患者は，橈骨の短縮（骨折）に続いて，近位への移動により 5mm の尺骨プラス変異となった．尺骨手根間隙への尺側頭の相対遠位突出に注目されたい．また，(1) 尺側頭のすぐ遠位の大きな骨棘，(2) 月状骨と三角骨とのあいだの関節間隙の喪失，および (3) おそらく舟状月状靱帯の断裂による舟状骨と月状骨の離解（骨折を伴わない骨の分離）がみられる（L＝月状骨，S＝舟状骨，T＝三角骨）．（X 線画像提供：Ann Porretto-Loehrke, DPT, CHT, および John Bax, MD, PhD, Hand and Upper Extremity Center of Northeast Wisconsin, Appleton, WI）

追加的な臨床関連事項

と，不安定性（ポッピング音を伴う），前腕（とくに回外）の運動の顕著な制限であった．

激しい疼痛と遠位橈尺関節と手関節の尺側の機能低下および喪失の場合に外科的介入が必要となる．このような遠位橈尺関節で機能を回復させる手術の1つにソーベ・カパンジー法（Sauvé-Kapandji procedure）がある．この手術の最初のステップは，不安定で疼痛を伴う遠位橈尺関節をネジを用いて癒合させることである（**図7.36**）．次に，癒合した関節から近位1～2cmの部位の尺骨を1cmほど切除する．この結果として生じる空間が，「新しい」遠位橈尺関節として機能する「疑似関節」（偽関節）になる．近位の尺骨に対して，橈骨，手根骨，および残りの遠位尺骨がすべて固定単位として回転することにより回内および回外が起こる．尺骨の近位「断端」を安定させるために，通常，方形回内筋および尺側手根伸筋の付着部が用いられる[52]．またしっかりとした骨間膜も近位尺骨に安定性を与える．

ソーベ・カパンジー法の成功例では，少なくとも機能的には，手関節および遠位前腕において疼痛のない運動が可能となる．しっかりとしたTFCCとともに，尺骨の短い遠位（癒合）部分は，手関節の尺側の安定した基部として作用し，これは体重を支える活動の際にとくに有用である[8]．

遠位橈尺関節およびTFCCの変性に加えて，尺骨マイナス変異は，しばしばキーンベック病，すなわち，月状骨の断片化を引き起こす[86]（SPECIAL FOCUS 7.1参照）．図7.35で示した症例と同様に，より遠位に突出した橈骨が月状骨に対してぶつかり，月状骨の断片化と無腐性壊死が起こる．キーンベック病の外科的処置は，尺骨の延長，橈骨の短縮，または非常に重篤な場合，手根骨の近位列の部分的または完全切除を行う可能性がある[47, 86]．これらの手技はすべて，月状骨のストレスを軽減することを目的としている．

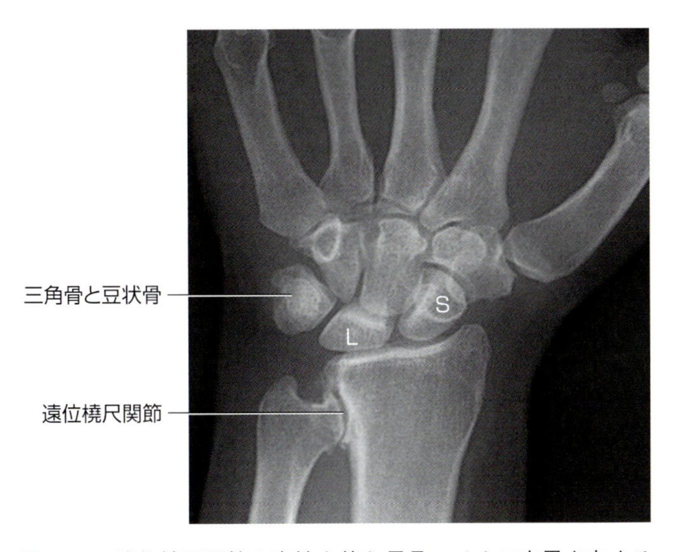

図7.35　遠位橈尺関節の変性を伴う尺骨マイナス変異を有する手関節の前後（PA）X線画像（L＝月状骨，S＝舟状骨）．（X線画像提供：Jon Marion, OTR, CHT, およびThomas Hitchcock, MD, Marshfield Clinic, Marshfield, WI）

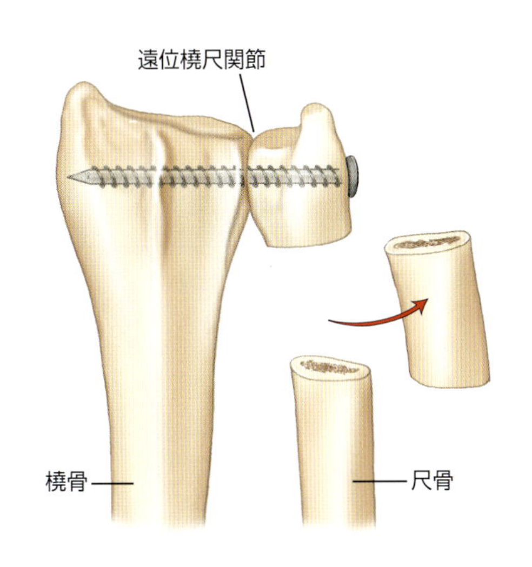

図7.36　手関節に実施されるソーベ・カパンジー法．遠位橈尺関節を固定し，尺骨に偽関節を増設する．（Saunders R, Astifidis R, Burke SL, et al: *Hand and upper extremity rehabilitation: a practical guide*, ed 4, St Louis, 2015, Churchill Livingstoneより引用）

追加的な臨床関連事項

CLINICAL CONNECTION 7.2
橈骨遠位端骨折の生体力学的影響の可能性

橈骨遠位端骨折は，手をついて転倒することによって起こる，よくある上肢の整形外科外傷である．橈骨遠位端骨折は，関節内または関節外，転位の有無で分類される．**図 7.37** は直交する 2 方向からの X 線画像で，40 歳の女性の橈骨の関節外骨折であり，また転位のある骨折症例である．2 つの画像が異なる特徴を示すことに注目して欲しい．前後方向（PA）表示した**図 7.37A** は，橈側骨折（矢印）の横断範囲を示す．骨折線は橈骨茎状突起の近位約 2.5 cm から尺骨切痕の付近まで伸びている．PA の X 線画像では，橈骨が大きく転位しているようにはみえないことに注目されたい．側面の X 線画像である**図 7.37B** では，橈骨**遠位端**が，画像の水平線（**黒線**）に対して約 25°（**赤線**）**背側に**偏位していることがわかる．橈骨遠位端は通常，約 10° の**掌側傾斜**（挿入図に示した）を示すので，骨折によって生じた実際の偏位は 35° に近い．骨折の重症度と範囲を評価するには，少なくとも 2 つの X 線画像が必要であるといえる．さらには第3斜位像も必要である．

未治療のまま放置すると，図 7.37 に示したように，橈骨は異常な位置で治癒する可能性が高く，橈骨遠位関節および遠位橈尺関節の両方の運動と機能に大きな影響を及ぼす[39, 65, 71]．この両関節における適合性の低下は，潜在的に変形性関節炎を起こすような高いストレスの領域を作る．骨折が関節内の場合，この変形性関節炎の可能性はさらに高くなり，4 症例の骨折のうち約 1 症例は変形性関節炎を発症する[109]．さらに，著しく転位または粉砕した骨折では，橈骨は機能的に短くなり，手関節に悪影響を起こしやすい．生体力学的には，これらは，三角線維軟骨（TFC）を含む遠位橈尺関節内の月状骨およびそのほかの構成要素のストレスを高める**尺骨プラス変異**となる可能性がある．生理学的には，永久に短縮した橈骨は，外在性指屈筋群を含め，手関節を走行する筋の長さ-張力関係に影響を与える可能性がある．著しく背側に転位した骨折は，軟部組織の短縮がなくても，手関節の機能的屈曲の制限をもたらし，同様に，有意に掌側に転位した骨折の場合，伸展に若干の制限をもたらす．

上述の理由から，骨折した橈骨遠位端を，ほぼ正常なアライメントに戻すことが，整形外科手術の重要な目標となる．したがって遠位橈骨骨折は，剛性のギプスまたは手術によって固定し治療する．手術では，金属を使った内固定や創外固定が行われる．治療方法の選択は，骨折の転位が

骨折した橈骨遠位端

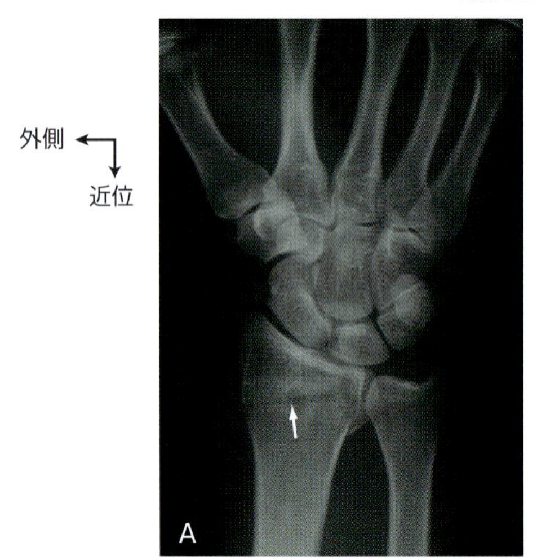

前後方向(PA)表示

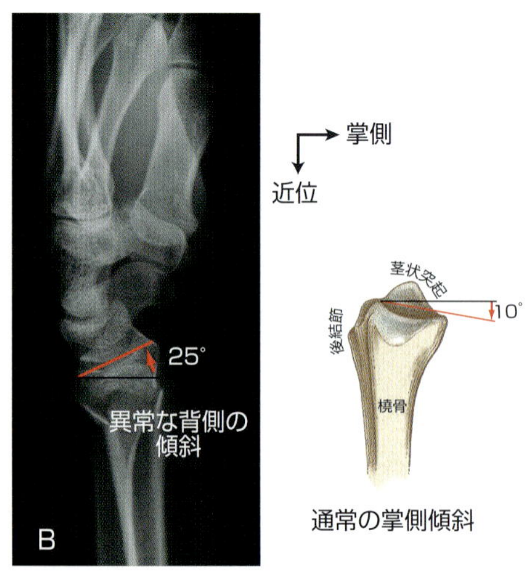

側面

図 7.37　40 歳女性において橈骨遠位端骨折（Colles' fracture）のため偏位した関節外骨折の 2 つの図．（A）前後図，（B）側面図．橈骨遠位端の断片は，約 25° で背側に異常に偏位していること（B）に注目されたい．右の挿入図は，橈骨遠位の正常な掌側傾斜を示す．

追加的な臨床関連事項

著しいか，または粉砕されているか，患者の年齢および活動レベル，そして骨粗鬆症のような随伴疾患の存在など，多くの要因によって左右される．

整形外科治療の選択に関係なく，最終的な目標は，最適な位置で橈骨が治癒することである．骨折による転位がほんのわずかで安定している場合，治療は整復後に簡単なギプス固定とすることがある．この処置は外科手術を避けるという利点があるが，場合によっては骨折部位を完全に固定できないという欠点がある．骨折部位が堅固に固定されていない場合，過度の能動運動や過度の筋活動，あるいは体重負荷（とくに最初の数週間）により，遠位橈骨がズレて，その位置にとどまることで，整復前の状態に戻る可能性がある．これが起こるか，または疑われる場合には，臨床家は術後リハビリテーションで保護的なアプローチをとる必要がある．しかし，保護しすぎると，骨折部の近位や遠位だけでなく，手関節においても筋および軟部組織に拘縮を起こすことがある．各患者の状況は千差万別であり，本章ですべてを網羅することはできない．橈骨遠位端骨折後の整形外科および治療管理に関するガイドラインは，他の情報源で入手可能である[93, 95]．

整形外科手術は，橈骨遠位端骨折が著しく転位した場合，または関節内にある場合，またはギプスで固定することが実用的でなく賢明でない場合に検討される．外科手術は，骨折部位を即座にかつしっかりと固定できる利点があり，それによって骨折の治癒において最適な位置を保つことができる．医学的に適切であれば，能動的な関節可動域運動は，ギプスによる固定よりも早く開始することができる．このようなアプローチは，上肢全体の固定による筋や軟部組織の拘縮を最小限にすることができる．

文 献

1. Alfredson H, Ljung BO, Thorsen K, et al: In vivo investigation of ECRB tendons with microdialysis technique—no signs of inflammation but high amounts of glutamate in tennis elbow. *Acta Orthop Scand* 71:475–479, 2000.
2. Arimitsu S, Murase T, Hashimoto J, et al: A three-dimensional quantitative analysis of carpal deformity in rheumatoid wrists. *J Bone Joint Surg Br* 89:490–494, 2007.
3. Bhatt JB, Glaser R, Chavez A, et al: Middle and lower trapezius strengthening for the management of lateral epicondylalgia: a case report. *J Orthop Sports Phys Ther* 43(11):841–847, 2013.
4. Bisset LM, Collins NJ, Offord SS: Immediate effects of 2 types of braces on pain and grip strength in people with lateral epicondylalgia: a randomized controlled trial. *J Orthop Sports Phys Ther* 44(2):120–128, 2014.
5. Brand PW, Beach RB, Thompson DE: Relative tension and potential excursion of muscles in the forearm and hand. *J Hand Surg Am* 6:209–219, 1981.
6. Buijze GA, Dvinskikh NA, Strackee SD, et al: Osseous and ligamentous scaphoid anatomy: Part II. Evaluation of ligament morphology using three-dimensional anatomical imaging. *J Hand Surg Am* 36(12):1936–1943, 2011.
7. Bunata RE, Brown DS, Capelo R: Anatomic factors related to the cause of tennis elbow. *J Hand Surg Am* 89:1955–1963, 2007.
8. Carter PB, Stuart PR: The Sauve-Kapandji procedure for post-traumatic disorders of the distal radio-ulnar joint. *J Bone Joint Surg Br* 82:1013–1018, 2000.
9. Chidgey LK, Dell PC, Bittar ES, et al: Histologic anatomy of the triangular fibrocartilage. *J Hand Surg Am* 16:1084–1100, 1991.
10. Crisco JJ, Heard WM, Rich RR, et al: The mechanical axes of the wrist are oriented obliquely to the anatomical axes. *J Bone Joint Surg Am* 93(2):169–177, 2011.
11. Cullinane FL, Boocock MG, Trevelyan FC: Is eccentric exercise an effective treatment for lateral epicondylitis? A systematic review [Review]. *Clin Rehabil* 28(1):3–19, 2014.
12. de Bruin M, Smeulders MJ, Kreulen M: Flexor carpi ulnaris tenotomy alone does not eliminate its contribution to wrist torque. *Clin Biomech (Bristol, Avon)* 26(7):725–728, 2011.
13. de Lange A, Kauer JM, Huiskes R: Kinematic behavior of the human wrist joint: a roentgen-stereophotogrammetric analysis. *J Orthop Res* 3:56–64, 1985.
14. Delp SL, Grierson AE, Buchanan TS: Maximum isometric moments generated by the wrist muscles in flexion-extension and radial-ulnar deviation. *J Biomech* 29:1371–1375, 1996.
15. Dobyns JH, Cooney WP: Classification of carpal instability. In Cooney WP, Linscheid R, Dobyns JH, editors: *The wrist*, St Louis, 1998, Mosby.
16. Duckworth AD, Buijze GA, Moran M, et al: Predictors of fracture following suspected injury to the scaphoid. *J Bone Joint Surg Br* 94(7):961–968, 2012.
17. Elfenbein DH, Rettig ME: The digital extensor mechanism of the hand [Review, 8 refs]. *Bull Hosp Joint Dis* 59(4):183–188, 2000.
18. Elnikety S, El-Husseiny M, Kamal T, et al: Patient satisfaction with postoperative follow-up by a hand therapist. *Musculoskeletal Care* 10(1):39–42, 2012.
19. Ferreres A, Suso S, Ordi J, et al: Wrist denervation. Anatomical considerations. *J Hand Surg [Br]* 20:761–768, 1995.
20. Formica D, Charles SK, Zollo L, et al: The passive stiffness of the wrist and forearm. *J Neurophysiol* 108(4):1158–1166, 2012.
21. Friedman SL, Palmer AK, Short WH, et al: The change in ulnar variance with grip. *J Hand Surg Am* 18:713–716, 1993.
22. Gardner MJ, Crisco JJ, Wolfe SW: Carpal kinematics. *Hand Clin* 22:413–420, 2006.
23. Gelberman RH, Gross MS: The vascularity of the wrist. Identification of arterial patterns at risk. *Clin Orthop Relat Res* 202:40–49, 1986.
24. Gofton WT, Gordon KD, Dunning CE, et al: Soft-tissue stabilizers of the distal radioulnar joint: an in vitro kinematic study. *J Hand Surg Am* 29:423–431, 2004.
25. Gonzalez RV, Buchanan TS, Delp SL: How muscle architecture and moment arms affect wrist flexion-extension moments. *J Biomech* 30(7):705–712, 1997.
26. Gray DJ, Gardner E: The innervation of the joints of the wrist and hand. *Anat Rec* 151:261–266, 1965.
27. Gupta A, Moosawi NA: How much can carpus rotate axially? An in vivo study. *Clin Biomech (Bristol, Avon)* 20:172–176, 2005.
28. Hagert E: Proprioception of the wrist joint: a review of current concepts and possible implications on the rehabilitation of the wrist [Review, 100 refs]. *J Hand Ther* 23(1):2–16, 2010.
29. Hagert E, Garcia-Elias M, Forsgren S, et al: Immunohistochemical analysis of wrist ligament innervation in relation to their structural composition. *J Hand Surg Am* 32(1):30–36, 2007.
30. Hagert E, Persson JKE, Werner M, et al: Evidence of wrist proprioceptive reflexes elicited after stimulation of the scapholunate interosseous ligament. *J Hand Surg Am* 34:642–651, 2009.
31. Herquelot E, Bodin J, Roquelaure Y, et al: Work-related risk factors for lateral epicondylitis and other cause of elbow pain in the working population. *Am J Ind Med* 56(4):400–409, 2013.
32. Holveck A, Wolfram-Gabel R, Dosch JC, et al: Scaphotrapezial ligament: normal arthro-CT and arthro-MRI appearance with anatomical and clinical correlation. *Surg Radiol Anat* 33(6):473–480, 2011.
33. Holzbaur KR, Delp SL, Gold GE, et al: Moment-generating capacity of upper limb muscles in healthy adults. *J Biomech* 40:2442–2449, 2007.
34. Ishii S, Palmer AK, Werner FW, et al: An anatomic study of the ligamentous structure of the triangular fibrocartilage complex. *J Hand Surg Am* 23:977–985, 1998.
35. Iwamoto A, Morris RP, Andersen C, et al: An anatomic and biomechanic study of the wrist extensor retinaculum septa and tendon compartments. *J Hand Surg Am* 31:896–903, 2006.
36. Jung JM, Baek GH, Kim JH, et al: Changes in ulnar variance in relation to forearm rotation and grip. *J Bone Joint Surg Br* 83:1029–1033, 2001.
37. Kamal RN, Rainbow MJ, Akelman E, et al: In vivo triquetrum-hamate kinematics through a simulated hammering task wrist motion. *J Bone Joint Surg Am* 94(12):e85, 2012.
38. Kaufmann R, Pfaeffle J, Blankenhorn B, et al: Kinematics of the midcarpal and radiocarpal joints in radioulnar deviation: an in vitro study. *J Hand Surg Am* 30:937–942, 2005.
39. Kihara H, Palmer AK, Werner FW, et al: The effect of dorsally angulated distal radius fractures on distal radioulnar joint congruency and forearm rotation. *J Hand Surg Am* 21:40–47, 1996.
40. Kijima Y, Viegas SF: Wrist anatomy and biomechanics [Review, 24 refs]. *J Hand Surg Am* 34(8):1555, 2000.
41. Kitay A, Wolfe SW: Scapholunate instability: current concepts in diagnosis and management. *J Hand Surg Am* 37A:2175–2196, 2012.
42. Kobayashi M, Berger RA, Nagy L, et al: Normal kinematics of carpal bones: a three-dimensional analysis of carpal bone motion relative to the radius. *J Biomech* 30:787–793, 1997.
43. Kraushaar BS, Nirschl RP: Tendinosis of the elbow (tennis elbow). Clinical features and findings of histological, immunohistochemical, and electron microscopy studies. *J Bone Joint Surg Am* 81:259–278, 1999.
44. Kuo CE, Wolfe SW: Scapholunate instability: current concepts in diagnosis and management. *J Hand Surg Am* 33:998–1013, 2008.
45. Leventhal EL, Moore DC, Akelman E, et al: Carpal and forearm kinematics during a simulated hammering task. *J Hand Surg Am* 35(7):1097–1104, 2010.
46. Liber RL: *Skeletal muscle structure, function and plasticity: the physiologic basis of rehabilitation*, ed 3, Philadelphia, 2010, Lippincott Williams & Wilkins.
47. Lichtman DM, Lesley NE, Simmons SP: The classification and treatment of Kienböck's disease: the state of the art and a look at the future [Review]. *J Hand Surg Eur Vol* 35(7):549–554, 2010.
48. Linscheid RL: Kinematic considerations of the wrist. *Clin Orthop Relat Res* 202:27–39, 1986.
49. Lutsky K, Beredjiklian PK: Kienböck disease [Review]. *J Hand Surg Am* 37(9):1942–1952, 2012.
50. Majima M, Horii E, Matsuki H, et al: Load transmission through the wrist in the extended position. *J Hand Surg Am* 33:182–188, 2008.
51. McDermott JD, Ilyas AM, Nazarian LN, et al: Ultrasound-guided injections for de Quervain's tenosynovitis. *Clin Orthop Relat Res* 470(7):1925–1931, 2012.
52. Minami A, Kato H, Iwasaki N: Modification of the Sauve-Kapandji procedure with extensor carpi ulnaris tenodesis. *J Hand Surg Am* 25:1080–1084, 2000.
53. Mitsuyasu H, Patterson RM, Shah MA, et al: The role of the dorsal intercarpal ligament in dynamic and static scapholunate instability. *J Hand Surg Am* 29:279–288, 2004.
54. Moojen TM, Snel JG, Ritt MJ, et al: In vivo analysis of carpal kinematics and comparative review of the literature. *J Hand Surg Am* 28:81–87, 2003.
55. Moore DC, Crisco JJ, Trafton TG, et al: A digital database of wrist bone anatomy and carpal kinematics. *J Biomech* 40:2537–2542, 2007.
56. Moritomo H, Apergis EP, Herzberg G, et al: 2007 IFSSH committee report of wrist biomechanics committee: biomechanics of the

so-called dart-throwing motion of the wrist. *J Hand Surg Am* 32:1447–1453, 2007.
57. Moritomo H, Murase T, Arimitsu S, et al: Change in the length of the ulnocarpal ligaments during radiocarpal motion: possible impact on triangular fibrocartilage complex foveal tears. *J Hand Surg Am* 33(8):1278–1286, 2008.
58. Moritomo H, Murase T, Goto A, et al: Capitate-based kinematics of the midcarpal joint during wrist radioulnar deviation: an in vivo three-dimensional motion analysis. *J Hand Surg Am* 29:668–675, 2004.
59. Morrey BF, An KN, Stormont TJ: Force transmission through the radial head. *J Bone Joint Surg Am* 70:250–256, 1988.
60. Nair R: Total wrist arthroplasty [Review]. *J Orthop Surg* 22(3):399–405, 2014.
61. Neumann DA: Observations from cineradiography analysis, 2015, unpublished work.
62. Nikolopoulos F, Apergis E, Kefalas V, et al: Biomechanical properties of interosseous proximal carpal row ligaments. *J Orthop Res* 29(5):668–671, 2011.
63. Nimura A, Fujishiro H, Wakabayashi Y, et al: Joint capsule attachment to the extensor carpi radialis brevis origin: an anatomical study with possible implications regarding the etiology of lateral epicondylitis. *J Hand Surg Am* 39(2):219–225, 2014.
64. Nishiwaki M, Nakamura T, Nagura T, et al: Ulnar-shortening effect on distal radioulnar joint pressure: a biomechanical study. *J Hand Surg Am* 33:198–205, 2008.
65. Nishiwaki M, Welsh M, Gammon B, et al: Distal radioulnar joint kinematics in simulated dorsally angulated distal radius fractures. *J Hand Surg Am* 39(4):656–663, 2014.
66. Nobauer-Huhmann IM, Pretterklieber M, Erhart J, et al: Anatomy and variants of the triangular fibrocartilage complex and its MR appearance at 3 and 7T [Review]. *Semin Musculoskelet Radiol* 16(2):93–103, 2012.
67. O'Driscoll SW, Horii E, Ness R, et al: The relationship between wrist position, grasp size, and grip strength. *J Hand Surg Am* 17:169–177, 1992.
68. Ogunro S, Ahmed I, Tan V: Current indications and outcomes of total wrist arthroplasty [Review]. *Orthop Clin North Am* 44(3):371–379, 2013.
69. Palmer AK, Glisson RR, Werner FW: Ulnar variance determination. *J Hand Surg Am* 7:376–379, 1982.
70. Palmer AK, Werner FW: Biomechanics of the distal radioulnar joint. *Clin Orthop Relat Res* 187:26–35, 1984.
71. Park MJ, Cooney WP, III, Hahn ME, et al: The effects of dorsally angulated distal radius fractures on carpal kinematics. *J Hand Surg Am* 27:223–232, 2002.
72. Patterson RM, Nicodemus CL, Viegas SF, et al: High-speed, three-dimensional kinematic analysis of the normal wrist. *J Hand Surg Am* 23:446–453, 1998.
73. Peltier LF: The classic. Concerning traumatic malacia of the lunate and its consequences: degeneration and compression fractures. Translation of 1910 article. Privatdozent Dr. Robert Kienbock. *Clin Orthop Relat Res* 150:4–8, 1980.
74. Picha BM, Konstantakos EK, Gordon DA: Incidence of bilateral scapholunate dissociation in symptomatic and asymptomatic wrists. *J Hand Surg Am* 37(6):1130–1135, 2012.
75. Potter HG, Hannafin JA, Morwessel RM, et al: Lateral epicondylitis: correlation of MR imaging, surgical, and histopathologic findings. *Radiology* 196:43–46, 1995.
76. Radonjic D, Long C: Kinesiology of the wrist. *Am J Phys Med* 50:57–71, 1971.
77. Rainbow MJ, Kamal RN, Leventhal E, et al: In vivo kinematics of the scaphoid, lunate, capitate, and third metacarpal in extreme wrist flexion and extension. *J Hand Surg Am* 38(2):278–288, 2013.
78. Raman J, MacDermid JC, Grewal R: Effectiveness of different methods of resistance exercises in lateral epicondylosis—a systematic review [Review]. *J Hand Ther* 25(1):5–25, 1926.
79. Ramsay JW, Hunter BV, Gonzalez RV: Muscle moment arm and normalized moment contributions as reference data for musculoskeletal elbow and wrist joint models. *J Biomech* 42(4):463–473, 2009.
80. Ritt MJ, Stuart PR, Berglund LJ, et al: Rotational stability of the carpus relative to the forearm. *J Hand Surg Am* 20:305–311, 1995.
81. Rose NE, Forman SK, Dellon AL: Denervation of the lateral humeral epicondyle for treatment of chronic lateral epicondylitis. *J Hand Surg Am* 38(2):344–349, 2013.
82. Ruby LK, Cooney WP, III, An KN, et al: Relative motion of selected carpal bones: a kinematic analysis of the normal wrist. *J Hand Surg Am* 13:1–10, 1988.
83. Ryu JY, Cooney WP, III, Askew LJ, et al: Functional ranges of motion of the wrist joint. *J Hand Surg Am* 16:409–419, 1991.
84. Safaee-Rad R, Shwedyk E, Quanbury AO, et al: Normal functional range of motion of upper limb joints during performance of three feeding activities. *Arch Phys Med Rehabil* 71:505–509, 1990.
85. Sarrafian SK, Melamed JL, Goshgarian GM: Study of wrist motion in flexion and extension. *Clin Orthop Relat Res* 126:153–159, 1977.
86. Schuind F, Eslami S, Ledoux P: Kienböck's disease. *J Bone Joint Surg Br* 90:133–139, 2008.
87. Schuind FA, Linscheid RL, An KN, et al: A normal data base of posteroanterior roentgenographic measurements of the wrist. *J Bone Joint Surg Am* 74:1418–1429, 1992.
88. Sebastin SJ, Puhaindran ME, Lim AY, et al: The prevalence of absence of the palmaris longus—A study in a Chinese population and a review of the literature. *J Hand Surg [Br]* 30:525–527, 2005.
89. Sendher R, Ladd AL: The scaphoid [Review]. *Orthop Clin North Am* 44(1):107–120, 2013.
90. Shahabpour M, Van OL, Ceuterick P, et al: Pathology of extrinsic ligaments: a pictorial essay [Review]. *Semin Musculoskelet Radiol* 16(2):115–128, 2012.
91. Short WH, Werner FW, Green JK, et al: Biomechanical evaluation of ligamentous stabilizers of the scaphoid and lunate. *J Hand Surg Am* 27:991–1002, 2002.
92. Short WH, Werner FW, Green JK, et al: The effect of sectioning the dorsal radiocarpal ligament and insertion of a pressure sensor into the radiocarpal joint on scaphoid and lunate kinematics. *J Hand Surg Am* 27:68–76, 2002.
93. Skirven TM, Osterman AL, Fedorczyk J: *Rehabilitation of the hand and upper extremity*, ed 6, St Louis, 2011, Elsevier. Chap 69, 70.
94. Skirven TM, Osterman AL, Fedorczyk J: *Rehabilitation of the hand and upper extremity*, ed 6, St Louis, 2011, Elsevier. Chap 76, 77.
95. Slutsky D, Osterman L: *Fractures and injuries of the distal radius and carpus*, ed 1, St Louis, 2008, Elsevier.
96. Standring S: *Gray's anatomy: the anatomical basis of clinical practice*, ed 41, St Louis, 2015, Elsevier.
97. Sun JS, Shih TT, Ko CM, et al: In vivo kinematic study of normal wrist motion: an ultrafast computed tomographic study. *Clin Biomech (Bristol, Avon)* 15:212–216, 2000.
98. Taleisnik J: The ligaments of the wrist. In Taleisnik J, editor: *The wrist*, New York, 1985, Churchill Livingstone.
99. Taljanovic MS, Malan JJ, Sheppard JE: Normal anatomy of the extrinsic capsular wrist ligaments by 3-T MRI and high-resolution ultrasonography [Review]. *Semin Musculoskelet Radiol* 16(2):104–114, 2012.
100. Thompson NW, Mockford BJ, Rasheed T, et al: Functional absence of flexor digitorum superficialis to the little finger and absence of palmaris longus—is there a link? *J Hand Surg [Br]* 27:433–434, 2002.
101. Tolbert JR, Blair WF, Andrews JG, et al: The kinetics of normal and prosthetic wrists. *J Biomech* 18:887–897, 1985.
102. Toms AP, Chojnowski A, Cahir JG: Midcarpal instability: a radiological perspective [Review]. *Skeletal Radiol* 40(5):533–541, 2011.
103. Tosti R, Jennings J, Sewards JM: Lateral epicondylitis of the elbow [Review]. *Am J Med* 126(4):357–366, 2013.
104. Trudel D, Duley J, Zastrow I, et al: Rehabilitation for patients with lateral epicondylitis: a systematic review. *J Hand Ther* 17:243–266, 2004.
105. Unglaub F, Kroeber MW, Thomas SB, et al: Incidence and distribution of blood vessels in punch biopsies of Palmer 1A disc lesions in the wrist. *Arch Orthop Trauma Surg* 129(5):631–634, 2009.
106. Van Tassel DC, Owens BD, Wolf JM: Incidence estimates and demographics of scaphoid fracture in the U.S. population. *J Hand Surg Am* 35(8):1242–1245, 2010.
107. Vekris MD, Mataliotakis GI, Beris AE: The scapholunate interosseous ligament afferent proprioceptive pathway: a human in vivo experimental study. *J Hand Surg Am* 36(1):37–46, 2011.
108. Viegas SF, Yamaguchi S, Boyd NL, et al: The dorsal ligaments of the wrist: anatomy, mechanical properties, and function. *J Hand Surg Am* 24:456–468, 1999.
109. Vogt M, Cauley JA, Tomaino MM, et al: Distal radius fractures in older women: a 10-year follow-up study of descriptive characteristics and risk factors: the study of osteoporotic fractures. *J Am Geriatr Soc* 50(1):97–103, 2002.
110. Wall LB, Stern PJ: Proximal row carpectomy [Review]. *Hand Clin* 29(1):69–78, 2013.
111. Weaver L, Tencer AF, Trumble TE: Tensions in the palmar ligaments of the wrist. I. The normal wrist. *J Hand Surg Am* 19:464–474, 1994.
112. Werber KD, Schmelz R, Peimer CA, et al: Biomechanical effect of isolated capitate shortening in Kienbock's disease: an anatomical study. *J Hand Surg Eur Vol* 38(5):500–507, 2013.
113. Werner FW, Palmer AK, Fortino MD, et al: Force transmission through the distal ulna: effect of ulnar variance, lunate fossa angulation, and radial and palmar tilt of the distal radius. *J Hand Surg Am* 17:423–428, 1992.
114. Werner FW, Short WH, Green JK, et al: Severity of scapholunate instability is related to joint anatomy and congruency. *J Hand Surg Am* 32:55–60, 2007.
115. Wolfe SW, Crisco JJ, Katz LD: A non-invasive method for studying in vivo carpal kinematics. *J Hand Surg [Br]* 22:147–152, 1997.
116. Wollstein R, Wollstein A, Rodgers J, et al: A hand therapy protocol for the treatment of lunate overload or early Kienböck's disease. *J Hand Ther* 26(3):255–259, 2013.
117. Youm Y, McMurthy RY, Flatt AE, et al: Kinematics of the wrist. I. An experimental study of radial-ulnar deviation and flexion-extension. *J Bone Joint Surg Am* 60:423–431, 1978.

Ee 学習問題　STUDY QUESTIONS

1. 橈側手根屈筋腱は手根管を通らずに，どのように中手骨の基底部に達するか？
2. 尺屈が橈屈より大きい可動域を有する理由を列挙しなさい．
3. 橈骨遠位端骨折によって，橈骨遠位部が 25° の**背側傾斜**した場合（図 7.37B 参照），この異常な配列により引き起こされる機能障害は何か？
4. 手関節の屈曲および伸展時の橈骨手根関節における関節包内運動パターンを述べなさい．
5. 手関節および手全体における有頭骨の骨運動学的な重要性を述べなさい．
6. 以下の問題を図 7.24 に基づいて答えなさい．
   a 橈側手根屈筋と浅指屈筋では，どちらのほうが手関節に対して，より大きな屈曲トルクを発生するか？
   b すべての筋のうち，どの筋が尺屈トルクを発生するための最も長いモーメントアームを有するか？
   c 尺側手根屈筋に対して**最も**直接的な拮抗作用をもつ筋はどれか？
7. "ダーツ投げ" の際の手関節の運動学を解説しなさい．
8. 母指の腱のうち，どの2つが伸筋支帯で同じ線維鞘を通るか？
9. 月状骨の機械的な安定のために舟状骨はどのような役割をもつか？
10. どのようにすれば長橈側手根伸筋を**最大に**ストレッチできるか？
11. 手根の尺側偏位を防ぐのは複数の外在性靱帯によるものであるが，それらはどの靱帯か？
12. 患者は，近位橈骨および隣接する骨間膜の重篤な損傷により，橈骨頭の部分切除を受けた．これにより橈骨が近位に 6 ～ 7 mm 変位したことで起こりうる機能障害や病態を説明しなさい．
13. 通常，有頭骨と接し**ない**手根骨はどれか？
14. **手根中央関節**の内側部および外側部それぞれの内部凹凸関係を対比しなさい．これらの関係が手関節の屈曲・伸展時にその関節包内運動にどのような影響を及ぼすのか述べなさい．
15. 上腕骨外側上顆に付着するすべての筋を列挙しなさい（部分的な付着も含む）．また，どの神経がこれらの筋を支配するか？
16. 手関節の能動的な屈曲における尺側手根屈筋と橈側手根屈筋の相互作用を述べなさい．
17. (a) ハンマーをしっかりと握るときの典型的な手関節の**肢位**と (b) ハンマーで釘を打つときの準備段階から衝撃段階で起こる手関節の**運動**を対比しなさい．

Ee 学習問題の解答は Elsevier eLibrary のウェブサイトにて閲覧できる．

EC 参考動画

- Analysis of Transferring from a Wheelchair to a Mat in a Person with C^6 Quadriplegia（C^6 四肢麻痺患者での車いすから治療マットへの移乗動作の分析）
- Fluoroscopic Observations of Selected Arthrokinematics of the Upper Extremity（上肢にある特定の関節包内運動でみられる X 線透視映像）
- Functional Considerations of the Wrist Extensor Muscles in a Person with C^6 Quadriplegia（C^6 四肢麻痺患者での手根伸筋に関する機能的考察）
- Overview of the Anatomy of the Carpal Bones in a Wrist of a Cadaver Specimen（献体標本を用いた手根骨の解剖の概観）
- Overview of the Shapes of the Joints of the Right Wrist in a Cadaver Specimen（献体標本を用いた右手根骨の関節形状の概観）

QR コードをスキャンすれば，動画（英語版）が視聴できる．
〔Expert Consult を利用すれば，動画に関する日本語の説明を閲覧できる（表紙裏参照）〕

第 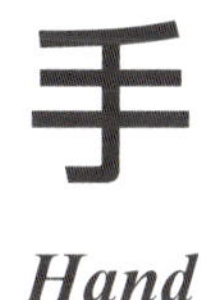 章

手

Hand

Donald A. Neumann, PT, PhD, FAPTA

章内容一覧　CHAPTER AT A GLANCE

手は，眼のように身のまわりを知覚する重要な感覚器として機能する（図 8.1）．または，人の最も複雑な運動行動を行うための主要な効果器でもあり，身振り，接触，音楽，美術などをとおして情緒を表現することに役立つ．

手のなかの 19 個の骨と 19 カ所の関節を操作するのに 29 本の筋が働く．生体力学の仕組みとして，これらは見事に相互に働き合う．手は，鉤（ひっかけ）やこん棒としてかなり原始的に使うこともあれば，比較的頻繁に力の微調整と高い精度を必要とする非常に複雑な細かい操作を行う精密機器としても使われる．

手には膨大な生体力学的複雑性があるため，その機能にかかわる部位は大脳皮質において小さい手と不釣り合いに大きな領域を占める（図 8.2）．それに比例して，手に影響を及ぼす疾患や損傷は重篤な機能喪失をきたす．たとえば関節リウマチ，脳卒中，神経損傷，骨損傷などによって手の機能が失われると，上肢全体の機能は大幅に低下する．本章では，医療やリハビリテーション現場でたびたびみられる多くの手の筋骨格系機能障害の背景にある運動学原理を説明する．このような原理はしばしば治療の根拠となる．

手の用語

手関節部あるいは手根部には 8 個の手根骨がある．また手には 5 個の中手骨があり，それらを合わせて“中手”（metacarpus）とよぶ．各指には複数の指節骨がある．指は第 1～5 のように数字で表すか，または母指・示指・中指・環指・小指とよぶ場合とがある（図 8.3A）．**指列**（ray）とは 1 個の中手骨とそれにつながる指節骨との組み合わせである．

中手骨の近位端と手根骨の遠位列とのあいだの関節を**手根中手関節**（CMC 関節：carpometacarpal joint）という（図 8.3A 参照）．また中手骨と基節骨との関節を**中手指節関節**（MCP 関節：metacarpophalangeal joint）という．各指は 2 カ所の指節間関節，すなわち**近位指節間関節**（PIP 関節：

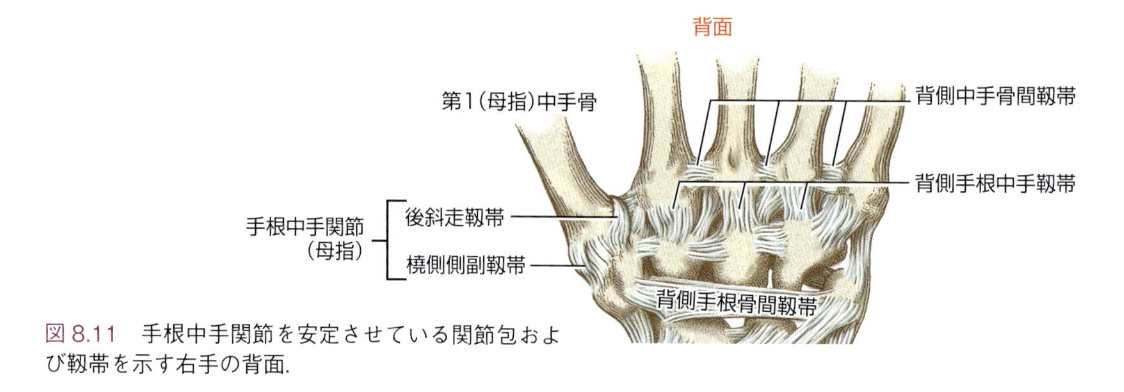

図 8.11　手根中手関節を安定させている関節包および靱帯を示す右手の背面.

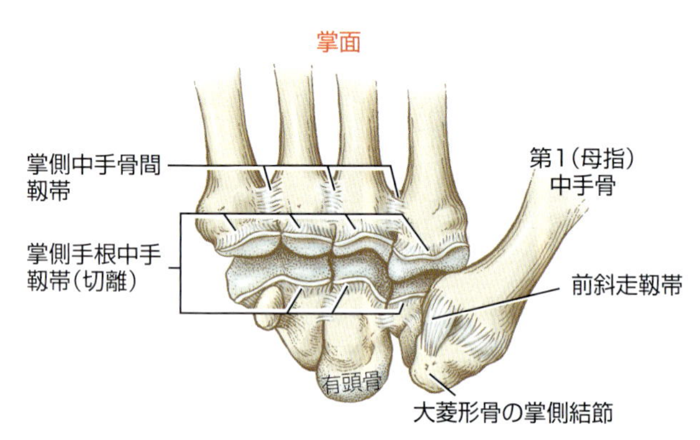

図 8.12　第２～５の手根中手関節の関節面を露出している右手の掌面. 第２～５指の関節包と掌側手根中手靱帯は切離されている.

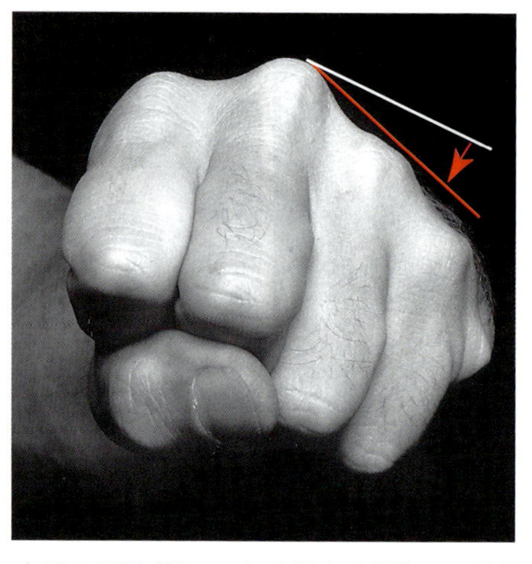

図 8.13　左手の尺側 (第 4, 5) 手根中手関節の可動性. 白線はリラックスした状態の, 赤線は握りこぶし後の中手骨遠位の位置をそれぞれ示す.

み込むことができる. この能力がなければ手の器用さは蝶番様の原始的な把握運動にまで低下してしまう.

▶第２～５の手根中手関節 Second Through Fifth Carpometacarpal Joints

一般的な特徴と靱帯性支持

第2 CMC関節は幅広い第2中手骨骨底と小菱形骨遠位, 狭い範囲の有頭骨と大菱形骨とのあいだで関節をなす (図 8.4, 8.5 参照). 第３ CMC 関節は第 3 中手骨骨底と有頭骨遠位のあいだで関節をなす. 第 4 CMC 関節は第 4 中手骨骨底と有鉤骨遠位, 狭い範囲の有頭骨とのあいだで関節をなす[93]. 第 5 CMC 関節は第 5 中手骨骨底と有鉤骨遠位のあいだでのみ関節をなす (足の立方骨が第 4, 5 の中足骨を受けるのと同様に, 有鉤骨は第 4, 5 両方の中手骨を受ける). 第 2～5 中手骨骨底は, **中手間関節** (intermetacarpal joint) として互いに連結するための小さな関節面をもつ. これらの関節は第 2～5 中手骨骨底間の安定性を高めるのに役立ち, 結果的に手根中手関節を補強する.

指の CMC 関節は関節包で囲まれ, 多くの背側および掌側の手根中手靱帯と中手骨間靱帯により強化される[93]. 背側の靱帯はとくによく発達している (図 8.11).

関節構造と運動学

第 2・3 指 CMC 関節は平面関節から複雑な鞍関節にまで及び分類が難しい[122] (図 8.12). 強固な靱帯で連結されギザギザに入り組んだ関節面ではほとんど動きがない. 前述したように, これらの関節の安定性が手の中心支柱を形成する. さらにこれらの橈側から中心にかけての (第 2, 3 指の) 中手骨に特有の安定性は長・短橈側手根伸筋, 橈側手根屈筋, 母指内転筋を含むいくつかの主要な筋の安定した付着部にもなる.

わずかに凸面の第 4・5 中手骨骨底は, 有鉤骨のわずかに凹の関節面と関節をなす. これら 2 つの尺側 CMC 関節は微細な手の動きには欠かすことのできない大切な要素である[17]. 図 8.10 で描かれているように, 第 4・5 CMC 関節により手の尺側縁が手の中心のほうに折りたたまれ, それゆえ手掌のくぼみが深くなる. “カッピング運動 (cupping motion)” とよくよばれるこの動きは, おもに中指方向への尺側中手骨の屈曲と “内旋 (internal rotation)” によっ

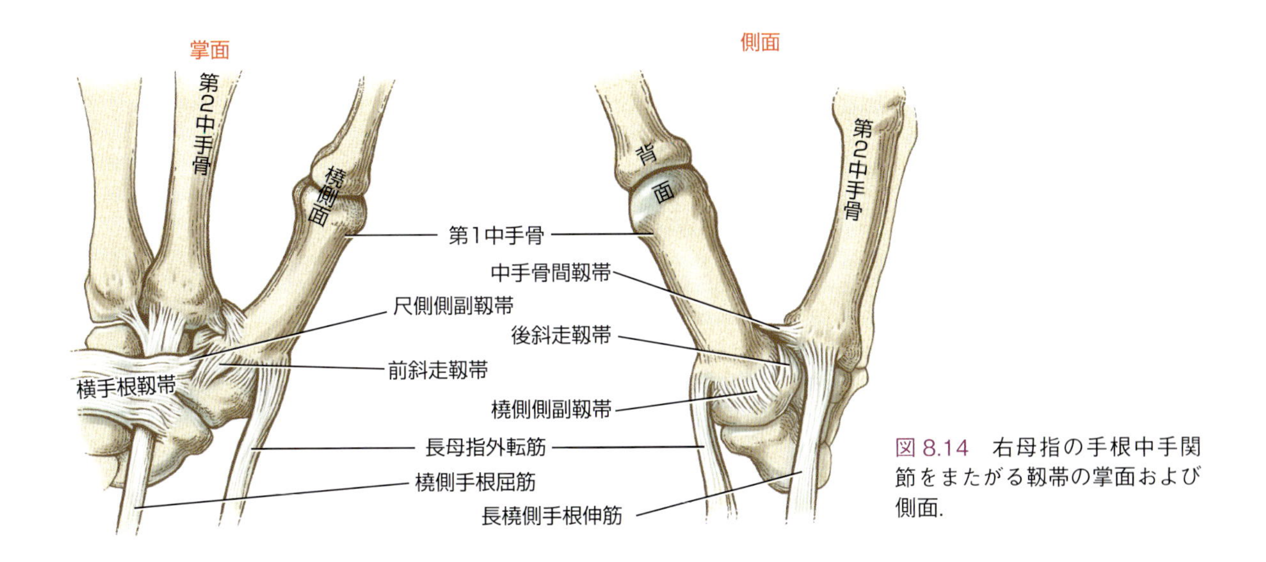

図 8.14 右母指の手根中手関節をまたがる靭帯の掌面および側面.

て起こる．献体の手による最大の受動的関節可動域の計測では平均で第4 CMC関節の屈曲・伸展は約20°，内旋は約27°であった[29]．第5 CMC関節は（第4 CMC関節を完全固定し計測した場合），屈曲・伸展が約28°，内旋が22°であった．しかし，隣接する第4 CMC関節を固定せず自由に動ける状態にすると，第5 CMC関節の屈曲・伸展は平均44°まで増加した．この研究は第4・5 CMC関節間の強固な運動学的連結を示しており，丈夫な中手骨間靱帯がいくぶん関与しているものと思われる．この運動学的連結は手のこの領域における可動域制限を評価および治療するうえで考慮されるべきである．

尺側CMC関節での相対的に大きな可動性はこぶしを握る際，第4･5中手骨骨頭の動き方により明らかである（図8.13）．第4・5 CMC関節の大きな可動性は把握効果を高めるだけでなく，対立運動において母指との機能的な相互作用を強化する．これらのCMC関節の不規則で変化に富んだ形は，標準的な転がりと滑りという関節包内運動では説明が難しい．

▶母指の手根中手関節 Carpometacarpal Joint of the Thumb

母指のCMC関節は中手骨と大菱形骨のあいだで第1指列底に位置する（図8.7参照）．この関節はCMC関節のなかでもとりわけ複雑で，母指の広範囲にわたる不可欠な動きを可能にする[45]．独特な鞍の形により母指の完全な対立運動が可能となり，そのため指の指腹に容易に触れることができる．この運動を通して，母指は手掌内にある物を取り囲むことができる．対立運動は人間の把握の器用さに大いに貢献している．

母指の手根中手関節の関節包と靱帯

母指のCMC関節にある関節包は，大きく円を描くような可動範囲に適応するため本来緩んでいる．しかしその関節包は，内部に埋め込まれた靱帯内で生じる張力と，おもな筋組織により生じる力により補強されている．

母指のCMC関節にある靱帯を説明するのに多くの名称が用いられてきたことで，それらの機能解剖を比較する際に混乱をきたしている[28, 53, 78, 101]．母指底をまたがる靱帯として，はっきりと名称がついているものの数は，3本から7本以上とさまざまである[10, 49, 68, 78, 127]．また（本数だけでなく）それらの異なる靱帯の機能的意義に関しても文献で議論が継続している[78]．本書では5本の靱帯を取り上げる．それぞれは独特で重要な要素によりCMC関節の安定性に貢献する（図8.14）．それらの靱帯は1つのまとまりとなり，関節運動の範囲と方向の制御，関節のアライメントと安定性の維持，そして筋活動により生じた力の分散に役立つ．表8.1は，母指のCMC関節の靱帯のおもな付着と，靱帯を比較的緊張させる動きをまとめたものである[10, 28, 68, 127]．隣接して位置する橈側側副靱帯と後斜走靱帯は，最も厚く強力である[68, 78]．大菱形骨の橈側と橈側後面から起こるこれらの靱帯は，CMC関節が最も係合する機能的な肢位（対立や外転または屈曲）にあるときに緊張する[28]．橈側側副靱帯と後斜走靱帯は感覚受容器に富んでおり，おそらく固有感覚，関節保護，対立に伴う重要な運動の神経筋制御を促進する[68, 78, 89]．

母指CMC関節の変形性関節症は頻繁にみられ，しばしば関節軟骨の変性と関節包靱帯の摩耗を伴う．すべての靱帯が関与するかもしれないが，多くは前斜走靱帯または橈側側副靱帯の断裂により関節の橈側脱臼を起こし，母指底

表 8.1　母指手根中手関節の各靱帯 *

名称	近位付着	遠位付着	コメント
前（掌側）斜走靱帯 **〔anterior（palmar）oblique〕	大菱形骨掌側結節	母指中手骨骨底の掌側（くちばし）	薄くもろい靱帯．対立・屈曲・外転で緩み，完全伸展（ヒッチハイカー肢位）で緊張
尺側側副靱帯（ulnar collateral）	横手根靱帯の橈側	母指中手骨骨底の掌尺側	外転・伸展で緊張
中手骨間靱帯（intermetacarpal）	第 2 中手骨骨底の背橈側	尺側側副靱帯を伴う母指中手骨骨底の掌尺側	対立・屈曲・外転で緊張
橈側側副靱帯 ***（radial collateral）	大菱形骨の橈側面	母指中手骨骨底の背側（長母指外転筋付着に隣接した）	比較的厚く頑丈な靱帯．感覚線維の密度が高い．対立・屈曲・外転で緊張．対立した CMC 関節のおもな安定機構
後斜走靱帯（posterior oblique）	大菱形骨の橈側後角	母指中手骨骨底の掌尺側	上と同様

*　ほとんどの靱帯名称は母指中手骨でなく，大菱形骨の面への付着に基づいている．
**　表層と深部のくちばし線維があるとされる．
*** 後斜走靱帯と複合する際，背橈側靱帯または背側靱帯複合体とよばれる．

に特徴的な“こぶ（hump）”を形成する[97, 106, 123]．

鞍関節構造

母指の CMC 関節は人体における鞍関節の手本として，よく取り上げられる．鞍関節の特徴は，各関節面の 1 つの方向が凸面でもう片方の方向が凹面である．**大菱形骨**の関節面の縦径は通常掌背方向に凹面である．この面は馬の鞍の前後方向の形状に類似している．また大菱形骨の関節面の横径は，通常，内外方向に凸面であり，それは馬の鞍の横方向の形状と類似している．**母指中手骨**の近位関節面の形状は，大菱形骨で説明したものと相互に噛み合う形をもつ（図 8.15 参照）．つまり，中手骨の関節面の縦径は掌背方向に凸面であり，その横径は内外方向に凹面である．

運動学

母指の CMC 関節の運動自由度は 2 度である．外転・内転は通常矢状面で，屈曲・伸展は通常前額面で起こる．各運動面の回転軸は関節の凸面側となる中手骨骨底および大菱形骨をそれぞれ貫通する[54]．

母指の対立と復位は，CMC 関節での 2 つの主要な運動面より機械的に生じる．対立と復位の運動学については，これらの主要な 2 つの運動について説明したのちに考察する．

母指の手根中手関節における外転と内転

CMC 関節の内転位では母指は手掌面上にある．対照的に最大外転位では母指中手骨は手掌面に対し約 45° 前方に位置する．完全外転は母指の“水かき”を広げ，大きな物をつかむのに役立つような幅広い凹面の彎曲を形成する．

外転・内転の関節包内運動は，母指中手骨の凸面の関節面が固定された大菱形骨の凹面の上を動くことに基づいている（図 8.15 参照）．**外転**時，中手骨の凸面の関節面は掌側に転がり，大菱形骨の凹面上を背側に滑る（図 8.16）．CMC 関節の完全外転では，母指内転筋と CMC 関節のほとんどの靱帯が伸張される[127]．**内転**の関節包内運動は外転で説明したものと逆の順で起こる．

母指の手根中手関節の屈曲と伸展

母指の CMC 関節の能動的な屈曲・伸展は，中手骨の軸回転の量の変化と関連する[45]．屈曲時に中手骨は**内旋**し（すなわち中指の方向へ），伸展時には**外旋**する（すなわち中指から離れる）．（これらの内旋と外旋はそれぞれ回内と回外ともよばれる）．これらの“自動的な”軸回旋は，完全伸展と完全屈曲のあいだで母指爪の向きの変化によって明らかである．この回転は他の運動に独立して起こらないため自由度が 3 度とはみなされない．

解剖学的肢位において CMC 関節はさらに 10 ～ 15° 伸展できる．母指中手骨は完全伸展位から手掌面を横切りながら約 45 ～ 50° 屈曲する．

CMC 関節での屈曲・伸展の関節包内運動は，中手骨の凹面の関節面が大菱形骨の凸面（横）径を横切って動くことに基づいている（図 8.15 参照）．**屈曲**時，中手骨の凹面は尺側（内側）方向に転がり滑る（図 8.17A）[54]．大菱形骨の横径にある浅い溝は中手骨のわずかな内旋を誘導するのに役立つ．完全屈曲は橈側側副靱帯のような組織を伸長する[127]．

CMC 関節の**伸展**時，凹面の中手骨は関節の横径を横切り外側（橈側）方向に転がり滑る（図 8.17B 参照）．大菱形骨の関節面上にある溝は中手骨のわずかな外旋を誘導する[24]．完全伸展は，前斜走靱帯のような関節の尺側上にあ

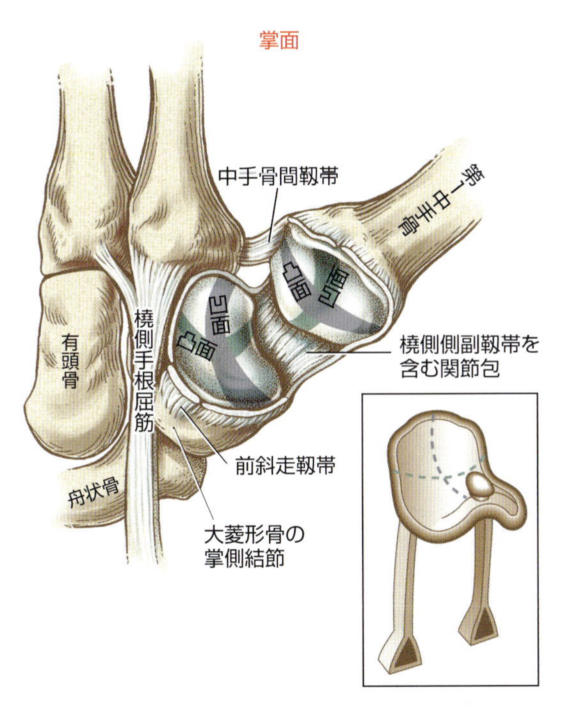

図 8.15　右母指の手根中手関節がその鞍状の形態を示すため露出されている．縦径は紫色，横径は緑色で示す．

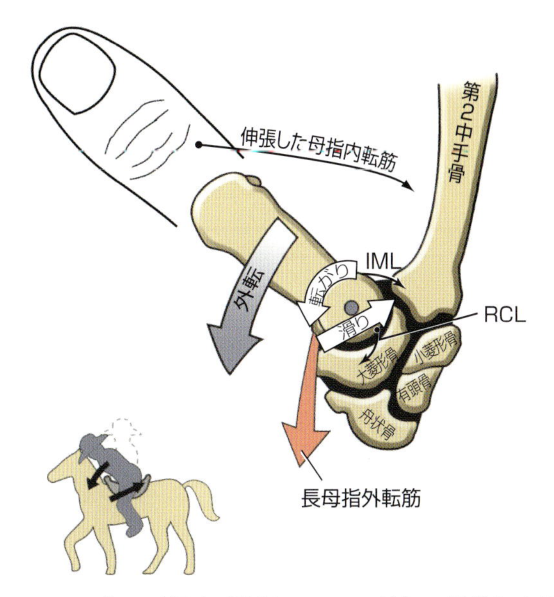

図 8.16　母指の手根中手関節における外転の関節包内運動．完全外転は中手骨間靱帯（IML），橈側側副靱帯（RCL），母指内転筋を伸張する．回転軸は中手骨骨底に小円で描く．母指中手骨の関節面での能動的転がりをおもに担う筋は長母指外転筋である．外転の関節包内運動と馬の鞍上で前方へ倒れるカウボーイとの類似性に注意しよう．カウボーイが前方へ倒れるにつれ（外転の方へ），彼の胸部の一点は前方に転がるが，殿部の一点は後方に滑る．

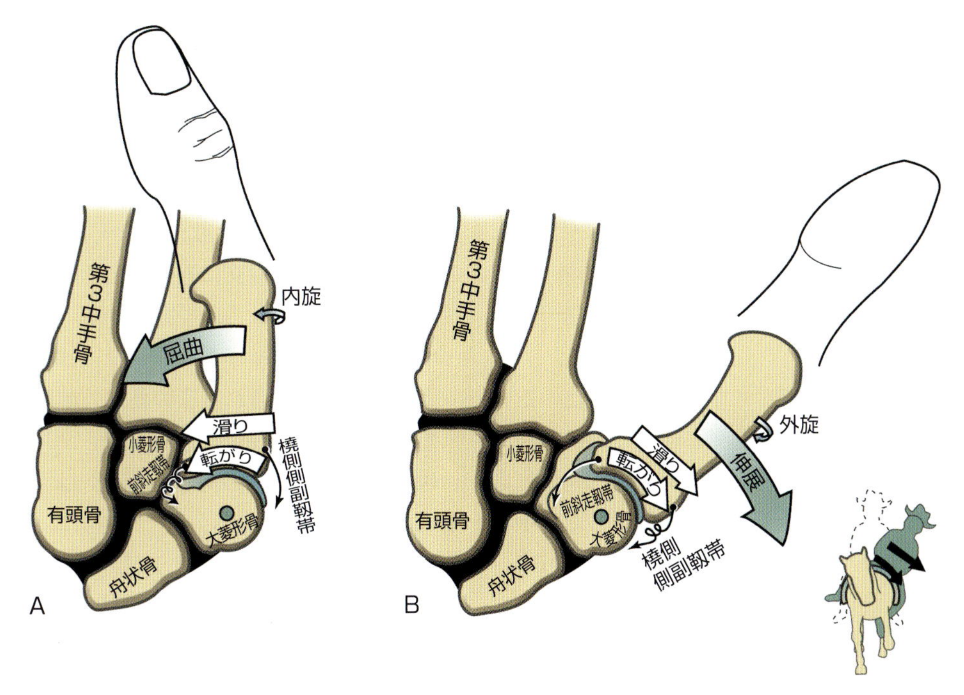

図 8.17　母指の手根中手関節における屈曲および伸展の関節包内運動．(A) 屈曲はわずかな内旋を伴い，橈側側副靱帯で伸長を生じる．前斜走靱帯は緩んでいる．(B) 伸展はわずかな外旋を伴い，前斜走靱帯の伸長を引き起こす．回転軸は大菱形骨を貫通する小円で描く．伸展の関節包内運動と馬の鞍上で横へ倒れるカウボーイとの類似性に注意しよう．カウボーイが横へ倒れるにつれ（伸展のほうへ），彼の胸部と殿部の各点は同じ横方向に転がってそして滑る．

表 8.2　母指手根中手関節のおもな動きに関する運動学的要因 *

運動	骨運動学	関節形状	関節包内運動
外転と内転	中手骨を貫通する内外軸を中心にした矢状面運動	大菱形骨の凹面に接して動く中手骨の凸面（縦）径	外転：掌側への転がりと背側への滑り 内転：背側への転がりと掌側への滑り
屈曲と伸展	大菱形骨を貫通する前後軸を中心にした前額面運動	大菱形骨の凸面に接して動く中手骨の凹面（横）径	屈曲：内側への転がりと滑り 伸展：外側への転がりと滑り

* 対立と復位は 2 つのおもな運動面に由来するため示されていない（補足説明に関しては本文を参照されたい）.

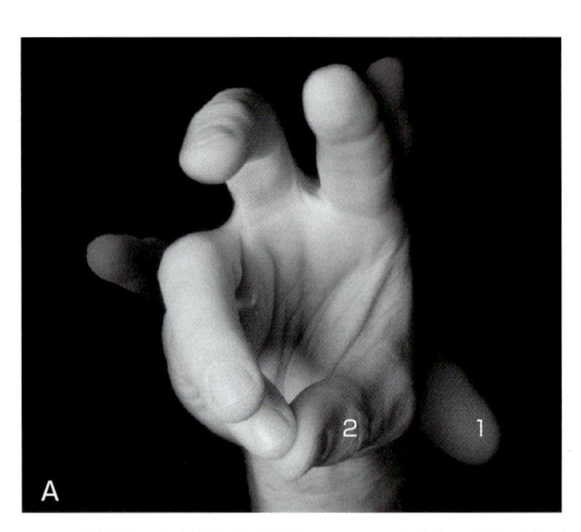

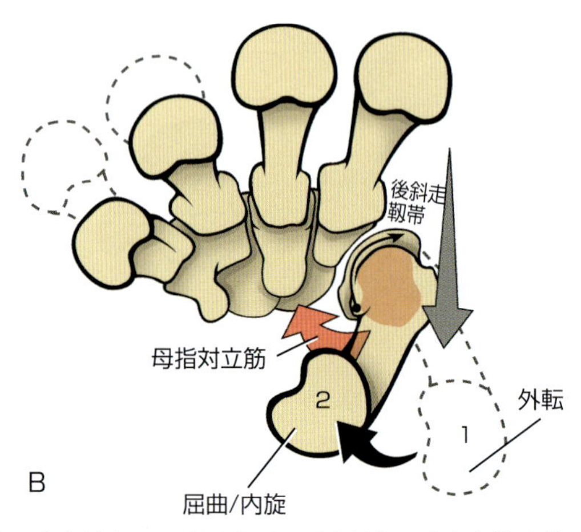

図 8.18　母指の手根中手関節における対立の関節包内運動．（A）対立の 2 相を示す．（1）外転と（2）内旋を伴う屈曲．（B）対立の 2 相における詳しい運動学．後斜走靱帯は緊張していることを示し，母指対立筋は収縮していることを示す（赤く太い矢印）.

る靱帯を伸長する[28, 127]．表 8.2 は母指の CMC 関節における外転-内転，屈曲-伸展の運動学の要約を示す．

母指の手根中手関節の対立

母指が他の指尖にしっかりと正確に対立できることは，母指の，おそらく手全体の，最大の機能性の表れであろう．手によるつまみ動作の巧緻性と強力な把持動作は母指の対立能力に依存する．

複雑な対立運動は，CMC 関節ですでに説明した他の主要な運動の複合体である[76]．説明を簡単にするために，図 8.18A は弧を描く対立の運動全体を 2 相に分けて示す．第 1 相では母指中手骨が外転し，第 2 相では外転した中手骨が小指方向に手掌を横切り屈曲，内旋する．図 8.18B はこの複雑な運動学を詳細に示す．外転時，母指の中手骨骨底は大菱形骨の表面を掌側方向に進む．この動きは，CMC 関節をまたがる後斜走靱帯などいくつかの靱帯を伸張する（図 8.18B にある後斜走靱帯を参照）[127]．母指対立筋などの活動とともに，後斜走靱帯の伸張により，屈曲-内旋相への運動学的移行がスムーズになされる．屈曲中の中手骨骨底は大菱形骨の表面にある溝の中でわずかに内旋する[143]．これらの筋と靱帯の力は屈曲・内旋中の中手骨の経路を大菱形骨の関節面の内側へと確実に向ける．対立の最終域では橈側側副靱帯のようないくつかの関節包靱帯は伸張し続ける[28, 127]．筋活動と伸張した靱帯から生じる各力は完全に対立した際には CMC 関節の高い適合性と安定性を促すのに重要となる．それゆえ完全対立は CMC 関節のクローズパック肢位と考えられる[122]．興味深いことに，関節が完全対立に近づくときの母指中手骨の最終回旋もしくは軸回旋は“終末強制回旋”（screw-home torque rotation）[28] として描写され，完全に伸展した状態でしっかりと回旋しロックされる膝の終末強制回旋と同様に描写された機構である．

図 8.18A で母指爪の向きの変化によってわかるように，最大対立では母指は 45 〜 60° 内旋する[20]．母指の CMC 関節はこの回旋の大部分を担うが，わずかな回旋が MCP 関節と IP 関節での副次運動として起こる．X 線の動態連続撮影と CT スキャンからの観察では，大菱形骨もまた舟状骨と小菱形骨に対してわずかに内旋する．それゆえ中手骨の最終的な回旋が拡大する．小指・環指は第 4・5 CMC 関節でのカッピング運動を通して，対立に間接的に貢献する．この動きにより母指の指尖が小指・環指の指尖により簡単に触れることができる．

CMC 関節の復位は中手骨を完全対立位から解剖学的肢位に戻す運動である．この運動は母指中手骨の内転と伸展-外旋の両方の関節包内運動からなる．

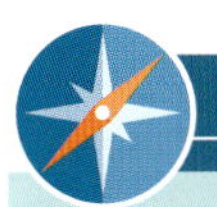

SPECIAL FOCUS 8.1

母指の手根中手関節の変形性関節症：よくみられる潜在的に能力障害がある状態

母指CMC関節に要求される機能は，十分に可動性があり，それにもかかわらずしっかりと安定していることである．これらの一見矛盾した機能は，関節包靱帯の張力と筋の活動との相互作用によって通常は制御される．しかしこの相互作用は，関節面において圧縮力と剪断力を必然的に生む．これらの力は母指に要求される筋活動が増すにつれて有意に増大する．たとえば力強い鍵つまみをするあいだ，母指のCMC関節には，母指の遠位端にかかる接触力と比較して，12倍以上の圧縮力が生じる[23]．鍵つまみを行う頻度の高さとその際の関節反力の大きさは，母指底で変形性関節症を発症させる1つの原因と考えられる[106]．この母指でよくみられる退行変性は上肢の他の変形性関節症よりも外科的に注目されている[107]．

変形性関節症は急性損傷後よりも，むしろその多くは，根気のいる職業や趣味に関連した微小外傷の積み重なりによりCMC関節で発症する[37, 90]．母指底で変形性関節症を引き起こす機械的ストレスや使い過ぎ以外の他の要因には，関節面の遺伝的特徴または微妙な非対称性などがある．特定の原因にかかわらず，母指のCMC関節の関節症で医学的治療が必要な患者は，まずは疼痛を訴える者が最も多いが，関節の緩みや不安定性を訴える患者も少なくない[108]．母指底に疼痛を伴う不安定性がある場合，手全体の機能を著しく低下させ，その結果，上肢全体の機能をも低下させる．

CMC関節の変形性関節症による変性は典型的には関節の掌側から始まる[71]．進行性の変形性関節症を有する患者では，つまみ力の低下，骨棘形成，腫脹，亜脱臼または脱臼，そして関節の摩擦音をしばしば発症する．CMC関節の変形性関節症がさらに進行した段階では，大菱形骨と舟状骨のあいだ，大菱形骨と小菱形骨のあいだなどの隣接する関節で変性がみられる．この広範囲に及ぶ変性疾患はしばしば母指のCMC関節症（basilar joint arthritis）とよばれる[97]．

文献では，母指のCMC関節の特発性骨関節症は女性で圧倒的に多く，典型的には40～50歳代以降で発症すると言及している[42, 120]．この女性に多い傾向は，ホルモンに誘発された靱帯の緩みと関連している可能性がある[69, 141]．さらに，研究では男性に比べ女性では，大菱形骨と第1中手骨との適合性が低く，また関節面も小さいことを示唆している[65, 142]．これらの要因もまた女性のCMC関節症の発症率が高い一因となっている．

母指CMC関節症のための一般的な保存療法は，装具の使用，運動とモビライゼーション手技の賢明な活用[134]，寒冷や温熱のような物理療法の実施，非ステロイド性抗炎症薬（NSAIDs）および副腎皮質ステロイド注射の使用を含む[11, 97]．それに加え患者は，変性が進行中であっても，不必要なほどの大きな力から母指底を「保護」するような，また生活機能を保つような日常生活活動の工夫の仕方について指導を受ける[88]．

保存療法では，疼痛，機能不全，不安定性の進行を遅らせることが困難な場合には手術療法の適用となる[69, 75, 97, 99, 128]．手術には，前斜走靱帯のような損傷した靱帯の再建を行う関節形成術がある．よく使用される関節固定法の1つとして，橈側手根屈筋腱を隣接している骨同士のあいだに，または骨を貫通するようにして編み込み縫合を行う[52]．変形した大菱形骨はそのままにされるか，もしくは腱を丸めたスペーサーや他の材料からなる「関節挿入物」で置換される．患者は手術後に機能の有意な改善と疼痛緩和をよく訴えるが，CMC関節で日常生じる大きな力とそれによる複雑な関節包内運動によって，手術の成果はなかなか長続きしない場合が多い[47, 52, 69]．特定の症例，とくに若くて活発な患者には，手根中手関節の固定（関節固定術）が適応となる．

中手指節関節
Metacarpophalangeal Joints

▶指 Fingers

一般的な特徴と靱帯

指の中手指節関節（MCP関節）は凸面の中手骨骨頭と浅い凹面の基節骨近位面のあいだに形成された比較的大きな卵形関節である（図8.19）．MCP関節での随意運動はおもに2平面で起こり，それは矢状面での屈曲・伸展，前額面での外転・内転である．

MCP関節の力学的安定性は手全体の生体力学と構造上の安定に重要である．前に述べたように，MCP関節は手の可動性の高いアーチを支える要石である．健全な手ではMCP関節の安定性は結合組織の精巧な相互連結により獲得される．1対の橈側・尺側側副靱帯（radial and ulnar

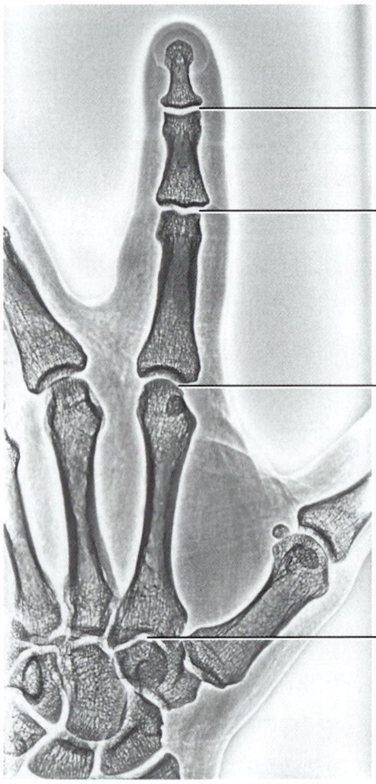

遠位指節間関節
近位指節間関節
中手指節関節
手根中手関節

図 8.19　示指の関節.

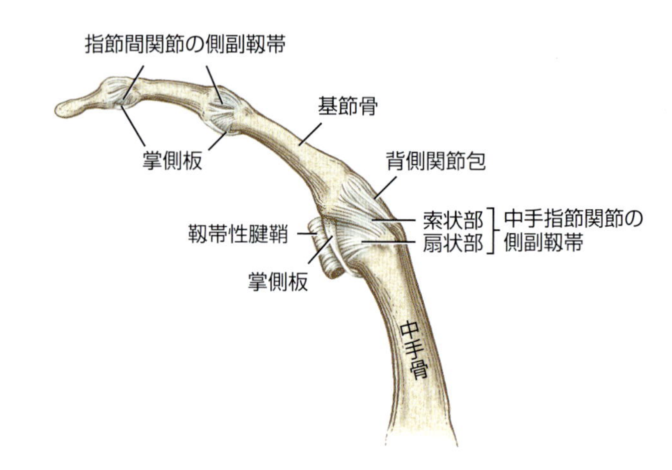

図 8.20　指の中手指節，近位指節間，そして遠位指節間関節における橈側側副靱帯の２つの部分と関連のある結合組織の側面.

collateral ligaments）と１つの掌側板が各 MCP 関節の関節包で囲まれる（図 8.20）．それぞれの**側副靱帯**は中手骨骨頭の後結節の上もしくは近辺にその近位付着がある．MCP 関節を斜め掌側方向に横切りながら側副靱帯は２本の異なる部分を形成する．２本の靱帯のうちより背側にある**索状部**（cord part）は厚く丈夫で基節骨の近位端の掌側領域に遠位付着する．**扇状部**（accessory part）はより薄く扇状の形をした線維からなり，掌側板の端に沿って遠位付着する[60].

掌側板（palmar [or volar] plate）とよばれる靱帯様の組織は各 MCP 関節の掌側にある（図 8.20 参照）．板というのは密で厚い線維軟骨の構成物を表す．各板の遠位端は各基節骨骨底に付着する．この領域では各板は比較的厚く硬い．より薄くしなやかな近位端は中手骨骨頭の少し近位に付着する．**靱帯性腱鞘**（fibrous digital sheath）は外在指屈筋のためのトンネルまたは滑車を形成し，掌側板の掌（前）面に固定される．掌側板のおもな役割は MCP 関節の構造を強化することと過伸展を制限することである．

図 8.21 では MCP 関節のいくつかの解剖学的外観を図説する．１カ所の MCP 関節において凹面を形成する要素は基節骨の関節面，側副靱帯（索状部と扇状部の両方），掌側板の背面である．これらの組織は大きな中手骨骨頭を受け入れるのに好都合の３面に囲まれた受け皿を形成する．この構造は関節の接触面積も広げつつ，関節の安定性を補強する．３つの**深横中手靱帯**（deep transverse metacarpal ligament）は各 MCP 関節の掌側板同士のあいだを連結している．その３つの靱帯は１枚の平たい組織に融合し，第２～５中手骨を緩やかに相互に連結する．

運動学

骨運動

MCP 関節では屈曲-伸展と外転-内転の随意運動に加え，相当な副次運動が可能である．MCP 関節がリラックスしほぼ伸展した状態では，中手骨骨頭に対する基節骨の大きな受動的可動性をはっきりと認めることができる．関節は牽引-圧縮，前後と左右方向に並進，そして軸回旋することができる．受動的軸回旋の範囲はとくに顕著である．MCP 関節における十分な副次運動により，それぞれの指が握っている物の形にぴったりと適合することが可能となり，それゆえしっかりと握ることができる（図 8.22）．MCP 関節におけるこの受動的な軸回旋の範囲は，環指と小指で最大であり，平均回転角度は約 30～40° である[67].

指の中手指節関節はおもに自由度２度の随意運動が可能である

- 屈曲と伸展は内側-外側方向の回転軸を中心にした矢状面で起こる．
- 外転と内転は前後方向の回転軸を中心にした前額面で起こる．

それぞれの運動の回転軸は中手骨骨頭を貫通する．

MCP 関節の屈曲と伸展の全体の可動域は，第２～５指に向かうにつれ徐々に増加する．第２指（示指）は約 90°，

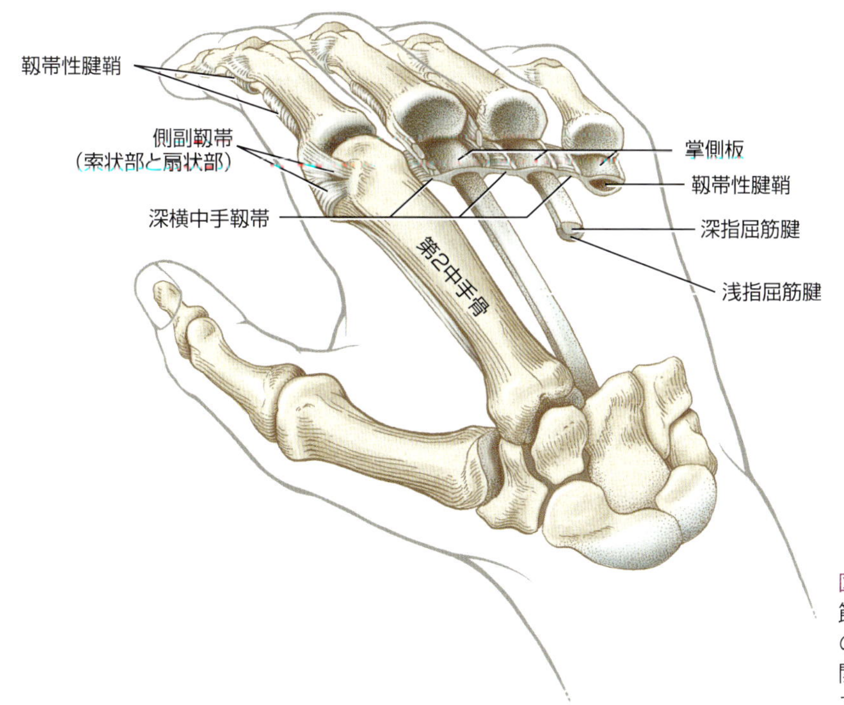

図 8.21　中手指節関節における関節周囲の結合組織に重点をおいた手の背面．数本の中手骨はさまざまな関節構造を露出するために切離されている．

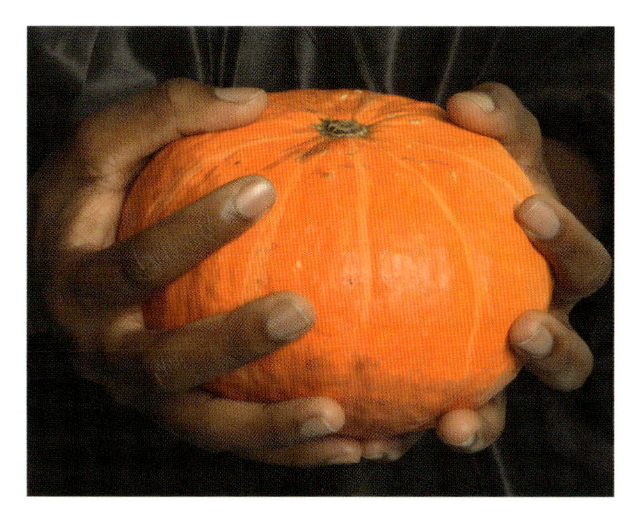

図 8.22　大きく丸い物をしっかりつかむとき，中手指節関節における軸回転の副次運動は数本の指のいたるところで明らかである．

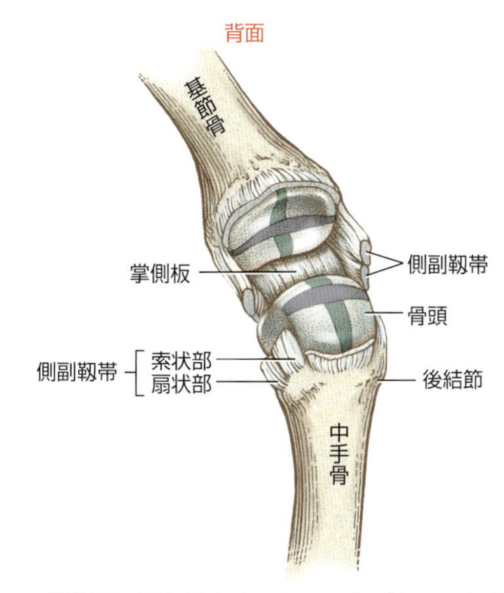

図 8.23　関節面の形を露出するために広げられた中手指節関節の背面．関節の縦径は緑色，横径は紫色で示す．

第 5 指は約 110～115° 屈曲する[7]．より尺側にある MCP 関節で認められるより大きな可動性は，CMC 関節で述べた理由と同様である（より尺側の関節でみられる全体的な屈曲の増加は，“拳銃のグリップ”形状の取っ手の普及からも明らかである）．MCP 関節は中間（0°）位を超えて 30～45° のかなりの範囲で受動的な伸展が可能である．MCP 関節での外転と内転は，基本軸である第 3 中手骨の両側に約 20° ずつの可動範囲をもつ．

関節包内運動

それぞれの中手骨骨頭はわずかに形が異なるが，一般的に頂点で丸くなり掌面はほぼ平らである（図 8.6 参照）．関節軟骨は骨頭全体と掌面のほとんどを覆う．関節面の凹凸関係は明白であり（図 8.23），関節の縦径は矢状面に，短い横径は前額面に沿っている．

MCP 関節の関節包内運動は，凸状の中手骨骨頭に対して動く凹状の指節骨関節面の形状に依存する．図 8.24A は外在屈筋の 1 つである深指屈筋による能動的屈曲の際の関節包内運動を示す．屈曲運動では，背側関節包と側副靱

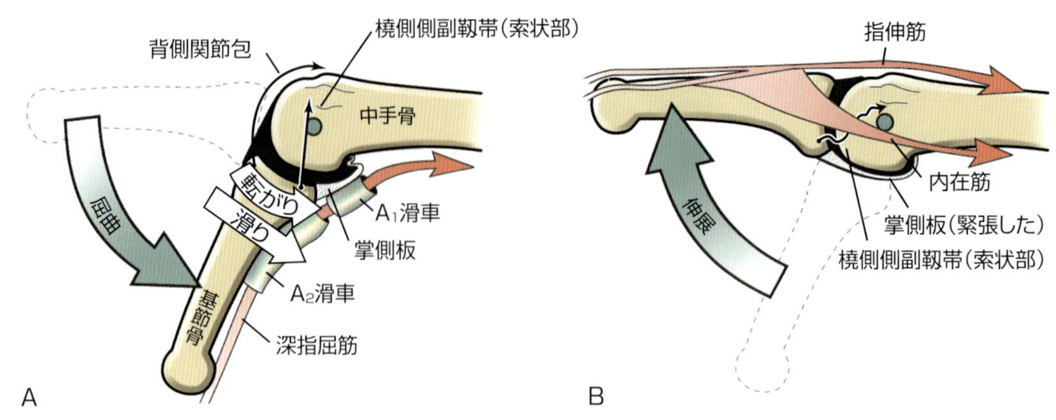

図 8.24　中手指節（MCP）関節における能動的屈曲および伸展の関節包内運動の側面．(A) 屈曲は深指屈筋が活動中であることを示す．この筋の腱が A_1 と A_2 滑車（靱帯性腱鞘のなかで特別に名前をつけられた滑車）を通り抜けて走行していることを示す．屈曲は背側関節包と橈側側副靱帯索状部の両方を比較的緊張した状態に引っ張る．関節包内運動は同方向への転がりと滑りを示す．(B) 伸展は指伸筋と指の内在筋の同時収縮により制御されることを示す．伸展した肢位は掌側板を引っ張り緊張させ，同時に橈側側副靱帯索状部は比較的緩んだ状態を作り出す．緊張したまたは伸張した組織は細長い矢印で，緩んだ組織は波形の矢印で示す．この運動の回転軸は内外方向であり，中手骨骨頭を貫通していることを示す．

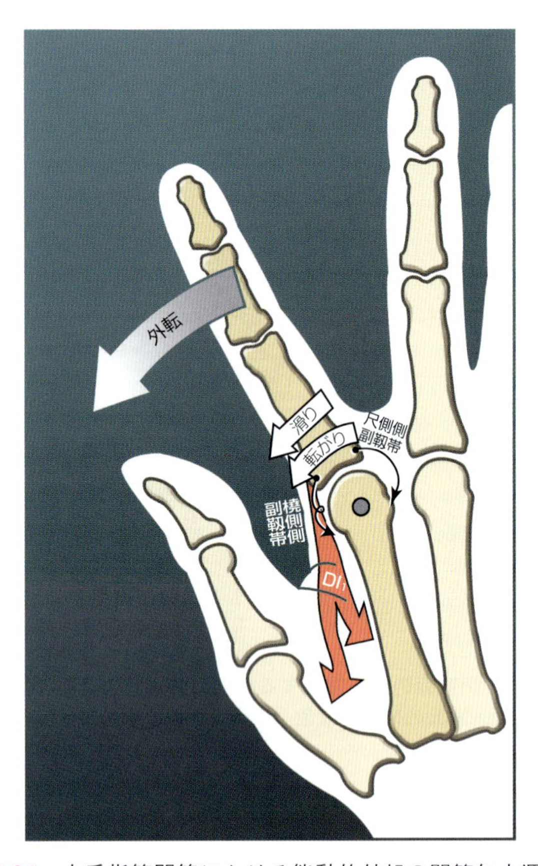

図 8.25　中手指節関節における能動的外転の関節包内運動．外転は第 1 背側骨間筋（DI_1）により動力が供給されたことを示す．完全外転では，尺側側副靱帯は緊張し，橈側側副靱帯は緩む．この運動の回転軸は前後方向であり，中手骨骨頭を貫通していることに注意しよう．

帯の厚い索状部のほとんどが伸張され，それにより受動的張力を増大させる[60]（後述するように側副靱帯扇状部は屈曲から伸展のあいだ，長さがほぼ一定である）．健康な状態では伸長された結合組織により増大した受動的張力は関節の自然な関節包内運動を誘導するのに役立つ．たとえば，図 8.24A で描いたように伸張した背側関節包（細長い矢印で描かれた）で増大した張力は，関節が背面上で外に向かってパカッと開くような不自然な“蝶番運動”を防ぐ．その張力は基節骨が掌側方向に滑り転がるあいだ，関節面同士がしっかり密着し続けるのを維持するのに役立つ．MCP 関節屈曲位でみられるこの自然な関節安定性の増加は，把持動作中に筋活動がこれらの関節を安定させるのに役立つ．

図 8.24B は，指伸筋と内在筋（本章後半で説明）の 1 つによる協調した同時収縮によって動く MCP 関節の能動的伸展を示す．伸展の関節包内運動は，基節骨の転がりと滑りが背側方向へ起こる以外は，屈曲で説明したものと同様である．伸展 0° まで側副靱帯索状部の大部分は弛緩する一方，掌側板は中手骨骨頭を支えるように伸長され広げられる．側副靱帯の大部分の線維に生じる相対的な弛緩は，伸展位における関節内の受動的可動性つまり“遊び（play）”が増大する理由をある程度説明する．0° を超えるような伸展は通常，虫様筋のような内在筋の収縮により妨げられる．

MCP 関節における外転と内転の関節包内運動は，屈曲と伸展で説明したものと同様である．たとえば示指 MCP 関節の外転時，基節骨は橈側方向へ転がり，滑る（図

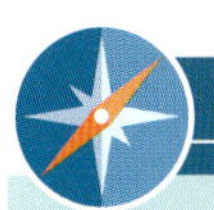

SPECIAL FOCUS 8.2

指の中手指節関節の屈曲肢位の臨床的関連

屈曲したMCP関節は伸展した関節に比べて安定し，受動的な副次運動は少ないと長くずっと認識されてきた[35]．したがって屈曲はMCP関節の**クローズパック肢位**（close-packed position）と考えられる[122]．第1章で述べたように，ほとんどの関節においてクローズパック肢位は，副次運動（関節の「遊び」）が最小で関節内の適合性が最大となる特異な肢位である．MCP関節のクローズパック肢位は周囲にある多くの靱帯の張力増加と関係している．一般に側副靱帯により増加した張力は，把持動作やつまみ動作，または鍵の使用のような活動のあいだ，また約60～70°の屈曲位で行う活動で指の付着部に安定性を与える[51]．

MCP関節の屈曲に伴う安定性の増大は，側副靱帯**索状部**の大部分が伸張により起こる．この伸張は中手骨骨頭の一風変わった形，つまり「完全な円でない」カムの形であることに由来する．この形のため，屈曲はこの靱帯の近位付着と遠位付着間の距離を引き離す（**図8.26**）．一方，比較的薄い側副靱帯**扇状部**は，遠位付着が異なるため，屈曲から伸展にいたるまでほぼ一定の長さを維持し，そのため低いレベルの一定の張力を発揮し続けながら関節を安定化する[60]．

外傷や手術後，手は治癒促進と疼痛緩和のためにギプスまたは装具により固定される．もし固定の期間が長引けば，縮めた（緩めた）長さで固定された関節周囲結合組織はこの肢位で形を変え（すなわち順応して短縮する），そしてのちには伸長に対してより大きな抵抗を生み出すであろう．対照的に伸長された肢位で固定された結合組織は通常の硬さ（stiffness）を維持するであろう．たとえば第4もしくは第5中手骨の頸部骨折後，3～4週間，手を固定しなければならない患者について考える．臨床家は一般に**MCP関節が約70°に屈曲**した肢位で手を固定する．MCP関節を屈曲位に固定すると，ある程度選択的に側副靱帯索状部を伸張することになり，そのため索状部の短縮を防ぐことができる．側副靱帯索状部内の緊張を防ぐことはMCP関節における「伸展拘縮」（extension contracture）の発症する可能性を減らす．

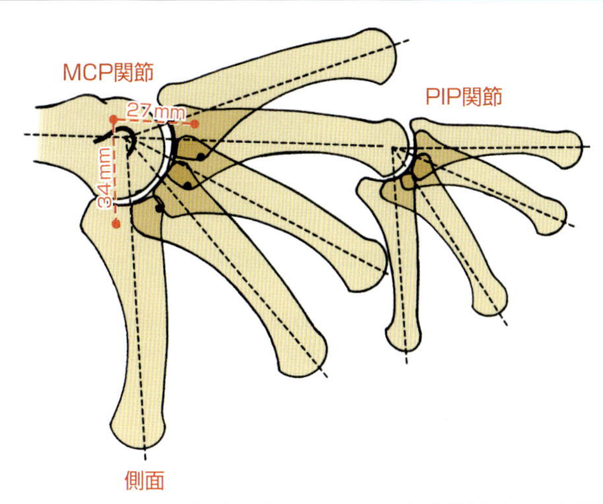

図8.26 カム形の中手骨骨頭のため，中手指節（MCP）関節の屈曲は，側副靱帯索状部の付着点間の距離を増大する（伸展で27mmと90°屈曲で34mm）．これは近位指節間（PIP）関節と対照的で，すべての側副靱帯の近位と遠位付着部間の距離は，屈曲の初めから終わりまで，基本的には一定のままである．(Dubousset JF: The digital joints. In Tubiana R, editor: *The Hand*, Philadelphia, Saunders, 1981 より引用)

しかしながら症例によっては，MCP関節を屈曲位で固定するのは禁忌となる[12]．たとえば背側関節包の再建術や関節全置換術のあと，MCP関節は伸展位（ほぼ0°）で固定されなければならない．この肢位により関節背面にある治癒組織へかかる緊張状態を軽減することができる．

8.25)．第1背側骨間筋は，外転の関節包内運動に作用するだけでなく橈側側副靱帯が徐々に緩むにつれて関節を橈側方向で安定させる．

MCP関節での能動的**外転**と**内転**の可動範囲は，完全伸展位に比べ完全屈曲位で運動が行われる際に有意に狭くなる（これは読者自身の手で容易に確認できる）．2つの要因がこの違いの原因となる[60]．第1に，側副靱帯索状部の大部分はMCP関節のほぼ完全屈曲位で緊張する．この靱帯で蓄積された受動的張力は理論上，関節面間の圧縮力を増加させ，それにより外転や内転のために使える運動を減少させる．第2に約70°屈曲位では，基節骨関節面は中手骨骨頭の平らな掌側部分と接する（図8.24A参照）．この比較的平らな面は，最大外転と内転の可動域に必要な関節包内運動を妨げる．

▶母指 Thumb

一般的な特徴と靱帯

母指のMCP関節は第1中手骨骨頭の凸面と母指の基節

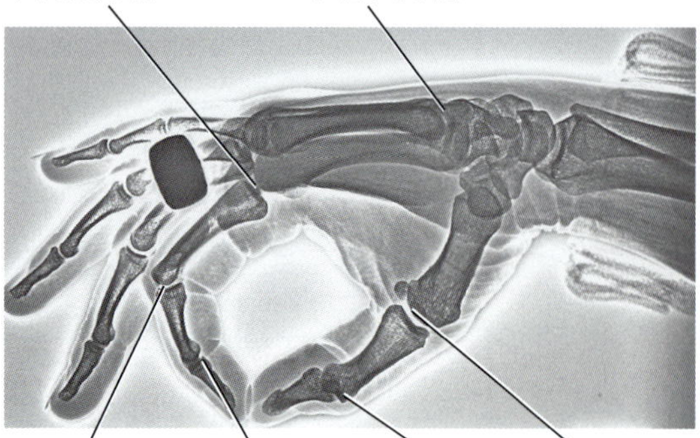

中手指節関節
手根中手関節
近位指節間関節
遠位指節間関節
指節間関節
中手指節関節

図 8.27　手根と手にある多くの関節の側面．母指の中手指節関節の掌側にある種子骨 に注意されたい．

骨近位の凹面との関節である（図 8.27）．母指の MCP 関節の基本構造と関節包内運動は他の 4 指と同様である．しかし骨運動において顕著な違いがある．母指の MCP 関節における能動的，また受動的運動は，他の 4 指の MCP 関節の運動に比べはるかに小さい．実質，母指の MCP 関節の自由度はたったの 1 度であり，前額面での屈曲と伸展のみである．他の 4 指とは異なり母指 MCP 関節の伸展は通常ほんの 2，3° のみに制限される．母指の中手指節関節での能動的屈曲の関節包内運動を図 8.28 に図説する．母指の基節骨は完全伸展位から中指のほうに向かって手掌を横切り約 60° 能動的に屈曲できる[58]．

母指 MCP 関節の能動的外転と内転はほとんど動きがないため，それらは副次運動とみなされる．この制限は母指中手骨をがっちりと固定しながら，基節骨の能動的な外転または内転を試みることで観察できる．おそらく側副靱帯の構造と骨の形状とが，この動きを制限する最も大きな原因である．これは母指指列全体の長軸方向の安定性を自然にもたらすための制限でもある

母指 MCP 関節における外転・内転制限は母指に自然な安定性をもたらすが，通常，関節の緊張した側副靱帯は，過大な外的トルクによる損傷に対してとくに脆弱である．これは，転倒するスキーヤーのスキーポールのハンドルとストラップが，MCP 関節に大きな（外的な）外転トルクを発生させ，関節の尺骨側副靱帯を損傷させるよくみられる“スキーヤーの損傷”として例示される．この靱帯の破綻点は，約 45° の外転時に生じる[34]．そのうえ，MCP 関節を約 30° に屈曲した状態で外転トルクが加えられた際にその靱帯は最も断裂しやすく，スキー事故の際に起こる可能性が高い．

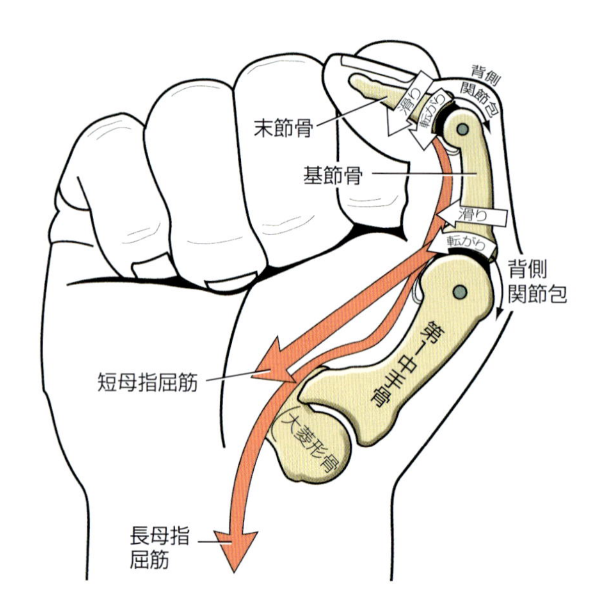

図 8.28　母指の中手指節関節と指節間関節における能動的屈曲の際の関節包内運動が描かれる．屈曲は長母指屈筋と短母指屈筋により動力が供給されたことを示す．これらの関節における屈曲と伸展の回転軸は前後方向であり，関節の凸面側の骨頭を貫通する．緊張したまたは伸張した組織は細長い矢印で示す．

指節間関節
Interphalangeal Joints

▶指 Fingers

指の MCP 関節の遠位には近位および遠位指節間関節がある（図 8.27 参照）．これらの関節の自由度は屈曲と伸展の 1 度のみである．

一般的な特徴と靱帯

近位指節間関節（PIP 関節：proximal interphalangeal joint）は基節骨骨頭と中節骨骨底のあいだの関節である．この関節の関節面は，木の厚板を接合するために大工仕事で使われるものと同様のさね継ぎのようにみえる（図 8.29）．基節骨骨頭は浅い中央の溝によって分けられた 2 つの丸い顆をもつ．中節骨の向かい合う面は中央の稜線によって分けられた 2 つの浅い凹面の小関節面をもつ．このさね継ぎのような関節は軸回旋を制限しつつ屈曲と伸展の運動を誘導するのに役立つ．

それぞれの PIP 関節は橈側および尺側の側副靱帯によって補強された関節包に囲まれている[122]．PIP 関節における側副靱帯索状部は外転と内転の運動を著しく制限する．MCP 関節と同様に側副靱帯扇状部は掌側板（palmar plate）と結合して補強する（図 8.29 参照）．掌側板と両側の側副靱帯とのあいだの解剖学的連結は，基節骨骨頭のための安定した台座を形成する．掌側板は PIP 関節の過伸展を制限するおもな組織である[138]．それに加えて板の掌

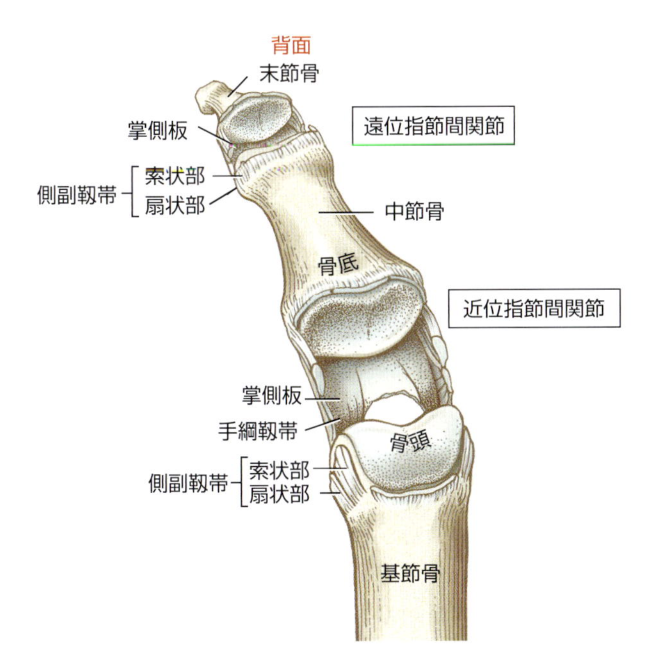

図 8.29 関節面の形を露出させるために開いた近位および遠位指節間関節の背面.

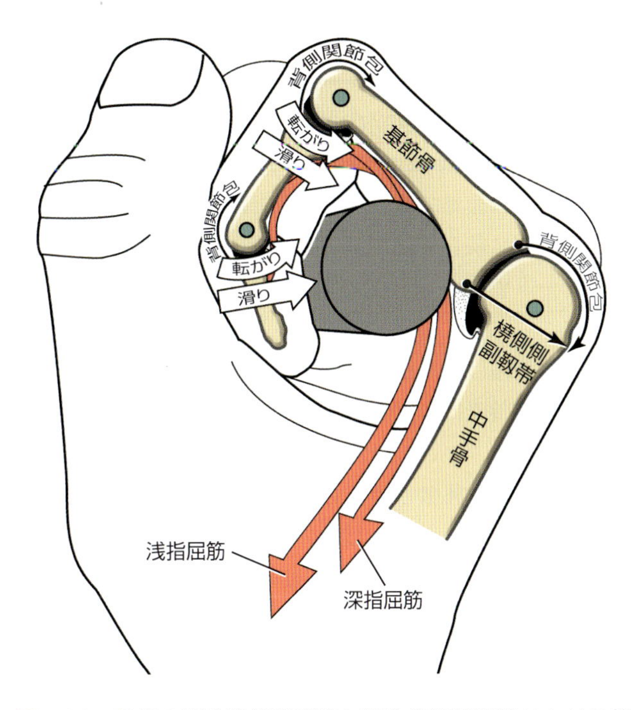

図 8.30 示指の近位指節間関節と遠位指節間関節における能動的屈曲の関節包内運動を強調した図. 屈曲は指節間関節の背側関節包を伸長する. 中手指節関節および指節間関節は浅指屈筋と深指屈筋により動力が供給され屈曲していることを示す. 3 つすべての指の関節における屈曲および伸展の回転軸は内外方向であり, 関節の凸面側の骨頭を貫通する. 緊張したまたは伸張した組織は細長い黒い矢印で示す.

面は指のいたるところにある外在屈筋腱を包み込む組織である**靱帯性腱鞘**の基部の付着部としての役目を果たす (図 8.21 の示指と小指を参照).

PIP 関節における各掌側板の近位-外側領域は縦に厚くなり, **手綱靱帯** (check-rein ligament) とよばれる線維組織を形成する (図 8.29 参照)[138]. これらの組織は掌側板の近位付着を強化するだけでなく, 関節の過伸展を制限するのを助ける. 腫脹した場合, 手綱靱帯はしばしば病的な組織とみなされ, PIP 関節屈曲拘縮の剥離術の際に切除されることが多い.

それぞれの**遠位指節間関節** (DIP 関節: distal interphalangeal joint) は中節骨骨頭と末節骨骨底のあいだで関節をなす (図 8.29 参照). DIP 関節と関節周囲の結合組織の構造は手綱靱帯がないのを除き PIP 関節のものと同様である.

運動学

PIP 関節は約 100～120° まで屈曲する. DIP 関節はそれより少なく約 70～90° 屈曲する. MCP 関節と同様に PIP 関節と DIP 関節での屈曲は尺側の指のほうが大きい. 通常, PIP 関節での過伸展は指の関節のなかで最小である. これに対し DIP 関節は通常中間 (0°) 位を超えて約 30° まで伸展する.

関節構造の類似性により PIP 関節と DIP 関節では同様の関節包内運動が起こる. たとえば PIP 関節における能動的屈曲の際, 中節骨骨底の凹面は外在指屈筋の引っ張りにより掌側方向に転がり, 滑る (図 8.30). 屈曲の際, 背側関節包で生じた受動的張力は転がりと滑りの関節包内運動を誘導し運動の安定化に役立つ.

MCP 関節とは対照的に, IP 関節の側副靱帯に生じる受動的張力は関節可動域の初めから終わりまでほぼ一定のままである[84]. おそらく指節骨骨頭の形がより球形であるため, これらの側副靱帯の長さは一定となる (図 8.26 参照). PIP 関節と DIP 関節のクローズパック肢位 (close-packed position) は完全伸展位であり[122], これは掌側板が伸張されるためである. 手の固定期間中には, しばしば PIP 関節と DIP 関節はほぼ伸展位に固定される. この肢位は掌側板を伸張し, これらの関節が屈曲拘縮になる可能性を減らす.

▶母指 Thumb

母指の指節間関節 (IP 関節) の構造と機能は他の 4 指の IP 関節のものと同様である. 運動の自由度は 1 度に制限され, 能動的屈曲は約 70° まで可能である (図 8.28 参照)[58]. 母指の IP 関節は中間位を超えて約 20° まで受動的に伸展できる. この動きは画鋲を板に押し込むような母指の指腹と物とのあいだに力がかかる際に用いられる.

筋と関節の相互作用

手の筋，皮膚，関節の神経支配

Innervation of Muscles, Skin, and Joints of the Hand

手の非常に複雑で協調された機能には，筋と感覚器のあいだの高度に統合された相互作用が必要である．たとえばコンサートでのバイオリン奏者の非常に正確で精巧な指の動きについて考えてみよう．このような正確さを可能にする1つの要因は，母指のような手の内在筋に伸びるニューロン1本の軸索はわずか100本の筋線維しか神経支配しないためである[96]．この場合，1本の軸索は100本すべての筋線維を同時に興奮させるであろう．これとは異なり，巧緻性の高い運動を必要としない腓腹筋の内側頭に伸びる1本の軸索は約2,000本にも及ぶ筋線維を支配する[31]．手の内在筋に特有な小さな神経支配比は，より正確な力の微調整を可能とし，最終的により微細な運動の制御を可能とする．

指の複雑な能動的運動のための微細な制御はまた，皮膚，筋，腱，関節包，靱帯を含む手の多様な部位からの異なる種類の神経受容器による，絶え間ない感覚情報を必要とする[140]．複雑で迅速な動きを誘導し予測するこの情報を，神経系がどのように解釈するかは長年にわたる関心や研究にもかかわらず完全には理解されていない[25]．人間が目で確認せずに1個の果物の皮を素早くむいて食べるのを可能にするこの感覚情報の重要性について考えてみよう．この活動はおもに手からの感覚入力を通して制御され，筋の活動の多くはこの感覚情報に反応したものである．感覚入力をもたない筋活動は一般的に粗く協調性に欠けた動きになる．これは脊髄内の（感覚）求心路が侵される脊髄癆のように，運動系の健全性は保たれるが感覚系がおもに侵される疾病でしばしば観察される．

▶筋と皮膚の神経支配 Muscle and Skin Innervation

手の筋と皮膚への神経支配は付録Ⅱパート A の図 1B～D で説明する．**橈骨神経**は指の外在の伸筋を支配する．前腕の背面にあるこれらの筋には，指伸筋，小指伸筋，示

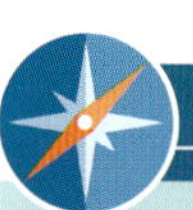

SPECIAL FOCUS 8.3

手関節と手の機能（良）肢位

頭部外傷，脳卒中，または高位四肢麻痺などを発症した場合，手関節と手の永続的変形という結果をもたらす．その変形は長期にわたる麻痺，廃用，または異常な筋緊張の組み合わせにより生じる．それゆえ臨床家は機能的な能力を最大限に保つため，手関節や手の肢位を維持する装具を用いる．この肢位は**機能肢位**（position of function）とよばれる（図 8.31）．この肢位で手ははいくらか開かれてカップ状になった形であり，手関節は指屈筋を最適な長さに保つ肢位である．

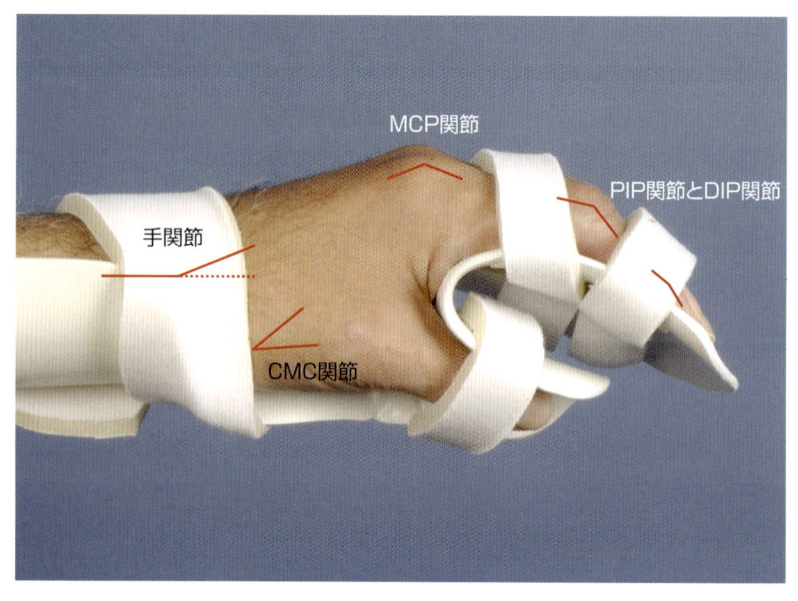

図 8.31　装具は機能肢位で手関節および手を支えるために用いられる．患者は脳卒中による弛緩性麻痺がある．機能肢位とは次のものを含む．手関節：わずかな尺屈を伴う 20～30°の背屈，指：35～45°の中手指節（MCP）関節屈曲，15～30°の近位指節間（PIP）と遠位指節間（DIP）関節屈曲，母指：35～45°の手根中手（CMC）関節外転．これらの肢位は患者の身体的もしくは医学的状況に応じて変化する．（Teri Bielefeld, PT, CHT: Zablocki VA Hospital, Milwaukee, WI の厚意による）

指伸筋，長母指伸筋，短母指伸筋，長母指外転筋がある．橈骨神経は手関節と手の背面，とくに背側の水かき（web space）領域と母指の CMC 関節の関節包背面の感覚に関与する[43]．

正中神経は指の外在屈筋のほとんどを支配する．前腕では正中神経は浅指屈筋を支配する．正中神経の分岐である前骨間神経はその後，深指屈筋と長母指屈筋の外側半分を支配する．

さらに遠位では，正中神経は横手根靱帯の深部で手根管を通って手内に入る．ひとたび手に入ると，母指球を形成する筋（短母指屈筋，短母指外転筋，母指対立筋）と外側 2 つの虫様筋を支配する．正中神経は母指，示指，中指と環指 1/2 の指尖と掌側領域を含む手の掌–外側面の感覚を担う．また正中神経の感覚線維は母指の CMC 関節の関節包掌面を支配する[43]．

尺骨神経は深指屈筋の内側半分を支配する．遠位へは尺側神経は手根管の中を通らずに手関節を横切る．手内では尺骨神経の運動枝（深枝）は小指球筋（小指屈筋，小指外転筋，小指対立筋，短掌筋）と内側2つの虫様筋を支配する．さらに運動枝（深枝）は手の深部で掌側骨間筋と背側骨間筋すべてを支配し，最後に母指内転筋を支配するため外側へ延びる尺骨神経は，小指と環指 1/2 の皮膚を含む手の尺側縁の感覚を担う．

参照として，上肢の筋に分布するおもな脊髄神経根は付録Ⅱ パート B にまとめてある．それに加え付録Ⅱのパート C～E では，C^5～T^1 の神経根と上肢のいくつかの主要な末梢神経の機能的状態を臨床評価するための手引きとして役立つ追加の参照項目を掲載している．

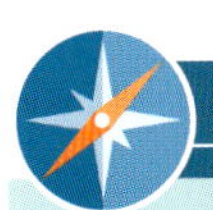

SPECIAL FOCUS 8.4

正常な感覚が担う保護的役割

手の正常な感覚は，外傷や火傷などから手を保護するためきわめて重要である．たとえば末梢神経障害，脊髄損傷，コントロール不良の糖尿病などの患者はしばしば四肢の感覚を欠き，損傷に対しとても脆弱である．ハンセン病（以前は「らい病」とよばれた[136]）患者は皮膚病変だけでなく，指の感覚が完全に脱失することもある．とくに適切な医療を受けていない重度あるいはコントロール不良のハンセン病の人たちは，時間とともに，指が部分的または完全欠損する場合がある．この現象では細菌感染は単に間接的に関連しているだけである．より直接的な原因は，感覚脱失した指に加えられた不必要に大きくしばしば損傷を与える接触力である．正常な感覚があれば，人は決まりきった日常の活動を行う際，手へ比較的少ない力（ある課題を適切に行うのに必要とされる最低限）を概して加える．しかしハンセン病では低下した感覚を代償するための手段として，通常より大きな力をしばしば加える．その増大した力はさほど大きなものではないが，長期間にわたる多様な活動を通して，皮膚や他の結合組織に損傷を与える．感覚脱失を引き起こす原因にかかわらず，臨床家は損傷の危険性を患者に教育し，その領域を保護する方法を提案しなければならない[86]．

▶関節への感覚神経支配 Sensory Innervation to the Joints

ほとんどの場合，手の関節はその表面にある皮膚感覚髄節（dermatome）に分布する感覚神経線維から感覚支配を受ける（付録Ⅱ パート E の皮膚感覚髄節を参照）．これらの求心性神経線維は脊髄で次のカッコ内の背側神経根に合流する（C^6 は母指と示指からの感覚を伝達，C^7 は中指からの感覚を伝達，C^8 は環指と小指からの感覚を伝達[40, 56, 122]）．

手の筋の機能
Muscular Function of the Hand

指を制御する筋は，手に対する筋腹の位置で外在筋か内在筋に分類される（表 8.3）．外在筋の近位付着はほとんど前腕にあり，場合によって上腕骨上顆のほど近い部分に位置している．これに対し内在筋は手の内部にそれらの近位付着と遠位付着の両方がある．まとめおよび参照資料として，手の筋の詳細な解剖と神経分布を付録Ⅱパート F に掲載した．加えて，手の筋の断面積の一覧は付録Ⅱパート G に表としてまとめた．

指を開いて閉じるような手の最も活動的な運動は，手の外在筋と内在筋と手関節に作用する筋のあいだで精密な協調性を必要とする[5]．このトピックは本章後半で詳しく述べる．

▶指の外在屈筋 Extrinsic Flexors of the Digits

指の外在屈筋の解剖と関節運動

指の外在屈筋には浅指屈筋，深指屈筋，長母指屈筋がある（図 8.32, 8.33）．これらの筋は上腕骨の内側上顆と前腕の広範囲に近位付着がある．

浅指屈筋（flexor digitorum superficialis）の筋腹は，前腕の掌面に位置し，3 つの手根屈筋と円回内筋のすぐ深部にある（図 8.32 参照）．その 4 つの腱は手関節を通過し手

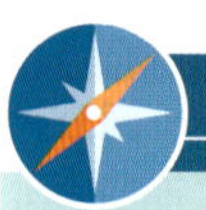

SPECIAL FOCUS 8.5

手根管症候群の基礎的解剖

指の9本の外在指屈筋腱と正中神経は**手根管**を通り抜ける（**図8.35**）．これらの腱は組織間の摩擦を減らすためにデザインされた潤いのある滑膜性腱鞘とその他の結合組織により囲まれている．密集したあまり伸縮性のないこのトンネルを通り抜ける際に，正中神経は圧縮または力学的に圧迫される．時間とともに**手根管症候群**（carpal tunnel syndrome: CTS）が生じ，上肢で最も頻繁にみられる絞扼性神経障害となる[18]．CTSは正中神経の感覚支配領域での疼痛と錯感覚が特徴的であり，しばしば安眠を妨げる．また母指球筋に筋力低下と筋萎縮も起こる．

CTSの原因は完全にわかっておらず，おそらく多元的である[32]．潜在的に相互に関係し合う3つのメカニズムがその病因にかかわっている．第1に，腱やそれらを保護する腱鞘の過密状態で手根管圧が上昇し，それにより正中神経が圧迫される．たとえばこれは異常に狭い手根管，全身の水分貯留，腱や滑膜の炎症と続発する腫脹によって起こる．第2に，手関節にかけられた過剰な力学的ストレスが手根管内で正中神経を損傷することがある．これはしばしば職業と関連しており，手関節や手の長期かつ反復使用により起こる[18, 85]．振動する道具の使用，手関節の過剰な掌屈，頻繁に繰り返す力強い握りを強いられる職業では，CTSの発症率が増加する[102, 111, 132]．これらの潜在的に害を及ぼすような活動は管の内部で正中神経へ直接ストレスをかけるか，あるいはそれを囲む組織の炎症と腫脹を起こす．

CTSを起こすと思われる第3のメカニズムは，手根管内部の滑膜と個々の腱のあいだの空間を満たす結合組織内の線維性変化である[21, 32]．興味深いことに，この線維性変化は炎症過程の一部とは考えられていない．一部のCTS患者にみられるこの線維性変化の原因はわかっていない．それにもかかわらず研究者たちは，異常に線維化した組織が，腱と正中神経のあいだの自由な滑りを制限すると推測している[21, 32]．このシナリオは過度の変形と指の動きによる正中神経への機械的ストレスを生じる．正中神経へのストレスは時間とともに機能低下につながる．

装具の使用や手関節へのストレスを和らげる方法の患者指導などといういくつかの保存療法は，CTSの症状を緩和するのに効果的である[46, 117]．もし保存療法で効果がなければ，成果の高い手根管の外科的除圧術がよく行われる[117]．

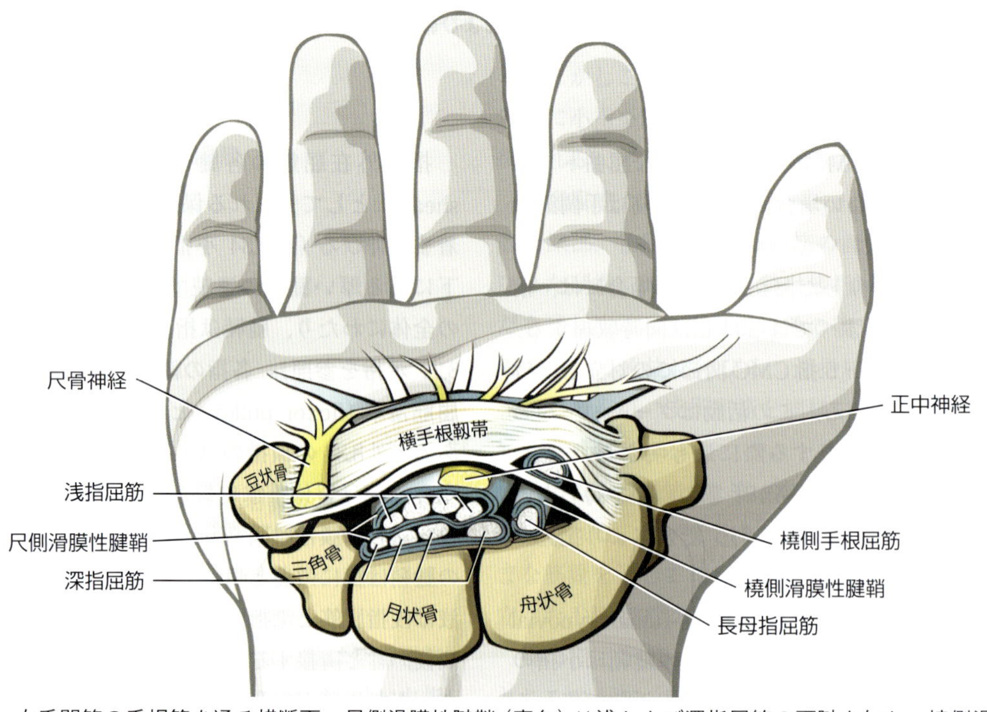

図8.35　右手関節の手根管を通る横断面．尺側滑膜性腱鞘（青色）は浅および深指屈筋の両腱を包む．橈側滑膜性腱鞘は長母指屈筋腱を包む．横手根靱帯に対する正中神経および尺骨神経の配置に注意されたい．

の要素によって外科医やセラピストが定めたとおりの厳密なタイムスケジュールに基づいて行われる[109].

屈筋腱と周囲の滑膜は炎症を起こすことがあり，**腱鞘滑膜炎**（tenosynovitis）として知られる．それに伴う腫脹は腱鞘内の隙間を狭め，それゆえ腱の滑走活動を制限する．さらに，腱の炎症を起こした領域は腱鞘の狭窄領域内部で，ときにはくさび状の小結節を生じ，それゆえ指の動きを妨げる．さらに力を加えると，比較的よくみられる「ばね指（trigger finger）」とよばれる状態となり，パチンという音を立ててその絞扼部位を突然通り抜ける．指の使用制限，装具介入，コルチゾン注射を含む保存療法は早期では有効な場合もある．もし効果がなければ，しばしば A_1 滑車を含む腱鞘の絞扼された領域の外科的剝離術が，慢性的な症例では必要である[113].

屈筋滑車の解剖と機能

図 8.34 には靱帯性腱鞘内部に埋め込まれている屈筋滑車を示す．各指で A_1-A_5 とよばれる5つの**輪状滑車**（annular pulley）が描かれている．おもな滑車（A_2, A_4）は基節骨骨体と中節骨骨体に付着する．あまり重要でない滑車（A_1, A_3, A_5）は指の3つの関節の掌側板にそれぞれ直接付着する．明瞭でない3つの**十字滑車**（cruciate pulley）（C_1-C_3）もある．これらの補助的な滑車は，指の腱鞘が屈曲する領域で各腱の上を十字に交差する薄く柔軟性のある線維でできている．母指の**輪状靱帯と斜走靱帯**（annular and oblique ligament）は長母指屈筋腱が通過するための滑車として機能する（図 8.34 参照）.

屈筋滑車，手掌腱膜，皮膚はすべてその下にある各腱を各関節になるべく近い距離に保つ同様の機能を共有する[39]．これらの組織によってもたらされる拘束がない状態では，外在屈筋の強い収縮力は腱を関節の回転軸から引き離す腱の“弓弦”（bowstringing）とよばれる現象を生じる．屈筋滑車は腱の浮き上がりを防ぐというとくに重要な役割をもつ[112]．しかし滑車は外傷，酷使，疾病によって過剰に伸張されたり引き裂かれたりする（興味深いのは屈筋腱の過剰な伸張とその後に起こる弓弦現象は精鋭のロッククライマーの 26%でみられ，環指と中指が最も頻度が高かった[133]）．おもな A_2 または A_4 滑車の切断または過剰な伸張は屈筋腱のモーメントアームを有意に変化させ，そのため指屈曲の生体力学的機構を変えてしまう[39]．したがって，これら2つの主要な滑車を保護することは手の外科医たちの大きな到達目標である．

能動的指屈曲時の近位固定筋の役割

指の外在屈筋（理論上は少なくとも浅指屈筋）は力学的に DIP 関節から肘までの複数の関節を屈曲することができる．これらの筋が単一の関節を独立して屈曲させるためには，指の外在屈筋と他の筋が共同的に収縮しなければならない．浅指屈筋が PIP 関節のみを屈曲しようとする場合を考えてみよう（図 8.36）．浅指屈筋の収縮が始まると，指伸筋は浅指屈筋による MCP 関節屈曲と手関節掌屈を防ぐための近位固定筋として作用しなければならない．浅指屈筋の屈曲モーメントアームは近位関節のほうが長いため，（1つの）遠位の関節にかかる比較的小さな力は，より近位の各関節ではより大きなトルクに増幅されてしまう[38]．図 8.36 は，浅指屈筋腱内での 20 N の力が，PIP 関節で 15 Ncm のトルクを，MCP 関節で 20 Ncm のトルクを，そして手関節の手根中央関節では 25 Ncm のトルクを生み出すことを示している．浅指屈筋によって生み出される力がより大きいほど，近位固定筋に求められる力はより大きくなる．近位固定筋は指伸筋と，必要に応じて手根伸

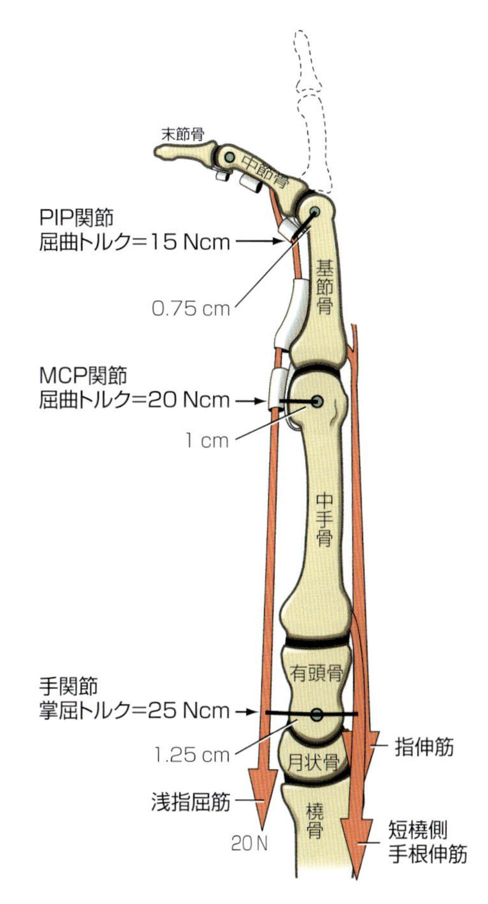

図 8.36　近位指節間関節屈曲の単独運動を生み出すのに必要な筋活動．浅指屈筋により生み出された 20 N の力は筋がまたがるすべての関節で屈曲トルクを作り出す．近位の関節に近づくにつれ次第にモーメントアームが大きくなるため，各屈曲トルクは 15 ～ 25 Ncm と近位方向で漸進的に増大する．近位指節間関節での独立した屈曲を行うには，指伸筋と短橈側手根伸筋は手関節と中手指節関節をまたがる浅指屈筋による屈曲の影響に対抗しなければならない．

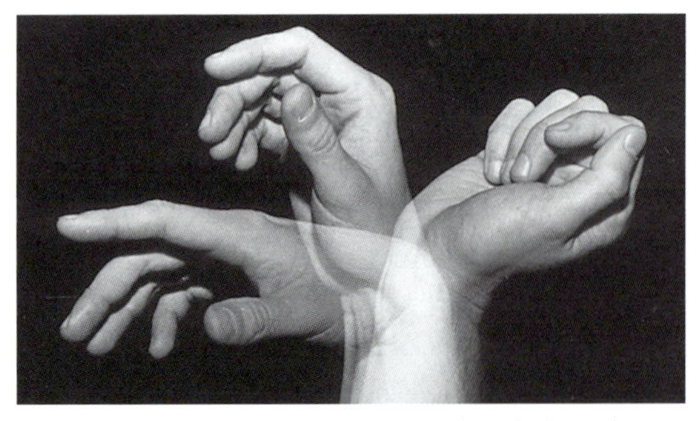

図 8.37　健常者における指屈筋の腱固定作用（tenodesis action）．手関節が背屈するにつれ，外在指屈筋に伸張がかかり，母指と指は自動的に屈曲する．屈曲は本人の努力なしに受動的に起こる．

筋をも含む．PIP 関節屈曲という単純な活動に必要とされる筋力と協調性は実際には見た目以上のものである．近位固定筋の麻痺や弱化は，それより遠位にある筋が本来発揮しうる機能の有効性を相当崩壊させかねない．

指の外在屈筋の腱固定作用（テノデーシス アクション）による受動的指の屈曲

指の外在屈筋（深指屈筋，浅指屈筋，長母指屈筋）は手関節の前面を通過する．そのため手関節の肢位は，これらの筋の長さと随伴する受動的張力を有意に変化させる．この肢位と筋の配列の密接な関係は，手関節を能動的に背屈した際の，指と母指に起こる受動的屈曲を観察することに

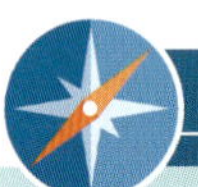

SPECIAL FOCUS 8.6

一部の四肢麻痺患者における腱固定作用の有用性

外在指屈筋の自然な腱固定作用には重要な臨床的意味がある．1 つの例は，指の屈筋と伸筋は極度に麻痺しているが，手根伸筋は十分な神経支配が残存している C^6 四肢麻痺患者である．このレベルの脊髄損傷患者は水の入ったコップを保持するような多くの動作で腱固定作用を利用する．コップを握るために手を開く際，患者はまず重力で手関節を掌屈させる．これで指と母指の不完全に麻痺した指伸筋を伸張する（図 8.38A の「緊張した」筋を参照）．図 8.38B では**手根伸筋の活動**（赤色で示す）は指伸筋を緩めるが，より重要なのは深指屈筋と長母指屈筋のような麻痺した指と母指の屈筋を伸張することである．これらの屈筋の伸張は効果的に指を屈曲させコップを握るために十分な受動的張力を生み出す．指屈筋の受動的張力の量は能動的手関節背屈の度合いにより間接的に制御される．

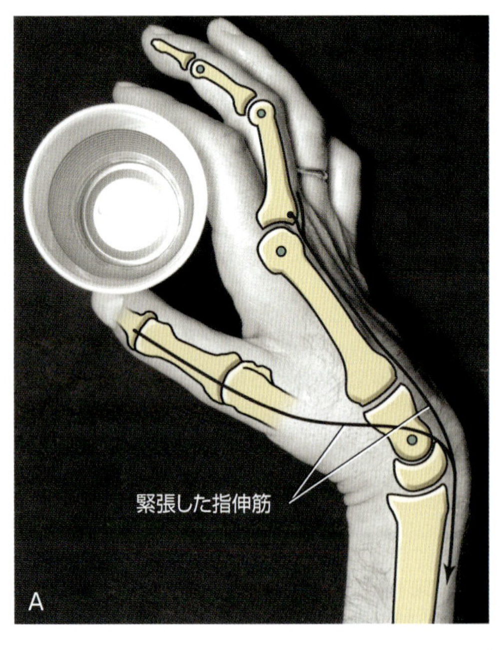

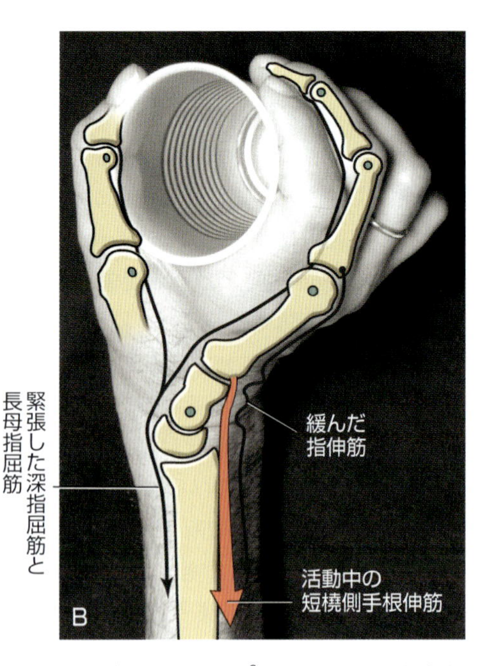

図 8.38　水の入ったコップをつかむのに“腱固定作用（tenodesis action）“を用いる C^6 レベルの四肢麻痺患者．(A) 重力を用いた手関節掌屈により手を開く．(B) 神経支配の残存する短橈側手根伸筋（赤色で示す）の収縮による能動的な手関節背屈は水の入ったコップを保持するのに十分な受動的張力を麻痺した各指屈筋に生み出す．詳しい説明は上記の文章を参照しよう．

よってよく理解できる（図8.37）．手関節背屈によって伸張された指屈筋での増加した受動的張力により，指は自動的に屈曲する．ある関節をまたがる多関節筋の伸張は，他の関節で受動的な動きを生み出す．それを筋の腱固定作用（tenodesis action：テノデーシス作用）とよぶ．

前述の腱固定作用によって引き起こされる指の受動的屈曲の動きの範囲は驚くほど大きい．健常な被検者では，手関節を完全掌屈位から完全に背屈すると，平均してDIP関節で約20°，PIP関節で約50°，MCP関節で約35°自動的に屈曲する[125]．図8.37はまた，伸張した指の外在伸筋の同様な腱固定作用により，手関節が完全掌屈位では指（示指で最も著しい）は，受動的に伸展することも表している．基本的には身体にあるすべての多関節筋は，ある程度の腱固定作用を示す．

▶指の外在伸筋 Extrinsic Extensors of the Fingers

筋の解剖

指の外在伸筋は指伸筋，示指伸筋，小指伸筋である（図7.22参照）．指伸筋と小指伸筋は上腕骨の外側上顆にある共通腱から起こる．示指伸筋は尺骨背面と骨間膜に隣接する領域に近位付着がある．断面積でみれば，指伸筋（extensor digitorum）は有力な指の伸筋である[77]．指の伸筋としての役割に加え，指伸筋は手根伸筋として大きなモーメントアームをもつ（図7.24参照）．

指伸筋と小指伸筋を切除すると深部の示指伸筋（extensor indicis）と母指の外在伸筋が露出する（図8.39）．示指伸筋の腱は1本だけであり，示指の伸展のみに関与する．小指伸筋（extensor digiti minimi）はしばしば指伸筋と相互に連結される小さい紡錘形の筋である．図8.40で示すように小指伸筋はしばしば2本の腱がある．

指伸筋と示指伸筋，小指伸筋の腱は，伸筋支帯内にある滑膜性の区画で手根を通過する（図7.23参照）．伸筋支帯より遠位では，腱は中手骨の背側を通り指のほうへ伸びる（図8.40参照）．指伸筋の腱はいくつかの腱間連結（juncturae tendinae）によって相互に連結される．これらの結合組織の薄く細長い片は，腱がMCP関節の底部へ向かう際の接近角度を安定化し，個々の腱の独立した動きを制限する．

指の伸筋腱の解剖学的構成は，指の屈筋腱のものと大きく異なる．屈筋腱は1つの骨付着に向かって明確に定められた腱鞘の中を進む．それに対して，伸筋腱は手根の遠位では定められた腱鞘や滑車装置をもたない．伸筋腱は最終的に各指の背側の長さに応じた結合組織の線維性腱膜に統合される（図8.40参照）．伸筋展開（extensor expansion），

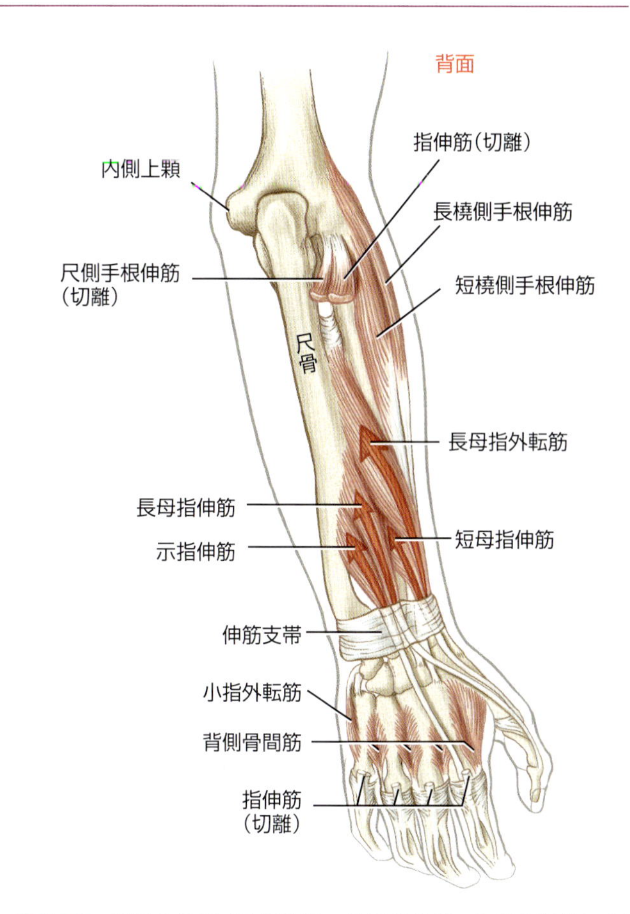

図8.39 手指の伸筋（示指伸筋，長母指伸筋，短母指伸筋，長母指外転筋）に焦点を当てた右上肢の背面．尺側手根伸筋と指伸筋の切離された近位端に注意されたい．

伸筋装置（extensor apparatus），伸筋集合体（extensor assembly）を含む他の用語が長年にわたって使われてきたが，その結合組織の複雑な集合体は伸展機構（extensor mechanism）とよばれる[22, 121]．この伸展機構は，指伸筋，示指伸筋，小指伸筋と指に作用する内在筋の大部分のおもな遠位付着となる．次の項では伸展機構の解剖を説明する．似ているが，あまり組織化されていない伸展機構は母指にもある．

指の伸展機構

指伸筋腱の小さく細長い片は基節骨骨底の背側に付着する．残りの腱は中央索（central band）として平らになり，各指の伸展機構の“支柱”を形成する（図8.40, 8.41参照）．中央索は中節骨骨底の背側に付着するために遠位に伸びる．PIP関節を越える前，2つの側索（lateral band）が中央索より分岐する．さらに遠位において両方の側索は末節骨骨底の背側に付着し1つの終止腱として融合する．図8.40で，両方の側索が薄い指の三角靭帯（triangular ligament）により背側で緩く相互に連結していることを確認してほしい[122]．中央索と側索が指節骨へ付着すること

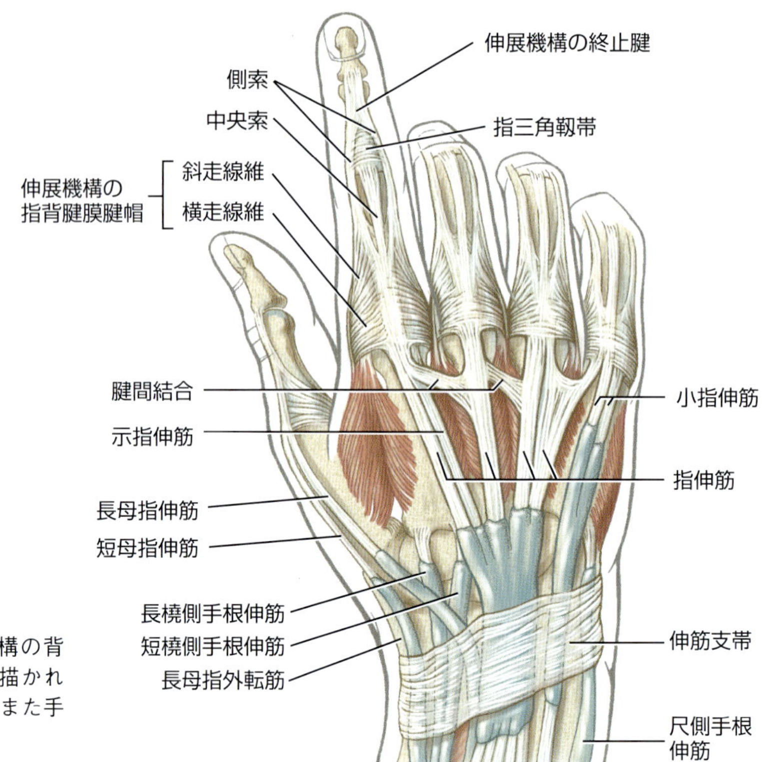

図 8.40　右手の各筋，各腱，伸展機構の背面．滑膜性腱鞘（青色）と伸筋支帯も描かれる．さらに背側骨間筋と小指外転筋もまた手の背面で明らかである．

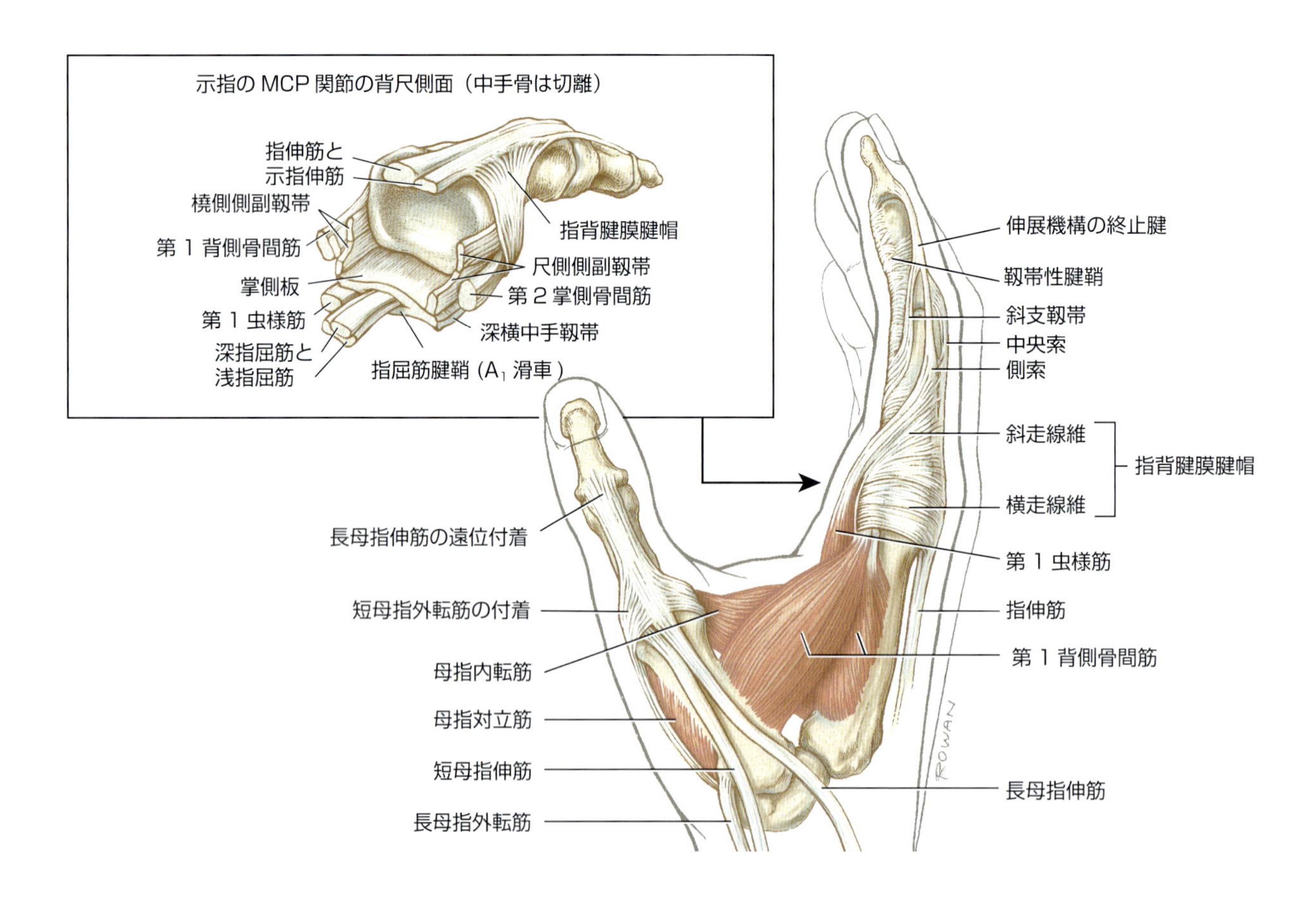

図 8.41　右手の筋．腱，伸展機構の側面．拡大図は示指の中手指節関節の解剖に焦点を当てている．

表 8.4　伸展機構を構成する各要素の解剖学的構造とおもな機能

構成要素	関連のある解剖学的構造	おもな機能
中央索	指伸筋腱からの直接延長．中節骨底の背側に付着	伸展機構の支柱として尽力．PIP 関節をまたがり指伸筋からの伸展力を伝達
側索	中央索より分かれた部分から形成．1 対の索が末節骨の背側に単独付着として融合．各側索は指三角靱帯により背側で緩く相互に連結	PIP 関節と DIP 関節をまたがり指伸筋・虫様筋・骨間筋からの伸展力を伝達
指背腱膜腱帽（横走線維と斜走線維）	横走線維：MCP 関節で指伸筋腱と掌側板を連結	MCP 関節の背面を覆う指伸筋腱を固定．基節骨近位端周囲で吊り紐を形成し，それゆえ MCP 関節伸展時に指伸筋を補助
	斜走線維：側索と融合し遠位および背側に走行	虫様筋と骨間筋からの力を伸展機構の側索に伝達し，それゆえ PIP 関節と DIP 関節の伸展を補助
斜支靱帯	靱帯性腱鞘を伸展機構の側索に連結する細長く斜めに走る線維	各指の PIP 関節と DIP 関節のあいだの協調運動を支援

DIP：遠位指節間，MCP：中手指節，PIP：近位指節間

により，指伸筋は指全体に伸展力を遠位まで伝達させることができる．

指のそれぞれの伸展機構には，両側に 1 対の斜支靱帯（oblique retinacular ligament）がある[116, 131]．図 8.41 は示指の橈側にある斜支靱帯を示す．その細長い線維は PIP 関節のすぐ近位にある靱帯性腱鞘から生じ，各側索に融合するために斜めかつ遠位に伸びる．斜支靱帯は指の PIP 関節と DIP 関節のあいだの協調運動に役立ち，本章後半で述べる要点である．

伸展機構の近位端の最も卓越した特徴は**指背腱膜腱帽**（dorsal hood）である（図 8.40, 8.41 参照）．この特殊な組織は横走線維と斜走線維の両方を含む薄い腱膜のほぼ三角形の広がりからなる．**横走線維**（transverse fiber）は指伸筋の腱の両側にほぼ直角に伸びる[122]．なかでも中央（中部）の線維は（しばしば“矢状索”とよばれる）MCP 関節に関係のある伸筋腱を包み込み，そのためその位置を安定させる[63]．横走線維の余りは掌側板に付着し基節骨骨底の周囲に“吊り紐”を形成する（図 8.42）．この吊り紐は MCP 関節を伸展する際に指伸筋を助ける．指背腱膜腱帽の斜走線維（oblique fiber）は各側索におもに融合するために遠位かつ背側に伸びる（図 8.41 参照）．

一般に手の内在筋（とくに虫様筋と骨間筋）は指背腱膜腱帽の斜走線維，および少しの横走線維を介して伸展機構へ融合する．図 8.41 には，示指の第 1 背側骨間筋と虫様筋の融合する様子を示す．これらの重要な融合を経て各内在筋は指伸筋を補助し，PIP 関節と DIP 関節を伸展する．

伸展機構の解剖学的かつ機能的な構成要素を表 8.4 に要約する．

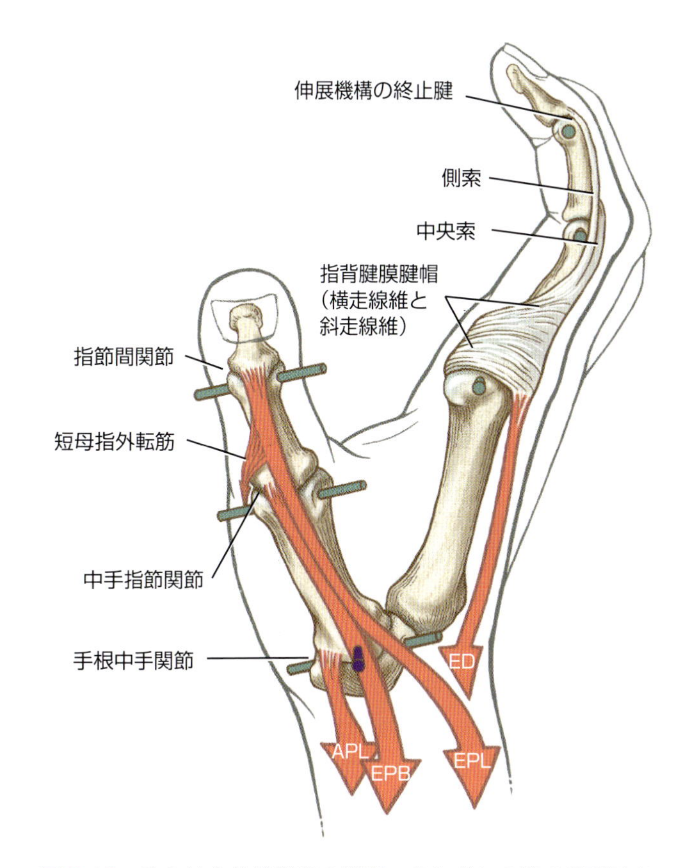

図 8.42　手の外在伸筋機能の説明．それぞれの筋の役割は各関節での回転軸に対する力線の向きにより定まる（すべての屈曲および伸展運動の回転軸は緑色で示す．母指底での外転および内転運動の回転軸は紫色で示す）．指伸筋（ED）の単独収縮は中手指節関節を過伸展する．長母指伸筋（EPL），短母指伸筋（EPB），長母指外転筋（APL）はすべておもな母指伸筋である．短母指外転筋の付着は長母指伸筋腱の遠位で融合しているのを示す．

指の外在伸筋の活動

指伸筋だけの単独収縮では MCP 関節の過伸展が起こる．指の内在筋が活動した場合のみ，指伸筋は PIP 関節

とDIP関節を完全伸展できる．この重要な点は本章後半で詳しく説明する．

▶母指の外在伸筋 Extrinsic Extensors of the Thumb

解剖学的考察

母指の外在伸筋は**長母指伸筋**（extensor pollicis longus），**短母指伸筋**（extensor pollicis brevis），**長母指外転筋**（abductor pollicis longus）である（図8.39, 8.41参照）．これらの橈骨神経に支配された筋は前腕の背側に近位付着がある．これらの筋の腱は手根の橈側にある“嗅ぎたばこ窩（anatomic snuffbox）”を構成する．長母指外転筋と短母指伸筋の腱は手根の伸筋支帯内にある第1背側区画を通過する（図7.23参照）．伸筋支帯の遠位で長母指外転筋の腱は母指中手骨骨底の橈背面におもに付着する．この筋は付加的に大菱形骨にも遠位付着し，内在の母指球筋の線維と融合する[114, 124]．短母指伸筋は母指基節骨骨底の背側に遠位付着する．長母指伸筋腱は橈骨の背側結節のすぐ内側の溝である第3区画を通り手根をまたがる（図7.23参照）．長母指伸筋は母指の末節骨骨底の背側に遠位付着する．両方の外在伸筋腱は母指の伸展機構の中央腱を構成する．

機能的考察

長母指伸筋，短母指伸筋，長母指外転筋の複合的な活動は，それらがまたがる各関節での回転軸と力線との関連に着目することで理解することができる（図8.42参照）．**長母指伸筋**（extensor pollicis longus）は母指のIP・MCP・CMC関節を伸展する．この筋はCMC関節の内外軸の背側を通るため，この関節を内転することもできる．長母指伸筋は，第1中手骨の伸展（わずかな外旋を伴う），内転，そして解剖学的肢位への復位の全3つの活動を行うことができる能力が独特である．

図8.42はまた，**短母指伸筋**（extensor pollicis brevis）が母指のMCP関節とCMC関節の伸筋であることを示す．**長母指外転筋**（abductor pollicis longus）はCMC関節のみを伸展する．少なくとも理論上，長母指外転筋はその力線が関節の内外軸のすぐ前側（掌側）を通ることを考慮すると，CMC関節の外転も可能である．長母指外転筋による伸展と外転の複合的な作用は，母指中手骨骨底の橈背側の角に筋が付着することを示している．母指の関節をまたがるすべての筋の活動をBox 8.1にまとめる．

長母指伸筋と長母指外転筋は手関節における強力な橈屈の作用を有する（図7.24参照）．そのため母指の伸展時に不必要な橈屈が起きないように，尺屈に作用する筋が手関節を安定させるために活動しなければならない．この活動は母指の素早い完全伸展の際に，豆状骨のすぐ近位にある尺側手根屈筋の盛り上がった腱を触診することでよくわかる．

BOX 8.1　母指の関節をまたがる各筋の活動

手根中手関節

屈曲	伸展
母指内転筋	短母指伸筋
短母指屈筋	長母指伸筋
長母指屈筋	長母指外転筋
母指対立筋	
短母指外転筋*	

外転	内転
短母指外転筋	母指内転筋
長母指外転筋	長母指伸筋
短母指屈筋*	第1背側骨間筋*
母指対立筋*	

対立	復位
母指対立筋	長母指伸筋
短母指屈筋	
短母指外転筋	
長母指屈筋	
長母指外転筋	

中手指節関節[1)]

屈曲	伸展
母指内転筋	長母指伸筋
短母指屈筋	短母指伸筋
長母指屈筋	
短母指外転筋*	

指節間関節

屈曲	伸展
長母指屈筋	長母指伸筋
	短母指外転筋と母指内転筋（母指の伸展機構の中に付着のため）[2)]

* 補助的活動
1) 中手指節関節は自由度1度のみと考える．
2) わずかな随意活動が橈骨神経損傷の場合でのみみられる．

▶手の内在筋 Intrinsic Muscles of the Hand

手には20本の内在筋がある．これらの筋は比較的小さいにもかかわらず指の巧緻制御に欠かせない．配列図上，内在筋は以下の4つの集まりに分けられる．

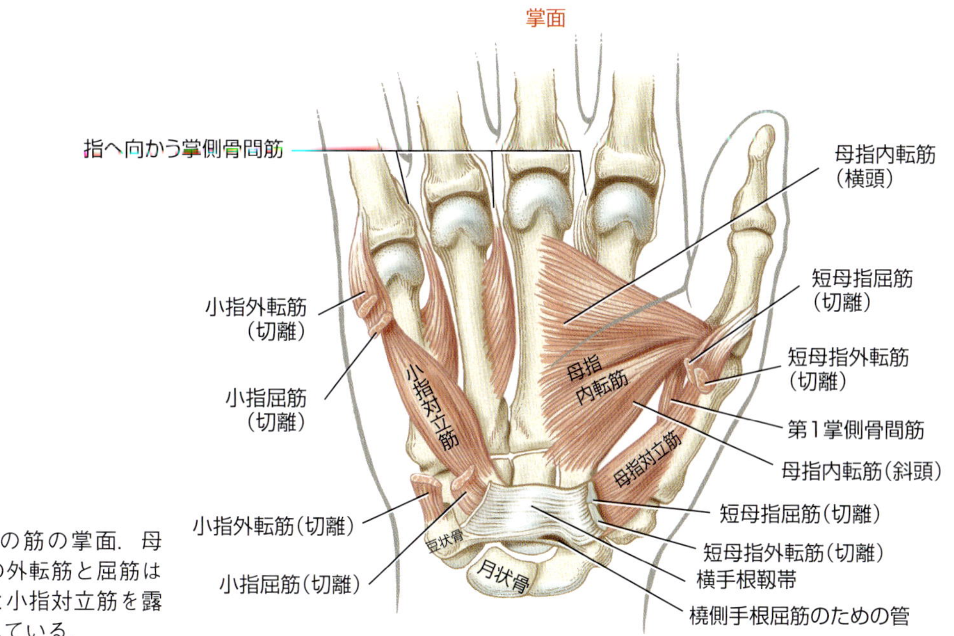

図 8.43 右手深部の筋の掌面．母指球および小指球の外転筋と屈筋は深部の母指対立筋と小指対立筋を露出するため切除されている．

1. 母指球筋
   - 短母指外転筋
   - 短母指屈筋
   - 母指対立筋
2. 小指球筋
   - 小指屈筋
   - 小指外転筋
   - 小指対立筋
   - 短掌筋
3. 母指内転筋
4. 虫様筋と骨間筋

母指球筋

解剖学的考察

短母指外転筋（abductor pollicis brevis），**短母指屈筋**（flexor pollicis brevis），**母指対立筋**（opponens pollicis）は母指球の大部分を構成する（図 8.34 参照）[41]．短母指屈筋は一般的に2つの部分に分けられ，浅頭（superficial head）は筋の大部分を構成し，深頭（deep head）はおそらく母指内転筋の斜頭の一部で，不明瞭でしばしば線維のない小さな集まりからなる[122]．本章では短母指屈筋を論議する際，浅頭のみについて考える．短母指外転筋の深部は母指対立筋である（図 8.43）．3つすべての母指球筋は横手根靱帯と隣接する手根骨に近位付着がある．短母指外転筋と短母指屈筋の両筋は基節骨骨底の橈側に遠位付着がある．それに加え，短母指外転筋は母指の伸展機構の橈側にも部分的に付着する．より深部にある母指対立筋は母指中手骨の橈側縁全体に遠位付着する．

機能的考察

長掌筋は，横手根靱帯に付着することで母指球筋の近位の安定性をある程度担う．これらの母指球筋のおもな役割は，母指をさまざまな程度の対立にもっていくことにより，通常は把持動作を行いやすくするためである．前に検討したように対立運動は，CMC 関節の外転・屈曲・内旋要素を組み合わせる．母指球内にある各筋は対立を構成する少なくとも1つの運動要素の主動筋であり，その他いくつかの運動要素の補助筋でもある（Box 8.1 参照）[61, 119]．

CMC 関節をまたがる母指球筋の活動は特定の回転軸とそれぞれの筋の力線との関連がみえるとき明白になる（図 8.44）[119]．母指対立筋は，指のほうに母指を内旋する力線があることに着目されたい．母指対立筋は中手骨（と MCP 関節の近位）に遠位付着があるので，その全体の収縮力は CMC 関節の制御に用いられる．

正中神経損傷の影響

正中神経を切断すると，母指球の3つすべての筋，すなわち母指対立筋，短母指屈筋，短母指外転筋が麻痺する．その結果，母指の対立は実質的に困難となる．また筋萎縮のために，本来丸みのある手の母指球は平たくなる．母指と橈側の指の先端の感覚消失を伴い，対立の機能は失われ，手の精密な握りや他の巧みな操作機能は極端に低下する．

母指対立筋の重要な内旋機能に加え，母指球の3筋共はそれぞれ独立に CMC 関節での屈曲と外転の組み合わさっ

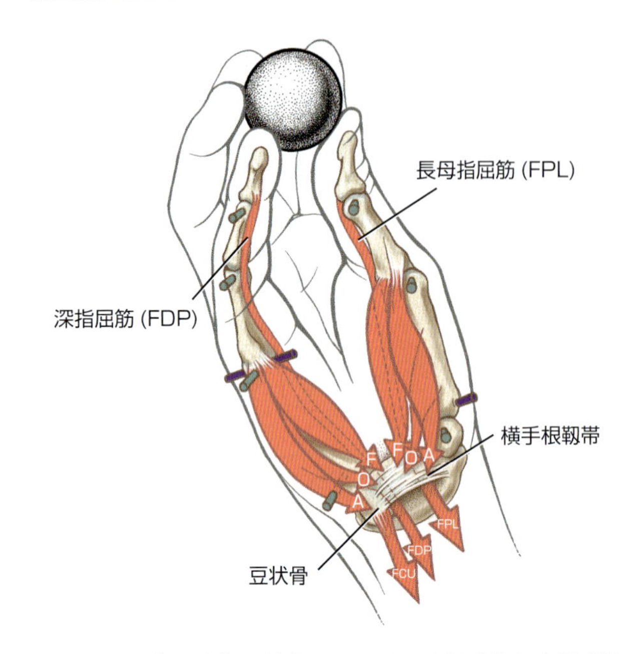

図 8.44　母指と小指の対立のあいだの母指球筋と小指球筋の活動が描かれる（すべての屈曲と伸展運動の回転軸は緑色で示す．小指の中手指節関節と母指の手根中手関節での外転と内転運動の回転軸は紫色で示す）．他の筋活動として長母指屈筋と小指の深指屈筋を含む．尺側手根屈筋（FCU）は小指外転筋のために豆状骨を固定する．A：短母指外転筋と小指外転筋，F：短母指屈筋と小指屈筋，O：母指対立筋 と小指対立筋．

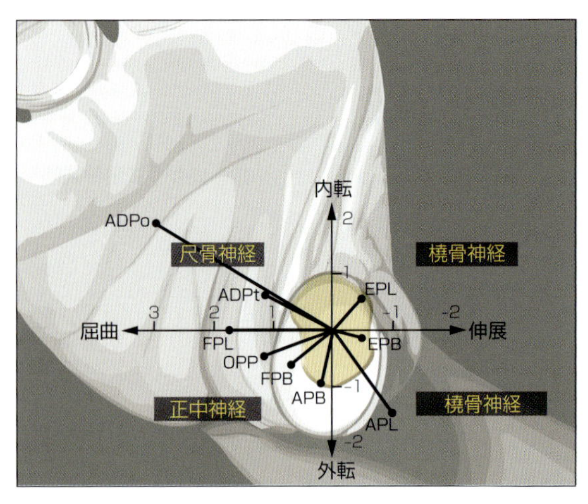

図 8.45　右母指の手根中手（CMC）関節をまたがる潜在トルク（力）と複合筋活動との関連を示す解説図．大菱形骨は母指底に薄い黄色で外形を描く．黒点は CMC 関節における２つの（おもな）運動自由度（屈曲-伸展と内転-外転）と各筋の位置との関連を表す．長母指屈筋（FPL）を除いて，各筋は屈曲-外転筋，屈曲-内転筋，伸展-内転筋，伸展-外転筋の４つに分類される．さらに各筋に関連する各線の長さは，筋の最大トルクの潜在性に比例し，筋のモーメントアームと横断面積の両方が考慮される．軸で用いられる単位はトルク（Nm）で示す．それぞれの４分円内に属する各筋は同じ神経支配源を共有することを観察されたい．ADPo：母指内転筋斜頭，ADPt：母指内転筋横頭，APB：短母指外転筋，APL：長母指外転筋，EPB：短母指伸筋，EPL：長母指伸筋，FPB：短母指屈筋，FPL：長母指屈筋，OPP：母指対立筋．（この図式はもともと Smutz WP らにより座標で示されたデータに基づいている．Smutz WP, Kongsayreepong A, Hughes RE, et al: Mechanical advantage of the thumb muscles, *J Biomech* 31: 565-570, 1998. 図は Neumann DA, Bielefeld TB: The carpometacarpal joint of the thumb: stability, deformity, and therapeutic intervention, *J Orthop Sports Phys Ther* 33: 386, 2003 より引用）

た運動を行う．これらの運動の仕組みは，対立動作において母指を上げて手掌面の直上に位置させるのに不可欠である．図 8.45 は，母指の CMC 関節をまたがる筋のこれらと他の組み合わさった運動の比較を示す．黒点の位置に示されるように，ほとんどの筋は，**屈曲-外転**，**屈曲-内転**，**伸展-内転**，**伸展-外転**のどちらかの組み合わさった動作を行う．図にあるように正中神経は，屈曲-外転に作用する筋の唯一の神経支配の源である．母指の外転は橈骨神経支配の長母指外転筋でも可能であるが[13]，この活動は尺骨神経支配の母指内転筋（斜頭：ADPo と横頭：ADPt を参照）による強力な残存する内転トルクによって，通常，相殺される．この理由により正中神経損傷患者は母指の CMC 関節が内転拘縮に陥りやすい．前述したように母指の内転傾向は対立の自然な運動に逆の効果を及ぼす．

小指球筋

解剖学的考察

小指球筋は，小指屈筋，小指外転筋，小指対立筋，短掌筋からなる（図 8.34, 8.43 参照）．小指外転筋は，これらの筋のなかで最も表層かつ内側にあり，手のいちばん端の尺側縁を占める．比較的小さな小指屈筋は小指外転筋のそのすぐ外側にあり，しばしば外転筋と融合する．これらの筋の深部にある小指対立筋は小指球筋のなかで最大である．短掌筋は１枚の郵便切手ほどの薄さであまり重要ではない筋である．横手根靱帯と豆状骨のすぐ遠位の皮膚領域とのあいだに付着する（図 8.34 参照）．短掌筋は一般的に手掌のくぼみの深さを補助するために小指球の高さをもちあげる．

小指球筋のおおよその解剖学的概要は母指球と同様である[104]．小指屈筋と小指対立筋は横手根靱帯と有鉤骨鉤に近位付着がある．小指外転筋は豆状有鉤骨靱帯，豆状骨，尺側手根屈筋腱と広範囲にわたる近位付着がある．小指に抵抗を加えた外転または急激な外転時，尺側手根屈筋は小指外転筋の付着部を安定させるため収縮する．この影響は豆状骨のすぐ近位の尺側手根屈筋の腱を触診することにより確認できる．

小指外転筋と小指屈筋は，小指の基節骨骨底の尺側縁に

BOX 8.2 小指の関節をまたがるすべての筋の活動

手根中手関節

屈曲と対立	伸展
小指屈筋	指伸筋
小指対立筋	小指伸筋
浅指屈筋と深指屈筋	
短掌筋	

中手指節関節

屈曲	伸展
小指屈筋	指伸筋
小指外転筋 *	小指伸筋
虫様筋	
掌側骨間筋	
浅指屈筋と深指屈筋	

外転	内転
小指外転筋	掌側骨間筋

近位指節間関節

屈曲	伸展
浅指屈筋と深指屈筋	指伸筋
	小指伸筋
	虫様筋
	掌側骨間筋

遠位指節間関節

屈曲	伸展
深指屈筋	指伸筋
	小指伸筋
	虫様筋
	掌側骨間筋

* 補助的活動

遠位付着する．小指外転筋はいくつかの線維が伸展機構の尺側にも混入する．小指対立筋は，MCP 関節の近位で第5中手骨の尺側縁に沿って遠位付着する．

機能的考察

小指球筋の共通の機能は手の尺側縁を持ち上げ，手掌を「カップ状」にすることである．この活動は遠位横アーチを深め，握った物と指との密着度を高める（図 8.44 参照）．必要に応じて小指外転筋は把握効果を高めるために小指を広げることができる．小指対立筋は第5中手骨を中指のほうへ回転すなわち対立させる．深指屈筋のような小指の外在指屈筋の収縮もまた手の尺側縁を持ち上げるのに役立つ．小指の関節をまたがるすべての筋の活動を Box 8.2 にまとめる．

尺骨神経損傷は小指球筋を完全に麻痺させる．小指球は筋萎縮の結果，平らになる．手の尺側縁を持ち上げてカップ状にする活動は有意に低下する．小指全体にわたる感覚消失は器用さの喪失に大きな影響を与える．

母指内転筋

母指内転筋（adductor pollicis）は母指の水かき（web space）の深部，第2･3中手骨の掌側にある2頭筋である（図 8.43 参照）．その筋は手の最も安定した骨格部位に近位付着がある．厚い**斜頭**は有頭骨，第2・3中手骨骨底，他の隣接する結合組織から起こる[122]．薄い三角形の**横頭**は第3中手骨の掌面に近位付着する．両頭は母指の基節骨骨底の尺側にある共通の遠位付着で連結し，その腱は母指の伸展機構に多くの線維を送る．

母指内転筋は CMC 関節で最も有力な筋であり，屈曲と内転トルクの最強の組み合わせを作り出す[16]．この重要なトルク源は母指と示指のあいだで物をつまんだり，はさみを閉じたりするような多くの活動に用いられる（図 8.46）．母指内転筋の横頭は母指底で**屈曲**（図 8.46A）と**内転**（図 8.46B）の両トルクを生み出すための非常に長いモーメントアームをもつ．横頭の横走線維は CMC 関節でより大きなてこ比をもつにもかかわらず，厚い斜頭のほうが大きな屈曲と内転トルクを生み出す〔図 8.45 で ADPo（母指内転筋斜頭）と ADPt（母指内転筋横頭）を比較されたい〕[79, 119]．

虫様筋と骨間筋

虫様筋（lumbrical: ラテン語源の *lumbricus* ミミズに由来）は，深指屈筋腱という動きのある組織に近位付着をもつ4つの細い筋である（図 8.33, 8.34 参照）．より厳密にいえば，示指と中指に作用する虫様筋はそれぞれの深指屈筋腱の橈側に付着する．筋によってさまざまであるが，環指と小指に作用する虫様筋はしばしば羽状筋であり，それぞれの深指屈筋腱の橈側だけでなく隣接する腱の尺側にも付着する．深指屈筋と同様，虫様筋は二重神経支配であり，正中神経は外側2本の虫様筋，尺骨神経は内側2本の虫様筋を支配する．

4本すべての虫様筋は，大きさと付着の両方で著しい違いを示す[103]．虫様筋は腱の近位付着から，深横中手靱帯の**掌側**を通り，その後，MCP 関節の**橈側**へ伸びる（図 8.41 第1虫様筋を参照）．遠位では一般的に虫様筋は，ほとんどが指背腱膜腱帽の斜走線維を経て，隣接する伸展機構の側索に付着する（図 8.47 の第1虫様筋の拡大写真を参照）．この遠位付着により虫様筋が伸展機構の隅から隅まで近位

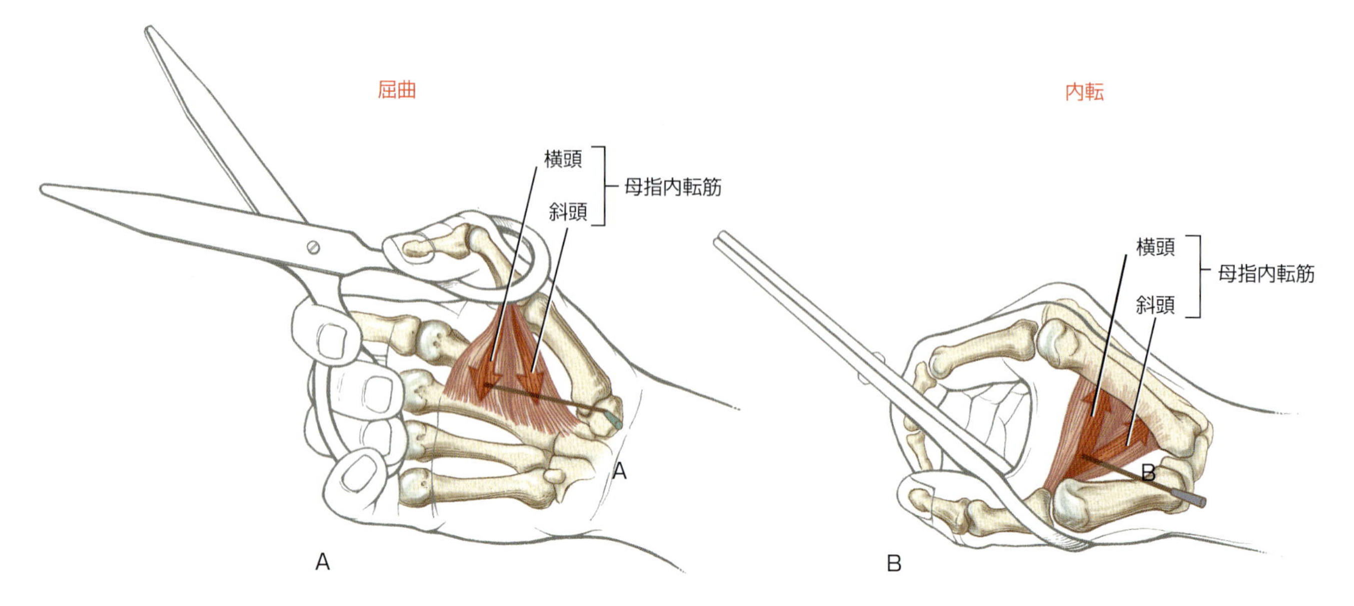

図 8.46　母指内転筋の２平面上の活動を母指の手根中手関節における屈曲（A）と内転（B）に関して，はさみを用いて説明する．（A）と（B）の両方で母指内転筋横頭は前後軸（緑色　A）と内外軸（紫色　B）ともに長いモーメントアームのため，かなりのトルクを生み出す．母指内転筋の両頭はまた母指の中手指節関節における力強い屈筋でもある．

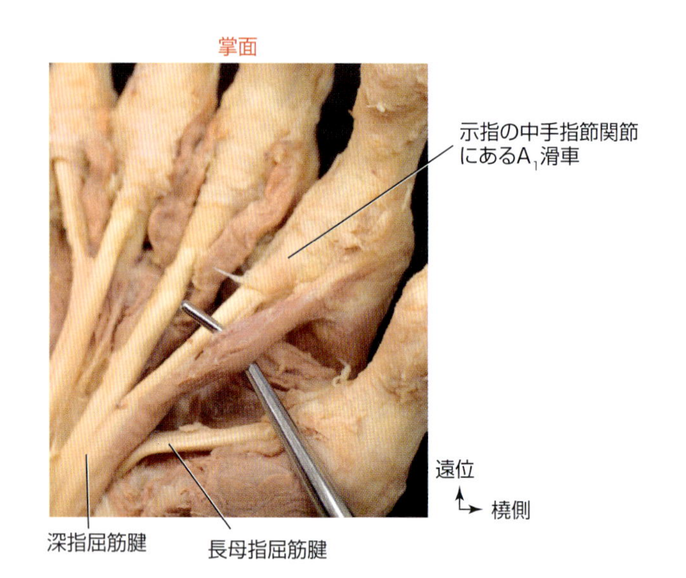

図 8.47　防腐処理を施された献体の右手の掌面で，第１虫様筋に焦点を当てている．探針は深部の母指内転筋から第１虫様筋の筋腹のみを持ち上げている．第１虫様筋の近位付着は深指屈筋腱から生じていることを示す．第１虫様筋の遠位付着は示指の伸展機構斜走線維と融合しているのを見ることができる．

への牽引力を発揮することができる．

虫様筋のこの機能は長年にわたり研究され，議論されてきた[22, 72, 82, 110, 130]．共通する一致した意見は，虫様筋の収縮は MCP 関節での屈曲および PIP 関節と DIP 関節での伸展を生み出すということである[137]．この一見矛盾した作用は，おそらく，虫様筋が MCP 関節では掌側を通るが，PIP 関節と DIP 関節では背側を通るからであろう（図 8.48）．

すべての手内在筋のなかで，虫様筋が最も長い（筋線維長／筋長比）筋であるが，断面積は最も小さい[15, 79]．この解剖学的デザインは，虫様筋が比較的長い距離にわたって少量の力を生み出すことを示唆する．このような弱い力は通常の運動制御において限定的な役割しか果たせないと示唆されるが，必ずしもそうとは限らない．このような筋には力を生み出すだけでなく他の重要な身体運動学的役割がある．たとえば第１虫様筋には，筋の長さの変化を敏感に感知する感覚器である筋紡錘がとても豊富である．平均的な第１虫様筋の筋紡錘密度は骨間筋の約３倍以上であり，上腕二頭筋との比較では約８倍以上である[105]．高密度の筋紡錘を有する虫様筋は，手の複雑な動きのあいだ，感覚フィードバックを提供する役割を果たすことが示唆される[110, 135]．さらに深指屈筋腱に付着することにより，おそらく虫様筋は内在筋と外在筋のあいだの相互作用を調整するのを助ける立場にあると考えられる．

骨間筋（interosseus muscle）の名称は，中手骨のあいだに筋があることに由来する（図 8.4, 8.5 参照）．虫様筋と同様，付着と形態には，例外はあるものの一定の原則がある[30, 122]．一般的に骨間筋は，MCP 関節で指のあいだを広げる（外転）または閉じる（内転）作用をもつ．

手の４本の**掌側骨間筋**（palmar interossei）は骨間腔の掌側領域を占める細い筋で通常１頭筋である．指への３

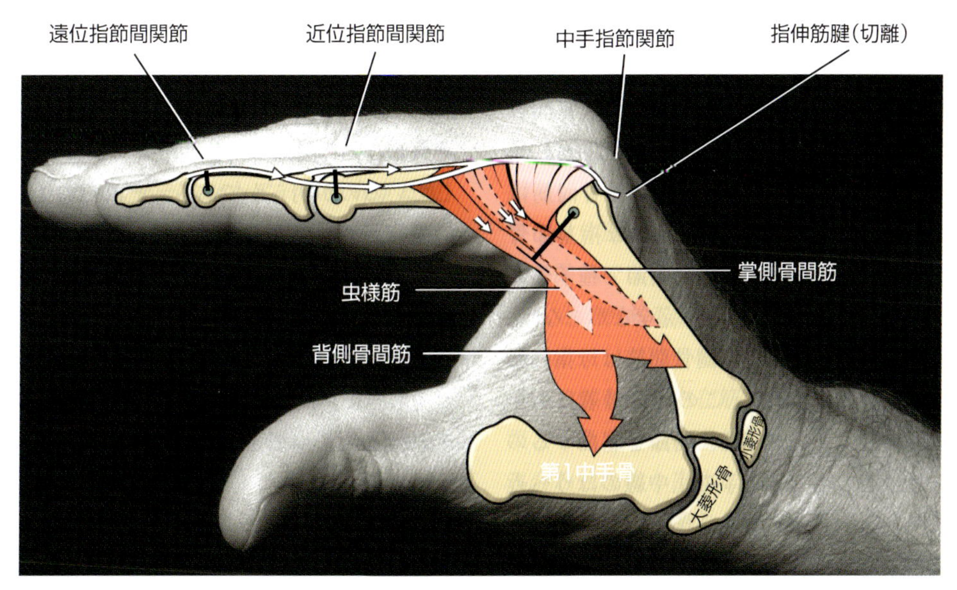

図 8.48 虫様筋と骨間筋の複合活動は中手指節関節屈筋および指節間関節伸筋として示される．虫様筋は中手指節関節屈曲の最も大きなモーメントアームをもつことを示す．各関節の内外方向回転軸は小円で示す．モーメントアームは太い黒線で描かれ，各回転軸から起こる．

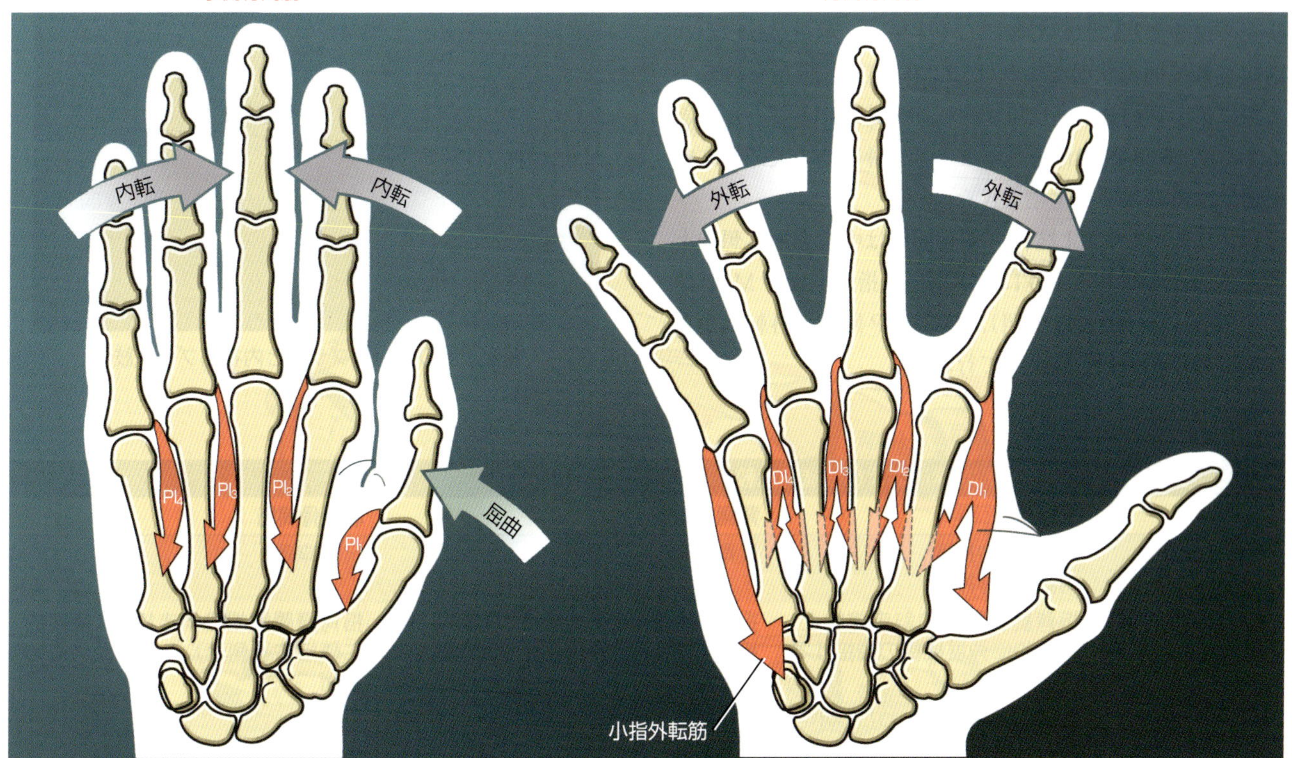

図 8.49 手の中手指節関節における掌側骨間筋（PI_1～PI_4）と背側骨間筋（DI_1～DI_4）の前額面活動の掌面．小指外転筋が小指を外転することを示す．

解剖学，生体力学，筋電図検査，コンピュータシミュレーションを用いたモデリング[5, 15, 22, 59, 64, 72, 74, 81, 82, 92, 110]をもとにした長年の調査・研究にもかかわらず，完全には理解されていない．筋の相互作用を理解するうえで障壁となっているのは，同じような動きでも，個人内，あるいは個人間の両方で，異なる筋の組み合わせによりその動きを遂行することが可能なためである．さらに，筋の精密な相互作用はまた，同一の活動であっても，速さや力，パフォーマーの技術，扱われた物の重量や形，動作の自然な多様性などに左右される．興味深いことは，完全にわかっていることの多くは，神経筋骨格系の破綻から生じた手の病態力学的機能障害を注意深く観察することによって学ばれてきたことである[16, 62]．

▶手を開く：指伸展 Opening the Hand: Finger Extension

おもな筋活動

物を把握する際の準備として手を開く．MCP 関節と IP 関節での指の完全伸展に対する最も大きな抵抗力は，通常，重力からのものでなく外在屈筋の伸張により生じた粘弾性抵抗によるものである．この筋の内部で生じた受動的な“はね返りの力”は，リラックスした手が軽度屈曲する肢位となる原因である．

指のおもな伸筋は**指伸筋**と**内在筋**（とくに虫様筋と骨間筋）である．一般に指伸展のあいだ，虫様筋は骨間筋に比べ筋電図（EMG）活動がより大きく一定したレベルを示す[82]．

図 8.51A は，指伸筋が伸展機構に力を及ぼし，MCP 関節を伸展方向に引っ張ることを示す．指の内在筋は IP 関節の伸展に直接的および間接的な力学的影響を及ぼす（図 8.51B, C を参照）．**直接的な影響**は，伸展機構にかかる近位への牽引力により生じる．一方，**間接的な影響**は，MCP 関節に屈曲トルクを生み出すことによりもたらされる[64]．屈曲トルクは，指伸筋が MCP 関節を過伸展することを防ぐ．指伸筋が MCP 関節を過伸展してしまえば，その分の収縮力は瞬時に消散される．MCP 関節の過伸展が阻止された場合のみ，指伸筋は IP 関節を完全に伸展するのに十分な緊張を伸展機構に効率的にもたらすことができる．

指伸筋と内在筋は指を伸展するために共同筋として作用する．IP 関節を共同で伸展することを可能にするのは，矛盾するかもしれないが，MCP 関節における指伸筋と内在筋の**相反する**活動である．この関係は**尺骨神経損傷**を伴う患者を観察することで明らかである（図 8.52A）．内側 2 本の指のすべての内在筋麻痺を伴う場合，指伸筋の活動は MCP 関節は過伸展し，IP 関節は軽度屈曲する特徴的な指の“鷲手”（clawing）を呈す．これは尺骨神経に支配された内在筋が麻痺するため“内在筋マイナス肢位”としばしばよばれる（この肢位は図 8.50 で描かれた“外在筋プラス肢位”と機能的によく似ている）．通常，内在筋による MCP 関節の屈曲トルクがなければ，指伸筋は MCP 関節を過伸展するためだけに機能する．この肢位は深指屈筋を伸張し，そのために IP 関節の伸展に対しさらなる抵抗が加わる．図 8.52B で示されるように，MCP 関節へ徒手的に屈曲トルクを加えると（すなわち本来であれば内在筋により与えられる力），指伸筋の収縮により IP 関節を完全に伸展することができる．さらに MCP 関節が過伸展するの

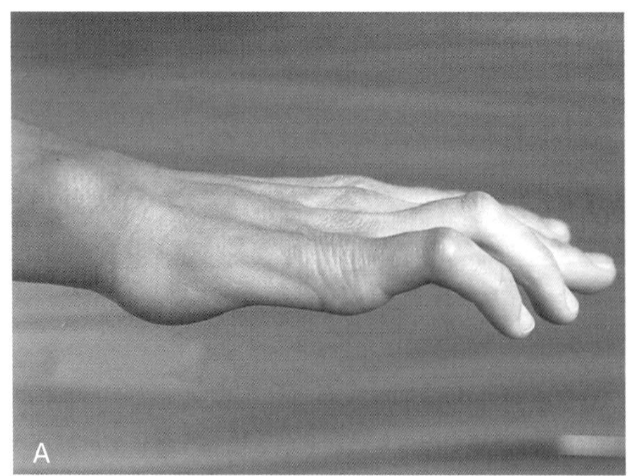

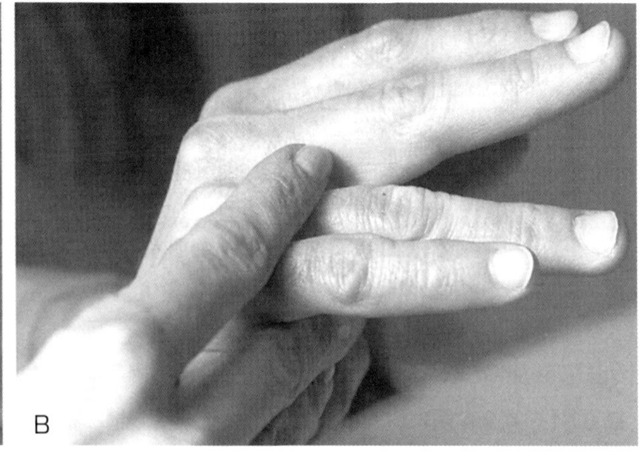

図 8.52　尺骨神経損傷および指のほとんどの内在筋の麻痺がある指を伸展しようとする試み．(A) 尺側の指は中手指節関節が過伸展し，指が部分的に屈曲する“鷲手（claw）”を示す．小指球と骨間腔の萎縮に注意しよう．(B) 徒手で中手指節関節を屈曲に保つことにより，橈骨神経に支配された指伸筋が指節間関節を完全に伸展することが可能となる．

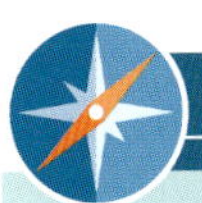

SPECIAL FOCUS 8.7

斜支靱帯：近位指節間関節から遠位指節間関節への受動的伸展力の伝達

図 8.41 で描かれたように斜支靱帯は PIP 関節の掌側から遠位指節間（DIP）関節の背側へ走行する．その重要性については議論する余地があるものの，PIP 関節と DIP 関節を斜め方向にまたがることによって，両関節の伸展運動を連動することができる[6, 44]．指伸筋と内在筋は伸展機構を通じ PIP 関節を伸展する．そのような活動は斜支靱帯を伸張する（**図 8.53** のステップ 1～3）．伸張された斜支靱帯で生じる受動的張力は遠位に伝達され，DIP 関節の**伸展**を助ける（図 8.53 のステップ 4 を参照）．斜支靱帯はときどき「連鎖靱帯」（link ligament）ともよばれ，両関節での同時伸展を助ける役割があると推察される．

斜支靱帯は，関節炎，結合組織疾患，外傷のため緊張状態になる．これらの靱帯の緊張は**デュピュイトラン拘縮**（Dupuytren contracture）と関連があり，手の手掌腱膜の進行性肥厚と短縮を伴う原因不明の拘縮である[83]．この拘縮ではとくに手の尺側の指が屈曲位になりがちである．さらに，斜支靱帯も関与し PIP 関節では明らかな屈曲拘縮になる．緊張した斜支靱帯を PIP 関節で受動的に伸展しようと試みると，DIP 関節の受動的な伸展を引き起こす．

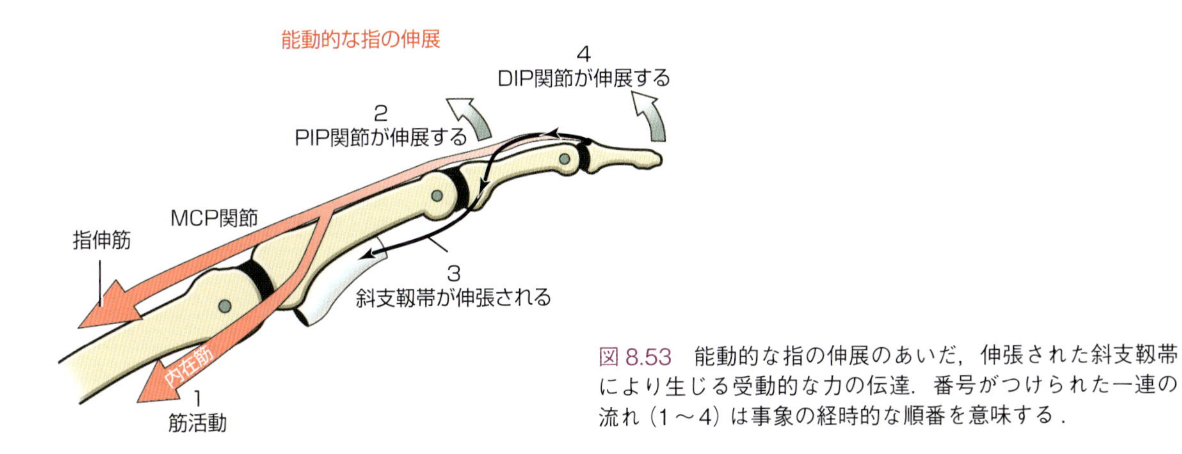

図 8.53　能動的な指の伸展のあいだ，伸張された斜支靱帯により生じる受動的な力の伝達．番号がつけられた一連の流れ（1～4）は事象の経時的な順番を意味する．

を妨げることでまた深指屈筋腱も緩み，そのため IP 関節の伸展に対する筋の受動的抵抗を最小限にする．MCP が過伸展するのを防ぐことは指の内在筋麻痺後の治療的介入の 1 つの手法である．セラピストは MCP 関節の伸展を制限する装具を作成し，外科医は 1 本のより強力な神経支配の残存する筋から，関連する MCP 関節の屈筋側へその腱を移行させることにより，過伸展に対する筋を用いた制限方法を考案する．

指伸展時の手根屈筋の機能

能動的に指を伸展する際，とくに素早く行われる場合に手根屈筋の活動を伴う．この活動は図 8.51 では橈側手根屈筋しか描かれていないが，他の手根屈筋も活動する．手根屈筋は，指伸筋が手関節で起こしうる強い背屈作用を相殺する．手関節は，指を素早く完全伸展する際に，実際にはわずかに掌屈する（図 8.51A と C を比較）．手関節の掌屈は能動的な指伸展の際，指伸筋を最適な長さを保つのに役立つ．

▶手を閉じる：指屈曲 Closing the Hand: Finger Flexion

おもな筋活動

手を閉じる運動に用いられる筋は，屈曲にかかわる関節とその活動に必要な力の要求によってある程度決まる．抵抗に逆らって，あるいは比較的素早く指を屈曲するには**深指屈筋**，**浅指屈筋**と，一部の**骨間筋**の活動が必要である（図 8.54A）．深指屈筋と浅指屈筋による力は，指の 3 つの関節すべてを屈曲させ，伸展機構を数 mm ほど遠位へ引っ張る．

手を閉じるあいだ能動的な活動はしないが，**虫様筋**はこの活動を依然として受動的に補助する．虫様筋が深指屈筋と伸展機構のあいだに付着することを思い出そう．能動的な指屈曲のあいだ，虫様筋は深指屈筋の収縮に伴い近位方向に引っ張られ，同時に伸展機構が遠位へ移動するため

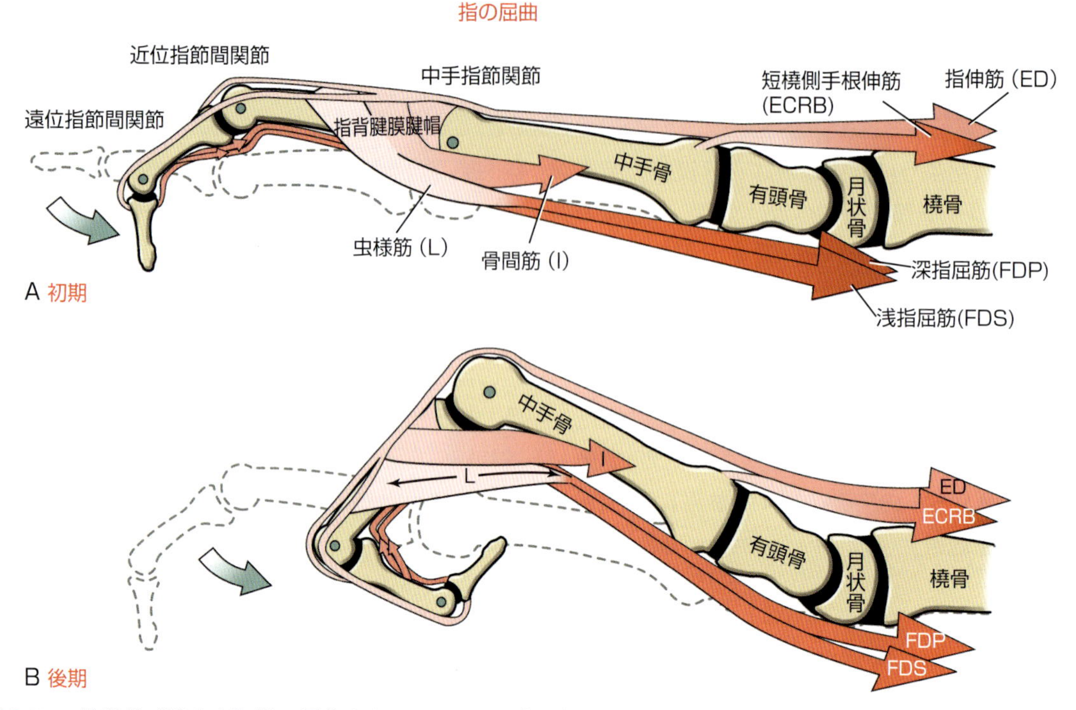

図 8.54　比較的“強力な”指の屈曲をするあいだ，1 本の指で起こる内在筋と外在筋の相互作用を描いている側面．破線の外形は開始肢位を描く．(A) 初期．深指屈筋，浅指屈筋，骨間筋が指の関節を活動的に屈曲する．虫様筋は基本的に活動的でないことを示す．(B) 後期．筋活動は完全屈曲にいたるまで続く．虫様筋は基本的に活動的でないままであるが，両端にまたがって伸張される．短橈側手根伸筋が手関節をわずかに背屈しているのを示す．指伸筋は中手指節関節の屈曲を減速させるのに役立つ．屈曲の初期から後期にいたるまでのあいだ，指背腱膜腱帽の遠位への移動を観察されたい（赤色の濃淡は筋活動の相対的強度を示す）．

遠位方向にも引っ張られる（両方向に矢印のある虫様筋図 8.54B 参照）．完全伸展から能動的な完全屈曲にいたるまで，1 本の虫様筋は驚くべき距離を伸張しなければならない[110]．その伸張は，MCP 関節をまたがる受動的な屈曲トルクを生み出す．小さいけれども，この受動的なトルクは，骨間筋とおもに外在屈筋により生み出される能動的な屈曲トルクを補う[73]．

尺骨神経の損傷は指に作用する内在筋のほとんどを麻痺させる．手関節のレベルで一時的に尺骨神経が絞扼された人では，最大努力の握力が 38% 低下したことが報告されている[66]．それに加え，内在筋の著しい麻痺は指の関節が屈曲する継時的な順序を変える．通常，PIP 関節と DIP 関節が最初に屈曲し，そのすぐあとに MCP 関節の屈曲が続く．内在筋が麻痺した場合では，とくに MCP 関節の慢性的な過伸展により内在筋が過伸張されると，MCP 関節での屈曲開始は有意に遅れる．その結果，正常な手でみられる大きい弧を描きながら流れるように屈曲する動きを失い，遠位から近位の方向に屈曲した指を，手の中にぎこちなく「巻き込んで」しまう[5]．結果として，このような屈曲パターンは握る動作の質を低下させる．遠位から近位の巻き込み屈曲パターンは握っている手から物を外へ押し出してしまう．

指伸筋は手を閉じるあいだも一定した筋電図（EMG）活動を示す[81]．この活動は指伸筋が MCP 関節で伸展のブレーキをかけ続けている役割を反映する．この重要な安定化機能により，外在指屈筋が活動を PIP 関節と DIP 関節へと遠位にまで伝達することができる．指伸筋の同時収縮なしでは，外在指屈筋は MCP 関節で屈曲の能力のほとんどを使い果たし，それより遠位の関節で行う微細な活動に必要な余力を失う．

指屈曲時の手根伸筋の機能

力強い握りこぶしを作るには，手根伸筋からの強力な共同筋活動を必要とする（図 8.54 短橈側手根伸筋を参照）．手根伸筋活動は握りこぶしを作る際の前腕の背面を触診することで確かめられる．第 7 章で説明したように指伸筋を含む手根伸筋のおもな役割は，指の外在屈筋の活動による強力な手関節掌屈を相殺することである（図 7.25 参照）．また指が能動的に屈曲するあいだ，手関節を背屈することで指の外在屈筋の最適な長さを維持するのにも役立つ．もし手根伸筋が麻痺した場合，こぶしを握る際に，結果的に手関節掌屈を伴う指屈曲の肢位に陥る．このように過伸張された指伸筋において受動的張力の増大を同時に伴う場合，指屈筋は過剰に短縮された状態でかつ張力に抗して活動しなければならず，効果的な握りを生み出すことができない（図7.27参照）．

効果器としての手

上肢のおもな効果器として，手は支え，巧みな操作，把握の機能を果たす．手は**支え**としてよく使われ，物を支え，固定し，もう片方の手をより特殊な課題のために自由にする．さらに手は，疲れたときに頭を支え，また座位から立ち上がる際には補助するためなど，力を伝えたり受け入れたりするための簡単な台としても用いられる．

手の機能

- 支え
- 巧みな操作
  - 反復的で大雑把
  - 連続的でスムーズな
- 握りとつまみの際に用いる把握
  - 粗大握り
  - 巧緻握り
  - 粗大（鍵）つまみ
  - 巧緻つまみ
  - 引っかけ握り

おそらく最も多彩な手の機能は物を**巧みに操作する**能力である．一般的な印象では，2つの基本的な方法で手は物を巧みに操作する．指の動きは，タイピングまたは引っかき動作など**反復的で大雑把**か，対照的に書字や裁縫時など動きの速度と強度が制御されている状態では**連続的でスムーズ**である．そしてもちろん指の巧みな操作の多くは，ほとんどとまではいかないが，多くの場合これらの運動要素の両方が組み合わさる．

把握（prehension）は物を持つ，固定する，拾うといった指と母指で握るまたはつかむ能力を表す．把握のさまざまな種類を説明するのに異なる用語が長年にわたって考案されてきた[33, 70, 95]．把握の多くの種類はすべての指を用いる**握り**（grip）〔もしくは**つかみ**（grasp）〕，またはおもに母指と示指を用いる**つまみ**（pinch）として説明される．各種類は**粗大**（power）（課題の正確さはあまり必要としないと漠然と定義された），または**巧緻**（precision）（すなわち弱い力で高い正確性が求められる）など必要性に応じてさらに細かく分類される．あとで説明する把握の特定の分類は，手で行うすべての可能な方法を含めるつもりはない．それでも，これらの定義は臨床上のやりとりにおいて共通の用語として使用するのに役に立つ．

基本的に把握活動のほとんどは次の5つのタイプのいずれかに該当する．

1. **粗大握り**（power grip）は，正確さは必要とせず，安定した大きな力が必要なときに用いられる．把握する物の形状は球形か円筒形が多い．ハンマーの使用は粗大握りの良い一例である（図8.55A）．この活動は指屈筋（とくに第4, 5指），指の内在筋（とくに骨間筋），母指内転筋，母指屈筋からの強力な力を要する．手根伸筋は手関節を安定させるのに必要である．
2. **巧緻握り**（precision grip）は細かな微調整や精密な把握が必要な場合に用いられる（図8.55B, Cを参照）．母指は軽度外転し，指はわずかな屈曲位に，保たれる．巧緻握りは把握の質を高めるため，必要に応じてさまざまな力の量を加えながら，母指と指を1本以上用いる．臨床上，**三指つまみ**（three point pinch）（または三点支持）という用語は示指と中指が母指とが互いに接する際に用いる．巧緻握りは手の遠位横アーチの外形を変えることによってさまざまな大きさの物に微調整できる（図8.55D～Fを参照）．
3. **粗大（鍵）つまみ**〔power (key) pinch，側方つまみともよばれる〕は母指と示指外側縁とのあいだで物を固定するのに大きな力が必要な場合に用いられる（図8.55G参照）．粗大つまみは非常に有用な把握の種類であり，母指と示指の器用さや感覚の鋭さを用いて母指内転筋と第1背側骨間筋の力との組み合わせで生じる．
4. **巧緻つまみ**（precision pinch）は強力な力は必要なく，母指と示指のあいだでつまんだ物への微細制御を与えるのに用いる．このつまみの型は**指尖**（tip-to-tip）つまみや**指腹**（pad-to-pad）つまみのような多くの種類がある（図8.55H, Iを参照）．指尖間つまみは技術と正確さが要求され，とくに小さな物のつまみのために用いられる．指腹つまみは大きな物との接触面積が増えることにより捕捉力を高める．
5. **引っかけ握り**（hook grip）は母指が必要ない把握の1つのタイプである．引っかけ握りは軽度屈曲した指のPIP関節とDIP関節により作られる．この握りは鞄のストラップを保持するような長時間に及ぶ静的な握り方として用いられる（図8.55J参照）．

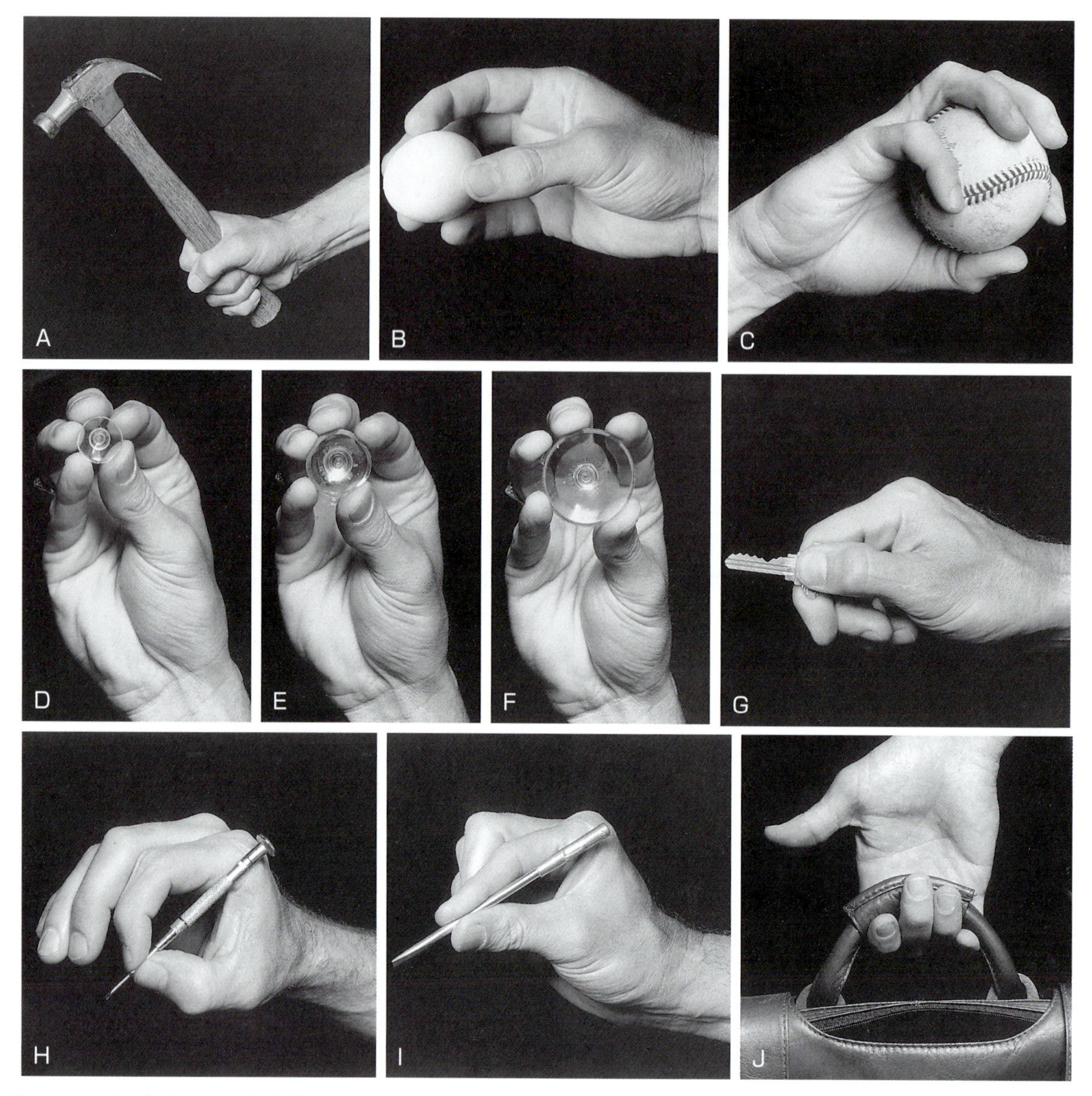

図 8.55　健全な手による把握機能の一般的な型を示す．(A) 粗大握り，(B) 卵を持つ巧緻握り，(C) 野球ボールを投げる巧緻握り，(D～F) 遠位横アーチのくぼみの深さを変えることによる巧緻握りの微調整，(G) 粗大（鍵）つまみ，(H) 指尖つまみ，(I) 指腹つまみ，(J) 引っかけ握り．

関節リウマチに起因した典型的な関節変形

関節リウマチによる関節破壊の 1 つの側面は慢性滑膜炎である．滑膜炎は経過とともに関節周囲結合組織の抗張力を弱める傾向にある．この組織の十分な抗張力は，環境からの外部接触と，さらに重要な筋活動が生じる不断の力の連発にもちこたえるのに重要である．コンピュータのキーボードをふだんどおりに打つような比較的軽作業でさえ，指の MCP 関節には 11 N（約 11 kg）の力以上を生み出すことがある[19]．健全な関節周囲結合組織によりもたらされる適度な抑制なしでは，これらの力およびはるかに強いその他の力は，関節の力学的均衡を弱め，それどころか最終的に破壊してしまう．結合組織が疾病と繰り返される微小外傷の組み合わせにより弱められると，関節構造はアライメントが崩れ，不安定になり，しばしば不可逆的な変形となる．関節リウマチによる手の変形の病態力学についての知識は，効果的な治療には不可欠である．これは手の変形に対する伝統的な治療の多くは，変形という問題の力学的原因に対処しているため，正論といえる．

母指のジグザグ変形
Zigzag Deformity of the Thumb

進行した関節リウマチではしばしば母指のジグザグ変形（zigzag deformity）を生じる．第 7 章で説明したようにジ

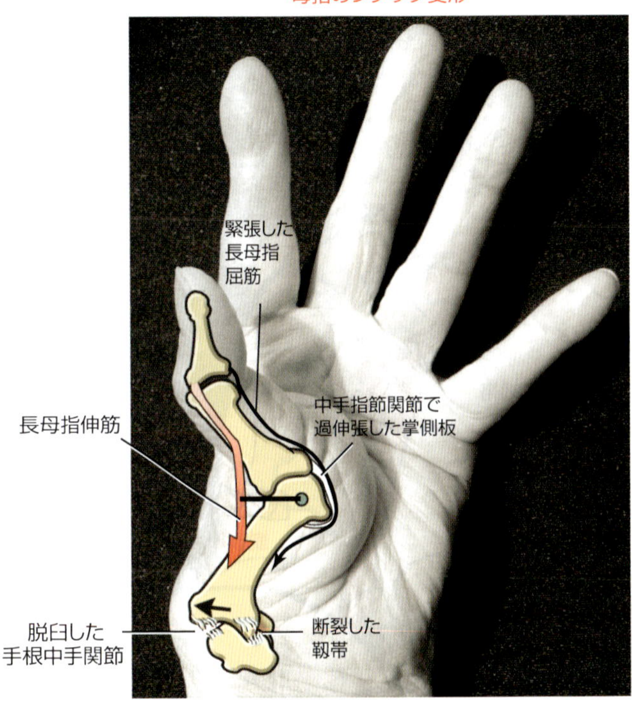

図 8.56 関節リウマチにより生じたよくみられる母指のジグザグ変形の病態力学を示している掌面. 母指中手骨骨底は手根中手関節で通常橈骨方向（矢印）に脱臼し, 結果的に中手指節関節の過伸展にいたる一連の事象を開始する. 指節間関節は伸張し緊張した長母指屈筋による受動的張力のため, 部分的に屈曲したままである.

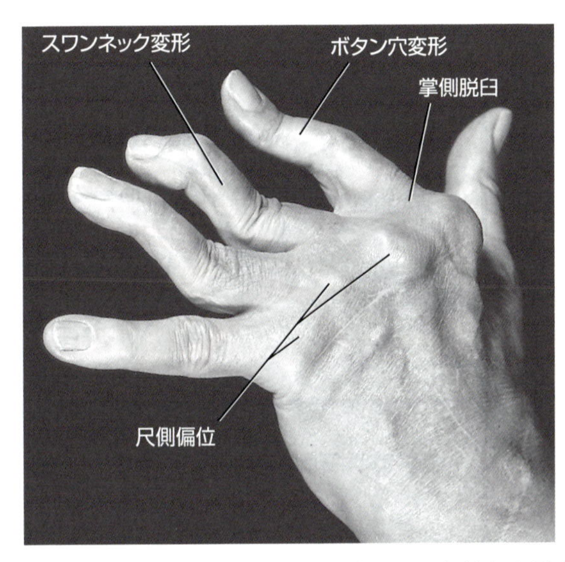

図 8.57 重度の関節リウマチにより生じた一般的な変形を示している手. とくに明らかなのは次のものである. 中手指節関節の掌側脱臼, 尺側偏位, スワンネック変形, ボタン穴変形. 詳細に関しては本文を参照しよう.（Teri Bielefeld PT, CHT: Zablocki VA Hospital, Milwaukee, WI の厚意による）

グザグ変形は交互方向に複数連結した関節の破壊に起因する. 変形のいくつかの組み合わせが説明されてきたけれども[4, 94], 比較的よく知られた変形の組み合わせは, CMC 関節の屈曲と内転, MCP 関節の過伸展, IP 関節の屈曲である（図 8.56）[9]. この例では母指の破壊は CMC 関節での不安定性から始まる. 前斜走靱帯と橈側側副靱帯のような, 通常関節を補強する靱帯が本疾患の進行により弱くなり断裂する. その後, 母指中手骨骨底は大菱形骨の橈側または背橈側縁から脱臼する（図 8.56 での第 1 中手骨骨底の矢印を参照）. CMC 関節を通る一部の筋のモーメントアームの変化はこの脱臼をさらに助長する[100]. いったんこの脱臼が起こるとしばしば内転筋と内在指屈筋はスパズムを起こし, 母指中手骨を手掌に押し付けて硬直する. やがてリウマチは筋の線維化と不可逆的な短縮を引き起こし, CMC 関節での変形を固定化する. 強直した母指を手掌から無理に伸展しようとすると, MCP 関節での代償的な過伸展変形が生じる[4]. この関節で弱化し過伸張された掌側板は, 長・短母指伸筋により生じた伸展力, またはつまみ動作で生じた接触力にほとんど抵抗できない. その結果生じる MCP 関節をまたがる腱の弓弦現象は, 伸筋のてこ比を増大し, そのため過伸展変形にさらに拍車がかかる. IP 関節は伸張した長母指屈筋による受動的張力の結果, 屈曲したままの傾向にある.

母指のジグザグ変形に対する臨床的介入は症例個々の関節破壊を生じた力学特性および根底にあるリウマチの重症度によりさまざまである. 保存療法は, 正常な関節アライメントを促す装具療法, 慢性的な炎症を軽減する薬物療法, 失われた機能を代償し関節にかかるストレスを最小限にする動作方法の患者教育を含む[11, 97, 129]. 手術はそれ以上の保存療法が変形の進行を遅らせることが期待できない場合に考慮される[78].

指の中手指節関節の破壊
Destruction of the Metacarpophalangeal Joints of the Finger

進行した関節リウマチでは指の MCP 関節にも変形をしばしば伴う. 最もよくみられる 2 つの変形は掌側脱臼（palmar dislocation）と尺側偏位（ulnar drift）である（図 8.57）. これらの 2 つの変形はよく同時に起こるけれども, 次の項では別々に論議する.

▶中手指節関節の掌側脱臼 Palmar Dislocation of the Metacarpophalangeal Joint

握り動作で指が屈曲する場合, 浅・深指屈筋の腱は MCP 関節を通過するときに掌側方向に引っ張られる（図

Part I, anatomic study. *J Hand Surg Am* 29:898–902, 2004.
117. Shi Q, MacDermid JC: Is surgical intervention more effective than non-surgical treatment for carpal tunnel syndrome? A systematic review [Review]. *J Orthop Surg* 6:17, 2011.
118. Smith KL: Nerve response to injury and repair. In Skriven TM, Osterman AL, Fedorczyk J, et al, editors: *Rehabilitation of the hand and upper extremity*, ed 6, St Louis, 2011, Mosby.
119. Smutz WP, Kongsayreepong A, Hughes RE, et al: Mechanical advantage of the thumb muscles. *J Biomech* 31:565–570, 1998.
120. Sonne-Holm S, Jacobsen S: Osteoarthritis of the first carpometacarpal joint: a study of radiology and clinical epidemiology. Results from the Copenhagen Osteoarthritis Study. *Osteoarthr Cartil* 14:496–500, 2006.
121. Stack HG: Muscle function in the fingers. *J Bone Joint Surg Br* 44:899–902, 1962.
122. Standring S: *Gray's anatomy: the anatomical basis of clinical practice*, ed 41, St Louis, 2015, Elsevier.
123. Strauch RJ, Rosenwasser MP, Behrman MJ: A biomechanical assessment of ligaments preventing dorsoradial subluxation of the trapeziometacarpal joint. *J Hand Surg Am* 24(1):198–199, 1999.
124. Strong CL, Perry J: Function of the extensor pollicis longus and intrinsic muscle of the thumb. *J Am Phys Ther Assoc* 46:939–945, 1966.
125. Su FC, Chou YL, Yang CS, et al: Movement of finger joints induced by synergistic wrist motion. *Clin Biomech (Bristol, Avon)* 20:491–497, 2005.
126. Taguchi M, Zhao C, Zobitz ME, et al: Effect of finger ulnar deviation on gliding resistance of the flexor digitorum profundus tendon within the A1 and A2 pulley complex. *J Hand Surg Am* 31:113–117, 2006.
127. Tan J, Xu J, Xie RG, et al: In vivo length and changes of ligaments stabilizing the thumb carpometacarpal joint. *J Hand Surg Am* 36(3):420–427, 2011.
128. Taylor EJ, Desari K, D'Arcy JC, et al: A comparison of fusion, trapeziectomy and silastic replacement for the treatment of osteoarthritis of the trapeziometacarpal joint. *J Hand Surg [Br]* 30:45–49, 2005.
129. Terrino AL, et al: Chapter 104, The rheumatoid thumb. In Skriven TM, Osterman AL, Fedorczyk J, et al, editors: *Rehabilitation of the hand and upper extremity*, ed 6, St Louis, 2011, Mosby.
130. Thomas DH, Long C: Biomechanical considerations of lumbricalis behavior in the human finger. *J Biomech* 1:107–115, 1968.
131. Ueba H, Moradi N, Erne HC, et al: An anatomic and biomechanical study of the oblique retinacular ligament and its role in finger extension. *J Hand Surg Am* 36(12):1959–1964, 2011.
132. Ugbolue UC, Hsu WH, Goitz RJ, et al: Tendon and nerve displacement at the wrist during finger movements. *Clin Biomech (Bristol, Avon)* 20:50–56, 2005.
133. Vigouroux L, Quaine F, Paclet F, et al: Middle and ring fingers are more exposed to pulley rupture than index and little during sport-climbing: a biomechanical explanation. *Clin Biomech (Bristol, Avon)* 23:562–570, 2008.
134. Villafane JH, Cleland JA, Fernandez-de-las-Penas C: The effectiveness of a manual therapy and exercise protocol in patients with thumb carpometacarpal osteoarthritis: a randomized controlled trial. *J Orthop Sports Phys Ther* 43(4):204–213, 2013.
135. Wang K, McGlinn EP, Chung KC: A biomechanical and evolutionary perspective on the function of the lumbrical muscle. *J Hand Surg Am* 39(1):149–155, 2014.
136. Wariyar B: Hansen's disease (leprosy). *Nebr Med J* 81:147–148, 1996.
137. Wells RP, Ranney DA: Lumbrical length changes in finger movement: a new method of study in fresh cadaver hands. *J Hand Surg Am* 11:574–577, 1986.
138. Williams EH, McCarthy E, Bickel KD: The histologic anatomy of the volar plate. *J Hand Surg Am* 23:805–810, 1998.
139. Williams K, Terrono AL: Treatment of boutonnière finger deformity in rheumatoid arthritis. *J Hand Surg Am* 36(8):1388–1393, 2011.
140. Windhorst U: Muscle proprioceptive feedback and spinal networks [Review, 411 refs]. *Brain Res Bull* 73(4–6):155–202, 2007.
141. Wolf JM, Scher DL, Etchill EW, et al: Relationship of relaxin hormone and thumb carpometacarpal joint arthritis. *Clin Orthop Relat Res* 472(4):1130–1137, 2014.
142. Xu L, Strauch RJ, Ateshian GA, et al: Topography of the osteoarthritic thumb carpometacarpal joint and its variations with regard to gender, age, site, and osteoarthritic stage. *J Hand Surg Am* 23:454–464, 1998.
143. Zancolli EA, Ziadenberg C, Zancolli E, Jr: Biomechanics of the trapeziometacarpal joint. *Clin Orthop Relat Res* 220:14–26, 1987.

Ee 学習問題 STUDY QUESTIONS

1. 手の近位横アーチと遠位横アーチの位置と動きの特性について比較しなさい．
2. (a) 尺骨神経障害と (b) 正中神経障害が長期化した場合，筋萎縮が最も予想される手内領域を列挙しなさい．
3. 母指内転筋は安定した骨性の近位付着が必要な強力な筋である．その近位付着を復習したあと，この条件が満たされているかどうか述べなさい．
4. 母指のCMC関節における対立運動は，どの運動の組み合わせにより生じるかを説明しなさい．またそれらの運動を担う筋の名称をそれぞれ述べなさい．
5. 示指虫様筋の近位付着と遠位付着を説明しなさい．この筋がMCP関節を屈曲すると同時にIP関節を伸展できる理由について説明しなさい．
6. 図8.42はCMC関節における長母指伸筋，短母指伸筋，長母指外転筋の各力線を示す．これらの3本の筋のうち，(a) 内転ができる，(b) 外転ができる，あるいは (c) 内転と外転どちらもできない筋の名称をそれぞれ述べなさい．最後にこれらの3本の筋がCMC関節を伸展できるかどうか検討しなさい．
7. 手を開く（すなわち指を伸展する）際の，虫様筋と骨間筋の役割を述べなさい．
8. スワンネック変形とボタン穴変形の背景にある病態力学を比較しなさい．
9. 図8.48で説明された3つの内在筋のうち，示指のMCP関節の屈曲に対して最大のモーメントアームを有するのはどれか答えなさい．
10. 臨床家は中手骨を骨折した患者の手を，MCP関節は屈曲位，IP関節はほぼ伸展位に固定する．この肢位を選択する理由を述べなさい．またこの固定が 長期化することにより，筋が短縮（拘縮）してしまう危険性があるかどうか考えなさい．
11. 豆状骨レベルで尺骨神経が損傷された患者は，母指のCMC関節において著しい内転の弱さを示す．この理由を述べなさい．この関節における内転の弱さを補うことができる筋の名称を答えなさい．
12. 母指CMC関節が鞍関節構造であることにより，屈曲，伸展，外転，内転の関節包内運動がどのように起こるか答えなさい．
13. 母指から第5CMC関節において受動的な可動について最小から最大まで，順位をつけなさい．この可動性の順位がもたらす機能的意義について説明しなさい．
14. ある患者において指の外転と内転の能動的運動および「鍵つまみ」をする際，顕著な弱さを示す．そのうえ，小指球筋の萎縮および手と前腕遠位の尺側縁における感覚低下を示す．付録IIパートB～Eで表された情報をもとに，これらの機能障害に最も関連がある脊髄神経根を答えなさい．
15. A_4 滑車のあたりで環指の深指屈筋（FDP）腱が完全断裂した患者を想定しよう．患者が握りこぶしを握ろうと試みた際，環指のDIP関節が屈曲ではなく逆に**伸展**した（この観察は，臨床家により「奇異伸展」現象「paradoxic extension」とよばれる）．この現象が生じる理由を身体運動学的な見地から説明しなさい．
16. 「内在筋拘縮」と診断された患者の指の肢位を答えなさい．その緊張した筋を伸張する指の肢位について説明しなさい．

Ee 学習問題の解答はElsevier eLibraryのウェブサイトにて閲覧できる．

EC 参考動画

- Analysis of Transferring from a Wheelchair to a Mat in a Person with C^6 Quadriplegia（C^6 四肢麻痺患者での車いすから治療マットへの移乗動作の分析）
- Fluoroscopic Observations of Selected Arthrokinematics of the Upper Extremity（上肢の選択された関節包内運動のX線透視映像の観察）
- Functional Considerations of the Wrist Extensor Muscles in a Person with C^6 Quadriplegia（C^6 四肢麻痺患者での手根伸筋に関する機能的考察）
- Kinesiology of Flexing and Extending the Finger (Using a Cadaveric Finger Model)（献体の指モデルを用いた指の屈曲と伸展の身体運動学）
- Prototype of a Large Mechanical Finger（動く大きな指模型の試作）

QR コードをスキャンすれば，動画（英語版）が視聴できる．
〔Expert Consult を利用すれば，動画に関する日本語の説明を閲覧できる（表紙裏参照）〕

付　録

II

上肢筋の付着部位・神経支配・断面積，そして皮膚の感覚髄節

パート A：肘，手根，手部への末梢神経走行

以下の図は，筋の神経支配の経路を近位から遠位の一般的な順で示す．一部の筋の位置は，イラストの関係でわずかに変更されている．各神経を形成する一次神経根は（　）内に示す．

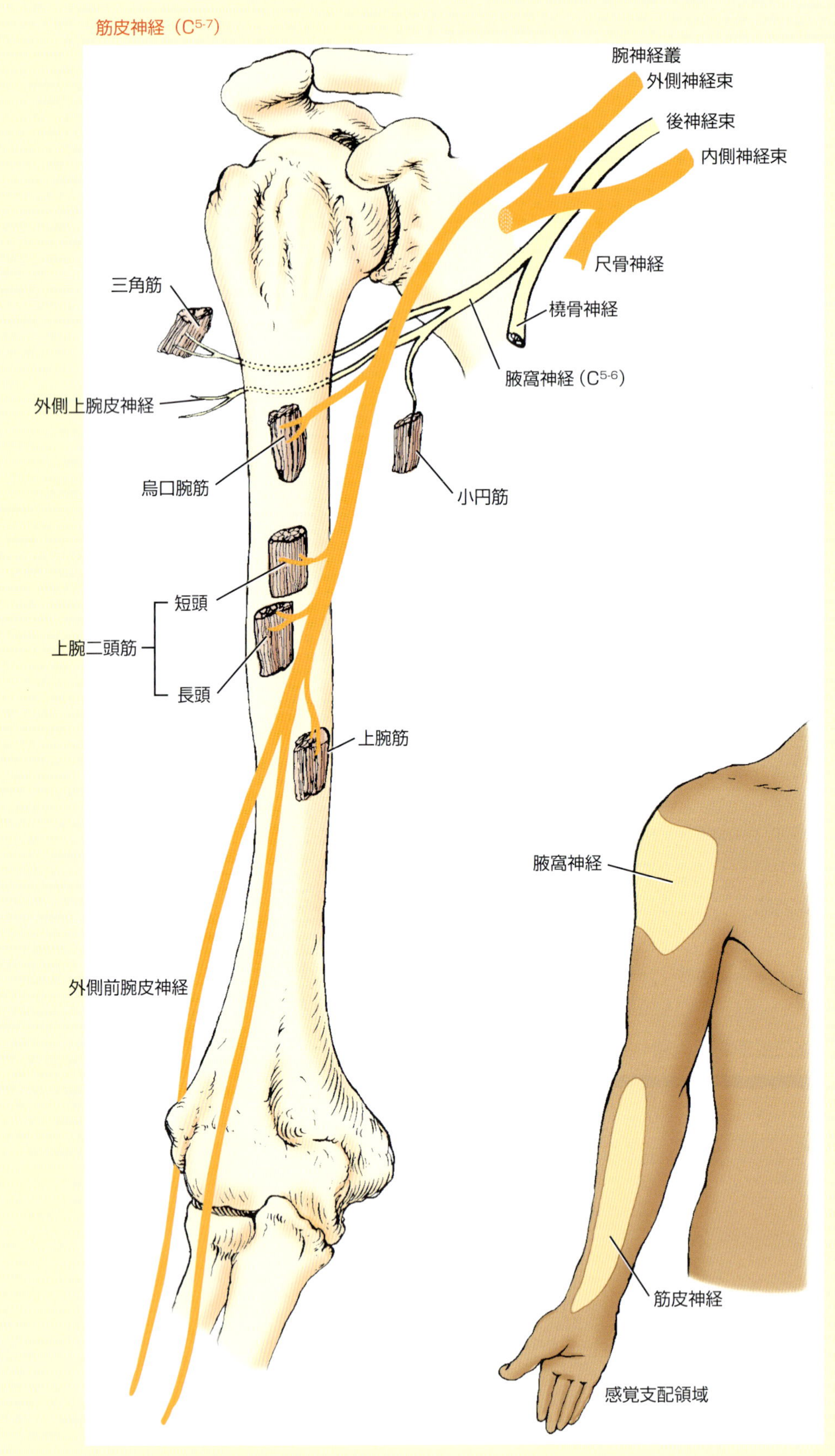

図Ⅱ.1A　烏口腕筋，上腕二頭筋および上腕筋を支配する右上肢の筋皮神経の走行を示す．前腕外側に沿った感覚支配を淡い色で示す．また腋窩神経の運動および感覚成分を示す．

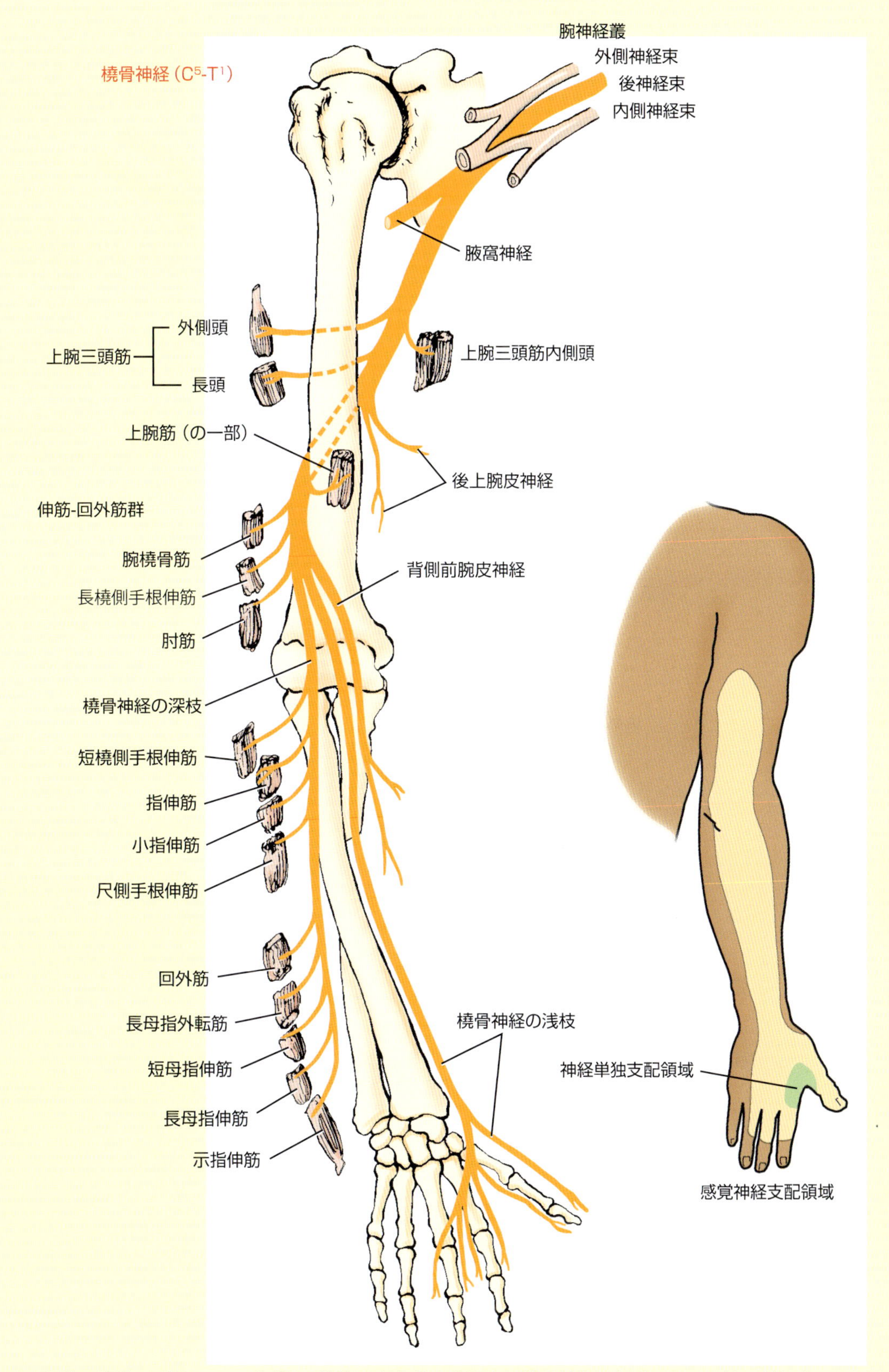

図Ⅱ.1B　上腕，前腕，手根，および手指の伸筋の大部分を支配する橈骨神経の経路を示す．筋の神経支配の近位から遠位への順序性の詳細については，本文を参照されたい．この神経の一般的な感覚支配領域は，上肢の背側に沿った淡い色で示す．手の背側の「水かき部分」は，橈骨神経の感覚枝によって単独で支配される（緑色で示す）．この単独支配領域は，神経の感覚検査に好ましい場所である

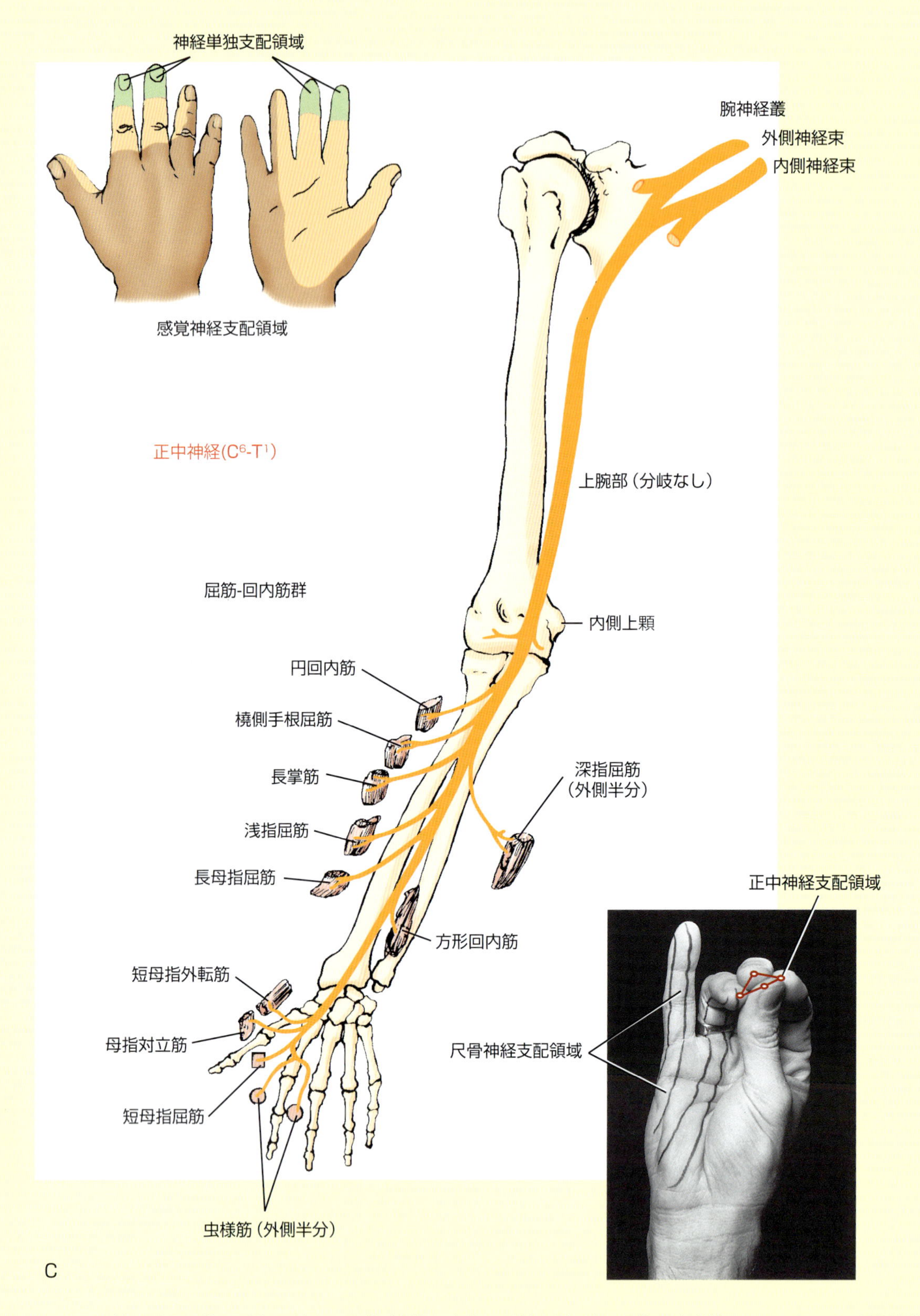

図Ⅱ.1C　回内筋，手根屈筋，手指の外在の屈筋（環指と小指の屈筋を除く），母指の内在筋，および２つの外側虫様筋を支配する正中神経の経路を示す．この神経の一般的な感覚分布は，手の淡い色として示す．上の挿入図の正中神経が単独で感覚支配する皮膚の領域は，示指および中指の遠位端に沿って（緑色で）示す．下の挿入図では，正中神経が，母指と他の指によるつまみ運動で自然に接触する皮膚の感覚を支配する様子を表している．

尺骨神経（C⁸-T¹）

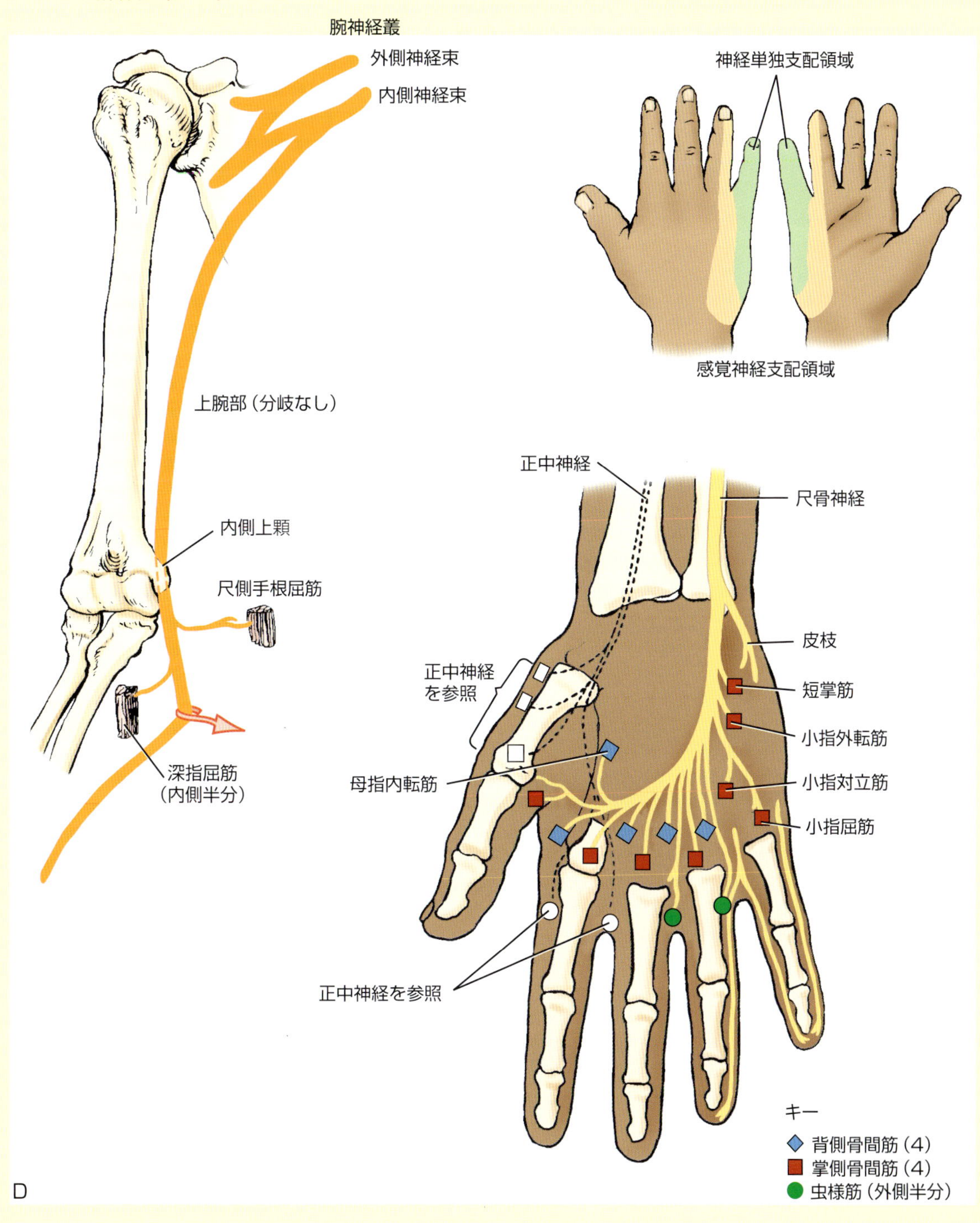

図Ⅱ.1D　内側の２つの虫様筋を含む手の内在筋の大部分を支配する尺骨神経の経路を示す．この神経の一般的な感覚分布は，環指の内側と小指全体を含む手の尺骨側の皮膚に及ぶ．尺骨神経が単独で感覚支配する皮膚の領域は緑色で描かれ，これは小指全体と手の尺骨側に及ぶ．（A～D は de Groot JH: *Correlative neuroanatomy*, ed 21, Norwalk, 1991, Appleton & Lange より改変．写真は Donald A. Neumann による）

パート B：上肢筋の脊髄神経髄節

筋	髄節								
	C^1	C^2	C^3	C^4	C^5	C^6	C^7	C^8	T^1
前鋸筋					**X**	**X**	**X**	X	
大・小菱形筋				X	**X**				
鎖骨下筋					**X**	**X**			
棘上筋					**X**	**X**			
棘下筋					**X**	**X**			
肩甲下筋					**X**	**X**	X		
広背筋						**X**	**X**	**X**	
大円筋					X	**X**	X		
大胸筋（鎖骨部）					**X**	**X**			
大胸筋（胸肋部）						X	X	**X**	**X**
小胸筋							X	**X**	X
小円筋					**X**	**X**			
三角筋					**X**	**X**			
烏口腕筋					X	**X**	**X**		
上腕二頭筋					**X**	**X**			
上腕筋					**X**	**X**			
上腕三頭筋						X	**X**	**X**	X
肘筋							**X**	**X**	
腕橈骨筋					**X**	**X**			
長・短橈側手根伸筋					X	**X**	**X**	X	
回外筋					X	**X**			
指伸筋						X	**X**	**X**	
小指伸筋						X	**X**	**X**	
尺側手根伸筋						X	**X**	**X**	
長母指外転筋						X	**X**	**X**	
短母指伸筋						X	**X**	**X**	
長母指伸筋						X	**X**	**X**	
示指伸筋						X	**X**	**X**	
円回内筋						**X**	**X**		
橈側手根屈筋						**X**	**X**	X	
長掌筋							**X**	**X**	X
浅指屈筋							X	**X**	**X**
深指屈筋Ⅰ，Ⅱ							X	**X**	**X**
長母指屈筋							X	**X**	**X**
方形回内筋							X	**X**	**X**
短母指外転筋							X	X	X
母指対立筋							X	X	X
短母指屈筋							X	X	X
虫様筋Ⅰ，Ⅱ							X	**X**	**X**
尺側手根屈筋							X	**X**	X
深指屈筋Ⅲ，Ⅳ								**X**	**X**
短掌筋								**X**	**X**
小指外転筋								**X**	**X**
小指対立筋								**X**	**X**
小指屈筋								**X**	**X**
掌側骨間筋								**X**	**X**
背側骨間筋								**X**	**X**
虫様筋Ⅲ，Ⅳ								**X**	**X**
母指内転筋								**X**	**X**

Kendall FP, McCreary EK, Provance PG, et al: *Muscles: testing and function with posture and pain*, ed 5, Philadelphia, 2005, Lippincott Williams & Wilkins; Standring S: *Gray's anatomy: the anatomical basis of clinical practice*, ed 41, St Louis, 2015, Elsevier; and unpublished clinical observations of persons with spinal cord injury よりおもに収集

X：小〜中程度の分布，**X**：主要な分布

パートC: 上肢の主要な5つの神経とその運動の神経支配のパターン

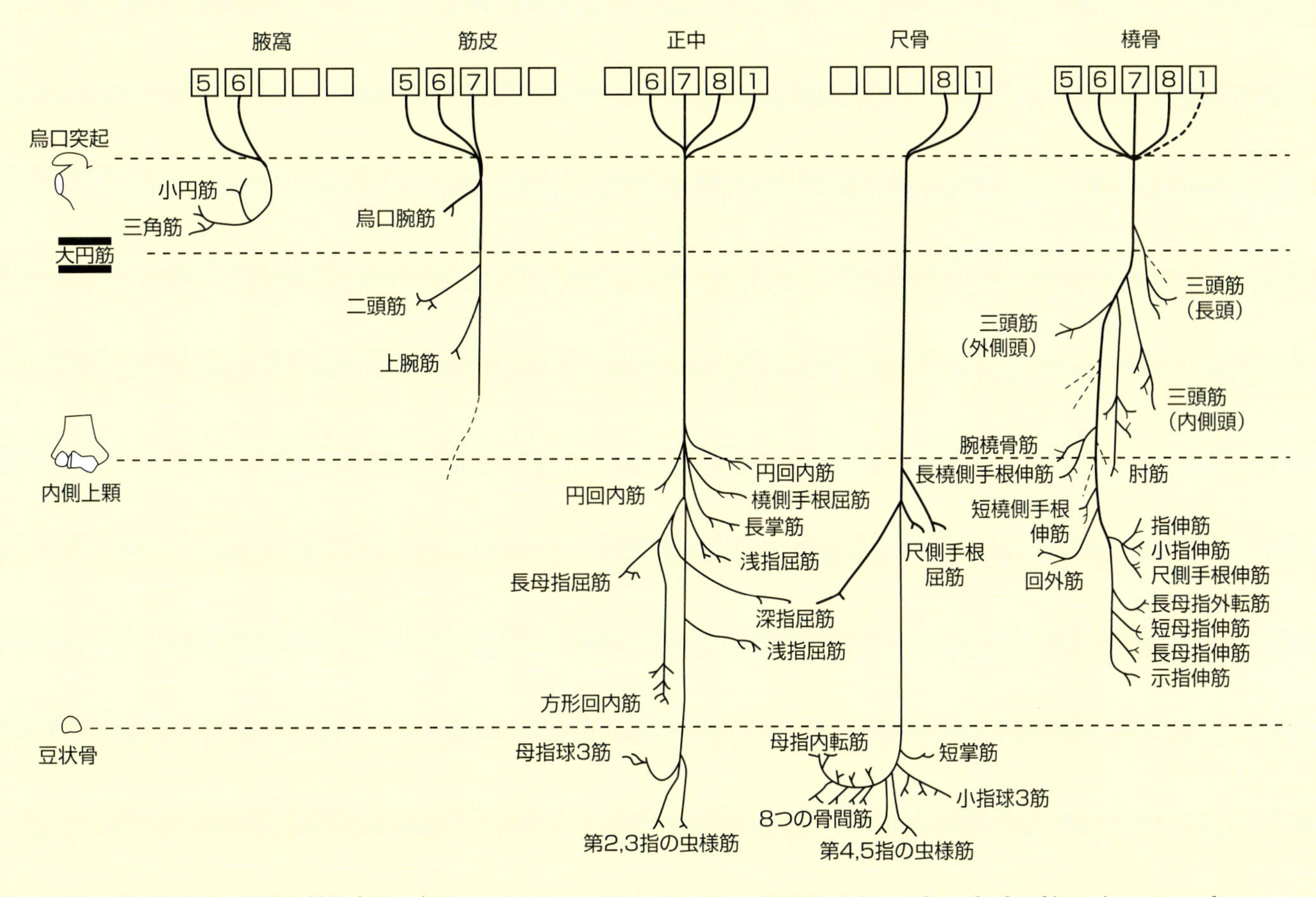

図Ⅱ.2　上肢の運動の神経支配．（Swanson AB, de Groot Swanson G: Principles and methods of impairment evaluation in the hand and upper extremity. In American Medical Association: *Guides to the evaluation of permanent impairment*, ed 4, Chicago, 1993, AMAより引用）

パート D: 脊髄神経根（C^5–T^1）の機能検査のための鍵となる筋

表には，腕神経叢（C^5–T^1）のそれぞれの神経根の機能を検査するために典型的に使用される鍵となる筋を示す．これらの筋力の低下は，関連する神経根の損傷または疾病の存在の可能性を示す．

鍵となる筋	神経髄節の例	テスト運動
上腕二頭筋	C^5	前腕回外位での肘屈曲
三角筋中部線維	C^5	肩の外転
長橈側手根伸筋	C^6	橈屈を伴う手関節の伸展
上腕三頭筋	C^7	肘伸展
指伸筋	C^7	指の伸展（MP関節のみ）
深指屈筋	C^8	中指の屈曲（DIP関節）
小指外転筋	T^1	小指の外転（MP関節）

パート E: 上肢の皮膚感覚髄節

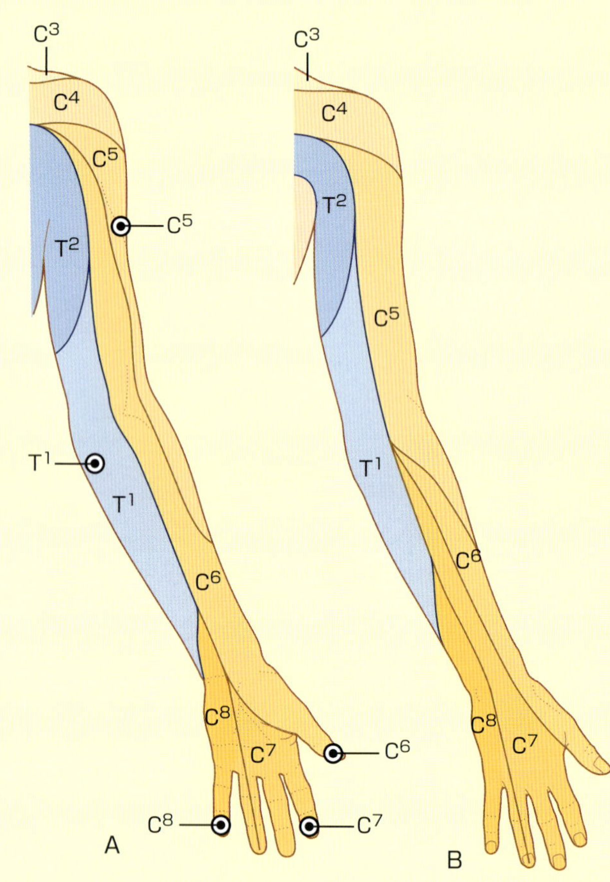

図Ⅱ.3　上肢の皮膚感覚髄節．(A) 左上肢の前面．(B) 右上肢の後（背側）面．二重の円は，各皮膚髄節を臨床で検査するために用いられる領域を示す．破格（個人差）は一般にある．C^7 は第 7 頸髄神経根，T^1 は第 1 胸髄神経根を示し，その他も同様である．(Drake R, Vogl W, Mitchell A: *Gray's anatomy for students*, ed 3, Philadelphia, 2014, Churchill Livingstone より改変)

パート F: 上肢筋の付着部位と神経支配

肩関節の筋系

烏口腕筋

近位付着: 上腕二頭筋短頭とともに共通腱で烏口突起尖端

遠位付着: 上腕骨骨幹中央部の内側面

神経支配: 筋皮神経

三角筋

近位付着:

　前部線維: 鎖骨外側端の前面

　中部線維: 肩峰外側縁の上面

　後部線維: 肩甲棘後縁

遠位付着: 上腕骨の三角筋粗面

神経支配: 腋窩神経

棘下筋

近位付着: 棘下窩

遠位付着: 上腕骨の大結節の中間面，肩甲上腕関節の関節包の一部

神経支配: 肩甲上神経

広背筋

近位付着: 胸腰部筋膜の後部層，棘突起，胸椎の下半分およびすべての腰椎の棘上靱帯，仙骨稜中央部，腸骨稜の後部，下位 4 本の肋骨，肩甲骨下角の小さな領域，そして腹斜筋からの筋間結合

遠位付着: 上腕骨の結節間溝の底部

神経支配: 胸背（中肩甲下）神経

肩甲挙筋

近位付着: C1-C2 横突起および C3-C4 横突起の後結節

遠位付着: 上角と肩甲棘根のあいだの肩甲骨内側縁

神経支配: 脊髄神経の前枝 (C^3-C^4) および肩甲背神経

大胸筋

近位付着:

　鎖骨頭: 鎖骨内側半分の前縁

　胸肋頭: 胸骨体および柄の外側縁と上位 6～7 本の肋軟骨．肋骨線維は外腹斜筋からの腱膜と合流

遠位付着: 上腕骨大結節稜

神経支配: 外側および内側胸筋神経

小胸筋

近位付着: 第 3～5 肋骨の外側面

遠位付着: 烏口突起の内側縁

神経支配: 内側胸筋神経

大・小菱形筋

近位付着: 項靱帯および C7-T5 の棘突起

遠位付着: 肩甲棘根から下角までの肩甲骨内側縁

神経支配: 肩甲背神経

前鋸筋

近位付着: 第 1～9 肋骨の外側部の外側面

遠位付着: 下角付近へ線維収束を伴う肩甲骨内側縁全体

神経支配: 長胸神経

鎖骨下筋

近位付着: 第 1 肋骨の前端付近

遠位付着: 鎖骨の中 1/3 の下面

神経支配: 鎖骨下神経

肩甲下筋

近位付着: 肩甲下窩

遠位付着: 上腕骨小結節，肩甲上腕関節の関節包の一部

神経支配：上下の肩甲下神経

棘上筋

近位付着：棘上窩

遠位付着：上腕骨大結節上面，肩甲上腕関節の関節包の一部

神経支配：肩甲上神経

大円筋

近位付着：肩甲骨の下角

遠位付着：上腕骨小結節稜

神経支配：下部肩甲下神経

小円筋

近位付着：肩甲骨外側縁の後面

遠位付着：上腕骨大結節の下面，肩甲上腕関節の関節包の一部

神経支配：腋窩神経

僧帽筋

近位付着（すべての線維）：上項線の内側部，外後頭隆起，項靱帯，第7頸椎とすべての胸椎の棘上靱帯

遠位付着：

　上部線維：鎖骨の外側1/3の後上縁

　中部線維：肩峰突起の内側縁，肩甲骨棘の上唇

　下部線維：肩甲骨棘の内側端から肩甲棘根のちょうど外側

神経支配：一次的には脊髄副神経（第Ⅺ脳神経），二次的には C^2–C^4 の前枝

肘および前腕の筋系

肘筋

近位付着：上腕骨外側上顆の後面

遠位付着：肘頭と尺骨後面の近位

神経支配：橈骨神経

上腕二頭筋

近位付着：

　長頭：肩甲骨の関節上結節

　短頭：肩甲骨の烏口突起尖端

遠位付着：橈骨粗面，前腕の腱膜を介して深部結合組織

神経支配：筋皮神経

上腕筋

近位付着：上腕骨前面の遠位

遠位付着：近位尺骨の鉤状突起および尺骨粗面

神経支配：筋皮神経（橈骨神経からの小さな枝）

腕橈骨筋

近位付着：上腕骨の外側上顆縁の上2/3

遠位付着：橈骨遠位の茎状突起付近

神経支配：橈骨神経

円回内筋

近位付着：

　上腕頭：内側上顆

　尺骨頭：尺骨粗面の内側

遠位付着：橈骨中央の外側面

神経支配：正中神経

方形回内筋

近位付着：尺骨遠位の前面

遠位付着：橈骨遠位の前面

神経支配：正中神経

回外筋

近位付着：上腕骨外側上顆，外側側副靱帯，輪状靱帯，尺骨の回外筋稜

遠位付着：橈骨近位の外側面

神経支配：橈骨神経

上腕三頭筋

近位付着：

　長頭：肩甲骨の関節下結節

　外側頭：上腕骨後面の橈骨神経溝の上・外側

　内側頭：上腕骨後面の橈骨神経溝の下・内側

遠位付着：尺骨の肘頭突起

神経支配：橈骨神経

手根の筋系

短橈側手根伸筋

近位付着：伸筋–回外筋の共通腱として上腕骨外側上顆と外側側副靱帯

遠位付着：第3中手骨底の橈側後面

神経支配：橈骨神経

長橈側手根伸筋

近位付着：伸筋–回外筋の共通腱として上腕骨外側上顆，上腕骨外側顆上縁の遠位

遠位付着：第2中手骨底の橈側後面

神経支配：橈骨神経

尺側手根伸筋

近位付着：伸筋–回外筋の共通腱として上腕骨外側上顆へ，尺骨の中1/3の後面

遠位付着：第5中手骨底の尺側後面

神経支配：橈骨神経

橈側手根屈筋

近位付着：屈筋–回内筋の共通腱として上腕骨内側上顆

遠位付着：第2中手骨底の掌側面と第3中手骨底の小さい部分

神経支配：正中神経

尺側手根屈筋

近位付着：
　上腕頭：屈筋-回内筋の共通腱として上腕骨内側上顆
　尺骨頭：尺骨後面の中 1/3

遠位付着：豆状骨，豆状有鈎靱帯，豆状骨中手靱帯，第 5 中手骨掌側底

神経支配：尺骨神経

長掌筋

近位付着：屈筋-回内筋の共通腱として上腕骨内側上顆

遠位付着：屈筋支帯（横手根靱帯）の中央部および手掌腱膜

神経支配：正中神経

手の外在筋系

長母指外転筋

近位付着：橈骨と尺骨の中央後面，および隣接する骨間膜

遠位付着：第 1 中手骨底の橈側背面，大菱形骨と母指球筋群へ二次付着

神経支配：橈骨神経

指伸筋

近位付着：伸筋-回外筋の共通腱として上腕骨外側上顆

遠位付着：4 本の腱としてそれぞれの指の伸展機構底部，基節骨底背面

神経支配：橈骨神経

小指伸筋

近位付着：指伸筋の筋腹の尺側面

遠位付着：指伸筋腱の尺側面に合流し通常分岐

神経支配：橈骨神経

示指伸筋

近位付着：尺骨中央から遠位の後面と骨間膜

遠位付着：腱は指伸筋腱尺側面と合流

神経支配：橈骨神経

短母指伸筋

近位付着：橈骨中央から遠位の後面と骨間膜

遠位付着：母指の基節骨背面と伸展機構

神経支配：橈骨神経

長母指伸筋

近位付着：尺骨中央の後面と骨間膜

遠位付着：母指末節骨背面および伸展機構

神経支配：橈骨神経

深指屈筋

近位付着：尺骨の前内側面の近位 3/4 と骨間膜

遠位付着：4 本の腱としてそれぞれの指の末節骨掌側底

神経支配：
　尺側半分：尺骨神経
　橈側半分：正中神経

浅指屈筋

近位付着：
　上腕尺骨頭：屈筋-回内筋の共通腱として上腕骨内側上顆，尺骨の鉤状突起内側
　橈骨頭：橈骨粗面のすぐ遠位外側の斜線

遠位付着：4 本の腱としてそれぞれの指の中節骨の側面

神経支配：正中神経

長母指屈筋

近位付着：橈骨前面中央と骨間膜

遠位付着：母指の末節骨の掌側底

神経支配：正中神経

手内筋系

小指外転筋

近位付着：豆状有鈎靱帯，豆状骨，尺側手根屈筋腱

遠位付着：小指の基節骨底の尺側面，一部は小指の伸展機構へ付着

神経支配：尺骨神経

短母指外転筋

近位付着：屈筋支帯，大菱形骨結節，舟状骨

遠位付着：母指の基節骨底の橈側，一部は母指の伸展機構へ付着

神経支配：正中神経

母指内転筋

近位付着：
　斜頭：有頭骨，第 2，3 中手骨底，およびそれの手根中手関節の関節包靱帯
　横頭：第 3 中手骨掌側面

遠位付着：両頭とも母指の基節骨底の尺側に付着，MP 関節の内側種子骨，母指伸展機構

神経支配：尺骨神経

背側骨間筋

近位付着：
　第 1 背側骨間筋：母指と第 2 指の中手骨の相対する面
　第 2 背側骨間筋：第 2，3 中手骨の相対する面
　第 3 背側骨間筋：第 3，4 中手骨の相対する面
　第 4 背側骨間筋：第 4，5 中手骨の相対する面

遠位付着：
　第 1 背側骨間筋：示指基節骨底の橈側および背側腱帽の斜走線維
　第 2 背側骨間筋：中指基節骨底の橈側および背側腱帽の

斜走線維
第 3 背側骨間筋：中指基節骨底の尺側および背側腱帽の斜走線維
第 4 背側骨間筋：環指基節骨底の尺側および背側腱帽の斜走線維
神経支配：尺骨神経

短小指屈筋

近位付着：屈筋支帯と有鈎骨鈎
遠位付着：小指の基節骨底尺側
神経支配：尺骨神経

短母指屈筋

近位付着：屈筋支帯および大菱形骨の掌側結節
遠位付着：母指の基節骨底橈側，一部は中手指節関節の外側種子骨へ付着
神経支配：正中神経（一部，尺骨神経からの枝）*

虫様筋

近位付着：
尺側 2 筋：小指，環指，中指の深指屈筋腱の近接する面
橈側 2 筋：中指，示指の深指屈筋腱の外側面
遠位付着：背側腱帽の斜走線維を介して伸展機構の外側縁
神経支配：
尺側 2 筋：尺骨神経
橈側 2 筋：正中神経

小指対立筋

近位付着：屈筋支帯と有鈎骨の鈎
遠位付着：第 5 中手骨体の尺側面

*訳注：他の複数の書籍には，正中および尺骨神経の二重支配とあるため追加した．

神経支配：尺骨神経

母指対立筋

近位付着：屈筋支帯と大菱形骨の掌側結節
遠位付着：母指の中手骨体の橈側
神経支配：正中神経

短掌筋

近位付着：屈筋支帯と豆状骨のすぐ遠位および外側の手掌腱膜
遠位付着：手の尺側の皮膚
神経支配：尺骨神経

掌側骨間筋

近位付着：
第 1 掌側骨間筋：母指中手骨尺側
第 2 掌側骨間筋：第 2 中手骨尺側
第 3 掌側骨間筋：第 4 中手骨橈側
第 4 掌側骨間筋：第 5 中手骨橈側
遠位付着：
第 1 掌側骨間筋：母指基節骨の尺側へ母指内転筋と合流し，一部は中手指節関節の内側種子骨へ付着．背側腱帽の斜走線維と基節骨基部
第 2 掌側骨間筋：示指の背側腱帽の斜走線維と基節骨基部
第 3 掌側骨間筋：環指の背側腱帽の斜走線維と基節骨基部
第 4 掌側骨間筋：小指の背側腱帽の斜走線維と基節骨基部
神経支配：尺骨神経

パート G：上肢の主要な筋の生理的断面積

成人の上肢筋の生理学的断面（PCSAs）サンプル

筋	PCSA (cm^2)(mean ± SD)	筋	PCSA (cm^2)(mean ± SD)
肩の筋系		短母指伸筋	0.5 ± 0.3[2]
棘上筋	6.7 ± 0.6[5]	長母指伸筋	1.0 ± 0.1[3]
棘下筋	10.7 ± 1.0[5]	示指伸筋	0.6 ± 0.1[3]
肩甲下筋	15.5 ± 1.4[5]	浅指屈筋Ⅰ	2.5 ± 1.6[1]
小円筋	3.2 ± 0.3[5]	浅指屈筋Ⅱ	1.7 ± 0.6[1]
烏口腕筋	2.0[4]	浅指屈筋Ⅲ	1.2 ± 0.7[1]
肘および前腕の筋系		浅指屈筋Ⅳ	0.7 ± 0.4[1]
上腕二頭筋（長頭）	2.5 ± 0.2[1]	深指屈筋Ⅰ	1.8 ± 0.2[3]
上腕二頭筋（短頭）	2.1 ± 0.5[1]	深指屈筋Ⅱ	2.2 ± 0.2[3]
上腕筋	7.0 ± 1.9[1]	深指屈筋Ⅲ	1.7 ± 0.2[3]
上腕三頭筋（内側頭）	6.1 ± 2.3[1]	深指屈筋Ⅳ	2.2 ± 0.3[3]
上腕三頭筋（外側頭）	6.0 ± 1.2[1]	長母指屈筋	2.1 ± 0.2[3]
上腕三頭筋（長頭）	6.7 ± 2.0[1]	**手内筋系**	
肘筋	2.5 ± 1.2[1]	短母指外転筋	0.7 ± 0.3[2]
腕橈骨筋	1.5 ± 0.5[1]	母指対立筋	1.0 ± 0.4[2]
円回内筋	3.4 ± 1.5[1]	短母指屈筋	0.7 ± 0.2[2]
回外筋	3.4 ± 1.0[1]	虫様筋Ⅰ	0.1 ± 0.0[2]
方形回内筋	2.1 ± 0.3[3]	虫様筋Ⅱ	0.1 ± 0.0[2]
手根の筋系		虫様筋Ⅲ	0.1 ± 0.0[2]
短橈側手根伸筋	2.9 ± 1.4[1]	虫様筋Ⅳ	0.1 ± 0.0[2]
長橈側手根伸筋	2.4 ± 1.0[1]	小指外転筋	0.9 ± 0.5[2]
尺側手根伸筋	3.4 ± 1.3[1]	小指対立筋	1.1 ± 0.4[2]
橈側手根屈筋	2.0 ± 0.6[1]	小指屈筋	0.5 ± 0.4[2]
尺側手根屈筋	3.2 ± 0.0[1]	掌側骨間筋Ⅱ	0.8 ± 0.3[2]
長掌筋	0.9 ± 0.6[1]	掌側骨間Ⅲ	0.7 ± 0.3[2]
手の外在筋系		掌側骨間筋Ⅳ	0.6 ± 0.2[2]
指伸筋Ⅰ	0.5 ± 0.1[3]	背側骨間筋Ⅰ	1.5 ± 0.4[2]
指伸筋Ⅱ	1.0 ± 0.2[3]	背側骨間筋Ⅱ	1.3 ± 0.8[2]
指伸筋Ⅲ	0.9 ± 0.1[3]	背側骨間筋Ⅲ	1.0 ± 0.5[2]
指伸筋Ⅳ	0.4 ± 0.1[3]	背側骨間筋Ⅳ	0.9 ± 0.4[2]
小指伸筋	0.6 ± 0.1[3]	母指内転筋	1.9 ± 0.4[2]
長母指外転筋	1.9 ± 0.6[2]		

* 筋は，一般的な近位-遠位の順序で列挙している．
データは5つの文献からのものである（文献番号を参照）．なお，このデータはJonathon Senefeldの援助を得て集められた．

文　献

1. An KN, Hui FC, Morrey BF, et al: Muscles across the elbow joint: a biomechanical analysis. *J Biomech* 14:659–669, 1981.
2. Jacobson MD, Raab R, Fazeli BM, et al: Architectural design of the human intrinsic hand muscles. *J Hand Surg [Am]* 17:804–809, 1992.
3. Lieber RL, Jacobson MD, Fazeli BM, et al: Architecture of selected muscles of the arm and forearm: anatomy and implications for tendon transfer. *J Hand Surg [Am]* 17:787–798, 1992.
4. Veeger HE, Yu B, An KN, et al: Parameters for modeling the upper extremity. *J Biomech* 30:647–652, 1997.
5. Ward SR, Hentzen ER, Smallwood LH, et al: Rotator cuff muscle architecture: implications for glenohumeral stability. *Clin Orthop Relat Res* 448:157–163, 2006.

第 III 部

体軸骨格

Axial Skeleton

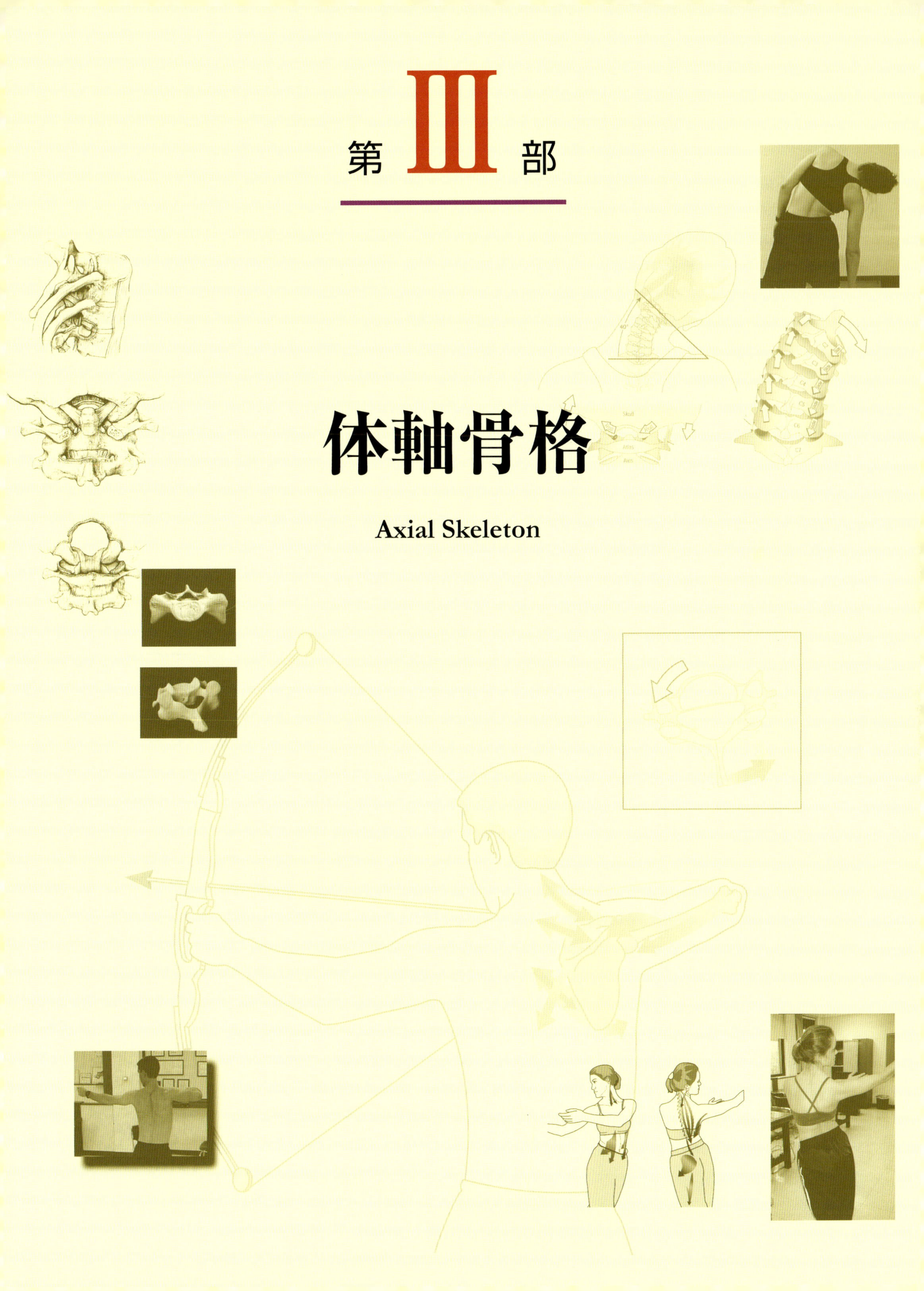

第Ⅲ部
体軸骨格

第Ⅲ部は体軸骨格（頭蓋骨，椎骨，胸骨，肋骨）の身体運動学に焦点を当てている．本部は体軸骨格について，3つの異なる身体運動学を取り扱った章に分かれている．第9章は，骨学と関節学について，第10章は筋と関節の相互の動きについて説明する．第11章は体軸骨格に関係する2つの特別な機能である咀嚼と換気の身体運動学について説明する．

第Ⅲ部は，体軸骨格に関する重なり合う機能を説明する．これらの機能は，①身体に対する「中核的安定性」と総合的な可動性の提供，②視覚，聴覚および嗅覚の感覚器の最適配置，③脊髄，脳および内臓器の保護，④換気，咀嚼，出産，咳嗽，排便時などにおける身体活動のコントロールである．筋骨格系の機能障害は，これら4つの機能のいずれかに制限を引き起こすことになる．

ネット上の教材

第Ⅲ部での身体運動学についての理解を深めるために，第9～11章では，参考動画を用意している．動画のなかには，頸椎ならびに顎関節の関節運動の透視動画，特殊な教育用モデル，体幹と上肢の運動中の筋電図，異常な身体運動学を呈する症例などが含まれる．

いくつかの動画は具体的に本文と関連づけられている（余白にECで表示してある）．さらに，本文で言及されていないものも含めて参考動画のタイトル一覧を各章末に掲載している．

閲覧方法について，EC Eeで示される動画（日本語サマリ付）とウェブサイト版図表は表紙裏の説明に従ってアクセスできる．それに，右または各章末にあるQRコードをスキャンすれば，すべての動画（英語版）はスマートフォンやタブレットで閲覧できる．

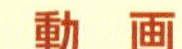

第9章

第10章

第11章

追加的な臨床関連事項

各章末には，追加的な臨床関連事項を掲載している．これは，その章で取り上げた身体運動学と関連する具体的な臨床概念を紹介したり，さらに展開したりするために設けられている．

学習問題

学習問題は，各章の最後に記載されている．これらの問題は，その章で学んだ主要な概念について振り返り，再確認できるように設けられている．これらの問題に挑戦することは，学生諸君の試験準備にとって効果的な方法である．なお解答は，Elsevier eLibraryのウェブサイトに掲載されている．

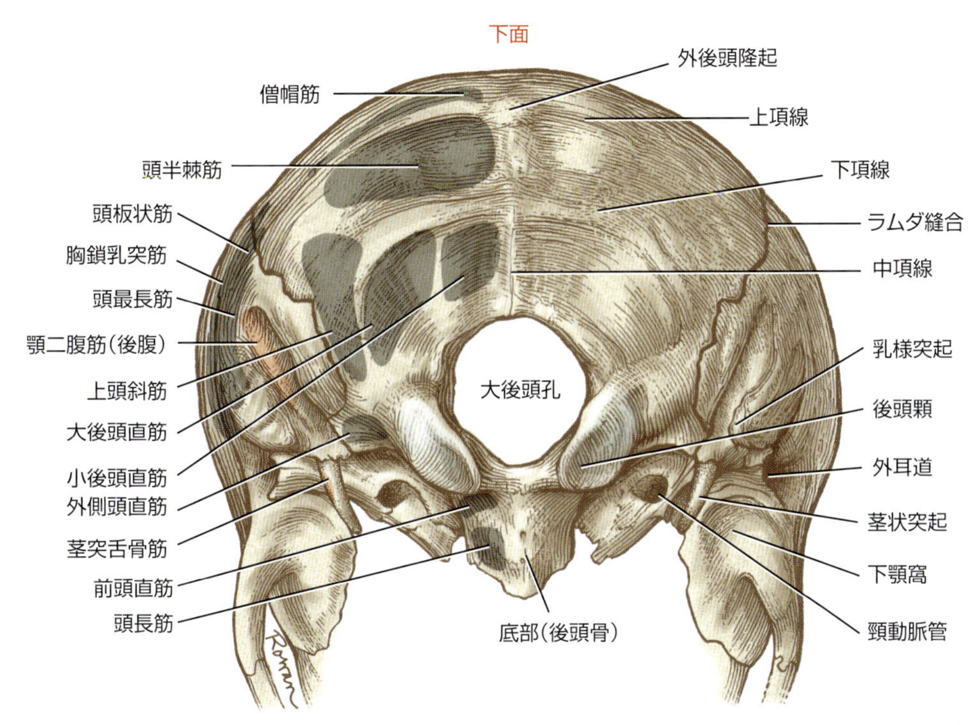

図9.3　後頭骨と側頭骨の下面．ラムダ縫合は，側頭骨を外側に，後頭骨を内側に分離する．筋の遠位付着は灰色で，近位付着は赤色で示している．

外後頭隆起は項靱帯と僧帽筋上部線維の中央側が付着する中央部で触知することができる．**上項線**は外後頭隆起から側頭骨の乳様突起の基部まで走行する．この薄くて特徴的な線は，僧帽筋や頭板状筋などの頭頸部の伸筋の付着部にもなる．**下項線**は，頭半棘筋の付着部の前縁を形成する．

> **関連する骨の形態特徴**
>
> **側頭骨**
> - 乳様突起
>
> **後頭骨**
> - 外後頭隆起
> - 上項線
> - 下項線
> - 大後頭孔
> - 後頭顆
> - 底部

大後頭孔は後頭骨の底部に大きな円を形成し，脊髄が通過する空間を保護する．一対の**後頭顆**は大後頭孔の前外側の辺縁から突出し，環椎後頭関節の凸面部を形成する．後頭骨の**底部**は大後頭孔の前方輪の直前に位置する．

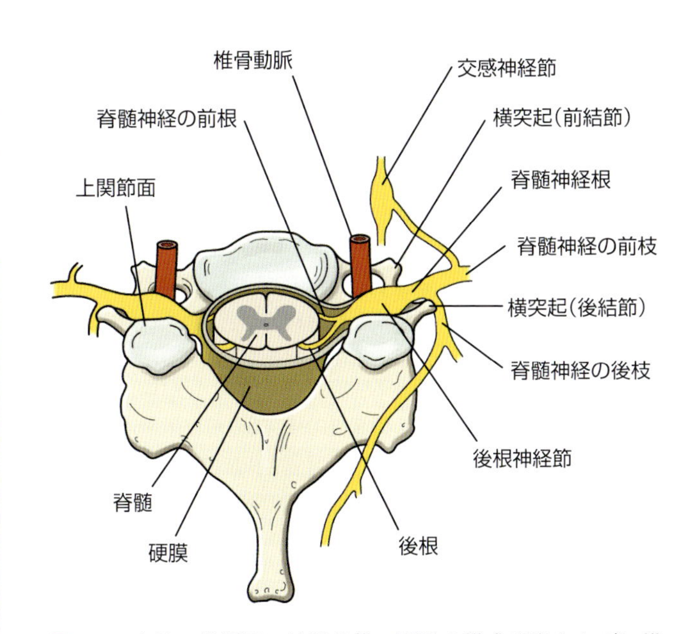

図9.4　脊髄の横断面．神経組織，頸椎の構成要素ならびに椎骨動脈の関係に注意されたい．(許可を得て Magee DL: *Orthopedic physical assessment*, ed 3, Philadelphia, 1997, Saundersより改変)

▶椎骨：脊柱構成単位 Vertebrae: Building Blocks of the Spine

頸部ならびに体幹の垂直の安定性を提供するとともに，脊柱は脊髄，神経の前根と後根ならびに，末梢へ出る脊髄神経根を保護する(図9.4)．脊髄と脊柱から出る神経根との全体的な関係については，付録Ⅲのパート A にある図Ⅲ.1に示してある．

中位胸椎は，代表的な椎骨として解剖学的機能的な基本

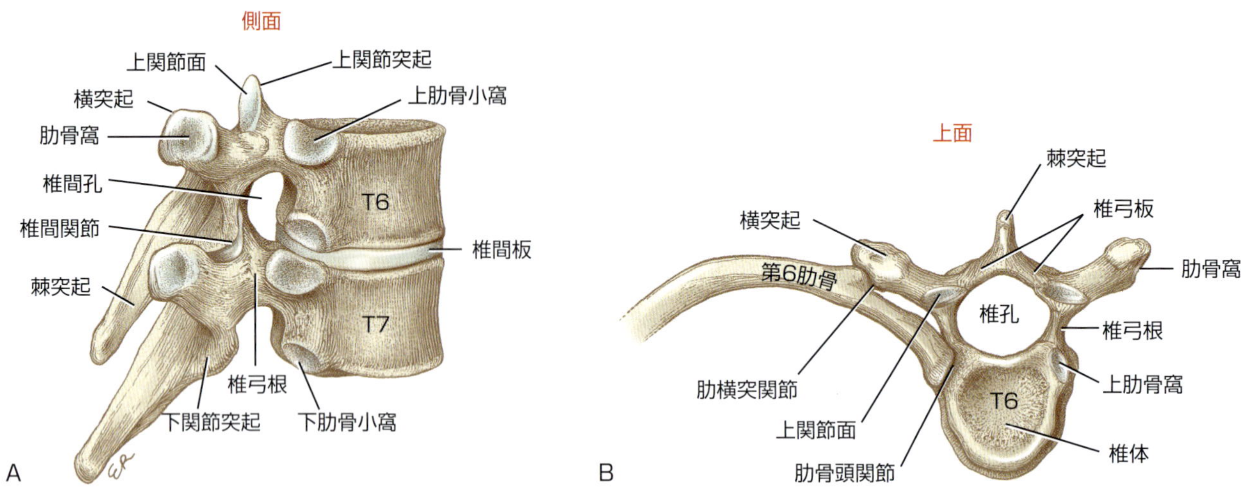

図 9.5　椎骨の重要な特徴．(A) 第 6 および第 7 胸椎 (T6 および T7) の側面，(B) 右肋骨を伴った第 6 椎体の上面．

表 9.2　中位胸椎の主要部分

部位	説明	主要機能
椎体	薄い皮質骨で囲まれた海綿質の大きな円筒状の塊．海綿質の核は，軽量でありながらも優れた耐圧縮性を有している	各椎骨での主たる体重支持構造
椎間板	第 2 頸椎 (C2) より下の椎体のあいだに存在する特殊な線維軟骨の厚みのある円板	衝撃吸収と脊柱全体における間隙
椎体関節	椎間板の上面ならびに下面と隣接する椎体とのあいだで形成される軟骨性関節	椎体間の主要な結合
椎弓根	椎体の中央から上部にかけての短く太い背側の骨の突起	椎体を連結する椎体の後方要素
椎弓板	棘突起の基部と各横突起とをつなぐ骨の垂直の板 (laminae という場合は右の椎弓板と左の椎弓板の両方を指す)	脊髄の後面の保護
脊柱管	椎体のすぐ後方に位置している中央管であり，椎弓根と椎弓板とに囲まれている	脊髄の収納と保護
椎間孔	隣接する椎体のあいだで外側に開口している	脊柱管から出てくる脊髄神経根の通路
横突起	椎弓根と椎弓板の結合部から水平に突出している骨	筋，靱帯，肋骨の付着部
肋骨窩 (椎体の)	胸椎の外側にある丸いくぼみ．多くの胸椎は部分的な上関節面と下関節面を有している (関節小窩ともよばれる)	肋骨頭の付着部 (肋椎関節)
肋骨窩 (横突起の)	多くの胸椎の横突起の前方にある卵形の関節面	肋骨の関節結節の付着部 (肋横突関節)
棘突起	椎弓板から背側中央に突出した骨	筋と靱帯の中央付着部
上関節突起と下関節突起，関節面と椎間関節を含む	椎弓板と椎弓根の接合部から生じる一対の関節突起，各突起は滑らかな軟骨に裏打ちされた関節面を有する．原則として，上関節面は後方，下関節面は前方を向いている	対となった椎間関節の上関節面と下関節面．これらの滑膜性関節は，椎体間の運動方向と大きさを誘導

特徴を示す (図 9.5)．一般的に，椎骨は 3 つの部分に区別することができる．前方は，大きな**椎体** (body) 部であり，基本的には垂直の体重支持機構の役割を果たす．後方部は横突起，棘突起，椎弓板と関節突起であり，それらは集合的に**後方構成体**とよばれる．3 つ目の部分は，**椎弓根** (pedicles) であり，後方構成体と椎体とをつなぐ橋の部分である．椎弓根は分厚く丈夫であり，後方構成体に加えられた筋の力を，椎体や椎間板に向かって前方へ伝達する役割を有する．表 9.2 には，典型的な中位胸椎の構造と機能の詳細を示す．

▶肋骨 Ribs

12 対の肋骨が胸郭を包み，その中にある呼吸循環器系臓器を保護する空間を形成する．典型的な肋骨の後方部には，**肋骨頭** (head)，**肋骨頸** (neck)，**関節結節** (articular tubercle) が存在する (図 9.6)．肋骨頭と胸椎の関節突起が 2 種類の滑膜性の**肋椎関節** (costovertebral joint) (肋骨頭関節，肋横突関節) をそれぞれ形成する (図 9.5B 参照)．

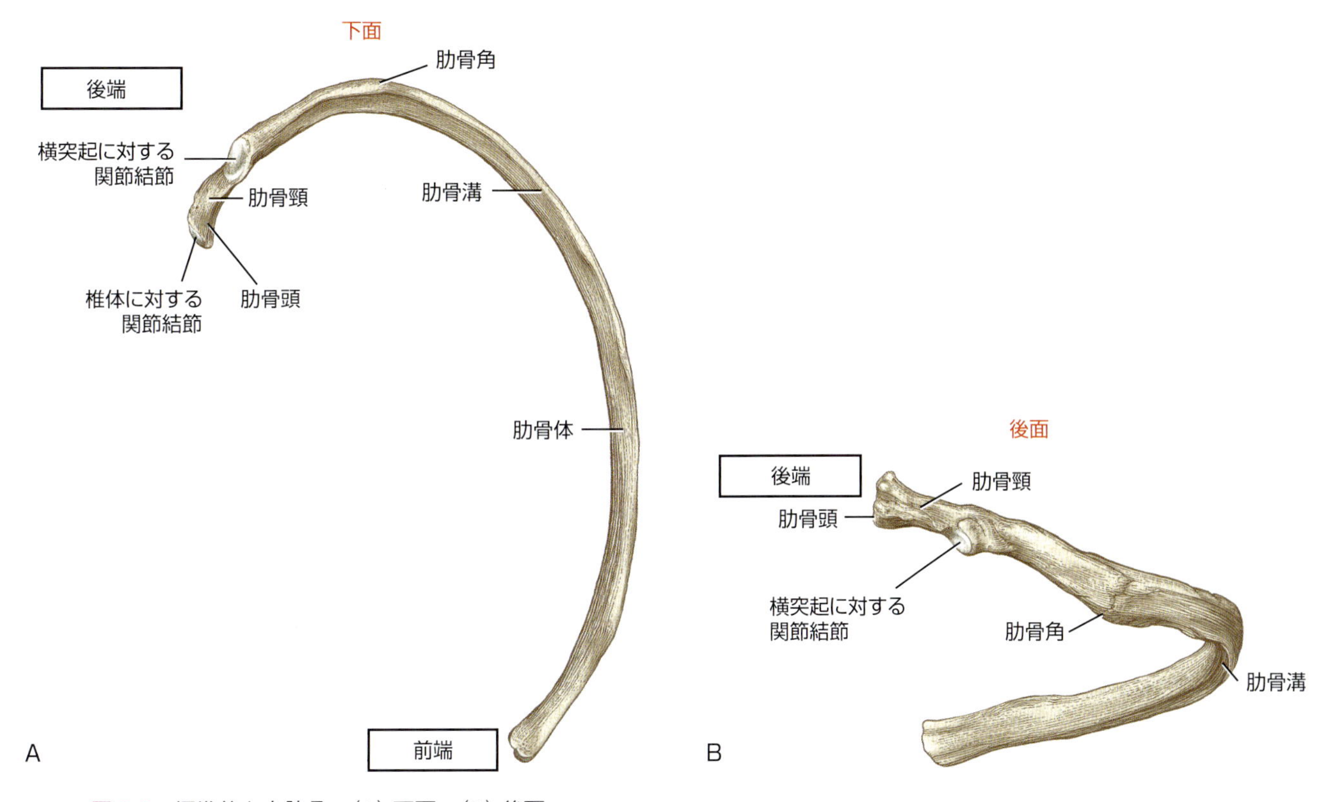

図 9.6　標準的な右肋骨，（A）下面，（B）後面.

これらの関節によって，肋骨の後方端は対応した椎体に固定される．典型的な**肋骨頭関節**（costocorporeal joint）は，肋骨頭と対となる２つの対応した椎体の**半肋骨窩**（costal demifacet）ならびにそのあいだにある椎間板とで形成される．**肋横突関節**（costotransverse joint）は，肋骨の関節突起と対応した椎骨の横突起にある肋骨窩をつなぐ.

肋骨の前方端は，平坦な硝子質の軟骨で構成される．第1～10 肋骨は直接的あるいは間接的に胸骨に付着し，胸郭の前方部分を形成する．第１～７肋軟骨は，７つの胸肋関節を介して胸骨の外側縁に直接つながる（図 9.7）．第８～10 肋軟骨は直上の肋軟骨と癒合しながら胸骨につながる．第 11 肋骨と第 12 肋骨は，前方で胸椎との接合部をもたないため浮遊する.

▶胸骨 Sternum

胸骨は，前方はやや凸面で荒く，後方はやや凹面で滑らかである．胸骨は，**胸骨柄**（ラテン語で“ハンドル”を意味する），**胸骨体**，**剣状突起**（ギリシア語で“剣”を意味する）の３つの部位からなる（図 9.7 参照）．発展的に**胸骨柄**（manubrium）は**胸骨柄結合**（manubriosternal joint）で胸骨体と面する．胸骨柄結合は，軟骨性関節であるが，人生の後半では骨化することが多い[221]．胸

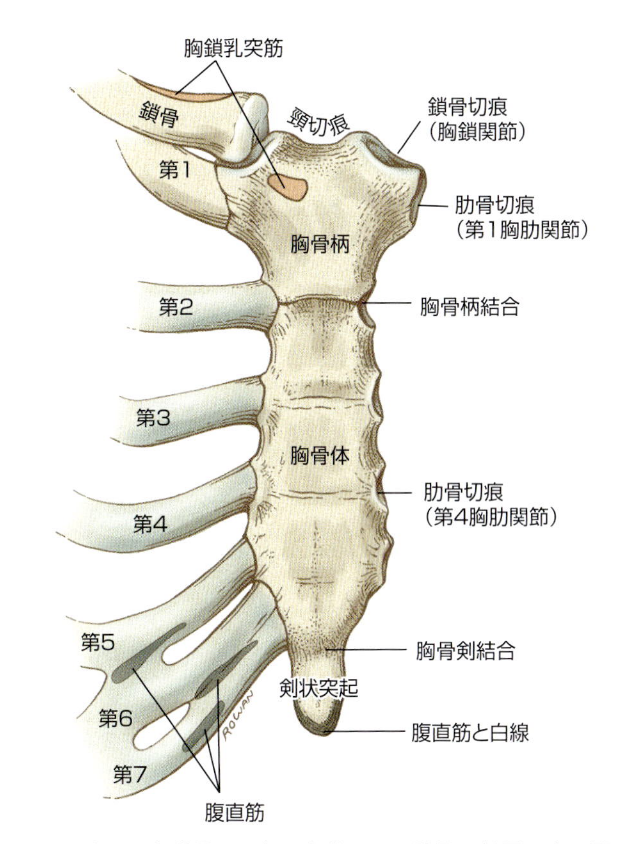

図 9.7　胸骨，右鎖骨の一部，上位７つの肋骨の前面．次の関節が確認できる．（1）胸骨内関節（胸骨胸骨柄関節，胸骨剣状関節），（2）胸肋関節と（3）胸鎖関節．胸鎖乳突筋の付着部は赤色で示した．腹直筋と白線の付着部は灰色で示している.

骨柄の**頚切痕**（jugular notch）のすぐ外側には，**胸鎖関節**（sternoclavicular joint）のための**鎖骨切痕**（clavicular facet）がある．胸鎖関節のすぐ下側に第1**胸肋関節**（sternocostal joint）で第1肋骨の肋骨頭を受ける**肋骨切痕**（costal facet）がある．

胸骨の形態特徴
- 胸骨柄
- 頚切痕
- 胸鎖関節のための鎖骨切痕
- 胸骨体
- 胸肋関節のための肋骨切痕
- 剣状突起

胸骨内関節
- 胸骨柄結合
- 胸骨剣結合

胸骨体の外側縁は，第2～7肋軟骨と接する**肋骨切痕**が並ぶ．胸肋関節の関節学の主要な部分は第11章の換気の項において触れる．**剣状突起**（xiphoid process）は**胸骨剣結合**（xiphisternal joint）によって胸骨体の下方端につく．胸骨柄結合と同様，胸骨剣結合は，おもに線維性軟骨によって接続されている．胸骨剣結合はしばしば40歳までに骨化する[221]．

全体としての脊柱
Vertebral Column as a Whole

脊柱〔vertebral（spinal）column〕は椎骨の集合体として形成される．体幹という用語は，頭部，頚部，肢帯を除いた胸骨，肋骨ならびに骨盤を含んだ人の身体全体を表現する一般的な用語である．

脊柱は，5つの領域に区分される33の**椎骨単位**で構成される．標準的には，7つの**頚椎**（cervical），12の**胸椎**（thoracic），5つの**腰椎**（lumbar），5つの**仙椎**（sacral），4つの**尾椎**（coccygeal）である．成人においては，仙椎と尾椎は，ほとんど癒合しており，それぞれ仙骨と尾骨を形成する．個々の椎骨はアルファベットと数字で略して表現される．たとえば，第2頚椎はC2，第6胸椎はT6，第1腰椎はL1のようにである．脊柱の各領域（たとえば頚部や腰部）は，それぞれ特定の機能や運動の可能性を反映した特徴的な形態を有する．頚胸部，胸腰部，腰仙部それぞれの接続部にある椎体はその主要な領域間の移行に関連した特徴を有する．たとえば，第7頚椎の横突起は肋骨と接続する胸椎のような関節窩を有したり，第5腰椎が仙骨化（ときに仙骨と融合したかのような状態）を呈したりすることは珍しいことではない．

▶脊柱の正常な彎曲　Normal Curvatures within the Vertebral Column

人の脊柱は，矢状面において前後方向の彎曲を形成する（図9.8A参照）．立位時を通して，これらの自然な彎曲が，理想的な脊柱の姿勢に関係する．彎曲の仕方は，脊柱の異なる部位での解剖学的（自然）肢位が定義される．解剖学的肢位において，頚椎と腰椎の前面は凸をなし，後面は凹となっており，「後方に反っている」ことを意味する**前彎**（lordosis）と表現される．前彎の程度は腰椎に比べて頚椎のほうが小さい[270]．それに対して，胸椎と仙尾骨部では自然に**後彎**（kyphosis）している．後彎は前面が凹で，後面が凸の曲線を形成する．前面が凹んでいることによって，胸部と骨盤腔に臓器を収納する空間を提供する．

脊柱の大部分の自然な彎曲は固定されたものではなく，動作中，姿勢に応じて，動的に形を変化させる．脊柱の伸展時には，頚椎と腰椎の前彎は増強し，胸椎の後彎は減少する（図9.8B）．一方，脊柱の屈曲時には，頚椎と腰椎の前彎は減少あるいは平坦となり，胸椎の後彎は増強する（図9.8C）．それに対して，仙尾骨の彎曲は固定されており，前面が凹み後面が凸になった曲線を形成する．

胎児の脊柱は，その全長にわたりほとんど後彎しているが，出生後，発達とともに，頚椎および腰椎が前彎してくる．しかし，胎児が発育しているあいだに，腰椎領域ではわずかな脊柱前彎が形成されていることが，磁気共鳴（MR）画像を介して確認された[41]．最終的な頚椎と腰椎の前彎は，運動発達ならびにより直立した姿勢をとることによって発達する．頚椎では，腹臥位で寝ている乳児が周囲を観察し始めると，伸筋が頭部と頚部を引っ張ることになる．また尾側では，股関節で発達している屈筋が，乳児が歩行を開始するときに骨盤の前方を下方に引っ張る．この筋の引っ張りは，骨盤を股関節に対して前方に回転（または傾斜）させ，腰椎を相対的に前彎とする．子どもが立つと，腰椎の自然な前彎は，第1腰椎（L1）の近辺および仙骨の基部を通るように身体の重心線を位置づける．腰椎の自然な前彎は，人間の生体力学的に有利であり，直立姿勢を維持するために必要な局所的な筋の働きを最小にする[252]．

矢状面での脊柱の彎曲は，体軸骨格の強度と復元力をもたらす．脊柱の双方向への彎曲は，しなやかでありながら，安定したアーチのように作用する．椎体間のほぼ垂直な圧迫力の一部は，それぞれの彎曲の凸面に沿って伸びる結合組織と筋の伸張力によって担われる．大腿骨のような長管骨にも当てはまるように，脊椎の強さと安定性は，大きな

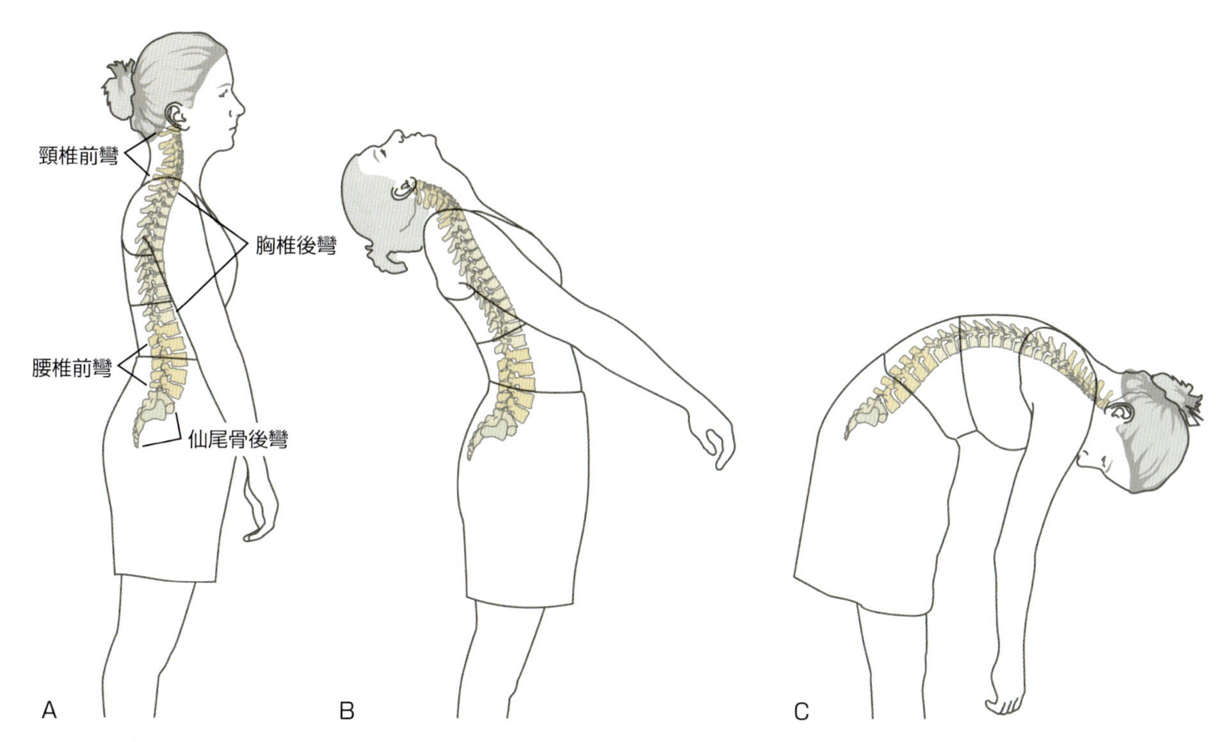

図 9.8　脊柱の正常な矢状面での彎曲を示す側面．（A）立位での解剖学的肢位，（B）脊柱の完全伸展では，頸椎と腰椎の前彎が増加し，胸椎の後彎が減少（平坦化）する，（C）脊柱の屈曲は，頸椎と腰椎の前彎が減少し，胸椎の後彎が増加する．

圧縮力を静的に支持する能力よりもむしろ負荷によってわずかにたわみを「許す」ことで得られる．

自然な脊柱の彎曲がもたらすネガティブな要素としては，彎曲の移行部における剪断力の出現である．たとえば，剪断力は，とくに頸胸椎移行部や胸腰椎移行部において，手術による脊椎融合後に早期の緩みを引き起こすことがある．腰仙椎移行部においてもまた病的な状態であれば，下部腰椎が仙骨に対して前方へ滑ることがあり，脊椎前方すべり症として重篤な状態に陥る．

▶身体を通る重心線 Line of Gravity Passing Through the Body

多くのバリエーションがあるが，立位での理想的な重心線の経路は，側頭骨の乳様突起付近，第２仙骨の前方，股関節のすぐ後方，膝関節と足関節の前方（図 9.9）を通る．脊柱において，重力線は標準的には各領域の彎曲の凹面側を通過する．したがって，理想的な姿勢では，重心線が各彎曲率の最適な形状を維持することができる程度の適度な矢状面でのトルクを生み出すことになる．さらに，理想的な姿勢は，重力が脊柱全体にわたり，屈曲と伸展方向の主要なトルクを交互に発生させることを可能とする．交互のトルクがそれぞれに相殺されることにより，脊柱全体に作用する外的トルクの総和（net）は最小限に抑えることができる．この力学的な状況は筋ならびに靱帯に求められる全体のトルクを中和し最小にする．

人の姿勢は一人ひとりで異なり，また一過性のものでもある．図 9.9 に描かれているモデルは，実際のものというよりも理想的なものである．重心と脊柱の彎曲とのあいだの空間的関係を変化させる要因には，脂肪の付着，脊柱の彎曲率と特定の形状，頭部および四肢の位置，筋力および持久力，結合組織の伸展性ならびに人が持つ荷物の位置や大きさがある．体軸骨格に対する重心線の実際の向きは，脊柱に特徴的な生体力学的帰結をもたらす．たとえば，腰部の後方を通過する重心線は，腰椎に一定の伸展トルクを生じさせ自然な脊柱前彎を促す．あるいは，腰部の前方を通過する重心線は一定の屈曲トルクを生み出す．いずれの場合も，重力の引っ張りによって生じる外的トルク（および関連する外的モーメントアーム）は，筋によって能動的に生じるトルクならびに結合組織の受動的なトルクによって中和されなければならない．極端な姿勢ではこれらの力が大きくなる可能性があり，長期間続いた場合には，望ましくない姿勢の代償や構造的変化を引き起こし，筋のオーバーユースや疼痛につながることがある．

厳密な解剖学的要素は，脊柱全体の彎曲の固有な形状に影響を及ぼす．これらには，くさび形の椎間板や椎体，椎間関節の向き，靱帯の組織学的組成および自然な筋の硬さ

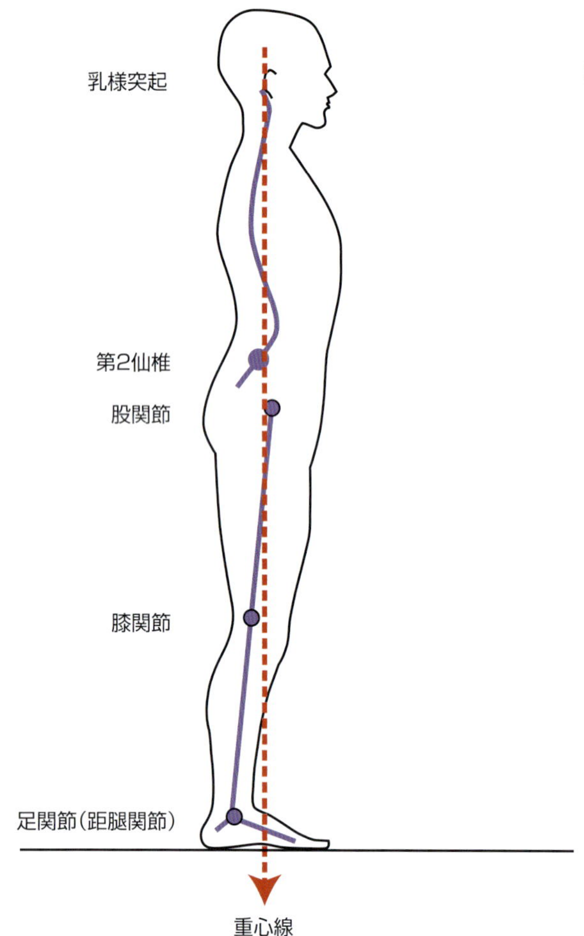

図 9.9　理想的な立位姿勢における矢状面における重心線の位置.（Neumann DA: Arthrokinesiologic considerations for the aged adult. In Guccione AA, editor: *Geriatric physical therapy*, ed 2, Chicago, 2000, Mosby より改変）

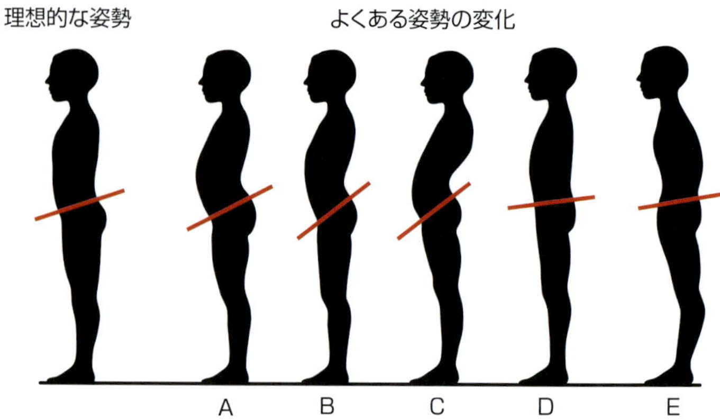

図 9.10　矢状面における脊柱と骨盤の姿勢のばらつき．すべて，神経筋において問題のない標準的な対象者である．腸骨稜での赤線は骨盤傾斜（あるいは腰椎の前彎）の程度を示している．（McMorris RO: Faulty postures, *Pediatr Clin North Am* 8:217, 1961 より改変）

の程度が含まれる．たとえば，頸部ならびに下部腰部領域の椎間板は前方がわずかに厚くなっており，これらの領域の前方凸を引き起こす．

脊柱の正常な矢状面のアライメントは，強直性脊椎炎，ポリオや筋ジストロフィー症のような疾患，重度の骨折または脊髄損傷のような外傷，骨粗鬆症または筋力低下などの高齢者または活動性減少に伴う変化など，多くの要因によって変化する可能性がある．ほかに健常状態のある人には，姿勢の軽微な形態異常や変位がよく現れる．これらの変位は，身体の他の領域における姿勢の変位に対する機械的応答として出現し，最初は非常にわずかである可能性もある．図 9.10 に示すように，過度な胸椎後彎症の代償として，過剰な腰椎の前彎症が発症することもあり，また，その逆もありうる．たとえば，図 9.10C に示すような「スウェイバック」姿勢は，腰椎の前彎と胸椎の後彎がそれぞれ誇張されている．また，図 9.10E の「円背」のような説明できない姿勢をとることもある．この円背姿勢は，腰椎前彎の減少，過剰な胸椎後彎を示している．姿勢のズレの原因や位置にかかわらず，異常な彎曲は，重心線と各脊柱とのあいだの空間的関係を変える．重度の異常な脊柱の彎曲は，筋，靱帯，骨，椎間板，椎間関節および脊髄神経根の出口のストレスを増加させる．異常な彎曲は，体腔の容積もまた変化させる．たとえば，胸椎の後彎が強くなると，深呼吸の際に，肺が拡張するための空間を大幅に縮小する．

▶脊柱の靱帯支持 Ligamentous Support of the Vertebral Column

脊柱は多様な靱帯によって支持される．この靱帯は動きを制限し，自然な脊柱の彎曲を維持することを助けるとともに，脊柱を安定させることによって，デリケートな脊髄ならびに脊髄神経根を保護する．図 9.11 に示し，以下に説明するこれらの靱帯は，脊柱内における位置により，それぞれの強度や働きが若干異なる．各靱帯の基本的な構造と一般的な機能については表 9.3 に要約する．

黄色靱帯（ligamentum flavum）は，椎弓板の前面から始まり下側の椎弓板の後面に入る．一連の対となる靱帯で構成される黄色靱帯は脊髄のすぐ後方で脊柱全体に伸びる．黄色靱帯は，椎弓板とともに脊柱管の後方壁を形成する．

黄色靱帯は，その名のとおり「黄色の靱帯」を意味し，淡い黄色の弾性結合組織を反映したものである．組織学的には，黄色靱帯は 80％のエラスチンと 20％のコラーゲ

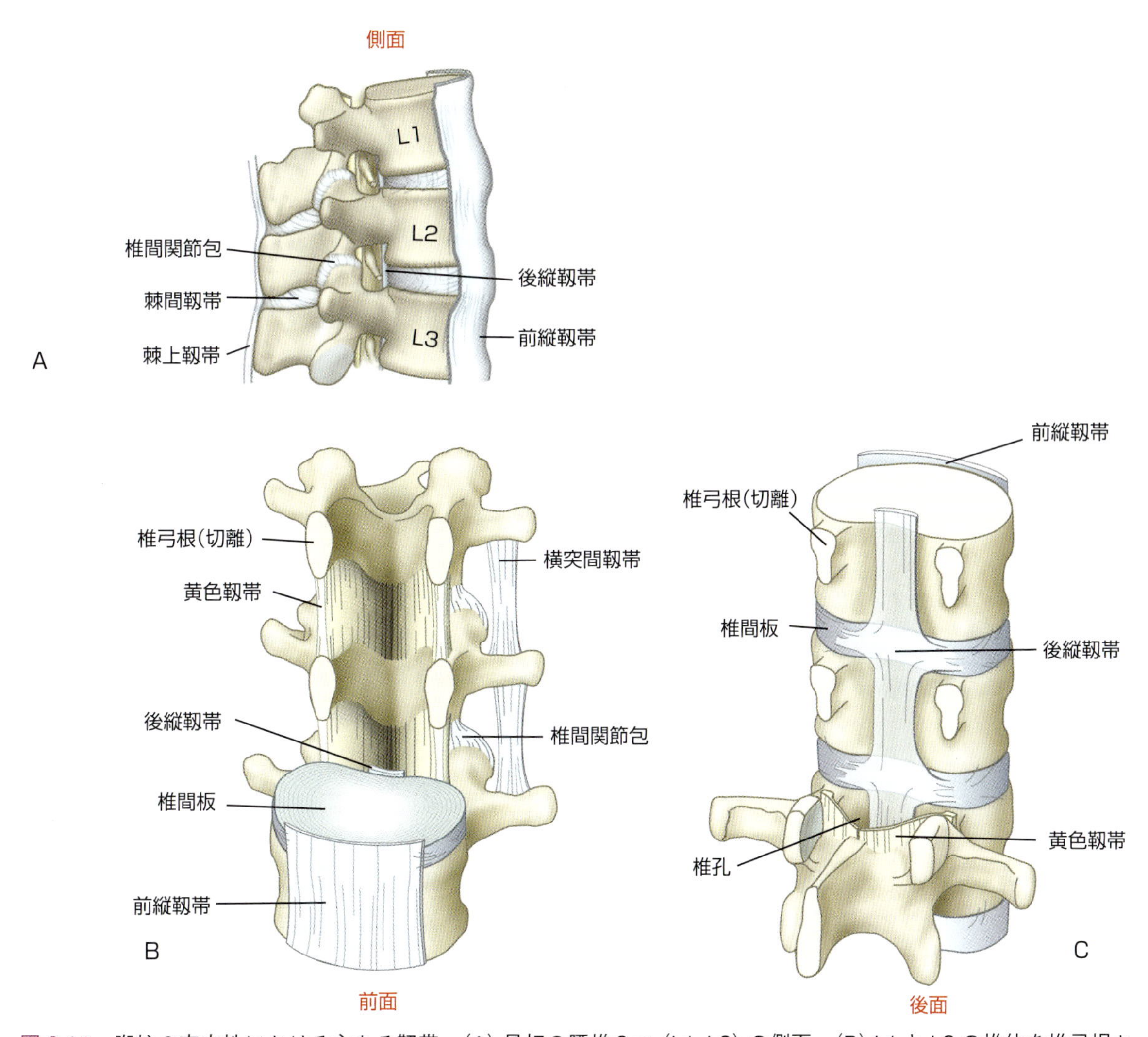

図 9.11　脊柱の安定性における主たる靱帯.（A）最初の腰椎3つ（L1-L3）の側面,（B）L1 と L2 の椎体を椎弓根から除去した L1-L3 の椎骨の前面,（C）L1 と L2 の後方要素を椎弓根から除去した L1-L3 の椎骨の後面. B, C ともに脊柱管から神経組織を除去している.

表 9.3　脊椎の主要な靱帯

名称	付着	機能	コメント
黄色靱帯	椎弓板の前面とその下側の椎弓板の後面とのあいだ	椎体関節の屈曲の制限とソフトな終末感	エラスチンを高い比率で含有している. 脊髄のすぐ後方に位置している. 腰椎部で最も厚い.
棘上靱帯と棘間靱帯	第7頸椎から仙骨までの隣接した棘突起のあいだ	屈曲制限	項靱帯は棘上靱帯の頸部および頭蓋部への延長であり, 筋の付着のための正中線構造を提供し, 頭部を支持する.
横突間靱帯	隣接した横突起のあいだ	反対側への側屈と前屈の制限	頸部ではほとんど線維が存在しない. 胸部では, 当該部位の筋と絡み合っている. 腰部では薄く膜状をしている.
前縦靱帯	頭蓋骨底と仙骨を含むすべての椎体前面全体とのあいだ	伸展あるいは, 頸椎と腰椎の過度の前彎の制限, 椎間板の前面の補強	腰椎部で最も発達している. 後縦靱帯の約2倍の抗張力を有する.
後縦靱帯	軸椎（C2）から仙骨にかけて, すべての椎体の後面にわたって	屈曲の制限, 椎間板の後面の補強	脊髄のすぐ前方で, 脊柱管の中を走行している.
椎間関節の関節包	各椎間関節の周辺部	椎間関節の補強	ほぼ中間（解剖学的）肢位では緩むが, 他の極端な肢位では, ますます緊張する.

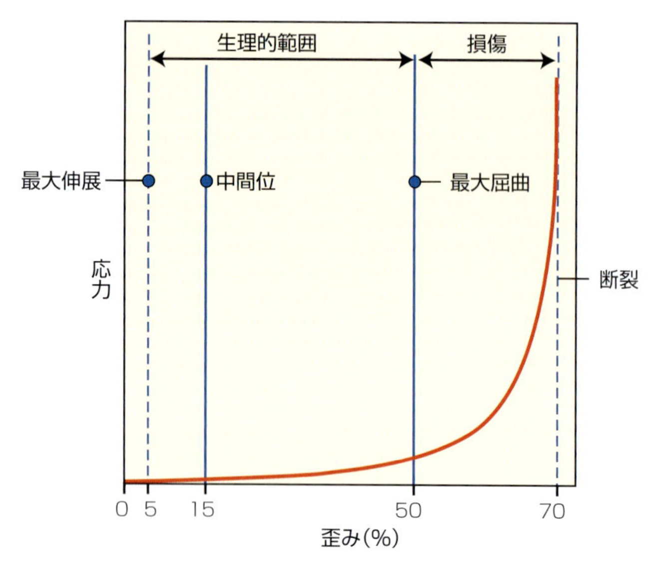

図 9.12　完全伸展から完全屈曲の正常範囲を超えて破綻点にいたるまでの黄色靱帯の応力ひずみ関係．完全に緩んだ長さから 70%のポイントで靱帯が破綻することに注意．(Nachemson A, Evans J: Some mechanical properties of the third lumbar interlaminar ligament, *J Biomech* 1: 211, 1968 からのデータ)

ンで組成される[266]．強い弾性を有する組織は，屈曲の広範囲において比較的一定で適度な抵抗をもたらすことに適している．そのような抵抗は，脊柱の屈曲の最終域あたりで発生する椎間圧縮応力を部分的に吸収し，とりもなおさず「減弱」させることができる．解剖学的（中立）肢位から完全屈曲までのあいだの計測結果では，黄色靱帯は約35%の歪みの増加（伸長）を示す（図 9.12）[158]．この長さを超えた強力で過度な屈曲は，究極的には断裂をもたらし，場合によっては，椎間板の前側を損傷する圧縮応力を生じさせる可能性がある[2]．黄色靱帯は，腰椎領域で最も厚く[221]，椎体間の屈曲の大きさは脊柱の全体において最大である．

黄色靱帯の高度な弾性性質は，機能的および構造的観点から興味深い．屈曲方向の全範囲において徐々に抵抗を増すことに加えて，その固有の弾性力は解剖学的位置においてさえも，椎間に小さな定常的圧縮力を及ぼす[24]．さらに，完全伸展した際にも，弾性によって靱帯が前方に折れ曲がらないようになる可能性がある．さもなければ，強制的な折れ曲がりや陥没は隣接する脊髄を挟んで傷つける可能性がある[139]．

棘間靱帯（interspinous ligament）は隣接する棘突起間の空間の大部分を占める．深層にあるエラスチンが豊富な線維は，黄色靱帯に混入する．また，浅層にありより多くのコラーゲン線維を含む線維は棘上靱帯に混入する[266]．棘間靱帯の線維の方向ならびに組成は，領域によって異なる[103]．たとえば，腰椎領域の棘間靱帯は，斜め後頭側方向に扇状に伸びる（図 9.11A）．この領域の線維は，極端な屈曲においてのみ緊張する．

名前によって明らかなように，**棘上靱帯**（supraspinous ligament）は棘突起の先端同士のあいだに付着する．棘間靱帯と同様に，これらの靱帯は隣接する棘突起が離れていくことに抵抗することから，屈曲に抵抗する[99]．屈曲に抵抗する力は，これらの構造がより強固で，コラーゲン線維を多くの割合で含有する脊柱の領域において最大となる．たとえば，腰部領域では，靱帯はとくに発達しておらず，それらはまばらであり（とくに L4 と L5 とのあいだにある），または部分的に胸腰筋膜や小さな筋腱線維の要素に置き換わっていることがある[24, 100]．したがって，驚くほどのことではないが，腰椎領域の棘上靱帯は，典型的には，極度の屈曲において最初に破綻する構造体である[3]．

頸部の棘上靱帯は非常によく発達しており，**項靱帯**（ligamentum nuchae）として頭蓋骨まで伸びる．この強靱な膜は，頸椎棘突起と外後頭隆起とのあいだに付着する弾性線維組織の二層構造の塊で構成される．項靱帯が伸張されることによる他動的張力は，程度は弱いが，頭部と頸部に有益な伸展支持を加える．項靱帯は，僧帽筋，頭板状筋や頸板状筋のような筋群の中央部の付着部を提供する．中位から上位頸椎領域において，棘突起の触診を困難にするのは，発達した項靱帯が原因となる（図 9.13）．

横突間靱帯（intertransverse ligament）は対応した横突起のあいだを走行し，構造が明確ではない薄い膜状構造をしている[221]．これらの組織は，対側への側屈において緊張し，前屈でもわずかに緊張する．

前縦靱帯（anterior longitudinal ligament）は，後頭骨の基底部と仙骨を含む全椎体の前面の全長につながる長くて強固なストラップ構造である．より深い線維は椎間板の前側に混入して補強される[221]．前縦靱帯は伸展時に緊張して，屈曲が緩む[99]．頸椎ならびに腰椎領域における前縦靱帯の緊張は，自然な脊柱前彎の程度を制限するのに役立つ．この靱帯の幅は頭側の端では狭いが，尾側に進むにつれて広がる．

後縦靱帯（posterior longitudinal ligament）は軸椎（C2）と仙骨のあいだにおいて，椎体の後面の全長にわたる連続的な結合組織体である．後縦靱帯は脊柱管の中にあり，脊髄の直前に位置する（図 9.11A 参照）〔後縦靱帯と前縦靱帯は，脊髄ではなく，**椎体**（vertebral body）との関係で命名されているということが重要である〕．後縦靱帯の深部の線維は，椎間板の後方と混じる[221]．頭蓋側の後縦靱

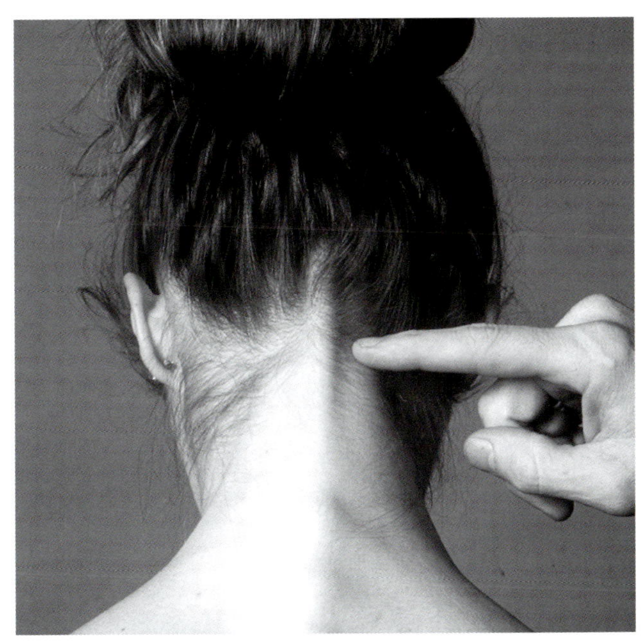

図 9.13　ほっそりとした健康な女性の突出した項靱帯.

帯は幅広い構造をしており，腰部に向かって下降するにつれて狭くなる．細長い腰椎部分は，椎間板の後方への膨隆（またはヘルニア）を防止する能力には限界がある．ほとんどの脊柱の靱帯と同様に，後縦靱帯は屈曲によってますます緊張する[99].

椎間関節の関節包靱帯（capsular ligament of the apophyseal joint）は，椎間関節面の全周に沿って付着する（図 9.11A 参照）．あとの関節学の項で説明するように，椎間関節は，椎間結合の相互接続と安定を助ける．同様に重要なことは，椎間関節の運動で特定の方向に導く独自の役割があるということである．椎間関節を取り巻く関節包靱帯は，エラスチンとコラーゲン線維が混じっており，椎間関節の結合状態を担保するための強靱さもあれば，椎骨間の本質的な運動を許容する柔軟性もある[110]．椎間関節の関節包は，隣接する筋（多裂筋）と黄色靱帯によって補強され，腰椎領域で最も顕著である．

関節包靱帯は，解剖学的（中立）な位置では比較的緩いが，動きがどの方向の最終域に近づいても，必ずいくつかの線維が漸進的に緊張してくる．当然ながら，頸部での比較的大きな関節包内運動を起こす動き，たとえば完全屈曲では受動的張力が最大となる[10]．運動学は，脊柱の特定の領域に非常に特有なものであり，本章の次の節で再考する．

最後に，特定の椎間結合内の回転軸に対する脊柱の靱帯群の位置についての知識は，その主要な機能に対する主たる洞察を提供する．次の項でさらに説明するように，椎体間運動のための回転軸は，椎体自身あるいはその近傍を通っている．矢状面の運動を考える場合には，たとえば，椎体の後方に位置する靱帯は，屈曲時に伸張される（ひいては，緊張して引っ張られる）．逆に，椎体の前方に位置する靱帯は，伸展時に伸張される．図 9.11A を見てわかるように，前縦靱帯を除くすべての靱帯は屈曲時に緊張する．動きや姿勢がどのように脊柱の靱帯を伸張するかについて把握することは，靱帯損傷の機序，また靱帯がいかに脊髄や神経根を間接的に保護するかを理解するために不可欠である．このことは臨床的に大きな意味があり，ある長さや力の限界を超えてしまうと，慢性的に伸張過多や虚弱になった靱帯が常に緩んだままになる，もしくは破断点まで伸ばされる状況になるためである．破綻または弛緩した靱帯は，典型的には，関連する椎間結合を適切に安定化することができない[128]．脊柱不安定性が起こる可能性がある．**脊柱不安定性**（spinal instability）（医療，研究，およびリハビリテーションの文献で広く使用されている用語である）は，異常な椎間板運動を引き起こす可能性を有する自然な椎間板の硬さの喪失と正式に定義される[108, 185, 208]．実験的に脊柱不安定性を調べ，定量化するために，運動学的中立域の概念が用いられてきた．典型的には，献体はまたは動物の研究によって定義される**中立域**は，周辺組織からの受動抵抗が最も少ない椎間運動の量（または「ゾーン」）である[102, 208]．この自然な「最小剛性のゾーン」は周囲の結合組織の傷害または衰弱に伴って増加する．生きている人間の脊柱不安定性が重症化もしくは慢性化した場合には，その近辺の靱帯のさらなる損傷だけでなく，椎間関節，椎間板，またとくに繊細な神経組織の損傷も起こしやすくなると考えられる．脊柱不安定性は体幹の無痛性運動を脅かす可能性があり，間接的に四肢までさえその影響が及びうる．状態が重篤な場合，脊椎不安定性の治療は，外科的固定などの外科的介入を必要とすることがある．第 10 章で説明するように，不安定性の性質に応じて，治療は，脊椎領域内の自然な剛性を高める神経筋系の能力を改善することを目的とした運動または活動が含まれ，関連する椎間結合の中立域を自発的に減少させるものである．

脊柱の局所形態特徴

Regional Osteologic Features of the Vertebral Column

「機能は構造をたどる」という言葉は，脊柱の研究に非常に適している．すべての椎骨は共通の形態学的形状を有するが，おのおのはまた，その固有の機能を反映した特定の形態を有する．次の項は，表 9.4 とともに，脊柱の各領域特有の骨の形態特徴に焦点を当てる．

表 9.4　脊椎の骨学的特徴

	椎体	上関節面	下関節面	棘突起	脊柱管	横突起	備考
環椎（C1）	なし	凹面，面は一般的には上向き	平坦かやや凹面，面は一般的に下向き	なし，小さな後結節によって置換	三角形，頸部で最大	頸部で最大	2つの大きな側方塊と前弓と後弓が融合
軸椎（C2）	垂直に突出する歯突起の尾部	平坦からやや凸面，面はやや上方を向く	平坦，面は前下方を向く	頸椎領域での最大，分岐を有する	大きい，三角形	前結節と後結節で結成	大きな上関節突起をもち，環椎と頭蓋を支持
C3-C6	奥行きよりも幅をもつ，鉤状突起がある	平坦，面は後上方を向く	同上	分岐している	大きい，三角形	前結節と後結節として終端	標準的な頸椎
C7	奥行きより幅広い	同上	標準的な胸椎に移行している	大きく突出．触知しやすい	三角形	太く尖っており，大きな前結節を有し，頸肋を形成しうる	大きな棘突起をもつため隆椎とよばれることがある
T2-T9	同じ幅と奥行き，第2～9肋骨頭が付着する肋骨小窩を有している	平坦，最も後方を向く	平坦，最も前方を向く	長く尖っており，下方へ傾く	丸い，頸部よりも小さい	水平でやや後方に突出，肋骨結節に対する肋骨窩を有する	標準的な胸椎
T1とT10-T12	T1は第1肋骨に対する完全な肋骨窩と第2肋骨に対する部分的な肋骨小窩を有している．T10-T12は完全な肋骨窩を有している	同上	同上	同上	同上	T10-T12は肋骨窩を欠く可能性がある	おもに肋骨の付着の仕方によって，非標準的な胸椎と考えられている
L1-L5	奥行きよりも幅広い．L5はわずかにくさび形になっている（すなわち，後方よりも前方が高くなっている）	やや凹面，面は内側から後内側を向く	L1-L4はやや凸面で，外側からやや前外側を向く．L5は平坦で，前方とやや外側を向く	頑丈で長方形をしている	三角形，馬尾を包含	細く，外側に突出	上関節突起は乳様突起を有する
仙骨	癒合，第1仙椎の椎体が最も明瞭	平坦，面は後方かつやや内側	なし	なし，複数の棘突起結節に置換	同上	なし，複数の横突起結節に置換	
尾骨	4つの未発達な椎骨の融合	未発達	未発達	未発達	第1尾椎で終わる	未発達	

▶頸部 Cervical Region

頸椎は，すべての可動性椎骨のなかで最も小さく，最も可動性が大きい．高度な可動性は，頭部が必要とする広範囲の動きに不可欠である．おそらく，頸椎の最も独特な解剖学的特徴は，横突起内に位置する**横突孔**（transverse foramen）の存在である（図 9.14）．重要な椎骨動脈は，この孔を通って脳および脊髄に血液を運ぶために上行し，大後頭孔に向かう．頸部では，椎骨動脈は脊髄神経根の直前に位置する（図 9.4 参照）．

第3～6頸椎はほぼ同一の特徴を示しており，したがってこの領域の標準的なものとして考えられる．上部の2つの頸椎〔環椎（C1）と軸椎（C2）〕と第7頸椎（C7）は，あとの節で説明するとおり非標準的なものである．

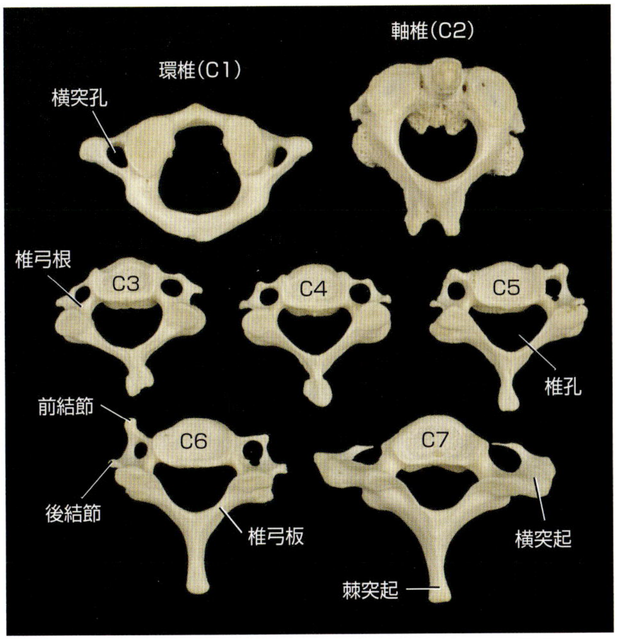

図 9.14　同一献体からの頸椎７個の上面.

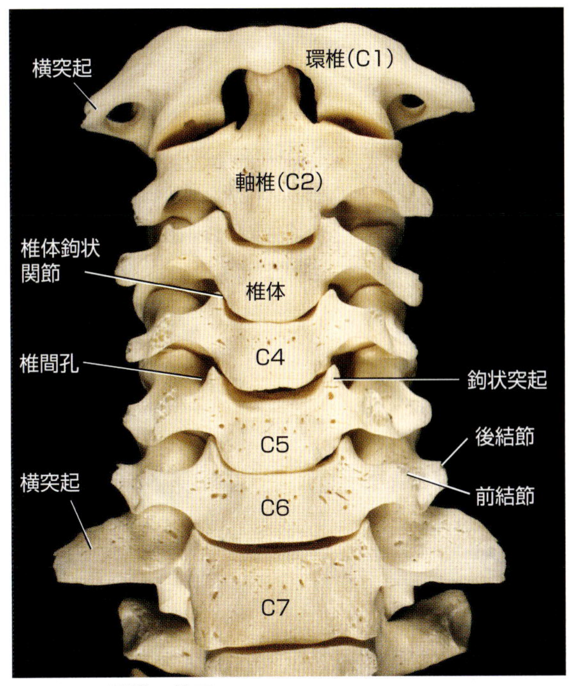

図 9.15　頸椎の前面.

標準的な頸椎（第３〜６頸椎）

第３〜６頸椎は，比較的緻密で強い皮質骨からなる小さな椎体をもつ．椎体の左右幅は前後幅よりも広い（図 9.14, 9.15）．椎体の上面および下面は，他のほとんどの椎体ほど平坦ではなく，彎曲しているかまたは陥凹がみられる．上面は，横方向に凹状であり，外側には**鉤状突起**（uncinate process）とよばれる盛り上がった隆起（*uncus* は鉤を意味する）がある．対照的に，下面は前と後ろの縁は長くなり，前後方向に凹状をなす．関節が形成されたときに，鉤状突起と上位に隣接する椎体の外側下縁にある陥凹部とのあいだに小さな**鉤椎関節**（uncovertebral joint）が形成される．図 9.15 のように鉤椎関節は，椎間孔の内側壁の一部を形成する．これらの関節（しばしば「ルシュカ関節」とよばれる[97]）は，典型的には，C2-C3 から C6-C7 の椎間結合の両側に存在する．これらの関節が本当に滑膜性であるかどうかは議論の余地がある[160]．さらに鉤椎関節の生体力学的役割は不明であるが，構造的および運動学的に両方の機能を有する可能性が高い．鉤状突起の存在は，とくに軸回旋時に隣接する椎間板の正面（中心）位置を維持するのに役立つことがある[96, 235]．さらに，鉤椎関節は，頸部の大部分の全体にわたって軸回旋と側屈とのあいだに自然に生じる機械的な「連結」に関連している可能性がある（後述する）[160, 201]．臨床的には，これらの関節は，鉤状突起が不自然に大きくなったり鋭くなった場合[160]や，骨棘が周囲に形成され隣接する椎間孔の空間を狭くする場合に重要となる．いずれの場合でも，鉤状突起や付近に形成される骨棘は，頸椎から出る脊髄神経根に当たって刺激し，それによって，同側の上肢に神経症状を引き起こす可能性がある．

第３〜６頸椎の**椎弓根**は，短く後外方へ彎曲する（図 9.14 参照）．非常に薄い**椎弓板**は，各椎弓根から後内方に伸びる（図 9.17）．頸神経叢ならびに腕神経叢の形成に関連する脊髄の頸膨大に適応するため，三角形の**脊柱管**は頸部において広い．

第３〜６頸椎領域では，連続する上関節面と下関節面の突起が椎間関節を介しながら連続した関節の「柱」を形成する（図 9.18）．各椎間関節内の関節面は滑らかで平坦であり，関節面は前額面と水平面の中間を向く．**上関節面**は後上方に向き，**下関節面**は前下方に向く．

第３〜６頸椎の**棘突起**は短く，場合によって二峰性（すなわち先割れ）になっている（図 9.14 の第３頸椎参照）．**横突起**は，外側へ短く伸びるものであり，多様な形状の**前結節**（anterior tubercle）と**後結節**（posterior tubercle）として終端となる．結節は頸部に特有のものであり，前斜角筋，肩甲挙筋，頸板状筋などの筋の付着部となる．

非標準的頸椎

環椎（第１頸椎）

環椎のおもな機能は頭部を支えることである．椎体，椎

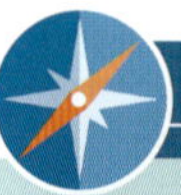

SPECIAL FOCUS 9.1

頸椎の骨棘が上肢に及ぼす神経学的徴候：椎間板変性がもたらす可能性について

みずみずしさを有する正常な椎間板は，自然に個々の椎骨間の「スペーサー」として機能する．このスペーサーの1つの可能性としては，隣接する**鉤椎関節**（ルシュカ関節）の負荷を部分的に軽減することである．実質的な関節軟骨を欠くため，比較的小さい鉤椎関節は，とくに反復的または強力な圧縮や剪断力に耐えるようには設計されていない．**図9.16**は，C3とC4とのあいだに位置する正常で，みずみずしさをもつ欠損のない椎間板が，隣接するC3-C4の鉤椎関節のあいだに保護間隙をどのように作り出すかを示している．C4とC5とのあいだで変性し，脱水し，薄くなった椎間板が，C4-C5の鉤椎関節の接触圧をどのように高めているかを図9.16に示している．時間が経つにつれて，増加した力は**骨棘**（**骨の棘**；"bone spur"）の成長を刺激しうる．骨棘は，C^5脊髄神経根を圧迫していることが示されており，典型的には腕の外側面を通じて，その神経の末梢支配領域に，圧迫が放散（根性）痛，筋力低下，感覚異常などを引き起こしうる．間接的な方法として，健康な椎間板は周囲の骨だけでなく，神経根も保護している．

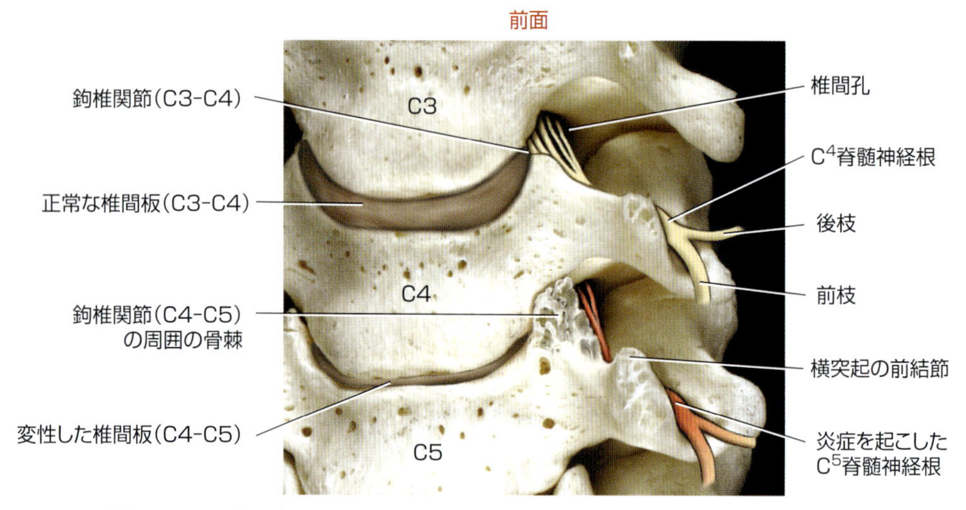

図9.16　隣接している椎間板の異なる健康状態により鉤椎関節への相対的負荷の比較を示すコンピュータ加工図．C4-C5鉤椎関節で形成された骨棘が，出てくるC^5脊髄神経根を圧縮して炎症を起こしていることが示されている．

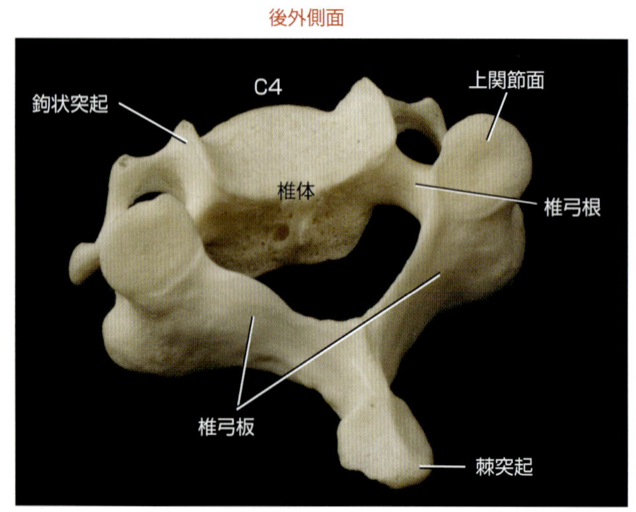

図9.17　第4頸椎の後外側面．

弓根，椎弓板や棘突起をもたない環椎は，前弓と後弓で結合された大きな2つの側方塊である（図9.19 A）．短い前弓（anterior arch）には，前縦靱帯が付着する**前結節**がある．より大きな後弓（posterior arch）は，環椎の輪の全体のほぼ半周を形成する．小さな**後結節**（posterior tubercle）は後弓の正中線を示す．側方からの塊は，頭蓋骨を支えるのに適した**上関節突起**を有する．

環椎の大きく凹状の**上関節面**は，大きく凸状の後頭顆を受け止める位置にあり，全体的に頭蓋のほうに向いている．**下関節面**（inferior articular facet）は一般的に平坦かわずかに凹面となる．これらの関節面の表面はおおよそ下に向き，外側縁が水平面から約20°下方に傾斜している（図9.19 B参照）．環椎は，大きく触診可能な**横突起**を有し，通常，頸椎のなかで最も顕著なものである．この横突起は，頭蓋骨の細かい動きを制御するためのいくつかの小さいながらも重要な筋の付着部として機能する．

軸椎（第2頸椎）

軸椎は，上方に突出している**歯突起**（dens）（**歯状突起**；odontoid process）の基部として機能する大きな背の高い椎体を有する（図 9.20）．細長い椎体の一部は，環椎の体部および介在する椎間板の残部から形成される．この歯突起は環椎と頭部に垂直な回転軸を提供する（図 9.21）．椎体から横方向に突出するのは，一対の上関節突起である（図 9.20 A参照）．わずかに凸面の**上関節面**を有するこれらの大きな関節突起は，水平面から約 20°の方向を向いており，環椎の下関節面の傾斜と一致する．軸椎の関節突起から上方に突出しているのは，頑丈な椎弓根と非常に短い**横突起**（図 9.20 B参照）のペアである．1対の下関節突起が椎弓根より下側に突出しており，**下関節面**は前下方を向いている（図 9.18 参照）．軸椎の棘突起は二峰性で非常に幅広い．触知可能な**棘突起**は，頸半棘筋などの多くの筋の付着部として役立つ．

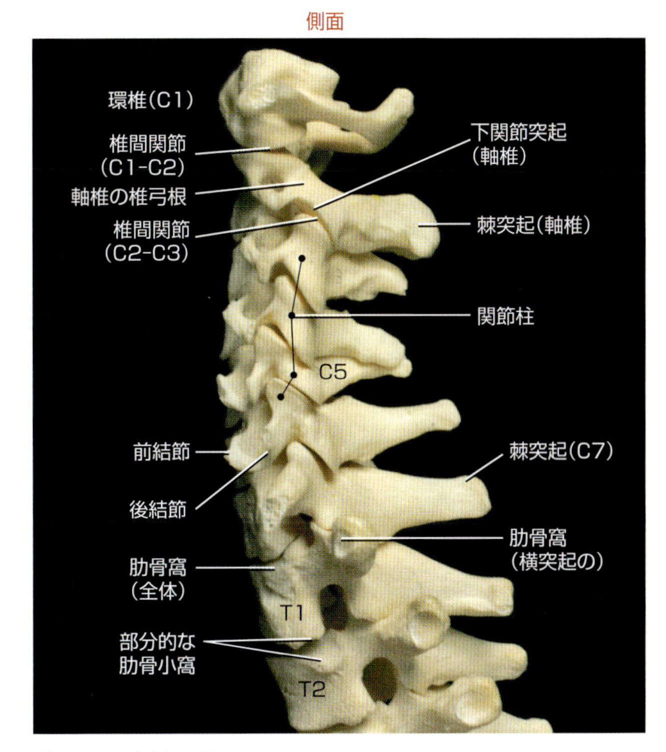

図 9.18　頸椎の側面.

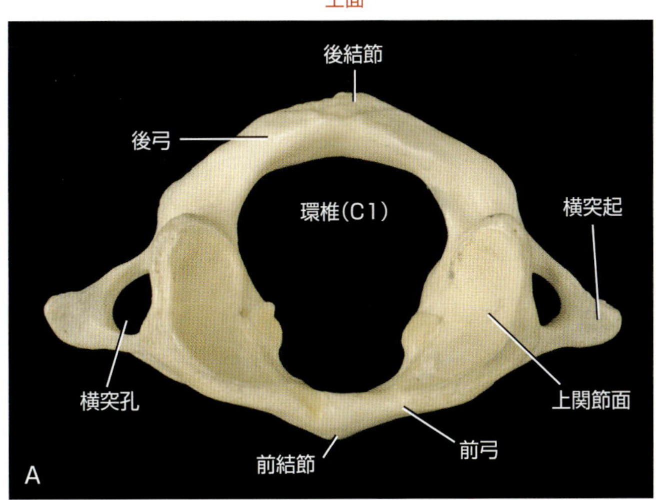

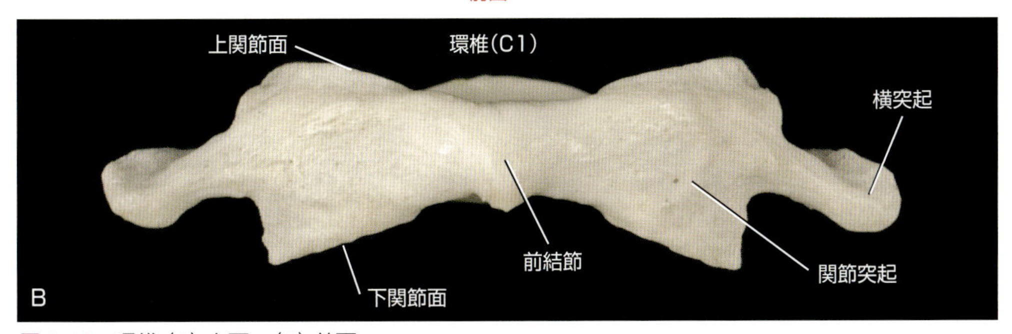

図 9.19　環椎（A）上面，（B）前面.

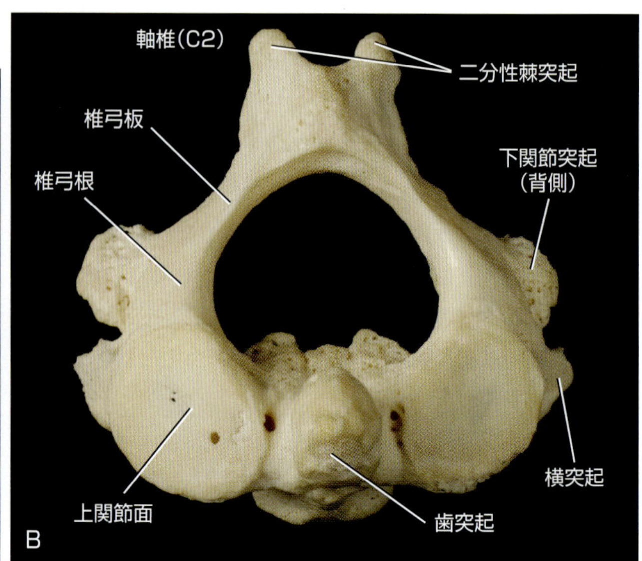

図 9.20　軸椎 (A) 前面，(B) 上面.

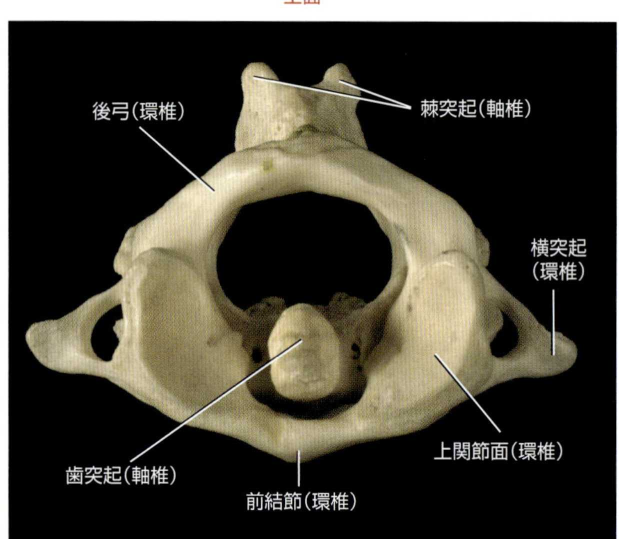

図 9.21　環軸関節の中間位の上面.

隆椎 (第 7 頸椎)

第 7 頸椎は頸椎のなかで最も大きく，胸椎の多くの特徴を有する．図 9.15 に示すように，第 7 頸椎は大きな**横突起**をもつ．横突起上の肥大した前結節は，余分な頸肋を有することがあり，腕神経叢を侵害する可能性もある．この椎骨はまた，他の胸椎の特徴である大きな**棘突起**も有する (図 9.18 参照)．一般に大きく触知しやすい棘突起をもっていることより，解剖学者は，しばしば第 7 頸椎を「隆椎」とよぶ.

▶胸椎部 Thoracic Region

標準的な胸椎 (第 2 ～ 9 胸椎)

2～9 番目までの胸椎は似たような特徴を有する (図 9.5 には第 6, 7 胸椎を示す)．**椎弓根**は椎体から後方に向かい，脊柱管は頸部より狭くなる．大きな**横突起**は，後外方に突出し，それぞれに対応する**肋骨結節** (costal facet) と関節接合する**肋骨面**をもつ (**肋横突関節**; costotransverse joint)．短く厚い**椎弓板**は，下向きの**棘突起**に対する広い基盤を形成する.

胸部領域の**上関節面**および**下関節面**は，わずかに前方に傾いた垂直方向を向く (図 9.22)．**上関節面**の関節面は後方に向き，**下関節面**は一般的に前方を向く．関節結合したときには，上関節面および下関節面は，前額面に比較的近い配列をもつ椎間関節を形成する.

第 2～9 肋骨の肋骨頭は，典型的には，胸部椎間結合にまたがる一対の**肋骨関節小窩** (costal demifacet; 図 9.22 の第 8 肋骨の肋骨関節小窩のセットを参照) と連結する．前述したように，これらの関節面は，**肋骨頭関節**とよばれる．胸郭 (肋間) の脊髄神経は，対応した椎間関節の前方にある胸椎の**椎間孔**を通って出てくる.

非標準的な胸椎 (第 1 胸椎，第 10 ～ 12 胸椎)

第 1 胸椎と通常，最後の 3 つの胸椎は，おもに肋骨の付着が特別なことから非標準的であると考えられる．第 1 胸椎の上部は第 1 肋骨の肋骨頭全体を受け入れる**完全な肋骨窩**をもち，下部は第 2 肋骨の肋骨頭を一部受け入れる**肋骨小窩**を有する (図 9.18 参照)．第 1 胸椎の棘突起は，細長く，しばしば第 7 頸椎の棘突起と同じくらい突出していることがある．個人差があるが，第 10～12 胸椎の椎体は，第 10 肋骨，第 11 肋骨および第 12 肋骨の肋骨頭との関節を形成するための**完全な肋骨窩**を有することがある．第 10～12 胸椎は，通常，肋横突関節を欠く．

▶腰椎部 Lumbar Region

腰椎には巨大な幅広い**椎体**があり，頭部，体幹，上肢が合算された全体の重量を支えるのに適する（図 9.23）．5 つの腰椎の総体積は，7 つの頸椎の合計の約 2 倍である．

ほとんどの場合，腰椎は同様の特徴を有する．**椎弓板**と**椎弓根**は短くて太く，ほぼ三角形の**脊柱管**の後壁と横壁を形成する．**横突起**は，ほぼ横方向に突き出す．第 1～4 腰椎の横突起は細く先細りする．しかし第 5 腰椎の横突起は，短く，厚く，強度を有する．**棘突起**は，各椎弓板の接合部から水平に突出し，幅広く長方形をなす（図 9.24）．この形状は，先が尖り傾斜を有する胸椎の棘突起とは著しく異なる．短い**乳頭突起**は，各上関節突起の後面から突出する．これらの構造体は，多裂筋の付着部として機能する．

腰椎の関節面はほぼ垂直を向く．**上関節面**は中程度の凹面をしており，内側から後内側を向く．図 9.23 に示すように，上位腰椎の上関節面は矢状面に最も近い方向に向く傾向があり，中位から下位腰椎の上関節面は，矢状面と前額面のほぼ中間を向く．**下関節面**は，上関節面の形状および向きに相互に適合する．一般に下位関節面はわずかに凸面をしており，全体的に前外側を向く（図 9.24 参照）．

第 5 腰椎の下関節面は，仙骨の上関節面と関節を形成する．その結果 **L5-S1 の椎間関節**は，一般的には，他の腰椎関節接合部よりも前額面に非常に近くなる．**L5-S1 椎間関節**は，腰仙接合部の前後方向安定性の重要な源泉である．

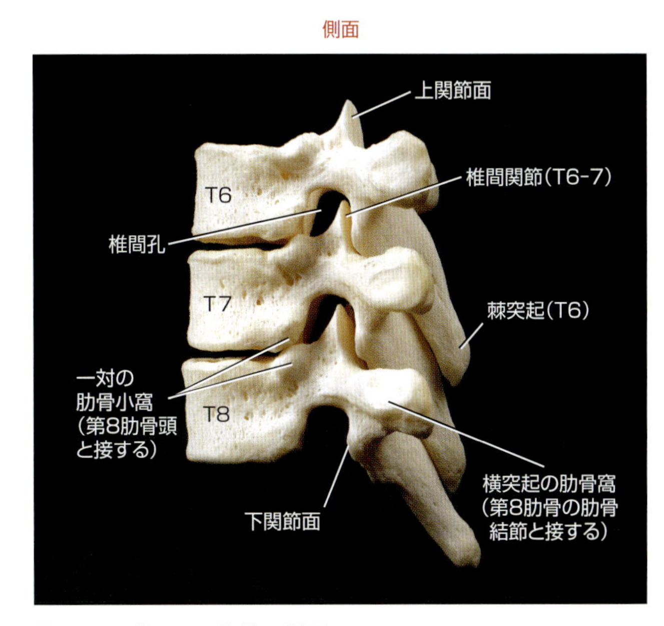

図 9.22　第６～８胸椎の側面．

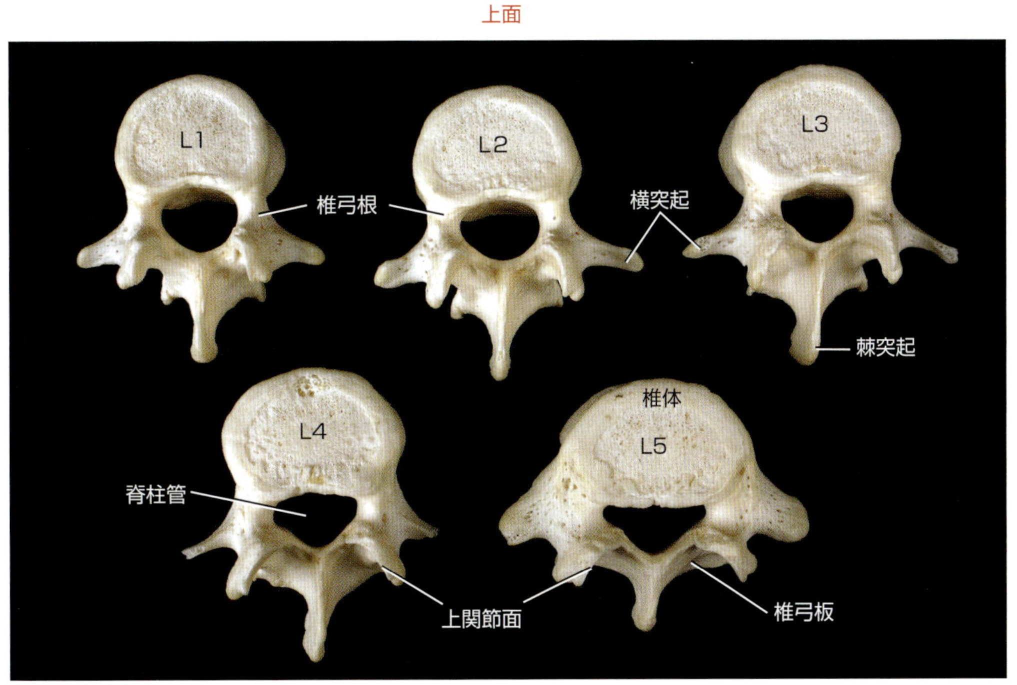

図 9.23　５つの腰椎の上面．

▶仙骨 Sacrum

仙骨は三角形の骨であり，底面が上で，頂点が下になる（図 9.26）．仙骨の重要な機能は脊柱の重量を骨盤に伝達することである．小児期には，5つの別々の仙椎がそれぞれ軟骨膜でつながっている．成人期までに仙椎は単一の骨に癒合するが，一般的な椎骨のいくつかの解剖学的特徴は保持したままである．

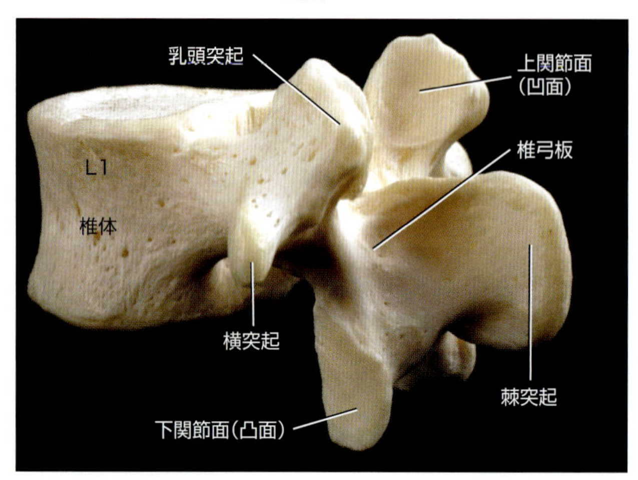

図 9.24　第 1 腰椎の外側やや後面.

仙骨の前方（骨盤）表面は平滑かつ凹面をしており，骨盤腔の後壁の一部を形成する．4対の**前仙骨孔**は，仙骨神経叢の多くを形成する脊髄神経根の前枝が通過する．筋や靱帯が付着するため，仙骨の背側表面は凸状で粗い面となる（図 9.27）．いくつかの**正中仙骨稜**と**外側仙骨稜**は，融合した棘突起および横突起の遺残物をそれぞれ示す．4対の**後仙骨孔**は，仙髄神経根の後枝を通過させる．

仙骨の上面は，最初の仙骨の**椎体**を明確に示す（図 9.28）．S1 の椎体の鋭い前縁を**仙骨岬角**（sacral promontory）とよぶ．三角形の**仙骨管**（sacral canal）は馬尾を保護する．**椎弓板**は非常に厚く，仙骨の**翼**のように横方向に伸びる．頑丈な上関節突起は，一般に後内側に**上関節面**を有する．これらの面が第5腰椎の下面と接し，L5-S1 の椎

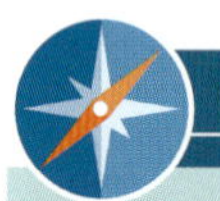

SPECIAL FOCUS 9.2

腰部椎間関節の発達異常

出生時において，腰椎の椎間関節の関節面はほとんどの胸椎椎間関節と同様に，前額面に非常に近い方向を向いている．しかし，誕生から約 11～12 歳までのあいだに，下部腰椎を除くすべての椎間関節の向きは，徐々に矢状面へ変化し，最終的な成人の向きへと変化する（図 9.25）[24, 193]．ゆっくりとした構造変化は，関節突起の異なる骨化の速度によって影響を受ける．Bogduk は，子どもの直立姿勢の発達と腰部多裂筋のような特定の筋に対する要求が関連する可能性を述べている[24]．椎間関節は，青年期を通して成長を続けるが，その空間的な方向性は 10 代前半に本質的に完成する．

小児期の腰椎椎間関節の発達における自然な変化は，成人期まで持続する構造的変化を生じさせる可能性がある．変化の幅は極端なこともありうるが，関節の左右の関節面間にわずかな非対称性がみられる程度で，ほとんどが比較的小さいものである（この非対称性の一例は，図 9.23 に示す腰椎の上関節面を比較することによって明らかである）．軽度の非対称性は，成人の腰椎の約 20～30% に存在するが，さほど重要とは考えられていない[24]．しかしながらより極端な場合には，両側の非対称性が椎間接合部全体に不均一な応力を生じさせる可能性がある[51]．根拠は種々であるが，増加したストレスは，椎間関節の早期退行変性を引き起こす可能性がある[73]．

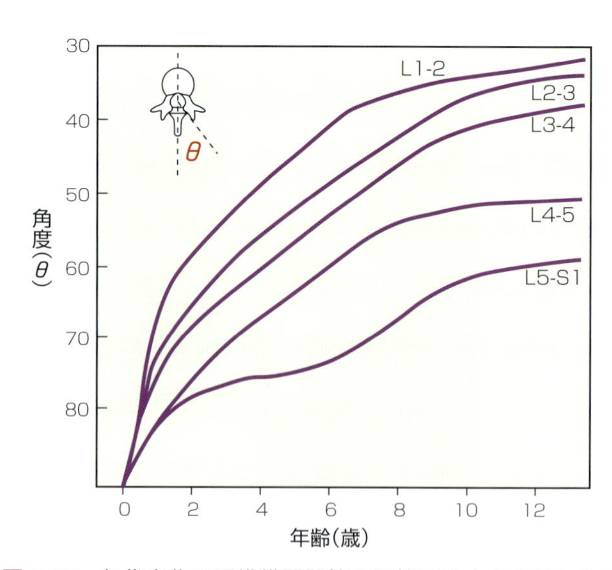

図 9.25　年代変化の腰椎椎間関節の関節面の方向を示したグラフ.（Lutz G, Die Entwicklung der kleinen Wirbelgelenke *Z Orth* 104: 19-28, 1967. In Bogduk N: *Clinical and radiological anatomy of the lumbar spine*, ed 5, St Louis, 2012, Churchill Livingstone を基に作成）

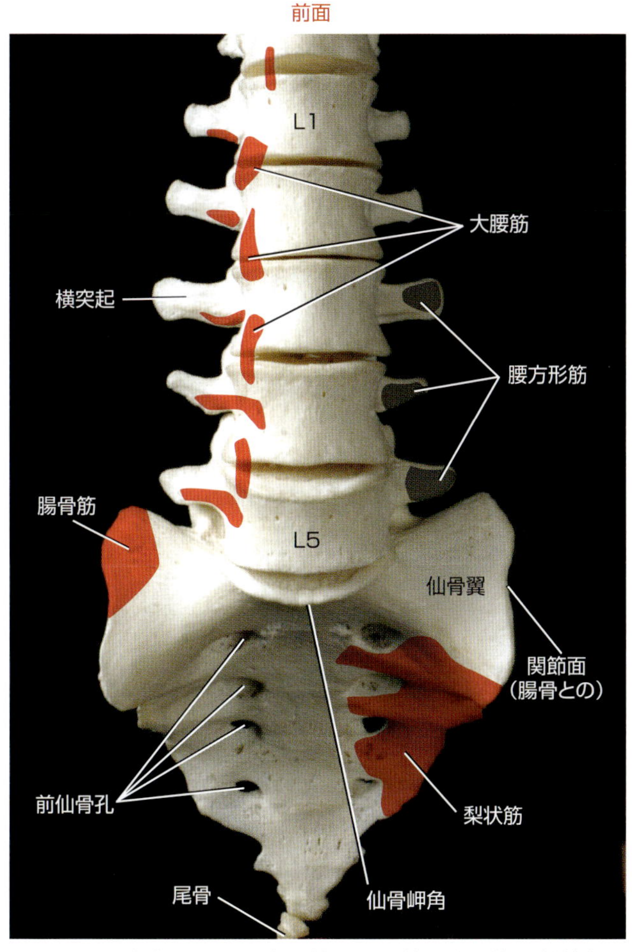

図 9.26　腰仙部の前面，多裂筋，腸骨筋，大腰筋の付着部を赤色で示している．腰方形筋の付着部は灰色で示している．

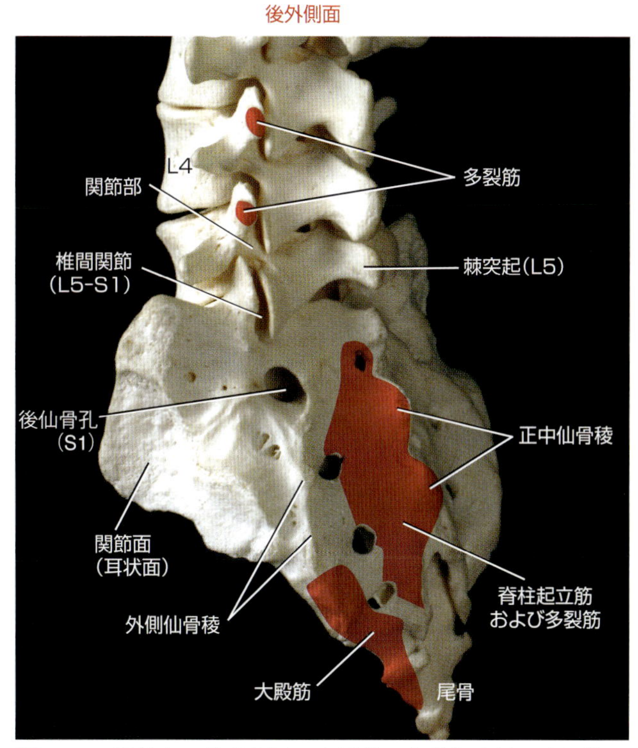

図 9.27　腰仙部の後外側面，多裂筋，脊柱起立筋，大殿筋の付着部を赤色で示している．

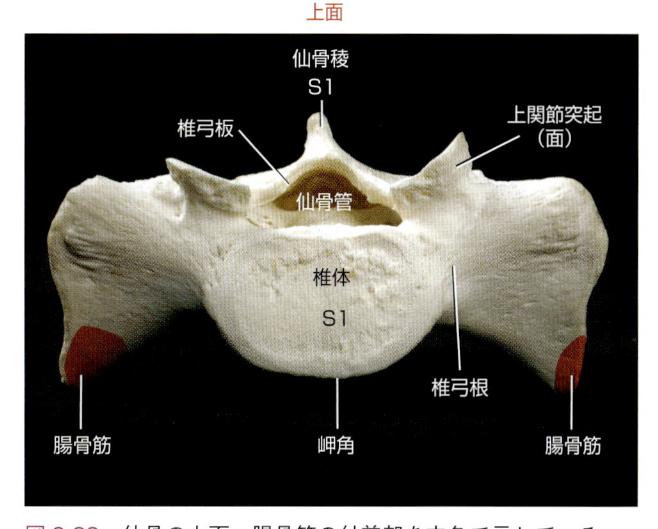

図 9.28　仙骨の上面，腸骨筋の付着部を赤色で示している．

間関節を形成する（図 9.27 参照）．大きな関節の耳状面は，腸骨と接して仙腸関節を形成する．仙骨は尾側を狭くし頂点を形成し，尾骨との関節面をもつ．

▶尾骨 Coccyx

尾骨は，4 個の椎骨が癒合して形成される小さな三角形の骨である（図 9.27 参照）．尾骨の基部は，仙尾骨関節の仙骨尖で結合する．この関節は，線維軟骨性の椎間板を有しており，いくつかの小さな靱帯とともに保持される．仙尾関節は，人生の後期にたいてい癒合する．若者では尾骨間関節が残存するが，通常，成人では融合する [221]．

関節学

標準的な椎間結合

Typical Intervertebral Junction

標準的な椎間結合は３つの機能的な要素（①横突起と棘突起，②椎間関節，③椎体関節）を有する（図 9.29）．横突起と棘突起は，筋や靱帯の力学的効果を高める機械的な突出部またはてこを提供する．**椎間関節**（apophyseal joint）は，鉄道軌道が列車の方向を導くように，おもに，脊柱の動きを誘導する役割を担う．以下に強調されているように椎間関節内の関節面の幾何学的形状，高さならびに空間的方向は，椎間運動の方向性に大きな影響を及ぼす．

椎体関節（interbody joint）は，一対の椎体を椎間板で連結するものである．この関節のおもな機能は，脊柱の全

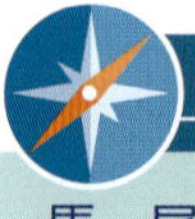

SPECIAL FOCUS 9.3

馬　尾

出生時には，脊髄と脊柱はほぼ同じ長さである．しかし，その後，脊柱は脊髄よりもわずかに速い速度で成長する．結果として，成人では，脊髄の尾側は，概して第１腰椎レベルで終結する．したがって，腰仙脊髄神経根は，対応する椎間孔に達する前に，尾側に向かって大きな距離を走行しなければならない（付録Ⅲ，パートＡの図Ⅲ.1 参照）．束となって伸びた神経は馬の尾に似ており，したがって，馬尾という用語でよばれている．

馬尾は，脳脊髄液中に浸され，腰椎脊柱管内に位置する一組の末梢神経である．腰仙部の重度の骨折や外傷では馬尾を損傷する可能性があるが，脊髄に損傷が及ぶことはない．馬尾の損傷は，筋の麻痺および萎縮，感覚傷害，および反射の減弱をもたらす（**過度の反射**を伴う痙性は，脊髄の損傷に伴って典型的に生じる）．馬尾は末梢神経の一部である（中枢神経系とは対照的に）．したがって，切断された場合，神経は少なくとも再生のための生理学的可能性を有している．

体において荷重を吸収し，分配することである．通常，少なくとも腰部において，椎体関節は，椎間結合にかかっている負荷の圧倒的大部分を受け入れる．図 9.29 に示すように，脊柱の屈曲は上半身の体重のさらに大部分を椎体関節にシフトさせる．さらに，椎体関節は，椎骨間の接続において最大の固定性を提供し[99]，また回転軸の場として機能し[28]，変形可能な椎体間のスペーサーとして機能する．介在板として，椎間板は，脊柱の全高の約 25％を構成する．健康な椎間板によって形成されるスペーサーとしての機能的重要性はどれだけ強調してもしきれない．相対的な椎間腔の大きさが大きいほど，たとえば，一方の椎体が他の椎体の上を前後に揺動する能力が大きくなる．椎間板の空間がなければ，2 つの連続する椎体間はほぼ平坦な骨と骨の境界面が矢状面および前額面での回転を妨げ，傾くか並進することしかできなくなる．最後に，椎間板によって形成された空間は，脊髄神経根の適切な通過を可能とする．

椎間関節あるいは椎体関節にかかわる機能障害は，外傷，過剰使用およびストレスの蓄積，変形性関節症または他の疾患の延長，加齢，またはそれらの組み合わせに起因して生じる．原因に関係なく，これらの関節を含む障害は，異常で疼痛を伴う運動，歪んだ姿勢，局所の骨のリモデリングならびに神経組織の機械的な衝突につながる可能性をもつ．典型的な椎間結合にかかわる神経学，骨学，関節学な

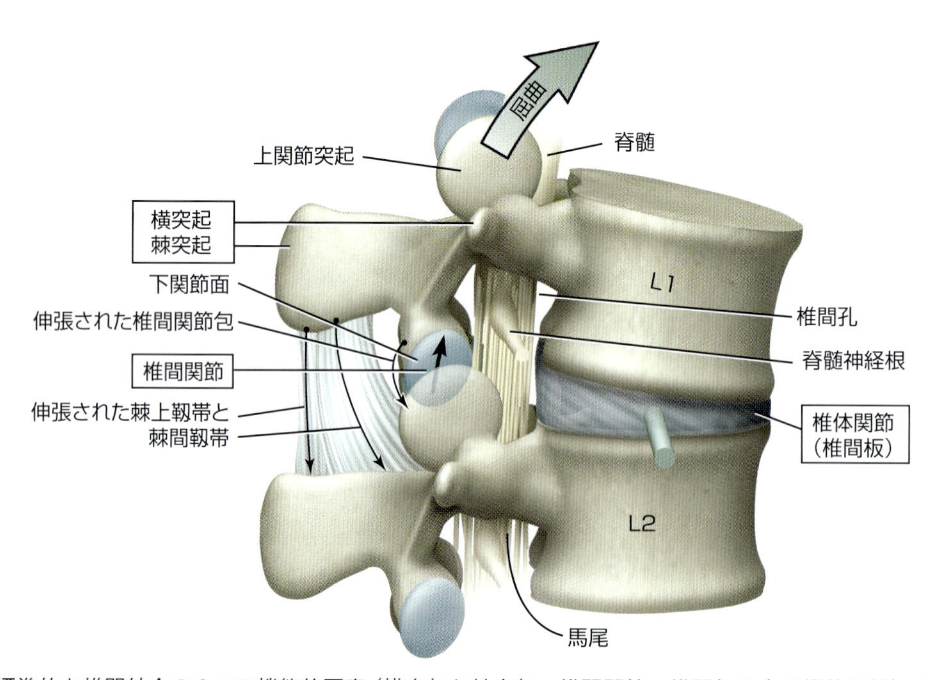

図 9.29　標準的な椎間結合の３つの機能的要素（横突起と棘突起，椎間関節，椎間板を含む椎体関節）に焦点を当てた模式図．L1-L2 結合部の屈曲を示し，椎間関節の両関節面（黒い太い矢印）のずれに沿って誘導されている．内外側の回転軸は，椎体関節を貫いて示している．棘間靱帯と棘上靱帯は伸張されている．椎間板の前方が圧縮されていることに注意されたい．同時に，脊髄が L1 の椎体の近くで終わり，そこから馬尾が形成されている．

どにおける空間的・物理的関係を理解することによって，脊柱での疼痛や機能障害のさまざまな治療に対する理解と評価を飛躍的に向上させることができる．

▶運動を表現する用語 Terminology Describing Movement

いくつかの重要な例外を除いて，どの椎間結合においても運動は割と小さい．しかし，脊柱全体にわたって運動が行われると，これらの小さな動きはかなりの角運動を生じさせる可能性がある．体軸骨格（脊柱と頭蓋を含む）全体の**骨運動**は，3つの基本平面上での回転として記述される．各平面または自由度は，椎体関節を通してまたはその付近を通過する1つの回転軸に関連づけられる（図 9.30）[28, 204]．慣例として，頸椎の上方にある頭部を含む脊柱全体における動きは，より頭側（上方）の脊椎分節の前面の点に生じている動きの方向に応じて，頭側から尾側に向かって記述される．たとえば，C4 と C5 の左まわりの軸回旋とは，棘突起が右に回転するにもかかわらず，C4 の椎体の前面の点が左に回転することを意味する．

椎間の動きである**関節包内運動**は，椎間関節の関節面の表面間における相対的な運動を表現する．ほとんどの表面は平坦またはほぼ平坦であり，**接近**（approximation），**離開**（separation）（または**空所化** gapping），**滑り**（sliding）などの用語は，関節包内運動を適切に表現する（表 9.5）．

▶椎間関節の構造と機能 Structure and Function of the Apophyseal Joints

脊柱には，24 対の椎間関節がある．それぞれの椎間関節は，相対する関節面のあいだで形成される（図 9.31）．椎間関節は，構造的には**平面関節**に分類され，関節軟骨が表面にあり，滑膜で覆われ，十分に神経支配をもつ関節包に包まれる[39, 110]．関節包ならびに局所の深層筋から生じる感覚刺激は椎間の運動の誘導を補助し，関節を過度のストレスから保護する[110]．破格や自然な個体差があることは一般的であるが，椎間関節の関節表面は基本的には平面である．わずかに彎曲した関節面は，おもに上位頸椎および腰部全体でみられる．

椎間関節（apophyseal joint）の *apophysis* は突き出た関節突起を意味しており，つまり，**椎間関節**は関節突起同士で形成される．機械的な制限要因となる関節突起は，特定の動きを可能とする一方で，他の動きを制限する働きを有する．一般的に，下部胸椎，腰椎および腰仙椎内での椎間関節はほぼ垂直に配列されており，別の椎骨の過度の前方

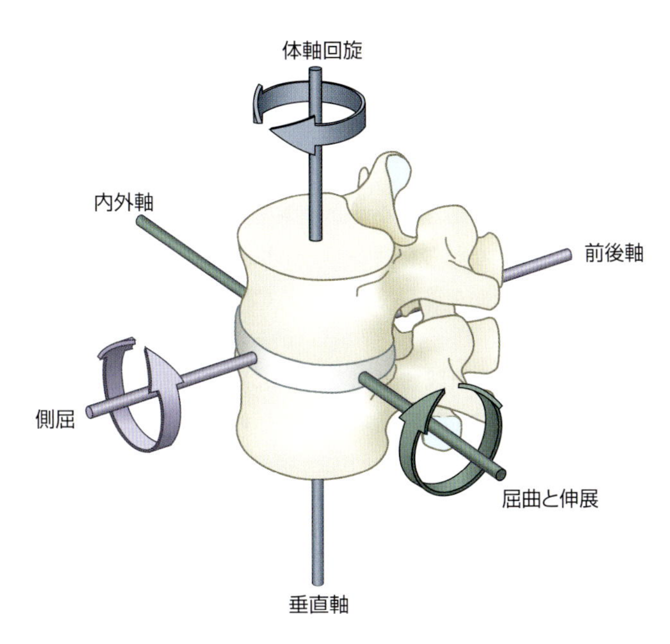

脊柱の骨運動を記述する用語

一般的用語	運動面	回旋軸	ほかの用語法
屈曲と伸展	矢状面	内外軸	前屈と後屈
右または左への側屈	前額面	前後軸	右または左への横方向屈曲
右または左への体軸回旋*	水平面	垂直軸	回旋，捻転

*脊柱の体軸回旋は，椎体前面の運動方向によって定義される．

図 9.30　脊柱の骨運動学用語．標準的な腰椎の結合部を図示している．

表 9.5 椎間関節の関節包内運動を示す用語

用語	定義	機能例
関節面の**接近**	関節面が対をなす関節面に向かって，閉じるように動く．関節面の接近は**圧縮力**によって生じる	L1 と L2 のあいだの軸回旋では，反対側の椎間関節の衝突（圧迫）が生じる
関節面の**離開**	関節面が対をなす関節面から離れるように動く．関節面の離開は，**引き離す**力によって生じる	圧を減らしたり，椎間関節を引き離したりするような治療的牽引
関節面のあいだの**滑り**	関節面が他の関節面と直線的あるいは曲面的に移動する．関節面のあいだの滑りは，関節面に対する直接的な力で生じる	中位から下位頸椎の屈曲と伸展

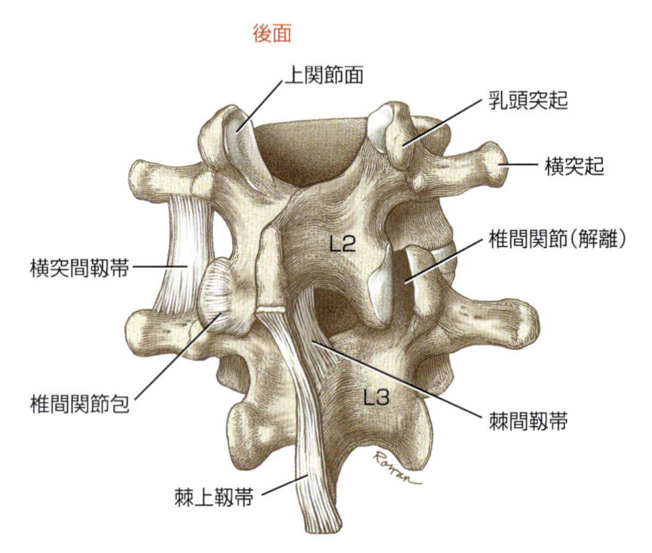

図 9.31 第２腰椎と第３腰椎の後面．右椎間関節の関節包および関連する靱帯を除去して，関節面の垂直方向のアライメントを示している．上部椎体を右側へ回旋し，右の椎間関節を最大限に露出させている．右の椎間関節に隙間があることに注意されたい．

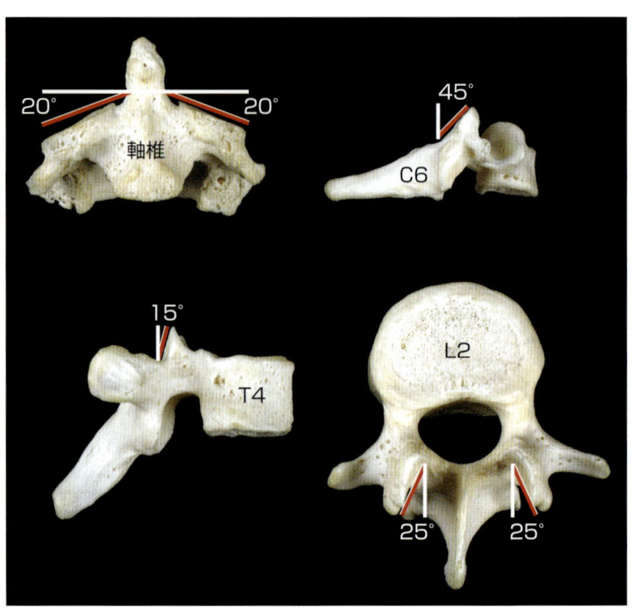

図 9.32 頸椎，胸椎および腰椎からの典型的な（椎間関節の）関節表面の空間的な向きを示している．赤線は，垂直または水平の基準線に対して測定された上関節面の平面を示している．

移動を制限する．機能的に，このことは重要である．なぜなら，過度の前方移動は，脊柱管の容積，すなわち脊髄が占有する空間または脊髄神経根が通過する空間を著しく損なうからである．

各関節内の関節面の向きは，脊柱の異なる領域での運動に強く影響をもたらす．一般に，水平方向の関節面は軸回旋を許すが，垂直方向の関節面（矢状面または正中面のいずれか）は軸回旋を阻止する．しかしほとんどの椎間関節の関節面は，水平と垂直のあいだのいずれかの方向を向く[110]．図 9.32 は，頸部，胸部，および腰部における上関節面の典型的な関節の向きを示す．関節面の向きは，部分的に頸部における軸回旋が，腰部における軸回旋よりもはるかに大きい理由を示す．追加要因としては，椎間板の大きさ（関連する椎体に対して），椎骨の全体的な形状，局所の筋の作用，さらに肋骨や靱帯によって形成される付着部などが，脊椎領域における付随的な動きに影響を及ぼす．

▶椎体関節の構造と機能 Structure and Function of the Interbody Joints

C2-C3 から L5-S1 のあいだまで脊柱には 23 の**椎体関節**がある．それぞれの椎体関節は，椎間板，椎体終板，ならびに隣接する椎体本体で構成される．解剖学的にこの関節は，軟骨性不動結合に分類される（第 2 章参照）．

腰椎椎間板の構造的考察

椎間板の構造と機能について解明されている事項のほとんどは，腰部を対象に行われた研究に基づく．その部位に研究の焦点があるのは，とくに脊柱の下位エリアにおける椎間板変性が相対的に頻発しやすいためである．

腰椎の椎間板は，線維輪に囲まれた**髄核**で構成される（図 9.33）．髄核は椎間板の中央から後方に位置する果肉状のゲルである．若年では腰椎の髄核は，70～90％の水で構成される[221]．水和された髄核は，椎間板で接続された椎骨にかかる荷重を持続的に軽減して伝えることができ，衝撃吸収システムのような機能を果たす．比較的大き

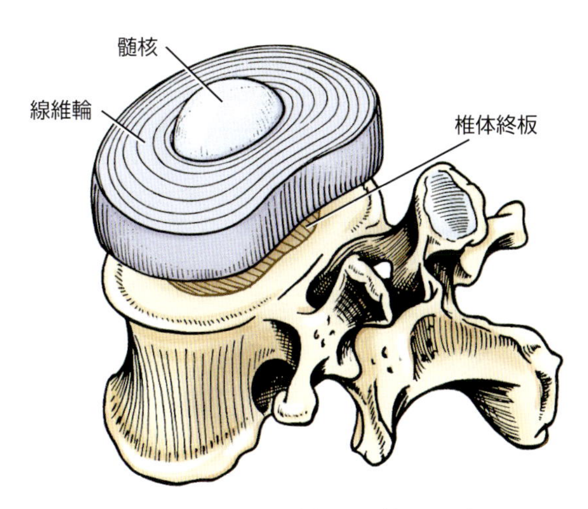

図 9.33　椎間板は下側の椎体終板から持ち上げられ示されている．（Kapandji IA: *The physiology of the joints*, vol 3, New York, 1974, Churchill Livingstone より改変）

く分岐したプロテオグリカンによって，髄核は濃くなりゲル状の粘稠度を高める．各プロテオグリカンは，コアタンパク質に結合した多くの水結合性グリコサミノグリカンの凝集体である（第２章参照）[4,78]．水和性のプロテオグリカン混合物には，薄いⅡ型コラーゲン線維，エラスチン線維，および他のタンパク質が含まれている．コラーゲンは，プロテオグリカンネットワークを支援する基盤を形成する．非常に少数の軟骨細胞および線維細胞が髄核全体に点在し，最終的にタンパク質およびプロテオグリカンの合成および調節を行う．非常に若い頃には，髄核には原始脊索の残骸である軟骨細胞がいくらか含まれる[221]．

腰椎椎間板の**線維輪**（annulus fibrosus）は，おもにコラーゲン線維の 15〜25 の同心円の層または輪で構成される[24]．ドーナツのゼリーを囲む生地のように，コラーゲンの輪は液体ベースの髄核を包み込み，物理的に閉じ込める．線維輪には，髄核にみられるものと同様の物質と細胞が含まれているが，おもにその割合が異なる．線維輪ではコラーゲンが乾燥重量の約 50〜60％を占めているのに対して，髄核ではわずか 15〜20％にとどまる．豊富なエラスチンタンパク質は，コラーゲンの線維輪に平行して点在し，線維輪に円周性の弾性要素をもたらす[269]．

線維輪の最外層ならび周辺層は，主としてⅠ型およびⅡ型コラーゲンで組成される[38]．この組成は，椎間板に対して円周方向の強度ならびに可撓性をもたらすだけでなく，前縦靱帯と後縦靱帯および隣接する椎体の縁と椎体終板を結合する役割をもつ（線維輪の外層にのみ椎間板の感覚神経が存在する；椎間板の神経支配については第 10 章を参照）．線維輪のより深層にある内層は，Ⅰ型コラーゲンはより少なくなり，徐々に水へ変換され，中心に位置する髄核に類似した特徴を有する組織になる．

通常，椎間板に作用する圧縮力は，髄核内の静水圧を上昇させる．この静水圧の上昇および髄核の圧縮は，最終的に，椎間結合全体にわたって負荷を吸収し，均等に分配さ

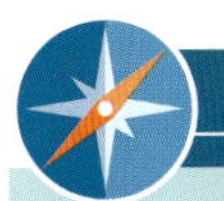

SPECIAL FOCUS 9.4

椎間関節に存在する関節内構造

椎間関節の周辺部には，小さく一貫して形成されていない副構造物（介在物）が存在することがあり，上位頸椎と腰部で最も頻繁に記載される[110]．腰椎では，Bogduk は，２つのおもな種類の副構造（嚢下脂肪層と線維脂肪性メニスコイド）を記述している[24]．嚢下脂肪層は，典型的には関節の上縁と下縁にあり，関節包とその下にある滑膜とのあいだに，小さな隙間を形成する．嚢下脂肪層は，関節包内の非常に小さな隙間を通って関節の外側に伸びてくることができる．完全に形成されると，腰部内のより大きな嚢外脂肪層は，椎弓板とその上にある多裂筋とのあいだの空間の一部を埋める．

線維脂肪性メニスコイドは，椎間関節の周辺にみられる結合組織の別のセットである．これらの構造は，関節包の内面に沿って，さまざまに配置される結合組織の肥厚または「プリーツ」から小さな脂肪パッド，コラーゲン線維，および血管を包み込む滑膜の折りたたみに及んでいる．広範囲の扁平上皮の肥厚は，椎間関節内に数 mm 入り込むかもしれない[24]．

椎間関節の関節内副構造物の機能には議論の余地がある．それらを関節内の圧縮力を消散させるために役立つ変形可能なスペーサーとして説明している研究者もいる[147]．別の研究者は，激しい動作時に露出されることになる関節軟骨を部分的に覆うような構造として設計されていると推測している[24]．この一時的な包囲は，関節が自然な解剖学的位置に戻るまで，露出した表面を保護し潤滑することを可能としている．意見は異なるが，関節内の副構造物は，重要な臨床的関連性を有しうる．頸椎の大きな線維脂肪性メニスコイドは，頸椎のむち打ち損傷などの椎間関節が激しく過伸展されることで挟まれる[115]．これらの組織は緻密に神経支配されているので，疼痛の原因となる可能性がある[86]．線維脂肪性メニスコイドは，自然な関節包内運動を物理的に制限することによって，椎間関節を一時的に「ロック」する点まで肥厚する可能性がある[168]．

せる．水和状態を保ちながら加圧された椎間板は，椎体関節だけでなく，間接的に椎間関節の保護にも寄与する．脱水され薄くなった椎間板は，圧縮負荷を増加させ，関係する椎間関節の運動にも影響を及ぼすことになる[131]．したがって，権威者のなかには，椎間板の退行性変性は，椎間関節の関節炎（または関節症）の前駆症状と考えている人もいる[72, 110, 131]．

椎間板は，脊椎の重要な安定化機構である．この安定化機能は，線維輪の中にあるコラーゲン線維の構造形態がおもな要因である[165]．図 9.34 に示しているように，ほとんどの線維は，かなり正確な幾何学的パターンで並んでいる．腰部領域では，コラーゲン線維輪は，平均して垂直から約 65° の角度で配列され，隣接する層の線維は，反対方向に移動する[24, 110]．この構造的配置は，椎間の引き離し（垂直離開），剪断（滑り）およびねじれに対して有意な耐性をもたらす[99]．もし，含まれているコラーゲン線維がほぼ垂直に走行しているのであれば，椎間板は垂直離開に最も効果的であるが，滑りやねじれには抗しない．対照的に，すべての線維が椎体の上端とほぼ平行に走行した場合，椎間板は剪断およびねじれに対して効果的に抵抗できるが，垂直離開に対してあまり抵抗できない．65° の角度は，おもに腰椎の最も自然な動きに対する引張力に対抗できる幾何学的な妥協策であろう．引張力は，屈曲，伸展，側屈などに伴って椎体の 1 つが少し傾くことによって，その隣の椎体から離れるときに発生する本質的な動きの現象である．剪断力およびねじれの力は，脊柱のすべての水平面上での運動中に実質的に生成される．ねじれの力の存在は線維輪（冠状の線維）の方向によって，とくに影響を受ける．コラーゲンの線維輪は水平面からわずか 25° の傾きであるため，関節円板に加えられたねじれの力の約 90%（すなわちコサイン 25°）は，潜在的に線維輪を伸張する．また，線維輪の走行は層ごとに交互であるため，滑りやねじれの方向に並んだコラーゲン線維のみが緊張し，他のすべての層の線維は弛緩している．これらの要因は，少なくとも部分的に，体幹の反復的かつ強制的な軸回旋を伴う活動が，背部の損傷を引き起こす潜在的な危険因子である理由を説明する[48, 62]．

腰椎の椎間板のすべての線維輪が髄核を完全に包囲していると図 9.34 に示されているが，そういうわけではない[24]．いくつか線維輪の層は不完全であり，とくに関節円板の後外側 1/4 の部分では，隣接する層と癒合している．頸部の髄核の中にも不完全な線維輪の層がみられるという報告がある[148]．頸部の椎間板を上から見ると，線維輪はほぼ三日月形をしており，前縁に沿って厚く，椎間板の側

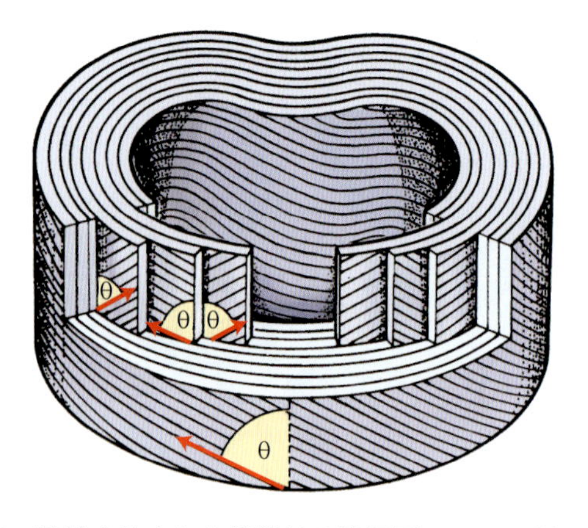

図 9.34　髄核を除去した線維輪の詳細図．コラーゲン線維は複数の同心円状の層に配列されており，それぞれの層のすべての線維は同じ方向に走行している．各コラーゲン線維の走行（θ として示す）は垂直から約 65° をなしている．（Bogduk N: *Clinical and radiological anatomy of the lumbar spine*, ed 5, New York, 2012, Churchill Livingstone より改変）

縁に沿って，徐々に薄くなる．ルシュカ（鉤椎）関節の領域には，線維輪がほとんど存在しない．小さな裂け目（または断絶）は，典型的には椎間板のより深い領域に沿って，各ルシュカ関節から水平方向内側へ伸びる[148]．これらの亀裂の機能は不明であるが，ルシュカ関節とともに頸部領域の動きの自由度を増すような機能を果たすのであろう．

椎体終板

成人の**椎体終板**（vertebral endplate）は，椎体の上面と下面の大部分を覆う結合組織の比較的薄い軟骨嚢である（図 9.33 参照）．出生時には，各椎間腔の高さの約 50% を占めるぐらい終板は厚みがある．小児期では，椎体終板は椎骨の成長部分として機能し，成人では各椎体腔のほんの 5 % ぐらいの厚みまで退化し，存在する[195]．

椎間板に面する椎体終板の表面は，線維輪内のコラーゲン線維に直接的に強力に結合する線維軟骨を主としている（図 9.35）．この線維軟骨結合は，連続した椎体のあいだの主たる結合部を形成する．対照的に，椎体に面する椎体終板の表面は骨への固定性が弱い石灰化軟骨によっておもに形成される．この椎体終板と骨との境界面は，しばしば椎体関節内の「急所（weak link）」とされ，反復した高い圧縮負荷によって椎体関節の最初に骨折する部分は，しばしば椎体終板である[155, 190]．穿孔または破損した椎体終板は，プロテオグリカンゲルを髄核から漏出させ，椎間板の構造的破綻を引き起こす可能性がある[88, 186]．

線維輪の末梢側の層のみが血管を有する．そのため，椎間板の大部分は本質的に治癒能力に乏しい．グルコースや酸素などの必須栄養素は，低レベルであったとしても，椎

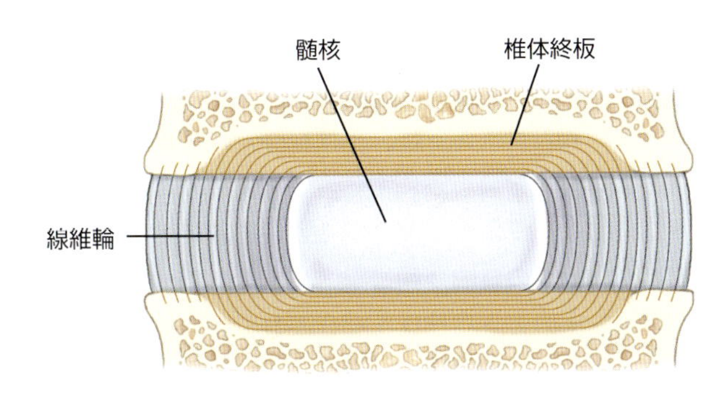

図 9.35　椎体関節を通る垂直断面は，椎体終板の相対的な位置を示している．(Bogduk N: *Clinical and radiological anatomy of the lumbar spine*, ed 5, New York, 2012, Churchill Livingstone より改変)

間板の必須の代謝を維持するためより深い細胞に到達するように，深い範囲まで拡散する必要がある．これらの栄養素の供給源は，表面的には線維輪に位置する血管であるが，実質的には隣接する椎体内に貯蔵されている血液である[88]．これらの栄養素のほとんどは，椎体終板を越えて，椎間板の細胞外基質を通って拡散し，最終的に椎間板の深部に存在する細胞に到達する必要がある[189]．これらの細胞は，必須の細胞外プロテオグリカンを作り出すために栄養を与えられなければならない．たとえば，老化した椎間板は，典型的には，透過性の低下および椎体終板の石灰化の増加によって，椎間板への栄養素および酸素の流れが減少する[26,195]．この加齢に関連した変化は，細胞代謝およびプロテオグリカンの合成を阻害することになる．プロテオグリカンの含有量の減少により，水を引きつけて含有する髄核の能力が低下するので，荷重を効果的に吸収し伝達する能力が制限される[47]．

椎体終板全体にわたる栄養素の拡散の減少とそれに続く髄核の栄養不良は，加齢に限られるものではない．若者であっても，過度または異常な機械的負荷およびその後の椎体終板の変性によって，栄養素を髄核の深部に到達させる能力が低下する．11～17 歳の高度な脊柱側彎症の矯正手術のために採取した慢性および異常に負荷が加わった椎体終板に関する研究では，椎間板の髄核形成物質における広範囲の拡散変化および栄養不良を呈した[191]．これは重要な考慮事項であり，椎体終板の最適な機能は，生涯にわたる椎間板の健康およびその後の衝撃吸収機能にとって不可欠なものである．

静水圧分散機構としての椎間板

脊柱は体幹と上体を支える中心的構造である．たとえば，直立位では，2 つの隣接する腰椎間で支えられる負荷の約 80％が椎体関節（前方構造体）を介して伝えられ，残り 20％が，椎間関節や椎弓板のような後方構造体によって伝えられる．本章の後半および第 10 章で説明するように，椎間結合をまたがる相対的な分担は，脊柱の領域とその位置の両方に強く影響を受ける[3,110]．

椎間板は，体重や筋活動が損傷をきたしうるほどの負荷から，椎骨を保護する独自的な衝撃吸収機構である．コラーゲンベースの線維輪は，純粋にその構造に基づいて椎間への荷重のかなりの部分を受けて支えることができる[13]．しかしながら，より大きく，持続し，反復する負荷から脊柱を保護するためには，より精巧で動的な負荷の分散システムが必要である．このシステムは水分が満たされた髄核と線維輪とのあいだの生体力学的相互作用に基づく．圧縮負荷は椎体終板を内側，また髄核に向かって押す．大部分が水で満たされており，本質的には非圧縮性であるため，若く健康な髄核は線維輪に対して，放射状ならびに外向きにゆっくりと変形する（図 9.36A）．その放射状の変形を抑えるのは，線維輪のコラーゲンとエラスチンの輪の伸張によって増加する張力である（図 9.36B 参照）．したがって，椎間板全体の圧は均一に上昇し，隣接する椎体に均一に伝達される（図 9.36C 参照）．圧縮力が椎体終板から除かれると，引き伸ばされたエラスチンとコラーゲン線維は元の負荷が加わる前の長さに戻り，他の圧縮力に備える．この機構は，持続的な圧縮力を複数の構造体によって共有することを可能にし，それによって「局所的負荷」（すなわち，組織の小さな表面に作用する高度な集中した力）を防止する．粘弾性としての特性も有するため，椎間板は，遅く軽い圧力よりも，高速または強力に作用される圧縮に抵抗する[118]．したがって，椎間板は低負荷では可撓性を示し，高負荷では剛性を示す．

生体における髄核内の圧力計測

ヒトの生体での研究において，異なる活動中の腰部髄核内の圧が計測されている[9,159,262]．結果は，背臥位では圧力が比較的低く，前方屈曲と力強い体幹筋の収縮を必要とする場合とが組み合わさった活動中に有意に増加することは一般的に合致している．椎間板内圧が高い場合には，健康な場合であっても椎間板の形状に一時的な変化を生じさせる可能性を有する．たとえば，腰椎の屈曲を持続させると，水分がゆっくりと外側へ押し出されるので，椎間板の高さをわずかに下げることになる．これとは対照的に，持続的かつ完全な腰椎の伸展は，椎間板の内圧を低下させる．これは，水が椎間板に再吸収されることを可能とし，それによって，椎間板は自然な状態に再膨張する．

動作中や姿勢変化による生体の椎間板内圧のデータは，椎間板の損傷を軽減する方法の理解を大きく進歩させた．

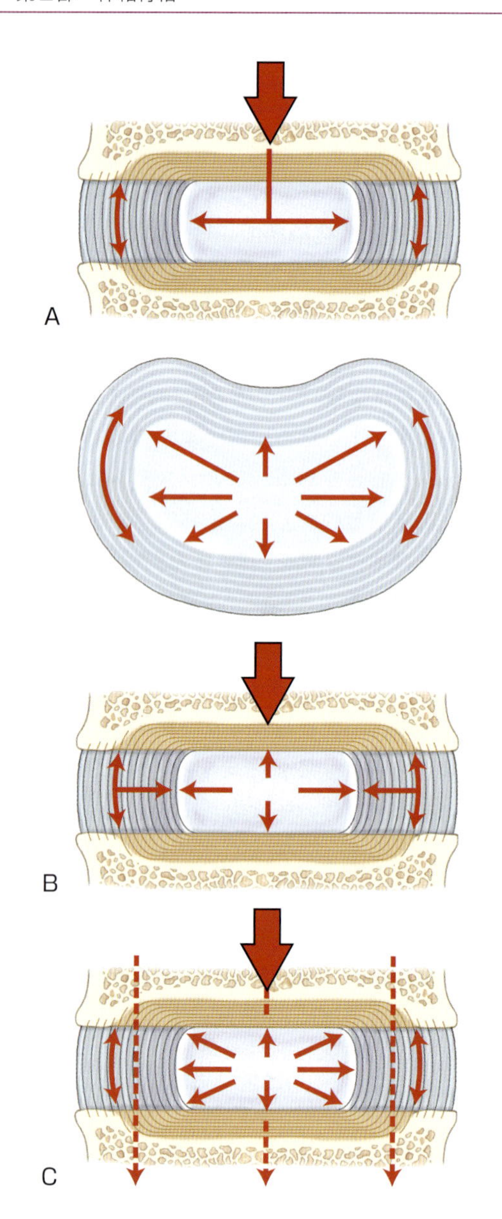

図 9.36　椎間板を伝わる力の伝達メカニズム．(A) 体重および筋収縮による圧縮力（直線矢印）は，髄核の静水圧を上昇させる．次に，増加した圧力は，線維輪の張力を上昇させる（彎曲した矢印）．(B) 線維輪の張力の増加は，髄核の放射状の拡張を抑制する．上昇する髄核の圧はまた，椎骨終板に対して上下にも及ぶ．(C) 椎間板内の圧力は，椎体終板を伝わって隣接する椎骨に伝達されるとき，いくつかの組織に均等に再分配される．(Bogduk N: *Clinical and radiological anatomy of the lumbar spine*, ed 5, New York, 2012, Churchill Livingstone より改変)

2つの別々の研究によって得られた結果を図 9.37 で比較する[157, 262]．両研究は以下の 3 つのポイントを強調している．(1) 身体の前方に荷重をかけると，とくに前方に屈曲するときに椎間板内圧が大きい．(2) 膝関節屈曲を含めて荷物を持ち上げると，膝をまっすぐに伸展位で持ち上げるときよりも，腰椎の椎間板内圧は小さくなる（後者の方法では，通常，腰部の筋への要求が増加する）．(3) 猫背の前傾姿勢で座ると，直立座位よりも大きな椎間板内圧が生じる．これらのポイントは，椎間板ヘルニアを含む椎間板のさらなる変性を最小限にする方法を教えるために計画する多くのプログラムの信頼できる理論的基礎となる[60]．

椎間板の含水量の日内変動

ベッド臥床のように健康な脊柱が負荷から解放されるとき，髄核内の圧は比較的低くなる[157]．この比較的低い圧力のときには，髄核の親水性と相まって，髄核は水分を引きつける．その結果，睡眠中に椎間板はわずかに膨張する．しかし，目が覚め，直立していると，体重を支えることで，椎体終板の全体にわたり圧縮力を生成し，水分を椎間板から押し出す[111]．椎間板の膨張と収縮の自然な周期は，身長に対して平均 1 %の日内変動をもたらす[236]．日内変動は，年齢と強い逆の相関関係にある．Karakida らは，MR 画像を用いて，23～56 歳の腰痛の既往を有しない労働者グループの椎間板の含水量の変動を測定した[116]．注目すべきこととしては，含水量の有意な日内変動は，35 歳未満の椎間板においてのみ確認できたということである．これらの結果は，椎間板の貯水能力が年齢の増加に伴って自然に低下するという事実と一致する[4]．相対的脱水は，椎間板のプロテオグリカンの含有量が年齢とともに低下するのと並行して生じる[182, 237]．

比較的脱水化された髄核は，圧縮されると静水圧が低下する[24]．相対的に減圧されると，圧縮されたときに椎間板が外側に膨らみ「フラットタイヤ」と同じようになる．さらに変形し退行した椎間板は，その後，椎体および椎体終板にかかる圧縮荷重に対して圧を分散し緩衝することができなくなる[164]．結果として，椎間板の変性は年齢とともに増加し，少なくとも 35 歳または 40 歳以上の多くの人にさまざまな程度で影響をもたらす[90, 182, 187, 241]．**椎間板変性**の診断には MR 画像が有効であり，T2 強調画像の信号強度の減少（含水率の低下を示す），線維輪と髄核の境界の喪失，髄核の膨隆および椎間板腔の喪失によって行われる[90, 181]．図 9.38 の MR 画像では，わずかな髄核の膨らみとともに，L4-L5 と L5-S1 のあいだの信号強度の低下がみられる．さらに，縮退した椎間板は，線維輪内に円周方向，半径方向，さらに，末梢方向に裂孔（裂け目）をみることができる[90]．Adams によれば，これらの亀裂は，若い青年の人でもしばしば観察されることがあるとされる[4]．過度の変性はまた，線維輪の層剥離および椎体終板の微小骨折による髄核の完全な減圧にも関連する[90]．場合によっては，線維輪の内部崩壊は，髄核のヘルニア（脱出）につながる可能性があり，典型的には後方脱出として脊柱

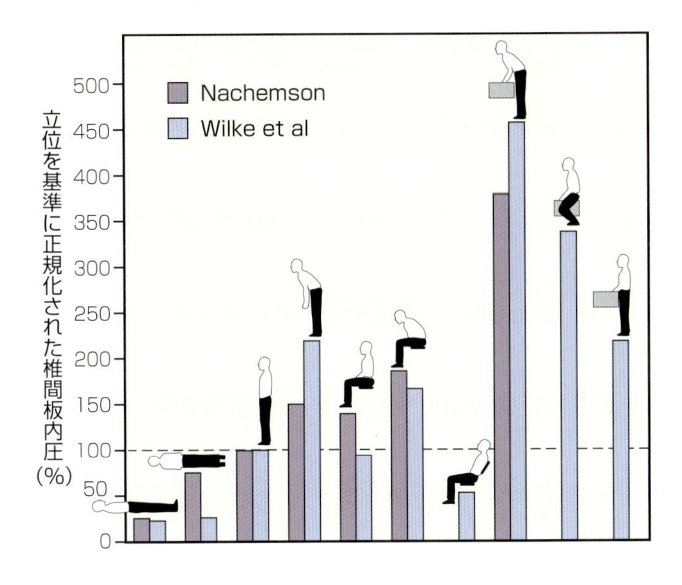

図 9.37　2つの椎間板内圧研究のデータの比較．各研究は，一般的な姿勢および活動中の70kgの被験者の腰椎髄核からの実際の圧を測定したものである．圧は，立位を基準として正規化してある．（Wilke H-J, Neef P, Caimi M, et al: New in vivo measurements of pressures in the intervertebral disc in daily life, *Spine* 24: 755, 1999 より改変）

管に近づくまたはその中に漏れる．注目すべき点としては，MR画像上で椎間板変性が観察可能な状態を呈する人であっても，かなりの割合で，機械的劣化や機能の喪失が継続して発生することはなく，無症候性のままの人もいることである[112]．椎間板ヘルニアを含む椎間板変性の重要なテーマについては，本章の後半で詳細に解説する．

脊柱の局所解剖学と運動学

本項では，脊柱のさまざまな領域にわたる解剖学および運動学について解説する．解剖学的肢位（図9.39）からの開始を前提として，各領域について最大の関節可動域期待値を引用する[94, 124, 140]．文献において報告される運動範囲は，対象者の性別，年齢，体型，ならびにその他の自然誤差を含めてかなり異なることがある[67, 270]．データは，自動運動なのか他動運動なのか，また，動作を計測するために用いられるツールによっても異なる．計測方法には，典型的には角度計（手動，電気，または光ファイバー）の使用，フレキシブルルーラーや傾斜計，さらには，三次元MR画像，レントゲン写真，ビデオ透視法，超音波検査，および電気機械的，電位差的，光学的または電磁的追跡システムを用いたコンピュータ分析を使用する，より洗練されたツールなどである[20, 21, 126, 140, 207, 231, 260, 265]．

脊柱内の結合組織は，領域全体にわたり，運動の限界を制限し，それによって運動の正常限界を規定するといった主要な役割を果たす．代表的な例を表9.6に示す．疾病，外傷，または長期間の固定などによって，これらの結合組織は異常に硬くなり，正常な運動を阻害することがある．構造上の正常機能を理解することは，椎間の運動性を高めることを目的とした治療設計のための前提条件である．

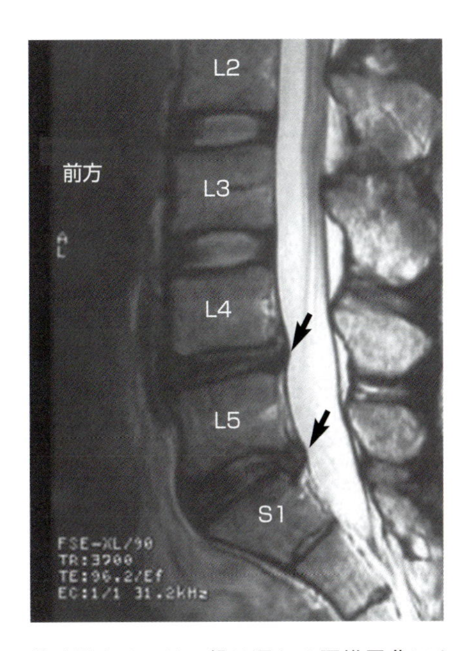

図 9.38　長時間あるいは，繰り返しの腰椎屈曲によって反復性の腰痛を引き起こす既往歴のある35歳の男性のT2強調MR画像の正中断．椎間板変性の所見が，L4-L5およびL5-S1の髄核領域における減少した（より暗い）信号強度によって示されている．L4-L5およびL5-S1接合部では，中等度の後方変位または椎間板の膨隆が顕著である（矢印）．（画像提供：Paul F. Beattie PT, PhD.）

脊柱カップリングの概説
Introduction to Spinal Coupling

脊柱のある運動面で行われる運動には，通常，他の面において自動的で無意識に行われる運動を伴う．このような運動学的現象を脊柱カップリングとよぶ．脊柱カップリングは，回転運動と並進運動の両方を含むことがあるが，よ

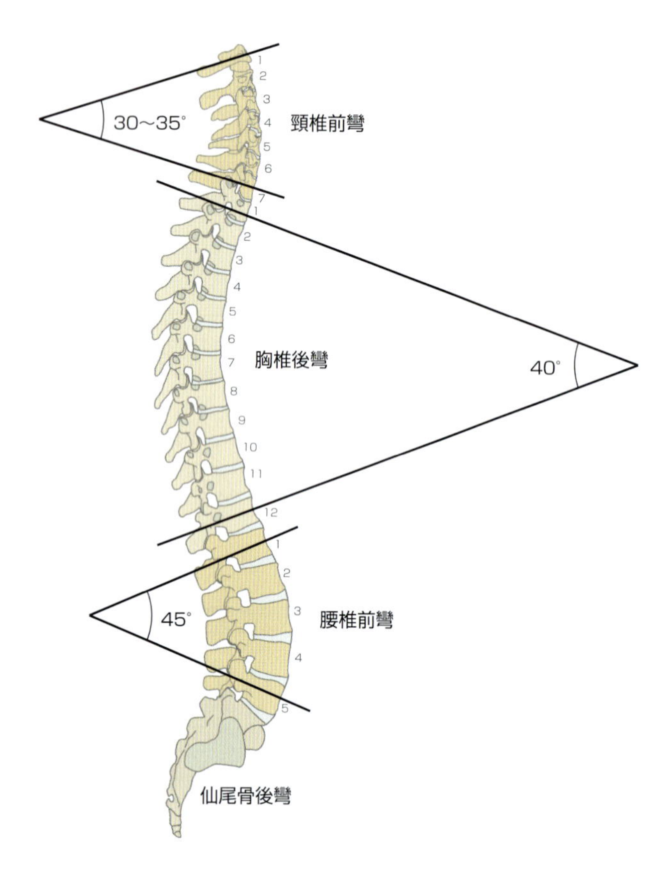

図 9.39　脊柱の領域をまたがる正常な矢状面での彎曲の例. これらの彎曲が各領域での解剖学的肢位を決定し，この仕組みを立位では「理想的な」姿勢とみなすことが多い.

表 9.6　脊柱の動きを制限する可能性のある結合組織の代表例

脊柱の動き	結合組織
屈曲	項靱帯 棘間靱帯と棘上靱帯 黄色靱帯 椎間関節 * 線維輪後方 後縦靱帯
中立位を超えた伸展	椎間関節 頸部臓器（食道と気管） 線維輪前方 前縦靱帯
軸回旋	線維輪 椎間関節 翼状靱帯
側屈	横突間靱帯 反対側の線維輪 椎間関節

* 動きによっては，関節内の過度の接近，関節包内の張力の増加，または複数の要因の組み合わせによって，椎間関節によって生成される抵抗が引き起こされる可能性がある.

り臨床的な注目は回旋運動に向けられる.

主張されている脊柱カップリングパターンの要因に関するほとんどの機械的説明はさまざまであり，たいていは曖昧である．説明には，筋活動，椎間関節内の関節面の向き，運動の開始姿勢，肋骨の付着，結合組織の剛性および生理学的彎曲自体の幾何学などが含まれる[44, 66, 130, 154, 215]．最後の説明は生物学的なものではなく，力学に根ざしたものであり，脊柱のモデルとして可撓性のある棒を使用することによって実証することができる．特定の領域の自然な前彎や後彎を再現するために，1つの平面で棒を約 30～40° 曲げる．この曲線を保ちながら，「体幹側屈」のように棒を横方向に曲げると，自動的にわずかな軸回旋を伴うことに注意されたい．柔軟な棒上に置かれた二平面での屈曲は，明らかにねじれとして分散される不均等な歪みを生成する．しかし，このデモンストレーションは，脊柱全体にわたって臨床的に観察されるすべての結合パターンを説明するものではない.

徒手療法士のなかには，脊椎の機能不全の評価と治療に脊柱カップリングを組み込んで考えている者もあるが，特定の領域に対してどのカップリングパターンが正常と考えるかについては，ほとんどコンセンサスがない[44, 130, 215]．ある重要な例外としては，中部および下部頸椎の側屈および同側への軸回旋のあいだで自然に表現される比較的一貫した結合パターンである[44, 106, 201]．それほど強力ではないが，この結合パターンはまた上位胸椎を含むように尾側に伸びて存在することが示されている[83]．この結合パターンの詳細については，頭頸部の運動学に関する項で詳しく説明する.

中位から下位胸椎，および腰椎の範囲において一貫した脊椎パターンが存在しているかどうかを調べるためには，さらなる研究が必要である．側屈や軸回旋運動はとてもよく結びつくことが示されているが，複数の対照研究においては一貫していない[83, 89, 130, 211, 215]．不一致は，これらの領域における現象の自然変動や不十分なまた，異なった検査方法や条件，異種の被験者集団，またはおそらくこれらの因子の組み合わせによって影響を受けた可能性がある．患者の評価と治療において中位下位胸部および腰部領域の特定の結合パターンを用いることは，その一貫性がなく，ときどき捉えにくいということを意識しながら慎重に行うことが必要である.

頭頸部
Craniocervical Region

「頭頸部」と「首」という用語は，同義語として使用している．どちらの用語も，3つの関節（環椎後頭関節，環

BOX 9.1　頭頸部の関節解剖と局所運動学との構成

頭頸部内にある関節の解剖学
- 環椎後頭関節
- 環軸関節複合体
- 頸椎内関節（C2–C7）

矢状面の運動学
- 屈曲と伸展の骨運動学
- 屈曲と伸展の関節包内運動学
  - 環椎後頭関節
  - 環軸関節複合体
  - 頸椎内関節（C2–C7）
- 前方突出と後退の骨運動学

水平面の運動学
- 軸回旋の骨運動学
- 軸回旋の関節包内運動学
  - 環軸関節複合体
  - 頸椎内関節（C2–C7）

前額面の運動学
- 側屈の骨運動学
- 側屈の関節包内運動学
  - 環椎後頭関節
  - 頸椎内関節（C2–C7）

側屈と軸回旋とのあいだの脊柱カップリング

軸関節複合体，第２～７頸椎間の椎間関節）を組み合わせたものである．頭頸部の局所解剖学および運動学を提示するために使用する全体的な組織は，Box 9.1 に概説する．以下の項では，解剖学の概要とそれに続く運動学の機構について平面ごとの解説から始める．

▶関節の解剖学 Anatomy of Joints

環椎後頭関節

環椎後頭関節は環椎（C1）に対して頭蓋が独立して動くことを可能とする．この関節は，後頭骨の突出した後頭顆が環椎の上関節面の凹みと嵌合することで形成される（図9.40 参照）．一致する凸凹の関係は，関節運動に本質的な構造的安定性をもたらす．

前方では，環椎後頭関節の関節包は，**前環椎後頭膜**（anterior atlanto-occipital membrane）へと広がる（図 9.41）．後方は，薄く広がった**後環椎後頭膜**（posterior atlanto-occipital membrane）で覆われる（図 9.42）．図 9.42 の右側には，後環椎後頭膜を貫通し大後頭孔に入っていく椎骨動脈を描いている．この重要な動脈は脳へ血液を供給する．

環椎後頭関節の凸凹構造は，おもに２度の自由度の角運

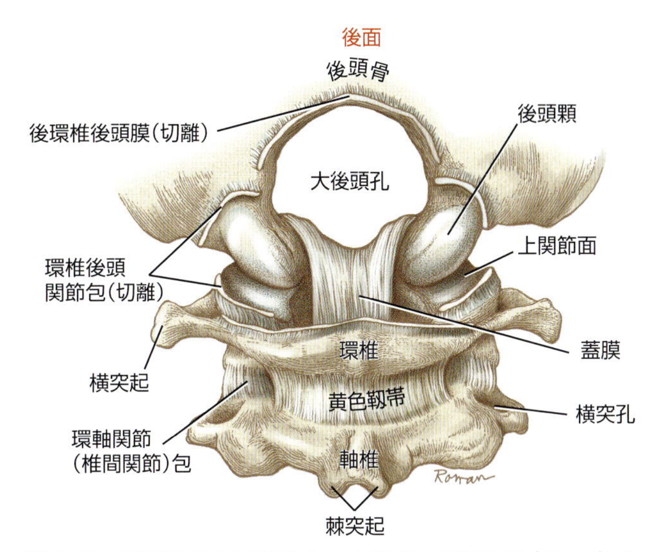

図 9.40　環椎後頭関節を露出した後面．頭蓋は前方に回転させ関節の関節表面を露出している．環椎と頭蓋のあいだを横切る蓋膜に注意されたい．

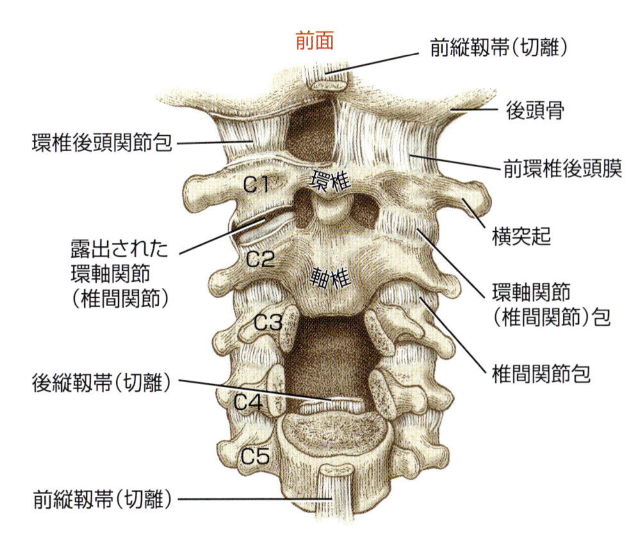

図 9.41　環椎後頭関節と環軸関節複合体に関連する結合組織を示す前面．環椎後頭膜の右側を除去し，環椎後頭関節の関節包がみえる．右環軸関節（椎間関節）の関節包も除去され，関節面が露出される．脊髄および C3 と C4 の椎体は，後縦靱帯の向きを示すために除去されている．

動を可能とする．主たる動作は屈曲と伸展である．側屈はわずかである．軸回旋は非常に制限されており，通常は３つ目の自由度としてみなされない．

環軸関節複合体

環軸関節複合体は２つの要素（正中環軸関節と一対の側方の椎間関節）を有している．正中環軸関節は，軸椎の歯突起（C2）が環椎の前弓と横靱帯によって形成された骨-靱帯輪を突き抜けて形成される（図 9.43）．歯突起が，環椎の水平面に対する垂直軸での回転を行うことより，環軸関節は車軸関節とされることが多い．

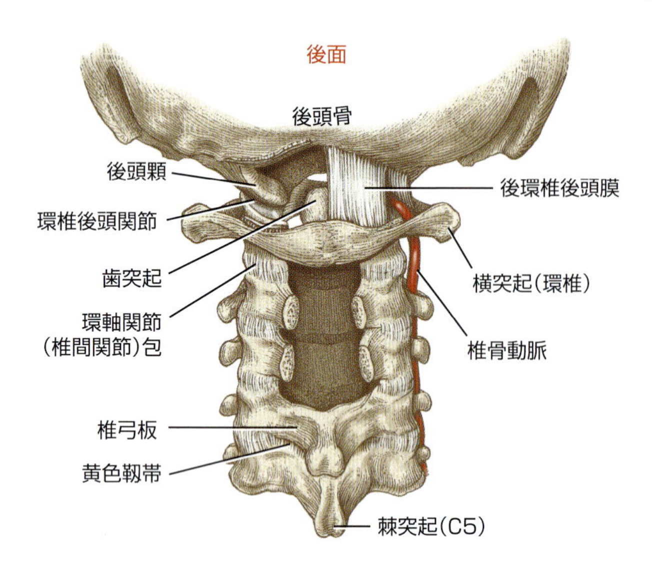

図 9.42　環椎後頭関節と環軸関節複合体の結合組織を示す後面．後環椎後頭膜の左側と環椎後頭関節の深層にある関節包は取り除かれている．C2 と C3 の椎弓板と棘突起，脊髄，後縦靭帯，蓋膜もまた取り除かれ，椎体と歯突起の後面が露出されている．

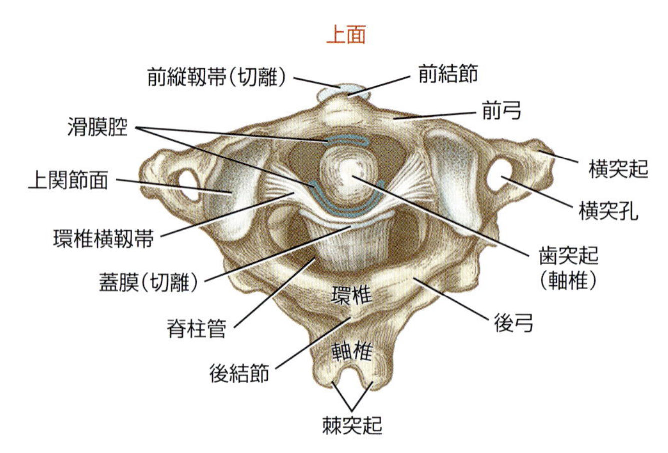

図 9.43　歯突起と環軸関節の内面で関連する構造の上図．脊髄と翼状靭帯は除去され，蓋膜は切離されている．滑膜は青色で示している．

環軸関節複合体にある**正中環軸関節**（median joint）は 2 つの滑液包をもつ．小さい前方の滑液包は，歯突起の前側と環椎の前弓の後縁とのあいだにある（図 9.43 参照）．歯突起の前側にある前方関節面がこの関節を形成する（図 9.20A 参照）．はるかに大きな後部腔は，歯突起の後方と**環椎横靭帯**（transverse ligament of the atlas）の軟骨様の部分を分離する．この強力な 2cm の長さの靭帯は，環軸関節運動の水平面の安定性に不可欠である[35]．その拘束がなければ，環椎（および関節連結された頭蓋骨）は，軸椎に対して前方へ滑り，脊髄を損傷してしまう可能性がある．

環軸関節の 2 つの**椎間関節**は，軸椎の上面と環椎の下側の関節面とのあいだで形成される（図 9.41 で露出した右の関節を参照）．椎間関節の表面は，一般に平坦であり，水平面に近い向きであり，軸回旋の範囲を最大にする設計となっている．

環軸関節複合体は 2 つの自由度を有している．頭頸部内の水平面で起こる回旋の約 50% が環軸椎複合体で起こる．この関節複合体での 2 つ目の自由度は屈曲と伸展である．側屈は非常に制限されており，3 つ目の自由度とは一般的に考えられていない．

蓋膜と翼状靭帯

環軸関節複合体の解剖学の解説には，頭蓋と上位頸椎をつなぐ結合組織である蓋膜と翼状靭帯の簡単な説明を含めなければならない．解説してきたように，環椎横靭帯は歯突起の後側にしっかりと接する（図 9.43 参照）．環椎横靭帯のすぐ後方には，蓋膜（tectorial membrane）とよばれる幅広くしっかりした結合組織の膜がある（図 9.40，9.43 参照）．後縦靭帯の続きとして，大後頭孔の縁のすぐ前方の後頭骨の基底部に蓋膜は付着する．蓋膜の機能について，言及しているものはあまりみられない．しかしながら，付着部に基づけば，靭帯はおそらく頭頸部結合に対して一般的に多方向の安定性を提供するであろう．

翼状靭帯（alar ligament）はそれぞれ長さ約 1 cm の丈夫な線維の束である[35, 36, 65]．図 9.44 に示すように各靭帯は，歯突起上部の後外方から後頭顆の内側に向かって，やや上方を横方向に走行する[171]．臨床的に「制動靭帯」とよばれている翼状靭帯は，歯突起に対する頭部と環椎の軸回旋に抵抗したり，制動したりする能力が認められる[172, 173]．一対の靭帯は，解剖学的位置では比較的緩んでいるが，軸回旋中は緊張する．回旋方向と反対側の靭帯は運動に対してより大きな抵抗力を発揮する[49, 65, 200]．軸回旋を制限することに加えて，翼状靭帯は環椎後頭関節における他のすべての潜在的な動きの限界を制限する可能性が高い．

頸椎の椎間関節（C2-C7）

C2-C7 の椎間関節の関節表面は，前額面と水平面のほぼ中間の 45° の屋根板のような傾斜をもつ（図 9.18，C2-C3 の椎間関節）．この向きは 3 つの運動面すべてにおいて運動の自由度をもち，頸椎椎間関節の特徴でもある．

▶矢状面の運動学 Sagittal Plane Kinematics

頭頸部は脊柱全体のなかで最も可動性の高い領域である．高度に特殊化された関節は，頭部の正確な位置決めを容易にし，しばしば視覚，聴覚，嗅覚および平衡に関与する．頭頸部内の個々の関節は，通常，高度に調整された方法で相互作用する．表 9.7 に頭頸部の各領域が寄与する運

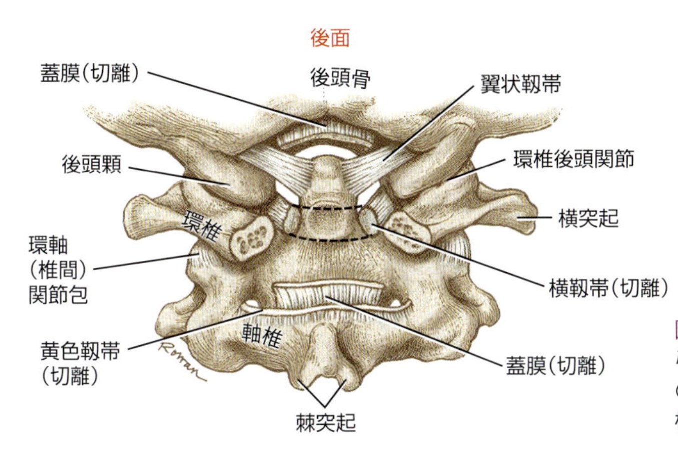

図 9.44 環軸関節複合体の後面．環椎の後弓，蓋膜と環椎の横靱帯は切断され，歯突起の後面と翼状靱帯を露出している．点線は環椎の横靱帯を除去した部分を示している．

表 9.7 頭頸部の関節における3つの運動面のおおむねの可動域

関節あるいは領域	屈曲と伸展（矢状面，角度）	軸回旋（水平面，角度）	側屈（前額面，角度）
環椎後頭関節	屈曲：5 伸展：10 合計：15	無視できる	約5
環軸関節複合体	屈曲：5 伸展：10 合計：15	35～40	無視できる
頸椎内の領域（C2-C7）	屈曲：35～40 伸展：55～60 合計：90～100	30～35	30～35
頭頸部領域の合計	屈曲：45～50 伸展：75～80 合計：120～130	65～75	35～40

* 水平面と前額面の運動は片側のみである．データは複数の情報源（本文参照）から合成され，大きな被験者間の差異が存在している．

動の一般的な範囲を示す[21, 25, 42, 66, 169, 180, 210, 207, 226]．文献に示されているデータの範囲はバラツキが大きいため，この表に記載されている実際の値は，関節間の相対運動を評価するのには役立つが，患者の動きを評価するための厳密的な客観的指標としてはあまり役立たない．

伸展と屈曲の骨運動

頭頸部では屈曲から伸展まで複合的に約120～130°の運動が可能である．解剖学的肢位では約30～35°の伸展位（安静時の前彎）から，さらに約75～80°程度の伸展と，45～50°程度の屈曲の可動性がある（図9.45，9.46参照）．変動は非常に大きいが，ほとんどの研究データは，通常，頭頸部全体では，1.5：1の割合で屈曲よりも伸展の可動範囲のほうが大きい．

筋に加えて，結合組織が頭頸部の運動の範囲を制限する．たとえば，項靱帯と棘間靱帯は，屈曲範囲に対して大きな制約を及ぼすのに対して，椎間関節の接触は，極端な伸展を制限する．屈曲は線維輪前縁の圧縮力によっても制限され，伸展は線維輪後縁の圧縮力によって制限される．表9.6に頭頸部全体の矢状面の運動を制限したり阻害したりするその他の組織を示す．

頭頸部の矢状面での運動全体の約20～25％が環椎後頭関節と環軸関節複合体において行われ，残りがC2-C7の椎間関節において行われる[169]．屈曲伸展の回転軸は，3つの関節領域（環椎後頭関節の後頭顆近傍，環軸関節複合体の歯突起，C2-C7の椎体や椎体関節）のそれぞれにおける内外軸である[37, 64]．

頸椎腔の容量は，完全な屈曲において最大となり，完全な伸展で最小となる[101]．この理由のため，脊柱管狭窄症を有する人は，完全伸展の最終域までの運動において，脊髄損傷を引き起こしやすい．繰り返される過伸展に関連した傷害の既往は，頸椎症性脊髄症（ギリシア語の脊髄根，脊髄を示す．また，病変や苦しみの意）ならびに関連する神経学的障害を起こす可能性がある．

屈曲と伸展の関節包内運動

環椎後頭関節

ロッキングチェアのロッカーと同様に，凸状の後頭顆は，

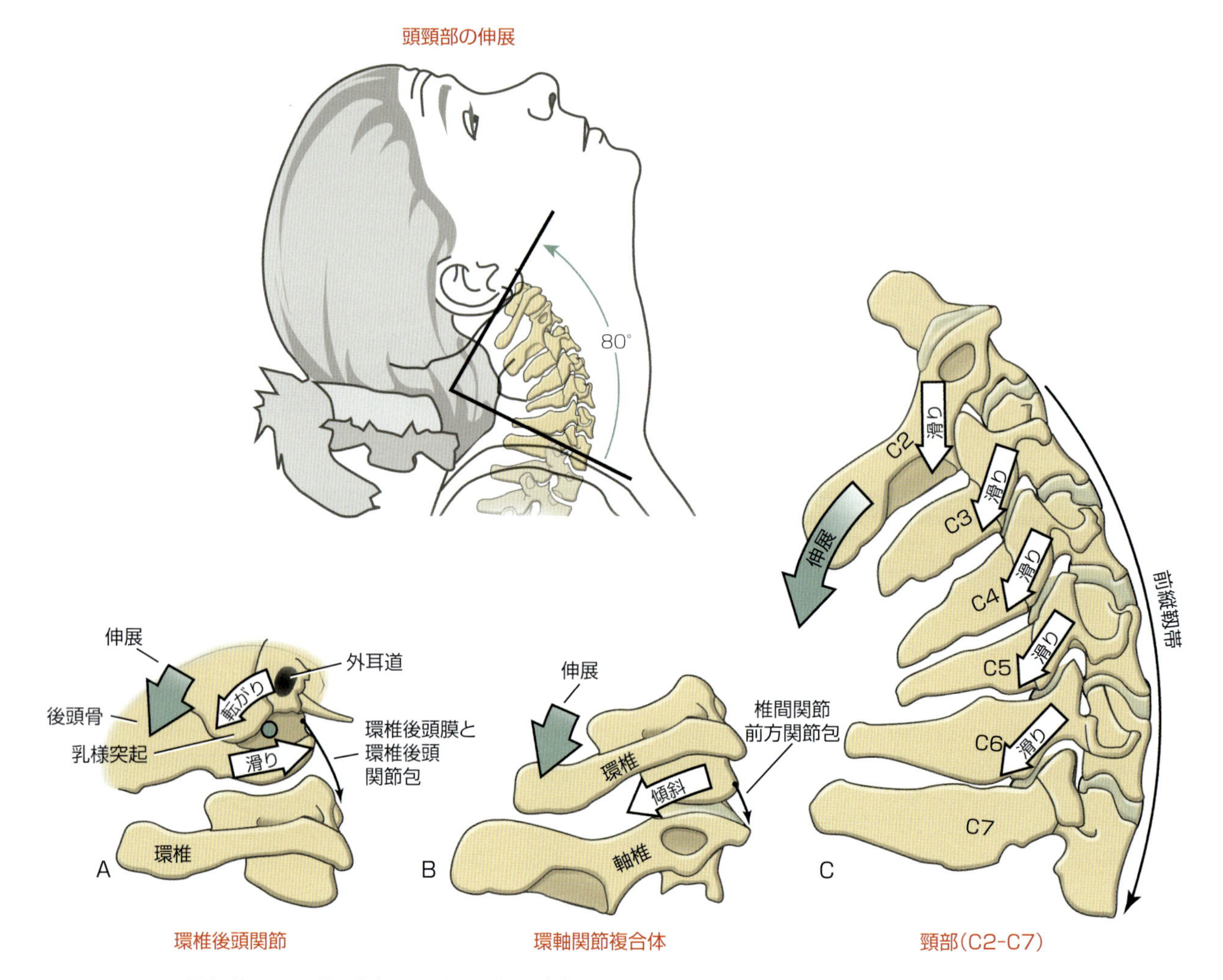

図 9.45　頭頸部伸展の運動. (A) 環椎後頭関節, (B) 環軸関節複合体, (C) 頸椎内領域 (C2-C7). 伸張された組織および緊張した組織は, 細い黒い矢印で示している.

環椎の凹面の関節面内で伸展時には後方へ, 屈曲時には前方へ転がる. 一般的な凹凸の関節包内運動の法則に基づくと, 骨の顆部は転がりと反対方向にいくらか滑ることが予測される (図 9.45A, 9.46A 参照). 関節包, 環椎後頭膜, 翼状靱帯の緊張は, 関節包内運動の程度を制限する.

環軸関節複合体

環軸関節複合体のおもな運動は軸回旋であるが, 関節構造上は約 15° の屈曲と伸展が可能である. 頭蓋骨と軸椎の間でスペーサーとして機能する環状の環椎は, 屈曲時に前方に傾き, 伸展時に後方に傾く (図 9.45B, 9.46B 参照). 傾斜の程度は部分的に, 完全屈曲時には環椎の横靱帯と歯突起が, 完全伸展時には環椎の前弓と歯突起が接することで制限される.

頸椎間の関節 (C2-C7)

C2-C7 の椎骨全体にわたる屈曲と伸展は, 椎間関節の関節面が定める斜面の円弧に沿って行われる. 伸展時, 下側の椎骨の上関節面に対して, 上側の椎骨の下関節面が下方および後方に滑る (図 9.45C 参照). これらの動きは, 約 55～60° の伸展をもたらし, おもに椎間関節の前側および側方の関節包を伸張する. 完全伸展では, 下後方へ滑る関節包内運動が, 椎間関節の下部に負担を集中させることになる[109].

一般に, 頸部を解剖学的肢位あるいはわずかに伸展した肢位では, 椎間関節内の接触領域が増加する. この理由から, この位置が椎間関節のクローズパック肢位と考えられる. 実際には, 解剖学的肢位またはわずかに伸展した肢位では, 通常, 脊椎のすべての椎間関節においてクローズパック肢位とみなされる. 適度な屈曲肢位は, 関節のルーズパック肢位やルーズパック肢位とみなされる (体内のほとんどの滑膜性関節について示されるように, クローズパック肢位は, 関節の接触面積が増加し, かつまた周囲の関節包靱帯の緊張を増加させる特定の肢位である. 解剖学的肢位や

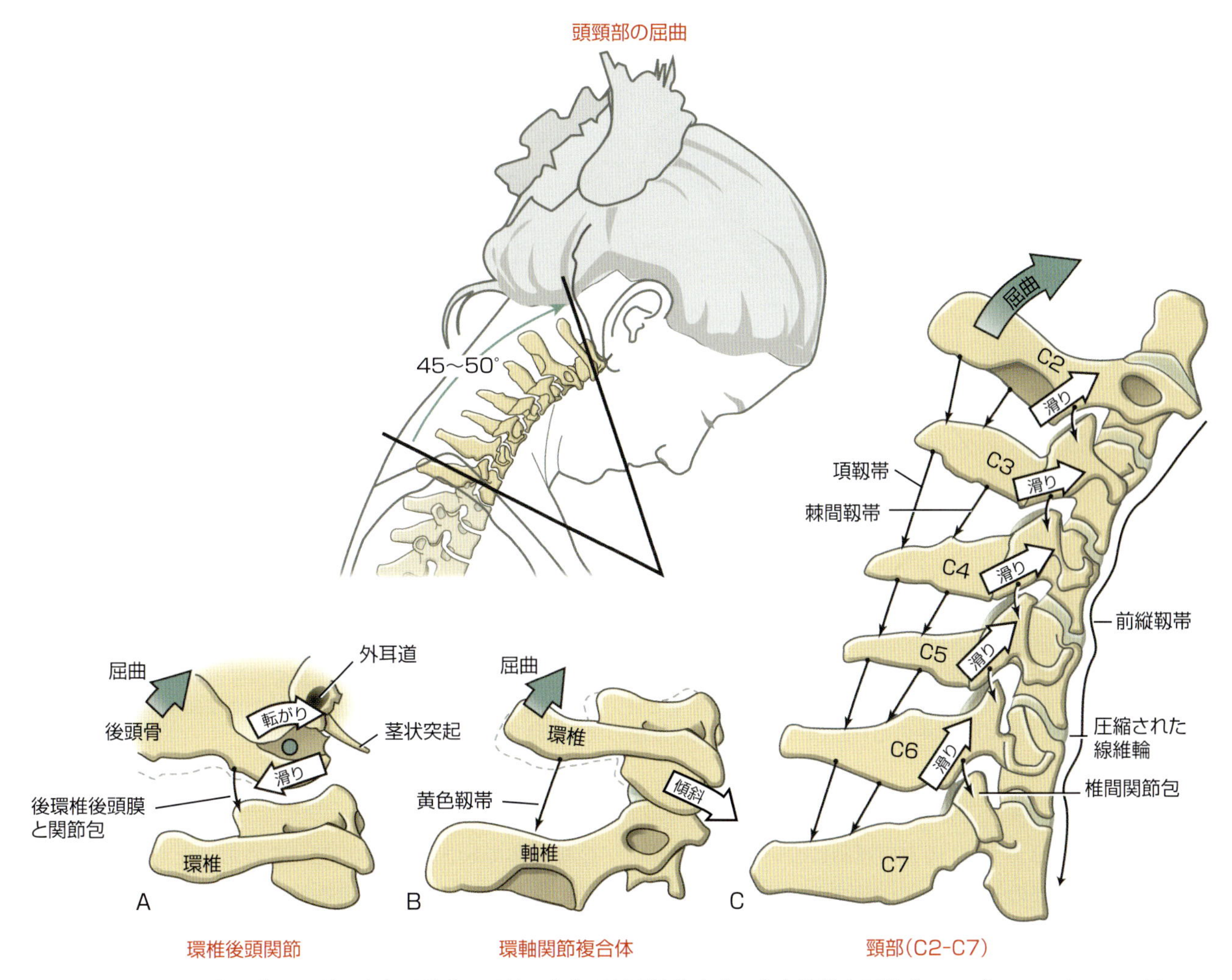

図 9.46　頭頸部屈曲の運動．(A) 環椎後頭関節，(B) 環軸関節複合体，(C) 頸椎内領域 (C2-C7)．C において，屈曲が前縦靱帯を緩め，隣接する椎弓板と棘突起とのあいだの空間を増大させることに注意する．伸張された組織および緊張した組織は，細い黒色の矢印で示している．緩められた組織は，黒い曲線で示している．

それよりわずかに伸展した位置から屈伸のいずれの方向に動いても，椎間関節の関節包靱帯の少なくともいくつかの線維が少しずつ緊張を増すことがあるため，これらの関節は一般的なルールの例外的関節とされる)．

屈曲時の関節包内運動は，伸展時に示されたものと逆の様式で起こる．上位椎体の椎間関節の下関節面は，下位椎体の上関節面に対して，**上方および前方へ滑る**．図 9.46C に示すように，関節面間の滑りは，約 35〜40° の屈曲を起こす．屈曲は，椎間関節の関節包のすべての構成要素を伸張し[10]，関節の接触面積を減少させる．

頸椎椎間関節の関節面の滑りの全体的な結果として，約 90〜100° の頸部屈曲および伸展が生じる．この広範囲運動の部分的な由来は，椎間関節面の斜面によってできている比較的長く邪魔されることのない円弧の結果である．平均して，矢状面の運動の約 15° が C2-C3 と C7-T1 のあいだの各椎間結合で生じる．最大の矢状面での角度変化は，C4-C5 または C5-C6 レベルで発生する傾向があり，おそらく，このレベルでの脊椎症および過屈曲骨折の発生率が比較的に高いことを説明している．

前方突出と後退の骨運動

頭頸部の屈曲や伸展に加えて，頭部はまた前方変位（前方突出）と後方変位（後退）も伴う[170]．図 9.47 に示すように，自然な安静肢位から前方突出の最大移動は後退の最大移動よりも約 80% 程度（通常成人では，6.23 cm：3.34 cm）大きい[66]．自然な静止位置は，通常，完全に後退した位置から約 35% 前方にある．

典型的には，頭部の**前方突出**は，下位から中位の頸椎を屈曲させ，同時に上位の頸椎を伸展させた結果である（図 9.47A 参照）．対照的に，頭部の**後退**は，下位から中位の頸椎を伸展またはまっすぐにすると同時に，上位頸椎の屈

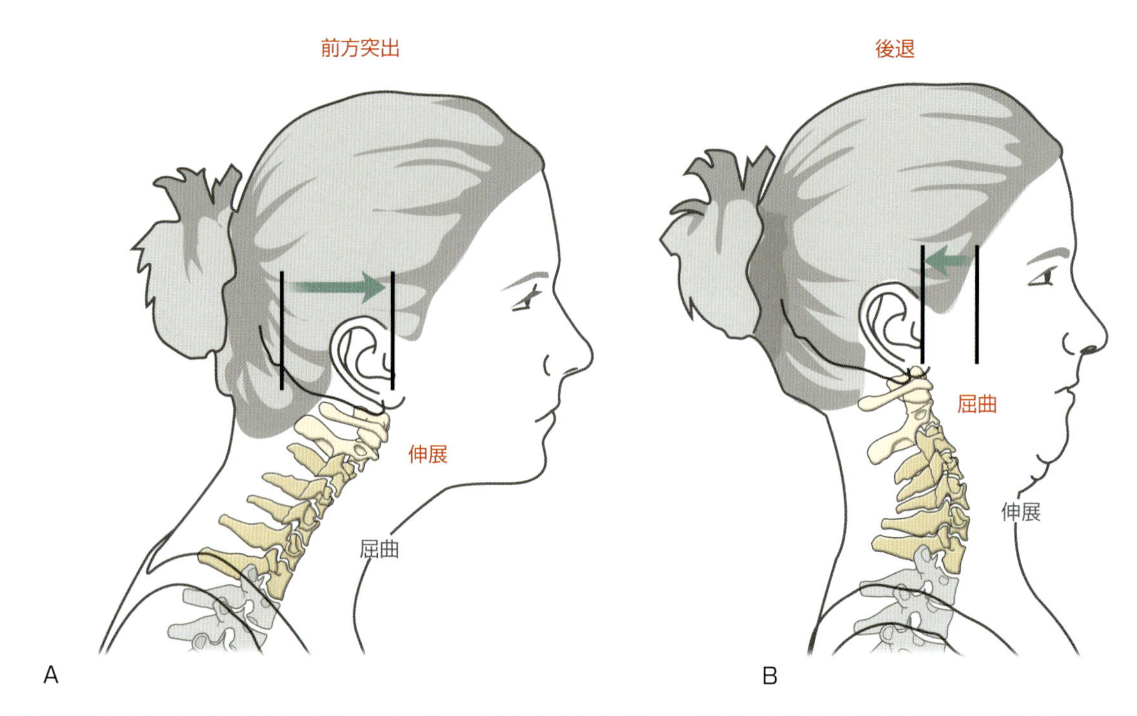

図 9.47　頭蓋の前方突出と後退．(A) 頭蓋が前方突出するとき，下位から中位の頸椎は上部の頭頸部が伸展するにつれて屈曲する．それに対して，(B) 頭蓋が後退するとき，下位から中位の頸椎は，上部の頭頸部が屈曲するにつれて伸展する．2 つの動作中の C1 と C2 の棘突起間の距離の変化に注目されたい．

曲を伴う（図 9.47B 参照）．両方の運動において，下位から中位の頸椎は頭部の並行移動に追随する．頭部の前方突出および後退は生理的に正常で有用な動きであり，しばしば物をよく見ようとする動作で観察される．しかし，長期間にわたる前方突出は，慢性的な頭部前方位姿勢につながり，頭頸部伸展筋群の負担を増大させる可能性がある．

▶水平面の運動学 Horizontal Plane Kinematics

軸回旋の骨運動

頭部と頸部の軸回旋は，視覚と聴覚，そして，最終的には安全と密接に関連する非常に重要な機能である．Cobian らによる緻密な機能的運動学的研究では，自動車をバックするときや，道路を横断する前に車を確認するとき，通常，最大軸回旋の 42～48％が必要であるとしている [42]．

頭頸部の回旋の最大可動域は，両側へ約 65～75° であるが，これは年齢とともに大きく変化する [42, 231]．たとえば，3.5～5 歳までの健康な子どもでは，それぞれの方向に平均 100° の他動的な回転角度を有する [167]．図 9.48 は，片側に約 80° の自動的な回転を有する若い成人を示しており，両側で約 160° の総可動範囲がある．160～170° の水平面での眼球運動が加わることによって，体幹の動きはほとんどない状態において両眼の視野は 330° に近づく．

研究によると，頭頸部の軸回旋の約 50～60％は環軸関節複合体で起き，残りは C2-C7 のあいだで行われることが示されている [201, 271]．環椎後頭関節の回旋は，環椎の上関節面に後頭顆が深く位置しているため，ほんの数度の可動範囲に制限される．

軸回旋の関節包内運動

環軸関節複合体

環軸関節複合体は水平面で最大回旋するように設計されている．この設計は，軸椎の構造において，その垂直の歯突起およびほぼ水平な上関節面で最も明白である（図 9.32 参照）．リング状の環椎と付着している横靱帯の歯突起に対する「ねじれ」は，各方向に約 35～40° の軸回旋を生じさせる（図 9.48A 参照）．環椎の一般的に平坦な下関節面は，軸椎の上関節面の広範囲な「肩の部分」を横切る彎曲した経路を滑る．環椎後頭関節では軸回旋が制限されているため，頭蓋骨は環椎の回旋に追従して角度をほぼ維持している．頭部と環椎の回転軸は，垂直に突出した歯突起によって提供される．

軸回旋の極限はおもに対側にある翼状靱帯，椎間関節の靱帯の張力，頭頸部領域をまたいで走行する多くの筋によって制限される（第 10 章参照）．完全な回旋は両側の椎骨動脈を伸張する（図 9.48A 参照）．

頸椎内関節（C2-C7）

C2-C7 までの回旋はおもに椎間関節内の関節面の空間

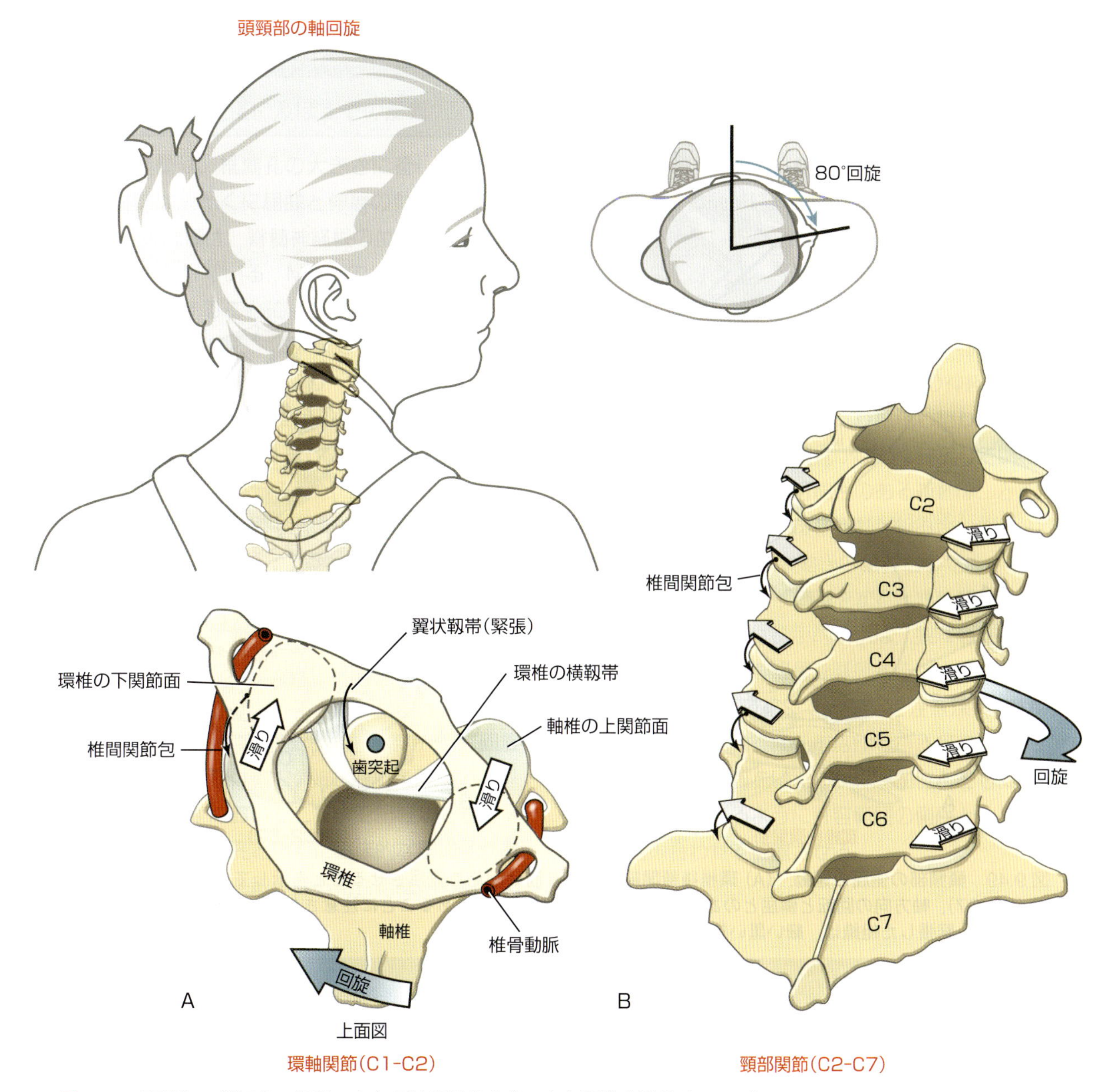

図 9.48　頭頸部の軸回旋の運動．(A) 環軸関節複合体，(B) 頸椎内関節 (C2-C7)．

的な向きによって導かれる．関節面は水平面と前額面のあいだで約 45° の方向を向く（図 9.32 参照）．下関節面は，回転と同側では，後方かつわずかに下方に滑り，反対側では，前方かつわずかに上方に滑る（図 9.48B 参照）．これらの関節包内運動は，C2-C7 の領域にわたって両側に約 30 ~ 35° の軸回旋をもたらし，これは環軸関節複合体で許容されるものとほぼ等しくなる．回旋は比較的頭方の頸椎分節において大きい．

▶前額面の運動学 Frontal Plane Kinematics

側屈の骨運動

頭頸部では両側におよそ 35 ~ 40° の側屈が可能である（図 9.49）[42]．この動きの極端な範囲は，肩の先端に耳が触れようとする試みで確認できる．この動きの大部分は C2-C7 領域で発生するが，環椎後頭関節で約 5° の動きが生じることがある．環軸関節複合体における側屈は取るに足らないものである．

側屈の関節包内運動

環椎後頭関節

後頭顆のごくわずかな側方への転がりが，環椎の上関節

節は典型的に，環椎および頭蓋をわずかに左に回旋させることによって対側への脊柱カップリングパターンを示し，C2–C7 領域が実際に右へ回旋したことを隠している[106, 107]．このような環軸関節の代償作用は，頭部全体の回旋を最小限に抑え，頸部の側屈のあいだに目が固定された物体に視点を固定することを助ける．

前段で論じた理由と同じ理由から，代償性対側性カップリングパターンは，通常，環椎後頭関節でもみられる．この結合は，頸部の軸回旋中の頭部の望ましくない側屈を最小にとどめる[106, 107, 201]．環軸関節と環椎後頭関節の両方で示された対側性のカップリングパターンは，特定の筋の作用によって無意識に制御される（第 10 章でさらに説明する）．翼状靱帯の張力は，この軸椎環椎後頭複合体における対側のカップリングパターンを引き起こす役割を果たすかもしれない[201]．たとえば，上部頭頸部領域の右方向への軸回旋を考えてみる．左側の翼状靱帯の選択的な張力は，左後頭部顆を下方に引っ張り，環椎後頭関節のわずかな左側屈を引き起こす可能性がある．

胸　部
Thoracic Region

胸部は，肋骨，胸椎および胸骨によって形成される比較的硬い胸郭からなる．この領域の剛性は，(1) 頭頸部を制御する筋の安定的基盤，(2) 胸腔内器官の保護，および (3) 呼吸の機械的ふいご（第 11 章参照）を提供する．

▶胸部関節構造の解剖学 Anatomy of Thoracic Articular Structures

胸椎には両側にそれぞれ 12 対，計 24 対の椎間関節がある．各関節は，垂直から約 15～25° の平均的前方傾斜（図 9.32 の T4 の例を参照）をしており，おおよそ前額面に近い関節面を有する[142, 174]．これらの椎間関節の運動可動性は，隣接する肋骨頭関節と肋横突関節の相対的な不動性によって制限される[28]．間接的に，この一対の関節は胸椎を

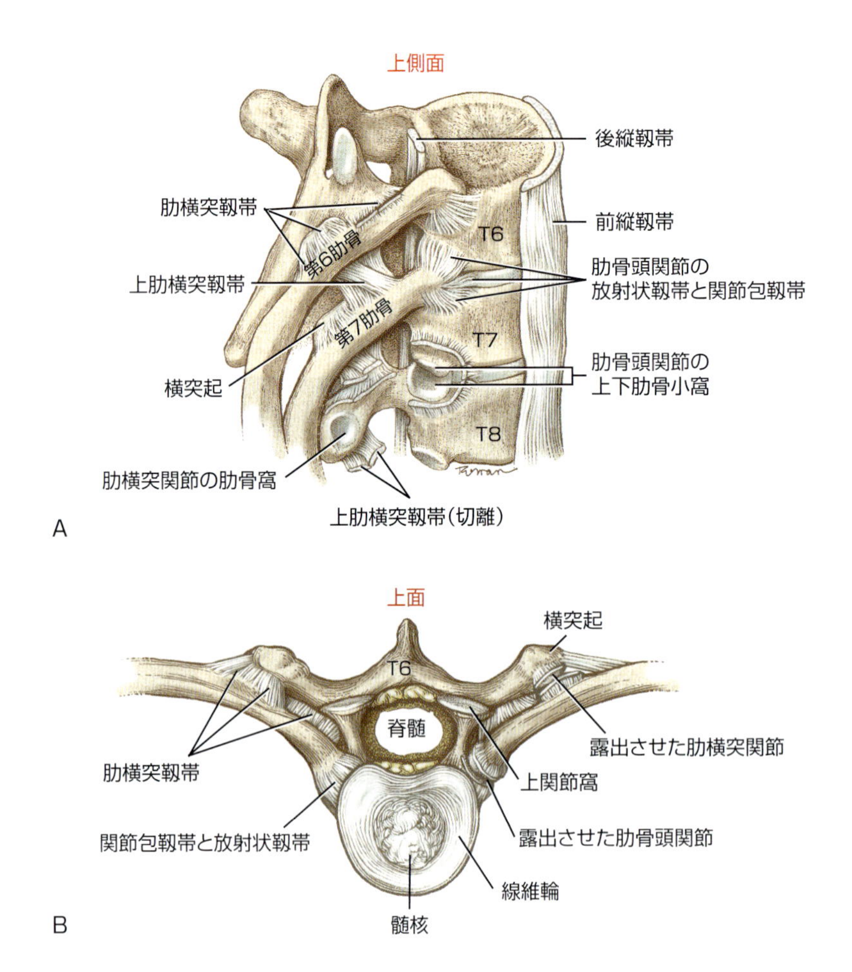

図 9.51　中位胸部領域での肋横突関節と肋骨頭関節．(A) 上側面図は，第 6～8 の胸椎に関連する肋横突関節と肋骨頭関節の構造と結合組織に焦点を当てて強調している．8 番目の肋骨を取り除き，関連する肋横突関節と肋骨頭関節の肋骨関節面を露出している．(B) 上面図では，肋骨頭関節と肋横突関節の関節包を切離し，関節表面を露出している．髄核，線維輪と脊髄とのあいだの空間的関係性に注意されたい．

胸郭前方にある胸骨に機械的に連結する．

ほとんどの**肋骨頭関節**は，胸椎の椎体の関節小結節と隣接する椎間板辺縁と対になる肋骨頭を連結する（図 9.51）．肋椎関節の関節面は，わずかに楕円形をしており[221]，おもに**関節包**と**放射靱帯**によって保護される．

肋横突関節は，ほとんどの肋骨の関節結節と対応する胸椎の横突起上の肋骨窩に接続する．関節包が滑膜性関節を包む．幅の広い（ほぼ 2cm の）**肋横突靱帯**は，対応する横突起の全周に肋骨頸をしっかりと固定する（図 9.51 参照）．さらに，それぞれの肋横突関節は**上肋横突靱帯**によって安定している．この強力な靱帯は，1 つの肋骨頸の上縁と上位に位置する椎骨の横突起の下縁とのあいだに付着する（図 9.51A 参照）．第 11 肋骨と第 12 肋骨は，通常，肋横突関節を欠く．

肋骨が胸椎に付着するので，胸部と肋骨頭関節および肋横突関節の運動は機械的に関係しているが，このテーマについての研究はあまり行われていない．本書では，第 11 章で換気と関連させて，肋骨頭関節と肋横突関節の運動学に焦点を当てて解説する．

肋骨頭関節と肋横突関節の鍵となる解剖学的側面

各肋骨頭関節

- 通常は，肋骨頭と肋骨小関節窩，介在する椎間板の隣接部と連結する．
- 放射靱帯と関節包靱帯とで安定化される．

各肋横突関節

- 通常は，肋骨の関節突起と対応した胸椎の横突起の肋骨関節窩とが連結する．
- 肋横突靱帯と上肋横突靱帯とで安定化される．

仙腸関節を除いて，胸部は全体として，通常，脊柱の最も構造的に安定した部分である．この固有の安定性の大部分は，胸椎と胸郭とのあいだの連結によって得られる．胸郭の構成要素には，肋骨頭関節と肋横突関節，肋骨，胸肋関節と胸骨が含まれる．献体標本を用いた実験では，胸郭（胸骨を含む）が全胸部運動に対する受動抵抗全体の 36～78% を担うことが示されている[28, 255]．献体標本研究では重要なデータを示すことができるが，腹腔内圧の（バルサルバ法を介した）随意的な増加や，肋間筋や他の体幹筋群の活動など，生活面で生じるさらなる要因については言及できない．しかし，外傷がなく安定した胸郭の存在は，脊髄を含む胸椎を保護していることは明らかである．たとえば，転倒中，胸部への衝撃は，胸郭および関連する筋や結合組織によって部分的に吸収され消散される．この根拠としては，胸椎の脊髄損傷と組み合わせて胸骨骨折が比較的高い頻度で発生することによって見出すことができる[28, 255]．

表 9.8　胸椎の３つの運動面でのおおむねの可動域

屈曲と伸展（矢状面，角度）	軸回旋（水平面，角度）	側屈（前額面，角度）
屈曲：30～40 伸展：15～20 合計：45～60	25～35	25～30

▶運動学 Kinematics

成人の立位において，胸椎は典型的に約 40～45° の自然な後彎を示す（図 9.39 参照）[140]．解剖学的肢位から，運動は 3 つの平面のすべてで可能である．胸椎椎間結合の個々の動きは比較的小さいが，胸椎全体にわたって生じた場合，その累積運動はかなり大きい（表 9.8）[67, 83, 140, 255]．

任意の平面内での胸椎運動の方向と程度は，その領域の静止肢位，椎間関節の関節面の向き，胸郭の固定作用，および椎間板の相対的な厚みを含むいくつかの要因に影響される．頸椎と腰椎と比較して，胸椎では，椎体に対する椎間板の厚みの割合が最も小さい．比較的薄い椎間板は，少なくとも矢状面と前額面において，椎骨同士が衝突するまでの椎体同士の回旋（または動揺）はかなり制限される．この要因は，胸椎の運動性をわずかに制限するが，それはこの領域全体の安定性としての要素をもたらす．

屈曲と伸展の運動

胸椎全体で約 30～40° の屈曲と 15～20° の伸展が一般的に可能である．これらの運動については，図 9.52, 9.53 において胸腰部全体にわたる屈曲および伸展の項で述べる．過度な**屈曲**は，椎間関節の関節包と棘上靱帯，後縦靱帯のような椎体の後方にある結合組織の張力によって制限される．一方，過度な**伸展**は，とくに上位胸椎および中位胸椎において，前縦靱帯の張力および椎弓板や隣接する下方向に伸びている棘突起の潜在的衝突によって制限される．「自由に浮遊している」尾側の肋骨および椎間関節の向きがより矢状面を向いて動くことから，胸椎の屈曲と伸展の程度は，尾側のほうが大きくなる[142]．

胸椎の椎間関節の関節包内運動は，C2-C7 領域で説明したものと基本的に同じである．微妙な違いは，おもに椎骨の形状，肋骨の付着ならびに椎間関節の関節面の空間的方向に関係する．たとえば，T5 と T6 とのあいだの**屈曲**は，T6 の上端面上を T5 の下面が上方およびわずかに前方へ滑ることによって生じている（図 9.52A 参照）．椎間関節の適度に前方傾斜した関節面は，自然にその領域全体にわ

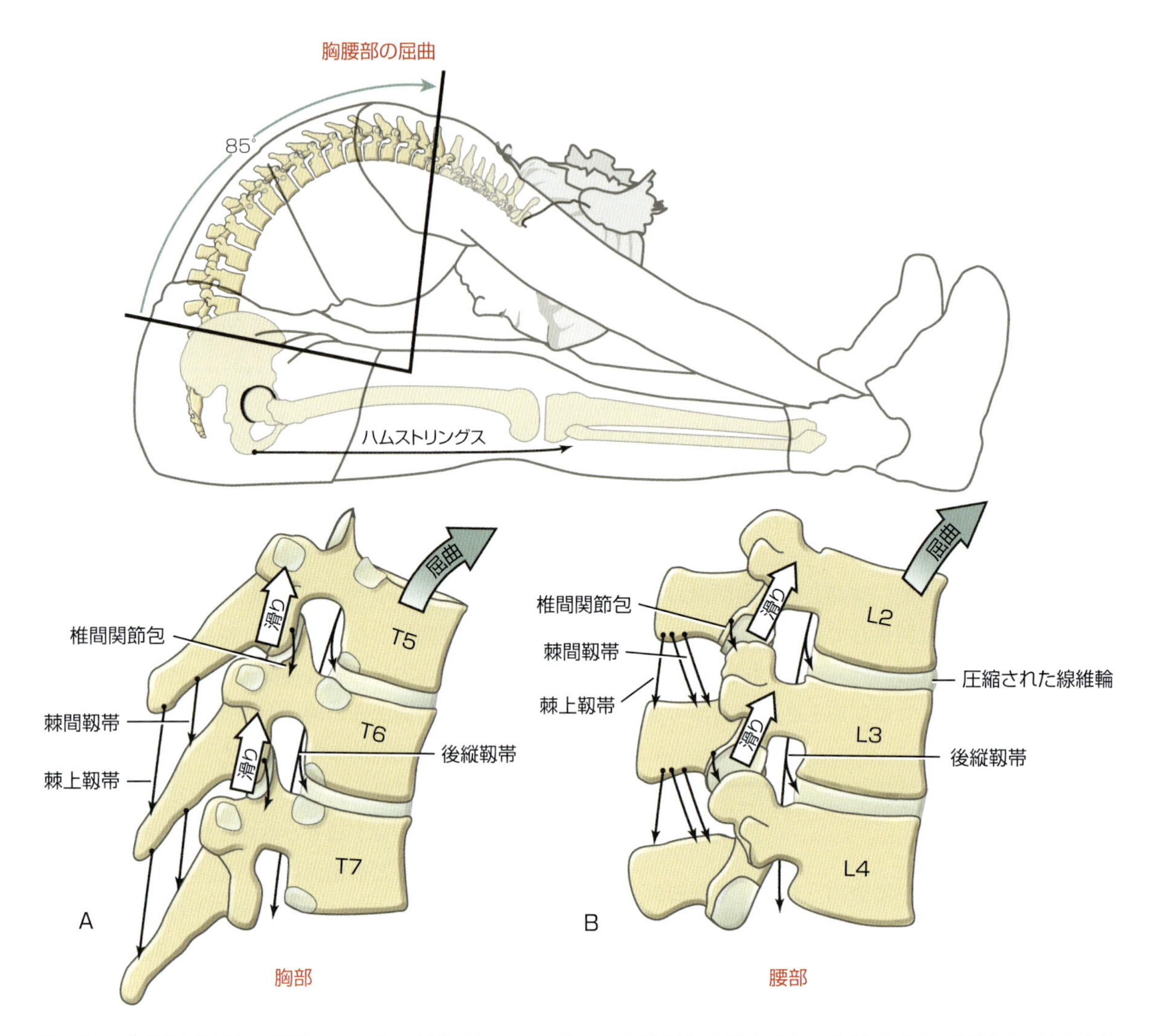

図 9.52　胸腰部の屈曲の運動は，85°の円弧で示している．この被験者の場合には，胸椎で 35°，腰椎で 50°の合計である．(A) 胸部での運動，(B) 腰部での運動，伸張され緊張した組織は，細い黒い矢印で示している．

たって屈曲を起こしやすくしている．伸展は，逆のプロセスによって行われる (図 9.53A 参照)．

軸回旋の運動

約 25～35°の水平面での軸回旋が，胸椎全体においてそれぞれの方向に可能である．この運動は，図 9.54 の胸腰部全体にわたる軸回旋と関連して示される．たとえば，T6 と T7 とのあいだの回旋は，T6 のほぼ前額面を向いた下関節面が T7 の相対する上関節面に対して，短い距離だけ滑るときに生じる (図 9.54A 参照)．この独立した回旋は確かに小さく，事実上感じることはできないが，全体的な骨運動は，胸椎全体に動きが加えられたときに観察することが容易になる．この軸回旋の範囲は，下部胸椎において減少する[83]．この領域では，椎間関節は，矢状面の方向にシフトするにつれて，いくらか垂直方向に向く．

側屈の運動

胸椎の椎間関節面がおもに前額面に向いているのは，側屈が相対的に自由であることを示唆する．しかし，この可能な範囲の運動は，肋骨の固定がもたらす安定性によって，完全に表れない．胸部での側屈は，図 9.55 の胸腰部全体での側屈に関連して示されている．胸椎では，両側に約 25～30°の側屈が生じる．図 9.55A に示すように，T7 上での T6 の側屈は，T6 の下関節面が側屈側の反対側で上方へ滑り，同側で下側へ滑ることで起こる．肋骨は，側屈の方向にわずかに落ち込み，反対側で上昇することに留意されたい．

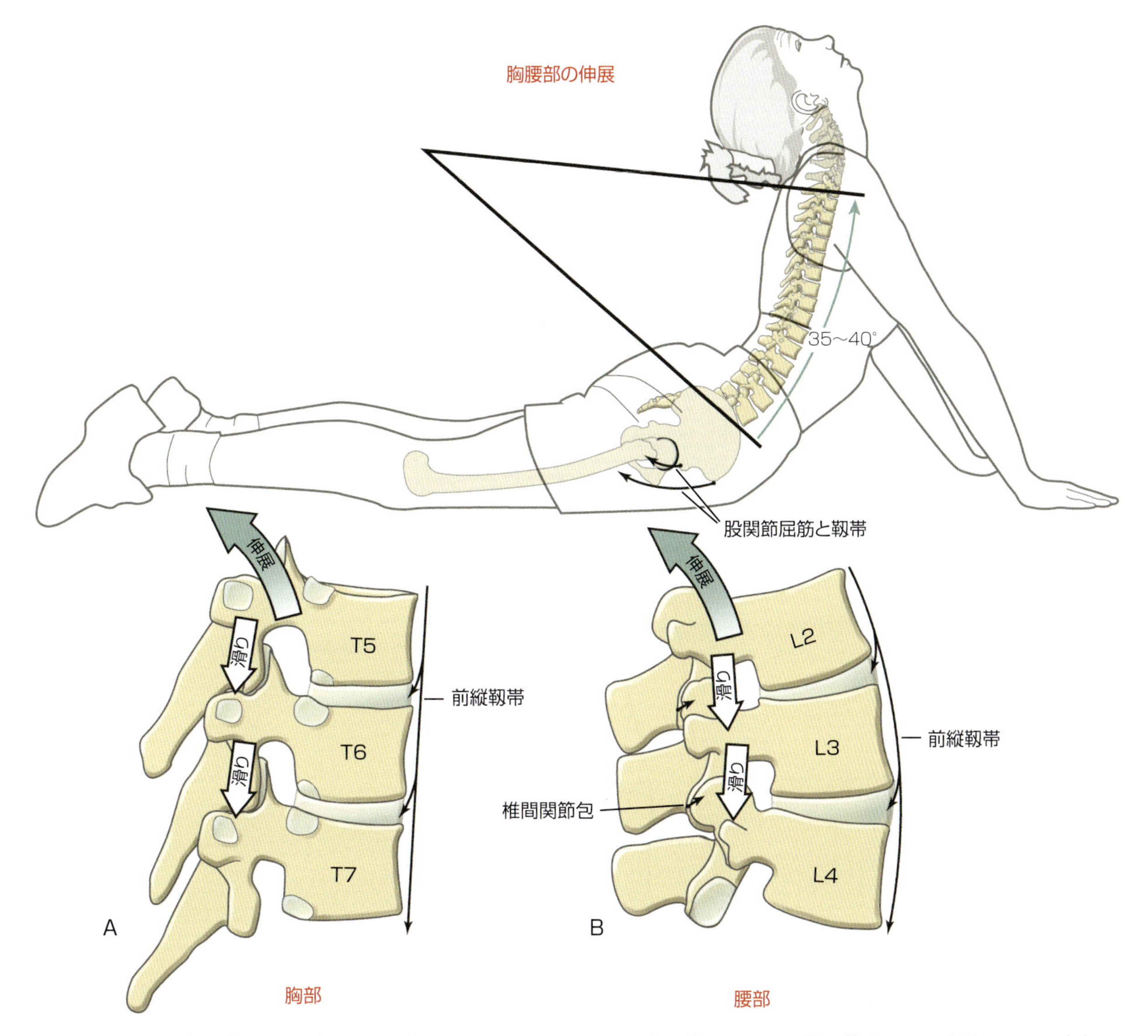

図 9.53　胸腰部の伸展の運動は，約 35° の円弧で示している．胸椎の伸展 20° と腰椎の伸展 15° の合計である．(A) 胸部での運動，(B) 腰部での運動，伸張され緊張した組織は，細い黒い矢印で示している．

腰　部
Lumbar Region

▶関節構造の解剖学 Anatomy of the Articular Structures

L1-L4 領域

大部分の腰椎椎間関節の関節面は，ほぼ垂直を向いており，矢状面に非常に近いものからやや近い傾きの面を有する（図 9.56）．たとえば，L2 の上関節面の向きは，矢状面から平均約 25° である（図 9.32 参照）．この傾きは，水平面での回旋を制限し，矢状面の運動を有利にする．

L5-S1 結合

任意の典型的な椎間結合として，L5-S1 結合部は，前方では椎体関節をもち，後方では一対の椎間関節を有する．L5-S1 の椎間関節の関節面は，通常，他の腰部のそれよりもより前額面を向いている（図 9.56 参照）．

仙骨の基底部（上部）は，自然に前下方に向かって傾斜しており，立位時には約 40° の仙骨水平角をなしている（図 9.58A）[58]．この角度をもつことで，体重（BW）による負荷は前方剪断力（BWs）と，仙骨の上面に作用する圧縮力（BWc）とを生み出す．前方剪断力の大きさは体重と仙骨水平角がなす角の正弦値との積に等しくなる．典型的な仙骨水平角は 40° であり，体重の 64% に相当する剪断力を L5-S1 接合部にもたらす．腰椎の前彎の程度が増えると，仙骨水平角は大きくなり，次いで L5-S1 接合部で前方剪断力が増加する．たとえば，仙骨水平角が 55° に増加した場合，前方剪断力は，上半身の体重の 82% まで増加するであろう．立位または座位において，腰椎前彎は，骨盤の前傾によってこの変化分だけ増加させることができる（図 9.63A 参照）（骨盤を傾斜させることは，両側の大腿骨頭

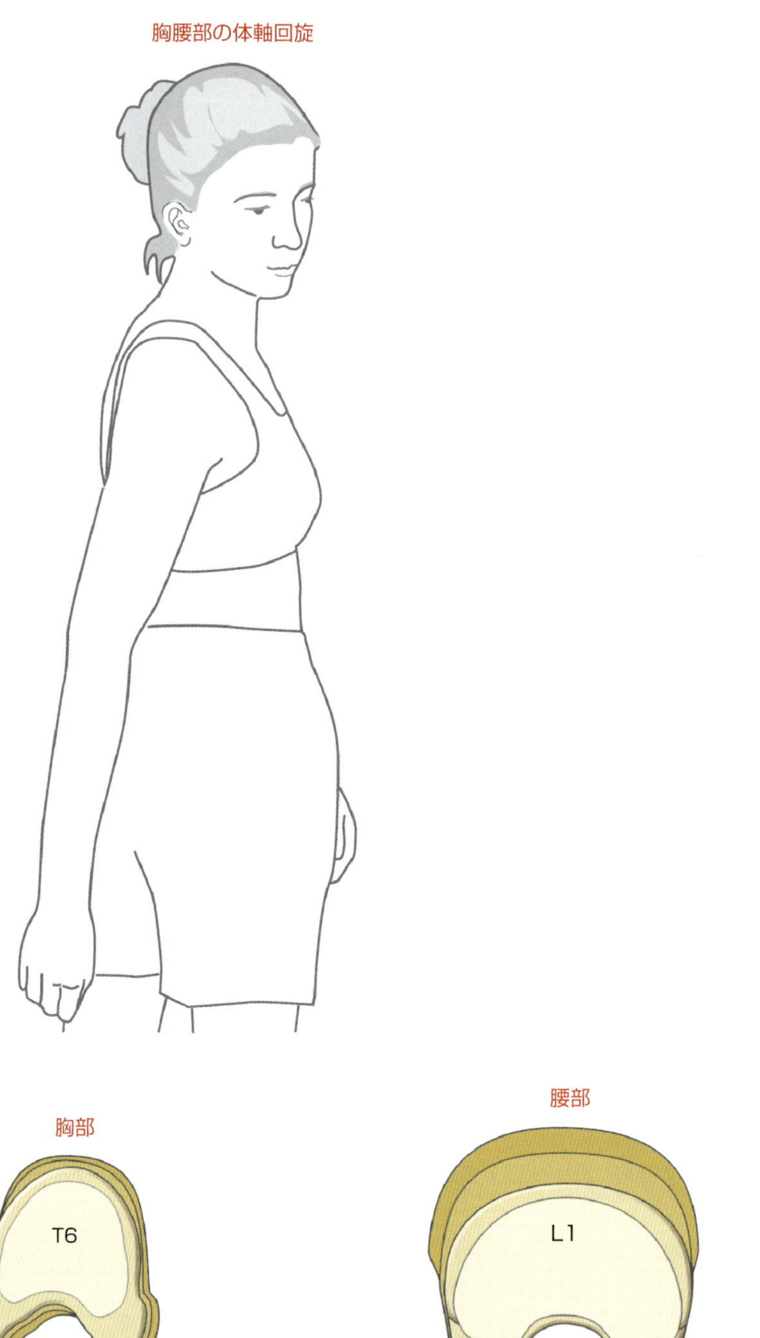

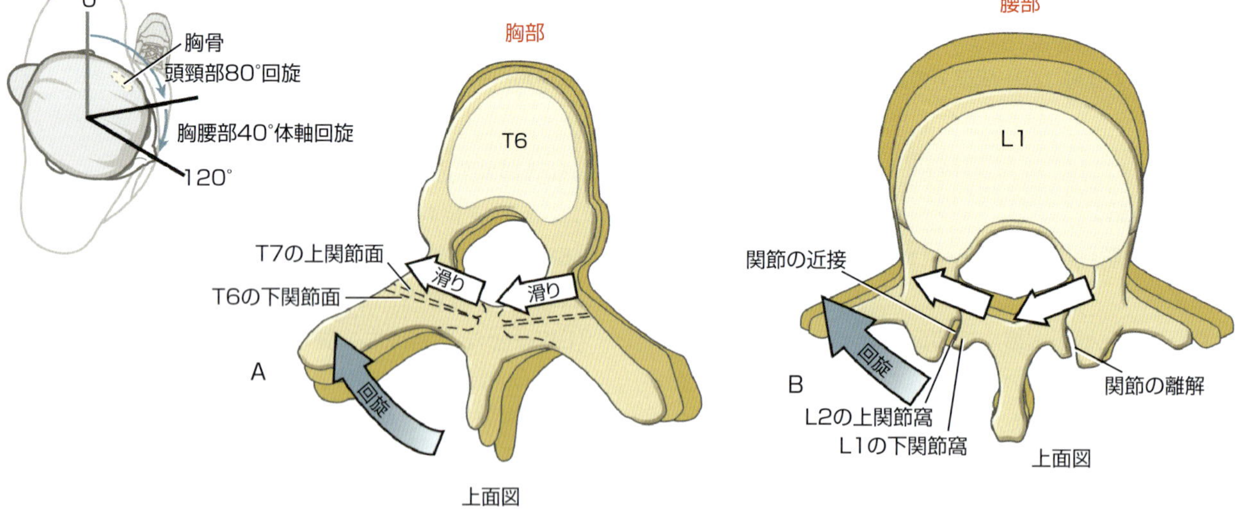

図 9.54　顔を右側へ 120° 回転させたときの胸腰部の軸回旋の運動を示している．胸腰部の軸回旋は約 40° の円弧を示している．これは胸部で 35°，腰部で 5° の回旋の合計である．(A) 胸部での運動，(B) 腰部での運動．

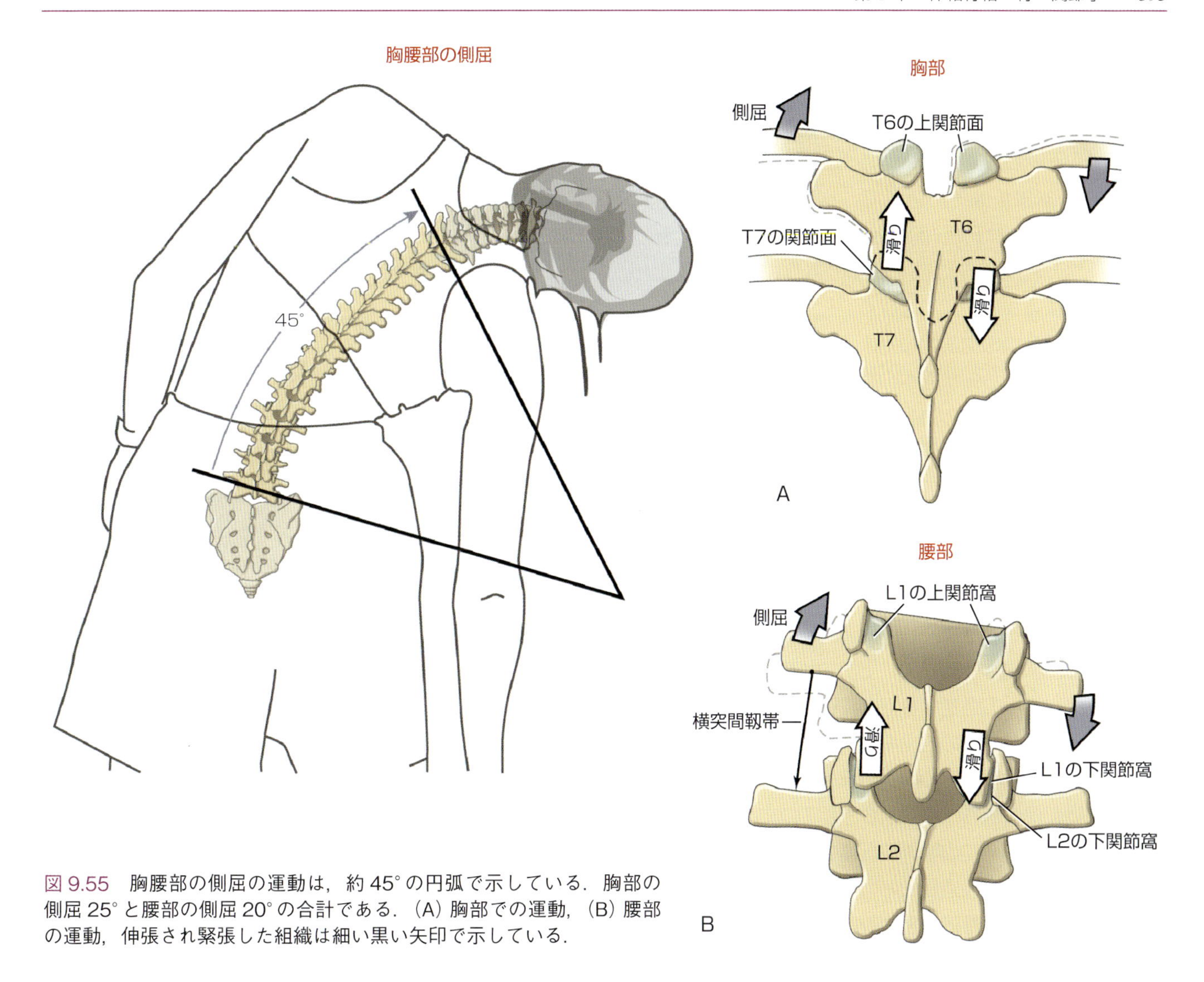

図 9.55　胸腰部の側屈の運動は，約 45° の円弧で示している．胸部の側屈 25° と腰部の側屈 20° の合計である．（A）胸部での運動，（B）腰部の運動，伸張され緊張した組織は細い黒い矢印で示している．

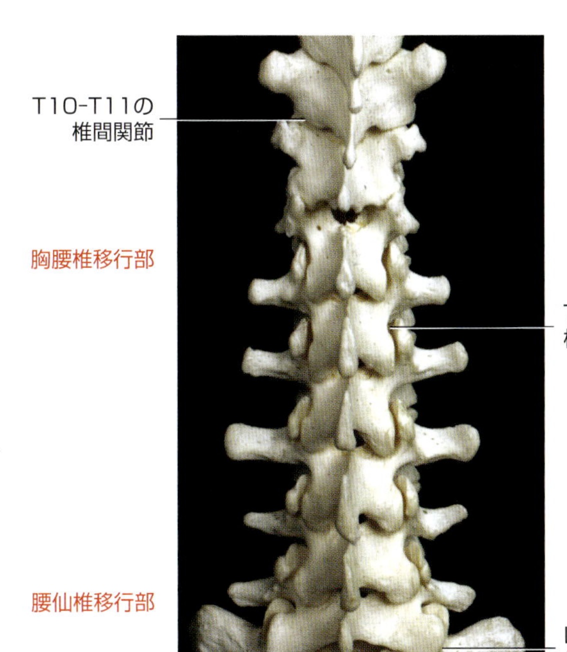

図 9.56　胸腰椎と腰仙椎移行部の後面．２つの接合部の椎間関節内の関節表面の向きの変化に注意されたい．骨の標本は L4-L5 と L5-S1 の両方の椎間関節で前額面に変形していることに注意されたい．このバリエーションは珍しいことではない．

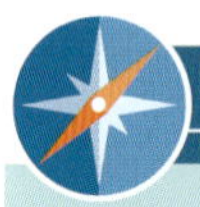

SPECIAL FOCUS 9.6

胸腰移行部に関するいくつかの臨床的意義

胸腰移行部またはその近くで，椎間関節の関節面は，ほぼ前額面からほぼ矢状面へと急速にその方向を変化させる[110,142]．図 9.56 に示す標本のように，この変化がどこから始まるかは一定ではなく，しばしば頭側に向かって1つまたは2つの関節から始まる．この椎間関節の向きにおける前額面から矢状面への急速で相対的な変化は，この領域において矢状面の過剰運動および機械的不安定性を生じさせる可能性がある[149]．このことは，脳性麻痺を患っている若い男性を例として，**図 9.57** に示している．彼の体幹筋のコントロール不良や筋力低下により，胸腰移行部の骨性支持の最も弱いエリアで姿勢が崩れ，図のように胸腰椎の過伸展を示す．この崩壊は，この部位での重篤な脊柱の過前彎を引き起こす．

2つ目の臨床的な例として，上記の椎間関節における前額面から矢状面への急速な移行は，胸腰移行部における比較的高い外傷性対麻痺の発生率を部分的に説明する．事故での体幹屈曲を伴う特定の高い衝撃は，胸椎は，胸郭によって比較的硬く保持され，腰部より上部のユニットは激しい屈曲力を受けない．この胸郭に伝達される大きな屈曲トルクは，移行部で過度の過屈曲応力を集中させる可能性がある．重度の場合は，骨の骨折や脱臼が起こり，脊髄や馬尾を損傷する可能性がある．不安定な胸腰接合部を固定するために用いられる外科用固定装置は，脊柱の他の領域に用いられる装具と比較して，とくにストレス障害の影響を受けやすい．

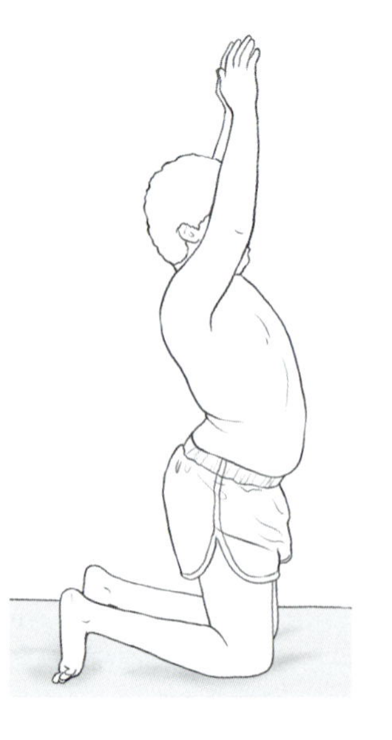

図 9.57　体幹の筋が弱く，随意性が乏しい脳性麻痺の若い男性のイラスト，胸腰移行部における過伸展に注目されたい．（提供：Lois Bly, PT, MA.）

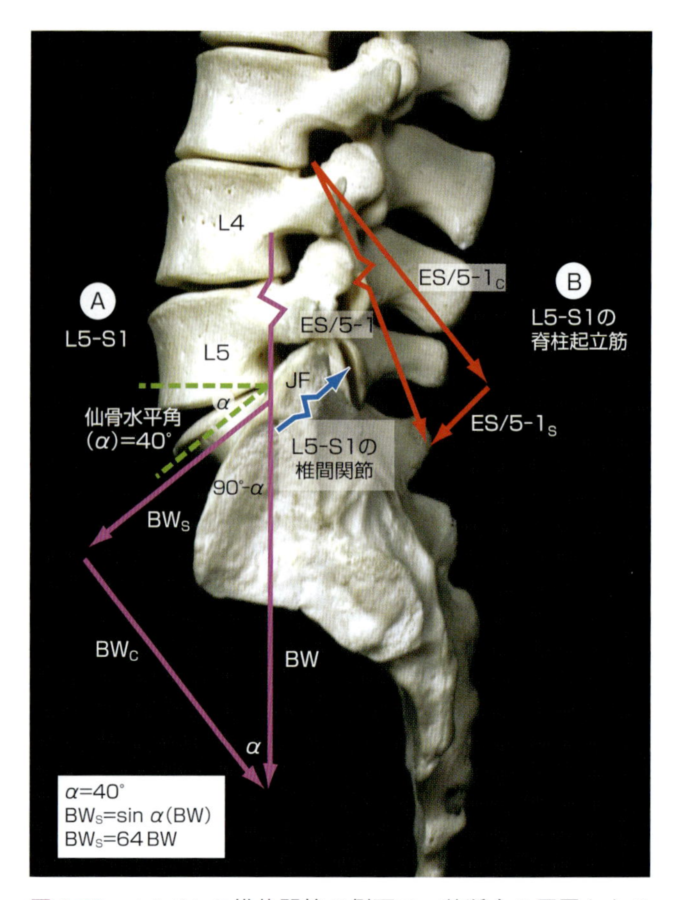

図 9.58　L5-S1 の椎体関節の側面で，剪断力の原因となる生体力学を示す．(A) L5-S1 における仙骨水平角（α）は，水平面と仙骨の上面とのあいだの角度である．BW（体重）は仙骨の上に位置する身体の重量である．BWc は仙骨の上面に垂直に向けられた体重である．BWs は仙骨の上面に平衡に向けられた体重の剪断力である．L5-S1 の椎間関節における関節間力は短く青い矢印で示している．(B) 脊柱起立筋の垂直力が L5-S1（ES/5-1）を横切る力のベクトルを示している．ES/5-1C は仙骨の上面に垂直に向けられた筋の力である．ES/5-1S は仙骨の上面に平行に向けられた筋の剪断力である．

に対して骨盤の短円弧の矢状面回転として定義される．傾斜の方向は，腸骨稜の回転方向によって示される）．

いくつかの構造が，L5-S1 接合部で生成された自然な前方剪断力に対する抗力となる．これらの構造とは，介在する椎間板，椎間関節の関節包，幅広く強力な前縦靱帯，ならびに腸腰靱帯である．**腸腰靱帯**（iliolumbar ligament）は，L4-L5 の横突起の下面と腰方形筋近傍の線維から始まる[249]．靱帯は，仙腸関節の腸骨のすぐ前および仙骨上部の側面から下方に向かって付着する（図 9.70 参照）．両側の腸腰靱帯は，L5 の丈夫な横突起とその下方にある腸骨と仙骨との強固なアンカーをなす[24, 84, 267]．

前述の結合組織に加えて，L5-S1 の椎間関節の幅広く丈夫な関節面は，L5-S1 接合部の骨の安定性をもたらす．関節面のほぼ前額面上での傾きは，この領域において，前

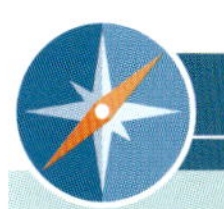

SPECIAL FOCUS 9.7

L5-S1 での脊椎前方すべり症

脊椎前方すべり症は，ある椎骨の前方への滑り，または変位を，他の椎骨に対する相対的な説明において用いる一般的な用語である．この状態は，**図 9.59** に示すように，しばしば L5-S1 の接合部で起こるが，腰椎の他の領域，とくに L4-L5 において生じうる[11]．脊椎すべり症という用語は，脊椎を意味するギリシャ語の“*spondylo*”，および滑るという意味の“*listhesis*”とからなる．この状態は，過剰なストレスまたは疾病のあとに生じたり，先天性であったりする．ほとんどの場合，下部腰椎領域における脊椎前方すべり症は，上関節突起と下関節突起とのあいだの腰椎椎骨の一部を横切る椎間関節の両側骨折（または欠損）である（図 9.27 参照）．L5-S1 における前方脊椎すべり症の発生メカニズムは，進行性であり，場合によっては，この部分の強力な過伸展を伴う反復的な身体活動によって引き起こされる．重度な前方脊椎すべり症は，L5-S1 の接合部を通過する神経の束である馬尾に損傷を与えることがある．

図 9.58A に示しているように，腰椎の前彎の増加は正常な仙椎水平角を増加させ，それによって，L5-S1 間の前方剪断力を増加させる．したがって，下部腰椎を強く完全に伸展させる練習または他の行為は，前方脊椎すべり症患者にとっては，とくに状態が不安定または進行性である場合には，禁忌である[242]．図 9.58B に示すように，L5-S1 間を横切る脊柱筋の力のベクトル（ES/5-1）は，仙骨の上部に平行な前方剪断力（ES/5-1S）を生成する．この剪断力の方向は，隣接する脊柱起立筋の線維の向きと 40°の仙椎水平角の関数である．理論的には，とくに筋の活性化が前彎症を増強する場合には，L5-S1 接合部での剪断力が筋の力よりも大きくなる．

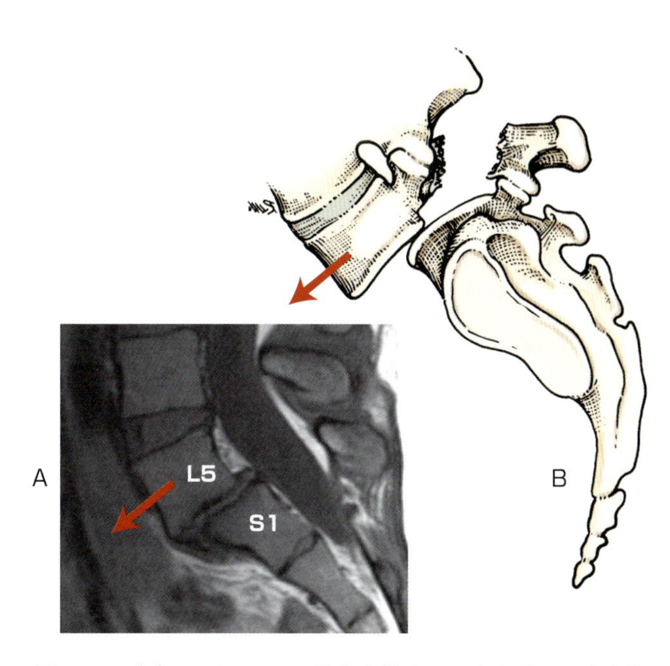

図 9.59　(A) S1 上の L5 の前方脊椎すべり症を示し，中心管が広がった T1 強調 MR 画像，(B) 関節での骨折後の S1 上の L5 の重度の前方脊椎すべり症を示す図．((A) は Krishnan A, Silbergleit R: Imaging in spinal stenosis, *Seminars in spine surgery*, 19: 3, September 2007. pp. 126-142 より；(B) は Canale ST, Beaty JH: *Campbell's operative orthopedics*, ed 11, St Louis, 2008, Mosby より改変)

方剪断力に抗するのに理想的である．この抵抗は，L5-S1 の椎間関節の関節内に圧迫力を作り出す（図 9.58A の青いベクトル，JF と表示）．適切な安定性がなければ，腰部の下端は仙骨に対して前に滑ることになる[87]．この異常で潜在的に重篤な状態は，**脊椎前方すべり症**（anterior spondylolisthesis）として知られている．

表 9.9　腰椎の３つの運動面でのおおむねの可動域

屈曲と伸展（矢状面，角度）	軸回旋（水平面，角度）	側屈（前額面，角度）
屈曲：45～55 伸展：15～25 合計：60～80	5～7	20

▶運動学 Kinematics

健常成人が立っているあいだ，腰椎は典型的には約 40～50°の脊椎前彎を呈するが，異なる測定システムおよび集団の調査に基づいて，より広範囲であることが報告されている[19, 24, 124, 196]．この解剖学的基本肢位から，腰椎は 3 度の自由度で動くことができる．腰椎の動きの範囲に関するデータは，研究や対象者間でかなり異なるが，代表的な値を表 9.9 に示す[42, 89, 123, 140, 163, 176, 177, 232, 233, 251]．以下の項では，腰椎における各運動面の運動学に焦点を当てる．

BOX 9.2　腰椎における矢状面の運動学に関係するサブトピックスの整理

腰椎の屈曲
腰椎の伸展
体幹の屈曲と伸展中の腰椎骨盤リズム
- 立位姿勢から体幹屈曲中の腰椎骨盤リズムの変動：運動学的解析
- 前方屈曲位から体幹を伸展する際の腰椎骨盤リズム：筋活動解析

腰椎の運動学における骨盤の傾斜の影響
- 骨盤前傾と腰椎の前彎増強との運動学的相関
- 骨盤後傾と腰椎の前彎減少との運動学的相関

矢状面の運動：屈曲と伸展

成人の腰椎では，平均して 45～55°の屈曲と 15～25°の伸展が一般的に可能である．たった5つの椎間結合による矢状面の運動にもかかわらず，合計 60～80°という範囲は相当なものである．この矢状面での運動が主となるのは，おもに腰椎の椎間関節の関節面が矢状面を向いている結果である．

いろいろな重要かつ一般的な日常生活活動では，おなかの部分で「折れる」ような体幹の屈曲および伸展が含まれる[22, 42]．たとえば，床から物を拾ったり，靴下を着用したり，パンツを履いたり，急な階段を昇ったり，自動車から降りたりするために身体を前方に曲げることを考えてみよう．また，幼児が腹ばいから座位へ移行するときについても考えてみよう．これらのすべての活動は，体幹と腰椎とのあいだ，および骨盤と大腿骨（股関節）とのあいだでの運動学的相互作用を含んでいる．本章の後半で説明するように，この運動学的相互作用は，頭側に向かって頭頸部まで認められる．

本章の次の項では，腰椎の矢状面の運動学の幅広いトピックのなかでいくつかのサブトピックに焦点を当てる．Box 9.2 には，これらのサブトピックを順番に列挙する．

腰椎の屈曲

図 9.52B は，体幹と股関節の屈曲時の腰椎屈曲の動きについて示している．大腿骨上での骨盤（股関節）の屈曲は，ハムストリングのような伸張された筋の他動的張力を増加させる．仙腸関節によって脊柱の下端は固定されているため，中～上位腰部へ続く屈曲は，腰部の自然な前彎とは逆になる．

たとえば，L3 と L4 のあいだでの屈曲時には，L3 の下関節面は，L4 の上関節面に対して約 5mm 上前方に移動する[225]．腰部全体にわたるこれらの運動をまとめて考えると，椎骨間を圧迫する力は，後方構成体の椎間関節（通常，立位時の脊柱全体への負荷の約 20%を支える）から前方構成体である椎間板および椎体へと移動する．椎間板の圧縮された前側面および伸張された後縦靱帯は，体幹が徐々に屈曲するにつれて全体の負荷をより多く支えるようになる．極度の屈曲時には，完全に伸張された椎間関節の関節包は，上位椎骨の前方への移動をさらに抑制する．椎間関節の関節包は強く，破綻点の直前では最大 1,000 N の緊張を支えることができる[52]．

極度な屈曲肢位は椎間関節の接触面積を著しく減少させる．一見矛盾しているようにみえるが，腰椎が完全に屈曲すると椎間関節の負荷合計が減少するのに，負荷を分散する表面積が減少することによって，**接触圧**（単位面積あたりの力）が実際には増加するということがありうる．しかしながら，接触圧の増加が実際に過大かどうかは，屈曲した関節に作用する力の総量によって決まる．屈曲位で強く体幹筋の活動が起こると，接触圧は非常に高くなる可能性がある．過度に高い圧が，とくに長期間にわたって持続する場合，または関節面の形態に異常がみられる場合には，屈曲した椎間関節を損傷することがある．

腰椎の屈曲の程度は，椎間孔および脊柱管の大きさに影響を及ぼし，髄核を変形させうる．解剖学的肢位と比較して，屈曲位は椎間孔の直径を 19%増加させる[105]．したがって，腰椎の屈曲は，狭小化した椎間孔によって絞扼された腰髄神経根の圧を一時的に低下させる方法として，腰椎の屈曲を治療的に用いることがある[202]．しかしながら，特定の状況において，このような治療上の利点は，同時に欠点を有する．たとえば，腰部の過剰なまたは長期の屈曲は，椎間板の前方の圧縮力を増加させ，最終的にゲル状の髄核を後方へ変位させる[6, 76, 79, 206, 234]．健康な脊柱では，髄核の後方変位は小さく，通常は重大な問題とならない．椎間板の構成体の著しい後方への移動は伸張した線維輪後側の張力の増加によって自然に対抗することができる．しかしながら，後方の線維輪が脆弱であったり，裂けていたり，膨張している椎間板では，髄核の後方への移動（または滲出）がみられることがある．場合によっては，髄核が脊髄または神経根に侵害する可能性もある（図 9.60）．この潜在的な疼痛を伴う障害は，ヘルニアまたは**椎間板ヘルニア**，またはより正式に**髄核ヘルニア**（herniated nucleus pulposus）とよばれることが多い．椎間板ヘルニアを有する人は，下肢の激しい疼痛または異常感覚，筋力低下および反射の低下を経験することがあり，それらは，絞扼された神経根の特定の運動および感覚分布と一致する．

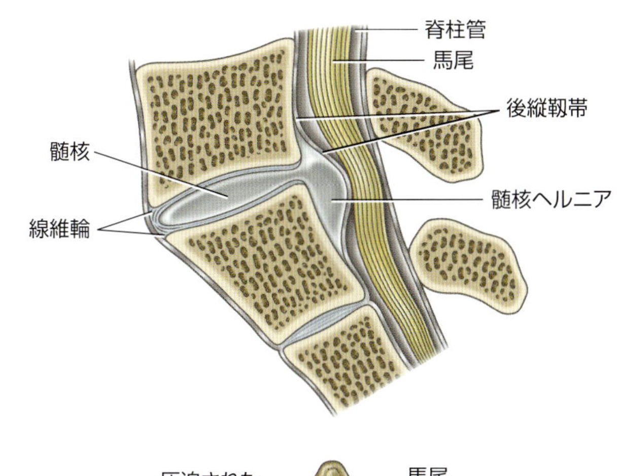

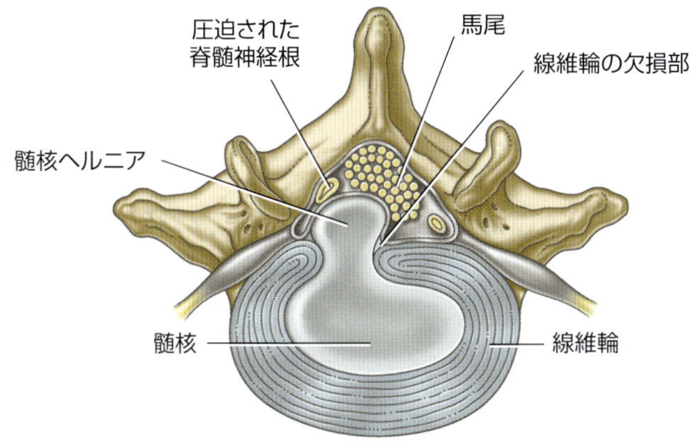

図 9.60 腰部で髄核が完全に突出した状態を２つの面から示した図.（Standring S: *Gray's anatomy*, ed 41, New York, 2015, Churchill Livingstone より）

腰椎の伸展

腰部の伸展は，基本的には屈曲の逆の運動であり，脊柱の生理的前彎を増加させる（図 9.53 参照）．腰部の伸展が完全な股関節の伸展と組み合わさると，屈筋および股関節の関節包靱帯の伸張によって受動的張力が上昇し，骨盤に対して前傾の力を発生させることによって腰部脊柱の前彎がさらに増強する．たとえば，L3 と L4 のあいだの伸展は，L3 の下関節面が L4 の上関節面に対して下方および後方へ滑るときに生じる．

屈曲位から解剖学的肢位またはわずかに伸展した場合は，体重による大きな力は椎間関節にかかり，また椎間関節の接触面積は増加する[204, 212]．この状況は，関節内の接触圧を減少させるであろう．しかしながら，この保護的シナリオは，腰椎伸展の生理学的限界域においては適用されない．完全な腰椎伸展では（上部椎骨の）下関節面の先端は，下位椎骨の上関節面の関節面を越えるほど下方に移動する．したがって，椎間関節の下関節面の比較的鋭い先端が隣接する椎弓板に接触するので，腰椎過伸展において接触圧は非常に高くなりうる．このため，慢性的な腰椎の過剰な前彎姿勢は，椎間関節および隣接領域に大きな損傷をもたらす可能性がある．さらに，腰椎の過伸展は棘間靱帯を圧縮し，おそらく腰痛の原因となる可能性もある[99]．

屈曲と同様に，腰椎の伸展は椎間孔および脊柱管の大きさ，および髄核の変形の可能性に影響をもたらす[6, 79]．解剖学的肢位と比較して，完全な腰椎伸展は椎間孔の直径を11％減少させる[105]．このような理由から狭窄した椎間孔（または脊柱管狭窄症）に起因する神経根の疼痛を伴う人では，とくに，下肢の筋力低下または感覚傷害を引き起こす場合には，伸展の最終域までの動作を抑えるように指導することがふさわしいであろう．しかし完全伸展は髄核を前方に変位させる傾向があり[75, 234]，それによって潜在的に髄核の典型的な後方移動を制限する可能性がある[6, 17]．持続的な腰椎の完全伸展は，椎間板内の圧力をわずかに下げることが示されており[157, 205]，場合によっては，移動した髄核と神経組織とのあいだの接触圧を低下させることも示されている．後者の現象は，しばしば症状の「中枢化」（centralization）といわれ，疼痛や変化した（以前は神経根の衝突のために下肢で知覚されていた）感覚が背部に向かって移動することを意味する[258]．したがって中枢化は，移動された髄核と神経根とのあいだの接触圧の低下を示唆する．持続的な完全伸展後に接触圧が低下する理由は，髄核が神経組織から前方に離れるように押し出されているかからか，それとも神経組織が髄核より後方に引き離されているからか，またはその両方が起因するか，明確ではない．腰部領域（同様に股関節）の完全な伸展は，局所および隣接する神経組織にかかる負荷を部分的に除去し，また弛緩させ，それによって神経原性疼痛を軽減させることも考えられる．後方へ変位した髄核ヘルニアによる放散痛および神経根障害を軽減する方法として腰椎伸展運動および姿勢を強調する方法は，Robin McKenzie によって普及され，その運動療法は「マッケンジー体操」としてよく知られている．持続的な自動的および他動的伸展を強調する治療的アプローチは，既知の後方または後外側への椎間板ヘルニアを有する人における症状の緩和や機能の改善に対して，程度の差があるものの，いくらかの効果を示している[31, 40, 85]．しかし，この１つのアプローチは，椎間板ヘルニアを有するすべての人にとって有益というわけではないであろう[138]．たとえば，脊柱管の S^1 神経根を圧迫している L5-S1 レベルでの急性で完全に遊離脱出されたヘルニアがみられる椎間板を有する人を考える．腰椎が完全に伸展すると脊柱管のサイズがわずかに減少するため，この運動は，炎症性および膨潤した S^1 神経根をさらに圧縮することになり，それによって下肢への放散痛がより増大する可能性がある．

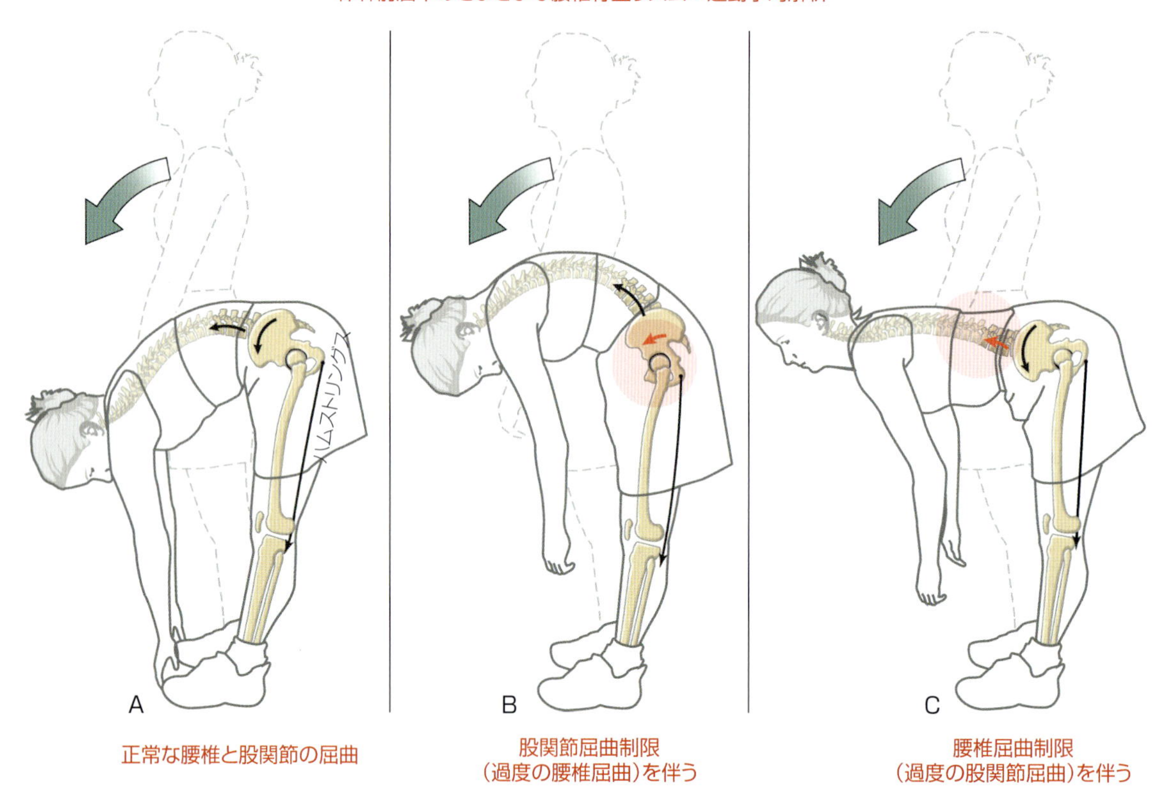

図 9.61 3つの異なる腰椎骨盤リズムが膝をまっすぐにして床へ体幹を前方に曲げていくときに用いられている．(A) 立位からの体幹屈曲で使われる自然な運動学戦略，腰椎の屈曲 45°と股関節の屈曲 60°がほぼ同時に起きている．(B) 股関節の屈曲に制限を伴う（たとえば，ハムストリングスの緊張により）ため，より大きな屈曲が腰椎と下部胸椎に要求される．(C) 腰椎の可動性の制限を伴うため，より大きな屈曲が股関節に求められる．BとCでは，赤い丸と赤い矢印で制限されている動きを示している．

体幹の屈曲および伸展中の腰椎骨盤リズム

腰椎は，股関節とともに，人体全体の屈伸の中心点となる．そこで，立位から体幹を完全に屈曲させたり，伸展させたりする運動を考えてみる．このような矢状面の運動中の腰椎と股関節との運動学的関係は**腰椎骨盤リズム**（lumbopelvic rhythm）とよばれる（この概念は第5章で紹介した肩甲上腕リズムと類似している）．腰椎骨盤リズムおよび伸筋の相対活動パターンに注意を払うことで，領域内の異常な筋および関節の相互作用および関連する領域内の運動障害を検出するための手がかりを得ることができる[93, 120, 153, 240]．これらの手がかりは，裏にある運動異常に対する効果的な治療についての貴重な考察をもたらすかもしれない．

立位からの体幹屈曲時の腰椎骨盤リズムの変化：運動学的解析

膝をほぼ伸展位に保ったまま，地面に向かって体幹を前方に曲げていくというよくみる動作を考えてみよう．人によってさまざまであるが，健康な成人では，この運動において約 60°の股関節（大腿骨に対する骨盤）の屈曲とほぼ同時に約 45°の腰椎屈曲が生じる（図 9.61A）[71, 120]（これらの値は，典型的に許容される股関節屈曲全体の約 50％に相当するが，腰椎の屈曲全体の約 90％に相当することは注目に値するであろう）．ほとんどの人では，この折り曲げ動作の最初の 25％において腰部の屈曲がわずかに多いが，最後の 25％のあいだに股関節の屈曲がわずかに多く生じる[120]．他の運動学的方略の可能性も十分高いが，これらの典型的な運動学的パターンから大きく外れた場合には，この動作に影響を及ぼす病変や障害が腰椎にあるのか，あるいは股関節にあるのかを区別するのに役立つであろう[120, 199]．

図 9.61B，C は，股関節（B）または腰部（C）における可動性の著しい制限がみられる場合の異常な腰椎骨盤リズムを示す．BおよびCの両方において，体幹屈曲の総量が減少する．より大きな屈曲が必要な場合，股関節または腰椎は，他方の限られた可動性を相互に補うことができる．このような状況は，動きを補った領域に対する応力を増大させる可能性がある．図 9.61B に示しているように，たとえば，制限されたハムストリングスの伸展性または股関節

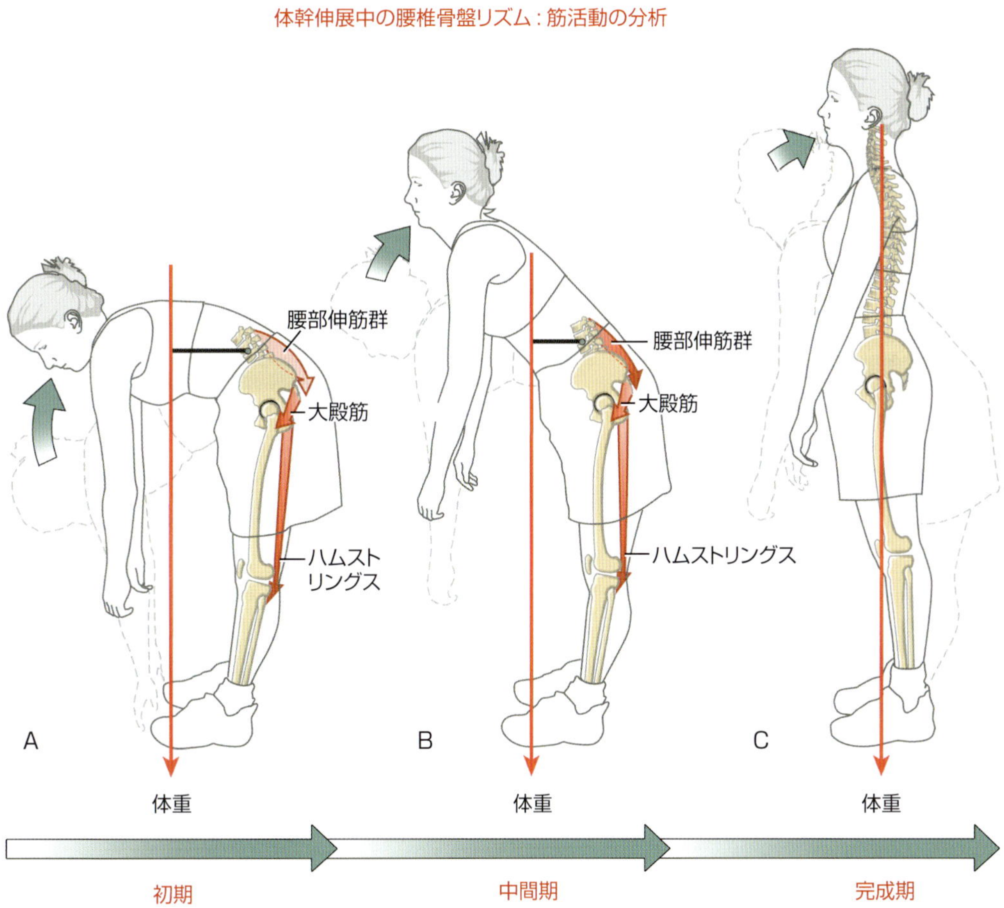

体幹伸展中の腰椎骨盤リズム：筋活動の分析

腰部伸筋群
大殿筋
ハムストリングス
体重
初期
中間期
完成期

図 9.62　健常者において，前方屈曲位から体幹を伸展するときの典型的な腰椎骨盤リズムを示している．運動は，３つの連続した相（A～C）に都合よく分割される．各相において，体幹を伸張するための回転軸は，L3 の椎体を通過して任意に決められる．(A) 初期相では，大殿筋やハムストリングスのような股関節伸筋群の比較的強い活動によって股関節（大腿骨に対する骨盤）の伸展によって体幹伸展がより大きく起きる．(B) 中間層では，股関節と腰椎の伸筋の共有活動によって体幹の伸展が起きる．(C) イベントの最終相では，体重の力線が腰の後方にくることで，筋活動は典型的には停止する．体重によってもたらされる外部モーメントアームは黒い実線で示している．赤色の強度が大きいほど，筋の活動の強度が相対的に高いことを示している．

炎によって股関節の屈曲が制限されつつも体幹を床に向かって曲げることは，腰椎および下位胸椎においてより大きな屈曲を必要とする．最終的に，過度の屈曲は，領域内の後部結合組織（胸腰部筋膜を含む）を過度に伸ばし，その後，脆弱化し，これらの組織の屈曲を制限する能力を低下させる．腰椎屈曲の慢性的な姿勢は，椎間板に不均衡に大きな圧縮応力をかけるため，理論的には変性の可能性を増加させる．

図 9.61C は，腰椎の屈曲が制限されている場合を示す．床に向かって手を伸ばす際には，股関節の屈曲をかなり大きくしなければならず，それによって股関節伸筋への要求は増す．その結果として，股関節はより大きな圧縮負荷を受ける．健康な股関節を有する人では，この比較的低いレベルの圧縮力の増加は通常許容される．しかし，変形性膝関節症などの股関節に既往歴がある人では増加した圧迫力は疼痛を伴い，退行プロセスを加速させる可能性がある．

前屈位からの体幹伸展中の腰椎骨盤リズム：筋活動の解析

前屈位から体幹を伸展する際に使用される典型的な腰椎骨盤リズムは，健常者の連続した動作として図 9.62A～C に描いている．腰椎伸展と股関節伸展は運動中に同時に起こるが，通常，初期段階では股関節伸展とそれに伴う股関節伸筋の活動が優位になる（図 9.62A 参照）[120]．腰椎伸筋群の有意な活動は，典型的には運動中期まで遅れる（図 9.62B 参照）[120, 161]．腰椎の外的屈曲トルクが最大となるとき，腰椎伸展の短時間の遅れは，強力な股関節伸筋群（ハムストリングや大殿筋など）への伸展トルクの要求をより大きくする（図 9.62A に黒い線で示している外的モーメントアームを参照）．これは，自然に腰椎の筋と深層にある関節を大きな力から保護するために，有益な方略となるであろう．この文脈では，腰椎伸展筋に対する需要は，体

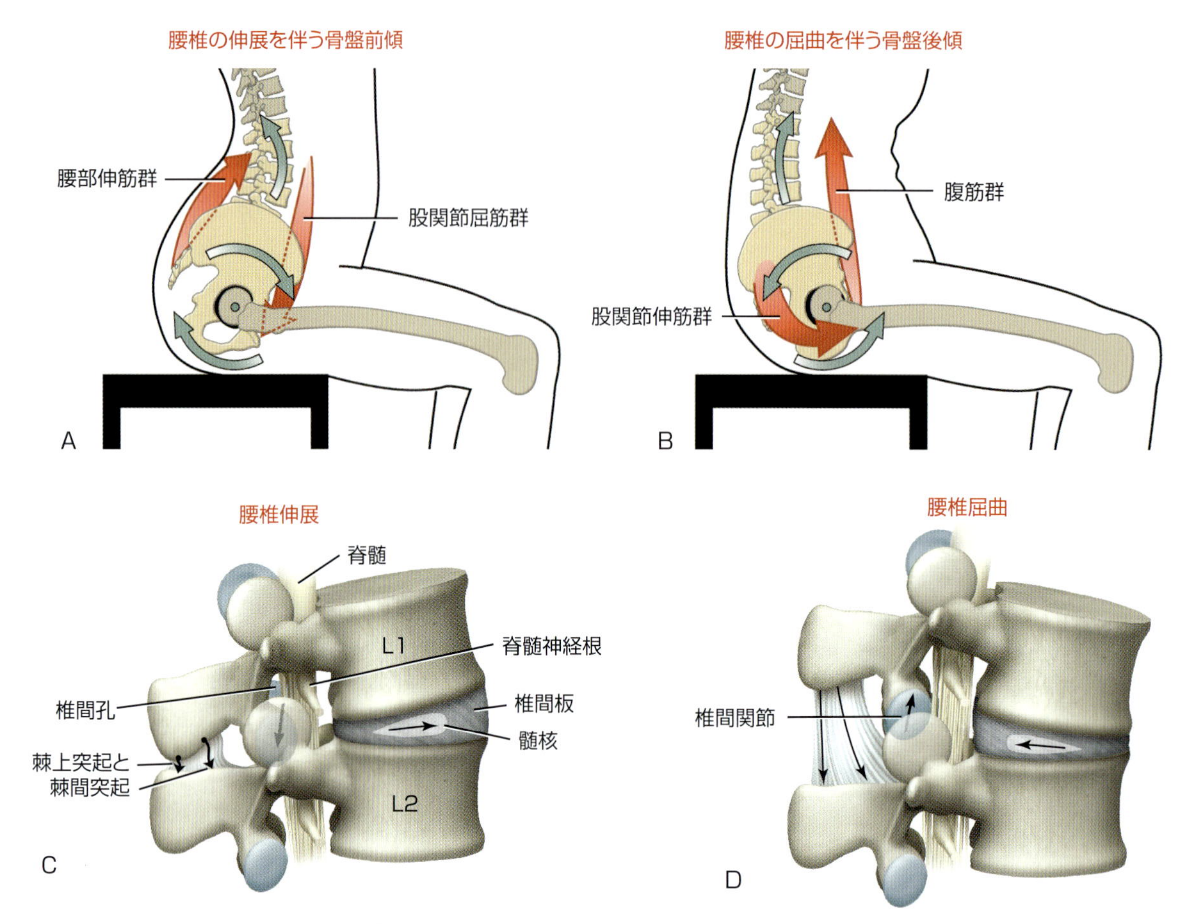

図 9.63　骨盤の前傾と後傾，および腰椎の運動に及ぼす影響．（A, C）前傾は腰椎が伸展し，前彎を増強する．この作用は，髄核を前方に移動させる傾向があり，椎間孔の直径を減少させる．（B, D）後傾は，腰痛が屈曲し，前彎が減少する．この作用は，髄核を後方へ移動させる傾向があり，椎間孔の直径を増大させる．筋活動は赤色で示している．

幹が十分に持ち上げられ，体重に対して外的モーメントアームが最小化されたあとにのみ増加することになる（図9.62B 参照）．腰痛のある人または腰椎の退行性変性が進んだ人は，体幹が垂直に近づくまでに意図的に腰椎伸筋の強力な活動をさらに遅らせる可能性がある．いったん完全に起立すると，体重に起因する力のベクトルが股関節を通るかまたは股関節の後方に落ちるかぎり，股関節および腰椎の筋は通常，比較的働かずにすむ（図 9.62C 参照）．

骨盤の傾きが腰椎の運動に及ぼす影響

腰椎の屈曲および伸展は，典型的には異なる 2 つの運動方略のいずれかによって行われる．第 1 の方略は，持ち上げ時やリーチ動作時などに，大腿部に対して上部体幹と上肢を最大限に動かすために使用されることが多い．この方略は，図 9.61A, 9.62 に示すとおり，大腿骨に対する骨盤の大きな弧運動が腰椎の最大屈曲と伸展に組み合わされる．第 2 のより繊細な運動方略は，体幹がほぼ静止したままで骨盤の前傾または後傾（または回転）を比較的短い弧で行うことである．図 9.63A〜D に示すように，骨盤の前傾は腰椎の前彎を強調し，後傾は腰椎の前彎を減少させる．これらの姿勢が極度に達すると，腰椎および椎間孔の直径を大きく変え，髄核を椎間板の圧迫側から離れる方向に変形させたり押したりする圧力勾配を生じさせる可能性がある．

骨盤傾斜のための回転軸は，両方の股関節を通る内外側軸である．この機械的な関係性は，大腿骨に対する骨盤の動きと腰椎の動きを強く結びつける．この関係については次の項ならびに第 12 章で詳しく説明する．

骨盤の前傾と腰椎前彎増強との運動学的相関

随意的な骨盤前傾は，股関節屈筋群と腰椎伸筋群の収縮によってもたらされる（図 9.63A 参照）．これらの筋の姿勢制御の強化と筋力増強は，理論的に腰椎の前彎姿勢を促す[202]．長期間にわたり，新たに学習した骨盤姿勢を無意識にとり続けることができるかどうかは不明である．それにもかかわらず，腰椎における自然な前彎姿勢を維持することは，髄核の後方ヘルニアを有する人に対するマッケンジーによる運動の基本的な原則である[144]．

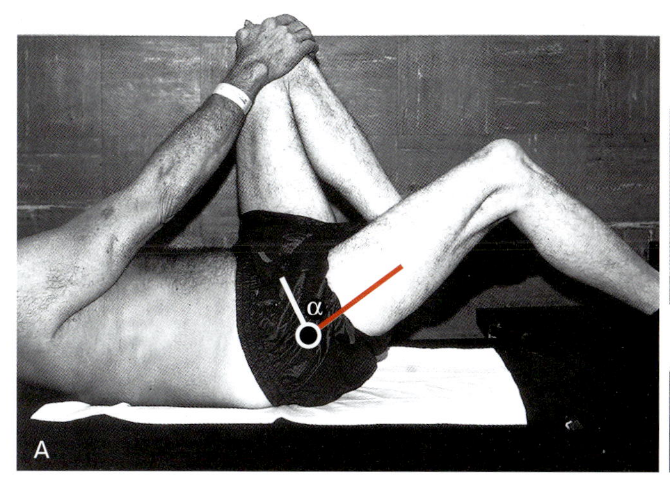

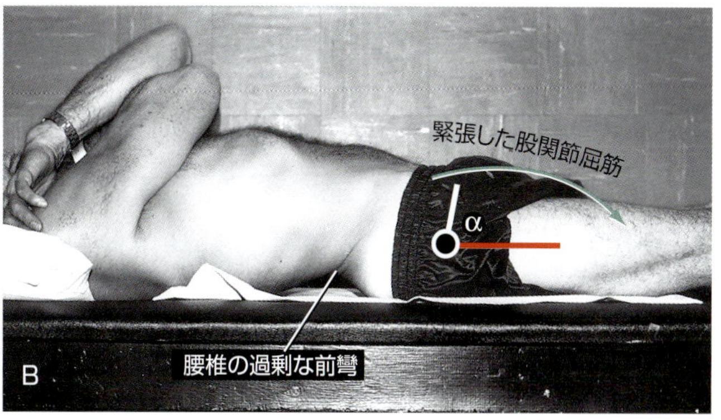

図 9.64　右変形性股関節症を呈する人の股関節屈筋群の緊張，過度の骨盤前傾，腰椎の前彎の増強との関係．股関節の内外側の回転軸は，白い円で示されている．(A) 右股関節屈曲拘縮は，大腿骨（赤い線）と骨盤の腸骨稜を示す白い線とのあいだに形成される角度（α）によって示される．左の正常な股関節は骨盤を可能なかぎり後方に傾斜させた状態で保持される．(B) 両脚をマット上に寝かせた状態で，緊張して短くなった右股関節の屈筋群が骨盤を前傾させ，腰椎の前彎を強調させる．増加した脊柱前彎は，腰部に隙間ができることで明確である．股関節屈曲拘縮は，依然として存在するが骨盤が前傾することによって隠される．（写真提供：the archives of the late Mary Pat Murray, PT, PhD, FAPTA, Marquette University）

腰部は，生理的に好ましくない増強された前彎を示すことがある．これは筋力低下によって引き起こされる可能性があり，たとえば重度の筋ジストロフィー症を有する小児の股関節伸筋群と腹筋群の弱化によるものである．増強された腰椎前彎の病態メカニズムは，しばしば，股関節屈筋群の受動的緊張を伴う股関節屈曲拘縮がみられる（図 9.64）．本章の前半で説明したように，過度の脊柱前彎の可能性がある負の影響としては，腰椎の椎間関節内の圧迫の増加または腰椎の後方構成体の接触圧の増加がみられる[212]．さらに，過度な腰椎前彎症は，下部腰椎および腰仙接合部を横断して増大する剪断応力と関連しており，一部の人では脊椎前方すべり症が好発する．

骨盤の後方傾斜と腰椎前彎減少との運動学的相関

骨盤の自動後傾運動は，股関節伸展と腹筋群の収縮によって行われる（図 9.63B 参照）．これらの筋に対して患者の意識的制御を強化したり拡大したりすることは，理論的には，腰椎前彎の軽減に有利である．このコンセプトは，過去に普及した「Williams の屈曲体操」の象徴であり，腹筋および股関節伸筋を強化するとともに，股関節屈筋および脊柱起立筋を伸張することを強調した運動療法である[264]．原則として，これらの運動は，過度の腰椎前彎によって引き起こされる腰痛のある人にとって最も適切と考えられる．

水平面の運動：軸回旋

腰椎全体で水平面での回旋は両側へ約 5～ 7°のみ生じる[175, 232]．臨床的測定値は，股関節（大腿骨上での骨盤の回転）および胸椎下部の外的な動きのために，この量を超えて動くことが多い．図 9.54B の胸腰部の回旋に関連して，5～7°の回旋が示されている．たとえば，L1 と L2 とのあいだで右まわりの軸回旋は，L1 の左下関節面が L2 の左上関節面に対して近づき圧縮するときに生じる．同時に，L1 の右下関節面は，L2 の右上関節面からわずかに離開（離れたり隙間ができたり）する．

腰部で通常起こりうる軸回旋の制限量は，興味深いものである．L3 と L4 の椎間結合では，片側への軸回旋として 1°を少し超える程度の動きが確認されている[222]．腰椎の椎間関節が比較的矢状面に傾いた面を有しており，軸方向の回旋を物理的に制限している．図 9.54B に示すように，回旋側と反対側の椎間関節は圧縮（または接近）され，それによってさらなる動きを制限する．実際，回旋の多くは，対側の椎間関節内の関節軟骨の圧縮を伴う（体軸骨格の任意の部分の回旋方向は，棘突起ではなく，その部位の前方部分の動きに基づいていることを思い出そう）．軸回旋は，線維輪が伸張されることによって生じる張力によっても制限される[125]．理論的には，任意の腰椎椎間結合で 3°の軸回旋が，椎間関節の関節面を損傷し，線維輪のコラーゲン線維を断裂させることであろう[24]．ほとんどの正常な生理学的運動は，この潜在的な有害限界の範囲内で安全な範囲にとどまる．

腰部における軸回旋に対する自然な骨の抵抗力は，脊椎

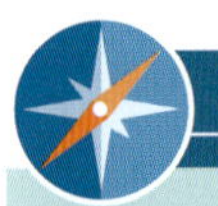

SPECIAL FOCUS 9.8

髄核ヘルニアの詳細

ヘルニアまたは脱出した椎間板の正式な名称は，**髄核ヘルニア**である．ヘルニア形成は，典型的には，非常に感受性の高い神経組織（すなわち，脊髄，尾骨，腹側または背側の神経根，または脊髄神経根を出るときなど）への髄核の後外側や後方への移動を含む．生体に対する研究では，ヘルニア化した物質の核だけでなく，椎体終板の断片もまた強く示唆している[190]．したがって，**髄核ヘルニア**（または椎間板）という用語は，完全に正しいとは限らない．しかし，この用語は，文献に非常によく用いられているので，本章全体で使用している．

すべてのヘルニア化した椎間板が，図 9.60 に示されているほど顕著なものではない．比較的軽度の場合には，変位した髄核は後方へ移動するが，線維輪の形態は良好なままである．しかしながら，中等度の症例になると，髄核が線維輪後方に依然として残ってはいるが，椎体の後方の輪郭を越えて**膨らみ突出する**ところまで進行することがある．より重症の場合には，この髄核は，環状壁（または後縦靱帯）を介して完全に逸脱し，硬膜外腔にまで押し出される（図 9.60 に示している）．場合によっては，押し出された物質が硬膜外腔に詰まることがあり，椎間板ヘルニアの隔離といわれる．突き出され，または，隔離されたヘルニアは，突き出たまたは膨らんだ椎間板よりも良好な予後をとることがある．いったん，脊柱管に移動すると，ヘルニア化した髄核は，変位した物質の再吸収を助けるマクロファージを引きつける[112]．少量の再吸収であっても，神経組織に加わる機械的な圧力を著しく低下させることができる．このメカニズムによって，ヘルニア化した椎間板に付随する疼痛が，外科的介入なしに時間の経過とともに解決することがある理由の一部を説明することができる．

椎間板関連の疼痛は，椎間板自体の退化または椎間板ヘルニアの結果から生じることがある．退化した椎間板に関連する疼痛は，線維輪後部，後縦靱帯または椎体終板の神経支配された周辺部分への損傷に由来する．しかし，おそらくより深刻なのは，椎間板が脊柱管内の神経組織を圧迫することによって引き起こされる疼痛および神経根症状である（図 9.60 参照）．どちらのシナリオにおいても，局所組織が腫脹して炎症を起こしたときに疼痛が増悪する[135]．圧迫されている場合，脊柱管または椎間孔内で炎症を起こしている神経は，典型的には，疼痛および下肢の皮膚分節に関連し変化した感覚を生じる．椎間板ヘルニアが最終的に坐骨神経（L4-S3）を形成する神経根に影響を及ぼす可能性が高いため，この症状はしばしば「坐骨神経痛」とよばれる．疼痛は，髄核ヘルニアの大きな要素かもしれないが，それは，病理学的な普遍的帰結ではない[27]．

腰椎領域における後方への椎間板ヘルニアは，通常，2 つのしばしば相互に関連し合うメカニズムを有している．第 1 には，比較的健康な腰椎に対して，大きな急激な圧迫力や剪断力がもたらされる．この受傷のメカニズムは，非常に激しい咳や嘔吐[178]，重量物の持ち上げや運搬などの単一の外傷事象に関連している可能性がある[196]．第2には，より一般的なメカニズムとして，椎間板の退行変性を伴うことが最も多く，数年にわたり腰椎に対する一連のより小さな強さの力を伴う[73, 254]．退行性椎間板は，髄核の移動のための抵抗が最も少ない経路として役立つ放射状の裂け目（またはフィラメント）を有することがある．

腰椎の反復的または慢性的な屈曲は，後部または後外側の椎間板ヘルニアの発生を非常に高くする可能性がある．屈曲は，線維輪の後側を伸ばし，後退させるが，髄核のゲルは，しばしば高い静水圧下で後方に押しやられる．これらの圧力は，体幹筋の活動を必要とする激しい持ち上げまたは屈曲活動中に増加する[157, 205]．十分に高い静水圧で，髄核のゲルは，後方線維輪に「既存の割れ目」を作り出すか，発見することができる．

腰椎の側屈がねじれ運動（すなわち側屈と組み合わされた軸回旋）と組み合わされると，後部または後外側部への椎間板ヘルニア発生の可能性が増大する[62, 190]．脊柱を回旋させると，線維輪の後部線維の半分だけが緊張し，近接している髄核のゲルに対する抵抗が低下する．コンピュータモデリングと献体研究によって，軸方向の回旋と側屈が組み合わさり，椎間板の後・側方の四分円内にある線維輪の大きな円周方向への張力に集中していることを示している[205, 234]．時間が経つにつれて，この部分での破断や亀裂が発生しやすくなり，影響を受けた髄核への抵抗性がほぼなくなる．

重度の退行変性（脱水）を呈する椎間板は，古典的な髄核ヘルニアになることはめったにないといわれている[30]．明らかに，脱水した髄核は乾燥しており，線維輪を通って伝わる静水圧は十分ではない．例外もありうるが，古典的髄核ヘルニアは，髄核が依然として比較的多量の水分を保持することができる時期である４０歳未満の患者でより頻繁に発生する傾向がある．さらに，脱失した椎間板を経験する機会は，髄核が1日のなかで最も含水量が多くなる朝方に大きくなる傾向がある[12, 137]．

髄腔内に神経核が穿孔した機械的または構造的要因

1. 線維輪の直径方向の亀裂，または裂傷を伴う椎間板の変性は，髄核の流れる経路を作る
2. 高い椎間板内圧を呈することができる十分に水分を含んだ髄核
3. 線維輪後方が変位する髄核からの圧に耐えられない状態
4. 回旋した（ねじれた）脊柱に対して，持続的または反復的に負荷が加えられたとき

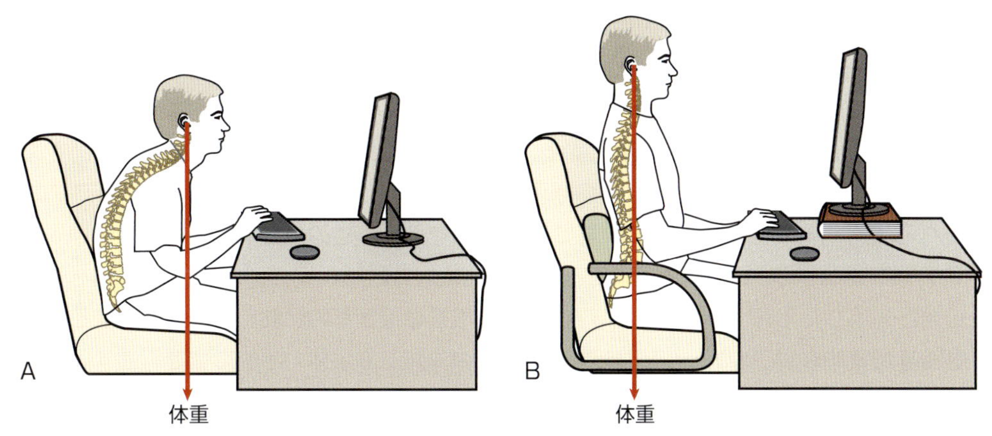

図9.65　座位姿勢と腰部と頭頸部のアライメントに及ぼす影響．(A) 身体を垂らし，腰椎を屈曲させ，正常な前彎を減少させた姿勢．したがって，頭部は前方へ（前方突出した）姿勢をとる．(B) 理想的な座位姿勢では，腰椎はより正常な脊柱の前彎を呈し，頭のより望ましい"顎の範囲"（後退した）位置を容易にする．場合によっては，モニターの高さを調整することが，より理想的な座位姿勢として好まれることがある．体重に起因する重力線は赤色で示している．

の下端全体にわたり垂直方向の安定性をもたらす．よく発達した腰部多裂筋と比較的硬い仙腸関節がこの安定性を補強する．

前額面での運動：側屈

腰椎の両側には約20°の側屈が起こる．椎間関節の並びと構造の違いを除いて，側屈の関節包内運動は胸部領域と腰部領域とではほぼ同じである．側屈の反対側の靱帯が動きを制限する（図9.55B参照）．通常，髄核は，動きの方向からわずかに離れ変形する，また言い換えれば，屈曲の凸面に向かって変形する[77]．

腰部と頭頸部のアライメントの座位姿勢への影響

多くの人は，職場，学校，自宅，または乗り物に乗るなど，多くの時間を座って過ごす．座位時の骨盤の姿勢は，脊柱全体の配列に対して実質的な影響を及ぼすことになる．したがって，座位姿勢についての話題は体軸骨格全体の問題についての治療や予防において，重要な治療的意味を有する[34, 60]．以下の議論では，骨盤の矢状面の姿勢の影響，とくに，腰部および頭頸部の影響について強調する．

「不良な」座位姿勢と「理想的な」座位姿勢とのあいだに存在する古典的な対比を考えてみよう（図9.65）．図9.65Aに描かれている不良な，曲がった座位姿勢では，相対的に屈曲し平坦化した腰椎とともに骨盤は後傾位をとる．最終的に，この姿勢は結合組織や筋の適応性の短縮につながり，最終的に望ましくない姿勢を永続させる可能性がある．

脊柱の曲がった座位姿勢は，上体の力線と腰椎とのあいだに生じる外的モーメントアームを増加させる（図9.65Aの赤線を参照）．この状況は，椎間板を含む下部体幹の屈曲に抗する組織に対して，より大きな要求をすることになる．本章の前半で説明したように，人を対象とした圧測定によって，典型的には，起立座位と比較して，屈曲座位では，腰椎椎間板内の圧力がより大きくなることが示されている．　健常者でさえも，屈曲座位姿勢からの圧の増加は，とくにL4–L5および，L5–S1領域において，髄核を後方にわずかに変形させる可能性がある[6]．習慣的に屈曲した座位姿勢は，ときには，特定の脊椎結合組織にクリープ（第1章を参照）をもたらす可能性がある[32]．たとえば，クリープとそれに伴う線維輪後部の希薄な状態は，後方に突出した髄核を止める組織の能力を低下させる．この生体力学的シナリオは，非特異的な腰痛のかなりの数の症例の病因と

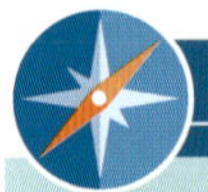

SPECIAL FOCUS 9.9

運動学の知識を使った慢性腰痛治療の指針：選択事例

慢性腰痛患者の治療において，非外科的な治療的アプローチは多数ある．多くの異なるアプローチが存在する理由の１つとして，正確な機械的な機能不全，病理学，および疼痛の根底になる原因を明確にすることが難しいためである．腰の疼痛は，複数の解剖学的要因に起因し，また股関節や他の領域からの影響を受けることもある．治療的アプローチはまた，形式的なトレーニング，臨床経験，または，臨床家の練習環境に基づいて変化する．一部の臨床家は，おもに病態解剖学（すなわち，疼痛を引き起こすと考えられる異常的な組織について）に基づいて，腰痛の非外科的治療を指示する．しかし他の人たちは，重要な臨床上の知見と対応した治療アプローチに対する好みに応じて，患者を均質的なサブグループに分類することに頼っている[31, 81, 98, 320]．

慢性腰痛に対するさまざまな理学療法のアプローチについての徹底的な議論は，本章の範囲ではない．伝統的なアプローチの例として，身体の全体的なバランスとコントロールを改善するための運動，局所的な背部と体幹の筋の筋力と制御を改善する練習，脊柱の動きとアライメントを最適化する選択的な筋活動の促通と結合組織のストレッチ，作業姿勢や職場環境の改善に対する助言，関節モビライゼーションやマニピュレーション，牽引，軟部組織モビライゼーション，乾燥鍼，物理療法（たとえば，温熱療法，電気刺激療法，超音波療法など）などである．腰痛の治療（ならびに診断）に関連する多くのアプローチは腰部の動きを伴う．このため，臨床家は，関連する運動学を理解しなければなない．この点の１つの例を強調するために，腰椎椎間接合部の屈曲と伸展に関連する顕著な，そして通常は対照的な生体力学的影響を考慮する（表 9.10）．対照的な生体力学は，疼痛または機械的機能不全の原因となる重要な手がかりをもたらし，最終的に最も効果的な治療法となる．

表 9.10　腰椎の屈曲と伸展の運動学的影響について

構造物	屈曲の影響	伸展の影響
髄核	変形，後方へ押される	変形，前方へ押される
線維輪	後方部の伸張	前方部の伸張
椎間関節	関節包の伸張 関節接触面の最小化 関節負荷の減少	関節包の弛緩（正中位での伸展時のみ） 関節接触面の最大化（正中位での伸展時のみ） 関節負荷の増加
椎間孔	拡大	狭小化
脊柱管	わずかに量の増加	わずかに量の減少
後縦靱帯	張力の増加（伸長）	張力の減少（弛緩）
黄色靱帯	張力の増加（伸長）	張力の減少（弛緩）
棘間靱帯	張力の増加（伸長）	張力の減少（弛緩）
棘上靱帯	張力の増加（伸長）	張力の減少（弛緩）
前縦靱帯	張力の減少（弛緩）	張力の増加（伸長）
脊髄	張力の増加（伸長）	張力の減少（弛緩）

関連している可能性がある．着座中の骨盤と腰椎の位置は，頭頸部のような遠位の体軸骨格の姿勢に影響する[145]．平均して，腰部が平坦化した姿勢では頭頸部のより前突した位置（すなわち，フォワードヘッド姿勢）を引き起こす（図 9.65A 参照）[23]．腰椎を屈曲して座ると，胸郭および下頸部が屈曲方向に向かってわずかに前進する．水平視線を維持するために（たとえばコンピュータモニターを見るときによく必要とされる場合），上位の頭頸部は代償としていくらか伸展しなければならない．時間が経過するにつれて，この姿勢は小後頭下筋群（第 10 章参照）と環軸関節と環椎後頭関節に関連する後靱帯および膜の適応短縮をもたらす可能性がある．この姿勢障害は，高齢者群における頸部痛および運動範囲の減少と関連することが示されている[188]．

図 9.65B に示されるように，自然な腰椎の前彎（およ

び増加した骨盤前傾）を含む理想的な姿勢は腰椎が伸展している．脊柱の基部（尾側）における姿勢の変化は，頭側に隣接する領域を改善するような影響を与える．より直立して広がった胸椎は，頸椎の基部をより後退（伸展）させた基部を誘導し，より望ましい「顎を引いた」位置をもたらす．頸椎の基部がより伸展しているため，上位頭頸部は，より中立的な姿勢に若干かがむ傾向がある．

図 9.65B に示されている理想的な座位姿勢は，多くの人が数時間にわたり維持することは困難である．疲労がしばしば腰部伸筋群において発生する．長期間にわたり，屈曲した座位姿勢は，一部の人にとって避けがたい職業上の危険性がある．慢性的に屈曲した腰部姿勢の負の効果に加えて，屈曲位での座位姿勢は，頸椎の基部における筋ストレスを増加させる可能性がある．前方突出した頭部は，全体として頸椎の外的屈曲トルクを増大させるので，伸筋群および局所の結合組織は大きな力を生成しなければならなくなる．いくつかの方策を組み合わせることによって，座っている姿勢を改善することができるであろう．たとえば，アライメントの意識向上，適切な筋の強化や伸張，視覚的表示端末の位置調整[129]，必要であれば眼鏡の使用，適切な腰部サポートを含む椅子の人間工学に基づいた設計の改善などが考えられる．

脊柱の運動学のまとめ

図 9.66 の視覚的な資料とともに，以下に，脊柱のいくつかの運動学的特徴を要約する．

1. 頸椎は，３つのすべての運動面において比較的大きな動きが可能である．特記すべきことは，環軸関節での軸回旋が最も大きな動きを示していることである．聴覚，視覚，嗅覚，平衡覚など多くの重要な機能の部位であることから頭部の動きを最大限にするには，十分な運

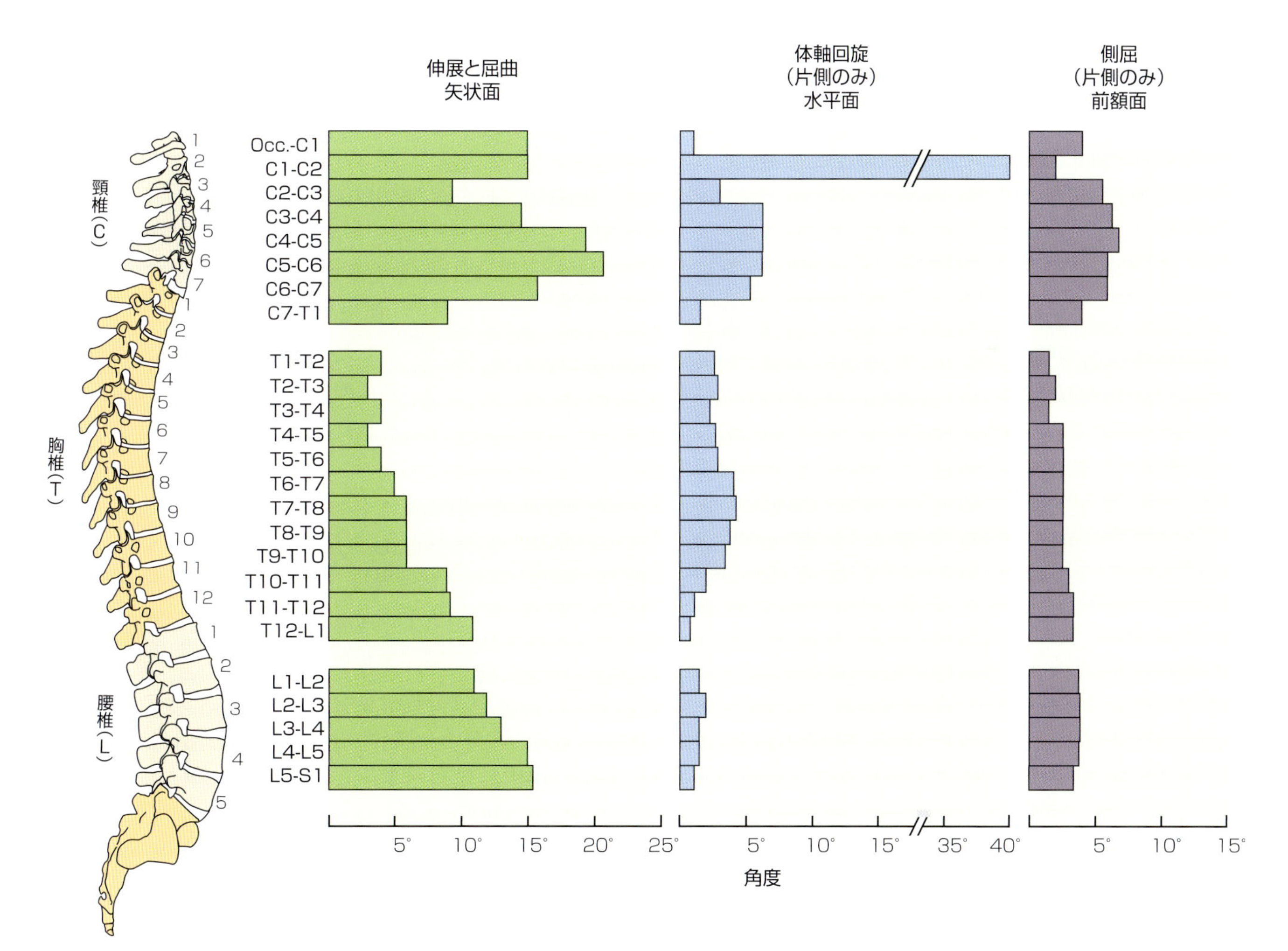

図 9.66　頸部，胸部，腰部の全体を通して，３つの平面において，許容される最大可動域（角度）をまとめたグラフ．データは，本文に示されているいくつかの文献を編集し示している．（White AA, Panjabi MM: Kinematics of the spine. In White AA, Panjabi MM, editors: *Clinical biomechanics of the spine*, Philadelphia, 1990, Lippincott を基に作成）

動範囲が必要となる．

2. **胸椎**は，比較的側屈の大きさが一定している．この運動学的特徴は，前額面に近い椎間関節面の向きおよび肋骨による安定化の影響を反映したものである．胸椎は，胸郭とその内部にある臓器を支え，保護する機能を有する．第11章に記載するように，胸郭の重要な機能としては，換気時の機械的ふいごを提供することである．
3. **胸腰椎部**は，頭側から尾側に向かって，軸回旋を犠牲にしながら，屈曲と伸展の量を増加させる．この特徴は，とりわけ，頸胸椎移行部の水平かつ前額面の向きから，腰部の矢状面に至る椎間関節の関節面の向きへと連続的な変化を反映する．腰部での矢状面に近く垂直な向きは，当然屈曲や伸展に対しては都合がよいが，軸回旋を制限する．
4. **腰椎**は，股関節の屈曲と伸展と組み合わさり，体幹全体の矢状面での主要な回転中心点を形成する．

仙腸関節

仙腸関節は仙骨と相対する腸骨とのあいだで構成される（図9.1参照）．腸骨のあいだに仙骨はくさびのようになり，脊柱，下肢，そして最終的には地面とのあいだに起こる大きな力を効果的に伝達する．図9.1に示すように，仙腸関節は，体軸骨格の尾側と下肢肢節骨格とのあいだの移行部である．長軸方向の骨格の頭側にある類似の関節接合部は，肩関節複合体の胸鎖関節である．胸鎖関節と仙腸関節はともに，それぞれ特有の機能を果たすのに独特の構造的特徴を有している．鞍関節の胸鎖関節は，おもに3度の自由度をもった構造をしており，空間での上肢の広範囲の位置取りをするという明確な必要性に応える．一方，大きくぴったりとした仙腸関節は，おもに安定性を意図した構造をしている．

正確に診断することは困難であるが，仙腸関節は，慢性腰痛患者の約25％の疼痛の原因と考えられている[213]．仙腸関節の関節痛は，関節自体やその周囲の結合組織の損傷により二次的に現れうる．傷害は，その部位をぶつけるように転倒したり，予期しない深い穴へ，また高い段から踏み込んだりするなど，明らかな外傷の結果の可能性がある．難産がその部位の外傷を誘発し，**骨盤帯痛症候群**（pelvic girdle pain syndrome）という特殊な状況を引き起こす可能性もある[245, 249]．性別に関係なく，仙腸関節の損傷は，骨盤と腰部が反復して，また片側性，一方向性のねじれにさらされることにより生じる可能性があり，たとえばフィギュアスケートや，頻繁な蹴り，高速の投球などの動作を伴うスポーツ活動に起こりうる．最後に，仙腸関節は，姿勢または構造的異常によって引き起こされる過度のストレスから負傷する可能性がある．例としては，腸骨のアライメント不良，腰椎前彎症，脊柱側彎症，または，脚長差に起因する骨盤の非対称性があげられる．有限要素モデリングでは，脚長差がわずか1cmであったとしても，能動的な体幹運動を行うときには，仙腸関節を横切る圧縮荷重が約5倍に増加するといわれている[119]．臨床的関心のなかで，前述のモデリング研究は，より長い下肢側の仙腸関節の負担がより大きく増加すると予測される．

有痛性仙腸関節の根底にある傷害または病理のメカニズムは，関節ならびに周囲の慎重かつ特異的な評価にかかわらず，明らかにならない場合がよくある．仙腸関節が関与する病変に起因していない疼痛が持続する場合，椎間板ヘルニアか腰椎や腰仙部の椎間関節の炎症か，あるいはそれよりも深刻な病変が存在する可能性を排除するために徹底的な医学的検査が必要である．

疼痛を伴う仙腸関節の臨床的評価および管理に関しては，多くの研究課題が残る．仙腸関節が腰痛の主因であるかどうかを決定するための最善の診断方法は，麻酔剤を関節内に注射し，疼痛の軽減効果を評価することである[213]．その他のほとんどの臨床的，医用画像検査に関する論文は，一般に中等度から劣悪な診断精度しか報告していない[80, 91, 127, 194, 213]．臨床的な曖昧さに加えて，生体力学を説明するための一貫した用語の欠如がある．これらの理由から，この関節の臨床的重要性は，しばしば過小評価されたり，あるいは誇張されたりしている．

解剖学的考慮事項
Anatomic Considerations

仙腸関節の構造的意義は，**骨盤輪**（pelvic ring）を全体的にみた場合に最もよく理解できる．骨盤輪の構成要素は，仙骨，仙腸関節の対，各片側骨盤の3つの骨（腸骨，恥骨および坐骨）および恥骨結合部である（図9.67）．骨盤輪は，体重を体幹と大腿骨のあいだで双方向に伝える．骨盤輪の強度は，2つの半骨盤のあいだにくさび形に仙骨がぴったりと合致することに主として依存している．2つの仙腸関節によって固定される仙骨は，骨盤輪の要石である．左右の恥骨を前方で接合する恥骨結合は，骨盤輪にさらなる構造的安定性をもたらす役割をもつ．

▶関節構造 Joint Structure

仙腸関節は，容易に触診可能な上後腸骨棘のすぐ前方に

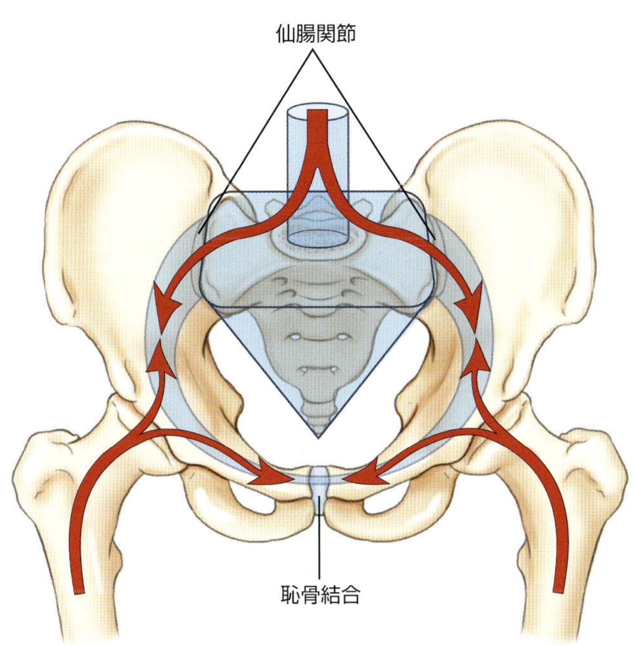

図 9.67 骨盤輪の構成要素．矢印は，骨盤輪，体幹および大腿骨のあいだで伝達されるときの体重の方向を示している．骨盤輪の要石は仙骨であり，これは２つの腸骨のあいだに挟まれ，仙腸関節によって両側を固定されている．（Kapandji IA: *The physiology of the joints*, vol 3, New York, 1974, Churchill Livingstone より再描画）

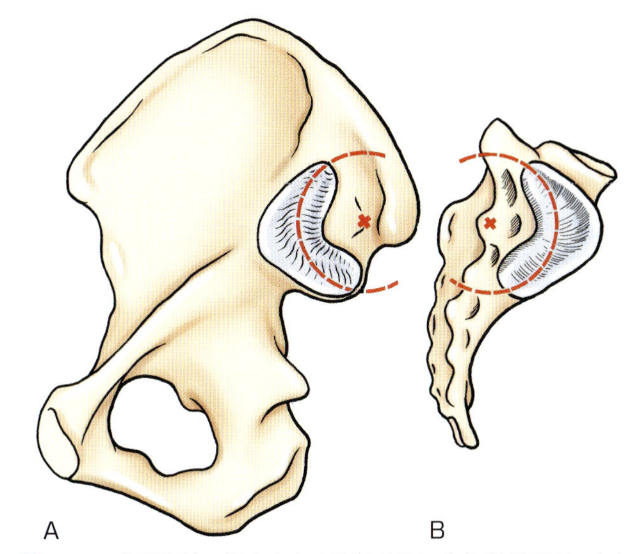

図 9.68 仙腸関節の露出された関節表面．(A) 腸骨表面，(B) 仙骨表面．（Kapandji IA: *The physiology of the joints*, vol 3, New York, 1974, Churchill Livingstone より改変）

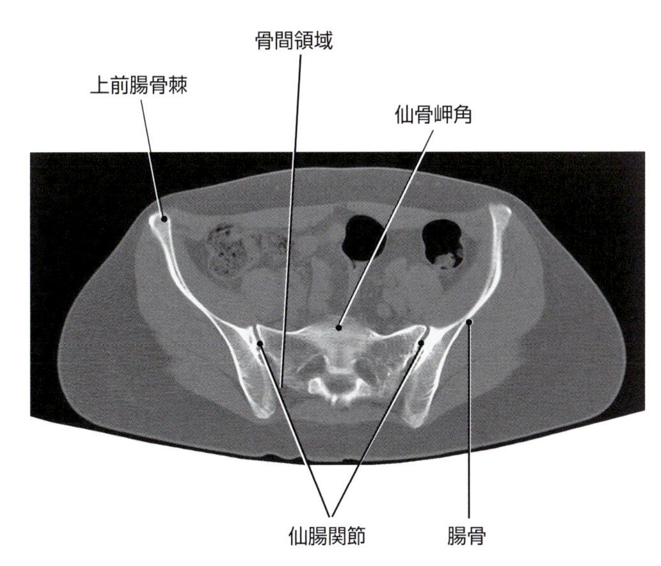

図 9.69 仙腸関節のレベルでの水平断面コンピュータ断層撮影像．不規則な関節面に注意されたい．（Kelley LL, Petersen CM: *Sectional anatomy for imaging professionals*, ed 3, St Louis, 2012, Mosby より）

ある．構造的には，関節は，仙骨の耳状面（小さな耳を意味するラテン語の耳介）と腸骨の対応する耳状面とのあいだにある比較的強固な関節面からなる．関節の関節面は半円形のブーメランのような形状をしており，ブーメランの角は後方を向いている（図 9.68）．

小児期には，仙腸関節は滑膜関節のすべての特徴を有しており，比較的可動性があり，柔軟な関節包で囲まれる．しかし，思春期と成人期にかけて，仙腸関節は，可動結合（滑膜関節）から不動結合に徐々に変容する[221]．最も顕著なものとしては，関節表面が滑らかなものから粗いものへと変化する．成熟した仙腸関節は，軟骨化骨および関節軟骨内で縁取りされた多数の相互に輪郭をもつ隆起および凹みを有する（図 9.69）[249, 250]．これらのささくれだった領域は，関節内の摩擦係数を増加させ，関節表面の垂直剪断力に対する抵抗力を強める[249, 250]．成人期で歳をとるとともに，関節包はますます線維性となり，柔軟性が低下し，可動性が低下する．仙腸関節の変性と同様の変化は，60 歳を超える無症候性（疼痛のない）の成人の 85％以上で CT 像によって同定される[70]．80 歳までに約 10％の人で完全に骨化し，または癒合した仙腸関節となり，この割合は女性よりも男性ではるかに高い[57, 210]．骨密度の低下と相まって，より硬くて動きにくく老化した関節は，高齢者の仙骨骨折の危険性の増加を部分的に説明している．人類学者は，標本のおおよその年齢を決定する方法として，仙腸関節の構造状態を日常的に使用している．

出生から高齢となるまでのあいだの仙腸関節の関節構造の劇的な変化は，いくつかの点で変形性関節症を発症する関節の構造に類似している．理由は不明であるが，変性のような変化は関節の腸骨側でより頻繁に生じる[114]．これらの典型的な無症候性の変化は，厳密な意味では病理学的なものではなく，物理的成熟に伴う負荷の増加に対応するための構造的リモデリングである可能性が高い．しかしな

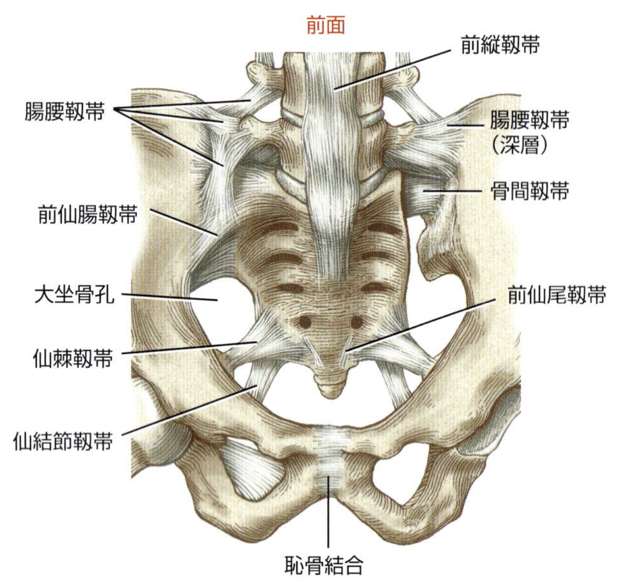

図 9.70　腰仙部ならびに骨盤の前面．この領域，とくに仙腸関節の靱帯を示している．標本の左側では，仙骨の一部，腸腰靱帯の表層部，前仙腸靱帯を除去し，腸骨の関節面とより深層の骨間靱帯を露出している．

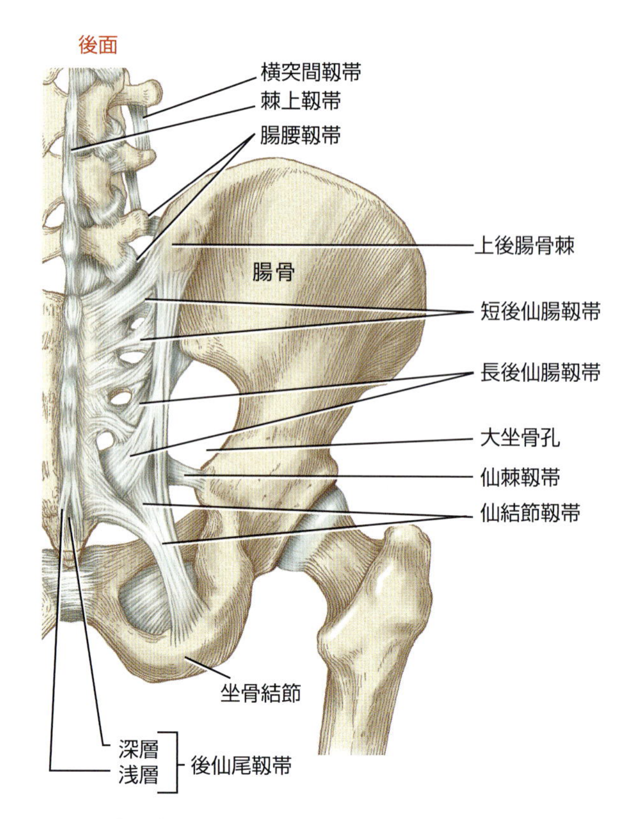

図 9.71　右腰仙部と骨盤の後面．仙腸関節を補強する主要な靱帯を示している．

がら，すべての関節と同様に，仙腸関節は任意の年齢で病理学的に骨関節炎を発症する可能性があり，強直性脊椎炎に関連することもよくある．

▶靱帯 Ligaments

仙腸関節は豊富で厚い靱帯が組み合わさって補強されている．これらの靱帯には，前仙腸靱帯，腸腰靱帯，骨間靱帯ならびに後仙腸靱帯などがある[69, 249]．仙結節靱帯と仙棘靱帯は関節を直接横切ることはないが，それでも関節安定性をもたらすことはできる．

仙腸関節を安定させる靱帯
- 前仙腸靱帯
- 腸腰靱帯
- 骨間靱帯
- 長短後仙腸靱帯
- 仙結節靱帯と仙棘靱帯

前仙腸靱帯（anterior sacroiliac）は関節包の前方と下方の肥厚した部分である（図 9.70）．過去，腰仙関節の安定化機構として記載されていた**腸腰靱帯**（iliolumbar）には，前仙腸靱帯の一部が混ざっていた．これらの靱帯の両方が仙腸関節の前面を補強する[184]．

骨間靱帯（interosseous）は接合部の後縁と上縁に沿って自然に存在する隙間の大部分を埋める非常に緻密で短い線維の集合体で構成される（この隙間は，図 9.69 で明確であり，仙腸関節の「骨間領域」とよばれている[198]）．図 9.70 には，仙骨の左側一部とそのあたりの靱帯などを除去することで，骨間靱帯が部分的にみられるようになる．骨間靱帯は，仙腸関節の最も強い靱帯と考えられており[69, 249]，仙骨と腸骨を強固に結合させるものであり，遠位脛腓関節の靱帯結合に類似する．

長・短後仙腸靱帯（short and long posterior sacroiliac）は仙腸関節の後側を横切る（図 9.71）．幅が広いが比較的薄い短後仙腸靱帯のセットは，仙骨の後側方に沿って走行する．その靱帯は，腸骨結節と上後腸骨棘の近くの腸骨に付着するように上外方に向かって走行する．これらの線維の一部は，深部にある骨間靱帯と合流する．よく発達している長後仙腸靱帯の線維は，第 3 と第 4 仙骨分節の領域から起こり，上後腸骨棘の付着部に向かって走行する．

仙結節靱帯（sacrotuberous）は大きなもので，上後腸骨棘，仙骨外側および尾骨から生じ，遠位は坐骨結節に付着する（図 9.71 参照）．遠位の付着部は，大腿二頭筋（外側ハムストリングス）の腱と混じる．**仙棘靱帯**（sacrospinous）は，仙結節靱帯の深層に位置し，仙骨や尾骨の尾部の外側辺縁から生じ，坐骨棘に遠位付着する．

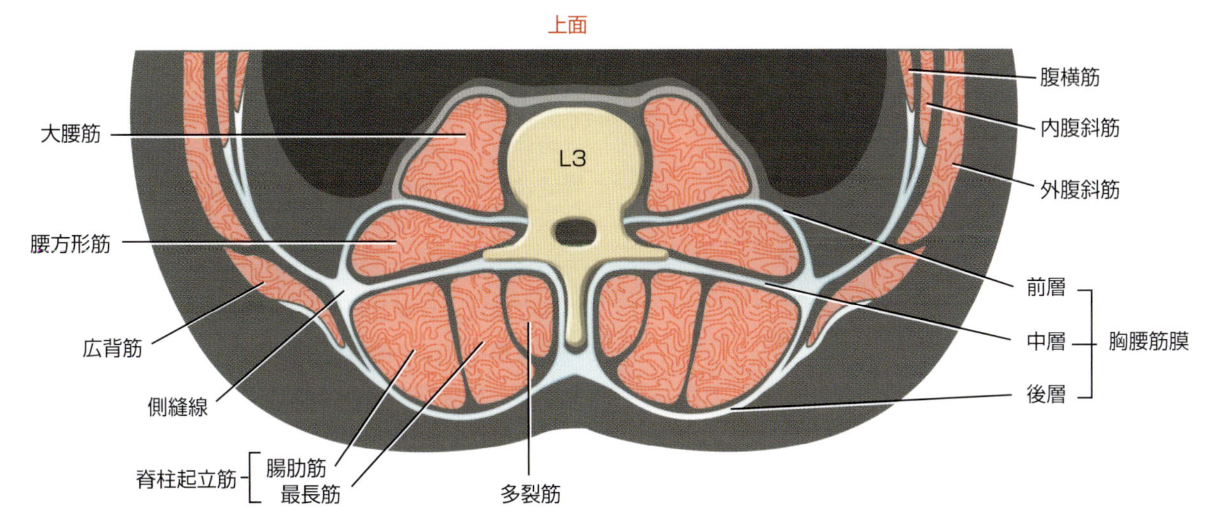

図 9.72　第３腰椎のレベルで腰部を通る水平断面の上面．胸腰筋膜の前層，中間層，後層が種々の筋群を囲んでいることを示している．

▶神経支配 Innervation

感覚神経線維は，仙腸関節の関節周囲結合組織内で同定される[143, 244, 249]．これらの感覚神経線維の多くは，サブスタンスＰおよびカルシトニン遺伝子関連ポリペプチドに対して陽性である[227]．これらのペプチドの存在は，疼痛の伝達における役割を強く示唆している．しかし，文献で明らかにされていないことは，この感覚神経が脊髄のどこから出ているかの正確な知見である．解剖学的レビューでは一貫して L^5–S^3 脊髄神経根の後枝は含み，また一部では L^4–S^2 の前枝も含む[249]．強い疼痛を呈する仙腸関節を有する人は，しばしば，同側下部腰椎および内側殿部，後上腸骨棘および隣接する長・短の後仙腸関節靱帯の近くで症状を呈する[249]．

▶胸腰筋膜 Thoracolumbar Fascia

胸腰筋膜は，仙腸関節を含む腰の機械的安定性において重要な機能的役割を果たす[248, 263]．この筋膜は，腰部において最も広範囲であり，前部，中部および後部の層に分割される．図 9.72 に示すように，胸腰筋膜の３つの層が部分的に囲み，腰部の後部筋を区画化する．

胸腰筋膜の前部と中部の層は，腰方形筋に対する相対的な位置関係において命名される．いずれの層も，内側方で腰椎の横突起に，また下方で腸骨稜に付着する．胸腰筋膜の後部層は，脊柱起立筋，多裂筋，および表層にある広背筋の後面を覆う．胸腰筋膜のこの層は，すべての腰椎および仙骨の棘突起ならびに上後腸骨棘近くの腸骨に付着する．これらの付着は，仙腸関節に対して，機械的な安定性をもたらす．大殿筋と広背筋の付着によってさらに安定性が向上する．

胸腰筋膜の後部と中部の層は，それらの側縁部分で融合し，側方縫線を形成する．この組織は，腹横筋の筋膜と混合され，より少ない割合で内腹斜筋とも混合する．これらの筋の付着の機能的な重要性については，第 10 章で詳しく説明する．

運動学
Kinematics

仙腸関節では，比較的小さな三次元の回転と並進運動があいまいに描写されたことがある．その測定は困難であるものの，成人におけるこれらの動きの大きさは，回転の場合には１～４°，並進の場合は１～2mm であると報告されている[68, 121, 224, 249]．

仙腸関節上での出現する動きの用語

- 前屈（締まり）（nutation）は腸骨に対する仙骨の前方への回旋，仙骨に対する腸骨の後方への回旋，または，それらの動きが同時に行われることによって生じる．
- 後屈（緩み）（counternutation）は腸骨に対する仙骨の後方への回旋，仙骨に対する腸骨の前方への回旋，または，それらの動きが同時に行われることによって生じる．

仙腸関節における複雑な回転運動と並進運動を完全に表す用語はないが，それにもかかわらず，この目的のために前屈と後屈の２つの用語がしばしば使用される．これらの用語は，骨間靱帯を横切る内外方向の回転軸まわりのほ

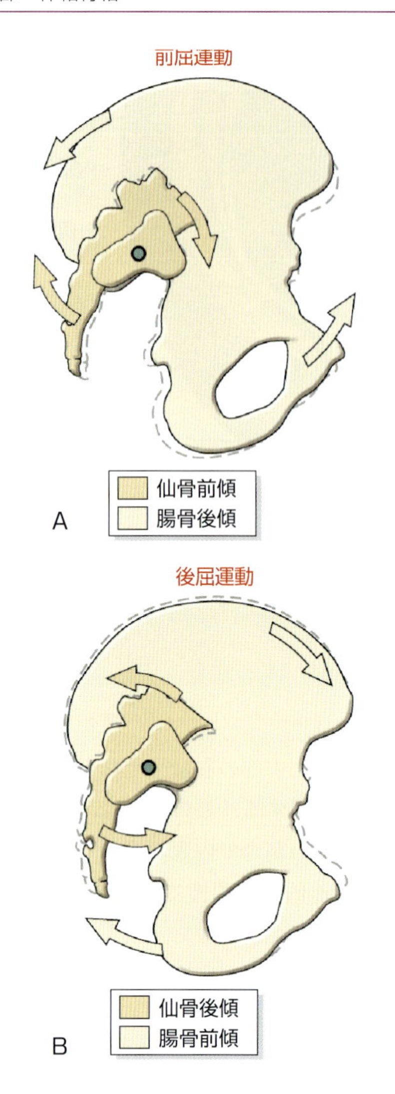

図 9.73　仙腸関節の運動学．(A) 前屈，(B) 後屈 (定義については本文を参照)．仙骨の回転は，濃い黄褐色で示し，腸骨の回転は，薄い黄褐色で示している．矢状面の運動のための回転軸は小さな緑色の丸で示している．

ぼ矢状面に限定された動きを表すものである[69] (図 9.73)．前屈 (前方への頷きの意味) は，腸骨に対する仙骨の基部 (上部) の相対的な前方傾斜として定義される．後屈 (後方への頷きの意味) は，腸骨に対する仙骨の基部 (上部) の相対的な後方傾斜として定義される逆の動きである (これらの定義で使用される相対的という語句に注意されたい)．図 9.73 に示すように，前屈と後屈は，仙骨に対する腸骨の回転 (先に定義したような)，あるいは，腸骨に対する仙骨の回転，または同時に行われる両方の動きによって生じうる．

▶機能的考慮事項 Functional Considerations

仙腸関節は，(1) 骨盤輪の負荷緩和機構と (2) 体軸骨格と下肢とのあいだでの荷重伝達の安定化という 2 つの機能を果たす．

ストレスの軽減

仙腸関節における動きはわずかではあるが，骨盤輪全体におけるストレス軽減の重要な要素である．このストレス軽減は，歩行や走行時，そして，女性では出産時にとくに重要である．

歩行中，両下肢の屈曲と伸展の相反性パターンにおいて，両側骨盤は，対側とわずかにずれた位相で回転する．通常の歩行速度では，前側に振り出された下肢の踵が接地するときに，反対側のつま先は地面に接しているままである．この瞬間に，股関節の筋および靱帯の張力は，左右の腸骨稜に逆方向へのねじれをもたらす．ねじれは，前屈と後屈として矢状面で最も顕著であるが，水平面でも顕著である．骨盤内のねじれは，歩行速度の増加とともに増幅される．わずかであるが，歩行中の左右仙腸関節での動きは，骨盤輪が一体化した剛体であった場合に生じるはずのストレスを消散させるのに役立つ．恥骨結合は，骨盤輪全体のストレスを軽減するのに同様の役割を有する．

仙腸関節の動きは，陣痛や分娩時に増加する[33]．関節弛緩の有意な増加は，妊娠の最後の 3 カ月間に起こり，第 1 子の妊娠時と比較して，第 2 子の妊娠中の女性で顕著となる．出産時の前屈の増加は，仙骨の下部を後方に回転させ，それによって，骨盤出口のサイズを増大させ，児の通過を助ける．仙腸関節の関節表面は，女性においてより滑らかであり，これらのわずかな生理学的な動きに対してより少ない抵抗ですむようになっている．

妊娠中の女性では仙腸関節痛は珍しくない．体重の増加，腰椎前彎の増加，および靱帯のホルモン誘発性弛緩の組み合わせは，仙腸関節および周囲の関節包にストレスを及ぼす可能性がある．さらに，非対称性に仙腸関節の弛緩を有する妊婦は，対称性の弛緩を有する妊婦と比較して，中等度から重度の骨盤痛を発症する可能性が統計的に高い[53]．骨盤痛が出現した場合，一般的に産後期間中にも持続するようになる．

負荷伝達時の安定性：仙腸関節での前屈トルク発生のメカニズム

仙腸関節の関節面はおもに垂直をなしている．この向きは，とくに大きな力を受けた場合，関節を垂直方向に滑らせることに脆弱である．大部分の人において，仙腸関節での前屈は，関節表面間の圧縮および剪断力を増大させ，それによって関節の安定性を増加させる[249, 250]．このため，仙腸関節の完全前屈位は，完全なクローズパック肢位として考えられる．したがって，前屈トルクを発生させる力は，仙腸関節における主要な安定力とみなされる．こ

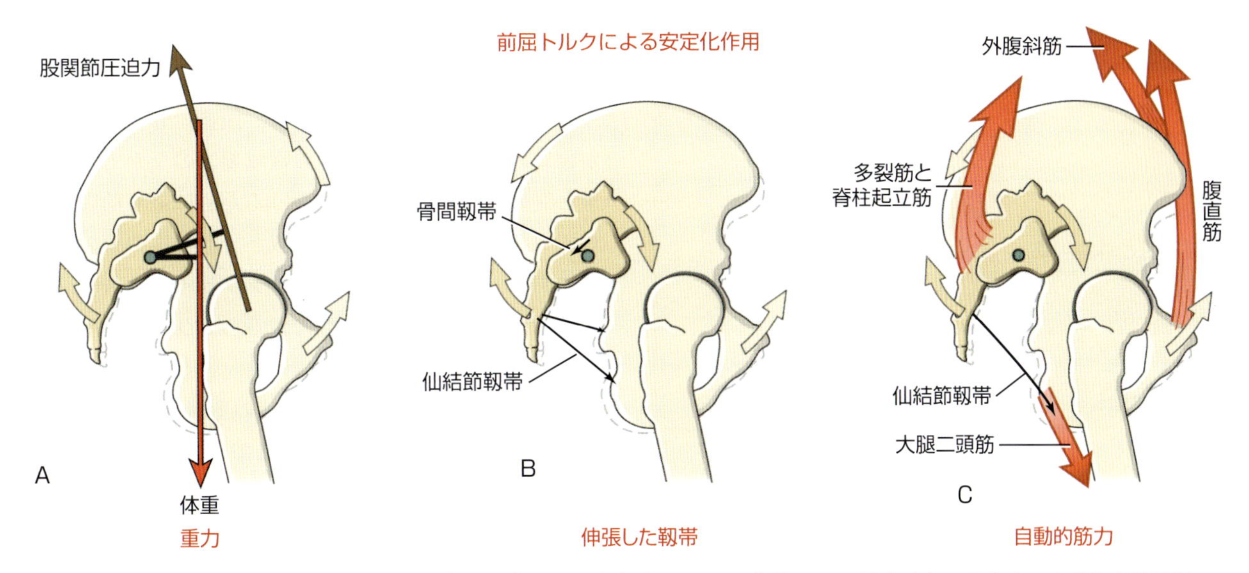

図 9.74　前屈トルクは，仙腸関節の安定性を高める．(A) 主として，体重による重力（赤い下向きの矢印）と股関節の圧縮（茶色の上向きの矢印）から生じる２つの力が仙腸関節の前屈トルクを発生させる．それぞれの力は，モーメントアーム（黒線）をもち，回旋軸（関節における緑の丸）の作用をもつ．(B) 前屈トルクは，骨間靱帯，仙棘靱帯，仙結節靱帯を伸張し，最終的に仙腸関節を圧迫し安定させる．(C) 筋収縮（赤色）は，仙腸関節のあいだに能動的な前屈トルクを作り出す．大腿二頭筋は仙結節靱帯を介して緊張を伝えることに注意されたい．

の安定化トルクは，重力，引き伸ばされた靱帯，および筋活動によって生じる．横たわる場合のように負荷を除いたとき，仙腸関節は自然に後屈位に戻り，安定性が若干低下する[249]．

仙腸関節において前屈トルクは安定性を高める

このトルクは3つの力によって作り出される．

- 重力
- 靱帯が伸張されることによる他動的緊張
- 筋活動

重力の安定機構

体重に起因する重力の下向きの力は，通常２つの仙腸関節の中間点を結ぶ想像線のすぐ前の腰椎を通過する．同時に，大腿骨頭は寛骨臼を通って，上向きの圧縮力を生成する．これら2つの力は，それぞれのモーメントアームをもって仙腸関節まわりの前屈トルクを生成する（図 9.74A）．体重に起因するトルクが腸骨に対して仙骨を前方に回転させると同時に，股関節の圧縮力に起因するトルクが仙骨に対して腸骨を後方に回転させる．この前屈トルクは，相対する輪郭の粗い関節面同士のあいだの摩擦力を増加させることにより，関節を締めるように「ロック」する[249, 250]．このロック機構は，主として靱帯および筋のような関節外構造ではなく，重力および関節表面の適合性により働く．

靱帯と筋の安定機構

前述したように，仙腸関節の安定性の１つ目の線は，重力と骨盤を介した体重の作用によって作り出される前屈トルクによってもたらされる．得られる安定性は，骨盤と脊柱とのあいだの静的な負荷が，比較的少なく，座ったり立ったりするような活動時に適している．しかし，より大きくまた反復的な動的な負荷の場合，仙腸関節の安定性は，靱帯と筋によって作り出される力の相互作用に頼ることになる．図 9.74B で説明したように，前屈トルクは，仙腸関節におけるいくつかの結合組織，とくに，仙結節靱帯，仙棘靱帯，骨間靱帯を引き伸ばす[69]．これらの靱帯の張力が増加すると，仙腸関節の表面がさらに圧縮され，それによって，関節間の安定性が増加する[24]．正反対で対照的なのは長後仙腸関節靱帯であり，前屈によって緩められ，後屈によって緊張がもたらされる[69]．

靱帯に加えて，いくつかの体幹，股関節，腰骨盤部の筋は，仙腸関節を強化し安定させる（Box 9.3）．そのような筋原性の安定性は，ジョギングやリフティング動作などの活動中に必要となる可能性が高い．これらの筋の安定作用は，胸腰筋膜および仙棘靱帯，仙結節靱帯への付着に基づく[217, 247, 249]．Box 9.3 にリストされている筋の収縮力は，次のような方法で仙腸関節の安定性を担保することができる．(1) 関節面に対して能動的な圧縮力を発生する．(2) 前屈トルクを増大することで，能動的にロック機構を活用する．(3) 関節を直接的または間接的に補強する結合組織を緊張させたり引っ張ったりする．(4) これらの効果の任意の組み合わせを用いる．一例として，図 9.74C に示す

BOX 9.3　仙腸関節を補強し安定させる筋

脊柱起立筋と多裂筋
横隔膜と骨盤底筋群
腹筋群
- 腹直筋
- 内腹斜筋と外腹斜筋
- 腹横筋

股関節伸展筋群（大腿二頭筋や大殿筋）
広背筋
腸骨筋と梨状筋

筋の相互作用を考えてみよう．多裂筋と脊柱起立筋の収縮が仙骨を前方に回転させながら，腹直筋，外腹斜筋と大腿二頭筋（ハムストリングスの1つ）の収縮が腸骨を後方に回転させ，前屈トルクを発生させるために必要十分な条件である（これらの筋のなかでいくつかは，大殿筋とともに，持ち上げたり引っ張ったりするような比較的激しい動作において自然に活動を発揮するであろう）．直接的な付着によって，大腿二頭筋（と大殿筋）は仙結節靱帯の緊張を高める．これら筋の相互作用によって，不安定な仙腸関節に対する治療としてBox 9.3に列挙されている多くの筋の増強およびコントロール練習が推奨される理由は部分的に説明できる[14, 239, 246, 249]．さらに，広背筋と大殿筋，脊柱起立筋，内腹斜筋，腹横筋などの筋の強さや制御が増強されることにより，胸腰筋膜との接続を介して仙腸関節に安定性がもたらされる．横隔膜と骨盤底筋群（バルサルバ法の一部として）の共同活動は，腰仙部および仙腸関節の硬さを増加させる手段と考えられる[249]．そして，内腹斜筋，とくに腹横筋のように，より水平に配置された筋は腸骨を仙骨に向かって内側に圧縮することによって関節の安定性を直接提供しうる[246]．仙腸関節の疼痛や不安定性の治療として骨盤帯ベルト装着の考え方とその主張された利点は，おもに前述の筋により通常提供される安定化と同じ理屈に基づく[54, 146, 249]．

最後に，腸骨筋（腸腰筋の一部）と梨状筋は，仙腸関節の縁や関節包に直接付着することによって（図9.26参照），仙腸関節へ二次的な安定性の補強をもたらす[216]．Box 9.3の筋が十分に安定作用を発揮しないと，仙腸関節はアライメント不良や過可動性に陥りやすくなり，関節にストレスを与えて疼痛をきたしうる．

まとめ

体軸骨格の骨の構成要素には，頭蓋，脊柱，胸骨，肋骨が含まれる．これらの4つの構成要素のなかで，脊柱は体重と筋の活動からの負荷を受けるために最も的確に設計されている．これらの負荷の吸収と分散は椎間板の主要な役割である．脊柱の強度およびコンプライアンスは，脊柱の正常な，うねる彎曲とともに靱帯および筋によって提供される．

脊椎領域ごとに各椎骨は，独特の形状をなす．たとえば，軸椎（C2）とL4の形態を比較してみよう．これほど異なる形態は，脊柱の両端に課された機能的要求の違いを明確に表す．軸椎は，その垂直に突出した歯突起を有し，頭部および頸部によって許容される広範囲の軸回旋の回転中心となる．対照的に，L4の椎体は，大きな重量負荷を支えるように設計されている．

典型的な椎間結合には3つの重要な要素がある．それは，筋と靱帯の付着のための横突起と棘突起，椎間板の接合と衝撃吸収のための椎体関節，そして，最後に各領域の相対的な運動を誘導する椎間関節である．この第3の要素は，体軸骨格の運動学を理解するうえで，とくに重要である．注目すべきことは，脊柱の各領域内に許容される特徴的な運動の多くは，椎間関節の空間的な向きによって決定される．頸部の椎間関節の幾何学的配置について考えてみよう．関節面は，環軸関節ではほぼ水平であり，残りの頸部では水平面と前額面のあいだでほぼ45°の方向を向いている．この独特な形状は，脊柱全体の最も高い三次元的な可動性を頭頸部にもたらす．頭部内の多くの特別感覚の源の位置を考えると，このような仕組みは必要であろう．

胸椎部の12対の椎間関節は前額面に近い方向に向いているが，肋骨の固定作用によって予測される自由な側屈は制限される．胸腔内の相対的な剛性は，換気の機構および心臓と肺の保護のために必要な要件でもある．

腰椎領域内での中位から上位の椎間関節はほぼ矢状面方向を向いており，水平面での回転に抵抗を示すと同時に，脊柱の下端の十分な屈曲と伸展を可能とする．腰椎と骨盤（股関節に帯する）との組み合わせによる矢状面での運動は，身体全体に重要な屈曲と伸展の継手を提供する．この領域で起こる腰骨盤帯リズムは，上肢と手の到達範囲を広げ，床から物を拾い上げたり，高い棚の上に向かって手を伸ばしたりするのに重要である．

L5–S1接合部の椎間関節面が相対的に前額面を向くことで，腰椎の尾側端と仙骨の基部とのあいだで生じうる損傷を起こすような前方剪断力への重要な抵抗性を与える．この前方剪断力は，腰椎前彎の増加とともに増大し，しばしば大腿骨頭に対する骨盤の過度の前傾と併せて生じる．

体軸骨格の最も尾側の関節は仙腸関節である．これらの関節は，軸方向の脊柱の端部と下肢とのあいだに大きな力を伝達するために，比較的剛性の高い接合部をなす．これらの比較的大きな関節は，自然に安定しているが，出産時に開大するのに役立つ小さな動きを許容する必要があり，歩行と走行時に骨盤内のストレスを消散させるなどの必要もある．

健常な結合組織および筋によって最適に位置合わせされ，支持されるとき，脊柱および頭頸部は身体全体に運動性と垂直安定性を提供することができる．体軸骨格に垂直方向の安定性を提供させる際の筋の重要な役割は，第10章で繰り返されるテーマである．異常なアライメントをした体軸骨格は，重力や筋活動による変形を起こす可能性を増大させ，骨，椎間板，靱帯，神経組織などに過剰な，ときには有害なストレスを与える．体軸骨格の障害の多くの治療法の根拠は，身体全体の理想的な姿勢を最適化することに基づいている．

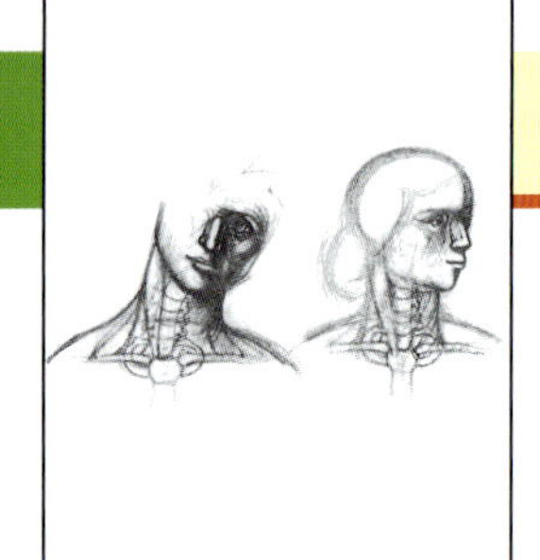

追加的な臨床関連事項 Additional Clinical Connections

CLINICAL CONNECTION 9.1
退行性椎間板疾患：機械的要因と生物学的要因の相互作用例

本章で説明してきたように，椎間板の退行変性は，脊椎のいくつかの病態と関連している．これらの状態の多くは，変性した椎間板の衝撃吸収力の低下に直接的または間接的に関連している．椎間板の負荷吸収を最適化し，再分配する能力は，驚くほど幼い年齢で低下を開始する．結果として椎間板の変性は，20代の早い時期に始まり，30～40代までにほとんどの人に影響をもたらす[90, 116, 152]．データは，かなりばらつきがあるが，成人の30～70%がMR画像での検査の結果，椎間板変性の徴候の少なくともいくつかを有していると報告している[220, 254]．しかし，ほとんどの人は本質的に無症候性であり，機能の損失がほとんどまたはまったくないことを報告している．したがって，少なくとも緩やかな形態の椎間板変性は，加齢過程の自然な状態であると考えることができる．その一方，顕著な疼痛を伴うより重篤な椎間板変性の発症は，加齢の正常な変化では**ない**．顕著な疼痛を伴う椎間板変性およびそれに関連する機能的制限は，より適切には，退行性椎間板疾患とよばれるべきである．

退行性椎間板疾患は，重大な医学的経済的問題であり，米国におけるすべての成人脊椎手術の90%を占めている[7]．研究者は，退行性椎間板疾患の患者の治療法を理解し，改善するように努めている．しかし，その疫学と病因は複雑かつ多面的である．重大な椎間板変性を有する多くの成人が無症候性であるという事実に加えて，この病気の不明確な操作上の定義によって，疫学的研究が妨げられている[4, 90]．さらに，椎間板変性のどの要素が加齢（および関連する摩耗や裂傷）によって自然発生し，厳密に病的であるかを区別することは困難である．

変形性椎間板症の病因に関する研究の多くは，機械的および生物学的要因に焦点を当てている[47, 104, 182, 190, 209]．機械的要因は最も直感的で理解しやすいものである．椎間板の過度の機械的負荷がその椎間板変性に関与しうることはほとんど疑いがない[218, 253]．椎間接合部の機械的不安定性の発生は，椎間板内でのより高い応力および生化学的変化を生じさせ，それにより，ストレスによって，引き起こされる変性のサイクルを持続させる[135, 272]．

機械的な過負荷が，一部の人で椎間板変性のプロセスを開始するかもしれないというのは事実であり，他のことは謎である．明らかに機械的過負荷以外の他の危険因子も病因に関与している．退行性椎間板疾患の最も強い危険因子は遺伝要因に関連している[15]．副次的危険因子には，高齢，椎間板栄養不良（喫煙に関係する可能性がある），職業，体型（身体の大きさと体格），および全身振動の長期間曝露などがある[5, 15, 92, 151, 166, 243]．退行性椎間板疾患の発症リスクが高いとみなすには，遺伝的要因以外の前述した要因が複数共存する必要があるだろう．

退行性椎間板疾患の可能性がある危険因子
- 遺伝（主要）
- 加齢
- 椎間板の栄養不良
- 職業（身体的作業履歴）
- 人体計測（すなわち，身体の大きさと比率）
- 全身振動の長期間曝露

部分的に脱水した椎間板に過度の力が加わった場合，退行性椎間板疾患の始まりを説明するのに役立つかもしれないが，疼痛や炎症，疾患進行の速度における大きな被験者間のばらつきを説明することはできない．重大な証拠は，椎間板疾患の重篤度および進行度が，変性過程に対する身体の**生物学的応答**と強く関連していることを示唆している[4, 104, 182, 209]．たとえば，線維輪の裂傷に続いて，血管形成がされた肉芽組織は，明らかに炎症の治癒過程の正常な要素として，損傷領域（新血管新生とよばれる現象）に侵入する[179]．疼痛（侵害受容器）を伝達する求

追加的な臨床関連事項

心性ニューロンもまた，神経および血管が通常は存在しない領域でさえ，血管形成顆粒組織に侵入する[46, 113]．さらに，肥満細胞，マクロファージ，酵素，および**サイトカイン**（組織成長および炎症などの特定の細胞機能を媒介および調節するタンパク質およびペプチド）の宿主が顆粒組織内に見出されている[179, 209]．複雑かつ部分的にしか理解されていない過程を介して，サイトカインは，侵害受容器の成長および感受性を間接的に刺激し，その領域における炎症を増悪させる[1, 30, 182, 256, 268]．この炎症応答は疼痛を助長し，増幅しうる（末梢感作とよばれる）とする人もいる．このプロセスは，さらに，脊髄神経根を取り囲む隣接する脊柱管および神経鞘と同様に，線維輪内のさらなる侵害受容器を刺激し，より多くの炎症性サイトカインの放出を促進しうる[24]．結果として破断した線維輪によって生じた疼痛は，下肢の関連する皮膚細胞の経路に沿って放射性疼痛として臨床的に表現されることがある．このプロセスは，退化した椎間板を有する人の脊椎の比較的非ストレス性の動きが，背部と下肢の両方を含む強度の疼痛反応を生じさせる理由を説明するのに役立ちうる[30, 229]．

椎間板内に配置された軟骨細胞および線維芽細胞は，

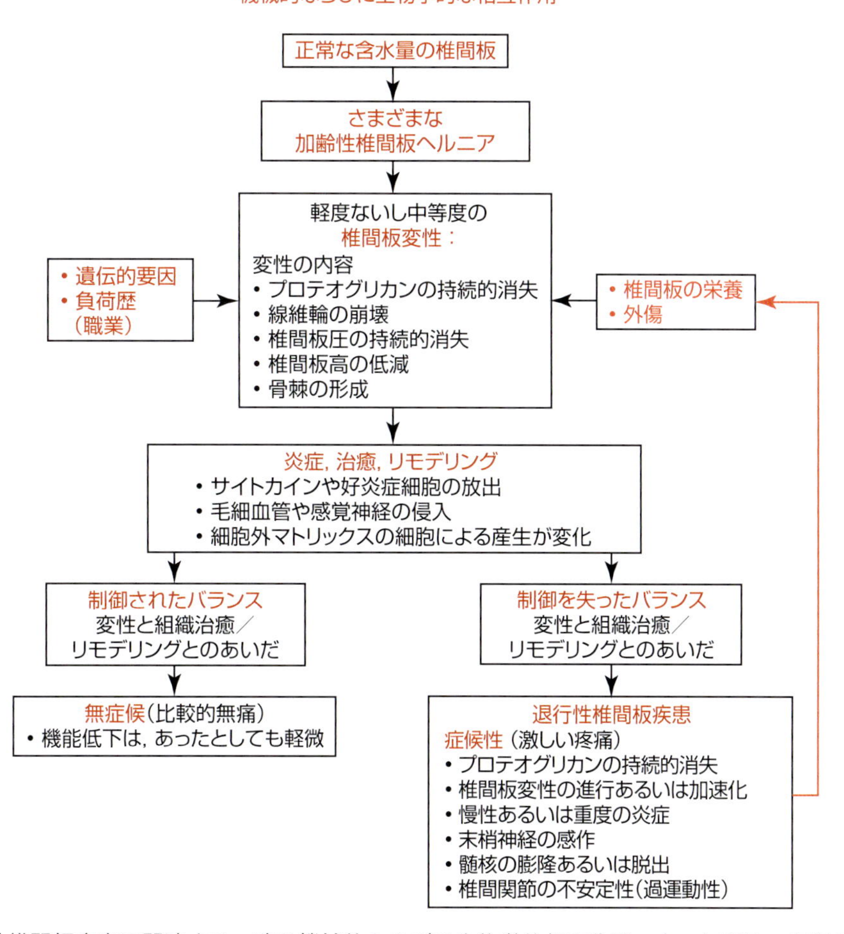

図 9.75　退行性椎間板疾患に関連する一連の機械的ならびに生物学的相互作用．赤い矢印は，疾患の過程を永続させる可能性のあるフィードバックループを示している．詳細は本文を参照されたい．

追加的な臨床関連事項

張力，圧力，浸透圧および髄核の静水圧などの周囲の物理的環境の微小な物理量的特徴を検出することができる[104, 135, 192, 209]．たとえば，椎間板上の過度の圧縮は，プロテイナーゼ，サイトカインおよび酸化窒素の過剰放出を含む細胞媒介応答を生み出すことが実験的に示されている[182]．これらの物質は，プロテオグリカンおよびコラーゲンを含む細胞外マトリックスの生合成および分布を変える可能性がある[8, 104]．退行変性している椎間板では，このプロセスにより，構造的，機能的に劣るマトリックスが生成され，負荷を吸収または分散する安全性も劣る．調節されないまま放置すると，このプロセスは変性プロセスを加速させる可能性がある．しかし，通常は，制御されていれば，このプロセスは椎間板の構造を改造することができ，一生を通して変化する負荷に耐えることができる．**図 9.75** は，退行性椎間板疾患の発症に関与しうる機械的および生物学的相互作用の可能性のある組み合わせをまとめたものである．

退行性椎間板疾患の根底にある多因子性プロセスの理解を深めるため，Adams と Roughley は次のような定義を提案した：「椎間板変性のプロセスは，進行性の構造的障害に対する異常な細胞媒介応答である」[4]．この定義は，以前に記載された機械的および生物学的因子間の相互作用を簡潔に組み込み，臨床研究のモデルとしても役立つ．たとえば，Beattie らは，牽引，段階的筋収縮，関節マニピュレーション，反復運動などのような治療で脊椎負荷の上げ下げを試みることにより，中等度変性の椎間板の水分補給を促すと仮説している[16, 18]．おそらくより大きな水和は，損傷した椎間板内の機械的性質および生化学的環境を改善し，それにより炎症およびさらなる変性のサイクルを減少させることができる．そのような仮説は，退行性椎間板疾患の病因および治療法を研究するさまざまな臨床および研究の科学者のあいだで統合的な研究を必要とする．結局のところ，この相互作用についてより多くのことを理解すれば，うまくいけば，患者ケアの改善につながるはずである．

追加的な臨床関連事項

CLINICAL CONNECTION 9.2
脊柱側彎症と高度な亀背：胸椎にかかわる構造異常の典型例

人生を通して正常なアライメントで脊柱を維持するには，筋と骨-靱帯構造によって規定される内因性の力と，重力によってもたらされる外因性の力とのあいだでの微妙なバランスが必要である．このバランスに不具合が生じると，通常，変形が起こる．ヘルニアが形成された椎間板および神経根の圧迫は，胸椎においては比較的まれである．これは，部分的に，肋骨によってもたらされる椎間関節の比較的低い可動性および高い安定性の結果である．しかし，胸部では，姿勢異常，変形，またはアライメント異常が比較的頻繁に発生する．脊柱の全長の約半分を構成する胸椎は，重力，筋，または結合組織によってもたらされる非対称または過度の力の影響に対してとくに脆弱である．脊柱側彎症と高度な亀背は，胸椎を巻き込む重大な変形として典型的な例となるので，この２パートの追加的な臨床関連事項としてとりあげている．

パート１：側彎症

脊柱側彎症（scoliosis：ギリシャ語の彎曲を意味する）は，**3つの平面すべてにおいて**異常な彎曲を特徴とする脊柱の変形であるが，前額面および水平面において最も顕著である（**図 9.76A**）．変形は胸椎で最も頻繁に起こるが，脊椎の他の領域もしばしば影響を受ける（**図 9.76** にもみられる）．脊柱側彎症は，典型的には，機能的または構造的なものとして定義される．**機能的脊柱側彎症**は，姿勢の能動的な変化によって矯正されうるが，**構造的脊柱側彎症**は，姿勢における能動的な変化によって完全には矯正できない固定された変形である．

構造上の脊柱側彎症の全症例の約 80%は**特発性**とよばれ，症状には明らかな生物学的または機械的原因がないことを意味する[238, 261]．原因不明のため，進行性の特発性脊柱側彎症は，とくに急速な成長の激しさを経験する若年女性に，男性の４倍の頻度で発症する[133, 141]．全体的に，10～16 歳の若年人口の約 2～3%は，10°を超える側方（前額面）の彎曲率を示している[133]．

若年性の特発性脊柱側彎症の原因を説明しようとするいくつかの理論がある．そのなかで，身体の自然で微妙な左右非対称性，（脊椎終板，横突間靱帯，線維輪などの）結合組織の不均一な成長または異常な構造，傍脊柱筋活動の非対称性，そして異常な椎骨の成長および椎間板のリモデリングにつながる脊椎負荷の非対称性などが含まれている[203, 223, 238]．

構造的脊柱側彎症の症例の約 20%は，神経筋症または筋病変，外傷，または先天性異常によって引き起こされる[74]．病理の例には，灰白髄炎，筋ジストロフィー，脊髄損傷，および脳性麻痺が含まれる．これらの場合，脊柱側彎症は，典型的には，脊柱に作用する筋の非対称性によって起こる．

脊柱側彎症は，典型的に，脊柱内の固定された前額面の平面曲率（側方屈曲）の位置，方向，および数によって記載される．脊柱側彎症の最も一般的なパターンは，T7-T9 領域を頂点とする単一の側方曲線からなる[45]．他のパターンとして，二次性彎曲や代償性彎曲を含むことがあり，とくに胸腰部や腰部に認められる．前額面の一次性彎曲は，**凸部の側**により左か右かと定義する．側方への曲率の大きさは，典型的には，**コブ角**を描くことによってレントゲン写真上で計測する（**図 9.77**）．胸椎は脊柱側彎症に最も頻繁に関与するため，胸郭の非対称性が一般的である．胸部の凹面側の肋骨は一緒に引っ張られ，凸面側の肋骨は広げられる．ねじれの程度または水平面の変形は，椎弓根の回転した位置に着目して，前後方向のレントゲン写真上で測定することができる．

構造的脊柱側彎症の典型的な変形は，著しく固定された脊椎結合パターンとして側屈と回旋の**対側性**組み合わせを発揮する[238]．ふだん，関連する椎骨の棘突起は水平面内で回旋され，固定された胸部彎曲の凹部側に向かっている．したがって，肋骨は，胸椎の水平面の回旋に追従するように強制される．これは，なぜ肋骨隆起が前額面の彎曲の凸側上で起きるのかを説明しうる（図 9.76A 参照）．固定された対側結合パターンの原因となる正確なメカニズムは理解されていない．

若年性の特発性脊柱側彎症の治療法を決定する際には，前額面の彎曲の大きさ，進行度合い，変形の美容的概観，とくに小児が急成長期にあるかどうかなどの要素を考慮する必要がある．一般に前額面の彎曲が大きく，小児の骨格成熟が途上にあるほど，変形の有意な進行の可能性が高くなる[133]．治療のオプションには，脊柱側彎症の進

追加的な臨床関連事項

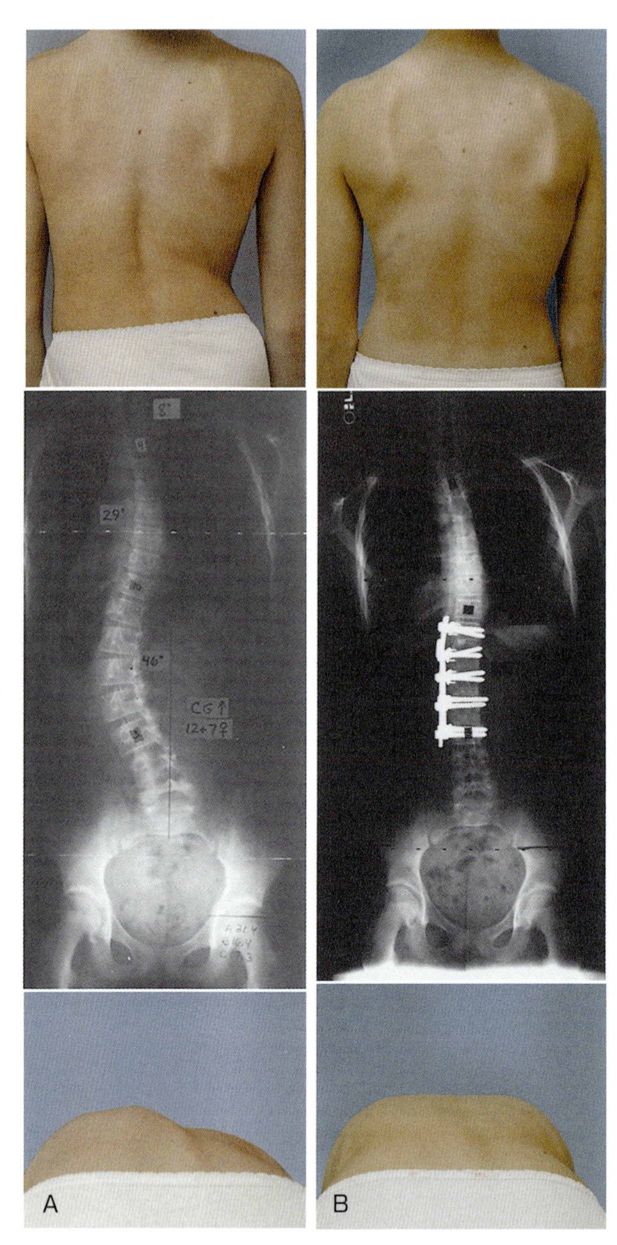

図 9.76　構造的脊柱側彎症を有する12歳の骨格が未成熟な女児．(A) 術前の写真とレントゲン写真は，胸腰部領域に一次性の前額面の彎曲を示している．側屈は46°で，女児の左側に凸面 (頂点) がある．下の写真では，腰部で前方へ屈曲した女児を示し，左側での脊柱側彎症の水平面成分，または，「肋骨隆起」を表示している．(B) 脊柱の前方固定と内固定実施後の同じ女児の術後写真とレントゲン写真．最下段の写真では，肋骨隆起が修正されていることに注意されたい．(Lenke LG: CD *Horizon Legacy Spinal System anterior dualrod surgical technique manual*, Memphis, TN, 2002, Medtronic Sofamor Danek より)

行の注意深い観察，理学療法，補装具，手術などが含まれる（図 9.76B は椎体前方固定と内固定挿入術後の女児の臨床像およびレントゲン写真を示している）．特発性脊柱側彎症の装具および手術は，彎曲を制御しまたは部分的に修正することができるという研究がいくつか示されている[55, 56, 61, 133, 134, 219, 257, 259]．装具の目的は，通常，小さな彎曲が大きな彎曲に進行しないようにすることである．手術の直接の目的は，彎曲を安定させ，部分的な矯正を行うことである．手術の長期的な目的は，これらの合併症の確実性および程度はわかっていないが，将来の苦痛および能力低下を予防することである[259]．手術は広範囲に行われ，小児に固有のリスクがないわけではない．脊柱側

追加的な臨床関連事項

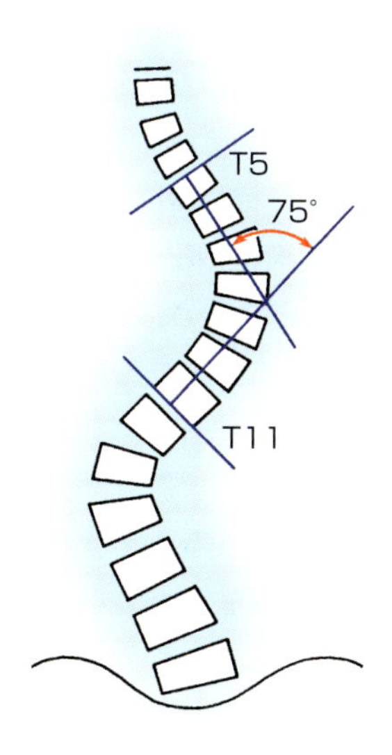

図 9.77　コブ角は，脊柱側彎症に伴う脊柱側彎の側屈の程度を計測する．この例では，胸椎は 75° のコブ角を示しており，彎曲の頂点は T8-T9 接合部にある．コブ角は，前後像を示すレントゲン写真で計測する．（Canale ST, Beaty JH: *Campbell's operative orthopaedics*, ed 12, Philadelphia, 2012, Mosby より）

彎症の体操は，世界中で使用されているが，その全体的な有効性は証明されていない[197]．

一部の医師は，最も一般的なガイドラインを用いて，装具と手術の選択肢を決めている．コブ角が約 40° 以下の小児は，装具が強く支持される．しかし，45～50° を超えたコブ角を呈する場合には，手術が強く支持される．40～50° のあいだのコブ角を有する小児の場合には，最も効果的な治療がいずれかということについては「グレーゾーン」とされる．これらのガイドラインは，非常に一般的なものであり，小児の体格や成熟度，彎曲の進行度合い，美容的概観，複数の彎曲の存在などの他の要因に基づいて違いがあることを認識しておくことが重要である．胸椎の後彎が著しく減少した（あるいは前彎となった）場合，装具療法の無効性と呼吸機能低下の可能性に基づき手術という治療手段が比較的強く支持される[63, 133]．

パート２：胸椎の高度な亀背

平均約 40～45° の生理的な脊柱後彎があると，人は，安定して立つことができる．しかし，一部の人では，過剰な胸椎の後彎（正式には亀背とよばれる）が発生し，機能的制限が引き起こされることがある．亀背は，外傷，異常な成長および椎骨の発達，重度の変性椎間板疾患，または顕著な骨粗鬆症とその後に脊椎骨折（典型的には，加齢に関するもの）を起こしうる[50, 150]．胸椎の後彎の中等度の増加および身長の短縮は，通常加齢によるものであり，異常な衰弱ではない．

進行性胸椎後彎に関連する２つの最も一般的な状態は，ショイエルマンの脊椎後彎症および骨粗鬆症である．ショイエルマン**の脊椎後彎症**または，「若年性後彎症」は，青年期における胸部後彎症の最も一般的な原因である．状態の原因は，不明であるが，おもに，椎骨の部位ごとの異常な成長率の格差によって，特徴づけられ，胸部および上部腰椎の過度の前方くさび形変形をもたらす．この状態は，一般的に発生率は人口の１～８％と報告され，著しく遺伝的素因を有している[136]．発達した亀背は，硬直的なものであり，能動的に矯正することはできない．装具は，適度な場合に変形の進行を減少させるのに有益である．その一方，手術は，保存的治療で効果のない重篤な症例において推奨される[132]．

脊椎の骨粗鬆症およびそれに伴う圧迫骨折は，高齢女性によくみられる胸椎の後彎症の発生や最終的な進行につながる可能性がある[59, 117]．骨粗鬆症は，おもに閉経後の女性に影響を及ぼす慢性代謝性骨疾患である．この状態は，正常な老化ではない．骨粗鬆症に起因する複数の椎骨骨折は，椎体の前方の高さを低下させ，それによって，過度の胸椎後彎症を進行させることがある．１つのこのようなシナリオは，生存している被験者の実際のレントゲン写真からそれぞれモデル化した**図 9.78A～C** に示した姿勢を分析することによって実証される．理想的な脊柱姿勢では，重心線は，正常な頸椎および胸椎の彎曲の頂点の少し凹側を通る（図 9.78A 参照）．したがって，重力は，正常な胸椎および頸椎の彎曲に有利な外的モーメントアームで作用することができる．図 9.78A に示す理想的な姿勢は，小さな頸椎伸展トルクと小さな胸椎屈曲トルクを作り出す．胸椎において，脊柱後彎がさらに過度になる傾向は，部分

追加的な臨床関連事項

的に椎体関節の前方側の圧縮力によって，部分的に抵抗される．骨粗鬆症によって弱体した椎骨は，前方圧縮力に抵抗することができない可能性がある[183]．時間が経つにつれて，圧縮力は，椎体の過度の前方楔状変形を生じさせ，ゆっくりと崩壊し，高度の後彎症にいたらしめる．

さらに，髄核の顕著な退化と脱水がみられる場合，顕著な亀背は，椎間板前方をさらに圧縮する可能性がある[181]．この時点で，病理学的変形のプロセスが十分に始まっている（図 9.78B 参照）．屈曲位の増強は，体重に起因する力線を前方へずらし，外的モーメントアーム（EMA'）の長さと屈曲を伴い亀背姿勢の大きさを増加させる．結果として，胸椎および頸椎の両脊椎領域には，中等度の屈曲トルクが働く可能性がある（図 9.78B 参照）．体幹，頸部，頭部を直立状態に保つためには，伸展筋群と後縦靱帯の張力の増加が必要である．椎体間関節を通過する増加した力は，骨棘形成に伴って椎体の圧迫骨折を生じさせる可能性がある．この時点で，悪循環が成立している．

顕著な亀背変形を呈する胸椎の椎骨間に働く圧縮力の大きさは，驚くほど大きなものとなる．図 9.78B に示す姿勢に関連する圧縮力の大きさは，矢状面内の静的平衡状態を仮定することによって推定することができる．体重（BW）による力と外部モーメントアーム（EMA'）の積

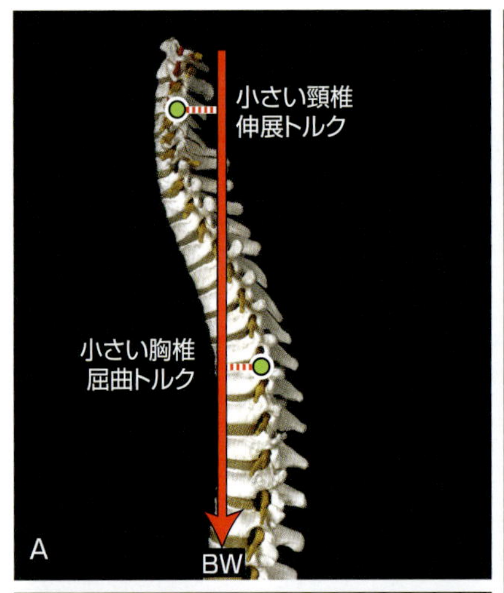

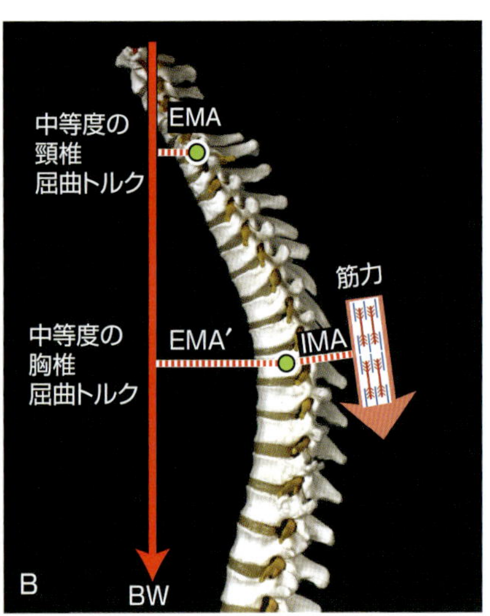

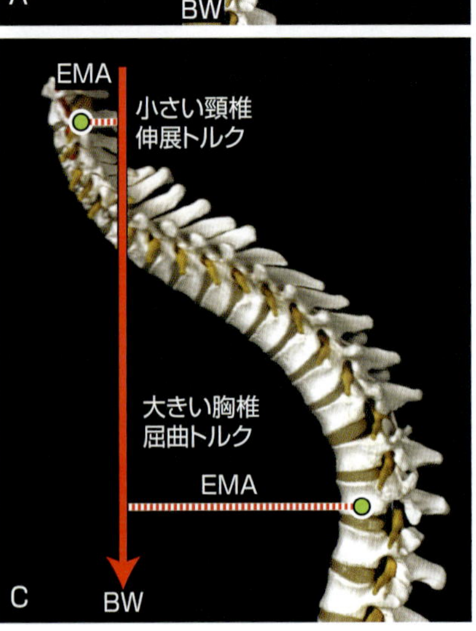

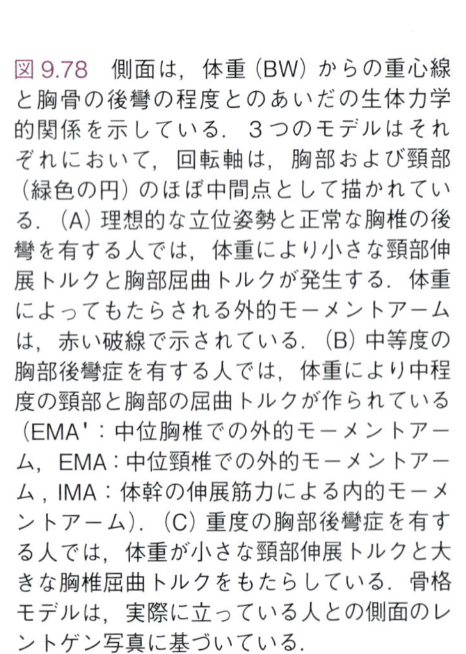
図 9.78　側面は，体重（BW）からの重心線と胸骨の後彎の程度とのあいだの生体力学的関係を示している．3 つのモデルはそれぞれにおいて，回転軸は，胸部および頸部（緑色の円）のほぼ中間点として描かれている．（A）理想的な立位姿勢と正常な胸椎の後彎を有する人では，体重により小さな頸部伸展トルクと胸部屈曲トルクが発生する．体重によってもたらされる外的モーメントアームは，赤い破線で示されている．（B）中等度の胸部後彎症を有する人では，体重により中程度の頸部と胸部の屈曲トルクが作られている（EMA'：中位胸椎での外的モーメントアーム，EMA：中位頸椎での外的モーメントアーム，IMA：体幹の伸展筋力による内的モーメントアーム）．（C）重度の胸部後彎症を有する人では，体重が小さな頸部伸展トルクと大きな胸椎屈曲トルクをもたらしている．骨格モデルは，実際に立っている人との側面のレントゲン写真に基づいている．

追加的な臨床関連事項

と筋力と内部モーメントアーム（IMA）の積は等しくなる．EMA が IMA の約２倍の長さと仮定すると，矢状面における回転平衡には，体重の２倍の筋力を必要とする．82kg（1kg ＝ 9.8N）の人は，中央胸郭領域より上に体重の約 60%（49kg）が占めると仮定する．体位を保持するには，約 98kg（2 × 49kg）の伸筋筋力が必要である．さらに体重のことを考慮すると，合計で約 147kg の圧縮力（98kg の筋力と 49kg の体重）が胸椎椎体関節に働く．この同じ生体力学的解法を図 9.78A に示す理想的な姿勢に提供すると，椎体関節圧迫力の 50%の減少が得られる．この減少は，内的モーメントアームの長さの約半分の外的モーメントアームを有する理想的な姿勢に基づく．この単純な数学モデルは全体的に正確というものではなく，運動の動的な側面を考慮していないが，椎体関節を介して，生成される力に姿勢がどのように大きく影響を受けるかを強調している[95]．

図 9.78B に示す胸部姿勢は，極端な場合には，図 9.78C に示す姿勢へと進行することがある．図示されているように，体重からの力線は，小さな頸部伸展トルクおよび大きな胸椎の屈曲トルクをもたらす．大きな胸椎後彎にもかかわらず，その人は水平視覚凝視を維持するほどの上頭頸部の伸展ができることに留意されたい．しかしながら，図 9.78C の要点は，重大な胸部後彎の進行に大きな外的トルクが及ぼす生体力学的な影響を理解することである．このような重度の亀背は，生活の質に悪影響を及ぼし，肺の吸気量および肺活量を低下させ，バランス感覚が低下することで転倒のリスクが増大することが示されている[50,117]．高度の亀背は，複数の圧迫骨折，未治療の骨粗鬆症，進行性の変性椎間板疾患，および体幹伸筋群の弱化の継続した経過によって，さらに進行することがある[150]．その筋力弱化は，身体の活動不足，それに過度に伸張された体幹伸筋の長さ-張力関係の変化によるものであろう[29,162]．

過度の胸椎後彎症の治療は，変形の程度，年齢，および健康面での重症度に強く依存する．選択肢としては，骨粗鬆症を軽減するための薬物療法，手術ならびに，運動，姿勢教育，テーピング，装具療法，バランストレーニングなどを含む理学療法である[29,117]．

文 献

1. Abe Y, Akeda K, An HS, et al: Proinflammatory cytokines stimulate the expression of nerve growth factor by human intervertebral disc cells. *Spine* 32:635–642, 2007.
2. Adams MA, Hutton WC: Prolapsed intervertebral disc. A hyperflexion injury. 1981 Volvo Award in Basic Science. *Spine* 7:184–191, 1982.
3. Adams MA, Hutton WC, Stott JR: The resistance to flexion of the lumbar intervertebral joint. *Spine* 5:245–253, 1980.
4. Adams MA, Roughley PJ: What is intervertebral disc degeneration, and what causes it? *Spine* 31:2151–2161, 2006.
5. Ala-Kokko L: Genetic risk factors for lumbar disc disease (review). *Ann Med* 34:42–47, 2002.
6. Alexander LA, Hancock E, Agouris I, et al: The response of the nucleus pulposus of the lumbar intervertebral discs to functionally loaded positions. *Spine* 32:1508–1512, 2007.
7. An HS, Anderson PA, Haughton VM, et al: Introduction: disc degeneration: summary. *Spine* 29:2677–2678, 2004.
8. An HS, Masuda K: Relevance of in vitro and in vivo models for intervertebral disc degeneration. *J Bone Joint Surg Am* 88(Suppl 2):88–94, 2006.
9. Andersson GB, Ortengren R, Nachemson A: Intradiskal pressure, intra-abdominal pressure and myoelectric back muscle activity related to posture and loading. *Clin Orthop Relat Res* 129:156–164, 1977.
10. Anderst WJ, Donaldson WF, III, Lee JY, et al: In vivo cervical facet joint capsule deformation during flexion-extension. *Spine* 39(8):E514–E520, 2014.
11. Aono K, Kobayashi T, Jimbo S, et al: Radiographic analysis of newly developed degenerative spondylolisthesis in a mean twelve-year prospective study. *Spine* 35(8):887–891, 2010.
12. Awad JN, Moskovich R: Lumbar disc herniations: surgical versus nonsurgical treatment. *Clin Orthop Relat Res* 443:183–197, 2006.
13. Ayturk UM, Garcia JJ, Puttlitz CM: The micromechanical role of the annulus fibrosus components under physiological loading of the lumbar spine. *J Biomech Eng* 132(6):061007, 2010.
14. Barker PJ, Hapuarachchi KS, Ross JA, et al: Anatomy and biomechanics of gluteus maximus and the thoracolumbar fascia at the sacroiliac joint. *Clin Anat* 27(2):234–240, 2014.
15. Battie MC, Videman T: Lumbar disc degeneration: epidemiology and genetics. *J Bone Joint Surg Am* 88(Suppl 2):3–9, 2006.
16. Beattie PF: Current understanding of lumbar intervertebral disc degeneration: a review with emphasis upon etiology, pathophysiology, and lumbar magnetic resonance imaging findings. *J Orthop Sports Phys Ther* 38:329–340, 2008.
17. Beattie PF, Brooks WM, Rothstein JM, et al: Effect of lordosis on the position of the nucleus pulposus in supine subjects. A study using magnetic resonance imaging. *Spine* 19:2096–2102, 1994.
18. Beattie PF, Butts R, Donley JW, et al: The within-session change in low back pain intensity following spinal manipulative therapy is related to differences in diffusion of water in the intervertebral discs of the upper lumbar spine and L5-S1. *J Orthop Sports Phys Ther* 44(1):19–29, 2014.
19. Been E, Barash A, Pessah H, et al: A new look at the geometry of the lumbar spine. *Spine* 35(20):E1014–E1017, 2010.
20. Bell JA, Stigant M: Development of a fibre optic goniometer system to measure lumbar and hip movement to detect activities and their lumbar postures. *J Med Eng Technol* 31:361–366, 2007.
21. Bergman GJ, Knoester B, Assink N, et al: Variation in the cervical range of motion over time measured by the "flock of birds" electromagnetic tracking system. *Spine* 30:650–654, 2005.
22. Bible JE, Biswas D, Miller CP, et al: Normal functional range of motion of the lumbar spine during 15 activities of daily living. *J Spinal Disord Tech* 23(2):106–112, 2010.
23. Black KM, McClure P, Polansky M: The influence of different sitting positions on cervical and lumbar posture. *Spine* 21:65–70, 1996.
24. Bogduk N: *Clinical and radiological anatomy of the lumbar spine*, ed 5, New York, 2012, Churchill Livingstone.
25. Bogduk N, Mercer S: Biomechanics of the cervical spine. I: Normal kinematics. *Clin Biomech (Bristol, Avon)* 15:633–648, 2000.
26. Boos N, Weissbach S, Rohrbach H, et al: Classification of age-related changes in lumbar intervertebral discs: 2002 Volvo Award in basic science. *Spine* 27:2631–2644, 2002.
27. Borenstein DG, O'Mara JW, Jr, Boden SD, et al: The value of magnetic resonance imaging of the lumbar spine to predict low-back pain in asymptomatic subjects: a seven-year follow-up study. *J Bone Joint Surg Am* 83:1306–1311, 2001.
28. Brasiliense LB, Lazaro BC, Reyes PM, et al: Biomechanical contribution of the rib cage to thoracic stability. *Spine* 36(26):E1686–E1693, 2011.
29. Briggs AM, van Dieën JH, Wrigley TV, et al: Thoracic kyphosis affects spinal loads and trunk muscle force. *Phys Ther* 87:595–607, 2007.
30. Brisby H: Pathology and possible mechanisms of nervous system response to disc degeneration. *J Bone Joint Surg Am* 88(Suppl 2):68–71, 2006.
31. Browder DA, Childs JD, Cleland JA, et al: Effectiveness of an extension-oriented treatment approach in a subgroup of subjects with low back pain: a randomized clinical trial. *Phys Ther* 87:1608–1618, 2007.
32. Busscher I, van Dieen JH, van der Veen AJ, et al: The effects of creep and recovery on the in vitro biomechanical characteristics of human multi-level thoracolumbar spinal segments. *Clin Biomech (Bristol, Avon)* 26(5):438–444, 2011.
33. Calguneri M, Bird HA, Wright V: Changes in joint laxity occurring during pregnancy. *Ann Rheum Dis* 41:126–128, 1982.
34. Castanharo R, Duarte M, McGill S: Corrective sitting strategies: an examination of muscle activity and spine loading. *J Electromyogr Kinesiol* 24(1):114–119, 2014.
35. Cattrysse E, Barbero M, Kool P, et al: 3D morphometry of the transverse and alar ligaments in the occipito-atlanto-axial complex: an in vitro analysis. *Clin Anat* 20:892–898, 2007.
36. Cattrysse E, Provyn S, Kool P, et al: Morphology and kinematics of the atlanto-axial joints and their interaction during manual cervical rotation mobilization. *Man Ther* 16(5):481–486, 2011.
37. Chancey VC, Ottaviano D, Myers BS, et al: A kinematic and anthropometric study of the upper cervical spine and the occipital condyles. *J Biomech* 40:1953–1959, 2007.
38. Chelberg MK, Banks GM, Geiger DF, et al: Identification of heterogeneous cell populations in normal human intervertebral disc. *J Anat* 186:43–53, 1995.
39. Chen C, Lu Y, Kallakuri S, et al: Distribution of A-delta and C-fiber receptors in the cervical facet joint capsule and their response to stretch. *J Bone Joint Surg Am* 88:1807–1816, 2006.
40. Choi G, Raiturker PP, Kim MJ, et al: The effect of early isolated lumbar extension exercise program for patients with herniated disc undergoing lumbar discectomy. *Neurosurgery* 57:764–772, 2005.
41. Choufani E, Jouve JL, Pomero V, et al: Lumbosacral lordosis in fetal spine: genetic or mechanic parameter. *Eur Spine J* 18(9):1342–1348, 2009.
42. Cobian DG, Daehn NS, Anderson PA, et al: Active cervical and lumbar range of motion during performance of activities of daily living in healthy young adults. *Spine* 38(20):1754–1763, 2013.
43. Cook C, Hegedus E, Showalter C, et al: Coupling behavior of the cervical spine: a systematic review of the literature. *J Manipulative Physiol Ther* 29:570–575, 2006.
44. Cook C, Showalter C: A survey on the importance of lumbar coupling biomechanics in physiotherapy practice. *Man Ther* 9:164–172, 2004.
45. Coonrad RW, Murrell GA, Motley G, et al: A logical coronal pattern classification of 2,000 consecutive idiopathic scoliosis cases based on the scoliosis research society-defined apical vertebra. *Spine* 23:1380–1391, 1998.
46. Coppes MH, Marani E, Thomeer RT, et al: Innervation of "painful" lumbar discs. *Spine* 22:2342–2349, 1997.
47. Cortes DH, Han WM, Smith LJ, et al: Mechanical properties of the extra-fibrillar matrix of human annulus fibrosus are location and age dependent. *J Orthop Res* 31(11):1725–1732, 2013.
48. Craig BN, Congleton JJ, Beier E, et al: Occupational risk factors and back injury. *Int J Occup Saf Ergon* 19(3):335–345, 2013.
49. Crisco JJ, III, Panjabi MM, Dvorak J: A model of the alar ligaments of the upper cervical spine in axial rotation. *J Biomech* 24:607–614, 1991.
50. Culham EG, Jimenez HA, King CE: Thoracic kyphosis, rib mobility, and lung volumes in normal women and women with osteoporosis. *Spine* 19:1250–1255, 1994.
51. Cyron BM, Hutton WC: Articular tropism and stability of the lumbar spine. *Spine* 5:168–172, 1980.
52. Cyron BM, Hutton WC: The tensile strength of the capsular ligaments of the apophyseal joints. *J Anat* 132(Pt 1):145–150, 1981.
53. Damen L, Buyruk HM, Guler-Uysal F, et al: Pelvic pain during pregnancy is associated with asymmetric laxity of the sacroiliac joints. *Acta Obstet Gynecol Scand* 80(11):1019–1024, 2001.
54. Damen L, Spoor CW, Snijders CJ, et al: Does a pelvic belt influence sacroiliac joint laxity? *Clin Biomech (Bristol, Avon)* 17(7):495–498, 2002.
55. Danielsson AJ, Hasserius R, Ohlin A, et al: A

prospective study of brace treatment versus observation alone in adolescent idiopathic scoliosis: a follow-up mean of 16 years after maturity. *Spine* 32:2198–2207, 2007.
56. Danielsson AJ, Nachemson AL: Radiologic findings and curve progression 22 years after treatment for adolescent idiopathic scoliosis: comparison of brace and surgical treatment with matching control group of straight individuals. *Spine* 26:516–525, 2001.
57. Dar G, Peleg S, Masharawi Y, et al: Sacroiliac joint bridging: demographical and anatomical aspects. *Spine* 30:E429–E432, 2005.
58. De Carvalho DE, Soave D, Ross K, et al: Lumbar spine and pelvic posture between standing and sitting: a radiologic investigation including reliability and repeatability of the lumbar lordosis measure. *J Manipulative Physiol Ther* 33(1):48–55, 2010.
59. De Smet AA, Robinson RG, Johnson BE, et al: Spinal compression fractures in osteoporotic women: patterns and relationship to hyperkyphosis. *Radiology* 166:497–500, 1988.
60. Del Pozo-Cruz B, Adsuar JC, Parraca J, et al: A web-based intervention to improve and prevent low back pain among office workers: a randomized controlled trial. [Reprint in Arch Prev Riesgos Labor 16(3):138, 2013; PMID: 23930271]. *J Orthop Sports Phys Ther* 42(10):831–841, 2012.
61. Dolan LA, Weinstein SL: Surgical rates after observation and bracing for adolescent idiopathic scoliosis: an evidence-based review. *Spine* 32:S91–S100, 2007.
62. Drake JD, Aultman CD, McGill SM, et al: The influence of static axial torque in combined loading on intervertebral joint failure mechanics using a porcine model. *Clin Biomech (Bristol, Avon)* 20(10):1038–1045, 2005.
63. Dreimann M, Hoffmann M, Kossow K, et al: Scoliosis and chest cage deformity measures predicting impairments in pulmonary function: a cross-sectional study of 492 patients with scoliosis to improve the early identification of patients at risk. *Spine* 39(24):2024–2033, 2014.
64. Dvorak J, Panjabi MM, Novotny JE, et al: In vivo flexion/extension of the normal cervical spine. *J Orthop Res* 9:828–834, 1991.
65. Dvorak J, Schneider E, Saldinger P, et al: Biomechanics of the craniocervical region: the alar and transverse ligaments. *J Orthop Res* 6:452–461, 1988.
66. Edmondston SJ, Henne SE, Loh W, et al: Influence of cranio-cervical posture on three-dimensional motion of the cervical spine. *Man Ther* 10:44–51, 2005.
67. Edmondston SJ, Waller R, Vallin P, et al: Thoracic spine extension mobility in young adults: influence of subject position and spinal curvature. *J Orthop Sports Phys Ther* 41(4):266–273, 2011.
68. Egund N, Olsson TH, Schmid H, et al: Movements in the sacroiliac joints demonstrated with roentgen stereophotogrammetry. *Acta Radiol Diagn (Stockh)* 19:833–846, 1978.
69. Eichenseer PH, Sybert DR, Cotton JR: A finite element analysis of sacroiliac joint ligaments in response to different loading conditions. *Spine* 36(22):E1446–E1452, 2011.
70. Eno JJ, Boone CR, Bellino MJ, et al: The prevalence of sacroiliac joint degeneration in asymptomatic adults. J Bone Joint Surg Am 97(11):932–936, 2015.
71. Esola MA, McClure PW, Fitzgerald GK, et al: Analysis of lumbar spine and hip motion during forward bending in subjects with and without a history of low back pain. *Spine* 21:71–78, 1996.
72. Eubanks JD, Lee MJ, Cassinelli E, et al: Does lumbar facet arthrosis precede disc degeneration? A postmortem study. *Clin Orthop Relat Res* 464:184–189, 2007.
73. Farfan HF, Huberdeau RM, Dubow HI: Lumbar intervertebral disc degeneration: the influence of geometrical features on the pattern of disc degeneration—a post mortem study. *J Bone Joint Surg Am* 54:492–510, 1972.
74. Farley FA, Li Y, Jong N, et al: Congenital scoliosis SRS-22 outcomes in children treated with observation, surgery, and VEPTR. *Spine* 39(22):1868, 2014.
75. Fazey PJ, Song S, Mønsås S, et al: An MRI investigation of intervertebral disc deformation in response to torsion. *Clin Biomech (Bristol, Avon)* 21:538–542, 2006.
76. Fazey PJ, Song S, Price RI, et al: Nucleus pulposus deformation in response to rotation at L1-2 and L4-5. *Clin Biomech (Bristol, Avon)* 28(5):586–589, 2013.
77. Fazey PJ, Takasaki H, Singer KP: Nucleus pulposus deformation in response to lumbar spine lateral flexion: an in vivo MRI investigation. *Eur Spine J* 19(7):1115–1120, 2010.
78. Feng H, Danfelter M, Strømqvist B, et al: Extracellular matrix in disc degeneration. *J Bone Joint Surg Am* 88(Suppl 2):25–29, 2006.
79. Fennell AJ, Jones AP, Hukins DW: Migration of the nucleus pulposus within the intervertebral disc during flexion and extension of the spine. *Spine* 21:2753–2757, 1996.
80. Foley BS, Buschbacher RM: Sacroiliac joint pain: anatomy, biomechanics, diagnosis, and treatment. *Am J Phys Med Rehabil* 85:997–1006, 2006.
81. Fritz JM, Lindsay W, Matheson JW, et al: Is there a subgroup of patients with low back pain likely to benefit from mechanical traction? Results of a randomized clinical trial and subgrouping analysis. *Spine* 32:E793–E800, 2007.
82. Fritz JM, Thackeray A, Brennan GP, et al: Exercise only, exercise with mechanical traction, or exercise with over-door traction for patients with cervical radiculopathy, with or without consideration of status on a previously described subgrouping rule: a randomized clinical trial. *J Orthop Sports Phys Ther* 44(2):45–57, 2014.
83. Fujimori T, Iwasaki M, Nagamoto Y, et al: Kinematics of the thoracic spine in trunk rotation: in vivo 3-dimensional analysis. *Spine* 37(21):E1318–E1328, 2012.
84. Fujiwara A, Tamai K, Yoshida H, et al: Anatomy of the iliolumbar ligament. *Clin Orthop Relat Res* 380:167–172, 2000.
85. Garcia AN, Costa LC, da Silva TM, et al: Effectiveness of back school versus McKenzie exercises in patients with chronic nonspecific low back pain: a randomized controlled trial. *Phys Ther* 93(6):729–747, 2013.
86. Giles LG, Taylor JR: Human zygapophyseal joint capsule and synovial fold innervation. *Br J Rheumatol* 26:93–98, 1987.
87. Grobler LJ, Robertson PA, Novotny JE, et al: Etiology of spondylolisthesis. Assessment of the role played by lumbar facet joint morphology. *Spine* 18:80–91, 1993.
88. Grunhagen T, Wilde G, Soukane DM, et al: Nutrient supply and intervertebral disc metabolism. *J Bone Joint Surg Am* 88(Suppl 2):30–35, 2006.
89. Ha TH, Saber-Sheikh K, Moore AP, et al: Measurement of lumbar spine range of movement and coupled motion using inertial sensors—a protocol validity study. *Man Ther* 18(1):87–91, 2013.
90. Haefeli M, Kalberer F, Saegesser D, et al: The course of macroscopic degeneration in the human lumbar intervertebral disc. *Spine* 31:1522–1531, 2006.
91. Hancock MJ, Maher CG, Latimer J, et al: Systematic review of tests to identify the disc, SIJ or facet joint as the source of low back pain. *Eur Spine J* 16(10):1539–1550, 2007.
92. Hangai M, Kaneoka K, Kuno S, et al: Factors associated with lumbar intervertebral disc degeneration in the elderly. *Spine J* 8:732–740, 2008.
93. Harris-Hayes M, Sahrmann SA, Van Dillen LR: Relationship between the hip and low back pain in athletes who participate in rotation-related sports [Review, 66 refs]. *J Sport Rehabil* 18(1):60–75, 2009.
94. Harrison DD, Janik TJ, Troyanovich SJ, et al: Comparisons of lordotic cervical spine curvatures to a theoretical ideal model of the static sagittal cervical spine. *Spine* 21:667–675, 1996.
95. Harrison DE, Colloca CJ, Harrison DD, et al: Anterior thoracic posture increases thoracolumbar disc loading. *Eur Spine J* 14:234–242, 2005.
96. Hartman J: Anatomy and clinical significance of the uncinate process and uncovertebral joint: a comprehensive review [Review]. *Clin Anat* 27(3):431–440, 2014.
97. Hayashi K, Yabuki T: Origin of the uncus and of Luschka's joint in the cervical spine. *J Bone Joint Surg Am* 67:788–791, 1985.
98. Henry SM, Fritz JM, Trombley AR, et al: Reliability of a treatment-based classification system for subgrouping people with low back pain. *J Orthop Sports Phys Ther* 42(9):797–805, 2012.
99. Heuer F, Schmidt H, Klezl Z, et al: Stepwise reduction of functional spinal structures increase range of motion and change lordosis angle. *J Biomech* 40:271–280, 2007.
100. Heylings DJ: Supraspinous and interspinous ligaments of the human lumbar spine. *J Anat* 125:127–131, 1978.
101. Holmes A, Han ZH, Dang GT, et al: Changes in cervical canal spinal volume during in vitro flexion-extension. *Spine* 21:1313–1319, 1996.
102. Howarth SJ, Gallagher KM, Callaghan JP: Postural influence on the neutral zone of the porcine cervical spine under anterior-posterior shear load. *Med Eng Phys* 35(7):910–918, 2013.
103. Hukins DW, Kirby MC, Sikoryn TA, et al: Comparison of structure, mechanical properties, and functions of lumbar spinal ligaments. *Spine* 15:787–795, 1990.
104. Iatridis JC, MaClean JJ, Roughley PJ, et al: Effects of mechanical loading on intervertebral disc metabolism in vivo. *J Bone Joint Surg Am* 88(Suppl 2):41–46, 2006.
105. Inufusa A, An HS, Lim TH, et al: Anatomic changes of the spinal canal and intervertebral foramen associated with flexion-extension movement. *Spine* 21:2412–2420, 1996.
106. Ishii T, Mukai Y, Hosono N, et al: Kinematics of the cervical spine in lateral bending: in vivo three-dimensional analysis. *Spine* 31:155–160, 2006.
107. Ishii T, Mukai Y, Hosono N, et al: Kinematics of the subaxial cervical spine in rotation in vivo three-dimensional analysis. *Spine* 29:2826–2831, 2004.
108. Izzo R, Guarnieri G, Guglielmi G, et al: Biomechanics of the spine. Part I: spinal stability [Review]. *Eur J Radiol* 82(1):118–126, 2013.
109. Jaumard NV, Bauman JA, Weisshaar CL, et al: Contact pressure in the facet joint during

sagittal bending of the cadaveric cervical spine. *J Biomech Eng* 133(7):071004, 2011.
110. Jaumard NV, Welch WC, Winkelstein BA: Spinal facet joint biomechanics and mechanotransduction in normal, injury and degenerative conditions [Review]. *J Biomech Eng* 133(7):071010, 2011.
111. Jenkins JP, Hickey DS, Zhu XP, et al: MR imaging of the intervertebral disc: a quantitative study. *Br J Radiol* 58:705–709, 1985.
112. Jensen MC, Brant-Zawadzki MN, Obuchowski N, et al: Magnetic resonance imaging of the lumbar spine in people without back pain. *N Engl J Med* 331:69–73, 1994.
113. Johnson WE, Evans H, Menage J, et al: Immunohistochemical detection of Schwann cells in innervated and vascularized human intervertebral discs. *Spine* 26:2550–2557, 2001.
114. Kampen WU, Tillmann B: Age-related changes in the articular cartilage of human sacroiliac joint. *Anat Embryol (Berl)* 198:505–513, 1998.
115. Kaneoka K, Ono K, Inami S, et al: Motion analysis of cervical vertebrae during whiplash loading. *Spine* 24:763–769, 1999.
116. Karakida O, Ueda H, Ueda M, et al: Diurnal T2 value changes in the lumbar intervertebral discs. *Clin Radiol* 58:389–392, 2003.
117. Katzman WB, Wanek L, Shepherd JA, et al: Age-related hyperkyphosis: its causes, consequences, and management [Review, 63 refs]. *J Orthop Sports Phys Ther* 40(6):352–360, 2010.
118. Keller TS, Spengler DM, Hansson TH: Mechanical behavior of the human lumbar spine. I: Creep analysis during static compressive loading. *J Orthop Res* 5:467–478, 1987.
119. Kiapour A, Abdelgawad AA, Goel VK, et al: Relationship between limb length discrepancy and load distribution across the sacroiliac joint—a finite element study. *J Orthop Res* 30(10):1577–1580, 2012.
120. Kim MH, Yi CH, Kwon OY, et al: Comparison of lumbopelvic rhythm and flexion-relaxation response between 2 different low back pain subtypes. *Spine* 38(15):1260–1267, 2013.
121. Kissling RO, Jacob HA: The mobility of the sacroiliac joint in healthy subjects. *Bull Hosp Jt Dis* 54:158–164, 1996.
122. Kitagawa T, Fujiwara A, Kobayashi N, et al: Morphologic changes in the cervical neural foramen due to flexion and extension: in vivo imaging study. *Spine* 29:2821–2825, 2004.
123. Kondratek M, Krauss J, Stiller C, et al: Normative values for active lumbar range of motion in children. *Pediatr Phys Ther* 19:236–244, 2007.
124. Korovessis PG, Stamatakis MV, Baikousis AG: Reciprocal angulation of vertebral bodies in the sagittal plane in an asymptomatic Greek population. *Spine* 23:700–704, 1998.
125. Krismer M, Haid C, Rabl W: The contribution of anulus fibers to torque resistance. *Spine* 21:2551–2557, 1996.
126. Kulig K, Landel R, Powers CM: Assessment of lumbar spine kinematics using dynamic MRI: a proposed mechanism of sagittal plane motion induced by manual posterior-to-anterior mobilization. *J Orthop Sports Phys Ther* 34:57–64, 2004.
127. Laslett M, Aprill CN, McDonald B, et al: Diagnosis of sacroiliac joint pain: validity of individual provocation tests and composites of tests. *Man Ther* 10:207–218, 2005.
128. Leahy PD, Puttlitz CM: The effects of ligamentous injury in the human lower cervical spine. *J Biomech* 45(15):2668–2672, 2012.
129. Lee TH, Liu TY: Postural and muscular responses while viewing different heights of screen. *Int J Occup Saf Ergon* 19(2):251–258, 2013.
130. Legaspi O, Edmond SL: Does the evidence support the existence of lumbar spine coupled motion? A critical review of the literature. *J Orthop Sports Phys Ther* 37:169–178, 2007.
131. Li W, Wang S, Xia Q, et al: Lumbar facet joint motion in patients with degenerative disc disease at affected and adjacent levels: an in vivo biomechanical study. *Spine* 36(10):E629–E637, 2011.
132. Lonner BS, Newton P, Betz R, et al: Operative management of Scheuermann's kyphosis in 78 patients: radiographic outcomes, complications, and technique. *Spine* 32:2644–2652, 2007.
133. Lonstein JE: Scoliosis: surgical versus nonsurgical treatment. *Clin Orthop Relat Res* 443:248–259, 2006.
134. Lonstein JE, Winter RB: The Milwaukee brace for the treatment of adolescent idiopathic scoliosis. A review of one thousand and twenty patients. *J Bone Joint Surg Am* 76:1207–1221, 1994.
135. Lotz JC, Ulrich JA: Innervation, inflammation, and hypermobility may characterize pathologic disc degeneration: review of animal model data. *J Bone Joint Surg Am* 88(Suppl 2):76–82, 2006.
136. Lowe TG, Line BG: Evidence based medicine: analysis of Scheuermann kyphosis. *Spine* 32:S115–S119, 2007.
137. Lu YM, Hutton WC, Gharpuray VM: Do bending, twisting, and diurnal fluid changes in the disc affect the propensity to prolapse? A viscoelastic finite element model. *Spine* 21:2570–2579, 1996.
138. Machado LA, de Souza MS, Ferreira PH, et al: The McKenzie method for low back pain: a systematic review of the literature with a meta-analysis approach. *Spine* 31:E254–E262, 2006.
139. Maeda T, Ueta T, Mori E, et al: Soft-tissue damage and segmental instability in adult patients with cervical spinal cord injury without major bone injury. *Spine* 37(25):E1560–E1566, 2012.
140. Mannion AF, Knecht K, Balaban G, et al: A new skin-surface device for measuring the curvature and global and segmental ranges of motion of the spine: reliability of measurements and comparison with data reviewed from the literature. *Eur Spine J* 13:122–136, 2004.
141. Marks M, Petcharaporn M, Betz RR, et al: Outcomes of surgical treatment in male versus female adolescent idiopathic scoliosis patients. *Spine* 32:544–549, 2007.
142. Masharawi Y, Rothschild B, Dar G, et al: Facet orientation in the thoracolumbar spine: three-dimensional anatomic and biomechanical analysis. *Spine* 29:1755–1763, 2004.
143. McGrath MC, Zhang M: Lateral branches of dorsal sacral nerve plexus and the long posterior sacroiliac ligament. *Surg Radiol Anat* 27:327–330, 2005.
144. McKenzie RA: *The lumbar spine: mechanical diagnosis and therapy*, Waikanae, New Zealand, 1981, Spinal Publications.
145. McLean L: The effect of postural correction on muscle activation amplitudes recorded from the cervicobrachial region. *J Electromyogr Kinesiol* 15:527–535, 2005.
146. Mens JM, Damen L, Snijders CJ, et al: The mechanical effect of a pelvic belt in patients with pregnancy-related pelvic pain. *Clin Biomech (Bristol, Avon)* 21(2):122–127, 2006.
147. Mercer S, Bogduk N: Intra-articular inclusions of the cervical synovial joints. *Br J Rheumatol* 32:705–710, 1993.
148. Mercer S, Bogduk N: The ligaments and annulus fibrosus of human adult cervical intervertebral discs. *Spine* 24:619–626, 1999.
149. Miele VJ, Panjabi MM, Benzel EC: Anatomy and biomechanics of the spinal column and cord. *Handb Clin Neurol* 109:31–43, 2012.
150. Mika A, Unnithan VB, Mika P: Differences in thoracic kyphosis and in back muscle strength in women with bone loss due to osteoporosis. *Spine* 30:241–246, 2005.
151. Mikkonen P, Leino-Arjas P, Remes J, et al: Is smoking a risk factor for low back pain in adolescents? A prospective cohort study. *Spine* 33:527–532, 2008.
152. Miller JA, Schmatz C, Schultz AB: Lumbar disc degeneration: correlation with age, sex, and spine level in 600 autopsy specimens. *Spine* 13:173–178, 1988.
153. Milosavljevic S, Pal P, Bain D, et al: Kinematic and temporal interactions of the lumbar spine and hip during trunk extension in healthy male subjects. *Eur Spine J* 17:122–128, 2008.
154. Miyasaka K, Ohmori K, Suzuki K, et al: Radiographic analysis of lumbar motion in relation to lumbosacral stability. Investigation of moderate and maximum motion. *Spine* 25:732–737, 2000.
155. Moore RJ: The vertebral endplate: disc degeneration, disc regeneration. *Eur Spine J* 15(Suppl 3):S333–S337, 2006.
156. Muhle C, Resnick D, Ahn JM, et al: In vivo changes in the neuroforaminal size at flexion-extension and axial rotation of the cervical spine in healthy persons examined using kinematic magnetic resonance imaging. *Spine* 26:E287–E293, 2001.
157. Nachemson A: Lumbar intradiscal pressure. Experimental studies on post-mortem material. *Acta Orthop Scand Suppl* 43:1–104, 1960.
158. Nachemson A: Some mechanical properties of the third lumbar interlaminar ligament (ligamentum flavum). *J Biomech* 1:211–220, 1968.
159. Nachemson A: The load on lumbar disks in different positions of the body. *Clin Orthop Relat Res* 45:107–122, 1966.
160. Nagamoto Y, Ishii T, Iwasaki M, et al: Three-dimensional motion of the uncovertebral joint during head rotation. *J Neurosurg Spine* 17(4):327–333, 2012.
161. Nelson JM, Walmsley RP, Stevenson JM: Relative lumbar and pelvic motion during loaded spinal flexion/extension. *Spine* 20:199–204, 1995.
162. Neumann DA, Soderberg GL, Cook TM: Electromyographic analysis of hip abductor musculature in healthy right-handed persons. *Phys Ther* 69:431–440, 1989.
163. Ng JK, Kippers V, Richardson CA, et al: Range of motion and lordosis of the lumbar spine: reliability of measurement and normative values. *Spine* 26:53–60, 2001.
164. Niosi CA, Oxland TR: Degenerative mechanics of the lumbar spine. *Spine J* 4:202S–208S, 2004.
165. O'Connell GD, Sen S, Elliott DM: Human annulus fibrosus material properties from biaxial testing and constitutive modeling are altered with degeneration. *Biomech Model Mechanobiol* 11:493–503, 2012.
166. Oda H, Matsuzaki H, Tokuhashi Y, et al: Degeneration of intervertebral discs due to smoking: experimental assessment in a rat-smoking model. *J Orthop Sci* 9:135–141, 2004.
167. Ohman AM, Beckung ER: A pilot study on changes in passive range of motion in the

cervical spine, for children aged 0-5 years. *Physiother Theory Pract* 29(6):457–460, 2013.
168. Olson KA: *Manual physical therapy of the spine*, ed 2, St Louis, 2015, Elsevier.
169. Ordway NR, Seymour R, Donelson RG, et al: Cervical sagittal range-of-motion analysis using three methods. Cervical range-of-motion device, 3space, and radiography. *Spine* 22:501–508, 1997.
170. Ordway NR, Seymour RJ, Donelson RG, et al: Cervical flexion, extension, protrusion, and retraction. A radiographic segmental analysis. *Spine* 24:240–247, 1999.
171. Osmotherly PG, Rivett DA, Mercer SR: Revisiting the clinical anatomy of the alar ligaments. *Eur Spine J* 22(1):60–64, 2013.
172. Osmotherly PG, Rivett D, Rowe LJ: Toward understanding normal craniocervical rotation occurring during the rotation stress test for the alar ligaments. *Phys Ther* 93(7):986–992, 2013.
173. Panjabi M, Dvorak J, Crisco JJ, III, et al: Effects of alar ligament transection on upper cervical spine rotation. *J Orthop Res* 9:584–593, 1991.
174. Panjabi MM, Oxland T, Takata K, et al: Articular facets of the human spine. Quantitative three-dimensional anatomy. *Spine* 18:1298–1310, 1993.
175. Pearcy M, Portek I, Shepherd J: The effect of low-back pain on lumbar spinal movements measured by three-dimensional x-ray analysis. *Spine* 10:150–153, 1985.
176. Pearcy M, Portek I, Shepherd J: Three-dimensional x-ray analysis of normal movement in the lumbar spine. *Spine* 9:294–297, 1984.
177. Pearcy MJ, Tibrewal SB: Axial rotation and lateral bending in the normal lumbar spine measured by three-dimensional radiography. *Spine* 9:582–587, 1984.
178. Pecha MD: Herniated nucleus pulposus as a result of emesis in a 20-yr-old man. *Am J Phys Med Rehabil* 83:327–330, 2004.
179. Peng B, Hao J, Hou S, et al: Possible pathogenesis of painful intervertebral disc degeneration. *Spine* 31:560–566, 2006.
180. Penning L: Normal movements of the cervical spine. *AJR Am J Roentgenol* 130:317–326, 1978.
181. Pfirrmann CW, Metzdorf A, Elfering A, et al: Effect of aging and degeneration on disc volume and shape: a quantitative study in asymptomatic volunteers. *J Orthop Res* 24:1086–1094, 2006.
182. Podichetty VK: The aging spine: the role of inflammatory mediators in intervertebral disc degeneration. *Cell Mol Biol* 53:4–18, 2007.
183. Pollintine P, Dolan P, Tobias JH, et al: Intervertebral disc degeneration can lead to "stress-shielding" of the anterior vertebral body: a cause of osteoporotic vertebral fracture? *Spine* 29:774–782, 2004.
184. Pool-Goudzwaard A, Hoek vD, Mulder P, et al: The iliolumbar ligament: its influence on stability of the sacroiliac joint. *Clin Biomech (Bristol, Avon)* 18:99–105, 2003.
185. Pope MH, Panjabi M: Biomechanical definitions of spinal instability. *Spine* 10(3):255–256, 1985.
186. Przybyla A, Pollintine P, Bedzinski R, et al: Outer annulus tears have less effect than endplate fracture on stress distributions inside intervertebral discs: relevance to disc degeneration. *Clin Biomech (Bristol, Avon)* 21:1013–1019, 2006.
187. Pye SR, Reid DM, Smith R, et al: Radiographic features of lumbar disc degeneration and self-reported back pain. *J Rheumatol* 31:753–758, 2004.
188. Quek J, Pua YH, Clark RA, et al: Effects of thoracic kyphosis and forward head posture on cervical range of motion in older adults. *Man Ther* 18(1):65–71, 2013.
189. Rajasekaran S, Babu JN, Arun R, et al: ISSLS prize winner: A study of diffusion in human lumbar discs: a serial magnetic resonance imaging study documenting the influence of the endplate on diffusion in normal and degenerate discs. *Spine* 29:2654–2667, 2004.
190. Rajasekaran S, Bajaj N, Tubaki V, et al: ISSLS Prize winner: The anatomy of failure in lumbar disc herniation: an in vivo, multimodal, prospective study of 181 subjects. *Spine* 38(17):1491–1500, 2013.
191. Rajasekaran S, Vidyadhara S, Subbiah M, et al: ISSLS prize winner: A study of effects of in vivo mechanical forces on human lumbar discs with scoliotic disc as a biological model: results from serial postcontrast diffusion studies, histopathology and biochemical analysis of twenty-one human lumbar scoliotic discs. *Spine* 35(21):1930–1943, 2010.
192. Rannou F, Richette P, Benallaoua M, et al: Cyclic tensile stretch modulates proteoglycan production by intervertebral disc annulus fibrosus cells through production of nitrite oxide. *J Cell Biochem* 90:148–157, 2003.
193. Reichmann S: The postnatal development of form and orientation of the lumbar intervertebral joint surfaces. *Z Anat Entwicklungsgesch* 133:102–123, 1971.
194. Riddle DL, Freburger JK: Evaluation of the presence of sacroiliac joint region dysfunction using a combination of tests: a multicenter intertester reliability study. *Phys Ther* 82:772–781, 2002.
195. Roberts S, Evans H, Trivedi J, et al: Histology and pathology of the human intervertebral disc. *J Bone Joint Surg Am* 88(Suppl 2):10–14, 2006.
196. Rodriguez-Soto AE, Jaworski R, Jensen A, et al: Effect of load carriage on lumbar spine kinematics. *Spine* 38(13):E783–E791, 2013.
197. Romano M, Minozzi S, Zaina F, et al: Exercises for adolescent idiopathic scoliosis: a Cochrane systematic review [Review]. *Spine* 38(14):E883–E893, 2013.
198. Rosatelli AL, Agur AM, Chhaya S: Anatomy of the interosseous region of the sacroiliac joint. *J Orthop Sports Phys Ther* 36:200–208, 2006.
199. Sahrmann SA: *Diagnosis and treatment of movement impairment syndromes*, St Louis, 2002, Mosby.
200. Saldinger P, Dvorak J, Rahn BA, et al: Histology of the alar and transverse ligaments. *Spine* 15:257–261, 1990.
201. Salem W, Lenders C, Mathieu J, et al: In vivo three-dimensional kinematics of the cervical spine during maximal axial rotation. *Man Ther* 18(4):339–344, 2013.
202. Scannell JP, McGill SM: Lumbar posture—should it, and can it, be modified? A study of passive tissue stiffness and lumbar position during activities of daily living. *Phys Ther* 83:907–917, 2003.
203. Schlosser TP, van Stralen M, Brink RC, et al: Three-dimensional characterization of torsion and asymmetry of the intervertebral discs versus vertebral bodies in adolescent idiopathic scoliosis. *Spine* 39(19):E1159–E1166, 2014.
204. Schmidt H, Heuer F, Claes L, et al: The relation between the instantaneous center of rotation and facet joint forces—a finite element analysis. *Clin Biomech (Bristol, Avon)* 23:270–278, 2008.
205. Schmidt H, Kettler A, Heuer F, et al: Intradiscal pressure, shear strain, and fiber strain in the intervertebral disc under combined loading. *Spine* 32:748–755, 2007.
206. Schnebel BE, Simmons JW, Chowning J, et al: A digitizing technique for the study of movement of intradiscal dye in response to flexion and extension of the lumbar spine. *Spine* 13:309–312, 1988.
207. Seacrist T, Saffioti J, Balasubramanian S, et al: Passive cervical spine flexion: the effect of age and gender. *Clin Biomech (Bristol, Avon)* 27(4):326–333, 2012.
208. Sengupta DKM, Fan HP: The basis of mechanical instability in degenerative disc disease: a cadaveric study of abnormal motion versus load distribution [Miscellaneous Article]. *Spine* 39(13):1032–1043, 2014.
209. Setton LA, Chen J: Mechanobiology of the intervertebral disc and relevance to disc degeneration. *J Bone Joint Surg Am* 88(Suppl 2):52–57, 2006.
210. Shibata Y, Shirai Y, Miyamoto M: The aging process in the sacroiliac joint: helical computed tomography analysis. *J Orthop Sci* 7:12–18, 2002.
211. Shin JH, Wang S, Yao Q, et al: Investigation of coupled bending of the lumbar spine during dynamic axial rotation of the body. *Eur Spine J* 22(12):2671–2677, 2013.
212. Shirazi-Adl A, Drouin G: Load-bearing role of facets in a lumbar segment under sagittal plane loadings. *J Biomech* 20:601–613, 1987.
213. Simopoulos TT, Manchikanti L, Singh V, et al: A systematic evaluation of prevalence and diagnostic accuracy of sacroiliac joint interventions [Review]. *Pain Physician* 15(3):E305–E344, 2012.
214. Simpson AK, Biswas D, Emerson JW, et al: Quantifying the effects of age, gender, degeneration, and adjacent level degeneration on cervical spine range of motion using multivariate analyses. *Spine* 33:183–186, 2008.
215. Sizer PS, Jr, Brismee JM, Cook C: Coupling behavior of the thoracic spine: a systematic review of the literature. *J Manipulative Physiol Ther* 30:390–399, 2007.
216. Snijders CJ, Hermans PF, Kleinrensink GJ: Functional aspects of cross-legged sitting with special attention to piriformis muscles and sacroiliac joints. *Clin Biomech (Bristol, Avon)* 21:116–121, 2006.
217. Snijders CJ, Ribbers MT, de Bakker HV, et al: EMG recordings of abdominal and back muscles in various standing postures: validation of a biomechanical model on sacroiliac joint stability. *J Electromyogr Kinesiol* 8:205–214, 1998.
218. Sorensen IG, Jacobsen P, Gyntelberg F, et al: Occupational and other predictors of herniated lumbar disc disease—a 33-year follow-up in the Copenhagen male study. *Spine* 36(19):1541–1546, 2011.
219. Sponseller PD: Bracing for adolescent idiopathic scoliosis in practice today [Review]. *J Pediatr Orthop* 31(1:Suppl 69):2011.
220. Stadnik TW, Lee RR, Coen HL, et al: Annular tears and disk herniation: prevalence and contrast enhancement on MR images in the absence of low back pain or sciatica. *Radiology* 206:49–55, 1998.
221. Standring S: *Gray's anatomy: the anatomical basis of clinical practice*, ed 41, St Louis, 2015, Elsevier.
222. Steffen T, Rubin RK, Baramki HG, et al: A new technique for measuring lumbar segmental motion in vivo. Method, accuracy, and preliminary results. *Spine* 22:156–166, 1997.
223. Stokes IA, Gardner-Morse M: Muscle activa-

tion strategies and symmetry of spinal loading in the lumbar spine with scoliosis. *Spine* 29:2103–2107, 2004.
224. Sturesson B, Selvik G, Uden A: Movements of the sacroiliac joints. A roentgen stereophotogrammetric analysis. *Spine* 14:162–165, 1989.
225. Svedmark P, Tullberg T, Noz ME, et al: Three-dimensional movements of the lumbar spine facet joints and segmental movements: in vivo examinations of normal subjects with a new non-invasive method. *Eur Spine J* 21(4):599–605, 2012.
226. Swinkels RA, Swinkels-Meewisse IE: Normal values for cervical range of motion. *Spine* 39(5):362–367, 2014.
227. Szadek KM, Hoogland PV, Zuurmond WW, et al: Possible nociceptive structures in the sacroiliac joint cartilage: an immunohistochemical study. *Clin Anat* 23(2):192–198, 2010.
228. Takahashi T, Ishida K, Hirose D, et al: Trunk deformity is associated with a reduction in outdoor activities of daily living and life satisfaction in community-dwelling older people. *Osteoporos Int* 16:273–279, 2005.
229. Takebayashi T, Cavanaugh JM, Kallakuri S, et al: Sympathetic afferent units from lumbar intervertebral discs. *J Bone Joint Surg Br* 88:554–557, 2006.
230. Teyhen DS, Flynn TW, Childs JD, et al: Arthrokinematics in a subgroup of patients likely to benefit from a lumbar stabilization exercise program. *Phys Ther* 87:313–325, 2007.
231. Tousignant M, Smeesters C, Breton AM, et al: Criterion validity study of the cervical range of motion (CROM) device for rotational range of motion on healthy adults. *J Orthop Sports Phys Ther* 36:242–248, 2006.
232. Troke M, Moore AP, Maillardet FJ, et al: A normative database of lumbar spine ranges of motion. *Man Ther* 10:198–206, 2005.
233. Trudelle-Jackson E, Fleisher LA, Borman N, et al: Lumbar spine flexion and extension extremes of motion in women of different age and racial groups: the WIN Study. *Spine* 35(16):1539–1544, 2010.
234. Tsantrizos A, Ito K, Aebi M, et al: Internal strains in healthy and degenerated lumbar intervertebral discs. *Spine* 30:2129–2137, 2005.
235. Tubbs RS, Rompala OJ, Verma K, et al: Analysis of the uncinate processes of the cervical spine: an anatomical study. *J Neurosurg Spine* 16(4):402–407, 2012.
236. Tyrrell AR, Reilly T, Troup JD: Circadian variation in stature and the effects of spinal loading. *Spine* 10:161–164, 1985.
237. Urban JP, McMullin JF: Swelling pressure of the lumbar intervertebral discs: influence of age, spinal level, composition, and degeneration. *Spine* 13:179–187, 1988.
238. Van der Plaats A, Veldhuizen AG, Verkerke GJ: Numerical simulation of asymmetrically altered growth as initiation mechanism of scoliosis. *Ann Biomed Eng* 35:1206–1215, 2007.
239. van Wingerden JP, Vleeming A, Buyruk HM, et al: Stabilization of the sacroiliac joint in vivo: verification of muscular contribution to force closure of the pelvis. *Eur Spine J* 13:199–205, 2004.
240. van Wingerden JP, Vleeming A, Ronchetti I: Differences in standing and forward bending in women with chronic low back or pelvic girdle pain: indications for physical compensation strategies. *Spine* 33(11):E334–E341, 2008.
241. Vernon-Roberts B, Moore RJ, Fraser RD: The natural history of age-related disc degeneration: the pathology and sequelae of tears. *Spine* 32:2797–2804, 2007.
242. Vibert BT, Sliva CD, Herkowitz HN: Treatment of instability and spondylolisthesis: surgical versus nonsurgical treatment. *Clin Orthop Relat Res* 443:222–227, 2006.
243. Videman T, Levalahti E, Battie MC: The effects of anthropometrics, lifting strength, and physical activities in disc degeneration. *Spine* 32:1406–1413, 2007.
244. Vilensky JA, O'Connor BL, Fortin JD, et al: Histologic analysis of neural elements in the human sacroiliac joint. *Spine* 27:1202–1207, 2002.
245. Vleeming A, Albert HB, Ostgaard HC, et al: European guidelines for the diagnosis and treatment of pelvic girdle pain [Review, 155 refs. *Eur Spine J* 17(6):794–819, 2008.
246. Vleeming A, Mooney V, Stoeckart R: *Movement stability and lumbopelvic pain: integration of research and therapy*, St Louis, 2007, Churchill Livingstone.
247. Vleeming A, Pool-Goudzwaard AL, Hammudoghlu D, et al: The function of the long dorsal sacroiliac ligament: its implication for understanding low back pain. *Spine* 21:556–562, 1996.
248. Vleeming A, Pool-Goudzwaard AL, Stoeckart R, et al: The posterior layer of the thoracolumbar fascia. Its function in load transfer from spine to legs. *Spine* 20:753–758, 1995.
249. Vleeming A, Schuenke MD, Masi AT, et al: The sacroiliac joint: an overview of its anatomy, function and potential clinical implications [Review]. *J Anat* 221(6):537–567, 2012.
250. Vleeming A, Volkers AC, Snijders CJ, et al: Relation between form and function in the sacroiliac joint. Part II: Biomechanical aspects. *Spine* 15:133–136, 1990.
251. Waddell G, Somerville D, Henderson I, et al: Objective clinical evaluation of physical impairment in chronic low back pain (see comment). *Spine* 17:617–628, 1992.
252. Wagner H, Liebetrau A, Schinowski D, et al: Spinal lordosis optimizes the requirements for a stable erect posture. *Theor Biol Med Model* 9:13, 2012. Available at: <http://www.elsevier.com/>.
253. Wang SS, Xia QM, Passias PM, et al: How does lumbar degenerative disc disease affect the disc deformation at the cephalic levels in vivo? [Miscellaneous Article]. *Spine* 36(9):E574–E581, 2011.
254. Waris E, Eskelin M, Hermunen H, et al: Disc degeneration in low back pain: a 17-year follow-up study using magnetic resonance imaging. *Spine* 32:681–684, 2007.
255. Watkins R, 4th, Watkins R, 3rd, Williams L, et al: Stability provided by the sternum and rib cage in the thoracic spine. *Spine* 30:1283–1286, 2005.
256. Weiler C, Nerlich AG, Bachmeier BE, et al: Expression and distribution of tumor necrosis factor alpha in human lumbar intervertebral discs: a study in surgical specimen and autopsy controls. *Spine* 30:44–53, 2005.
257. Weinstein SL, Dolan LA, Wright JG, et al: Effects of bracing in adolescents with idiopathic scoliosis. *N Engl J Med* 369(16):1512–1521, 2013.
258. Werneke MW, Hart DL, Cutrone G, et al: Association between directional preference and centralization in patients with low back pain. *J Orthop Sports Phys Ther* 41(1):22–31, 2011.
259. Westrick ER, Ward WT: Adolescent idiopathic scoliosis: 5-year to 20-year evidence-based surgical results [Review]. *J Pediatr Orthop* 31(1:Suppl 8):2011.
260. Whitcroft KL, Massouh L, Amirfeyz R, et al: Comparison of methods of measuring active cervical range of motion. *Spine* 35(19):E976–E980, 2010.
261. White AA, III, Panjabi MM: The clinical biomechanics of scoliosis. *Clin Orthop Relat Res* 118:100–112, 1976.
262. Wilke HJ, Neef P, Caimi M, et al: New in vivo measurements of pressures in the intervertebral disc in daily life. *Spine* 24:755–762, 1999.
263. Willard FH, Vleeming A, Schuenke MD, et al: The thoracolumbar fascia: anatomy, function and clinical considerations [Review]. *J Anat* 221(6):507–536, 2012.
264. Williams PC: Examination and conservative treatment for disk lesions of the lower spine. *Clin Orthop Relat Res* 5:28–40, 1955.
265. Wong KW, Luk KD, Leong JC, et al: Continuous dynamic spinal motion analysis. *Spine* 31:414–419, 2006.
266. Yahia LH, Garzon S, Strykowski H, et al: Ultrastructure of the human interspinous ligament and ligamentum flavum. A preliminary study. *Spine* 15:262–268, 1990.
267. Yamamoto I, Panjabi MM, Oxland TR, et al: The role of the iliolumbar ligament in the lumbosacral junction. *Spine* 15:1138–1141, 1990.
268. Yang G, Marras WS, Best TM: The biochemical response to biomechanical tissue loading on the low back during physical work exposure. *Clin Biomech (Bristol, Avon)* 26(5):431–437, 2011.
269. Yu J, Fairbank JC, Roberts S, et al: The elastic fiber network of the anulus fibrosus of the normal and scoliotic human intervertebral disc. *Spine* 30:1815–1820, 2005.
270. Yukawa Y, Kato F, Suda K, et al: Age-related changes in osseous anatomy, alignment, and range of motion of the cervical spine. Part I: Radiographic data from over 1,200 asymptomatic subjects. *Eur Spine J* 21(8):1492–1498, 2012.
271. Zhang QH, Teo EC, Ng HW, et al: Finite element analysis of moment-rotation relationships for human cervical spine. *J Biomech* 39:189–193, 2006.
272. Zhao F, Pollintine P, Hole BD, et al: Discogenic origins of spinal instability. *Spine* 30:2621–2630, 2005.

Ee 学習問題　STUDY QUESTIONS

1. 頭蓋骨の**前方突出**時（完全に後退した肢位から）の頭頸部における骨運動について説明しなさい．正常な場合，どの組織が，完全な前方突出姿勢において比較的緩んでいるか？
2. 黄色靱帯の自然な弾力性は，過度のそして損傷の可能性がある有害な圧迫力から，どのように椎体関節を保護することができるか？
3. モーメントアームの長さのみに基づくと，どの結合組織が胸腰部における屈曲トルクを最も効果的に制限することができるか？
4. L3 と L4 のあいだの横突間靱帯は，矢状面の屈曲－伸展を制限するように走行しているか？ もしそうなら，それはどの動きを制限しているか？
5. 完全に右側へ軸回旋しているときの L2 と L3 とのあいだの椎間関節における関節包内運動を述べなさい．
6. 環軸関節に存在する構成体を前方から後方に向かって，順番に列挙しなさい．前方の始まりを「環椎の前弓」とし，後方の終わりを「棘突起の先端」としなさい．また回答には，軸椎の歯突起と環椎の横靱帯は必ず含めなさい．
7. 仙腸関節における前屈と後屈を定義しなさい．
8. 仙腸関節のどの靱帯が，前屈の運動によって**緩む**か？ それはなぜか？
9. 後方への椎間板ヘルニアの病歴を有する人には，通常，身体の前方で大きな荷物を，とくに腰部の屈曲位にて，持ち上げることを避けるように指導する．この指導が正当な理由を説明しなさい．
10. 第６肋骨と胸椎とのあいだの関節について述べなさい．
11. 重度に退行変性した椎間板が，中位頸椎においてどのように骨棘を形成するか説明しなさい．
12. 図 9.10C に描かれている被験者は，主として緊張した（短縮した）股関節の屈曲筋によって，腰椎の前彎が増強していると仮定する．腰部および腰仙部に生じる可能性がある負の運動学的あるいは，生体力学的な帰結を説明しなさい．
13. 椎体関節を横切る圧迫力を分散する際の線維輪の機械的役割について説明しなさい．
14. 図Ⅲ.1 の視覚的補助（付録Ⅲ，パート A）を参照して，L4 と L5 の椎体のあいだの重度の後方への椎間板ヘルニアが，L4 脊髄神経根だけではなく，L5 およびすべての仙骨神経根を圧迫することがある理由を説明しなさい．
15. 椎間関節の関節面の向きの一般的変化を，環軸関節から腰仙接合部までについて説明しなさい．この向きの変化がどのようにしてさまざまな領域における主要な運動学に影響を与えるか説明しなさい．回答には，中位および下位の頭蓋頸部内での一般に受け入れられている脊柱カップリングパターンに関する運動学を含めなさい．
16. C4 と C5 の椎間関節における完全伸展する際の関節包内運動について述べなさい．

Ee 学習問題の解答は Elsevier eLibrary のウェブサイトにて閲覧できる．

EC 参考動画

- A Fluoroscopic Observation of Flexion and Extension of the Craniocervical Region（成人男性が頭頸部を屈曲および伸展する際にみられる頸椎の動きの透視画像）

QR コードをスキャンすれば，動画（英語版）が視聴できる．
〔Expert Consult を利用すれば，動画に関する日本語の説明を閲覧できる（表紙裏参照）〕

第 10 章

体軸骨格：筋と関節の相互作用

Axial Skeleton: Muscle and Joint Interactions

Donald A. Neumann, PT, PhD, FAPTA

章内容一覧　CHAPTER AT A GLANCE

体軸骨格の骨学と関節学については第９章で解説した．本章では，体軸骨格における多くの筋ならびに関節の相互作用に焦点を当てる．筋は，姿勢を制御し，体軸骨格を安定させるとともに，脊髄や内臓器を保護する．さらに，多くの生理学的機能のために胸腔内圧や腹腔内圧を作り出し，また全身運動のためのトルクを作り出す．また，眼，耳，鼻，平衡器官を適切に配置するために，頭頸部の精密な運動を行う．体軸骨格の多くの筋がこれらの機能のために協調して活動していることは注目に値する．

体軸骨格の筋の解剖学的構造は，筋長，筋形状，筋線維方向，筋断面積ならびにその下にある関節を横切る方向などが筋によってかなり異なる．このような違いは，荷物を手で持ち上げて運ぶことから，活発な会話をするときに適切な位置での頭の保持にいたるまでの，筋に求められる多様な機能的役割を反映したものである．

体軸骨格の筋は，身体の複数の領域を走行する．たとえば，僧帽筋は，肢節骨格である鎖骨と肩甲骨に付着し，そして体軸骨格である椎体と頭蓋に付着する．したがって，僧帽筋上部線維の炎症による防御性作用によって，上肢ならびに頭頸部の運動の質に影響が出る．

本章の主たる目的は，体軸骨格の筋の構造と機能について紹介することである．この知識は，異常姿勢，変形，不安定性，また筋障害，スパズム，重度の硬さ，筋力低下あるいはこれらがもたらす頸部痛や背部痛のような幅広い筋骨格系機能障害に対する評価と治療の基本となる．

換気と咀嚼に関係する筋については第 11 章で扱う．

体幹ならびに頭頸部の筋と関節の神経支配

頭頸部と体幹筋の神経支配機構を理解するために，典型的な脊髄神経根の構造を観察するところから始める（図10.1）．それぞれの脊髄神経根は，前根（腹側）と後根（背側）の1対の**神経根**によって形成される．**前根**は，自律神経系の器官を調整したり，筋への運動支配を行ったりする遠心性の（脊髄から出て行く）軸索でおもに形成される．それに対して**後根**は，求心性（脊髄に入っていく）の樹状突起から形成され，その神経細胞体は**後根神経節**に存在する．感覚神経は筋，関節，皮膚，その他の自律神経系の器官から脊髄に情報を伝える．

椎間孔の近くあるいは椎間孔において，前根と後根は**脊髄神経根**を形成する（脊髄神経根は，しばしば「混合神経根」と記述され，それは感覚線維と運動線維の両方が組み合わさっていることの重要性を強調している）．脊髄神経根は運動神経と感覚神経とが併合し，また後根神経節が存在するため太くなる．

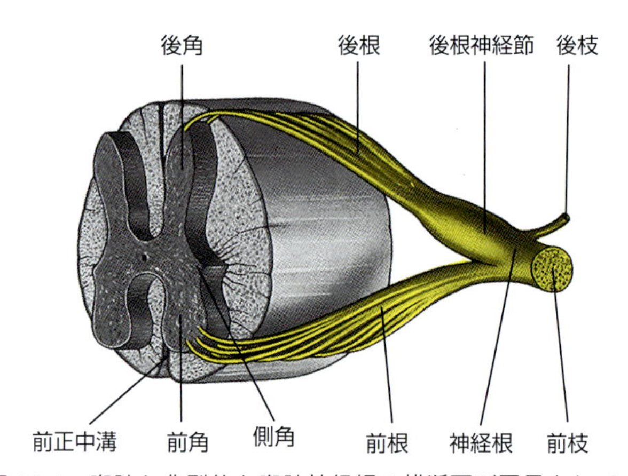

図10.1　脊髄と典型的な脊髄神経根の横断面が図示されている．脊髄の灰白質に出入りする複数の前根と後根は，それぞれ単一の脊髄神経根に融合する．肥大している後根神経節には，求心性感覚神経の細胞体が存在する．脊髄神経根は，比較的小さな後枝とより大きな前枝に分かれる．（Standring S: *Gray's anatomy: the anatomical basis of clinical practice*, ed 41, St Louis, 2015, Elsevier より改変）

脊柱内には，31対の脊髄神経根（8対の頚髄神経根，12対の胸髄神経根，5対の腰髄神経根，5対の仙髄神経根，1対の尾骨神経根）が包含される．数字を伴ったC, T, L, Sといった略号（たとえばC^5やT^6など）は，それぞれの脊髄神経根を示す．頚部では，7つの頚椎に対して8対の頚髄神経根を有する．後頭下神経（C^1）は，後頭骨と環椎（C1）の後弓のあいだから出る．第8頚髄神経根は，第7頚椎と第1胸椎のあいだから出る．T^1以下の脊髄神経根は，それぞれに対応した脊椎椎体の下側あるいは尾側から出る．

脊髄神経根は椎間孔から出るとすぐに，**前枝**と**後枝**に分かれる（ラテン語の*ramus*というのは枝を意味する）（図10.1参照）．位置に応じて，前枝は，一般に，**体幹と頚部の前面および外側面，および四肢の**筋，関節，皮膚を支配する神経から形成される．これに対して，後枝は，一般に**体幹と頚部の後面の**筋，関節，皮膚を支配する神経から形成される．この解剖学的構造を図10.2に概略的に示す．

前枝の神経支配
Ventral Ramus Innervation

脊柱全体にわたり，脊髄神経根の前枝は神経叢をそれぞれ形成し，その後，固有名称をもつ神経に続く．

▶神経叢 Plexus

神経叢は，橈骨神経，横隔神経，坐骨神経のような末梢神経を形成する脊髄神経根前枝が混ざり合ったものである．小さな尾骨神経叢を除き，4つのおもな神経叢である頚神経叢（C^1–C^4），腕神経叢（C^5–T^1），腰神経叢（T^{12}–L^4），仙骨神経叢（L^4–S^4）は，前枝によって形成される．腕神経叢，腰神経叢，仙骨神経叢から分かれる神経の大部分は四肢，より正確にいえば，四肢骨格に関係する構造体の神経

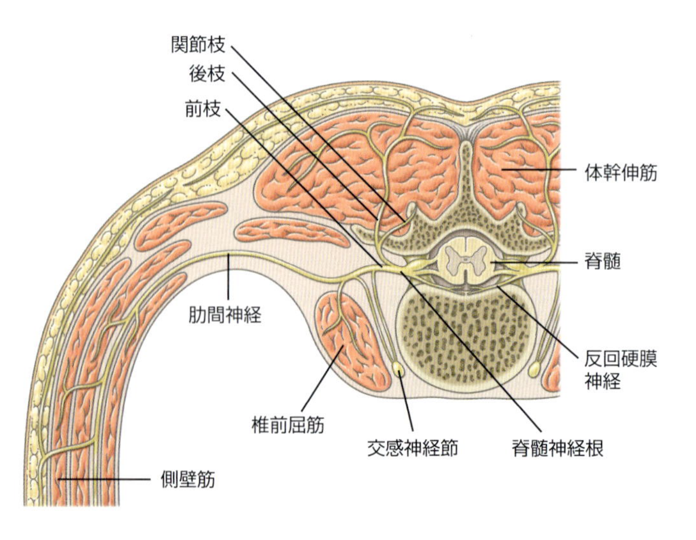

図10.2　典型的な脊髄神経根およびその前枝と後枝の経路を強調した胸部体幹の横断面図（レベルは特定していない）．前枝は肋間神経を形成しており，内肋間筋や腹筋群のような前-外側の体幹の筋を神経支配している．後枝は脊柱起立筋や多裂筋のような体幹伸筋を神経支配している．図示はしていないが，前枝と後枝には，靱帯やその他の結合組織を神経支配する感覚線維も含まれている．（Standring S: *Gray's anatomy: the anatomical basis of clinical practice*, ed 41, St Louis, 2015, Elsevier より改変）

支配を行う．しかしながら頸神経叢から分かれる神経の大部分は体軸骨格にかかわる構造体の神経支配を行う．

▶固有名称をもつ神経 Individual Named Nerves

体幹と頭頸部の前枝の多くは，神経叢の形成に寄与せず，むしろ，固有名称をもつ神経として残る．これらの各神経は，典型的には，筋や結合組織の一部または体節のみを支配する．このことによって，体軸骨格の大きな部分をわたるいくつかの筋は，**複数の髄節レベル**の神経支配を受ける．前枝から分かれた最もわかりやすい固有名称をもつ2つの神経は，肋間（胸部）神経および反回硬膜神経である（図10.2参照）．

肋間神経（T^1-T^{12}）

12対の胸髄神経根の前枝はそれぞれ，肋間部の皮膚感覚と，同じ肋間腔を共有する肋間筋の1組を支配する**肋間神経**を形成する（付録Ⅲパート B，図Ⅲ.2の皮膚感覚髄節を参照）．T^1 の前枝は，第1肋間神経および腕神経叢の下神経幹の一部を形成する．T^7-T^{12} の前枝はまた，前-外側部の体幹筋（すなわち腹部の筋）を神経支配する．T^{12} 前枝は，最後の肋間（肋骨下）神経および腰神経叢の L^1 前枝の一部を形成する．

反回硬膜神経

反回硬膜神経は各前枝の非常に近位部で分岐し，その後，椎間孔間に戻ってくる〔したがって，「反回する」と表現される（図10.2参照）〕．組み合わせとして，これらの非常に小さな神経は，脊髄を取り巻く髄膜および椎体間関節の結合組織に，感覚神経および交感神経をしばしば供給する[21]．とくに，反回硬膜神経は，後縦靱帯と輪状線維輪の髄膜隣接領域の感覚を支配する．前縦靱帯を支配する感覚神経は，近くの前枝と隣接する交感神経を結合した小さな枝を介して脊髄に入る．

後枝の神経支配
Dorsal Ramus Innervation

後枝はすべての脊髄神経根から分岐し，非常に細分化されている体幹後部の構造体の神経支配を行う．C^1 と C^2 の後枝を除いて，すべての後枝は対応する前枝よりも細い（図10.2参照）．一般に，後枝は，体幹後面にある特定の筋と結合組織を支配する前に，比較的短い距離である後方（背側）に走行する（Box 10.1参照）．

C^1（後頭下神経）の後枝はおもに運動神経であり，後頭下筋群を支配する．C^2 の後枝は頸髄神経後枝のなかで最大のものであり，局所の筋を支配するだけでなく，大後頭神経（C^2，C^3）の形成に寄与するとともに，後頭部および上頭部への感覚神経を司る．

BOX 10.1　脊髄神経根の後枝からの神経支配（C^1-S^5）

筋
- 体幹後面の深層筋
- 後頭頸部の筋

皮膚
- 体幹後面を横断する皮膚（感覚）髄節領域

関節
- 椎骨後面に付着する靱帯
- 椎間関節の関節包
- 仙腸関節の背側靱帯

体幹と頭頸部

体軸骨格の筋群は部分的に重複するが，**体幹と頭頸部**の2つの領域に整理される．さらに各領域内の筋は，その位置に基づき，より明確な組み合わせとして整理する．

本章の体幹各領域の筋の説明は2つの項，つまり，解剖とその筋活動に基づく項と，関連する筋の機能的相互作用に基づく項に分かれている．本章全体にわたり，筋の付着に関連する骨の概説については第9章を参照することをお勧めする．体軸骨格筋のより詳細な解剖および神経支配の概要については，付録ⅢのパートCを参照されたい．

体幹筋の説明を始める前に，以下の基本的な事項を復習する．その多くは，とくに体軸骨格の運動学に関連している．

内的トルクの生成
Production of Internal Torque

体軸骨格内の筋活動の「強さ」は，慣例的に矢状面，前額面および水平面における**内的トルク**として表される．各平面内で，トルクの強さは，(1) ある運動面に平行に生成された筋力と (2) 筋が用いることのできる内的モーメントアームの長さの積に等しい（図10.3）．

筋の力線の空間的な向きは，特定の運動を起こすためのトルクの有効性を決定する．たとえば，垂直から30°の方向に力線を有する外腹斜筋が，胸郭を外側に横切る力を発生させることについて考えてみよう（図10.4）．筋の合力ベクトルは，三角関数により垂直成分と水平成分に分解することができる．最大筋力の約86%である垂直成分は，側屈と屈曲のトルクを起こすことができる．最大筋力の約50%である水平成分は，体軸回旋のトルクを起こすことができる（ここでの推定値は，30°の正弦値と余弦値に基づ

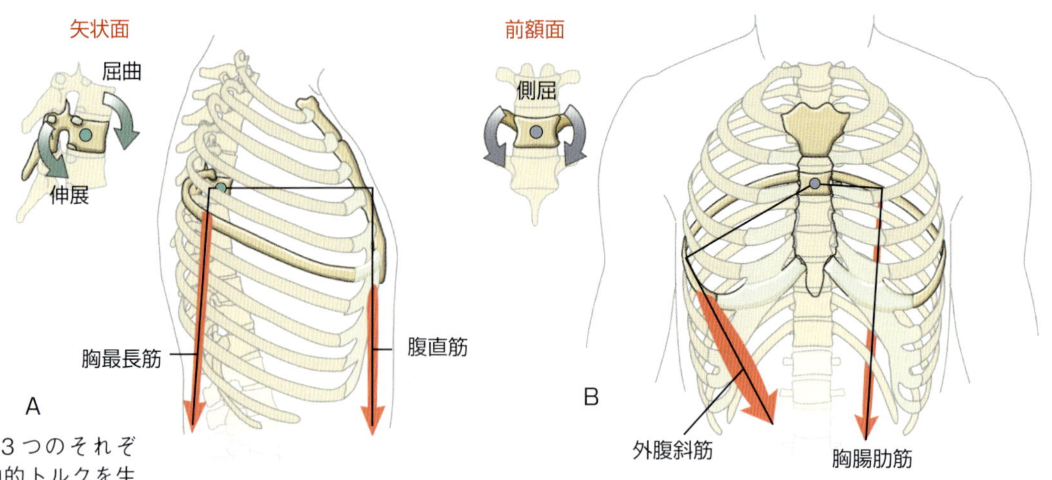

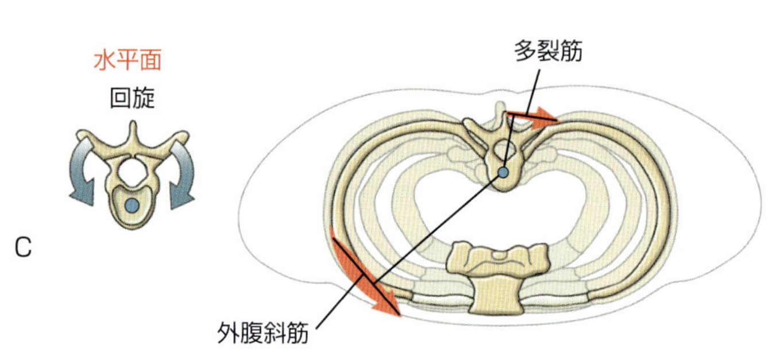

図 10.3　体幹の筋が，３つのそれぞれの基本平面において内的トルクを生成することが示されている．内的トルクは，対応する平面での筋力（赤い矢印）とその内的モーメントアーム（各回転軸からの黒い線）との積に等しい．T6 の椎体は，回転の代表軸（小さな円）として選択されている．いずれの場合も，筋活動の強さは，回転軸に対する筋の力線の距離および空間的な向きによって決定される．

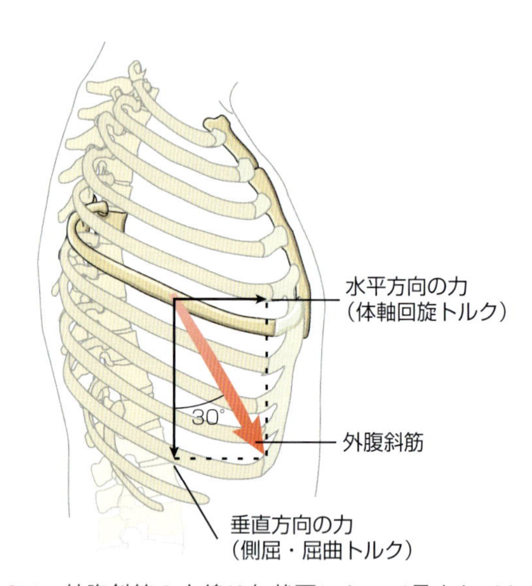

図 10.4　外腹斜筋の力線は矢状面において示されており，垂直方向から約 30° の空間的な向きをなしている．得られた筋力ベクトル（赤色）は，側屈と屈曲トルクをもたらす垂直成分と軸回旋トルクをもたらす水平成分とに三角法にて分解される．

いている）．すべての筋力を体軸骨格の回旋のために発揮させるには，その筋のすべての力線は水平面と平行に向けられなければならない．また一方，すべての筋力を側屈や屈曲–伸展のいずれかに発揮させるためには，その筋のすべての力線は水平面と垂直に向けられなければならない（つまり，すべてが垂直方向に走行する筋では，水平面でのトルク発生に必要なモーメントアームを有していないため，体軸の回旋を起こすことができない．第１章で説明したように，筋の力は回転軸に平行あるいは軸上を走行する場合，その平面上でトルクを生成することはできない）．

体軸骨格の動きを制御する筋の力線は，ほぼ垂直からほぼ水平までの幅広い範囲にわたって変化する空間的な向きをもつ．このことは，ある動作に対する筋や筋群が発揮できるトルクにとって重要なことである．たとえば，体幹の総筋量のうちの多くが，水平方向よりも垂直方向に走行しており，最大努力において，通常，水平面よりも前額面や矢状面のほうが大きなトルクを発揮する．

体軸骨格における筋活動を学習するための特別考慮事項

Special Considerations for the Study of Muscle Actions within the Axial Skeleton

体軸骨格に位置する筋の作用を理解するためには，最初に筋活動が片側か両側のいずれで起きているかを考えることが必要である．両側性の筋活動の場合には，たいてい体軸骨格の純粋な屈曲か伸展を行う．側屈や軸回旋をもたらす力は，反対側の筋の力によって中和される．これとは対照的に，一側性の筋活動では，体軸の屈曲や伸展運動に，側屈や同側あるいは反対側への回旋を生じる（体軸の側屈という用語は同側への側屈を意味しており，本章に限ったことではない).

体軸骨格の筋の作用は，部分的に筋の付着部の相対的な固定性と安定性の影響を受ける．一例として，胸郭と骨盤に付着する筋である脊柱起立筋の両側性収縮について考えてみよう．骨盤が固定された状態では胸郭を伸展することができるし，胸郭が固定された状態では骨盤の前方回旋（前傾）が可能となる（いずれの動きも矢状面で起こる）．もし胸郭も骨盤も固定されず動く場合，胸郭の伸展と骨盤の前傾とを同時に起こすことができる．しかし，とくに言及されていないかぎり，本章では，筋の上側（頭蓋側）がそれほど固定されておらず，そのため，体幹上部は下側（尾側）の構成体よりも自由に動くものと仮定する．

姿勢に依存し，重力は，体軸骨格の運動を補助したり，抵抗したりする．たとえば，解剖学的肢位（立位）からゆっくりと頭部を屈曲させると，頸部の伸筋の遠心性収縮によって正常な動きが調整される．この場合，重力は，頭部に主たる屈曲作用を起こし，伸筋は速度と屈曲の大きさの制御を行う．しかし，素早く頭部を屈曲するには，頸部の屈筋の求心性収縮の瞬発力が求められる．なぜなら，運動に必要な速度が，重力だけの作用よりも大きいからである．とくに断りがなければ，筋の作用は，重力や他の外的な抵抗に対して体幹の運動を起こす求心性収縮とする．

体幹の筋群：解剖学と個々の筋の作用

Muscles of the Trunk：Anatomy and Their Individual Actions

以下の項は，体幹筋の解剖学と個々の筋の作用との関係に焦点を当てる．筋群は (1) 体幹の後面の筋群，(2) 体幹

表 10.1　体軸骨格の筋の解剖学的構成*

解剖学的領域	組	筋
体幹の筋群	第1組：体幹後面の筋群（背筋群）	**浅層** 僧帽筋，広背筋，菱形筋，肩甲挙筋，前鋸筋
		中間層† 上後鋸筋 下後鋸筋
		深層 3群： 1．脊柱起立筋群（棘筋，最長筋，腸肋筋） 2．横突棘筋群（半棘筋群，多裂筋，回旋筋） 3．短分節筋群（棘間筋群，横突間筋群）
	第2組：体幹前‒外側面の筋群（腹筋群）	腹直筋 内腹斜筋 外腹斜筋 腹横筋
	第3組：その他の筋群	腸腰筋 腰方形筋
頭頸部の筋群	第1組：頭頸部の前‒外側面の筋群	胸鎖乳突筋 前斜角筋 中斜角筋 後斜角筋 頸長筋 頭長筋 前頭直筋 外側頭直筋
	第2組：頭頸部の後面の筋群	**浅層群** 頸板状筋 頭板状筋
		深層群（後頭下筋群） 大後頭直筋 小後頭直筋 上頭斜筋 下頭斜筋

*筋はその付着の大部分の位置に基づいて，「体幹」か「頭頸部」に属するものとして分類される．
†これらの筋については，第11章で説明する．

の前-外側面の筋群，(3) その他の筋群の3つの群に分類することができる (表 10.1).

▶第1組：体幹後面の筋群 (背筋群) Set 1: Muscles of the Posterior Trunk ("Back" Muscles)

体幹後面の筋は浅層，中間層，深層の3つの層からなる (表 10.1 参照).

背部の浅層と中間層にある筋群

背部の**浅層**を構成する筋群については肩の項ですでに解説している (第5章参照). それらは，僧帽筋，広背筋，菱形筋，肩甲挙筋，前鋸筋である．僧帽筋と広背筋は最も浅層にあり，その下に続いて菱形筋と肩甲挙筋がある．前鋸筋は胸郭の最も外側に位置する．

浅層にある筋群の両側が同時に作用する場合，その筋が作用する体軸骨格の領域は伸展する．しかしながら，一側のみが作用した場合には，側屈したり，その領域で体軸回旋を起こしたりする．たとえば，右の僧帽筋中部線維は右への側屈と上部体幹の左軸回旋を引き起こす[3].

背部の**中間層**にある筋群には，上後鋸筋と下後鋸筋がある．これらは，ちょうど菱形筋と広背筋の下にある．上・下後鋸筋は薄い筋であり，体幹の運動と安定にわずかに寄与する．これらの筋の機能が最も関係するのは，換気であるため第11章で取り扱う．

背部の浅層と中間層に位置する筋群は，発生学的観点からは，もともと前肢と関係しており，発達の後半において背部の最終的な位置に移動するため，これらの筋群は，「外在筋」とよばれることが多い．肩甲挙筋，菱形筋や前鋸筋のような筋群は，背部に存在しているが，機能的には上肢の筋群に属する．背部の外在筋は，脊髄神経の前枝 (腕神経叢や肋間神経) の神経支配を受ける．

背部の深層筋

背部の深層筋群は，(1) 脊柱起立筋群，(2) 横突棘筋群，(3) 短分節筋群である (表 10.2 参照). 脊柱起立筋群と横突棘筋群の解剖学的構造は図 10.6 に示した．

一般に，浅層から深層にかけて深層筋群は，徐々に筋線維が短くなったりより急な角度をなしたりする．最も浅層

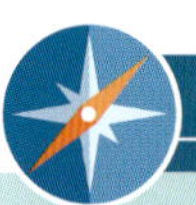

SPECIAL FOCUS 10.1

背面の表層筋：体軸骨格と肢節骨格とのあいだでの筋の「共有」作用の一例

第5章では，固定された体軸骨格 (すなわち，頭部，胸部，椎骨，肋骨など) に対する肢節骨格 (すなわち，上腕骨，肩甲骨または鎖骨) を回転させる能力に基づいて，背面の表層筋の作用について説明した．しかしながら，同じ筋は，同様に「逆の」作用 (すなわち，固定された肢節骨格に対して体軸骨格を回転させること) を行うこともできる．この筋の作用は，弓矢を使用しているときの僧帽筋の機能で代表的に示すことができる．図 10.5 に示すように，いくつかの筋が，肩甲骨と外転位の腕の位置を安定させるための力を作り出す．僧帽筋の上部線維と下部線維とで生成される力は，同時に，両矢頭の矢印で示しているように，頸部および上部胸椎を左に回旋させる[3]. この「対側」軸回旋の効果については，図 10.5 内の挿入図に C6 として示している．筋が C6 の棘突起を**右**に引っ張るとき，椎体の前側は，**左へ**と回旋する．僧帽筋 (ならびに菱形筋) は，三角筋の後部線維，上腕三頭筋の長頭ならびに前鋸筋が引っ張る力に対抗し肩甲骨を固定している．これらの筋の共有作用は，筋骨格系の本質的な効率を示している．この例では，いくつかの筋が，体軸骨格と肢節骨格の両方で複数の動作を行っている．

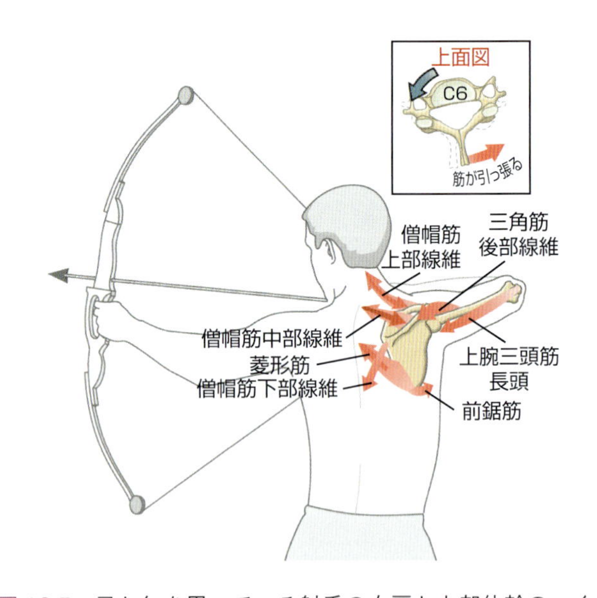

図 10.5　弓と矢を用いている射手の右肩と上部体幹のいくつかの筋の作用が示されている．僧帽筋上部線維と中部線維は，(1) 頸椎と上部胸椎を左側に回旋させ (挿入図参照)，(2) 胸郭に対して右肩甲棘の位置を安定させるという二重の作用を示している．双方向の矢印は，棘突起を肩甲骨側に同時に回旋させ，上腕三頭筋の長頭，三角筋後部線維ならびに前鋸筋の活動によって肩甲骨を同時に安定させる筋を示している．

に位置する脊柱起立筋は垂直に伸び，脊柱の長さに匹敵する．それに対して，深層にある短分節筋群は，1 つの椎体間関節をまたぐのみである．

いくつかの例外を除いて，背部の深層筋群は，脊髄神経の後枝を介してそれぞれの筋群に応じたかたちで神経支配を受ける[147]．たとえば，脊柱起立筋群にあるとくに長い筋は，脊髄全体から出る多くの後枝によって神経支配される．しかし多裂筋のように短い筋では，単一の後枝によって神経支配される[105]．

発生学的に，四肢の筋や前外側面の体幹筋と異なり，背部の深層にある筋群は，脳脊髄神経の元の位置を反映したものである．このため，これらの筋群は内在筋とか固有背筋群とよばれる．一般的に背部の内在筋は，対応した脊髄神経の後枝によって神経支配を受けている．

脊柱起立筋群（Erector Spinae Group）

脊柱起立筋は，脊柱の両側を棘突起から片手の幅くらいで走行し，広範囲で境界がわかりにくい筋群である（図 10.7）．これらの筋の多くは，胸腰筋膜の背面層よりも深層にあり（第 9 章参照），背部の中間層ならびに浅層の筋群の深層に位置する．脊柱起立筋は**棘筋**（spinalis），**最長筋**（longissimus）ならびに**腸肋筋**（iliocostalis）で構成される．それぞれの筋はさらに 3 つの領域に細分化され，合計

表 10.2　背部の深層の筋群

筋群（深さ）	個々の筋	おもな筋線維方向	備考
脊柱起立筋群（浅層）	腰腸肋筋	頭蓋と外側へ	側屈の最も効果的なてこ比
	胸腸肋筋	垂直	
	頸腸肋筋	頭蓋と内側へ	
	胸最長筋	垂直	脊柱起立筋群で最も発展
	頸最長筋	頭蓋と内側へ	
	頭最長筋	頭蓋と外側へ	
	胸棘筋	垂直	頭棘筋が頭半棘筋と合流することがあるので，その領域はあいまいである
	頸棘筋	垂直	
	頭棘筋	垂直	
横突棘筋群（中間層）	**半棘筋**		
	胸半棘筋	頭蓋と内側へ	6～8 つの椎間接合部をまたぐ．線維は頭蓋に向かって内側に走行する．ただし，頭半棘筋の大部分の表層線維は垂直に走る
	頸半棘筋	頭蓋と内側へ	
	頭半棘筋	全体的に垂直	
	多裂筋	頭蓋と内側へ	2～4 つの椎体関節をまたぐ
	回旋筋		
	短回旋筋	水平	短回旋筋は，ちょうど 1 つの椎体をまたぎ，長回旋筋は 2 つの椎体をまたぐ 回旋筋は胸部で最も発達している
	長回旋筋	頭蓋と内側へ	
短分節筋群（深層）	棘間筋	垂直	どちらの筋も 1 つの椎体をまたぎ，頸部で比較的発達している 棘間筋は，棘間靱帯と合流する
	横突間筋	垂直	

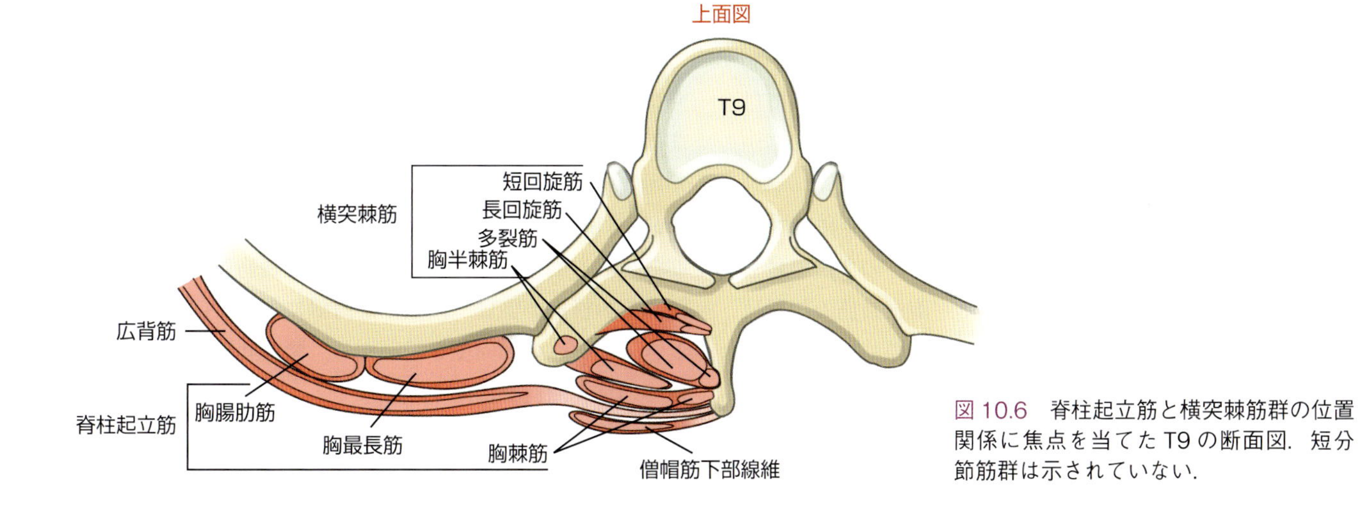

図 10.6　脊柱起立筋と横突棘筋群の位置関係に焦点を当てた T9 の断面図．短分節筋群は示されていない．

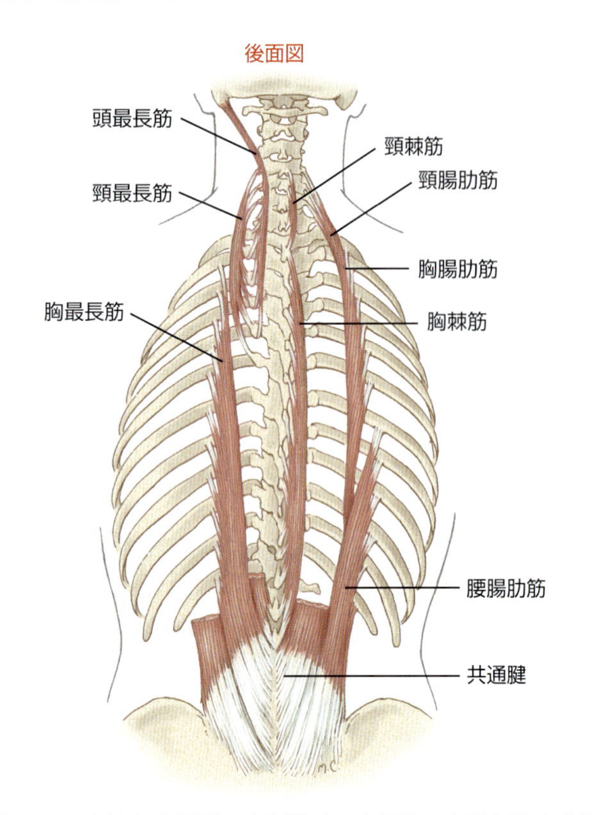

図 10.7　脊柱起立筋群．左腸肋筋，左棘筋，右最長筋を共通腱のすぐ上の部分で切離している．(Luttgens K, Hamilton N: *Kinesiology: scientific basis of human motion*, ed 9, Madison, Wis, 1997, Brown & Benchmark より改変)

9 つの名称がつけられている（表 10.2 参照）．

脊柱起立筋の大部分は，仙骨領域に位置する幅広い共通腱となり付着する（図 10.7 参照）．この脊柱起立筋の下方にある共通腱は，多くの場所に付着する（Box10.2）．尾側に共通する付着部をもつ別々の 3 つの筋群として，棘筋，最長筋ならびに腸肋筋がある．これらの筋の付着部はあとの項で紹介する．さらに詳細な付着部については，付録Ⅲパート C に示している．

棘筋：棘筋は，胸棘筋，頸棘筋，頭棘筋を含む．一般に，この小さく，そして，不明瞭な（あるいは欠落している）筋柱は，共通腱の上方部分から生じる．筋はほとんどの胸椎の棘突起に付着しており，頸部では，項靱帯に沿って付着する．頭棘筋がある場合には，頭半棘筋の中央部に広がることもある[147]．

最長筋群：最長筋は，胸最長筋，頸最長筋，頭最長筋を含む．一塊として，これらの筋は脊柱起立筋群のなかで最も大きく，最も発達した筋柱を構成する．**胸最長筋**の線維はおもに肋骨の後端部に付着する共通腱から頭蓋に向かっている．頸部の**頸最長筋**は頸椎の横突起の後方結節に付着する前にわずかに内側に角度を変える（図 10.7 参照）．一方，**頭最長筋**は走行をわずかに外側に変え，側頭骨の乳様突起

BOX 10.2　脊柱起立筋の共通腱によって形成された付着部仙骨の脊柱結節

- 下部胸椎とすべての腰椎の棘突起と棘上靱帯
- 腸骨稜
- 仙結節靱帯と仙腸靱帯
- 大殿筋
- 多裂筋

の外側縁に付着する．頭最長筋と頸最長筋の上部が少し斜めに走行することで，これらの筋は，頭頸部の同側への軸回旋を補助する．

腸肋筋群：腸肋筋には腰腸肋筋，胸腸肋筋と頸腸肋筋が含まれる．この筋群は脊柱起立筋の最も外側に位置する．**腰腸肋筋**は共通腱から起こり，下部肋骨角に対して 外側に付着するように上向きでわずかに外側を向いて走行する．**胸腸肋筋**は中間と上部の肋骨角の外側に付着するように垂直に走行する．この点から，**頸腸肋筋**は中位頸椎の横突起後方結節に付着すべくわずかに内側を向きながら，頸最長筋に沿って上方へ走行する．

まとめ：脊柱起立筋群は，体軸骨格全体にわたって走行する（図 10.7 参照）．この解剖学的特徴は，選択的な椎間関節での小さな動きよりもむしろ，体軸骨格の全体にわたる粗大な運動の制御（たとえば，低い椅子から立ち上がり体幹を伸展するような動作）に適した形状であることを示唆している．グループとしての脊柱起立筋の**両側性収縮**では，体幹，頸部ならびに頭部は伸展する（図 10.8 参照）．筋の比較的大きな断面積は，重量物を持ち上げたり運んだりするのに適した体軸を横切る強力な伸展トルクを作り出すことを可能としている．

脊柱起立筋は仙骨と骨盤に付着することによって，骨盤を前方に傾斜（前傾）させたり，腰椎の前彎を増強させたりできる（骨盤の傾斜は，骨盤が股関節を軸として矢状面で回旋することである．傾斜方向は，腸骨稜の回転する方向によって定義される）．図 10.8A に示すように，骨盤の前傾は，腸骨筋のような股関節屈曲筋群が伸張され筋緊張が増加することによって引き起こされる．

最も外側に位置する腸肋筋の**一側性収縮**では，脊柱起立筋群の最も効果的な側屈筋となる．最長筋群と腸肋筋群の頭頸部の構成要素は，頭頸部が対側に十分に回旋しているとき，同側への軸回旋を補助する．腰腸肋筋はわずかに同側への体軸回旋を補助する．

横突棘筋群（Transversospinal Muscles）

脊柱起立筋群のすぐ深層に位置するのが横突棘筋群（半

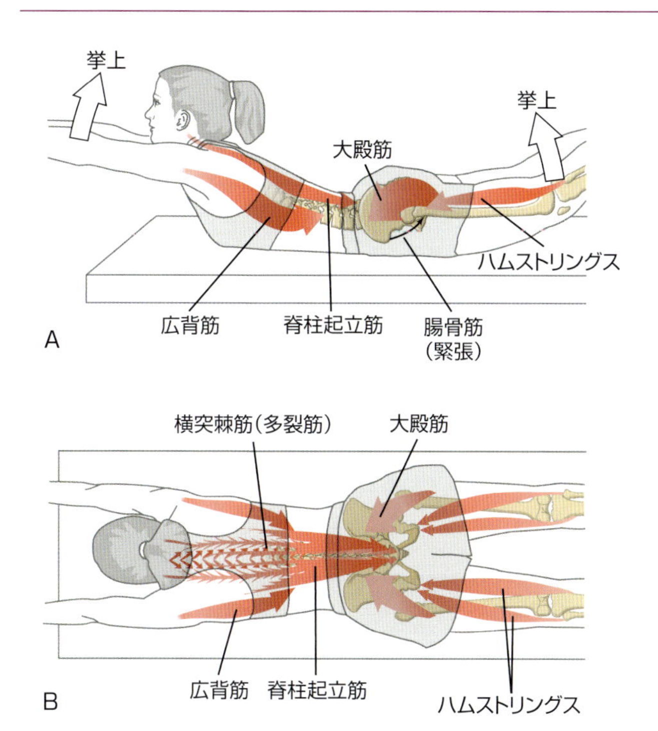

図 10.8　体幹と頭部を伸展中の健常者の筋活動パターン．上肢と下肢は支持面から浮き上がっている．(A) 側面図，(B) 上面図．A では腸骨筋が伸張され骨盤が前傾していることに注意しよう．

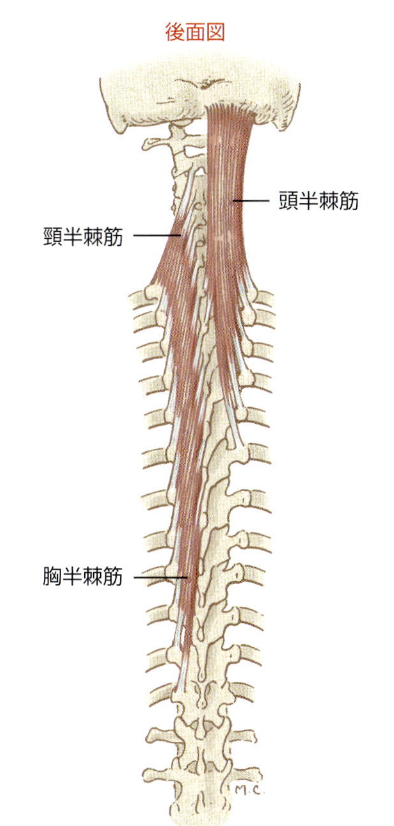

図 10.9　横突棘筋群の最も表層の半棘筋の後面図．左頸半棘筋，左胸半棘筋，右頭半棘筋を区別して示している．(Luttgens K, Hamilton N: *Kinesiology: scientific basis of human motion*, ed 9, Madison, Wis, 1997, Brown & Benchmark より改変)

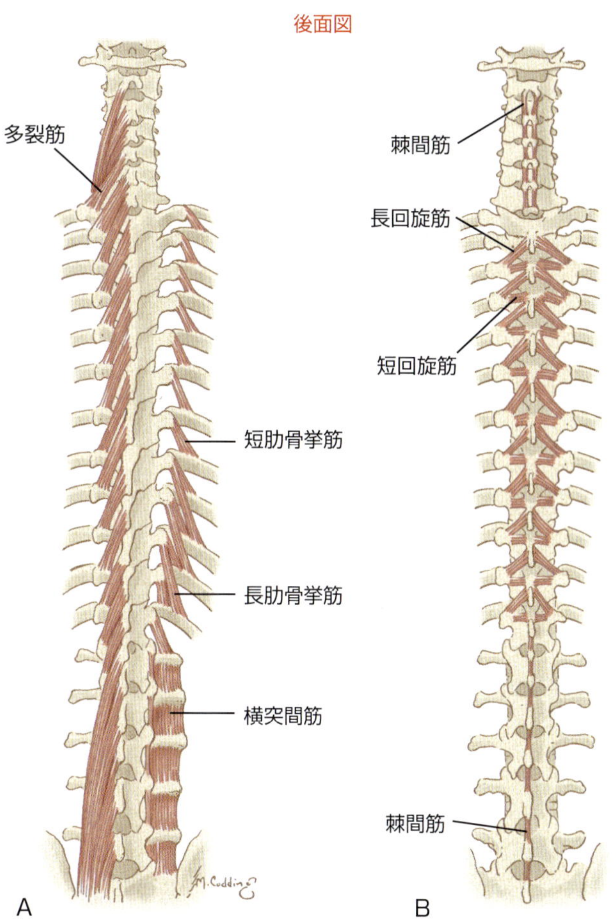

図 10.10　横突棘筋群の深層筋の後面図．(A) 左側全体には多裂筋，(B) 両側の回旋筋．A と B には短分節筋群（横突間筋と棘間筋）が描かれている．横突間筋群は腰部の右側のみで描かれている．肋骨挙筋は換気に関与しており，第 11 章で解説する．(Luttgens K, Hamilton N: *Kinesiology: scientific basis of human motion*, ed 9, Madison, Wis, 1997, Brown & Benchmark より改変)

棘筋，多裂筋，回旋筋）である（図 10.9, 10.10 参照）．半棘筋が最も浅層にあり，次いで多裂筋，最も深いのが回旋筋である．

横突棘筋群という名前は大部分の筋の一般的な付着（すなわち，椎体の横突起から上位椎体の棘突起に向かうこと）を示している．いくつかの例外を除き，これらのほとんどの筋線維は頭側かつ内側方向に並んで付着する．横突棘筋群の筋の多くは，形態学的には類似しているが，各筋がまたがる椎間関節の数や長さが異なる（図 10.11）．かなり簡略化した説明ではあるが，このことがこれらの筋の全体的な構造と機能を学習するのに大いに役立つ．

半棘筋群 (Semispinalis Muscles)：半棘筋は胸半棘筋，頸半棘筋と頭半棘筋からなる（図 10.9 参照）．一般に，各筋（あるいは筋の中にあるおもな筋線維群）は，6～8 個の椎間関節をまたぐように走行する．胸半棘筋は長い腱によって，

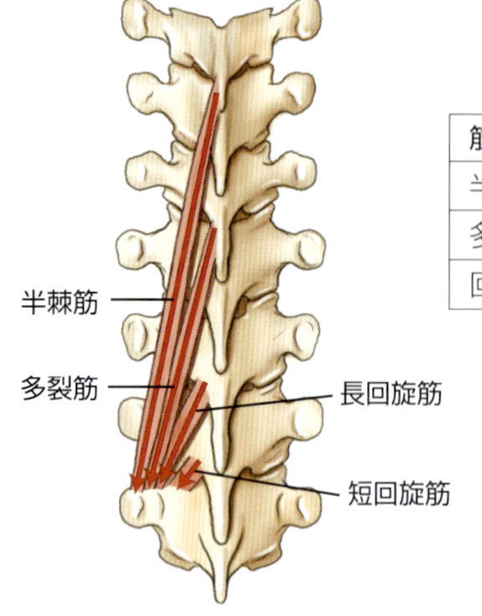

筋群	長さと深さ	またぐ椎間関節の数の平均
半棘筋	長い，浅層	6～8
多裂筋	中間層	2～4
回旋筋	短い，深層	1～2

図 10.11　左横突棘筋群の空間的方向性を単純化して描写した．追加情報は，表形式でリスト化して示した（図に示されている筋は，通常，脊柱の頭蓋から尾部の全体にわたって左右に存在する．明確にするために，その片側の位置が単純化されていることに注意されたい）．

相互に連結された多くの薄い筋束で構成される．筋線維はT6-T10の横突起に下位付着し，C6-T4の棘突起に上位付着する．胸半棘筋よりも厚く発達している**頸半棘筋**は，上位の胸椎横突起に下位付着をもち，C2-C5の棘突起に上位付着する．軸椎（C2）の棘突起の先端に付着する筋線維はとくによく発達しており，後頭下筋群（後述）の重要な安定性を供給する．

頭半棘筋は斜角筋と僧帽筋の深層に位置する．この筋はC7-T7の横突起の先端に下位付着する．筋の深層部分は，頭側でやや内側に向かって走行し，中位頸椎の関節突起の後面に付着する筋束である．筋のより厚くて浅層にある部分は続いて頭側に走行し，後頭骨の上項線と下項線のあいだに広がる比較的大きな領域に付着する（図 9.3 参照）（筋のより深層の頸部付着部は図 10.9 では明確でないことに注意が必要である）．

頸半棘筋と頭半棘筋は頸部の後方を走行する大きな筋群である[22]．それらの筋は大きなサイズ，適切なモーメントアームの長さ，ほぼ垂直方向の線維走行により，頭頸部の伸展トルクの35～40％を生み出すことを可能としている[3, 164]．左右の頭半棘筋群は，とくに乳幼児や痩せた成人においては，頸部上方の中央線の横で丸みを帯びた太いロープのようなものとして触知することができる（図 10.12）．

多裂筋（Multifidi）：多裂筋は半棘筋群のすぐ下にある．多裂筋の多裂というのは，個別の筋の塊ではなく，筋線維の集合体であることを意味している．すべての多裂筋は，同じような方向と長さをもって，仙骨後面から軸椎（C2）までに広がっている[7, 21]．一般的には，多裂筋は椎体の横突起に下位付着し，2～4つ上位の椎間関節をまたいだ椎体の棘突起に上位付着する（図 10.10A 参照）．

多裂筋は腰仙部において最も厚く発達している（Box 10.3 に多くの付着部を列挙している）[105]．多裂筋の重なり合った線維は，棘突起と横突起のあいだの凹んだ空間を埋めている．筋線維は比較的大きな断面積を有しているが，脊柱の基盤の優れた安定性をもたらす構造としては不十分である[170]．

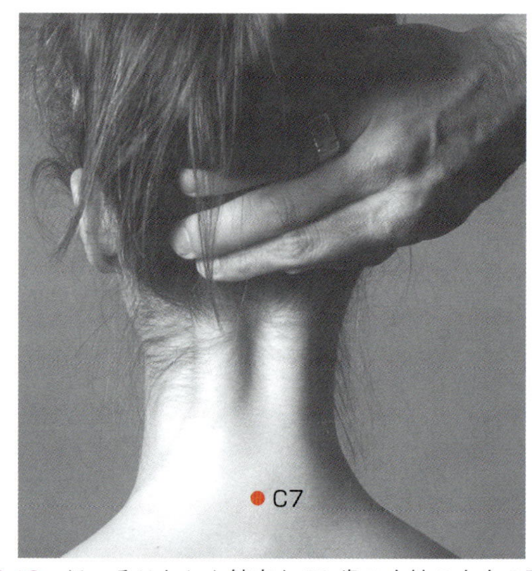

図 10.12　ほっそりとした健康な 22 歳の女性の左右の頭半棘筋の収縮を示している．徒手抵抗が頭部の力強い伸展に対して加えられている．赤い円は，第7頸椎の棘突起を示している．

回旋筋（Rotatores）：回旋筋は，横突棘筋群のなかで最も深層にある．多裂筋のように，回旋筋は個々の筋線維の大きな集合体を形成している．回旋筋は脊柱すべての範囲に存在するが，胸椎部で最も発達している（図 10.10 参照）[147]．それぞれの筋線維は，椎体の横突起から1～2つ上位の椎体の棘突起の基部や椎弓板に付着する．定義的には，**短回旋筋**は1つ上位の椎体に，**長回旋筋**は2つ上位の椎体に付着する．

まとめ：平均的に，横突棘筋群は脊柱起立筋群よりもまたぐ椎間関節は少ない．この仕組みにより，一般に横突棘筋

BOX 10.3　腰部全体での多裂筋の複数の付着部

下位付着部
- 腰椎の乳様突起
- 腰仙靱帯
- 脊柱起立筋の共通腱の深部
- 仙骨の後面
- 骨盤の上後腸骨棘
- 椎間関節の関節包

上位付着部
- 腰椎の棘突起

群が体軸骨格中の比較的精密な動きや安定させる力を発生するような設計に向いていると示唆される．

横突棘筋群の**両側性収縮**では体軸骨格が伸展する（図10.8B参照）．伸展トルクの増加は，頸部と腰部の前彎を増強させ，胸部の後彎を減少させる．横突棘筋群の大きさと厚みは，体軸骨格の両端部分で大きくなっている．頭側では，頸半棘筋と頭半棘筋が頭頸部における非常によく発達した伸筋群となっている．尾側では，多裂筋が腰部で最もよく発達した伸筋群となっており，この領域での筋基盤の安定性の2/3を占める[176]．

横突棘筋群の**一側性収縮**では，脊柱は側屈するが，この筋群は脊柱に非常に近いため，この作用による影響は限定的である（注目すべき例外は，頭半棘筋であり，頭部の側屈に対して有効なてこ比があり，そして，その効果は，間接的にも頭頸部全体の動きまで及ぶ）．横突棘筋群は，より斜めに走行しているため**対側への軸回旋**を補助している．たとえば，比較的に下位の横突起が固定されている状態で左側の多裂筋や長回旋筋が収縮すれば，上位の棘突起は左側に引っ張られ回旋し，その結果，椎骨の前面が右側を向くように回旋する．しかしながら，すべての体幹筋群に比べて横突棘筋群は副次的な体軸回旋筋である．筋が脊柱に非常に近いため，回旋への影響は比較的弱い（たとえば，図10.3Cに示すような外腹斜筋と多裂筋を比較して）．さらに，横突棘筋群の筋線維の力線の方向が水平よりも垂直方向を向いており，体軸の回旋よりも伸展に大きな力を供給する．

短分節筋群（Short Segmental Group）

短分節筋群は**棘間筋**（interspinalis）と**横突間筋**（intertransversarius）で構成される（図10.10参照）（複数形の“棘間筋群と横突間筋群”というのは，これらの筋の全体を表現するために用いられる）．これらは横突棘筋群の深層に位置している．“短分節”という名称は，筋の長さが非常に短く，高度に分節化されていることと関係している．棘間筋や横突間筋はそれぞれ1つの椎間関節をまたいでいる．これらの筋は頸部で最も発達しており，頭部や頸部の細やかな調節を担っている[147]．

棘間筋のそれぞれの対は，対応する棘間靱帯の両側に位置しており，しばしば一緒になっている．棘間筋は，伸展トルクを生み出すために比較的良好なてこ比と線維方向を有している．しかしながら，このトルクの大きさは，筋の大きさが小さく発揮できる力も弱いため比較的小さなものとなる．

左右の横突間筋はそれぞれ対応する横突起のあいだに位置している．グループとしての横突間筋の構造は，棘間筋に比べてより複雑である[147]．たとえば，頸部において，それぞれの横突間筋は脊髄神経の前枝が通ることで小さな前方筋と後方筋に分かれる．

グループとしての横突間筋群の一側性収縮では，脊柱を側屈させる．側屈トルクの大きさは，他の筋群に比べると比較的小さなものではあるが，椎間の安定性において重要な役割を果たす．

まとめ：棘間筋と横突間筋の高度に分節化された性質は，体軸骨格の精密な運動制御において理想的である．これらの一連の筋は比較的高密度の筋紡錘を有しており，神経系ならびに他の筋に対して，とくに頭頸部での感覚フィードバックをもたらす供給源にもなる[21]．

▶第2組：体幹前-外側面の筋群（腹筋群）Set 2：Muscles of the Anterior-Lateral Trunk (“Abdominal” Muscles)

体幹の前-外側筋群は，腹直筋，外腹斜筋，内腹斜筋ならびに腹横筋で構成される（図10.13）．これらの筋群はグループとして腹筋群としてまとめてよばれる．腹直筋は身体の中央線の両側にある長い革ひも状の筋である．外腹斜筋，内腹斜筋と腹横筋は腹部の外側にあり，広くて平坦な形状をしており，浅層から深層に向かい，腹部の前方から側方の面を走行する．

腹筋群は腹部臓器の支持と保護，胸腔内圧や腹腔内圧の上昇などを含む重要な生理学的機能を有する．より詳細な内容は第11章で説明するが，これらの腔内の圧を上昇させることは，肺からの空気の排出，咳，排便や出産などの機能を助ける．本章では，体幹の運動や安定に作用する腹筋群の運動学的機能に焦点を当てている．

腹直筋鞘と白線の構造

外腹斜筋，内腹斜筋ならびに腹横筋は体幹の左右から，結合組織と交わりながら腹部の中央線に向かって走行する．それぞれの筋は，**腹直筋鞘前葉**と**腹直筋鞘後葉**を形成

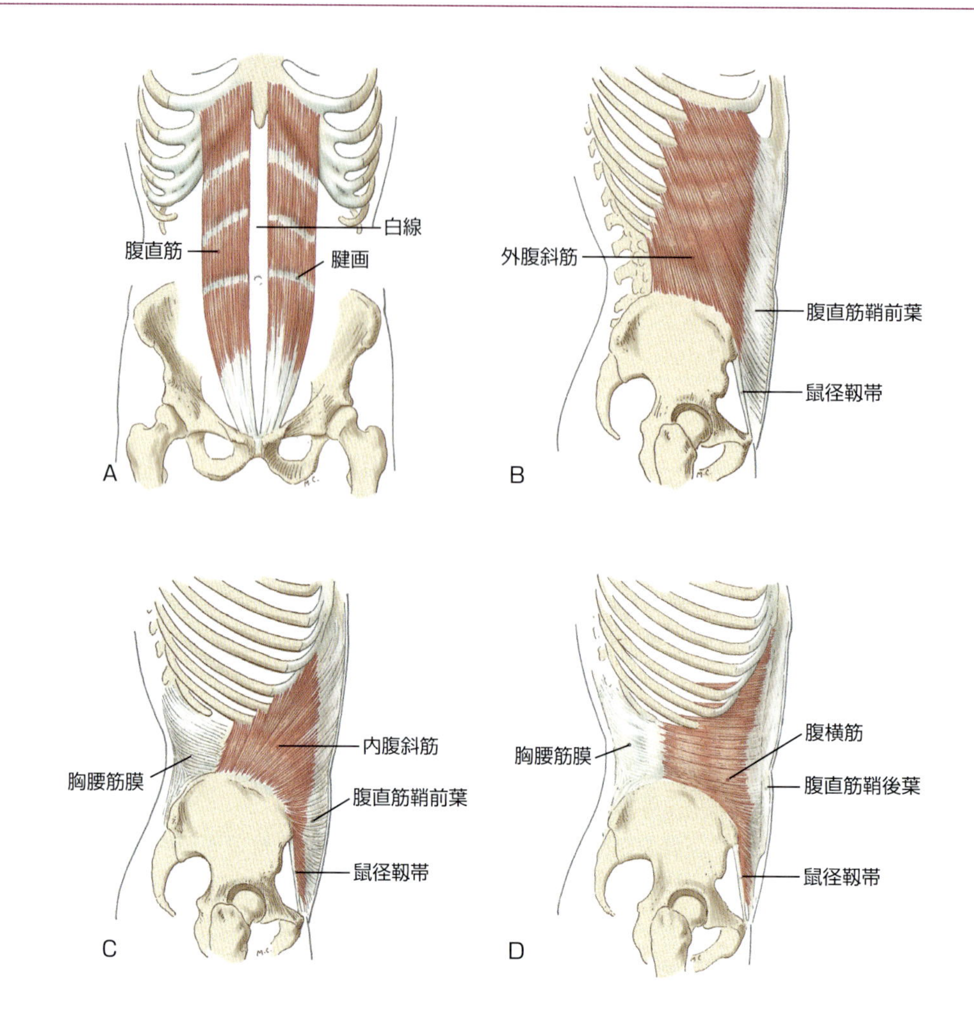

図 10.13　体幹の前外側面の腹筋群．(A) 前鞘を取り除いた腹直筋，(B) 外腹斜筋，(C) 外腹斜筋の深層にある内腹斜筋，(D) 他の腹筋群の深層にある腹横筋．(Luttgens K, Hamilton N: *Kinesiology: scientific basis of human motion*, ed 9, Madison, Wis, 1997, Brown & Benchmark より改変)

する結合組織の薄い層を形成する．図 10.14 に示すように，腹直筋鞘前葉は外腹斜筋と内腹斜筋の結合組織から形成される．腹直筋鞘後葉は，内腹斜筋と腹横筋からの結合組織で形成される．垂直に走行する腹直筋は両方の腹直筋鞘によって取り囲まれ，腹部の反対側からの結合組織と融合するように内側に続く．結合組織は，**白線** (linea alba) (ラテン語で *linea* とは“線”，*albus* は“白”を意味する) を形成し，正中線を越えて肥厚し十字を形成する．白線は剣状突起と恥骨結合，恥骨の頂点とのあいだに長軸方向に伸びている．

白線内にある線維の十字構造は，合板の積層構造のように腹壁に強度を加えるものである．白線は左右の外側の腹筋群を構造的に連結させ，身体の正中線に筋力を効果的に伝える役割を担っている．

腹筋群の解剖学

腹直筋 (rectus abdominis) は白線によって分けられ，左右半分ずつから構成される (図 10.13A 参照)．筋の半分はそれぞれ縦方向に伸びており，腹直筋鞘前葉と腹直筋鞘後葉のあいだに形成された鞘の中で上方ほど広がっている．すべての腹筋群のなかで，腹直筋は最も長い腱鞘長を有しているが，生理学的断面積は最も小さい[26]．革ひも状の筋は横断され，**腱画**として知られている 3 つの横方向あるいは斜方向の線維性のバンドにて補強される．これらのバンドは腹直筋鞘前葉と一緒になる*．腹直筋の上方は剣状突起と第 5～7 肋軟骨に付着する．尾側は，恥骨稜やその周囲に付着し，ときには，長内転筋の近位付着部と部分的に合流している．それらの共通の付着部を有する結果として，これらの筋を介して過度の力を伝え，骨に付着

* 腱画の特別な機能については不明である．推測ではあるが，結合組織は，筋をより小さな分節に分割することができ，それによって，体幹の屈曲の活動時に個々の筋線維に求められる短縮量を減らすことができる．もう 1 つの可能性としては，筋の筋節を大まかにいくつかに分けて規定する結合組織の中隔である．

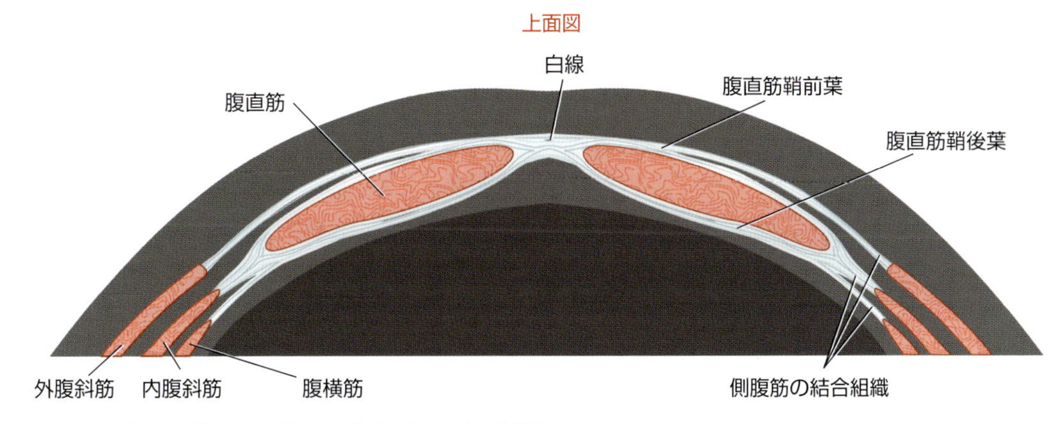

図 10.14　第 3 腰椎レベル付近の腹壁前面の水平横断図.

表 10.3　外側腹筋群の付着部と個々の作用

筋	外側付着部	内側付着部	体幹の作用
外腹斜筋	第 4〜12 肋骨の外側面	腸骨稜，白線，対側の腹直筋鞘	両側：体幹の屈曲と骨盤の後傾 片側：側屈と体幹の対側への回旋
内腹斜筋	腸骨稜，鼠径靱帯と胸腰筋膜	第 9〜12 肋骨，白線，対側の腹直筋鞘	両側：同上，＋胸腰筋膜の緊張の増加 片側：側屈と体幹の同側への回旋
腹横筋	腸骨稜，胸腰筋膜，第 6〜12 肋骨の軟骨内側面と鼠径靱帯	白線と対側の腹直筋鞘	両側：他の腹筋群の付着部としての安定化，腹腔の圧迫，胸腰筋膜の緊張の増加

する結合組織を緊張させ，運動性の恥骨結合炎やスポーツヘルニアとよばれる疼痛を伴う状態にいたらしめる可能性がある[102, 127].

外腹斜筋，内腹斜筋ならびに腹横筋の解剖学的構造は腹直筋とは異なる．これらの群は，体幹のより外側あるいは後外方から起こり，異なる方向で中央線に向かう．そして，最終的には白線ならびに反対側の腹筋鞘に合流する（表 10.3）.

外腹斜筋（obliquus externus abdominis）は外側腹筋群のなかで最も表面にある．外腹斜筋は下内方に向かって走行しており，ズボンの前ポケットに手を入れるのに似た方向をしている（図 10.13B）．内腹斜筋（obliquus internus abdominis）は外腹斜筋のすぐ下に位置しており，外側腹筋群の 2 層目を形成する．内腹斜筋はすべての腹筋群のなかで生理学的断面積が最大であり，最も大きな等尺性の筋力を発揮することができる[26]．筋線維は腸骨稜から起こり，さまざまな程度で，隣接する胸腰筋膜と混合する．この側方の付着点から，筋線維は頭側の内方に向かって走行し，白線と下部肋骨にいたる．図 10.13C で明確なように，内腹斜筋の下位の付着は，鼠径靱帯に広がる．内腹斜筋の平均的な筋線維の方向は，上を走行している外腹斜筋の平均的な筋線維の方向とほぼ垂直をなす．

腹横筋（transversus abdominis）は腹筋群の最深層にある（図 10.13D）．この筋は解剖学的に「コルセット筋」としても知られており，腹部を圧迫する役割をもつだけでなく，胸腰筋膜への付着を介して腰部を安定させる役割も果たしている[147, 177]．すべての腹筋群のうち，腹横筋が胸腰筋膜に最も広範囲に一貫して付着しており[153]，内腹斜筋が続いている．

腹筋群の作用

腹直筋および腹斜筋の両側性の作用は，剣状突起と恥骨結合との距離を縮める[167]．身体のどちらの部分がより固定されているかによって，腹筋群の両側性収縮は，胸椎と上部腰椎を屈曲させるか，骨盤を後傾させるか，それとも両方を行うかが決まる．図 10.15 に示したのは，腹斜筋群に比較的大きな力を要求する斜め方向への起き上がり腹筋運動である．これに対して，標準的な矢状面での起き上がり腹筋運動の場合には，種々の腹筋群の対向する体軸回旋や側屈作用は，対向する左右の筋同士で相殺される．

すでに第 9 章で解説したように，脊柱のすべての動きの回転軸は，椎体関節のあたりに位置している．体幹において相対的に後方に位置する運動軸は，腹筋，とくに腹直筋が体幹に屈曲トルクを発生させるための非常に有利なてこ比をもたらす（図 10.16）．図 10.16 では，大腰筋を除いて，すべての筋は，矢状面もしくは前額面の両方でトルクを発生させるためのモーメントアームをもっていることに注意されたい．

一側性収縮では，腹筋群は体幹を側屈させる．内外腹斜筋は比較的有利なてこ比（すなわち長いモーメントアーム）によって効果的に作用しており（図 10.16 参照），また比較的大きな筋断面積を有していることも作用を有効にさせている．第 4～5 腰椎の椎間関節レベルでの内外腹斜筋を合わせた筋断面積は腹直筋の 2 倍である[110]．

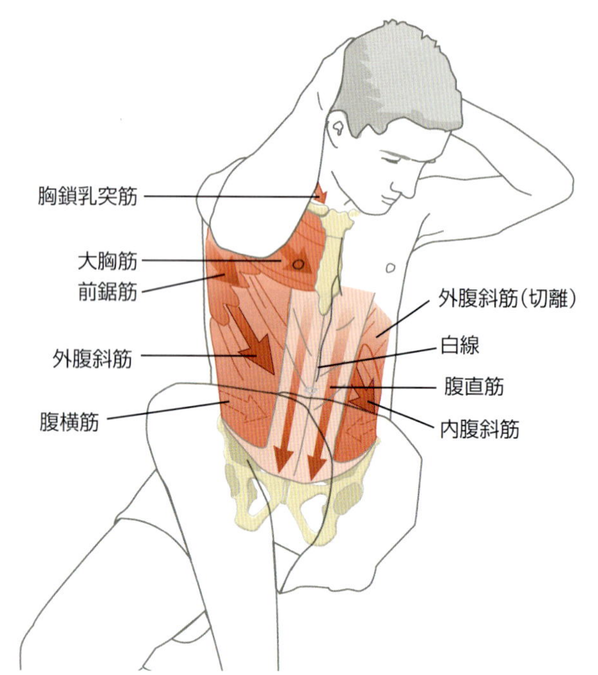

図 10.15　体幹屈曲と左への軸回転を組み合わせた対角線上の腹筋運動を行う健常者の典型的な筋活動パターン．この動作中，右の外腹斜筋は左内腹斜筋と共同して作用する．腹直筋と深層の腹横筋が両側性に同時に活動していることに注意されたい．

体幹の側屈は体幹の屈筋と伸筋の両方が活動することで起こる．たとえば，抵抗に対して右へ側屈するためには，右の内外腹斜筋，右の脊柱起立筋，右の横突棘筋の収縮が必要とされる．同時活動による全体の前額面のトルクの増幅は矢状面での体幹の安定性を同時に担う[14]．

内外腹斜筋が，最も強力で有効な体幹の回旋筋である[8,14,80]．外腹斜筋は反対側への回旋筋であり，内腹斜筋は同側への回旋筋である．これらの筋の強い回旋力は，比較的大きな断面積と良好なてこ比を反映したものである（外腹斜筋のモーメントアームの長さは図 10.3C を参照）．特定の方向への回旋活動中，外腹斜筋は反対側の内腹斜筋と共同して機能する[160]．この機能的共同効果は，筋が白線に結合して走行し，対角線の力線をもたらす（図 10.15 の強調された筋を参照）．したがって，2 つの筋群の収縮は，一側の肩と反対側の腸骨稜との距離を縮めることになる．

筋内への細いワイヤ電極を用いた筋電図（EMG）研究において，体軸回旋中の**腹横筋**はある程度の両側性活動を示している報告もある[38,87,160]．さらに，回旋中の腹横筋群の中位と下位の線維は，上位線維とわずかに異なる時期に共同活動することが示されている[160]．体軸回旋中の腹横筋の直接的な役割は不明であるが，回旋トルクの発生源としてよりも腹斜筋群の**安定化筋**としての機能を果たすようである．腹横筋の両側性作用は，肋骨，白線と内外腹斜筋の

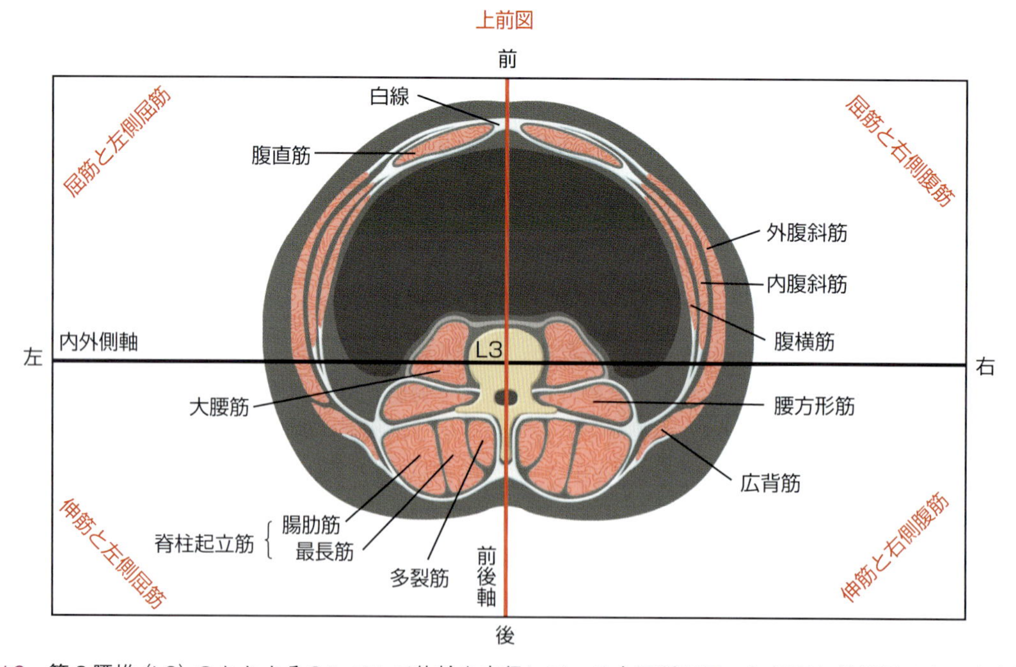

図 10.16　第３腰椎（L3）のおおよそのレベルで体幹を走行している水平断面図．矢状面と前額面でトルクを発生させる筋の可能性を示している．第３腰椎の中心で，前後（AP）軸（赤い線）と内外（ML）軸（黒い線）が交差する．内外軸の前方および後方に位置する筋は体幹を屈曲あるいは伸展する能力を有し，また，前後軸の左右に位置する筋は，体幹を左右のいずれかに側屈する能力を有している．

付着を提供する領域である胸腰筋膜を安定させる．

一般的に，体幹の体軸回旋にかかわるトルクの要求量は，活動の性質や身体の位置に基づいて大きく変化する[14]．短距離走，レスリング，円盤投げややり投げなどの高出力の体軸回旋時にはトルク需要は比較的大きくなる．しかし，平らな面で歩くときのような直立姿勢で，体幹がゆっくりと抵抗なくねじれている活動の場合には要求量はたいへん低いかもしれない．しかしながら，主として水平面で行われる軸回旋の場合には，重力による外的なトルクは回旋筋に影響を及ぼさない．この場合，筋の主たる抵抗は，体幹の慣性と拮抗筋を伸ばすことによって生み出される受動的な張力によって引き起こされる．

体幹の屈筋と伸筋のピークトルクの比較

健常成人では，平均して，最大努力時の体幹屈曲トルクの大きさは，典型的には最大努力の体幹伸展トルクよりも小さい．計測値は，性別，年齢，背部痛の病歴ならびに計測装置の各速度に応じて変化するが，体幹ならびに頭部の等尺性収縮による屈筋-伸筋トルク比は，0.45～0.77である[48, 85, 118, 121, 164]．矢状面において通常，体幹の屈筋のほうが伸筋よりてこ比が大きい（図10.16参照）．しかしそれに対して，伸筋のほうが大きな断面積を有し，また，筋線維は全体的に垂直方向の成分が多い[48, 110]．典型的な体幹の伸展筋のトルクは，直立姿勢の維持ならびに，身体の前方で荷物を持って運ぶ際に，重力に抗するための主要な役割を果たす．

▶第3組：その他の筋群（腸腰筋と腰方形筋）Set 3 : Additional Muscles (Iliopsoas and Quadratus Lumborum)

腸腰筋と腰方形筋は，解剖学的には体幹の筋には含まれないが，この部位の運動学ときわめて関係が深い筋である[131]．

腸腰筋（Iliopsoas）

腸腰筋は2つのパート（腸骨筋と大腰筋）からなる大きな筋である（図12.27参照）．ほとんどの股関節屈筋と同様，腸腰筋は，腰神経叢の大分枝である大腿神経に支配される．腸骨筋は腸骨窩と仙腸関節のすぐ上で前方にある仙骨の外側部に近位付着をもつ．大腰筋は，椎間板を含めたT12–L5の横突起に近位付着を有する．鼠径靱帯以遠，この2つの筋は合流し，1つかそれ以上の腱を形成し，大腿骨の小転子とその周囲に付着する[136]．

腸腰筋は長い筋であり，体幹，腰椎，腰仙接合部および股関節を超えて影響を及ぼす大きな運動をもたらす．股関節の前方を走行することで，主として屈筋となり，大腿骨を骨盤に向かって，あるいは骨盤を大腿骨に向かって動か

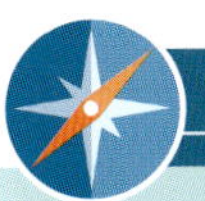

SPECIAL FOCUS 10.2

腹斜筋群の「回旋共同筋」としての体幹伸展筋群の役割

外腹斜筋と内腹斜筋は，体幹の主たる体軸回旋筋である．体軸回旋の補助筋は，同側の広背筋，同側の腰腸肋筋の最斜方向線維と対側の横突棘筋である．これらの体軸回旋の補助筋は，体幹の伸展筋でもある．強力な体軸回旋中，これらの伸展筋は，**腹斜筋群による強力な体幹屈曲力**を相殺または中和することができる．この中和作用がなければ，体軸回旋の強力な作用は，自動的に体幹の屈曲と組み合わされる．前述の伸筋群は，腹斜筋群の屈曲作用に抵抗するが，体軸回旋トルクにも寄与する．

多裂筋は，体軸回旋中の腰部の伸展安定性のとくに重要な要素を有している[182]．腰椎における椎間関節や椎間板を含んだ病変では，これらの筋の筋力低下，疲労，反射的抑制と関連することがある[66]．体軸回旋中の多裂筋の適切な活性がなければ，部分的に拮抗筋をもたない腹斜筋が，脊柱の基部に対して，わずかに不適切な屈曲成分を生成する可能性をもつことになる．

す．後者の動きでは，腸腰筋は骨盤を前傾させ，腰椎の前彎を増加させる（図9.63A参照）．腹筋群の補助を伴い，腸腰筋の強い両側性収縮は，固定された大腿に対して，骨盤ならびに体幹を動かすことが可能となる．この活動により，腸腰筋は股関節の屈曲のように体幹の屈曲も起こすことができる．この議論は，本章の後半ならびに第12章でふたたびとりあげる．

腰仙椎部における大腰筋の機能

解剖学的位置では，大腰筋は腰椎の側屈に影響をもたらす（図10.16参照）[99]．軸回旋に対しては，なんらかの影響をもたらすことはほとんどない．したがって，予想されることとして，この筋は，体幹の側屈にて抵抗を加えているときに，非常によく働く[132]．

大腰筋の屈筋と伸筋としての能力は，腰仙部全体では異なっている．L5とS1の接合部を走行する際，大腰筋は約2cmの屈曲のモーメントアームを有している（図10.17）[111]．したがって，大腰筋は仙骨に対して腰椎の下端を屈曲させることができる．しかし，L1に向かうにつれて，大腰筋の力線は徐々に後方に移動し，多くの内–外側軸に沿うかやや後方を通るようになる（図10.16のL3断面参照）．この筋の位置は，屈筋と伸筋としての能力を

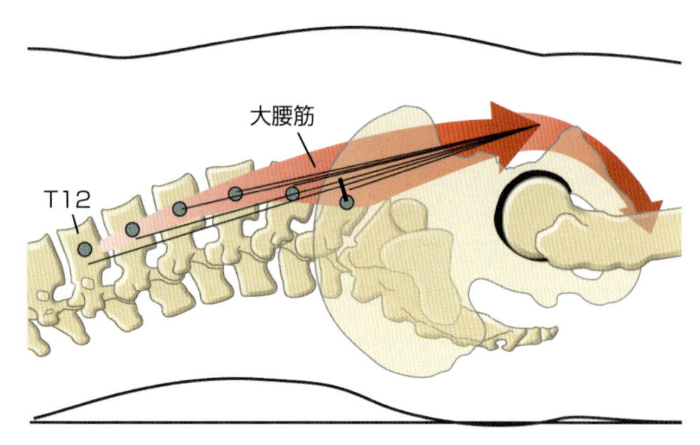

図 10.17　大腰筋の側面図は，T12-L5 および L5-S1 セグメント内の内外軸に対する複数の力線に焦点を当てて示している．L5-S1 を除いて，力線は回転軸の近くまたは回転軸上を通ることに注意されたい．L5-S1 の大腰筋の筋モーメントアームは，短い黒線で示してある．

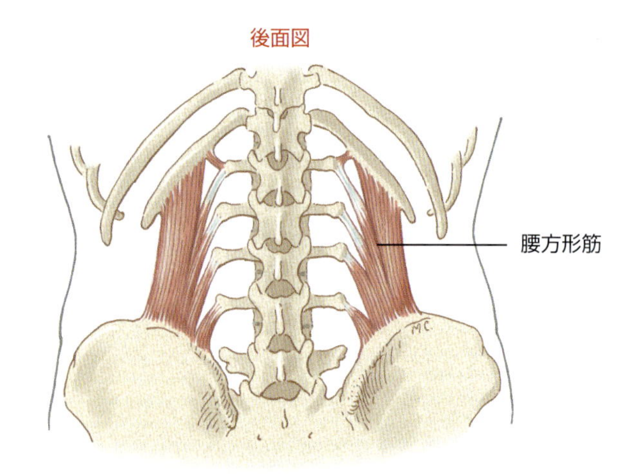

図 10.18　腰方形筋の後面図.（Luttgens K, Hamilton N: *Kinesiology: scientific basis of human motion*, ed 9, Madison, Wis, 1997, Brown & Benchmark より改変）

低下させるかもしくは失わせる．したがって，大腰筋は腰椎では，屈筋でもなければ伸筋でもなく，むしろ当該領域の重要な安定化機構として作用する[65, 132, 138, 142]（用語「垂直安定化機構」とは，その自然な生理学的彎曲を維持しながら，ほぼ垂直または長軸方向で体軸骨格を安定させる筋の作用を表す）．腰椎では，有効なてこが不足しており，大腰筋は（全体として）少なくとも理想的な姿勢で直立しているあいだは，腰椎前彎の程度を直接的に調整する役割を果たすのみである[142]．しかしながら（すべての股関節屈筋のように），腸腰筋は股関節の前方を通り骨盤を傾斜させることで，腰椎の前彎を間接的に増強させることができる．

腸腰筋の作用

腸骨筋

- 股関節の屈曲，骨盤に対する大腿骨と大腿骨に対する骨盤の両方

大腰筋

- 股関節の屈曲，骨盤に対する大腿骨と大腿骨に対する骨盤の両方
- 腰部の側屈
- 仙骨に対する腰椎部の屈曲
- 腰椎の垂直安定化

腰方形筋（Quadratus Lumborum）

解剖学的に，腰方形筋は腹壁の後方の筋を構成している．下方は腸腰靱帯と腸骨稜，上方は L1-L4 にかけての頑丈な横突起の先端および第 12 肋骨に付着している（図 10.18）．筋の相対的な厚みと腰椎に対する相対的な位置は図 10.16 をみれば明らかである．腰方形筋は，脊髄神経 T12-L3 の前枝によって神経支配される．

腰方形筋は両側性収縮によって，腰部の伸筋となる[152]．一側性収縮は，腰椎の側屈を引き起こす[65, 152]．しかし，腰方形筋の体軸を回旋する力はきわめて低いかもしれない．

臨床的には，腰方形筋は，歩行での役割を説明する際，とくに L1 の神経髄節以下の対麻痺を有する人では，しばしば「ヒップハイカー」とよばれる．腰方形筋は，骨盤の片側を引き上げ（持ち上げ）ることで，下肢を持ち上げ，歩行時の遊脚相において足を地面から離すことを補助する．

腰方形筋の作用

両側性収縮による作用

- 腰部の伸展
- 腰仙結合部を含む腰椎の垂直の安定性

一側性収縮による作用

- 腰部の側屈
- 骨盤の収縮側の挙上（ヒップハイク）

大腰筋と腰方形筋は，椎体の側面において垂直方向に近いところを走行している（図 10.16 参照）．これらの筋の強い両側性収縮は，L5-S1 の接合部を含む腰椎全体にわたり優れた垂直安定性をもたらす．理論的には，これらの筋の随意的な制御および調整を増加させる練習は，腰部の不安定性に関連した疼痛を有する人にとって効果的なものとなる．

体幹の筋群：筋の機能的相互作用

Muscles of the Trunk : Functional Interactions among Muscles

本章のここまでのところでは，体幹筋のおもに解剖学

表 10.4　体幹のおもな筋の作用*

筋	屈曲	伸展	側屈	軸回旋†
僧帽筋	−	XX	XX	XX (CL)
棘筋群（群として）	−	XX	X	−
胸最長筋	−	XXX	XX	−
頸最長筋	−	XXX	XX	XX (IL)
頭最長筋	−	XXX	XX	XX (IL)
腰腸肋筋	−	XXX	XXX	X (IL)
胸腸肋筋	−	XXX	XXX	−
頸腸肋筋	−	XXX	XXX	XX (IL)
胸半棘筋	−	XXX	X	X (CL)
頸半棘筋	−	XXX	X	X (CL)
頭半棘筋	−	XXX	XX	X (CL)；頸椎のみ
多裂筋	−	XXX	X	XX (CL)
回旋筋	−	XX	X	XX (CL)
棘間筋	−	XX	−	−
横突間筋	−	X	XX	−
腹直筋	XXX	−	XX	−
外腹斜筋	XXX	−	XXX	XXX (CL)
内腹斜筋	XXX	−	XXX	XXX (IL)
腹横筋‡	−	−	−	−
大腰筋	X	X	XX	−
腰方形筋	−	XX	XX	−

* とくに明記されていないかぎり，この作用は，筋の下位（近位）付着が固定され，上位（遠位）付着を自由に動かせると定義して記述した．この作用は，解剖学的肢位から外部抵抗に対して発生すると想定される．モーメントアーム（てこ比），断面積および筋線維の方向に基づいて領域を安定して動かす能力は，X（最小），XX（中），XXX（最大），−は効果的または決定的な作用がないことを示している．

† CL：反対側の回旋，IL：同側回旋

‡ おもに腹腔内圧を上昇させ，胸腰筋膜の付着を介して腰部を安定させる．また，他の腹部外側の筋のための付着部を安定させる．

的構造ならびにその作用に焦点を当てて解説してきた（表10.4）．ここからは，筋ならびに筋群の機能的相互作用について，さらに焦点を当てていくこととする．①筋による体幹の安定性，②標準的な起き上がり腹筋運動時の筋の身体運動学の２つのテーマを取り扱う．

▶筋による体幹の安定性 Muscular-Based Stability of the Trunk

能動的な筋力は，体軸骨格を安定させるために必須の機構を提供する[36]．靱帯ならびに他の結合組織はこの安定性において重要な役割を提供するが，筋のみが力の大きさならびにタイミングの両方を調整することができる．この領域における構造的な安定化機構としての体幹筋群の基本的な役割は，部分的あるいは完全に麻痺した場合，また，実質的な運動制御を欠いた場合に明瞭となる．このような重大な運動障害は，脊髄損傷，筋ジストロフィー症あるいは脳性麻痺といった症例にみられることがある．極端な場合，筋による支持の実質的な欠如は，経時的に，体幹の重量によって脊柱を崩す（文字どおり倒壊させる）可能性がある．この姿勢の崩れは，非常に重度の変形をもたらしたり，換気や直立座位姿勢を妨げたりする．これらの体幹筋の極端な運動不全とは対照的に，健全な神経機構を有する者であっても，体幹筋の必要な筋力や制御を欠いている場合もある．この状況は，おそらく廃用性や現在か過去の疼痛によるもので，椎間の分離された微妙な不安定性をきたす可能性がある[93]．時間の経過とともに，この不安定性（および付随する望ましくない椎間板の微小な運動）は，脊柱ならびに神経系に過度のストレスをかける可能性がある．この臨床的過程は，前述した例よりも外見的には重症ではなくとも，椎間板の不安定性が日常生活活動を著しく阻害する疼痛を引き起こす可能性がある．このような臨床例は，体幹筋の不十分な支持や制御が幅広い病理学的側面にわたって存在し，同様に幅広い筋力低下の臨床症状をもたらすことを示している．

筋による体幹の安定性は，しばしば「コア」安定性とよばれる．このような安定性は，不安定な外力が作用している状態においても体幹をほぼ静止した姿勢に保つことを担保する．たとえば，加速しているバスや電車内で立ち上がったり，立位を保持したりしようとするときの，体幹全体で発生する筋活動の伝播について考えてみよう．通常，体幹筋は周囲の環境に対して体幹の位置を潜在的に安定化させ，同様に重要であるが，体軸骨格内の個々の脊椎同士を安定させることができる．理想的には，しっかりとした筋が形成する「コア」は，体幹に構造的安定性を提供し，姿勢アライメントを最適化することで，椎間板部の過剰かつ潜在的にストレスとなる微小運動を抑制する．最終的に体幹の安定性は，筋が肢節を動かすための土台となる．

本章では，体幹の安定化筋を２つの解剖学的グループに分類している．**内在性の安定化筋群**には，おもに脊柱付近に付着する比較的短く，深層にあり，分節化された筋が含まれる．対照的に**外在性の安定化筋群**には，頭蓋骨，骨盤，肋骨および下肢のような脊柱付近の外側の構造体に部分的あるいは全体的に付着する比較的長い筋が含まれる．

体幹の内在性の安定化筋

体幹の内在性の安定化筋には，**横突棘筋**や**短分節筋群**が含まれる．深層にあり，比較的短いこれらの筋群は図10.19A に線図として明瞭に描かれている．一般に，これらの筋は，一度に比較的少ない椎間関節を適切なアライメントに整え剛性を制御することによって脊柱を安定させる．これら多くの分節筋に存在する相対的に高密度な筋紡錘が微調整能力を高めている[120]．

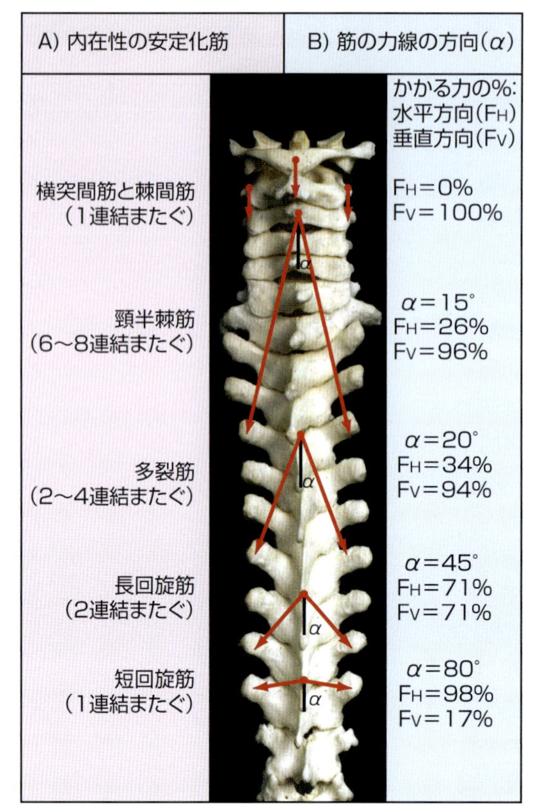

図 10.19　内在性筋による安定化機構の力線の空間的方向を示す．(A) 筋の力線は前額面内に示されている．(B) 各筋の力線の空間的方向は，垂直に対する角度（α）によって示される．筋力の垂直成分はαの余弦に等しく，水平成分はαの正弦に等しくなる．適切なてこ比を有すると仮定すると，筋の垂直成分は，伸展と側屈を起こし，水平成分は，軸回転を起こす．図示している筋は脊柱全体に存在することに注意されたい．図中のそれらの位置は，明瞭化のために簡素化してある．

> **体幹の内在性の安定化筋群**
> - 横突棘筋群
>   - 半棘筋
>   - 多裂筋
>   - 回旋筋
> - 短分節筋群
>   - 棘間筋
>   - 横突間筋

図 10.19B に示すように，各筋の力線（αで示す）の空間的な向きは，脊柱に対して独自の安定化効果をもたらす．垂直方向に走行する棘間筋と横突間筋は，その力の 100％を垂直方向（F_V）に発生させる．対照的に，ほぼ水平方向に向いた短回旋筋は 100％に近い水平方向（F_H）の力を発生させる．残りのすべての筋は，0〜90°のあいだのある角度で斜め方向に力を発生する．筋は左右で釣り合った強力な協働体の配列として機能し，椎間接合部の剪断力を抑制し，制御するようにとくに調整している．垂直および水平方向の安定性を効果的に保つことに加えて，これらの筋は全体として，脊柱全体にわたり伸展，側屈ならびに軸回旋のトルクを発揮する．そのような筋の細かな制御がなければ，多分節からなる脊柱は，誇張された脊柱の彎曲，過度の椎骨間の可動性および場合によっては疼痛を伴う不安定性に対して非常に脆弱なものとなる．

体幹の外在性の安定化筋

主たる体幹の外在性の安定化筋群には，腹筋群，脊柱起立筋，腰方形筋，大腰筋ならびに股関節筋（下肢と腰骨盤部とをつなげる）が含まれる．これらの比較的長く，しばしば厚みもある筋は，頭蓋，脊柱，骨盤と下肢のあいだに強力で半剛性の連結を形成し，体幹を安定させる．これらの筋の多くは，身体または体幹の広い領域を走行し，体幹の安定性を比較的粗大に制御すると思われる．さらに，これらの筋の多くは，大きな断面積と筋力を有しているため，筋群として，体幹および隣接する股関節に対して重要なトルクを発生させる．

上部体幹（および上肢）に対して加えられる外力は，体軸骨格のより尾側または下方の領域に対して実質的な不安定性をもたらす．したがって，外在性の安定化筋群は，下肢においてとくに重要となる．脊柱の基部の慢性的な不安定症は，脊柱全体にわたる姿勢のアライメント不良につながるだけでなく，脊椎すべり症または腰部の骨関節，椎体間および仙腸関節の変性などの局所的な障害に陥りやすくなる．

体幹の外在性の安定化筋群

- 体幹の前-外側筋（腹筋群）
  - 腹直筋
  - 外腹斜筋
  - 内腹斜筋
  - 腹横筋
- 脊柱起立筋
- 腰方形筋
- 大腰筋
- 腰骨盤部と下肢とを結ぶ股関節筋群

外在性の安定化機構の潜在的な役割を説明するために，外力に抗して外在性安定化機構を働かせている人を図 10.20 に描いている．体幹下部の筋活動の割合に注意されたい．大腰筋，腰方形筋，脊柱起立筋ならびに腹筋群の活性化は，3 つのすべての運動面において腰仙部に実質的な安定性をもたらす．腹筋群の強力な活動は，また，腰部全体にわたる安定性の効果を発揮させ，腹腔内圧を上昇させることに役立つ[39, 151]．水平に配置された腹横筋は，とくに，仙腸関節を含む腰部全体を包む体幹装具のような効果を発揮する[168]．

腹筋群の活動は，脊柱起立筋，腰方形筋ならびに大殿筋などの伸筋群の引っ張りに対して，骨盤を安定させるのに寄与する．骨盤と下位脊椎が安定した状態で，体幹に影響を及ぼす力は，仙腸関節を超えて効果的に伝達され，腰部から最終的には下肢までいたる．腰部と下部体幹の筋の安定性を高めるために用いられる運動には，3 つの運動面のすべてにおいて，体幹と股関節の筋による活動が含まれていることが理想的である．

最後に，外在性と内在性の安定化筋については，別々に述べているが，現実的には，機能的に大きく重複しており余剰性があることも指摘しておかなければならない．これは，図 10.19, 10.20 の両方に描かれている筋の矢印を頭のなかで重ね合わせることで理解できる．理想的な健康状態では，体幹のすべての筋は，静的および動的の両面において体幹の安定化に寄与する[25, 34, 89, 126, 166]．しかしながら，単一の筋の活動による特定の方略は，その深さや断面積，形態，空間的走行および骨格または結合組織の付着などの要因によって異なる．

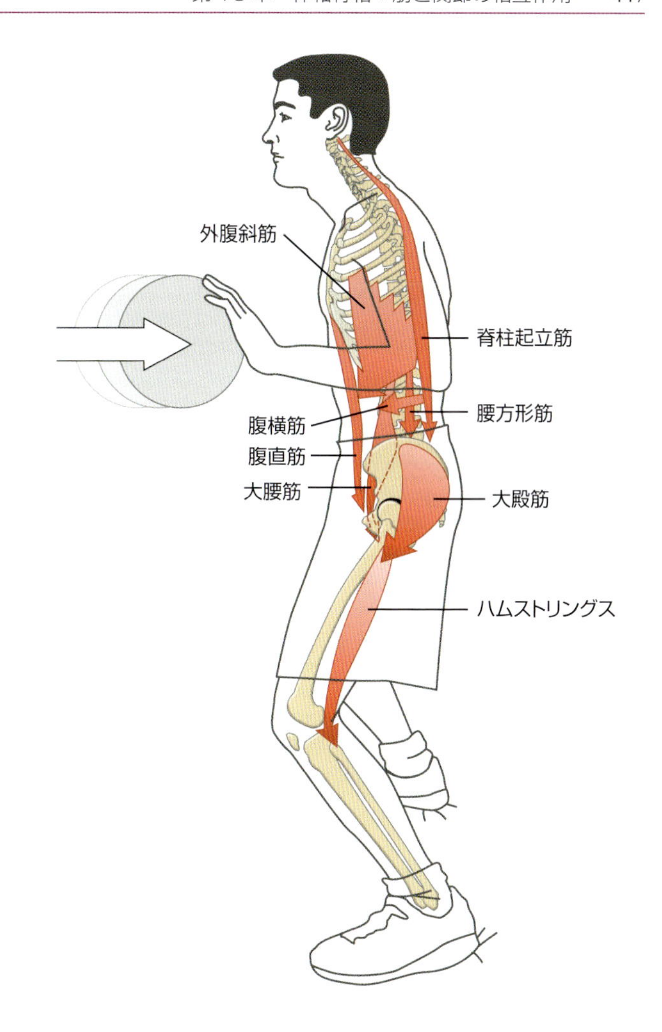

図 10.20　外在性筋による安定化機構の典型的な活動パターンの例．

▶標準的な起き上がり腹筋運動 Performing a Standard Sit-Up Movement

全身での大部分の機能的活動には，体幹と股関節筋群の同時活動を必要とする．たとえば，野球のバットを振り回したり，床に手を伸ばしたり，雪や埃を振り払ったりするときの体幹と下部腰椎を組み合わせた動きについて考えてみよう．同期したこの重要な関係を紹介するために，以下の説明では，従来の完全な起き上がり腹筋運動（いわゆるシットアップ）を実行する際の筋活動に焦点を当てている．

完全な起き上がり腹筋運動は非常に重要な機能活動であることに加えて，その要素はしばしば腹筋群を強化する方法として用いられる．抵抗運動の共通の目標は，これらの

#1　等尺性活動	#2　固定された骨盤に対する体幹の運動	#3　固定された下肢に対する体幹と骨盤の運動	#4　固定された体幹に対する骨盤（下肢）の運動
図の例： 1. 四つ這い位で体幹と骨盤を保つ．平坦ではないボールのような不安定な面の上に片膝を置き，上肢と反対側の下肢を持ち上げる． 他の運動： 2. 不安定な面に座り体幹の垂直軸を維持する． 3. 肩の真下に手を置き，肘を伸展したプランク肢位をとり体幹を保つ．側臥位でのプランク肢位へと変化させる．床に接し，支えている下肢の量を変化させる． 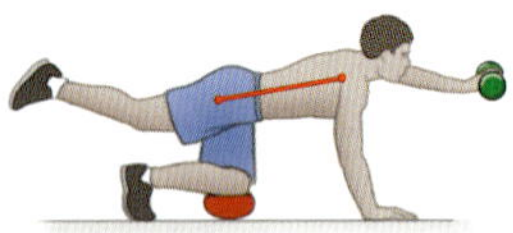	図の例： 椅子に足を置いたり置かなかったりして部分的に起き上がる腹筋運動（クランチ）． 他の運動： 1. 上記と同様にし，身体を斜めあるいは回旋させる．外部抵抗を加えたり，やや斜面で行ったりする． 2. 側屈（クランチ），抵抗を加えることが必要． 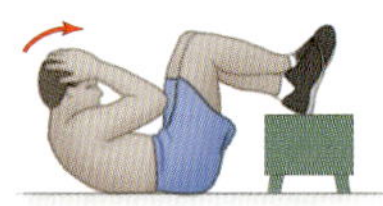	図の例： 1. 伝統的な完全な起き上がり腹筋運動（シットアップ）． 他の運動： 2. 上記と同様にし，外部抵抗を加えたり，腕の位置を変化させたりして，外的モーメントアームを加える． 3. 伝統的な図のような起き上がり腹筋運動を斜面あるいは不安定な面で行う． 4. 伝統的な図のような起き上がり腹筋運動に，体幹や骨盤の斜めや回旋運動を加える． 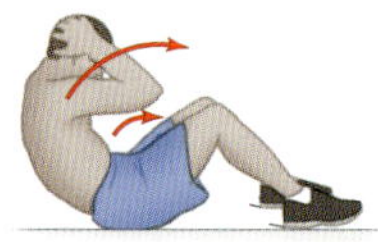	図の例： 1. 体幹を垂直に保ち，ゆっくりと両側あるいは一側の股関節屈曲運動を行う．段階的に骨盤の後傾を加えていく． 他の運動： 2. 上記と同じようにし，下肢を斜めや回旋を加えて動かす． 3. 背臥位から一側あるいは両側の膝を伸展する膝の屈曲角度を変化させ，下肢の長さを変化させる． 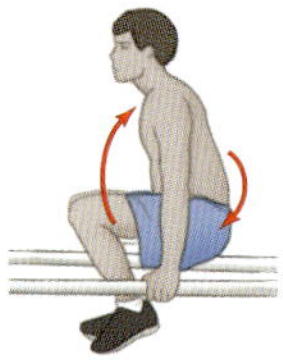

図 10.21　腹筋運動の典型的な４つの方法．下段の図に例を示す．

筋の強度および制御を高めることであり，多くの場合，体幹の全体的な安定性を向上させる方法である．非常に広い意味で，腹筋群を強化するために使用される方略は，通常，4つのカテゴリーの1つに分類される（図 10.21）．図 10.21 の1列目では，腹筋群が収縮し，剣状突起と骨盤前面との相対的に**一定距離**を維持するための等尺性筋力が得られる．2～4列目では，腹筋群が収縮して剣状突起と骨盤前面との距離が**縮まる**（遠心性に作用することによって，同じ筋も身体のこれら2つの領域間の距離の**増加**にゆっくりと抵抗するように挑戦することが可能となる）．

膝屈曲位で行われる完全な起き上がり腹筋運動は2つの段階に分けることができる．体幹の屈曲相は，両方の肩甲骨がマットから持ち上がると終了する（図 10.22A）．その後の股関節屈曲相は，70～90°の腰椎屈曲と大腿骨（股関節）の屈曲を合わせたものである（図 10.22B 参照）．

図 10.22A に示すように，**体幹の屈曲相**は，おもに腹直筋のような腹筋の収縮によって実行される[9, 49, 126]．これらの筋の収縮は，胸腰椎移行部の近くと推定される内−外回転軸において体幹を屈曲させる．体幹の屈曲は，典型的には，骨盤の後傾を伴い，それによって腰椎を平坦にする．この相では，股関節と膝関節の位置にかかわらず，股関節屈筋群の筋電図レベルは比較的低い[9, 49]．運動を行う前に股関節の一部を屈曲することで，股関節屈筋の受動的な張力が解放され，同時に大殿筋の受動的な張力が増加する．これらの組み合わされた効果は，腹筋群が後傾した骨盤の維持を助けることができる．

最終的に，図 10.22A に示すように，広背筋は，上部胸椎の前方を走行することによって，この胸郭を屈曲させることを助けることができる．さらに，大胸筋の胸骨頭は，上肢を骨盤に向かって動かすことを助けるかもしれない．

起き上がり腹筋運動時の**股関節屈曲相**においては，骨盤と体幹は相対的に固定された大腿骨に向かって起き上がる．股関節屈曲相では，近位から遠位方向へ，股関節の屈筋群のより強力な能動的収縮が特徴的である[49]．いずれの股関節屈筋もこの作用を補助することができるが，図 10.22B は，腸骨筋および大腿直筋の活動を示している．腸骨筋，縫工筋，大腿直筋の筋電図の相対的なレベルは，下肢を支持面に積極的に固定した場合，顕著に大きい[9]．靴の踵は，骨盤と体幹に対して，下肢を固定する手段として支持面を引っ張っていることを示している．この安定化作用は，代表的なハムストリングスである大腿二頭筋の活動を比較的少なくし，腓腹筋の中等度の活動を引き起こす[106]．興味深いことに，骨盤が股関節の屈曲方向に同時に回転していることを前提とすると，二関節筋であ

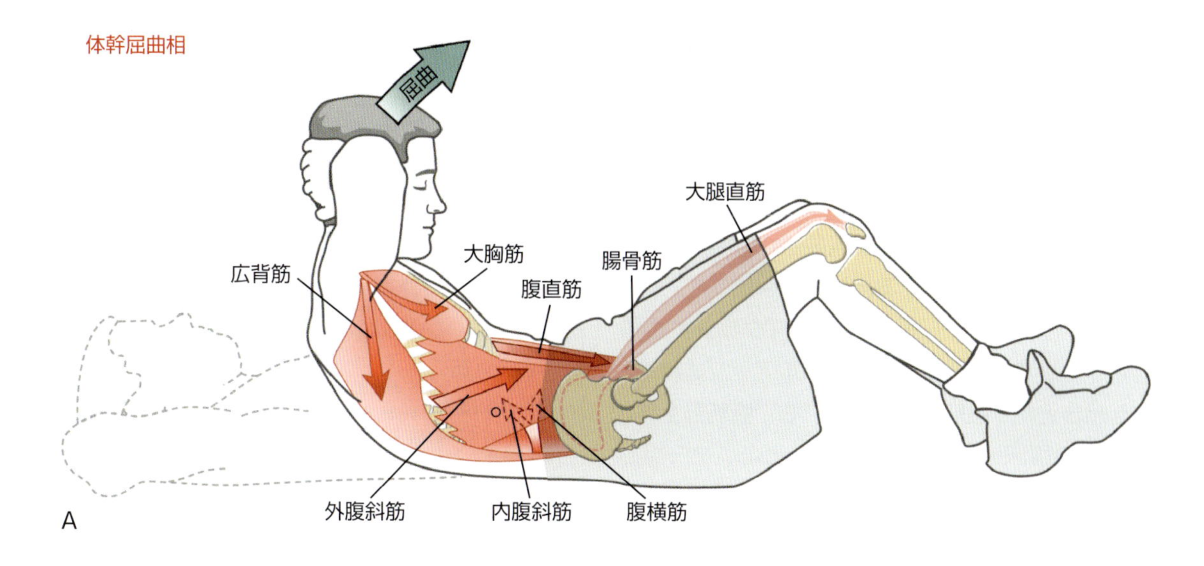

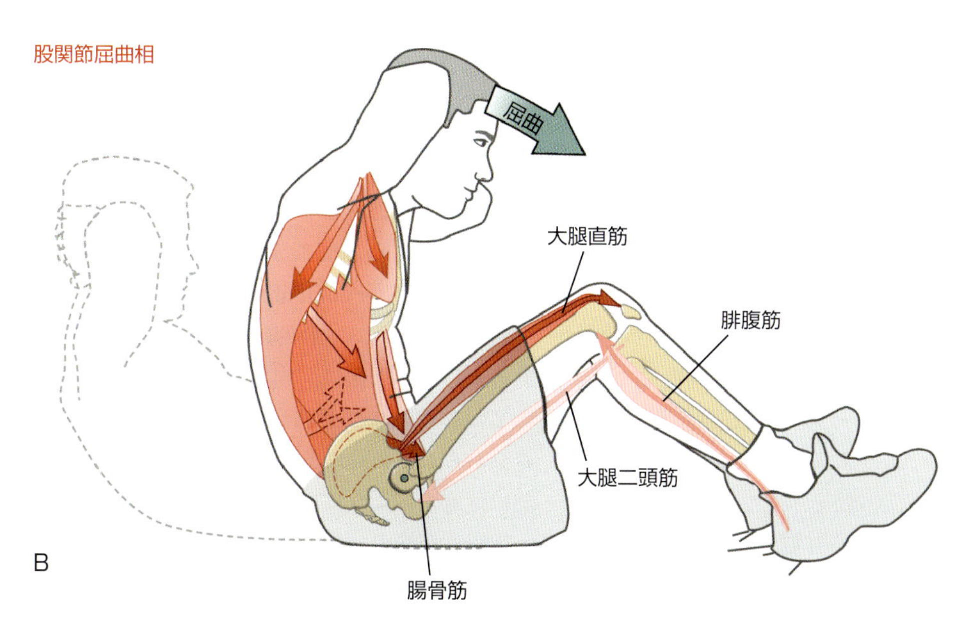

図 10.22　健常な人が標準的で完全な起き上がり腹筋運動を行う際の，筋の標準的な活動パターンが示されている．赤色の濃度は，想定される筋の活動の強度に関連している．完全な腹筋運動は，体幹の屈曲相と股関節の屈曲相の2つの相に区分される．(A) 起き上がり腹筋運動の体幹の屈曲相は，とくに腹直筋のような腹筋群の強い活動を伴う．(B) 起き上がり腹筋運動の股関節屈曲相は，腹筋群の活動は継続しながらも，股関節屈筋群がより重要となっている．B では，大腿に対する大きな骨盤の動きが腹筋運動の方法に関係している．A と B で行われる移動の回転軸は，小さな円で示されている．

るハムストリングスの活動は遠心性でなければならない．

完全な起き上がり腹筋運動における股関節の屈曲相の回転軸は，最終的に股関節に移行する．特定の運動方略によって，腹筋群は強く収縮し続けるか，または起き上がり腹筋運動全体を通して，ほぼ等尺性の活動を維持している．しかしながら，これらの活動は，股関節（大腿骨に対する骨盤）の屈曲に寄与しない．むしろ，これらの筋は，前方に回転する骨盤に対して，胸腰部をしっかりと固定する．

腹筋群が中等度弱化した人は，典型的には，完全な起き上がり腹筋運動を実施する際，特徴的な姿勢を示す．この動作を通して，股関節屈筋群が活動を支配する．その結果，胸腰椎の屈曲は最小限となり，過剰かつ「早期」の大腿骨に対する骨盤（股関節）の屈曲が生じる．股関節屈筋の支配的な収縮は，とくに動作開始時に腰椎前彎を誇張する．

頭頸部の筋群：解剖と個々の筋の作用

Muscles of the Craniocervical Region : Anatomy and Their Individual Actions

以下の項では，頭頸部で限局的に働く筋の解剖学および個々の作用について説明する．筋は，(1) 前-外側の頭頸

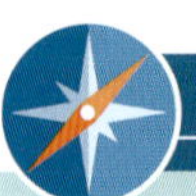

SPECIAL FOCUS 10.3

カールアップ式腹筋運動と標準的な完全な起き上がり腹筋運動との比較

完全な起き上がり腹筋運動の体幹屈曲相の初期は（図10.22A に描写），腹筋を強化する目的で，一般的でしばしば推奨される「カールアップ式」あるいは「クランチ式」腹筋運動と多くの点で類似している．カールアップ式腹筋運動と完全な起き上がり腹筋運動のいずれも，腹筋群全体の活動が重要かつ臨床的に要求される．しかし，カールアップ式腹筋運動は，腹直筋への要求が相対的に大きくなるのに対して，完全な起き上がり腹筋運動では腹斜筋への要求が比較的大きくなり，両者に相違が存在する．さらに，膝屈曲位での完全な起き上がり腹筋運動と比較したとき，カールアップ式腹筋運動（図 10.22A で示されている）では，股関節の屈筋群への要求はわずかである．おそらく，2つの運動の最も臨床的に重要な違いは，カールアップ式腹筋運動では腰椎がわずかな屈曲（おそらく約 5°未満）のみを伴うということである．これは，膝屈曲位での完全な起き上がり腹筋運動に伴う腰部の屈曲の程度に比べると著しく小さいものである．完全な起き上がり腹筋運動中の腰椎の屈曲は，椎間板に大きな圧縮力をもたらす可能性がある（第9章参照）．したがって，カールアップ式腹筋運動は，椎間板病変の既往を有する人において，完全な起き上がり腹筋運動よりも適切かもしれない．とくに，カールアップ式腹筋運動が依然として腹筋に大きな要求を求めることを考慮すれば，この予防措置をとることは適切な対応ということになる．

部の筋と（2）後方の頭頸部の筋（表 10.1 で概説）の２つのセットに分ける．

図 10.23 は，頭頸部の多くの筋が有する作用の導入図である．この図はそこに示された筋が屈筋かあるいは伸筋か，また右の側屈筋かあるいは左の側屈筋かを表しており，それは環椎後頭関節を通る回転軸に対するそれらの付着部から理解することができる．図 10.23 には，環椎後頭関節のみにおける筋活動が記載されているが，筋の相対的な位置関係は，頭頸部内の他の関節における作用の理解のための有用なガイドを提供する．この図は，以下の項で参照される．

BOX 10.4　頭頸部の前-外側面の筋群

- 胸鎖乳突筋
- 斜角筋
  - 前斜角筋
  - 中斜角筋
  - 後斜角筋
- 頸長筋
- 頭長筋
- 前頭直筋
- 外側頭直筋

▶第１組：頭頸部前-外側面の筋群 Set 1：Muscles of the Anterior-Lateral Craniocervical Region

前-外側の頭頸部の筋を Box 10.4 に列挙する．おもに副神経（脳神経Ⅺ）によって神経支配されている胸鎖乳突筋を除いて，これらの筋は，頸神経叢の前枝の小さな無名の神経によって神経支配される．

頭頸部のほとんどの筋のモーメントアームについては，付録Ⅲパート D と図Ⅲ.3 に掲載している．

胸鎖乳突筋（Sternocleidomastoid）

胸鎖乳突筋は，一般的に頸部前面の浅層に張り出した筋である．筋の下側は，内側頭（胸骨頭）と外側頭（鎖骨頭）の２つの筋頭にて骨に付着している（図 10.24）．この付着部から，側頭骨の乳様突起と上項線の外側半分とのあいだに付着するように，頸部を斜めに走行する．

胸鎖乳突筋の一側が作用すると，頭頸部の同側への側屈と反対側への回旋をもたらす[3]．両側が同時に作用すると，1 対の胸鎖乳突筋は，頭頸部の高さによって屈曲あるいは伸展することができる．中間位での頸椎の側面図から明らかなように，右の胸鎖乳突筋の力線は，頸部を斜め方向に走行している（図 10.24 の挿入図参照）．おおむね C3 よりも下側で胸鎖乳突筋は，内-外軸の前方を走行するのに対して，C3 よりも上側では内-外軸の後方を走行している[164]．胸鎖乳突筋がともに作用すると，中位から下位頸椎に対しては強力な屈曲トルクを及ぼし，環軸関節ならびに環椎後頭関節を含めて上位頸椎には最小限の伸展トルクを及ぼす．この合わさった矢状面での作用は，頭部の前方突出姿勢に適している（第 9 章図 9.47A にまとめている）．

コンピュータによるモデリングにおいて，胸鎖乳突筋の異なる部位での矢状面のトルク能力は頭頸部の運動の開始肢位に強く影響を受けることを示している[164]．おもにモーメントアームが変化することによって，中位から下位頸椎の屈曲肢位は，たとえば，この領域における屈曲トルク値

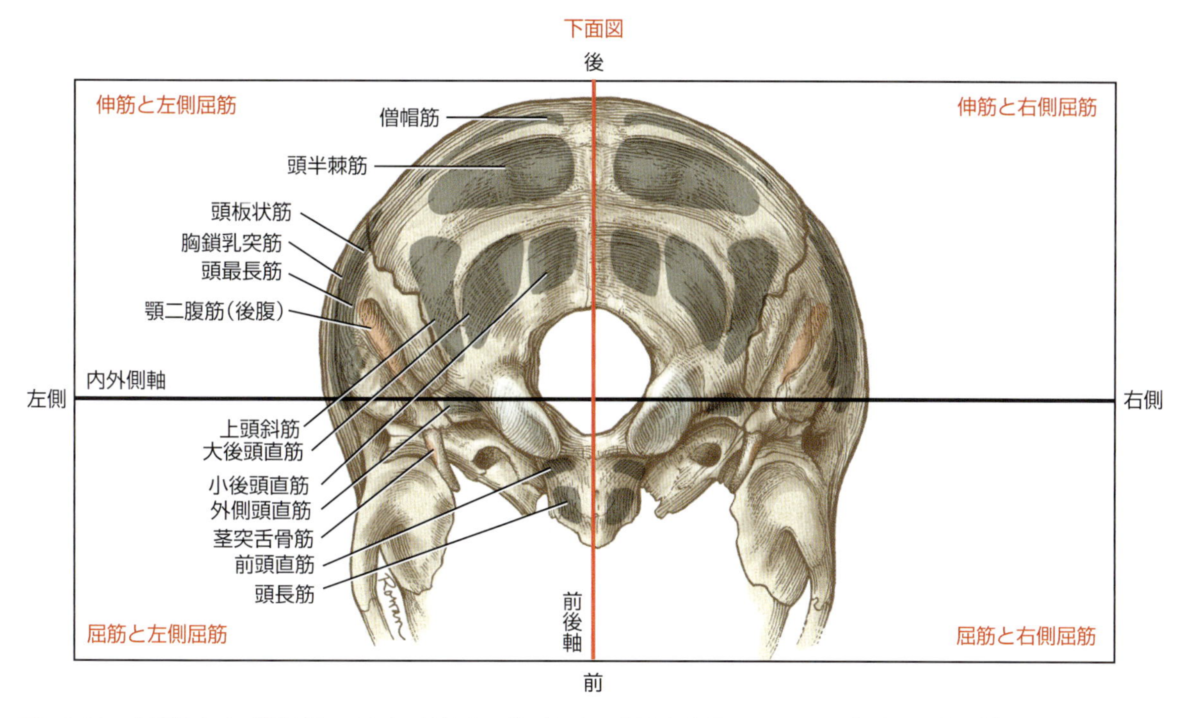

図 10.23 後頭骨および側頭骨の下面に付着する筋が有する作用を強調している．環椎後頭関節を横切る筋の作用は，大後頭隆起のレベルでの内-外軸（ML）(黒色) および前-後軸（AP）（赤色）に対するそれらの位置に基づいている．ほとんどの筋の作用は，４つの象限のうちの１つに入ることに注意されたい（遠位の筋の付着は灰色で，近位の付着は赤色で示す）．

をほぼ2倍にする．これは，とくに頭部の前方突出姿勢が習慣化している人では顕著である．この姿勢は中位から下位頸椎の屈曲をさらに大きく屈曲することで頭部を前方へ突出した姿勢を引き起こす生体力学を永続させる可能性がある．

斜角筋 (Scalenes)

3つの筋からなる斜角筋群は，中位から下位頸椎の横突起結節と第1，2肋骨とに付着する（図 10.25）（補足として，斜角 scalene という単語のラテン語またはギリシャ語の語源は，3つの不等辺の三角形を意味する）．これらの筋の個々の付着については，付録Ⅲパート C に掲載している．腕神経叢は前斜角筋と中斜角筋のあいだを走行する．これらの筋の筋肥大，スパズム，過剰な硬さは腕神経叢を圧迫し，上肢の運動や知覚障害を引き起こす可能性がある．

斜角筋の作用は，骨の付着部の固定状態に依存する．頸椎が固定されていると，斜角筋は呼吸における吸気を補助するために肋骨を引き上げる．また，第1，2肋骨が固定されていると斜角筋の収縮は頸椎を動かす．

斜角筋の一側性収縮では頸椎を側屈させる[3, 27]．前斜角筋は，第1肋骨の前外側部から生じ，側屈作用においてすべての斜角筋のなかで最も大きなモーメントアームを有し，胸鎖乳突筋の頭部線維に次いでいる[3]．斜角筋の全体

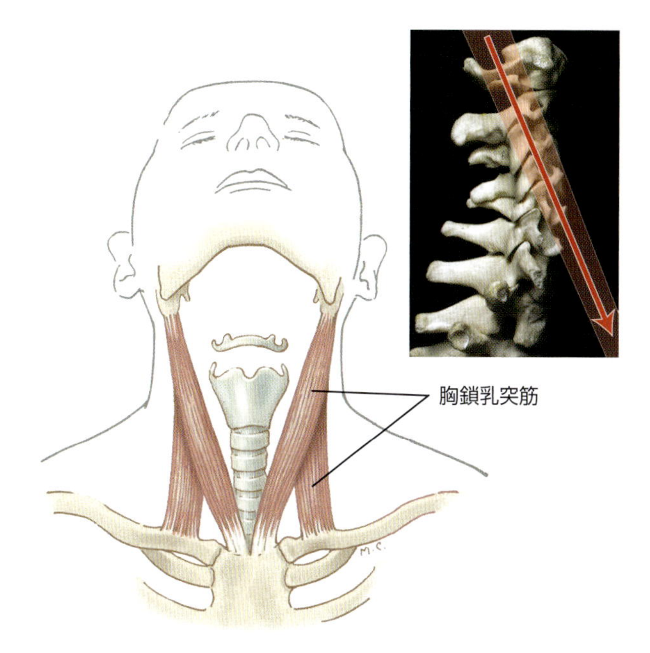

図 10.24 胸鎖乳突筋の前面図．挿入図は，頭頸部を斜め方向に走行する胸鎖乳突筋（矢印）の側面図を示す．(Luttgens K, Hamilton N: *Kinesiology: scientific basis of human motion*, ed 9, Madison, Wis, 1997, Brown & Benchmark より改変；写真は Donald A. Neumann による)

的な力線は垂直回転軸と平行に走行しているため，すべての斜角筋において，回旋の力は制限される．このトピックに関連した一部の文献では，一般に斜角筋が解剖学的肢位

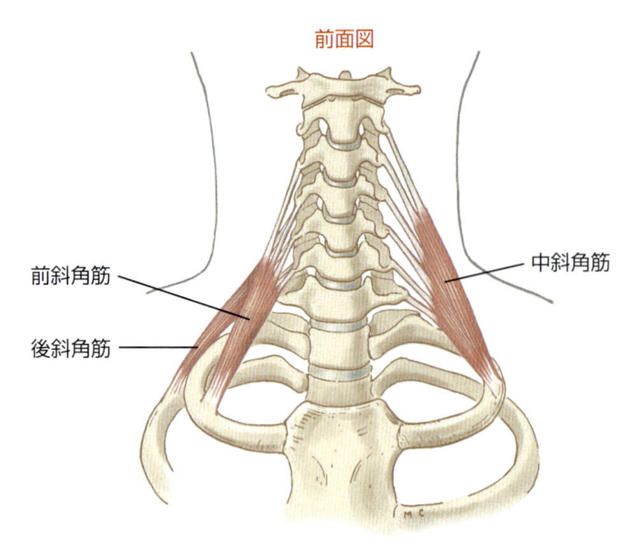

図 10.25　右後斜角筋と右前斜角筋，左中斜角筋の前面図.（Luttgens K, Hamilton N: *Kinesiology: scientific basis of human motion*, ed 9, Madison, Wis, 1997, Brown & Benchmark より改変）

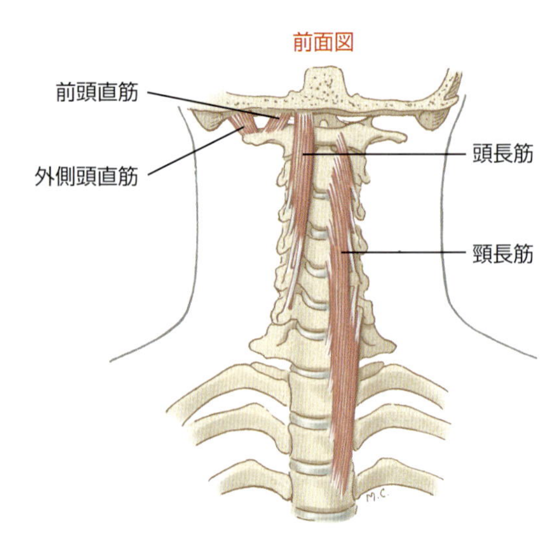

図 10.26　頸部の深層筋の前面図. 次の筋が示されている. 右頭長筋と右前頭直筋, 右外頭直筋, 左頸長筋.（Luttgens K, Hamilton N: *Kinesiology: scientific basis of human motion*, ed 9, Madison, Wis, 1997, Brown & Benchmark より改変）

から収縮すると，非常にわずかな量であるが，同側への回旋機能を有するとされている[3, 31]．しかしながら，筋の最大に回旋する能力は，この領域全体の姿勢に依存し，さらに，重要なこととして，とくに筋が収縮するときの開始肢位に依存する可能性が高い．斜角筋の重要な機能は，頭頸部を一度回旋させた位置から中立の位置に戻す能力と考えられる．したがって，解剖学的肢位を中間位としてこの筋の作用を分析しようとした場合，一般的に回旋運動については見落とされる可能性がある．

前斜角筋が両側に収縮すると，頸椎を屈曲させるのに小さなモーメントアームをもつ[3]．両側性の筋活動は，前述したように換気に関連しており，また頸部に安定性を提供する．3つの斜角筋の頸椎の付着部は，いくつかの束に分かれている（図 10.25 参照）．斜角筋は，大きなアンテナを安定させるワイヤのように，頸椎中位から下位に優れた両側性および垂直性の安定性を提供する．頭頸部上方の細かな制御は，前頭直筋や後頭下筋（前述）のようなより短く特殊な筋が担う．

頸長筋と頭長筋

頸長筋と頭長筋は，頸部の臓器（気管と食道）の深部に位置し，頸椎の両側にある（図 10.26）．これらの筋は，動的な前縦靱帯として機能し，この領域における垂直安定性のための能動的要素となる[52, 91]．

頸長筋（longus colli）は上位3つの胸椎とすべての頸椎の前面に密着している複数の腱膜から構成される．この分節化された筋は，椎体，横突起の前結節，環椎の前弓のあいだの複数に付着し頸部を上に向かって走行する．頸長筋は，その全体が脊柱の前面に付着する唯一の筋である．斜角筋および胸鎖乳突筋と比較すると，頸長筋は薄い筋である．頸長筋のより前方の線維は，頸椎を屈曲させ，前彎を減少させる．より外側の線維は，斜角筋と一緒になり，この領域の垂直性の安定性をもたらす．

頭長筋（longus capitis）は頸椎中位から下位の横突起の前結節に下位付着し，後頭骨の基部に上位付着する（図 10.23 参照）．頭長筋の主動作は，頭頸部上位の屈曲と安定化であり，側屈は二次的な作用である．

前頭直筋と外側頭直筋

前頭直筋と外側頭直筋は2つとも短く，環椎の横突起の先端部分に下位付着し，後頭骨の下面に上位付着する深層筋である（図 10.26 参照）．外側頭長筋は，後頭顆の外側に上位付着する．一方，前頭直筋はより小さく直線的で，後頭下のすぐ前に上位付着する（図 10.23 参照）．

前頭直筋と外側頭直筋の作用は，環椎後頭関節に限局される．それぞれの筋は，2つの自由度を有する関節のいずれか1つの運動方向に作用する（第9章参照）．前頭直筋は屈筋であり，外側頭直筋は側屈筋である．

▶第2組：頭頸部後面の筋群 Set 2: Muscles of the Posterior Craniocervical Region

頭頸部後面の筋について Box 10.5 に列挙する．これらの筋は頸髄神経の後枝による神経支配を受ける．

頸板状筋と頭板状筋

頸板状筋と頭板状筋は，薄く長い筋で，包帯（ギリシャ語の *Splenion*：バンデージという意味）と似ている（図

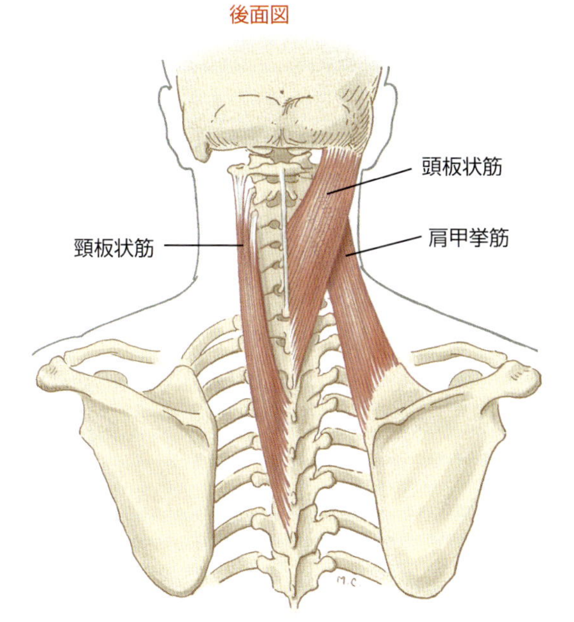

図 10.27　左の頸板状筋，右頭板状筋，右肩甲挙筋の後面図．記載はしていないが，肩甲挙筋の頸部の付着は，頸板状筋の頸部の付着とほぼ同じである．(Luttgens K, Hamilton N: *Kinesiology: scientific basis of human motion*, ed 9, Madison, Wis, 1997, Brown & Benchmark より改変)

BOX 10.5　頭頸部後面の筋群

- 板状筋群
  - 頸板状筋
  - 頭板状筋
- 後頭下筋群
  - 大後頭直筋
  - 小後頭直筋
  - 上頭斜筋
  - 下頭斜筋

10.27)．板状筋はペアをなし，僧帽筋のちょうど深層の項靱帯の下半分と C7-T6 にかけた棘突起に下位付着する．**頭板状筋** (splenius capitis) は胸鎖乳突筋のすぐ下方の後頭骨に上位付着する (図 10.23 参照)．**頸板状筋** (splenius cervicis) は C1-C3 までの横突起の後結節に上位付着する．この頸部の付着の多くは，肩甲挙筋の付着部と共有する．

板状筋の一側が作用すると，頭部と頸椎の側屈と同側への軸回旋が起こる．より大きな断面積と斜め方向の線維をもつ頭板状筋は，より大きな軸回旋能力を有する[3, 22]．板状筋が両側性に働くと，頭頸部の上方を伸展する．

後頭下筋群

後頭下筋群は頸部の深層に位置する 4 対の筋で構成され，環椎後頭関節と環軸関節のすぐ上にある (図 10.28)．

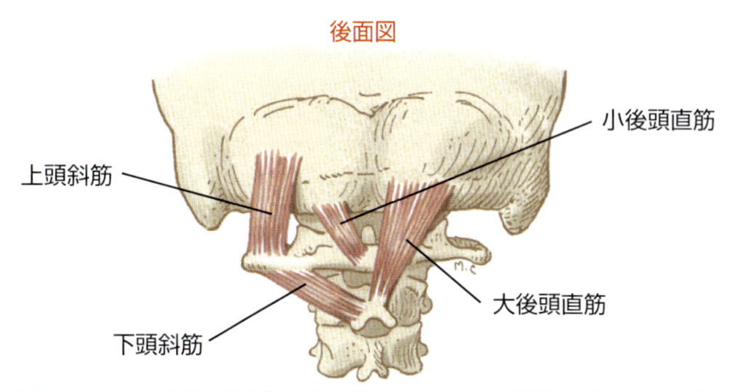

図 10.28　後頭下筋群の後面図．左の上頭斜筋，左の下頭斜筋，左小後頭直筋，右大後頭直筋が示されている．(Luttgens K, Hamilton N: *Kinesiology: scientific basis of human motion*, ed 9, Madison, Wis, 1997, Brown & Benchmark より改変)

これらの筋は，比較的短いが，厚みを有しており，環椎，軸椎ならびに後頭骨のあいだに付着する (これらの筋の付着は，付録Ⅲパート C に列挙している)．

後頭下筋群を触診することは簡単ではない．それらは，僧帽筋上部線維，板状筋群と頭半棘筋の深部にある (図 10.23 参照)．前頭直筋と外側頭直筋と合わせて後頭下筋群は，環椎後頭関節と環軸関節を精密に制御する役割を有している．この程度の制御は，頭頸部と関連するさまざまな特殊感覚の最適な配置づけに対して不可欠である．これらの筋の高密度の筋紡錘は，頭部の位置および動きの速度に関する神経由来のフィードバックを提供するうえで重要な役割を果たし，その結果として，間接的にバランスに関与し，平衡反応や眼と頭の協調性にかかわっている[45, 134]．

図 10.29 に示すように，各後頭下筋 (および各短い直筋) は，頭頸部上位の関節に対して独特の制御および有意性を有することは興味深いことである[3, 22]．

頭頸部の筋群：頭頸部を走行する筋群の機能的相互作用

Muscles of the Craniocervical Region：Functional Interactions among Muscles That Cross the Craniocervical Region

頭頸部にはほぼ 30 対の筋が走行している．これらのなかには，頭頸部の外側から入ってくる筋の作用も含んでおり (図 10.29 と表 10.5)，さらに，頭頸部の体幹後面を横切る筋群に分類される (例：僧帽筋と頭最長筋のように)．

本項では，(1) 頭頸部の安定化と (2) 視覚，聴覚および嗅覚系の機能を最適化する頭頸部の動きを生み出すという 2 つの活動における頭頸部を走行する筋の機能的な相互作用を強調している．これらの筋は，他に多くの機能的相互作用が存在するが，これらの 2 つの作用が，身体のこの重

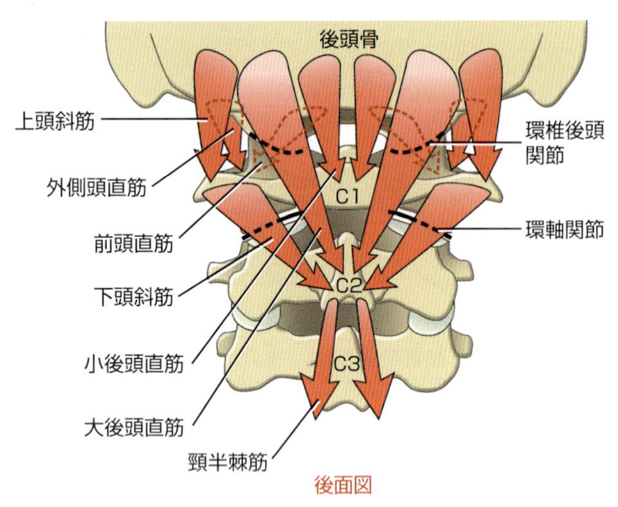

筋	環椎後頭関節 屈曲	伸展	側屈	環軸関節 屈曲	伸展	回旋*
前頭直筋	XX	−	X	−	−	−
外側頭直筋	−	−	XX	−	−	−
大後頭直筋	−	XXX	XX	−	XXX	XX（IL）
小後頭直筋	−	XX	X	−	−	−
下頭斜筋	−	−	−	−	XX	XXX（IL）
上頭斜筋	−	XXX	XXX	−	−	−

＊IL ＝同側への回旋

図 10.29　環椎後頭関節と環軸関節に関係する筋の力線を示した後面図．これらの関節は２度の自由度を有する．頸半棘筋の付着は，２つの最も主要な後頭下筋群である大後頭直筋と下頭斜筋の安定の基盤を提供している．環椎後頭関節と環軸関節での筋の作用を表にまとめる．筋の活動の程度は，X（最小），XX（中），XXX（最大）の３段階で表示している．横棒は，効果的トルクがないことを示している．

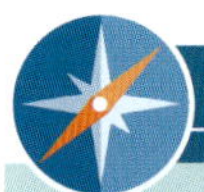

SPECIAL FOCUS 10.4

環軸関節と環椎後頭関節を制御する特異的な筋群：頸椎カップリングの微調整の例

図 10.29 に記載されているとくに特異的な筋は頭頸部上位の動きを細かく制御する．この制御の１つの利点は，一般的に頸部に存在する脊柱カップリングに関連する．第９章で説明したように，同側の脊柱カップリングは，軸回旋と側屈の運動のときに，中位ならびに下位の頸部に存在する．おもに椎間関節内の椎間関節面の向きに起因する軸回旋は，機械的にわずかな同側への側屈と関連し，またその逆のこともある．しかしながら，このカップリングのパターンの様態は，環椎後頭関節と環軸関節を制御する特異的な筋の作用によって不明瞭になることがある．たとえば，頭頸部の右回旋を考えてみよう．軸回旋を通して水平の視線を維持するために，１つのこととして，左外側頭直筋は，頸部に対してわずかな左側屈トルクを生成する．この筋の作用は右への軸回旋中に頭部が頸部の残りの部分で右へ側屈する力を相殺する．同様に，中位から下位の頸部の右側屈では（わずかに右軸まわりの回旋がともに生じるため），下頭斜筋により相殺される程度の左への軸回旋トルクを伴うことが考えられる．両方の例では筋の作用によって，頭と目が対象物をより正確に注視することができる．

要な領域に関する運動学的原理を記述するための基本を提供している．

▶頭頸部の安定化機構 Stabilizing the Craniocervical Region

頭頸部を走行する筋は，頸部の大半を占め，とくに，頸部の側方ならびに後方にある[22]．これらの筋群が強く活動すると，頸部臓器，血管，椎間板，椎間関節ならびに神経組織を保護する働きを果たす．

抵抗運動やいわゆる「安定化」運動は，コンタクトスポーツにかかわる選手におけるこれらの筋を肥大させる手段として行われることが多い．しかし，筋肥大のみでは必ずしも頸部損傷を予防できるとは限らない．たとえば，むち打ち損傷の生体力学に関するデータは，むち打ち損傷が発生する一瞬に対して，それを防止する筋による実質的な安定性の供給が間に合わないことを示唆している[42]．この理由から，選手は，潜在的で有害な出来事を予測し，衝撃を受ける前に頸部の筋を収縮させる必要性がある．筋収縮のタイミングは，筋力の大きさとして頸部を保護するのに重要である．

頸部を保護することに加えて，筋によって生み出される力は，頭頸部に対して垂直方向の安定性を提供する主要な要素となる．頸椎の「臨界荷重」（すなわち，筋が支持していない状況で頸部が折れ曲がることなく耐えられることの最大圧縮荷重）は，10.5～40 N（約 1.1～4.1 kg）である．注目すべきことに，これは頭部の実際の重量よりも小さい[128, 133]．頭頸部の筋の協調した相互作用は，各椎間連結において平均的に瞬間的回転軸のごく近くを通す力を発生させる．これらの複数の軸を通過するか複数の軸に接近することによって，椎骨同士を圧縮し，それによって屈曲することなく安定させる．頭頸部に発生するこれらの圧縮力の大きさは，直立時に頭部のバランスをとるために必要な弱い筋活動の場合で頭部重量の３倍，最大の筋活動時

表 10.5　頭頸部にある代表的な筋の作用*

筋	屈曲	伸展	側屈	軸回旋†
胸鎖乳突筋	XXX	X‡	XXX	XXX（CL）
前斜角筋	X	–	XXX	X(IL)
中斜角筋	–	–	XX	X(IL)
後斜角筋	–	–	XX	X（IL）
頸長筋	XX	–	X	–
頭長筋	XX	–	X	–
頭板状筋	–	XXX	XX	XXX（IL）
頸板状筋	–	XXX	XX	XX（IL）

* この作用は，解剖学的肢位から外部抵抗に対して発生すると想定される．モーメントアーム（てこ比），断面積および筋線維の方向に基づいて領域を安定させ動かす能力は，X(最小），XX（中），XXX（最大），—は効果的または決定的な作用がないことを示している．

† CL：反対側の回旋，IL：同側回旋

‡ 胸鎖乳突筋の上部は，上位頸部，環軸関節，環椎後頭関節を伸展する．

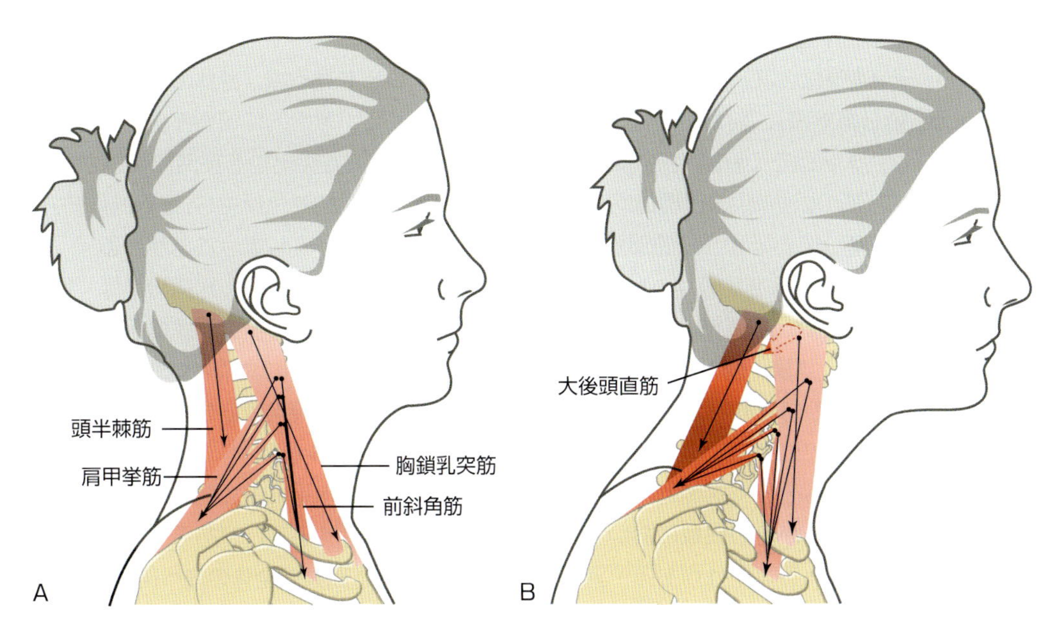

図 10.30　（A）4 つの筋が頭頸部での理想的な姿勢を維持するための支柱として作用している．（B）Special Focus 10.5 で議論されている頭部の慢性的な前方突出位に関連する機構．頭頸部の前方突出した姿勢は，肩甲挙筋と頭半棘筋に大きなストレスを与える．後頭下筋群の 1 つである大後頭直筋は，上部頭頸部の能動的な伸展に寄与することが示されている．非常に活動的な負荷がかかる筋は明るい赤で描かれている．

には頭部重量の 23 倍（体重の 1.7 倍）にも達する [115, 133]．

頭頸部の筋安定化の多くは，比較的厚い頸部の多裂筋のような比較的短く分節化された筋によって達成される [22]．回旋筋，頸長筋と頭長筋ならびに棘間筋は，さらなる安定をもたらす．これらの筋の比較的短い線維および複数の骨への付着は，全体として，その領域の安定性に対して精密で調整された制御機構を発揮する．この安定性は，斜角筋，胸鎖乳突筋，肩甲挙筋，頭半棘筋と頸半棘筋ならびに僧帽筋を含むより長く，典型的にはより厚みを有する他の筋によって補強される．必要に応じて，これらの筋は，とくに，前額面と矢状面で，垂直安定性を保証するための広範囲かつ強力なワイヤシステムを形成する．図 10.30A は，頭頸部全体にわたって，理想的な前後方向のアライメントを維持するための丈夫なワイヤとして機能する筋の例示を強調している．理想的には伸筋と屈筋の同時収縮は釣り合い，結果として上下の安定性をもたらす．図 10.30A に示されている筋は，下からいくつかの箇所，すなわち胸骨，鎖骨，肋骨，肩甲骨，脊柱などにつながれていることに注意されたい．これらの骨構造自体は，それぞれ肩甲骨と鎖骨を固定するために，僧帽筋下部線維や鎖骨下筋などの他の筋によって安定化されなければならない．

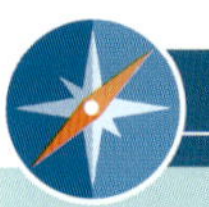

SPECIAL FOCUS 10.5

慢性的な頭部の前方突出位による筋のアンバランスについて

図 10.30A に示す理想的な姿勢は，最適に平衡を保っている頭頸部の「支持機構」システムを示している．しかし，筋の過緊張は，この領域の垂直方向の安定性を乱す可能性がある．そのような破綻の１つが，慢性的な頭部の前方突出位である（図 10.30B 参照）．習慣的な前方突出位は，しばしば相互に関連したいくつかの病的変化によって引き起こされることがある．次の３つの可能性を考えてみたい．１つ目は，頭頸部の過剰なまたは激しい過伸展運動が，胸鎖乳突筋，頸長筋および前斜角筋などの筋を損傷することがある．その結果，緊張した筋の慢性的なスパズムまたは保護的な反応によって，下位から中位の頸部が屈曲肢位をとるようになり，その結果として，前方突出位をとるメカニズムが始まる（第９章参照）．前方突出にしばしば関連した臨床的徴候には，矢状面での胸鎖乳突筋のアライメント変化がある．通常，筋の頭側端は胸鎖関節の後方にあるが，頭部を胸鎖関節の直上となるように頭部が前方へ突出している（図 10.30 の A と B を比較せよ）．

２つ目の病的なシナリオとしては，頸長筋と頭長筋のより深層にある頭頸部屈筋の抑制，疼痛，筋力低下，または疲労感が関連している．これらの特異的な筋が相対的に非活性状態に最もなりやすいのかについては解明されていない．それにもかかわらず，おそらく対照的に，より浅層にある胸鎖乳突筋や前斜角筋がその領域において優位な運動学的影響をもたらしている可能性がある．深層と浅層の頭頸部筋の生体力学ならびに神経筋制御は複雑であり，完全には解明されておらず，頸部痛ならびに関連する頭痛や顎関節痛に対する理学療法研究のテーマとなっている[15, 28, 50, 51]．この障害に対するいくつかの治療法は，頸長筋と頭長筋の活性化を高め，優位になっている胸鎖乳突筋の作用を小さくする練習に焦点を当てている[29, 52, 156]．その１つとして，EMGバイオフィードバックを用いて，背臥位に寝た肢位から頭頸部の屈曲（うなずき運動）（頭直筋の作用）と同時に，圧力計に対して頸椎の前彎を平坦にする（頸直筋の作用）ように指示するものがある．胸鎖乳突筋の活性を最小限に抑えて作用を実行できる（圧力計で確認できる）と目標とする運動が達成できたとする．頭頸部の運動中，頸直筋と頭直筋の相対的な活性化がより大きい場合，頭頸部に強力な前方突出効果がなく，内因性の垂直安定性が向上すると考えられることが，両側性で胸鎖乳突筋が活性化されたときの特徴である．

最後に，慢性的な前方突出位は，人間工学に関連する可能性がある．このシナリオの１つとして，コンピュータ画面やテレビを見る際，身体の前方にあるこれらを見やすくするために，意図的に頭頸部全体を前方に突き出すことがある[101]．前方突出位を長時間持続させると，頭頸部筋の機能的静止長に変化が生じ，最終的に前方姿勢が人の「自然な」姿勢になってしまうことがある．

頭部が前方突出位をとる病態機構は，いずれかの特定の原因ではなく，上述のシナリオの組み合わせの結果である可能性も高い．誘因に関係なく，慢性的な頭部の前方突出位は，肩甲挙筋や頭半棘筋などの伸展筋にストレスをもたらす（図 10.30B 参照）[112]．大後頭直筋のような後頭下筋は，頭と目を水平に保つために，必要な長時間の伸展活動によって疲労することがある（図 9.47A 参照）．時間の経過とともに，頭頸部全体の筋へのストレスが増加すると，肩甲挙筋や後頭下筋群に共通する局所的かつ疼痛を伴う筋スパズムまたは「トリガーポイント」を引き起こす可能性がある．この状態は，しばしば，頭痛および頭皮や顎関節への放散痛に関連する．慢性的な頭部前方突出位に対する大部分の治療の鍵は，姿勢認識の改善，選択的な筋の活性化，人間工学に基づいた作業場の設計ならびに特別な徒手療法によって最適な頭頸部の肢位を回復することである．

▶頭部と頸部の広範囲な協調運動：眼，耳，鼻の配置の最適化機構 Producing Extensive and Well-Coordinated Movements of the Head and Neck: Optimizing the Placement of the Eyes, Ears, and Nose

頭頸部は，体軸骨格のいくつかの部位で最大３運動面での運動が可能である．このような十分な動きは，眼，耳，鼻の最適な空間的な方向づけのために不可欠である．この点については，すべての運動面が同様に重要であるが，次の項では，水平面での動きに焦点を当てる．

図 10.32 には，頭頸部の最大の右回旋を実施する際の筋の相互作用の例を示す．頭頸部の体軸回旋は視覚が 180° をはるかに超える眼の位置を提供することに注意されたい．描写されているように，右への回旋は，左の胸鎖乳突筋と左の僧帽筋（図 10.32A 参照）ならびに，右の頭板状筋と

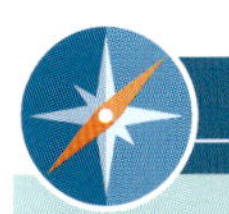

SPECIAL FOCUS 10.6

軟部組織のむち打ち損傷

頸椎の軟部組織は，交通事故に伴うむち打ち損傷によってとくに障害を受けやすい．一般に，頸椎の過伸展によるむち打ち損傷は，頸椎過屈曲によるむち打ち損傷よりも軟部組織に大きな歪みを生じさせる[150]．過伸展は比較的大きな関節可動域で起こるため，頭頸部の屈曲位，頸椎内臓器および他の前方に位置する結合組織に大きな歪みを与え，同様に，椎間関節と頸椎の後方要素を過度に圧迫する可能性がある（図10.31A）[82]．対照的に，屈曲の最大範囲は，顎が胸に当たることによって部分的に阻止される（図10.31B参照）．理想的には，ほとんどの自動車内に整備されたヘッドレストは，過伸展の程度を制限し，衝突による怪我を軽減するのに役立っている[82]．

過伸展傷害は，後方からの自動車衝突によってより頻繁に発生する．人のダミーモデルおよび献体を慎重に測定すると，衝突した直後に頭頸部が急激に**後方へ変位**し，その後に，さらに持続した過伸展が続くことが示されている[97, 129]．頭蓋骨がヘッドレストにぶつかる**前に**，通常は，一瞬の後退相が完了する．中位と下肢の頸椎の**前縦靱帯**は，このむち打ち損傷予防のヘッドレストで保護されていない時期においてとくに傷害を受けやすい[82]．

翼状靱帯は，後方からの衝突によって長時間の過伸展にさらされたときに傷害を受けやすく，とくに衝突時に頭部が回転したときに生じる[149]．頭部の回転は，翼状靱帯を引き伸ばすので，靱帯は機械的破綻点に近づくことになる．

さらに研究では，むち打ち損傷に伴う過剰な過伸展が屈筋，とくに，より深層にある**頸長筋と頭長筋**に過剰な負担をかけることを示している[112]．ある研究では，組織の損傷を引き起こす可能性のある56%の歪み（伸び）が頸長筋において計測されている．過伸展による障害を有する人は，しばしば，頸長筋において，顕著な圧痛および保護的なスパズムの相関パターンを示すことがある．頸長筋のスパズムは，通常の脊柱前彎を欠いた比較的まっすぐな，または，わずかに屈曲した頸椎となる傾向がある．頸長筋の緊張と疼痛を伴う人は，おもに僧帽筋上部線維によって作り出される作用である肩をすくめることが難しいかもしれない．頸長筋や他の屈曲筋が強く収縮すると疼痛が強くなり，僧帽筋上部線維は安定した頸部の付着を失うことで，肩甲骨の能動的な挙上筋としての作用が低下する．この臨床的なシナリオは，筋機能の相互関係を示すわかりやすい例であり，ある筋の作用は他の筋による安定化力に依存する．

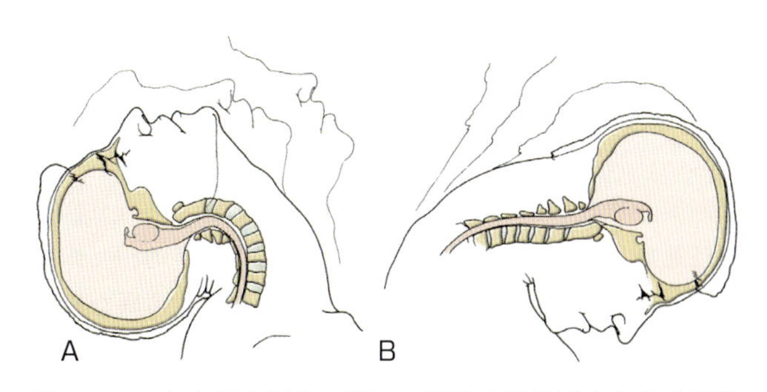

図10.31　むち打ち損傷の際に，頸椎は過伸展（A）と典型的に過度の屈曲（B）を引き起こす．結果として，頸部の前方構成体は傷害に対してより脆弱となる．（Porterfield JA, DeRosa C: *Mechanical neck pain: perspectives in functional anatomy*, Philadelphia, 1995, Saunders より引用）

頸板状筋，頭最長筋のような右上方の脊柱起立筋，多裂筋のような左の横突棘筋（図10.32B参照）の同時作用によって遂行される．図示してはいないが，いくつかの後頭下筋（すなわち右大後頭直筋と右下後頭斜筋）が活動的に環軸関節の回旋を制御している．

列挙されている筋の活動は，頭と頸部に必要とされる回旋力や制御を提供するだけでなく，前額面ならびに矢状面の両方での頭頸部を同時に安定させる．たとえば，頭板状筋と頸板状筋，僧帽筋と上位の脊柱起立筋の伸展力が胸鎖乳突筋の屈曲力と釣り合う．また，左胸鎖乳突筋と左僧帽筋の左側屈の筋の力は，右頭板状筋と頸板状筋の右側屈の筋力と釣り合う．

頭頸部の完全な回旋は，体幹および下肢に伸びる筋の相互作用を必要とする．たとえば，左右の腹斜筋群や腹横筋の活動について考えてみよう（図10.32A参照）．これらの筋は，身体全体，つまり下肢から頭頸部までにわたって，動的に回旋したり力を伝達させたりするトルクの多くを提供する[116]．さらに，図10.32Bに示すように，脊柱起立筋と横突棘筋は，腹斜筋群の強力な体幹屈曲傾向を相殺するために，体幹の後面全体で活動する．広背筋は，他の筋によって固定された肩甲上腕関節に向かって同側に体幹を回旋させる[14]．左大殿筋は，固定された左大腿骨に対して，

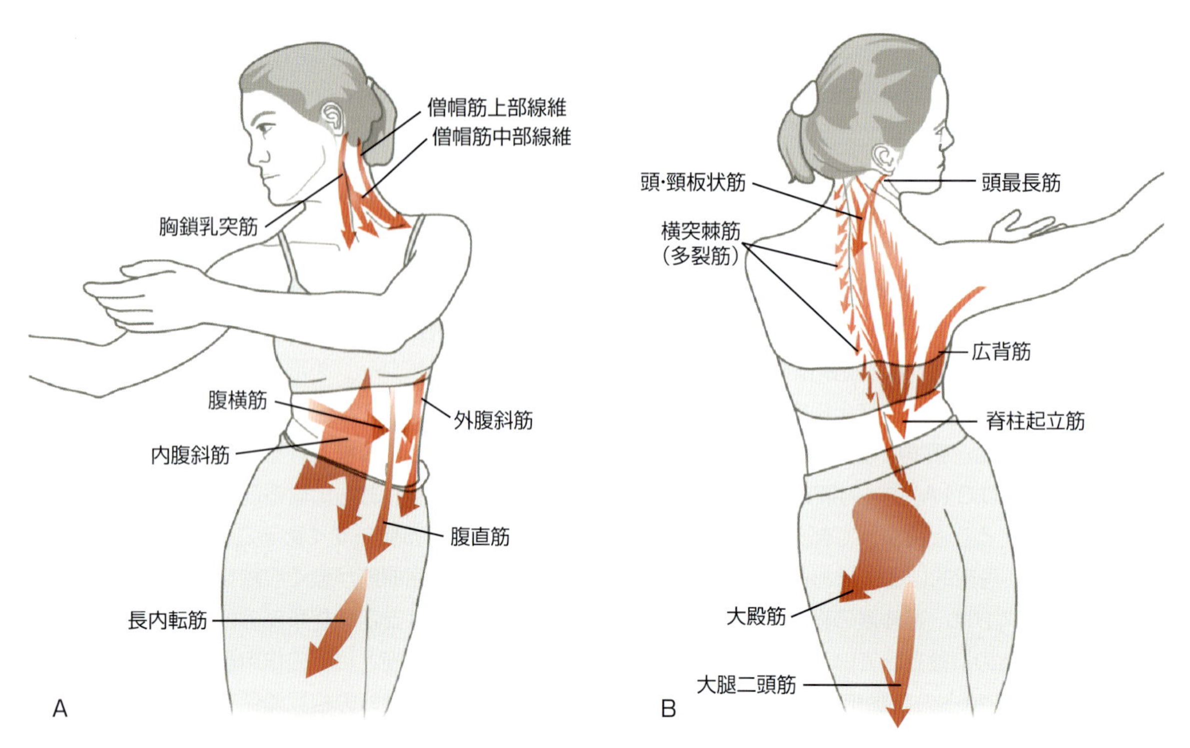

図 10.32　健常者の頭頸部，体幹および股関節における特定の筋の典型的な活動パターンにより，水平面での身体全体を右へ回旋させる．(A) 前面図，(B) 後面図．

骨盤を回旋させ，腰仙部を右に活発に回旋させる．さらに，右長内転筋は，固定された右大腿骨に対して骨盤を水平面で回旋させるのを助ける．腹直筋と長内転筋で共有されるほぼ連続した力線に注意されたい．この動力学的相互作用は，体幹，骨盤，下肢間の力を相乗的に伝達する異なる領域の筋の良い例を示している．

リフティング動作の選択的な生体力学：腰痛予防に焦点を当てて

重い物の持ち上げ（リフティング）は，身体全体，とくに，腰仙部全体にわたって大きな圧縮力，張力，さらには剪断力を発生させる可能性がある．ある臨界レベルでは，ある領域に働く力は，局所的な筋，靱帯，関節包および骨間の関節ならびに椎体間関節の構造的な許容量を超える可能性がある．その後の傷害は，肉眼的または顕微鏡的レベルで生じており，炎症性サイトカインを放出し，急性または潜在的に慢性の腰痛症を引き起こすことになる[180]．重い物のリフティングは，多くの職業で必要とされる頻繁かつ反復的なリフティング動作に次ぐ，腰痛発症に関連した重大な危険因子である[35, 37, 90, 137]．

さらに，不十分な筋力と不適切なリフティング方法により，労働者が腰痛症に罹患しやすくなる可能性がある．米国の労働者の約 30％が，リフティング動作に関連する作業を含む潜在的に有害な方法で物を定期的に扱っている[119]．

リフティング動作の生体力学のこのトピックでは，(1) なぜ，リフティング動作による傷害に対して腰は生体力学的に脆弱であるのか，また (2) 傷害の可能性を減らすために，どのようにして腰部の力を最小限に抑えるかについて解説する．本章では，腰痛症の発生危険因子としてのリフティング動作のメカニズムに焦点を当てており，腰痛症に関連する他の要因については触れていない．腰痛症の原因は複雑で多岐にわたり，体力，年齢，喫煙習慣，精神的ストレス，腰痛症の既往，および仕事の満足度などの要因に関連している可能性もある[35, 58, 59, 171]．

リフティング動作中の腰部伸展に伴う筋のメカニズム

Muscular Mechanics Associated with Extension of the Low Back during Lifting

リフティング動作中に体幹後面の伸筋群が発生させた力は，腰部の関節や結合組織（腱，靱帯，筋膜ならびに椎間板）に直接的または間接的に伝達される．したがって，以下の項では，リフティング動作中の筋の役割と，腰部のストレス軽減のために筋が発生する力をどのように調整するのかに焦点を当てる．

▶リフティング動作中の腰部にかかる力の推定 Estimating the Magnitude of Force Imposed on the Low Back During Lifting

リフティング動作や他の激しい活動における腰部の種々の組織に対する相対的な負担を軽減するために，かなりの研究が行われてきた[4, 35, 57, 169, 175]．この研究は，臨床家や政府機関が，とくに職場でのリフティングのための安全ガイドラインと制限値を開発するのに役立つ[40, 81, 103, 107]．リフティング動作による損傷に関してとくに興味深いのは，筋によって生成するピークの力（またはトルク）の変数である．その変数には，伸張された靱帯内に生じている緊張，椎間板と椎間関節に生じている圧縮力と剪断力がある．これらの変数は生体からの直接測定による報告があるにもかかわらず，ビデオやコンピュータモデルによる間接的推定が一般的である[11, 35, 162, 169]．正確性に欠けるが簡易な方法として，静的平衡の仮定に基づいて算出することができる．

以下の項では，矢状面で荷物を持ち上げている際の第２腰椎に対する圧縮力を静的力学に基づいて推定する際のステップを提示する．この例は，かなり複雑な生体力学的事象に関する限られた量の情報を提供するが，筋によって生成される力と腰部内の代表的な構造に課される圧縮力とのあいだの関係について有益な洞察をもたらす．

図 10.33（上のボックス）には，リフティング中の第２腰椎に対する圧縮力の推定を行うために必要なデータを示している．被験者は体重の 25% の重量物を垂直に持ち上げている．矢状面上の運動の回転軸は，第２腰椎で任意に設定され，内–外方向を向いている（図 10.33 白い円を参照）．圧縮力は２つのステップで推定する．各ステップは，静的な回転および並進平衡状態と仮定される．

ステップ１は，矢状面での内的トルクと外的トルクの合計がゼロに等しいと仮定することによって伸筋の筋力を解く（トルク合計＝0）．外的負荷（EL）によるトルクと，第２腰椎よりも上部の被験者の体重（BW）によるトルクの２つの外的トルクが記載されている．伸筋の筋力（MF）は，回転軸の後方（伸筋）に生成される筋力として定義される．もし，背側の伸展筋群が平均 5 cm の内的モーメントアームを有すると仮定した場合，伸筋群は，少なくとも 2,512 N（約 256 kg）の力を発生させて重量物を持ち上げなければならない．

ステップ２は，リフティング動作中の第２腰椎の椎体にかかる圧縮反力（RF）を推定する（この反力は，下向きに作用する力に抗して第２腰椎椎体が「押し返す」ことを意味する）．この力の推定は，静的な並進平衡を仮定することで行うことができる〔簡略化のために，筋力（MF）は完全に垂直方向に働くため，体重および外部負荷力と平行であると仮定して計算をする〕．圧縮反力（RF）のベクトル（図 10.33 参照）は，筋力（MF），体重（BW）および外的負荷（EL）の合計と大きさは同じであるが，方向は反対である．

この例題の解答は，200 N（約 20 kg）の外的荷重を持ち上げている際，約 3,232 N（329 kg 以上）の圧縮力が第２腰椎に加えられたことを示唆している．この大きな力を実用的にとらえた場合，次の２点を考慮すべきである．第１に，国立労働安全衛生研究所（NIOSH）は，持ち上げ動作と取り扱う重量物による腰部への過剰な負荷から労働者を保護するためのガイドラインを設定した．NIOSH は，L5-S1 接合部で 3,400 N（347 kg）を圧縮力の上限として推奨している[171, 172]．第２に，腰椎の最大負荷保持能力は，NIOSH が推奨する最大安全性限界の約２倍である 6,400 N（653 kg）と推定される[83]．40 歳の男性には，6,400 N の力の限界値が適用される．この限界値はその後１０年ごとに 1,000 N ずつ減少する．これらの力の値は，非常に一般的なガイドラインであり，通常はすべてのリフティング場面ですべての人に適用されるものではない．

静的モデルでは，第２腰椎椎体への実際の圧縮力より 20% 過小に算出する可能性がある[162]．この過小算出の多くは，２つの要因によって説明することができる．第１に，モデルは，後方の伸筋によってのみ生み出される筋力を説明している．他の筋，とくに，腹直筋や大腰筋などの垂直方向に線維が配列を有する筋は，確実に，筋に由来する圧縮を腰椎に生成する．第２に，モデルは，静的な平衡を仮定しており，そのため，身体を加速し上方向にかかる負荷に必要な付加的な筋力を無視している．急速なリフティング動作は，より大きな筋力を必要とし，腰部の関節および結合組織に大きな圧縮力ならびに剪断力をもたらす．このため，通常，人のリフティング動作は，ゆっくりとスムーズに行われることが推奨されている．

▶リフティング動作中の腰部筋に求められる筋力を軽減する方法 Ways to Reduce the Force Demands on the Back Muscles During Lifting

図 10.33 のステップ２で行われた計算は，筋力（MF）が，腰椎の圧縮（反作用）力の大きさを決定するための最も重要な変数であることを示している．したがって，釣り合いのとれた筋力の減少は，腰部構造に対する全体的な圧縮力を低減するのに最も効果的な方法である．

リフティング動作中の腰部筋の大きな力に関与する重要な要素は，関連する内外のモーメントアームの長さの違いである．図 10.33 に示す内的モーメントアーム（D_1）は

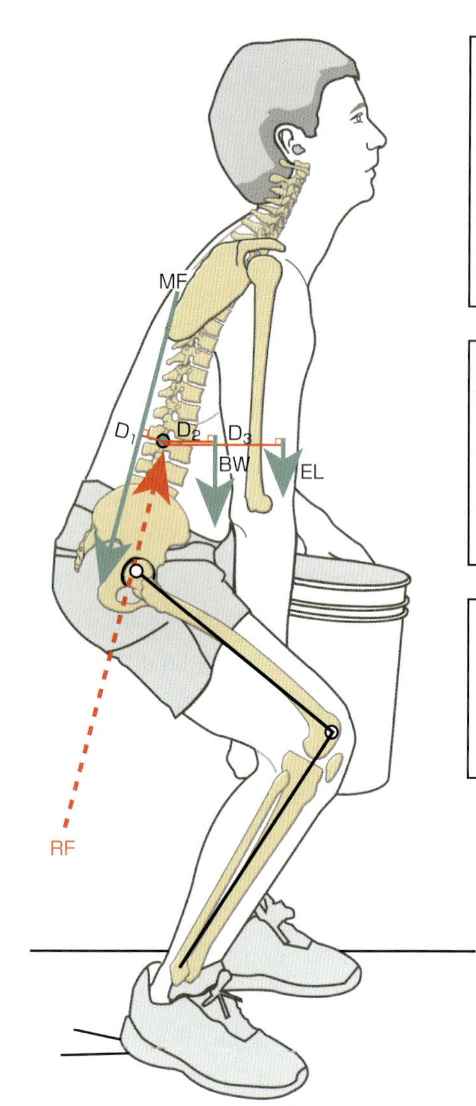

計算のためのデータ

- 内的モーメントアーム(D_1)＝5 cm
- 全体重＝800 N(81.6 kg)
- L2 以上の重量(BW)＝全体重の 65%または約 520 N
- BW からの外的モーメントアーム(D_2)＝13 cm
- 外部負荷(EL)＝全体重の 25%＝200 N(20.4 kg)
- EL からの外的モーメントアーム(D_3)＝29 cm

ステップ1：Σトルク=0と仮定し筋力(MF)を推定する
内的トルク=外的トルク
$(MF \times D_1)=(BW \times D_2+EL \times D_3)$
(MF×0.05 m)=(520 N×0.13 m)＋(200 N＋0.29 m)

$$MF=\frac{125.6\,Nm}{0.05\,m}$$

MF=2,512 N(256 kg)

ステップ2：Σトルク=0 と仮定し L2 にかかる圧迫応力(RF)を推定する
上向きの力=下向きの力
RF=MF＋BW＋EL
RF=(2,512 N)＋(520 N)＋(200 N)
RF=3,232 N(330 kg)；上向きの力

図 10.33　重い物を持ち上げているあいだの L2 椎骨上の近似圧縮反力（RF）を推定するために用いられるステップを示す．生体力学的分析は，任意の L2（緑色の円）に設定された回転軸のまわりの矢状面に限定する．数学的解析は静的平衡と仮定し行われる．すべての略語は枠の中で定義されている（数学を単純化するために，計算はすべての力が垂直方向に作用していると仮定する．この仮定は，結果にある程度の誤差を含むこととなる．すべてのモーメントアームは，正の値として推定する）．

5 cm である．したがって，伸筋はかなり構造的に不利な立場にあり，持ち上げられる重量物の何倍もの大きな力を発生させなければならない．前に示したように，外的負荷量を体重の 25%にすると，体重の 4 倍の圧縮応力が第 2 腰椎に生じる！

治療および教育プログラムは，リフティング動作時に非常に大きな伸展筋力の必要量を最小限に抑えることによって，腰部の傷害の可能性を減らすように検討されることが多い．理論的には，これは 4 つの方法で達成することができる．まず，リフティング動作の速度を落とすことである．先に述べたように，ゆっくりと持ち上げることで，背筋力の量をそれと比例して減らすことが可能となる．

次に，外的負荷量を減らすことである．この点は明らかであるが，必ずしも現実的ではない．

3 番目としては，外的負荷の外的モーメントアームの長さを短くすることである．これは，腰部の圧縮応力を減少させる最も効果的で実用的な方法である可能性が高い．図 10.33 に示すように，理想的には，膝のあいだから物体を持ち上げることで，物体と腰部の距離を最小にする必要がある．計算に基づけば，この理想的なリフティング方法では，国立労働安全衛生研究所（NIOSH）が提案した安全性の上限に近い腰部の圧縮力にすることができた．より長い外的モーメントアームで同じ物体を持ち上げると，腰部には非常に大きな，また潜在的に危険性を有する圧縮応力が発生する可能性がある．図 10.34 は，第 5 腰椎と第 1 仙椎のあいだの椎間板に予想される圧縮応力を，物体の大き

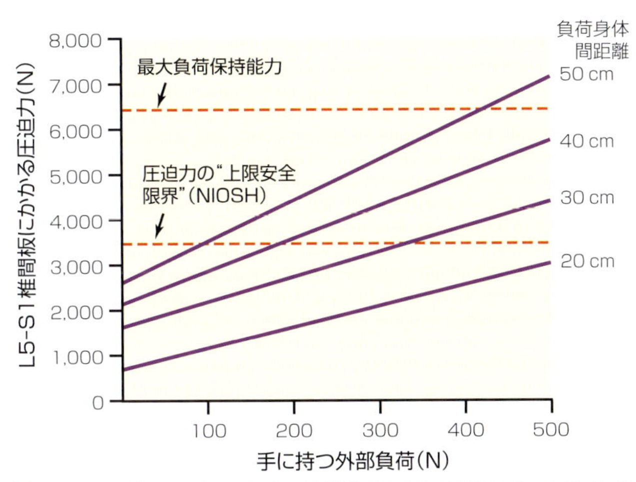

図10.34　グラフは，L5-S1の椎間板での予測圧縮力を物体の重さと身体の前で保持する距離の関数として示している（1 kgは9.8N）．2本の赤い破線は，(1) 構造破壊前の腰部の最大負荷保持能力，および，(2) 国立安全衛生研究所（NIOSH）によって推奨される腰椎の圧迫力の上限安全限界を示している．(Chaffin DB, Andersson GBJ: *Occupational biomechanics*, ed 2, New York, 1991, John Wiley & Sons より改変し入力)

さ別に，負荷と胸部の前面との距離関係として示したものである[30]．おそらく，極端で非現実的な例にはなるが，身体の50cm前方に200N（約20kg）の外的負荷を保持させると，約4,500Nの圧縮応力が加わることとなり，3,400Nの安全上の上限を大きく上回ると予測される．

日常生活において，膝のあいだから，または同様の方法で，物体を持ち上げることは必ずしも現実的ではない．体格の大きな患者を病院のベッドの頭のほうに向かってスライドさせる行為を考えてみよう．患者の重心（第2仙椎の前方にある）とリフターとの距離を減少させられなければ，リフターの安全性を劇的に低下させる可能性がある．

4番目として，腰部伸展筋群に利用可能な内的モーメントアームを増加させることである．伸展のためのより大きな内的モーメントアームは，より少ない筋力で伸展トルクを生成することを可能とする．上述したように，筋力が少ないほうが，典型的に，脊椎構造に加わる力を小さくする．腰椎前彎の増加は，腰部脊柱起立筋の利用可能な内的モーメントアームを実際に増加させる[12, 199]．しかし，過度に腰部前彎をした状態で持ち上げることは，必ずしも可能であるとは限らない．たとえば，非常に重い荷物を床から持ち上げることは，典型的には，腰椎の屈曲を必要とし，伸筋のモーメントアームを減少させる[86]（生体力学的に，この状況は，与えられた伸筋トルク当たりにより大きな筋力を必要とする）．過度に腰椎を前彎した状態を維持した場合には，脊椎の椎間関節やその他の脊椎後方の構成要素に対して過度の圧縮応力を及ぼすという悪影響をもたらす可能性すらある．

リフティング動作時の腰部伸展筋群の必要な筋力を減じる4つの方法

- リフティング速度を落とす．
- 外部負荷量を減らす．
- 外的モーメントアームを短くする．
- 内的モーメントアームを長くする．

▶リフティング動作中の腹腔内圧上昇の役割 Role of Increasing Intra-Abdominal Pressure during Lifting

リフティングを伴う活動，とくに比較的重い物を持ち上げる際には，通常，**バルサルバ効果**（Valsalva maneuver）の出現と関連している．バルサルバ効果は，閉じた声門に対して腹筋群の激しい随意的収縮が腹腔内圧を上昇させる作用のことである．バルサルバ効果は，横隔膜に抗して上方へ，深層腹筋群（腹横筋と内腹斜筋）に抗して前方へ，腰椎と後腹壁に抗して後方へ，骨盤底筋群（肛門挙筋と尾骨筋）に抗して下方へと腹腔内の高圧の硬い塊を形成することである．何年も前に，Bartelink[17]によって紹介されているように，この高質な空気の塊は，腰椎に適度な伸展トルクをもたらす腹腔内バルーンとして機能し，それによって，腰椎伸筋に対する要求を減じる，最終的には筋をベースにした腰痛の圧縮力を低下させる．

研究は，リフティング動作中にバルサルバ効果を生成することが，実際に部分的な腰椎接合部の負荷を減らすだけでなく，腰部の筋の硬さや安定性を高めるという考えを支持している[13, 74, 152]．しかし，バルサルバ効果が実際に腰椎の負荷を減じるかどうかについては完全に解明されておらず，解決されていないところがある．またいくつかの潜在的に相殺する生体力学的要因もある．バルサルバ効果は腰部脊柱起立筋（ひいては腰椎）のリフティング動作中の力の要求を減少させるが，腹腔内圧を高めるために必要な腹筋の強力な同時活性化は腰椎の圧縮力を増加させる．すべての腹筋群（おそらく腹横筋を除く）は，体幹や腰椎の主要な屈筋であるから，強く活動すれば，必ず伸筋の屈曲相殺活動を足さなければならない．事実上，すべての体幹筋（屈筋群と伸筋群）の活動の増加は，腹腔内圧によって達成された負荷除去効果の一部を相殺する可能性がある．これは，とくに腰椎全体の圧縮力のより大きな割合に寄与するよりも垂直に伸びる筋の場合に当てはまる．それにもかかわらず，バルサルバ効果を生み出すことは，腰部圧縮力の正味の減少を達成するため，力学的に有益であると一般的には考えられているが，正確な量と筋の力学は明確になっていない[151]．

腹腔内圧の増加に加えて，腹筋群の強い収縮は腰椎骨盤帯周辺の支持性をもたらし，外部負荷の非対称的なリフティング動作によって生じる好ましくない身体のねじれに対抗するのに効果を示す[38, 39]．さらに，腹横筋によって生じる力は，少なくとも2つの理由で腰椎骨盤帯を安定させるのにとくに効果的である．第1には，腹横筋は，胸腰筋膜への広範な水平方向の付着を有する[168]．したがって，この筋の活動によって生成された力は，腰部全体をぐるっと囲むコルセット効果を生み出す．第2に，おもに横方向に作用することによって，腹横筋は同時に屈曲トルクを発生させることがなく，または腰椎に垂直圧縮力を加えることもなく，腹腔内圧を上昇させることができる[13]．内腹斜筋の横線維が多いほど腹横筋を助けることを可能とする．

終わりに，腰仙部の筋の安定性を作り出すための横隔膜の役割を見落とすべきではない[75]．吸気のあいだ，横隔膜の収縮は，この筋のドーム部を下腹部のほうへ引き下げて腹腔内圧を上昇させ，腰部に局所的な空気圧の塊を作る．十分な効果を発揮するためには，この筋の働きは，腹部および骨盤筋の同時活動を必要とする．この複数の筋による活動は，リフティング動作だけでなく，手足に加えられた外的抵抗を伴う活動のための腰部を補強する役割もある．研究では，腰痛のある人のなかには，リフティング動作中や体幹運動中に横隔膜が十分に携わらず，腰部に傷害を受けやすくなる人もいる[63, 96]．横隔膜の活動や調節の低下が腰痛を直接的か間接的に起こすのか，それとも腰痛によって筋活動を抑える結果になるのかは，まだ不明である．換気における横隔膜の重要な役割については第11章にて解説する．

▶リフティング動作のために伸展トルクを追加する発生源 Additional Sources of Extension Torque Used for Lifting

一般的な若年成人の腰部伸筋群の最大筋力発生能力は約4,000N（409kg）と推定される[21]．もし，5cmの平均的な内的モーメントアームを有すると仮定すれば，この筋群は約200Nmの体幹伸展トルク（すなわち4,000N×0.05m）を生成すると予測できる．しかし，厄介なことに，リフティング動作の最大運動量が200Nmを大きく**超える**伸筋トルクを必要とする可能性があるというのも事実である．たとえば，体重の約80%まで外部負荷を増加させた場合，図10.33の物体を持ち上げた人は，理論的には200Nmの強度限界を超えることになる．これは，かなりの重さであるが，重労働者が定期的に遭遇する労働やパワーリフティングの選手のような人がはるかに大きな負荷をうまく持ち上げることは珍しいことではない．この見かけ上の矛盾を説明するためには，2つの二次的な伸展トルク発生源が考えられる．(1) 後方の靭帯系を伸張することによって発生する受動的緊張，(2) 胸腰腱膜を介して伝達される筋が生成する張力である．

後方靭帯系を伸張することによって発生する受動的緊張

健常な靭帯や筋膜は伸張された際，ある程度の自然な弾性を有する．この特徴は，結合組織が最初に伸張を引き起こす力の一部を一時的に蓄えておくことを可能としている．持ち上げ動作の準備として前方へ屈曲することは，腰部のいくつかの結合組織を徐々に伸張させ，おそらくこれらの組織に発生する受動的な張力は伸展トルクを補助することができる[12, 44]．これらの結合組織は，**後方靭帯系**としてまとめて知られており，後縦靭帯，黄色靭帯，椎間関節靭帯，棘間靭帯ならびに胸腰筋膜が含まれる．

理論的には，約72Nmの総受動的伸展トルクが，後方靭帯系を最大限に引き伸ばすことによって生成される（**表10.6**）[21]．この受動的なトルクを仮想的な200Nmの能動的なトルクに加えれば，合計272Nmのリフティング動作に利用可能な伸展トルクが得られる．したがって，完全に伸張された後方靭帯系は，リフティング動作の全伸展トルクの約25%を生成することができる．ただし，この25%の他動的な伸展トルクの予備力は，腰椎が最大限に屈曲したあとにのみ利用可能であることに注意しなければならない．完全に背中を丸くして持ち上げているようにみえるパワーリフティングの選手でさえ，屈曲の極限は避けている[33]．このトピックについて研究している多くの研究者は，リフティング動作時に腰椎の最大屈曲もしくはそれに近い屈曲位を避けるべきと一般的に考えている[21, 109]．腰部は中間位に近い状態に保つべきである[109]．この位置は，椎間関節内の接触面積が最大に近く，関節のストレスを軽減するのに有利である．さらに，リフティング動作中に中間位を保つことで，局所の伸筋が前方剪断力に対して最も効果的に作用することが可能となる[108]．

リフティング動作に腰椎が中間位であることは，腰部への負傷の危険性を減少させうるが，その中間位では伸展を補助するための受動的トルク予備量のほんの一部しか活用されない．したがって，伸展トルクの大部分は能動的な筋収縮によって生成されることが必要となる．それゆえ，伸筋群は大きな荷重によって腰部にもたらされる潜在的に大きな要求を満たすのに十分なほど強力であることが重要となる．これに関しては腰部多裂筋の十分な強度がとくに重要となる[65, 170]．これらの筋に十分な筋力がなければ，大きな負荷によって課せられる外的トルクによって腰椎は過度

表 10.6　腰部の代表的な結合組織によって起こされる最大他動的伸展トルク

結合組織	平均最大張力 (N) *	伸筋モーメントアーム (m) †	最大他動的伸展トルク (Nm) ‡
後縦靱帯	90	0.02	1.8
黄色靱帯	244	0.03	7.3
椎間関節の関節包	680	0.04	27.2
棘間靱帯	107	0.05	5.4
胸腰筋膜の後層，棘上靱帯と脊柱起立筋に覆われた腱膜	500	0.06	30.0
合計			71.7

データは，Bogduk N: *Clinical and radiological anatomy of the lumbar spine*, ed 5, New York, 2012, Churchill Livingstone から得た

* 平均最大張力は，破綻点における各伸張組織内の張力である．

† 伸筋モーメントアームは，代表的な腰椎内の靱帯の付着部位と内外側の回転軸とのあいだの垂直距離である．

‡ 最大受動伸筋トルクは，最大張力と伸筋モーメントアームの積によって推定される．

の屈曲に引っ張られる可能性がある．物体を持ち上げているあいだに腰部で過度の屈曲が生じるのは，一般的に安全な持ち上げ方とはみなされない．

胸腰筋膜を介して伝達される筋生成張力

胸腰筋膜は最も厚く，腰部で最も広く発達している[177]．図 9.72 に示しているように，胸腰筋膜は前部，中部および後部の層からなる．胸腰筋膜組織の多くは腰椎，仙骨，骨盤において腰部の回転軸よりも後方に付着している．したがって，理論的には，伸張された胸腰筋膜の受動的な張力は，腰部に対して伸展トルクを生じさせることができ，ひいては，腰部の筋によって生成されるトルクを増大させることになる．

胸腰筋膜が有用な張力を発生させるためには，最初に伸張されなければならない．これは 2 つの方法で行われる．まず，筋膜は，リフティング動作の準備として，腰椎を前方に曲げて屈曲するときに単純に伸張される．次に，胸腰筋膜は，胸腰筋膜の中間ならびに後部の層，すなわち腹横筋や内腹斜筋および広背筋のような直接的に付着する筋の随意的な収縮によって引き伸ばされる．しかしながら，胸腰筋膜の大部分を支配している水平方向の線維は，腰椎において発生する伸展トルクを制限する．理論的には，前述の 3 つの筋が最大に活動すると，胸腰筋膜は下部腰椎に対して 10 Nm の伸展トルクを生じさせる強さで引っ張ることができる[61]．この腰椎伸展トルクの大きさは比較的小さいが（理論的には最大 200 Nm の自発的に生成されたトルクと比較して），この領域におけるさらなる安定化をもたらすことができる．

大殿筋と広背筋は，胸腰筋膜への広範囲な付着によって間接的に腰椎伸展トルクに寄与する[168]．どちらもリフティング動作中に活動するが，理由は異なっている．仙腸関節を安定させることで大殿筋は股関節をコントロールする．広背筋は，腕から体幹へと持ち上げられる外部負荷の伝達に役立つ．胸腰筋膜の後部層に付着することに加えて，広背筋は骨盤，仙骨および脊椎の後面に付着する．広背筋は，腰部伸展を生成するためにこれらの付着部とそれらの相対的モーメントアーム（図 10.16 参照）に基づいて，腰部に期待される伸筋のすべての特性を有する．体幹が上昇するときに，筋の斜方線維は，とくに両側で活動的な場合，体軸骨格のねじりに対する安定性をもたらすことができる．この安定性は，大きな荷物を非対称性に扱う場合にとくに有用となる．

安全なリフティング動作に貢献する可能性が高い要因のまとめ

Summary of Factors That Likely Contribute to Safe Lifting

図 10.33 で用いられているリフティング方法は，安全なリフティング技術に役立つ 2 つの基本的な機能を示している．(1) 腰椎をまっすぐにしたまま前傾位に保持し，(2) 膝のあいだから物体を持ち上げる．安全なリフティング動作に寄与していると考えられるこれらの要因およびその他の要因については表 10.7 に列挙する．他のより一般的な考慮事項には，(1) 身体の限界を知っていること，(2) 動作の前にリフティング動作をイメージしてみること，(3) 自分の健康状態と他の現実を配慮して，なるべく体力と心臓血管機能を維持すること．

まとめ

広い視野では，体幹と頭頸部の筋は，身体の動きと安定性，視覚と平衡，換気，咀嚼と嚥下，排便，出産などの活動にかかわっている．本章では，おもに身体の動きと安定性に焦点を当てている．

表 10.7　安全なリフティング動作技術に貢献すると考えられる要因

考慮	根拠	備考
持ち上げる重量物は，できるだけ軽く，できるだけ身体の近くに保持する必要がある．	荷重の外的トルクを最小限に抑え，背筋の力を最小限に抑える．	膝のあいだから重量物を持ち上げることは，負荷の外的モーメントアームを低減する効果的な方法であるが，必ずしも現実的ではない．
可能なかぎり中立（前彎）位置にできるだけ近くなるように腰椎を保ち持ち上げる（すなわち，極端な屈曲と伸展を避ける）．	腰椎の屈曲とともに背部伸筋群の強い収縮は，椎間板に損傷を与えることがある．これとは対照的に，腰椎の伸展とともに背部伸筋群の強い収縮は，椎間関節に損傷を与えることがある．	リフターの健康と経験に応じて，一部の人にとっては，腰椎の制限された屈曲と伸展を伴う持ち上げ方が受け入れられるのかもしれない．さまざまな屈曲と伸展の量がそれぞれの生体力学的利点を有する． • 腰椎を最小から中等度の屈曲位で持ち上げると，後方の靱帯系によって発生する受動的な緊張が高まり，場合によっては，伸筋に必要な力が減少する． • 腰椎を完全な伸展の近くで持ち上げると，伸筋の一部がモーメントアームを増強することであり，椎間関節はそのクローズパック肢位またはその近くにとどまる．
持ち上げるときに，腰と膝の伸筋を用い，腰の筋に対する力の要求を最小限に抑える．	腰部の伸筋群の力が大きくなると，椎間板，椎体終板，椎間関節または筋が損傷する可能性がある．	股関節あるいは膝関節の関節炎の人は，下肢の筋を効果的に使用して背筋を補助できないことがある．
仕事中に荷物を持ち上げる動作の垂直距離と水平距離を最小限に抑える．	重量物が移動する累積距離を最小限に抑えることにより，繰り返し持ち上げる作業の総量が減り，疲労が軽減される．重量物が移動する距離を最小限に抑えることで，腰部の動きの極端な減少をもたらす．	ハンドルや高さの調節が可能なプラットフォームを使用すると便利である．
非対称な重量の荷物の持ち上げを最小限にする．	非対称な荷重（たとえば，片側の荷重が体外に負荷されたり，身体から離れたりする）は，比較的少数の筋または結合組織に大きな力を集中させることがある．	非対称な荷物を持ち上げると，バランスを不安定にする可能性もある．
持ち上げるときにねじらない．	椎骨にねじる力が加わると，椎間板傷害を受傷しやすくなる．	適切に設計された作業環境は，持ち上げ動作中のねじれの必要性を低減することができる．
条件が許すかぎり，ゆっくりとスムーズに持ち上げる．	ゆっくりと滑らかな持ち上げは，筋および結合組織において作り出されるピーク力を減少させる．	
足をわずかにズラして適度に広くした基底面から持ち上げる．	比較的広い支持基底面は，身体全体のより大きな安定性をもたらし，それにより，転倒または滑る可能性を減少させる．	
何かを持ち上げるためには，機械的な装置や人の助けを借りる．	持ち上げに援助を使用することで，主たる持ち上げ筋の背面筋への要求を減らすことができる．	機械式ホイスト（ホイヤーリフト）または「2人で」移乗動作を行うことは，多くの場面において賢明なことがある．

最終的に，体幹と頭頸部の動きを制御する筋は，収縮したり，またはより強力な力による伸張に抵抗したりすることで働く．このような制御の特異性は，筋の独特の解剖的特徴，たとえば，形状，サイズ，線維の向き，および支配神経によって大きく高めることができる．たとえば，頭頸部上部の非常に短い垂直な頭直筋を考えてみよう．この筋の収縮は，おそらく視野を横切る物体を追跡するのを助けるために，環椎後頭関節を細やかで正確に調整するように設計されている．このような作用は，本質的なものであり，頭部および頸部の立ち直りや姿勢反応，視覚を調整する神経機構と関係する．神経系は，他の頭頸部の筋，椎間関節および前庭器官ならびに視覚機構を含む多くの構造体と，外側頭直筋とのあいだに十分な神経制御を提供している．頭頸部の小さく深層にある筋の傷害は，神経系の信号伝達を障害する可能性がある．頭頸部の固有感覚が低下した場合，動きはわずかに非協調的になり，その後，局所の関節に通常よりも高いストレスを及ぼすことがある．このストレスは，むち打ち損傷のように，傷害後に疼痛を持続させ増大させる可能性がある．

外側頭直筋のような小さな筋とは対照的に，腹部の中央

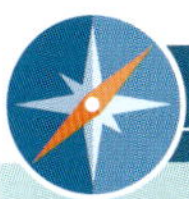

SPECIAL FOCUS 10.7

2つの対照的なリフティング技術：前屈みリフト対しゃがみ込みリフト

前屈みリフトとしゃがみ込みリフトは，可能なリフティング戦略の幅広い連続的変化の生体力学面の両極端を表している（図 10.35）[98]．これらのリフティング方法間の生体力学的および生理学的な違いの一部を理解することは，他のより一般的なリフティング戦略の利点または欠点に対する推察をもたらすことがある．

前屈みリフトは，膝をわずかに曲げた状態で，おもに股関節と腰部を伸展することによって行う（図 10.35A 参照）．このリフティング戦略は，腰部の比較的大きな屈曲を盛り込み，とくにリフティング開始時に起こる．必然的に，前屈みリフトは，体幹（ならびに荷物）と腰部とのあいだに長い外的モーメントアームを形成する．より大きな外的トルクは，腰部や体幹の伸展筋からの大きな伸展力を必要とする．過度に屈曲した腰椎と組み合わせて，前屈みリフトは，大きなきわどい圧縮力や剪断力を椎間板に晒すことができる．

一方，**しゃがみ込みリフト**では，典型的には，膝関節の最大屈曲に近い状態から始まる（図 10.35B 参照）．リフト中，膝関節と股関節の伸展は，大腿四頭筋と股関節の伸筋群の力によって行われる．荷物の物理的特性ならびにしゃがみ込みの初期の深さに依存し，腰部は，中立位に伸展したままであったり，リフティング動作全体にわたって，部分的に屈曲していたりする可能性がある．おそらく，しゃがみ込みリフトの最大の利点は，通常，荷物を膝のあいだからより自然に持ち上げられることである．しゃがみ込みリフトは，理論的には，負荷および体幹の外的モーメントアームを減少させることができる．その結果，腰部筋に対する伸筋トルクの要求を減少することができる．

しゃがみ込みリフトは，腰部にかかるストレスを軽減し，腰部の怪我を防ぐという点で，2つの技術の安全性を最もよく主張している[18]．しかし，この狂信的な臨床概念を支持するための圧倒的で直接的証拠はほとんど見出せない[12, 163]．多くの臨床的原則と同様に，ある特定の概念または技法の利点は，多少不利益があったとしても部分的に相殺されることがしばしばである．これは，前屈みリフトに対するしゃがみ込みリフトの明らかな利点が当てはまる．しゃがみ込みリフトは腰部の伸筋や他の組織への負担を減らすことができるが，通常，膝に大きな負担をかけることになる[145]．完全なしゃがみ込み動作における極度な膝屈曲の開始肢位は，膝関節を伸ばす大腿四頭筋に大きな力を要求する．この力は，脛骨大腿関節ならびに膝蓋大腿関節を横切って，非常に大きな圧力を加えることになる．健康な人の場合には，これらの関節での高圧に耐えることができ，悪影響はない．しかしながら，疼痛や関節炎を呈する膝関節を有する人では，そうでないかもしれない．それゆえ，脚を用いたリフト動作について「腰を守り，膝を台なしにする」という言葉があるが，的を射ているということになる．

前屈みリフトに対してしゃがみ込みリフトの利点を比較する場合に考慮すべきもう 1 つの要素は，荷物を持ち上げるのに必要とする総作業量である．リフティング動作中に行われる機械的な作業量は，身体の重量ならびに

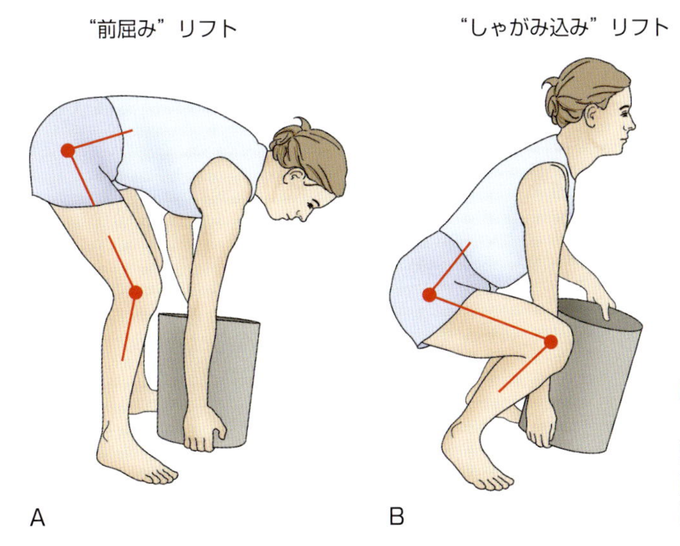

図 10.35　2つの対照的な持ち上げ方法．（A）前屈みリフトの開始肢位，（B）しゃがみ込みリフトの開始肢位．股関節および膝関節の回転軸は，赤い円で示されている．

荷重量に，身体と荷物の垂直変位を乗じたものになる．前屈みリフトは，酸素消費レベルごとに実施される作業能力として，しゃがみ込みリフトよりも23〜34%代謝的に効率的である[173]．しゃがみ込みリフトは，身体全体の大部分が空間内で移動しなければならないため，より大きな作業が必要となる．

実際には，しゃがみ込みリフトまたは前屈みリフトのいずれかを行うのではなく，ほとんどの人は，個別的に自由なスタイルのリフティング方法を選択している．自由なスタイルの技術によって，持ち上げる人は，しゃがみ込みリフトの利点のいくつかとより代謝的に効率的な前屈みリフトとを組み合わせることができる．労働者は，決められた技法ではなく，自由なスタイルで持ち上げることができるとき，自覚的な最大の安全限界を報告する[98]．

から下部を斜めに走行する大きな内腹斜筋を考えてみる．この筋は，前方の白線と，後方の胸腰筋膜とのあいだに広がっている．たとえば，100mの短距離選手では，この筋は体幹回旋の加速と減速を繰り返すことで強く活動する．この筋の高度に分節化された神経支配は，筋全体にわたり逐次的な活動を可能とすることで，おそらく腹部と腰部全体に伝達される収縮力の「波及」を促通する．短距離走中の腹筋群の強力な活動のあいだ，横隔膜は非常に高い腹腔内圧に対応し収縮しなければならない．この点については，次の章でさらに詳しく解説する．

運動に必要な力を作り出すことに加えて，体幹ならびに頭頸部の筋は，脊柱を安定させる主要な役割も有している．この安定性は，予期する，しないに関係なく無限の環境に対応するために複数の体節にまたがって，三次元で発生しなければならない．たとえば，ジャンプからの着地前やロッキングボートに直立しようとするとき，体幹を安定させる必要性がある．この安定化のおもな利点の1つは，体軸骨格内の関節，椎間板および靱帯を保護することであり，おそらくそれより重要なことは繊細な脊髄ならびに脊髄神経根を保護することである．

単に筋腹の量だけで筋の安定性を獲得できることがある．これは，とくに，脊椎筋（傍脊柱筋）の断面積が最大である頭頸部ならびに腰仙部で顕著である．たとえば，腰仙部では，大腰筋，腰方形筋，多裂筋ならびに下部脊柱起立筋など，垂直方向に走行する筋に，脊柱がぴったりと囲まれている．

他のより複雑な筋の安定化機構の方法が体軸の長軸方向の脊柱に存在し，その多くは神経系によって「あらかじめプログラムされた」ものである．たとえば，特定の体幹筋は，上肢の活動の前に，とくに急速に動こうとする前に，潜在的にわずかに収縮する．この予備的な活動は，時間の経過とともに脊柱を損傷する可能性がある望ましくない反応運動に対して体幹を安定させるのに役立つ．さらに，下肢の運動中，股関節と膝関節を走行するいくつかの筋の近位付着を安定化および固定するために，体幹筋の活動は不可欠である．この筋の安定化の重要性は，筋ジストロフィー症を患っている小児のように，病的に続発する腹筋群の弱化した症例で明確となることが多い．この場合，股関節屈筋の強い収縮は，たとえば，股関節において骨盤の過度の望ましくない前傾を引き起こす．骨盤のこの位置は，次に腰椎の過度の前彎をもたらす．時間が経つにつれて，この異常な姿勢は，椎間関節の摩耗を増加させ，腰仙椎部を横切る前方への剪断力を増加させる可能性がある．

最後に，体軸骨格を含む傷害および疾病を有する患者は，しばしば複雑な筋骨格系の症状を呈し，自由に，また快適に動く能力や，脊椎ならびに神経組織にかかるストレスを減じる能力に影響を及ぼす．これらの状態における基本的な病態メカニズムの複雑さならびに不確実さは，関連障害，とくに慢性疼痛を伴う状態に対する治療において使用される多くの異なる治療やリハビリテーションの選択肢の一部を占めることとなる．不確かさの程度は，この分野において継続的かつ集中的な臨床および実験研究によってのみ最小限にしていくことができる．

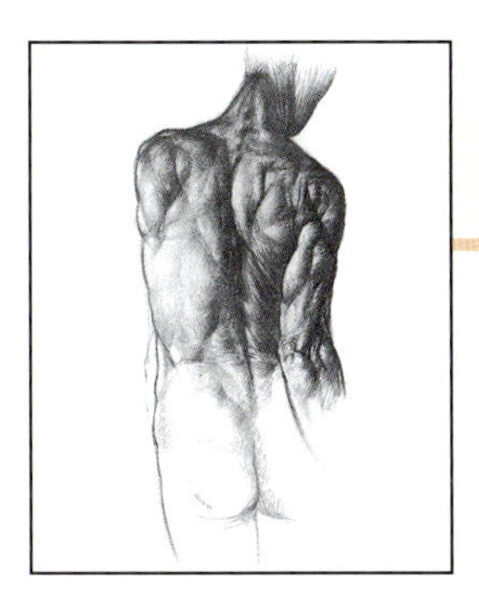

追加的な臨床関連事項 Additional Clinical Connections

CLINICAL CONNECTION 10.1
選択された腹筋群と腰部多裂筋の脊柱安定化機能の一考察

以下の議論では，**腹筋群**（とくに腹横筋と内腹斜筋）と腰部**多裂筋**によって行われる脊柱安定化機能の例を紹介する．これらの筋を取り上げるおもな理由は，体幹の腰部（腰椎，腰仙椎移行部，仙腸関節）を安定させる能力（と不能）に焦点を当てた多数の研究があるからである[39, 161]．主として不安定性やストレスに関連したこの領域の変性の発生率が高いため，腰仙椎筋安定化というテーマに対する研究者や臨床家の関心は高い．

腹筋群

筋が腰仙椎の安定性の運動学に関与する知識の多くは，表面または細いワイヤ（針）電極を用いた筋電図技術もしくは，超音波画像に基づいている[24, 116, 160, 174, 179]．筋電図の研究で使用されている 1 つの方法では，さまざまな体幹筋が想定内外の全身運動に対する反応を記録する．一例として，**図 10.36A** は，健常で疼痛のない人が視覚刺激後に腕を急速に屈曲させるときの，腹筋群の組み合わせの筋電図応答の発現状況を示したものである[161]．一番上の筋電図（赤色で表示）は肩関節の屈曲（三角筋前部線維）のもので，残りの筋電図は上から**外腹斜筋**，**内腹斜筋**の中位ならびに下位領域，そして，**腹横筋**の上位，中位，下位領域のものである．この 1 人の被験者から記録されたすべての筋は，三角筋の筋電図信号（赤い破線）の開始に対してわずかに異なる時間（垂直矢印で表示）で応答している．**図 10.36B** は，11 名の被験者の結果に基づく傾向を示している．

上記の研究で明らかになったように，三角筋の活動の

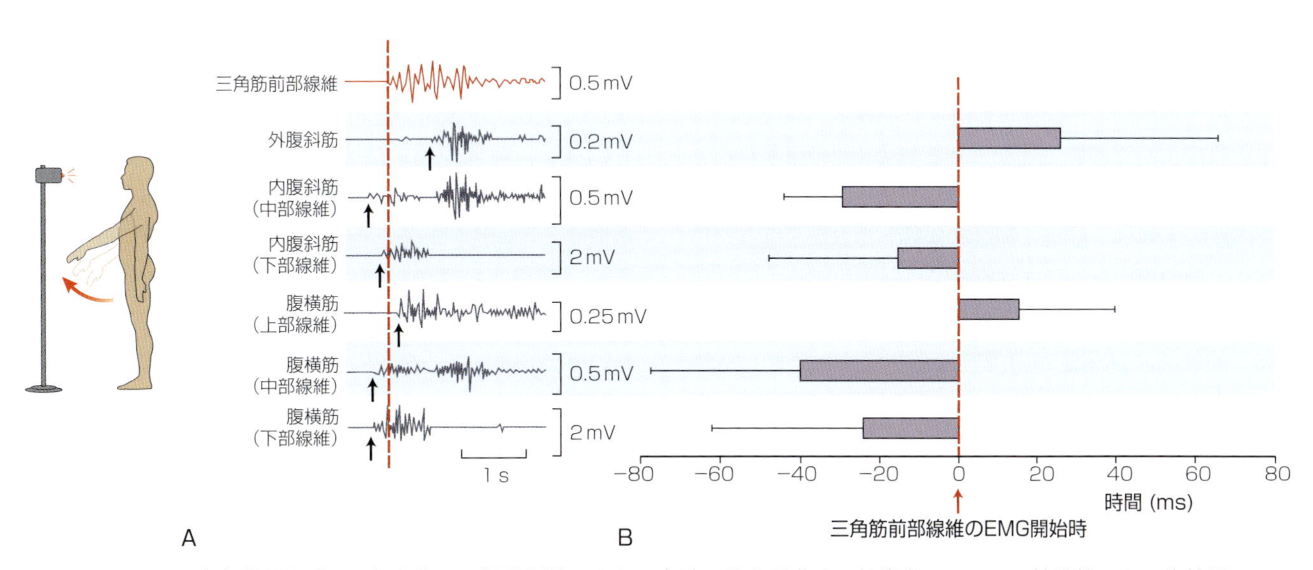

図 10.36 (A) 筋電図（EMG）応答は，視覚刺激のあとに急速に腕を屈曲する健常者において，被験筋である腹筋群から示される．腹筋群からの EMG 信号の異なる開始時間（垂直の黒い矢印）を，肩の屈筋である三角筋前部線維（赤色）からの EMG 信号の出現と比較する．(B) 実験の全体的な結果は，11 人の健常な被験者において 110 回の試行の平均として示されている．(Urquhart DM, Hodges PW, Story IH: Postural activity of the abdominal muscles varies between regions of these muscles and between body positions, *Gait Posture* 22: 295, 2005 から再編集されたデータ)

追加的な臨床関連事項

前に，腹横筋の下位ならびに中位線維と内腹斜筋がともに活動する[160]．この予測的な筋の反応は，体幹の対抗運動を最小にするために神経系によってもたらされる潜在的なフィードフォワード機構であると考えられている[161]．微細ながら完全には理解されていないが，この予測的な筋の反応は，潜在的に損傷させる剪断力から腰部を保護することを助けている[5]．

急速に挙上させた腕に応答して，腹横筋ならびに内腹斜筋内の複数の領域が異なる時間に活動することは興味深いことである．これは，1つの筋内の異なる領域が個別の解剖学的構成体として反応しているかのようである．非常に短い時間で隔てられているが，筋反応が順次起こることは，これらの筋の複雑な安定化機構を示唆している．これに関して腹横筋の3つの領域のそれぞれについて，以下の機能について検討する[140, 146, 161]．腹横筋の**上部線維**の収縮は，胸郭と白線の安定性をもたらすかもしれない．**下部線維**は仙腸関節を圧縮することで安定させるのに役立つものと考えられている[76]．腹横筋の**中部線維**の収縮は，胸腰筋膜へ連結することで腰椎の棘突起と仙骨に直接張力を伝える（第9章参照）．この作用は，本章で前述したこの筋の「コルセット効果」の一部である．

さらに，腹横筋の**中部線維**の両側性収縮は，腹腔を圧縮し，それによって腹腔内圧を上昇させる（他の腹筋群とともに）効果を有する（先に，バルサルバ法として記載した）．腹腔内圧の上昇は，腰椎に適度な伸展トルクを及ぼすだけでなく，その領域を安定させるという根拠がある[39, 74, 76]．最も効果的な安定化を果たすためには，シリンダー様の腹腔を，頭側および尾側端の両方からも同時に圧縮しなければならない．これは，通常，横隔膜（腹腔の屋根）の活動と下降，および骨盤底筋群（腹腔の床）の活動によって達成される[75, 95]．動物とヒトに対する両方の被験者から，これらの筋の相互作用が実際に協調して生じ，結果として腰椎の硬度を高めるという根拠が存在する[77]．興味深いことに，健康な被験者に対する筋電図研究では，腹横筋がこのコアな安定化プロセスにおいて，とくに重要な役割を果たしていることを示している．すべての腹筋群のうち，腹横筋は，運動の方向にかかわらず，立っているあいだ，身体の重心を不安定にする意図的な姿勢の揺れに常に応答している[39]．

図10.36に示した実験方法は，下肢の急速な動きに応答する腹筋群の連続的な活動を研究するためにも用いられている[79]．一貫して，腹筋群（腹直筋を含む）が股関節屈筋群の活動前に反応する．腹横筋と内腹斜筋が一貫して股関節屈筋群の平均50～100 msec前に反応することは興味深い．このような腹筋群の活動パターンは，股関節屈筋群の張力に対して腰部を固定するだけでなく，下肢の運動中に下部体幹を安定させる必要性を反映している．腹横筋と腹斜筋群は股関節**外転**や**伸展**運動にも素早く反応する．これら腹筋群は，収縮する股関節筋によって生じる力の方向にかかわらず，下部体幹を安定させるために「専従」しているようにみえる．

Hodgesらは，慢性腰痛患者の連続的な筋活動を研究するために，同様の実験プロトコールを用いた[78, 117]．興味深いこととして，この研究は，腹横筋からの筋活動の立ち上がりの短時間の遅延を首尾一貫して示した．たいていの場合，この筋活動は上肢の素早い運動を行う主動作筋の活動**後**に生じた．腹筋群の活動の遅延が，腰部により多くの反応性のストレスをもたらし，最終的に腰痛を引き起こすか否かは，興味深い疑問であるが，まだ，明らかになっていない．献体を用いた研究では，腰椎の椎間接合部あたりわずか2～3°の軸回旋が，椎間関節と椎体間関節を損傷する可能性があることを実際に示している（第9章参照）．「保護されていない」ストレス負荷が1回のみであるならば重要でないかもしれない．しかしながら，何年にもわたって蓄積する複数の事象によっては傷害を受けやすくなる可能性がある．

腰部多裂筋

腹横筋や内腹斜筋に加えて，**腰部多裂筋**は，身体に加えられたさまざまな動揺に反応して，健常人において動揺の初期に一貫して動員されることが研究で示されている[23, 65, 92]．多裂筋は，とくに，下部腰椎の非常に優れた安定化筋であると考えられている[170, 176]．筋の部分的な伸展力は，比較的大きなサイズによって増強される．多裂筋は第4腰椎レベルにおいて深層の傍脊柱筋の全断面積の

追加的な臨床関連事項

約1/3を占める[21, 104]．それらの厚さに加えて，多裂筋はまた高度に分節化された形態を有する.これらの特徴は，腰椎を安定させ，そして，正確かつ必要に応じて確実な制御に有利である[20, 94, 170, 176]．

急性または慢性の腰痛を有する人の多裂筋は，持続的な萎縮や神経筋抑制と同様に脂肪の含有量を増加させる傾向がある[43, 54, 66, 181]．これらの知見は，腰椎を安定させるうえでの筋の重要性を考えると注目に値する．腰部多裂筋の萎縮の程度は著しく，断面積の約30%も減少することが報告され[72]，場合によっては，疼痛を伴う症状の発症の数日以内に萎縮することもある[73]．これらの筋群に萎縮が起こりやすい原因は不明である．

腰部多裂筋の著しい持続性の萎縮は，8週間の徹底した臥床実験に参加した**疼痛のない**健康な被験者においても報告されている[16, 139]．とくに，重要なのは，ベッド上での安静をしっかりと保ちながら，毎日2回の運動（全身の振動を伴う抵抗運動）を実施した被験者のサブグループの反応である.これらの被験者は統計的に多裂筋の萎縮がなく，萎縮は不活性な対照群の被験者ほど持続しなかった．腰部多裂筋は，体軸骨格全体に対する荷重量の減少と同じように，腰部の筋骨格病変にとくに敏感である．根底にあるメカニズムにかかわらず，これらの筋の顕著かつ長期にわたる萎縮が腰椎の機械的安定性を低下させ，潜在的にストレス関連傷害に対して脆弱であると想定することは合理的である．このため，腰痛を有する人の治療を目的に組み立てられた運動では，多くの場合，腰部多裂筋を強化するための特別な運動が組み込まれている[56, 66, 71]．

追加的な臨床関連事項

CLINICAL CONNECTION 10.2
腰仙椎の安定性を高めるための運動療法：簡単な概要

体幹のストレスに関連した筋骨格病変のかなりの割合が腰仙部で起こる．この領域には，腰椎，腰仙接合部，および仙腸関節が含まれる．**腰仙部の不安定性**という用語は，1つ以上の関節接合部での過可動性（hypermobility）に関連する疼痛を伴う非特異的な状態を表すものとして，通常，用いられている[182]．過可動性の程度はわずかであり，しばしば日常的な臨床評価を通じて判断することが難しい場合もある[6]．それにもかかわらず，この状態は，椎体間，椎間関節および仙腸関節，脊柱靱帯および神経組織を含む脊椎に関連する構造体に潜在的に有害なストレスレベルをもたらすと考えられている．この状態の臨床像は，腰椎不安定性が**原因**であるか，または椎間板の変性疾患など腰部における他の傷害の**結果という混乱を招く**[19]．

筋力低下，疲労，または体幹筋によって生じる力のタイミングや強度の実質的な制御不良は，腰椎不安定性の病因において潜在的な原因として，また，少なくとも関連要因として長いあいだ考えられてきた．このため，特定の筋に対する運動は，しばしばこの状態に対する保存的治療の必須項目とみなされてきた[53, 126, 174]．筋による腰仙部の安定性を向上させるために考えられた多種の運動の詳細と効果について説明することは，本章の範囲を超える．この情報は他の情報源にも記載されている[60, 66, 155, 165]．しかしながら，この治療アプローチで強調されることが多い4つのテーマを以下に取り上げる．急性椎間板ヘルニアを有するとき，または著しい疼痛を伴う状態あるいは腰椎の特定の**構造的**不安定性（急性または重大な脊椎すべり症など）の場合には，抵抗運動が適切でない可能性があることに留意することが重要であり，神経症状を悪化させることもある．腰仙部の筋の安定性を向上させるための運動を計画する場合，次の4つのテーマが強調される．これらのテーマは複雑であるが，重要な分野であり，今後研究が続くにつれて，間違いなく変遷していくことだろう．

1. とくに腰部多裂筋，腹横筋，内腹斜筋などの体幹のより**深層にある安定化筋**を選択的に作用させる方法を教育する．これらの筋の活動は，とくに体幹や四肢の予期しない突然の動きに先立ち，腰仙部の基盤の安定性を確保するために重要とされる[36, 79]．文献的には，腰痛のある人は，とくに腰椎を中間位に維持しながら，これらの筋を選択的に収縮することが困難であると報告されている[70]．最初の治療の一環として，臨床家は，腹部の「引き込み（へこます）」を腹横筋と内腹斜筋の選択的な両側性収縮のために指導する[67, 70, 122]．これらの深層にある筋を選択的に活性化することを被験者に教えるためには，リアルタイム超音波診断装置によるフィードバックを利用することが有用である[68, 154]．被験者がこれらの筋を選択的に収縮することを学ぶと，その次に重要なステップは，機能的活動またはレクリエーション活動時に他の腹筋群と調整しながら活動性を維持することである．これらは臨床的には「コア認識」とよばれる概念である．
2. 体幹の多くの筋が同時に活動する抵抗運動を設計する．全身活動中に体幹を効果的に安定させるために必要な生体力学的な複雑さは，単一の筋に分離された活動ではなく，いくつかの筋の**相互作用**を必要とする．体幹の最適な安定性には，内在性および外在性の筋の安定化機構の**両方**の協調作用が必要となる[47, 69, 126]．腰仙部の安定性には，とくに，多裂筋や腹横筋のような深層の筋の活動と腰方形筋，脊柱起立筋，大腰筋，腹直筋や腹斜筋群のような浅層の筋群の活動とが必要である．

多くの筋を活動させるような運動の設計において，臨床家を助けるための十分なデータが文献に存在する．多くの運動は，患者やクライエントに教えるのが比較的簡単で，機器をあまり必要としないが，いくつかの重要な体幹筋に同時にかなりの活動を引き出す．これらの筋の多くが同時に活動するような運動についてOkuboらによってEMGを用いて研究されている[126]．例として，体幹と両側股関節を伸展し，膝関節を90°に屈曲した古典的な**背臥位でのブリッジ**動作を考えてみよう．片側の膝伸展の等尺性収縮を交互にしながら，この位置を保つことで，脊柱起立筋と多裂筋の最大随意等尺性収縮 で生成されたEMGレベルは約35～50%増加した[126]．第2の例としては，前腕と足趾だけを接地し，体幹と股関節をまっすぐに滞空した一般的な**腹臥位でのプランク**運動からの派生について考えてみよう．上

追加的な臨床関連事項

肢と反対側の下肢とを交互に持ち上げながらこの姿勢を保つためには，腹横筋，腹直筋，外腹斜筋にそれぞれ最大随意等尺性収縮の30%，35%，80%の活動が求められる[126]．興味深いことに，派生版のプランク運動あるいはブリッジ動作練習において，多くの被験筋は，四肢の特定の運動によって，左右も含めて選択的かつ有意に活動を増加させることができる．筋活動の左右非対称性の最も劇的な例を腹横筋にみることができる．具体的には，**左上肢**と**右下肢**を同時に持ち上げた腹臥位プランク運動を行うと，**左**腹横筋の筋電図の平均レベルは，右側で同時に計測された筋電図の平均レベルの４倍であった．腹臥位プランク運動の実施中に，挙上した腕と有意に活動する筋が同側であることは，一般的な「引き込み」運動に加えて，腹横筋が活性化するための別の戦略ともなりうるため，勧められる．

3. 筋力（すなわちピーク力の生成）だけでなく，**筋の持久力**の向上に有利な抵抗運動を立案する．ほとんどの日常的な活動において，腰仙部での体幹安定性の基盤を確立するためには，適度なレベルの筋力しか必要としない[108]．この程度の筋活動は比較的小さいものかもしれないが，典型的には数時間にわたって持続しなければならない．周囲の筋が疲労してしまえば，脊柱の負傷が頻繁に起こりやすくなる．
4. **姿勢制御**，**平衡**，そして身体全体の**位置認識**につながる運動を提供する[46]．慢性腰痛患者のなかには，健常対照者と比較して，腰仙部の固有感覚（位置感覚）の低下や立位バランスの低下がみられている[60, 113]．これら２つの低下がお互いに関連しているのか，また腰痛の原因になっているのかは不明である．これらの障害が神経筋フィードバックの障害と結びついた筋の反応時間の遅延と関連する可能性があると主張している研究者もいる[49]．

追加的な臨床関連事項

CLINICAL CONNECTION 10.3
斜頸と睡眠姿勢：関係性はあるのか？

斜頸〔ラテン語の**ねじる**（*tortus*）から，ねじる＋**塊・首**（*collum*)〕は典型的には，一側性の胸鎖乳突筋の短縮の慢性的な病態を呈する．一般的に，幼児または乳児で診断された場合には，先天的であることが多いが，子どもの頭部の習慣的な位置による後天性の場合もある．発症機序のいかんにかかわらず，斜頸を有する乳幼児は，通常，緊張した筋のおもな作用を反映した非対称性の頭頸部の姿勢を呈する．**図 10.37** に示している子どもは，緊張した左の胸鎖乳突筋（矢印部分）により，頭頸部が右へ軸回旋しわずかに左へ側屈した肢位を呈している．

斜頸の発生率は，病状を検出するための検査方法や定義の違いによってかなり異なる．先天性斜頸の発生率の推定値は，出生数の 0.4～3.9％で最大 16％に及んでいる[31, 41, 148]．

斜頸は筋に起因することが最も多いが，筋以外の組織に関連している場合もある．最も一般的な先天性の筋性斜頸は，通常，胸鎖乳突筋の過多な線維組織と関連している[41]．この病状の正確な原因は不明であるが，出産困難，骨盤位（逆子），子宮内異常姿勢や内膜症などが含まれる[31, 100, 130]．可能性として深刻な非筋性の斜頸は，神経系（視力を含む）または骨格系（典型的には頸部の

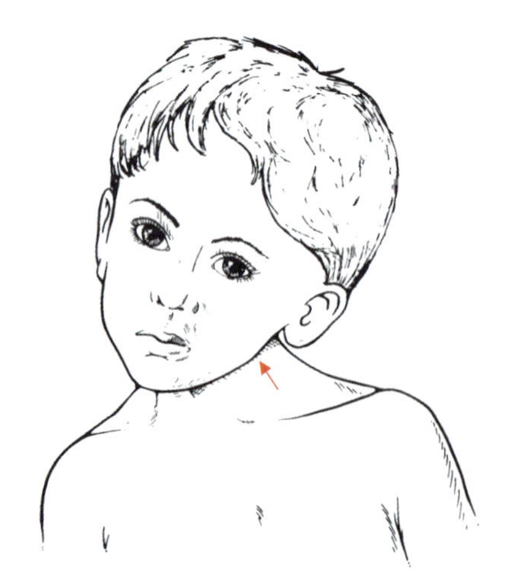

図 10.37　男の子の左胸鎖乳突筋による斜頸（矢印）．彼の頭頸部の右軸回旋と組み合わされたわずかな左側屈の肢位に注意されたい．（Herring JA: *Tachdjian's pediatric orthopaedics*, ed 3, Philadelphia, 2002, Saunders より引用）

形成異常）に関する病変を伴うことがある．Tomczak と Rosman は，斜頸の多くの臨床症状，原因，治療法を徹底的にレビューしている[157]．

斜頸を伴う乳児の約 1/3 は斜頭症を発症する[41]．この状態は，幼児の生まれつき柔らかい頭蓋骨の形の異常成形ならびにそれに続くゆがみである[100]．変形は，典型的には，乳児の頭部が別の面に対して，長時間，単一の位置にあることによって引き起こされる．斜頸を有する乳児は，回転した頭蓋骨が何かに長期間集中して接触した結果，出生の前後に二次性斜頭（後外側頭蓋骨を含む）を起こすと考えている研究者もいる．それとは別に，背臥位で眠っているあいだに頭の回転した位置が好都合であるため，斜頸を**伴わず**に生まれた乳児が二次的斜頸で斜頭症を発症する可能性があると主張している研究者もいる[1]．いったん発達すると，姿勢による斜頭症は，睡眠に順応して発達した非対称（回転した）性の頭部位置を助長する．頭が一定の回転位置にあることは，対側の胸鎖乳突筋の慢性的な短縮をもたらし，最終的には拘縮や斜頸の古典的な状態に発展する．斜頭症後に斜頸を発症した多くの乳児は，緊張した胸鎖乳突筋に線維性の変化を示さず，異常な頭頸部の位置によって，引き起こされる筋緊張の結果として変形が純粋に発生する[41, 178]．乳児における斜頸の臨床的症状は，しばしば，位置性あるいは姿勢性斜頸とよばれる．

斜頭症は，1990 年代に起こった一連の出来事によって注目された．この 90 年代において，アメリカ小児科学会は，乳幼児突然死症候群（SIDS）の発生率を減らす手段として，健康な乳幼児が寝る際には背臥位に置かれるべきであることを推奨事項として発表した[178]．いわゆる「仰向け寝」勧告は，米国の多くの乳児の睡眠姿勢に劇的な影響を与えた．幼児のうつぶせ寝の割合は，1992 年から 1996 年にかけて 66％減少した[10, 158]．因果関係を直接的に明らかにすることは困難ではあるが，SIDS の発生率も同時期に約 38～50％低下した[2, 41]．因果関係が明らかではないにもかかわらず，SIDS の発生率の顕著かつ同時の低下は，「仰向け寝」キャンペーン（その後更新され，拡大され，2011 年に「安全な睡眠」に名称を変えた）の基本的な前提として強化された[114]．背臥位のみの睡眠の頻度が増

追加的な臨床関連事項

加すると，姿勢性斜頭症の発生率も上昇し，とくに後頭顆部での発生率を高め，後部頭蓋に影響を与えることを強く示唆している[84]．さらに，付加的なデータは，姿勢性斜頭症の劇的な増加が姿勢性斜頸の増加と同期していることを示している[135]．

疑いもなく，1990 年代の「仰向け寝」キャンペーンの拡大により多くの救命に成功したことは，斜頭症と二次的斜頸の発生率の増加による負の影響をはるかに上回っている．この 2 つの可能性に関連する条件の発生を最小限に抑える努力が継続されている．臨床家は，背臥位の乳児の頭部位置を交互にすることを親または保護者にしばしば勧告する[62, 141]．臨床家はまた，親や保護者が，夜間に起きているときに，数回，乳児を見守るなかで，相互的な「腹臥位」時間（うつぶせ寝の時間）を短時間，設けていると主張し，仰向け寝の原則に厳密に従っている[32]．乳児が目を覚ましているときにうつぶせをより強調することは，斜頭症（および二次性斜頸）が発症する可能性を著しく低下させ，乳児の自然な神経筋発達を促すことになる[32]．背臥位の時間を過度に増やすと，運動発達のマイルストーンの達成が遅れる可能性があるとしている著者もいるが，これらの遅れの長期的な結果は明確になっていない[123, 125, 143, 144]．

斜頸の正確な原因にかかわらず，医療介入は，一般的に理学療法を含み保存的である[55]．ほとんどの場合，親の教育を促し，対側の筋を強化しながら罹患した筋を伸張し，頭部の制御を維持するなど正常な運動発達を促進する活動を奨励している[88, 124]．斜頸を呈する子どもの親や保護者は，緊張した筋を伸ばす方法と，その筋の伸びを促進するために子どもの姿勢や抱き方を教えられる（たとえば，子どもの顎を患側に向けることを奨励する筋活動など）．より重度の拘縮を有する場合，筋にボツリヌス毒素（ボトックス）を注射するか，または外科的にリリースすることができる[100, 157]．

tive devices for preventing and treating back pain in workers. *Cochrane Database Syst Rev* (3):CD005958, 2007.
108. McGill SM: Biomechanics of the thoracolumbar spine. In Dvir Z, editor: *Clinical biomechanics*, Philadelphia, 2000, Churchill Livingstone.
109. McGill SM, Hughson RL, Parks K: Changes in lumbar lordosis modify the role of the extensor muscles. *Clin Biomech (Bristol, Avon)* 15:777–780, 2000.
110. McGill SM, Patt N, Norman RW: Measurement of the trunk musculature of active males using CT scan radiography: implications for force and moment generating capacity about the L4/L5 joint. *J Biomech* 21:329–341, 1988.
111. McGill SM, Santaguida L, Stevens J: Measurement of the trunk musculature from T5 to L5 using MRI scans of 15 young males corrected for muscle fibre orientation. *Clin Biomech (Bristol, Avon)* 8:171–178, 1993.
112. McLean L: The effect of postural correction on muscle activation amplitudes recorded from the cervicobrachial region. *J Electromyogr Kinesiol* 15:527–535, 2005.
113. Mok NW, Brauer SG, Hodges PW: Changes in lumbar movement in people with low back pain are related to compromised balance. *Spine* 36(1):E45–E52, 2011.
114. Task Force on Sudden Infant Death Syndrome, Moon RY: SIDS and other sleep-related infant deaths: expansion of recommendations for a safe infant sleeping environment [Review]. *Pediatrics* 128(5):1030–1039, 2011.
115. Moroney SP, Schultz AB, Miller JA: Analysis and measurement of neck loads. *J Orthop Res* 6:713–720, 1988.
116. Morris SL, Lay B, Allison GT: Transversus abdominis is part of a global not local muscle synergy during arm movement. *Hum Mov Sci* 32:1176–1185, 2013.
117. Moseley GL, Hodges PW, Gandevia SC: External perturbation of the trunk in standing humans differentially activates components of the medial back muscles. *J Physiol* 547:581–587, 2003.
118. Mueller J, Mueller S, Stoll J, et al: Trunk extensor and flexor strength capacity in healthy young elite athletes aged 11-15 years. *J Strength Cond Res* 28(5):1328–1334, 2014.
119. National Institute for Occupational Safety and Health (NIOSH): *The National Occupational Exposure Survey*, Report No. 89-103, Cincinnati, 1989, NIOSH.
120. Nitz AJ, Peck D: Comparison of muscle spindle concentrations in large and small human epaxial muscles acting in parallel combinations. *Am Surg* 52:273–277, 1986.
121. Nordin M, Kahanovitz N, Verderame R, et al: Normal trunk muscle strength and endurance in women and the effect of exercises and electrical stimulation. Part 1: Normal endurance and trunk muscle strength in 101 women. *Spine* 12:105–111, 1987.
122. Oh JS, Cynn HS, Won JH, et al: Effects of performing an abdominal drawing-in maneuver during prone hip extension exercises on hip and back extensor muscle activity and amount of anterior pelvic tilt. *J Orthop Sports Phys Ther* 37:320–324, 2007.
123. Ohman A, Beckung E: Children who had congenital torticollis as infants are not at higher risk for a delay in motor development at preschool age. *PM R* 5(10):850–855, 2013.
124. Ohman A, Nilsson S, Beckung E: Stretching treatment for infants with congenital muscular torticollis: physiotherapist or parents? A randomized pilot study. *PM R* 2(12):1073–1079, 2010.
125. Ohman A, Nilsson S, Lagerkvist AL, et al: Are infants with torticollis at risk of a delay in early motor milestones compared with a control group of healthy infants? *Dev Med Child Neurol* 51(7):545–550, 2009.
126. Okubo Y, Kaneoka K, Imai A, et al: Electromyographic analysis of transversus abdominis and lumbar multifidus using wire electrodes during lumbar stabilization exercises. *J Orthop Sports Phys Ther* 40(11):743–750, 2010.
127. Palisch A, Zoga AC, Meyers WC: Imaging of athletic pubalgia and core muscle injuries: clinical and therapeutic correlations [Review]. *Clin Sports Med* 32(3):427–447, 2013.
128. Panjabi MM, Cholewicki J, Nibu K, et al: Critical load of the human cervical spine: an in vitro experimental study. *Clin Biomech (Bristol, Avon)* 13:11–17, 1998.
129. Panjabi MM, Ivancic PC, Maak TG, et al: Multiplanar cervical spine injury due to head-turned rear impact. *Spine* 31:420–429, 2006.
130. Parikh SN, Crawford AH, Choudhury S: Magnetic resonance imaging in the evaluation of infantile torticollis. *Orthopedics* 27(5):509–515, 2004.
131. Park RJ, Tsao H, Cresswell AG, et al: Anticipatory postural activity of the deep trunk muscles differs between anatomical regions based on their mechanical advantage. *Neuroscience* 261:161–172, 2014.
132. Park RJ, Tsao H, Cresswell AG, et al: Differential activity of regions of the psoas major and quadratus lumborum during submaximal isometric trunk efforts. *J Orthop Res* 30(2):311–318, 2012.
133. Patwardhan AG, Havey RM, Ghanayem AJ, et al: Load-carrying capacity of the human cervical spine in compression is increased under a follower load. *Spine* 25:1548–1554, 2000.
134. Peck D, Buxton DF, Nitz A: A comparison of spindle concentrations in large and small muscles acting in parallel combinations. *J Morphol* 180(3):243–252, 1984.
135. Persing J, James H, Swanson J, et al: Prevention and management of positional skull deformities in infants. American Academy of Pediatrics Committee on Practice and Ambulatory Medicine, Section on Plastic Surgery and Section on Neurological Surgery. *Pediatrics* 112:199–202, 2003.
136. Philippon MJ, Devitt BM, Campbell KJ, et al: Anatomic variance of the iliopsoas tendon. *Am J Sports Med* 42(4):807–811, 2014.
137. Punnett L, Pruss-Utun A, Nelson DI, et al: Estimating the global burden of low back pain attributable to combined occupational exposures. *Am J Ind Med* 48(6):459–469, 2005.
138. Regev GJ, Kim CW, Tomiya A, et al: Psoas muscle architectural design, in vivo sarcomere length range, and passive tensile properties support its role as a lumbar spine stabilizer. *Spine* 36(26):E1666–E1674, 2011.
139. Richardson C, Hodges PW, Hides JA: *Therapeutic exercise for lumbopelvic stabilization*, ed 2, St Louis, 2004, Churchill Livingstone.
140. Richardson CA, Snijders CJ, Hides JA, et al: The relation between the transversus abdominis muscles, sacroiliac joint mechanics, and low back pain. *Spine* 27:399–405, 2002.
141. Saeed NR, Wall SA, Dhariwal DK: Management of positional plagiocephaly. *Arch Dis Child* 93:82–84, 2008.
142. Santaguida PL, McGill SM: The psoas major muscle: a three-dimensional geometric study. *J Biomech* 28:339–345, 1995.
143. Schertz M, Zuk L, Green D: Long-term neurodevelopmental follow-up of children with congenital muscular torticollis. *J Child Neurol* 28(10):1215–1221, 2013.
144. Schertz M, Zuk L, Zin S, et al: Motor and cognitive development at one-year follow-up in infants with torticollis. *Early Hum Dev* 84:9–14, 2008.
145. Schipplein OD, Trafimow JH, Andersson GB, et al: Relationship between moments at the L5/S1 level, hip and knee joint when lifting. *J Biomech* 23:907–912, 1990.
146. Snijders CJ, Ribbers MT, de Bakker HV, et al: EMG recordings of abdominal and back muscles in various standing postures: validation of a biomechanical model on sacroiliac joint stability. *J Electromyogr Kinesiol* 8:205–214, 1998.
147. Standring S: *Gray's anatomy: the anatomical basis of clinical practice*, ed 41, St Louis, 2015, Elsevier.
148. Stellwagen LM, Hubbard ET, Chambers C, et al: Torticollis, facial asymmetry and plagiocephaly in normal newborns. *Arch Dis Child* 93:827–831, 2008.
149. Stemper BD, Pintar FA, Rao RD: The influence of morphology on cervical injury characteristics [Review]. *Spine* 36(25:Suppl):2011.
150. Stemper BD, Yoganandan N, Pintar FA, et al: Anterior longitudinal ligament injuries in whiplash may lead to cervical instability. *Med Eng Phys* 28:515–524, 2006.
151. Stokes IA, Gardner-Morse MG, Henry SM: Abdominal muscle activation increases lumbar spinal stability: analysis of contributions of different muscle groups. *Clin Biomech (Bristol, Avon)* 26(8):797–803, 2011.
152. Stokes IA, Gardner-Morse MG, Henry SM: Intra-abdominal pressure and abdominal wall muscular function: spinal unloading mechanism. *Clin Biomech (Bristol, Avon)* 25(9):859–866, 2010.
153. Tesh KM, Dunn JS, Evans JH: The abdominal muscles and vertebral stability. *Spine* 12:501–508, 1987.
154. Teyhen DS, Gill NW, Whittaker JL, et al: Rehabilitative ultrasound imaging of the abdominal muscles. *J Orthop Sports Phys Ther* 37:450–466, 2007.
155. Teyhen DS, Rieger JL, Westrick RB, et al: Changes in deep abdominal muscle thickness during common trunk-strengthening exercises using ultrasound imaging. *J Orthop Sports Phys Ther* 38:596–605, 2008.
156. Thoomes-de GM, Schmitt MS: The effect of training the deep cervical flexors on neck pain, neck mobility, and dizziness in a patient with chronic nonspecific neck pain after prolonged bed rest: a case report. *J Orthop Sports Phys Ther* 42(10):853–860, 2012.
157. Tomczak KK, Rosman NP: Torticollis [Review]. *J Child Neurol* 28(3):365–378, 2013.
158. Turk AE, McCarthy JG, Thorne CH, et al: The "back to sleep campaign" and deformational plagiocephaly: is there cause for concern? *J Craniofac Surg* 7:12–18, 1996.
159. Tveit P, Daggfeldt K, Hetland S, et al: Erector spinae lever arm length variations with changes in spinal curvature. *Spine* 19:199–204, 1994.
160. Urquhart DM, Hodges PW: Differential activity of regions of transversus abdominis during trunk rotation. *Eur Spine J* 14:393–400, 2005.
161. Urquhart DM, Hodges PW, Story IH: Postural activity of the abdominal muscles varies between regions of these muscles and between body positions. *Gait Posture*

22:295–301, 2005.
162. van Dieen JH, Faber GS, Loos RC, et al: Validity of estimates of spinal compression forces obtained from worksite measurements. *Ergonomics* 53(6):792–800, 2010.
163. van Dieen JH, Hoozemans MJ, Toussaint HM: Stoop or squat: a review of biomechanical studies on lifting technique. *Clin Biomech (Bristol, Avon)* 14:685–696, 1999.
164. Vasavada AN, Li S, Delp SL: Influence of muscle morphometry and moment arms on the moment-generating capacity of human neck muscles. *Spine* 23:412–422, 1998.
165. Vasseljen O, Unsgaard-Tondel M, Westad C, et al: Effect of core stability exercises on feed-forward activation of deep abdominal muscles in chronic low back pain: a randomized controlled trial. *Spine* 37(13):1101–1108, 2012.
166. Vera-Garcia FJ, Elvira JL, Brown SH, et al: Effects of abdominal stabilization maneuvers on the control of spine motion and stability against sudden trunk perturbations. *J Electromyogr Kinesiol* 17:556–567, 2007.
167. Vera-Garcia FJ, Moreside JM, McGill SM: Abdominal muscle activation changes if the purpose is to control pelvis motion or thorax motion. *J Electromyogr Kinesiol* 21(6):893–903, 2011.
168. Vleeming A, Mooney V, Stoeckart R: *Movement stability and lumbopelvic pain integration of research and therapy*, St Louis, 2007, Churchill Livingstone.
169. Wang S, Park WM, Kim YH, et al: In vivo loads in the lumbar L3-4 disc during a weight lifting extension. *Clin Biomech (Bristol, Avon)* 29(2):155–160, 2014.
170. Ward SR, Kim CW, Eng CM, et al: Architectural analysis and intraoperative measurements demonstrate the unique design of the multifidus muscle for lumbar spine stability. *J Bone Joint Surg Am* 91:176–185, 2009.
171. Waters TR, Putz-Anderson V, Garg A, et al: *Applications manual for the revised NIOSH lifting equation* (Pub. No. 94-110), Cincinnati, OH, 1994, U.S. Department of Health and Human Services, National Institute for Occupational Safety and Health.
172. Waters TR, Putz-Anderson V, Garg A, et al: Revised NIOSH equation for the design and evaluation of manual lifting tasks. *Ergonomics* 36:749–776, 1993.
173. Welbergen E, Kemper HC, Knibbe JJ, et al: Efficiency and effectiveness of stoop and squat lifting at different frequencies. *Ergonomics* 34:613–624, 1991.
174. Whittaker JL, Warner MB, Stokes M: Comparison of the sonographic features of the abdominal wall muscles and connective tissues in individuals with and without lumbopelvic pain. *J Orthop Sports Phys Ther* 43:11–19, 2013.
175. Wilke HJ, Rohlmann A, Neller S, et al: ISSLS prize winner: a novel approach to determine trunk muscle forces during flexion and extension—a comparison of data from an in vitro experiment and in vivo measurements. *Spine* 28:2585–2593, 2003.
176. Wilke HJ, Wolf S, Claes LE, et al: Stability increase of the lumbar spine with different muscle groups. A biomechanical in vitro study. *Spine* 20:192–198, 1995.
177. Willard FH, Vleeming A, Schuenke MD, et al: The thoracolumbar fascia: anatomy, function and clinical considerations [Review]. *J Anat* 221(6):507–536, 2012.
178. Willinger M, Hoffman HJ, Wu KT, et al: Factors associated with the transition to nonprone sleep positions of infants in the United States: the National Infant Sleep Position Study. *JAMA* 280:329–335, 1998.
179. Wong AY, Parent EC, Kawchuk GN: Reliability of 2 ultrasonic imaging analysis methods in quantifying lumbar multifidus thickness. *J Orthop Sports Phys Ther* 43(4):251–262, 2013.
180. Yang G, Marras WS, Best TM: The biochemical response to biomechanical tissue loading on the low back during physical work exposure. *Clin Biomech (Bristol, Avon)* 26(5):431–437, 2011.
181. Yanik B, Keyik B, Conkbayir I: Fatty degeneration of multifidus muscle in patients with chronic low back pain and in asymptomatic volunteers: quantification with chemical shift magnetic resonance imaging. *Skeletal Radiol* 42(6):771–778, 2013.
182. Zhao F, Pollintine P, Hole BD, et al: Discogenic origins of spinal instability. *Spine* 30:2621–2630, 2005.

Ee 学習問題 STUDY QUESTIONS

1. 胸鎖乳突筋の（a）一側性および（b）両側性のスパズム（または短縮）から生じる可能性が最も高い頭頸部の姿勢を記述しなさい．
2. 体幹背面の表層ならびに中間層の筋群が「外在性」筋群に分類されるのはなぜか？ これらの筋の特定の神経支配がこの分類とどのように関連しているのかを記述しなさい．
3. 反回硬膜神経からの感覚神経支配を受ける組織を列挙しなさい．椎間関節の関節包の感覚を支配している神経は何か？
4. 胸半棘筋のみの強力な収縮が**対側**への軸回旋をもたらすのに対して，頸最長筋や頭最長筋のみの強い収縮では**同側**への軸回旋をもたらすのはなぜか？ この質問への解答の参考資料として，図10.7と図10.9を用いなさい．
5. 第8胸髄レベル以下で完全な脊髄損傷になったと仮定する．筋の神経支配に関する知識に基づいて，体幹筋のうちどの筋が影響を受けず，また，どの筋が部分的あるいは完全に麻痺するかを予測しなさい．考えるのは，腹筋群，多裂筋，脊柱起立筋群についてのみでよい．
6. 頸椎横突起の**前**結節に付着する筋を3つと，**後**結節に付着する筋を3つ列挙しなさい．これらの筋の両付着のあいだを通る重要な構造物は何か？
7. 筋群として，体幹の伸筋群は，体幹の屈筋群（腹筋群）よりも強い力を発生させる．この強さの違いを説明する2つの要因をあげなさい．
8. 体幹を完全伸展させ，右へ側屈し，右へ軸回旋を行ったときに最も優位に伸張され（伸ばされ）る体幹筋はどれか？
9. 図10.16を基準にして，第3腰椎レベルで（a）屈曲，（b）側屈をする場合に最も大きなモーメントアームを有するのはどの筋か？
10. 立位において，過度に短縮（拘縮）した腸骨筋が腰椎の前彎をどのように増強させるか説明しなさい．この姿勢は，腰椎仙骨移行部におけるストレスに対してどのような影響をもたらすのか？
11. 第3腰椎のレベルにおいて，どの結合組織が腹直筋鞘の前鞘（腹壁）を形成するか？
12. 脊髄神経の後枝と背側神経根のおもな違いは何か？
13. 多裂筋と半棘筋の構造上の類似点と相違点について説明しなさい．

14. 図 10.29 に示しているように，なぜ，大後頭直筋の軸回旋機能は環軸関節のみに限定されているのか？
15. プラスチック骨格模型または他の視覚的資料を用いて，(A) 解剖学的肢位，(B) 右への最大回旋肢位，(C) 左への最大回旋肢位のそれぞれから右の前斜角筋の軸回旋（水平面）の作用について記述しなさい．
16. 本章で説明したように，バルサルバ法は，リフティングや他の活動の際に腹腔内圧を用いて体幹の安定に用いられる．この活動に直接関与する体軸骨格内の筋を３つ列挙し，それらが協調して作用し，領域内の安定性を高める共通の機械的な原理について説明しなさい．

Ee 学習問題の解答は Elsevier eLibrary のウェブサイトにて閲覧できる．

EC 参考動画

上肢と体幹のさまざまな筋の上に表面電極によって発光する電球を皮膚に貼り運動する健常な男性のビデオ．運動は，おもに上肢と体幹の特定の筋を共働させるように設計されている．練習には，TRX©Suspension Training, Body Blade©, Battle Rope©，医療用ボールが含まれる．

ビデオ

Video #1: Row, Posterior Muscles with TRX©（動画 1: TRX© を用い上半身後面を鍛えるためのさまざまな漕ぎ動作中にみられる筋活動）

Video #2: Push Up, Anterior Muscles TRX©（動画 2: TRX© を用い上半身前面を鍛えるためのさまざまなプッシュアップ動作中にみられる筋活動）

Video #3: Two Small Body Blades©（動画 3: 2 つの小型ボディブレード使用中にみられる筋活動）

Video #4: One Large Body Blade©（動画 4: 1 つの大型ボディブレード使用中にみられる筋活動）

Video #5: Using Battle Rope©（動画 5: バトルロープの使用中にみられる筋活動）

Video #6: Medicine Ball（動画 6: 医療用ボールの投球と捕球中にみられる筋活動）

QR コードをスキャンすれば，動画（英語版）が視聴できる．
〔Expert Consult を利用すれば，動画に関する日本語の説明を閲覧できる（表紙裏参照）〕

第 11 章

咀嚼と換気の身体運動学

Kinesiology of Mastication and Ventilation

Donald A. Neumann, PT, PhD, FAPTA

章内容一覧 CHAPTER AT A GLANCE

第1部　咀　嚼

咀嚼は，歯で食物を噛み，砕き，すり潰す過程である．消化の第一段階となるこの機械的な過程は，中枢神経系および咀嚼筋，歯，舌そして1対の顎関節の相互作用を必要とする．顎関節は下顎骨と頭蓋底とのあいだの回転ポイントである．顎関節は，咀嚼のときだけでなく，嚥下や会話のときにも用いられ，身体のなかで最も重要で持続的に使用される関節の1つである．よって顎関節の機能低下と関係する疼痛は，健康や幸福に対して有意な影響をもたらす．この複雑な部位における有痛性機能障害に対する効果的な臨床介入を行うためには，顎関節と周囲の頭頸部の身体運動学を正しく理解することが求められる．本章の前半では咀嚼時における顎関節の運動学に焦点を当てる．

骨学と歯

局所体表解剖
Regional Surface Anatomy

図11.1は，顎関節に関係する体表解剖に焦点を当てている．下顎頭は側頭骨の下顎窩に接する．下顎頭は，外耳道（耳の入口）のちょうど前で触れることができる．側頭

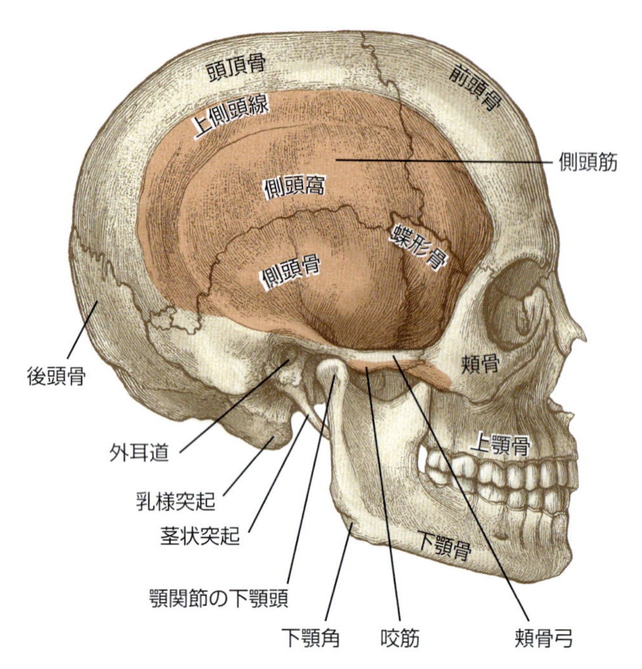

図 11.1　顎関節の骨のランドマークを露出した頭蓋の側面図．側頭筋と咬筋の近位付着を赤色で示している．

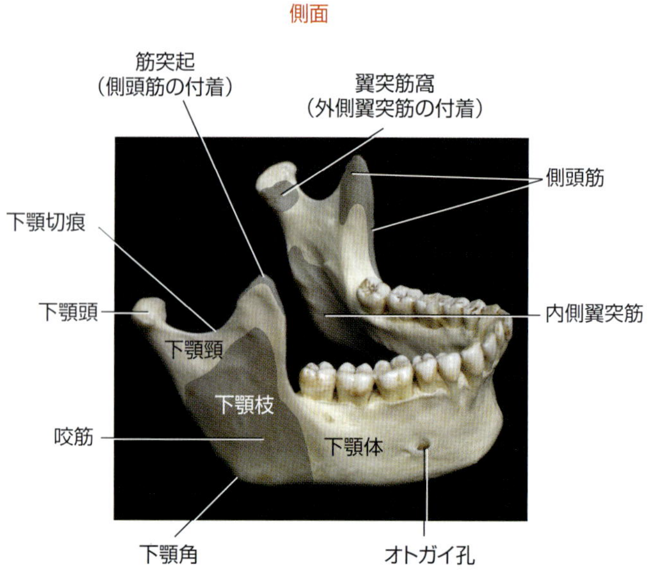

図 11.2　下顎骨の側面図．筋の遠位付着を示している．

筋の頭蓋側の付着部は，**側頭窩**として知られている頭蓋のわずかに凹んだ部分に広がっている．側頭窩は，側頭骨，頭頂骨，前頭骨，蝶形骨，頬骨のすべてで構成される．

加えて，顎関節に関係する体表解剖には，側頭骨の乳様突起，**下顎角**，**頬骨弓**を含む．頬骨弓は，側頭骨の頬骨突起と頬骨の側頭骨突起が癒合することで形成される．

個々の骨
Individual Bones

下顎骨，上顎骨，側頭骨，頬骨，蝶形骨ならびに舌骨が，顎関節の構造や機能に関係している．

▶下顎骨 Mandible

下顎骨は顔面のなかで最も大きい骨である（図 11.1 参照）．この骨は最も大きな可動性を有し，頭蓋から，顎関節の筋，靱帯，関節包によって吊られている．咀嚼筋は，直接的あるいは間接的に下顎骨に付着する．この筋の活動は下顎骨に生えている歯と，相対する上顎骨の歯を噛み合わせる．

下顎骨に関係する骨の構造

- 下顎体
- 下顎枝
- 下顎角
- 筋突起
- 下顎頭
- 下顎切痕
- 下顎頸
- 翼突筋窩

下顎骨の主要な2つの部位は，下顎体と2つの下顎枝である（図 11.2）．骨の水平な部分は**下顎体**であり，下側の16本の永久歯が生えている（図 11.3）．**下顎枝**は，下顎体の後面から垂直に伸びている（図 11.2 参照）．それぞれの下顎枝には，外側面と内側面があり，4つの縁を有する．下顎枝の後縁と下縁は，容易に触知可能な下顎角でつながる．咀嚼における2つの強力な筋である咬筋と内側翼突筋は，下顎角のほぼ同じ部分に付着する．

下顎枝の上端には，筋突起，下顎頭，下顎切痕がある．**筋突起**は，下顎枝の前縁から上方に伸びる細い骨で三角形の突起である．この突起は，側頭筋の下方の主要な付着部である．**下顎頭**は下顎枝の後方から上方へ伸びる．下顎頭は顎関節の凸面を形成する．筋突起と下顎頭のあいだの部分が**下顎切痕**である．**下顎頸**は，下顎頭のすぐ下にある薄い部分である．外側翼突筋は**翼突筋窩**とよばれる下顎頭の前内側面に付着する（図 11.2, 11.4）

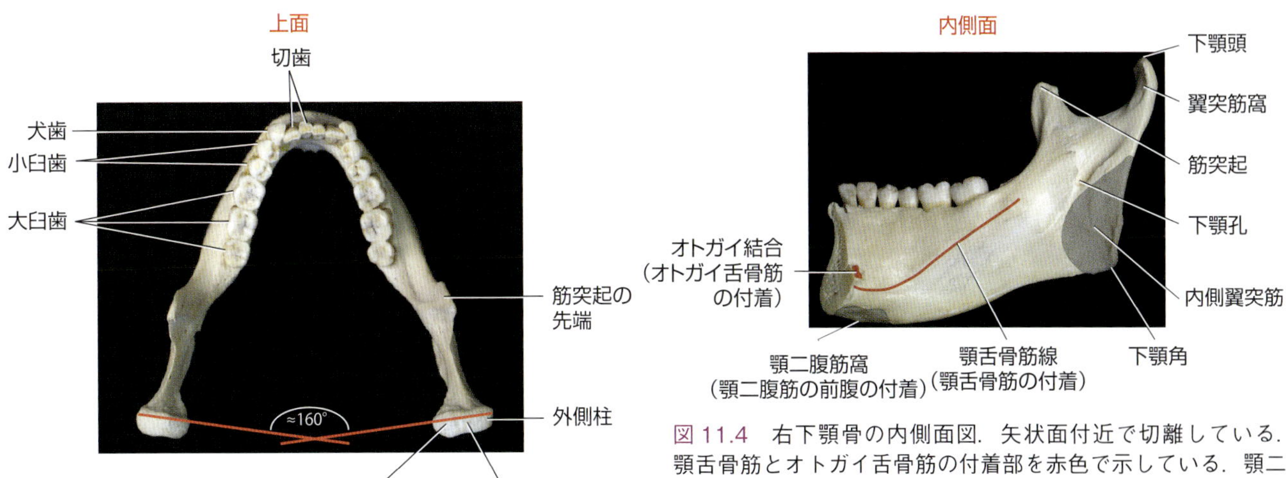

図 11.3　下顎骨の上面図．永久歯の名称を示している．それぞれの下顎頭を通る長軸（端から端）は約 160° をなしている．

図 11.4　右下顎骨の内側面図．矢状面付近で切離している．顎舌骨筋とオトガイ舌骨筋の付着部を赤色で示している．顎二腹筋の前腹と内側翼突筋の付着部を灰色で示している．第 3 大臼歯（智歯）を欠いていることに注意されたい．

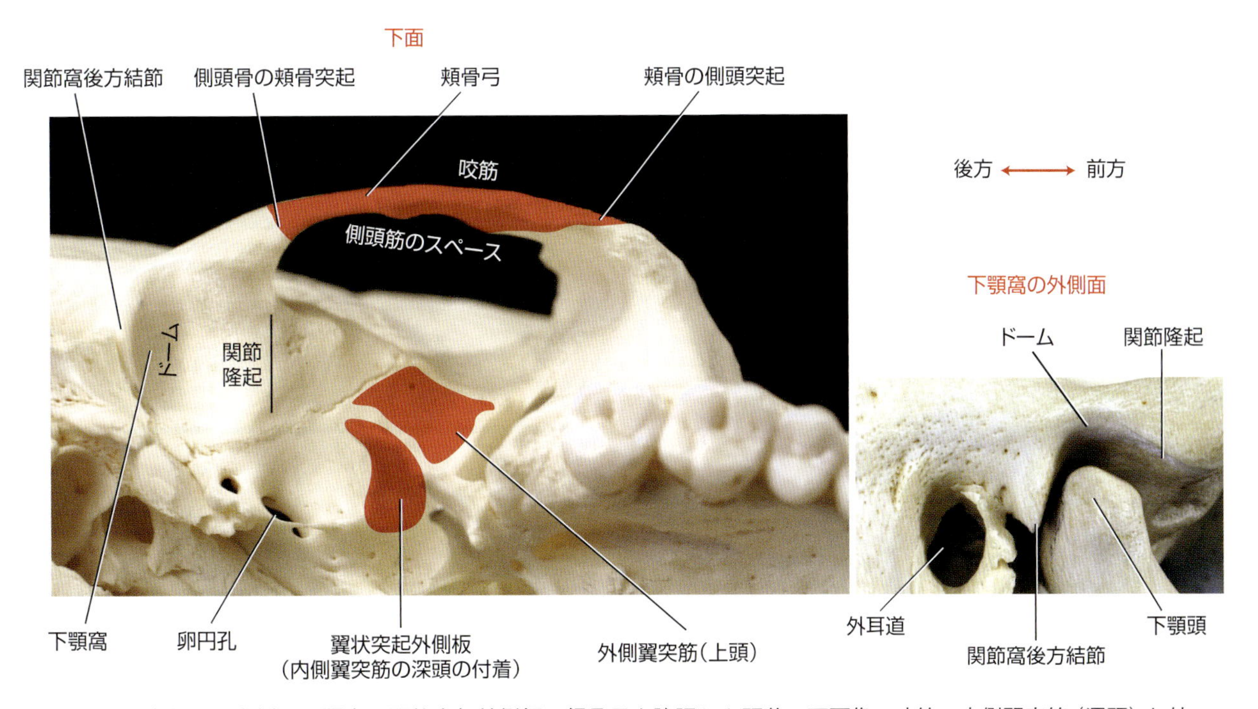

図 11.5　全体図：右側の下顎窩，翼状突起外側板，頬骨弓を強調した頭蓋の下面像．咬筋，内側翼突筋（深頭）と外側翼突筋（上頭）の近位付着部を赤色で示している．右の小さな拡大図：下顎窩と隣接する骨の特徴を拡大し，外側からみたものである．関節円板は存在しない．

▶上顎 Maxilla

左右の上顎骨は癒合して 1 つの上顎あるいは上あごを形成する．上顎は，隣接する骨と硬い関節を構成し頭蓋に固定される（図 11.1 参照）．上顎は上方に伸び，鼻腔と眼窩の底面を形成する．上顎の下側の水平部分は上側の歯を受納している．

▶側頭骨 Temporal Bone

2 つの側頭骨が頭蓋の両側に 1 つずつ存在する．図 11.5 の右の小さな拡大図で強調しているように，下顎窩は顎関節の凹面を形成する．下顎窩の最上部は，ドーム型をしており，たいへん薄く，膜状をしている（図 11.5 の全体図を参照）．下顎窩は，関節隆起による前方部分と，関節窩後方結節ならびに側頭骨の鼓室部による後方部分とで形成される．口を全開する際，下顎頭は関節隆起に沿って

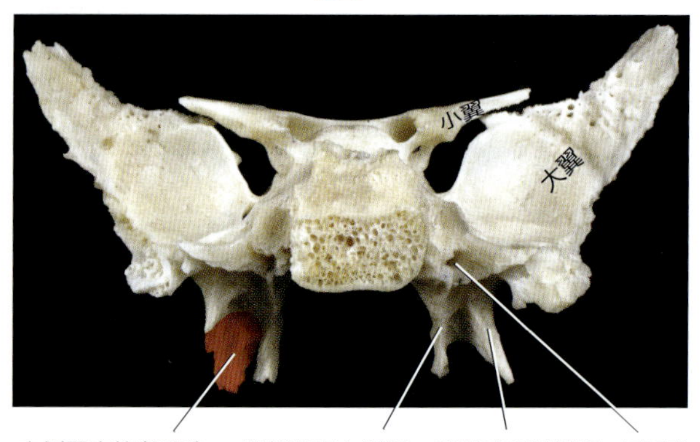

図 11.6　頭蓋骨から取り外した蝶形骨の後面図．内側翼突筋（深頭）の近位付着部を赤色で示している．

前下方へ滑る．

側頭骨の関連する骨構成体
- 下顎窩
- ドーム
- 関節隆起
- 関節窩後方結節
- 茎状突起
- 頬骨突起

茎状突起は細く伸びた骨であり，側頭骨の下面から突出している（図 11.1 参照）．この尖った突起は，茎状下顎靱帯（後述する）と 3 つの小さな筋（茎状舌筋，茎状舌骨筋，茎状咽頭筋）の付着部となっている．側頭骨の**頬骨突起**は頬骨弓の後ろ半分を形成している（図 11.5 の全体図参照）．

▶頬骨 Zygomatic Bone

左右の頬骨は，頬の主要部分と眼窩の外側を構成している（図 11.1 参照）．頬骨の**側頭突起**は，頬骨弓の前方半分を形成している（図 11.5 参照）．咬筋の大部分は頬骨と頬骨弓に付着する．

▶蝶形骨 Sphenoid Bone

蝶形骨は顎関節を構成してはいないが，内側・外側翼突筋の近位付着部を提供している．頭蓋内で関節を形成する際，蝶形骨は，頭蓋底を左右に横切って位置する．蝶形骨の骨構成体は，**大翼**，**翼状突起内側板**と**翼状突起外側板**である（図 11.6）．頬骨弓を外すと，大翼の外側面と翼状突起外側板が現れる（図 11.7）

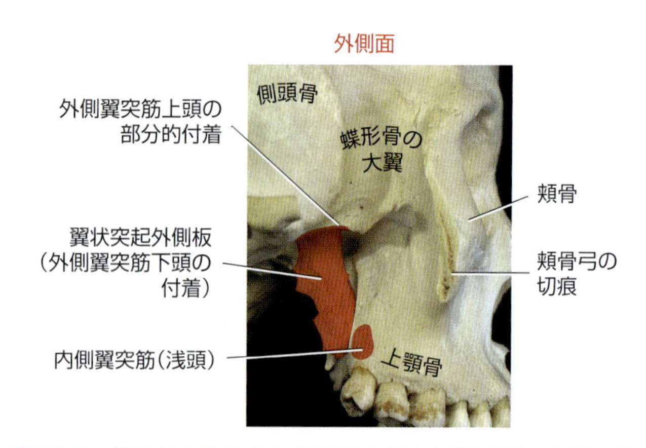

図 11.7　頬骨弓を取り外した頭蓋右側の外側面図．大翼と翼状突起外側板の外側面が見えている．翼突筋群の付着部の赤色に注意しよう．

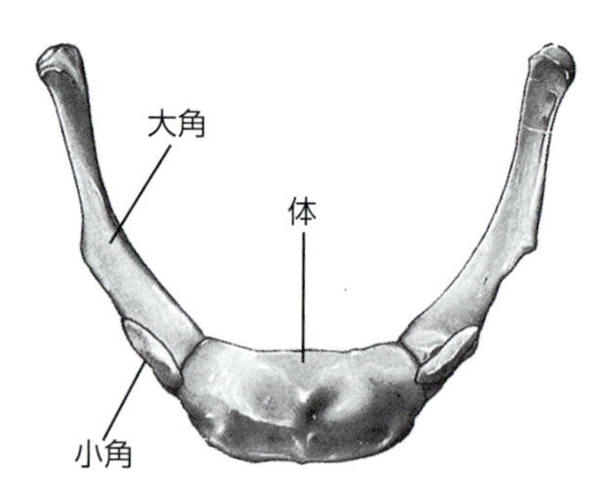

図 11.8　喉頭の基部にある舌骨の上面．（Standring S: *Gray's anatomy: the anatomical basis of clinical practice*, ed 39, St Louis, 2005, Elsevier より引用）

蝶形骨が関係する骨構成体
- 大翼
- 翼状突起内側板
- 翼状突起外側板

▶舌骨 Hyoid Bone

舌骨は，第 3 頸椎の椎体のすぐ前方で，喉頭の底部で触知することができる U 字型の骨である（図 11.8）．**舌骨体**は前方に凸の形状をしている．わずかに曲がっている**大角**は両側の末端をなす．舌骨はおもに両側の茎状舌骨靱帯によって懸垂されている．舌を動かしたり，嚥下，会話にかかわったりする筋が舌骨に付着する（図 11.21 参照）

歯
Teeth

上顎と下顎にはそれぞれ16本の永久歯が生えている（下側の歯の名称は図 11.3 を参照）．それぞれの歯の構造は，咀嚼の機能に関係する（表 11.1）．

表 11.1　永久歯

名称	機能	数	構造的特徴
切歯	食物を噛み切る	上顎：4 下顎：4	鋭い先端
犬歯	食物を裂く	上顎：2 下顎：2	最も長い永久歯，歯冠には 1 つの咬頭がある
小臼歯	食物を潰す	上顎：4 下顎：4	歯冠には 2 つの咬頭がある（両尖歯）；下側の第 2 小臼歯は 3 つの咬頭をもっていることがある
大臼歯	嚥下のために食物を小さな食塊にする	上顎：6 下顎：6	歯冠は 4 つか 5 つの咬頭を有する

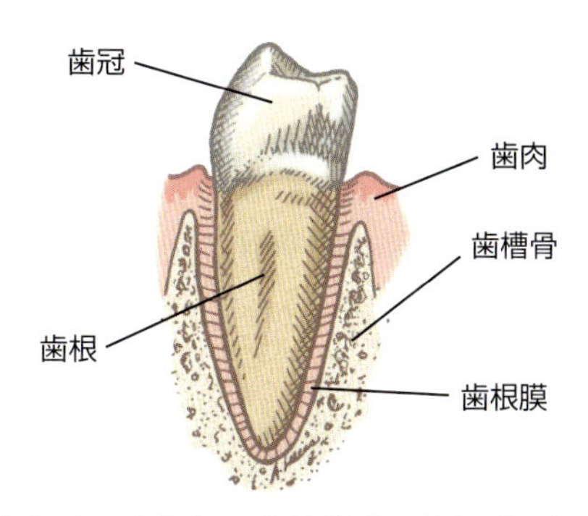

図 11.9　歯とその歯根部の支持構造．歯根膜の幅は描画的に誇張している．（Okeson JP: *Management of temporomandibular disorders and occlusion*, ed 7, St Louis, 2013, Mosby より引用）

それぞれの歯は歯冠と歯根の 2 つの基本部分を有する（図 11.9）．健常な**歯冠**はエナメル質で覆われており，歯肉の上側に位置している．それぞれの歯の**歯根**は，比較的厚い歯槽骨に埋まっている．**歯根膜**は歯根がそれぞれのソケットの中に接することに役立っている．

咬頭（cusps）は，歯の表面の円錐状に盛り上がった部分である．**咬頭最大嵌合位**は，対向している歯の咬頭が最大の接触状態にあるときの下顎骨の位置を示す．この用語は，**中心咬合**と同等の意味で用いられる．**中心**というのは顎関節の関節表面の静止肢位との関係から表現される．下顎骨がリラックスした**姿勢位置**にあれば，上下の歯のあいだにはわずかな「自由空間」（咬頭間クリアランス）が存在する．正常では，歯は噛んだり飲んだりするときのみ接している（咬合している）．

顎関節の関節学

顎関節（temporomandibular joint: TMJ）は，下顎頭と側頭骨の下顎窩のあいだで形成される緩い関節である（図 11.1 と図 11.5 の右の小さな拡大図参照）．顎関節は，滑膜性の関節であり，並進運動と同様に大きな回転運動が可能である．**関節円板**は咀嚼時に潜在的かつ反復的に生じている大きな衝撃力を和らげている．この関節円板によって 2 つの滑膜性の関節腔に分けられる（図 11.10）．**下関節腔**は関節円板の下面と下顎頭のあいだである．大きな**上関節腔**は，関節円板の上面と，下顎窩と関節隆起で形成された骨の部分とのあいだである．

骨性構造
Osseous Structure

▶下顎頭 Mandibular Condyle

下顎頭は前方から後方に向かって平坦になっており，前後径の約 2 倍の内外径を有する（図 11.3 参照）．下顎頭は，一般的に凸状であり，**内側・外側柱**として知られる短く飛び出した突起である．内側柱は，一般的には外側柱よりも突出している．口の開閉を行うとき，外側柱の外縁は外耳道のすぐ前の皮下で触知できる．

下顎頭の関節表面は薄いが，**線維軟骨**が密集した層となっている[77]．この組織は硝子軟骨よりも咀嚼時の衝撃吸収に優れ，組織の修復性にも優れる[89]．顎関節には特別な負担が要求されることから，これらの機能はいずれも重要である．

▶下顎窩 Mandibular Fossa

側頭骨の下顎窩は関節性と非関節性の 2 つの面に分けられる．下顎窩の**関節表面**は，下顎窩の傾斜した前方壁を占める関節隆起によって形成される（図 11.5, 11.10 参照）．関節隆起は耐荷重表面として機能するため，線維軟骨で覆われた緻密骨で構成される．口を完全に開口するためには，それぞれの下顎頭が関節隆起を超えて滑っていくことが必要である[56]．この関節面での過度の剪断力や圧縮は，最終的に，早期の退行変性で共通する指標である線維軟骨の破壊が顎関節において生じる[76]．

関節隆起の傾斜は平均的に水平面から 55° の傾きをなす[36]．この傾斜の勾配は口を開閉する際の下顎頭の通過す

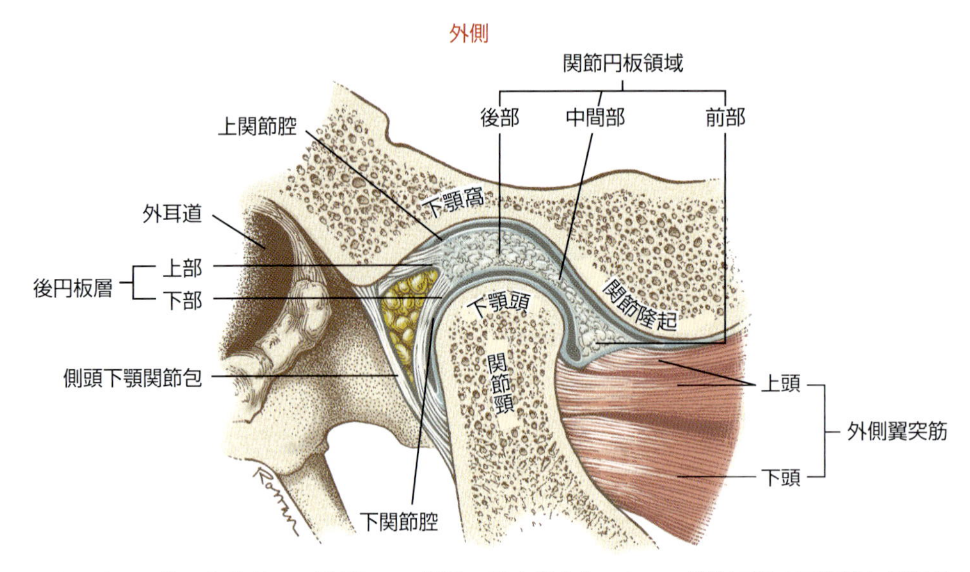

図 11.10 正常な右顎関節の矢状断面の外側面．下顎骨は最大嵌合位にあり，関節円板は下顎顆と側頭骨のあいだの理想的な位置にある．

る運動学的経路を部分的に決定する．

下顎頭の**非関節性の表面**は，下顎窩の上側（ドーム）と後方壁を占めている非常に薄い骨の層と線維軟骨から構成される（図 11.5 参照）．Okeson[77] によるとこの薄い部分は負荷面としては適切ではない．下顎に加えられる上向きの大きな力は，下顎窩のこの部分を骨折させる可能性があり，場合によっては，頭蓋内に骨片が到達する可能性すらある．

関節円板
Articular Disc

顎関節の関節円板は，周辺部の例外を除いて，血液供給および感覚神経支配のない高密度の線維軟骨が主となる．この円板は，組織学的に他の身体の負荷を受ける関節円板，たとえば遠位橈尺関節の関節円板や膝の半月板のようなものとおおむね類似している．顎関節の関節円板は，豊富なコラーゲン線維を含有しており可撓性を有しながらも丈夫である．関節円板の外周全体は，関節周囲の関節包に付着する．

関節円板は，後部，中間部，前部の 3 つの部分に分けることができる（図 11.10 参照）[77]．各領域の形状は，下顎頭および下顎窩のさまざまな輪郭に適応することを可能とする．関節円板の**後部**は，上側が凸状で下側が凹状になっており，球関節のように大部分の下顎頭を受けている．最も後方の部分は，コラーゲンならびにエラスチン線維を含む**後円板層**に緩やかに付着する．後円板層による結合は，関節円板を骨の後方につなぎ止める．脂肪，血管，感覚神経の網状構造は，後円板層の上下の空間を埋めるように存在する．

関節円板の後部は，以下の部分に付着する．
- 顎関節の関節包と下顎頭の上方の周囲に付着するコラーゲン線維が豊富な下部の後円板層
- 下顎窩のすぐ後方の側頭骨の鼓室板に付着する弾力線維が豊富な上部の後円板層

関節円板の**中間部**は下面が凹面であり，上面はほぼ平坦である．**前部**は，下面がほぼ平坦で，上面は関節隆起の膨らんだ部分を受けるためにわずかに凹んでいる．関節円板の前部は，いくつかの組織に付着している．

関節円板の前部は次の部分に付着する．
- 顎関節の前方関節包に沿った下顎頭の上方周囲
- 外側翼突筋の上頭の腱
- 関節隆起の少し前方の側頭骨

関節円板の厚みは前部と後部とで異なっている．最も薄い中間部ではほんの 1 mm という厚みである[44]．しかしながら，前部と後部では 2〜3 倍の厚みをしている．関節円板は中央部で圧縮されている[77]．前部と後部からの厚みの調整によってできた圧縮によって関節円板の下面の凹みを形成する．最大嵌合位において，下顎頭の上前方縁と下顎窩の関節隆起とが関節円板の凹んだ中間部でちょうど噛み合うようになる．適切に配置された関節円板は，口を大きく開ける後期の段階において，関節隆起を横切って前方に向かって滑り，下顎頭を最大限に保護する．

関節円板により接触圧が減じるため，顎関節の適合性が

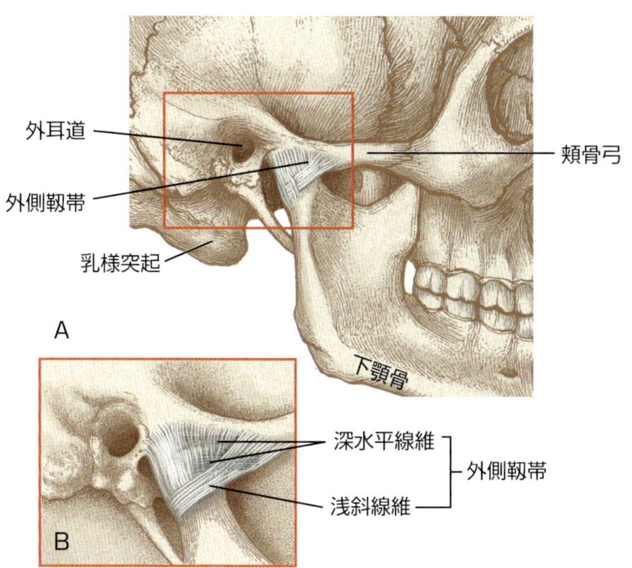

図 11.11　(A) 顎関節の外側靱帯，(B) 外側靱帯のおもな線維：水平線維と斜線維．

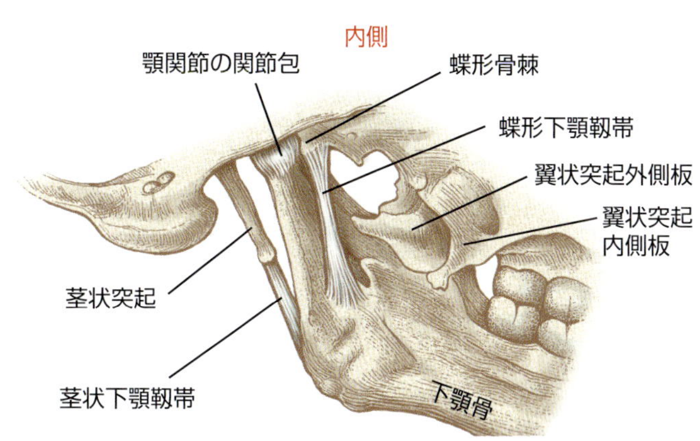

図 11.12　顎関節の関節包の内側面で，茎状下顎靱帯と蝶形下顎靱帯を示している．

最大となる．関節円板はまた，関節に安定性を与え，運動中の下顎頭の動きを誘導するのに役立つ．健常な顎関節では，関節円板は動く下顎頭とともに滑る．運動は，関節内圧，筋活動の調整，関節円板と下顎頭の周囲に付着している側副靱帯によって決定される．

関節包と靱帯構造
Capsular and Ligamentous Structures

▶線維性関節包 Fibrous Capsule

顎関節と関節円板は緩やかな線維性の関節包で包まれている．関節包の内側面は，滑膜で覆われる．上方の関節包は，関節隆起のかなり前方の下顎窩の縁に付着する．下方の関節包は，関節円板の周囲および下顎頭の上部に付着する．前方の関節包と関節円板の前縁は，外側翼突筋の上頭の腱に付着する（図 11.10 参照）．

顎関節の関節包は，関節運動に重要な支持を提供する．内側および外側の関節包は比較的しっかりとしており，噛むときなどに生じる外側への動きに対して関節の安定性をもたらす．しかしながら，前方と後方の関節包はやや緩く，口を開けるときに下顎頭と関節円板の前方への移動を可能としている．

▶外側靱帯 Lateral Ligament

顎関節をおもに強化する靱帯は，外側靱帯（側頭下顎靱帯）である（図 11.11A）．外側靱帯は，水平線維と斜線維を組み合わせて説明される（図 11.11B 参照）[77]．浅層にある斜線維は，下顎頭の後方から，関節隆起の外側縁と頬骨弓に向かって，前上方に走行する．深層にある水平線維は斜線維と同様な感じで付着する．それらは下顎頭の外側柱に付着するために水平方向および後方に走行する．

外側靱帯の主たる作用は，関節包の外側に安定性を与えることである．外側靱帯の断裂や過度の伸張によって，外側翼突筋の上頭からの抵抗を伴わない引っ張りが関節円板を内側へ移動させる可能性がある．関節包内運動の項で示したように，外側靱帯の斜線維は開口中の下顎頭の動きの誘導を助ける[77]．

▶副次的靱帯 Accessory Ligaments

茎状下顎靱帯と蝶形下顎靱帯は顎関節の副次的靱帯である．どちらも関節包に対して内側に位置する（図 11.12）．これらの靱帯は下顎が頭蓋から懸垂することを補助することと，咀嚼における限定的で動的な役割しか有していないであろう．

> **顎関節を支持する結合組織**
> - 関節円板
> - 線維性関節包
> - 外側顎関節靱帯
> - 蝶形下顎靱帯
> - 茎状下顎靱帯

骨運動
Osteokinematics

下顎の主たる骨運動は前方突出と後退，側方変位，下制と挙上と表現される（図 11.13～15）．主要な運動中，下顎の並進運動と回転運動がさまざまな程度に組み合わさっ

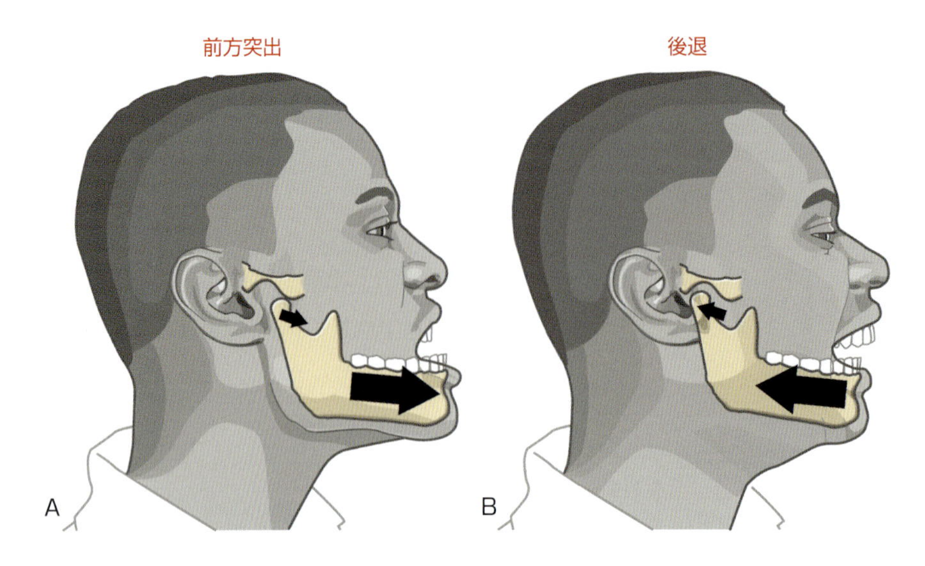

図 11.13　下顎骨の前方突出（A）と後退（B）.

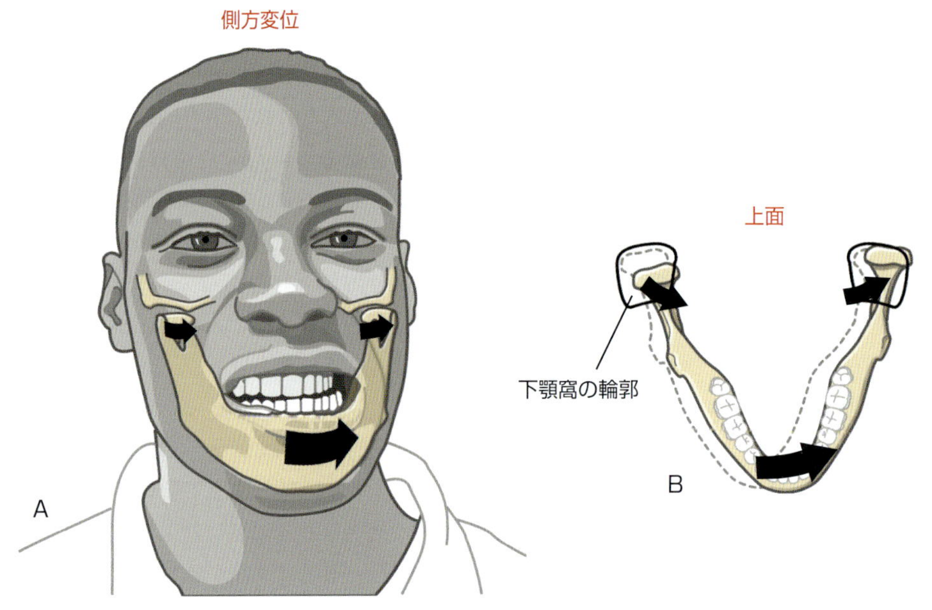

図 11.14　下顎骨の側方変位（A）とそれに伴う水平面の回旋（B）.

て起こる．これらの組み合わされた運動によって咀嚼時の機械的な過程は最適化される．これらの運動学的記述の詳細については，Okeson の書籍でみることができる[77].

▶前方突出と後退 Protrusion and Retrusion

下顎の前方突出は，回旋を伴うことなく下顎が前方に並進することで起こる（図 11.13A）．後退は，その反対方向への動きである（図 11.13B）．先に説明するが，前方突出と後退は，それぞれ口の完全な開口と閉口の基本的な運動要素である．

▶側方変位 Lateral Excursion

下顎の側方変位は，主として側方への並進運動として起こる（図 11.14A）．右または左方向への能動的な側方変位は，主動作筋の位置によって対側あるいは同側への移動として表現される．成人では，最大側方変位距離は平均 11 mm が正常と考えられる[97]．下顎の側方変位は比較的わずかな回旋運動を伴う．通常，この運動の特定の経路は，上下の歯の接触（咬合），筋の活動，下顎頭と下顎窩の形状，関節円板の位置などを含むいくつかの要素の相互作用によって誘導される．歯科的咬合の評価を行うために，歯科医はしばしば側方変位がある側を，日常的に「噛むのに使う側」とみなす．

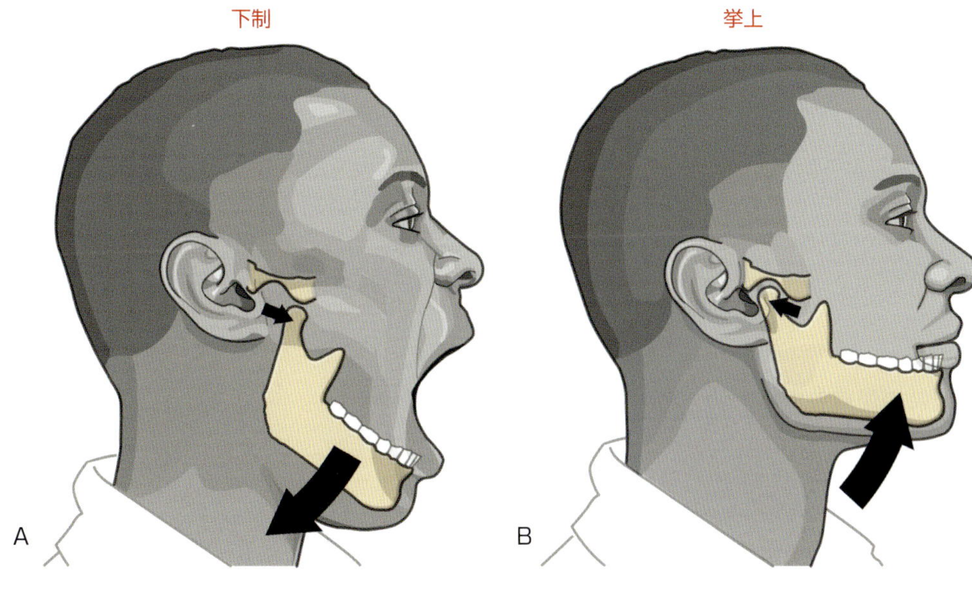

図 11.15　下顎骨の下制（A）と挙上（B）.

▶下制と挙上 Depression and Elevation

下顎の下制は咀嚼の基本的な要素である開口運動を引き起こす（図 11.15A 参照）．最大開口は，あくびや歌唱などの活動時に生じるのが典型的である．成人では，上下の前歯の切縁のあいだで計測して，平均 45～50mm 開くことができる[18, 43, 97]．切縁間の開口部は，3 横指（近位指節間関節）が入る程度が一般的に十分な開き具合である．しかしながら，典型的な咀嚼においては，最大の約 38％である 18mm（1 横指が十分入る間隔）の最大開口が平均的に求められる．平均的な成人において，上下の切縁間に 2 横指が入らなければ，通常，異常とみなされる．

下顎骨の挙上は，咀嚼中，食物を噛み砕くため用いられる作用として口を閉じる（図 11.15B 参照）．この過程中，下顎骨に生えている歯は，上顎に生えている歯に対して強く対向する．

関節包内運動
Arthrokinematics

下顎の運動は，典型的には両側の顎関節の動きによってもたらされる．いずれかの関節に異常が生じれば，反対側の機能にも影響が及ぶことになる．骨運動の場合と同様，顎関節の関節包内運動においても回転運動と並進運動との組み合わせで起こるのが正常である[6]．一般的に，**回転運動**は，下顎頭と関節円板の下面とのあいだで起こり，**並進運動**は，下顎頭と関節円板がともに滑る[77]．関節円板は下顎頭が動く方向と同じ方向に動く．

▶前方突出と後退 Protrusion and Retrusion

前方突出ならびに後退時，下顎頭と関節円板は，下顎窩に対して，それぞれ前方および後方へ並進する（図 11.13 参照）．健常な成人において，最大約 1.25cm の下顎頭の並進運動がそれぞれの方向で計測されている．下顎頭と関節円板は，関節隆起の下向きの勾配に沿って動く．下顎は，前方突出中にはわずかに下方に滑り，後退のときにはわずかに上方に滑る．移動の経路と範囲は，通常，口の開閉の程度に応じて変化する（以下に記載）．

▶側方変位 Lateral Excursion

側方変位は，下顎窩のなかで下顎頭と関節円板が主として側方へ並進することである．わずかであるが多平面的な回転運動が典型的には並進運動と組み合わさる．たとえば，図 11.14B は水平面でのわずかな回転運動を伴った側方変位を示す．側方変位をしている側にある（図の右側の）下顎頭は，比較的固定された支点として機能し，対側の（左側の）下顎頭による回転のわずかに広い円弧を可能とする[77, 81]．

▶下制と挙上 Depression and Elevation

開口と閉口は，それぞれ下顎の下制と挙上によって生じる．これらの運動中，それぞれの顎関節は，下顎頭，関節円板，下顎窩のあいだで回転および並進の組み合わさった動きを生じる．他のどの関節も，これほど大きな並進運動が回転に伴う関節包内運動はない．これらの複合的な関節包内運動は，咀嚼（食物のすり潰しや噛み砕き）や会話時の機械的要素には必要となる．回転運動と並進運動とが同

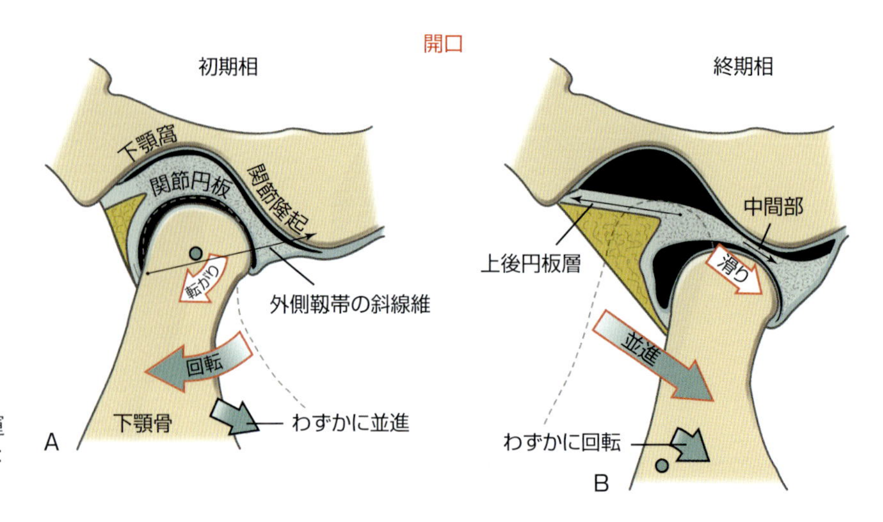

図 11.16　開口時の関節包内運動，右顎関節のみを描画している：初期相（A）と終期相（B）．

時に起こるため，回転軸は常に変化している．理想的な場合には，両側の顎関節内での動きは，最大の開口範囲を可能にしながらも関節表面でのストレスは最小限となる．

口の開閉中における顎関節の運動学を記述するに際して，回転運動と並進運動の運動比率を一定の値にまとめることは不可能であろう[71]．この比率は，関節円板や関節面の形状を含む頭部と歯の解剖学的構造の全体と運動方略における個人差によって変化するものである．しかしながら，文献に基づくデータと透視観察を組み合わせると，少なくとも開口の初期と終期においては，これらの関節包内運動の一般的な傾向を示すことができる（図 11.16）[90, 114]．初期相は，可動域の最初の 35～50％を構成し，頭蓋に対して下顎が主として回転する．図 11.16A に示すように，下顎頭は関節円板の凹んだ下面を後方に転がる（回転の方向は，下顎枝の 1 点が回転する方向で表現する）．回転運動は，下顎体を後下方に向かって動かすことになる．この運動の回転軸は固定されておらず，下顎頭・頸の付近を移動する[32, 77, 83]．回転運動は，外側靱帯の斜線維を伸張することによって，開口の終期相の開始を補助する[77, 79]．

開口の終期相は可動域全体の後半の 50～65％を構成する．この段階は，回転運動を主とした段階から並進運動を主とした段階へ一般的に移行する．この移行は，口を全開する際に，下顎頭を触診することによって容易に理解することができる．並進運動の最大距離は，成人において 1.5～2 cm と大きい[18, 66]．並進運動中，下顎頭および関節円板は，関節隆起の傾斜に沿って，前下方に向かってともに移動する（図 11.16B 参照）．開口の最終において回転軸は下方へ移動する．軸の正確な点は，それが個人の固有の回転運動・並進運動比率に依存するため，定義は難しい．開口の終期相では，回転軸は，下顎頭の下にたいてい位置している[32]．

口を完全に開くとき，関節円板が前方へ最大に伸張される．前方へ並進運動（前方突出）の程度は，部分的には，弾力性のある後円板層の伸張によって制限される．関節円板の中央部分は，下顎頭の上面と関節隆起とのあいだに挟まれているあいだは前方へ並進する．この関節円板の位置は，関節の適合性を最大にし，関節内のストレスを軽減する[56]．

口を閉じるときの関節包内運動は，口を開くときの運動が逆の順序で行われる．口が完全に開き，口を閉じる準備ができれば，上後円板層の緊張が関節円板を後退させ，閉口運動の初期相の並進運動の開始を補助する．閉口運動の終期相は，おもに関節円板の凹面内での下顎頭の回転運動によって行われ，上歯と下歯の接触によって完了する．

筋と関節の相互作用

筋と関節の神経支配
Innervation of the Muscles and Joints

咀嚼筋とその神経支配について表 11.2 にまとめた．主として大きさと力の発生能力に基づき，咀嚼筋は主動作筋と補助筋の 2 つに分けることが可能である．咀嚼の主動作筋は，咬筋，側頭筋，内側翼突筋と外側翼突筋である．咀嚼の補助筋の多くは，下顎骨とその歯の下方にある舌骨に付着する．咀嚼の主動作筋は三叉神経（第Ⅴ脳神経）の枝である下顎神経の支配を受ける．この神経は，下顎窩よりも少し内側前方にある卵円孔を通って頭蓋骨の外へ出る（図 11.5 参照）．

顎関節内の関節円板の中央部分は感覚神経の支配を欠く．しかし，関節円板，関節包，外側靱帯ならびに後円板組織の周辺部には，疼痛線維ならびに機械的受容器が存在する[99, 113]．さらに，口腔粘膜，歯根膜および筋からの機械

表 11.2　咀嚼の主動作筋と補助筋ならびにそれらの神経支配

筋	支配神経
主動作筋	
咬筋	下顎神経の枝，第Ⅴ脳神経の分枝
側頭筋	下顎神経の枝，第Ⅴ脳神経の分枝
内側翼突筋	下顎神経の枝，第Ⅴ脳神経の分枝
外側翼突筋	下顎神経の枝，第Ⅴ脳神経の分枝
補助筋	
舌骨上筋群	
顎二腹筋（後腹）	顔面神経（第Ⅶ脳神経）
顎二腹筋（前腹）	下歯槽神経（下顎神経の枝，第Ⅴ脳神経の分枝）
オトガイ舌骨筋	舌下神経を経由する C^1（第Ⅻ脳神経）
顎舌骨筋	下歯槽神経（下顎神経の枝，第Ⅴ脳神経の分枝）
茎突舌骨筋	顔面神経（第Ⅶ脳神経）
舌骨下筋群	
肩甲舌骨筋	C^1-C^3 の腹側枝
胸骨舌骨筋	C^1-C^3 の腹側枝
胸骨甲状筋	C^1-C^3 の腹側枝
甲状舌骨筋	C^1 の腹側枝（第Ⅻ脳神経を経由して）

的受容器および感覚神経は，神経系に対して固有感覚刺激の豊富な情報を提供する．この感覚情報は，舌や頬のような柔らかい口腔組織を，咀嚼または会話中に歯によって噛まないように，外傷から保護するのに役立つ．さらに，感覚は顎関節と頭頸部領域の筋における機能的な相互作用を同期させる神経筋反射を調整するのに役立つ．顎関節の感覚神経支配は，下顎神経の 2 つ枝である耳介側頭神経と咬筋神経を介して行われる[99]．

筋の解剖と機能
Muscular Anatomy and Function

▶咀嚼の主動作筋 Primary Muscles of Mastication

咀嚼の主動作筋は，咬筋，側頭筋，内側翼突筋と外側翼突筋である．付録Ⅲパート C に筋の付着部をまとめてある．

咬筋（Masseter）

咬筋は厚みがあり，力強い筋で，下顎角の直上で容易に触知できる（図 11.17A）．全体として咬筋は，頬骨と頬骨弓に起始をもち（図 11.1, 11.5 参照），下顎枝の外側面の下方に付着する（図 11.2 参照）．

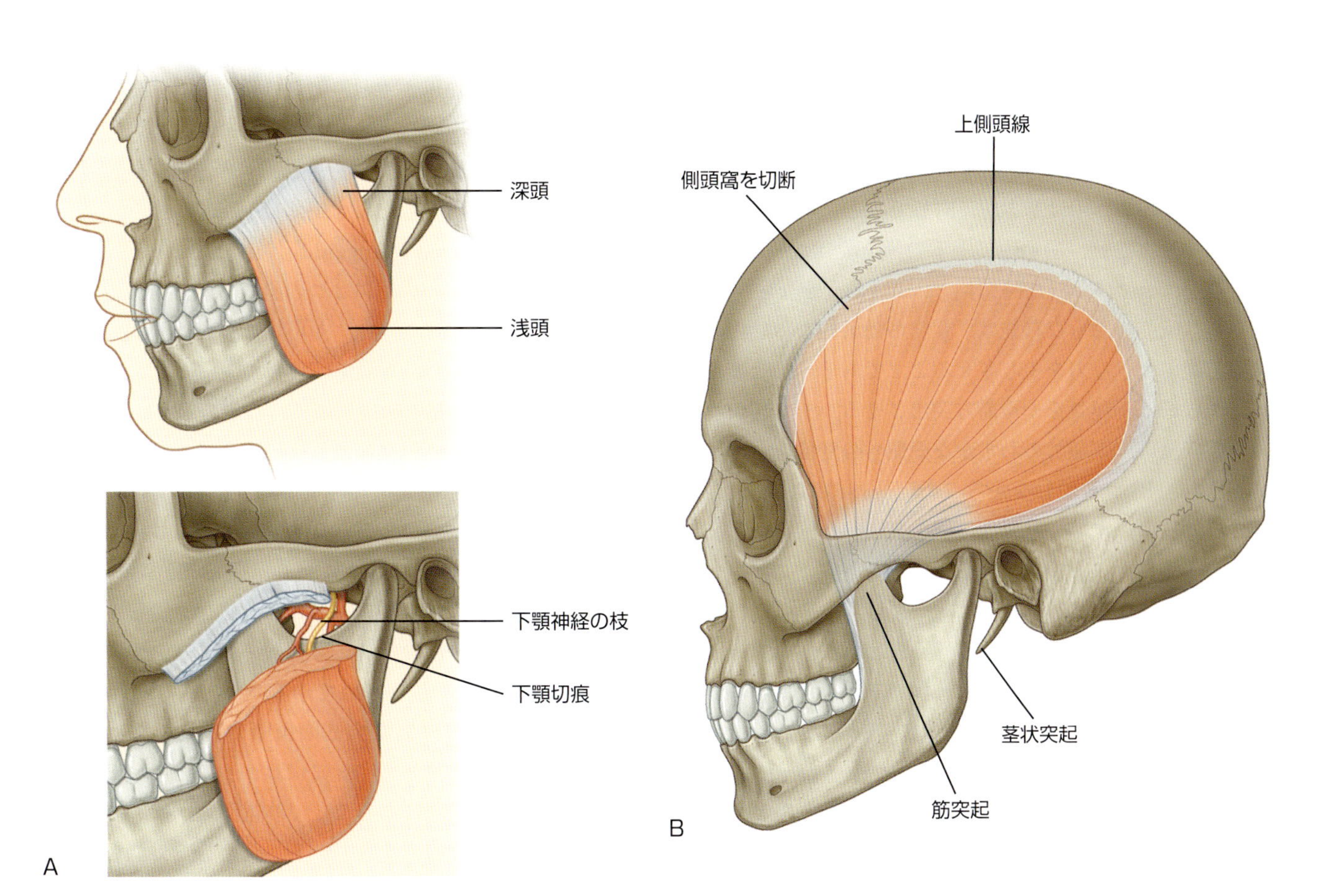

図 11.17　左の咬筋（完全なものと切離したもの）（A，オレンジ色の部分）と左の側頭筋（B，オレンジ色の部分）を強調した図．（Drake RL, Vogl W, Mitchell AWM: *Gray's anatomy for students*, ed 3, St Louis, 2015, Churchill Livingstone より引用）

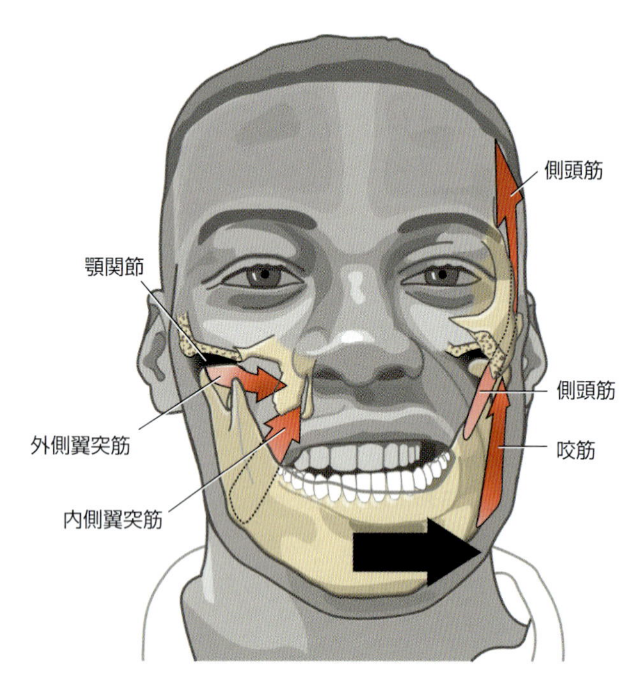

図 11.18　前額面の図は，下顎骨の左側方変位中の筋の相互作用を示す．この作用は，噛んでいるあいだの側方へのすり潰し運動中に起こる．筋が作り出す動きを赤色で示す．

咬筋は，浅頭と深頭を有する（図 11.17A 参照）．大きな浅頭は，下後方へ走行し，下顎角の近くの下面に付着する．小さな深頭は，下顎枝の上部領域の冠状突起の基部近くの下に付着する．

咬筋の両頭の作用は基本的に同じである．両側性収縮は，下顎骨を挙上させ，咀嚼中に上下の歯を咬合させる[91]．筋の力線は，臼歯の咬合面に対してほぼ垂直をなす．したがって，咬筋のおもな機能は，食物の効果的な粉砕のために臼歯間に大きな力を生じさせることである．また咬筋の両側性収縮は下顎骨をやや前方突出させる．一方，咬筋の一側性収縮は，下顎骨のわずかな同側への変位を引き起こす（図 11.18）．しかしながらこの同側への変位という作用の有効性は，すでに反対側に側方変位した位置から筋が収縮する際に，より顕著となる．この位置は筋の伸張（おそらく活性化を高める状態）だけでなく，水平面での力の潜在能力も高める．強力な噛み砕く力と同側への側方変位が組み合わさった咬筋の活動は，食物を粉砕するのに非常に適している．

側頭筋（Temporalis）

側頭筋は，頭蓋骨の側頭窩の陥凹部分のほとんどを埋める扇状の筋である（図 11.17B 参照）．この筋の浅層表面は，比較的厚い平坦な筋膜に覆われており，筋腹の触診は容易ではない．側頭筋は，頭蓋の付着部で広い腱を形成し，遠位に走行しながら狭くなり，頬骨弓と頭蓋骨の側面のあいだの空間をくぐる（図 11.5 参照）．側頭筋は，冠状突起と，下顎枝の前縁および内側面に遠位の付着を有する（図 11.2 参照）．側頭筋の両側性収縮は，下顎骨を挙上し，非常に効果的な咬合力を生み出す[91]．より斜めの後方線維は，下顎骨の挙上と後退を引き起こす．

咬筋と同様に，側頭筋は遠位の付着部に近づくとやや内側に向かう．したがって，側頭筋の一側性収縮は，左右に咀嚼するときのように，下顎のわずかな同側への側方変位を引き起こす（図 11.18 参照）．咬筋の項で解説したように，同側への側方変位を作り出す側頭筋の有効性は，咀嚼中の周期的な運動パターンである対側への側方変位において作用するときに，より強調される．

内側翼突筋（Medial Pterygoid）

内側翼突筋は，2 つの大きさの異なる頭部を有する（図 11.19A）．はるかに大きな深頭は，蝶形骨の翼状突起外側板の内側表面に付着する（図 11.5, 11.6 参照）．より小さな浅頭は，上顎の後側部にある第 3 大臼歯のすぐ上に付着する（図 11.6, 11.7 の視点を比較）[99]．両頭は，咬筋とほぼ平行しており，下顎角に近い下顎枝の内面に付着する（図 11.2, 11.4 の見解を比較する）．

内側翼突筋の両頭の作用は本質的に同じである．内側翼突筋が両側性に作用すると，下顎骨が挙上し，伸展を制限しつつ，前方突出する．筋の力線が斜めのために，内側翼突筋の一側性収縮は，下顎骨の対側への側方変位に対して非常に有効な作用をもたらす（図 11.18 参照）．

外側翼突筋（Lateral Pterygoid）

外側翼突筋は，一般的に 2 つの異なる頭部をもつ羽状筋とされる（図 11.19B 参照）[28, 74, 77, 99]．上頭は蝶形骨の大翼に付着する（図 11.5, 11.7 参照）．より大きい下頭は，翼状突起外側板の側面と上顎の隣接領域に付着する（図 11.7 参照）．

全体として，外側翼突筋は，ほぼ水平に走行し，下顎頭部の関節付近に付着する（図 11.10 参照）[4, 27, 28, 77, 99]．具体的な解剖学的詳細については，いまだ議論中であるが[14]，外側翼突筋の上頭は翼状窩（図 11.2 参照），関節包の内壁，関節円板の内側に付着する．下頭は翼状窩と隣接する下顎頭に付着する．遠位の付着にも複数のパターンがあり，第 3 の頭部についても提案されている[4, 27]．

咀嚼中における外側翼突筋の両頭の正確な作用と役割は，議論をよんでおり，完全にはわかっていない[74, 106]．この原因は，筋が深層にあることで筋電図学的研究の技術的課題の影響を部分的に受けている．しかし，外側翼突筋の両頭が一側性に収縮した場合，下顎が反対側へ側方変位することについては一般的に合意が得られている（図 11.18 参照）．さらに，一側性の筋収縮は，対側の変位の典型的

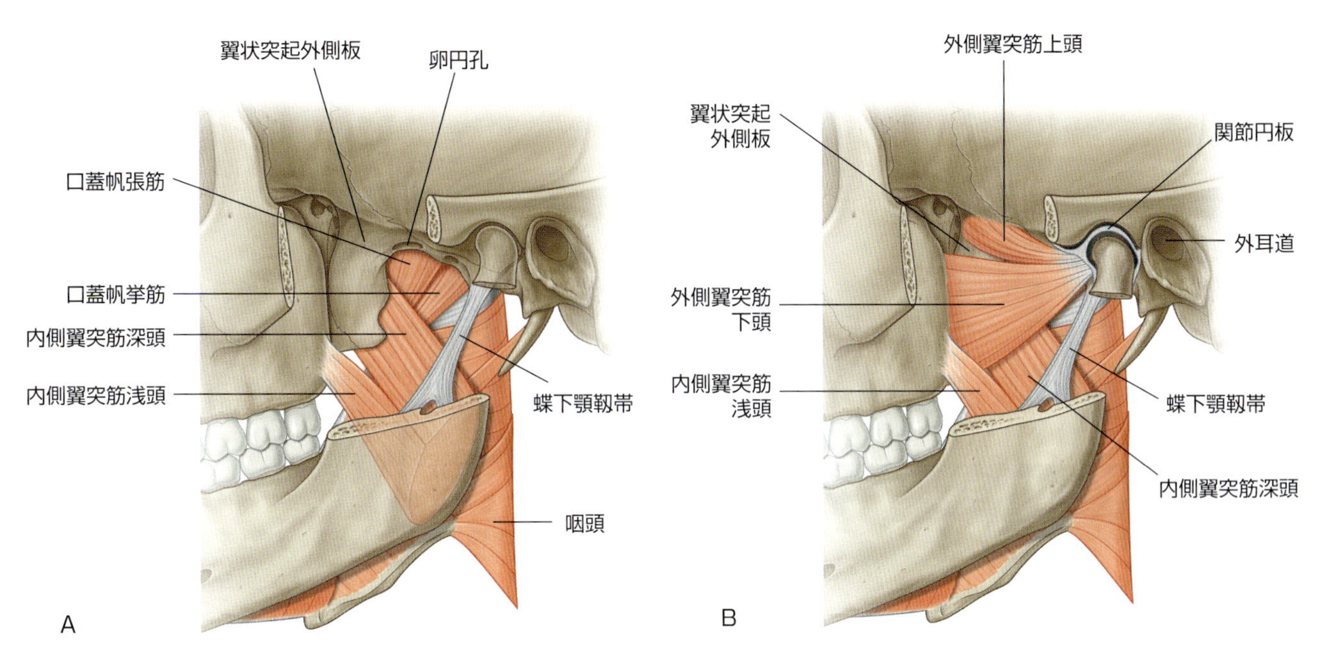

図 11.19　左の内側翼突筋（A）と外側翼突筋（B）を強調した図．下顎骨と頬骨弓は両方の翼突筋を露出するために切離してある．（Drake RL, Vogl W, Mitchell AWM: *Gray's anatomy for students*, ed 3, St Louis, 2015, Churchill Livingstone より引用）

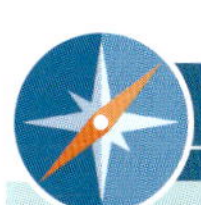

SPECIAL FOCUS 11.1

咬筋と内側翼突筋の機能的相互作用

内側翼突筋と咬筋は，下顎角の周囲で**機能的懸垂**を形成する（図 11.20）．これらの筋の同時収縮は，顎を介し，最終的に上下の大臼歯間に非常に強力な咬合力を発揮する[57]．この部位での最大咬合力は，成人では平均約 422 N（約 43 kg）であり，切歯間で生成される咬合力の 2 倍の強さである[61]．

下顎骨の内側と外側において作用する咬筋と内側翼突筋は，上下の大臼歯間に重要な側方への力ももたらす．図 11.18 に示すように，右の内側翼突筋と左の咬筋の同時収縮は，左への側方変位をもたらす．この相乗的な筋収縮は，口の両サイドにある大臼歯と食物とのあいだに有効な剪断力をもたらすことができる．筋の作用を組み合わせることは，嚥下する前に食物を噛み砕き潰すために非常に有効である．

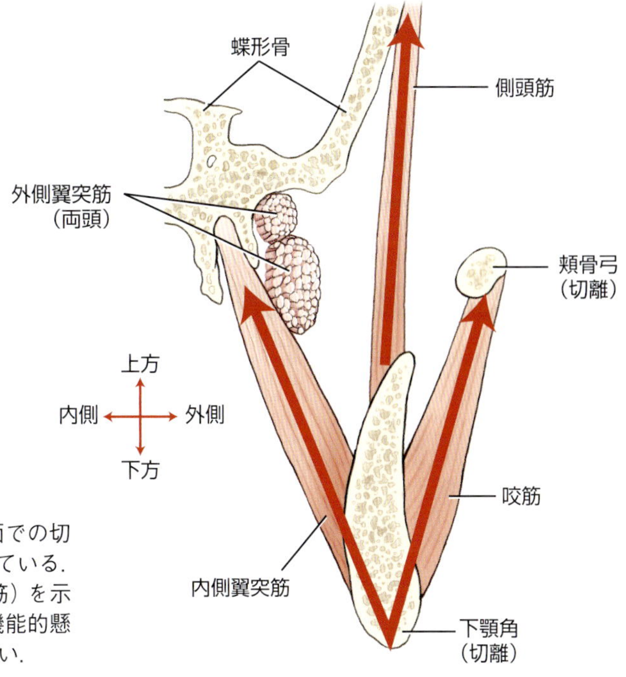

図 11.20　頭蓋の頬骨弓の中央部分における前額面での切断面．切断面は，咀嚼の主動作筋（左側のみ）を示している．力線は閉口の主動作筋（咬筋，側頭筋，内側翼突筋）を示している．咬筋と内側翼突筋によって形成される機能的懸垂が下顎角のまわりにできていることに注意されたい．

な運動成分として対側の下顎頭を前内方へ回転させる（図11.14B参照）．片側一方の外側翼突筋は，咀嚼中，通常，他の筋と協調しながら収縮する．たとえば，図11.18に示すように，左側への側方変位を含む咬合運動は，右の内・外側翼突筋によって制御され，それよりも弱いが左の咬筋および側頭筋によっても制御される．

外側翼突筋の両頭の両側性収縮は，下顎の強力な前方突出を引き起こす[61]．すでに，開口と閉口時の筋制御についての議論で十分に説明してきたように，外側翼突筋の両頭は，開口と閉口時のさまざまな段階で活動する（このことと形態学に関する他の事項の考察として，外側翼突筋の両頭が，実際には別々の筋であるとする研究者もいる[28]）．ほとんどの研究結果では，**下頭**は下顎の下制の主動作筋であり，開口時の抵抗に抗してとくに働くとされる[65, 74, 77, 82]．一方，**上頭**は，顎の閉口時の抵抗に抗して，関節円板の緊張と位置を制御するのを補助するとされる[65, 74]．この作用は，硬いキャンディを噛んでいるときなど，抵抗があるなかでの，下顎の一側性の閉口運動時にとくに重要である．

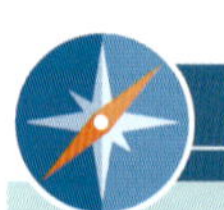

SPECIAL FOCUS 11.2

関節円板内障

顎関節の機械的機能不全は，しばしば関節の捻髪音，運動に伴う激しい疼痛，動かすことの困難さや運動範囲の減少を生じる．加えて，機械的機能不全には，下顎頭および下顎窩に対する関節円板の位置異常が起こる可能性があり，**関節円板内障**とよばれる[105]．内障は，疾病，外傷，または，関節円板の変形，関節隆起の傾きの異常，関節包の過伸張，あるいは上後円板層の弾力性の喪失を伴う他の関節状態によって引き起こされることがある[36, 56]．さらに，関節円板内障は，筋（とくに**外側翼突筋の上頭**）の活動性の**亢進**と関連している可能性がある．これらの筋線維の力線と付着部に基づき，筋の過活動は，関節円板を前内方へ引っ張り，変位させる[4, 27, 106, 107]．これらの筋の過活動の原因は明確に解明されてはいないが，慢性的な精神的ストレス，過度の歯ぎしりや歯の噛みしめなどの非機能的習慣に関連している可能性がある[28]．いったん関節円板が異常な位置になると，関節円板はかなりの有害なストレスに脆弱になりかねない[77]．

▶咀嚼の補助筋 Secondary Muscles of Mastication

舌骨上筋群と舌骨下筋群は，咀嚼の補助筋として考えられている（図11.21）．これらの筋群を表11.2に示した．これらの筋による力は，直接的あるいは間接的に下顎骨に伝わる．**舌骨上筋群**は，頭蓋底ならびに舌骨と下顎骨とに付着し，**舌骨下筋群**は，上位の付着が舌骨であり，下位の付着は喉頭軟骨，胸骨，肩甲骨である．3つの舌骨上筋群（顎二腹筋の前腹，オトガイ舌骨筋と顎舌骨筋）の下顎への付着部を図11.4に示す．付録ⅢパートCに舌骨上筋群と舌骨下筋群の付着部をまとめた．

舌骨が舌骨下筋群の十分な活動によって安定し，舌骨上筋群が下顎骨の下制を補助し，開口の一助となる[13]．舌骨上筋群と舌骨下筋群は，会話，舌の運動，嚥下と嚥下前の食塊を制御する．

▶個々の筋の作用のまとめ Summary of Individual Muscle Action

表11.3に咀嚼筋の個々の作用をまとめた．

表11.3　咀嚼筋の作用

筋	挙上（閉口）	下制（開口）	側方変位	前方突出	後退
咬筋	XXX	—	X(IL)	X	—
内側翼突筋	XXX	—	XXX(CL)	X	—
外側翼突筋（上頭）	*	—	XXX(CL)	XXX	—
外側翼突筋（下頭）	—	XXX	XXX(CL)	XXX	—
側頭筋	XXX	—	X(IL)	—	XXX（後部線維）
舌骨上筋群	—	XXX	—	—	X†

CL：対側側方変位，IL：同側側方変位．下顎を動かす相対的な程度については，3段階のスコアの1つで評価される．X＝最小，XX＝中等度，XXX＝最大．ダッシュは筋の効果的な作用がないことを示している．
* 関節円板の安定化あるいは位置調整
†オトガイ舌骨筋，顎舌骨筋と顎二腹筋（前腹）のみの直接的作用

▶開口と閉口における筋の調節 Muscular Control of Opening and Closing of the Mouth

開口運動

開口運動は，おもに外側翼突筋の下頭と舌骨上筋群の収縮によって行われる[108]．図 11.22A はブドウを噛む準備として開口する作用を描いている．外側翼突筋の下頭は，下顎頭の前方への並進運動（前方突出）の主たる役割を担う．この筋は，舌骨上筋群の収縮とフォースカップルを形成する．フォースカップルは，下顎頭の下側に緑の小円で示している回転軸のまわりで下顎を回転させる．下顎骨の回転は開口運動の終期相に減少するが，この動作の最終点まで辿るのを促す．重力は開口運動を補助するが，口を完全に開くためには確実に筋の活性化が必要となる．興味深いことに，おそらく予想どおりにはならないが，顎関節が抵抗なく口を閉じるときと比べて，完全に口を開いているとき，顎関節の全体的な負荷が大きいことを数学的モデルは示している[108]．最大開口時，下顎頭の変位は，口を抵抗なく閉じるときに比べて関節隆起と接することになる．しかし，予想どおり，（咀嚼時のように）抵抗性の閉口時には，主として，大きな筋の咬合力を必要とし，全開のときよりも，関節の負荷ならびに関節円板の圧縮をはるかに大きなものとする．

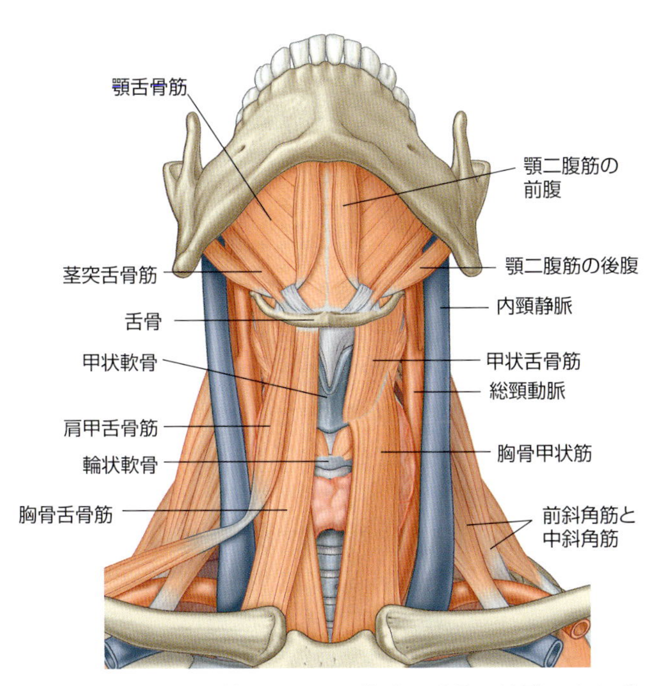

図 11.21　舌骨に付着する舌骨上筋群と舌骨下筋群．オトガイ舌骨筋は顎舌骨筋よりも深部にあり，見ることができない．(Drake RL, Vogl W, Mitchell AWM: *Gray's anatomy for students*, ed 3, St Louis, 2015, Churchill Livingstone より引用)

すでに説明したように，関節円板と下顎頭は一体として，開口運動の終期相に前方に移動する．関節円板は，（1）移動する下顎頭と（2）外側翼突筋の下頭の活動がもたらす関節内圧の上昇によって前方に引き伸ばされ，引っ張られる．外側翼突筋の上頭は関節円板に直接付着しているが，文献のほとんどは，開口時にそれが比較的非活動的である

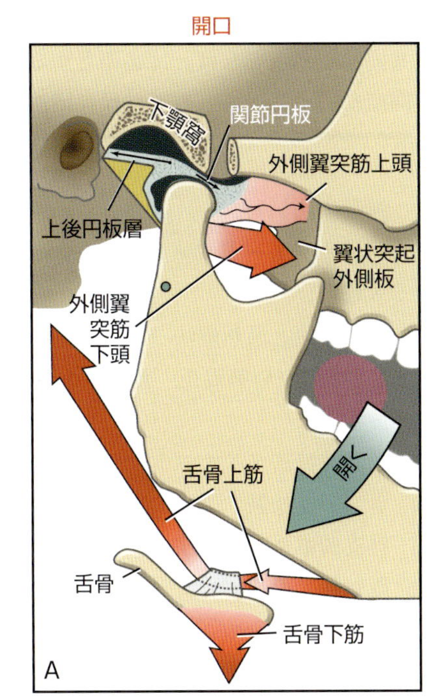

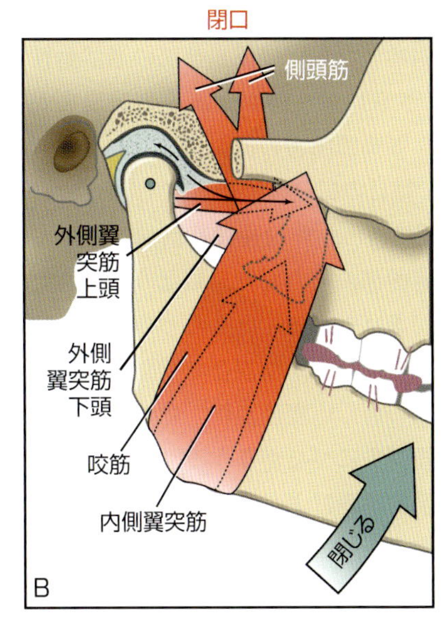

図 11.22　開口（A）と閉口（B）時の筋と関節の相互作用．筋活動活性の相対的な割合は赤色の異なる濃度で示している．（B）では外側翼突筋の上頭が遠心性の活動をしていることを示している．回転軸の位置（A および B に緑の小円で示している）は，あくまでも推定である．

としている．

閉口運動

抵抗に抗した閉口運動は，主として咬筋，内側翼突筋と側頭筋の収縮によって行われる（図 11.22B 参照）[108]．これらの筋はすべて，この作用に対して非常に有利なモーメントアーム（てこ比）を有する．側頭筋のより斜めに走行する後部線維も下顎骨を後退させる．この動作は，下顎骨を後上方へ移動させ，閉口の最終相において下顎窩に下顎頭が再び納まることを補助する．

筋の働きは完全には解明されていないが，外側翼突筋の上頭は口を閉じているあいだ，引き伸ばされながら働いている．また，遠心性の活動は，関節円板と下顎頭の前方への張力をもたらす（図 11.22B 参照）．その筋緊張は，下顎頭と関節隆起のあいだで関節円板を安定させ，適切な位置にあることを助ける．筋の活性化はまた，側頭筋の後部線維によってもたらされる強力な後退の力とバランスをとるのにも役立つ．

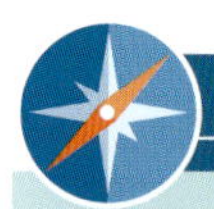

SPECIAL FOCUS 11.3

関節円板の位置の適合における外側翼突筋上頭の特異的な役割

咬合中の関節突起に対する関節円板の特異的な位置は，食物を噛んでいるときに発生する抵抗の種類と強く関係している．図 11.22B で示したブドウのような比較的弱い抵抗に抗して閉口運動を行う場合には，関節円板の薄い中央部分は関節突起と関節隆起のあいだにある本来の位置をとる．しかしながら，大きく非対称性な咬合力が求められるときには，関節円板の位置を調整することが求められる．たとえば，硬い飴玉を一側の大臼歯間で噛むとき，同側の顎関節の関節内圧が瞬間的に低下する．飴玉を噛み砕くまで，飴玉は，上顎と下顎のあいだに空間をもたらし，関節の接触を減少させる．このあいだ，外側翼突筋の上頭は強力な**求心性収縮**を行い，関節円板を前方へ押しやり，そして，厚みのある後方部分を関節突起と関節隆起のあいだに滑り込ませる．厚みのある表面は，関節間の適合性を高め，全体として下顎にかかる不均等な力に対して，顎関節を安定させる．

顎関節障害

顎関節障害（temporomandibular disorder）は，顎関節に関連する多くの臨床的問題を表現するために使用される，広範でしばしば曖昧な用語である[86, 105]．顎関節障害は，通常，筋，関節あるいはその両方の障害を伴う[87, 102]．運動中の疼痛に加えて，顎関節障害の兆候および症状には，関節音（ポッピング），臼歯の咬合力の減少，開口範囲の狭小化，頭痛，耳鳴り，咀嚼筋ならびに頭頸部筋の過活動性（トリガーポイント），さらには，顔面と頭皮の関連痛がある[2, 39, 43, 45, 51, 84, 94, 95, 105]．顎関節障害の原因には，心理的ストレスや他の感情障害，毎日の口腔機能の習慣（たとえば，歯ぎしり，唇や舌の反復咬合），非対称性筋活動，睡眠時の歯ぎしり，慢性的な前頭部の前方変位，頸部の脊髄病変や中枢神経系の鋭敏化があげられる．ほとんどの場合，変形性顎関節症に進行するのはわずかな割合で孤発性であるにもかかわらず，関節内の著しい変性変化，骨のリモデリング，および顕著な機能喪失につながりうる．

単一の機械的・生理学的説明によって，顎関節障害に関連する無数の症状を説明することはできない．特定の障害に関係する病態力学は，解剖学的構造や歯列の異常による関節へのストレスの増加，関節円板内障，転倒，顔面打撲，頸椎のむち打ち症のような外傷が影響する可能性がある[41]．その他の病因としては，関節に対する慢性的な過負荷やリウマチ性疾患が含まれる．しかし，顎関節障害の正確な原因は不明であることもしばしばである．

顎関節障害に対する治療は複数あり，根本的な問題の性質によって使い分けられる．顎関節障害に対する複数の症状は，歯科医，理学療法士，心理学者を含む臨床チームの共同的な治療をしばしば必要とする[5, 16, 17, 34, 45, 52, 55, 77, 78]．顎関節に対する最も一般的な保存療法を次に列挙する．

顎関節障害に対する一般的な保存療法

- 運動療法
- バイオフィードバック / リラクセーション法 / ストレス管理
- 寒冷療法と温熱療法
- 患者教育（姿勢矯正，食生活改善など）
- 徒手療法
- 超音波療法 / イオントフォレーシス／フォノフォレーシス / 乾燥鍼
- 経皮的電気刺激療法
- 認知行動療法
- 薬物療法
- 関節内注射（局所麻酔やステロイド系抗炎症剤）
- 咬合療法（歯列構造や顎の位置の矯正）
- 口腔内装置（スプリント）

顎関節障害に対する保存療法それぞれの臨床効果について議論することは，本章の目的とするところではない．簡単にいえば，運動療法，徒手療法，スプリント療法ならびに患者教育は，顎関節障害患者の疼痛を軽減し，顎関節の関節可動域を増加させる可能性があると報告している臨床研究がある[15, 52, 55, 70]．しかしながら，すべての研究でこれらのことが確認されているわけではない[70, 72, 100]．顎関節障害に対する治療効果の見解の対立は，研究デザインによって部分的に生じている．多くの研究では，異なる治療的介入をしていたり，多様な重症度や病態の被験者を対象としていたりと，交絡因子が適切に制御されていない．

外科的介入は，顎関節障害を有する患者にとっては比較的まれであり，通常，疼痛が非常に激しい場合，または運動が非常に限られ，生活の質を著しく低下させる場合にのみ行われる[40]．関節穿刺に加えて，手術には，関節を検査し癒着を除去するための関節鏡，関節円板に対する下顎頭の再整形，関節切開（関節円板の再配置，および関節円板切除などの外科的処置）および顎関節置換術を含むことがある．

まとめ

本章の第 1 部では，顎関節の身体運動学について解説した．左右 1 対の顎関節は咀嚼時のみならず，嚥下，発声，歌唱ならびにその他の非特異的，潜在的な活動において，物理的に 1 日に何千回もの運動を行っている．これらの活動により，顎関節の関節表面ならびに関節周囲の結合組織には常に圧縮および剪断力が生じている．その力は，たとえば嚥下中などの非常に小さな力から食べ物を噛み砕くときのおそらく数百ニュートンに及ぶ範囲を有している．これらの力は，主として咀嚼筋の作用によってもたらされる．咀嚼筋は協調的に働き，口を開閉し，下顎を左右と前後に動かすことで，飲み込む直前に食べ物を非常に効果的に粉砕する．

大きく多方向の力を発生させることに加えて，顎関節は，ささやきの際のほんの数 mm から，大きなリンゴを噛む際にはおそらく 5cm の下制が必要になるように，下顎骨には広範囲な可動性が求められる．顎関節に要求される独自的な機能的要求は，同関節の特徴的な構造に反映される．顎関節は，下顎頭の回転運動と並進運動の両方を可能とするために，緩い関節構造をしている．この「滑りと蝶番関節」が組み合わさることで，下顎骨の潜在的な動きを増加させる．潜在的に大きな反復力から関節を保護する方法として，骨の関節面には線維軟骨の層があり，厚い関節円板によって部分的に覆われている．関節円板のおもな機能は，関節包内運動を誘導し，関節を安定させることと，おそらく最も重要なことは関節表面のストレスを軽減することである．

下顎骨の運動中，関節円板は，とくに下顎頭と下顎窩の傾斜している関節隆起とのあいだの接触ストレスを最大限に減少させるように常に位置を変化させている．関節円板の位置は，伸張された関節包および後円板層からの受動的な緊張，下顎頭からの圧縮ならびに外側翼突筋の上頭からの能動的な力の組み合わせにより決まる．一部の人では，関節円板が一時的あるいは永久的に位置を変化させてしまうため，潜在的に有害なストレスから顎関節を保護することができなくなる．より重度で慢性の症例においては，関節円板内障が，下顎の疼痛を伴う運動減少を引き起こし，関節周囲の慢性炎症や結合組織変性との関連性が高い．

関節円板が正常に位置していても，他の疼痛を伴う慢性状態が顎関節には存在する．このような状態はしばしば難解であり，治療は複雑で難しくなる．治療法は分野によってかなり異なる．治療法にかかわらず，臨床家は，顎関節の複雑な解剖学ならびに運動学を理解しながら治療に挑戦している．この知識は，顎関節障害のさまざまな臨床症状の把握，それにたいていの保存的あるいは外科的治療の根拠の理解への第一歩となる．

第 2 部　換　気

換気（ventilation）は肺や気道を通じて空気を吸入したり呼出したりする機械的過程である．この周期的な過程は，安静時に毎分 12 〜 20 回発生し，生命維持に不可欠である．本章では，換気の運動学に焦点を当てる．

換気は，肺胞と血液とのあいだで酸素および二酸化炭素の交換を可能にする．この交換は，筋線維内の酸化的代謝に不可欠である．この過程は，ATP に蓄えられた化学エネルギーを，身体の関節を動かし安定させるために必要とされる力学的エネルギーに変換する．

換気の相対的な強度は，「安静時」と「努力性」と記述することができる．健常者では，代謝要求の比較的少ない座っている活動のときに**安静時換気**（quiet ventilation）が行われる．対照的に，運動などの急速に大量の空気交換を必要とする激しい活動のときや，なんらかの呼吸器疾患を有する場合には**努力性換気**（forced ventilation）が行われる．安静時換気と努力性換気とのあいだには，幅広い連続的な範囲の換気強度の変化がみられる．

図 11.23 は，正常成人の肺気量と区画容量を示す．図

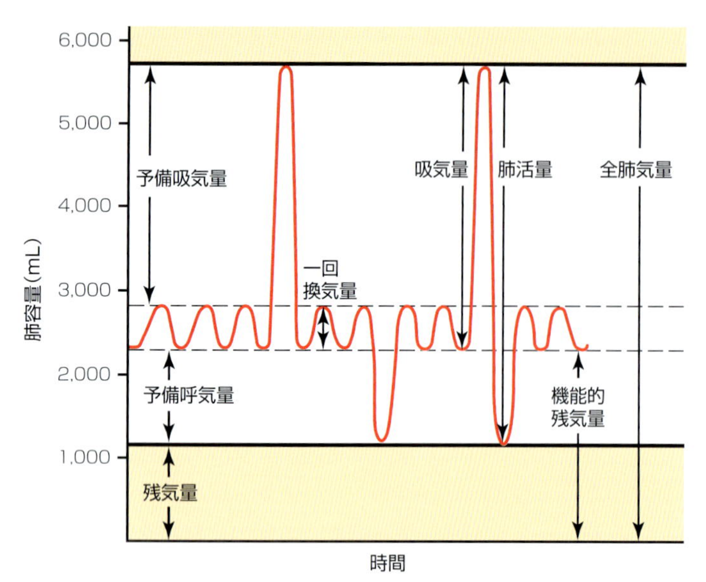

図 11.23　健常成人の肺気量分画．肺活量は２つあるいは３つの肺容量の合計である．（Hall JE: *Guyton and Hall textbook of medical physiology*, ed 13, Philadelphia, 2015, Saunders より引用）

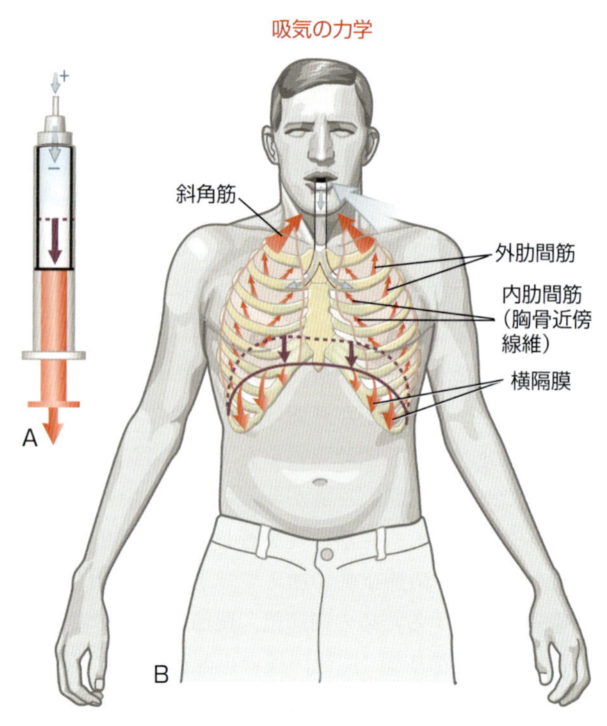

図 11.24　吸気の筋のメカニズム．（A）膨張するピストンと空気を用いて，ボイルの法則を使った例を示している．ピストン内の容量が増加すると，ピストン内の空気圧が減少する．陰圧は，外部の高圧の空気がピストンの先端の開口部を通ってピストンの中に引き込む吸引力を生成する．（B）健康成人が吸気の主動作筋（横隔膜，斜角筋，肋間筋）を収縮させ，胸腔内容量を増加させ，肺を拡張し，肺胞内圧を減じていることを示している．肺胞の陰圧は，肺へ空気を引き込む．横隔膜の下降は，太い，紫色の垂直矢印で示している．

示したように，**全肺気量**は約 5.5～6L である．**肺活量**（通常 4,500mL）は，最大吸気後に呼出することができる空気の最大量である．１回換気量は，各換気サイクル中に肺の内外へ移動する空気の量である．安静時，**1 回換気量**は約 0.5L であり，肺活量の約 10％である．

換気は，拡張可能な胸郭の内側の容積を変化させる能動的・受動的な力の組み合わせによって行われる．胸腔内容積の変化は，**ボイルの法則**（Boyle's law）に示されるように，空気圧の変化を引き起こす．この法則は，一定の温度および質量の場合，空気などの気体の**体積**と**圧力**は反比例するというものである．たとえば，ピストンのチャンバ内の容積を増加させると，収容されている空気の圧力が低下する．空気は圧力の高いほうから低いほうへ自動的に流れ込むので，ピストンの外側の比較的高い空気圧は，空気をピストンの先端部分の入口に押し込む．換言すれば，ピストン内に生成された陰圧は，空気をチャンバ内に吸入する（図 11.24A）．胸郭とピストンの類似性は，換気の仕組みを理解するのに非常に役立つ．この説明のように，人間の換気の物理学の多くは，気体の体積と圧力とのあいだにある反比例の関係に基づく．

吸気（inspiration）中，胸腔内容積は，肋骨および胸骨に付着している筋の収縮によって増加する（図 11.24B 参照）．胸郭が拡張するにつれて，すでに陰圧である胸腔内圧がさらに低下し，肺を拡張するための吸引力が生じる．結果として，肺の拡張を生じ，肺胞圧を大気圧よりも低くし，最終的に空気を大気から肺に引き込む．

呼気（expiration）は，肺から環境へ空気の呼気（呼出）の過程である．前述したピストンと同様に，ピストンのチャンバ内の容積が減少すると，吸入されていた空気の圧力が増大し，これを外側に押し出す．人間の呼気も同様の過程で起こる．胸腔内容積を減少させることにより，肺胞圧が上昇し，肺胞から，そして，肺から，大気中へと空気が運ばれる．

健常者では，**安静時呼気**は，本質的には筋が活性化せず，受動的な過程で生じる．吸気筋が収縮後に弛緩すると，伸張した吸気筋が肺，胸郭および結合組織の弾性による反動によって，胸腔内容量は自然と減少する．より深いあるいは急速な呼吸，咳，ろうそく消しをしているあいだに必要とされるような**努力性呼気**は，腹筋などの呼気筋によって生成される能動的な力を必要とする．

関節学

胸　郭
Thorax

胸郭は，換気のための機械的な「ふいご」として機能する閉鎖されたシステムである．胸郭の内面は，筋膜ならびにいくつかの筋骨格組織によって外部から密閉されている．本章では，機械的なふいごとしての胸郭に焦点を当てているが，胸郭はまた心肺臓器ならびに大血管を保護し，頸椎の構造的基盤をなし，頭部，頸部および四肢に直接的あるいは間接的に作用する筋の付着部も提供する．

胸郭にある関節
Articulations within the Thorax

換気中，胸郭は胸骨柄体軟骨関節ならびに5つの関節の運動の大きさによって形状が変化する．

胸郭の関節
- 胸骨柄結合
- 胸肋関節（肋骨肋軟骨結合と胸骨肋軟骨結合を含む）
- 軟骨間関節
- 肋椎関節
- 肋骨頭関節
- 肋横突関節
- 胸椎の椎間関節

▶胸骨柄結合 Manubriosternal Joint

胸骨柄は，**胸骨柄結合**で胸骨体と融合する（図11.25）．この線維軟骨性の関節は不動結合に分類され，恥骨結合に似た構造をしている．不完全な関節円板が胸骨柄結合腔を埋めており，生涯の後半には完全に骨化する．骨化の前は，胸郭の拡張に適度に寄与する．骨化後は，典型的に触診可能な胸骨柄結合癒合部として心肺の聴診，心電図電極の配置時のランドマークとなる．

▶胸肋関節 Sternocostal Joints

両側の上位7つの肋骨の前方の軟骨端は，胸骨の外側とのあいだで関節を構成する．広義には，これらの関節は**胸肋関節**とよばれる（図11.25参照）．しかしながら，肋骨と胸骨のあいだには軟骨が介在しており，それぞれの胸肋関節は肋骨肋軟骨結合と胸骨肋軟骨結合とに構造的に分けられる．

肋骨肋軟骨結合は，それぞれの肋骨前縁の軟骨と骨の移

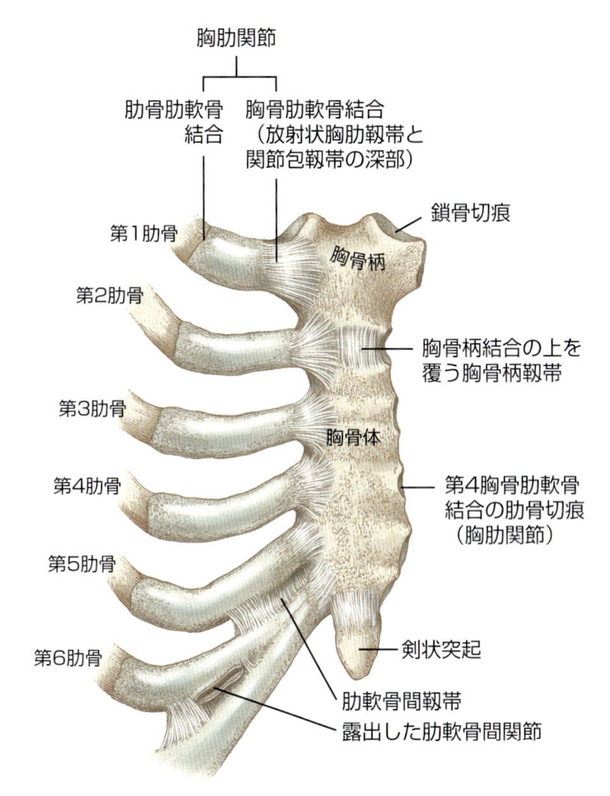

図11.25　胸骨柄結合と胸肋関節（肋骨肋軟骨結合と胸骨肋軟骨結合とともに），肋軟骨間結合に焦点を当てた胸壁の一部の前面像．肋骨は，左側を外し，肋骨切痕を露出している．

行部分である．これらの結合部には関節包も靱帯もない．肋骨の骨膜は軟骨の軟骨膜に徐々に変化する．肋骨肋軟骨結合はほとんど動かない．

胸骨肋軟骨結合は，肋軟骨の内側端と胸骨のわずかに凹んだ関節窩とのあいだで形成される．1番目の胸骨肋軟骨結合は不動結合であり，胸骨と比較的硬く接続する[99]．しかしながら，2〜7番目の結合は，本質的には滑膜性の関節であり，わずかな滑り運動を可能とする．関節腔を頻繁に欠く下部の関節では線維軟骨の関節円板がときどき存在する．それぞれの滑膜性の関節は，関節包に覆われており，**放射状胸肋靱帯**によって強化されている．

▶軟骨間関節 Interchondral Joints

第5〜10肋骨の軟骨同士は**肋軟骨間靱帯**で強化され，滑膜で覆われた小さな**肋軟骨間関節**を形成する（図11.25参照）．第11肋骨と第12肋骨の前方は胸骨と付着しない．

▶肋椎関節 Costovertebral Joints

肋骨の後方端は，肋椎関節のペア（肋骨頭関節と肋横突関節）を介して椎体に接続する．**肋骨頭関節**は，対応した胸椎椎体の横に12対のそれぞれの肋骨頭が接続する．肋

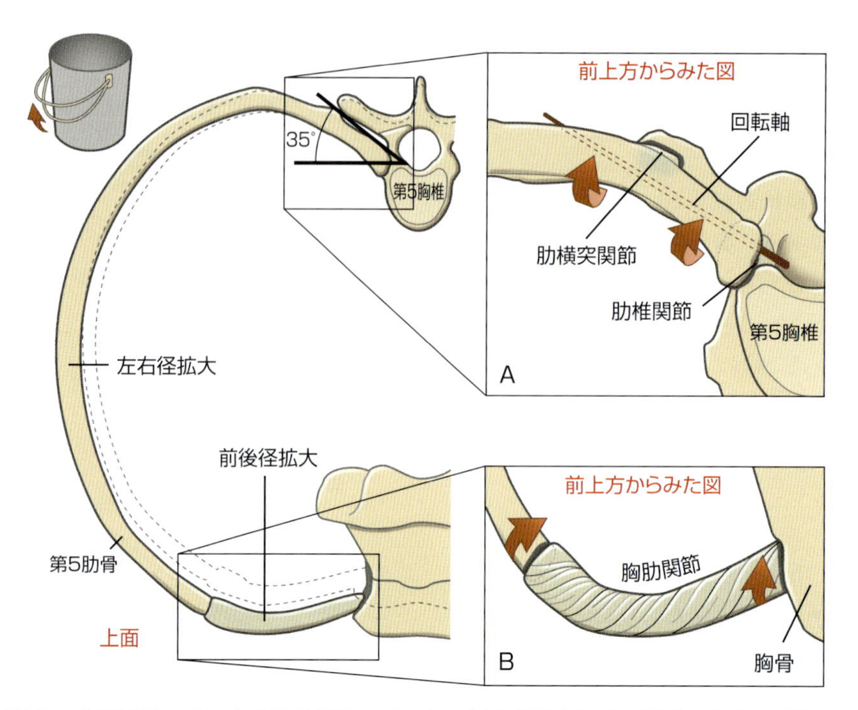

図 11.26　第５肋骨の上面図は，吸気中の肋骨挙上の「バケツ柄」機構を示す．肋骨の仮想の外縁は，吸気前の位置を示す．肋骨の挙上は，胸郭の前後径と左右径を増加させる．肋骨は，肋椎関節（肋横突関節と肋骨頭関節）（A）を介して椎体と，胸肋関節（B）を介して胸骨と結合している．挙上中，肋骨の肋骨頭と肋骨頸は，肋椎関節（横突起に平行）の近くを通る回転軸の周囲で回転する．挙上した肋骨は，胸肋関節の軟骨のねじりをもたらす．

横突関節は，1～10 番の肋骨の関節結節と対応した胸椎の横突起がつながる．第 11 肋骨と第 12 肋骨は肋横突関節をたいてい欠く．これらの関節の解剖と靱帯については第 9 章で解説し図示した（図 9.51 参照）．

▶胸椎の椎間関節 Thoracic Intervertebral Joints

胸椎内の動きは，おもに椎体間と関節突起のあいだで起こる．これらの関節の構造と機能は第 9 章で解説した．

換気中の胸腔内容量の変化
Changes in Intrathoracic Volume during Ventilation

▶垂直径変化 Vertical Changes

吸気中，胸腔の垂直径は横隔膜のドームが収縮し下方へ下がることによって，増大する（図 11.24B 参照）．安静呼気では，横隔膜は弛緩し，ドームは安静位まで上昇する．

▶前後径ならびに左右径の変化 Anterior-Posterior and Medial-Lateral Changes

肋骨と胸骨の挙上と下制は，胸郭の前後径ならびに左右径を変化させる[63]．胸郭内のすべての関節が径の変化に関与しているが，肋椎関節はこれらの運動において主要な役割を担う[7]．肋椎関節は 3 つの自由度で関節運動が起こるが，はるかに大きな回転の自由度は，肋骨体の挙上と下制に対応した面でみられる（後述する）[29]．肋骨が最大に挙上と下制を行うとき，対応する 1 対の肋椎関節には平均約 15° の回旋が生じる[29, 64]．

吸気時，肋骨体は，対応する横突起とほぼ平行な回転軸に対して垂直な経路で挙上する．図 11.26 に示すように，回転軸は肋椎関節近傍にある．下向きに傾斜している肋骨体が上方，外方に回転すれば，胸腔容量は，前後径，左右径ともに増加する．肋骨後端のわずかな回転は，肋骨体の比較的大きな変位を作り出す．このメカニズムは，バケツ柄の回転にやや似ている．努力性吸気時，肋骨の動きは，胸椎全体のわずかな伸展と組み合わされる．

単一肋骨の特定の移動経路は，その固有の形状にのみ依存するだけでなく，回転軸や関連する横突起の空間的な向きにも依存する．上位 6 本の肋骨では，軸は前額面から水平方向に約 25～35° の角度をなす．下位 6 本の肋骨においては，前額面から水平方向に 35～45° の角度をなす（図 11.26A に描いた解剖学標本は，前額面から水平に約 35° の角度を有している状態を示している）．このわずかな角度の違いは，上位肋骨を前上方に少し上昇させ，それによって，胸骨の前上方への動きを容易にする．

肋骨と胸骨の挙上は，胸郭に関係する関節の柔軟な軟

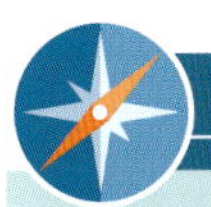

SPECIAL FOCUS 11.4

胸郭の拡張に対抗する要素

吸気筋によって行われる仕事は，胸郭を構成する肺組織および結合組織の自然な弾性力に優らなければならない．広範囲な気道を通過するとき，吸気される空気抵抗に打ち勝つために追加の仕事が行われる．肺胞に到達する空気の量は，肺胞圧の減少により決まる．その部分的な決定因子として，筋収縮の影響ならびに胸郭拡張を妨げる力学的特性の正味の効果がある．

いくつかの要因が，胸郭の拡張を著しく抑制することがある．たとえば，加齢は，胸郭を構成する関節と結合組織の**剛性の増加**（コンプライアンスの低下）と関連する[31]．一方，肺組織は，加齢に伴って弾性的なはねかえりを失い**コンプライアンスが増す**[116]（この文脈において，コンプライアンスとは，肺内・外圧の差の低下によってもたらされる肺の拡張性の尺度である）．加齢によって，全呼吸器系（胸部および肺）**自体による**コンプライアンスが低下する[115]．したがって，一定量の空気を吸い込むためには，より大きな減圧が必要となる．実際には，筋は吸気のあいだもっと働かなければならない．これは，加齢に伴って，1 回換気量がわずかに減少し，呼吸数がわずかに増加する理由を部分的に説明する．

疾病，術後の癒着，肥満または，筋骨格系のアライメント異常もまた，胸郭の拡張を阻害する可能性がある．たとえば，関節リウマチでは，胸肋関節の軟骨の硬さを増し，胸腔内容積の増加に抵抗することがある．重度の脊柱側彎症または後彎症を伴う姿勢異常は，胸郭の拡張性を物理的に制限し，換気のメカニズムに干渉する可能性がある[103]．健常者であっても，3 つの基本平面のいずれかにおける座位姿勢の極端な変化は換気運動に影響を及ぼす[63]．

骨内で，わずかなたわみとねじれ運動をもたらす．図 11.26B に示すように，胸肋関節内にある軟骨に生じたねじれは，肋骨を挙上するために使われたエネルギー成分を蓄えられる．胸郭が比較的縮んだ状態に戻ることで，エネルギーは部分的に呼気中に取り戻される．

呼気中，吸気筋は弛緩しており，肋骨と胸骨が吸気前の位置に戻ることを可能とする．胸骨の下方および後方への動きと組み合わされた肋骨体の下降は，胸郭の前後径および左右径を減少させる．**努力性呼気**のとき，肋骨の動きは，胸椎のわずかな屈曲を伴う．

換気中の筋活動

換気の運動学は，複雑であり，多数の筋が相互に関与しており，体軸骨格の全体に広がる．話す，歌う，笑う，あくびする，または泳ぐときに息を止めるなどのさまざまな換気の強さを正確に制御するためには，堅牢なシステムが必要である．さらに，換気筋は，しばしば同時に，体幹および頭頸部の姿勢や動きおよび安定性の制御に関与しており，間接的に上肢および下肢にも関与する．したがって，換気筋の筋力および耐久性の低下は，多くの機能的活動に悪影響を及ぼす可能性がある．幸いにもこれらの筋は，他の骨格筋と同様に強化することができる．研究によると，ほとんどの場合，吸気の主動作筋である横隔膜は，肥厚し，抵抗運動の適切な介入を実施することで強くなることを示している．これは，60～80 歳の人々を含む幅広い年齢層にわたって示されている[98]．

換気筋の特定の機能については，まだわかっていないことが多い．このトピックスを研究するために使用された方法のいくつかが以下のボックスに列挙されている*．

> **換気筋の諸機能を調べるために使用される一般的な測定値**
> - 質量，断面積，肋骨に対する力線などの筋形態
> - 換気中の胸郭の運動
> - 筋線維の種類
> - 標準的な肺機能検査（努力性肺活量，分時呼気量など）
> - 換気圧力，正規化された筋力の単位当たりの胸膜圧の変化を含む
> - 人や動物の筋電図（表面筋電図や細いワイヤ電極筋電図）
> - 造影検査，超音波，磁気共鳴画像
> - 神経刺激の効果

さらに，脊髄損傷後の麻痺筋の影響に関する臨床的知見は，換気筋群の正常な機能の理解におおいに役立って

*文献 12, 22, 42, 46, 49, 73, 93, 96, 104

いる[38, 80, 101]．

以下に説明するように，胸郭に付着する筋は，胸腔容量を変化させることができ，それによって換気の機構を補助する可能性がある．より具体的には，胸腔容量を増加させる筋は吸気筋であり，胸腔容量を減少させる筋は，呼気筋である．詳細な解剖学的構造および換気筋の神経支配は，付録Ⅲパート C,「換気に関する筋群」に記載した．

安静時吸気筋
Muscles of Quiet Inspiration

安静時吸気筋は，横隔膜，斜角筋と肋間筋である（図 11.24 参照）．これらの筋は安静時でも活動し，作業強度が増加した場合にはさらに活動を強める．おもな吸気の主動作筋の作用と神経支配は**表 11.4** にまとめた．

▶横隔膜 Diaphragm Muscle

横隔膜はドーム状の形状をしており，薄い，筋腱の組織膜であり，腹腔と胸腔を隔離している．その膨らんだ上面は，胸腔の底面となり，凹んだ下面は腹腔の天井を形成する（図 11.27）．

横隔膜は，骨への付着という解剖学的構造から 3 つの部分に分けられる．**肋骨部**は，下位 6 つの肋骨の上縁に付着する．比較的小さな**胸骨部**は，剣状突起の後面に付着する．分厚い**脚部**は，**右脚**と**左脚**の 2 つの腱性部分を介して，上位 3 つの腰椎椎体に付着する．横隔膜の脚部は，長く最も垂直的な線維によって構成される．これらの線維は，椎体の前縦靱帯につながるものもある[99]．さらに，献体解剖において，大腰筋の近位付着に合流する線維が確認されることもある[75]．

横隔膜の遠位の付着は 3 つがそれぞれ組み合わされ，横隔膜の中央ドームの**腱中心**となる．横隔膜の各半分は，脊髄神経の C³-C⁵ の神経根，とくに，C⁴ を主とした神経根からの横隔神経に支配される．

腹腔内の肝臓の位置によって，安静時の横隔膜の高さは右側が左側よりもわずかに高い．安静時吸気において，横隔膜のドームは，約 1.5cm 下降する．努力性吸気の際には，横隔膜は 6～10cm 下降し平坦になることもある[99]．最大吸気時，右側は第 11 胸椎，左側は第 12 胸椎の高さまで下がる．

横隔膜は，最も重要な吸気筋であり，換気過程の仕事の 60～80％を担っている[1, 85]．吸気における筋の主要な役割は，垂直方向，側方，前後方向の 3 つのすべての方向において胸郭容量を増やすことである．ある程度の筋収縮によって，胸腔内圧を比較的大きく下げることができる．

横隔膜は，吸気作用において神経系により最初に活性化される筋である[93]．下位肋骨の固定を伴って，横隔膜の収縮初期は，ドームの下降と平坦化を引き起こす（図 11.27 参照）．この下降のピストン作用は，胸腔の垂直径をかな

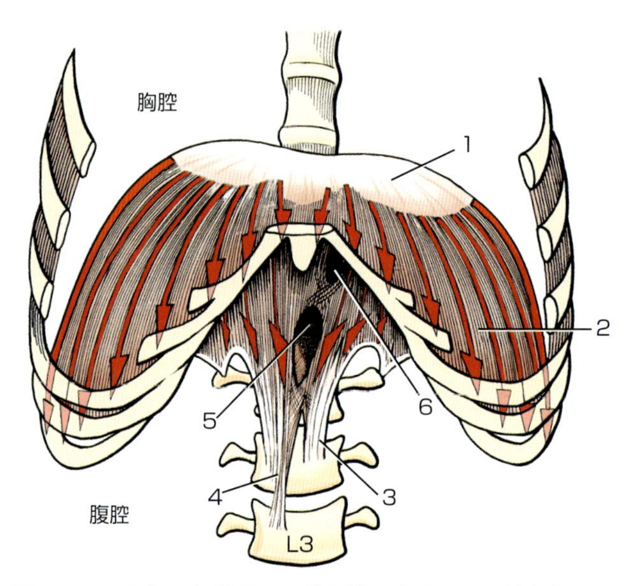

図 11.27　吸気の初期相での横隔膜の作用．1：腱中心，2：筋線維（肋骨部），3：左脚，4：右脚，5：大動脈裂孔，6：食道裂孔．（Kapandji IA: *The physiology of joints*, vol 3, New York, 1974, Churchill Livingstone より改変）

表 11.4　吸気の主動作筋

筋	作用モード	神経支配	図の表示
横隔膜	一次性：吸気中，収縮した横隔膜のドームは下降し，平坦となる．この運動は，胸郭の垂直径を増加する． 二次性：横隔膜の下降は，腹部からの抵抗を受け，横隔膜のドームの位置は安定する．横隔膜のさらなる収縮は下部肋骨を挙上することができる．	横隔神経（C^3-C^5）	第 11 章（図 11.27）
斜角筋	前斜角筋，中斜角筋，後斜角筋は，肋骨と胸骨を挙上することで胸腔内容量を増加させる．	脊髄神経根の腹側枝（C^3-C^7）	第 10 章
肋間筋	内肋間筋と外肋間筋の胸骨傍線維は，肋骨を挙上することで胸腔内容量を増加させる．吸気中，肋間筋は肋間腔を安定させ，胸壁が内側へ崩壊することを防止する．	肋間神経（T^2-T^{12}）	第 11 章（図 11.28）

り増加させる．この作用は，横隔膜が胸腔容量を増加させる主たる方法である．胸腔容量をさらに増加させるとき，腹部からの抵抗を受ける．腹部臓器の圧縮ならびに腹横筋のような腹筋群の伸張による他動的な張力によって腹腔内圧が上昇し，横隔膜の腹腔に向かった下降は抵抗を受ける．ある時点で，この腹部の抵抗により，横隔膜のドームの位置は安定し，さらなる横隔膜の収縮により下位 6 本の肋骨を挙上させる．挙上は，図 11.27 に示す矢印の向きとは逆方向に起こる．すでに解説したように，肋骨の挙上は，胸腔の前後径，左右径の拡張を引き起こす．

換気における横隔膜の主要な役割は，長らく認識されてきたところである．しかしながら，最近の研究では，体幹の姿勢の安定にも寄与することが強く支持されている [42]．この安定化機構が実現しうるのは，体軸骨格に広範囲な付着を有している横隔膜が，腹筋群と骨盤底筋群の強力な活性化と協調することで腹腔内圧を上昇させることができるからである（第 10 章参照）[47, 48, 59]．さらに，横隔膜の脚部の活性化は，腰椎上部から中部領域における機械的な支持も与えるようである．少なくとも理論的には，横隔膜の衰弱や機能不全は，腰痛の病態力学と関連する可能性がある [60]．

▶斜角筋群 Scalene Muscles

上・中・下の斜角筋は，頸椎と上位 2 つの肋骨とのあいだに付着する（第 10 章参照）．頸椎が固定されている場合，両側性に収縮すると上位肋骨とそれに付属する胸骨を挙上し，胸腔内容量を増加させる．斜角筋は，横隔膜と同様に，吸気サイクルにおいて常に働いている [20, 50, 93]．

▶肋間筋群 Intercostales Muscles

解　剖

肋間筋は薄く三層構造をしており，肋間腔を埋める．それぞれの肋間筋は肋間にあり，対応する肋間神経の支配を受ける（図 11.28）．

外肋間筋（intercostales externi）は最も表面にあり，体幹の外腹斜筋（第 10 章参照）と類似した深さ，および線維方向である．それぞれの外肋間筋は，11 対あり，肋骨の下面から起こり，下側の肋骨上面に付着する（図 11.28 挿入図参照）．線維は，肋骨間を下内方向へ斜めに走行する．外肋間筋は，外側が最も発達していて，前方の胸肋関節の付近では，薄い外肋間膜に移行する．

内肋間筋（intercostales interni）は外肋間筋よりも深層にあり，体幹の内腹斜筋と類似した深さ，および線維方向である．外肋間筋と同様に，各筋が 1 つの肋間腔を埋める

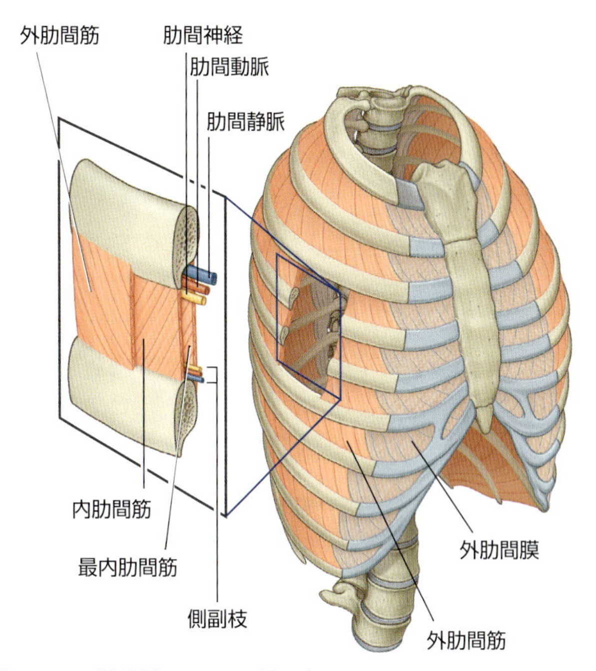

図 11.28　肋間筋の 3 つの層．（Drake RL, Vogl W, Mitchell AWM: *Gray's anatomy for students*, ed 3, St Louis, 2015, Churchill Livingstone より引用）

ようにそれぞれ 11 対ある．しかし，これら 2 つの筋の大きな違いは，内肋間筋の線維と外肋間筋の線維が垂直に交わることである（図 11.28 挿入図参照）．内肋間筋は，胸肋関節の領域である前方で最も発達しており，後部では，筋は内肋間膜に移行する．

おもに機能の違いによって，最近の研究論文においては，典型的には，内肋間筋を 2 つの異なる筋線維の複合体とよんでいる．**傍胸骨内肋間筋線維**（parasternal intercostals）は，胸肋関節の部分を埋めており，**骨間線維**（interosseous intercostals）は外側から後外側にかけての肋骨間腔を占める [22]．この用語は，以降の議論でも使用する．

最後に，**最内肋間筋**（intercostales intimi）は肋間筋群のなかで最も深く，最も発達が乏しい．しばしば「最内肋間筋」とよばれるこの筋は，内肋間筋と平行して深く走行する（図 11.28 挿入図参照）．しばしば**肋骨下筋**とよばれる肋骨角付近に位置する最内肋間筋の線維は，1 ～ 2 の肋間腔をまたぐことがある．最内肋間筋は，下部胸郭において最も発達している．これらの深くて比較的特定しにくい筋の活動については，広く研究されていない．しかし，それらは隣接している内肋間筋のような作用をしていると推測することは魅力的である [99]．

外肋間筋と内肋間筋の機能

外肋間筋と内肋間筋の換気中の特定の作用は完全には理解されていない [22]．一般的には，外肋間筋が吸気を促し，

内肋間筋が**努力性呼気**に関与するとされる[99]．これらの機能は，肋骨の後端部を通る回転軸に対する筋の対照的な力線（線維方向）をもとに考えられている．理論的には，外肋間筋の単独収縮は，上部の肋骨を押し下げるよりも下部の肋骨を上昇させるために大きなてこ比を発揮する．逆に内肋間筋の単独収縮は，下部肋骨を上昇させるよりも，上部肋骨を引き下げることにより大きなてこ比を発揮する[22]．

提案された比較的単純な外肋間筋および内肋間筋の相互作用は，筋電図およびその他の研究方法によって一般的には支持されているが，全体的な筋の作用はさらに複雑にみえる[9, 19, 35, 46, 62, 88, 112]．De Troyer らは，肋間筋の作用は，その線維方向ならびに力線だけでなく，筋が存在する個々の位置に関連する要因が，おそらくより重要であるという説得力の高い考え方を示している[22]．これらの領域特有の要因としては，筋断面積とモーメントアーム長に基づく局所の筋力やトルク生成能力，肋骨の彎曲率，ほかの筋による安定性の影響，そして，最も重要なことに神経調節の強さの差である[21, 22, 35]．

肋間筋の特別な作用は可変的であり，完全に理解されて

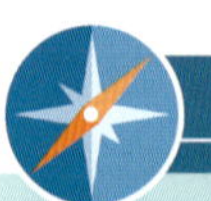

SPECIAL FOCUS 11.5

頸髄損傷後の「奇異呼吸」

健常な人では，一般に換気時には胸部と腹部のあいだに特徴的な運動パターンを呈する．吸気のときには，肋骨が上昇するために，胸郭が外側に拡張する．そして，腹部は，横隔膜の下降によって圧縮された腹部臓器が前方変位するため，わずかに突出するのが一般的である．

C4 脊椎以下の完全な頸髄損傷では，神経支配がおもに C^4 脊髄神経根に由来する横隔膜は麻痺しないのが一般的である．しかし，肋間筋や腹筋群は完全に麻痺する．このレベルの脊髄損傷者では，「奇異呼吸」のパターンを呈することがしばしばみられる．この呼吸パターンの病態力学は，吸気時における，横隔膜，肋間筋，腹筋群のあいだの重要な機能的相互作用について示唆を与える．

肋間腔を埋める肋間筋の固定効果がなければ，横隔膜のドームの下降は，胸部内に，とくに前後径において上部胸郭を縮める内部吸引力をもたらす[30, 109]．**奇異呼吸**（paradoxical breathing）という用語は，吸気時に胸郭が正常に拡張せず，縮小することを意味する．EC **動画 11.1** では，C^6 レベルの四肢麻痺者の安静時および仰臥時における奇異呼吸を呈している．

上記のように，胸郭の通常とは反対の動きは，急性頸髄損傷者の肺活量を低下させる可能性がある．健常人では，肺活量は約 4,500 mL である（図 11.23 参照）．この吸入量の約 3,000 mL は，横隔膜の収縮とその完全な下降によると説明される．C^4 脊髄損傷直後の肺活量は，約 300 mL まで低下する可能性がある．横隔膜はほぼ正常な程度で動作しているかもしれないが（通常なら拡張している），胸郭が縮むことで 2,700 mL の空気の流入を制限する．しかし，脊髄損傷の受傷後，数週間から数カ月後には，無緊張性（弛緩性）の肋間はしばしば，より硬くなることがある．これは C^4 以下の損傷を有していても，平均的な成人の肺活量である 3,000 mL に戻るという事実によって証明されるように，筋緊張が亢進することで，胸壁に対する副木のように作用することができる．

さらに，急性頸髄損傷者では，吸気中に上胸部が縮むことに加えて，腹部の著しい**前方突出**を呈することもよくある．これは，無緊張ならびに麻痺した腹筋群が腹部内臓器の前方への移動に対して抵抗することができていないためである．この抵抗がなければ，横隔膜の収縮は，中位ならびに下位肋骨を拡張する効果を喪失する．これらの病的なメカニズムが，頸髄損傷後の肺活量の喪失に関与する．

四肢麻痺を呈する急性頸髄損傷者は，直立した座位をとるときに支持性の向上を目的として弾性の腹帯を着用することが勧められる．座位姿勢では，横隔膜のドームは背臥位時よりも低い位置となる．腹筋群が神経支配されているときにもっている緊張を部分的に再現するかのごとく，腹帯は，横隔膜の下降に対して有効な抵抗力をもたらす．研究においては，急性期（1 年）あるいは長年（平均 10 年）の四肢麻痺者のいずれにおいても，腹帯を着用することによって換気機能が実際に改善することが示されている[53, 111]．改善内容はさまざまであるが，肺活量，全吸気量，1 秒量の有意な増加ならびに機能的残気量の減少などがもたらされた．腹帯によって提供されるこの代理の抵抗は，一部改善が期待される腹筋群の緊張が回復する前の脊髄損傷直後においてとくに有用である．快適さ，皮膚刺激ならびに着用の困難さなどの実用性の理由から，腹帯の長期使用には限界がある．

いないが，以下の要約は，動物ならびにヒトの研究から最も一貫した結果を反映させたものである．

- **外肋間筋**は，吸気の主動作筋である[21, 93]．この作用の有効性は，胸郭の背側ならびに上側（頭側）領域において最大であり，腹側（尾側）方向において減少する[21, 112]．
- **内肋間筋の傍胸骨線維**は，吸気の主動作筋である[49, 93]．しかしながら，この作用の有効性は，頭蓋-尾側方向にかけて減少する[23, 112]．
- **内肋間筋の骨間線維**は，努力性呼気の主動作筋である[10]．この作用の有効性は，胸郭全体にわたって同じである．

呼気あるいは吸気の筋としての機能に加えて，肋間筋群（外肋間筋，内肋間筋とも）の外側の線維は，体幹の回旋の際にかなりの活動を示す．「腹斜筋」（第10章参照）と同様に，**外肋間筋**は，対側への体幹回旋中に最も活動し，同側への体幹回旋中により多くの**内肋間筋**が活動する[49, 88]．体幹回旋の全体的な生体力学において，肋間筋がどの程度寄与しているかは明確でない．

吸気中，胸腔内容積を拡張することに加えて，外肋間筋ならびに内肋間筋の傍胸骨部の収縮も胸郭の剛性を高める[9, 21, 35]．しばしば見過ごされることがあるが，この安定化機構は換気において非常に重要な要素である[11]．斜角筋の補助により肋骨の固定作用は横隔膜の収縮による胸腔内圧が陰圧になることによって胸壁が部分的に内側へ吸い込まれることを防止している．

肋間筋が吸気中に胸郭を堅くするように収縮すると，咽頭領域にある筋もわずかに収縮し上気道を拡張させる．主要な上気道拡張筋の1つに**オトガイ舌骨筋**（舌の有力な外在筋）がある[99]．閉塞性睡眠時無呼吸においておもに関与する可能性があることから，呼吸中のこの筋の神経制御については広く研究されている[9, 92]．

努力性吸気筋

Muscles of Forced Inspiration

努力性吸気では，吸気の主動作筋に追加した筋群の補助を必要とする．追加の筋はグループとして，**努力性吸気筋**あるいは**吸気補助筋**とよばれる．**表11.5**に可能な行動様式を含むいくつかの努力性吸気筋の例を示した．各筋は，直接的あるいは間接的に胸腔内容量を増加させることができる力線を有する．表11.5に列挙した筋のほとんどは，本書の他の部分に示されている．また上後鋸筋と下後鋸筋は図11.29に示した．

努力性吸気の筋は，通常，健常者においては，吸入速度と吸気量を増加させるために使われる．これらの筋はまた，横隔膜のような吸気の主動作筋の1つ以上の弱化，疲労，その他の機能低下を補うために安静時にも作用することがある．

表11.5 努力性吸気の筋の例

筋	作用モード	神経支配	図の表示
上後鋸筋	上位肋骨を挙上させることで胸腔内容量を増やす．	肋間神経（T^2-T^5）	第11章 図11.29
下後鋸筋	横隔膜の初期の収縮のために下位肋骨を安定させる．	肋間神経（T^9-T^{12}）	第11章 図11.29
肋骨挙筋（長・短）	肋骨を挙上させることで胸腔内容量を増やす．	隣接する胸髄神経根の背側枝（C^7-T^{11}）	第10章
胸鎖乳突筋	胸骨と上位肋骨を挙上させ胸腔内容量を増やす．	主たる支配：脊髄副神経（第XI脳神経）	第10章
広背筋	下位肋骨を挙上させ，胸腔内容量を増やす．上肢が固定されていることが要件となる．	胸背神経（C^6-C^8）	第5章
胸腸肋筋と頸腸肋筋（脊柱起立筋）	体幹を伸展することで胸腔内容量を増やす．	隣接する脊髄神経根の背側枝	第10章
小胸筋	上位肋骨を挙上し胸腔内容量を増やす．僧帽筋や肩甲挙筋などが肩甲骨を安定させるように働くことが要件となる．	内側胸筋神経（C^8-T^1）	第5章
大胸筋（胸肋頭）	中位肋骨と胸骨を挙上することで胸腔内容量を増やす．この作用は，少なくとも90°の肩関節屈曲位あるいは外転位にて上肢が固定されていることが要件となる．	内側胸筋神経（C^8-T^1）	第5章
腰方形筋	努力性吸気の初期に横隔膜の収縮に対して下位肋骨を安定させる．	脊髄神経根の腹側枝（T^{12}-L^3）	第10章

努力性呼気筋
Muscles of Forced Expiration

安静時呼気は，正常では受動的な過程であり，おもに胸部，肺および弛緩した横隔膜の弾力的な復元力によって行われる．健常な肺では，安静時呼気で通常呼出される約500 mLの空気を呼出するのには，この受動的な過程で十分である．

努力性呼気時，急速な胸腔内容量の減少のために能動的筋収縮が求められる．**努力性呼気筋**には4つの腹筋群，胸横筋と内肋間筋の骨間線維が含まれる（図11.30）．努力性呼気筋のおもな作用については，**表11.6**にまとめている．

▶腹筋群 Abdominal Muscles

腹筋群には，腹直筋，外腹斜筋，内腹斜筋および腹横筋が含まれる（第10章参照）．これらの筋の収縮は，努力性呼気に直接的あるいは間接的に関与する．直接的な作用としては，腹筋群の収縮は胸椎を屈曲し，肋骨と胸骨を下制する．これらの作用は，咳，くしゃみ，または呼気予備量の限界までの呼出時のように胸腔内容量を迅速かつ強力に減少させる．間接的な作用としては，腹筋群の収縮，とくに腹横筋は腹腔内圧を高め，腹部臓器を圧迫する．増加した腹腔内圧は，弛緩した横隔膜を強制的に上向きに胸腔内に押し上げる（図11.30参照）．このように随意的な腹筋群の収縮は，胸郭からの空気の呼出を補助するために，パラシュート形状をした横隔膜を利用している．第10章で説明したように，腹腔内圧の上昇は，出産，排便，重量物の持ち上げや引っ張りを含む多くの機能に対して関連するバルサルバ効果の基本的な要素である[58]．

腹筋群はここでは，努力性呼気筋として記載されているが，それらの収縮は間接的に吸気を高めることもある．横隔膜が最大呼気時に上方に押されると，長さ-強さ曲線の至適点まで引き伸ばされる．その結果として，筋は，次の吸気サイクルでの能動的な収縮の開始準備がより整えられることとなる．

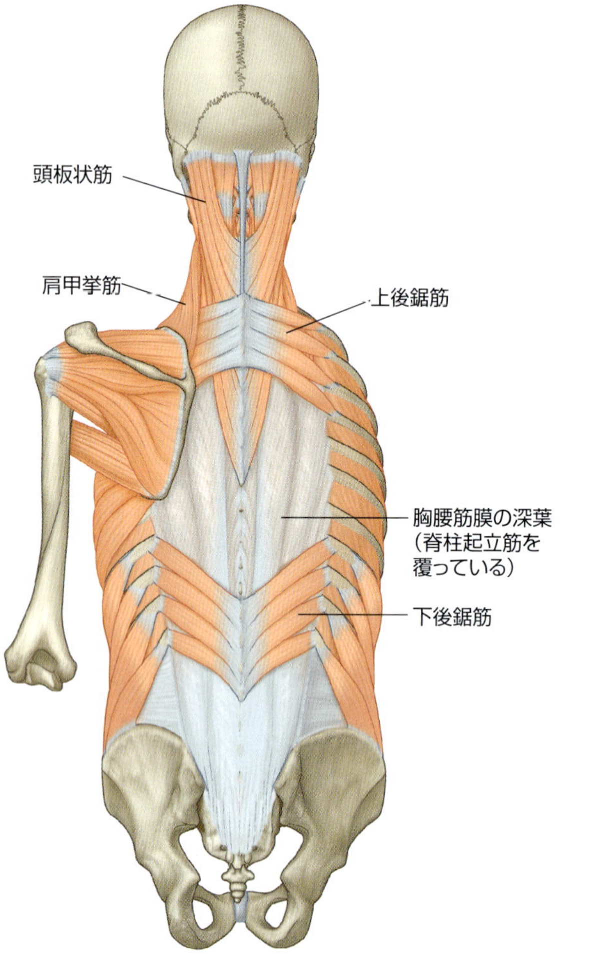

図11.29　上後鋸筋と下後鋸筋を強調した図．これらの筋は体幹後面筋の中間層に位置する．（Drake RL, Vogl W, Mitchell AWM: *Gray's anatomy for students*, ed 3, St Louis, 2015, Churchill Livingstone より引用）

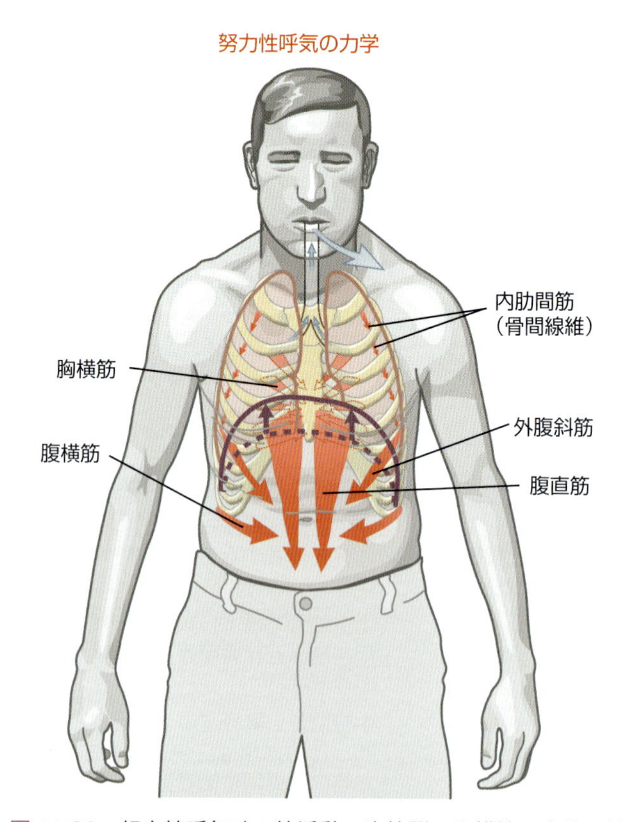

図11.30　努力性呼気時の筋活動．腹筋群，胸横筋，内肋間筋（骨間線維）の収縮が，胸腔内および腹腔内圧力を増加させる．横隔膜の他動的弾性力は太い紫色の矢印で示す．

表 11.6　努力性呼気筋

筋	作用モード	神経支配	図の表示
腹筋群： 腹直筋 外腹斜筋 内腹斜筋 腹横筋	1. 体幹を屈曲し，肋骨を下制することで胸腔内容量を減少する． 2. 腹壁と内容物を圧縮すると腹腔内圧が上昇する．その結果，弛緩した横隔膜が上方へ押し上げられ胸腔内容積が減少する．	肋間神経（T^7-L^1）	第 10 章
胸横筋	肋骨を下制し，内側へ引っ張る（胸腔を締め付ける）ことによって，胸腔内容量が減少する．	対応した肋間神経	第 11 章 （図 11.31）
内肋間筋 （骨間線維）	内肋間筋の骨間線維は，肋骨を下制することで胸腔内容量を減少させる．	肋間神経（T^2-T^{12}）	第 11 章 （図 11.28）

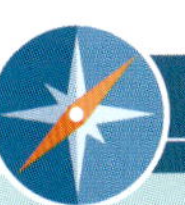

SPECIAL FOCUS 11.6

腹筋群の重要な生理学的機能

努力性呼気は，主として腹筋群の収縮によって行われる．これらの筋は，歌う，笑う，咳をする，そしてむせるときの「嘔吐」反射に対する適切な反応を含む，換気と関連したいくつかの機能と密接に関係している．最後の 2 つの機能は，自身の健康と安全のためにとくに必要である．咳による激しい「喉の浄化」は，気管支から分泌物を除去する自然な方法であり，それによって，肺感染症のリスクを低減させる．また，腹筋群の強い収縮は，気管に詰まった物を吐き出すためにも使用される．

腹筋群の筋力が低下した人や完全に麻痺した人では，咳の代替手法を修得したり，他の人にこの機能を「手動で」援助してもらったりする必要がある．たとえば，T^4 レベルでの完全な脊髄損傷者を考えてみる．腹筋群の神経支配（T^7-L^1 の腹側枝）によって，おそらく腹筋群は完全に麻痺するであろう．腹筋群の麻痺や極度の筋力低下を呈する人は，窒息を防ぐために特別な注意が必要となる．

▶胸横筋と内肋間筋 Transversus Thoracis and Intercostales Interni

胸横筋（triangularis sterni ともよばれる）は，努力性呼気筋である[23, 24, 53]．この筋は，胸郭の内側に位置し，胸骨の下 1/3 と隣接する第 4～5 肋骨の胸肋関節とのあいだで水平方向ならびに斜め上方に伸びる（図 11.31）．この筋の神経による活性化タイミングは，努力性呼気中の腹筋群や内肋間筋の骨間線維と同期している[22, 24]．

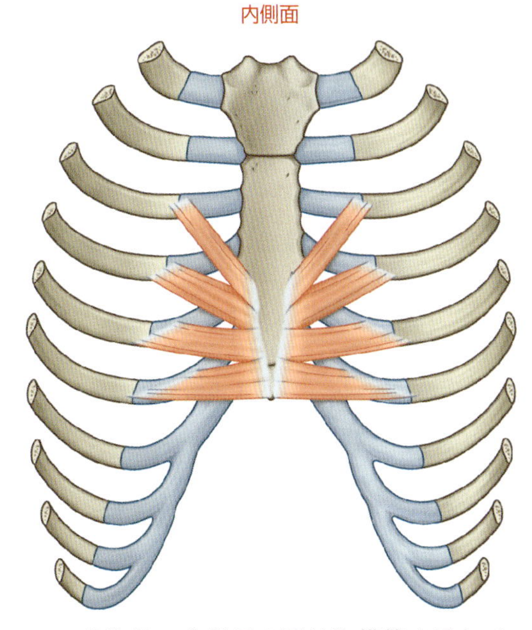

図 11.31　前胸壁の内側面の図は胸横筋を示している．（Drake RL, Vogl W, Mitchell AWM: *Gray's anatomy for students*, ed 3, St Louis, 2015, Churchill Livingstone より引用）

まとめ

換気とは，肺への大量の空気の出し入れのために必要な胸腔内圧の圧勾配を作り出すことである．この空気の流れにより，肺内で酸素と二酸化炭素の交換が可能となる．この過程は，とりわけ，酸化的細胞呼吸を持続させ人間の運動に必要なエネルギーを利用可能にする．本章の第 2 部は，ほぼ全面的に，換気の仕組みに関与する筋と関節の相互作用に焦点を当てている．

ここでは換気の 4 つの相（安静時吸気，努力性吸気，安静時呼気，努力性呼気）について学習した．安静時呼気を除くすべての相において，筋収縮は，柔軟な胸郭の容量を変化させる主要なメカニズムを提供する．ボイルの法則に基づき，胸腔内容量の変化と胸腔内圧の変化は反比例の関係にある．空気は，高圧から低圧に向かって自動的に流れるため，胸腔内容量を増加させる筋の力が吸気を促進する．逆に，胸腔内容量を減じる筋の力が呼気を促進する．

筋，靱帯ならびに胸肋関節の軟骨を含めた結合組織が伸張されることによる他動的な張力は，換気，とくに呼気時に重要な役割を果たす．いったん伸張されると，これらの結合組織は，吸気のあとに，肺から空気を呼出するのを助ける「弾性的な反動」として作用する．

疾病や外傷，長期間の不活動ならびに高齢者の一部では，換気の仕組みに著しい影響を及ぼすことがある．たとえば，異常な筋機能の影響について考える．極端な例は，C^4よりも高位の完全な脊髄損傷であり，とくに横隔膜に代表される換気の主動作筋の麻痺や著明な筋力低下が引き起こされる．横隔膜の力が十分働かなければ，吸気中に胸郭を拡張しようとしても，胸腔内圧はわずかにしか変化せず，もしくは変化しないかもしれない．その結果，吸気による肺への空気の流入量は非常にわずかなものとなり，おそらく，医学的な介入なしには生命を維持することはできなくなる．典型的には，このような介入は，あらかじめ設定された流量，流速，湿度ならびに酸素濃度で肺へ加圧した空気を（気管切開を介して）送り込む電動装置である人工呼吸器によって提供される．

換気に影響を及ぼす異常な筋機能の別の例としては，脳性麻痺を患っている人で生じることがある．筋群には完全な神経支配が保たれているが，過剰な筋緊張を呈する可能性がある．たとえば，腹筋群の過緊張は，腹腔内圧の持続的な上昇をもたらし，吸気中の横隔膜の下降に抵抗する．横隔膜がこの抵抗に抗することができなければ，おそらく減少した肺活量が移動動作を含む他の活動においてその人の持久力を制限することになる．この状況は，下肢の筋緊張，衰弱または制御不良によって歩行能力がすでに困難となっている場合にとくに重要となる．

筋機能の異常に加えて，胸部の骨格や他の結合組織に関係する病理もまた，換気機能に影響を及ぼすことがある．たとえば，中等度から重度の脊柱側彎症，外傷後胸椎後彎症，あるいは進行した強直性脊椎炎などが考えられる．これらのすべての状態は，胸部の拡張に抵抗することとなり，その結果，肺活量の低下をもたらす．しばしばこれらの状態からの二次的な影響として，運動耐容能が低下し，有酸素運動の能力を健常な状態に維持することが困難となる．これらの人々に対する治療的介入としては，可能であれば，呼吸循環器系に適切な変化をもたらす方略を組み込むと同時に，原因となっている疾病による制限を考慮した方略を組み入れなければならない．

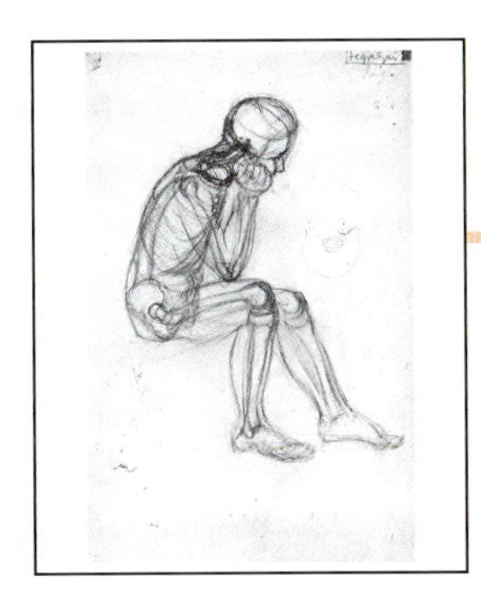

追加的な臨床関連事項　Additional Clinical Connections

CLINICAL CONNECTION 11.1
顎関節における潜在的ストレスに及ぼす姿勢の影響

筋の解剖学的構造に基づいた場合，頭頸部の姿勢が下顎骨の安静姿勢に影響を及ぼす可能性が高い[37, 69]．たとえば，第 9 章と第 10 章で説明した慢性的な頭部の前方突出位を考えてみよう．図 11.32 に描かれている人は，この異常姿勢を示す．前方突出した頭部は，上位胸部と下部頸椎の屈曲と上位頭頸部の伸展とが組み合わさっていることに注意されたい．この姿勢は，胸骨舌骨筋や肩甲舌骨筋のような舌骨下筋群を伸張し，舌骨を後下方へ引っ張る．この引張力は，顎二腹筋の前腹のような舌骨上筋群を介して下顎骨に力を伝える．その結果，下顎は，後方そして下方へ引っ張られる[3]．肩甲舌骨筋の付着部が肩甲骨であることより，肩甲骨の姿勢が不良（すなわち過度に下制していたり，下方回旋していたり，または肩甲胸郭関節の前方突出）であれば，この筋はさらに伸張され，下顎を引っ張ることになる．

下顎骨の静止位置が変化することによって，側頭骨の下顎窩内での下顎頭の位置が変化する．後方変位した下顎頭は，理論的には，繊細な後円板層を圧縮し，炎症や筋スパズムを引き起こす可能性がある. 外側翼突筋のスパズムは，圧迫された後円板層から下顎を前方突出させる自然な防御機構であるかもしれない．しかし，この筋の慢性的なスパズムは，関節円板を下顎頭の**前方および内側**という異常な位置に変位させる可能性がある[4, 5, 106]．この状況は，関節円板内障を引き起こす危険性がある．いくつかの研究によって，異常な頭頸部の姿勢と顎関節（TMJ）の障害との関連性が示されているが[54]，因果関係を明確に証明する文献を見つけることは困難である．

上記の議論で提唱されている 1 つの基本的な概念は，体軸骨格のある部分の身体運動が他の部分に影響を与えるということである．通常，この運動学的相互関係は，運動の容易さと生理学的効率を最適化する．一方，異常な姿勢はこの関係に悪影響を及ぼすことがある．前述したように，異常な肩甲胸郭関節の肢位は下顎の姿勢に影響し，最終的には顎関節のストレスを増加させる．この前提は，顎関節症のある人の評価には，腰椎から頭頸部まで，体幹全体の姿勢の包括的分析が含まれるべきであるという臨床的な概念を支持するものである．

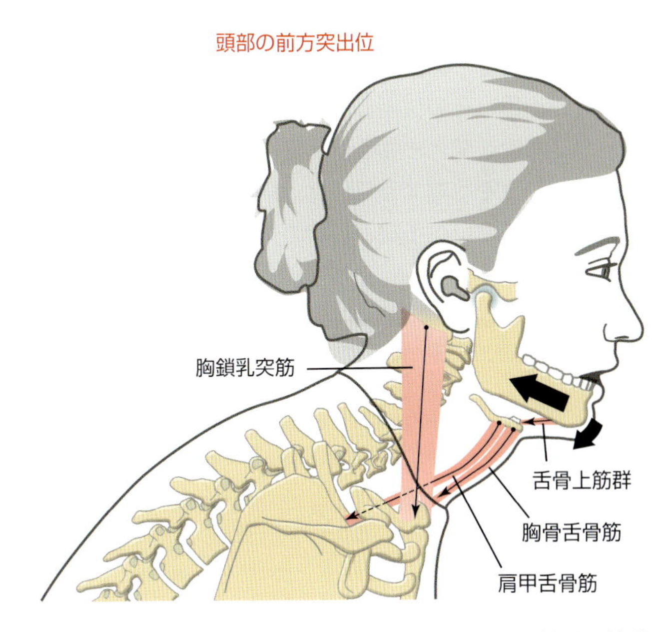

図 11.32　頭部の前方姿勢は，舌骨上筋群と舌骨下筋群の他動的な緊張が下顎骨の静止位置を変化させる 1 つのメカニズムを示している．下顎骨は，下方かつ後方へ引っ張られており，顎関節の下顎顆の位置が変化している．

追加的な臨床関連事項

CLINICAL CONNECTION 11.2
慢性閉塞性肺疾患：筋力学の変化

慢性閉塞性肺疾患（chronic obstructive pulmonary disease: COPD）は，一般的に（1）慢性気管支炎，（2）肺気腫および（3）喘息の3つを含む疾患である．症状としては，慢性的な炎症や細気管支狭窄，慢性咳嗽，粘液が混じった気道内貯留物などがあり，肺胞の過度な膨張および破壊を伴う．COPDの重大な合併症は，肺および崩壊した細気管支内の弾性力の喪失である．結果として，安静時または努力性に呼気が終了したあとにも，空気が肺に残留する．進行したケースでは，換気の実際の段階に関係なく，胸郭は相対的に吸気の慢性状態にとどまる．この合併症は，**肺の過膨張**とよばれている[26, 33]．したがって，COPD患者の胸郭は，しばしば「樽形」の概観を呈し，おもに前後方向に胸部および胸郭の固定された拡張を示す．

呼気終了時の肺に残った過剰な空気は，吸気筋（とくに横隔膜）の位置や形状を変える可能性がある．重度の症例では，横隔膜は，胸部において比較的低く，平坦なドームを形成する．この位置および形状の変化は，筋の**静止長**および**力線**を変化させる可能性がある[67]．慢性的に短い筋長の位置で収縮することは，筋の有効性を低下させる．筋の活動のレベルごとの筋力比として測定されることが多い[9, 33, 68]．さらに，横隔膜が下がった位置になると肋骨線維の力線をより水平な方向に向けることになる（図11.27を見直すこと）．結果として，筋は肋骨を持ち上げる際の有効性を失うことがある[110]．十分に低い位置になると，筋の力線は，逆に下方の肋骨を身体の**正中線に向けて**引き寄せることになり，肋骨の横方向の拡張性を抑制することになる．これらの要因は，吸気中に肺を満たすための横隔膜の有効性を非常に低下させる可能性がある．

横隔膜の機能が損なわれ，狭窄した細気管支の気流に対する抵抗が増大することで，進行したCOPD患者は，安静吸気中に特定の筋を過剰使用することが多い．斜角筋[25]や吸気の補助筋（胸鎖乳突筋や脊柱起立筋）のような筋は，比較的低強度の運動でさえ，吸気と同調し，過活動になる．しばしばCOPD患者は片側あるいは両側の腕で椅子，買い物カート，または歩行器のような安定した物に，身体を部分的に曲げて手を置き，立ったり歩いたりすることがある．この方略は，大胸筋の胸骨頭や広背筋のような腕の筋の遠位の付着部を安定させる．結果として，これらの筋は，胸骨および肋骨を上昇させることによって吸気を助けることができる．この方法は，吸気を助けることができる筋の数を増加させるが，立位および歩行時の作業負荷を増加させ，しばしば疲労および呼吸困難の悪循環の始まりとなる．

文献

1. Aliverti A, Cala SJ, Duranti R, et al: Human respiratory muscle actions and control during exercise. *J Appl Physiol* 83:1256–1269, 1997.
2. Alonso-Blanco C, Fernandez-de-las-Penas C, de-la Llave-Rincon AI, et al: Characteristics of referred muscle pain to the head from active trigger points in women with myofascial temporomandibular pain and fibromyalgia syndrome. *J Headache Pain* 13(8):625–637, 2012.
3. An JS, Jeon DM, Jung WS, et al: Influence of temporomandibular joint disc displacement on craniocervical posture and hyoid bone position. *Am J Orthodont Dentofac Orthop* 147(1):72–79, 2015.
4. Antonopoulou M, Iatrou I, Paraschos A, et al: Variations of the attachment of the superior head of human lateral pterygoid muscle. *J Craniomaxillofac Surg* 41(6):e91–e97, 2013.
5. Armijo-Olivo S, Silvestre R, Fuentes J, et al: Electromyographic activity of the cervical flexor muscles in patients with temporomandibular disorders while performing the craniocervical flexion test: a cross-sectional study. *Phys Ther* 91(8):1184–1197, 2011.
6. Baeyens JP, Gilomen H, Erdmann B, et al: In vivo measurement of the 3D kinematics of the temporomandibular joint using miniaturized electromagnetic trackers: technical report. *Med Biol Eng Comput* 51(4):479–484, 2013.
7. Beyer B, Sholukha V, Dugailly PM, et al: In vivo thorax 3D modelling from costovertebral joint complex kinematics. *Clin Biomech (Bristol, Avon)* 29(4):434–438, 2014.
8. Buschang PH, Throckmorton GS, Travers KH, et al: Incisor and mandibular condylar movements of young adult females during maximum protrusion and lateratrusion of the jaw. *Arch Oral Biol* 46(1):39–48, 2001.
9. Butler JE: Drive to the human respiratory muscles. *Respir Physiol Neurobiol* 159:115–126, 2007.
10. Butler JE, Gandevia SC: The output from human inspiratory motoneurone pools. *J Physiol* 586:1257–1264, 2008.
11. Butler JE, McKenzie DK, Gandevia SC: Discharge frequencies of single motor units in human diaphragm and parasternal muscles in lying and standing. *J Appl Physiol* 90:147–154, 2001.
12. Cala SJ, Kenyon CM, Lee A, et al: Respiratory ultrasonography of human parasternal intercostal muscle in vivo. *Ultrasound Med Biol* 24:313–326, 1998.
13. Castro HA, Resende LA, Bérzin F, et al: Electromyographic analysis of superior belly of the omohyoid muscle and anterior belly of the digastric muscle in mandibular movements. *Electromyogr Clin Neurophysiol* 38:443–447, 1998.
14. Christo JE, Bennett S, Wilkinson TM, et al: Discal attachments of the human temporomandibular joint. *Aust Dent J* 50:152–160, 2005.
15. Cleland J, Palmer J: Effectiveness of manual physical therapy, therapeutic exercise, and patient education on bilateral disc displacement without reduction of the temporomandibular joint: a single-case design. *J Orthop Sports Phys Ther* 34:535–548, 2004.
16. Cooper BC, Kleinberg I: Establishment of a temporomandibular physiological state with neuromuscular orthosis treatment affects reduction of TMD symptoms in 313 patients. *Cranio* 26:104–117, 2008.
17. Craane B, Dijkstra PU, Stappaerts K, et al: Randomized controlled trial on physical therapy for TMJ closed lock, April 4, 2012.
18. De Felicio CM, Mapelli A, Sidequersky FV, et al: Mandibular kinematics and masticatory muscles: EMG in patients with short lasting TMD of mild-moderate severity. *J Electromyograr Kines* 23(3):627–633, 2013.
19. De Troyer A: Relationship between neural drive and mechanical effect in the respiratory system. *Adv Exp Med Biol* 508:507–514, 2002.
20. De Troyer A, Estenne M: Functional anatomy of the respiratory muscles. *Clin Chest Med* 9:175–193, 1988.
21. De Troyer A, Gorman RB, Gandevia SC: Distribution of inspiratory drive to the external intercostal muscles in humans. *J Physiol* 546:943–954, 2003.
22. De Troyer A, Kirkwood PA, Wilson TA: Respiratory action of the intercostal muscles. *Physiol Rev* 85:717–756, 2005.
23. De Troyer A, Legrand A, Gevenois PA, et al: Mechanical advantage of the human parasternal intercostal and triangularis sterni muscles. *J Physiol* 513:915–925, 1998.
24. De Troyer A, Ninane V, Gilmartin JJ, et al: Triangularis sterni muscle use in supine humans. *J Appl Physiol* 62:919–925, 1987.
25. De Troyer A, Peche R, Yernault JC, et al: Neck muscle activity in patients with severe chronic obstructive pulmonary disease. *Am J Respir Crit Care Med* 150:41–47, 1994.
26. Decramer M: Hyperinflation and respiratory muscle interaction. *Eur Respir J* 10:934–941, 1997.
27. Dergin G, Kilic C, Gozneli R, et al: Evaluating the correlation between the lateral pterygoid muscle attachment type and internal derangement of the temporomandibular joint with an emphasis on MR imaging findings. *J Craniomaxillofac Surg* 40(5):459–463, 2012.
28. Desmons S, Graux F, Atassi M, et al: The lateral pterygoid muscle, a heterogeneous unit implicated in temporomandibular disorder: a literature review. *Cranio* 25:283–291, 2007.
29. Duprey S, Subit D, Guillemot H, et al: Biomechanical properties of the costovertebral joint. *Med Eng Phys* 32(2):222–227, 2010.
30. Estenne M, DeTroyer A: Relationship between respiratory muscle electromyogram and rib cage motion in tetraplegia. *Am Rev Respir Dis* 132:53–59, 1985.
31. Estenne M, Yernault JC, De TA: Rib cage and diaphragm-abdomen compliance in humans: effects of age and posture. *J Appl Physiol* 59:1842–1848, 1985.
32. Ferrario VF, Sforza C, Miani A, Jr, et al: Open-close movements in the human temporomandibular joint: does a pure rotation around the intercondylar hinge axis exist? *J Oral Rehabil* 23:401–408, 1996.
33. Finucane KE, Panizza JA, Singh B: Efficiency of the normal human diaphragm with hyperinflation. *J Appl Physiol* 99:1402–1411, 2005.
34. Furto ES, Cleland JA, Whitman JM, et al: Manual physical therapy interventions and exercise for patients with temporomandibular disorders. *Cranio* 24:283–291, 2006.
35. Gandevia SC, Hudson AL, Gorman RB, et al: Spatial distribution of inspiratory drive to the parasternal intercostal muscles in humans. *J Physiol* 573:263–275, 2006.
36. Gokalp H, Turkkahraman H, Bzeizi N: Correlation between eminence steepness and condyle disc movements in temporomandibular joints with internal derangements on magnetic resonance imaging. *Eur J Orthod* 23:579–584, 2001.
37. Goldstein DF, Kraus SL, Williams WB, et al: Influence of cervical posture on mandibular movement. *J Prosthet Dent* 52:421–426, 1984.
38. Gollee H, Hunt KJ, Allan DB, et al: A control system for automatic electrical stimulation of abdominal muscles to assist respiratory function in tetraplegia. *Med Eng Phys* 29:799–807, 2007.
39. Graff-Radford SB: Temporomandibular disorders and other causes of facial pain. *Curr Pain Headache Rep* 11:75–81, 2007.
40. Gundlach KK: Ankylosis of the temporomandibular joint. *J Craniomaxillofac Surg* 38(2):122–130, 2010.
41. Haggman-Henrikson B, Rezvani M, List T: Prevalence of whiplash trauma in TMD patients: a systematic review. *J Oral Rehabil* 41:59–68, 2014.
42. Hamaoui A, Hudson AL, Laviolette L, et al: Postural disturbances resulting from unilateral and bilateral diaphragm contractions: a phrenic nerve stimulation study. *J Appl Physiol* 117(8):825–883, 2014.
43. Hansdottir R, Bakke M: Joint tenderness, jaw opening, chewing velocity, and bite force in patients with temporomandibular joint pain and matched healthy control subjects. *J Orofac Pain* 18:108–113, 2004.
44. Hansson T, Oberg T, Carlsson GE, et al: Thickness of the soft tissue layers and the articular disk in the temporomandibular joint. *Acta Odontol Scand* 35:77–83, 1977.
45. Harrison AL, Thorp JN, Ritzline PD: A proposed diagnostic classification of patients with temporomandibular disorders: implications for physical therapists. *J Orthop Sports Phys Ther* 44(3):182–197, 2014.
46. Hawkes EZ, Nowicky AV, McConnell AK: Diaphragm and intercostal surface EMG and muscle performance after acute inspiratory muscle loading. *Respir Physiol Neurobiol* 155:213–219, 2007.
47. Hodges PW, Butler JE, McKenzie DK, et al: Contraction of the human diaphragm during rapid postural adjustments. *J Physiol (Lond)* 505(Pt 2):539–548, 1997.
48. Hodges PW, Cresswell AG, Daggfeldt K, et al: In vivo measurement of the effect of intra-abdominal pressure on the human spine. *J Biomech* 34:347–353, 2001.
49. Hudson AL, Butler JE, Gandevia SC, et al: Interplay between the inspiratory and postural functions of the human parasternal intercostal muscles. *J Neurophysiol* 103(3):1622–1629, 2010.
50. Hudson AL, Gandevia SC, Butler JE: The effect of lung volume on the co-ordinated recruitment of scalene and sternomastoid muscles in humans. *J Physiol* 584:261–270, 2007.
51. Hugger S, Schindler HJ, Kordass B, et al: Clinical relevance of surface EMG of the masticatory muscles. (Part 1): Resting activity, maximal and submaximal voluntary contraction, symmetry of EMG activity [Review]. *Int J Comput Dent* 15(4):297–314, 2012.
52. Hugger S, Schindler HJ, Kordass B, et al: Surface EMG of the masticatory muscles. (Part 4): Effects of occlusal splints and other

treatment modalities [Review]. *Int J Comput Dent* 16(3):225–239, 2013.
53. Iizuka M: Respiration-related control of abdominal motoneurons [Review]. *Resp Physiol Neurobiol* 179(1):80–88, 2011.
54. Ioi H, Matsumoto R, Nishioka M, et al: Relationship of TMJ osteoarthritis/osteoarthrosis to head posture and dentofacial morphology. *Orthod Craniofac Res* 11:8–16, 2008.
55. Ismail F, Demling A, Hessling K, et al: Short-term efficacy of physical therapy compared to splint therapy in treatment of arthrogenous TMD. *J Oral Rehabil* 34:807–813, 2007.
56. Iwasaki LR, Crosby MJ, Marx DB, et al: Human temporomandibular joint eminence shape and load minimization. *J Dent Res* 89(7):722–727, 2010.
57. Jaisson M, Lestriez P, Taiar R, et al: Finite element modelling of the articular disc behaviour of the temporo-mandibular joint under dynamic loads. *Acta Bioeng Biomech* 13(4):85–91, 2011.
58. Kawabata M, Shima N, Hamada H, et al: Changes in intra-abdominal pressure and spontaneous breath volume by magnitude of lifting effort: highly trained athletes versus healthy men. *Eur J Appl Physiol* 109(2):279–286, 2010.
59. Kolar P, Sulc J, Kyncl M, et al: Stabilizing function of the diaphragm: dynamic MRI and synchronized spirometric assessment. *J Appl Physiol* 109:1064–1071, 2010.
60. Kolar P, Sulc J, Kyncl M, et al: Postural function of the diaphragm in persons with and without chronic low back pain. *J Orthop Sports Phys Ther* 42(4):352–362, 2012.
61. Lafreniere CM, Lamontagne M, el Sawy R: The role of the lateral pterygoid muscles in TMJ disorders during static conditions. *Cranio* 15:38–52, 1997.
62. Le Bars P, Duron B: Are the external and internal intercostal muscles synergist or antagonist in the cat? *Neurosci Lett* 51:383–386, 1984.
63. Lee LJ, Chang AT, Coppieters MW, et al: Changes in sitting posture induce multiplanar changes in chest wall shape and motion with breathing. *Resp Physiol Neurobiol* 170(3):236–245, 2010.
64. Lemosse D, Le Rue O, Diop A, et al: Characterization of the mechanical behaviour parameters of the costo-vertebral joint. *Eur Spine J* 7:16–23, 1998.
65. Mahan PE, Wilkinson TM, Gibbs CH, et al: Superior and inferior bellies of the lateral pterygoid muscle EMG activity at basic jaw positions. *J Prosthet Dent* 50:710–718, 1983.
66. Mapelli A, Galante D, Lovecchio N, et al: Translation and rotation movements of the mandible during mouth opening and closing. *Clin Anat* 22(3):311–318, 2009.
67. Marchand E, Decramer M: Respiratory muscle function and drive in chronic obstructive pulmonary disease. *Clin Chest Med* 21:679–692, 2000.
68. McKenzie DK, Gorman RB, Tolman J, et al: Estimation of diaphragm length in patients with severe chronic obstructive pulmonary disease. *Respir Physiol* 123:225–234, 2000.
69. McLean L: The effect of postural correction on muscle activation amplitudes recorded from the cervicobrachial region. *J Electromyogr Kinesiol* 15:527–535, 2005.
70. McNeely ML, Armijo OS, Magee DJ: A systematic review of the effectiveness of physical therapy interventions for temporomandibular disorders. *Phys Ther* 86:710–725, 2006.
71. Mesnard M, Coutant JC, Aoun M, et al: Relationships between geometry and kinematic characteristics in the temporomandibular joint. *Comput Methods Biomech Biomed Eng* 15(4):393–400, 2012.
72. Minakuchi H, Kuboki T, Matsuka Y, et al: Randomized controlled evaluation of non-surgical treatments for temporomandibular joint anterior disk displacement without reduction. *J Dent Res* 80:924–928, 2001.
73. Mizuno M: Human respiratory muscles: fibre morphology and capillary supply. *Eur Respir J* 4:587–601, 1991.
74. Murray GM, Bhutada M, Peck CC, et al: The human lateral pterygoid muscle. *Arch Oral Biol* 52:377–380, 2007.
75. Neumann DA, Garceau L: Unpublished observations through cadaver dissection, Marquette University, 2016.
76. Oberg T, Carlsson GE, Fajers CM: The temporomandibular joint. A morphologic study on a human autopsy material. *Acta Odontol Scand* 29(3):349–384, 1971.
77. Okeson JP: *Management of temporomandibular disorders and occlusion*, ed 7, St Louis, 2013, Mosby.
78. Orlando B, Manfredini D, Salvetti G, et al: Evaluation of the effectiveness of biobehavioral therapy in the treatment of temporomandibular disorders: a literature review. *Behav Med* 33:101–118, 2007.
79. Osborn JW: The temporomandibular ligament and the articular eminence as constraints during jaw opening. *J Oral Rehabil* 16:323–333, 1989.
80. Ovechkin A, Vitaz T, de Paleville DT, et al: Evaluation of respiratory muscle activation in individuals with chronic spinal cord injury. *Respir Physiol Neurobiol* 173(2):171–178, 2010.
81. Peck CC, Murray GM, Johnson CW, et al: Trajectories of condylar points during working-side excursive movements of the mandible. *J Prosthet Dent* 81(4):444–452, 1999.
82. Phanachet I, Whittle T, Wanigaratne K, et al: Functional properties of single motor units in the inferior head of human lateral pterygoid muscle: task firing rates. *J Neurophysiol* 88:751–760, 2002.
83. Piehslinger E, Celar AG, Celar RM, et al: Computerized axiography: principles and methods. *Cranio* 9:344–355, 1991.
84. Radke JC, Kull RS, Sethi MS: Chewing movements altered in the presence of temporomandibular joint internal derangements. *Cranio* 32(3):187–192, 2014.
85. Ratnovsky A, Elad D: Anatomical model of the human trunk for analysis of respiratory muscles mechanics. *Respir Physiol Neurobiol* 148:245–262, 2005.
86. Reneker J, Paz J, Petrosino C, et al: Diagnostic accuracy of clinical tests and signs of temporomandibular joint disorders: a systematic review of the literature [Review]. *J Orthop Sports Phys Ther* 41(6):408–416, 2011.
87. Ries LG, Alves MC, Berzin F: Asymmetric activation of temporalis, masseter, and sternocleidomastoid muscles in temporomandibular disorder patients. *Cranio* 26:59–64, 2008.
88. Rimmer KP, Ford GT, Whitelaw WA: Interaction between postural and respiratory control of human intercostal muscles. *J Appl Physiol* 79:1556–1561, 1995.
89. Robinson PD: Articular cartilage of the temporomandibular joint: can it regenerate? *Ann R Coll Surg Engl* 75:231–236, 1993.
90. Rocabado M: Arthrokinematics of the temporomandibular joint. *Dent Clin North Am* 27:573–594, 1983.
91. Rues S, Lenz J, Turp JC, et al: Muscle and joint forces under variable equilibrium states of the mandible. *Clin Oral Investig* 15(5):737–747, 2011.
92. Saboisky JP, Butler JE, Fogel RB, et al: Tonic and phasic respiratory drives to human genioglossus motoneurons during breathing. *J Neurophysiol* 95:2213–2221, 2006.
93. Saboisky JP, Gorman RB, De Troyer A, et al: Differential activation among five human inspiratory motoneuron pools during tidal breathing. *J Appl Physiol* 102:772–780, 2007.
94. Saldanha AD, Hilgenberg PB, Pinto LM, et al: Are temporomandibular disorders and tinnitus associated? *Cranio* 30(3):166–171, 2012.
95. Schiffman EL, Fricton JR, Haley DP, et al: The prevalence and treatment needs of subjects with temporomandibular disorders. *J Am Dent Assoc* 120:295–303, 1990.
96. Singh B, Panizza JA, Finucane KE: Breath-by-breath measurement of the volume displaced by diaphragm motion. *J Appl Physiol* 94:1084–1091, 2003.
97. Sinn DP, de Assis EA, Throckmorton GS: Mandibular excursions and maximum bite forces in patients with temporomandibular joint disorders. *J Oral Maxillofac Surg* 54:671–679, 1996.
98. Souza H, Rocha T, Pessoa M, et al: Effects of inspiratory muscle training in elderly women on respiratory muscle strength, diaphragm thickness and mobility. *J Gerontol Ser A Biol Sci Med Sci* 69(12):1545–1553, 2014.
99. Standring S: *Gray's anatomy: the anatomical basis of clinical practice*, ed 41, St Louis, 2015, Elsevier.
100. Stiesch-Scholz M, Fink M, Tschernitschek H, et al: Medical and physical therapy of temporomandibular joint disk displacement without reduction [see comment]. *Cranio* 20:85–90, 2002.
101. Strakowski JA, Pease WS, Johnson EW: Phrenic nerve stimulation in the evaluation of ventilator-dependent individuals with C4- and C5-level spinal cord injury. *Am J Phys Med Rehabil* 86:153–157, 2007.
102. Suvinen TI, Kemppainen P: Review of clinical EMG studies related to muscle and occlusal factors in healthy and TMD subjects. *J Oral Rehabil* 34:631–644, 2007.
103. Takahashi S, Suzuki N, Asazuma T, et al: Factors of thoracic cage deformity that affect pulmonary function in adolescent idiopathic thoracic scoliosis. *Spine* 32:106–112, 2007.
104. Takazakura R, Takahashi M, Nitta N, et al: Diaphragmatic motion in the sitting and supine positions: healthy subject study using a vertically open magnetic resonance system. *J Magn Res Imaging* 19:605–609, 2004.
105. Tanaka E, Detamore MS, Mercuri LG: Degenerative disorders of the temporomandibular joint: etiology, diagnosis, and treatment. *J Dent Res* 87:296–307, 2008.
106. Tanaka E, Hirose M, Inubushi T, et al: Effect of hyperactivity of the lateral pterygoid muscle on the temporomandibular joint disk. *J Biomech Eng* 129:890–897, 2007.
107. Taskaya-Yilmaz N, Ceylan G, Incesu L, et al: A possible etiology of the internal derangement of the temporomandibular joint based on the MRI observations of the lateral pterygoid muscle. *Surg Radiol Anat* 27:19–24, 2005.
108. Tuijt M, Koolstra JH, Lobbezoo F, et al: Differences in loading of the temporomandibular joint during opening and closing of the jaw. *J Biomech* 43(6):1048–1054, 2010.
109. Urmey W, Loring S, Mead J, et al: Upper and lower rib cage deformation during breathing in quadriplegics. *J Appl Physiol* 60:618–622, 1986.

110. Vassilakopoulos T, Zakynthinos S, Roussos C: Respiratory muscles and weaning failure. *Eur Respir J* 9:2383–2400, 1996.
111. West CR, Campbell IG, Shave RE, et al: Effects of abdominal binding on cardiorespiratory function in cervical spinal cord injury. *Respir Physiol Neurobiol* 180(2–3):275–282, 2012.
112. Wilson TA, Legrand A, Gevenois PA, et al: Respiratory effects of the external and internal intercostal muscles in humans. *J Physiol* 530:319–330, 2001.
113. Wink CS, St OM, Zimny ML: Neural elements in the human temporomandibular articular disc. *J Oral Maxillofac Surg* 50:334–337, 1992.
114. Yustin DC, Rieger MR, McGuckin RS, et al: Determination of the existence of hinge movements of the temporomandibular joint during normal opening by Cine-MRI and computer digital addition. *J Prosthodont* 2:190–195, 1993.
115. Zaugg M, Lucchinetti E: Respiratory function in the elderly. *Anesthesiol Clin North Am* 18:47–58, 2000.
116. Zeleznik J: Normative aging of the respiratory system. *Clin Geriatr Med* 19:1–18, 2003.

Ee 学習問題　STUDY QUESTIONS

パート 1：咀嚼

1. 開口最終相において顎関節内の関節円板の**中間領域**がこの関節を保護するメカニズムについて説明しなさい.
2. 内側翼突筋と外側翼突筋の遠位付着部を比較しなさい. どちらの付着が咬筋と「機能的懸垂」を形成しているか？
3. 理論上, いかに肩甲胸郭関節の過度の下制が顎関節の関節円板内障につながるか説明しなさい.
4. 咀嚼中の下顎窩のドームと側頭骨の関節隆起に求められるそれぞれの機能について比較しなさい.
5. 開口における顎関節の外側靱帯の斜線維の機能的役割について記述しなさい.
6. 閉口における両側の側頭筋の機能について説明しなさい.
7. 大臼歯間に剪断（研削）力が発生しているとき, 咬筋と対側の内側翼突筋との相互関係について説明しなさい.
8. 図 11.22 を参考にして, 口の開閉時の外側翼突筋の具体的な機能について述べなさい.
9. 急速な開口における外側翼突筋の下頭と舌骨上筋群の相乗作用について記述しなさい.
10. 頭蓋骨の側頭窩を構成する骨を列挙しなさい.

パート 2：換気

11. 吸気中の横隔膜の機能を説明し, それがなぜ換気の最も重要な筋であると考えられるのかを説明しなさい.
12. 大胸筋の胸骨頭がどのように努力性吸気筋として機能することができるかを説明しなさい.
13. 慢性的に下降した（平坦化した）横隔膜が, 換気のメカニズムにどのように悪影響を及ぼすか？
14. 換気中の胸郭の前後径および左右径に影響を及ぼす可能性が高い関節を列挙しなさい.
15. 胸腔の上側と下側を形成している構造物は何か？
16. 腹筋群の正常な「張力」が吸気の仕組みにどのように関与しているのかを説明しなさい.
17. 四肢麻痺の人の肋間筋の麻痺が「奇異呼吸」の病態メカニズムにどのように関与するか説明しなさい.
18. 努力性呼気における胸腔内圧と腹腔内圧の変化について説明しなさい.
19. 安静時呼気は「受動的」な過程と考えられる理由を説明する要素を列挙しなさい.
20. T4 レベルの完全な脊髄損傷によって完全に麻痺すると思われる筋を列挙しなさい.

Ee 学習問題の解答は Elsevier eLibrary のウェブサイトにて閲覧できる.

EC 参考動画

- Video 11-1: Person with C^6 Level Quadriplegia Demonstrating Described Paradoxical Breathing Pattern（動画 11-1: C^6 四肢麻痺患者でみられる Special Focus 11.5 で説明した奇異呼吸パターン）
- Fluoroscopy of the TMJ in an Asymptomatic Male while Opening and Closing the Mouth（開閉口運動のあいだ，自覚症状がない成人男性でみられる顎関節のＸ線透視映像）

QR コードをスキャンすれば，動画（英語版）が視聴できる．
〔Expert Consult を利用すれば，動画に関する日本語の説明を閲覧できる（表紙裏参照）〕

付録

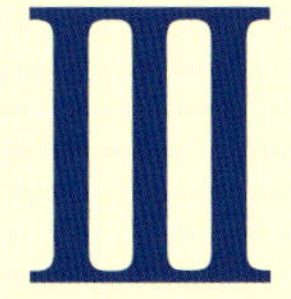

馬尾，そして体幹筋の付着部位・神経支配・モーメントアーム

パートA：馬尾の構成

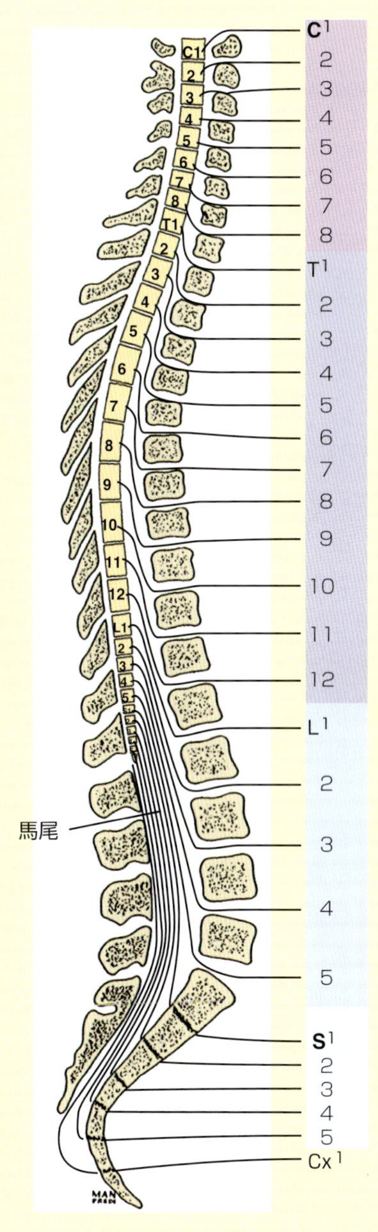

図Ⅲ.1　脊髄と脊髄神経根の解剖学的関係は，脊柱の椎骨の番号と結びついている．脊髄は黄色，脊髄神経根は黒色で表示している．脊髄神経根が通過する椎間孔は，右側に複数の色で表示している．成人では，脊髄は脊柱よりも短い．したがって，腰神経根ならびに仙骨神経根は，それぞれが対応する椎間孔に到達する前に相当な距離を走行しなければならない．これらの脊髄神経根は，腰部および仙骨部の脊柱管を通っており馬尾とよばれている．脊髄は第1～2腰椎の椎間孔の高さで終わり，そこから馬尾に移行することに留意してほしい．（Haymaker W, Woodhall B: *Peripheral nerve injuries*, ed 2, Philadelphia, 1953, Saunders より引用）

パートB：体幹の胸部の皮膚感覚髄節

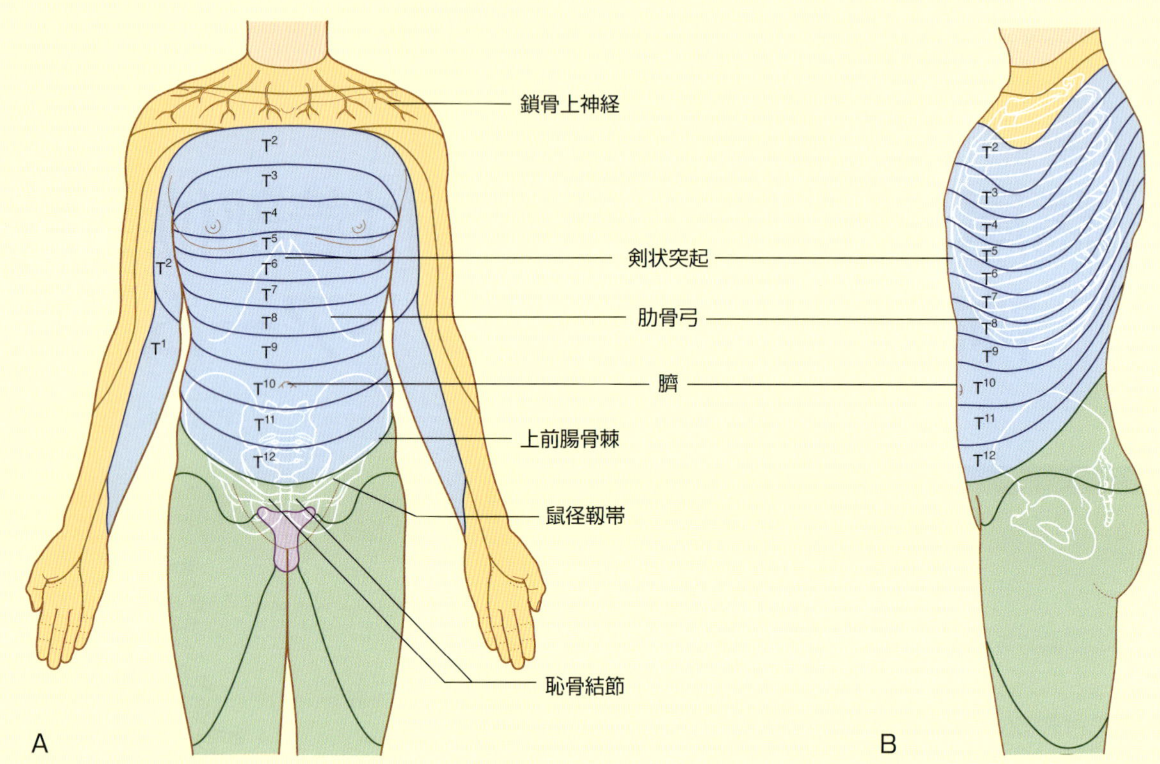

図Ⅲ.2　体幹の胸部の皮膚感覚髄節．（A）前面像，（B）側面像．T¹：第1胸髄神経根など．（Drake R, Vogl W, Mitchell A: *Gray's anatomy for students*, ed 3, Philadelphia, 2015, Churchill Livingstone より引用）

パートC：体軸骨格筋の付着部位と神経支配

体幹の筋群

第1組：体幹後面の筋群

体幹後面の浅層の筋（僧帽筋，広背筋，前鋸筋など）の付着と神経支配は付録Ⅱを参照．

脊柱起立筋群（棘筋，最長筋，腸肋筋）

頭棘筋（頭半棘筋と混じる）

脊柱起立筋の神経支配：対応した脊髄神経根の後枝（C^3-L^5）

頸棘筋

下位付着：項靱帯と第7頸椎から第1胸椎の棘突起

上位付着：第2頸椎の棘突起

胸棘筋

下位付着：共通腱

上位付着：ほとんどの胸椎の棘突起

頭最長筋

下位付着：第1～5胸椎の横突起と第4～7頸椎の関節突起

上位付着：側頭骨の乳様突起の後縁部

頸最長筋

下位付着：第1～4胸椎の横突起

上位付着：第2～6頸椎横突起の後結節

胸最長筋

下位付着：共通腱

上位付着：第3～12肋骨角と結節；第1～12胸椎の横突起

頸腸肋筋

下位付着：第3～7肋骨角

上位付着：第4～6頸椎横突起の後結節

胸腸肋筋

下位付着：第6～12肋骨角

上位付着：第1～6肋骨角

腰腸肋筋

下位付着：共通腱*

上位付着：第6～12肋骨角

* 幅広い共通腱は，脊柱起立筋の大部分の下端と体軸骨格の基盤とをつなぐ．具体的な腱の特別な付着部は，胸椎下部および腰椎全体の棘突起および棘上靱帯，腸骨稜，仙結節靱帯および仙腸靱帯，大殿筋および多裂筋を含んでいる．

横突棘筋群（多裂筋，回旋筋，半棘筋群）

多裂筋

下位付着（頸部）：第3～7頸椎の関節突起

下位付着（胸部）：第1～12胸椎の横突起

下位付着（腰部）：腰椎の乳頭突起，腰仙靱帯，脊柱起立筋の共通腱の深層部，仙骨の後面，骨盤の上後腸骨棘，腰椎ならびに腰仙部の椎間関節の関節包

上位付着：2～4椎上位の椎骨の棘突起

神経支配：対応した脊髄神経根の後枝（C^4-S^3）

回旋筋群（長・短）

下位付着：すべての脊椎の横突起

上位付着：1～2椎上位の椎骨の椎弓板と棘突起の基部

メモ：長回旋筋は2つの椎間をまたぎ，より水平に走行する短回旋筋は1つのみの椎間をまたぐ

神経支配：対応した脊髄神経根の後枝（C^4-L^4）

頭半棘筋

下位付着：第7頸椎～第7胸椎の横突起

上位付着：第4～6頸椎の関節突起；後頭骨の上項線と下項線のあいだの頭部まで続く．

半棘筋群の神経支配：対応した脊髄神経根の後枝（C^1-T^6）

頸半棘筋

下位付着：第1～6胸椎の横突起

上位付着：第2～5頸椎の棘突起，主として第2頸椎

胸半棘筋

下位付着：第6～10胸椎の横突起

上位付着：第6頸椎～第4胸椎の棘突起

短区画筋群（棘間筋と横突間筋）

棘間筋

頸椎（第1頸椎と第2頸椎間は除く）と腰椎の各棘突起間に付着している．胸椎では，上位と下位に限局して存在する

神経支配：対応した脊髄神経根の後枝（C^3-L^5）

横突間筋

すべての頸椎，下位胸椎ならびに腰椎の横突起間の左右に対として付着している．頸椎部では，小さな前後の筋に細分化され，横突起の前結節と後結節にそれぞれ付着する．腰椎領域では，小さな外側と内側の筋に細分化され，横突起の対応した部位に付着する

神経支配：前方，後方，外側の横突間筋は対応した脊髄神経根の前枝（C^3-L^5）の神経支配を受ける．腰椎部にある内側の横突間筋は対応した脊髄神経根の後枝（L^1-L^5）の神経支配を受ける

第2組：体幹前外側の筋群「腹筋群」

外腹斜筋

外側付着：第4～12肋骨の外側面

内側付着：腸骨稜の外側唇の前方1/2，白線，反対側の腹直筋鞘

神経支配：肋間神経（T^8-T^{12}），腸骨下腹神経（L^1），腸骨鼠経神経（L^1）

内腹斜筋

外側付着：腸骨稜の中間線中央唇の前方2/3，鼠径靱帯，胸腰筋膜

内側付着：第9～12肋骨，白線，反対側の腹直筋鞘

神経支配：肋間神経（T^8-T^{12}），腸骨下腹神経（L^1），腸骨鼠経神経（L^1）

腹横筋

外側付着：腸骨稜の内側唇の前方2/3，胸腰筋膜，第6～12肋軟骨の内側面，鼠径靱帯

内側付着：白線と反対側の腹直筋鞘

神経支配：肋間神経（T^7-T^{12}），腸骨下腹神経（L^1），腸骨鼠経神経（L^1）

腹直筋

上位付着：剣状突起と第5～7肋軟骨

下位付着：恥骨稜と恥骨結合を補強する靱帯

（訳注：補強する靱帯とは上恥骨靱帯と恥骨弓靱帯のこと）

神経支配：肋間神経（T^7-T^{12}）

頭頸部の筋群

第1組：前外側頭頸部の筋群

胸鎖乳突筋

下位付着：胸骨頭：胸骨柄の上面の前面，鎖骨頭：鎖骨の内側1/3の後上面

上位付着：側頭骨の乳様突起の外側面と後頭骨の上項線の外側1/2

神経支配：副神経（第Ⅺ脳神経），また，腕神経叢の中位から上位の神経根の前枝を介した二次的神経支配は感覚（固有受容器）情報を伝達することがある

斜角筋群

前斜角筋

上位付着：第3～6頸椎の横突起の前結節

下位付着：第1肋骨の前外側面の内側縁（斜角筋結節）

中斜角筋

上位付着：第2～7頸椎の横突起の後結節

下位付着：第1肋骨の上縁，肋骨角の近位部，前斜角筋の付着部の後方

後斜角筋
上位付着：第5～7頸椎の横突起の後結節
下位付着：第2肋骨の外側縁，肋骨角の近位部
斜角筋群の神経支配：対応した脊髄神経根の前枝（C^3–C^7）

頭直筋
下位付着：第3～6頸椎横突起の前結節
上位付着：後頭骨底部の下面，前頭直筋の付着部のすぐ前方
神経支配：脊髄神経根（C^1–C^3）の前枝

前頭直筋
下位付着：第1頸椎の横突起の前面
上位付着：後頭骨底面の下面で後頭隆起のすぐ前方
神経支配：脊髄神経根の前枝（C^1–C^2）

外頭直筋
下位付着：第1頸椎の横突起の上面
上位付着：後頭骨下面で後頭隆起のすぐ外側
神経支配：脊髄神経根の前枝（C^1–C^2）

頸直筋

上斜線維
下位付着：第3～5頸椎の横突起の関節結節
上位付着：第1頸椎の前弓の結節

垂直線維
下位付着：第5頸椎～第3胸椎の椎体の前面
上位付着：第2～4頸椎の椎体の前面

下斜線維
下位付着：第1～3胸椎の椎体の前面
上位付着：第5～6頸椎の横突起の関節結節
神経支配：対応した脊髄神経根の前枝（C^2–C^8）

第2組：頭頸部後面の筋群

頭板状筋
下位付着：項靱帯の下半分ならびに第7頸椎～第4胸椎の棘突起
上位付着：側頭骨の乳様突起と後頭骨の上項線の外側 1/3
神経支配：脊髄神経根の後枝（C^2–C^8）

頸板状筋
下位付着：第3～6胸椎の棘突起
上位付着：第1～3頸椎の横突起の後結節
神経支配：脊髄神経根の後枝（C^2–C^8）

後頭下筋群

上頭斜筋
下位付着：第1頸椎の横突起上縁
上位付着：上項線と下項線のあいだの外側端

下頭斜筋
下位付着：第2頸椎の棘突起の頂点
上位付着：第1頸椎の横突起の下縁

大後頭直筋
下位付着：第2頸椎の棘突起
上位付着：上項線と下項線のあいだの外側縁のすぐ前内側

小後頭直筋
下位付着：第1頸椎の後弓の結節
上位付着：下項線の内側端のすぐ前方，大後頭孔のすぐ後方
後頭下筋群の神経支配：後頭下神経（脊髄第1頸髄神経根（C^1）の後枝）

その他：腰方形筋

腰方形筋
下位付着：腸腰靱帯と腸骨稜
上位付着：第12肋骨と第1～4腰椎の横突起の先端
神経支配：脊髄神経根の前枝（T^{12}–L^3）

咀嚼の主動作筋

側頭筋
近位付着：側頭窩と側頭筋膜の深部表面
遠位付着：下顎骨の筋突起頂点と内側面ならびに下顎枝の前縁全体
神経支配：第5脳神経の下顎枝

内側翼突筋：浅部と深部の混合頭
近位付着：翼状突起外側板の内側面；上顎の後外側の小さな部分，第3大臼歯のソケットの直上
遠位付着：下顎孔と下顎角のあいだの下顎の内側面
神経支配：第5脳神経の下顎枝

外側翼突筋（上頭）
近位付着：蝶形骨の大翼
遠位付着：顎関節の関節包の内側壁，関節円板の内側面，下顎の翼突筋窩

外側翼突筋（下頭）
近位付着：翼状突起外側板の外側面と上顎との隣接領域
遠位付着：翼突筋窩と下顎頸近傍
神経支配：第5脳神経の下顎枝

咬筋：浅部と深部の混合頭
近位付着：頬骨の下外側面と頬骨弓の下面
遠位付着：下顎骨の外側面，下顎角と筋突起のちょうど下方とのあいだ
神経支配：第5脳神経の下顎枝

舌骨上筋群

オトガイ舌骨筋

近位付着：下顎骨の内側面の前面の正中線における小領域（交感神経）

遠位付着：舌骨体

神経支配：舌下神経（第Ⅻ脳神経）を介して C^1

顎舌骨筋

近位付着：下顎の内側面，顎舌骨線の両側

遠位付着：舌骨体

神経支配：下歯槽神経（第Ⅴ脳神経の下顎枝からの分枝）

顎二腹筋：前腹

近位付着：舌骨の外側面に付着する筋膜スリング

遠位付着：下顎の底部の中央線近傍（顎二腹筋窩）

神経支配：下歯槽神経（第Ⅴ脳神経の下顎枝からの分枝）

顎二腹筋：後腹

近位付着：側頭骨の乳突切痕

遠位付着：舌骨の外側面に付着する筋膜スリング

神経支配：顔面神経（第Ⅶ脳神経）

茎突舌骨筋

近位付着：側頭骨の茎状突起の基部

遠位付着：舌骨の大角の前縁

神経支配：顔面神経（第Ⅶ脳神経）

舌骨下筋群

甲状舌骨筋

下位付着：甲状軟骨

上位付着：舌骨体と舌骨の大角の接続部

神経支配：脊髄神経根の前枝（C^1）（第Ⅻ脳神経を介して）

胸骨舌骨筋

下位付着：鎖骨の内側端の後面，胸骨柄の上後部，後胸鎖靱帯

上位付着：舌骨体

神経支配：脊髄神経根の前枝（C^1–C^3）

肩甲舌骨筋

下位付着：肩甲骨の上縁の肩甲骨切痕の近傍

上位付着：舌骨体

神経支配：脊髄神経根の前枝（C^1–C^3）

胸骨甲状筋

下位付着：胸骨柄の後方部と第1肋軟骨

上位付着：甲状軟骨

神経支配：脊髄神経根の前枝（C^1–C^3）

換気に主として関与する筋群

横隔膜

下位付着

肋骨：第7～12肋骨の近傍ならびに軟骨の内側面，腹横筋に合流する線維もある

胸骨：剣状突起の後面

腰椎：(1) 腰方形筋と大腰筋の外側面を覆う2つの腱膜のアーチ；(2) 第1～3腰椎ならびにそのあいだの椎間板に起始を有する左右の脚

上位付着：筋のドームの中央近くの腱中心

神経支配：横隔神経（C^3–C^5）

外肋間筋

付着：11対あり，各筋は肋骨の下縁から起こり，下の肋骨の上縁に付着する．筋線維は，肋間筋のなかで最も表面にあり，下内側に向かって走行している．線維は横方向に最も発達している

内肋間筋

付着：11対あり，各筋は，肋骨の下縁から起こり，下の肋骨の上縁に付着する．筋線維は，外肋間筋のすぐ奥の平面を走行している．内肋間筋の線維は外肋間筋に対してほぼ垂直にやや横方向に走行している．内肋間筋の線維は胸骨に隣接しており，最も平行に発達している

最内肋間筋

付着：各筋は，肋骨角に近い肋骨の下縁から起こり，2つ3つ下の肋骨の上縁に付着する．内肋間筋と平行かつ深層を走行している．最内肋間筋の線維は，肋骨角の近くにあり2つの肋間腔をまたぐことより，肋骨下筋とよばれることもある．最内肋間筋は，下部胸郭で最も発達している．

肋間筋群の神経支配：肋間神経（T^2–T^{12}）

胸横筋

下位（内側）付着：胸骨体の下1/3の内面および剣状突起に隣接する表面

上位（外側）付着：第2（第3）～6肋骨に関連する胸肋関節の内側面

神経支配：対応した肋間神経

上後鋸筋

上位付着：第6頸椎～第3胸椎の棘上靱帯と項靱帯を含めた棘突起

下位付着：第2～5肋骨の肋骨角近くの後面

神経支配：肋間神経（T^2–T^5）

下後鋸筋

上位付着：第9～12肋骨の肋骨角近くの後面

下位付着：第11胸椎～第3腰椎の棘突起ならびに棘上靱

帯

神経支配: 肋間神経 (T^9–T^{12})

肋骨挙筋（長，短）

上位付着: 第 7 頸椎〜第 11 胸椎の横突起端

下位付着: 肋骨結節と肋骨角のあいだの外側面．筋は，上位付着部のすぐ下の肋骨に付着することもある（短肋骨挙筋），あるいは，さらに下側で，上位付着部の 2 つ下の肋骨に付着する（長肋骨挙筋）

神経支配: 脊髄神経根の後枝 (C^7–T^{11})

パート D: 主要な頭頸部筋群のモーメントアームデータ

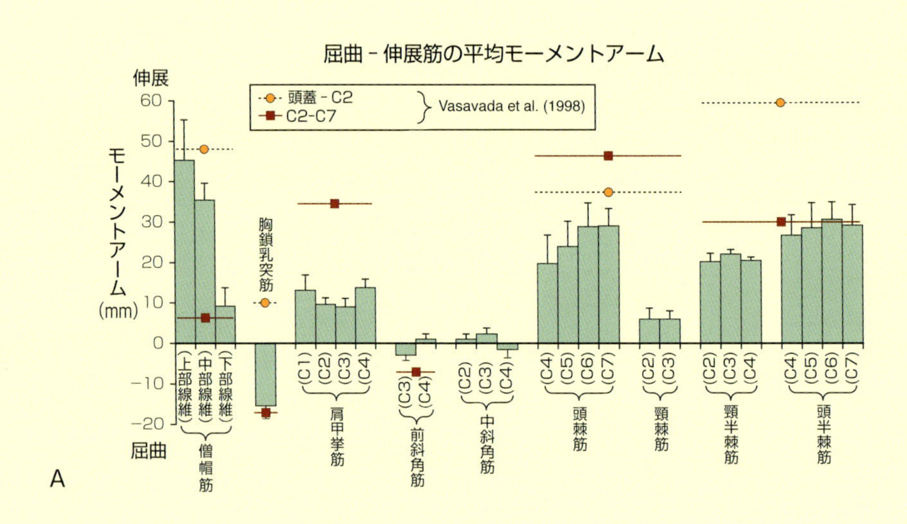

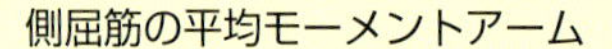

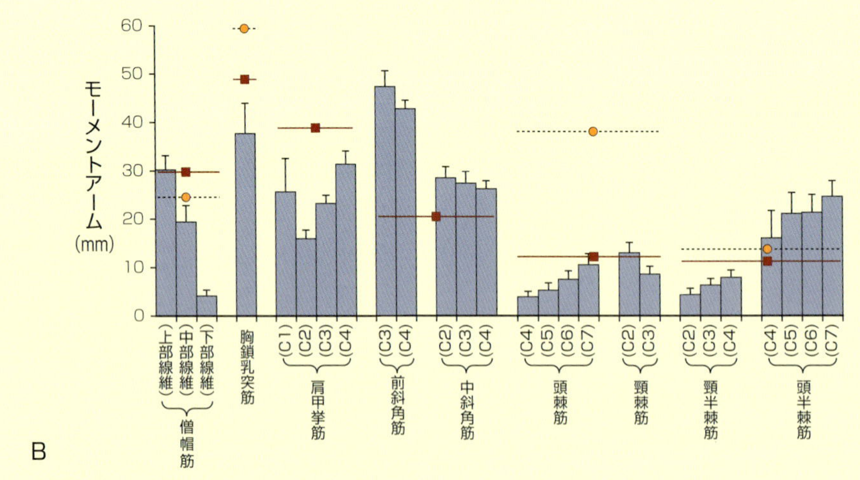

図Ⅲ.3 （次頁へつづく）

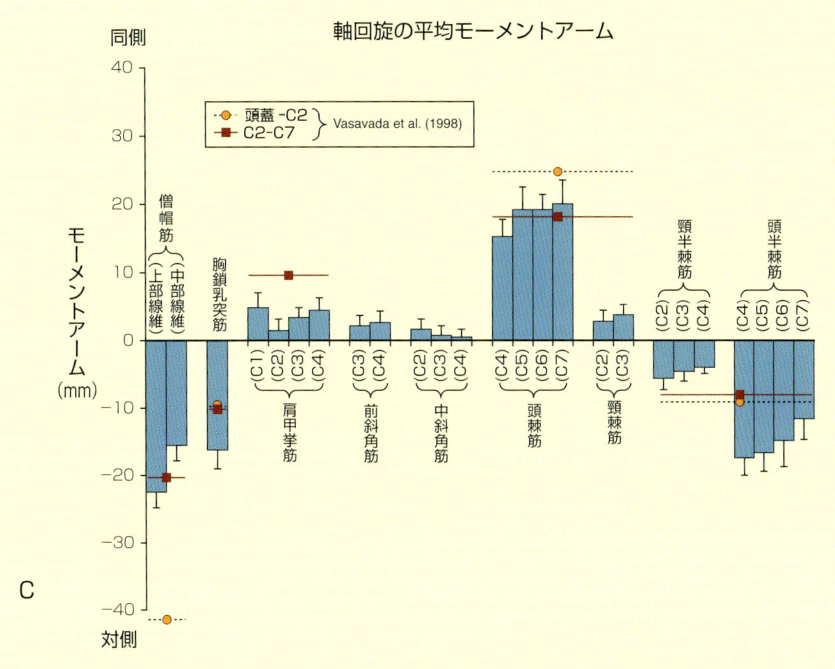

図Ⅲ.3　主要な頭頸部筋の平均モーメントアーム（mm），（A）伸展と屈曲，（B）側屈，（C）軸回旋．棒グラフのデータ（Ackland ら，2011）は，5 人の成人献体標本の分析に基づいている．筋名（横軸近く）の隣に括弧で表示されたものは，筋の部分領域を区別したものである．たとえば，前斜角筋（C4）は C4 に付随するこの筋の部分を識別したものである．Vasavada ら（1998）のモーメントアームのデータも示している．これらの追加されたデータは，頭蓋骨-第 2 頸椎（C2）のあいだ（黄色の円）と第 2～7 頸椎（C2-C7）のあいだ（茶色の四角）における筋（または筋の一部）のモーメントアームを示している．四角または円に付した水平線は当該筋を示している．（グラフの全体的設計および棒グラフのデータ提供：Ackland DC, Merritt JS, Pandy MG: Moment arms of the human neck muscles in flexion, bending and rotation, *J Biomech* 44［3］：475-486, 2011. 追加のデータ提供：Vasavada AN, Li S, Delp SL: Influence of muscle morphometry and moment arms on the moment-generating capacity of human neck muscles, *Spine* 23: 412-422, 1998.）

第 IV 部

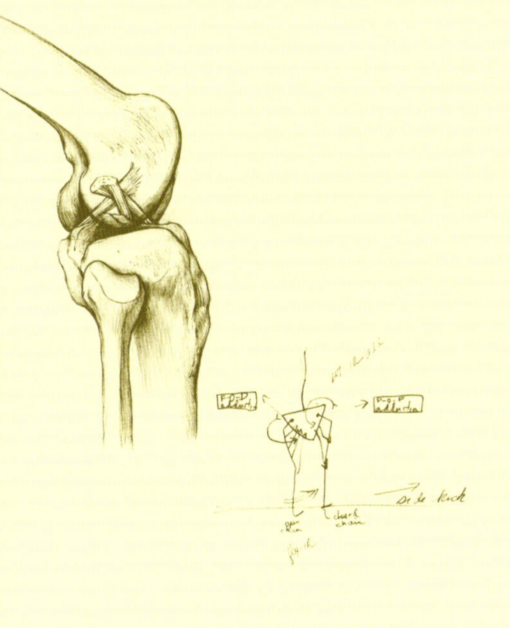

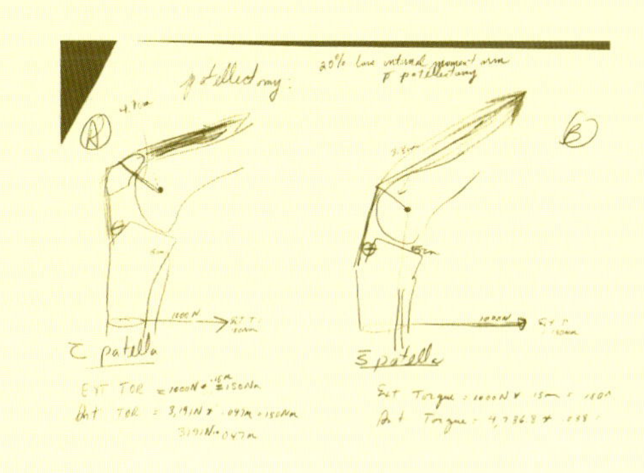

下肢

Lower Extremity

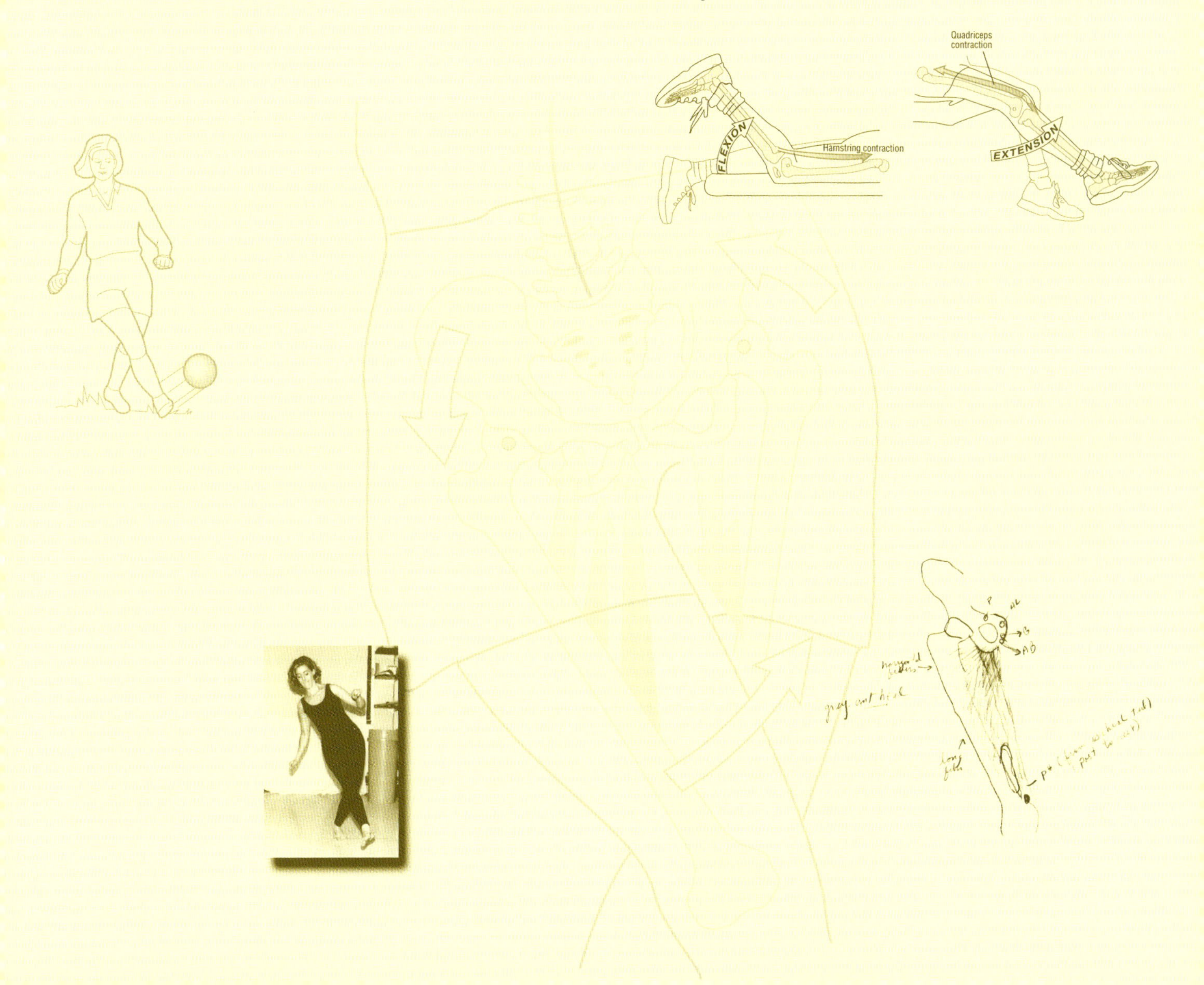

第Ⅳ部
下　肢

第Ⅳ部は 5 つの章よりなる．第 12～14 章は下肢，すなわち，骨盤から足趾までの諸関節領域の身体運動学について説明する．そして第 15 章と第 16 章は下肢の身体運動学の究極的な表れである歩行と走行の身体運動学について取り上げる．第 12～14 章では，下肢の遠位端が支持面に接地している場合と，空間で自由に動かせる場合という 2 つの観点から，筋，関節などの機能を詳説する．この 2 つの動作を十分把握すると，身体運動の美しさと複雑性を堪能することができるようになり，さらに筋骨格系の関連障害について診断・治療・予防する腕前が大いに上がる．

ネット上の教材

第Ⅳ部での身体運動学についての理解を深めるために，第 12～16 章では，いくつかの参考動画や画像を用意している．動画のなかには，関節運動の透視動画，人体解剖，著者などによるミニ講義，特殊な教育用モデル，運動学と運動力学を示すための歩行中や走行中の骨格の動画，健常者のトレッドミル歩行と走行中の筋電活動などが含まれる．

いくつかの動画やウェブサイト版図表は具体的に本文と関連づけられている（余白に EC Ee で表示してある）．さらに，本文で言及されていないものも含めて参考動画のタイトル一覧を各章末に掲載している．

閲覧方法について，EC Ee で示される動画（日本語サマリ付）とウェブサイト版図表は表紙裏の説明に従ってアクセスできる．それに，右または各章末にある QR コードをスキャンすれば，すべての動画（英語版）はスマートフォンやタブレットで閲覧できる．

追加的な臨床関連事項

各章末には，追加的な臨床関連事項を掲載している．これは，その章で取り上げた身体運動学と関連する具体的な臨床概念を紹介したり，さらに展開したりするために設けられている．

学習問題

学習問題は，各章の最後に記載されている．これらの問題は，その章で学んだ主要な概念について振り返り，再確認できるように設けられている．これらの問題に挑戦することは，学生諸君の試験準備にとって効果的な方法である．なお解答は Elsevier eLibrary のウェブサイトに掲載されている．

動　画

第 12 章

第 13 章

第 14 章

第 15 章

第 16 章

第12章

股関節

Hip

Donald A. Neumann, PT, PhD, FAPTA

章内容一覧　CHAPTER AT A GLANCE

股関節は大腿骨頭の大きな球体と骨盤寛骨臼の深いソケットのあいだの関節である（図 12.1）．身体の中心に位置する股関節には，「下肢に対する“基部”関節なのか，もしくは骨盤や体幹を載せる“土台”関節なのか？」という論理的な疑問が生じるだろう．本章を読み進めると，股関節はそれら両方の役割を担うことが明らかになる．股関節は，人体の広範囲にわたる運動に対して，身体運動学的に主要な役割を担う．そのため股関節を冒す病変や外傷は，歩行や更衣，自動車の運転，荷物の持ち上げや運搬，階段昇降等の広範囲にわたり機能的制約を引き起こす．

股関節は，立位，歩行，走行時の安定性によく適合した多くの解剖学的特徴を有する．大腿骨頭は結合組織（関節靱帯や関節唇）に囲まれ，密封された深いソケットによって安定している．多くの大きくて強力な筋は，身体を上方および前方への動きを加速するために，または制御された方法で身体運動を減速させるために必要なトルクを生み出す．そのため，これらの筋の弱化は身体全体の運動性や安定性に大きな影響をもたらす．

股関節疾患や傷害は，小児や高齢者で頻繁に起こる．幼児期に異常形成された股関節は脱臼しやすい傾向にある．高齢者の股関節は退行性関節症になりやすい．転倒リスクの増大を伴う骨粗鬆症の重度化は，高齢者の股関節骨折の発生率をより高める．股関節鏡などの進歩に基づき，最近の医学では，青年期と中年期の股関節に影響を及ぼす可能性がある他の病態の多くを明らかにしてきた．たとえば，大腿骨近位部または寛骨臼のわずかな形状変化は，それが後天的あるいは先天的のいずれであっても，最終可動域付近で局所組織が衝突または挟み込まれるインピンジメントの原因となる．時間経過のなかで，このインピンジメントが疼痛を引き起こし，または人によっては若年性の変形性関節症のきっかけとなる可能性もある．

本章では股関節周囲筋の作用はもちろんのこと，股関節

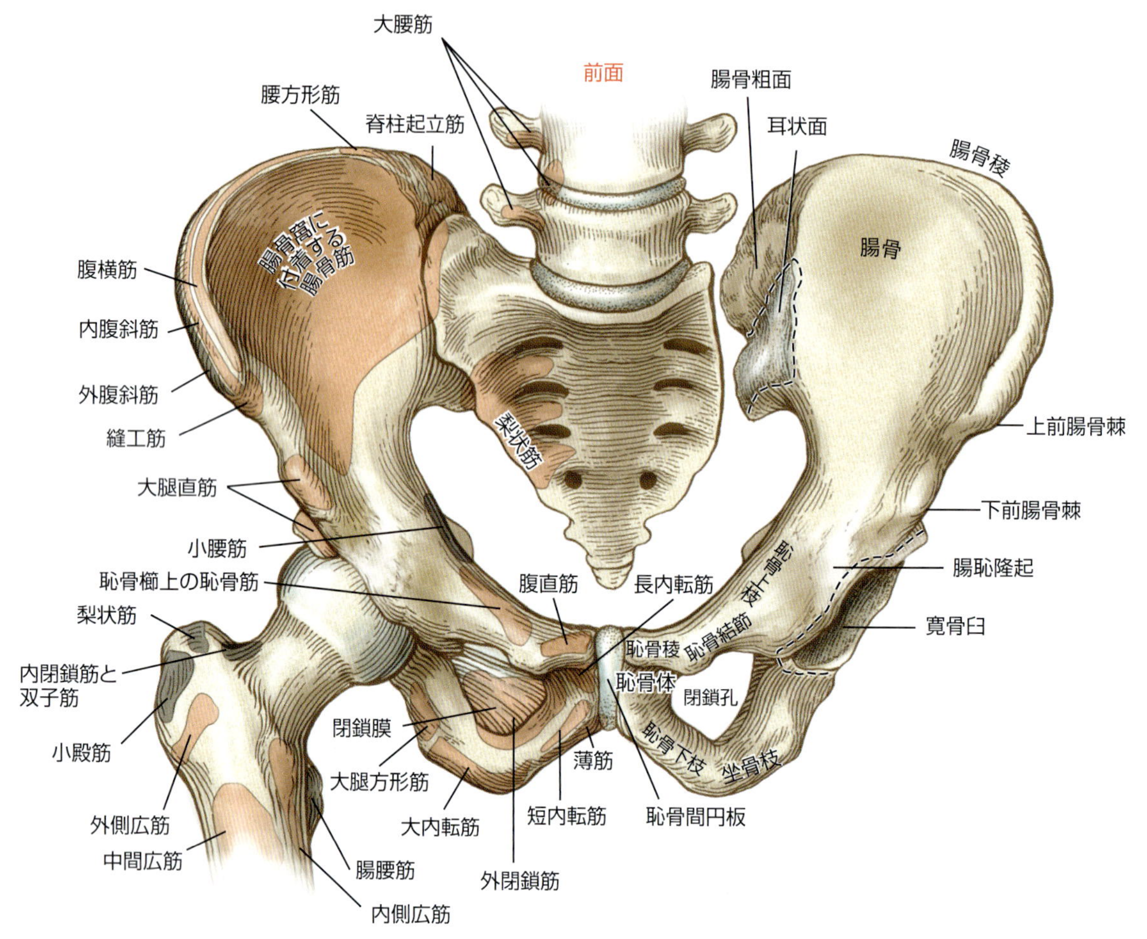

図 12.1　骨盤，仙骨および右大腿骨近位部の前面．近位付着部を赤色，遠位付着部を灰色で示す．仙骨の左側を開放し，仙腸関節の耳状面を露出した．仙腸関節の関節包付着部を破線で示す．

の構造や関連する関節包や靱帯についても説明する．これらは，身体の重要な領域において筋骨格系問題の診断や治療に対する基本的な知識となる．

骨　学

寛　骨
Innominate

寛骨（*innominatum* はラテン語で“無名”を意味する）は，腸骨（ilium），恥骨（pubis），坐骨（ischium）の3つの骨が癒合したものである（図 12.1, 12.2 参照）．左右の寛骨は，前方は恥骨結合，後方は仙骨と連結する．これらの骨が形成する完全な骨靱帯性の環（ring）を，骨盤（*pelvis* はラテン語の“鉢”または“お椀”の意味）とよぶ．骨盤には重要かつまったく異なる3つの役割がある．1つ目は，下肢や体幹の多くの筋の付着部を提供する．次に，座位時には上体や体幹の重さを坐骨結節に，立位時や歩行時にはそれらを下肢へと伝達する．最後に，骨盤底筋群や結合組織によって，腸や膀胱，生殖器等の臓器を支持する役割がある．

骨盤の外側面には3つの明瞭な特徴がある．寛骨の上半分には，大きな扇形の**腸骨翼**（wing）が形成される．腸骨翼の直下には深くてカップ状の**寛骨臼**（acetabulum）がある．寛骨臼の直下かつわずか内側には，人体最大の孔である**閉鎖孔**（obturator foramen）がある．この孔は**閉鎖膜**（obturator membrane）で覆われる（図 12.1 参照）．ヒトが立位時，骨盤を矢状面からみると，一般的には，垂直線は上前腸骨棘と恥骨結節を通る（図 12.1 参照）．

▶腸骨 Ilium

腸骨外側面には，やや不明瞭な**後殿筋線**（posterior gluteal lines），**前殿筋線**（anterior gluteal lines），**下殿筋線**（inferior gluteal lines）が刻まれている（図 12.2 参照）．これらの線によって，殿筋群の付着部を確認できる．腸骨の最前方には，容易に触知できる**上前腸骨棘**（anterior-superior iliac spine）がある（図 12.1, 12.2 参照）．この上前腸骨棘の下に**下前腸骨棘**（anterior-inferior iliac spine）が

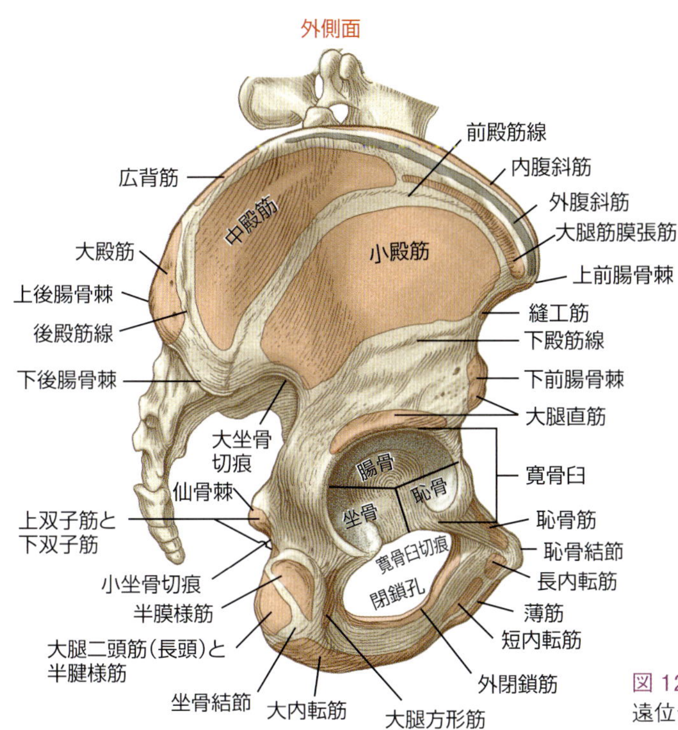

図 12.2　右寛骨の外側面．筋の近位付着部を赤色，遠位付着部を灰色で示す．

ある．腸骨の最上縁部である**腸骨稜**（iliac crest）は，後方へと続き，**上後腸骨棘**（posterior-superior iliac spine）となる（図 12.3）．上後腸骨棘の表面にある軟部組織によって，皮膚上に凹み（えくぼ）ができることもある．**下後腸骨棘**（posterior-inferior iliac spine）は目立たないが，**大坐骨切痕**（greater sciatic notch）の上縁にある．この切痕の開口部は，**仙棘靱帯**（sacrospinous ligament）と**仙結節靱帯**（sacrotuberous ligament）の近位部によって**大坐骨孔**（greater sciatic notch）へと形を変える．

腸骨の骨学的特徴

外側面
- 後殿筋線，前殿筋線，下殿筋線
- 上前腸骨棘
- 下前腸骨棘
- 腸骨稜
- 上後腸骨棘
- 下後腸骨棘
- 大坐骨切痕
- 大坐骨孔
- 仙結節靱帯と仙棘靱帯

内側面
- 腸骨窩
- 耳状面
- 腸骨粗面

腸骨内側面には特記すべき 3 つの特徴がある（図 12.1 参照）．前方には滑らかにくぼんだ**腸骨窩**（iliac fossa）があり，腸骨筋で満たされる．後方では，**耳状面**（auricular surface）が仙腸関節で仙骨と関節をなす．この関節面の真後ろには大きくて粗い**腸骨粗面**（iliac tuberosity）があり，仙腸靱帯の付着部となる．

▶恥骨 Pubis

恥骨上枝（superior pubic ramus）は，寛骨臼前方にある**腸恥隆起**（iliopubic ramus または iliopubic junction）の基部から起こり，大きくて平坦な**恥骨体**（body）に向かって内側に伸びる（図 12.1）．恥骨体の上縁にある**恥骨稜**（pubic crest）は腹直筋の付着部となる．恥骨上枝の上縁が**恥骨櫛**（pectineal line）であり，恥骨筋の付着部を示す．恥骨上枝から前方に突出する**恥骨結節**（pubic tubercle）は，鼠径靱帯の付着部となる．**恥骨下枝**（inferior pubic ramus）は恥骨体から坐骨との接合部に向かって後方に伸びる．

左右の恥骨は，正中線上で**恥骨結合関節**（pubic symphysis joint）をなす（図 12.2 参照）．この比較的強固な関節は，一般的に不動関節に分類される．互いに向き合う関節面を硝子軟骨が覆い，その表面は完全に平坦ではなく少し“ぎざぎざ”しており，剪断力に抗するようにデザインされているようである[216]．この関節は，線維軟骨性の**恥骨間円板**（interpubic disc）と靱帯によって強固に結びつく．恥骨間円板は，交錯したコラーゲン線維と腹直筋の遠

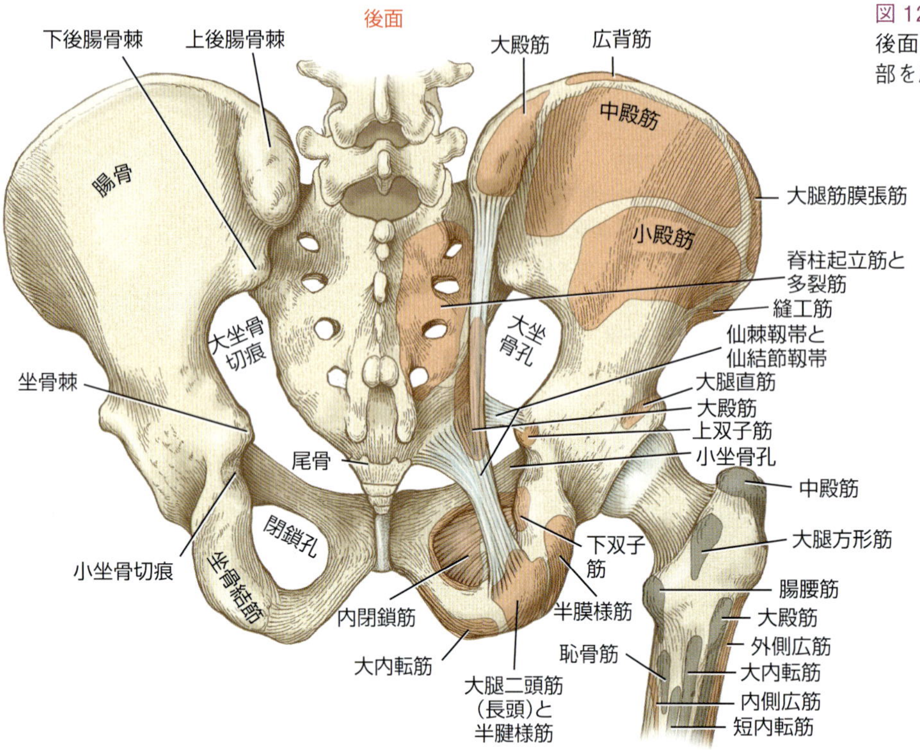

図 12.3　骨盤，仙骨，右大腿骨近位部の後面．筋の近位付着部を赤色，遠位付着部を灰色で示す．

位付着部との組み合わせによって補強される．恥骨結合部では，最大 2mm の並進（translation）とわずかな軸回旋（rotation）が起こる[237]．歩行時，または妊娠中や出産時，恥骨結合は骨盤環全体にわたってストレス解放に貢献する．妊娠中または出産直後は，関節を支持する靱帯が生理的に緩むことで恥骨結合部は不安定になり，疼痛を訴える女性もいる．

恥骨の骨学的特徴

- 恥骨上枝
- 腸恥隆起
- 恥骨体
- 恥骨稜
- 恥骨櫛
- 恥骨結節
- 恥骨結合関節と恥骨間円板
- 恥骨下枝

▶坐骨 Ischium

坐骨後側から鋭く突出した**坐骨棘**（ischial spine）は，大坐骨切痕の真下にある（図 12.3 参照）．坐骨棘のすぐ下には，**小坐骨切痕**（lesser sciatic notch）がある．小坐骨切痕は，**仙棘靱帯**（sacrospinous ligament）と**仙結節靱帯**（sacrotuberous ligament）の遠位部によって，**小坐骨孔**

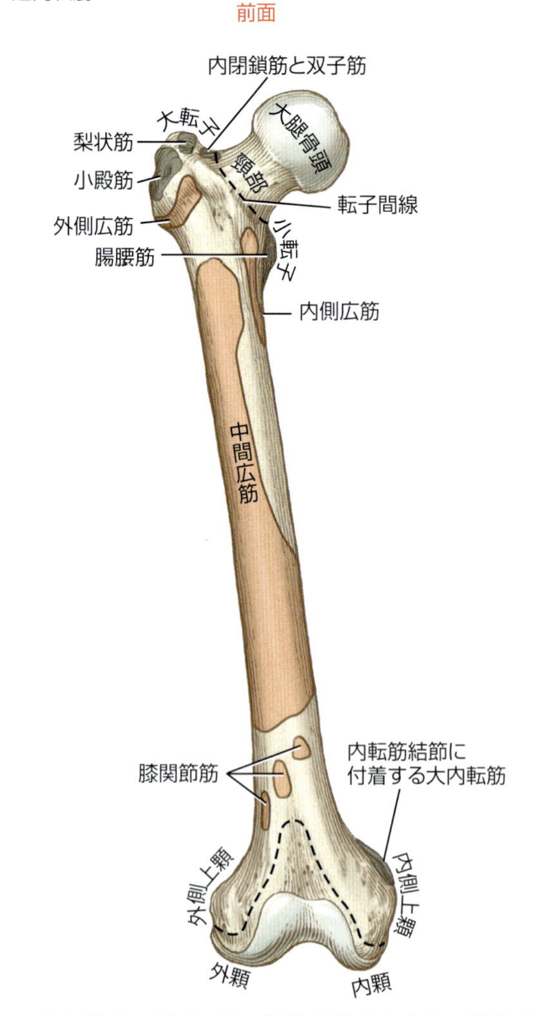

図 12.4　右大腿骨の前面．筋の近位付着部を赤色，遠位付着部を灰色で示す．股関節と膝関節の関節包付着部を破線で示す．

(lesser sciatic foramen) へと形を変える (図 12.3). 大きく頑丈な**坐骨結節** (ischial tuberosity) は, 寛骨臼から後下方に突き出ている (図 12.3 参照). 容易に触知できる坐骨結節には, いくつかの下肢筋, とくにハムストリングスや大内転筋の一部が付着する. **坐骨枝** (ischial ramus) は, 坐骨結節から前方に伸び, 恥骨下枝との接合部で終わる (図 12.1 参照).

坐骨の骨学的特徴
- 坐骨棘
- 小坐骨切痕
- 小坐骨孔
- 坐骨結節
- 坐骨枝

▶寛骨臼 Acetabulum

大きなカップ状の寛骨臼は, 閉鎖孔のすぐ上に位置する (図 12.2 参照). 寛骨臼は股関節のソケットである. 骨盤をなす 3 つの骨すべてが寛骨臼の形成に関係しており, 腸骨と坐骨で約 75%, 残りの約 25% を恥骨が占める. 寛骨臼の特徴については, 関節学の項で説明する.

大腿骨
Femur

大腿骨は人体最長の骨である (図 12.4). その形状と強固な作りは, 筋の強力な作用を反映しており, 歩行時の歩幅の大きさにも貢献する. 大腿骨近位端では, 大腿骨頭 (head) が内側およびわずかに前方に突き出ており, 寛骨臼と関節をなす. 大腿骨頸部 (neck) は大腿骨頭と大腿骨骨幹部をつなぐ. 大腿骨頸部は骨幹近位部を股関節から外側に遠ざけるように位置を変え, 骨盤に骨衝突する危険性を減少させる. 大腿骨頸部より遠位では, 大腿骨骨幹部が少し内側に向かい, 効果的に膝関節と足関節を身体の中心線に位置づける.

大腿骨骨幹部はわずかに前彎している (図 12.5A). 偏心荷重を受ける長柱の大腿骨は, 体重を受けてほんのわずかにたわむ. その結果, 骨にかかる応力は, 骨幹後面の圧縮と前面の引張力として分散される. 大腿骨がまっすぐよりも彎曲しているほうが, 結果的に受容できる負荷は大きくなる.

前方では, **転子間線** (intertrochanteric line) が関節包靱帯の遠位付着部を示す (図 12.4 参照). **大転子** (greater trochanter) は大腿骨頸部と大腿骨骨幹部の接合部から外側後方に伸びる (図 12.5B 参照). この容易に触知できる目立った構造物は, 複数の筋の遠位付着部となる. 大転子の内側面には, **転子窩** (trochanteric fossa) という小さな凹みがあり (図 12.5A, 12.6 参照), 外閉鎖筋の遠位付着部となる.

後方では, 隆起した**転子間稜** (intertrochanteric crest) で大腿骨頸部は大腿骨骨幹部に接続する (図 12.5B 参照). 大腿方形筋の遠位付着部である**方形結節** (quadrate tubercle) は, 転子間稜上の上側, 転子窩の真下にある. **小転子** (lesser trochanter) は転子間稜下端から後内側に向かって鋭く突出する. 小転子は腸腰筋の遠位付着部であり, この筋は股関節屈曲や腰椎の垂直方向の安定性に対して重要な役割を担う.

大腿骨骨幹部後面の中央 1/3 には, **粗線** (linea aspera: ラテン語の *linea* と *aspera* は英語の line と rough に相当) とよばれる明瞭な線状の隆起部がある. この隆起した線は, 大腿四頭筋の広筋群やいくつかの内転筋, 大腿筋間膜の付着部となる. 近位部において, 粗線は内側では**恥骨筋線** 〔pectineal (spiral) line〕, 外側では**殿筋粗面** (gluteal tuberosity) に分かれる (図 12.5B 参照). 大腿骨遠位端において, 粗線は**外側と内側の顆上線** (lateral and medial supracondylar lines) に分かれる. **内転筋結節** (adductor tubercle) は内側顆上線の最も遠位端にある.

大腿骨の骨学的特徴
- 大腿骨頭
- 大腿骨頸部
- 転子間線
- 大転子
- 転子窩
- 転子間稜
- 方形結節
- 小転子
- 粗線
- 恥骨筋線
- 殿筋粗面
- 外側および内側顆上線
- 内転筋結節

▶大腿骨近位部の形状 Shape of the Proximal Femur

発育中の大腿骨近位部の最終的な形状や形態は, 各骨核の個別の成長, 筋活動と体重負荷による力, 循環などのいくつかの要因によって決まる. 異常形成された大腿骨近位部を原因とする異常な成長や発育を総称して, **大腿骨異形成症** (dysplasia: ギリシア語の *dys* は英語の ill また

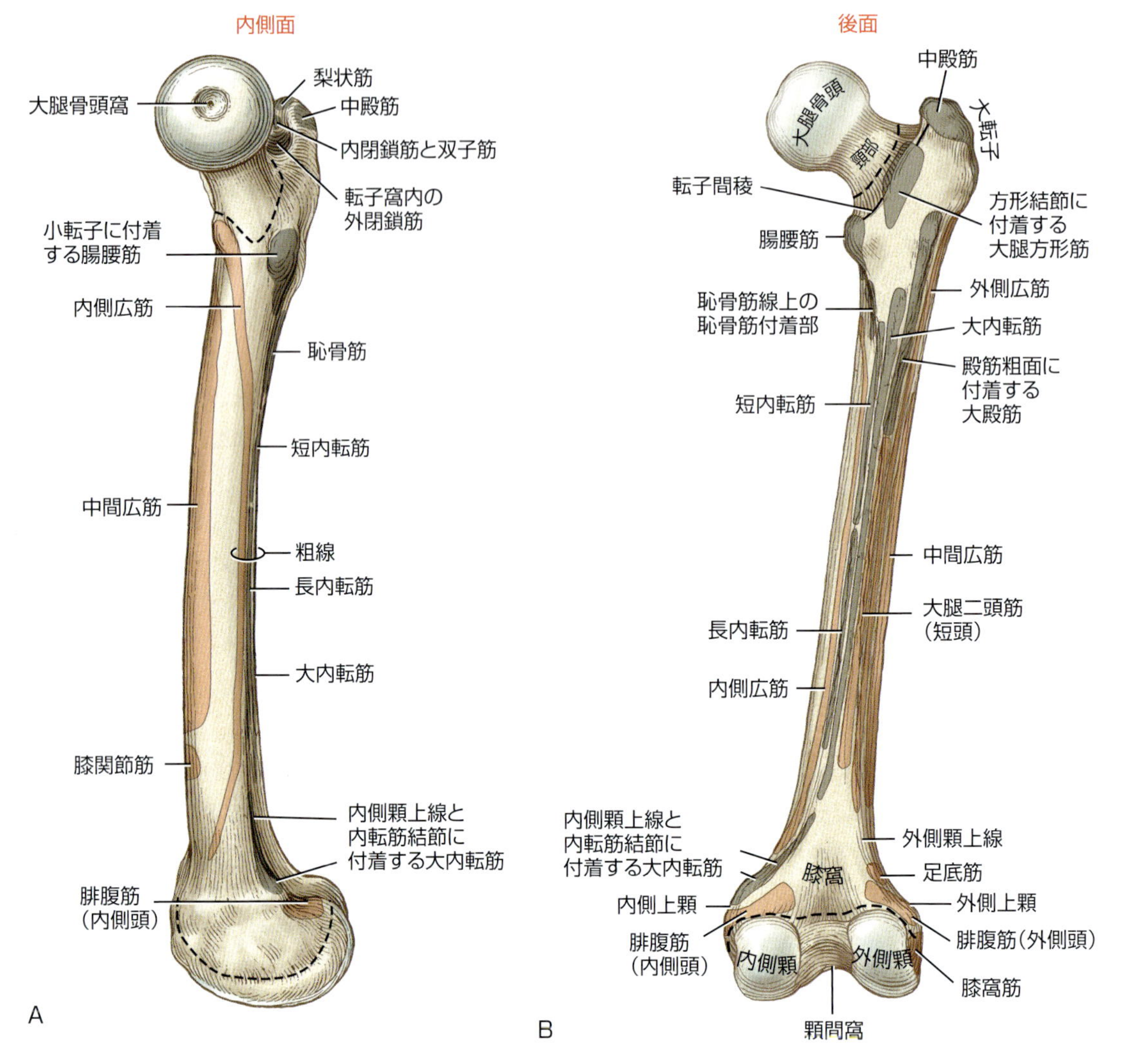

図 12.5　右大腿骨の内側面 (A) と外側面 (B). 筋の近位付着部を赤色, 遠位付着部を灰色で示す. 股関節と膝関節の関節包付着部を破線で示す.

は bad, *plasia* は growth を意味する) とよぶ. 外傷または他の系統要因も大腿骨近位部の形状に影響を与える. 大腿骨近位部の形状や形態は, 関節構造に加わるストレス, ならびに関節の適合性や安定性に対しても重要な意味をもつ[197]. このトピックは本章で何度かとりあげる. 頸体角と前捻角という 2 つの特有な角は, 大腿骨近位部の形状を明確にすることに役立つ.

頸体角

大腿骨近位部の傾斜を表す頸体角は, 前額面上の大腿骨頸部と大腿骨骨幹部内側がなす角度である (図 12.7). 出生時におけるこの角度の平均は約 165～170° である. おもに歩行中の筋活動や荷重が大腿骨頸部にかかることで, この角度は 2～8 歳のあいだに約 2° 減少する[233]. その後, 頸体角は成人の標準値である約 125° に達するまで減少し続ける[29, 176]. 図 12.7A の赤い 2 点が示すように, 通常は,

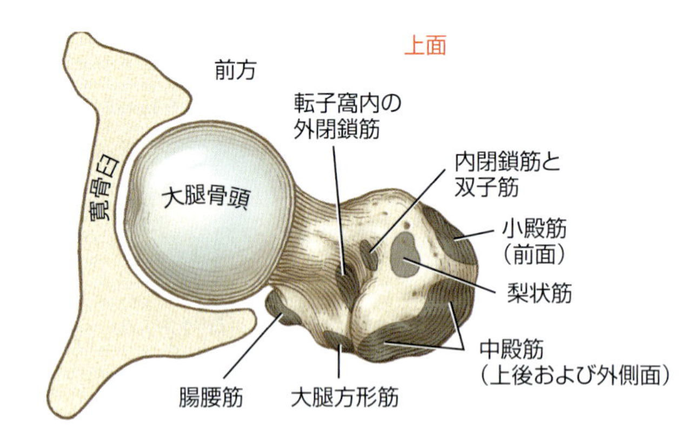

図 12.6　右大腿骨の上面. 筋の遠位付着部を灰色で示す.

この角度形成が関節面間のアライメントを最適化する.

一般的な頸体角度からの変化を, 内反股 (coxa vara) または外反股 (coxa valga) という. 内反股 (ラテン語で *coxa* は英語の hip, *vara* は bend inward) は頸体角が 125° より

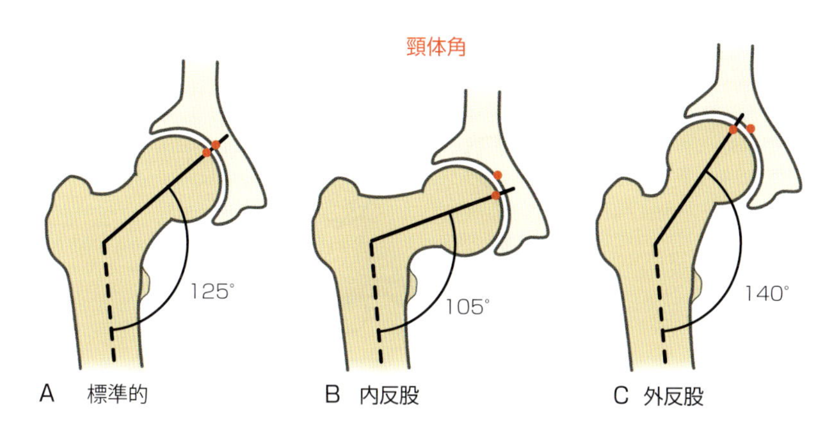

図 12.7　大腿骨近位部.（A）標準的な頸体角,（B）内反股,（C）外反股. 各図の赤い2点は, 股関節面のアライメントの違いを示している. A が最適な関係である.

明らかに小さく, 外反股（ラテン語で *coxa* は英語の hip, *valga* は bend outward）は明らかに大きい状態を表す（図 12.7B, C は異常な角度を表す）. 異常な角度は, 大腿骨頭と寛骨臼間の関係性を明らかに変え, 股関節の生体力学に影響する. 重度な異常アライメントは, 関節脱臼やストレス性の変性を引き起こしかねない. 個人差はあるものの, 脳性麻痺者は図 12.7C をはるかに上回る外反股を有する[233]. 彼らの股関節にかかる負荷の減少や異常は, 一般的に発達した神経筋システムをもつ活動的に歩ける子どもにみられるような頸体角の緩やかな減少を妨げると思われる.

大腿骨のねじれ

大腿骨のねじれ（femoral torsion）は, 大腿骨骨幹部と大腿骨頸部のあいだの回旋（ねじれ）である. 大腿骨を上方から見ると, 通常は, 大腿骨の内外側顆を貫く軸に対して頸部は数度ではあるが前方を向く. 図 12.8A に約 15° の標準的な前捻角を示したが, 文献上の"標準値"には 8～20° の幅があり一様ではない[61, 120]. 前述の標準的な頸体角と合わせて, 15° 程度の前捻角が股関節に最適なアライメントと関節適合をもたらす（図 12.8A の赤い点の位置関係を参照）. 大腿骨のねじれが 15° から逸脱した場合, 異常とみなされる. この値を大きく超えるねじれを過前捻（図 12.8B 参照）, 明らかに小さい場合（すなわち, 0° に近づく）は後捻という（図 12.8C 参照）.

大腿骨のねじれの程度は人にとって自然な変化があるため, "標準的"と"異常（病的）"で臨床的に明瞭に区別することは難しく, 任意に定義される. ある研究者は, 平均値 ± 1SD（標準偏差）を基準に大腿骨の異常なねじれを提示している[210].

一般的に, 健常乳児の前捻角は約 40° である[66]. 骨成長に伴い, 体重や筋活動が増加し, 通常では 16 歳までにこの角度は約 15° に減少する（すなわち脱回転する）. 成人になっても過度な前捻（過前捻）がある場合, 股関節脱臼,

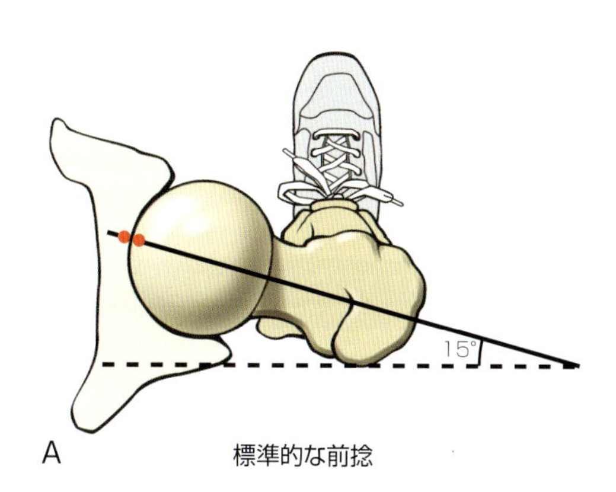

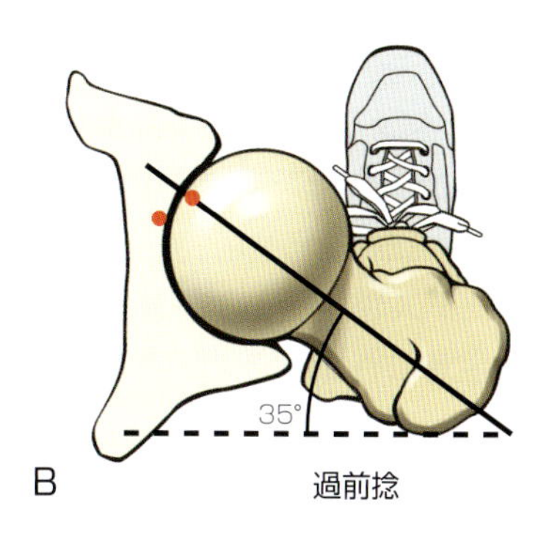

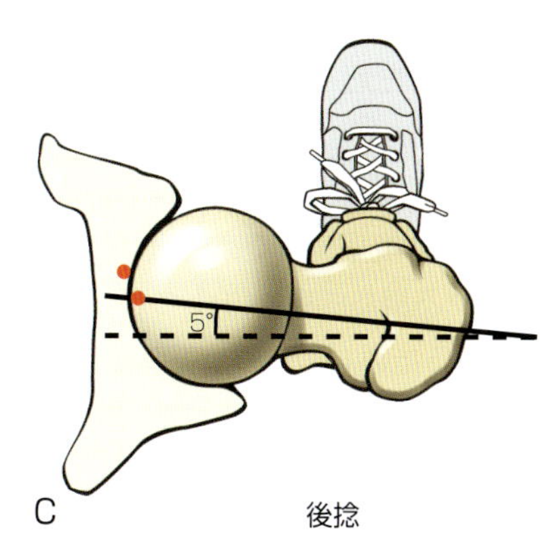

図 12.8　大腿骨頸部と骨幹部のねじれ角. この角度は, 大腿骨頸部の中央線（実線）と内外側の大腿骨顆部を結ぶ線（破線）のなす角度を計測する.（A）標準的な前捻,（B）過前捻,（C）後捻を表す. 各図の赤い2点は, 股関節面のアライメントの違いを示している. A が最適な関係である.

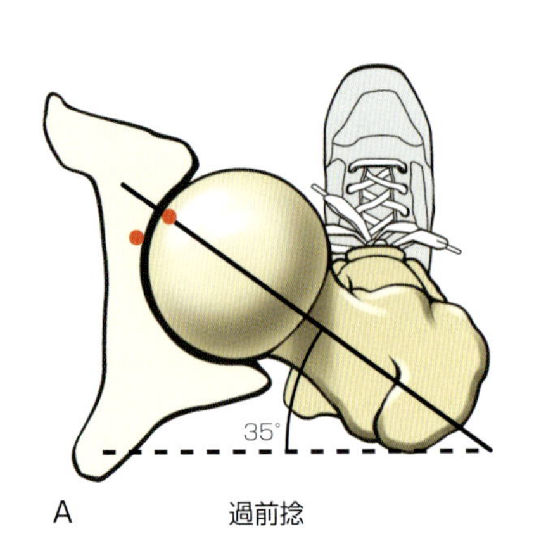

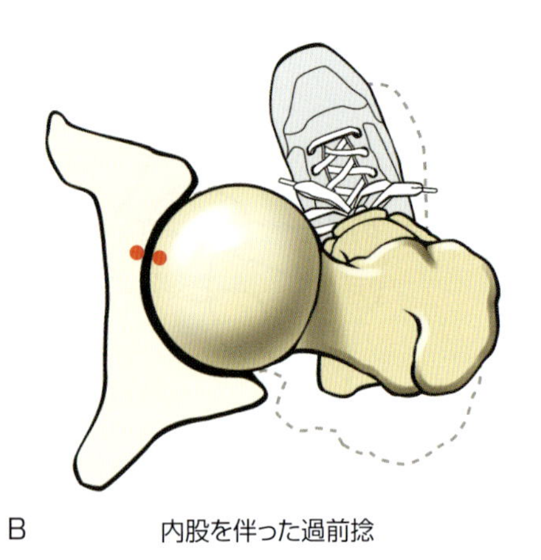

図 12.9　大腿骨近位部が過前捻である同一人物における２つの状況．(A) 位置がずれている赤い２点は，解剖学的立位では股関節がアライメント異常を呈していることを示す．(B) 赤い２点の配列は，股関節を内旋させた（“内股”）立位において，関節の適合性が改善することを示す．

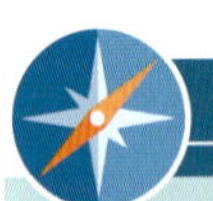

SPECIAL FOCUS 12.1

生得的な大腿骨の前捻：出生前の下肢の発育に関する一考察

出生前の発育段階に，上肢と下肢ではともに著しい軸回旋が起こる．受胎から約 54 日までに，下肢は約 90° 内旋する[153]．この回旋によって，膝蓋骨部が最終的に前を向く．要するに，下肢は永続的に“回内された”状態にある．これは，出生後に，大腿四頭筋や前脛骨筋等の“伸筋”が前面，ハムストリングスや腓腹筋等の“屈筋”が後面となる理由となる．出生時に有する約 40° の股関節前捻角は，この下肢内旋の手がかりの１つになるだろう．前述のとおり，新生児期の発育では，一般的に大腿骨骨幹部は（外旋方向に）脱回旋し，それは成人の前捻角である約 15° に達するまで続く．興味深いことに，この脱回旋は大腿骨と同じく上腕骨でも起こるが，その方向は反対である[60]．第５章で述べたとおり，出生時の上腕骨は約 60° 後捻しており，その後，徐々に内旋方向に脱回旋し，16～20 歳までに最終的な後捻角度である 30° に達する．

下肢が内側に回旋する機能的意義の１つが，足底を蹠行（せきこう）肢位にするため，つまり歩行への適応である．足部の回内化は，前腕を完全に回内させた母指の位置がそうであるように，内側に位置する母趾から明らかである．確かな解剖学的特徴がこの発育上の内旋の手がかりとして現れており，T12～L5 のらせん状にねじれた下肢の皮膚分節（付録Ⅳ パートＣを参照），（先述した）斜めに走行する股関節の靱帯や縫工筋にみることができる．

関節不適合，関節接触圧の増大，関節軟骨や関節唇の摩耗を増大させる[61, 90]．これらが二次性の変形性股関節症の引きがねになるかもしれない．

小児における過前捻は，異常歩行パターンであるいわゆる“内股（うちわ）”に関係している可能性がある．内股は過度な下肢内旋を伴う歩行パターンである[38]．おそらくこの歩行パターンは，過前捻の骨頭を関節臼に直接的に導くための代償であろう（図 12.9）．さらに，Arnold らは，過度な内旋位で歩行することが，過前捻によっててこ比が減少した大切な股関節外転筋のモーメントアームの増大に貢献することを示している[14]．股関節内旋位での歩行を行えば，もしかしたら，股関節をまたぐいくつかの筋や靱帯が短縮し，外旋可動域に制限が生じるかもしれない．この歩行パターンは，前捻角の自然な正常化，下肢の他の部位（その多くは脛骨である）との構造的な補償関係によって，通常は時間とともに改善する[221]．現在のところ，保存的治療が過前捻そのものを減少させる証拠はない．

▶大腿骨近位部の内部構造 Internal Structure of the Proximal Femur

緻密骨と海綿骨

歩行は大腿骨近位に引張力，圧縮力，たわみ，剪断力，ねじれをきたす．これらのさまざまな力はかなり大きく，その人の体重を上回る．生涯にわたって傷害を負わないように，大腿骨近位部は反復してかかるこれらの力に抵抗し，吸収する．それはまったく異なる２つの骨構造が行う．**緻密骨**は非常に高密度で硬い特徴があり，大きな負荷に抗することができる．この骨タイプは，大腿骨頸部の下部および骨体全体の皮質部，すなわち外側でとくに厚い（図

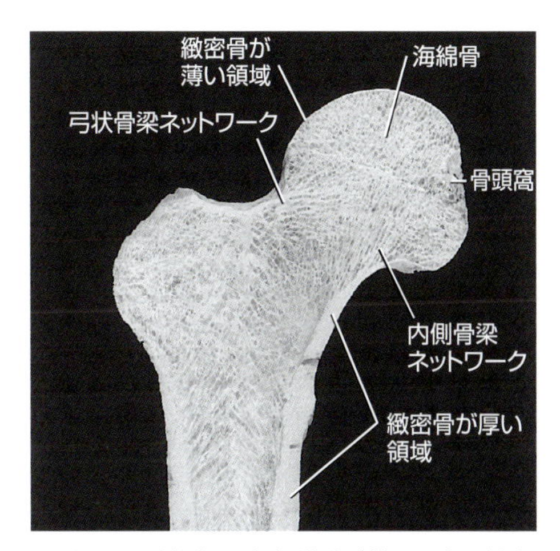

図 12.10 大腿骨近位部の内部構造（横断面）．緻密骨は大腿骨頸部周辺でとくに厚く，海綿骨は内部の大部分を埋める．海綿骨が構築する２つの骨梁ネットワークも図示した．（Neumann DA: *An arthritis home study course. The synovial joint: anatomy, function, and dysfunction*, LaCrosse, Wisc, 1998, Orthopedic Section of the American Physical Therapy Association より引用）

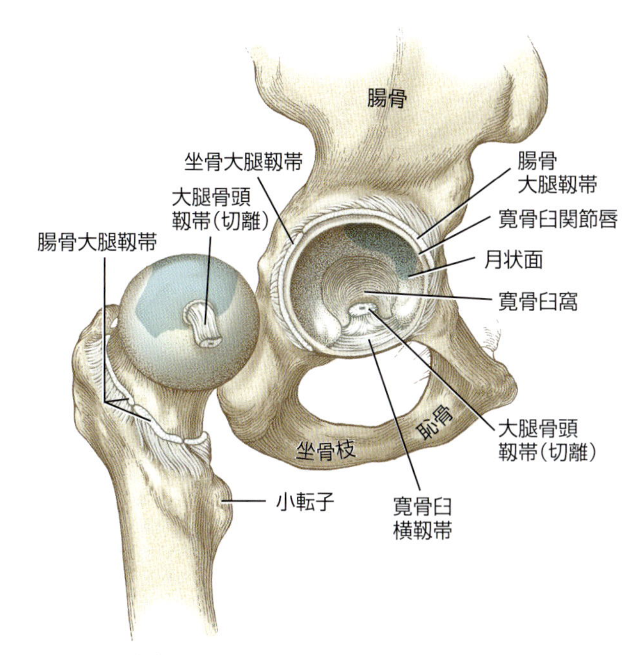

図 12.11 内部を露出するために開放された右股関節．大腿骨頭と寛骨臼の関節面で，関節軟骨がとくに厚い領域を水色で示した．

12.10）．これらの領域は剪断力とねじれに十分に抵抗し，対照的に海綿骨は図 12.10 に示すように比較的多孔質，海綿状で，立体的な格子状である．海綿骨の弾性は，外力を繰り返し吸収することに対して理想的である．海綿骨は応力線に沿って集中する傾向があり，骨梁ネットワークを形成する．内側骨梁ネットワークと弓状骨梁ネットワークは図 12.10 に示す大腿骨内にみることができる．長きにわたり大腿骨近位部が異常な力を受けると，骨梁ネットワークの全体的なパターンが変化する．

関節学

股関節の機能解剖

Functional Anatomy of the Hip Joint

股関節は人体で最も典型的な球関節（ball-and-socket joint）であり，十分に準備された結合組織と筋によって寛骨臼内に保持されている．大腿骨近位の関節軟骨と海綿骨の厚い層は，遠心性の筋活動とともに，常に股関節にかかる大きな力を緩衝することに役立つ．疾病，先天的，発達上の異常なアライメントや奇形，外傷によるこれらの保護メカニズムの破綻は，関節構造の退行をまねく．

▶大腿骨頭 Femoral Head

大腿骨頭は鼠径靱帯の中央 1/3 のすぐ下に位置する [163]．成人の両大腿骨頭中心間距離の平均は 17.5cm である [172]．大腿骨頭は完全な球体の約 2/3 に相当する（図 12.11）．骨頭中心のやや後方の位置に，はっきりとした凹みの**大腿骨骨頭窩**（fovea）がある（図 12.5A 参照）．骨頭窩部を除く大腿骨頭の全表面は関節軟骨に覆われている．関節軟骨の厚さは，骨頭窩より高位，やや前方の広範囲で最大厚（約 3.5mm）となる（図 12.11 の水色で示した部分）[121]．

大腿骨頭靱帯（ligamentum teres）は，骨頭窩と寛骨臼横靱帯のあいだを走行する滑膜に覆われた紐状の結合組織である（図 12.11 参照）[163]．新生児では，この靱帯は閉鎖動脈の枝である小さな寛骨臼動脈を大腿骨頭に通すための保護管または鞘のような役割を担う．成人では，この動脈は大腿骨に血液を送る血管としてほとんど機能していない [48, 216]（成人では，大腿骨頭と大腿頸部の血液供給は股関節関節包を貫通する内側および外側回旋動脈によって行われる）．大腿骨頭靱帯は寛骨臼が浅く，脱臼しやすい胎児の股関節の安定化に関係しているという意見がある．

大腿骨頭靱帯が成人股関節を安定化させる程度はよく知られていない [119]．さらに複雑なこととして，この靱帯はいくつかの異なった動きの組み合わせによって（ピンと引っ張られるほど）伸張するようである．従来より，関節包の大部分が緩む（これについては後述する）股関節屈曲，外転，外旋の組み合わせで大腿骨頭靱帯は伸張し，緊張すると考えられている [19]．しかし献体を用いた最近の研究では，この靱帯は股関節を内旋または外旋，とくにさまざまな角度の股関節屈曲と組み合わせることで緊張すると報告されている [146]．他の研究では，しゃがみ姿勢のような股

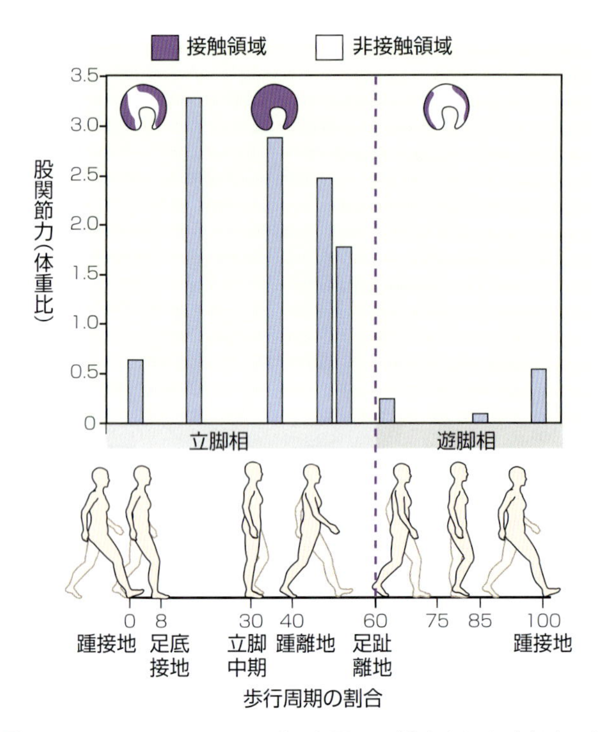

図 12.12 コンピュータモデルを用いて推定された歩行中の股関節反力を体重比で示したグラフ．歩行周期の0～60%は立脚相，遊脚相は60～100%である（図に示した垂直な点線が2つの局面を分ける）．上側のグラフは，3つの局面での股関節力（体重比）を文献の値から推定し，寛骨臼でのおおよその接触領域を示したものである．月状面での接触領域は，遊脚相では約20%であるのに対して，立脚中期では約98%にまで増大する．

関節屈曲，外転位では，大腿骨頭靱帯には大腿骨頭の下方を支えるスリング機能があると述べている[119]．大腿骨頭靱帯は股関節安定機能を有するだろうが，その程度ははっきりしておらず，おそらく関節周囲筋や関節包が生み出す力よりかなり小さい[230]．大腿骨頭靱帯は固有受容器を含んでいるので，固有受容性を高め，間接的に股関節の安定性に寄与するかもしれない[19]．

画像診断や股関節鏡の発展に伴い，近年，大腿骨頭靱帯に関する医学的な関心が増している（ウェブサイト版図12.1）．この靱帯の損傷や機械的ストレスが股関節内の疼痛の原因になることがある[130, 200]．大腿骨頭靱帯の損傷部を外科的にデブリードメントまたは切除することで，少なくともしばらくのあいだ，疼痛が軽減する人もいるようである[53]．

▶寛骨臼 Acetabulum

寛骨臼（ラテン語の *acetabulum* は，英語の vinegar cup を意味する）は深く，大腿骨頭を受け入れる半球状のカップ形をしたソケットである．このソケットの縁は不完全な円形状をしており，下極において60～70°の幅で開口している部分を**寛骨臼切痕**（acetabular notch）とよぶ（図12.2）．

通常，大腿骨頭は馬蹄形をした**月状面**（lunate surface）でのみ寛骨臼に接触する（図12.11参照）．月状面は関節軟骨に覆われ，上前方部がとくに厚い[59, 121]．関節軟骨の最厚部（約3.5mm）は，歩行時に最も高い関節反力を示す位置とほぼ一致する[49]．歩行中，体重当たりの股関節反力は，遊脚中期の13%から，立脚中期の300%以上にまで変化する．最大の力が加わる立脚相では，月状面がその形を変え，さらに寛骨臼切痕がわずかに広がって接触面を増大させることで最大圧を減少させる（図12.12参照）[69, 136]．さらにこの緩衝メカニズムは，軟骨下の骨に加わるストレスを生理的許容範囲に収める仕組みでもある．

寛骨臼窩（acetabular fossa）は寛骨臼底の奥の陥凹である．通常，この凹みは大腿骨頭と接触しないので，関節軟骨を欠く．その代わりに，この凹みは大腿骨頭靱帯や脂肪，滑膜，動脈が入る場所を提供する．

▶寛骨臼の関節唇 Acetabular Labrum

寛骨臼の**関節唇**（acetabular labrum）は，寛骨臼の外縁の大部分を包囲する，強くて柔軟性もある線維軟骨性の輪である（図12.11参照）．寛骨臼切痕上に**寛骨臼横靱帯**がかかることで輪が完成する．

関節唇の横断面はほぼ三角形で，その尖端は寛骨臼から外側に約5mm突出している．関節唇の底は寛骨臼縁の内外側に付着している．内側縁に付着している関節唇部は寛骨臼内の関節軟骨と徐々に融合する．この2つの組織が交じり合う部分は臨床的に**関節唇軟骨接続部**とよばれる．

股関節の解剖学的特徴

大腿骨頭
- 大腿骨頭窩
- 大腿骨頭靱帯

寛骨臼
- 寛骨臼切痕
- 月状面
- 寛骨臼窩
- 寛骨臼横靱帯

関節唇は，寛骨臼のソケットを深くすることで大腿骨頭を“つかみ”，機械的な安定性を提供する．関節唇は股関節の周囲に**機械的密封**を形成し，関節内を陰圧に保つ．陰圧に保つことで形成されるいわゆる“**吸引密封**”は，関節離解の最初の1～2mmに対しては，関節包よりも効果的に抗する[161]．さらに関節唇は，滑液の漏れ出しを防止する液体密封を形成する[33, 58, 184]．荷重関節表面を滑液が覆うことで関節軟骨の潤滑性を高め，運動に対する摩擦抵抗を減少させる[214]．さらに関節表面を覆う滑液の薄い層は，接触ストレスを機械的に散逸する[89]．

他の多くの線維軟骨と同じく関節唇は血管が乏しく，この状況は血管豊富な関節包から遠い場所ほど著しい[112]．そのため，関節唇が損傷した場合，それ自体がもつ治癒能力には限界がある．血管分布の乏しさとは対照的に，関節唇には固有感覚フィードバックや痛覚に関係する求心性神経が豊富にある[33, 117]．寛骨臼の関節唇は，変形性関節症，急性外傷，発育性股関節形成異常，または反復性の大腿骨寛骨臼インピンジメント（femoral-acetabular impingement）といった股関節症に関与することが多い[89]．

▶寛骨臼のアライメント Acetabular Alignment

解剖学的肢位において，寛骨臼は，わずかに前下方を向きながら骨盤の外側に突出している．先天的または発育状態によって，寛骨臼が異形となる場合がある．大腿骨頭の被覆が不十分となる寛骨臼の異形である**臼蓋形成不全**（dysplastic acetabulum）は，反復性脱臼や応力の増大をまねき，日常的な疼痛，変性または変形性関節症を引き起こす原因になる．臨床家は，画像情報を用いて寛骨臼の形状や構造，大腿骨頭に対するその向きを確認する[190]．これらの測定値は，臼蓋形成不全の重症度の診断や，観血的または保存的治療方針を決定する際に利用される．そのような目的で利用されるいくつかの測定のなかから 2 つ，CE 角と臼蓋前捻角を次に説明する．

CE 角

CE 角は寛骨臼が大腿骨頭を覆う程度を角度で示している．図 12.13A は X 線の前後像をもとに CE 角を示している．一般成人の平均的な CE 角は 25～35°（標準偏差は 4～6°）と報告されている[3, 77, 122, 190, 223]．CE 角が小さい場合は，寛骨臼が大腿骨頭を被覆する程度の減少を表す[124]．被覆減少は脱臼リスクの増大を意味しており，併せて大切なことは，それによって関節内の接触面が減少することである[149]．CE 角が 15° の場合，接触面積が 35 % も減少すると推定されている[77]．そして，歩行の片脚支持期，より小さな接触面で受ける関節圧力（力 / 面積）は，理論的には 50 % ほど増大する．そのままの状態で何年も歩き続けた場合，早期性の退行性または変形性股関節症に向かう道筋ができる[86, 151]．一般的に，CE 角は被覆不足の指標であるが，大きな CE 角（たとえば 45° 以上）は，寛骨臼による大腿骨頭の過被覆を意味する．過被覆ではインピンジメントが起こりやすく，最終可動域の限界まで動かす運動によって損傷を受けやすい．

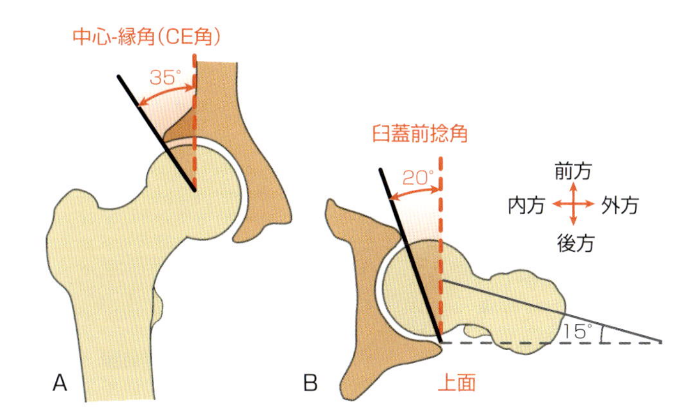

図 12.13　(A) CE 角は，前額面上における骨盤に対する寛骨臼の配向を計測する．この値は，寛骨臼が大腿骨頭の上面を被覆する程度を定める．CE 角は，垂直な基準線（赤い破線）と，大腿骨頭中心と寛骨臼の上外側縁を結んだ参照線（黒い実線）がなす角度を計測する．寛骨臼の参照線が垂直化すると CE 角は小さくなり，大腿骨頭上面の被覆が不足する．(B) 臼蓋前捻角は，水平面上における骨盤に対する寛骨臼の配向を計測する．これは，寛骨臼が大腿骨頭の前面を被覆する程度を示す．臼蓋前捻角は，前後の基準線（赤い破線）と寛骨臼の前縁と後縁を結んだ参照線（黒い実線）のなす角度を計測する．寛骨臼前捻角の増大は，寛骨臼による大腿骨頭前面の被覆不足を生む（約 15° の標準的な大腿骨前捻角も示す）．

臼蓋前捻角

臼蓋前捻角（acetabular anteversion angle）は，寛骨臼面の前方への傾きを表しており，CT スキャンの骨盤水平面画像を用いて測定される[124]．通常，臼蓋前捻角は約 20°（図 12.13B）で[8, 191]，大腿骨頭前面が寛骨臼から露出する範囲となる（図 12.14）．この露出部を分厚い前方関節包靱帯と腸腰筋腱が覆い支持しているが，臼蓋前捻角が増大した股関節ではこれらが覆うべき領域がさらに大きくなる．前捻角が過度な状態で股関節を力強く外旋させたならば，前方亜脱臼もしくは脱臼してしまう．大腿骨頭と寛骨臼の両方が前捻している場合，股関節の前面はさらに露出し，不安定性が増す．

一方，臼蓋前捻角がほぼ 0°（寛骨臼が外側を向いている状態）または仮にマイナスの値（寛骨臼が後方を向いている状態）を示す後捻した寛骨臼では，関節面に異常なストレスが生じる[197]．

▶股関節の関節包と靱帯 Capsule and Ligaments of the Hip

股関節関節包の内側は滑膜に覆われている．腸骨大腿靱帯，恥骨大腿靱帯，坐骨大腿靱帯は関節包の外側を補強

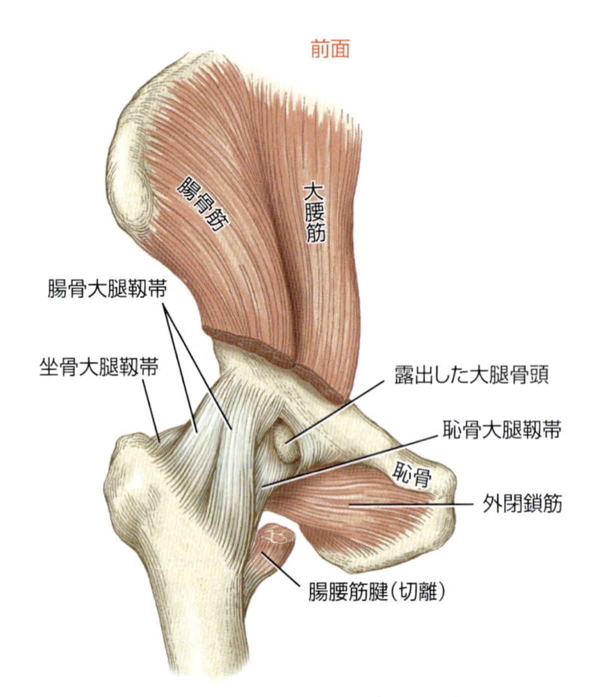

図 12.14　右股関節の関節包前面と靱帯．股関節前面を露出するために，大腰筋と腸骨筋からなる腸腰筋を切離した．腸骨大腿靱帯内側で，大腿骨頭の一部が露出することに注目しよう．この領域は関節包，人によっては滑液包に覆われる．

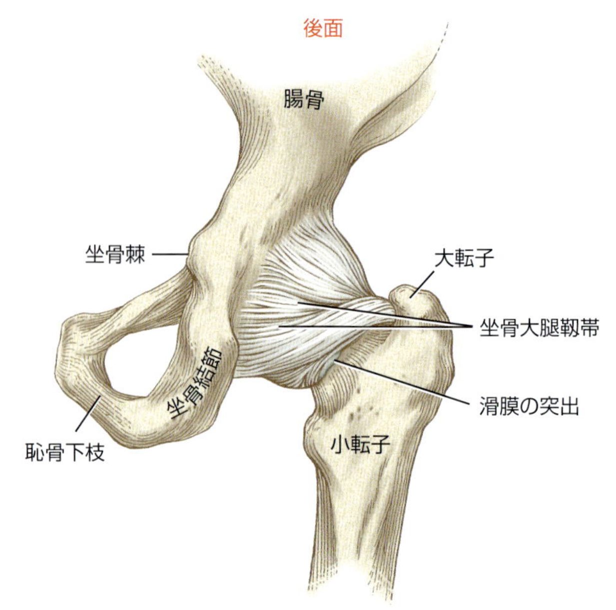

図 12.15　右股関節の関節包後面と靱帯．

表 12.1　他動的な股関節運動の最終域で緊張する結合組織と関連筋

最終肢位	緊張する組織
股関節屈曲（膝伸展位）	ハムストリングス
股関節屈曲（膝屈曲位）	関節包の後下方面，大殿筋
股関節伸展（膝伸展位）	おもに腸骨大腿靱帯，関節包前面，恥骨大腿靱帯と坐骨大腿靱帯の一部，腸腰筋
股関節伸展（膝屈曲位）	大腿直筋
外転	恥骨大腿靱帯，内転筋
内転	腸脛靱帯，大腿筋膜張筋や中殿筋などの外転筋
内旋	坐骨大腿靱帯，梨状筋や大殿筋などの外旋筋
外旋	腸骨大腿靱帯と恥骨大腿靱帯，大腿筋膜張筋や小殿筋などの内旋筋

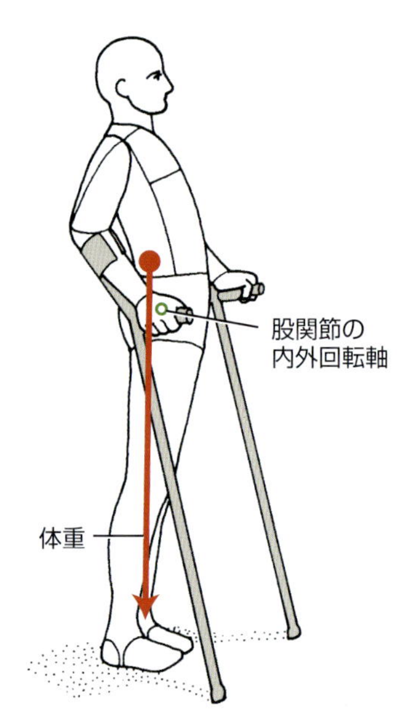

図 12.16　対麻痺者が長下肢装具を装着し立位を保持する様子．骨盤と体幹を反らすと，体重ベクトル（赤色の矢印）が股関節（緑色の円）に対して後方に位置することで，腸骨大腿靱帯が伸張される．この伸張が股関節に受動的な屈曲トルクを生み，重力によって生じる伸展トルクとのあいだで均衡を保つ助けとなる．いったん均衡がとれると，立位中は，相対する両トルクによって大腿骨に対する骨盤や体幹の安定を可能にする．（Somers MF: *Spinal cord injury: functional rehabilitation*, ed. 3, Norwalk, 2010, Pearson より引用）

している（図 12.14, 12.15）（靱帯と関節包は交じり合い一体化するので，関節包靱帯ともよばれる）．一般的に，各靱帯はその近位付着部となる寛骨臼外周の骨に由来する名前がつけられており，付着位置は骨縁の尖端から内側に約 5 mm のところにある[238]．本章の最後に説明するが，関節包前方の一部は，ほとんど知られていない腸骨周囲筋（iliocapsularis），小殿筋，大腿直筋の反転頭の 3 筋が付着することで補強される[238]．伸張された靱帯や隣接する関節包そして周囲筋の受動的な張力は，股関節の最終可動域を規定する要因となる（表 12.1）．さまざまな部位の関節包の柔軟性を高めることは，理学療法において，股関節

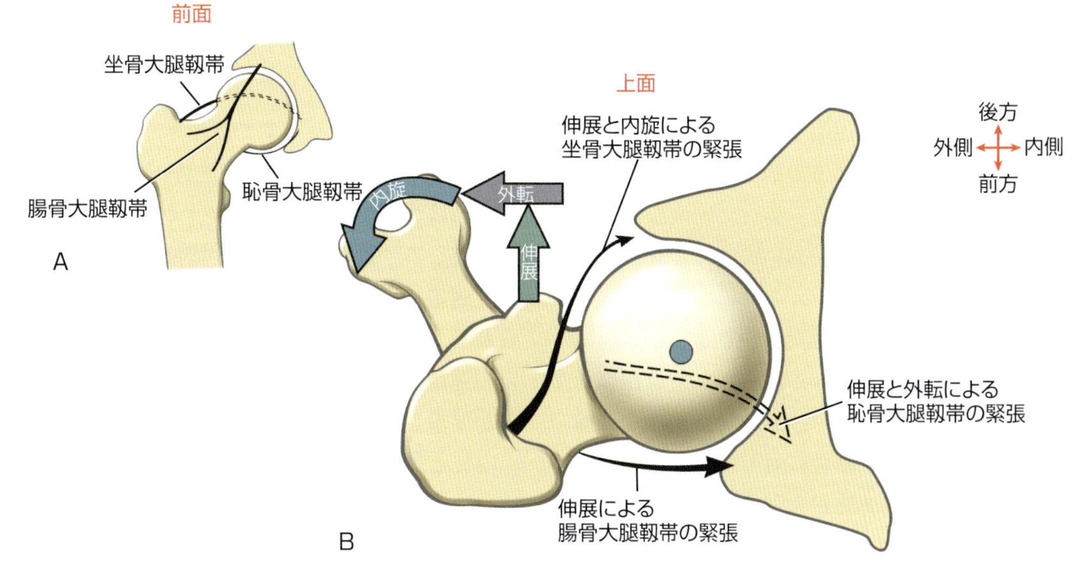

図 12.17　(A) 股関節中間位において，３つすべての関節包靱帯を示した．(B) クローズパック肢位の股関節（少しの外転と内旋を伴った完全伸展位）を上から示した．この肢位では，３つの関節包靱帯のすべてが，少なくともいくらか伸張される．

の可動域制限を治療する重要な要素である[100, 140]．

腸骨大腿靱帯 (iliofemoral ligament) またはＹ靱帯は，Ｙ字の形をした厚くて強い結合組織である[236]．この靱帯の近位付着部は下前腸骨棘の付近と寛骨臼縁沿いにある．靱帯線維は内側束と外側束に明瞭に分かれ，転子間線の内側と外側の両端におのおの付着する（図 12.14 参照）．股関節完全伸展では，腸骨大腿靱帯と前方関節包が伸張される．完全外旋では腸骨大腿靱帯の外側束がとくに伸長する[94, 230]．

腸骨大腿靱帯は人体で最も強くて硬い股関節の靱帯である[92, 219]．股関節を十分に伸展させた立位では，大腿骨頭前面が腸骨大腿靱帯とさらにその上にある腸腰筋にしっかりと寄りかかる．立位姿勢では，これら構造物の受動的張力が股関節伸展を防ぐための重要な安定力を生み出す．対麻痺の人は，腸骨大腿靱帯を伸張位にして緊張させることで，受動的張力を頼りに立位を保持する（図 12.16）．

腸骨大腿靱帯の線維よりは薄いが，恥骨大腿靱帯と坐骨大腿靱帯も関節包と交じり合いこれを補強する．**恥骨大腿靱帯** (pubofemoral ligament) は寛骨臼の前下縁，また恥骨上枝や閉鎖膜の近接部に付着する（図 12.14 参照）．この靱帯線維は腸骨大腿靱帯の内側束と交じり合い，股関節外転や伸展，またある程度の外旋によって緊張する[94, 147]．

坐骨大腿靱帯 (ischiofemoral ligament) は寛骨臼の後下縁，おもに坐骨付近に付着する（図 12.15 参照）．この靱帯の大部分を占める比較的浅層の線維は，大腿骨頸部の後ろを通り上外側に向かってらせん状に走行し，大転子の尖端付近に付着する（図 12.14 参照）．これらの浅層線維の大部分は，股関節を完全伸展しただけではいくらか引っ張られ緊張するだけだが，内旋による巻き付きによって明らかに緊張し[230]，10～20°ほどの外転を伴うことでさらに緊張する[94]．恥骨大腿靱帯の深層線維は，関節包の後下方，**輪帯** (zona orbicularis) とよばれる輪状の線維と交じり合う[163, 236]．関節包のこの深部層は股関節を過屈曲させた際に伸張する．

股関節のクローズパック肢位

関節包靱帯のさまざまな部分を伸長させる運動のいくつかを表 12.1 に示す．違う見方をすると，完全伸展（中間位から約 20°）にいくらかの内旋と外転を組み合わせることで，関節包のほとんどを同時に最大伸張させることができると考えられる（図 12.17）．これは股関節関節包の大部分をストレッチできる運動の組み合わせであり，治療上，重要な情報である．この最終肢位は，ほとんどの関節包靱帯がねじれ，緊張するので，股関節のクローズパック肢位と考えられている[163]．とくに，股関節伸展によって生じる受動的張力は股関節に安定性をもたらし，副次運動，いわゆる“関節の遊び”を減らす．クローズパック肢位が関節面の最大適合位と一致しない関節はまれであり，股関節はその１つである．股関節面同士が最も適合するのは，適度な外転と外旋，90° 屈曲を組み合わせた肢位である．

骨運動
Osteokinematics

ここでは，成人の股関節における可動域と，それを可能とする，または制限する要因を説明する．股関節の可動域の減少は，股関節もしくは他の部位の病変や外傷の初期症状の場合がある[64]．可動域の制限は，歩行，安楽な直立姿勢，床から物を拾うといった活動において明らかな機能的制約を引き起こす可能性がある．

2つの用語を用いて股関節の骨運動を説明する．1つは**骨盤に対する大腿骨の骨運動**であり，固定された骨盤に対して大腿骨が回転する．もう一方は，**大腿骨に対する骨盤の骨運動**であり，固定された大腿骨に対して骨盤やその上に載る体幹が回転する．動く体節が大腿骨または骨盤のどちらであっても，骨運動では解剖学的肢位を基準とする．運動名称は，矢状面では**屈曲**と**伸展**，前額面では**外転**と**内転**，水平面では**内旋**と**外旋**である（図12.18）．

股関節の可動域を記述する際は，解剖学的肢位を0°または原点とする．たとえば，矢状面上での骨盤に対する大腿骨の屈曲とは，大腿骨が0°の原点に向かう，またはそこを越えて前方へ回転することである．伸展とは戻る運動であり，大腿骨が0°の原点に向かう，またはそこを越えて後方へ回転することである．過伸展という用語は，通常の可動域を説明する本章では使用しない．

図12.18で示すように，各運動面は単一の**回転軸**をもつ．この軸は大腿骨頭またはその近くを通ると仮定される．実際のところ，これはかなり大雑把な仮定であり，徒手的な角度測定や筋作用を表すような，一般的な臨床場面で用いられる．より詳細な生体力学的な分析においては，ある特定の運動弧を用いて回転軸の位置をより正確に推定することが要求される[110]．

内旋と外旋の運動軸は“長”軸または垂直軸である．垂直とは，対象者が股関節を解剖学的肢位にして直立していることを想定した名称である．この長軸は，大腿骨頭と膝関節の中心を結んだ直線である．大腿骨の頸体角と大腿骨骨幹部の前彎によって，この長軸のほとんどが大腿骨の外を走行することになる（図12.18 A, B参照）．骨外に回転軸があることで，いくつかの股関節筋の作用に対して意味深な含みをもたせるが，それについては本章の後半に説明

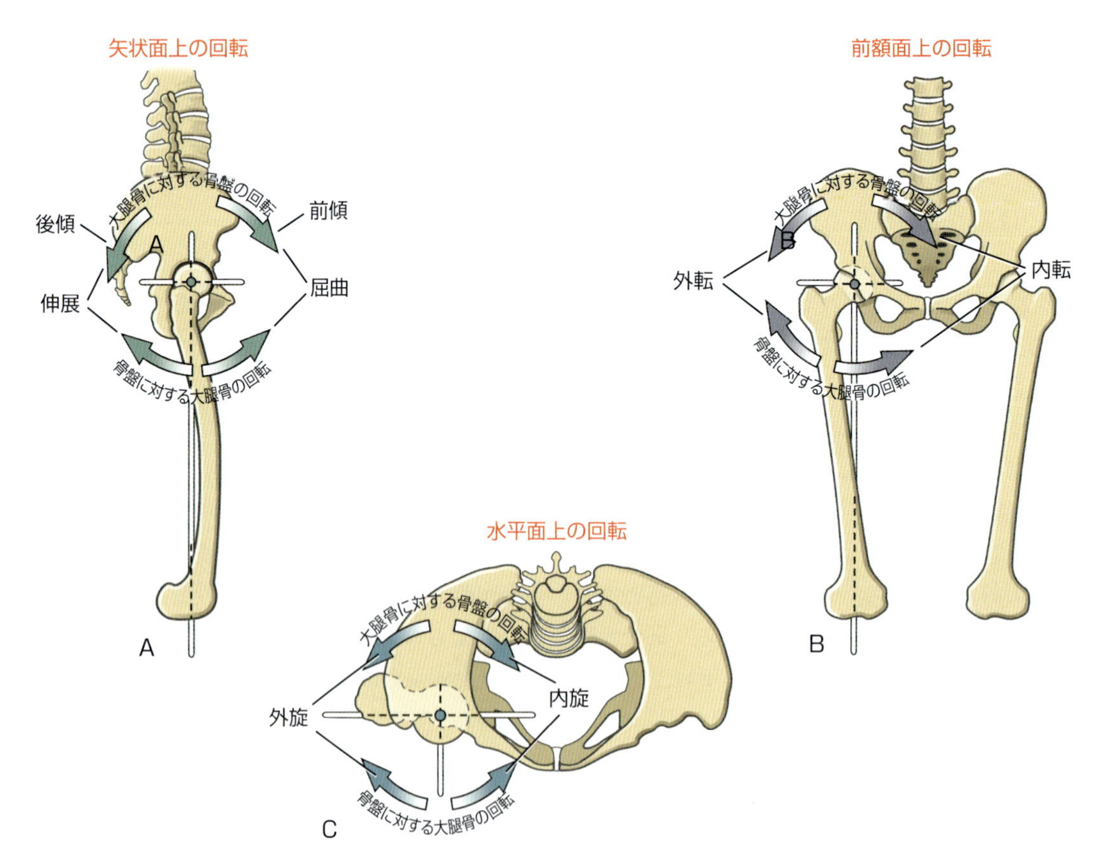

図12.18　右股関節の骨運動．3つの運動面上で，骨盤に対する大腿骨の回転と大腿骨に対する骨盤の回転が生じる．各運動面の回転軸を，大腿骨頭中央に色つきの点で示した．（A）側面図は矢状面を示し，左右回転軸まわりに回転が生じる．（B）前面図は前額面を示し，前後回転軸まわりに回転が生じる．（C）上面図は水平面を示し，長軸または垂直回転軸まわりに回転が生じる．

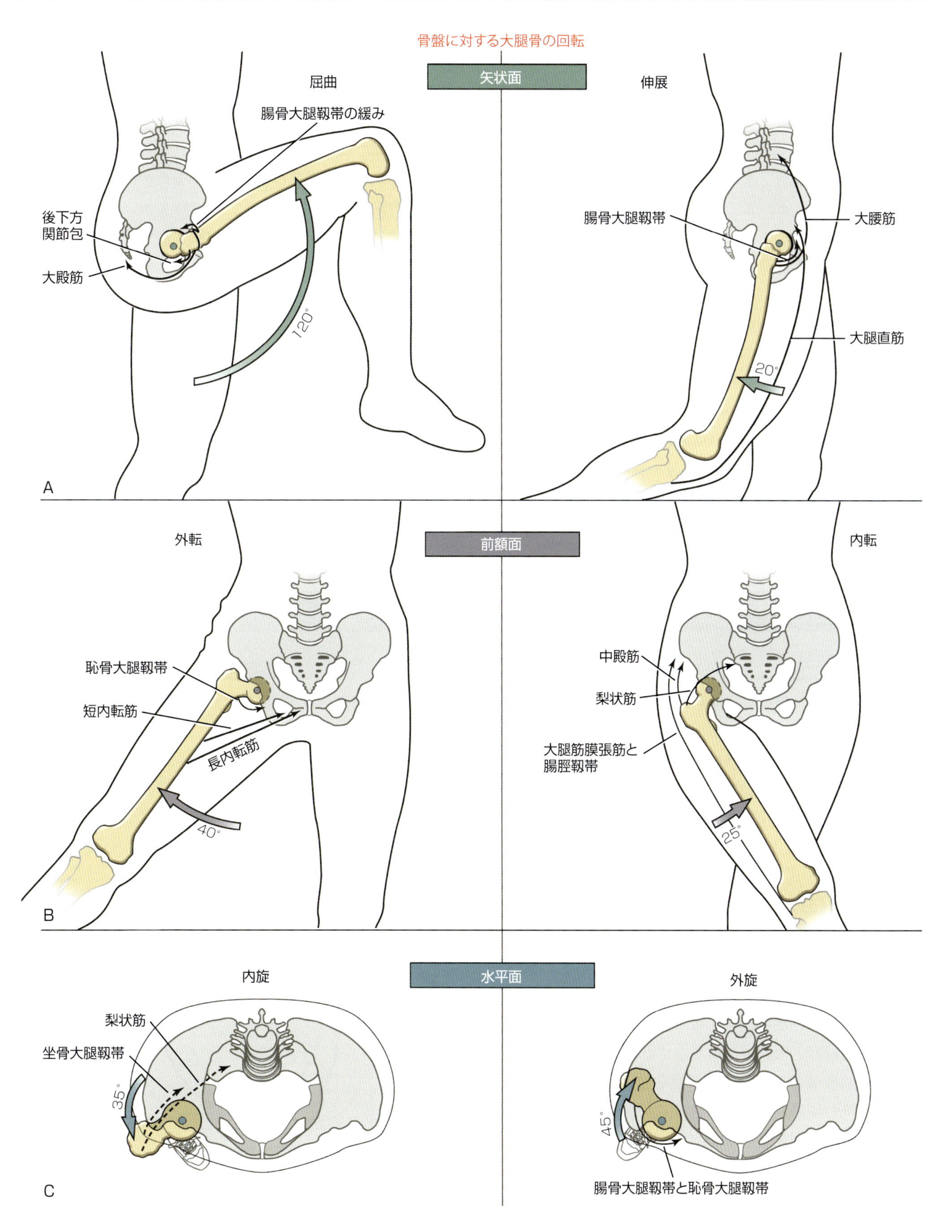

図 12.19　最終可動域付近における（A）矢状面，（B）前額面，（C）水平面上の骨盤に対する大腿骨の運動．黒色の実線や破線は，伸張または引っ張られて緊張する組織を示す．

する．

とくに指定がないかぎり，以降に続くトピックは他動的可動域を対象とする．運動を制限するいくつかの結合組織と筋を表12.1にまとめた．これらの筋が股関節運動を生み，そして制御する．これについては本章の後半で説明する．骨盤に対する大腿骨，または大腿骨に対する骨盤の運動はほぼ同時に起こるが，ここでは個別に説明する．

▶骨盤に対する大腿骨の骨運動 Femoral-on-Pelvic Osteokinematics

矢状面上の大腿骨の回転

膝関節屈曲位で股関節は平均約120°屈曲する（図12.19A）[64, 193]．無理なくしゃがむ，または靴紐を結ぶような動作では，この程度の屈曲角度が必要である[107]．股関節屈曲位では，通常，3つの関節包靭帯のほとんどの線維が緩む[230]．過屈曲すると，関節包の後下方の深層線維が伸張される．股関節の完全屈曲の最終域では，目視可能なほどの骨盤後傾を伴って大腿骨が回転し，それに関連して腰椎が屈曲する[123]．言い換えるならば，股関節が完全屈曲位に近づくにつれて，関節包深層や大殿筋などの股関節伸筋の引張力がかかり，骨盤が大腿骨の回転を“追う”．膝関節の完全伸展位では，ハムストリングスの張力が増大し，通常は，股関節屈曲が70～80°に制限される．ハムストリングスの柔軟性には個人差があるため，この角度にはかなりの幅がある．

股関節は，中間位から約20°伸展する[193]．股関節の完全伸展位では，ほとんどの関節包，とくに腸骨大腿靭帯が股関節屈筋群と同じく緊張する[230]．膝関節の完全屈曲位で股関節を伸展すると，股関節と膝関節の両方をまたぐ大腿直筋の伸張による張力が，股関節の伸展角度を中間位程度までに制限する．

前額面上の骨盤に対する大腿骨の回転

股関節は平均で約40～45°外転し，おもに恥骨大腿靭帯や内転筋群によって制限される（図12.19B）[193]．また，正中線を越えて約25°内転する．内転を制限しうるのは，対側下肢との接触，梨状筋や腸脛靭帯を含む外転筋の受動的

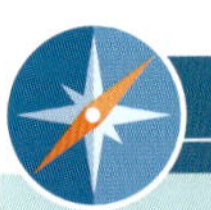

SPECIAL FOCUS 12.2

股関節の関節（包）内圧

前述のとおり，健常な股関節の関節内圧は大気圧よりも低い．この相対的な低圧が部分的吸引力を生み，股関節にいくらかの安定性をもたらす．

Wingstrandらは，関節肢位と関節包腫脹が関節内圧に与える影響を献体で調べた[246]．最終可動域付近を除き，屈曲から伸展の広い範囲で，その圧は相対的に低値であった．関節腫脹を再現するために関節内に流体を注入すると，運動範囲の大部分にわたって圧力が急上昇した（図12.20）．注入した流体量にかかわらず，内圧は常に運動範囲の中央域で最も低かった．これらのデータは，股関節内に炎症と腫脹を有する者が，股関節軽度屈曲位を最も安楽に感じやすいことを説明する．関節内圧の減少は，炎症を起こした関節包の膨張を軽減させる．残念なことに，長期にわたり安楽のために股関節屈曲位で保持し続けると，股関節屈筋や関節包靭帯では適応による短縮が生じ，結果的に関節拘縮を引き起こす．

滑膜，関節包，または滑液包の炎症を伴う関節腫脹を有する人は，屈曲拘縮に陥りやすい．薬物療法や理学療法による炎症や腫脹の軽減は，股関節伸展位を要する活動をより行いやすくする．運動療法では，股関節屈筋群と関節包前方の構造体を伸張しながら，股関節伸筋を強化する必要がある．関節腫脹再現後に（主要な股関節伸筋である）大殿筋の活動が神経学的に抑制されると示唆する報告もあり[74]，股関節伸筋の強い活動を促す治療がとくに重要となる．

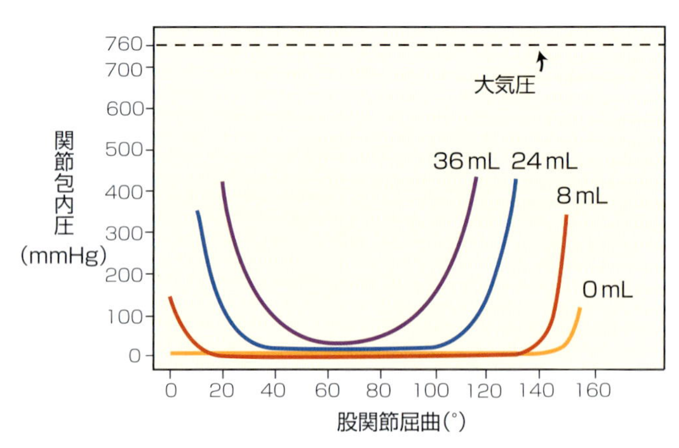

図12.20　献体における股関節屈曲角度に対する股関節包内圧．4つの曲線は，股関節包内に異なる量の液体を注入したあとの，関節角度と関節内圧の関係を示したものである[246]．

張力である.

水平面上の骨盤に対する大腿骨の回転

股関節内旋と外旋の角度は個人差が大きい.股関節は中間位から平均で約35°**内旋**する(図12.19C)[193, 211].股関節伸展を伴う最大内旋では,梨状筋等の外旋筋群や坐骨大腿靱帯の一部が引き伸ばされる.

股関節伸展位での**外旋**は平均で約45°である.完全な外旋を制限しうるのは,腸骨大腿靱帯の外側束,内旋にかかわる筋の高まった硬さである可能性がある.

▶大腿骨に対する骨盤の骨運動 Pelvic-on-Femoral Osteokinematics

腰椎骨盤リズム

体軸骨格の尾側端は,仙腸関節で骨盤と強固に接続する.そのため,腰椎の配列は大腿骨頭まわりの骨盤の回転によって変わる.この重要な身体運動学上の関係は**腰椎骨盤リズム**(lumbopelvic rhythm)として知られており,第9章で説明している.本章は,股関節の身体運動学に焦点を当てこの概念を説明する.

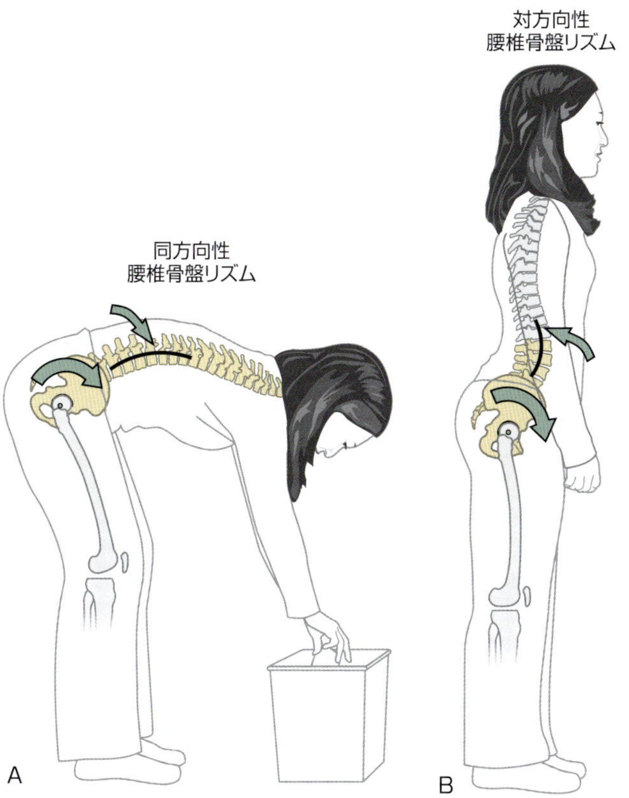

図12.21には,大腿骨に対する骨盤の屈曲でよくみられる対照的な2つの腰椎骨盤リズムを示す.矢状面のみが図示されているが,この概念は,前額面や水平面における骨盤の回転にも適応できる.図12.21Aに示したのは,骨盤と腰椎が同じ方向に回転する**同方向性腰椎骨盤リズム**の一例である.この腰椎骨盤リズムには,下肢に対して脊柱全体の角度を最大限に変位させる効果があり,上肢の到達範囲を増大させる効率的な方略である.同方向性腰椎骨盤リズムについては,第9章で詳細に説明する.一方,**対方向性腰椎骨盤リズム**は,ある方向に骨盤が回転すると同時に,腰椎は反対方向に回転する(図12.21B).この運動は,大腿骨に対して骨盤が回転する際,上部体幹(すなわち,第1腰椎よりも上の身体部分)がほとんど静止状態におかれる点で重要である.このリズムは,骨盤の回転運動に依存せず,たとえば頭や目を空間のある位置に保持する必要がある歩行時などでみられる.つまり,この腰椎骨盤リズムによって,腰椎が機械的"デカップラー(分離装置)"のような機能を果たし,骨盤と上部体幹が相互に独立して動くことが可能となる.したがって腰椎が癒合した人では,骨盤と上部体幹は常に同期して同じ方向に動かざるをえず,その様子は歩行する際に観察できる.

図12.22には大腿骨に対する骨盤の骨運動を運動面別に示した.これらの運動はすべて**対方向性腰椎骨盤リズム**(contradirectional lumbopelvic rhythm)を基本としている.多くの場合,これら大腿骨に対する骨盤回転の大きさは,腰椎内に本来備わっている運動制約によって制限される.

矢状面上の骨盤の回転:前傾と後傾

骨盤の傾斜

股関節屈曲には**骨盤前傾**を伴うことがある(図12.22A参照).第9章で定義したが,骨盤傾斜は,固定された大腿骨に対する骨盤の矢状面上の回転であり,小さな孤を描くように動く.**前傾**と**後傾**の方向は,両方の大腿骨頭中心を結んだ線を軸として,腸骨稜が前方に回転する場合を前傾,後方に回転する場合を後傾とする.骨盤前傾に伴って腰椎前彎が増大することで,前傾に伴う上部体幹の動きのほとんどが相殺される.健常成人が股関節90°で座っているとき,大腿骨に対して骨盤はさらに30°程度屈曲することが可能であり,それは腰椎の完全伸展によって制限される.骨盤を完全に前傾させると,股関節のほとんどの靱帯,とくに腸骨大腿靱帯が緩む.理論上,どの股関節伸筋(たとえばハムストリングス)に過度な緊張があっても,骨盤前傾を制限する.しかしながら図12.22Aに示すように,

同方向性
腰椎骨盤リズム
A
対方向性
腰椎骨盤リズム
B

図12.21 固定した大腿骨上で骨盤が回転する際に利用される異なる2つの腰椎骨盤リズム.(A)同方向性腰椎骨盤リズムは,腰椎と骨盤が同じ方向に回転する運動であり,結果的に体幹全体の運動範囲を増加させる.(B)対方向性腰椎骨盤リズムは,腰椎と骨盤が反対方向に回転する運動である.詳細な説明は本文を参照されたい.

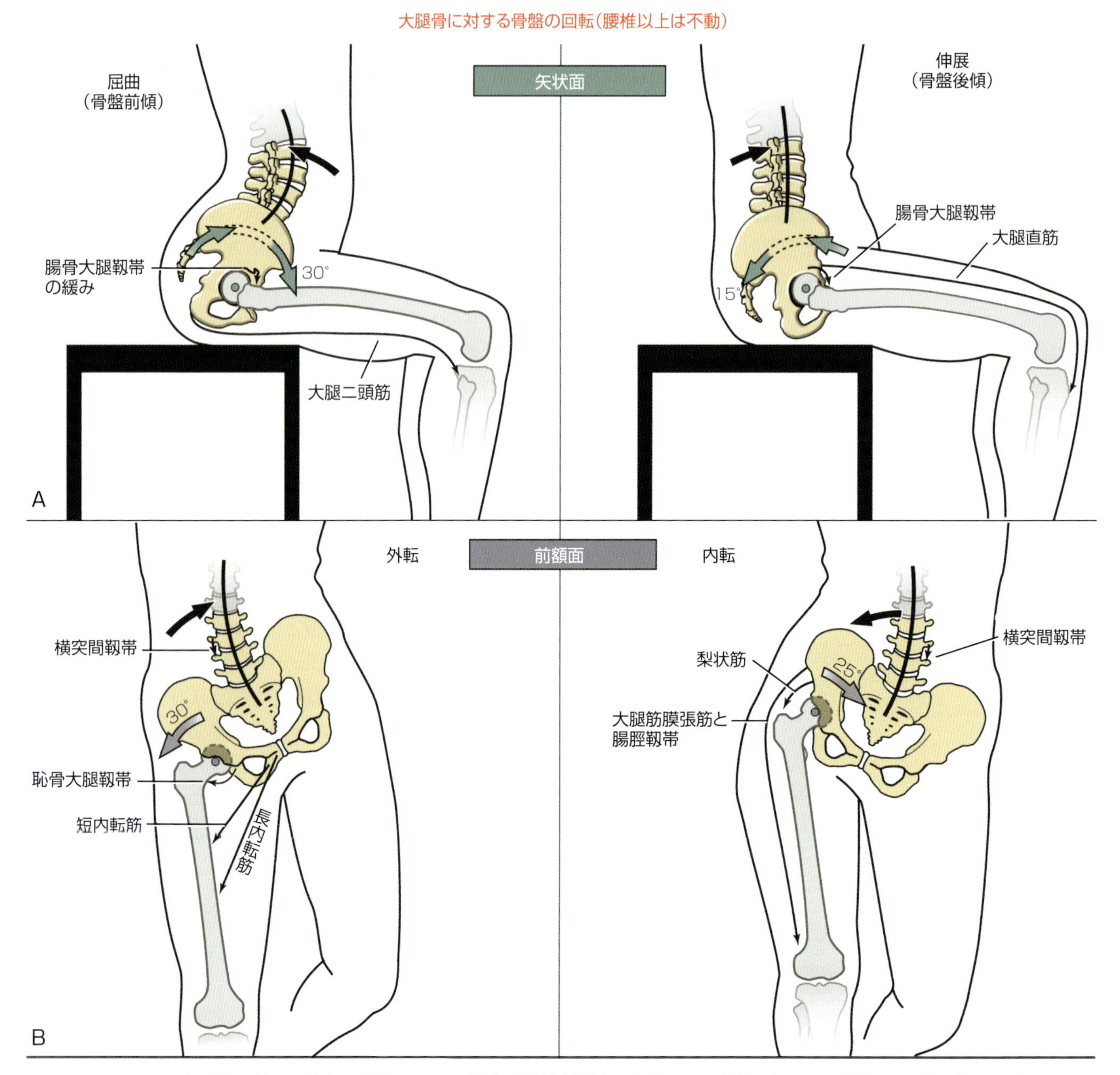

図 12.22　大腿骨に対する骨盤の運動における最終可動域付近（A. 矢状面，B. 前額面）．この運動では，股関節運動中，上半身はほぼ動かないまま維持されると仮定する（つまり，対方向性腰椎骨盤リズムの身体運動学に基づく）．太く色付けされた矢印と黒い矢印は，骨盤の回転と，それを「相殺する」腰椎の動きを表している．伸張または引っ張られてピンと張った組織は黒く細い実線の矢印で，緩む組織は黒色の細く曲がりたわんだような線の矢印で示した．（つづく）

膝関節屈曲によって緩んだハムストリングスは，通常，骨盤前傾に抗する力を発揮しない．一方，膝関節完全伸展位の立位では，ハムストリングスは伸長され，骨盤前傾に抗しやすくなる．いずれにしても，伸張に対する筋の抵抗が生理的範囲内である場合，通常ではこの抵抗はとても小さい．

図 12.22A に示すように，90° の直立座位で座っているとき，骨盤を後傾することによって，股関節をさらに約 10 〜20° 伸展させることができる．その際，この骨盤の短い孤回転によって，腸骨大腿靱帯と大腿直筋の筋長（そして結果的には引張力）がわずかに増大する．股関節屈曲位での骨盤後傾は，腰椎を屈曲させ，そして前彎を減少させる．

第 9 章で説明し，図 9.63 でも示したが，腰椎屈曲（前彎）の角度変化は椎間孔径や髄核の圧流勾配に影響する（これ

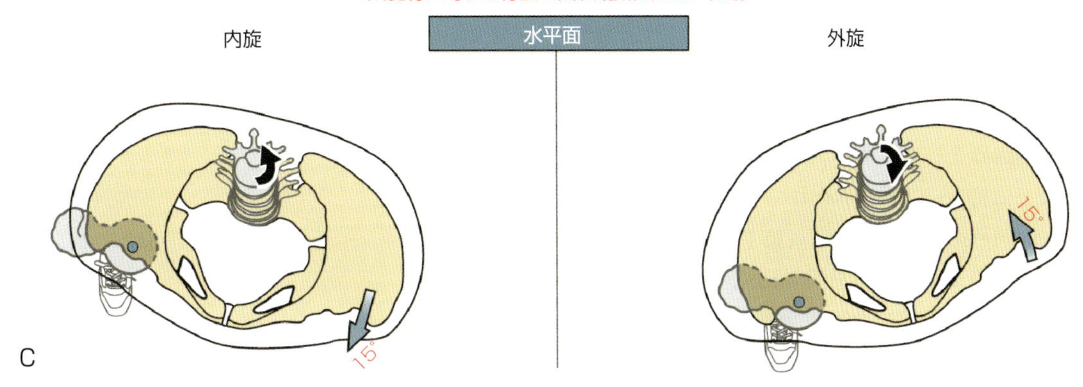

図 12.22 つづき　大腿骨に対する骨盤の運動における最終可動域付近（C. 水平面）．この運動では，股関節運動中，上半身はほぼ動かないまま維持されると仮定する（つまり，対方向性骨盤リズムの身体運動学に基づく）．太く色付けされた矢印と黒い矢印は，骨盤の回転と，それを「相殺する」腰椎の動きを表している．

らおよび他の部位に対する腰椎の影響は表 9.10 にまとめた）．股関節と腰椎の解剖学的かつ運動学的な関連性は，この部位の疼痛や運動障害の評価または治療においてとくに臨床的に関連する．

前額面上の骨盤の回転

前額面や水平面における大腿骨に対する骨盤の回転は，対方向性腰椎骨盤リズムが機能しながら片脚立ちをしているモデルでとらえやすい．このモデルにおいて，本章では，荷重側の下肢を支持股関節（support hip）とよぶことにする．

支持股関節の外転は，非支持側の腸骨稜の挙上，すなわち“引き上げ”によって生じる（図 12.22B 参照）．上部体幹がほぼ不動であるならば，腰椎は骨盤回転側と反対側に曲がっているはずである．そのとき，腰部は外転側の股関節に対して緩やかな凸状を形成する．

大腿骨に対する骨盤の外転は 30° 程度で制限され，おもに腰椎側屈の自然な制約による．同側の内転筋や恥骨大腿靱帯の著しい緊張は，大腿骨に対する骨盤の外転を制限する可能性がある．著しい内転筋拘縮があれば，非支持股関節側の腸骨稜は支持側よりも下がったままとなり，歩行に支障をきたす可能性がある．

支持股関節の内転は非支持側の腸骨稜が下がることで生じる．この動きは，腰椎内に内転側股関節に対する緩やかな凹状を生む（図 12.22B の右側を参照）．運動低下や疼痛を呈する腰痛および（または）腸脛靱帯，もしくは中殿筋，恥骨筋，大腿筋膜張筋等の股関節外転筋の伸張性の減少は，この運動範囲をかなり制限する．

水平面上の骨盤の回転

水平面上の大腿骨に対する骨盤の回転は，長軸のまわりで生じる（図 12.22C 内の大腿骨頭に示された緑色の円を参照）．支持股関節の内旋は，水平面上で非支持股関節側の腸骨稜が前方に回転することで生じる．一方，外旋は非支持股関節側の腸骨稜が後方に回転する．上部体幹がほぼ不動状態で骨盤が回転している場合，腰椎は骨盤の回転方向とは逆方向に回旋する（ねじれる）必要がある．そのため，通常は，腰椎が許容する軸回転量の小ささが，上体を前方に維持したまま支持股関節を水平面上で完全回転することを著しく制限する．大腿骨に対する骨盤の回転を完全に引き出すには，腰椎と体幹がともに骨盤の回転を追う必要があり，この方略は同方向性腰椎骨盤リズムにかなう．

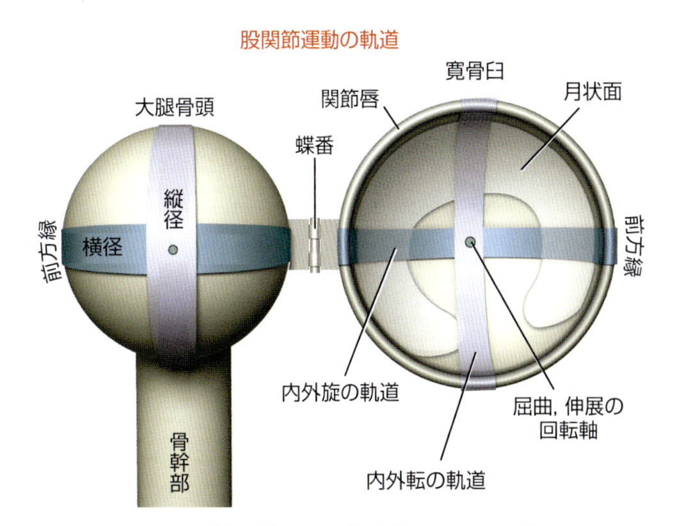

図 12.23　右股関節の模式図．蝶番付きのドアを開けるように股関節を開放し，関節面を露出した．前額面と水平面上の股関節運動は，それぞれ，縦径（紫色）と横径（青色）に沿う．骨盤に対する大腿骨および大腿骨に対する骨盤の動きは，ともにこの軌道を考えてよい．

関節包内運動
Arthrokinematics

股関節運動時，ほぼ球形の大腿骨頭は寛骨臼内にぴったりと収まっている．急勾配な壁と十分な深さをもつ寛骨臼は，密着する関節唇と一体となり，関節面間の生理的な移動を2mm以下に抑える[111, 139]．それでも，股関節関節包内運動は従来の凹凸の原理に基づく（第1章参照）．

図12.23は，関節運動の軌道を視覚的化するために作成したきわめて機械的な股関節の展開図である．解剖学的肢位から始まる運動の場合，外転と内転は関節面の縦径に沿って生じる．内旋と外旋は，関節面の横径に沿って生じる．屈曲や伸展は，大腿骨頭と寛骨臼の月状面のあいだで軸回旋（スピン）として起こる．この軸回旋の回転軸は大腿骨を通る．

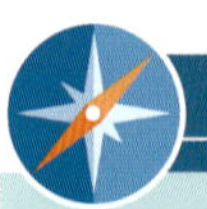

SPECIAL FOCUS 12.3

標準的な可動域：小児の股関節はどの程度か？

股関節（または他の関節）の標準的な可動域は，ゴニオメータを用いて決定されることが多い．一般的にこれらの標準値は，その多くが成人である比較的大規模な母集団を対象に，経験豊富な臨床家によって提示されたものである．この運動学的なデータは，病状の評価，セルフケアを実行する能力（靴を履くためにリーチ動作ができるか等）の確認，医療器具や義足作成等の多くの目的で利用されている．一般的ではないが，小児の股関節可動域も標準値を利用できる．成人の場合と同様に小児の標準値も，潜在的な医学的問題の判断に役立てることができる．たとえば，炎症性の股関節症を有する小児は，一般的に内旋の可動域制限を呈する．同様に，大腿骨骨頭すべり症による脱臼（SCFE）を有する小児は，大腿骨の骨幹部に対して骨端部が後方に滑るため，内旋と外旋の可動域が減少する場合が多い[135]．

下肢に影響を及ぼす病的問題がない2～17歳の若年患者252人を対象に測定された他動的な平均可動域を表12.2に示す[198]．その値から，年齢が高くなるほど大部分の股関節可動域が減少する傾向を示した．その減少は女児では小さかった．この結果より，性差による可動域の違いは，年齢が高くなるほどより明白であった．たとえば，2～5歳の可動域に有意な性差は認められなかったが，最も年齢の高いグループでは，股関節伸展位での外旋角度と同様に矢状面と前額面の可動域でも，男児は女児より減少していた．これらのデータは，幅広い年齢層の小児を治療する臨床家にとって有用である．

表12.2 下肢に病的問題のない小児患者の他動的な平均可動域*

	男子			女子		
	2～5歳	6～10歳	11～17歳	2～5歳	6～10歳	11～17歳
運動方向						
屈曲	118 (12)	118 (9)	113 (12)	121 (10)	122 (13)	120 (8)
伸展	21 (5)	19 (4)	15 (5)	21 (5)	21 (5)	22 (3)
外転	51 (11)	43 (12)	34 (10)	53 (15)	51 (12)	44 (14)
内転	17 (5)	15 (5)	14 (5)	18 (5)	18 (6)	17 (5)
内旋（屈曲位）	45 (13)	40 (10)	35 (11)	47 (11)	41 (11)	35 (10)
内旋（伸展位）	47 (9)	42 (10)	36 (11)	51 (9)	47 (10)	42 (9)
外旋（屈曲位）	51 (11)	44 (11)	40 (12)	49 (12)	48 (5)	46 (3)
外旋（伸展位）	47 (10)	42 (12)	39 (11)	50 (12)	45 (12)	44 (8)

(Sankar WN, Laird CT, Baldwin KD: Hip range of motion in children: what is the norm? *J Pediatr Orthop* 32(4): 399-405, 2012 より引用)

*平均値と（ ）内の標準偏差は，性別（男児163名，女児89名）に3つの年齢群に分けて記載した．測定時，全対象者が上肢骨折の治療中だった．

筋と関節の相互作用

筋と関節の神経支配
Innervation of the Muscles and Joint

▶筋の神経支配 Innervation of Muscles

腰神経叢および仙骨神経叢は，T^{12}–S^{4} の脊髄神経根前枝から形成される．腰神経叢からの神経は，大腿四頭筋を含む大腿前面および内側面の筋を支配する．仙骨神経叢からの神経は，股関節後面と外側面，大腿後面および下腿全体の筋を支配する．

腰神経叢

腰神経叢は T^{12}–L^{4} の脊髄神経根前枝から形成される．この叢からは大腿神経や閉鎖神経が起こる（図12.24A）．**大腿神経**（femoral nerve）は腰神経叢の最大枝であり，L^{2}–L^{4} の神経根で形成される．この運動枝は，股関節屈筋の大部分と膝関節伸筋のすべてを神経支配する．骨盤内，鼠径靱帯より近位で，大腿神経は大腰筋と腸骨筋を支配する．鼠径靱帯より遠位では，この神経は縫工筋や恥骨筋の一部，大腿四頭筋を支配する．大腿神経は，大腿前内側の広範囲の皮膚に感覚神経を配分する．大腿神経の感覚枝である伏在神経は，下腿前内側面の皮膚を支配する．

腰神経叢に由来する下肢の運動神経支配
- 大腿神経（L^{2}–L^{4}）
- 閉鎖神経（L^{2}–L^{4}）

大腿神経のように，**閉鎖神経**（obturator nerve）も L^{2}–L^{4} の神経根から形成される．この神経の運動枝（motor branch）は股関節内転筋を支配する．閉鎖孔を通過する際，閉鎖神経は前枝と後枝に分かれる．後枝は外閉鎖筋と大内転筋の前頭（anterior head）を支配する．前枝は恥骨筋の一部，短内転筋，長内転筋，薄筋を支配する．閉鎖神経は大腿内側の皮膚に感覚枝を分布する．

仙骨神経叢

骨盤後壁に位置する仙骨神経叢は，L^{4}–S^{4} の脊髄神経根の前枝から形成される．この神経叢をなす大部分の神経が，大坐骨孔から骨盤を出て，股関節後方の筋を支配する（図12.24B参照）．

3つの小さな神経が，股関節の6つの「短い外旋筋」のうち5つを支配する．この神経はそれらが支配する筋名によって単純に命名されている．**梨状筋への神経**（nerve to the piriformis）（S^{1}–S^{2}）は，梨状筋を支配する．骨盤外側では，**内閉鎖筋と上双子筋への神経**（nerve to the obturator internus and gemellus superior）（L^{5}–S^{2}），**大腿方形筋と下双子筋への神経**（nerve to the quadratus femoris and gemellus inferior）（L^{4}–S^{1}）がそれぞれの筋に向かい支配する．

仙骨神経叢に由来する下肢の運動神経支配
- 梨状筋への神経（S^{1}–S^{2}）
- 内閉鎖筋と上双子筋への神経（L^{5}–S^{2}）
- 大腿方形筋と下双子筋への神経（L^{4}–S^{1}）
- 上殿神経（L^{4}–S^{1}）
- 下殿神経（L^{5}–S^{2}）
- 脛骨神経と総腓骨神経を含む坐骨神経（L^{4}–S^{3}）

上殿および下殿神経（superior and inferior gluteal nerves）の名称は，大坐骨切痕から出る際の梨状筋に対する位置関係に基づいている．**上殿神経**（superior gluteal nerve）（L^{4}–S^{1}）は，中殿筋や小殿筋，大腿筋膜張筋を支配する．**下殿神経**（inferior gluteal nerve）（L^{5}–S^{2}）は，大殿筋の唯一の支配神経である．

坐骨神経（sciatic nerve）は，L^{4}–S^{3} の神経根から形成され，人体で最も幅広い最長の神経である．この神経は大坐骨孔を通り，通常は梨状筋の下から骨盤を出る．坐骨神経は脛骨神経と総腓骨神経の2つの神経からなり，この2つの神経が同じ結合組織の鞘に包まれている．大腿後面では，坐骨神経の**脛骨神経束**（tibial portion）はハムストリングスに含まれるすべての二関節と大内転筋の後頭部を支配する．坐骨神経の**総腓骨神経束**（common fibular portion）は大腿二頭筋の短頭を支配する．

坐骨神経は，通常，膝関節のすぐ近位で脛骨神経と総腓骨神経に分枝し別々になる．しかし，骨盤付近の比較的近位部でこれらの神経が分枝することもまれにある．大坐骨孔を出る前の分枝であれば，総腓骨神経が梨状筋を貫く可能性がある．

参考として，下肢筋を支配する主要な脊髄神経根を，付録Ⅳパート A に列記した．また，付録Ⅳパート B とパート C には，L^{2}–S^{3} の神経根に支配される部位の機能状態を臨床的に評価する際に役立つ項目を示した．

▶股関節の感覚神経支配 Sensory Innervation of the Hip

一般的原則として，股関節の関節包や靱帯，関節唇部は，それらを覆う筋の支配神経と同じ神経根から感覚神経を受ける．関節包前部はおもに大腿神経や閉鎖神経から感覚神経線維を受ける[163]．関節包後部は坐骨神経叢に由来する神経根から感覚神経線維を受けており，おもに坐骨神経や上殿神経，ならびに大腿方形筋に対する神経を介して運ばれる[23, 76, 106]．股関節前内側面や膝関節内側面の結合組織は，閉鎖神経，とくに L^{3} の神経根の感覚神経に支配されてい

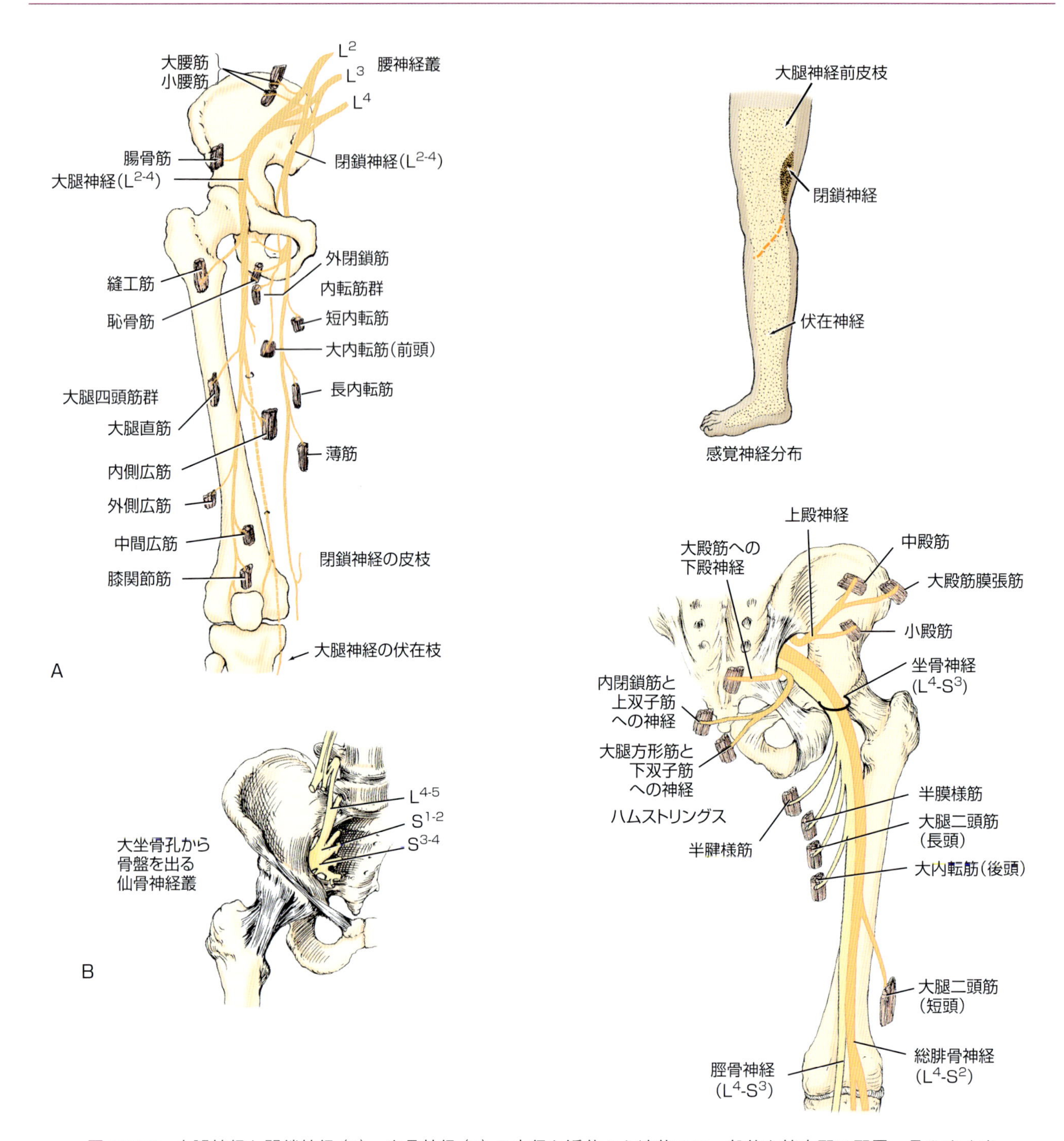

図 12.24　大腿神経と閉鎖神経（A），坐骨神経（B）の走行と近位から遠位での一般的な筋支配の配置．見やすくするために，いくつかの筋の位置を少し変更してある．各神経の神経根のレベルを括弧内に示す．A の右図は，大腿神経の皮枝と閉鎖神経の感覚神経線維の分布を示す．（deGroot J: *Correlative neuroanatomy*, ed 21, Norwalk, Conn, 1991, Appleton & Lange を改変）

る．これにより，股関節の炎症時に，膝関節内側領域において疼痛を感じる理由を説明することができる[32]．

股関節の筋機能

Muscular Function at the Hip

本章では，股関節の特定の回転軸に対してさまざまな筋の力線を図示している．たとえば，図 12.25 は，股関節の重要な屈筋や伸筋の矢状面図である[56, 57]．図 12.25 は，筋に潜在する機能を示唆する点で役立つが，2 つの限界を考慮する必要がある．まず，各筋の力線はベクトルを表すのではなく，矢状面内における筋力の全体的な方向を示しているにすぎない．したがって，この図は，“力の大きさ”

もしくはトルクを筋間で比べるために必要な情報は提供しない．これらの比較には，股関節に対する筋の三次元的配置や断面積などの追加情報が必要である．2つ目の限界は，図12.25で示した力線や，それによってわかるモーメントアームの長さは，股関節が解剖学的肢位にある場合にのみ適用されるものである．いったん股関節がこの肢位から動けば，各筋の作用方向や発揮可能なトルクの大きさはかなり変化する可能性がある．これは，最大努力下で筋群が発揮しうる内的トルクが，運動範囲にわたって変化する理由の一部を説明する．

さらに，本章では，筋の作用を主作用か補助作用のいずれか説明する（表12.3）．筋の作用の指定は，各筋のモーメントアームの長さ，横断面積，全体的な筋線維の配置，そして可能であれば筋電図（EMG）を用いた研究や解剖学的研究の結果に基づく[162]．とくに説明がなければ，筋の作用は，解剖学的肢位で筋が求心性収縮をしたものとする．比較的重要ではない，またはもともと弱い作用，もしくは解剖学的肢位以外でのみ十分な作用を有する筋は，表12.3に記載していない．股関節全筋のより詳細な付着部と神経支配の一覧については，付録Ⅳパート D を参照されたい．また，参考までに，主要な股関節筋の断面積を付録Ⅳパート E に記した．

▶股関節屈筋 Hip Flexor Muscles

おもな股関節屈筋は，腸腰筋，縫工筋，大腿筋膜張筋，大腿直筋，長内転筋，恥骨筋である（図12.26）[57, 78, 79]．図12.25には，これらの筋が優れた屈曲のてこ比を有することを示している．補助筋は，短内転筋，薄筋，小殿筋前部線維である．小腰筋は，股関節屈筋としてみなされないが，ここでそれについて論じることがある．

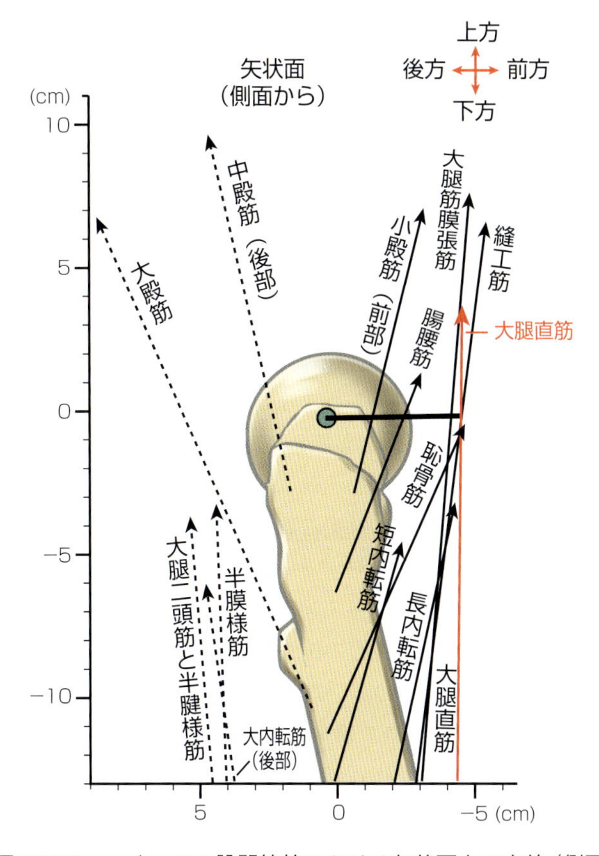

図12.25　いくつかの股関節筋における矢状面上の力線（側面図）．大腿骨頭を貫く左右回転軸が示されている．実線は屈筋群，破線は伸筋群を示す．大腿直筋に利用される内的モーメントアームは，太い黒線で示されている．

表12.3　主動作筋と補助筋によって分類された股関節筋*

	屈筋	内転筋	内旋筋	伸筋	外転筋	外旋筋
主動作筋	腸腰筋 縫工筋 大腿筋膜張筋 大腿直筋 長内転筋 恥骨筋	恥骨筋 長内転筋 薄筋 短内転筋 大内転筋	とくになし	大殿筋 大腿二頭筋（長頭） 半腱様筋 半膜様筋 大内転筋（後頭）	中殿筋 小殿筋 大腿筋膜張筋	大殿筋 梨状筋 内閉鎖筋 上双子筋 下双子筋 大腿方形筋
補助筋	短内転筋 薄筋 小殿筋（前部線維）	大腿二頭筋（長頭） 大殿筋（下部または後部線維） 大腿方形筋 外閉鎖筋	小・中殿筋（前部線維） 大腿筋膜張筋 長内転筋 短内転筋 恥骨筋†	中殿筋（中部，後部線維） 大内転筋（前頭）	梨状筋 縫工筋 大腿直筋 大殿筋（前部または上部線維）	中・小殿筋（後部線維） 外閉鎖筋 縫工筋 大腿二頭筋（長頭）

*各動作は，解剖学的位置での筋収縮を想定している．これらの筋のいくつかは，解剖学的肢位以外で収縮したときには，異なる作用（または作用の強さ）を有することがある．

†訳注：恥骨筋について原著では内旋の補助筋に分類されている．しかしながら，恥骨筋が内旋に作用するか外旋に作用するかという点については，研究者のあいだでも意見が分かれており，わが国では「外旋に作用する」という意見が多い．いずれにしても，回旋作用はきわめて弱いものであり，主として屈曲と内転に作用する筋として理解することが大切である．

解剖と各筋の作用

腸腰筋と小腰筋

腸腰筋（iliopsoas）は，最下の胸椎と大腿骨近位部のあいだに広がる大きくて長い筋である（図 12.26 参照）．解剖学的に，腸腰筋は腸骨筋と大腰筋の 2 つの筋からなる．**腸骨筋**（iliacus）は，腸骨窩および仙骨の外側縁端，ちょうど仙腸関節の上に付着する．**大腰筋**（psoas major）は第 12 胸椎と椎間板を含む全腰椎の横突起に付着している．大腰筋の近位付着部のいくらかは，横隔膜の椎体付着部と混合する．

腸骨筋と大腰筋の筋線維は，大腿骨頭前面でその一部が互いに交じり合い，最終的に大腿骨小転子に付着する（図 12.27）．この筋の遠位付着部までの走行は，幅広くて太い腸腰筋腱が，骨盤前方縁（ちょうど，腸恥隆起と恥骨上枝のあいだ，図 12.1 を参照）の上を乗り越えたあと，約 35 ～ 45° 後方に向きを変える．股関節伸展位では，走行の曲がりにより大腿骨に対するこの腱の走行角度がさらに増大し，結果的に屈曲に対するてこ比が増す．股関節 90° 屈曲位では，この筋のモーメントアームはさらに増大し，かなりの短縮位による張力の損失を補う可能性がある[26]．

股関節部と小転子のあいだの領域では，腸腰筋は筋と腱の割合が約 50％ずつで構成される[27]．ところが注意深い観察によれば，腸骨筋外側のほうから起こるかなりの数の筋線維が，小転子やその少し遠位に付着するために下降するあいだ，筋性を保っている[224]．この筋性の付着は，大腰筋によって形成されるより腱性の付着とは対照的である．腸骨筋遠位部よりも深部で分離した不明瞭な薄い筋線維が認められ，股関節包前面中央部に混ざり，文献上では**腸骨周囲筋**（iliocapsularis）とよばれることがある[16, 163, 240]．この小さな筋は，とくに寛骨の臼蓋形成が不全な股関節においては，関節包前面にいくらかの安定性を加える可能性があるだろう[16, 83]．

動画 12.1 は，小転子付近で股関節を横断する腸骨筋遠位部の筋腱複合体の解剖を明確に示している．股関節においてこの領域は臨床的に重要である．十分に理解された問題ではないのだが，腸腰筋遠位部は腸恥隆起や関節包，大腿骨頭または骨盤前方縁を越えて走行するため機械的に摩耗する可能性がある（図 12.1 参照）[170, 180]．この摩耗による臨床的所見の 1 つが，"弾発股" 症候群とよばれている[181, 224]．股関節に疼痛や機能障害がある場合，治療者によっては，腱と骨のあいだにある機械的刺激の原因を軽減するために，腸腰筋遠位腱の一部を外科的に解離または延長する場合がある[46, 62, 145]．筋の連続性と十分な股関節屈曲力を保つ方法として，一般的には，筋腱複合体のより筋線維の部位を残すことが望まれる．

身体運動学的に，腸腰筋は骨盤に対する大腿骨の主要な

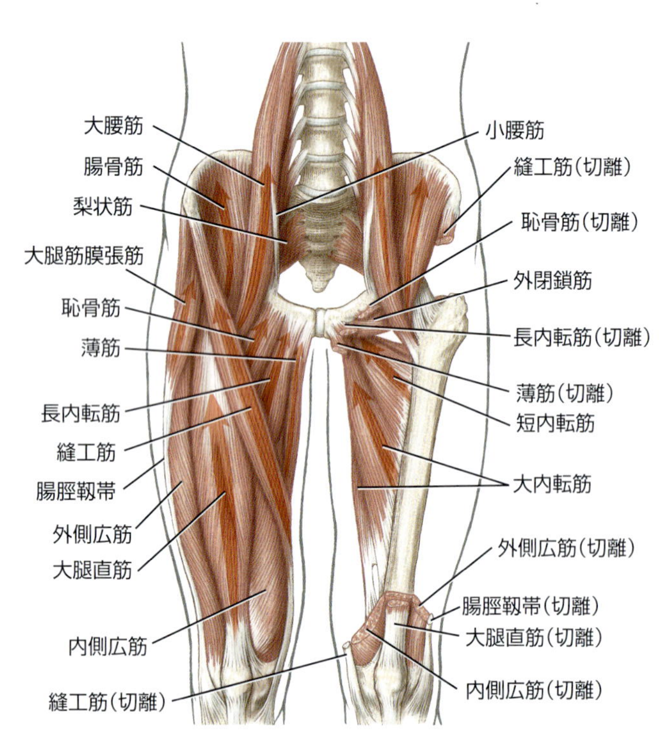

図 12.26　股関節前面の筋群．身体の右側は屈筋群と内転筋群を示す．左側は短内転筋と大内転筋を露出させるためにいくつかの筋を切離している．

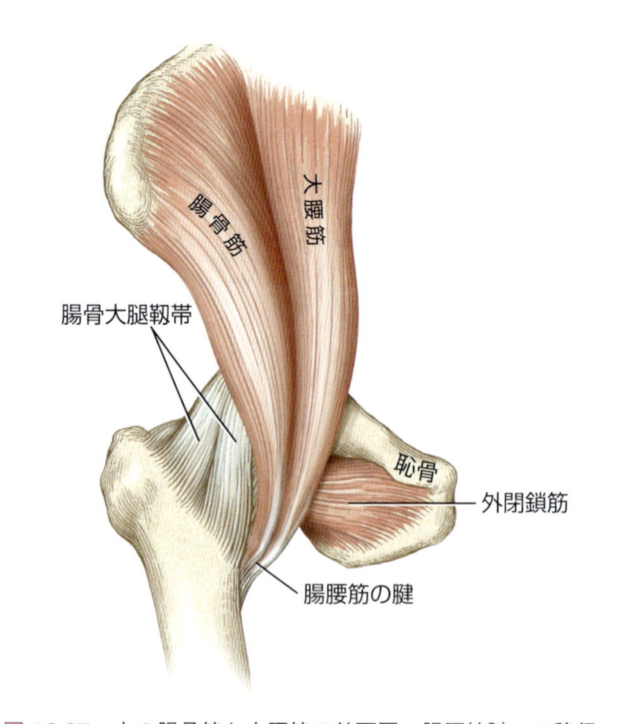

図 12.27　右の腸骨筋と大腰筋の前面図．腸腰筋腱への移行．

屈筋として，長きにわたり認識されている．この筋の活動は，歩行や走行の遊脚期中，さまざまな程度で現れる．この筋の空間的配置や腱の停止角度に基づけば，おそらくこの筋は，歩行の遊脚相中，大腿骨頭への前方関節反力のほとんどを生み出す[47]．解剖学的肢位では腸腰筋は効果的な回旋筋ではないが，股関節の外転位では大腿骨への走行が変わるため，外旋を補助する可能性がある[213]．

広範囲に広がる大腰筋は，身体の中央部，すなわち胸腰椎移行部から股関節にわたって重要な動的効果をもたらす[199]．両側の固定された大腿骨に対して，体幹や骨盤を屈曲させる主要な屈筋となることに加えて，大腰筋が両側性に活動すれば，腰椎の前額面上の安定性にも寄与する[104]．腰椎の安定性への寄与は，健常者が一側の下肢を伸展位挙上した際，筋電図上ではこの筋が両側性に強く活動することから明らかである[104]．この筋の両側性の活動がないと，理論的には股関節屈曲位を保持するために強く収縮している大腰筋側に腰椎は一方的に引っ張られてしまう．

小腰筋（psoas minor）は大腰筋の筋腹の上にあるが，確認できるのは約60～65 %の人のみである[170, 216]．細くて，通常は両側性にあるこの筋の付着部は，近位では第12胸椎と第1腰椎の椎体外側面，遠位では骨盤の寛骨臼と腸恥隆起のわずか内側にある内側縁である（図12.1参照）．この筋の筋腹は筋全体の近位35～40 %を占めるのみである[170]（似たような構造をもつ筋として長掌筋や足底筋がある）．小腰筋は骨盤部の骨付着に加え，より遠位にこの筋の非常に長い腱は，腸腰筋遠位部と大腿神経を覆う幅広い**腸骨筋膜**（iliac fascia）内部にも付着する[170]．

小腰筋の機能ははっきりしないままだが，腸骨筋膜との連結は，その下にある股関節や骨盤前縁を横切る大腰筋の位置を安定化させる可能性を示唆する．このような安定化は，股関節屈曲時に腸腰筋が骨盤上を自由に滑走するのを防止することで，傷害からこの筋を保護できるかもしれない．股関節を深く屈曲させた際，腸骨筋膜内の能動的な緊張を調整することによって，小腰筋は，腸腰筋が股関節から離れる“弓弦形成”を制限するだろう．小腰筋に関する詳細な解剖と考えられる生体力学的な機能に関するより多くの情報は，Neumann と Garceau によって報告された論文，または**動画12.2**を見ることで得ることができる[170]．

EC

残りの主要な股関節屈筋

縫工筋（sartorius）は上前腸骨棘から起こる人体最長の筋である（図12.26参照）．この薄い紡錘筋は，脛骨近位部の内側面に付着するために大腿骨を横断し，遠位および内側に向かって走行する（図13.7参照）．“sartorius”は，脚を組んで座っている仕立て人の姿勢を意味するラテン語の“*sartor*”が語源であり，この筋の複合的作用（股関節屈曲，外旋，外転）を言い表している．

大腿筋膜張筋（tensor fasciae latae）は，縫工筋のすぐ外側の腸骨に付着する（図12.26参照）．比較的短いこの筋は，遠位では腸脛靱帯の近位部に付着する．腸脛靱帯は，脛骨外側顆に付着するために，膝関節を越えて遠位まで伸びる．

腸脛靱帯は結合組織からなる幅の広い構造物であり，**大腿筋膜**（fascia lata of the thigh）の一部である[216]．大腿筋膜の外側は，大腿筋膜張筋や大殿筋が付着することで肥厚している．残りの大腿筋膜は，皮下脂肪の深部層にあり，大腿を包み囲む．さまざまな場所で大腿筋膜は筋のあいだに入り込み，**筋間中隔**（intermuscular septum）とよばれる明瞭な筋膜性の膜を形成する．これらの筋間中隔は神経支配に対応して，大腿の主要な筋群を分割している．大腿部の筋間中隔は，おもに内転筋や（大腿四頭筋を構成する）いくつかの広筋群とともに，最終的には大腿後面の粗線に付着する．

解剖学的肢位において，大腿筋膜張筋は主要な股関節屈曲と外転の筋である．この筋は，補助的に内旋にも関与すると述べられる場合もあるが[57, 162, 177]，内旋に対するてこ比は股関節を外旋位から動かすときのみに機能する可能性が高い．その名が示すとおり，大腿筋膜張筋は大腿筋膜の緊張を高める．推測であるが，大腿筋膜張筋（と，理論上は，大殿筋とある程度小腰筋も[170]）の活動は，大腿周囲にまた筋群のあいだにその力を伝達させることができる．なんらかの方法によって，大腿筋膜内のこの緊張力が，下にあるいくつかの大腿筋の機能に影響を及ぼす可能性がある．大腿筋膜の緊張は，腸脛靱帯を経てほぼ確実に下方に伝達され，膝関節伸展位の安定化に役立つだろう．腸脛靱帯の反復的な緊張は，脛骨の外側顆付近にあるこの筋の付着部に炎症を引き起こす可能性がある．硬くなった大腿筋膜張筋（腸脛靱帯や関連する組織も含む）を引き伸ばすための方法として，膝関節伸展とともに股関節のさまざまな内転と伸展を組み合わせて実施される．

大腿直筋（rectus femoris）の近位部は，縫工筋と大腿筋膜張筋が作る逆V字のあいだに現れる（図12.26参照）．この大きな羽状筋は，近位部では下前腸骨棘，寛骨臼の上縁とその隣接の関節包に付着している．大腿直筋の反転した腱によって作られる比較的頑丈な関節包部は，関節包前面の重要な安定機構として説明されている[238]．

他の大腿四頭筋とともに，大腿直筋は膝蓋腱を介して脛骨に付着する．等尺性に股関節を屈曲すると，大腿直筋は屈曲トルクの1/3を発揮する[144]．さらに，大腿直筋は主

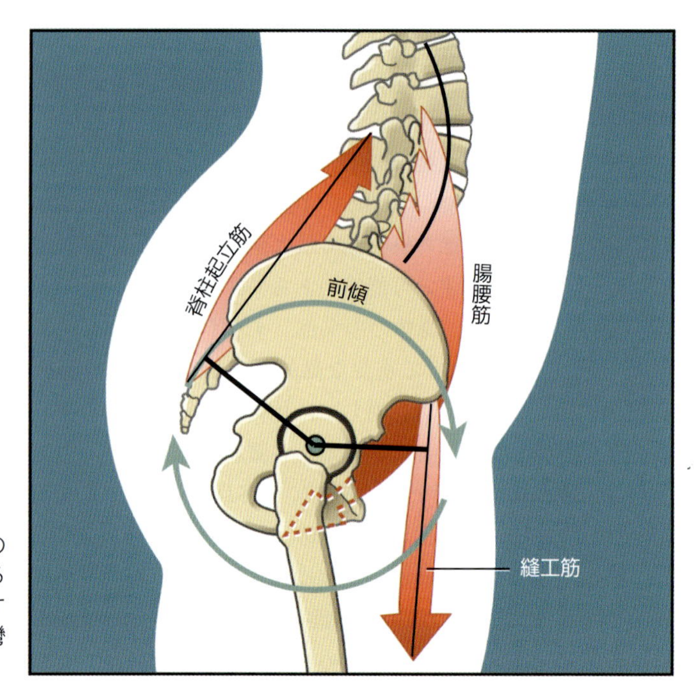

図 12.28　骨盤前傾に対する代表的な2つの股関節屈筋と脊柱起立筋のあいだで示されるフォースカップル．脊柱起立筋と縫工筋に対するモーメントアームを黒線で示す．腰椎で前彎が増大していることに注目すること．

要な膝伸筋でもある．この重要な筋の二関節作用については第13章で説明する．恥骨筋と長内転筋の解剖と機能については股関節内転の項で述べる．

全般的な機能

大腿骨に対する骨盤の屈曲：骨盤の前傾

骨盤の前傾は，股関節屈筋と背部伸筋のフォースカップルによって行われる（図 12.28）．大腿骨固定下では，股関節屈筋は股関節を通る左右軸まわりに骨盤を回転させる．図 12.28 は股関節屈筋として腸腰筋と縫工筋のみを示すが，骨盤に対して大腿骨を屈曲できる筋であれば，同様に骨盤を前傾させることができる．臨床的に，骨盤前傾の重要な側面の1つは，腰椎前彎の増大に関与することである．前彎の増大は，腰椎椎間関節の圧迫負荷と腰仙関節の前方剪断力を増大させる．これらが過度かつ常習的な場合，骨組織の局所に過剰なストレスが加わる．

標準的または典型的な腰椎の前彎を伴う腰椎骨盤姿勢は，脊柱全体のアライメントを最適化する（第9章を参照）．しかし，前彎を保持することが困難で，腰椎が相対的に平坦化（すなわち，わずかに屈曲位）している人もいる．この異常な姿勢の原因には互いに影響するいくつかの要因があげられ，習慣，疼痛回避，不良な座位姿勢，他の身体部位のアライメント異常に対する代償，腰椎周辺の結合組織の硬さの増加がある．

骨盤に対する大腿骨の屈曲

歩行や走行の遊脚相中，下肢長を機能的に短くするために，膝関節屈曲と同時に骨盤に対する大腿骨の屈曲が生じる．中等度から高度な力での股関節屈曲には，股関節屈筋と腹筋が同時に活動する必要がある．この筋間の協調性は，膝関節伸展位で下肢を持ち上げる際（すなわち，SLR 運動）に現れる．この活動では，股関節屈筋による力強い骨盤前傾を相殺するために，（代表的な腹筋である）腹直筋が力強い十分な骨盤後傾を起こす必要がある（図 12.29A）[99]．腹筋が実際に骨盤前傾を相殺する程度は，参加している筋群から生じる活動や相対的な力の要求により定まる．腹筋による十分な固定がなければ，股関節屈筋の収縮は股関節の屈曲で，骨盤前傾に費やされてしまう（図 12.29B 参照）．他項で説明するが，骨盤の過度な前傾は腰椎の前彎を増強する．

図 12.29B に図示された病態が最も重度になるのは，腹筋がかなり弱化しているのに対して股関節屈筋が比較的強い状況である．このおもな原因は，腹筋の廃用性萎縮から，ポリオや筋ジストロフィー等の非常に深刻な疾患によるものまでさまざまである．この状況では，股関節屈筋が腰椎前彎をさらに強め，そして慢性的な過前彎に陥った腰椎椎間関節では圧縮が増大するため，腰痛を引き起こす可能性がある．

▶股関節内転筋 Hip Adductor Muscles

主要な股関節内転筋は，恥骨筋，長内転筋，薄筋，短内転筋，大内転筋である（図 12.26 参照）．補助筋は，大腿二頭筋（長頭），大殿筋の下部（または後部）線維，大腿方形筋，外閉鎖筋である．図 12.30 には，これらのいくつか

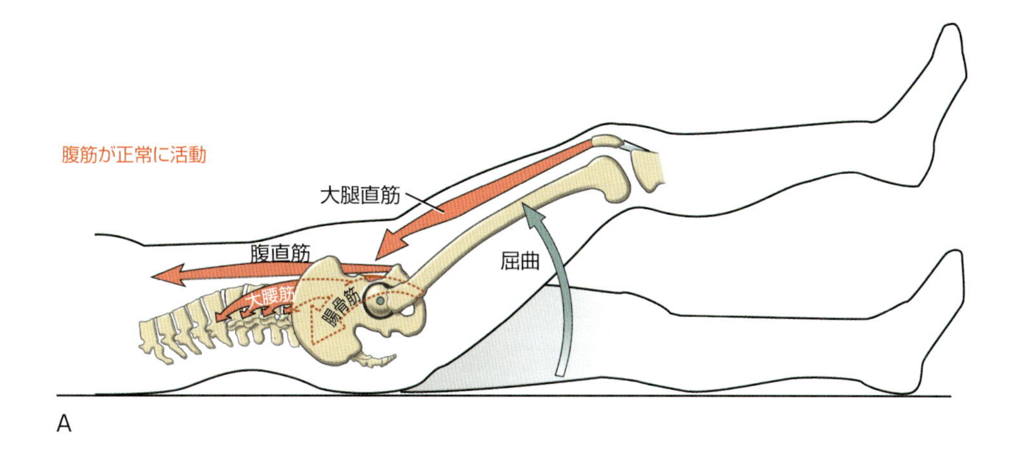

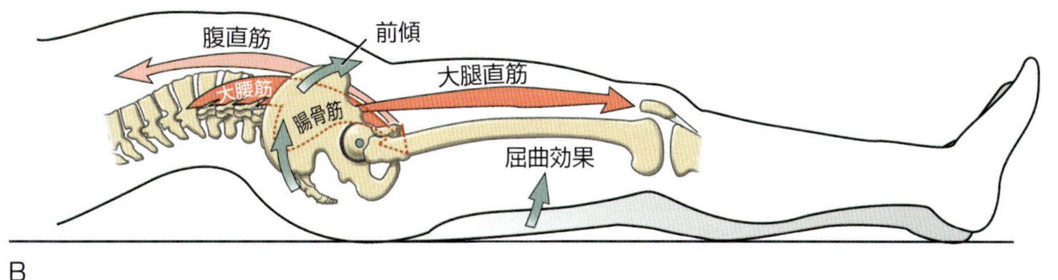

図 12.29　一側下肢挙上中の腹筋による安定化作用．(A) 腹筋群（腹直筋等）の正常な活動によって，骨盤は安定し，股関節屈筋群の下方への強い引っ張りによる前傾を防ぐ．(B) 腹直筋の活動が減少すると，股関節屈筋群の収縮が顕著となり骨盤前傾を引き起こす．骨盤前傾に付随し，腰椎の前彎が増大していることに注目されたい．腹筋の活動低下を淡い赤色で示す．

の筋の力線を示している[162]．この図では，薄筋や長内転筋等のような主要な内転筋のいくつかが，比較的長いモーメントアームを有していることに注目されたい．

機能解剖

内転筋群は大腿内側の四分円を占める．配置上，内転筋は 3 層からなる（図 12.32）．恥骨筋，長内転筋，薄筋は浅層にある．近位部では，これらの筋は恥骨上枝と下枝，恥骨体上に付着する．遠位では，恥骨筋と長内転筋は大腿骨後面，粗線の広い範囲またその近くに付着する．長くて細い薄筋は，遠位では脛骨近位部の内側面に付着する（図 13.7 参照）．内転筋群の中間層は三角形の短内転筋が占める．短内転筋は，骨盤では恥骨下枝，そして大腿骨では粗線の近位 1/3 に付着する．

内転筋群の深層には，大きな三角形の大内転筋（adductor magnus）がある（図 12.26 の左下肢，図 12.39 の右下肢を参照）．その名のとおり，大内転筋は最大の内転筋であり，全内転筋の総横断面積の 60 % を占める[222]．全体として近位で大内転筋は 2 頭が骨盤に付着し，前頭部は坐骨枝，後頭部は坐骨結節から起こる．しかしながら，実際のところ他の解剖学的分類も提案されている[222]．大内転筋の前

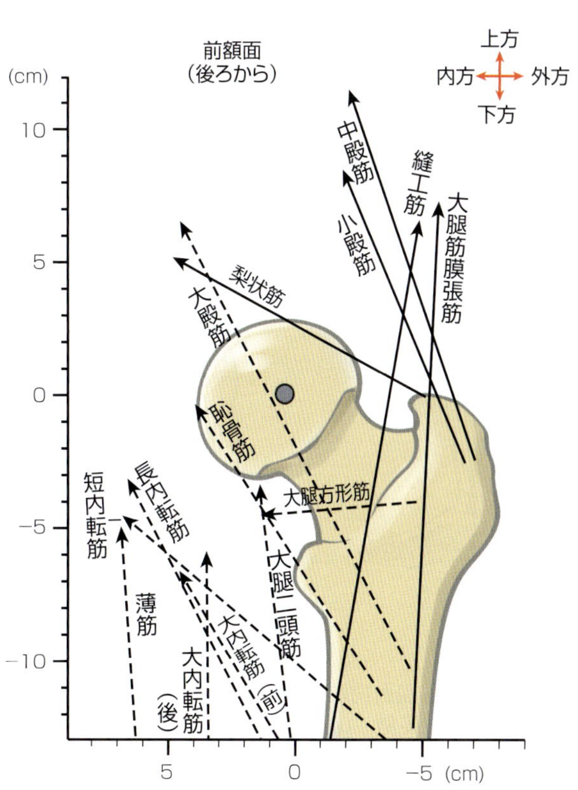

図 12.30　いくつかの股関節筋に関する前額面上の力線（後面図）．大腿骨頭を貫く前後方向の回転軸を示す．外転筋群を実線で，内転筋群を破線で図示した（画像の実サイズを縦軸と横軸に示す）．

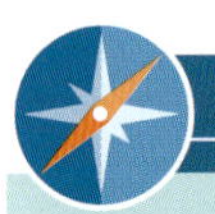

SPECIAL FOCUS 12.4

股関節完全伸展の機能的重要性

長期にわたり屈曲位でいると，股関節は屈曲拘縮を起こしやすい．この状況は，股関節屈筋の痙縮，股関節伸筋の筋力低下，股関節包の疼痛や炎症，長時間の座位姿勢が関連するだろう．時間経過に伴い，屈筋と関節包靱帯はその状況に適応して短縮し，その結果，股関節完全伸展は制限される．

股関節屈曲拘縮の問題の 1 つは正常な生体力学の破綻であり，結果的に歩行や立位の代謝効率に影響を及ぼす[35, 73]．健常人の直立姿勢は，たいてい，股関節周囲筋のほんのわずかな筋活動で保持できる．股関節伸展位は，体重と伸張された関節包靱帯（とくに腸骨大腿靱帯）が受動的に発揮する股関節伸展トルクによって安定化される（**図 12.31A**）．図のように股関節がほぼ完全伸展位の立位では，通常，体重は股関節の左右軸（緑の円）のわずかに後方を通過する．回転軸の後方を通過することで，体重は非常に小さいながらも有用な股関節伸展トルクを引き起こすことに役立つ．股関節がさらに伸展するのを制止するのは，引き伸ばされた関節包靱帯（たとえば，腸骨大腿靱帯）と股関節屈筋が生む受動的な屈曲トルクである．**図 12.31** に示した 2 つの赤い点は，大腿骨骨頭と寛骨臼を覆う関節軟骨がより厚い部分を簡単に示している．通常の直立姿勢では，寛骨臼と大腿骨骨頭の関節軟骨の厚い部分が重なり合うように配列され，軟骨下の骨を最大限に保護する．

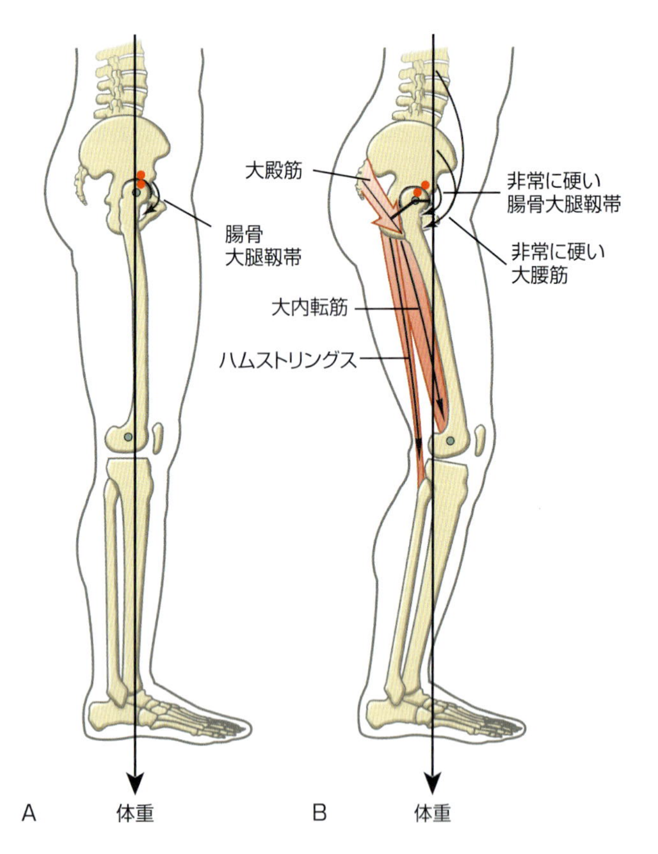

図 12.31　股関節屈曲拘縮が立位中の生体力学に及ぼす影響．(A) 理想的な立位姿勢．(B) 股関節屈曲拘縮を伴う直立姿勢の試み．さらなる股関節屈曲に抗するために，股関節伸筋群はさまざまな程度で活動（赤色）することを示している．回転軸に対する筋と体重のモーメントアームを短い黒い線で示す．A と B において，大腿骨頭中心の緑の点は回転中心を表す．2 つの赤い点は，関節軟骨が比較的厚い領域の重なりを表す（詳細は本文参照）．

重力と伸張された組織のあいだで形成される静的平衡は，静的立位において，代謝的に“割高”な筋活動の必要性を最小限にする．当然，外力に対して身体が不安定になるようなことがあれば，必要に応じて，股関節筋はより良好な安定性をもたらすために強く収縮できる．股関節に屈曲拘縮があると，直立中，股関節はある程度曲がったままになる．この姿勢では，体重が股関節の前方を通過するため，結果的に屈曲トルクが生じる（**図 12.31B** 参照）．直立中，通常は重力が股関節を伸展させるが，こうなってしまうと重力が股関節を屈曲させる．股関節包靱帯は屈曲した股関節に抗する力を発揮できないので，股関節と膝関節の崩落（コラプス）を防止するために，股関節伸筋の能動的な力が必要となる．増大した筋活動の要請は，一転して立位中の代謝コストを増大させるため，時間の経過とともに座りたがる人が増える．長時間の座位は屈曲拘縮を引き起こす状況を作り出し永続させる場合がある．

股関節が屈曲した立位は，股関節にかかる圧縮負荷を適切に分散させる関節能力を妨害する．股関節屈曲位を保持する要請に対してより大きな筋が応じるため，股関節反力が増大する．さらに図 12.31B の 2 つの赤い点が示すように，股関節が軽度屈曲した立位では，関節軟骨の最厚部が適切に重なることなく，2 つの関節面が配置される．理論上，この配置は股関節のストレスを増大させ，時間経過に伴い，関節面の摩耗を増大させる．

多くの股関節障害に対する治療目標には，状況に応じて，股関節伸筋の活動の最大化を含めるべきである．これは高齢者にとってとくに必要であり，75～86 歳の健康高齢者の歩行中の股関節伸展角度は若年者平均値と比べて

30%少ないという研究成果に基づく[9]．治療計画として，股関節伸筋の筋力強化，そして関節包靱帯（とくに腸骨大腿靱帯）や股関節屈筋のストレッチを含めたほうがよい．骨盤の後傾を介した腹筋の活性化も，股関節伸展を促す可能性がある．股関節のクローズパック肢位である伸展とわずかな外転と内旋の組み合わせは，股関節包靱帯をさらに伸張させる．

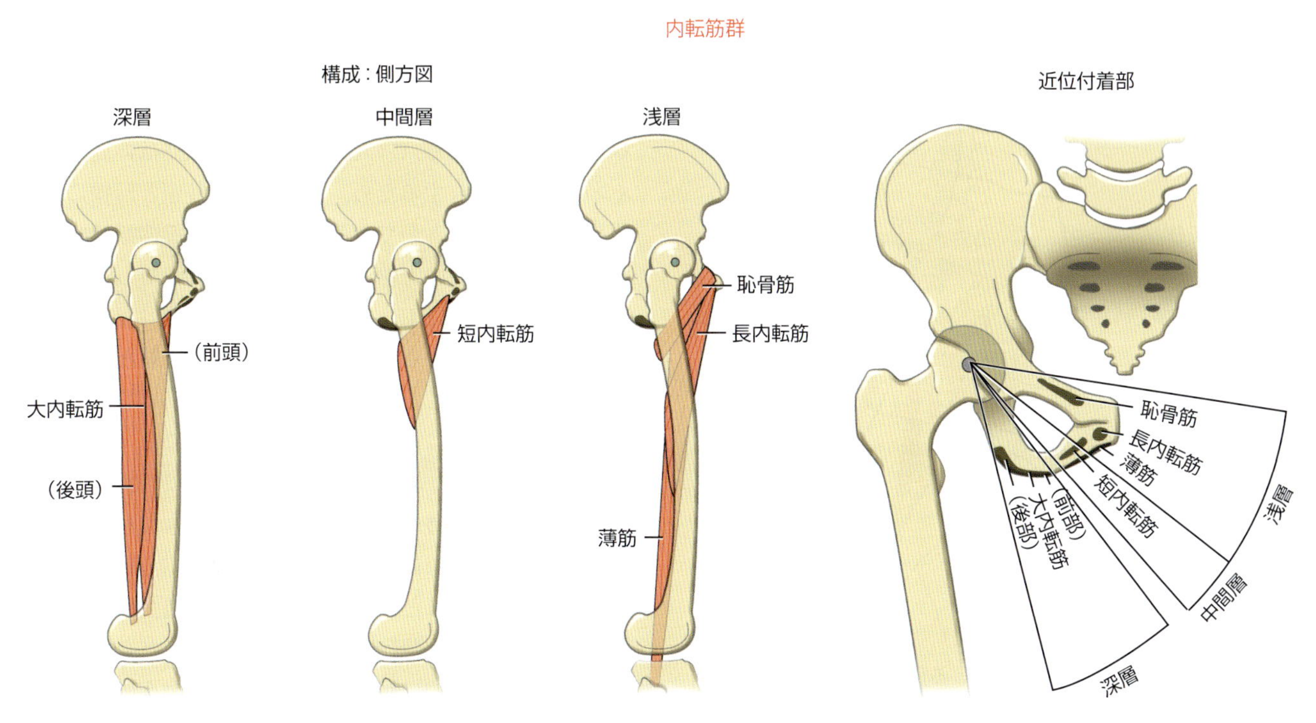

図 12.32　股関節内転筋群の解剖学的構造と近位付着部．

頭部には，横行線維と斜走線維の2組の筋線維束がある．比較的小さい（そして，ときに不確かな場合もある）横行線維は，恥骨下枝と粗線の近位端にまたがり，小内転筋（adductor minimus）とよばれることがある．より大きな斜走線維は，坐骨枝から粗線全体，さらに遠位では内側顆上線に向かう．前頭部の2つの線維は，内転筋において典型的である閉鎖神経に神経支配される[222]．

大内転筋の後頭は，坐骨結節部付近の骨盤から起こる線維からなる厚い塊である．この線維は骨盤後方の付着部から垂直性に走行し，大腿骨内側遠位部の内転筋結節に腱となり付着する．大内転筋の後頭は，ほとんどのハムストリングスがそうであるように，坐骨神経の脛骨枝に支配される．配置や神経支配，その作用がハムストリングスに類似していることから，後頭部は大内転筋の**伸展頭**（extensor head）とよばれることがある．

全体的機能

内転筋の力線は，多くの異なる方向から股関節に向かう．したがって，内転筋は機能上，股関節の3つの運動面すべてにおいてトルクを生む[57, 79, 159, 222]．次項では，前額面と矢状面における内転筋の主作用を説明する．この筋の補助的な内旋作用については，本章の後半で述べる．内転筋が3つの運動面すべてに対してトルクを発揮する知見は，この筋のサイズが大きいことや，筋挫傷を受けやすいことを説明する．

前額面上の機能

内転筋の最も明らかな機能は，内転トルクを生むことである．このトルクは，骨盤に対する大腿骨と大腿骨に対する骨盤，これら両方の内転運動を制御する．これらの運動を制御するために，複数の内転筋が両側性に収縮する様子を図12.33に示す．右側は，内転筋がボールを蹴るために大腿骨を加速させる様子を示す．この動きに力強さを加えるのが右腸骨稜（骨盤）の下方回旋または下制であり，左股関節の大腿骨に対する骨盤の内転で生じる．左側には大内転筋だけが示されているが，（記載されていない）他の内転筋はこの作用を補助する．支持側である左股関節の全体的な内転には中殿筋の遠心性の活動が加わり，大腿骨に対する骨盤の運動を減速することで制動する．サッカーのキック時，外転筋の弱さは支持側の膝関節に過度な外反性歪みをまねく可能性があり，これは女性サッカー選手における前十字靱帯損傷リスクの増大を理論立てる[31]．

矢状面上の機能

股関節の肢位にかかわらず，大内転筋の後頭はハムストリングスと同様に力強い股関節の伸筋である[222]．ところが，興味深いことに，股関節屈曲約 40～70° の範囲内では，ほとんどの他の内転筋の力線は股関節の左右軸を貫通するか，またはその付近を走行する．したがって，この範囲内では，内転筋群は矢状面上においてトルクを生む可能性はほとんどない[103]．股関節屈曲 40～70° の範囲外では，各内転筋は重要な股関節屈筋または伸筋としてのてこ比を回復させる[57, 103]．代表的な内転筋である長内転筋を例に，短距離走の場面で考えてみる（図 12.34A）．股関節屈曲約 100° の肢位では，長内転筋の力線は股関節の左右軸に対して十分に後方にある．この肢位では，長内転筋は伸展のモーメントアームを有するため，大内転筋の後頭と同様に，伸展トルクを生むことができる．ところが，股関節伸展位付近では，長内転筋の力線は股関節の左右軸に対して十分に前方にある（図 12.34B）．このとき，長内転筋は屈曲のモーメントアームを有するため，たとえば大腿直筋と同様に屈曲トルクを生む．したがって，股関節内転筋は股関節屈曲および伸展トルクに対して有用な原動力となる．この双方向性のトルクは，たとえば短距離走，自転車，急坂を上る，深くしゃがんだ姿勢から立ち上がる等の大きなパワーや反復性の運動をする際に有用である．股関節完全屈曲位付近のとき，内転筋はほとんど力学的に伸筋の補強に使えるようになる．一方，股関節が完全伸展位付近のときは，内転筋はほとんど力学的に屈筋の補強に使えるようになる．このような内転筋の使い勝手のよさは，走行やジャンプ，とくに急な方向転換の際に，疼痛や筋挫傷を起こしやすいことをある程度説明するかもしれない．

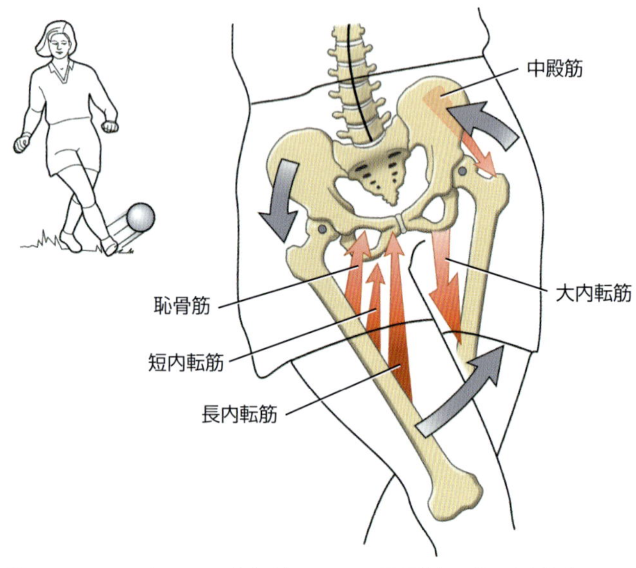

図 12.33　いくつかの内転筋における両側性の共同活動（サッカーボールを蹴るとき）．左側の大内転筋が大腿骨に対する骨盤の内転を能動的に生み出す様子を示す．右側のいくつかの内転筋は，ボールを加速させるために必要な骨盤に対する大腿骨の内転トルクを能動的に生み出している．左側の中殿筋の遠心性の活動が，左側股関節の速度や降下範囲を調整していることに注目されたい．

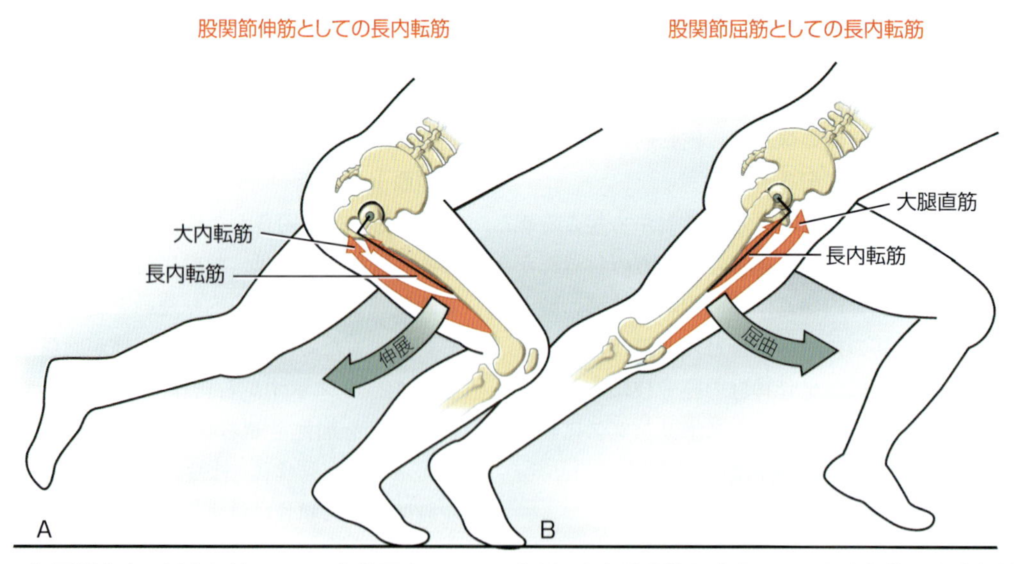

図 12.34　短距離走中の長内転筋における矢状面上の２つの作用．(A) 股関節屈曲位では，長内転筋は大内転筋とともに股関節を伸展する肢位にある．(B) 股関節伸展位では，長内転筋は大腿直筋とともに股関節を屈曲する肢位にある．これらの対照的な作用は，股関節の左右軸に対する長内転筋の力線の変化に基づく．

▶股関節内旋筋 Hip Internal Rotator Muscles

機 能

理論的に股関節の“理想的”な内旋の主動作筋は，立位時の水平面において，股関節にある垂直軸とある程度の距離をもって配向されるであろう．しかし，解剖学的肢位において，水平面に対してそのように位置する筋はまったくなく，内旋を主作用とする股関節筋は存在しない．補助的な股関節内旋筋として，中殿筋や小殿筋それぞれの前部線維，大腿筋膜張筋，長内転筋，短内転筋，恥骨筋があげられる．これらの筋の水平面上の力線を図12.35に図示した[57, 129]．補助的な内旋筋が生むトルクの合力が，股関節の機能的要求に適切に応じる．各内旋筋の解剖学は他項で説明する（図12.26と図12.43を参照）．

すべての下肢筋にいえることだが，歩行時，内旋筋は特異的な機能をもつ．歩行の立脚期中，水平面上では，比較的固定された下肢上で内旋筋が骨盤を回転させる．歩行周期の初期30%までを表した図12.36に，大腿に対する骨盤の運動を示した．右側股関節での骨盤回旋を左側腸骨稜の前方回旋（上方から観察）で表している．つまり，右側の内旋筋は反対側（左側）の遊脚の駆動の一部を生み出すことができ，坂道を歩く，または歩幅を増大する際にはとくに有用である．本章の最後で述べるが，大腿筋膜張筋，小殿筋および中殿筋は，歩行周期のこの局面で外転筋としても機能する．その際，これらの筋活動は前額面上で骨盤を安定させるために必要である．

股関節屈曲角度の増大に伴う内旋トルクの活発化

股関節屈曲90°に近づくと，内旋筋における内旋トルクの潜在性が明らかに増大する[52, 57, 142, 162]．骨標本と紐で模した小殿筋や中殿筋の前部線維の力線によって，これがはっきりする．股関節を90°付近まで屈曲すると，内旋筋の力線は，大腿骨の長軸の回転軸に対してほぼ平行であったのが垂直に変わる．これは長軸の回転軸が常に大腿骨骨幹部と平行な関係にあるためである．Delpらは，中殿筋前部線維の内旋のモーメントアームが，股関節屈曲0°に対して90°では8倍に増大することを示している（図12.37A）[52]．中殿筋後部線維（図12.37Bで示す），梨状筋，大殿筋前部（または上部），小殿筋後部線維のような外旋

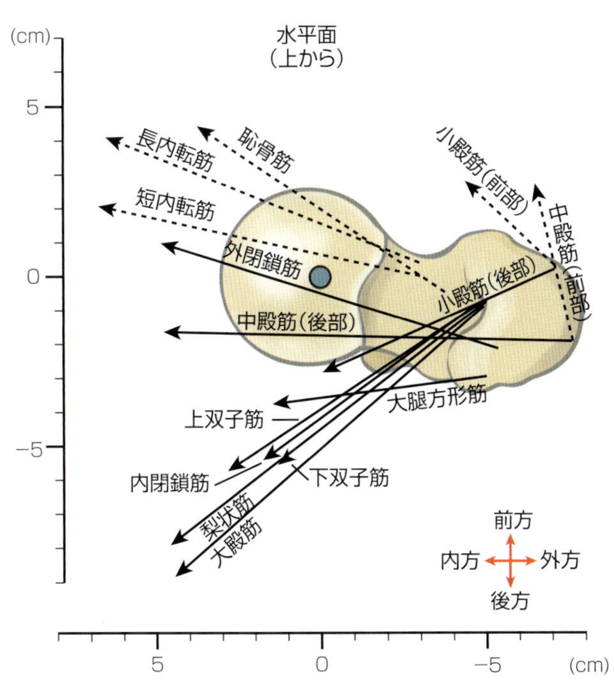

図12.35 いくつかの股関節筋に関する水平面上の力線（上面図）．大腿骨頭を貫く長軸の回転軸が示されている．明瞭化のために，大腿筋膜張筋と縫工筋は除いた．実線は外旋筋群を，破線は内旋筋群を示す（画像の実サイズは縦軸と横軸に示す）．

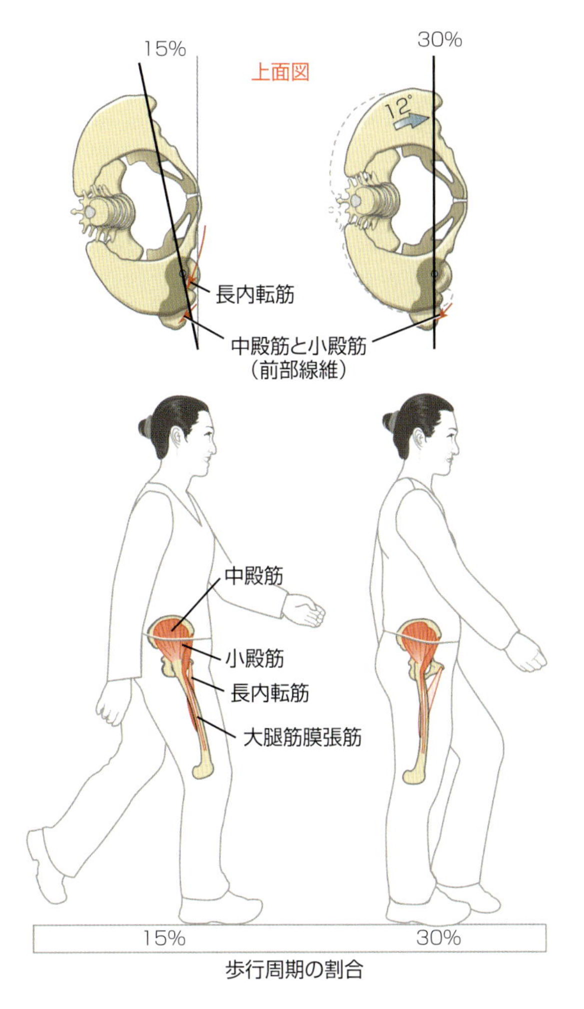

図12.36 いくつかの右股関節内旋筋群の活動パターン（歩行周期初期30%）（より明るい赤はより大きな筋活動を示す）．とくに，比較的固定下の右股関節では，大腿筋膜張筋，小殿筋と中殿筋の前部線維，そして長内転筋が，水平面上で骨盤を回転させる様子を示している（上と下の図を比較）．

筋ですら，股関節屈曲60°以上ではその作用が内旋に切り替わる[52,162]．股関節屈曲に伴って起こるいくつかの回旋筋の生体力学的な変化，すなわち回転軸に対するモーメントアームの大きさやその回旋方向の変化は，健常者の最大努力下での股関節内旋トルクが股関節伸展位よりも屈曲90°では35～55%も増大する理由を説明する[18,28,134]．

このような身体運動学的な現象は，脳性麻痺者でよく観察される股関節屈曲・内旋位での歩行パターン（いわゆる，かがみ歩行）の一部を説明する[93,225]（股関節屈筋の拘縮を合併している場合はとくに）．能動的な股関節伸展の不十分さを伴うことで，股関節屈曲姿勢がいくつかの股関節筋で内旋トルクを発揮しやすい状況を高めることになる[11,12,52]．推測であるが，かがみ歩行（とそれに関連して，内転筋と内旋筋の緊張の増大）は，歩行可能な脳性麻痺者の大腿骨頸部が過前捻のまま残存する状況を強化するかもしれない．かがみ歩行パターンをより改善するためには，股関節伸展および外旋作用をもつ大殿筋が十分に活動し力を発揮する必要がある．

股関節内旋筋としての内転筋の生体力学

一般的に，解剖学的肢位またはそのようなときは，ほとんどの内転筋が中等度の内旋トルクを生むことができる[57,129,142,162]．しかし，これら内転筋の多くは大腿骨の後面にある粗線に付着するため，この作用に同意するのは難しいであろう．通常の股関節構造の場合，内転筋の短縮によって，大腿骨は内旋ではなく**外旋**するように思うだろう．しかし，大腿骨骨幹部の生得的な前彎が，筋の力線にもたらす効果を合わせて考慮する必要がある．この前彎が粗線のほとんどを股関節長軸の回転軸に対して**前方**に位置させる（図12.38A）．図12.38Bで示すように，長内転筋のような内転筋の水平面上の力線成分は，長軸の回転軸に対して前方にある．そのため，この筋の張力は内旋を発生させるモーメントアームを伴って関節に作用することになる．

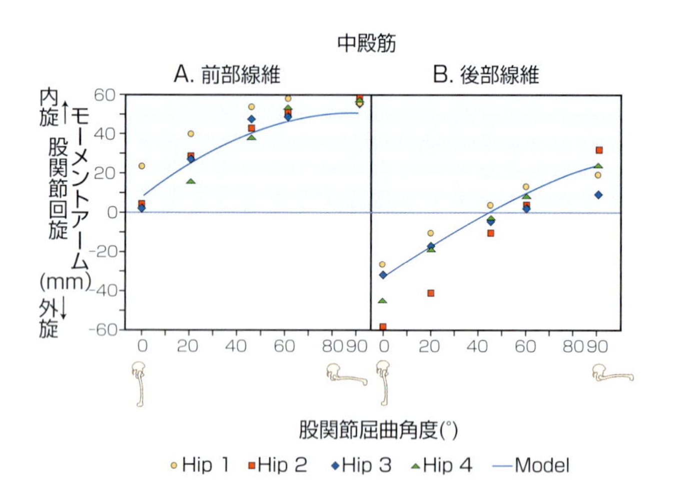

図12.37　股関節屈曲角度に対する中殿筋の前部および後部線維の水平面上の回転モーメントアームを示しており，(A) 前部線維，(B) 後部線維である．横軸（X軸）上の屈曲0°は股関節の解剖学的肢位（中間位）を表す．（Neumann DA: Kinesiology of the hip: a focus on muscular actions, *J Orthop Sports Phys Ther* 40: 82-94, 2010の許可を得たうえで次を改変した．値は4体の献体またはコンピュータモデルに基づく次の研究を利用した．Delp SL, Hess WE, Hungerford DS, et al: Variation of rotation moment arms with hip flexion, *J Biomech* 32: 493-501, 1999）

▶股関節伸筋 Hip Extensor Muscles

解剖と各筋の作用

股関節伸展の主動作筋は，大殿筋，ハムストリングス（大腿二頭筋の長頭，半腱様筋，半膜様筋），大内転筋の後頭である（図12.39）[57]．中殿筋の中部および後部線維，大内転筋の前頭部は補助的な伸筋である[162]．股関節屈曲が70°を越えれば，またそれ以上では，ほとんどの内転筋（多分恥骨筋は除く）が股関節伸展を補助できる．

大殿筋（gluteus maximus）の近位付着部は多数で，腸骨

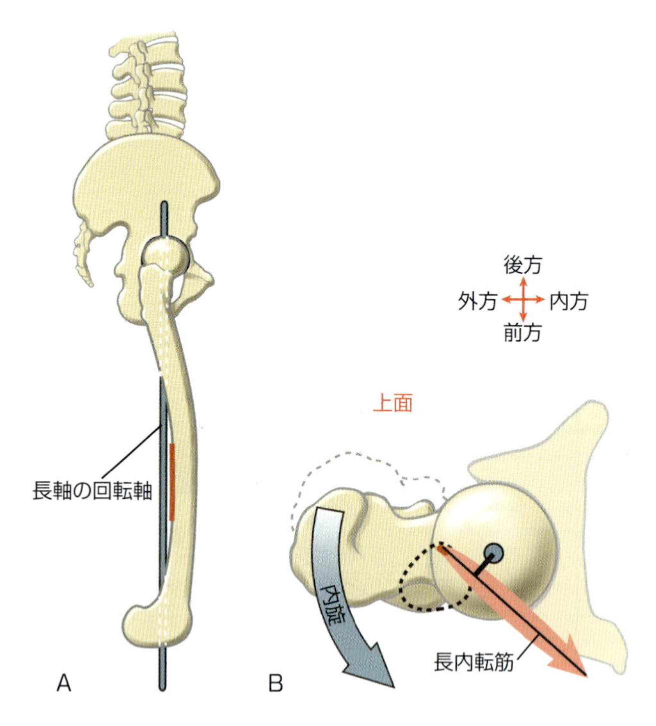

図12.38　補助的な股関節内旋筋としての股関節内転筋．(A) 大腿骨骨幹部は前彎しているので，粗線の大部分（短い赤線）が長軸の回転軸（青い棒）に対して前方を走行する．(B) 右の股関節を上から見た長内転筋の水平面上の力線を示す．この筋は，（大腿骨頭上の小さな青い円で示した）回転軸の前方を通過し力を生むことから，内旋トルクを発生する．長内転筋が使用するモーメントアームは太い黒線で示した．黒い破線は長内転筋の遠位付着部である大腿骨骨幹中央部の外枠を表している．

後面，仙骨，尾骨，仙結節靱帯，後仙腸靱帯，とその近隣の胸腰筋膜にある．この筋は，（大腿筋膜張筋とともに）大腿筋膜の腸脛靱帯内に，また大腿骨上の殿筋粗面に付着する．大殿筋は股関節の主要な伸筋かつ外旋筋である．第 9, 10 章で説明するが，大殿筋はそれ自体が広く付着する靱帯や筋膜を介して仙腸関節と腰部周辺を安定化させる重要な筋でもある[20, 245]．

ハムストリングス（hamstring muscles）の 3 つの二関節筋は，近位では坐骨結節の後方，遠位では脛骨と腓骨に付着する．これらに付着することで，ハムストリングスは股関節伸展と膝関節屈曲が可能である．**大内転筋**（adductor magnus）の後頭については，股関節伸筋として見くびることがよくあり，その解剖と機能は内転筋の項で説明する．

図 12.25 は主要な股関節伸筋の力線を図示している．股関節伸展位では，大内転筋の後頭が最大の伸展モーメントアームを有する．大内転筋と大殿筋はすべての伸筋のなかで最大の断面積を有する[247]．

全般的な機能

大腿骨に対する股関節の伸展

大腿骨に対する骨盤の伸展を制御する股関節伸筋に関して，異なる 2 つの状況を以下に説明する．

骨盤後傾を生成する股関節伸筋．上部体幹が比較的不動な場合，股関節伸筋と腹筋はフォースカップルとして骨盤を後傾するように作用する（図 12.40）．骨盤後傾は股関節をわずかに伸展させ，腰椎の前彎を減少させる．

骨盤後傾の筋メカニズムは，骨盤前傾で説明したことと同様である（図 12.28 と図 12.40 を対比）．骨盤の両傾斜は，股関節と体幹の筋がフォースカップルを形成し，大腿骨頭上で相対的に短い円弧を描くように骨盤を回転させる．立位時，一般的には股関節の関節包靱帯と股関節屈筋の緊張が骨盤後傾の最終域を決定するが，腰椎が最終域を制限する骨盤前傾とは明らかに対照的である．

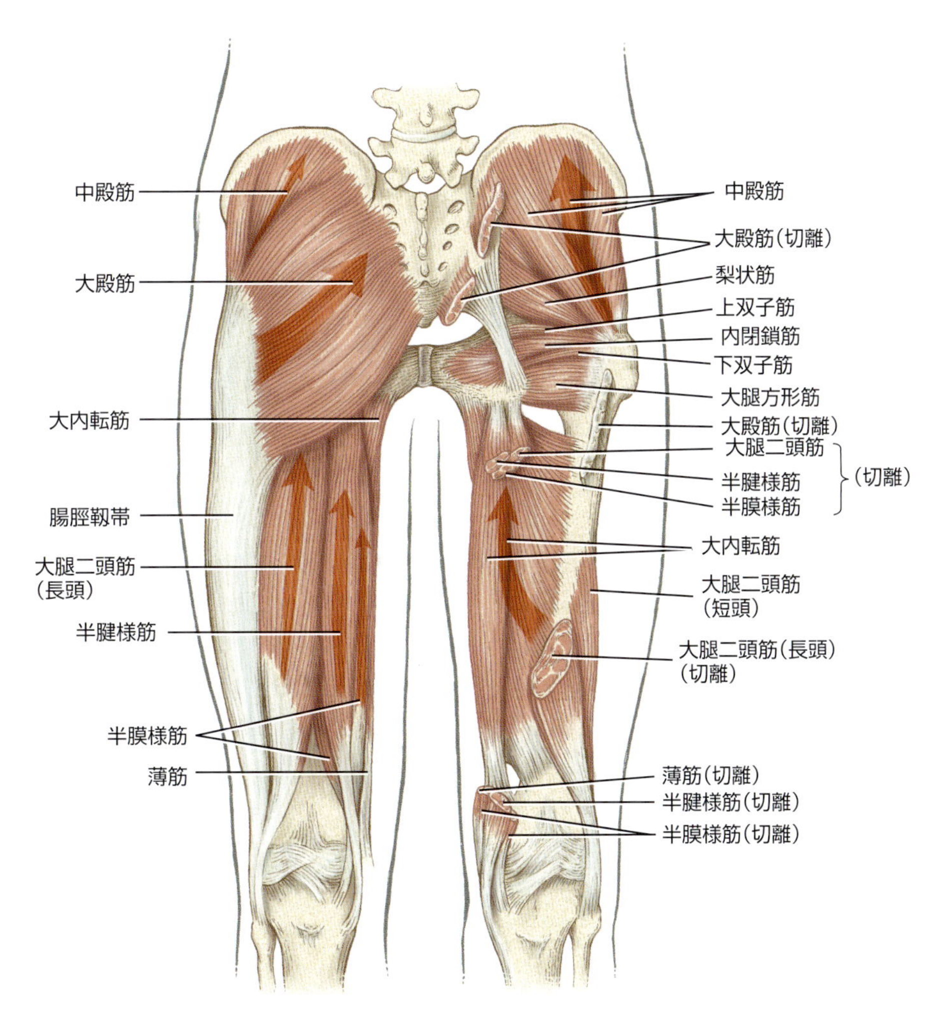

図 12.39　股関節後面の筋．左側は大殿筋とハムストリングスを示した（大腿二頭筋長頭，半腱様筋，半膜様筋）．右側は中殿筋，6 つの短外旋筋のうち 5 筋（梨状筋，上および下双子筋，内閉鎖筋，大腿方形筋），大内転筋，大腿二頭筋短頭を示しており，これらを露出するために大殿筋とハムストリングスを切り離している．

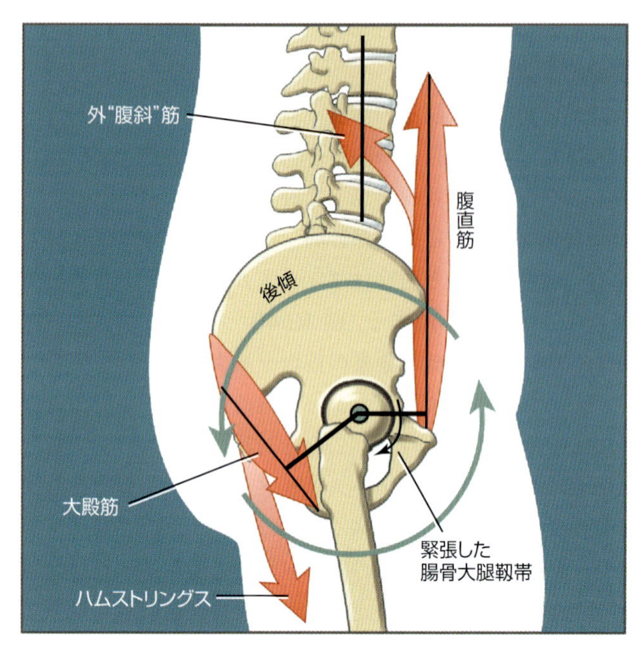

図 12.40　骨盤後傾に利用される代表的な股関節伸筋（大殿筋とハムストリングス）および腹筋（腹直筋と外腹斜筋）のあいだのフォースカップル．各筋群に対するモーメントアームを黒線で示す．腰椎で減少した前彎に注目されたい．股関節伸展位は腸骨大腿靱帯を伸張する．

体幹の前傾を制御する股関節伸筋．立位時に前傾することは日常活動でよくある．例として，洗面所で歯を磨くときの前傾姿勢を考えてみよう．この静的姿勢を股関節で支えるのは，おもにハムストリングスの役割である．図 12.41 に，考慮すべき程度の異なる 2 つの前傾を示した．わずかな前傾（図 12.41A 参照）では，体重は股関節の左右軸のちょうど前に位置する．このわずかな屈曲姿勢は，大殿筋やハムストリングスの少しの活動によって制止される．しかし，さらなる前傾によって，体重は股関節のさらに前方に位置することになる（図 12.41B 参照）．この明らかな屈曲姿勢を保持するには，より大きな筋活動がハムストリングスに求められる．触診や筋電図によると，大殿筋はこの姿勢では相対的に不活性状態になる[70]．（大殿筋と比べて）ハムストリングスの役割が増大する現象は，生体力学的かつ生理学的に説明できる．前傾はハムストリングスの伸展モーメントアームを増大させ，一方，大殿筋のそれを減少させる（図 12.41 右側のグラフで屈曲 15° と 30° を比較すればわかるであろう）[185]．その結果，前傾はハムストリングスに潜在する伸展トルクを機械的に最適化させる[103]．深い前傾は，股関節と膝関節の両方にまたがるハムストリングスの伸張も生む．伸張による二関節筋の受動的張力の増大は，結果的に股関節屈曲位をある程度保持することに役立つ．このような理由から，ハムストリングスは前傾中の股関節を保持するために独自に備わっているようにみえる．おそらく，神経システムは，素早く階段をかけ上がるような力強い股関節伸展活動のために，大殿筋をある程度の要求になるまでは抑えておこうとするのだろう．

骨盤に対する大腿骨の伸展

グループとして股関節伸筋は，身体を前方および上方への運動を素早く加速させるために，骨盤に対する大腿骨の大きくて力強い伸展トルクが常に求められる．たとえば険しい山道を登る際，右股関節伸筋への要求を考えてみる（図 12.42）．登山者が重いリュックを背負った状況での右股関節の屈曲位は，同関節に大きな（屈曲の）外的トルクを負荷させる．ところが，屈曲位であることは，股関節伸筋がより大きな伸展トルクを発揮するのに有利に働く．さらに，股関節の深い屈曲によっていくつかの内転筋が伸展トルクを発生できることで，主たる股関節伸筋を補助する．下部背筋の活動は屈曲した体幹の支え，さらに骨盤を安定させることで強く活動する股関節伸筋に安定した近位付着部を提供する．

登山や走行，サイクリング，ジャンプのような股および膝関節の伸展と足関節の底屈の組み合わせをなす諸下肢筋のあいだにみられる機能的な相互依存関係は，図 12.42 に図解される．たとえば，図 12.42 に描かれているような登山に必要な大腿直筋と大殿筋の 2 つの筋のあいだの運動学的な相互作用を考えてみる．大腿直筋は，体重（およびリュックのような外的負荷）によって発生する大きな屈曲トルクだけではなく，ハムストリングスや腓腹筋が同時に活動することで生じる膝関節屈曲トルクも相殺する必要がある．大腿直筋は二関節筋なので，膝関節を伸展する際にこの筋が発生する大きな張力によって股関節屈曲トルクも必然的に生じるのだが，このトルクは力学的には股関節伸展に対して逆効果である．したがって，大殿筋や大内転筋のような筋は，大腿直筋が生む屈曲トルクと同等かつそれ以上でなければいけない．そうなってはじめて，身体は上方かつ前方に加速する．

図 12.42 で示すような多関節運動の際，大殿筋への要求は驚くほど大きい．大きな断面積を有する筋は，一般的に，このような力強さが求められる課題に適している．そのような筋の筋力低下は，その原因を問わず，下肢全体の運動の質や力強さを著しく損なう．筋力低下または反応性が不足している大殿筋を強化そして促進する運動療法は，座位からの立ち上がり，脳性麻痺者でよく観察されるかがみ歩行，膝蓋大腿関節痛症候群といった病態運動学的な問題に対して推奨され続けている[115, 162]．

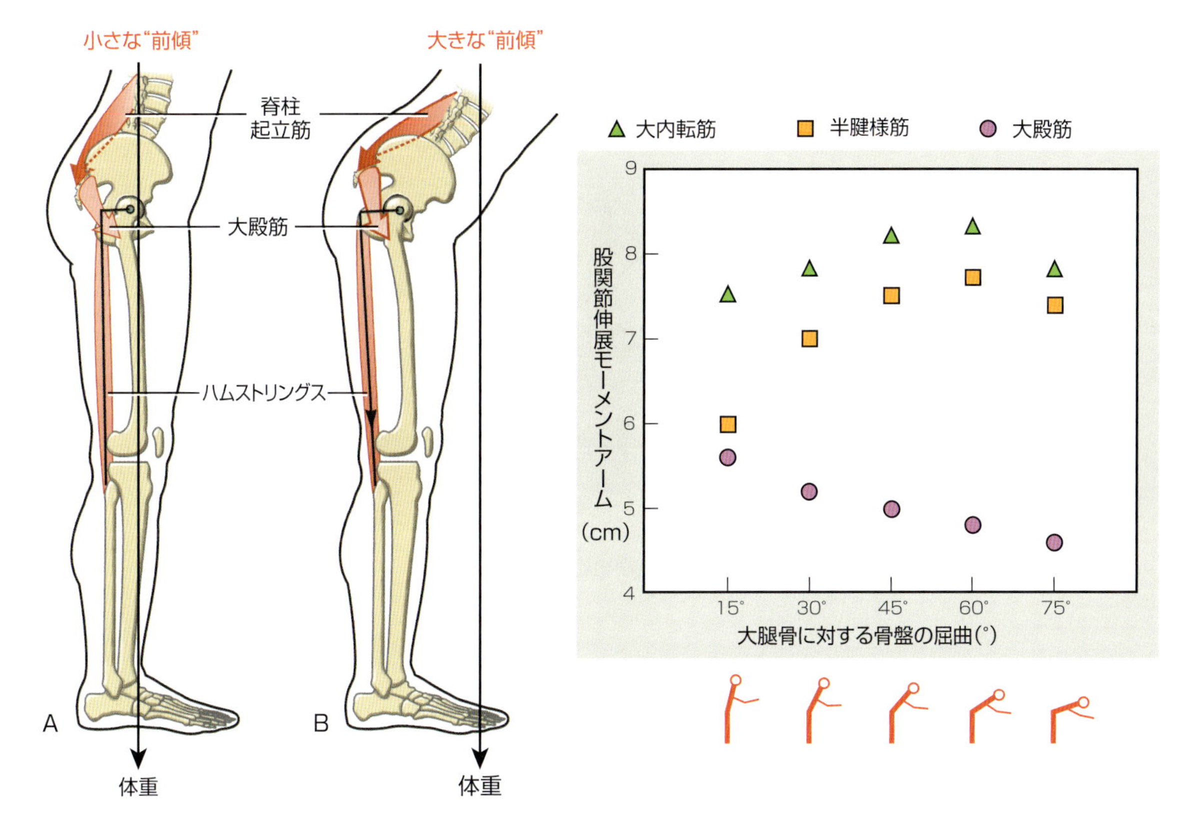

図 12.41 大腿上で骨盤前傾を制御する股関節伸筋．(A) 上半身を少し前傾すると，体重は股関節の左右回転軸に対してわずか前方に位置する．(B) さらなる前傾によって，体重はさらに前方に位置する．より大きな股関節屈曲が坐骨結節を後方に回転させ，結果的にハムストリングスの伸展のモーメントアームを増大させる．ピンと張った線（伸張したハムストリングス内の矢印）は受動的な緊張を表す．A と B は両方ともに，筋に課される相対的な要求の程度を赤の濃淡で示す．前傾に対する機能として，いくつかの股関節伸筋の伸展のモーメントアームの長さをグラフに示す[185]．

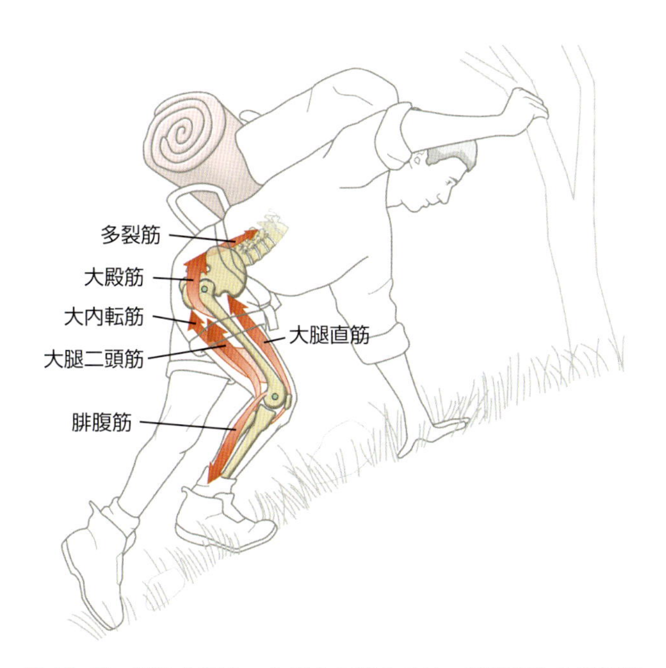

図 12.42 荷物を背負いながらの登山では，膝関節や足関節周囲のいくつかの筋に比較的高い要求が課される．骨盤の位置を安定させるために，腰部の伸筋（たとえば，腰部多裂筋等）にも活動が要求される．股関節と膝関節の左右の回転軸に注目されたい．

▶股関節外転筋 Hip Abductor Muscles

解剖と作用

股関節外転の主動作筋は，中殿筋，小殿筋，大腿筋膜張筋であり，単純に外転筋とよばれることが多い．梨状筋，縫工筋，大腿直筋および大殿筋の前部線維は補助筋とみなすことができる[162, 202]．

中殿筋（gluteus medius）は平たい扇状筋で，腸骨外側上の前殿筋線の上方に付着する．この筋の遠位側，より腱性側が大転子（図 12.39 参照），具体的には上後外側面に付着する（図 12.6 参照）[101, 194]．遠位部が外側に突出した大転子に付着することで，中殿筋は股関節外転に対して優れたてこ比を得る（図 12.30 参照）．中殿筋は最大の外転筋であり，主要な外転筋の総横断面積の約 60～65% を占める[43, 72]．幅広い扇状の中殿筋は 3 つの機能的線維（前部，中部，後部）があると考えられている[204]．すべての線維が股関節外転に寄与するが，解剖学的肢位では，前部と後部線維が水平面上の作用において拮抗関係となる．解剖学的肢位からかなり離れたところで筋が活動し始める場合，いくつかの作用でてこ比がずいぶんと変化する．

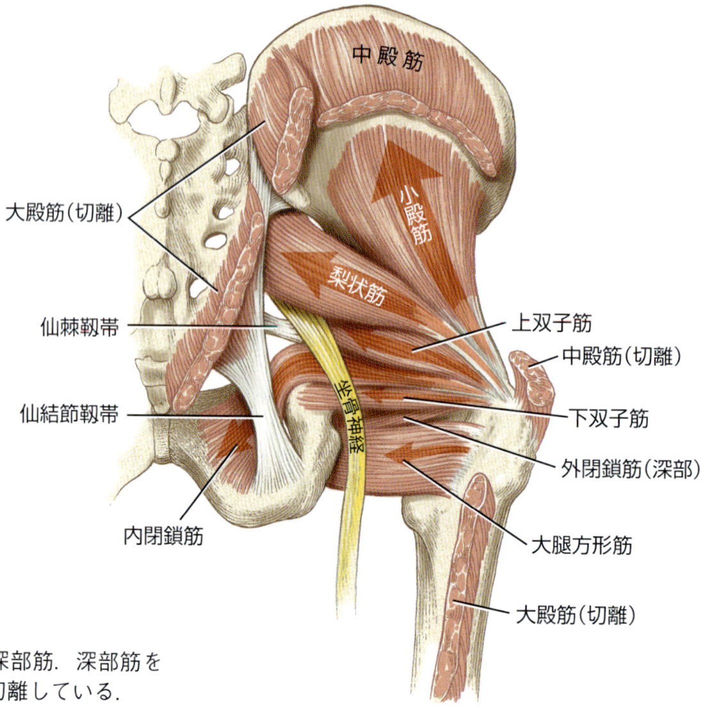

図 12.43　股関節後面と外側面の深部筋．深部筋を露出するために中殿筋と大殿筋を切離している．

小殿筋（gluteus minimus）は中殿筋の深部かつ少し前方にある（図 12.43）．この筋の近位付着部は，腸骨上の前殿筋線と下殿筋線のあいだ，遠位付着部は大転子の前面である（図 12.6 参照）[72]．遠位付着部は股関節の関節包とも混ざる [101, 238]．これらの筋付着は，運動時にこの部分の関節包を股関節から引き離すことで関節包のインピンジメントを防ぐ仕組みとなっている．

中殿筋より小さな小殿筋は，主要な外転筋の総断面積の約 20～30 % を占める [43, 72]．小殿筋は中殿筋より小さいが，歩行立脚期の股関節の安定性に対する役割においては中殿筋と同じくらい重要と評価される．小殿筋の全線維が外転に寄与する．より前方の線維は内旋と屈曲にも寄与しており，後部線維の大部分は外旋に寄与する [162]．ワイヤ電極を用いて小殿筋の前部と後部線維の筋活動を調べたところ，歩行立脚期にそれぞれが最も活動するタイミングがわずかにずれることから，股関節の安定性において異なる役割を果たすと示唆されている [203]．

大腿筋膜張筋は主要な 3 つの外転筋のなかでは最小で，総断面積のわずか 4～10% ほどである [43, 72]．本筋の解剖は本章の最初のほうで説明している．

興味深いことに，すべての外転筋が内旋または外旋のどちらかの作用を有する．つまり，前額面上で純然たる外転を行うには，外転筋は互いの回旋トルクを完璧に打ち消し合う必要がある．

股関節外転のメカニズム：歩行中の前額面における骨盤安定性の制御

外転筋が生む外転トルクは，歩行時，大腿骨に対する骨盤の運動を前額面上で制御するために不可欠である．立脚相のほとんどで，支持脚側の股関節外転筋は静止している大腿骨の上で骨盤を安定化させる（図 12.36 参照）．したがって立脚相のあいだ，外転筋には前額面や前述した水平面上で骨盤を制御する役割がある．

外転筋が生む外転トルクは，とくに片脚支持期で重要である．この時期では，反対側の下肢は地面から離れ前方に振り出されるため，支持脚側で十分な外転トルクを発揮しなければ，骨盤と体幹は制御不能となり遊脚側に降下する．股関節外転筋の活動は，大転子真上にある中殿筋を触れることで簡単に確認できる．たとえば，左下肢を地面から離すと右の中殿筋は硬くなる．

股関節外転筋の前額面の安定化機能は，歩行において非常に重要な要素である．さらに，立脚相で外転筋が生む力は，寛骨臼と大腿骨頭部のあいだに生じる圧縮力のほとんどを占める．

股関節外転のメカニズム：股関節で圧縮力を産生する主要な役割

図 12.44 は，歩行立脚中期に類似する片脚支持中の右股関節において，前額面上の安定性を維持するおもな要素を示している．股関節外転筋の活動と体重それぞれによって生成される力が，大腿骨頭に対する骨盤（前額面上）の位

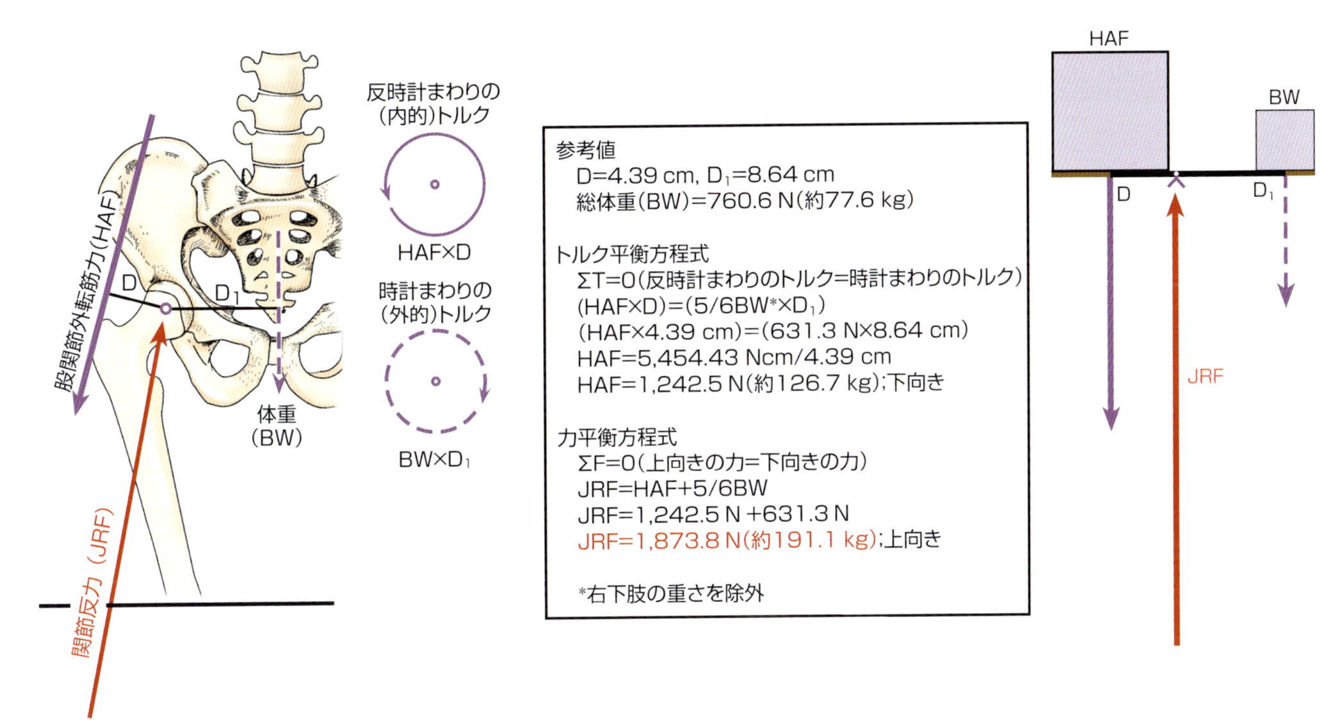

図 12.44　右股関節で片脚支持中の右側股関節外転筋の機能（前額面図）．左図は，骨盤と体幹が右股関節を軸として静的平衡状態（直線と回転）にあると仮定する．反時計まわりのトルク（実線）は，右側の股関節外転筋が発生する力（HAF）と内的モーメントアーム（D）の積である．時計まわりのトルク（破線）は体重（BW）と外的モーメントアーム（D_1）の積である．この系は平衡状態にあると仮定されるので，前額面内のこのトルクは等しい大きさかつその向きは反対であり，つまり，HAF × D = BW × D_1 となる．シーソーモデル（右）は，片脚支持中のおもな運動力学的事象を簡易化したものである．関節反力（JRF）はシーソーの支点（股関節）を貫通しまっすぐに向かう．枠内の参考値は，トルクと力の平衡方程式に用いられている．これらの平衡関係は，片脚支持中に必要な股関節外転筋の力と関節反力の大きさを概算するために利用できる（計算を単純化するために，すべての力は垂直に作用すると仮定する．この仮定により，求めた値には中等度の誤差を生む．さらなる単純化のために，すべてのモーメントアームを正値で示した）．（Neumann DA: Biomechanical analysis of selected principles of hip joint protection, *Arthritis Care Res* 2: 146, 1989. *Arthritis Care and Research*, American College of Rheumatology の許可を得て引用）

置と安定性を制御するのに相互に拮抗するトルクを産生する．片脚支持中，骨盤は大腿骨頭を支点とするシーソーに相当する．シーソーが均衡状態にあるとき，右の外転筋力が生む反時計まわりの（内的）トルクは，体重によって生じる時計まわりの（外的）トルクと等しい．この拮抗し合うトルクの均衡を**静的回転平衡**という．

片脚支持中，外転筋，そのなかでもとくに中殿筋が股関節を通る垂直圧縮力のほとんどを生む[47]．この重要なポイントを，図 12.44 のモデルに示す[165, 167]．注目すべきは，股関節外転筋が用いる内的モーメントアーム（D）が，体重がもつ外的モーメントアーム（D_1）の約半分であることである[172]．この長さの格差によって，片脚支持中の安定化において，股関節外転筋は体重の**2 倍**の力を産生しなくてはならない．その結果，股関節外転筋が産生する力ならびに体重の合力によって，一歩ごとに，寛骨臼は大腿骨頭に向かって引き寄せられる．静的線形平衡を達成するために，この下向きの力は，大きさが等しい反対向きの関節反力（JRF）によって打ち消される（図 12.44 参照）．関節反力は垂直線に対して 10～15° の角度をなすが，この角度は股関節外転筋の張力ベクトルの向きに強く影響を受ける[105]．

図 12.44 で示した参考値は，外転筋力と股関節の関節反力のおおよその大きさを推定する方法を示す（単純化のために，シーソーモデルが示すように，すべての力が垂直に作用すると仮定する）．計算式で示すとおり，体重 760.6 N（約 77.6 kg）の人が右足で片脚立ちをすると，1,873.8 N（約 191.1 kg）の上向きの関節反力（JRF）が生じる．この関節反力は体重の約 2.5 倍であり，**この値の 66％が股関節外転筋に由来する**．歩行時は，大腿骨頭上での骨盤の加速によって，関節反力はよりいっそう大きくなる．三次元コンピュータモデルから得られた値や，歪みゲージが埋め込まれた人工関節で直接測定された値によると，歩行中の関節圧力は体重の 3～4 倍ほどに達する[36, 47, 217]．走行や階段・坂道の上り下りでは，この力は少なくとも体重の 5～6

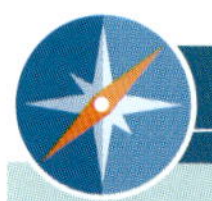

SPECIAL FOCUS 12.5

大転子疼痛症候群

大転子疼痛症候群（greater trochanteric pain syndrome: GTPS）は中殿筋や小殿筋の遠位腱付着部の退行性変性が関係しており，人によっては滑液包炎を合併する[67]．GTPSは外側股関節痛を主症状とし，通常，その多くが40歳以上の女性である[6, 81]．典型的な徴候としては，殿筋群の付着部となる大転子上や付近の圧痛，股関節外転筋の筋力低下，外転筋の筋力低下や疼痛による異常歩行（本章後半で説明）がある．これらの症状は，中殿筋に要求される力が強かったり，持続的であったり，もしくは繰り返されるような活動，たとえば片脚立ち，階段や坂道の昇降，長距離歩行で悪化する．股関節領域のすべての疼痛がそうであるように，その周囲に存在する疾患や腰部に由来する関連痛の可能性は鑑別して除外する必要がある[81]．

GTPSのおもな原因は中殿筋と小殿筋の腱炎だと信じられている．MRI上ではしばしば，部分的または全体的な損傷と同じく，罹患腱に肥厚化や菲薄化が示される[6, 41, 81, 179]．中殿筋腱の損傷は，付着部である大転子の上後外側面でよく発生する[6]．症例の20%以上で，GTPSでは滑液包炎を合併しており，中殿筋と小殿筋の遠位付着部の滑液包内，またはそれ以上の頻度で，大殿筋の下で大転子の後下面上の滑液包内で発生する[81, 138, 248]．

中殿筋や小殿筋の腱炎は，肩の腱板の病状に似た特徴をもつ[50]．そのため，GTPSは“股関節の腱板症候群”とおおまかによばれることもある．棘上筋と殿筋の腱は両方とも骨に接しており，腱の裏面に退行性の変化を示す傾向がある[68]．GTPSと腱板症候群はともに，疼痛は知らぬあいだに進行し，そして慢性的であり，単発的な事象による急性断裂というより摩耗による退行や損傷によることが一般的である．退行変性はこれらの筋内で生じる傾向があり，なんらかの理由で，組織が機械的ストレスを緩衝し損ね，耐えられなかったことに関係する．殿筋の力は，歩行の立脚中期ごとに要求され，それらの各腱に比較的大きくて反復的なストレスを負わせる[5]．このようなストレスは，腱を骨から引き離すため，一般的には緊張（伸張）で説明される．しかし，腱の最遠位端は骨に直接的に引き込まれるため，そのストレスは局所的には圧縮でもある[81]．この圧縮によるストレスの大きさは，大腿筋膜張筋によってある程度もたらされる大腿筋膜上に作用する同時の力に影響を受ける可能性がある．これら複合体は，大転子を上から内側に包み込んでいるので大転子上で局所的な圧縮を増幅させ，その下にある殿筋腱を中に向かって押す力となる可能性がある[81]．時間をかけて，繰り返される圧縮ストレスが付着腱の組織構造を劣化または弱化させるかもしれない[81]．理論的には，腱内の小さな断裂や摩耗に続いて，腱の健全な部分により大きなストレスが課され，結果的にそれらの組織も同じく退行しやすくなる．GTPSの詳細な病理や関連する殿筋腱障害はよく理解されてない．

理論上ではあるが，GTPSを誘発する1つの要因に，中殿筋や小殿筋の外転トルクが弱化または低下する可能性のある既往歴が関連しうる．殿筋弱化のシナリオは，より表層の外転機構（すなわち，大腿筋膜張筋と大腿筋膜）への代償的要求を増大させる．このような代償がもし毎回の歩行で生じた場合，摩擦もしくは不具合の部位にて殿筋腱がそれらしく退行するだろう．この状況をよりよく治療するためにGTPSの病態をより理解する必要があり，そのためにはより多くの生体力学的ならびに組織学的な研究が必要である．

GTPSに対する保存的治療として，抗炎症薬の使用，ステロイド注射，非患側に杖をつく，および理学療法が記述されている[41, 81]．GrimaldiとFearonは，股関節内転（骨盤に対する大腿骨とその反対の両方）を含む運動や活動を制限する理学療法アプローチを提案している．この予防策は，大腿筋膜張筋や関連する外側筋膜が股関節の外側面で引き伸ばされた際に，殿筋腱の停止部に加わる圧縮応力を最小限にすると考えられている．さらに，理学療法の開始初期は，股関節内転を制限した位置で疼痛を誘発せずに等尺性外転運動を取り入れる．GrimaldiとFearonによる徹底した説明によれば[81]，等尺性以外の運動を用いてより大きな抵抗を適用する際には，患者が耐えられる範囲であれば，配慮しながら取り入れることもできる．

保存的治療で十分な成果が現れないときは，外科的な腱の修復が必要である．直視下または鏡視下手術は両方ともに良好な結果を生むことが示されている[6, 41]．

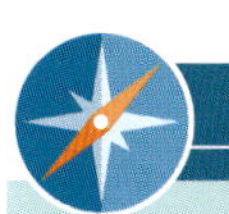

SPECIAL FOCUS 12.6

股関節外転筋の弱化

いくつかの病態は股関節外転筋の筋力低下に関係している．これらに含まれるものとして，ギラン·バレー症候群，不全脊髄損傷，大転子疼痛症候群，股関節炎や退行変性，ポリオ，腰背部痛，原因不明がある．股関節に疼痛や不安定性がある人では，中殿筋が“廃用性”の筋力低下と萎縮を起こしやすいが，おそらく股関節間の圧縮力を最小化するために強い筋活動を意図的に避けた結果である．

股関節外転筋の筋力低下における従来の指標としてトレンデレンブルグ徴候がある[85]．患者は弱化した股関節側で片脚立位を行うように指示される．非支持側の骨盤が下降した場合，この徴候は陽性となる．すなわち，弱化股関節が大腿骨に対して骨盤が内転するように“落ちる”（図12.22Bを参照）．しかしながら，臨床家がこのテストの結果を解釈し報告する際には注意を要する．たとえば，右の股関節外転筋が弱化している患者が右下肢だけで立つように指示されると，骨盤が左側にまさに落下するかもしれない．しかし，とくに明確な弱化があっても，代償的に体幹を右側に傾けることで，この弱化は隠されてしまうことがある．体幹を弱化側に傾けると，外的モーメントアームの長さが減少し，外転筋を要求する外的トルクが減少する（図12.44，D_1参照）．歩行時に観察されるこの代償的な弱化側への傾きを，“中殿筋跛行”または“代償的なトレンデレンブルグ歩行”とよぶ．外転筋弱化側とは反対側に杖をつくことでこのような異常歩行パターンをかなり改善することができる[164]．

原因不明であることが多いが，股関節手術後や股関節疾患に続いて，他の筋群よりも股関節外転筋の弱化が長引くことがよくある．この現象は，術中に中殿筋や小殿筋が侵襲されたかどうかにかかわらず発生する．股関節外転筋弱化の長期化は，前十字靱帯損傷または修復後の膝関節で大腿四頭筋弱化がしばしば長引くことに似ている（第13章を参照）．

原因にかかわらず，股関節外転筋の弱化が長引くことによる機能的かつ病態上の意味合いは，とくに直立位での体重負荷活動における重要な身体運動学的意義を考えれば，広範囲に及ぶ可能性がある[232]．股関節外転筋弱化の長期化は，異常歩行，片脚立位の困難性，姿勢不安定性，膝蓋大腿関節疼痛症候群，腰背部痛，足関節捻挫のリスク増加，膝関節不安定性，高齢者の転倒等，多くの機能障害やさまざまな状況に関連する[4, 24, 96, 127, 128, 158, 218]．

これら中殿筋筋力低下やさらに他に関する問題から，外転筋，そのなかでもとくに中殿筋を特異的かつ可能なかぎり強化する方法を見つけようと，有意義なEMG研究が熱心に行われている．中殿筋から比較的大きな筋活動が得られる運動は，この筋に対するより大きな“要求”を反映すると考えられる．研究結果では，とくに股関節内外旋中間位で伸展を伴った股関節外転（骨盤に対する大腿骨，または大腿骨に対する骨盤の両方の視点から）が，中殿筋に対してより大きな活動を“要求”する運動であることを明瞭に示している[180, 202]．この結果は，表12.3に列挙した中殿筋の各部位の主作用や補助作用で説明される．注目すべきは，側臥位で行う股関節外転を含むどの運動よりも，片脚での“ブリッジ運動”（反対側下肢は“下肢伸展挙上位”，いわゆるSLR）のほうが，中殿筋のEMG活動がいくらか大きいというPhilipponらの報告である[180]．片脚ブリッジ中の中殿筋に対する驚くほどの高い要求は，一見単純なこの単一平面上での動作を実行する筋の複雑さに対して，なんらかの示唆を与えるだろう．議論上，左下肢をSLR位で保持しているあいだ，右下肢が片脚ブリッジ運動の力を発揮していると仮定する．この運動は右中殿筋の中部線維と後部線維に股関節伸展を課し，その間，中部線維は右大内転筋の強力な内転作用の相殺も行う．さらに，右中殿筋の前部線維には，右股関節で生じる重力による（大腿骨に対する骨盤の）外旋と同じく右大殿筋の外旋力の両方を相殺する役割が課される．興味深いことに，前述したEMG研究では，両側ブリッジ運動中の中殿筋の活動はずっと小さい．両側の股関節で股関節伸展トルクを分担し合うと，おのおのの側の中殿筋の活動は，最大随意収縮時の11%しか要求されない（対照的に，片側ブリッジ運動の場合は35%である）[180]．

倍に増大する[196]．歩行速度の増大や明らかな異常歩行では，関節反力は増大する[36, 47]．

片脚立ちのあいだ，股関節外転筋は関節圧縮力に明らかに関与するが，これらと他の筋は，歩行以外の活動でも関節力に関与する．背臥位で下肢伸展挙上（いわゆるSLR）を能動的に行うと，体重の約1.4倍の関節反力，もしくは

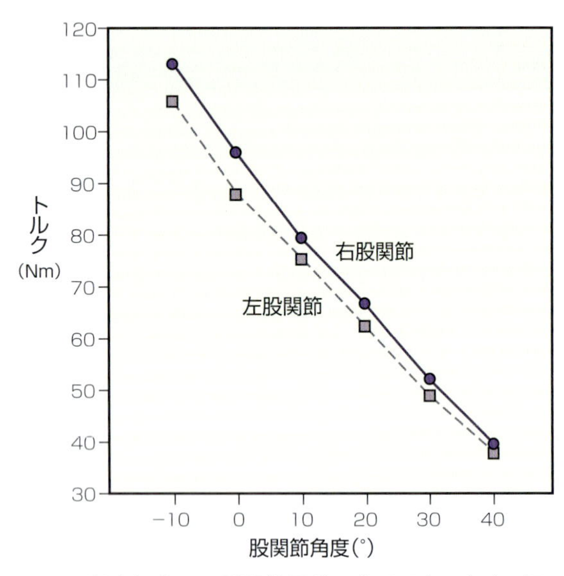

図 12.45　最大努力下の股関節運動に水平面上の角度が及ぼす影響．健常者 30 名の最大努力下での等尺性股関節外転力に基づく[172]．股関節−10° は股関節内転位を表し，筋は最大伸張位にある．値は左右ともに示されている．

一般的な平地歩行時のそれの約 50%が生じる[201]．さらには，背臥位で一側性の"ブリッジ"運動を行うと，関節反力は体重の約 3 倍に達し，歩行時と同程度になる．人工股関節全置換術や股関節骨折治療の術後患者に運動指導する際は，この値の大きさを心にとめておく必要がある．

ほとんどの状況において股関節外転筋とその他の筋が健康な股関節で産生する力は，寛骨臼内に大腿骨頭を保持し，関節軟骨に栄養を行き渡らせ，成長期の子どもにおいては正常な関節構造の成長や形成に必要な刺激となり，重要な生理的機能を提供する．関節軟骨と海綿骨は，より大きな力を安全に分散させることで関節を保護する．しかし，関節炎を伴う股関節ではこのような保護を提供することはもはや不可能であろう．

股関節角度による最大外転トルクの変化

筋群の内的トルクと関節角度のあいだにある特有の関係性は，その筋に本質的に課せられた機能的要求を示唆する．図 12.45 に示したプロットは，たとえば，外転筋が最大伸長時に最大トルクを発揮することを明示している[172]．最大トルクは，股関節中間位（0°）を越え，股関節が内転位の際に発揮される．この前額面上の角度は，歩行中の片脚支持期またはそれに近い状態に身体がある際に自然に生じる角度であり，まさに，これらの筋が前額面上で股関節の安定性をもたらす必要があるときに相当する．要するに，股関節外転筋はそれらの一番の機能的要求に一致する筋の長さ（と関節角度）で最大トルクを備えもつ．

股関節内転位は，もともと硬い腸脛靱帯の他動的張力も増大させる．この他動的張力は相対的に小さなものであろうが，それでもやはり，歩行の片脚支持期に必要となる外転トルクを増大することができる[173]．

対照的に，股関節外転トルクの可能性が最小となるのは，筋長が最も短くなる外転 40° 付近である（図 12.45 参照）．興味深いことに，中殿筋の（外転の）内的モーメントアームが相対的に大きくなるのは（内転位に比べ）股関節がほぼ完全外転位のときに認められるが，この肢位ではこの筋の筋長がかなり短いため出力される能動的な張力（そして，その結果であるトルク）は明らかに減少する[91]．皮肉にも，ほぼ最大外転位であるこの肢位は，徒手的に股関節外転筋の"力"を評価する肢位として従来から提案されている[113]．

▶股関節外旋筋 Hip External Rotator Muscles

主要な股関節外旋筋は，大殿筋と 6 つの"短外旋筋"のうち 5 筋である．解剖学的肢位において，補助的な外旋筋は中殿筋と小殿筋の後部線維，外閉鎖筋，縫工筋，大腿二頭筋長頭である[162]．外閉鎖筋は補助的な外旋筋として考えられている．なぜならば，解剖学的肢位ではこの筋の力線は長軸の回転軸の後方にほんの数 mm しかない位置にあるためである（図 12.35 参照）．

大殿筋と縫工筋の付着部は，先述の股関節伸筋と股関節屈筋の項においてそれぞれ説明した．

短外旋筋の機能解剖

6 つある股関節短外旋筋は，梨状筋，内閉鎖筋，上双子筋，下双子筋，大腿方形筋，外閉鎖筋である（図 12.14, 12.39, 12.43 参照）．これらの筋の力線はおもに水平面に走行している．その配置は各筋の力要素（力線）のほとんどが垂直回転軸（長軸）と直交関係にあるため，外旋トルクの産生に最適である．肩関節における棘下筋や小円筋と同様の方法で，短外旋筋も関節で圧縮を起こすことでアライメントを良好にし，安定化を図る．

梨状筋（piriformis）は仙骨前面にある頭側の 3 つの仙骨孔から出る神経根のあいだに近位付着する（図 12.1, 12.26 参照）．大坐骨切痕を通り抜け後方に骨盤を出ると，梨状筋は大転子の上部に腱となって付着する[162]（図 12.43 参照）．

梨状筋は，外旋作用に加え，補助的な外転筋でもある[162]．この 2 つの作用は，股関節の回転軸に対する筋の力線が示している（図 12.30, 12.35 参照）．

通常，坐骨神経は梨状筋の下から骨盤を出る．本章の最初のほうで説明したが，坐骨神経は梨状筋の筋腹を貫通することがある．短縮し，肥厚した，すなわち"硬い"梨状

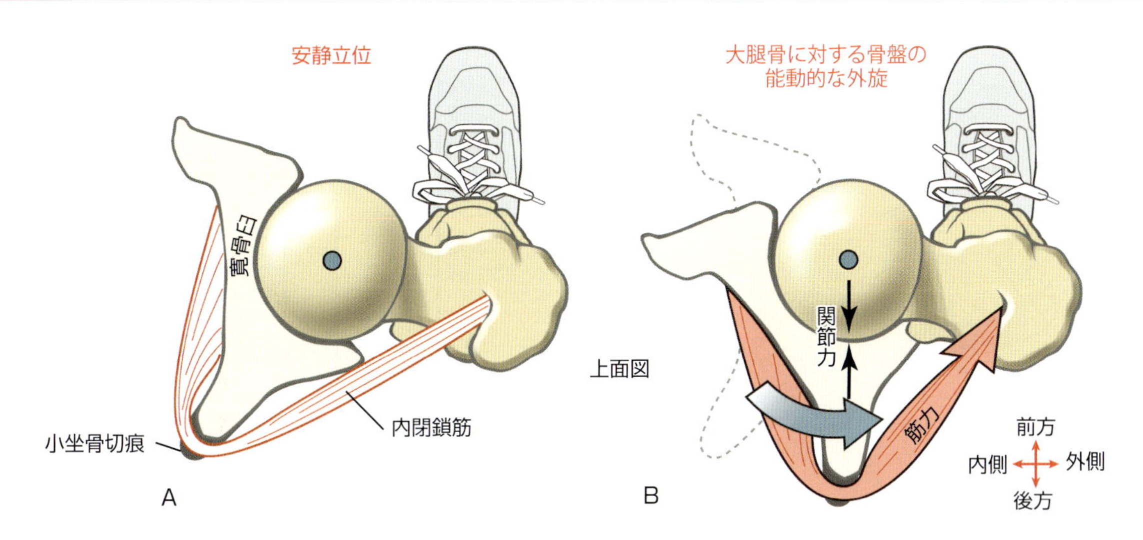

図 12.46 内閉鎖筋の配置と作用（上面図）.（A）安静立位中，内閉鎖筋は小坐骨切痕が形成する滑車を通過する際にその向きを130°変える.（B）大腿骨固定下での立位中，内閉鎖筋の収縮は大腿骨に対する骨盤の（股関節）外旋を引き起こす（この股関節外旋は，大転子後側と骨盤外側のあいだの距離が減少することからも明らかである）. この筋が収縮したことで関節内に生じる圧縮力（関節力）に注目されたい.

筋が坐骨神経を圧迫し刺激する場合があり，それは“梨状筋症候群”として知られている.

内閉鎖筋（obturator internus）は閉鎖膜の内側面と閉鎖孔の周囲骨に付着する扇状筋である（図 12.43 参照）. 図 12.43 では見えないが，この筋の近位付着部のかなりの部分が坐骨内側面の上方かつやや後方で，坐骨棘のさらに上2～3cm のところまで広がっている. この広い近位付着部から筋線維が小坐骨孔を通過し骨盤を出たあとに，腱に収束する. 小坐骨切痕は硝子軟骨に覆われており，内閉鎖筋が大転子の内側面に向かうように腱の向きを130°変える滑車としての役割がある（図 12.46A）. 大腿骨が十分に固定された立位では，たとえば，右側の内閉鎖筋の強力な収縮によって骨盤（そして，その上に載る体幹）を反対側である左回旋させることができる（図 12.46B 参照）. 骨盤の回転に加えて，ほとんど水平に走行する内閉鎖筋が生む力は，股関節を効果的に圧縮する. Hodges らは，10 名の対象者に対して，内閉鎖筋と他にいくつかの外閉鎖筋を超音波で確認しながらワイヤ電極で筋電図分析を行った[98]. 股関節を等尺性に徐々に外転および外旋させようとするとき，たいていの場合，内閉鎖筋が最初に活動した. この初期活動は，他の筋が活動する直前に関節の安定性を微調整するこの筋の役割を反映している可能性がある.

比較的密度の高い結合組織が内閉鎖筋の内側（骨盤内）を覆っており，これを**閉鎖筋膜**（obturator fascia）とよぶことがある[216]. この筋膜は，主要な骨盤底筋である肛門挙筋の付着部の一部となる（骨盤底筋群の付着部，神経支配，作用については付録Ⅳパート F を参照）. 直接的に解剖学的な連結を伴うことから，骨盤底疼痛症候群または**骨盤底機能障害**（pelvic floor pain syndrome or dysfunction）に対して，内閉鎖筋の能動的または他動的緊張を変化させる方法を取り入れる治療者もいる[178, 186, 229].

上双子筋（gemellus superior）と**下双子筋**（gemellus inferior）（*geminus* はラテン語の双子を意味する）は，2 つの小さな，ほぼ同程度の大きさの筋であり，近位部では小坐骨切痕の上側と下側に付着する（図 12.43 参照）. 各筋は内閉鎖筋の中央腱で混じり合い，大腿骨の共通部位に付着する. 下双子筋のすぐ下が**大腿方形筋**（quadratus femoris）である. この平坦な筋は坐骨結節の外側から起こり，大腿骨近位部の後側に付着する. 異常な骨形態がある場合，大きな外旋を含む股関節動作時に，この筋が小転子と坐骨のあいだに挟まれることがある[212]. 習慣性かつ反復性に起こる場合，臨床上これは“坐骨大腿インピンジメント”とよばれ，大腿方形筋の異常な MR 信号を伴って鼠径部痛や殿部痛の原因となる[215].

外閉鎖筋（obturator externus）は閉鎖膜の外側とその付近の腸骨から起こる（図 12.14 参照）. 長内転筋や恥骨筋を取り除くと，この筋の筋腹を骨盤の前方で観察できる（図 12.26 の左側を参照）. この筋は遠位では大腿骨の転子窩に付着する（図 12.6 参照）（この筋の内転を生むてこ比，配置，神経支配に基づくならば，解剖学的に外閉鎖筋は他の 5 つの短外旋筋とまとめるよりも**内転筋群**と関連性がある. 外閉鎖筋は閉鎖神経を介して，他のほとんどの内転筋と同様に腰神経叢を構成する神経根によって支配されている. 対照的に，他の小さな外旋筋は，下は S^2 の神経根にいたる

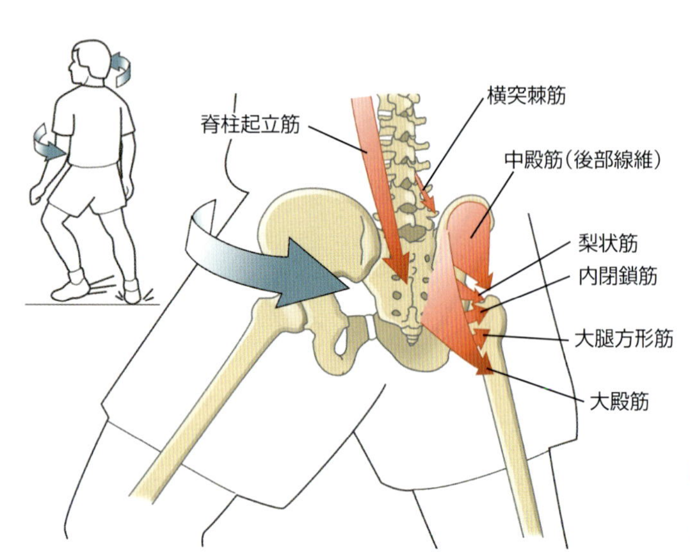

図 12.47　右股関節の大腿骨に対する骨盤の外旋における右外旋筋の作用．背部伸筋群も下部体幹を左に回旋させることを示している．

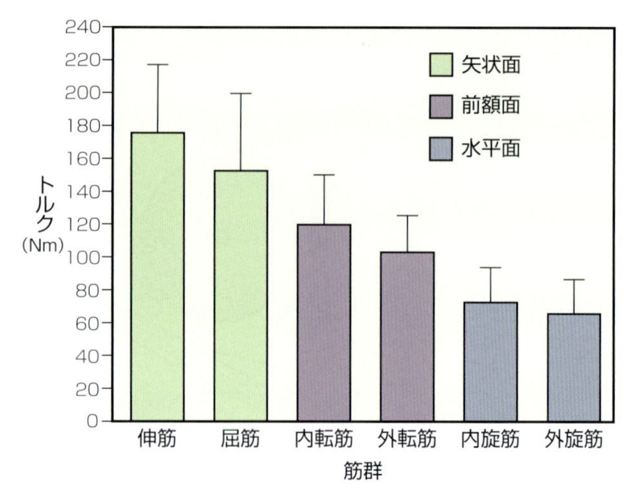

図 12.48　主要な股関節 6 筋群が生む最大トルクの平均値（Nm，エラーバーは標準偏差を示す）．健常男性 35 名（平均年齢 28 歳）に対して等速性に角速度 30° /sec で測定し，値は可動域全体での平均をとった．対象者は股関節伸展位の立位で矢状面と前額面上のトルク値を測定した．対象者は股関節 60° 屈曲，膝関節 90° 屈曲位の座位で水平面上のトルク値を測定した．

仙骨神経叢を介した支配を受けている)．

全体的機能

外旋筋の機能的能力は，大腿骨に対する骨盤の回旋中にとくに明らかになる．たとえば，外旋筋が大腿骨上で骨盤を回旋するように収縮した場合を考えてみる（図 12.47)．右下肢を接地し固定した場合，右側の外旋筋の収縮は，左側の骨盤前側とその上の体幹を固定側大腿骨とは反対側である左側に加速する．足部を固定して反対側に“カッティング（切り替え)”するこの動作は，走りながら突然方向を変える自然な方法である．図 12.47 で示すように，たとえば右大殿筋の活動は，この動作において股関節伸展と外旋の両方を力強く行うためにたいへん有用である．必要性があれば，内旋筋の遠心性の活動によって外旋トルクを減速することができる．長内転筋や短内転筋の急激な遠心性の活動は，たとえば，骨盤が回転する方向とは反対側に減速させるだろうが，これらの筋に“挫傷”を引き起こす可能性がある．この傷害メカニズムは，走りながら急激な骨盤と体幹の回転を伴う多くのスポーツ活動中に，内転筋挫傷の発生率がかなり高いことをある程度説明するだろう．

▶股関節筋が産生する最大トルク Maximal Torque Produced by the Hip Muscles

最大努力下での股関節トルクの標準値は，リハビリテーションと治療プログラムの対象者において，経過評価やゴール設定に有用である．図 12.48 に示す平均値は，健常男性を対象に得られた最大内的トルクである[34]．3 つの運動面で最大トルクの順位を観察すると，興味深いことがある．最大トルクは矢状面で産生され，伸展トルクが屈曲トルクをわずかに上回っている．股関節伸筋は，重力に抗して身体を持ち上げたり，上方（ときには前方）に推進させたり，もしくは降下を制御する必要があるので，他の筋群に比べて圧倒的に強いことは驚くようなことではない．股関節屈筋が比較的強いのは，走行中の下肢を急速に加速させることに加え，固定された下肢に対して体幹と骨盤全体を制御する必要性を反映している．たとえば，後者について考えるならば物理的に強力な腸腰筋が当てはまり，おそらくこの筋は股関節で発揮可能な屈曲トルクのかなりを占める．

内転筋と外転筋は前額面内で同程度の大きさのトルクを産生するが，その合計値は屈筋と伸筋よりも小さい[34, 226]．内旋筋と外旋筋が産生するトルクは股関節の全筋群のトルクのなかで最も小さい．このような順位となる理由は，直立位において，これらの筋が大腿骨と骨盤のあいだに生む回転トルクは，通常，重力に抗する必要がない運動面だからであろう．

股関節疾患の例といくつかの治療および外科的介入

股関節の疼痛と関連する障害の最も一般的な原因の 1 つが変形性関節症である．ここでは起こりやすい機能障害を紹介し，続いて，いくつかの治療や外科的介入に関連する生体力学を説明する．

変形性股関節症
Osteoarthritis of the Hip

変形性股関節症は，関節軟骨の摩耗，関節腔の狭小，関節包の肥厚，軟骨下骨の硬化，骨棘形成をおもに呈する疾患である．関節力を散逸するための適切な減衰機構がなければ，股関節は顕著な退行性変性に陥り，そしてその形状を変える．数年前，アメリカリウマチ学会ではX線を使用せずに変形性股関節症を診断する指標として，股関節痛，股関節可動域が屈曲115°未満，そして内旋15°未満を推奨した[7]．可動域減少の原因として，後下方関節包，もしくは坐骨大腿靱帯の一部のような軟部組織の制限，そしてさらに悪化している場合は関節のアライメント異常や骨棘形成が考えられる．他の起こりうる症状として，股関節筋の萎縮や弱化，朝のこわばり，軋轢(あつれき)音，軟部組織の炎症，そして異常歩行パターン（たとえばトレンデレンブルグ歩行），または歩幅の変化がある．進行した変形性股関節症に関係する機能障害は，坂道の上り下り，歩行，入浴，下衣脱着，車の乗り降り，低い椅子からの立ち上がりといった能力を著しく失う原因になりうる．

変形性関節症は一次性か二次性のどちらかに分類される．**一次性**，つまり特発性の**変形性股関節症**は原因不明の関節炎である．一方，**二次性**の**変形性股関節症**は，その原因が既知または比較的明らかな力学的な関節破壊を理由とする関節炎である．これは外傷や高負荷に曝されることで起こり，大腿骨頭すべり症や大腿骨頭壊死（ペルテス病）のような構造破壊，過度な寛骨臼または大腿骨の前捻のような明らかな解剖学的非対称性や異形成症，反復性脱臼や慢性的な不安定性がある[40, 87, 109]．こういった力学的崩壊の原因が不明なこともままあるのだが，骨構造におけるわずかな解剖学的変化が，変形性関節症の前兆となりうる．（いくらわずかでかつ無症候な場合であったとしても）結果的に生じる関節不適合は，ある程度習慣的で常に極端な動きを伴う場合，反復性のインピンジメントや関節ストレスをまねくことになり，変形性関節症を引き起こす可能性がある[75, 206]．

数十年にわたる臨床および基礎研究をよそに，一次性の変形性関節症に関する根本的原因は不明のままである[197]．どの関節であっても変形性関節症の割合は年齢とともに増加するが，この疾患は加齢だけで引き起こされるわけではない[137]．これが事実ならば，そのときがくれば，全高齢者がこの疾患になるに違いないだろう．変形性関節症の原因は複雑であり，単純な摩耗と損傷現象に基づくものではない．物理的ストレスは股関節における摩耗の割合やその程度を増大させるだろうが，常に変形性関節症にいたるわけではない[133, 189]．変形性関節症に関する他の要因として，軟骨基質の代謝の変化，体格指数（BMI）の増加，遺伝，免疫システムの要因，神経筋疾患，生化学的要因がある[87, 97, 137, 174]．

疼痛，退行，もしくは力学的に不安定な股関節に対するいくつかの治療と外科的介入
Selected Therapeutic and Surgical Interventions for a Painful, Degenerated, or Mechanically Unstable Hip

▶杖の使用と重い荷物を運ぶ適切な方法 Using a Cane and Proper Methods for Carrying External Loads

重篤な股関節の骨折や変形性関節症は，慢性疼痛や力学的な不安定性を引き起こす可能性がある．また，これらの機能障害が股関節に激しい炎症，重篤な骨粗鬆症による脆弱性，もしくは顕著な形成異常をもたらすことがある．このような状況に対して実施される保存的治療には，歩行や機能的活動を支援する指導，疼痛軽減に対する物理療法，そして必要性があれば段階的な有酸素運動がある[195]．さらに，その病態を悪化もしくは複雑化させる原因となる大きな力を最小限にできる方法について，治療者は何度も指導する[167]．股“関節保護”の観点から行われるこのような指導内容には，減量，速度や歩行率，そして歩幅を小さくした歩行，杖のような補助具の利用，荷物の運搬方法があげられる[22, 47, 164, 165]．

歩行中の股関節にかかる圧力を減少させる最も実用的で効果的な方法の1つが，罹患側とは反対の手で杖をつくことである．このような杖の使用は，おもに中殿筋の活動減少によって，関節反力を減少させる[164]．図12.49には，左手に持った杖で受けた力（CF）によって，結果的に右側の股関節反力は1,195.4 N（約121.9 kg）になることを示す[164]．これは杖を使用しない場合（比較のために図12.44参照）よりも36%低値である．つまり，（左手に持った）杖で受けた力が，股関節外転筋によって産生されるものと**同じ回転方向**で右の股関節まわりにトルクを生む．その結果，杖をつくことが，通常であれば股関節外転筋に要求される力の一部を担うことになる．片脚支持期中に股関節外転筋に要求される力の減少は，股関節で減少する圧縮力と等しい．

荷物を運ぶ方法によっては，股関節外転筋の負担とその下にある股関節に多大な影響を及ぼす．股関節に疼痛や不安定性を有する，または股関節置換術を受けた者は，罹患側とは反対側の手に比較的大きな荷物を持って運搬す

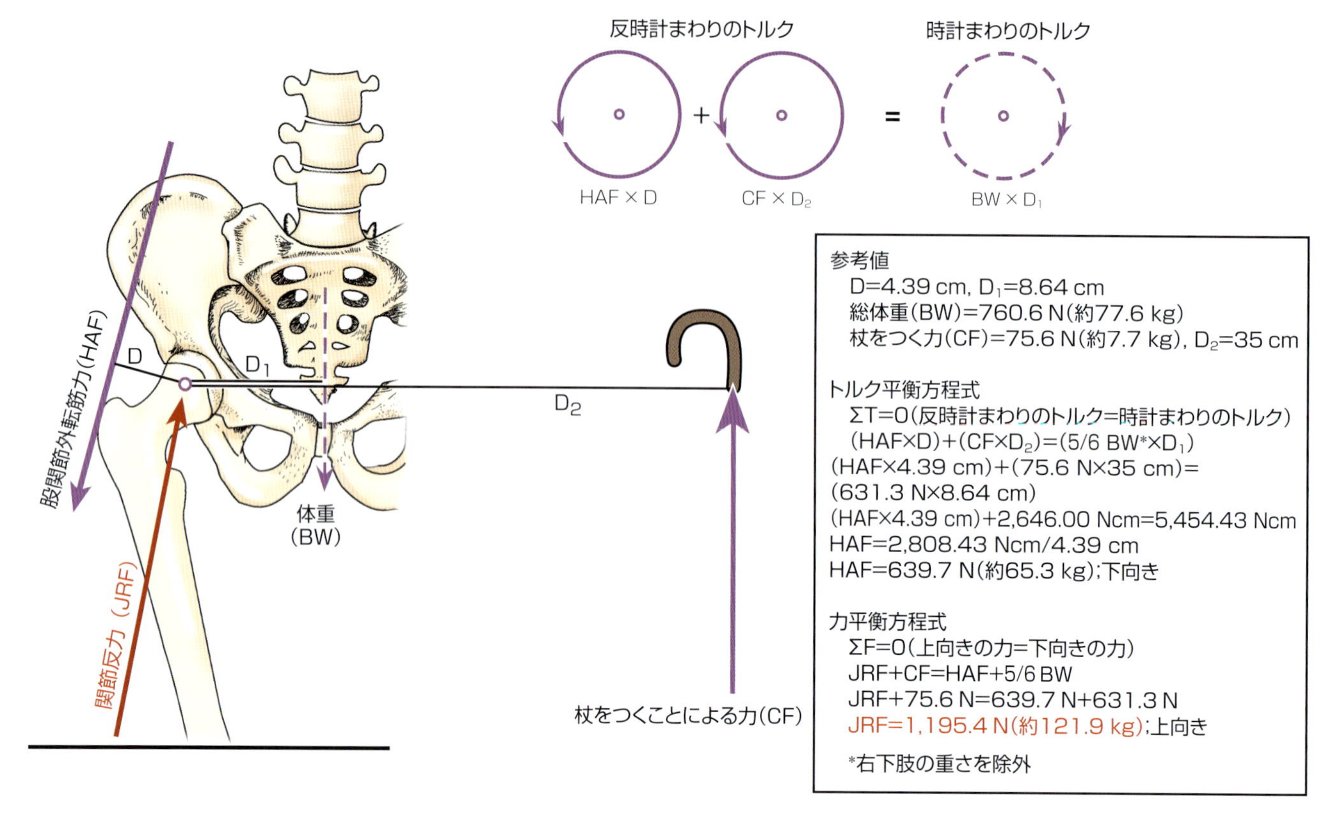

図 12.49　片脚支持中，どのように左手で受けた杖の力（CF）が右股関節まわりの前額面トルクを産生するのかを示した前額面図．骨盤と体幹は右股関節まわりに静的平衡状態（直線と回転）にあると仮定する．杖が生むトルクが右股関節外転筋に要求されるトルクと力を最小限にする．体重（BW × D_1）の結果である時計まわりのトルク（破線円）は，中殿筋の力（HAF × D）と杖の力（CF × D_2）による反時計まわりのトルクと均衡状態にあることに注目されたい．枠内に示した値は，股関節外転力と関節反力（JRF）を推定するために，トルクと力の平衡方程式に用いられている．杖の力が利用するモーメントアームは，D_2 で示されている．略語と背景に関しては，図 12.44 を参照してほしい（計算を単純化するために，計算上，すべての力が垂直に作用すると仮定する．すべてのモーメントアームの方向は正値とした）．（Neumann DA: Hip abductor muscle activity as subjects with hip prosthesis walk with different methods of using a cane, *Phys Ther* 78: 490, 1998. The American Physical Therapy Association の許可を得て引用）

ることの重大さに注意しなければならない[22, 165, 168, 171]．図 12.50 に示すとおり，反対側での負荷は非常に大きな外的モーメントアーム（D_2）をもち，右股関節に対して時計まわりにトルクを生む．前額面上の安定性に対して右股関節の外転筋は，荷物（CL × D_2）と体重（BW × D_1）によって生じる時計まわりのトルクと均衡をとるために，十分な大きさの反時計まわりのトルクを産生する必要がある．ところが，股関節外転筋のモーメントアーム（D）は相対的に小さいため，片脚支持期中に発揮する股関節外転力は非常に大きくなる．図 12.50 の計算が示すように，体重の 15% 程度の荷物（114.1 N，すなわち約 11.6 kg）を罹患側の反対側に持って運搬すると，関節反力は 2,897.6 N（約 295.7 kg）となる．健常な股関節であれは，通常は難なく耐えられる大きさの力である．しかし，股関節の構造的安定性に問題がある場合は，注意が必要である．

一般的な原則として，股関節に不安定性や疼痛がある者は荷物の運搬を避ける，もしくは制限するように指導されるべきである．しかし，歩行可能な人の多くにとって，この指導は非現実的であり実際のところ役に立たない．より現実的にするならば，どうしても荷物を運ぶ必要があるときには，できるだけ荷物を軽くし，リュックで運搬する，罹患側の手で荷物を持つ，荷物を半分に分けて両手で持つように指導する必要がある[168, 169]．報告によれば，反対側の手で杖をつき，同時に同側の手に（体重の 15% 程度，もしくはそれ未満の）荷物を持つ方法を組み合わせると，それぞれを別々に実行するよりもさらに大きな割合で股関節外転筋が負わされる要求を減少させることができる[166]．

前述の説明では，疼痛や不安定性がある股関節への力を減少させる対策として，股関節外転筋に対する力の要求を減少させる方法に焦点を当てた．同じ方法が，股関節置換術を行った不安定な股関節を保護するためにも利用できる．これらの方法は期待した効果を有するだろうが，股関

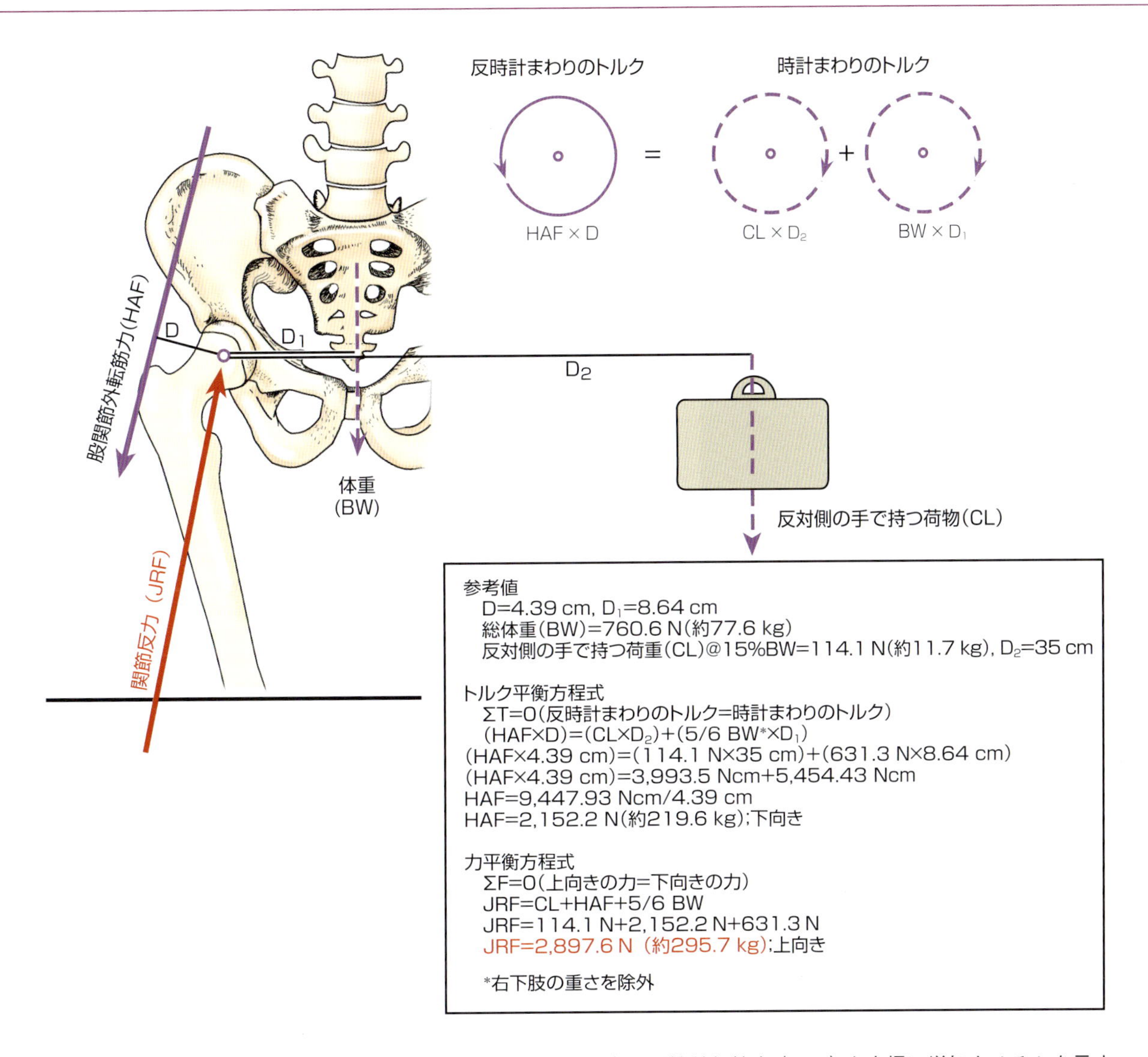

図 12.50　片脚支持中，左手に荷物を持つことがどのように右股関節外転筋力（HAF）を大幅に増加させるかを示す前額面図．反対側の手に持った荷物（$CL \times D_2$）と体重（$BW \times D_1$）による 2 つの時計まわりのトルク（破線円）が右股関節まわりに生じる．右股関節まわりの平衡化のために，外転筋力（HAF × D）が生む反時計まわりのトルク（実線円）によって，時計まわりのトルクは均衡をとる必要がある．枠内に示した値は，股関節外転力と関節反力（JRF）を推定するために，トルクと力の平衡方程式に用いられている．D_2 が示しているのは，反対側の手に持った荷物（CL）によって利用されるモーメントアームである．略語と背景に関しては，図 12.44 を参照してほしい（計算を単純化するために，計算上，すべての力は垂直に作用すると仮定する．すべてのモーメントアームの方向は正値とした）．（Neumann DA: Hip abductor muscle activity in persons with a hip prosthesis while carrying loads in one hand, *Phys Ther* 76: 1320, 1996. The American Physical Therapy Association. の許可を得て引用）

節に課される機能的要求の減少によって股関節外転筋の弱化を長引かせる可能性があり，ひいては異常歩行を引き起こす．関節置換術前の変形性股関節症患者の股関節外転平均トルクは，同年齢の対象者よりも 31% 低値であることが報告されている[15]．この外転筋力低下は，股関節屈曲，伸展，内転筋での低下を上回っていた．臨床家はこの矛盾と向かい合わなければならない．どうすれば，いくつかある股関節外転筋の力や持久力を増大させながら，過剰かつ有害ともなりうるこの筋の力から脆弱な股関節を保護できるだろうか？　これには，正常および異常な股関節前額面の力学的知識，患者の状況に応じた特有の病態，そして股関節が損傷を受ける可能性がある力を示唆する兆候に関する理解が必要である．これらの症状や兆候には，過剰な疼痛，明らかな異常歩行，一般的な股関節不安定性，下肢の異常肢位がある．

▶人工股関節全置換術 Total Hip Arthroplasty

人工股関節全置換術が股関節疾患を有する人に対してしばしば実施される．その多くが変形性関節症であり，明らかに機能と QOL を制約するほどの疼痛または運動障害を

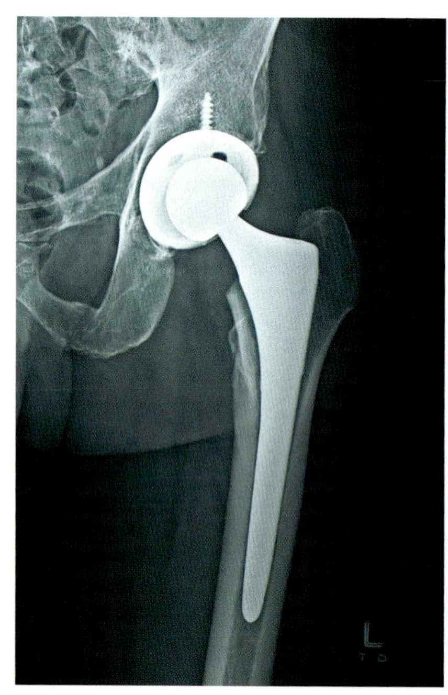

図 12.51　外傷後関節症の患者に対するセメントレス人工股関節全置換術．人工関節は，チタン製のステムとポリエチレン製のソケット（寛骨臼）ならびにセラミック製の大腿骨頭からなる．ソケットはスクリューを用いて骨盤に固定される．(Joseph Davies, MD, Aurora Advanced Orthopaedics, Milwaukee, Wisconsin によって手術が行われた)

有する．このよく知られた手術は，病的もしくは退行した寛骨臼と（もしくは）大腿骨頭を，一般的にはセラミック，金属，またはポリエチレン等を組み合わせた生物不活性物質に置き換える[39]（図 12.51）．人工股関節の固定性は，セメントや挿入物の表面内で骨が成長することで得られる．人工股関節全置換術は一般的には良好な経過をたどるなかで，小さな割合ではあるが，大腿骨および または寛骨臼のコンポーネントのルーズニング，骨折，脱臼を起こす患者もいる[30, 114, 118, 156]．人工挿入物と骨表面のあいだにかかる大きなねじれ負荷は固定力の低下を引き起こす可能性がある．さらに，摩耗した人工挿入物からはがれた破片によって合併症を起こすことがあり，その結果，骨溶解や隣接する骨の弱化が起こる．これらの合併症が起こる可能性があるにもかかわらず，人工股関節全置換術は疼痛を軽減し，機能を改善するという点から高く評価されたままである[143]．臨床試験によって十分な長期成績がはっきりするまでは，最も耐久性がある安全な素材，効果的な固定と挿入の方法，そして最も成績のよい手術アプローチ（たとえば，股関節の前方と後方どちらが最適なのか）について議論を続ける必要がある[54, 95, 114, 152, 155, 188, 205]．

▶内反股および外反股の生体力学的な帰結 Biomechanical Consequences of Coxa Vara and Coxa Valga

本章の最初で説明したとおり，大腿骨頸体角の平均値はおおよそ 125° である（図 12.7A 参照）．股関節骨折の外科的修復や人工股関節の特異的なデザインによってこの角度が変化する場合がある．加えて，**内反（または外反）骨切り術**として知られる外科的処置では，意図的に頸体角を変える．この手術は大腿骨近位部から楔状に骨を切ることで，寛骨臼に対する大腿骨頭の向きを変える．この手術の目的は，股関節荷重面の適合性を改善することである．

手術の術式や原理にかかわらず，大腿骨頸体角の変化は関節の生体力学を変える．これらの変化が，もしとくに大幅なものであれば，生体力学的に正または負の効果をもたらす可能性がある．図 12.52A は，内反股にもたらされる可能性のある 2 つの正の生体力学的効果を示している．内反位は股関節外転力のモーメントアームを増大させる（D′で表示）．股関節外転力に対するより大きなてこ比が外転トルクの産生を大きくする．この状況は，股関節外転力が弱い人にとって有益であろう．また，外転筋のてこ比の増加は，歩行立脚相中に要求される一定水準の外転トルクをより小さな筋力で産生することを可能にする．このような筋に由来する関節反力の減少は，関節や不安定な人工関節を歩行中の過剰な摩耗から保護するのに役立つ．内反骨切りはより直接的に大腿骨頭を寛骨臼に当てはめる方法で，患者によっては関節の安定性を改善できる．

内反股において可能性がある負の効果は，大腿骨頸部にかかる曲げモーメント（またはトルク）の増大である（図 12.52B 参照）．曲げモーメントアーム（破線で示した I′）は，頸体角が 90° に近づくほど増大する．曲げモーメントの増大は，大腿骨頸部の上面にかかる張力を増大させる．この状況は，大腿骨頸部の骨折または人工関節の構造破損を引き起こす可能性がある．顕著な内反股は，大腿骨頭と隣接する骨端とのあいだで垂直剪断力を増加させる．この状況は，子どもの場合，**大腿骨頭すべり症**を引き起こす可能性がある．内反股は股関節外転筋の機能的な長さを減少させる可能性があるため，結果的にこれらの筋の張力発揮能力が減衰し，“中殿筋跛行”を起こしやすくする．この筋張力の損失は，外転モーメントアームの増大によって得た外転トルクの増大を相殺する可能性がある．

外反股は外科的介入後もしくは股関節異形成症などによるものだろう．外反股において可能性のある正の効果は，大腿骨頸部にかかる曲げモーメントの減少である（図 12.52C の I″ 参照）．この状況は大腿骨頸部の垂直剪断力も減少させる．外反位は股関節外転筋の機能的長さを増大

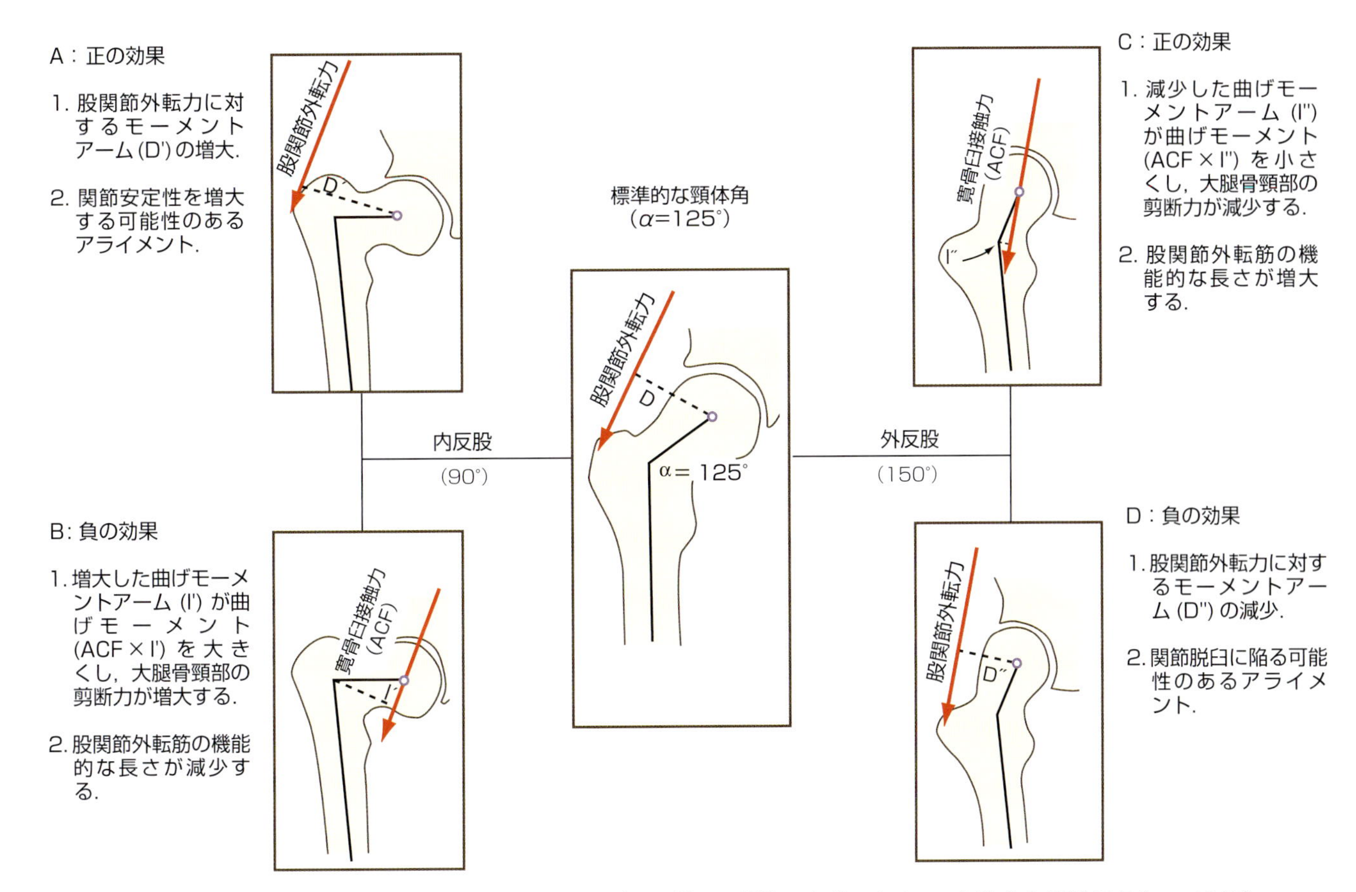

図 12.52　内反股と外反股の生体力学的な正および負の効果を対比．参考のために，標準的な傾斜角度（α ＝125°）を伴う股関節を図の中央に示す．D は股関節外転力に利用される内的モーメントアーム，I は大腿骨頸部にかかる曲げモーメントアームである．

させることで，結果的にこれらの張力発揮能力を向上させる可能性がある．一方，外反股において可能性のある負の効果は，股関節外転の力に利用できるモーメントアームが減少することである（図 12.52D の D″ で表示）．過度な外反股は，寛骨臼のより外側に大腿骨頭を配置させるため，脱臼リスクを増大させる可能性がある．

まとめ

股関節は体軸骨格と下肢の両方に対する基部関節として機能する．したがって股関節は全身性の一般的な運動に対して中央回転軸（とくに屈曲や伸展）を形成する．たとえば，台を昇る際の脚の持ち上げ，床から物を拾い上げるために腰を曲げることを考えてみよう．これらの動作はともに，大腿骨と骨盤の前面のあいだに，十分な関節運動と筋力の産生を要求する．そのため，股関節に筋弱化，不安定性，または疼痛があると，生涯にわたる幅広い活動（歩き方の学習，ソファーのような安楽椅子からの立ち座り，高レベルのスポーツへの参加，または適度な有酸素運動への参加）に際して著しい支障をきたす．

健常な股関節の骨と関節は，十分な運動性を提供することよりも，十分な安定性を確保するために設計されている．これは，上肢の相似関節である肩甲上腕関節とは本質的に正反対である．奥深くに十分に収まった大腿骨頭は，厚い関節包靱帯と筋に包まれることで，とくに，歩行周期の 60% を占める立脚相において安定性を確保する．

一側または両側の股関節が完全伸展位である場合，ヒトの安楽な立位において股関節を安定させるために要求される筋活動は驚くほど小さい．このような姿勢は通常，重心線を股関節の左右軸に対して後方に配置させる．この場合重力は，股関節を他動的に伸展させておくのに役立つ．股関節の靱帯は，股関節完全伸展位またはその付近でより緊張し，股関節伸展位をさらに安定させるために役立つ張力を生み出す．ヒトの安楽立位は，股関節の安定性を高めまたは再調整するためにときに筋力が必要となるが，通常は，この能動的なメカニズムは予備的もしくは補助的な原動力として利用される．ところが股関節屈曲拘縮の場合はこのような状態が成り立たず，ヒトがわずかに股関節を屈曲して立っている場合，明らかなかつ持続的な股関節伸筋の活動が必要となる．この状況は代謝的に単に“割高”なだけではなく，筋によって過度に大きな力を股関節に負わせることになる．ストレスを適切に散逸できないアライメント異常の関節では，この力が時間をかけて作用し，有害なものとなる．

股関節が全身運動に貢献する程度を知るには，骨盤に対する大腿骨と大腿骨に対する骨盤の運動の両方の理解を要する．骨盤に対する大腿骨の運動は，歩行など，環境に対する全身の変位に関連することが多い．一方，大腿骨に対する骨盤の運動は，骨盤自身，または上半身全体の位置を固定された下肢に対して変位させるために行われる．大腿骨に対する骨盤の運動はさまざまな形で現れ，歩行立脚相中の骨盤の繊細な揺れから，腰部を前方に反らしながら氷上でスピンするフィギュアスケーターのように目で見てわかるほどにそれが大きく弧回転することもある．大腿骨に対する骨盤運動の複雑さに加えて，腰椎の運動とも強い関係性がある．したがって，股関節の可動域制限や異常運動を引き起こす原因を臨床的に評価する際には，腰椎の柔軟性や優勢な姿勢の評価を必要とする．腰椎または股関節のどちらか一方に運動制限があれば，体幹と下肢近位端の運動連鎖を介して運動の順序が変わる．身体におけるこの広い領域内で異常運動の原因を突き止めることができれば，臨床診断と介入を成功させる可能性が高まるだろう．

股関節をまたぐ筋のほぼ1/3が，近位部では骨盤に，そして遠位部では脛骨もしくは腓骨のどちらかに付着する．これらの筋のなかで起こる力の不均衡は，これらのどれか1つが能動的もしくは受動的に力を生産するのであったとしても，結果的に多くの体節（とくに，腰椎，股および膝関節）にわたって姿勢や可動域に影響を及ぼす可能性がある．臨床家は，機能障害の原因となりうる機能的制約を，それらのなかや他の共同筋のなかで繰り返し評価しそして治療する．治療に際し，力学的な相互関係がかなりある身体領域において筋がどのように互いに影響し合うのか十分に理解しておく必要がある．

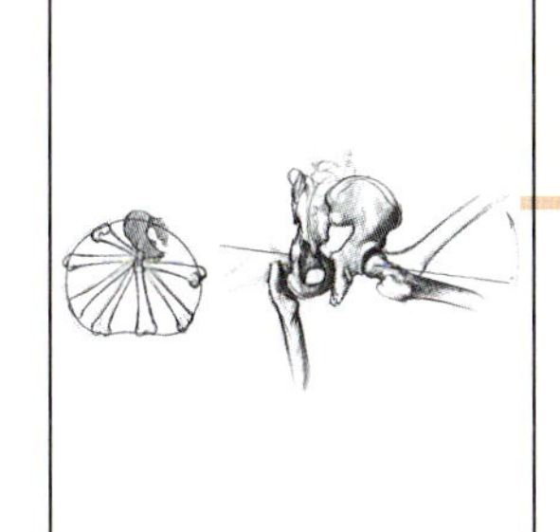

追加的な臨床関連事項　Additional Clinical Connections

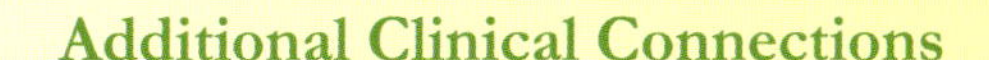

CLINICAL CONNECTION 12.1
いくつかの股関節の二関節筋に対する治療的ストレッチの増強法

治療者は筋骨格系障害の治療と予防のために，筋のストレッチを頻繁に用いる．股関節の二関節筋，とくにハムストリングスと大腿直筋は臨床上，重要視されている．これらの筋の伸張性の低下は，姿勢，可動域，腰椎や股関節，そして膝関節を含む多くの体節にわたる運動の行いやすさ（または容易さ）に悪影響を与える可能性がある[45, 65, 84, 113]．いくつかの結果が，ストレッチによる傷害予防を支持している．定期的なハムストリングスのストレッチをプログラムに取り入れることで，たとえば，軍隊の基礎訓練では傷害発生が減少している[88]．

これらの筋は多関節をまたぐため，筋を伸張するために能動的運動と静的肢位の組み合わせが利用される．どうすれば，これら二関節筋をセルフストレッチによって伸張することができるだろうか？

2つの例を示す．1つ目は，ハムストリングスをストレッチする方法である．一般的な方法の1つとして，十分な股関節屈曲とほぼ完全な膝関節伸展の静的肢位を組み合わせた方法である（図12.53A）．図に示すように，伸張されたハムストリングスで増大した筋張力によって坐骨結節は前方に引かれ，結果として骨盤後傾の増加と腰椎前彎の減少が生じる．理論上，この骨盤後傾はハムストリングスのストレッチ効果を小さくする．その際，筋の伸張の程度を増大させる方法として，緊張したハムストリングスと拮抗する筋，たとえば大腿直筋や多裂筋を能動的に収縮するように対象者に指示する（図12.53B参照）．これらの筋は，大腿骨に対して骨盤を前方回転させ，大腿骨に対する骨盤（股関節）の屈曲を生じさせるので，ハムストリングスに対する拮抗筋とみなされる．この組み合わせにおける能動的な収縮は，図12.53Bに示した腰椎前彎の増大からも明らかなように，右側のハムストリングスを引き伸ばす．

大腿四頭筋が収縮していることで，大腿直筋は膝関節伸展位を保持しつつ（大腿骨に対する骨盤の見地から）股関節を屈曲することができる．大腿四頭筋による固定作用は，ストレッチ効果を軽減させる可能性がある緊張したハムストリングスによって引き起こされる膝関節屈曲現象を抑える．

2つ目の例は，似たような方法であるが，大腿直筋に対するセルフストレッチ増強法を考えてみる．図12.54Aには，女性が股関節伸展と膝関節屈曲を組み合わせた肢位を保持し，自身の大腿直筋をストレッチする様子を示している．伸張された二関節筋である大腿直筋の受動的張力の増大によって骨盤は前方回転し，その結果，骨盤の前傾と腰椎の前彎が増大する．図12.54Bに示すように，腹筋と大殿筋（他の股関節伸筋も含む）の能動的収縮は，すべての股関節屈筋を伸張するために利用することができる．腹筋と大殿筋は両方ともに，大腿骨に対して骨盤を後方回転させ，大腿骨に対する骨盤（股関節）の伸展を生じさせるので，大腿直筋に対する拮抗筋とみなされる．この骨盤後傾は，関節包，とくに腸骨大腿靱帯領域の十分な伸張も補助する．

これら2つの例は，股関節をまたぐ多関節筋のストレッチ方法を説明している．それぞれの標準的なストレッチにおいても，硬くなった筋の拮抗筋が随意的収縮することで伸張することができる．この治療法には，多関節筋が直接的もしくは間接的に股関節にどのように影響するのかを十分に理解しておく必要がある．本方法で述べた拮抗筋の能動的活動が，硬くなった股関節の二関節筋の柔軟性をより増大させるかどうか，もしくはより持続させるかどうかは不明なのだが，興味深い問いである．その答えの根底には，単純な力学を超えることが関係するだろう．拮抗筋の強い収縮は，相反抑制を介して，硬くなった筋の抵抗を抑制する可能性がある．この治療法のより確かな利点の1つは，患者または依頼者が治療に対してより積極的に参加するこ

追加的な臨床関連事項

とである．それよりもこの治療アプローチの確かな利点は，患者が自分自身で治療に積極的に取り組むため，この部位（また他の部位でも）における生体力学を自身の身体で覚えて調節を高めることであろう．

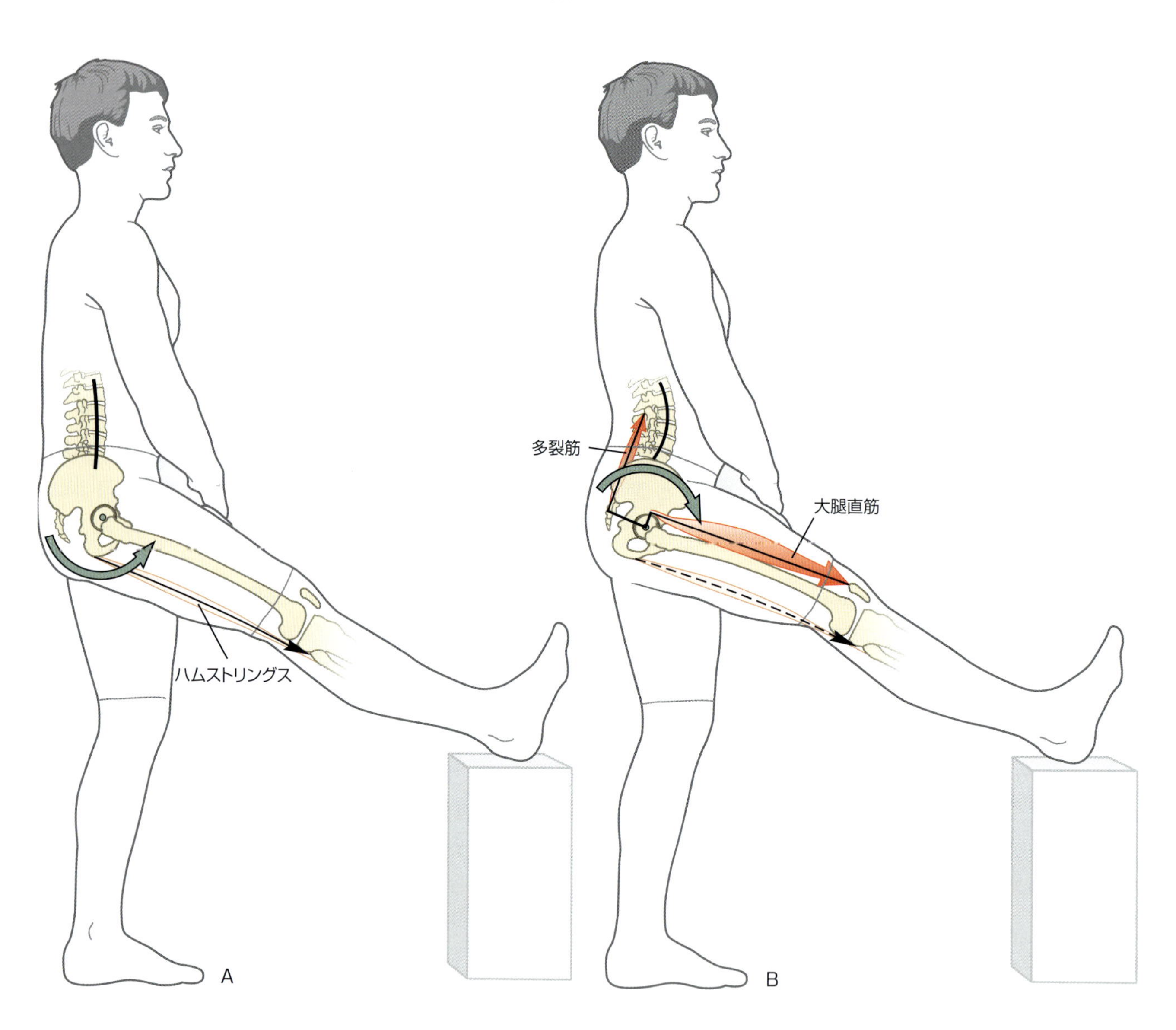

図 12.53　二関節筋のハムストリングスに対するストレッチの増強法．（A）ハムストリングスをストレッチする従来法の開始肢位は，股関節屈曲と膝関節伸展位からなる．反時計まわりの緑の矢印は受動的であることを示しており，引き伸ばされたハムストリングスの緊張によって骨盤後傾が生じる．（B）多裂筋と大腿直筋の能動的な収縮が骨盤前傾を生み（時計まわりの緑色の矢印），引っ張りを増大させ，続いてハムストリングス内（破線の矢印）の伸張を増大させる．能動的に活動する筋のモーメントアームは，股関節回転軸（大腿骨頭上の小さな緑色の円）に対して黒い線で示した．

追加的な臨床関連事項

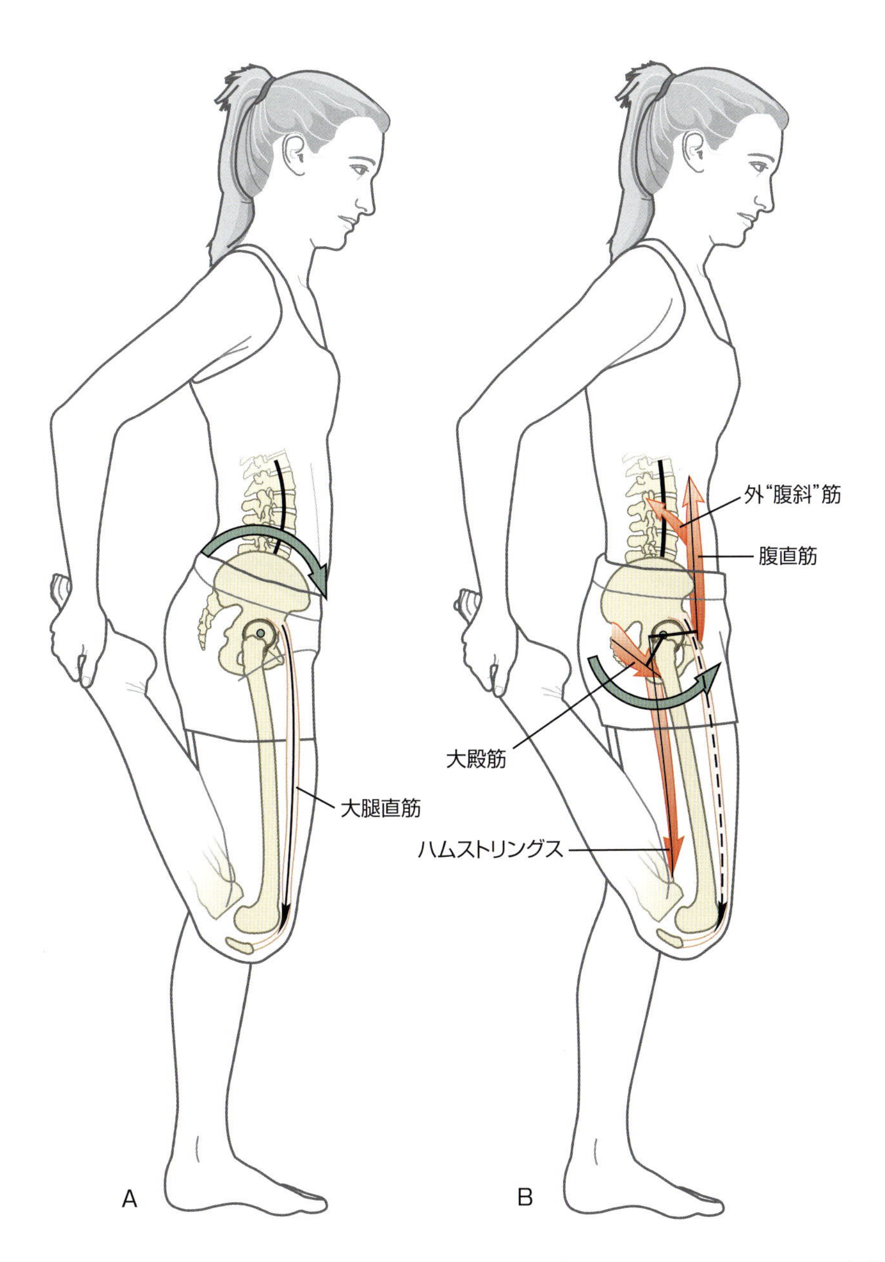

図 12.54　大腿直筋に対するセルフストレッチの増強法.（A）大腿直筋をストレッチするために一般的に利用される肢位は，股関節伸展と膝関節屈曲の組み合わせからなる．時計まわりの緑色の矢印は受動的であることを示しており，引き伸ばされた大腿直筋の緊張によって骨盤前傾が生じる．（B）代表的な股関節伸筋と腹直筋の能動的な収縮が骨盤後傾（反時計まわりの緑色の矢印）を生む．能動的に活動する筋のモーメントアームは，股関節回転軸（大腿骨頭上の小さな緑色の円）に対して黒い線で示した．

追加的な臨床関連事項

CLINICAL CONNECTION　12.2
梨状筋を伸張する一般的な方法の妥当性

梨状筋の伸張性の制約は，股関節内旋を制限し，その下にある坐骨神経を圧迫または仙腸関節に異常なストレスを生む可能性がある．炎症を起こした，または硬くなった梨状筋は殿部の深部に疼痛の“トリガー”ポイントを生むと考えている臨床家もいる．この殿部痛は股関節，大腿後面，下腿に放散することがよくある．この不明瞭な症状は，“梨状筋症候群”とよばれる[227]．

硬くなった梨状筋を治療するためにストレッチが利用される．この筋を伸張するいくつかの方法で共通することの1つが，股関節完全屈曲と外旋を組み合わせることであり，通常は二関節筋であるハムストリングスの緊張を小さくするために膝関節屈曲を伴う．まず初めに考えることは，梨状筋の主作用が股関節外旋であることから，この筋のストレッチ肢位に外旋要素を含むのは常識的に考えて逆ということである．しかし，身体運動学的な考察を深めると，このストレッチ方法が正しいことがわかる[52, 82, 228]．本章の比較的最初で説明したが，股関節屈曲位では梨状筋の作用は（股関節伸展位下での）外旋から内旋に切り替わる．これは，骨模型と筋の力線を模するための伸縮性のある紐を用いて視覚化するとわかりやすい（図 12.55A）．そのため，股関節屈曲 90° 以上では，梨状筋のさらなる伸張を得るために，股関節外旋が認められる（図 12.55B）．

最後に，梨状筋は屈曲角度によってその回旋作用が切り替わる．したがって，筋を伸張するにあたっては，対象となる筋の主作用とは反対の肢位にするという原則が，この筋のストレッチにおいて無視されているわけではない．

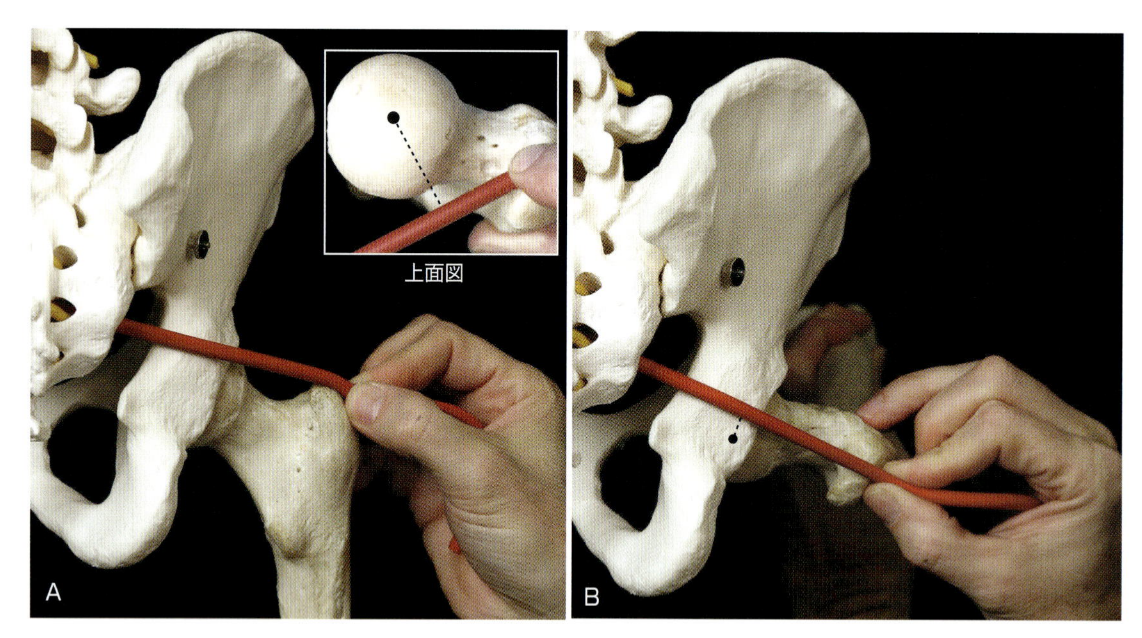

図 12.55　股関節屈曲位における梨状筋の作用の変化．（A）股関節伸展位では，梨状筋（赤い紐）は股関節を外旋させる力線を有する．はめ込まれたものを上から見ると，筋の牽引線は垂直な回転軸に対して後方に位置する．この作用に対する筋のモーメントアームは破線で示す．（B）股関節屈曲位では，梨状筋の力線は，長軸の回転軸に対してその位置が反対側に移動する．比較的小さなモーメントアームをもつ作用ではあるが，このとき，この筋は股関節内旋筋である．

追加的な臨床関連事項

CLINICAL CONNECTION 12.3
傷害に対する寛骨臼関節唇の脆弱性：機能と構造の考察

体幹と下肢で行われる大多数の機能的運動が，寛骨臼の関節唇に少なくともいくらかの圧縮，張力，剪断力を生む．そのため関節唇は，とくに機械的な刺激による病変に陥りやすい．さらに，この組織は損傷後の治癒能力が低いため，慢性的な疼痛状態に陥る可能性が高い．関節唇の病変に関する臨床的見識は，関節鏡下手術や MR 関節造影のような画像技術の進歩によって増え続けている（図 12.56）[32]．

関節唇損傷のメカニズムはかなり異なっており，また幅広い年齢層で発生することが報告されている．突発性の場合はよくあるが [190]，関節唇に関連する病理として，外傷や過度の摩耗，発育性の股関節形成不全や他の小児股関節疾患，もしくは単に寛骨臼や大腿骨近位部のわずかな変形などがあげられる [87, 89, 182]．

老化した股関節では関節唇の退行は普通に起こることであり，おそらく累積された関節摩耗に関連する [131]．一方，小児，思春期，若年者の股関節では，身体活動やスポーツがしばしば関連しており関節唇の比較的局所的な急性外傷が生じがちである．この関連性は，反復性の股関節回旋，最終可動域付近での動作に携わる者（たとえばダンス，武術，長距離走，バスケットボール，サッカー）の場合には比較的明らかである [42,148,150]．関節唇損傷に関連した機械的な徴候として，クリッキング，ひっかかりや曲がり感がよくあげられる．疼痛は，一般的に鼠径部で訴えられる．

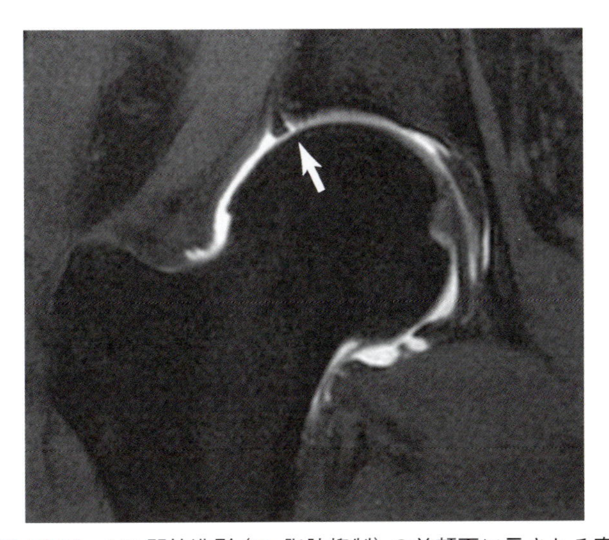

図 12.56 MR 関節造影（T1 脂肪抑制）の前額面に示される寛骨臼の関節唇損傷（矢印部）．MR 関節造影では関節内に造影剤を注入する．関節唇損傷は関節鏡手術にて確認のうえ，除去された．（Michael O'Brien, MD, Wisconsin Radiology Specialists, Milwaukee, Wisconsin の厚意による）

関節唇損傷の他のメカニズムとして単発性の外傷機転で発生することがあり，たとえば股関節脱臼，しゃがんだ肢位からの力強い持ち上げもしくは引き上げ，交通事故といった事象で起こる．ところが，損傷唇による疼痛症状の発現は知らぬ間に進行しているため，特定の事象と結びつかない場合がよくある．残念ながら，関節鏡や MRI（または MR 関節造影）による観察がなければ関節唇損傷を診断することは難しく，何年も発見されない場合がある．さらに臨床像を複雑にしているのは，関節唇の症状が骨盤内の疼痛のように寛骨臼以外から起こっているような場合があるためである．現時点において，十分な理解または検証はなされていないが，関節唇の病変は（最初のほうで説明した）肛門挙筋の付着部の一部となる内閉鎖筋の状態を変化させるかもしれない [71]．変化した機能が骨盤底筋の制御に影響を及ぼし，骨盤底疼痛症候群に関与するかもしれない [186, 229, 239]．

どの年代の人であっても，関節唇損傷後に無症候状態が続く場合もあるが，その多くが疼痛および股関節内病変へと進展する [150, 151]．この病理は，大腿骨頭と寛骨臼間の適合と隙間の条件を悪くする骨構造的アライメント異常が多分に関係しており，結果として，関節唇と股関節に直接的かつ反復性のストレスがかかる [87, 108, 220]．続いて，関節上に有害なストレスを引き起こす骨の形態異常の例を説明する．

股関節の正常な骨形状は，通常，大腿骨近位端と寛骨臼縁のあいだの接触を最小化する．しかし，骨形態の比較的小さな変位であっても，両骨間の動的な間隙に支障をきたす可能性がある．大腿骨近位部の土台となる領域が寛骨臼縁に（またはその逆）周期的かつ継続的に当たることで，より繊細な関節唇を損傷させる場合があり，これを大腿骨寛骨臼インピンジメント（femoral-acetabular impingement: FAI）という [32, 102, 122]．長期にわたる反復性の圧迫は，関節唇のみならず関節軟骨や軟骨下の骨層

追加的な臨床関連事項

をも傷つける可能性がある．最近になって，FAI は退行性股関節症の危険因子と捉えられるようになった[2, 75, 206]．以前は“原因不明”と診断された早期発症型の変形性股関節症の多くを FAI は説明するだろう．

FAI にはおもに 2 つのタイプの股関節の骨形態異常が関係している（図 12.57）．図 12.57A に示すカム型変形は，大腿骨頭と大腿骨頸部が接合する前上方領域に過剰な骨形成を伴う．変形は大腿骨頭の球を変化させ，結果的に大腿骨頭と頸部の接合部にあるはずのくびれを失う．本来あるはずのくびれの欠如は，“大腿骨頭と大腿骨頸部のオフセット”の減少とよばれることがある．カム型のインピンジメントは，大腿骨頭の余分なふくらみ部分を寛骨臼の縁またはその中に押し付ける動きによって起こる．時間経過に伴い，このインピンジメントが関節唇を傷つけ，その損傷のほとんどは円周状の唇の前上方部で起こる．損傷は唇軟骨接合部に向かって内部へと拡大することがある．股関節屈曲位での内旋がインピンジメントを最も引き起こしやすく[108]，そのため，一般的にはこの動きは疼痛を伴い，機能的に制限される[17, 21, 37]．例外は認められるが，アスリートや活動的な若年男性（とくにアメリカンフットボールやアイスホッケーのように股関節屈曲と内旋を組み合わせた動きを常時要求されるようなスポーツに携わる者）では，比較的高頻度でカム型のインピンジメントがみられる[122]．

カム型変形が大腿骨側に形態異常をもつのに対して，ピンサー型変形は寛骨臼側に異常な形状をもつ（図 12.57B）．ピンサー型変形は，寛骨臼前外側縁の異常な骨延長と定義されており，要するに，寛骨臼による大腿骨頭の過剰被覆である．ピンサー型変形は，CE 角（最低でも 45～50°）で定量化されることがある（標準的な CE 角は図 12.13A 参照）．さまざまではあるが，寛骨臼が異常に深く（深臼蓋）もしくは過度に後捻すると，大腿骨頭や近位頸部の前外側部の被覆が過剰になったかのように，もしくは実際に増大する可能性がある[116, 207]．原因によらず，股関節屈曲と内旋は，突出した寛骨臼縁と関節唇に対して大腿骨近位部が早期に接触する要因になりやすい[148]．そのような損傷を起こしうる病態機構はピンサー型のインピンジメントとよばれており，寛骨臼縁と関節唇が大腿骨頭部と頸部近位部を“つまむ”ピンチのようであることを反映している．カム型のインピンジメントは男性でより多く発見され，一方，ピンサー型のインピンジメントは比較的女性で起こりやすいのだが，おそらくそれは人体における骨盤形状に由来するのだろう[132, 190, 208]．実際のところ，FAI のある男女は両方ともに，カム型とピンサー型のインピンジメント特性を頻繁に示す[241]．

FAI と退行性の変形性関節症を関連づける仮説は，一般に，関節に対する局所的な微小外傷を含むいくつかの関連因子に基づいている．1 つ目は，おそらく最も明白なことであるが，退行性プロセスは“外側から内側へ”繰り返される機械的な外傷に始まる．すなわち，骨衝突の力によって始まり，続いて関節内のより深部の組織に移行する．もしくは，関節軟骨での外傷は，外部（骨）抵抗に抗して関節を動かすことで起こるようなストレス性の関節包内運動に基づくかもしれない[241]．最後に，退行性の病変やそれに続く変形性関節症は，損傷した関節唇が機械的また液体

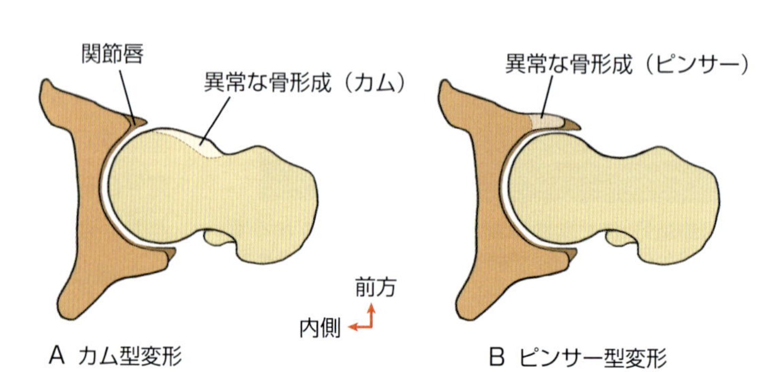

図 12.57　右股関節の（A）カム型変形と（B）ピンサー型変形を上から見た図．

追加的な臨床関連事項

密封をし損ねた結果である場合もある（関連する内容は本章の最初のほうで説明した）[58, 161]．それらの研究により正確には言い切れないが，FAIと退行性関節症のあいだには，3つすべての要因が同時に関係している可能性がある．

FAIは，唇軟骨部の病変および変形性関節症とかなり強い相関関係をもつことから，その生体力学的研究のほとんどが，カム型のインピンジメントのスクリーニング，病態メカニズム，治療に着目してきた．カム型変形の診断には一般的にMRIやX線の画像が用いられており，大腿骨頭の形状を球形からの逸脱度合いによって計測する．逸脱度合いは，X線の前後像上をもとに，**α角**というものを用いて測定されることがある（**図12.58**）[2, 160, 175]．定義はさまざまだが，α角が60°程度もしくはそれ以上の股関節ではカム型変形を有するとされ，一方，α角が80°程度もしくはそれ以上の股関節は，病的なカム変形とされる．後者は，関節唇損傷，続いて変形性関節症へと進行するリスクが統計的に高い[2]．一般人を母集団とするカム型変形の正確な保有率は不確かだが，男性では15〜25%，女性では5〜15%の範囲内であり，それほど珍しいものではないと報告されている[2, 37, 55]．カム型変形を有する全員が，必ず関節唇を損傷するわけではない[46]．FAIや関連する関節唇損傷の診断には，たとえば，疼痛歴や症状を悪化させる活動歴，徒手的な疼痛誘発テスト（股関節過屈曲と内旋を含む場合が多い）のような追加情報と画像診断が必要である[32]．

一般人における特発性カム型変形の原因ははっきりしないが，関連する要因として，過去の外傷や炎症，遺伝，遺残性または部分的な大腿骨頭すべり症（SCFE），または大腿骨近位部の現在または過去の過負荷に対する過剰な骨形成（すなわち，ウォルフの法則に基づく）を含む[208]．過負荷が要因とされるのは，ハイレベルな男性アスリートにおいてカム型変形の頻度が非常に高いことを示す研究結果に基づいている[125, 183, 209]．このエリートクラス並のアスリートたちでは，カム変形の頻度は50〜90%程度と報告されている[1]．通常ではありえない高頻度で出現するこの変形は，骨成熟において重要な時期である思春期に行われた高衝撃の活動に対しての，大腿骨近位部で生じる肥大反応に関係すると推測されている[1, 37]．高負荷の期間は，大腿近位部の成長板閉鎖の生理をも変化させるかもしれない．とはいえ明らかなことは，ハイレベルの男性アスリートは集団として，よりカム型変形になりやすく，またFAIと関節唇損傷をより起こしやすい傾向にある[32, 160]．この活動的なグループは，発育性のカム変形が潜む可能性があるだけではなく，インピンジメントを起こすような極端な反復性運動を行う確率も高い．反復する過剰な圧縮によって，力学的に萎えた関節唇は傷つき，断裂するだろう．治療されずに放置されたままであると，大腿骨頭部および寛骨臼の関節軟骨と軟骨下骨は有害な外傷にさらされることになる．カム型変形の形成を十分に理解するために，より多くの研究が必要である．この一連のプロセスに関するよりいっそうの知識は，骨成熟の重要な時期に，ある特定の高衝撃性のスポーツ活動の強度を調節する指針を保護者や

カム変形を定量化するためのα角

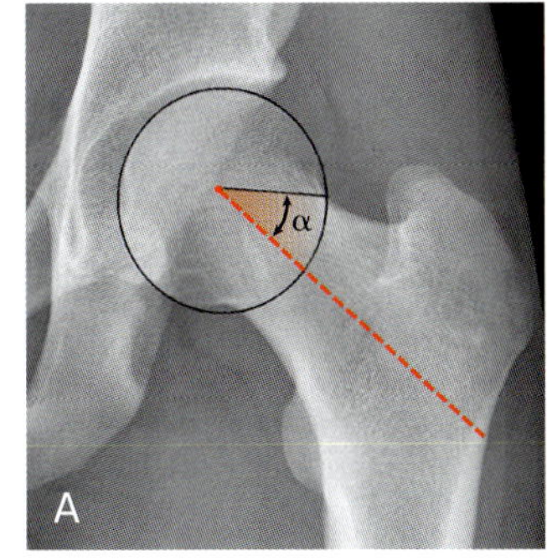

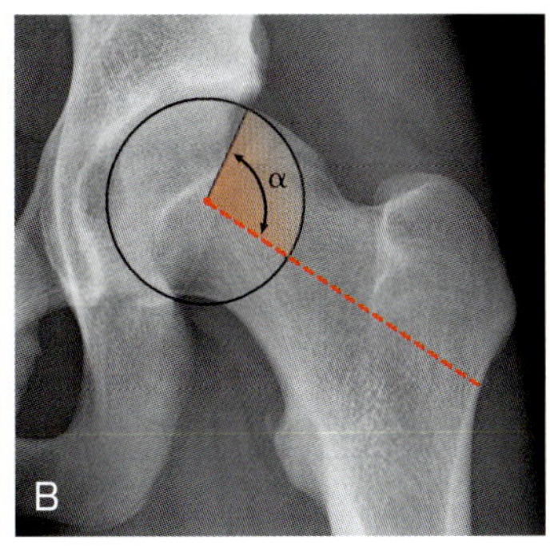

図12.58 アルファー（α）角は，X線前後像でカム変形を測定するために利用される．Aのα角は41°であり，正常範囲内とみなされる．Bのα角は98°と過剰であり，病的なカム変形とみなされる（本文参照）．α角の測定のために，大腿骨頭中心（円の中心）から大腿骨頸部を貫通する線（赤い破線）と大腿骨頭中心から大腿骨骨頭と頸部の接合部が円から逸脱する部位への線を同定し，これらの線がなす角度を求める．（Agricola R, Waarsing JH, Thomas GE, et al: Cam impingement: defining the presence of a cam deformity by the alpha angle: data from the CHECK cohort and Chingford cohort, *Osteoarthr Cartilage* 22[2]: 218-225, 2014 より許可を得て改変）

追加的な臨床関連事項

指導者に提供するだろう[1].

FAI に対する保存的治療には，非ステロイド系抗炎症薬，関節内ステロイド注射，炎症を軽減させる物理療法，股関節と"コア"な体幹筋の筋力強化があり，そして最も重要なことはインピンジメントが起こる運動を修正する方法を指導することである[63]．FAI を有する者は，インピンジメントを最小化するために，ある活動中に自らの動きを無意識に修正している可能性がある[66]．たとえば，対照群に比べ，カム型のインピンジメントがある成人男性群では，背臥位で股関節屈曲（大腿部を胸部に近づける）を行う際に，より大きな骨盤後傾斜を伴う[234]．この骨盤大腿リズムの変化は，大腿骨と寛骨臼のあいだの屈曲を減少させながらも幅広い股関節屈曲運動を起こすことを可能にするであろうし，結果的に前方インピンジメントを最小限に抑えることができるだろう.

FAI の外科的治療では，断裂した関節唇のデブリードマンや修復，損傷軟骨の修復を促進するためのマイクロフラクチャー法の利用，異常に形成された骨を再形成または矯正するための骨形成術の実施などの介入がある[21, 32, 126, 207]（なお，**ウェブサイト版図 12.2** が示す X 線画像は，カム型変形と FAI を有する者に対して行われた大腿骨頸部と骨頭の接続部から過剰な骨を削る関節鏡手術前後のものである）．術後には，理学療法がリハビリテーションの過程において重要な役割を担う[141]. Ee

追加的な臨床関連事項

CLINICAL CONNECTION 12.4
発育性股関節形成不全：しばしば進行する病変

発育性股関節形成不全（developmental dysplasia of the hip: DDH）は，股関節に影響する最も一般的な整形外科疾患の1つであり，出生時または出生後数年以内にしばしば顕在化する[25, 243]．この状態は，おもに股関節を構成する骨の異常な構造的発達と成長（すなわち，異形成症）にかかわる連続性をもった障害である．本来，股関節は出生後そして小児期にわたり発育し続けるため，DDHの確定診断や予後が新生児のあいだに必ず明らかになるとは限らない．新生児の股関節に現れる脱臼，亜脱臼または異常な不安定性は，DDHの可能性を示す．

この問題以外は健康な子どもでは，軽度のDDHに関連する多くの症状はほとんどまたはまったく治療をせずに解決する[242]．残念ながら，小児期の症状が将来的に解決するのかしないのかを，早い段階で予測することはとても困難である．それらの症状が持続または悪化する子どもでは，思春期にわたって持続する臨床像に進行していく可能性がある．顕著なDDH症例に適切な治療がなされなければ，若年成人期のうちに恒久的な身体障害をもたらしうる．理想的には，DDHは身体検査，または必要であれば超音波装置のような画像技術を用いて誕生時に診断される[44]．もし最初の診断で見逃されると，この状態は原因不明の股関節痛や異常歩行という形になって，小児期，思春期，もしくは成人期になってから遅れて顕在化するだろう．

明確に示されたDDHの基本的かつ一貫した特徴は，異常に形成され，不完全に連結された股関節である．初期病変は，通常は寛骨臼側から起こる[243]．不完全な状態で発育した寛骨臼は，短くて浅い“屋根”となって大腿骨頭を被覆し，大骨骨頭との自然な適合関係を妨げる[25, 231, 243]．真に安定した関節が形成されなかった場合，大腿骨近位部は正常に発育するために必要な主要な刺激を失い，しばしばわずかに平坦化した大腿骨頭，過前捻，または内反股もしくは外反股をきたす．

DDHのはっきりとした原因は十分わかっていない，もしくは広く合意を得られていないが，病状を進行させるリスク要因として家族歴，骨盤位分娩，女性であることがあげられている[44, 51]．ヒトにおけるDDHの全般的な傾向は，股関節における胎児期発育の自然経過に間接的に関係している可能性がある．12週齢のヒト胎児において，発育中の大腿骨頭は，同じく発育中の寛骨臼内に完全に被覆され保持されている．この被覆率は出生時までに自然に減少するが，出生後の正常な発育によってまた徐々に増加しはじめる[187]．そのため，出産前後に相当する周産期の股関節は不安定性を潜在的に有しており，それは浅くて比較的平坦な寛骨臼と部分的に露出した大腿骨頭からなり，ともにおもに柔らかい軟骨によって構成される．その後の股関節の正常な成長や発達は，しっかりと関節の中央に位置する大腿骨頭によって作られる接触力に多大な影響を受ける．この接触は，大腿骨骨頭の球形に適応するように順応性のある寛骨臼の凹面を（またはその逆も）形作ることに役立ち，最終的に正常で安定した関節の形成に役立つ．

発育上，高い可塑性と脆弱性をもった周産期に股関節で受ける異常な力や接触パターンは，股関節の最終形態に直接的に影響を与える．続いて一生涯の初期段階に，変形力となる可能性があるいくつかの原因について説明する．

過剰な関節の緩み

股関節の関節包や靱帯の過度な緩みは関節面どうしの剪断力を増大させる．過度な緩みがある場合，不安定な股関節に並進運動や“遊び”が現れ，脱臼や亜脱臼のリスクが増大する原因となる．異常な股関節のアライメントまたは脱臼は，その成長や発育を導くために不可欠で正常な力学的刺激を欠く．

子どもの結合組織で増大した弛緩性は，遺伝的素因に関係している場合がある．この弛緩性の増大は，出産に際して，母体の骨盤を緩めるために放出される母体ホルモンであるリラキシンに対する過剰反応の可能性もある．女性はリラキシンの影響を受けやすいため，女児ではDDHの発生率がより高いことをある程度説明するかもしれない[44]．

異常な子宮内姿勢

子宮内での胎児の異常姿勢が発育中の股関節に異常な力を与える可能性がある．この関係性は，骨盤位分娩，とくに両膝関節の伸展を伴った出生においてDDH発生が高頻度であるという事実に基づいている．理論上，膝関節伸展位はハムストリングスの緊張を増大させるため，発育中の股関節に対してより大きな力を及ぼすことになる[25]．

追加的な臨床関連事項

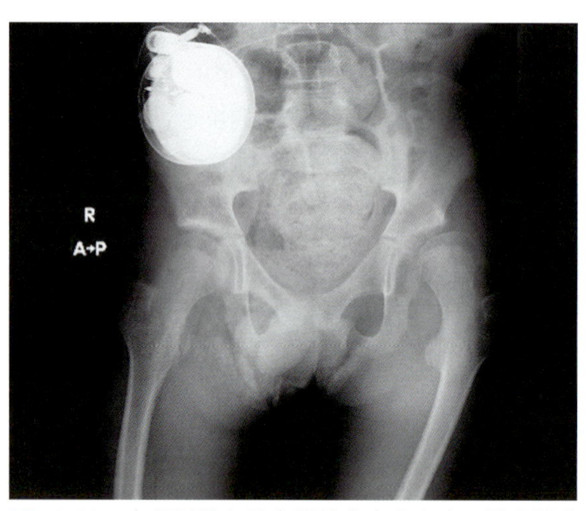

図 12.59　歩行困難な重度脳性麻痺を有する思春期女子，左股関節異形成症と亜脱臼を呈する骨盤 X 線画像.（Jeffrey P. Schwab, MD, Department of Orthopaedic Surgery, Medical College of Wisconsin の厚意による）

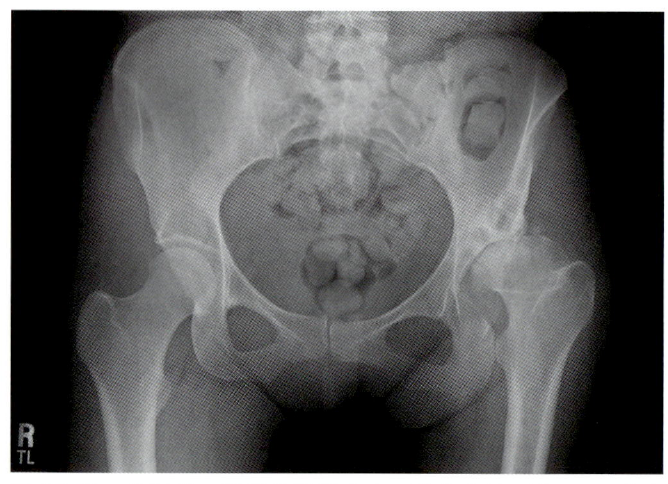

図 12.60　幼児期の股関節異形成症の残存変性がある 38 歳女性，左側に二次性の退行性股関節症を呈する骨盤 X 線画像．寛骨臼の不十分な被覆と合わせて，外側に変位し扁平化した大腿骨頭に注目されたい．右の股関節は正常で，無症状である．（Michael O'Brien, MD, Wisconsin Radiology Specialists, Milwaukee, Wisconsin の厚意による）

第一子は DDH のリスクがより高いことが報告されており，おそらくまだ十分に伸張されていない母体の子宮から胎児に大きな力が加わるのだろう[25]．さらに，DDH を有する子どもは，斜頸の発生率が若干高く（第 10 章参照），異常な出生前姿勢に関連しているとも考えられる[243]．

出生後の姿勢

出生後の姿勢も小児の股関節の構造的発育にいくらか影響を与える可能性がある．これらの関係性に関するいくつかの根拠は，子どもに布を巻いて育てる伝統的文化のなかで確認されており，この場合，股関節は伸展および内転位で比較的不動状態が保持される[25, 80]．このような姿勢を長い期間行うことで，"胎位" として本来は屈曲している股関節に異常な応力を生む可能性がある[235]．

異常な神経筋発達

神経筋疾患を有する子どもは，DDH 発生率が通常よりも高い．この関連性は，脳性麻痺児を例にあげるならば，異常な筋緊張，残存する原始反射，および正常な体重負荷活動の欠如によって説明できる．図 12.59 は重度な脳性麻痺を有する思春期女子の明らかな股関節形成不全を示している．

未治療 DDH の重症例または放置例では，成長過程の子どもに重大な機能的問題（とくに歩行関連）を生む可能性がある[243]．股関節が不安定な場合，大腿骨頭は寛骨臼から上方かつ後外側に "ずれる"．脱臼または亜脱臼した関節は，筋作用（とくに中殿筋）に不安定な支点を与える．歩行立脚中期の骨盤の安定性が失われると，特徴的に代償されたトレンデレンブルグ歩行パターンが生じる．さらに，重度または放置された DDH 例では，不十分に形成された，あるいは長期化した脱臼股関節が，脊柱側彎や過前彎の要因となる異常な力と構造的異常または代償を作り出す可能性がある[25]．

DDH に対する特異的な治療は，患者の年齢や機能的制約，病気の経過による．非常に幼い子どもの場合，大腿骨頭を寛骨臼内により直接的に "収納" させるために，パブリック帯（リーメンビューゲル）を用いて股関節を屈曲外転位に保持する方法がよく用いられる[10, 44, 157, 243]．時間経過とともに，この肢位はより正常に形成される寛骨臼の構造を刺激する．正確かつ適切なタイミングでパブリック帯が使用された場合，成功率は 85～90 % に達すると報告されている[10, 80]．

追加的な臨床関連事項

骨盤と（または）股関節近位部の外科的な再配置は，荷重に対する安定性の改善と表面積の増大が求められるだろう[244]．外科的治療と非外科的治療の双方の根本的な目的は，安定した関節運動を再建し，関節の最適な成長や発達を促進することである．DDH は，あとになって発症する早期変形性股関節症を誘発する原因であり[87, 154, 243]（図 12.60），しばしば人工股関節全置換術が必要になる[231]．

文　献

1. Agricola R, Heijboer MP, Ginai AZ, et al: A cam deformity is gradually acquired during skeletal maturation in adolescent and young male soccer players: a prospective study with minimum 2-year follow-up. *Am J Sports Med* 42(4):798–806, 2014.
2. Agricola R, Waarsing JH, Thomas GE, et al: Cam impingement: defining the presence of a cam deformity by the alpha angle: data from the CHECK cohort and Chingford cohort. *Osteoarthritis Cartilage* 22(2):218–225, 2014.
3. Akiyama K, Sakai T, Koyanagi J, et al: In vivo hip joint contact distribution and bony impingement in normal and dysplastic human hips. *J Orthop Res* 31(10):1611–1619, 2013.
4. Allet L, Kim H, Ashton-Miller J, et al: Frontal plane hip and ankle sensorimotor function, not age, predicts unipedal stance time. *Muscle Nerve* 45(4):578–585, 2012.
5. Almekinders LC, Weinhold PS, Maffulli N: Compression etiology in tendinopathy. *Clin Sports Med* 22:703–710, 2003.
6. Alpaugh K, Chilelli BJ, Xu S, et al: Outcomes after primary open or endoscopic abductor tendon repair in the hip: a systematic review of the literature [Review]. *Arthroscopy* 31(3):530–540, 2015.
7. Altman R, Alarcón G, Appelrouth D, et al: The American College of Rheumatology criteria for the classification and reporting of osteoarthritis of the hip. *Arthritis Rheum* 34:505–514, 1991.
8. Anda S, Svenningsen S, Dale LG, et al: The acetabular sector angle of the adult hip determined by computed tomography. *Acta Radiol Diagn (Stockh)* 27:443–447, 1986.
9. Anderson DE, Madigan ML: Healthy older adults have insufficient hip range of motion and plantar flexor strength to walk like healthy young adults. *J Biomech* 47(5):1104–1109, 2014.
10. Ardila OJ, Divo EA, Moslehy FA, et al: Mechanics of hip dysplasia reductions in infants using the Pavlik harness: a physics-based computational model. *J Biomech* 46(9):1501–1507, 2013.
11. Arnold AS, Anderson FC, Pandy MG, et al: Muscular contributions to hip and knee extension during the single limb stance phase of normal gait: a framework for investigating the causes of crouch gait. *J Biomech* 38:2181–2189, 2005.
12. Arnold AS, Asakawa DJ, Delp SL: Do the hamstrings and adductors contribute to excessive internal rotation of the hip in persons with cerebral palsy? *Gait Posture* 11:181–190, 2000.
13. Arnold AS, Delp SL: Rotational moment arms of the medial hamstrings and adductors vary with femoral geometry and limb position: implications for the treatment of internally rotated gait. *J Biomech* 34:437–447, 2001.
14. Arnold AS, Komattu AV, Delp SL: Internal rotation gait: a compensatory mechanism to restore abduction capacity decreased by bone deformity. *Dev Med Child Neurol* 39:40–44, 1997.
15. Arokoski MH, Arokoski JP, Haara M, et al: Hip muscle strength and muscle cross sectional area in men with and without hip osteoarthritis. *J Rheumatol* 29:2187–2195, 2002.
16. Babst D, Steppacher SD, Ganz R, et al: The iliocapsularis muscle: an important stabilizer in the dysplastic hip. *Clin Orthop Relat Res* 469(6):1728–1734, 2011.
17. Bagwell JJ, Fukuda TY, Powers CM: Sagittal plane pelvis motion influences transverse plane motion of the femur: kinematic coupling at the hip joint. *Gait Posture* 43:120–124, 2016.
18. Baldon RM, Furlan L, Serrao FV: Influence of the hip flexion angle on isokinetic hip rotator torque and acceleration time of the hip rotator muscles. *J Appl Biomech* 29(5):593–599, 2013.
19. Bardakos NV, Villar RN: The ligamentum teres of the adult hip. *J Bone Joint Surg Br* 91(1):8–15, 2009.
20. Barker PJ, Hapuarachchi KS, Ross JA, et al: Anatomy and biomechanics of gluteus maximus and the thoracolumbar fascia at the sacroiliac joint. *Clin Anat* 27(2):234–240, 2014.
21. Bedi A, Dolan M, Hetsroni I, et al: Surgical treatment of femoroacetabular impingement improves hip kinematics: a computer-assisted model. *Am J Sports Med* 39:Suppl-9S, 2011.
22. Bergmann G, Graichen F, Rohlmann A, et al: Hip joint forces during load carrying. *Clin Orthop Relat Res* 335:190–201, 1997.
23. Birnbaum K, Prescher A, Hessler S, et al: The sensory innervation of the hip joint—an anatomical study. *Surg Radiol Anat* 19(6):371–375, 1997.
24. Bittencourt NF, Ocarino JM, Mendonca LD, et al: Foot and hip contributions to high frontal plane knee projection angle in athletes: a classification and regression tree approach. *J Orthop Sports Phys Ther* 42(12):996–1004, 2012.
25. Blatt SH: To swaddle, or not to swaddle? Paleoepidemiology of developmental dysplasia of the hip and the swaddling dilemma among the indigenous populations of North America. *Am J Hum Biol* 27(1):116–128, 2015.
26. Blemker SS, Delp SL: Three-dimensional representation of complex muscle architectures and geometries. *Ann Biomed Eng* 33:661–673, 2005.
27. Blomberg JR, Zellner BS, Keene JS: Cross-sectional analysis of iliopsoas muscle-tendon units at the sites of arthroscopic tenotomies: an anatomic study. *Am J Sports Med* 39:Suppl-63S, 2011.
28. Bloom N, Cornbleet SL: Hip rotator strength in healthy young adults measured in hip flexion and extension by using a hand-held dynamometer. *PM R* 6(12):1137–1142, 2014.
29. Bobroff ED, Chambers HG, Sartoris DJ, et al: Femoral anteversion and neck-shaft angle in children with cerebral palsy. *Clin Orthop Relat Res* 364:194–204, 1999.
30. Bordini B, Stea S, De CM, et al: Factors affecting aseptic loosening of 4750 total hip arthroplasties: multivariate survival analysis. *BMC Musculoskelet Disord* 8:69, 2007.
31. Brophy RH, Backus S, Kraszewski AP, et al: Differences between sexes in lower extremity alignment and muscle activation during soccer kick. *J Bone Joint Surg Am* 92(11):2050–2058, 2010.
32. Byrd JW: Femoroacetabular impingement in athletes: current concepts. *Am J Sports Med* 42(3):737–751, 2014.
33. Cadet ER, Chan AK, Vorys GC, et al: Investigation of the preservation of the fluid seal effect in the repaired, partially resected, and reconstructed acetabular labrum in a cadaveric hip model. *Am J Sports Med* 40(10):2218–2223, 2012.
34. Cahalan TD, Johnson ME, Liu S, et al: Quantitative measurements of hip strength in different age groups. *Clin Orthop Relat Res* 246:136–145, 1989.
35. Carey TS, Crompton RH: The metabolic costs of "bent-hip, bent-knee" walking in humans. *J Hum Evol* 48:25–44, 2005.
36. Carriero A, Zavatsky A, Stebbins J, et al: Influence of altered gait patterns on the hip joint contact forces. *Comput Methods Biomech Biomed Engin* 17(4):352–359, 2014.
37. Carsen S, Moroz PJ, Rakhra K, et al: The Otto Aufranc Award. On the etiology of the cam deformity: a cross-sectional pediatric MRI study. *Clin Orthop Relat Res* 472(2):430–436, 2014.
38. Carty CP, Walsh HP, Gillett JG, et al: The effect of femoral derotation osteotomy on transverse plane hip and pelvic kinematics in children with cerebral palsy: a systematic review and meta-analysis [Review]. *Gait Posture* 40(3):333–340, 2014.
39. Cash DJ, Khanduja V: The case for ceramic-on-polyethylene as the preferred bearing for a young adult hip replacement [Review]. *Hip Int* 24(5):421–427, 2014.
40. Castano-Betancourt MC, Van Meurs JB, Bierma-Zeinstra S, et al: The contribution of hip geometry to the prediction of hip osteoarthritis. *Osteoarthritis Cartilage* 21(10):1530–1536, 2013.
41. Chandrasekaran S, Gui C, Hutchinson MR, et al: Outcomes of endoscopic gluteus medius repair: study of thirty-four patients with minimum two-year follow-up. *J Bone Joint Surg Am* 97(16):1340–1347, 2015.
42. Charbonnier C, Kolo FC, Duthon VB, et al: Assessment of congruence and impingement of the hip joint in professional ballet dancers: a motion capture study. *Am J Sports Med* 39(3):557–566, 2011.
43. Clark JM, Haynor DR: Anatomy of the abductor muscles of the hip as studied by computed tomography. *J Bone Joint Surg Am* 69:1021–1031, 1987.
44. Clarke NM: Developmental dysplasia of the hip: diagnosis and management to 18 months. *Instr Course Lect* 63:307–311, 2014.
45. Congdon R, Bohannon R, Tiberio D: Intrinsic and imposed hamstring length influence posterior pelvic rotation during hip flexion. *Clin Biomech (Bristol, Avon)* 20:947–951, 2005.
46. Contreras ME, Dani WS, Endges WK, et al: Arthroscopic treatment of the snapping iliopsoas tendon through the central compartment of the hip: a pilot study. *J Bone Joint Surg Br* 92(6):777–780, 2010.
47. Correa TA, Crossley KM, Kim HJ, et al: Contributions of individual muscles to hip joint contact force in normal walking. *J Biomech* 43(8):1618–1622, 2010.
48. Crock HV: An atlas of the arterial supply of the head and neck of the femur in man. *Clin Orthop Relat Res* 152:17–27, 1980.
49. Dalstra M, Huiskes R: Load transfer across the pelvic bone. *J Biomech* 28:715–724, 1995.
50. Davies JF, Stiehl JB, Davies JA, et al: Surgical treatment of hip abductor tendon tears. *J Bone Joint Surg Am* 95(15):1420–1425, 2013.
51. de Hundt M, Vlemmix F, Bais JM, et al: Risk

factors for developmental dysplasia of the hip: a meta-analysis [Review]. *Eur J Obstet Gynecol Reprod Biol* 165(1):8–17, 2012.
52. Delp SL, Hess WE, Hungerford DS, et al: Variation of rotation moment arms with hip flexion. *J Biomech* 32:493–501, 1999.
53. de SA D, Phillips M, Philippon MJ, et al: Ligamentum teres injuries of the hip: a systematic review examining surgical indications, treatment options, and outcomes [Review]. *Arthroscopy* 30(12):1634–1641, 2014.
54. de Steiger RN, Lorimer M, Solomon M: What is the learning curve for the anterior approach for total hip arthroplasty? *Clin Orthop Relat Res* 473(12):3860–3866, 2015.
55. Dickerson E, Wall PDH, Robinson R, et al: Prevalence of cam hip shape morphology: a systematic review. *Osteoarthritis Cartilage* 24(6):949–961, 2016. doi: 10.1016/j.joca.2015.12.020. [Epub 2016 Jan 8].
56. Dostal WF, Andrews JG: A three-dimensional biomechanical model of hip musculature. *J Biomech* 14:803–812, 1981.
57. Dostal WF, Soderberg GL, Andrews JG: Actions of hip muscles. *Phys Ther* 66:351–361, 1986.
58. Dwyer MK, Jones HL, Hogan MG, et al: The acetabular labrum regulates fluid circulation of the hip joint during functional activities. *Am J Sports Med* 42(4):812–819, 2014.
59. Eckstein F, von Eisenhart-Rothe R, Landgraf J, et al: Quantitative analysis of incongruity, contact areas and cartilage thickness in the human hip joint. *Acta Anat (Basel)* 158:192–204, 1997.
60. Edelson G: The development of humeral head retroversion. J Shoulder Elbow Surg 9(4):316–318, 2000.
61. Ejnisman L, Philippon MJ, Lertwanich P, et al: Relationship between femoral anteversion and findings in hips with femoroacetabular impingement. *Orthopedics* 36(3):e293–e300, 2013.
62. El Bitar YF, Stake CE, Dunne KF, et al: Arthroscopic iliopsoas fractional lengthening for internal snapping of the hip: clinical outcomes with a minimum 2-year follow-up. *Am J Sports Med* 42(7):1696–1703, 2014.
63. Enseki KR, Martin RL, Draovitch P, et al: The hip joint: arthroscopic procedures and postoperative rehabilitation. *J Orthop Sports Phys Ther* 36:516–525, 2006.
64. Escalante A, Lichtenstein MJ, Dhanda R, et al: Determinants of hip and knee flexion range: results from the San Antonio Longitudinal Study of Aging. *Arthritis Care Res* 12:8–18, 1999.
65. Esola MA, McClure PW, Fitzgerald GK, et al: Analysis of lumbar spine and hip motion during forward bending in subjects with and without a history of low back pain. *Spine* 21:71–78, 1996.
66. Fabry G, MacEwen GD, Shands AR, Jr: Torsion of the femur. A follow-up study in normal and abnormal conditions. *J Bone Joint Surg Am* 55:1726–1738, 1973.
67. Fearon A, Stephens S, Cook J, et al: The relationship of femoral neck shaft angle and adiposity to greater trochanteric pain syndrome in women. A case control morphology and anthropometric study. *Br J Sports Med* 46:888–892, 2012.
68. Fearon AM, Scarvell JM, Cook JL, et al: Does ultrasound correlate with surgical or histologic findings in greater trochanteric pain syndrome? *A pilot study. Clin Orthop Relat Res* 468:1838–1844, 2010.
69. Field RE, Rajakulendran K: The labro-acetabular complex [Review]. *J Bone Joint Surg Am* 93:Suppl-7, 2011.
70. Fischer FJ, Houtz SJ: Evaluation of the function of the gluteus maximus muscle. An electromyographic study. *Am J Phys Med* 47:182–191, 1968.
71. Fitzgerald MP, Anderson RU, Potts J, et al: Randomized multicenter feasibility trial of myofascial physical therapy for the treatment of urological chronic pelvic pain syndromes. *J Urol* 182(2):570–580, 2009.
72. Flack NA, Nicholson HD, Woodley SJ: The anatomy of the hip abductor muscles. *Clin Anat* 27(2):241–253, 2014.
73. Foster AD, Raichlen DA, Pontzer H: Muscle force production during bent-knee, bent-hip walking in humans. *J Hum Evol* 65(3):294–302, 2013.
74. Freeman S, Mascia A, McGill S: Arthrogenic neuromusculature inhibition: a foundational investigation of existence in the hip joint. *Clin Biomech (Bristol, Avon)* 28(2):171–177, 2013.
75. Ganz R, Parvizi J, Beck M, et al: Femoroacetabular impingement: a cause for osteoarthritis of the hip. *Clin Orthop Relat Res* 417:112–120, 2003.
76. Gardner E: The innervation of the hip joint. *Anat Rec* 101(3):353–371, 1948.
77. Genda E, Iwasaki N, Li G, et al: Normal hip joint contact pressure distribution in single-leg standing—effect of gender and anatomic parameters. *J Biomech* 34:895–905, 2001.
78. Giphart JE, Stull JD, LaPrade RF, et al: Recruitment and activity of the pectineus and piriformis muscles during hip rehabilitation exercises: an electromyography study. *Am J Sports Med* 40(7):1654–1663, 2012.
79. Gottschall JS, Okita N, Sheehan RC: Muscle activity patterns of the tensor fascia latae and adductor longus for ramp and stair walking. *J Electromyogr Kinesiol* 22(1):67–73, 2012.
80. Graham SM, Manara J, Chokotho L, et al: Back-carrying infants to prevent developmental hip dysplasia and its sequelae: is a new public health initiative needed? *J Pediatr Orthop* 35(1):57–61, 2015.
81. Grimaldi A, Fearon A: Gluteal tendinopathy: integrating pathomechanics and clinical features in its management. *J Orthop Sports Phys Ther* 45:910–922, 2015.
82. Gulledge BM, Marcellin-Little DJ, Levine D, et al: Comparison of two stretching methods and optimization of stretching protocol for the piriformis muscle. *Med Eng Phys* 36(2):212–218, 2014.
83. Haefeli PC, Steppacher SD, Babst D, et al: An increased iliocapsularis-to-rectus-femoris ratio is suggestive for instability in borderline hips. *Clin Orthop Relat Res* 473(12):3725–3734, 2015.
84. Halbertsma JP, Göeken LN, Hof AL, et al: Extensibility and stiffness of the hamstrings in patients with nonspecific low back pain. *Arch Phys Med Rehabil* 82:232–238, 2001.
85. Hardcastle P, Nade S: The significance of the Trendelenburg test. *J Bone Joint Surg Br* 67:741–746, 1985.
86. Harris MD, Anderson AE, Henak CR, et al: Finite element prediction of cartilage contact stresses in normal human hips. *J Orthop Res* 30(7):1133–1139, 2012.
87. Harris-Hayes M, Royer NK: Relationship of acetabular dysplasia and femoroacetabular impingement to hip osteoarthritis: a focused review [Review]. *PM R* 3(11):1055–1067, 2011.
88. Hartig DE, Henderson JM: Increasing hamstring flexibility decreases lower extremity overuse injuries in military basic trainees. *Am J Sports Med* 27:173–176, 1999.
89. Hartig-Andreasen C, Soballe K, Troelsen A: The role of the acetabular labrum in hip dysplasia. *Acta Orthop* 84(1):60–64, 2013.
90. Heller MO, Bergmann G, Deuretzbacher G, et al: Influence of femoral anteversion on proximal femoral loading: measurement and simulation in four patients. *Clin Biomech (Bristol, Avon)* 16:644–649, 2001.
91. Henderson ER, Marulanda GA, Cheong D, et al: Hip abductor moment arm—a mathematical analysis for proximal femoral replacement. *J Orthop Surg* 6:6, 2011.
92. Hewitt JD, Glisson RR, Guilak F, et al: The mechanical properties of the human hip capsule ligaments. *J Arthroplasty* 17:82–89, 2002.
93. Hicks JL, Schwartz MH, Arnold AS, et al: Crouched postures reduce the capacity of muscles to extend the hip and knee during the single-limb stance phase of gait. *J Biomech* 41:960–967, 2008.
94. Hidaka E, Aoki M, Izumi T, et al: Ligament strain on the iliofemoral, pubofemoral, and ischiofemoral ligaments in cadaver specimens: biomechanical measurement and anatomical observation. *Clin Anat* 27(7):1068–1075, 2014.
95. Higgins BT, Barlow DR, Heagerty NE, et al: Anterior vs. posterior approach for total hip arthroplasty, a systematic review and meta-analysis. *J Arthroplasty* 30(3):419–434, 2015.
96. Hilliard MJ, Martinez KM, Janssen I, et al: Lateral balance factors predict future falls in community-living older adults. *Arch Phys Med Rehabil* 89(9):1708–1713, 2008.
97. Hoaglund FT, Steinbach LS: Primary osteoarthritis of the hip: etiology and epidemiology. *J Am Acad Orthop Surg* 9:320–327, 2001.
98. Hodges PW, McLean L, Hodder J: Insight into the function of the obturator internus muscle in humans: observations with development and validation of an electromyography recording technique. *J Electromyogr Kinesiol* 24(4):489–496, 2014.
99. Hodges PW, Richardson CA: Contraction of the abdominal muscles associated with movement of the lower limb. *Phys Ther* 77:132–142, 1997.
100. Hoeksma HL, Dekker J, Ronday HK, et al: Comparison of manual therapy and exercise therapy in osteoarthritis of the hip: a randomized clinical trial. *Arthritis Rheum* 51:722–729, 2004.
101. Hoffmann A, Pfirrmann CW: The hip abductors at MR imaging. *Eur J Radiol* 81(12):3755–3762, 2012.
102. Hogertvost T, Bouma H, de Boer SF, et al: Human hip impingement morphology: an evolutionary explanation. *J Bone Joint Surg Br* 93B:769–776, 2011.
103. Hoy MG, Zajac FE, Gordon ME: A musculoskeletal model of the human lower extremity: the effect of muscle, tendon, and moment arm on the moment-angle relationship of musculotendon actuators at the hip, knee, and ankle. *J Biomech* 23:157–169, 1990.
104. Hu H, Meijer OG, van Dieen JH, et al: Is the psoas a hip flexor in the active straight leg raise? *Eur Spine J* 20(5):759–765, 2011.
105. Inman VT: Functional aspects of the abductor muscles of the hip. *J Bone Joint Surg Am* 29:607–619, 1947.
106. Inman VT, Saunders JB: Referred pain from skeletal structures. *J Nerv Ment Dis* 99:660–667, 1944.
107. Johnston RC, Smidt GL: Hip motion measurements for selected activities of daily living. *Clin Orthop Relat Res* 72:205–215,

1970.
108. Jorge JP, Simoes FM, Pires EB, et al: Finite element simulations of a hip joint with femoroacetabular impingement. Comput Methods *Biomech Biomed Engin* 17(11):1275–1284, 2014.
109. Kaila-Kangas L, Arokoski J, Impivaara O, et al: Associations of hip osteoarthritis with history of recurrent exposure to manual handling of loads over 20 kg and work participation: a population-based study of men and women. *Occup Environ Med* 68(10):734–738, 2011.
110. Kainz H, Carty CP, Modenese L, et al: Estimation of the hip joint centre in human motion analysis: a systematic review [Review]. *Clin Biomech (Bristol, Avon)* 30(4):319–329, 2015.
111. Kapron AL, Aoki SK, Peters CL, et al: In-vivo hip arthrokinematics during supine clinical exams: application to the study of femoroacetabular impingement. *J Biomech* 48(11):2879–2886, 2015.
112. Kelly BT, Shapiro GS, Digiovanni CW, et al: Vascularity of the hip labrum: a cadaveric investigation. *Arthroscopy* 21(1):3–11, 2005.
113. Kendall FP, McCreary AK, Provance PG: *Muscles: testing and function*, ed 4, Baltimore, 1993, Williams & Wilkins.
114. Keurentjes JC, Pijls BG, Van Tol FR, et al: Which implant should we use for primary total hip replacement? A systematic review and meta-analysis [Review]. *J Bone Joint Surg Am* 96:Suppl-97, 2014.
115. Khayambashi K, Mohammadkhani Z, Ghaznavi K, et al: The effects of isolated hip abductor and external rotator muscle strengthening on pain, health status, and hip strength in females with patellofemoral pain: a randomized controlled trial. *J Orthop Sports Phys Ther* 42(1):22–29, 2012.
116. Kim WY, Hutchinson CE, Andrew JG, et al: The relationship between acetabular retroversion and osteoarthritis of the hip. *J Bone Joint Surg Br* 88:727–729, 2006.
117. Kim YT, Azuma H: The nerve endings of the acetabular labrum. *Clin Orthop Relat Res* 320:176–181, 1995.
118. Kinov P, Leithner A, Radl R, et al: Role of free radicals in aseptic loosening of hip arthroplasty. *J Orthop Res* 24:55–62, 2006.
119. Kivlan BR, Richard CF, Martin RL, et al: Function of the ligamentum teres during multi-planar movement of the hip joint. *Knee Surg Sports Traumatol Arthrosc* 21(7):1664–1668, 2013.
120. Kulig K, Harper-Hanigan K, Souza RB, et al: Measurement of femoral torsion by ultrasound and magnetic resonance imaging: concurrent validity. *Phys Ther* 90(11):1641–1648, 2010.
121. Kurrat HJ, Oberlander W: The thickness of the cartilage in the hip joint. *J Anat* 126:145–155, 1978.
122. Laborie LB, Lehmann TG, Engesaeter IO, et al: Is a positive femoroacetabular impingement test a common finding in healthy young adults? *Clin Orthop Relat Res* 471(7):2267–2277, 2013.
123. Larkin B, van Holsbeeck M, Koueiter D, et al: What is the impingement-free range of motion of the asymptomatic hip in young adult males? *Clin Orthop Relat Res* 473(4):1284–1288, 2015.
124. Larson CM, Moreau-Gaudry A, Kelly BT, et al: Are normal hips being labeled as pathologic? A CT-based method for defining normal acetabular coverage. *Clin Orthop Relat Res* 473(4):1247–1254, 2015.
125. Larson CM, Sikka RS, Sardelli MC, et al: Increasing alpha angle is predictive of athletic-related "hip" and "groin" pain in collegiate National Football League prospects. *Arthroscopy* 29(3):405–410, 2013.
126. Lavigne M, Parvizi J, Beck M, et al: Anterior femoroacetabular impingement: part I. Techniques of joint preserving surgery. *Clin Orthop Relat Res* 418:61–66, 2004.
127. Lee SP, Powers CM: Individuals with diminished hip abductor muscle strength exhibit altered ankle biomechanics and neuromuscular activation during unipedal balance tasks [Erratum appears in Gait Posture 40(1):278, 2014]. *Gait Posture* 39(3):933–938, 2014.
128. Lee SP, Souza RB, Powers CM: The influence of hip abductor muscle performance on dynamic postural stability in females with patellofemoral pain. *Gait Posture* 36(3):425–429, 2012.
129. Lengsfeld M, Pressel T, Stammberger U: Lengths and lever arms of hip joint muscles: geometrical analyses using a human multibody model. *Gait Posture* 6:18–26, 1997.
130. Leunig M, Beck M, Stauffer E, et al: Free nerve endings in the ligamentum capitis femoris. *Acta Orthop Scand* 71(5):452–454, 2000.
131. Leunig M, Beck M, Woo A, et al: Acetabular rim degeneration: a constant finding in the aged hip. *Clin Orthop Relat Res* 413:201–207, 2003.
132. Leunig M, Juni P, Werlen S, et al: Prevalence of cam and pincer-type deformities on hip MRI in an asymptomatic young Swiss female population: a cross-sectional study. *Osteoarthritis Cartilage* 21(4):544–550, 2013.
133. Lievense AM, Bierma-Zeinstra SM, Verhagen AP, et al: Influence of sporting activities on the development of osteoarthritis of the hip: a systematic review. *Arthritis Rheum* 49:228–236, 2003.
134. Lindsay DM, Maitland ME, Lowe RC: Comparison of isokinetic internal and external hip rotation torques using different testing positions. *J Orthop Sports Phys Ther* 16:43–50, 1992.
135. Loder RT, Aronsson DD, Weinstein SL, et al: Slipped capital femoral epiphysis. *Instr Course Lect* 57:473–498, 2008.
136. Löhe F, Eckstein F, Sauer T, et al: Structure, strain and function of the transverse acetabular ligament. *Acta Anat (Basel)* 157:315–323, 1996.
137. Lohmander LS: Articular cartilage and osteoarthrosis. The role of molecular markers to monitor breakdown, repair and disease. *J Anat* 184:477–492, 1994.
138. Long SS, Surrey DE, Nazarian LN: Sonography of greater trochanteric pain syndrome and the rarity of primary bursitis. *AJR Am J Roentgenol* 201(5):1083–1086, 2013.
139. Loubert PV, Zipple JT, Klobucher MJ, et al: In vivo ultrasound measurement of posterior femoral glide during hip joint mobilization in healthy college students. *J Orthop Sports Phys Ther* 43(8):534–541, 2013.
140. MacDonald CW, Whitman JM, Cleland JA, et al: Clinical outcomes following manual physical therapy and exercise for hip osteoarthritis: a case series. *J Orthop Sports Phys Ther* 36:588–599, 2006.
141. Malloy P, Malloy M, Draovitch P: Guidelines and pitfalls for the rehabilitation following hip arthroscopy. *Curr Rev Musculoskelet Med* 6:235–241, 2013.
142. Mansour JM, Pereira JM: Quantitative functional anatomy of the lower limb with application to human gait. *J Biomech* 20:51–58, 1987.
143. Maradit KH, Larson DR, Crowson CS, et al: Prevalence of total hip and knee replacement in the United States. *J Bone Joint Surg Am* 97(17):1386–1397, 2015.
144. Markhede G, Stener B: Function after removal of various hip and thigh muscles for extirpation of tumors. *Acta Orthop Scand* 52:373–395, 1981.
145. Marquez Arabia WH, Gomez-Hoyos J, Llano Serna JF, et al: Regrowth of the psoas tendon after arthroscopic tenotomy: a magnetic resonance imaging study. *Arthroscopy* 29(8):1308–1313, 2013.
146. Martin HD, Hatem MA, Kivlan BR, et al: Function of the ligamentum teres in limiting hip rotation: a cadaveric study. *Arthroscopy* 30(9):1085–1091, 2014.
147. Martin HD, Savage A, Braly BA, et al: The function of the hip capsular ligaments: a quantitative report. *Arthroscopy* 24:188–195, 2008.
148. Martin RL, Enseki KR, Draovitch P, et al: Acetabular labral tears of the hip: examination and diagnostic challenges. *J Orthop Sports Phys Ther* 36:503–515, 2006.
149. Mavcic B, Pompe B, Antolic V, et al: Mathematical estimation of stress distribution in normal and dysplastic human hips. *J Orthop Res* 20:1025–1030, 2002.
150. McCarthy J, Noble P, Aluisio FV, et al: Anatomy, pathologic features, and treatment of acetabular labral tears. *Clin Orthop Relat Res* 406:38–47, 2003.
151. McCarthy JC, Noble PC, Schuck MR, et al: The Otto E. Aufranc Award: the role of labral lesions to development of early degenerative hip disease. *Clin Orthop Relat Res* 393:25–37, 2001.
152. Mehmood S, Jinnah RH, Pandit H: Review on ceramic-on-ceramic total hip arthroplasty. *J Surg Orthop Adv* 17:45–50, 2008.
153. Moore KL, Persaud TVN: *The developing human: clinically oriented embryology*, ed 7, St Louis, 2003, Elsevier.
154. Morvan J, Bouttier R, Mazieres B, et al: Relationship between hip dysplasia, pain, and osteoarthritis in a cohort of patients with hip symptoms. *J Rheumatol* 40(9):1583–1589, 2013.
155. Mukka SS, Sayed-Noor AS: An update on surgical approaches in hip arthoplasty: lateral versus posterior approach [Review]. *Hip Int* 24:Suppl-11, 2014.
156. Münger P, Röder C, Ackermann-Liebrich U, et al: Patient-related risk factors leading to aseptic stem loosening in total hip arthroplasty: a case-control study of 5,035 patients. *Acta Orthop* 77:567–574, 2006.
157. Nakamura J, Kamegaya M, Saisu T, et al: Treatment for developmental dysplasia of the hip using the Pavlik harness: long-term results. *J Bone Joint Surg Br* 89:230–235, 2007.
158. Nelson-Wong E, Callaghan JP: Is muscle co-activation a predisposing factor for low back pain development during standing? A multifactorial approach for early identification of at-risk individuals. *J Electromyogr Kinesiol* 20(2):256–263, 2010.
159. Nemeth G, Ohlsen H: Moment arms of the hip abductor and adductor muscles measured in vivo by computed tomography. *Clin Biomech (Bristol, Avon)* 4:133–136, 1989.
160. Nepple JJ, Brophy RH, Matava MJ, et al: Radiographic findings of femoroacetabular impingement in National Football League combine athletes undergoing radiographs for previous hip or groin pain. *Arthroscopy* 28:1396–1403, 2012.
161. Nepple JJ, Philippon MJ, Campbell KJ, et al: The hip fluid seal—Part II: The effect of an acetabular labral tear, repair, resection,

and reconstruction on hip stability to distraction. *Knee Surg Sports Traumatol Arthrosc* 22(4):730–736, 2014.

162. Neumann DA: The actions of hip muscles. *J Orthop Sports Phys Ther* 40:82–94, 2010.
163. Neumann DA: The hip. In Standring S, editor: *Gray's anatomy (British edition): the anatomical basis of clinical practice*, ed 41, St Louis, 2015, Elsevier.
164. Neumann DA: Hip abductor muscle activity as subjects with hip prostheses walk with different methods of using a cane. *Phys Ther* 78:490–501, 1998.
165. Neumann DA: Hip abductor muscle activity in persons with a hip prosthesis while carrying loads in one hand. *Phys Ther* 76:1320–1330, 1996.
166. Neumann DA: An electromyographic study of the hip abductor muscles as subjects with a hip prosthesis walked with different methods of using a cane and carrying a load. *Phys Ther* 79:1163–1173, 1999.
167. Neumann DA: Biomechanical analysis of selected principles of hip joint protection. *Arthritis Care Res* 2:146–155, 1989.
168. Neumann DA, Cook TM: Effect of load and carrying position on the electromyographic activity of the gluteus medius muscle during walking. *Phys Ther* 65:305–311, 1985.
169. Neumann DA, Cook TM, Sholty RL, et al: An electromyographic analysis of hip abductor muscle activity when subjects are carrying loads in one or both hands. *Phys Ther* 72:207–217, 1992.
170. Neumann DA, Garceau LR: A proposed novel function of the psoas minor revealed through cadaver dissection. *Clin Anat* 28:243–252, 2015.
171. Neumann DA, Hase AD: An electromyographic analysis of the hip abductors during load carriage: implications for hip joint protection. *J Orthop Sports Phys Ther* 19:296–304, 1994.
172. Neumann DA, Soderberg GL, Cook TM: Comparison of maximal isometric hip abductor muscle torques between hip sides. *Phys Ther* 68:496–502, 1988.
173. Neumann DA, Soderberg GL, Cook TM: Electromyographic analysis of hip abductor musculature in healthy right-handed persons. *Phys Ther* 69:431–440, 1989.
174. Nho SJ, Kymes SM, Callaghan JJ, et al: The burden of hip osteoarthritis in the United States: epidemiologic and economic considerations. *J Am Acad Orthop Surg* 21:Suppl-6, 2013.
175. Notzli HP, Wyss TF, Stoecklin CH, et al: The contour of the femoral head-neck junction as a predictor for the risk of anterior impingement. *J Bone Joint Surg Br* 84:556–560, 2002.
176. Oguz O: Measurement and relationship of the inclination angle, Alsberg angle and the angle between the anatomical and mechanical axes of the femur in males. *Surg Radiol Anat* 18:29–31, 1996.
177. Pare EB, Stern JT, Jr, Schwartz JM: Functional differentiation within the tensor fasciae latae. A telemetered electromyographic analysis of its locomotor roles. *J Bone Joint Surg Am* 63:1457–1471, 1981.
178. Pastore EA, Katzman WB: Recognizing myofascial pelvic pain in the female patient with chronic pelvic pain [Review]. *J Obstet Gynecol Neonatal Nurs* 41(5):680–691, 2012.
179. Pfirrmann CW, Chung CB, Theumann NH, et al: Greater trochanter of the hip: attachment of the abductor mechanism and a complex of three bursae—MR imaging and MR bursography in cadavers and MR imaging in asymptomatic volunteers. *Radiology* 221:469–477, 2001.
180. Philippon MJ, Decker MJ, Giphart JE, et al: Rehabilitation exercise progression for the gluteus medius muscle with consideration for iliopsoas tendinitis: an in vivo electromyography study. *Am J Sports Med* 39(8):1777–1785, 2011.
181. Philippon MJ, Devitt BM, Campbell KJ, et al: Anatomic variance of the iliopsoas tendon. *Am J Sports Med* 42:807–811, 2014.
182. Philippon MJ, Ejnisman L, Ellis HB, et al: Outcomes 2 to 5 years following hip arthroscopy for femoroacetabular impingement in the patient aged 11 to 16 years. *Arthroscopy* 28(9):1255–1261, 2012.
183. Philippon MJ, Ho CP, Briggs KK, et al: Prevalence of increased alpha angles as a measure of cam-type femoroacetabular impingement in youth ice hockey players. *Am J Sports Med* 41(6):1357–1362, 2013.
184. Philippon MJ, Nepple JJ, Campbell KJ, et al: The hip fluid seal—Part I: the effect of an acetabular labral tear, repair, resection, and reconstruction on hip fluid pressurization. *Knee Surg Sports Traumatol Arthrosc* 22(4):722–729, 2014.
185. Pohtilla JF: Kinesiology of hip extension at selected angles of pelvifemoral extension. *Arch Phys Med Rehabil* 50:241–250, 1969.
186. Prather H, Dugan S, Fitzgerald C, et al: Review of anatomy, evaluation, and treatment of musculoskeletal pelvic floor pain in women [Review, 63 refs]. *PM R* 1(4):346–358, 2009.
187. Ralis Z, McKibbin B: Changes in shape of the human hip joint during its development and their relation to its stability. *J Bone Joint Surg Br* 55:780–785, 1973.
188. Rathod PA, Orishimo KF, Kremenic IJ, et al: Similar improvement in gait parameters following direct anterior & posterior approach total hip arthroplasty. *J Arthroplasty* 29(6):1261–1264, 2014.
189. Recnik G, Kralj-Iglic V, Iglic A, et al: Higher peak contact hip stress predetermines the side of hip involved in idiopathic osteoarthritis. *Clin Biomech (Bristol, Avon)* 22:1119–1124, 2007.
190. Register B, Pennock AT, Ho CP, et al: Prevalence of abnormal hip findings in asymptomatic participants: a prospective, blinded study. *Am J Sports Med* 40(12):2720–2724, 2012.
191. Reikeras O, Bjerkreim I, Kolbenstvedt A: Anteversion of the acetabulum and femoral neck in normals and in patients with osteoarthritis of the hip. *Acta Orthop Scand* 54:18–23, 1983.
192. Rethlefsen SA, Healy BS, Wren TA, et al: Causes of intoeing gait in children with cerebral palsy. *J Bone Joint Surg Am* 88:2175–2180, 2006.
193. Roach KE, Miles TP: Normal hip and knee active range of motion: the relationship to age. *Phys Ther* 71:656–665, 1991.
194. Robertson WJ, Gardner MJ, Barker JU, et al: Anatomy and dimensions of the gluteus medius tendon insertion. *Arthroscopy* 24(2):130–136, 2008.
195. Roddy E, Zhang W, Doherty M, et al: Evidence-based recommendations for the role of exercise in the management of osteoarthritis of the hip or knee—the MOVE consensus. *Rheumatology (Oxford)* 44:67–73, 2005.
196. Rydell N: Biomechanics of the hip-joint. *Clin Orthop Relat Res* 92:6–15, 1973.
197. Sanchez Egea AJ, Valera M, Parraga Quiroga JM, et al: Impact of hip anatomical variations on the cartilage stress: a finite element analysis towards the biomechanical exploration of the factors that may explain primary hip arthritis in morphologically normal subjects. *Clin Biomech (Bristol, Avon)* 29(4):444–450, 2014.
198. Sankar WN, Laird CT, Baldwin KD: Hip range of motion in children: what is the norm? *J Pediatr Orthop* 32(4):399–405, 2012.
199. Santaguida PL, McGill SM: The psoas major muscle: a three-dimensional geometric study. *J Biomech* 28:339–345, 1995.
200. Sarban S, Baba F, Kocabey Y, et al: Free nerve endings and morphological features of the ligamentum capitis femoris in developmental dysplasia of the hip. *J Pediatr Orthop B* 16(5):351–356, 2007.
201. Schwachmeyer V, Damm P, Bender A, et al: In vivo hip joint loading during post-operative physiotherapeutic exercises. *PLoS One* 8(10):e77807, 2013.
202. Selkowitz DM, Beneck GJ, Powers CM: Which exercises target the gluteal muscles while minimizing activation of the tensor fascia lata? Electromyographic assessment using fine-wire electrodes. *J Orthop Sports Phys Ther* 43(2):54–64, 2013.
203. Semciw AI, Green RA, Murley GS, et al: Gluteus minimus: an intramuscular EMG investigation of anterior and posterior segments during gait. *Gait Posture* 39(2):822–826, 2014.
204. Semciw AI, Pizzari T, Murley GS, et al: Gluteus medius: an intramuscular EMG investigation of anterior, middle and posterior segments during gait. *J Electromyogr Kinesiol* 23(4):858–864, 2013.
205. Sheth D, Cafri G, Inacio MC, et al: Anterior and anterolateral approaches for THA are associated with lower dislocation risk without higher revision risk. *Clin Orthop Relat Res* 473(11):3401–3408, 2015. Ref ID: 7226.
206. Siebenrock KA: Femoroacetabular impingement: a cause for osteoarthritis of the hip. *Clin Orthop Relat Res* 417:112–120, 2003.
207. Siebenrock KA, Schoeniger R, Ganz R: Anterior femoro-acetabular impingement due to acetabular retroversion. Treatment with periacetabular osteotomy. *J Bone Joint Surg Am* 85-A:278–286, 2003.
208. Siebenrock KA, Schwab JM: The cam-type deformity—what is it: SCFE, osteophyte, or a new disease? *J Pediatr Orthop* 33:Suppl-5, 2013.
209. Silvis ML, Mosher TJ, Smetana BS, et al: High prevalence of pelvic and hip magnetic resonance imaging findings in asymptomatic collegiate and professional hockey players. *Am J Sports Med* 39(4):715–721, 2011.
210. Simon AL, Jr, Presedo A, Ilharreborde B, et al: Can turned inward patella predict an excess of femoral anteversion during gait in spastic diplegic children? *J Pediatr Orthop* 34(4):405–410, 2014.
211. Simoneau GG, Hoenig KJ, Lepley JE, et al: Influence of hip position and gender on active hip internal and external rotation. *J Orthop Sports Phys Ther* 28:158–164, 1998.
212. Singer AD, Subhawong TK, Jose J, et al: Ischiofemoral impingement syndrome: a meta-analysis [Review]. *Skeletal Radiol* 44(6):831–837, 2015.
213. Skyrme AD, Cahill DJ, Marsh HP, et al: Psoas major and its controversial rotational action. *Clin Anat* 12:264–265, 1999.
214. Song Y, Ito H, Kourtis L, et al: Articular cartilage friction increases in hip joints after the removal of acetabular labrum. *J Biomech* 45(3):524–530, 2012.
215. Stafford GH, Villar RN: Ischiofemoral im-

pingement. [Review]. *J Bone Joint Surg Br* 93(10):1300–1302, 2011.
216. Standring S: *Gray's anatomy: the anatomical basis of clinical practice*, ed 42, St Louis, 2015, Elsevier.
217. Stansfield BW, Nicol AC: Hip joint contact forces in normal subjects and subjects with total hip prostheses: walking and stair and ramp negotiation. *Clin Biomech (Bristol, Avon)* 17:130–139, 2002.
218. Stearns KM, Powers CM: Improvements in hip muscle performance result in increased use of the hip extensors and abductors during a landing task. *Am J Sports Med* 42(3):602–609, 2014.
219. Stewart K, Edmonds-Wilson R, Brand R, et al: Spatial distribution of hip capsule structural and material properties. *J Biomech* 35:1491–1498, 2002.
220. Streit JJ, Levine A, Barrett IJ, et al: The shape of the proximal femur influences acetabular wear patterns over time. *Clin Orthop Relat Res* 471(2):478–485, 2013.
221. Svenningsen S, Apalset K, Terjesen T, et al: Regression of femoral anteversion. A prospective study of intoeing children. *Acta Orthop Scand* 60:170–173, 1989.
222. Takizawa M, Suzuki D, Ito H, et al: Why adductor magnus muscle is large: the function based on muscle morphology in cadavers. *Scand J Med Sci Sports* 24(1):197–203, 2014.
223. Tannast M, Hanke MS, Zheng G, et al: What are the radiographic reference values for acetabular under- and overcoverage? *Clin Orthop Relat Res* 473(4):1234–1246, 2015.
224. Tatu L, Parratte B, Vuillier F, et al: Descriptive anatomy of the femoral portion of the iliopsoas muscle. Anatomical basis of anterior snapping of the hip. *Surg Radiol Anat* 23(6):371–374, 2001.
225. Thelen DD, Riewald SA, Asakawa DS, et al: Abnormal coupling of knee and hip moments during maximal exertions in persons with cerebral palsy. *Muscle Nerve* 27:486–493, 2003.
226. Thorborg K, Serner A, Petersen J, et al: Hip adduction and abduction strength profiles in elite soccer players: implications for clinical evaluation of hip adductor muscle recovery after injury. *Am J Sports Med* 39(1):121–126, 2011.
227. Tonley JC, Yun SM, Kochevar RJ, et al: Treatment of an individual with piriformis syndrome focusing on hip muscle strengthening and movement reeducation: a case report. *J Orthop Sports Phys Ther* 40(2):103–111, 2010.
228. Vaarbakken K, Steen H, Samuelsen G, et al: Lengths of the external hip rotators in mobilized cadavers indicate the quadriceps coxa as a primary abductor and extensor of the flexed hip. *Clin Biomech (Bristol, Avon)* 29(7):794–802, 2014.
229. Van Alstyne LS, Harrington KL: Haskvitz EM: Physical therapist management of chronic prostatitis/chronic pelvic pain syndrome. *Phys Ther* 90(12):1795–1806, 2010.
230. van Arkel RJ, Amis AA, Cobb JP, et al: The capsular ligaments provide more hip rotational restraint than the acetabular labrum and the ligamentum teres: an experimental study. *Bone Joint J* 97-B(4):484–491, 2015.
231. van Bosse H, Wedge JH, Babyn P: How are dysplastic hips different? A three-dimensional CT study. *Clin Orthop Relat Res* 473(5):1712–1723, 2015.
232. Van der Krogt MM, Delp SL, Schwartz MH: How robust is human gait to muscle weakness? *Gait Posture* 36(1):113–119, 2012.
233. van der List JP, Witbreuk MM, Buizer AI, et al: The head-shaft angle of the hip in early childhood: a comparison of reference values for children with cerebral palsy and normally developing hips. *Bone Joint J* 97-B(9):1291–1295, 2015.
234. Van Houcke J, Pattyn C, Vanden Bossche L, et al: The pelvifemoral rhythm in cam-type femoroacetabular impingement. *Clin Biomech (Bristol, Avon)* 29(1):63–67, 2014.
235. van Sleuwen BE, Engelberts AC, Boere-Boonekamp MM, et al: Swaddling: a systematic review [Review, 82 refs]. *Pediatrics* 120(4):e1097–e1106, 2007.
236. Wagner FV, Negrao JR, Campos J, et al: Capsular ligaments of the hip: anatomic, histologic, and positional study in cadaveric specimens with MR arthrography. *Radiology* 263(1):189–198, 2012.
237. Walheim GG, Selvik G: Mobility of the pubic symphysis. In vivo measurements with an electromechanic method and a roentgen stereophotogrammetric method. *Clin Orthop Relat Res* 191:129–135, 1984.
238. Walters BL, Cooper JH, Rodriguez JA: New findings in hip capsular anatomy: dimensions of capsular thickness and pericapsular contributions. *Arthroscopy* 30(10):1235–1245, 2014.
239. Wang YC, Deutscher D, Yen SC, et al: The self-report fecal incontinence and constipation questionnaire in patients with pelvic-floor dysfunction seeking outpatient rehabilitation. *Phys Ther* 94(2):273–288, 2014.
240. Ward WT, Fleisch ID, Ganz R: Anatomy of the iliocapsularis muscle. Relevance to surgery of the hip. *Clin Orthop Relat Res* 374:278–285, 2000.
241. Wassilew GI, Janz V, Heller MO, et al: Real time visualization of femoroacetabular impingement and subluxation using 320-slice computed tomography. *J Orthop Res* 31(2):275–281, 2013.
242. Weinstein SL, Mubarak SJ, Wenger DR: Developmental hip dysplasia and dislocation: Part I. *Instr Course Lect* 53:523–530, 2004.
243. Weinstein SL, Mubarak SJ, Wenger DR: Fundamental concepts of developmental dysplasia of the hip. *Instr Course Lect* 63:299–305, 2014.
244. Wenger DR: Surgical treatment of developmental dysplasia of the hip. *Instr Course Lect* 63:313–323, 2014.
245. Willard FH, Vleeming A, Schuenke MD, et al: The thoracolumbar fascia: anatomy, function and clinical considerations [Review]. *J Anat* 221(6):507–536, 2012.
246. Wingstrand H, Wingstrand A, Krantz P: Intracapsular and atmospheric pressure in the dynamics and stability of the hip. A biomechanical study. *Acta Orthop Scand* 61:231–235, 1990.
247. Winter DA: *Biomechanics and motor control of human movement*, Hoboken, NJ, 2005, John Wiley & Sons.
248. Woodley SJ, Nicholson HD, Livingstone V, et al: Lateral hip pain: findings from magnetic resonance imaging and clinical examination. *J Orthop Sports Phys Ther* 38:313–328, 2008.

Ee 学習問題　STUDY QUESTIONS

1. どのような構造物によって大坐骨切痕は大坐骨孔に姿を変えるか？ また，この孔を通過する 3 つの構造物（神経または筋）をあげなさい．
2. 大腿骨**および**寛骨臼が過前捻している患者がいる．股関節を（水平面上の）どの方向に限界まで動かすと前方脱臼するか？
3. 股関節のクローズパック肢位はどのように定義されるか？ 股関節と，多くの滑膜性関節のクローズパック肢位の違いについて説明しなさい．
4. 関節包炎を有する患者が股関節屈曲拘縮になりやすい理由を述べなさい．
5. 股関節の完全内旋と伸展によって坐骨大腿靱帯がどのように緊張するのか説明しなさい．その際，骨盤に対する大腿骨と大腿骨に対する骨盤の両方に対して説明しなさい．
6. ある人が体幹の直立を保ちながら骨盤を完全**後傾位**にして立っている．この肢位が，腰部の前縦靱帯と黄色靱帯の緊張にどのような影響を及ぼすか説明しなさい．
7. 定規と図 12.30 を用いて，どの筋が股関節外転に対して最大のモーメントアームを有するか選びなさい．
8. 図 12.35 において，内旋トルクを発揮する筋のなかで，(a) てこ比が**最小**，(b) てこ比が**最大**の筋はどの筋であるか選びなさい．
9. 大腿骨頭と寛骨臼に重篤な骨折を負い，関節面間の接触領域が顕著に減少している患者がいる．再建術にあたり，外科医は股関節外転筋の内的モーメントアームを少し増大させることにした．この処置が適切である根拠を説明しなさい．
10. **CE 角**の減少がどのように股関節脱臼を引き起こすのか説明しなさい．
11. 股関節（骨盤に対する大腿骨）の内旋・外旋の関節包内運動と屈曲・伸展の関節包内運動を対比しなさい．
12. 図 12.12 に示したように，歩行の**遊脚相**において股関節では体重の約 10～20% の圧縮力を負う．この力は何が引き起こすのか述べなさい．
13. 図 12.22A には，骨盤を 30° 前傾させて座っている人を示している．この動きの最終可動域を決める最も可能性の高い構造をいくつか列挙しなさい．
14. 馬尾損傷によって L^3 以下の脊髄神経根の機能に障害をきたした人がいる．適切な理学療法介入がなければ，どういった筋拘縮パターンに陥る可能性が高いか述べなさい（付録Ⅳパート A を参考にこの問いに答えなさい）．
15. 立位時，長内転筋と短内転筋の両側性の緊張が，腰椎の過度な前彎の生成にどのように関与するか説明しなさい．
16. 大腿直筋をセルフストレッチする標準的な方法の 1 つとして，股関節伸展と膝関節屈曲を組み合わせる方法がある．この方法でストレッチする際，大腿直筋が硬い人のなかには，股関節をわずかに外転させて股関節を伸展位に保つ者もいる．なぜ，このようになるのか説明しなさい．
17. 図 12.33 のように，両側性の動的な股関節の内転運動において，図に示された筋のなかで活発な遠心性の活動を行っているのはどの筋か？ あなたの考えを述べなさい．

Ee 学習問題の解答は Elsevier eLibrary のウェブサイトにて閲覧できる．

EC 参考動画

- Video 12-1: Iliopsoas and Its Relation to the Hip Joint（動画 12-1: 股関節における腸腰筋の配置）
- Video 12-2: Psoas Minor: Proposed Function and Detailed Anatomy（動画 12-2: 小腰筋：役割の提示と詳細な解剖）
- Anterior Hip Joint Region of a Cadaver Specimen（献体標本を用いた股関節前面からのアプローチ）
- Fascia Lata of the Thigh in a Cadaver Specimen（献体標本を用いた大腿部の大腿筋膜）
- Fluoroscopic Observations of Selected Arthrokinematics of the Lower Extremity（下肢にある特定の関節包内運動でみられるX線透視映像）

QRコードをスキャンすれば，動画（英語版）が視聴できる．
〔Expert Consultを利用すれば，動画に関する日本語の説明を閲覧できる（表紙裏参照）〕

第13章

膝

Knee

Donald A. Neumann, PT, PhD, FAPTA

章内容一覧 CHAPTER AT A GLANCE

膝関節は，脛骨大腿関節の外側部および内側部と膝蓋大腿関節からなる（図 13.1）．膝関節の動きは 2 平面上で生じ，屈曲-伸展と内旋-外旋を可能にする．しかし，機能的に下肢の他の関節運動から独立して（単独で）動くことはほとんどない．たとえば走行や昇段動作，あるいは端座位からの立ち上がり動作中の，股関節，膝関節ならびに足関節とのあいだに起こる相互作用を考えてみよう．膝関節をまたいで走行する筋のおよそ 2/3 が股関節あるいは足関節をまたぐ二関節筋であるという事実は，下肢の関節の強い機能的関係を反映している．

膝関節には生体力学の観点から重要な機能があり，そのほとんどは歩行や走行中に出現する．歩行の遊脚相では，膝関節を屈曲することで機能的な下肢長を短縮させるが，そのようにしなければ足部を地面から離して簡単に振り出す（クリアランスする）ことはできない．立脚相では，膝関節を軽く屈曲位に保持し，これにより衝撃吸収，消費エネルギーの節約，そして下肢への力の伝達を可能にする．走行では歩行よりも，とくに矢状面で，膝関節が動く範囲は大きくなる．さらに，歩行や走行中に急な方向転換をする場合，膝関節の適度な内旋-外旋が必要になる．

膝関節は，骨形状の適合よりもむしろ軟部組織の制動により安定性を得る．大きな（球状の）大腿骨顆は，ほとんど平坦な脛骨の関節面に，広範囲に及ぶ靱帯と関節包と半月板と大きな筋群とによって適切な位置で支えられ，関節を形成する．これらの軟部組織は足底接地状態で，しばしば筋や外部からの大きな力を受ける対象になる．膝関節に大きな負担がかかった結果として起こる靱帯，半月板，関節軟骨の損傷は，残念ながら珍しくない．損傷の機序を理解し有効な介入を実施するには，膝関節の解剖学と運動学の知識が必要不可欠である．

骨　学

大腿骨遠位部

Distal Femur

大腿骨の遠位端には大きな外側顆（lateral condyle）と

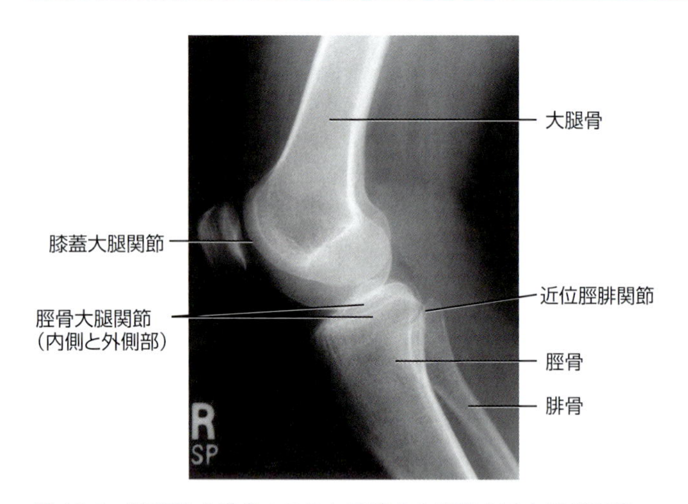

図 13.1　膝関節を構成する骨と関連する関節を示す X 線画像.

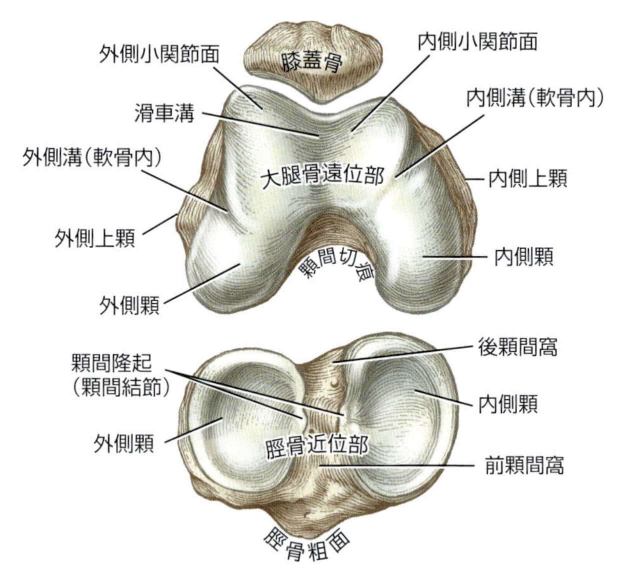

図 13.2　右の膝蓋骨，大腿骨遠位部および脛骨近位部の関節面の骨学.

内側顆（medial condyle）（condyle の語源であるギリシャ語の *kondylos* はげんこつの意）がある（図 13.2）. 外側と内側上顆はそれぞれ外側顆と内側顆から突き出し，側副靱帯はその高い盛り上がりに付着する．外側顆と内側顆を分けるように大きな**顆間切痕**があり，十字靱帯の通路を形成する.

内側と外側の大腿骨顆は，前方で融合し，**滑車溝**を形成する（図 13.2 参照）．この溝は，膝蓋骨後面と関節をなし，大腿膝蓋関節を形成する. 滑車溝は左右方向に凹状であり，前から後方に向かってわずかに凸状である．滑車溝の傾斜する側面は**外側および内側小関節**を形成する．より顕著な外側小関節面は内側小関節面よりも近位と前方に伸びている．外側小関節の急勾配は，膝関節運動中，溝内の膝蓋骨を安定させる補助となる.

大腿骨顆の関節面のほとんどは軟骨で覆われ，**外側溝**と**内側溝**がかすかに刻まれている（図 13.2 参照）．膝関節最大伸展位において，脛骨の前方の縁は内外側溝に接近する．内外側溝の位置により大腿骨遠位端にある内外側関節面の形状の非対称性はさらに強調される．本章で後述するが，大腿骨顆の非対照的な形状は，とくに最大伸展位付近で，膝関節の矢状面における関節運動に影響を及ぼす.

大腿骨遠位部の形態特徴

- 外側顆と内側顆
- 外側上顆と内側上顆
- 顆間窩を構成する切痕
- 滑車（顆間）溝
- 内側と外側の小関節面（膝蓋骨に対する）
- 外側溝と内側溝（大腿骨顆部軟骨に刻まれた）
- 膝窩面

膝関節の関節包は脛骨大腿関節と膝蓋大腿関節全体を覆っている（図 13.3 の破線を参照）．膝後面の関節包は大腿骨の**膝窩面**よりわずかに遠位で，両側の大腿骨顆よりほんのわずか近位に付着する.

脛骨と腓骨の近位部
Proximal Tibia and Fibula

腓骨は，膝関節に直接かかわる機能をもたないが，この細長い骨は添え木として脛骨の外側を支え，脛骨のある程度垂直なアライメントの維持に役立っている．**腓骨頭**は，大腿二頭筋と外側側副靱帯の付着部としての役割を果たす．腓骨は，近位および遠位の脛腓関節で脛骨の外側に連結する（図 13.3 参照）．脛腓関節の構造と機能については第 14 章で述べる.

脛骨は，膝と足部のあいだで荷重の大部分を伝達する．脛骨の近位端は，徐々に広がって**内側顆**と**外側顆**になり，大腿骨遠位端と関節面を形成する（図 13.3 参照）．脛骨の両顆部の上面は**脛骨高原**（**内側顆・外側顆の上面**）とよばれる広い領域を形成する．この脛骨高原は大腿骨顆を受け入れる 2 つの滑らかな関節面を支え，脛骨大腿関節の内側部および外側部を形成する．大きいほうの内側関節面は，若干凹状をなす一方，外側関節面は，平坦もしくは若干凸状である．この関節面は，不規則な形状の内側と外側の結節で形成される**顆間隆起**により中央で二分される（図 13.2 参照）．浅い前顆間区および**後顆間区**は顆間隆起の両端に位置する．十字靱帯と半月板は脛骨の顆間区に沿って付着する.

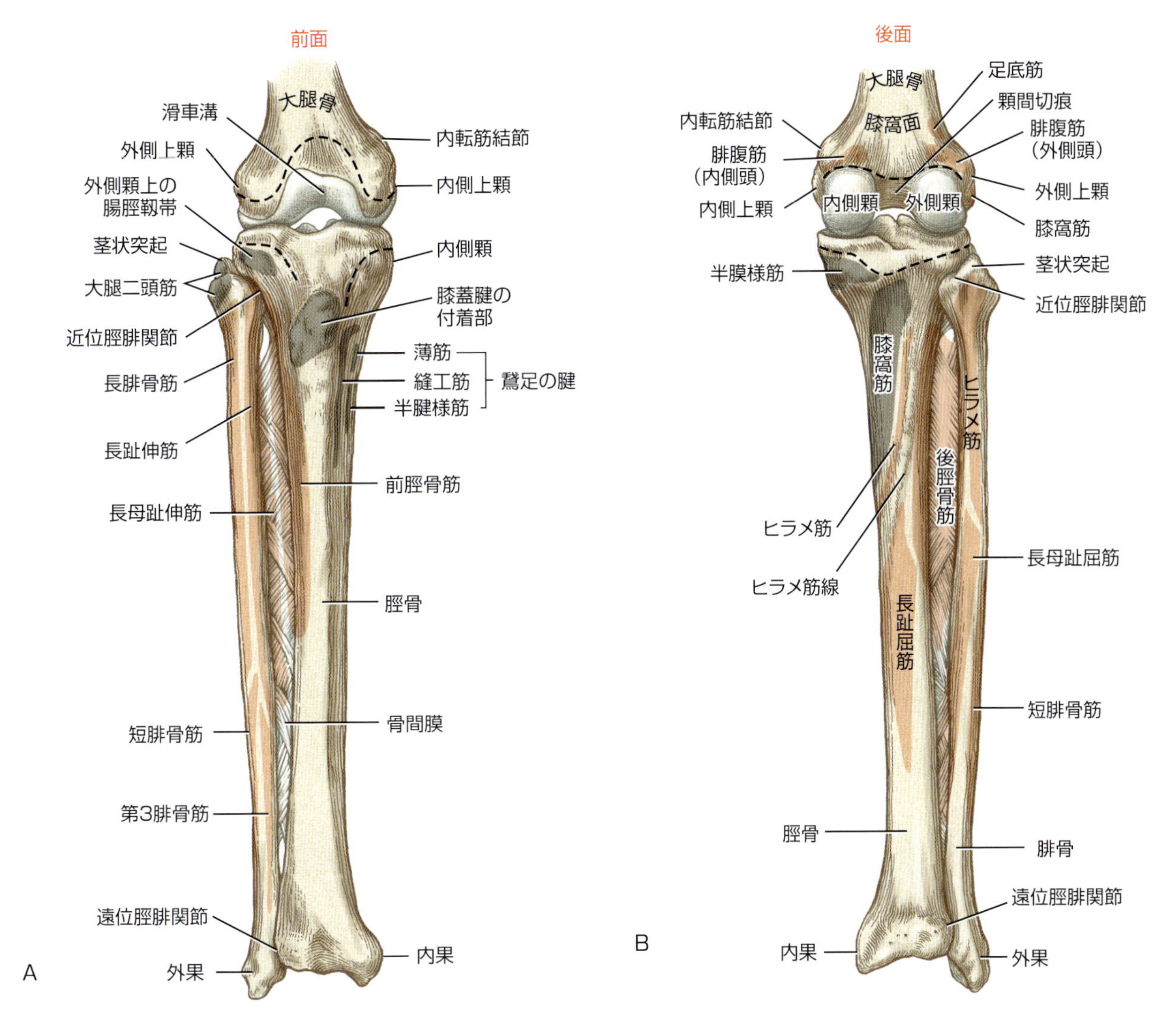

図 13.3 右大腿骨遠位部，脛骨と腓骨．(A) 前面，(B) 後面．筋の近位付着部を赤で，遠位付着部を灰色で示す．破線は，膝関節の関節包の付着部を示す．

突出した形状の**脛骨粗面**は，脛骨の骨体近位部の前面にある（図 13.3A 参照）．脛骨粗面は，膝蓋腱を経由して大腿四頭筋の遠位付着部の役割を果たす．走行やジャンプ中，大腿四頭筋が強い活動を行うと，膝蓋腱の停止部に大きな張力がかかる可能性がある．とくに育ち盛りの青年期ではこの張力が局所的な炎症と脛骨粗面の肥大化を起こし，膝蓋骨のすぐ遠位に目立ったこぶができることがある．これはしばしば**オスグッド・シュラッター病**（Osgood-Schlatter disease）とよばれる状態である．

脛骨近位部の後方には，遠位と内側に斜めに走る粗い**ヒラメ筋線**がある（図 13.3B 参照）．

脛骨と腓骨の近位部の形態特徴

腓骨近位部

- 腓骨頭

脛骨近位部

- 内側顆と外側顆
- 顆間隆起（結節を伴う）
- 前顆間区
- 後顆間区
- 脛骨粗面
- ヒラメ筋線

膝蓋骨

Patella

膝蓋骨（ラテン語で“小さな皿”に由来）は大腿四頭筋腱

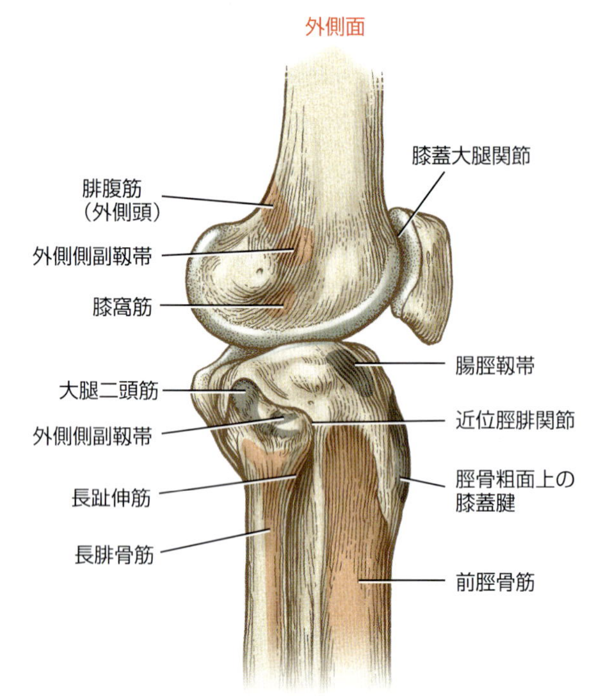

図 13.4 右膝関節の外側面．大腿骨外側顆の曲面形状に注目されたい．筋と靱帯の近位の付着部を赤で，遠位の付着部を灰色で示す．

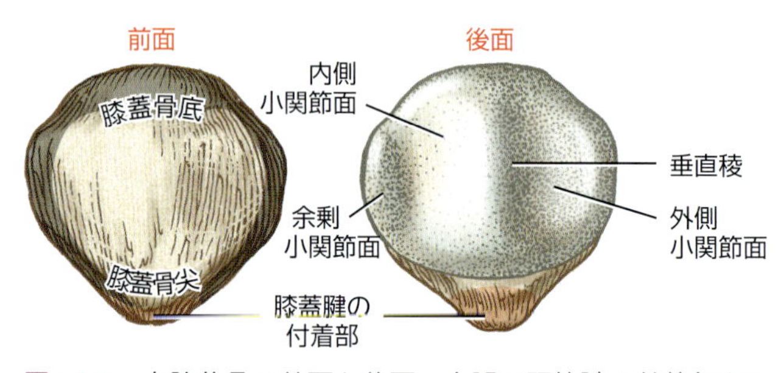

図 13.5　右膝蓋骨の前面と後面．大腿四頭筋腱の付着部を灰色に，膝蓋腱の近位の付着部を赤で示す．膝蓋骨の後方関節面を覆う滑らかな関節軟骨に注目されたい．

に埋没した三角形に近い形状の骨であり，人体のなかで最も大きな種子骨である．上方に曲線状の**膝蓋骨底**，下方に**膝蓋骨尖**がある（図 13.4, 13.5）．厚い膝蓋腱は，近位は膝蓋骨へ，遠位は脛骨粗面へ付着する．自然な立位姿勢では，膝蓋骨尖は膝裂隙のすぐ近位に位置する．皮下にある**膝蓋骨前面**はどの方向から見ても凸状である．

膝蓋骨の形態特徴
- 底
- 尖
- 前面
- 後方関節面
- 垂直稜
- 外側，内側，余剰小関節面

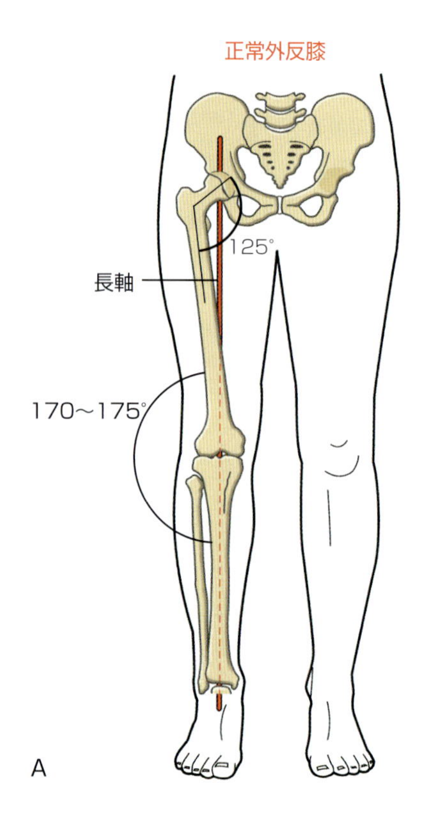

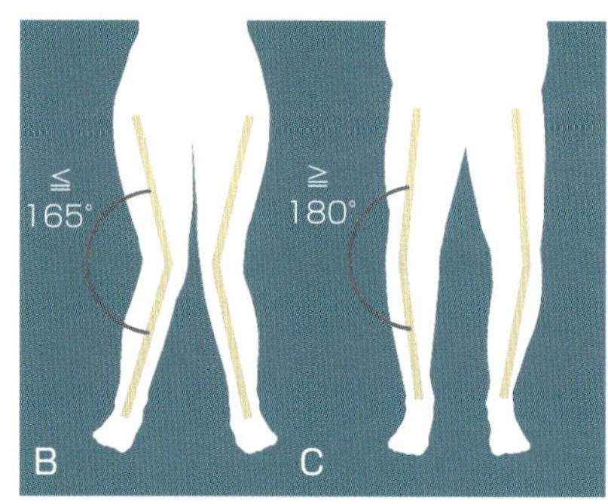

図 13.6　前額面における膝関節の変形．(A) 正常な外反膝．正常な大腿骨頸体角 125° と下肢全体を通る回転長軸を示す．(B) と (C) は前額面における過度の変形を示す．

膝蓋骨の**後方関節面**は 4～5mm 厚までの関節軟骨で覆われている（図 13.5 参照）[97]．その面の一部は大腿骨の滑車溝と関節でつながり，膝蓋大腿関節を形成する．厚い関節軟骨には関節に加わる大きな圧縮力を分散させる役割がある．円みをおびた**垂直稜**が膝蓋骨後面の頂点から底へ縦に走る．垂直稜の各側面には外側と内側の小関節面がある．大きくやや凹状の**外側小関節面**は，大腿骨滑車溝の外側小関節面の全体的な輪郭と適合する（図 13.2 参照）．**内側小関節面**は明らかに解剖学的変異に富む．3 番目の“余

表 13.1 膝の関節包を補強する靱帯，筋膜，筋

関節包の領域	結合組織の補強	筋・腱の補強
前方	膝蓋腱 膝蓋支帯線維	大腿四頭筋
外側	外側側副靱帯 外側膝蓋支帯線維 腸脛靱帯	大腿二頭筋 膝窩筋腱 腓腹筋外側頭
後方	斜膝窩靱帯 弓状膝窩靱帯	膝窩筋 腓腹筋 ハムストリングス，とくに半膜様筋腱
後外側	弓状膝窩靱帯 外側側副靱帯 膝窩腓骨靱帯	膝窩筋腱
内側	内側膝蓋支帯線維 * 内側側副靱帯 肥厚した後内側に走る線維 †	半膜様筋腱膜が伸びた線維 縫工筋，薄筋，半腱様筋の腱

* しばしば，内側膝蓋大腿靱帯とよばれる．
† しばしば，後内側関節包や後斜走靱帯とよばれる．

剰”小関節面は，内側小関節面の最内側縁に位置する．

関節学

一般解剖学とアライメントの一般的考察

General Anatomic and Alignment Considerations

大腿骨の骨幹は，膝関節のほうに下がるにつれて若干内側に傾いている．この斜めの状態は，大腿骨近位が 125° の頸体角をもつからである（図 13.6A）．脛骨近位関節面はほとんど水平であるため，膝関節では 170～175° の膝外側角をなす．この前額面における正常な膝のアライメントは**外反膝**（genu valgum）とよばれる．

膝関節における正常な前額面のアライメントの異形はまれではない．膝外側角が 165° 以下の場合を**過度の外反膝**，または X 脚（図 13.6B 参照）とよぶ．反対に膝外側角が 180° 以上の場合は**内反膝**（genu varum），または O 脚とよぶ（図 13.6C 参照）．

股関節の長軸あるいは垂直回転軸は，大腿骨頭と膝関節の中心を結ぶ線であると第 12 章で定義した．図 13.6A に示すように，この長軸は膝関節の後方を通り，さらに足関節と足部へ伸ばすことができる．この長軸は，下肢の主要な関節の水平面上の動きと力学的に関連する．荷重時の肢位における，たとえば股関節での水平面上の回旋が，足部のような遠位にある関節を含む下肢の全関節の相対的位置に影響を及ぼし，その逆もある．

関節包と補強の役割をもつ靱帯

Capsule and Reinforcing Ligaments

膝関節の線維性関節包は，脛骨大腿関節の内外側部と膝蓋大腿関節を包む．関節包の近位部と遠位部の骨付着部を図 13.3A，B の破線で示す．膝関節の関節包は筋，靱帯，筋膜によってかなり補強される．関節包が補強されている領域について次に説明し，表 13.1 に示す．

膝関節の**前方関節包**は，膝蓋骨の辺縁と膝蓋腱に付着し，大腿四頭筋と**内側および外側の膝蓋支帯線維**（図 13.7）によって補強される．支帯線維は外側広筋，内側広筋，腸脛靱帯を覆っている結合組織の延長である．網状の線維は大腿骨，脛骨，膝蓋骨，大腿四頭筋と膝蓋腱，側副靱帯および半月板の広範囲に連結する．

膝の**外側関節包**は外側（線維）側副靱帯，外側膝蓋支帯線維および腸脛靱帯によって補強される（図 13.8）[280]．筋による安定性は，大腿二頭筋，膝窩筋腱，腓腹筋外側頭によって得られる．

後方関節包は，斜膝窩靱帯と弓状膝窩靱帯によって補強される（図 13.9）．**斜膝窩靱帯**は，後内側関節包と半膜様筋腱の内側から始まる．この線維は，外上方に走り，大腿骨外側顆に隣接する関節包と融合する．この靱帯は，大腿骨に対して脛骨が若干の外旋を伴う位置になる膝関節完全伸展位で引っ張られ緊張する．**弓状膝窩靱帯**は腓骨頭に起始し，2 つの分岐に分かれる．大きく突起したほうの分岐は，膝窩筋腱をアーチ状に横切り（ゆえに“弓状”とよばれる）脛骨の後顆間区に付着する．不定で小さいほうの分岐は，大腿骨外側上顆の後部と，しばしば腓腹筋外側頭に包埋された種子骨（または fabella，“小さな豆”という意）

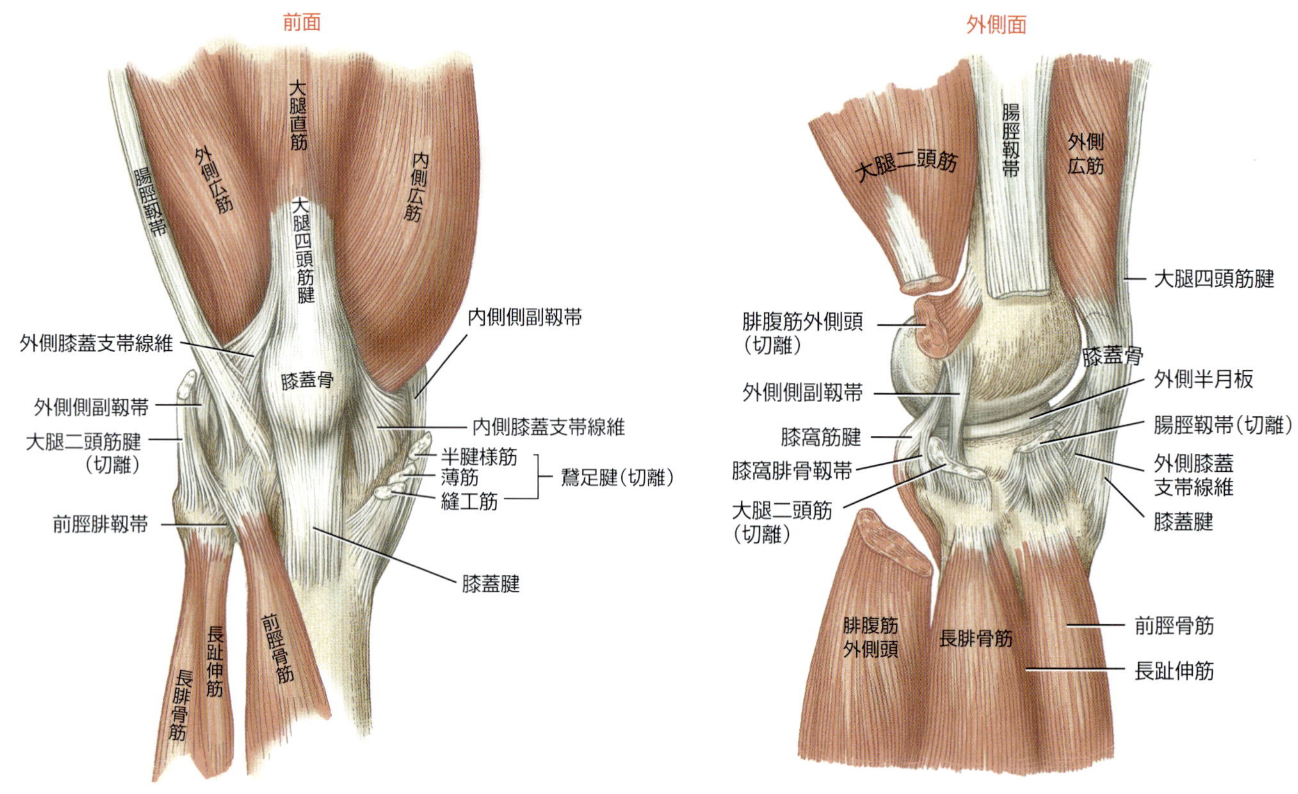

図 13.7　右膝関節の前面を，多数の筋と結合組織を強調して示す．内側側副靭帯と内側膝蓋支帯線維を剖出するために，鵞足腱は切離されている．

図 13.8　右膝関節の外側面に多数の筋と結合組織を示す．外側側副靭帯，膝窩腓骨靭帯，膝窩筋腱，外側半月板を剖出するために，腸脛靭帯，腓腹筋外側頭，大腿二頭筋は切離されている．

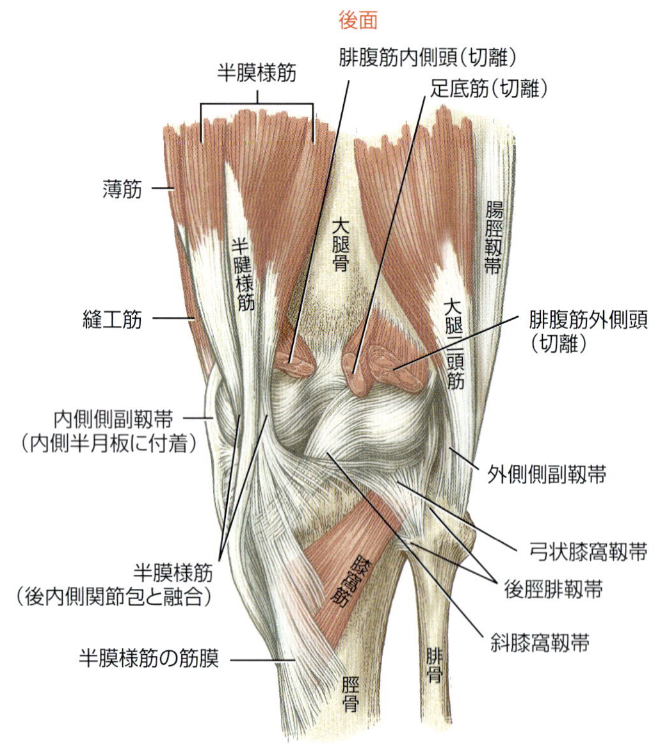

図 13.9　右膝関節後面で後方関節包の主要な部分である斜膝窩靭帯と弓状膝窩靭帯を強調して示す．後方関節包を剖出するために腓腹筋の外側頭と内側頭および足底筋を切離した．膝窩深部の膝窩筋が，半膜様筋の筋膜で部分的に覆われていることに注目されたい．

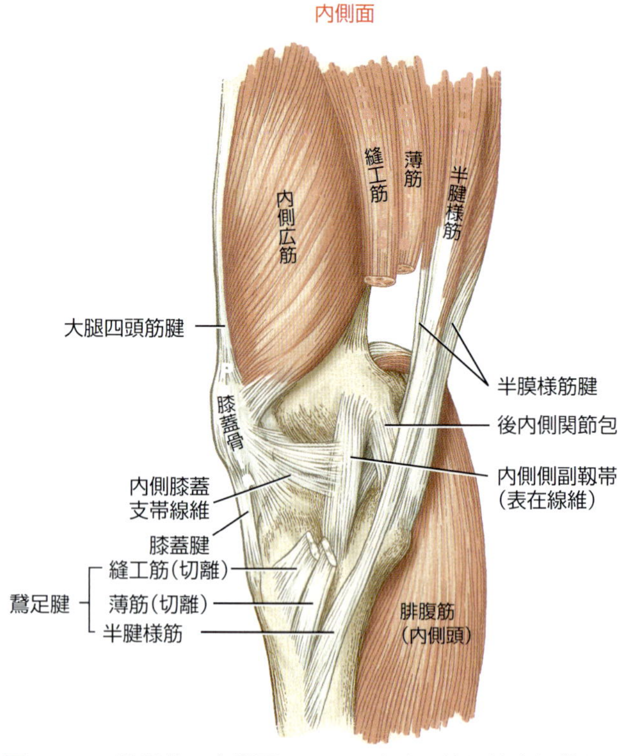

図 13.10　膝関節の内側面における多くの筋と結合組織を示す．内側側副靭帯と後内側関節包を剖出するために縫工筋と薄筋の腱を切離した．

表 13.2 多くの組織間接合点に存在する滑液包の例

組織間接合点	例
靱帯と腱	外側側副靱帯と大腿二頭筋腱のあいだの滑液包 内側側副靱帯と鵞足（薄筋，半腱様筋，縫工筋）のあいだの滑液包
筋と関節包	腓腹筋の内側頭と内側関節包のあいだの無名滑液包
骨と皮膚	膝蓋骨下縁と皮膚のあいだの**皮下膝蓋前滑液包**
腱と骨	半膜様筋腱と脛骨の内側顆とのあいだの**半膜様筋滑液包**
骨と筋	大腿骨と大腿四頭筋とのあいだの**膝蓋上包**
骨と靱帯	脛骨と膝蓋腱とのあいだの**深膝蓋下滑液包**

に付着する．後方関節包は，膝窩筋，腓腹筋，ハムストリングス，とくに半膜様筋腱の延長線維によってさらに補強される．膝関節には肘関節のような過伸展をガチッと防ぐ骨性制限はない．過伸展は筋，腱，後方関節包によって制限される．

膝関節の**後外側関節包**は，弓状膝窩靱帯，外側側副靱帯，膝窩筋腱によって補強される．しかも膝窩筋腱と腓骨頭に付着し大きさが多様な**膝窩腓骨靱帯**は，膝関節のこの領域にかなりの安定性を与えている（図 13.8）[142,198, 337]．後外側関節包と安定機構である周囲の腱-靱帯は，膝部**後外側縁**とたいがいよばれるものを構成している．LaPrade らはすべての膝損傷の 16％は膝の後外側の角にある組織が関与し，その多くは内側側副靱帯や十字靱帯などの他の靱帯損傷も伴う，と推測した[180]．

膝関節の**内側関節包**は，膝蓋腱から後方関節包の内側端までさまざまな厚さで広がっている[276, 303]．前方 1/3 は，薄い膜の層からなり，内側膝蓋支帯の線維によって補強される（図 13.10）．中央の 1/3 は，内側膝蓋支帯の延長部に，さらに実質的には内側側副靱帯の表在および深部線維によって補強される（図 13.10 には深部線維は表記されていない）．後方の 1/3 は，比較的厚みがあり，内転筋結節近傍から始まり半膜様筋腱が伸びた部分と直近の後方関節包に融合する．内側関節包の後方 1/3 は，比較的輪郭が明らかで，しばしば概して**後内側関節包**（図 13.10 に示す），具体的には**後斜走靱帯**とよばれる[36, 276]．後内側関節包は，縫工筋，薄筋，半腱様筋の平たく連結した，併せて**鵞足**（pes anserinus tendons）（語源は“鵞の足”の意のラテン語）と称される腱に補強される．内側関節包の後方 2/3 と関節包に関連した構造は膝関節の安定性に重要な供給源である[275]．

滑膜と滑液包，脂肪パッド
Synovial Membrane, Bursae, and Fat Pads

膝関節の関節包の内面は滑膜で裏打ちされている．この滑膜の解剖学的構成は，膝関節の胚性発達が複雑に立体構成することも部分的にあり，複雑である[303]．

膝関節には 14 もの滑液包があり，運動中に生じる摩擦を受ける組織間の接合部に形成される[303]．この組織間接合点には腱，靱帯，皮膚，骨，関節包，筋が関与する（表 13.2）．いくつかの滑液包は単に滑膜の広がりの一部であるが，他の滑液包は関節包の外に形成される．過剰で頻繁な力がこの組織間接合点に加わる動作により，滑液包の炎症である滑液包炎を発症することがある．

脂肪パッドは膝まわりの滑液包に接していることが多い．脂肪パッドと滑液には動かしている身体の部位間に生じる摩擦を軽減する作用がある．膝関節では膝蓋上包と深膝蓋下包に多くの脂肪パッドが接している．

脛骨大腿関節
Tibiofemoral Joint

脛骨大腿関節は大きな凸状の大腿骨顆とほとんど平面で小さな脛骨顆とで構成されている（図 13.4 参照）．大腿骨顆の関節面は広いので，走行やスクワット動作や昇段等における膝関節の矢状面での広範囲な動きを可能にする．膝関節の安定性は，骨性の適合ではなく，筋，靱帯，関節包，半月板，体重による外力や物理的な制御によるものである．このことから，膝関節に発生する外傷のほとんどが複数の軟部組織の損傷を伴う．

▶半月板 Menisci

解剖学的考察

内側・外側半月板は，膝関節内に位置する三日月形の線維性軟骨の構造体である（図 13.11）．半月板は，脛骨の関節面の形状を変形させる目地のような機能により，大腿骨顆の大きな凸面と脛骨の浅い関節面の緩衝材として適合性を良好にしている．脛骨の外側関節面は，平坦あるいは若干凸面であるため，この半月板による変形はとくに外側で重要な意味がある．

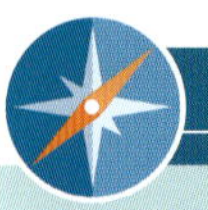

SPECIAL FOCUS 13.1

膝関節の滑膜ヒダの発生

胚発生の最中，膝関節には身体的な変形がかなり生じる．間葉組織は肥厚し，その後，再吸収され，原始的な関節区画，靱帯および半月板を形成する．発生中の間葉組織の不完全な再吸収が，滑膜ヒダ（plicae）として知られる組織を形成する[73, 303]．滑膜ヒダ，あるいは滑膜プリーツは，滑膜に折り目として現れる．滑膜ヒダは非常に小さく，識別不能であるか，あるいは非常に大きく，膝関節を内側および外側の関節区に分離することもある．文献によれば，膝関節の滑膜ヒダの存在は 20～70%と広範囲であると報告されている[73, 247]．滑膜ヒダは膝関節の滑膜を補強するかもしれないが，これは推測にすぎない．膝関節以外の滑膜関節にも，滑膜ヒダがあるかもしれない．

最も多く記述されている膝関節の滑膜ヒダは，（1）上方または膝蓋上滑膜ヒダ，（2）16 世紀のヴェサリウスが最初に粘膜性靱帯と称した膝蓋下滑膜ヒダ[73]，（3）内側滑膜ヒダの３つである．最も顕著な内側滑膜ヒダは，翼状靱帯，滑膜膝蓋，関節内内側索を含む約 20 の名称で知られている．異常に大きい，もしくは刺激や外傷により肥厚した滑膜ヒダは，膝関節痛を引き起こす可能性がある．この病態は内側滑膜ヒダで最も頻繁に起こるため，疼痛は膝関節前内側領域にしばしば報告される．とくに大きい場合，いくつかの内側の滑膜ヒダは視診あるいは触診が可能である．関節鏡による観察では，拡大した内側滑膜ヒダは，隣接する大腿骨内側顆の関節軟骨の剥離を引き起こしうると示唆される[200]．内側滑膜ヒダの炎症や疼痛は，膝蓋腱炎，内側半月板断裂，または膝蓋大腿関節痛と容易に混同される可能性がある．治療には，休息，抗炎症薬，理学療法，および場合によっては，関節鏡視下切除術が含まれる．

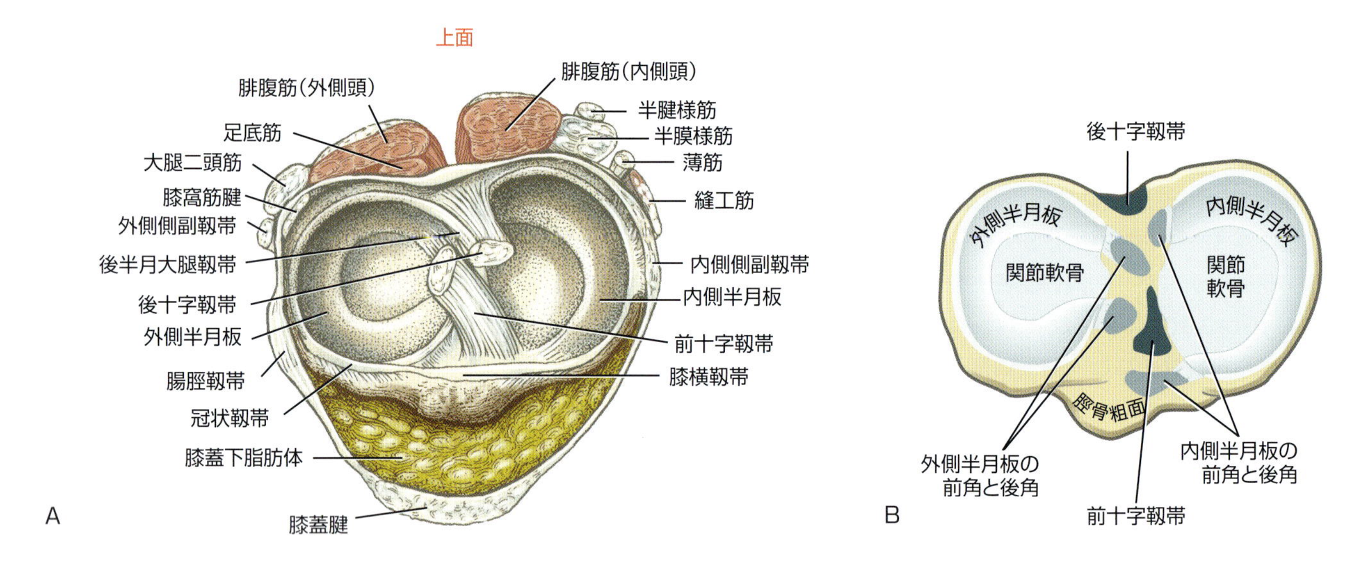

図 13.11　（A）右脛骨の上面における半月板と他の切離された構造：側副靱帯，十字靱帯，後半月板大腿靱帯，筋，腱を示す（この標本に前半月板大腿靱帯はない）．（B）右脛骨の上面における顆間区内の半月板と十字靱帯の付着部を示す．

半月板の前角および後角とよばれる自由端は，脛骨の顆間区に付着する（図 13.11B 参照）．各半月板の外縁は，冠状（あるいは半月脛骨）靱帯を介して脛骨と近傍の関節包に付着する（図 13.11A 参照）．冠状靱帯は比較的緩いため，動作中に半月板，とくに外側半月板は自由な旋回が可能になる[280]．細い膝横靱帯は２つの半月板を前方で連結する．

複数の筋には副次的な半月板への付着部がある．大腿四頭筋と半膜様筋は内外側のどちらの半月板にも付着するが[158]，膝窩筋は外側半月板に付着する[80]．これらの筋の付着部により，関節面の適合性を最良に保つ半月板の位置が安定化する．

半月板の近位（外側）1/3 は，まわりの関節包を通る網状の膝動脈（膝窩動脈の分枝）から直接血液供給を受ける[303]．それゆえ，外科医はこの血管の多い外側の部分を“レッドゾーン”とよぶ．それに対し，中央の（奥の）2/3は実質的に血流がほとんどないので“ホワイトゾーン”とよばれ，滑液からのみ栄養を受ける．レッドゾーンとホワイトゾーンの中間にある狭い部分は，レッドゾーンに比べ血流が少ないため“ピンクゾーン”とよばれる．半月板損傷の回復程度は，損傷の重症度と同様，血流に直接影響を受ける．

2つの半月板は形状と脛骨への付着の仕方が異なる．内側半月板は楕円形で，その外側縁は内側側副靱帯の深層面と近傍の関節包に付着する．外側半月板はより円形であり，外側縁は外側関節包にのみ付着する．膝窩筋腱は外側側副靱帯と外側半月板の外縁のあいだを通過する（図13.12）．

機能的考察

半月板のおもな機能は，脛骨大腿関節にかかる圧縮ストレス*を緩衝することである．他の機能は，動作中の関節の安定化，関節軟骨の潤滑，固有感覚の提供[344]，膝関節の関節包内運動の誘導の補助である．

半月板により膝関節面の適合面積がおよそ3倍になり，関節軟骨にかかる圧力（単位面積当たりの）はかなり軽減する．人生を通して比較的大きな力が繰り返し加わることを考えると，この方法による最大圧力の減衰は膝関節の健康と保護に欠かせないものである．たとえば膝関節で起こる圧力は，歩行中は常に体重の2.5〜3倍，階段を上がるときは体重の4倍以上にもなる[225, 343]．自転車エルゴメーターのように適度な力で行う免荷動作でも，体重のおよそ1.2倍の力が膝関節にかかる[175]．外側半月板を全摘出すると，膝関節にかかる最大圧力が230％増加し，機械的ストレスに起因する関節炎発症の危険性が増大する[77, 211]．裂傷あるいは部分摘出術でさえ局所へのメカニカルストレスが有意に増し，関節軟骨の過剰な摩耗や破壊の原因になりうる[223]．たとえ半月板の損傷が血流に乏しい部分にまで達しているとしても，可能ならば，損傷部位の切除よりも，再建術のほうが望ましい[236]．半月板全摘出術後の関節軟骨の変形を抑えることを目的として，半月板の自家移植の適応となる場合がある[236]．

献体の膝関節を用いた歩行立脚相における運動力学的および運動学的研究によると，半月板の後角にはほとんど常にメカニカルストレスが加わる．後角を含む半月板全体は，歩行が与えるストレスの一部を分散する手段として圧迫されるため，半月板の外縁の方向へ変形する[327]．このストレス減衰機構は，膝関節への圧縮ストレスの一部を半月板の外縁に吸収させる．これは輪状ストレス（hoop stress）として知られる．研究報告によれば，断裂した内側半月板，

*本章では，ストレスと圧力という用語を，互換的に使用する．両方とも力（または張力）を面積で除して同じように定義される．

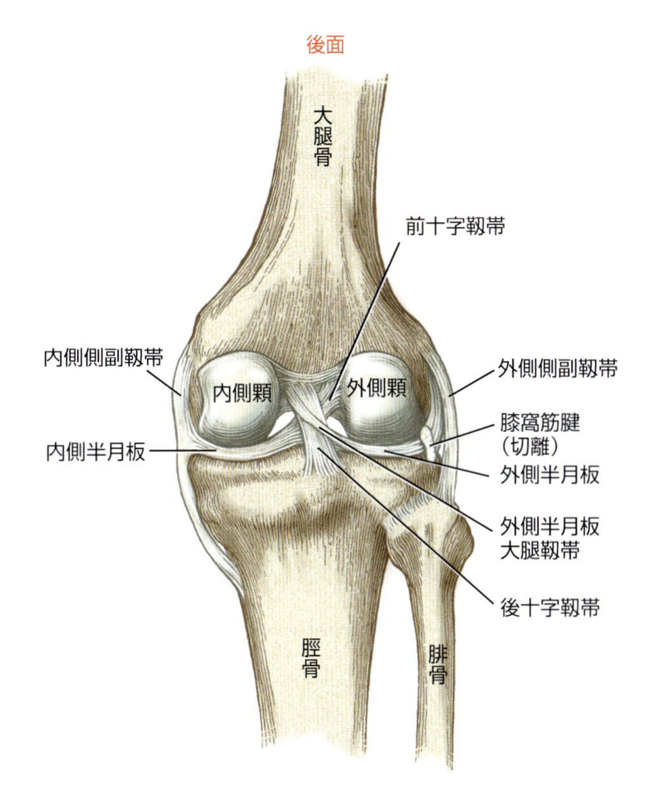

図13.12 筋と後方関節包の除去後の右膝関節深部構造の後面．半月板，側副靱帯，十字靱帯を観察しよう．外側半月板と外側側副靱帯のあいだを通る膝窩筋腱に着目されたい．

とりわけ後角の裂離損傷では，輪状ストレスに対する抵抗が減り，最大限の衝撃緩衝を失う結果，下層にある関節軟骨や骨を保護する機能が低下する，と示唆している[208]．

一般的な損傷メカニズム

半月板断裂は，最も多くみられる膝関節の損傷であり，アスリートに限らず一般の人にもかなり高い頻度で発生する．Lohmanderらが引用した文献のうち，急性前十字靱帯損傷の50％は同時に半月板損傷を併発していた[194]．一般的に半月板損傷は，荷重中の屈曲位の膝関節に対して大腿骨顆が強く軸回旋するときに発生しやすい．膝関節の内圧が高くなった状態での軸捻転は，半月板を挟んで押し退ける．押し退けられて，折り重なった半月板の断片（バケツ柄型断裂とよばれる）により膝関節の動きは物理的にブロックされてしまう．

内側半月板は外側半月板よりも2倍の頻度で損傷する[48]．半月板断裂損傷のメカニズムはほとんどの場合軸回旋を伴い，膝関節の外側面への外力を伴うこともある．“外反力”と典型的によばれるこの外力は，膝関節の過度な外反をもたらし，その結果として内側側副靱帯と後内側関節包に大きなストレスをかける．これらの軟部組織と内側半月板は解剖学的につながっているため，膝関節への大きな外反力

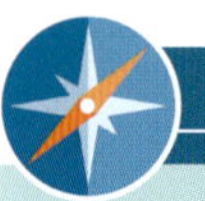

SPECIAL FOCUS 13.2

半月大腿靱帯

外側半月板の後角は，通常，前後の半月大腿靱帯を介して，大腿骨内側顆の外側に付着する[113]．半月大腿靱帯は，後十字靱帯（PCL）との相対的な位置から命名され，PCL と大腿骨へ近接する付着部を共有する．図 13.11A に描かれた標本には，後半月大腿靱帯のみが描写されている．

献体を用いた研究では，半月大腿靱帯の前か後の片方が存在する膝関節は 92%であり，両方が存在するのは全膝関節の 32%であった[112]．後半月大腿靱帯のほうが，通常，2 つの構造のうち，より強靱である．外側半月板の後角から生じたあと，後半月大腿靱帯は PCL のすぐ後方，や内側の大腿骨に付着する（図 13.12 参照）．後半月大腿靱帯は外側半月板の後角の唯一の骨形成付着部としての役割を果たすことがある．半月大腿靱帯の正確な機能は不明である[303]．膝窩筋の活動とともに，これらの靱帯は運動中に外側半月板の後角の安定を補助している可能性がある[264]．さらに，前半月大腿靱帯は屈曲でより緊張し，後半月大腿靱帯は伸展でより緊張することを示した研究に基づいて仮定すると，これらの靱帯は，膝関節の二次的な（そしておそらく比較的軽微な）矢状面の動的安定性を提供する可能性がある[224, 264]．

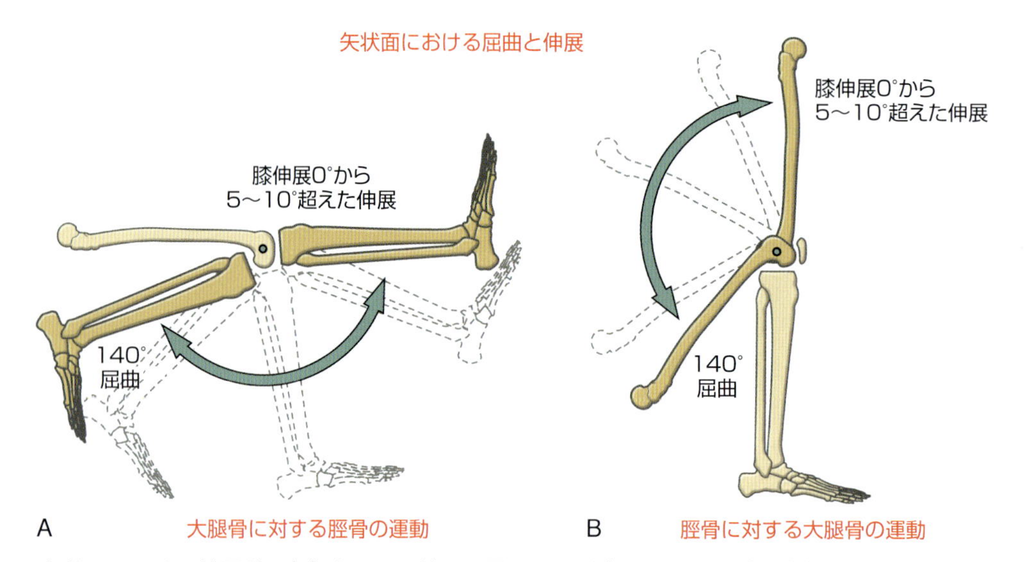

図 13.13　矢状面での膝関節運動．（A）大腿骨に対する脛骨の運動（大腿骨を固定）．（B）脛骨に対する大腿骨の運動（脛骨を固定）．どちらも，回転軸は大腿骨顆を通る小さな円で示す．

は内側半月板を間接的に引き伸ばし，内側半月板に損傷を与える．

膝関節のアライメント不良や靱帯，とくに前十字靱帯による不安定症の既往歴があると，膝関節の半月板損傷が発生するリスクが高まる[194, 211]．

▶脛骨大腿関節の骨運動 Osteokinematics at the Tibiofemoral Joint

脛骨大腿（膝）関節には自由度が 2 つ存在する．矢状面における屈曲–伸展と軽い屈曲位での内旋–外旋である．膝関節における前額面での動きは受動的にのみ可能であり，動いても約 6～7° に限られる[206]．

屈曲と伸展

膝関節の屈曲と伸展は，大腿骨に対する脛骨の運動と脛骨に対する大腿骨の運動の両方で回転–外軸を中心に発生する（図 13.13）．可動域は年齢と性別により異なるが，健康な膝は通常 130～150° 屈曲し，0°（まっすぐな状態）の基本肢位を超えて 5～10° 伸展する[119, 274]．

屈曲および伸展運動時の内外軸は固定されずに，大腿骨顆内を移動する[297]．この彎曲した軸の軌跡は“縮閉線（evolute）”とよばれる（図 13.14）．回転軸の軌跡は，形状が円ではなく（真円ではなく）彎曲している大腿骨顆に影響を受ける[132, 297]．第 2 章で述べたとおり，人体のほとんどの関節では回転軸にわずかな可動性があったり移動したりするほうが例外ではなくむしろ一般的である．第2章ではさらにX線連続撮影による膝関節の回転軸を推定する方法を解説した．

回転軸の移動は，生体力学的および臨床的な意味がある．生体力学の観点から，軸の移動により膝関節の屈・伸筋群が作用するためのモーメントアームの長さが変化する．この事実は，なぜ最大努力における内在トルクが関節角度によって異なるかを説明する理由の1つである．臨床的観点では，ゴニオメータ，等速性運動測定器，膝装具の蝶番継手などの，膝関節に取り付ける多くの器具では固定された回転軸上で運動が起きている．したがって，膝関節の動作中，器具は下腿の軌跡と若干異なってまわる．蝶番付の膝装具を例とすると，結果として，装具が下腿に対する往復運動が起き，皮膚が擦れて擦過症の原因になる．このような事態を最小限にするために，膝装具の固定された軸は，できるかぎり膝関節の回転軸の“平均的な位置”である大腿骨外側上顆近辺に調整するよう注意を払うべきである．

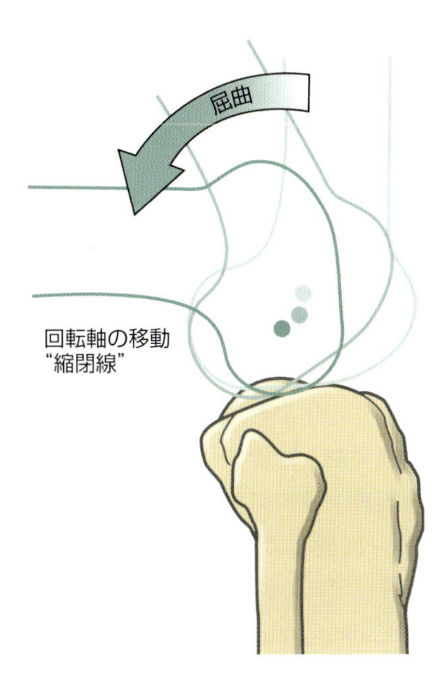

図 13.14　膝関節屈曲は，回転の内外軸（3つの小円で示す）を移動させる．この移動は“縮閉線（evolute）”とよばれる．

内旋と外旋（軸回旋）

膝関節の内旋と外旋は，大腿骨に対する脛骨の運動，および脛骨に対する大腿骨の運動の両方の観点を考える必要がある（図 13.15）．運動学的にいえばこれらの運動は，脛骨幹を通る長軸に垂直な面での回旋運動である．脛骨と並行な回転軸の正確な位置は明らかではないが，同時に起こる膝関節の矢状面での回旋運動に影響を受けると考えられる[54, 163]．

図 13.15 にあるとおり，骨運動の説明では“軸回旋”というよび方を頻繁に用いる．膝関節完全伸展位では，脛骨と大腿骨のあいだに軸回旋はほとんど起こらない．回旋は，靱帯と関節包の組織の受動的（に引っ張られて生じる）張力および関節内の骨と骨とのかみ合わせが増すことで制限される．しかし，膝関節が屈曲するにつれ，この軸回旋の可動範囲は増加する．たとえば，膝関節屈曲 90°では，回旋の全可動域は 40～45°になる[226, 240]．外旋と内旋の可動域の比率は，外旋のほうが通常大きく，おおよそ2：1である[226]．

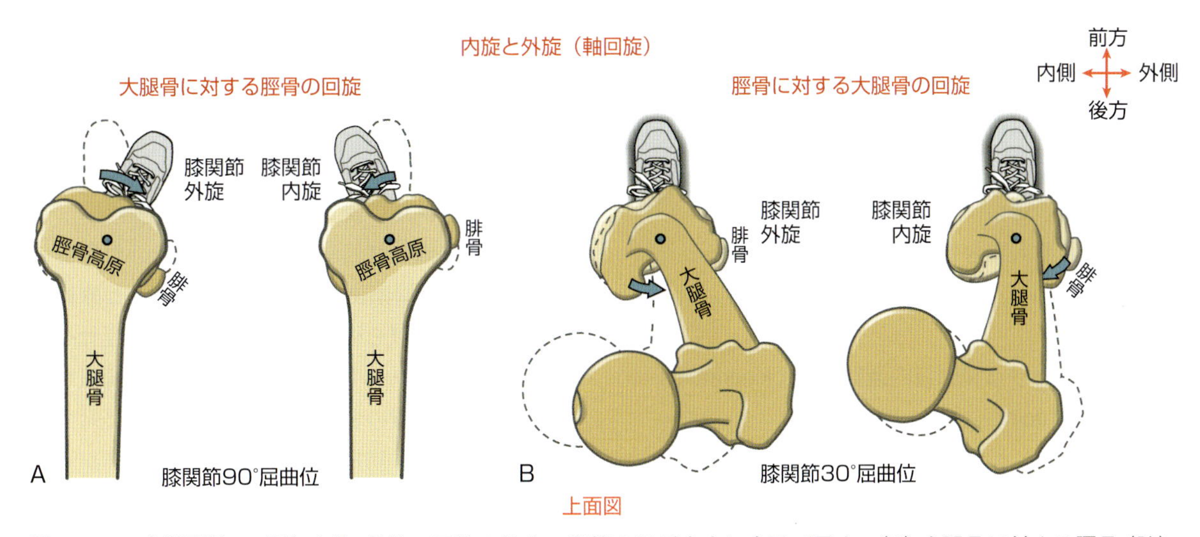

図 13.15　右膝関節の（軸）内旋-外旋．回旋の軸を，関節のほぼ中央に小円で示す．（A）大腿骨に対する脛骨（膝）回旋．この場合，大腿骨は固定され，膝関節の回旋方向（内旋または外旋）は脛骨の動きと同じである．（B）脛骨に対する大腿骨回旋．この場合，脛骨が固定され，大腿骨が（やや膝屈曲位で）回旋している．膝関節の回旋方向（内旋または外旋）は大腿骨の動きと逆である．膝関節の外旋は大腿骨の内旋で生じ，膝関節の内旋は大腿骨の外旋で生じる．

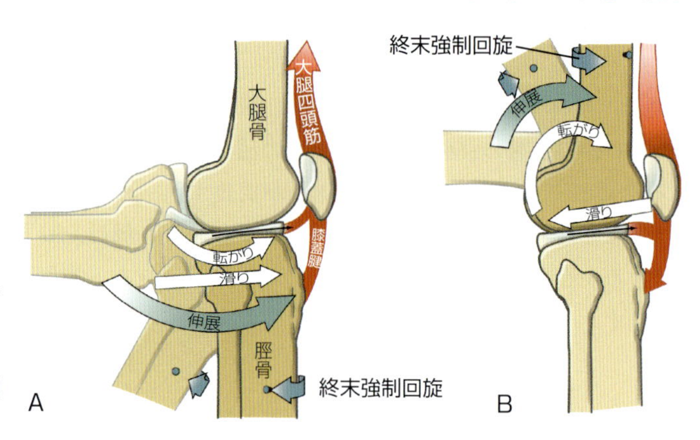

図 13.16　膝関節の能動的伸展における関節包内運動．(A) 大腿骨に対する脛骨の運動．(B) 脛骨に対する大腿骨の運動．(A) と (B) の両方において，半月板は収縮する大腿四頭筋のほうに引き寄せられる．

図 13.15 に描写したように，膝関節の回旋は大腿骨に対する脛骨あるいは脛骨に対する大腿骨のどちらかで生じる．膝関節の軸回旋は下肢全体の移動能力における機能的要素として重要である．膝関節の軸回旋の解説に用いられる専門用語を理解することは重要である．膝関節の軸回旋に用いる名称は，原則的に，**大腿骨の遠位前方部に対する脛骨粗面の相対的な位置に基づく**．膝関節の外旋を例にすると，脛骨粗面の位置は，大腿骨の遠位前方部に対して外側にある．しかしこの原則では，回旋した膝関節の相対的位置のみを規定し，動いているほうの骨が大腿骨であるか脛骨であるかは規定していない．実際に図 13.15 の A と B にある膝関節の外旋を比較してみよう．大腿骨に対する脛骨の運動という視点での膝外旋では，固定した大腿骨に対して脛骨が外旋する．逆に，脛骨に対する大腿骨の運動という視点での膝外旋では，固定した脛骨（および足部）に対して大腿骨が内旋する．いずれの動きも関節の位置関係は同じであるため，どちらの例も膝関節の外旋の定義として当てはまる．脛骨粗面は大腿骨の遠位前方部よりも外側に位置する．誤解を防ぐために，**骨**（脛骨と大腿骨）の回旋と膝関節の回旋の違いは常に明確にする必要がある．この点は脛骨に対する大腿骨の骨運動を論ずる場合にとくに重要である．

▶脛骨大腿関節における関節包内運動 Arthrokinematics at the Tibiofemoral Joint

膝関節の伸展

膝関節の能動的伸展における最終 90° の関節包内運動を図 13.16 に示す．**大腿骨に対する脛骨の伸展**では，脛骨の関節面が，大腿骨顆上を前方へ転がるとともに滑る（図 13.16A 参照）．大腿四頭筋の収縮により半月板が前方へ引っ張られている様子を示す．

深くしゃがんだ姿勢から立ち上がるような**脛骨に対する大腿骨の伸展**では，大腿骨顆は脛骨関節面上で前方への転がりと後方への滑りを同時に行う（図 13.16B 参照）．この相殺するような関節包内運動により，脛骨に対する大腿骨の前方移動は制限される．大腿四頭筋は，大腿骨顆の転がりを誘導し，大腿骨の滑りによって生じる水平剪断力に抗して半月板を安定化する．

膝関節の「終末強制」回旋

膝関節を完全伸展位でロックするには，約 10° の外旋が必要である[141]．回旋してロックする運動は，伸展可動域の最終 30° 程度に現れるねじれに基づき，歴史的に**終末強制回旋**（screw-home rotation）とよばれている．ここで述べる外旋は図 13.15 に示す軸回転とは基本的に異なる．終末強制回旋（外旋）は**連動回旋**（conjunct rotation）といわれ，回旋を独立して実行することはできず，屈曲–伸展運動との生体力学的連動が強調されている[249, 303]．膝関節の複合した外旋と伸展により，成人の膝関節の総接触面積は，脛骨大腿骨関節の内側が 375 mm², 外側が 275 mm² と最大になる[249]．伸展におけるこの最終位置は，関節面の適合性を高め，関節の安定性に寄与する．

膝関節の終末強制回旋を観察するには，対象者に膝関節を約 90° にした端座位をとらせ，脛骨粗面と膝蓋骨尖とのあいだの皮膚に線を引く．大腿骨に対して脛骨を完全伸展したあと，同じランドマークのあいだに再度線を引き，外旋した脛骨の位置の変化に注目する．脛骨に対する大腿骨の伸展においても同様ではあるがロック機構が減少して起こる（図 13.16 の A と B を比較）．たとえば，スクワット肢位から起立するとき，固定された脛骨に対して大腿骨が相対的に内旋するにつれ，膝関節は伸展方向へロックされる．動かす部分が大腿部であるか下腿部であるかにかかわらず，図 13.16A, B のいずれの膝関節伸展動作においても，

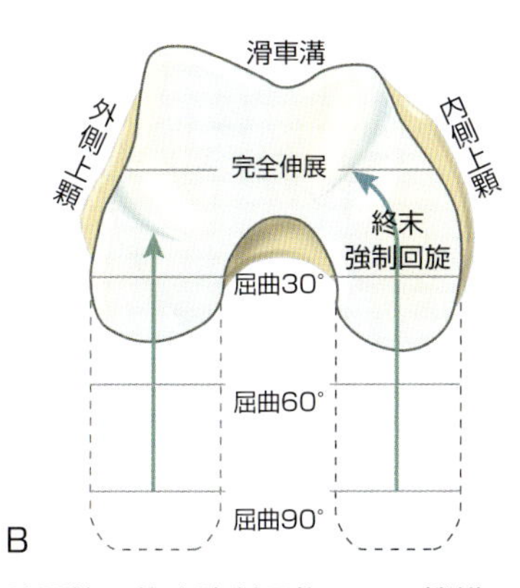

図 13.17 膝関節の終末強制回旋ロック機構．(A) 大腿骨に対する脛骨の最終伸展中，3つの因子が膝関節のロック機構に関与する．各因子は，大腿骨に対する脛骨の外旋の偏りに寄与する．(B) 2本の矢印は，屈曲 90° から完全伸展までの脛骨の大腿骨顆上の経路を描写している．彎曲した内側大腿窩が脛骨を外旋させロックする位置への誘導を補助していることに注目されたい．

膝関節は完全伸展位で相対的に外旋位にあることを示している．

終末強制回旋機構は，大腿骨内顆の形状，前十字靱帯の受動的張力，大腿四頭筋による外側へのわずかな牽引（図 13.17）の少なくとも 3 つの要素によって生じている．最も重要な（あるいは少なくとも明瞭な）要因は，大腿骨内顆の形状である．図 13.17B に示すように，大腿骨の内側顆の関節面は，滑車溝に近づくにつれて，外側方向へ約 30° 曲がる．内側顆の関節面は外側顆よりもさらに前方に伸びているので，脛骨は，大腿骨に対する脛骨の膝関節完全伸展をする際に，外側に彎曲した経路を通らなければならない．脛骨に対する大腿骨の伸展のあいだ，大腿骨は脛骨上を内側に彎曲した経路をたどる．どちらの場合でも，完全伸展位で膝関節には外旋が生じる結果になる（動画 13.1 参照）．EC

膝関節の屈曲

膝関節屈曲の関節包内運動は，図 13.16 に描かれているものと逆に起こる．完全伸展位から（屈曲を始めるために）ロックを解除するには，まず関節内でわずかに内旋しなければならない[19, 249, 255]．この動きはおもに膝窩筋の作用である．膝窩筋は，脛骨に対する大腿骨の屈曲を開始するために大腿骨を外旋，あるいは大腿骨に対する脛骨の屈曲を開始するために脛骨を内旋させることができる．

膝関節の内旋と外旋（軸回旋）

前述したように，脛骨と大腿骨とのあいだで独立した軸回旋を最大にするために，膝関節を屈曲しなければならない．膝関節を屈曲すると，内旋と外旋の関節包内運動には，おもに半月板と脛骨および大腿骨の関節面とのあいだの軸回旋（spin）が伴う．半月板は，回転する大腿骨顆により圧迫されるので，脛骨に対する大腿骨の軸回旋では，半月板はわずかに変形する．半月板は，収縮する膝窩筋と半膜様筋に連結することで安定化する．

▶内側および外側側副靱帯 Medial and Lateral Collateral Ligaments

解剖学的考察

内側（脛骨）側副靱帯（medial collateral ligament: MCL）の構造は平たく，関節の内側をまたぐ．異なる専門用語が存在するが，この章では，表層部と深層部とに分けて内側側副靱帯について記述する[36, 179, 275]．より大きい表層部は，長さが約 10 cm の比較的輪郭が明瞭な並走する線維からなる（図 13.10 参照）．表層部の線維は，大腿骨内側上顆から始まり，脛骨の内側–近位面に付着する前に，内側膝蓋支帯線維と遠位で融合する．この線維は，近接する縫工筋腱と薄筋腱の遠位付着部のすぐ後方に付着する．

内側側副靱帯の深層部は，より短く，より斜めの線維から形成され，表層部の近位付着部の直下で，わずかに後方かつ遠位に付着する．図 13.10 に表示されていないが，深層部線維は，遠位で後内側関節包，内側半月板および半膜様筋腱に付着する[36]．

外側（腓骨）側副靱帯（lateral (fibular) collateral ligament: LCL）の構造は，比較的短く索状で，大腿骨外側上顆と腓骨頭とのあいだをほぼ垂直に走行する（図 13.8 参照）[280]．興味深いことに，内側側副靱帯は，外側側副靱帯の約 2 倍の破綻点（すなわち，抗張力）を有するが，両靱帯の破綻直

表 13.3　前額面において膝関節への主要なおよび二次的な制動因子になる組織 *

	外反力	内反力
主要制動因子	内側側副靱帯 • 膝屈曲 20〜30°では**表層部線維** • 膝完全伸展位では**深層部線維**	外側側副靱帯
二次的制動因子	後内側関節包（半膜様筋腱を含む） 前・後十字靱帯 関節外側への接触 外側半月板の圧縮 内側膝蓋支帯線維 鵞足（すなわち縫工筋，薄筋，半腱様筋の腱） 腓腹筋（内側頭）	膝後外側部（後外側関節包，弓状膝窩靱帯，外側側副靱帯，膝窩腓骨靱帯および膝窩筋腱を含む） 腸脛靱帯 大腿二頭筋腱 関節内側への接触 内側半月板の圧縮 前・後十字靱帯 腓腹筋（外側頭）

* 膝関節はおおよそ伸展位または完全伸展位と仮定する．

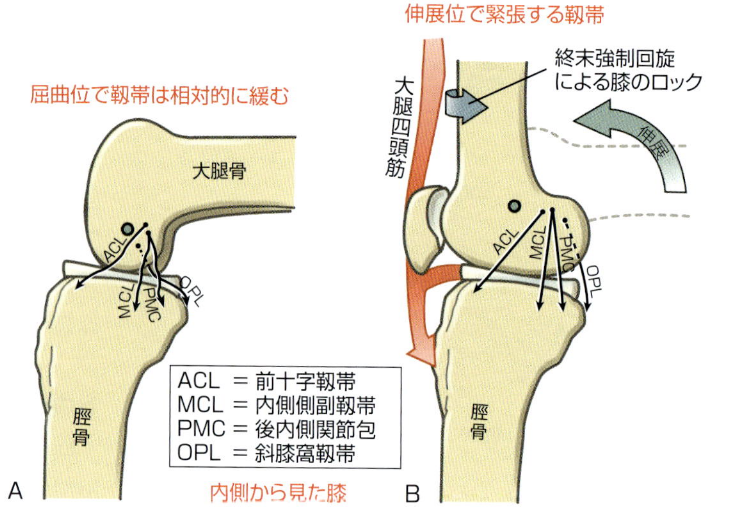

図 13.18　膝関節を内側面から見た，脛骨に対する大腿骨の自動伸展中，相対的に伸張する内側側副靱帯，斜膝窩靱帯，後方関節包および前十字靱帯（ACL）を図で示す．(A) 膝関節屈曲位では比較的緩んだ状態（あるいは少ししか緊張していない状態）である．(B) 大腿四頭筋の収縮により膝関節が伸展すると，これら靱帯と関節包は引っ張られて比較的緊張した状態になる．膝関節伸展最終可動域において終末強制回旋が起きていることに注意されたい．膝関節の外旋と伸展との複合運動は，限定的に後内側関節包と斜膝窩靱帯（後方関節包内）を伸張する．

前までの剛性（すなわち，伸張に対する抵抗力）はほとんど同じである [337]．

外側側副靱帯の遠位端は，大腿二頭筋の腱に融合する．内側側副靱帯とは異なり，外側側副靱帯は隣接する（外側）半月板に通常付着しない（図 13.12 参照）．先に述べたように，膝窩筋腱は外側半月板と外側側副靱帯とのあいだを通過する．

機能的考察

側副靱帯のおもな機能は，前額面における過度な膝関節の動きを制限することである．膝関節をほぼ伸ばした状態または完全伸展させた場合，外反（外転）力に抵抗する主要な制動因子は内側側副靱帯である [36, 109, 179]．一方，内反（内転）力に抵抗する主要な制動因子は外側側副靱帯である [337]．膝関節への外反力および内反力に対する制動として働く他の組織を表 13.3 に示す．

内側および外側側副靱帯の二次的機能は，完全伸展位または完全伸展位に近い状態にある膝関節を安定させる張力を生じることである．内側側副靱帯の一部のかなり幅広い線維は，膝関節の屈曲位だけでなく伸展位を含む全可動域にわたって緊張しているものもあるが，大部分は膝関節の内外側を走る回転軸のわずか後方に位置しているため，完全伸展位または完全伸展位近くになってから引っ張られ緊張する [246, 275, 321]．完全伸展位の近くでは，ほとんどの内側側副靱帯は自然と引っ張られて張力が生じ，歩行周期の初期接地などで，膝関節を保護する安定性を与える [193]．完全伸展位で緊張が増加する他の組織は，後内側関節包，斜膝窩靱帯（後方関節包の代表），膝屈曲筋群，前十字靱帯の一部である [246, 251]．図 13.18 では，これらの組織が（A）屈曲位で比較的緩み，（B）脛骨に対する大腿骨の完全伸展で膝関節をロックした状態ではさらに緊張することを示している．終末強制回旋運動を含む完全伸展位における側副靱帯の長さは完全屈曲時より約 20%伸長する [326]．完全伸展位における膝関節の安定機構として重要な役割を担っているにもかかわらず，

表 13.4 膝関節の靱帯の機能と一般的な受傷機転

構造	機能	一般的な受傷機転
内側側副靱帯（および後内側関節包）	1. 外反に抵抗する 2. 膝関節伸展に抵抗する 3. 過度の軸回旋（とくに膝関節外旋）に抵抗する	1. 足部接地状態で加わる外反力（すなわちアメリカンフットボールでのクリッピング） 2. 重度の膝関節過伸展
外側側副靱帯	1. 内反に抵抗する 2. 膝関節伸展に抵抗する 3. 過度な軸回旋に抵抗する	1. 足部接地状態で加わる内反力 2. 重度の膝関節過伸展
後方関節包	1. 膝関節伸展に抵抗する 2. 斜膝窩靱帯は膝外旋に抵抗する 3. 後外側関節包は内反に抵抗する	1. 膝過伸展または過伸展と膝関節外旋の複合運動
前十字靱帯	1. ほとんどの線維は膝関節伸展に抵抗する（過度の脛骨前方移動，大腿骨後方移動，またはそれらの組み合わせ） 2. 過度の内反，外反，および軸回旋に抵抗する	1. しっかりとした足底接地中に加わる大きな外反力 2. しっかりとした足底接地中に加わる大きな軸回旋トルク（回旋方向はどちらでも） 3. 上記の組み合わせ，とくに膝関節完全伸展位または完全伸展位近くで伴う大腿四頭筋の強い収縮 4. 膝関節の重度過伸展
後十字靱帯	1. ほとんどの線維は膝関節屈曲に抵抗する（過度の脛骨後方移動大腿骨前方移動，またはそれらの組み合わせ） 2. 過度の内反，外反，および軸回旋に抵抗する	1. 脛骨近位から転倒するような，膝関節完全屈曲位での転倒（足関節は完全背屈で） 2. 強制的な脛骨の後方移動（すなわちダッシュボード傷害のような）または大腿骨の前方移動を起こすような出来事，とくに膝関節が屈曲している場合 3. しっかりとした足底接地した状態で加わる強い軸回旋または外反-内反トルク，とくに膝関節屈曲位で 4. 膝関節後方に大きな隙間を引き起こすほどの重度の膝過伸展

足部が接地した状態で外反（すなわち外転）負荷がかかると，伸展位で緊張した内側側副靱帯と後内側関節包はとくに受傷しやすい．これは，アメリカンフットボールの「クリッピング（clipping）*」反則にみられるような，前十字靱帯とともに膝関節内側構造に頻発する損傷メカニズムである．

側副靱帯および隣接する関節包も極端な膝関節の内旋-外旋に対して抵抗する[280, 286, 326]．最も注目すべきは，膝関節の外旋の極限で内側側副靱帯の線維は伸張し，その後受動的な張力が増加することである[36, 109, 275]．たとえば，右足で地面をしっかりと踏み込み，その上に載っている大腿骨（および身体）を左に激しく回旋すると，右内側側副靱帯の表層線維を損傷する可能性がある．もし膝関節が外旋（すなわち，大腿骨は内旋する）しているときに，相当な外反負荷を同時に受けると，受傷する可能性は増加する．

表 13.4 に，後内側および後方の関節包を含む，膝関節のおもな靱帯の機能と一般的な受傷機転をまとめて示す．

* 訳注：クリッピングとは，相手に対する最初の接触が背後からで，かつ腰または腰より下に行うブロックのことをいう．

▶前および後十字靱帯 Anterior and Posterior Cruciate Ligaments

一般的考察

十字とは，2つの線が交差した形状の意味であり，前十字靱帯と後十字靱帯が大腿骨顆間窩を構成している切痕内で交差する空間的位置関係を表す（図 13.19）．十字靱帯は関節包内にあり，広範な滑膜に覆われている．十字靱帯は内膝窩動脈から血液供給を受けるが，血流量は比較的乏しい[74]．靱帯に供給される血液のほとんどは靱帯を覆っている広範な滑膜内に埋め込むように走行している小血管（膝窩動脈の靱帯枝）により運ばれる．

十字靱帯は，脛骨に付着する位置によって前十字靱帯，後十字靱帯と名づけられる（図 13.11 参照）．両方の靱帯とも厚く強靱で，膝関節を安定させる重要な役割をもっている．たとえば若年成人の前十字靱帯は，断裂するまでおよそ 1,800 N（約 184 kg）の引っ張り負荷に耐えることができるが，それを超えると靱帯の途中あるいは骨との連結部分で断裂する[50, 339]．

前・後十字靱帯は同時に働くことにより，膝関節に生じる実質，すべての動きの極限に対して抵抗し逸脱を防ぐ（表 13.4 を参照）．しかし，最も重要なことは，脛骨と大腿骨

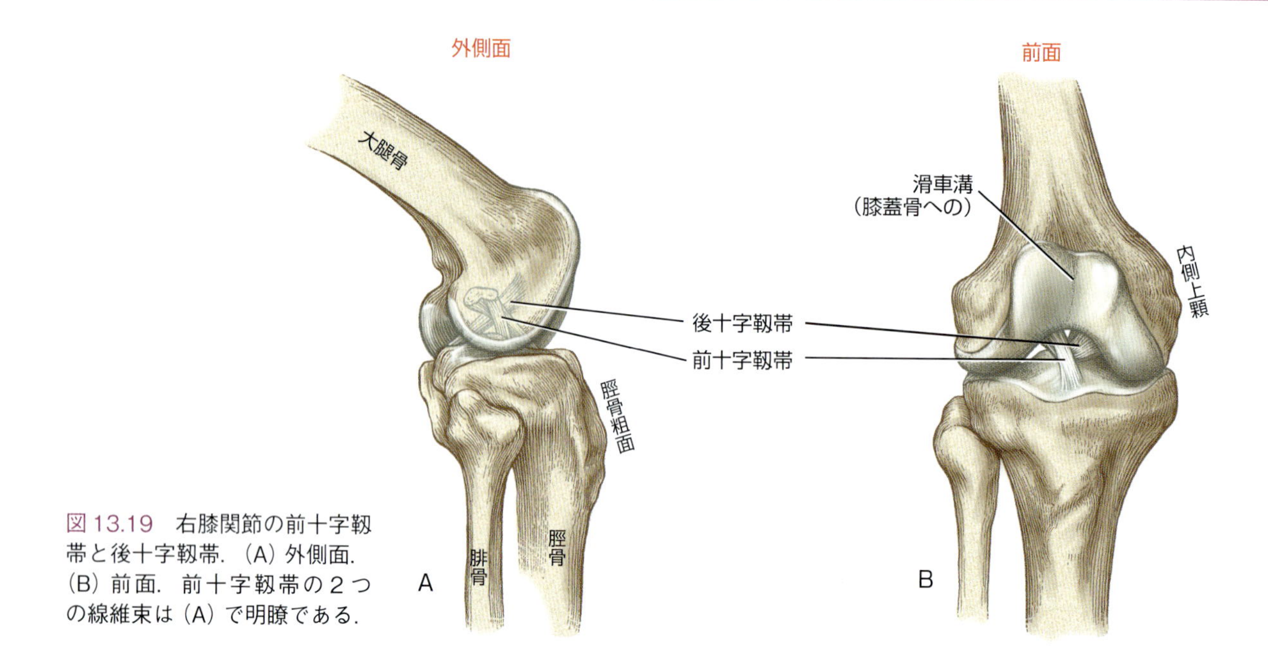

図 13.19　右膝関節の前十字靱帯と後十字靱帯．（A）外側面．（B）前面．前十字靱帯の２つの線維束は（A）で明瞭である．

とのあいだに発生する前後方向の剪断力に対する抵抗のほとんどを十字靱帯が担っていることである．この剪断力は，歩行，走行，ジャンプ動作の矢状面の運動学で発生する．さらに，靱帯の方向が斜めおよび互いに交差していることで，ねじれや横方向の「カッティング」動作の際に起こりうるような，前額面や水平面での潜在的なストレスが多い動作中にも膝関節を安定させている．

膝関節に欠かせない動的安定性を提供することに加えて，前十字靱帯および後十字靱帯の緊張は，膝関節の関節包内運動の誘導を補助する．さらに，十字靱帯には機械的受容器が存在するため，間接的に固有感覚フィードバックを神経系に提供する[271, 284]．これらの感覚受容器は，運動制御を補助するほか，靱帯に大きな損傷を与える可能性がある筋活動を反射的に制限する保護的役割もある[319]．

前十字靱帯と後十字靱帯の一般的な機能

- 膝関節の多方面（とくに矢状面）における動的安定性の供給
- 自然な関節包内運動（とくに脛骨と大腿骨のあいだに生じる前後の滑り運動を抑制する運動）の誘導
- 膝関節の固有感覚に役立つ

▶前十字靱帯 Anterior Cruciate Ligament

解剖学と機能

前十字靱帯（anterior cruciate ligament: ACL）は，脛骨高原の前顆間区のくぼみに沿って付着する．この付着部から，斜め後・上・外側方向に走行し，大腿骨外側顆の内側に付着する（図 13.19 参照）．ACL 内のコラーゲン線維は互いに織り合わされ，おもにⅠ型コラーゲンからなる別々のらせん状の束を形成する．さまざまな数値や記述が報告されているが，ACL 内には２組の線維束，すなわち脛骨に対する相対的付着部により命名された**前内側線維束**および**後外側線維束**が存在するとほとんどの著者は報告している[5, 162, 228]．

ACL 内の線維束の張力，ねじれ，および全体的な空間的配置は，膝関節が屈曲したり伸展したりすることにより変化する[5, 148]．矢状面の可動域全体にわたるどの任意の点でも，ACL の一部の線維は比較的緊張している．しかし，ほとんどの線維，とくに後外側線維束は，**膝関節が完全伸展に近づくにつれ漸増的に緊張する**[5, 23, 105, 162]．この線維は，膝関節が徐々に屈曲するにつれて弛緩する．前十字靱帯のほとんどの線維に加えて，後方関節包，側副靱帯の一部およびすべての膝関節屈筋群もまた，伸展するにつれ相対的に緊張し，とくに荷重時，膝関節の安定化を補助する（図 13.18B にて解説）．解剖学的中間位を超えて膝関節を伸展すると，これらの組織はさらに引き伸ばされる．

膝関節完全伸展までの最後の約 50～60° のあいだ，大腿四頭筋の収縮によって発生した能動的な力は脛骨を前方に引き，その結果，前方滑りの関節包内運動が起こる（図 13.20A）[25, 187, 207,2 30, 313]．伸ばされた ACL の線維に張力が発生し，この前方滑りが行きすぎないように防いでいる．大腿四頭筋の収縮による ACL にかかる前方への力と，前方引き出し（anterior drawer）テスト（図 13.20B 参照）を行う際に脛骨を前方に引く力との類似性を認識することは臨床的に有益である．この検査は，ACL 損傷が疑われる際に膝の前方への緩みがどの程度であるかを評価する検査

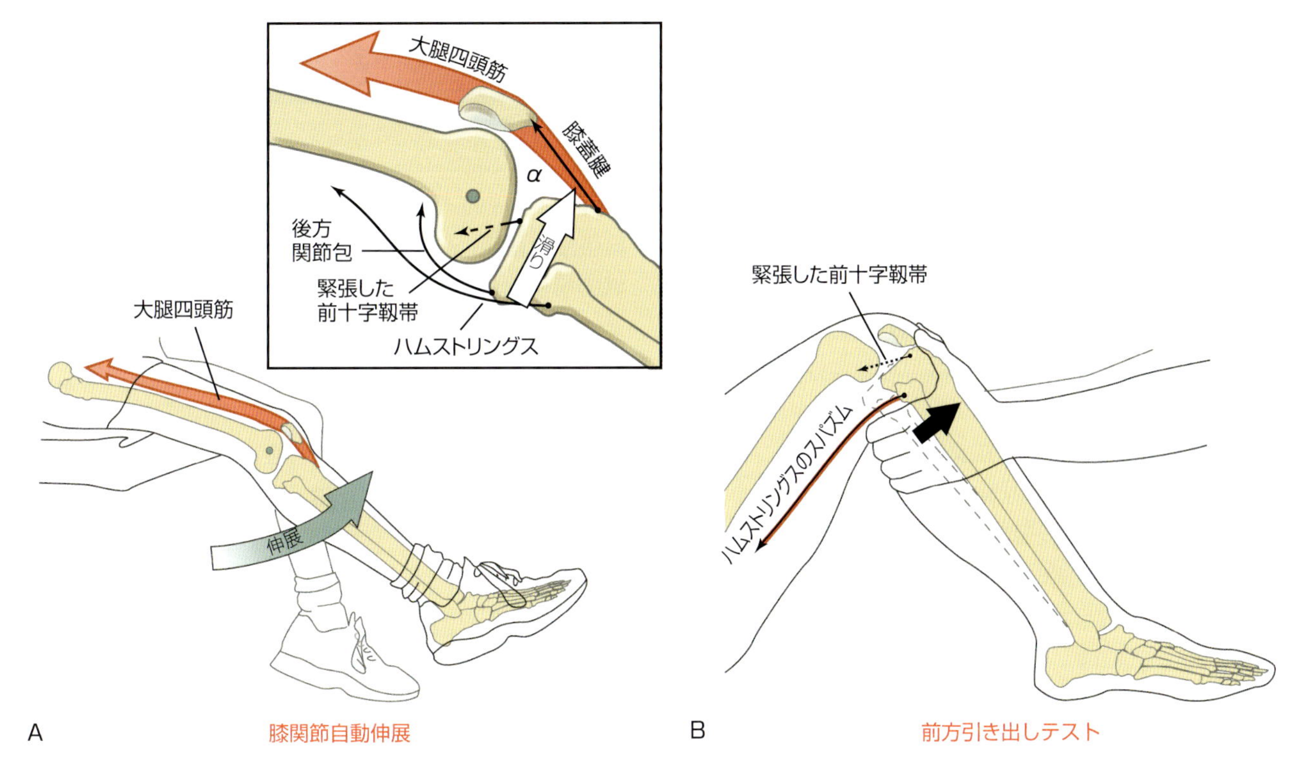

図 13.20 筋収縮と前十字靱帯の変化する緊張の相互作用．(A) 大腿四頭筋の収縮は膝関節を伸展させ，脛骨を大腿骨に対し前方へ滑らせる．膝関節伸展は，ほとんどの前十字靱帯，後方関節包，ハムストリングス，側副靱帯，および隣接する関節包を伸張する（最後の２つの構造は描かれていない）．大腿四頭筋と前十字靱帯が，膝関節最終伸展域のあいだ，拮抗関係にあることに注意されたい．膝蓋腱と脛骨のあいだの付着角を α で示す．(B) 前方引き出しテストは前十字靱帯の状態を評価する．ハムストリングスのスパズムは脛骨に後方への力を生じ，前十字靱帯の緊張を制限することに注目されたい．

方法の１つである．この検査の基本的要素として，膝をおよそ90°に屈曲した状態で脛骨（下腿）の近位端を前方へ引き寄せる．正常な膝では，脛骨の前方移動に対する全受動的抵抗の約85％をACLが担う[45]．対側膝より8mm以上大きく前方移動すると，ACL断裂の可能性が示唆される．図13.20Bに示すように，ハムストリングスに防御的な筋スパズムが生じると，脛骨の前方への移動を制限し，それによってACL断裂の発生を見逃すことがある．

臨床的に，大腿四頭筋はしばしば「ACLの拮抗筋」とよばれる．この呼び方は比較的小さい屈曲角度において大腿四頭筋の収縮力がACLの大部分の線維を伸張（または拮抗）するという事実を反映している[3, 95, 214]．膝関節屈曲15°で大腿四頭筋の最大努力での等尺性収縮をすると，前十字靱帯に4.4％の歪み（相対的な伸張）が生じたと研究報告されている[22]．不意に脛骨を完全伸展位にするような大腿四頭筋の強い収縮を行うと，このような変形は増加する．大腿四頭筋がACLを伸張する機能は，脛骨に対して膝蓋腱が付着する角度が最大になる完全伸展位で最大になる（図13.20Aのα参照）[216]．この腱が付着する角度が大きいほど，大腿骨に対して脛骨を前方へ滑らす大腿四頭筋力の割合が大きくなる．膝関節の屈曲が大きくなるにつれ腱が付着する角度は徐々に減少するため，脛骨を前方に滑らせてACLを引き伸ばす筋の機能は低下する[27, 95, 215]．ACL損傷を引き起こすメカニズムや術後に修復または再建したACLを保護する方法を検討するとき，ACLを無意識のうちに伸張してしまう要因を理解することが重要になる．これについては本章で後述する．

受傷の一般的なメカニズム

ACLが関節内を斜めに通ることとACL内に複数の線維束が存在することで，少なくともその構造の一部は，膝関節のすべての動きの限界に抵抗して（逸脱を防いで）いる．安定性を広範囲に確保するために理想的な解剖学的配置ではあるが，同時に，極端な動きが多数組み合わさって起こる傷害に対しては靱帯をかなり脆弱にする[89, 266]．ACLは関節運動の限界域で緊張状態になり，身体のあらゆる靱帯と同様，すでに伸ばされている状態のところに高速のストレッチが加わると，受傷しやすくなる．引っ張りストレスがその生理学的な強度あるいは長さを超えると，靱帯は断裂する．病理力学的視点からこの物理的性質を考えると，ACLの最終的破綻点は，11〜19％の歪み

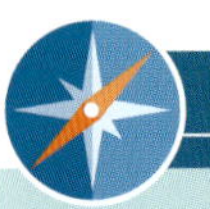

SPECIAL FOCUS 13.3

前十字靱帯再建術：進化する科学

前十字靱帯（ACL）損傷は，膝関節の不安定さ，膝関節の機能低下，全身的な活動低下を招く重篤な問題である．運動の質と自信に支障をきたすことに加えて，運動学的不安定性は，半月板および関節軟骨に有害なストレスを生じ，それによって膝関節は早期発症性の変形性関節症に罹患しやすくなる[194, 210, 228, 238]．データによると，ACL 損傷後の炎症性および抗炎症性サイトカインの相対的変化が，変形性関節症を発症する別の要因でありうると示唆している[29]．さらに，血液供給が比較的不十分なため，ACL の自然治癒は困難である．結果として，とくにスポーツ復帰または活動的な生活様式に戻ることを望む活動的な若い人には，外科的再建を推奨することが多い．ほとんどの外科手術では，自家移植（患者自身の膝蓋腱，ハムストリングス，または大腿四頭筋腱を使用）または同種移植（別の人からの移植組織を使用）を用いて，破損した ACL を置換する[44, 65, 228]．比較的非活動的な人は，手術を受けないことを選択し，むしろ筋力と関節の安定強化を目的とした集中的な神経筋中心の運動プログラムを受けることができる[85]．

ACL 再建術は，不安定な膝関節のままの困難な生活や病的な状態を考慮すると，費用対効果の高い医療処置とみなされる[210]．ACL 再建術は，基本的な膝関節の安定性と運動機能を取り戻すうえではかなり成功しているといえるが，自然な動きや，場合によっては術前と同じ筋力を，完全に取り戻すことはできない[137, 181, 311, 333]．再建術後でさえ，ACL 損傷の既往がある人は，一生を通して変形性膝関節症を発症するリスクが増加するとみなされる[210, 238]．リスクの増加は，受傷時に受けた他の構造，とくに半月板の損傷の重症度と関係する[194, 232, 321]．とりわけ動きが異常で制御困難な関節では，正常な半月板による保護がなければ，その下にある関節軟骨は変性しやすくなる．

ACL 再建術の有効性を改善する目的，とくに ACL 機能不全膝の受傷前の運動機能と安定性を取り戻すことを目的として，大規模で継続的な研究が蓄積されている[323]．研究者が関心をもつ要因として，ACL 移植組織の最適な緊張度と固定，位置および材料がある．加えて，移植組織の解剖学的形態を生来の ACL に近づける研究に力を注いでいる[5, 93]．有力な考え方として，線維束の走行が解剖学的に近似するほど，移植片が膝関節の運動をよりよく制御できると考えられている．前述のように，生来の ACL は，典型的な前内側と後外側の 2 つの線維束がある[5]．この解剖学的特徴は，発達中のヒト胎児においても明らかである[83]（一部の著者は，ACL 内に第 3 の線維束があると述べている[5, 94]）．他の研究では相反するデータが報告されているが，それぞれの線維束は多少異なっていても，おそらく膝関節の動きの制御に重要な機能をもっていることは明らかである．たとえば，後外側線維束は前内側線維束よりも短いので，骨が少し動くごと，とくに（膝関節）伸展の最終域では，強く引っ張られるであろう．また，前内側線維束は，膝関節屈曲 0～90° のあいだでほぼ同じ長さのままである傾向がある．異なる線維束の機能について他の生体力学的差異が推論されている[5, 94, 162, 192]．

米国で行われたほとんどの ACL 手術では，移植組織を固定する際に 1 本の移植組織を使用する一重束再建術が採用されているが，複雑な解剖学的構造をよりよく再現するため，特定の患者に対し二重束再建術あるいは三重束再建術を採用することに関心が高まっている[228, 322]．しかし，現在までの大多数の研究では，患者の報告による術後の改善状態は，一重束再建術と二重束再建術の違いはないと報告されている．エビデンスは弱く，矛盾することもあるが，二重束再建術のほうがよりよい軸回転制御を提供すると示唆するデータもある[228]．2 つの外科的処置の相対的な有効性および効能に関して，決定的な結論が出される前に，この分野においてさらに多くの研究が必要である．患者の具体的な病歴とともに，特定の技術を実施している外科医の経験と自信は，一重束にするかあるいは二重束にするかの ACL 移植再建の最終決定において重要である．

長で生じると推定される[43, 192]．しかし，階段を上ったり，エルゴメーターを漕いだり，スクワット動作をしたりするなどほとんどの一般的活動では，ACL に生じる歪みは4％未満である[78, 86, 170]．興味深いことに，献体の膝関節を用いた実験的研究において，靱帯が反復して，あるいは急速に引っ張られたあとでは ACL を断裂させるのに必要な

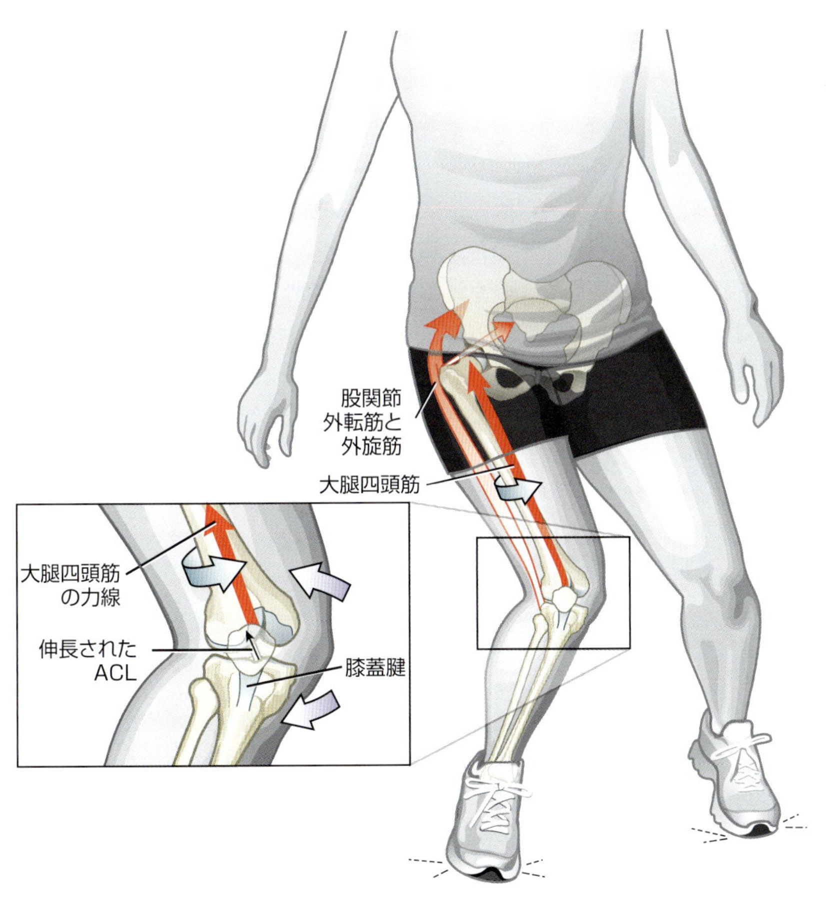

図 13.21 ジャンプ着地直後の若年女性の図．右膝関節の過度の外反と外旋の組み合わせに注目されたい（固定された脛骨に対する大腿骨の内旋を介して）．荷重肢位では，右股関節と足部の位置が，大腿骨と脛骨の位置にそれぞれ強く影響することに注目されたい．とくに，右股関節が内転および内旋すると，膝関節の過度の外反と外旋肢位をかなり助長する．股関節外転筋群と外旋筋群の活動低下がこの股関節の肢位を招くこともありうる．左の挿入図に，前十字靱帯（ACL）の緊張増加と大腿四頭筋の力線を示す．大腿骨滑車溝に対する膝蓋骨の相対的外側変位に注目されたい（紫色の矢印は，過度の外反アライメントを示し，青い矢印は過度の大腿骨内旋を示す）．

張力は減少した[192]．このようなデータは，ACL 損傷の防止プログラムに重要な洞察を与えるであろう．

ACL に瞬間的にかかる張力または緊張のレベルに関する生体力学的な因子は，確かに相互に関連し複雑である．これらの要因には，床反力の方向と大きさ，脛骨大腿関節における圧縮および剪断（力）の量および方向，筋力の量と制御と細かな連鎖，周囲組織の整合性および強度，下肢と体幹の関節のアライメントおよび肢位が含まれる[128, 154, 170, 266, 325]．

膝関節のなかで最も頻繁に完全断裂が起きる靱帯は ACL である．すべての ACL 損傷のおよそ半数は，15～25 歳の活動的な人で，多くの場合，アメリカンフットボール，ダウンヒルスキー，ラクロス，バスケットボール，サッカーなどの高速度のスポーツ活動中に発生する[134]．ACL 断裂のほとんどは，一時的な膝関節の亜脱臼を生じ，骨，関節軟骨，半月板，または内側側副靱帯を含む他の組織に二次的な外傷を引き起こす[36, 235, 248]．ACL 損傷は，膝関節の顕著な不安定性につながる可能性がある．慢性的な不安定性とそれに関連して異常となった動作は，他の組織，とくに半月板，そして最終的には関節軟骨へさらにストレスと変性を引き起こしうる[38, 194, 232]．

スポーツ関連の ACL 損傷のおよそ 70％は，非接触，またはあっても最小限の接触により生じる[167, 219]．非接触による損傷の多くは，ジャンプからの着地，あるいは片脚で素早く，強制的に減速，カッティング，またはピボットしながら着地するときに生じる[248, 266, 293, 323]．外傷の発生機序は，しばしば予測不可能で，突然生じる．したがって，受傷時に膝関節に加えられる力の詳細な肢位や方向は，必ずしも明確ではない．非接触による ACL 損傷の機序について多く知られていることは，受傷した選手からの報告，ビデオ分析，献体の靱帯を用いた模擬損傷や引っ張り歪みゲージの研究，ACL に埋め込まれた歪みゲージ，コンピュータによる生体力学モデルから学び得たことが多い．非接触による ACL 損傷に関して少なくとも 3 つの要因が確認されている．すなわち (1) 膝関節を適度に屈曲，またはほぼ伸展した状態で，大腿四頭筋を激しく収縮する，(2) 膝関節の顕著な“外反崩れ”，(3) 膝関節の過度の外旋（すなわち，固定した脛骨に対して大腿骨が股関節部で過度に内旋した状態）である[67, 89, 127, 167, 266, 293, 313]．これらの 3 要因を図 13.21 に示す．図 13.21 に示すような複数の運動学的および運動力学的状況が組み合わされたり，あるいは極度に生じたりする場合，ACL の抗張力の限度を超える負荷になることが多くの研究で確認されている[67, 127, 192, 294, 323]．図 13.21 には示されていないが，膝関節の過度の内旋（相対的な伸展と，大きな外反ストレスが同時に組み合わさった場合）も，ACL 損傷の要因となることが示されている*.

ほかに ACL を損傷する一般的な機序は，しっかりと足底接地しているあいだに膝関節の過度の過伸展を伴うことである[32, 218]．運動学的視点から考えると，正常な膝関節伸展は理論的には，脛骨に対して大腿骨は後方に大きく滑る（図 13.16B 参照）．しかし過伸展中の，固定された脛骨に対する大腿骨の後方滑り運動は，ACL を過剰に伸張し断裂する可能性がある．大腿四頭筋を強く同時収縮すると，大腿骨の後方滑りに対して脛骨を前方に引き寄せることになるため，傷害が発生する可能性が増加する．過伸展によって引き起こされる ACL 損傷は，大きな軸回旋または外反力を起こす力が伴って発生することが多く，それゆえ ACL にかかる張力をさらに増加させることになる．ACL を損傷することに加えて，顕著な過伸展はしばしば後方関節包と内側側副靱帯損傷を引き起こす．表 13.4 に ACL に関連した外傷の一般的なメカニズムの多くを要約したものを示す．

▶後十字靱帯 Posterior Cruciate Ligament

解剖と機能

後十字靱帯（posterior cruciate ligament: PCL）は，ACL よりやや厚く，脛骨の後顆間領域から始まり大腿骨内側顆の外側に付着する（図 13.11, 13.12, 13.19）．PCL の詳細な解剖学的特徴は，靱帯の大半を形成する大きい前方部（前外側）と小さい後方部（後内側）の 2 つの主要な（線維）束である[6, 324]．

膝関節屈曲時，PCL は複雑にねじれ，長さと配列が変わる．この動的な変形が及ぼす力学的影響は完全には解明されていない．PCL 損傷の発生が比較的低頻度のため，この靱帯の具体的な機能に関する研究は ACL に比べ遅れている．しかし，PCL 内の一部の線維は屈曲および伸展の大部分にわたって緊張したままであるが，靱帯の大部分（両方の線維束を含む）は屈曲するほど緊張が増すことが知られている[153, 245, 328]．完全伸展位と屈曲約 30～40° のあいだで PCL は比較的緩んでいる．屈曲 90～120° のあいだに緊張は最大となる[58, 153, 186, 245]．磁気共鳴画像（MRI）を用いた生体分析により，PCL は完全伸展位と屈曲 90° のあいだで，長さが平均約 30％伸びることが判明した．これは屈曲 10° ごとに長さがおよそ 3％増加するということになる[245]．この急激な緊張の増加は，PCL 損傷のほとんどが膝関節屈曲時に起きていることを裏付ける理由の 1 つである．屈曲時に緊張する以外に，PCL は過度な軸回旋のほかに，内反および外反負荷に対しても二次的な抑制として働く[58, 153]．

たとえば腹臥位で膝関節を重力に逆らうように，能動的な屈曲をする際，膝関節屈筋群（ハムストリングスなど）は脛骨を（腓骨とともに）大腿骨に対して後方へ能動的に滑らせる．後方滑りの関節包内運動に制限が起こる原因の一部は PCL の受動的緊張である（図 13.22A）．この理由により，とくにハムストリングスが脛骨の長軸に対してほぼ直角になる膝 90° 屈曲位近くで，ハムストリングスは「PCL の拮抗筋」と記述されることが多い．ハムストリングスの収縮時に，大腿四頭筋の強い収縮を加えると，PCL にかかる緊張を抑えることができる[104, 131]．

PCL の状態を評価する最も代表的な検査方法は「後方押し込み」テスト（posterior drawer test）である．このテストでは膝関節を屈曲約 90° にして，脛骨（下腿）の近位端を後方に押す（図 13.22B 参照）．この位置では，脛骨の後方移動に対する全受動的抵抗の約 95％を PCL が受ける[9]．膝関節を屈曲 0～約 30° にすると，PCL は脛骨の後方滑りに対して無視できるほどの受動的抵抗しか受けない．膝関節が伸展に近くなってから自然と伸び始める後方関節包と側副靱帯の大部分がほとんどの抵抗を受けている[58]．

PCL のもう 1 つの機能は，固定された下腿に対する大腿骨の前方移動範囲を制限することである．素早く深くしゃがむような動作では，脛骨に対して大腿骨が前方へ移動する可能性がある．周囲の関節包と同様に PCL にかかる緊張および重力と筋の同時収縮により生じる脛骨大腿関節内の圧縮力とによって，大腿骨が脛骨の前縁から外れることが防止される．図 13.8 で明らかなように，頑丈な膝窩筋腱は，膝関節の後外側を斜めに横切ることにより，脛骨に対する大腿骨の前方滑りに（あるいは逆に，大腿骨に対する脛骨の後方滑りに）抵抗することができる．臨床的な観点から，膝窩筋の抑制機能は，PCL 不全膝を有する症例においてとくに重要視されるべきである[280]．

損傷の一般的メカニズム

ほとんどの PCL 損傷の場合，交通事故やアメリカンフットボールのような接触スポーツなどで，接触が激しく強いエネルギーが加わることが関係している．スポーツ関連の PCL 単独損傷は比較的まれで，すべての膝外傷のおよそ 2～10％である[55, 205, 252]．全 PCL 損傷の約半分は，半月板，ACL，および後外側関節包を含む他の膝関節構造の損傷も伴う[283]．

---

* 前述の図 13.15 に定義したとおり，脛骨に対する大腿骨（荷重時）の観点より，膝関節内旋は，固定された脛骨に対して大腿骨が外旋することで生じる．文献 18, 89, 237, 266, 294 参照．

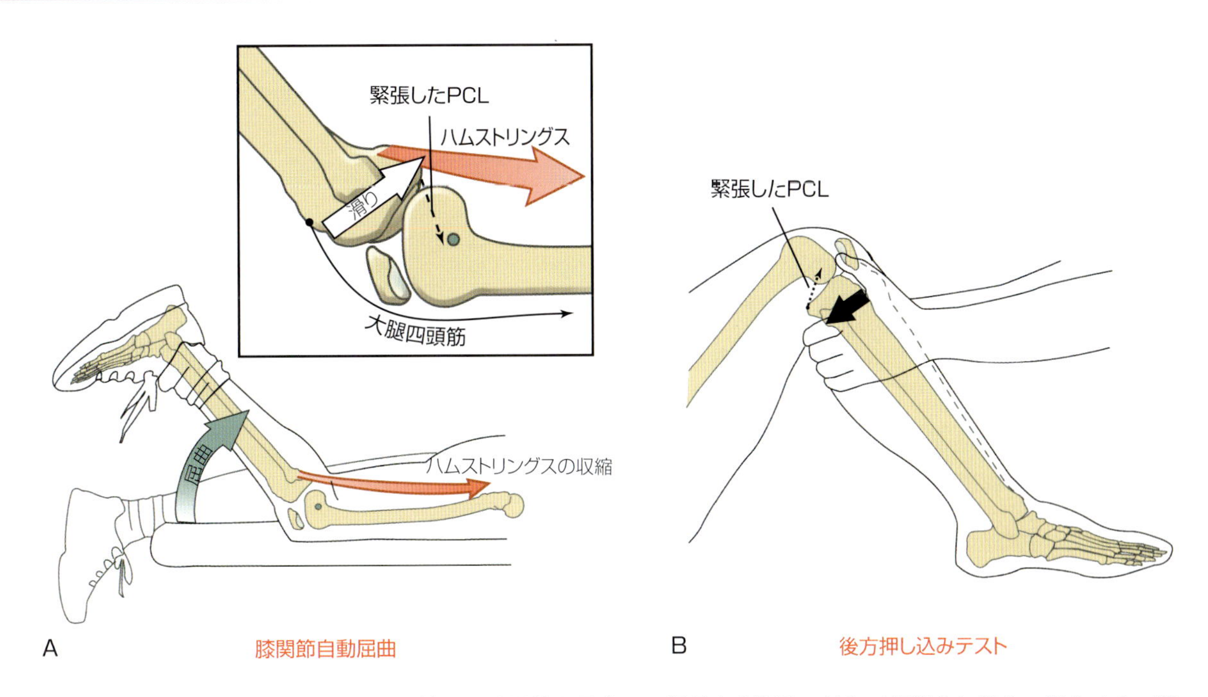

図 13.22 (A) ハムストリングスの収縮は，膝関節を屈曲し，脛骨を大腿骨に対して相対的に後方へ滑らせる．膝関節の屈曲により，大腿四頭筋と後十字靱帯（PCL）のほとんどの線維が伸張する．(B) 後方押し込みテストは，PCL が無傷の状態であるかを評価する．伸ばされて緊張した組織を細く黒い矢印で示す．

PCL 損傷にはいくつかのメカニズムが受傷機転としてあげられる[165, 218, 252]．比較的頻繁に発生するメカニズムとしては，近位脛骨から地面に打ちつけるように（足は底屈位で）**膝関節完全屈曲位の状態の膝から転倒する**場合である．「ダッシュボード損傷」（dashboard injury）は激しく強いエネルギーが加わることによって起きる PCL 損傷のなかで最も頻繁に起きるものであり，自動車の助手席に座っている人の膝関節が前方の車と衝突することによりダッシュボードに当たり，大腿骨に対して脛骨が後方へ移動する．**表 13.4** にその他の損傷メカニズムを示す．

図 13.22B に示すような両膝を立てた背臥位で下腿部が重力により引き下ろされる肢位では，PCL 損傷後に，大腿骨に対して脛骨近位端が観察可能なほど後方に落ち込む様子が頻繁にみられる．この症状は，後方押し込みテストの陽性徴候と併せて，PCL 断裂を示唆する．多くの単独 PCL 断裂は，腱移植片再建術を行わず保存的に管理される．しかし，顕著な後方不安定性または亜脱臼が明らかであり，（よくあることだが）他の靱帯とともに PCL が損傷するほとんどの場合は手術を勧める[324]．PCL 損傷後の長期にわたる膝関節の機能に関するデータは不足している．ほとんどの研究では，PCL 不全膝は外傷後に変形性膝関節症に進行しやすくなると指摘している[49, 273, 290]．受傷後の PCL 再建術が，その後の人生における重度の膝関節不安定性や関節の変性を防止するかは，議論の余地がある[49, 205]．

膝蓋大腿関節
Patellofemoral Joint

膝蓋大腿関節は，膝蓋骨関節面と大腿骨滑車溝とのあいだの接触面である．この関節の局所的安定機構には，大腿四頭筋による力，関節表面の適合性，および周囲の解剖学的軟部組織からの受動的制御が含まれる．膝蓋大腿関節の異常な動きや不安定性は，慢性の膝関節前面痛や関節変性として臨床上典型的にみられる症状である．これらの病態力学については，本章の後半で詳しく述べる．このトピックの背景である正常な膝蓋大腿関節の運動について次項で述べる．

膝関節が屈曲および伸展を繰り返すと，膝蓋骨の関節面と大腿骨の滑車溝とのあいだに滑るような動きが生じる．**大腿骨に対する脛骨の運動中**，膝蓋骨は，固定された大腿骨の滑車溝上を滑る．脛骨粗面に膝蓋腱がしっかりと付着しているため，膝蓋骨は，膝関節の屈曲中，脛骨が動く方向に引っ張られる．**脛骨に対する大腿骨の運動中**（たとえば，しゃがむ姿勢へ腰を落とすような），大腿骨の滑車溝が，固定された膝蓋骨に対して滑る．膝蓋骨は，大腿四頭筋の遠心性収縮による引く力と比較的強靱な膝蓋腱とのあいだの力のバランスによって，相対的に一定の位置を保つ．

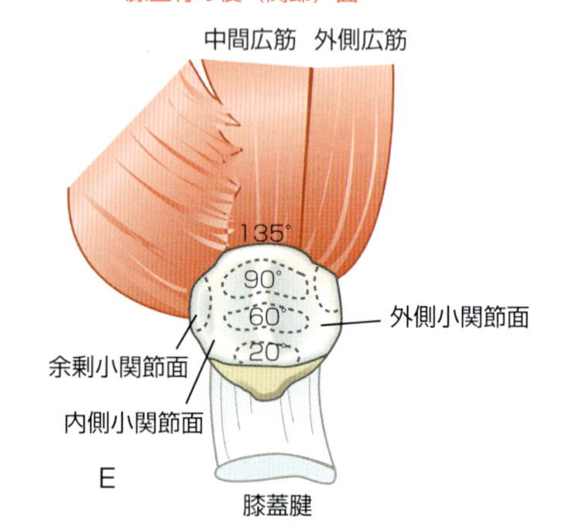

図 13.23　大腿骨に対する脛骨の能動的伸展中における膝蓋大腿関節の運動．(A)～(C) に示す円は，膝蓋骨と大腿骨が最も接触する位置を示す．膝関節が伸展するにつれて，膝蓋骨の接触点は上極から下極に移動する．大腿四頭筋の深部にある膝蓋上脂肪体に着目されたい．(D) と (E) は，膝蓋骨の大腿骨滑車溝上の軌道および接触面を示す．数値 135°，90°，60° および 20° は，膝の屈曲角度を示す．

▶膝蓋大腿関節の運動学 Patellofemoral Joint Kinematics

大腿骨上に接する膝蓋骨の軌道と接触面

インビボおよびインビトロの研究によると，荷重または免荷のいずれの屈曲および伸展運動における膝蓋大腿関節内の運動と接触面についての見解は，おおむね一致している*．歴史的には，MRI，蛍光透視法，コンピュータによる形態モデリング，骨皮質内ピンの挿入，感圧フィルムまたは特殊造影剤，光学またはビデオによる追跡システム，そして献体標本を用いてシミュレーションしたリグ装置の使用によりデータを収集した．Goodfellow らが用いた測定方法は，図 13.23 に示す展開図の構築に貢献した[107]．屈曲 135° では，膝蓋骨のおもに上極付近が大腿骨に接触している（図 13.23A 参照）．膝蓋骨は，ほぼ完全屈曲位で，大腿骨の滑車溝よりも下方にあり，大腿骨顆間窩を構成している切痕を埋める（図 13.23D 参照）[107, 160]．この位置で，膝蓋骨の外側小関節面の外側縁と余剰関節面とが，大腿骨との関節接触面を分けあう（図 13.23E 参照）．膝が完全屈曲位から 90° 屈曲位に向かって伸展すると，おもな接触領域は，膝蓋骨の下極に向かって移動し始める（図 13.23B 参照）[160, 279]．膝屈曲約 90～60° のあいだで，膝蓋骨は，大腿骨の滑車溝内に通常しっかりかみ合う．膝蓋骨と大腿骨との接触面積はこの運動弧のなかで最大になる（図 13.23D，E 参照）[62, 139]．しかし，最大であるとしても，その接触面積は膝蓋骨の後面総面積の約 1/3 にすぎない．したがって，大腿四頭筋が強く収縮すると，膝蓋大腿関節内圧（すなわち，単位面積当たりの圧縮力）が非常に大きくなる可能性がある．

膝関節伸展時の最終域となる 20～30° 屈曲位では，膝蓋骨のおもな接触点は下極に移動する（図 13.23C 参照）．膝蓋骨は，この可動弧内において，滑車溝内における機械的なかみ合わせをほとんど失う．結果として，膝蓋骨と滑車溝との接触面は，膝関節 60° 屈曲位で生じる接触面積の約 45% に減少する[21, 37]．いったん完全伸展すると，膝蓋骨は滑車溝の近位に，そして膝蓋上脂肪体に寄りかかるように落ち着く．この位置で大腿四頭筋が弛緩していれば，膝蓋骨を大腿骨の上で自由に動かすことができる．ほとんどの慢性膝蓋骨外側脱臼（または亜脱臼）が伸展位またはおおよそ伸展位にて起こる理由の 1 つは，この位置で大腿骨滑車溝と膝蓋骨のかみ合わせが減少するからである[4]．膝蓋骨が典型的に外側脱臼するおもな理由は，膝蓋腱の長軸方向と比較して，大腿四頭筋の力線（力が働く方向）が全般的に外側寄りになるからである．この内容は，大腿四頭

* 参考文献 8, 37, 160, 178, 233, 241, 287, 307, 314

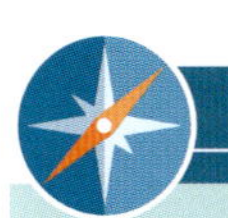

SPECIAL FOCUS 13.4

膝蓋骨の副次運動

磁気共鳴画像（MRI）や二方向関節造影法の技術的進歩により，図 13.23 のような比較的大雑把に表される膝蓋骨の動きよりも，かなり詳細な生体の膝蓋大腿関節の動きを計測できるようになった[287, 307]．より詳細な**膝蓋骨の副次運動**には，膝蓋骨の傾斜（ほぼ垂直軸におけるほぼ水平面での回転），スピン（spin）*（前後軸における前額面での回転），および内外側への変位（移動）が含まれる．他の運動学的用語も用いられている[202, 233, 287, 307]．これらの比較的わずかで，しばしば見過ごされている膝蓋骨の副次運動は，膝蓋大腿関節のすべての運動に伴う．複数の因子が膝蓋骨の副次運動を引き起こしている．完全伸展位から能動的な大腿骨に対する脛骨の屈曲を例として考えてみる．動いている脛骨は膝蓋腱と膝蓋骨を大腿骨から遠位方向に引っ張り，結果として膝蓋骨は膝蓋大腿関節の不規則な輪郭内でわずかであるが波状に移動する．加えて，膝蓋骨の副次運動は，内側膝蓋支帯（前述した内側膝蓋大腿靱帯のような），腸脛靱帯，および伸張した大腿四頭筋の変動する受動的張力だけでなく，同時に発生する脛骨の軸回旋（膝のロック解除に関連する）によっても引き起こされる．

膝蓋骨の副次運動の量と方向には個人差があり，動きの種類（脛骨を固定するか大腿骨を固定するか），筋活動あるいは同時収縮の種類（遠心性，等尺性等），骨の形態，そして筋に課せられた外部負荷の量によりさまざまに変化する[37,178, 201, 314]．研究報告のばらつきは大きく，つかみどころのないこの運動の測定方法が異なり，標準化されていないことが影響している．それゆえ，副次運動の先行研究や負荷条件をとおして有意義な比較をすることは困難である．関心はそそがれているが，報告された多くの膝蓋骨の運動の程度と方向に関する生体力学的解説を述べることも同様に困難である．

膝関節の屈曲と伸展中における膝蓋骨の副次運動のうち，一貫して記述されているものは，おそらく，滑車溝上での膝蓋骨の内外側**変位**である[4, 37, 201, 336]．Nha らは MRI を使用して，健常者 8 名を対象に膝関節屈曲 90°中の荷重ランジ動作について研究した[233]．膝関節の完全伸展を開始点として，膝蓋骨は平均して，最初の屈曲 30°までは 2.8mm **内側へ**，次の屈曲 90°までは逆に 2mm **外側へ**変位した．無症状の被験者を対象にした他の研究では屈曲動作における膝蓋骨の実質の変位幅は，おおむね 3mm と無視できる程度であることが確認された[37, 307]．類似の荷重動作を用いた他の研究として，MacIntyre らは健常者と膝前面に慢性疼痛がある患者の膝蓋骨の動きを比較した[201, 202]．膝蓋骨の動きは 2 群間でほとんど同じであったが，（有痛性の）症状を伴う群のほうが対照群よりも，とくに膝屈曲約 20°において，膝蓋骨の**外側**変位が有意に大きかった．本章の後半でさらに検討するが，膝関節運動中の膝蓋骨の過度の外側変位は，膝蓋大腿関節におけるストレス関連疾患および疼痛の原因になりうる．

まとめとして，膝蓋骨の副次運動は，普段は膝関節のすべての動きに伴い起こる．十分に理解されず予測困難であるが，膝蓋大腿関節内のストレスを最小にするのに役立つような膝蓋骨の副次運動の最適な量とパターンが存在する可能性がある．膝蓋骨の副次運動のパターンについて詳細な定義や認識をするために，健常成人と膝蓋大腿関節の変性や不安定性の疑いがある人の両方を対象にしたさらに多くの臨床的および基礎的研究が必要である．このトピックをより理解することで，膝蓋大腿関節における根本的なストレス関連疾患の明確な病態と治療の手がかりが得られるはずである．

* 回転（rotation）ともいえる．

筋の構造と機能を述べたあとの項で取り上げる．

筋と関節の相互作用

筋の神経支配

Innervation of the Muscles

大腿四頭筋の神経支配は**大腿神経**である（図 12.24A 参照）．肘関節における上腕三頭筋のように，膝関節における唯一の伸筋群は単一の末梢神経によって支配されている．したがって，大腿神経の神経断裂では膝伸筋の完全麻痺を引き起こす可能性がある．膝関節を屈曲および回旋する筋群は，腰神経叢と仙骨神経叢の両方から複数の神経に支配されているが，おもに坐骨神経の分枝である**脛骨神経**に支配されている（図 12.24B 参照）．膝関節をまたいで走

表 13.5　膝関節をまたいで走行する筋の作用と神経支配 *

筋名	作用	支配神経	構造
縫工筋	股関節屈曲，外旋，外転 **膝関節屈曲，内旋**	大腿神経	腰部
薄筋	股関節屈曲，内転 **膝関節屈曲，内旋**	閉鎖神経	腰部
大腿四頭筋	**膝関節伸展，屈曲**	大腿神経	腰部
大腿直筋	**膝関節伸展**		
広筋群			
膝窩筋	**膝関節屈曲，内旋**	脛骨神経	仙骨部
半膜様筋	股関節伸展 **膝関節屈曲，内旋**	坐骨神経（脛骨枝）	仙骨部
半腱様筋	股関節伸展 **膝関節屈曲，内旋**	坐骨神経（脛骨枝）	仙骨部
大腿二頭筋（短頭）	**膝関節屈曲，外旋**	坐骨神経（総腓骨枝）	仙骨部
大腿二頭筋（長頭）	股関節伸展 **膝関節屈曲，外旋**	坐骨神経（脛骨枝）	仙骨部
腓腹筋	**膝関節屈曲** 足関節底屈	脛骨神経	仙骨部
足底筋	**膝関節屈曲** 足関節底屈	脛骨神経	仙骨部

* 膝関節の作用は太字で示す．筋は，神経根支配の下行順に並べている．

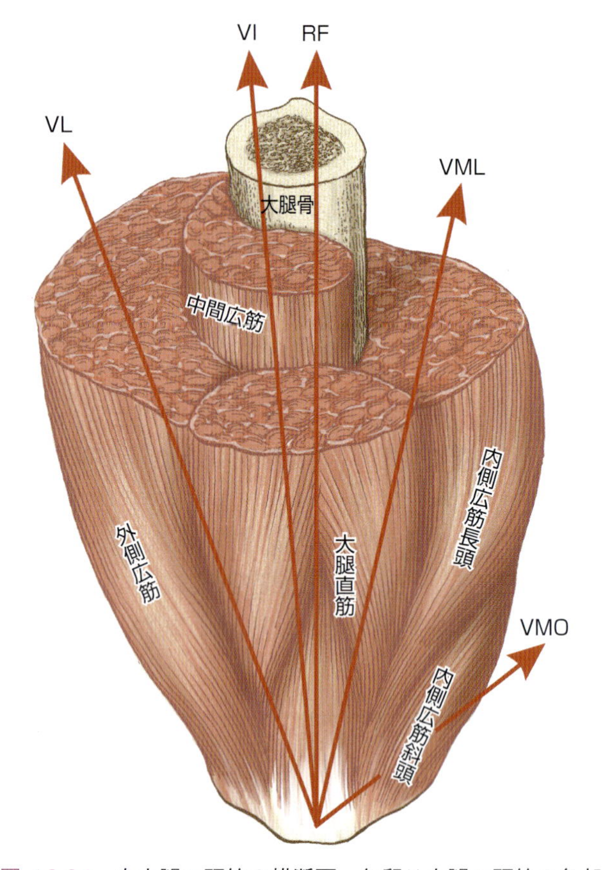

図 13.24　右大腿四頭筋の横断面．矢印は大腿四頭筋の各部，すなわち外側広筋（VL），中間広筋（VI），大腿直筋（RF），内側広筋長頭（VML）および内側広筋斜頭（VMO）のおおよその力線を示す．内側広筋と外側広筋の大部分は，大腿骨の後面，大腿骨粗線に付着する．

行するすべての筋の運動神経支配を表 13.5 に列挙する．

追加資料として，下肢の筋を支配するおもな脊髄神経根は付録Ⅳパート A に列記する．さらに，付録Ⅳパート B と C には，L_2～S_3 脊髄神経根の機能状態の臨床検査に役立つ項目を追記する．

膝関節の感覚神経支配

Sensory Innervation of the Knee Joint

膝関節および周辺の靱帯の感覚神経支配は，おもに L_3～L_5 の脊髄神経根から受けており，その感覚情報は後脛骨神経，閉鎖神経および大腿神経を介して脊髄へ入る[140, 152]．**後脛骨神経**（坐骨神経の脛骨分枝）は，膝関節に最も広く分布している求心性神経線維である．これは後方関節包，周辺の靱帯，そして最も前方においては膝蓋下脂肪体までの膝関節内のほとんどの組織に感覚をもたらす．**閉鎖神経**内の求心性神経線維は，膝関節内側部の皮膚および後方関節包と後内側関節包の一部の感覚を伝達する．**大腿神経**の求心性線維は，前内側と前外側の関節包の大部分の感覚を伝達する．

膝関節の筋機能

Muscular Function at the Knee

膝関節の筋には，**膝伸筋群**（すなわち，大腿四頭筋）と**膝屈筋-回旋筋群**の 2 つのグループとして記述する．これらの筋の解剖学的構造は第 12 章に記載する．膝関節の筋の付着部と神経支配をまとめた付録Ⅳパート D を参照されたい．また付録Ⅳパート E に，膝関節の一部の筋の断面積の一覧を参考として示す．

▶膝伸筋群：大腿四頭筋 Extensors of the Knee: Quadriceps Femoris Muscle

解剖学的考察

大腿四頭筋は，膝関節の大きく強力な伸筋で，その断面積はハムストリングスの2.8倍に達するという報告がある[174]．大腿四頭筋は，大腿直筋，外側広筋，内側広筋，およびより深い中間広筋（図13.7および図13.24参照）からなる．大きな広筋群は膝関節の全伸展トルクの約80％を，大腿直筋は約20％を担う[138]．広筋群の収縮は，膝関節伸展だけを行う．一方，大腿直筋の収縮は，股関節屈曲と膝関節伸展に作用する．

大腿四頭筋の4つの筋は，結合して強靱な四頭筋腱となり膝蓋骨底部と側面に付着する．膝蓋腱は膝蓋骨尖と脛骨粗面を結ぶ．外側広筋と内側広筋は，膝蓋支帯を介して関節包と半月板に付着する（図13.7参照）．大腿四頭筋，膝蓋骨および膝蓋腱は連結した組織として膝関節伸展機構とよばれ，非常に大きな力の伝達機能をもつ．おそらく極端な例ではあるが，訓練を受けた若年男性の大腿四頭筋は最大6,000 N（ほぼ610 kg）の力を発揮できると推定されている[70]．もちろん，個人が行う日常の機能的活動に必要な力ははるかに小さい．それにもかかわらず，膝関節伸展機構，脛骨大腿関節，膝蓋大腿関節，およびいくつかの靱帯は，比較的大きな力を繰り返し日常的に受けるため，これらの構造体は生涯のある時点において傷めやすく脆弱になる．これを認識することは，損傷予防に関する助言をするにも，あるいは外傷や疾病後のリハビリテーションで治療計画を立案するにも，臨床的に重要である．

大腿直筋（rectus femoris）は，下前腸骨棘付近の骨盤と寛骨臼のすぐ上方に付着する．しかし広筋群は，大腿骨に広く，とくに骨幹前外側と粗線に付着する（図12.5参照）．外側広筋（vastus lateralis）は，大腿四頭筋のなかで最大断面積を有するが，内側広筋のほうが膝に向かってさらに遠位に伸びる[338]．

内側広筋（vastus medialis）は，方向の異なる2つの線維からなる．遠位にある斜走線維群（内側広筋"斜頭"）は，大腿四頭筋腱の内側に50～55°の角度で膝蓋骨に付着する（図13.24参照）．もう1つのより長い縦走線維（内側広筋"長頭"）は，大腿四頭筋腱の内側15～18°の角度で膝蓋骨に付着する[189]．内側広筋の斜走線維は，大腿四頭筋の他の筋よりもさらに遠位に伸びる．斜走線維は内側広筋の断面積のわずか30％を占めるにもかかわらず[267]，膝蓋骨に対する斜め方向の作用は，大腿骨の滑車溝を滑って通る膝蓋骨の安定性と方向性（軌道取り）に重要な意味をもつ．

大腿四頭筋のなかで最も深層にある中間広筋（vastus intermedius）は，大腿直筋と外側広筋の直下にある．中間広筋の深部には，明確に定義されていない膝関節筋（articularis genu）がある．この筋の近位付着部は大腿骨遠位前方にあり，遠位付着部は前方膝関節包にある数本の細長い線維束である．この筋は膝関節の能動的伸展中に関節包や滑膜を近位に引っ張る作用をもつ[303]．膝関節筋は，明確に定義されていない肘関節の肘関節筋に類似している．

機能的考察

一般的に膝の伸筋群は，膝の屈筋群より約1.7倍の大きなトルクを発揮する[47, 108]．等尺性，遠心性および求心性活動により，この伸展トルクは膝関節のさまざまな機能を果たすために使われている．大腿四頭筋の等尺性活動は，膝関節の安定と保護に役立つ．大腿四頭筋の遠心性活動は，椅子に座る，しゃがむ，ジャンプ後に着地する際にみられるような，身体の重心が降下する速度を制御する．さらに，これらの筋の遠心性収縮活動は膝関節の衝撃吸収性としての働きもある．歩行の踵接地において，膝関節は床反力に応答してわずかに屈曲する．大腿四頭筋は遠心性収縮しながら膝屈曲角度を調整する．大腿四頭筋は，ばねとして作用し，関節にかかる負荷の衝撃を緩和する役割を果たす．たとえばジャンプからの着地，走行における初期接地時，または高い段から降りるときのような，大きな衝撃がかかるときにこの防御は非常に役立つ．膝関節に装具を装着した場合，あるいは膝関節を伸展位に固定した人は，通常ならば自然に機能するこの衝撃吸収機構を欠くことになる．

前述の例では，大腿四頭筋の遠心性収縮は膝関節屈曲の減速に用いられる．対照的に，この筋の求心性収縮は，膝関節の伸展時に脛骨または大腿骨の動きを加速する．この動作は，しばしば，上り坂を走る，ジャンプする，または椅座位から立ち上がるなど，身体重心の上昇のために頻繁に用いられる．

膝関節における大腿四頭筋の作用：外的トルクと内的トルクとのあいだの生体力学的な相互作用の理解

多くの立位作業では，膝関節に外的（屈曲）トルクが作用している．この外的トルクは，動きや支持といった外部負荷にその外的モーメントアームを乗じた積と等しい．これに対して，大腿四頭筋の力と内的モーメントアームとの積である内的トルクは，外的トルクと等しいか，またはそれ以上でなければならない．これら拮抗するトルクがどのように生じ，機能的に相互作用するかを理解することが，本項の焦点である．このトピックは，リハビリテーションプログラムの一環である大腿四頭筋を強化するさまざまな

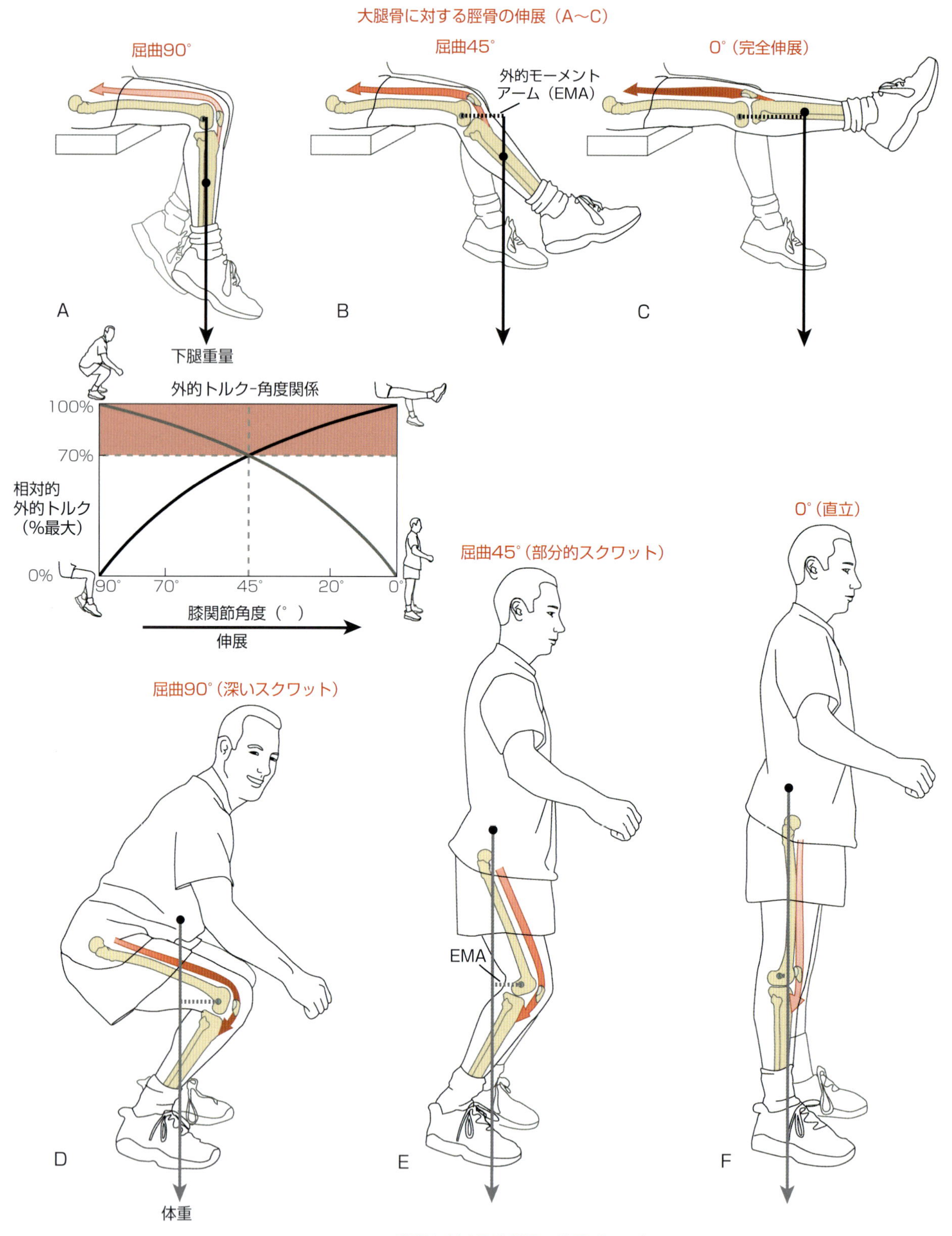

図 13.25　膝屈曲（90°）と完全伸展（0°）のあいだで膝関節にかかる外的（屈曲）トルクを示す．大腿骨に対する脛骨の伸展を（A）〜（C）に，脛骨に対する大腿骨の伸展を（D）〜（F）に示す．外的トルクは，体重または下腿の重量と外的モーメントアーム（EMA）との積に等しい．大腿四頭筋の赤色の増加は，増加する外的トルクに対応して，筋とその下の関節への要求が増加したことを表す．膝関節角度と外的トルク（それぞれの膝関節の伸展方法における最大トルクを 100% として正規化した）との関係を，膝関節の伸展方法別にグラフに示す．大腿骨に対する脛骨の伸展は黒色で，脛骨に対する大腿骨の伸展は灰色で示す．各伸展方法で 70% を超える外的トルクは赤色で陰影付けされている．

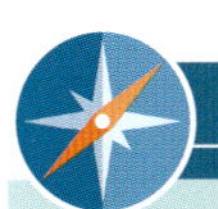

SPECIAL FOCUS 13.5

膝蓋腱損傷，通称「ジャンパー膝」：原因と生体力学的考察

膝蓋腱損傷，通称「ジャンパー膝」は，膝蓋腱の慢性疼痛を含む不明なところが多い状態である[56,188]．この状態は，バスケットボールやバレーボールのように勢いよく反復的にジャンプを伴う競技で最も多く発症し，選手を苦しめる．ジャンパー膝により身体を壊し，ときに選手生命を終える状態が，バレーボールの一流選手の40〜50%に発生するという報告がある[155,188]．

超音波検査，MR画像処理，および採取した組織切片をすぐに調べた結果，膝蓋腱損傷と診断された腱は，コラーゲンの配列の乱れや血管増殖のようなオーバーユースや損傷の徴候を示すことが明らかとなった[156,172]．実際に炎症が続いている過程では，「腱炎」とよぶほうが適切である．しかし，ほとんどのジャンパー膝の腱は，実際の炎症を表す指標（たとえば，プロスタグランジンE_2の増加または炎症細胞の存在）を欠く[2]．このため，この状態を腱損傷とよぶほうが好ましい．

Backmanらは，膝蓋腱損傷の原因と考えられるいくつかの要因をあげている[12]．外因性要因には，運動強度，床面素材および靴が含まれる．一方，内因性要因には，筋力，持久力，柔軟性，技能レベル，腱の弾性，性別（男性），体型（体重および身長を含む），膝蓋骨の過可動性および膝蓋骨高位症が含まれる．特定の着地またはジャンプ技術により腱に発生する大きな力も，膝蓋腱損傷を発症する危険因子である[76,272]．着地により膝蓋腱に働く力は，多くて通常体重の7倍になる[76]．広く理解されているわけではないが，ジャンプや着地によって腱にかかる力の大きさと頻度が，前述した内因性および外因性因子の一部と組み合わされて，膝蓋腱損傷の発症に関連する可能性が高い．

膝蓋腱損傷の原因を調べた研究で，生体力学的にジャンプからの着地に着目した[143]．ジャンプからの着地時の運動力学的エネルギーを消散させる2つの重要な要因は，足関節背屈の速度と大きさ，ならびに下肢筋群，とくに大腿四頭筋および足関節底屈筋群の遠心性活動である．足関節背屈可動域に制限（よって硬いアキレス腱）があると，足関節底屈筋群の緩衝能力を低下させると考えられる．その結果，総負荷量の大部分が大腿四頭筋に集中する．ジャンプ動作の反復が多くなると，大腿四頭筋の遠心性活動により筋内に生じる余剰な力は，腱の微細損傷（マイクロトラウマ）をもたらし，膝蓋腱損傷が発生する原因となりうる．スウェーデンにおける14〜20歳までのジュニアの一流バスケットボール選手90名を対象とした縦断的調査に基づき，この理論は支持されている[12]．最終的に膝蓋腱損傷を発症した12名の選手は，発症しなかった群よりも足関節背屈が平均5°**少なかった**．この差は統計的に有意であった．この研究は，可動域が相対的に小さい選手に対する足関節の背屈可動域運動が，膝蓋腱損傷の予防または重篤度の軽減に役立つと提案している．これはジャンプを伴うスポーツで比較的多発する足関節捻挫後に起こりやすい背屈可動域の減少の可能性を考慮した実践的な治療である[68,135]．この研究は，ストレスに関連する筋骨格系の症状に対する治療の改善および予防のための有用な手がかりをどのように生体力学的研究が提供しうるかを示した一例である．

側面で重要な要素になる．

大腿四頭筋にかかる外的トルクによる負荷：「大腿骨に対する脛骨の運動」と「脛骨に対する大腿骨の運動」という2つの伸展方法の対比

大腿四頭筋にいどむ多くの筋力強化運動は，身体に作用する重力によってのみ生じる外的トルクを抵抗として用いる．外的トルクの大きさは膝関節をどのように伸ばすかに大きく依存する．これらの違いを図13.25に示す．大腿骨に対して脛骨を伸展をする場合，下腿の重さの外的モーメントアームは，膝屈曲90°から0°につれて長くなる（図13.25A〜C参照）．これとは対照的に，脛骨に対して大腿骨を伸展する場合（スクワット肢位から立ち上がるように），上半身の重量の外的モーメントアームは，膝屈曲90°から0°につれて短くなる（図13.25D〜F参照）．図13.25内のグラフに屈曲90°と完全伸展のあいだで膝関節を伸ばす2つの方法における外的トルクと膝関節の角度の関係を対比して示す．

図13.25のグラフに含まれる情報は大腿四頭筋の筋力増強運動の立案に有用である．当然ではあるが，挑戦的で激しい大腿四頭筋のトレーニングは，膝関節，膝蓋大腿関節，ACLなどの膝関節周囲の結合組織にもストレスを与える．この運動を行っている人の，もしあるとして，根本的な問

題にもよるが，臨床的に考えれば，このストレスは潜在的に有害なものにも治療にもなりうる．たとえば，重症の膝蓋大腿関節痛あるいは疼痛のある変形性膝関節炎を呈する人は，通常筋収縮による膝関節への大きなストレスを生じさせないように指導される．対照的に，ACL 術後のリハビリテーション最終段階にある健常成人や一流選手では，筋収縮によるストレス負荷を適切に膝関節へかけることが患者の利益になる．

一定量の荷重が膝関節にかかるときの外的トルクは，膝関節角度と下肢の向きによって予測可能な様式で変化する．図 13.25 のグラフの赤色の陰影にあるように，脛骨に対する大腿骨の伸展における膝屈曲 90～45° の範囲，および大腿骨に対する脛骨の伸展における膝屈曲 45～0° の範囲で，外的トルクは相対的に大きい．膝関節にかかる外的トルクを軽減する対策としていくつかの方法が考えられる．たとえば，大腿骨に対する脛骨の伸展運動では，膝関節屈曲 90～45° のあいだに限定して，足関節のあたりに外部負荷をかける．この方法ののち，軽いしゃがみ姿勢からの立ち上がりである脛骨に対する大腿骨の伸展を膝屈曲 45～0° のあいだで続ける．両方の方法を組み合わせることで，大腿四頭筋にかかる外的トルクを中程度から最小限にとどめ，しかも関節可動域の全域にわたる運動が可能となる．外的トルクを応用するこの戦略は，根底にある膝蓋大腿関節にかかる負荷を最小にしながらも大腿四頭筋の筋力強化を図る適切な方法である [261]．

大腿四頭筋の内的トルクと関節角度との関係

膝関節の伸展最大（内的）トルクは，通常，膝関節屈曲 45～70° の範囲で発生し，屈曲および伸展の最終可動域付近では小さくなる [115, 169, 171, 254, 268]．しかし，筋活動の種類や速度および股関節の角度により，このトルク-角度曲線の形状は変化する．健常成人男性の関節角度に対する典型的な最大努力トルク曲線を図 13.26 に示す．この実験の被験者は股関節を伸展位に固定した状態で，最大努力での膝関節伸展（等尺性）トルクを発揮している [297]．図 13.26 の赤線で示されるように，最大努力下での膝関節伸展トルクは，膝関節屈曲 80～30° のあいだで少なくとも最大値の 90% を維持している．高い段を昇る，椅子から立ち上がる，またはバスケットボールやスピードスケートのような部分的なスクワット姿勢を保持する競技に参加するなど，この運動範囲における大腿四頭筋の高いトルク発揮能力は，脛骨に対する大腿骨の運動を取り入れた多くの機能的動作に用いられる．膝関節の角度が完全伸展に近づくにつれ，内的トルクが急激に低下することに注意されたい．多くの研究では，膝関節が完全伸展に近づくにつれて，最大内的トルクが 50～70% ほど減少すると報告している [92, 171, 254]．興味深いことに，脛骨に対する大腿骨の伸展中，膝関節にかかる外的トルクも同じ角度域で急激に減少する（図 13.25 グラフ参照）．大腿四頭筋の内的トルクと脛骨に対する大腿骨の伸展における 45～70° の領域で大腿四頭筋に負荷された外的トルクとは，概して生体力学的に一致しているように思われる．この一致は立位で脛骨に対する大腿骨の伸展をしながら大腿四頭筋に抵抗を加えることに焦点を当てた閉鎖性運動連鎖トレーニングが広く受け入れられる理由の 1 つである．

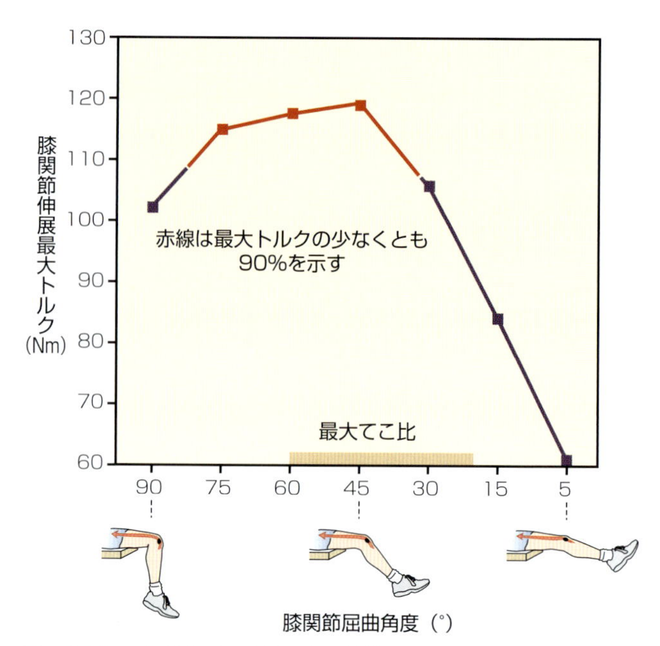

図 13.26　座標点は，膝関節屈曲約 90～5° のあいだに発揮される最大努力膝伸展トルクを示す．大腿四頭筋で使われる内的モーメントアーム（てこ比）は，膝屈曲約 60～20° のあいだで最大になる．膝関節伸展トルクは，股関節伸展位を保ち，最大努力下で等尺性に発揮された．データは健常成人男性 26 名，平均年齢 28 歳のものである．（Smidt GL: Biomechanical analysis of knee flexion and extension, *J Biomech* 6: 79-92, 1973 のデータ）

膝蓋骨の機能的役割． 膝蓋骨は，大腿骨と大腿四頭筋のあいだの「スペーサー（間隔を広げるもの）」として機能し，膝伸展機構の内的モーメントアームを増加させる（図 13.27）．膝関節伸展機構の内的モーメントアームは，内外側回転軸と筋の力線とのあいだに引いた垂線の距離と定義される．トルクは力とモーメントアームとの積であるため，膝蓋骨の存在は膝の伸展トルクを増大する．

複数の研究者は，膝関節伸筋の内的モーメントアームは，膝関節の屈曲-伸展可動域全域にわたってかなり変化することを示唆した [166, 297, 301]．方法論の違いや個体差により，このテーマについて発表されたデータはかなり異なっ

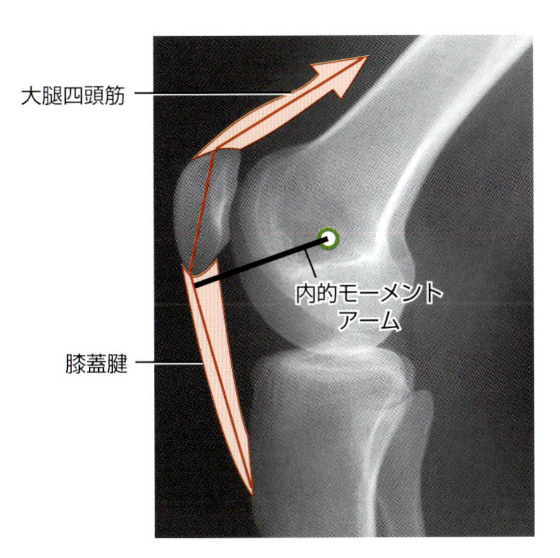

図 13.27　膝蓋骨があることで，大腿四頭筋の内的モーメントアーム（太い黒線）の距離は増加する．回転軸を大腿骨外側上顆近くの白丸で示す．

ているにもかかわらず，ほとんどの研究では，膝伸筋モーメントアームは膝関節屈曲約 20～60°のあいだで最大になると報告している（図 13.26 のグラフの水平軸上にある太い棒線を参照）[41, 166, 297]．てこ比が比較的高いこの範囲は，ほとんど同じ範囲で膝関節伸展トルクが最大になる理由の一部である．最大努力での膝関節伸展トルクは，最終伸展 30°で急激に低下するが，これはおそらく伸展運動におけるてこ比の減少と筋の長さの短縮との組み合わせによるものと考えられる．

矢状面の運動範囲における膝関節の伸展モーメントアームの長さに影響を与える要因は少なくとも 3 つある．これらは (1) 膝蓋骨の形状と位置，(2) 大腿骨遠位部の形状（滑車溝の深さと勾配を含む），および (3) 移動する膝関節の内外軸〔本章前半の縮閉線（evolute）とよばれる曲線〕である．変化する内的モーメントアームの長さが図 13.26 に描かれるような伸展トルク-関節角度曲線の形状にどのように影響するかは不明である．てこ比による効果を筋の長さの変化による効果から分離することは技術的に困難である．両方の要素は可動域全体にわたり同時に変化し，膝関節伸展トルクに直接的または間接的な影響を及ぼす．

▶膝蓋大腿関節の運動力学 Patellofemoral Joint Kinetics

膝蓋大腿関節には常に筋から発生する高い圧縮力が働いている．たとえば，平地歩行中は体重の 1.3 倍，SLR 実行中は体重の 2.6 倍，階段を上がるときは体重の 3.3 倍，膝を深く曲げるいわゆるスクワットでは体重の最大 7.8 倍の圧縮力が加わる[81, 183, 270, 291]．これらの圧縮力は，おもに覆っている大腿四頭筋の活動に伴って発生する力に由来するが，その規模は筋収縮時の膝関節の屈曲角度に強く影響される[53]．この重要な相互作用の説明を，中腰姿勢における膝蓋大腿関節への圧縮力として考察してみよう（図 13.28A）．膝関節伸展機構内の力は，滑車を渡るケーブルのように，大腿四頭筋腱（QT: quadriceps tendon）と膝蓋腱（PT: patellar tendon）を通って近位および遠位に伝達される．これらの力が合成された結果が関節圧縮力（CF: compression force）として大腿骨滑車溝に向けられる．より深いスクワットで膝関節の屈曲が増加すると，かなり大きな力が膝関節の伸展機構全体に必要となり，最終的に膝蓋大腿関節に加わる力が増大する（図 13.28B 参照）．よ

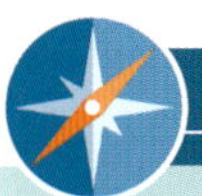

SPECIAL FOCUS 13.6

大腿四頭筋筋力低下：「エクステンション・ラグ」の病態力学

大腿四頭筋の著しい筋力低下があると，端座位にてみかけられることが多いが，大腿骨に対する脛骨の伸展において最終可動域での膝関節伸展が不十分で，完全伸展が困難になる．負荷量が下腿の重量に限る場合でさえも困難な状態がみられる．他動的な膝関節の完全伸展は可能であるが，自動的に最終伸展域の 15～20°で伸展ができない．臨床的に，このような大腿四頭筋の筋力低下による特異的な症状を，「エクステンション・ラグ」とよぶ．

エクステンション・ラグは，術後または事故後の膝関節のリハビリテーション上，難治性でかつ込み入った問題であることが多い．端座位でこの症状が起きる機序は以下のとおりである．膝関節が最終伸展域に近づくにつれて，大腿四頭筋の最大内的トルク発生能力は**最小**であるが，対する外的（屈筋）トルクは**最大**である（図 13.25，13.26 のグラフを比較）．この自然発生的な不均衡は，大腿四頭筋の筋力が正常である人には認められない．しかし大腿四頭筋の筋力が著しく衰弱すると，この不均衡がエクステンション・ラグをしばしば引き起こす．

膝関節の腫脹または滲出によりエクステンション・ラグが生じるおそれが高くなる．腫脹により膝関節の完全伸展を物理的に妨げるような関節内圧が上昇する[340]．関節内圧の上昇は，大腿四頭筋の神経活動を反射的に抑制する[64, 212, 243]．したがって，膝関節の腫脹を減じる治療は，膝関節の運動療法において重要である．端座位で屈曲した股関節から伸ばされたハムストリングスによる受動的な抵抗も膝関節完全伸展を妨げる要因になりうる．

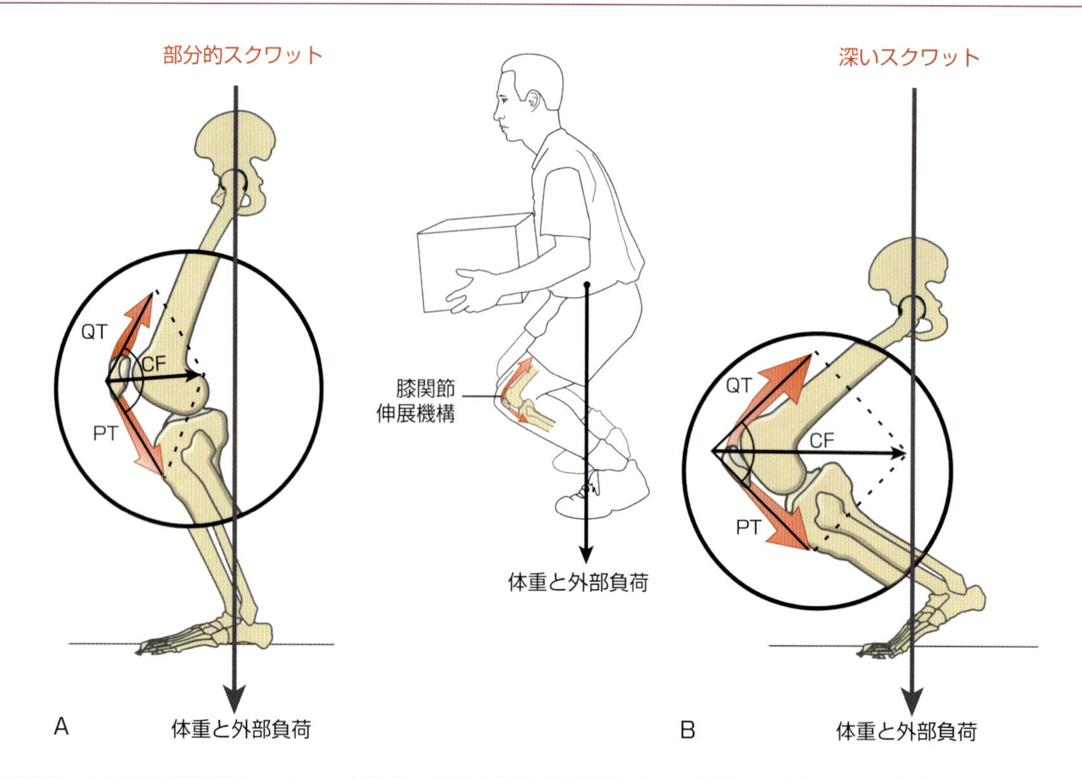

図 13.28　大腿四頭筋活動とスクワット肢位の深さと膝蓋大腿関節内の圧縮力の関係を示す．（A）部分的スクワット肢位の保持には，大腿四頭筋は大腿四頭筋腱（QT）と膝蓋腱（PT）に力を伝達する必要がある．QT と PT のベクトル加算から，膝蓋大腿関節の圧縮力（CF）の推定値が得られる．（B）より深いスクワット肢位になるには，膝の外的（屈曲）トルクが増加するため，大腿四頭筋はさらに大きな力を出さなければならない．そのうえ，膝屈曲が大きい（B）では，QT と PT が交わる角度が小さくなり，結果として膝蓋骨と大腿骨とのあいだにより大きな力が関節にかかる．

り深いスクワットは膝関節の屈曲を増大し，ベクトル QT と PT の交差による内角は減少する．ベクトル合成により，角度の減少は，膝蓋骨と大腿骨とのあいだに向けられた CF の大きさを増加する．もしベクトル QT と PT が同一直線上にあり，おのおのが反対方向に向いているならば，膝蓋大腿関節にかかる筋からの圧縮力は理論的にゼロになる．

膝蓋大腿関節に加わる関節圧縮力に関連する 2 つの相互関係因子

1. 大腿四頭筋の力
2. 膝関節の屈曲の角度

膝蓋大腿関節に加わる圧縮力と関節接触面積は，膝関節屈曲角度に伴って増加し，60～90° のあいだで最大になる[139, 199, 279]．前述のように，圧縮力はスクワットまたはランジ肢位へしゃがむあいだに非常に高く上昇する可能性がある．膝関節の屈曲角度の増加は，関節接触面積の相対的な増加よりもさらに大きな圧縮力の相対的な増加と強く関連するため，膝蓋大腿関節にかかる圧力（単位面積当たりの力）も膝関節屈曲 60～90° で最大になる[53, 261]．大腿四頭筋が出す大きな圧縮力を分散させるだけの比較的大きな接触面積なしでは，関節内のストレスは耐え難い生理的レベルに上昇する可能性が高い[40, 111]．最大の圧縮力がかかる肢位で最大限に関節接触面積を確保することは，圧力誘因性の軟骨変性から関節を保護することにつながる．この機構により，健常でアライメントが正常な膝蓋大腿関節の多くは，生涯を通して関節軟骨や軟骨下骨に発生する不快感や変性をほとんどあるいはまったく伴うことなく大きな圧縮力に耐えることができる．しかしながら，以下に説明するように，多くの人にとって，膝蓋大腿関節内に大きな力がかかる状態は，**膝蓋大腿疼痛症候群**（patellofemoral pain syndrome）発症の主要因子である．

▶膝蓋大腿関節上の膝蓋骨の軌道取りに影響する因子
Factors Affecting the Tracking of the Patella Across the Patellofemoral Joint

膝蓋大腿関節にふだん生じる大きな圧縮力は，可能なかぎり広い関節面で均等に分散されるならば，通常はうまく耐えられる．関節面の適合性が最適より劣る，あるいは微妙な構造的破格を伴う関節の場合，膝蓋骨の異常な「軌道取り」を経験する．結果として，膝蓋大腿関節にさらに大きな接触ストレスがかかり，それが変性病変や疼痛を発症するリスクを増加する．このような経過は，**膝蓋大腿疼痛**

症候群または潜在的にのちの人生において変形性関節症を引き起こす可能性がある[320].

膝蓋骨の軌道取りにおける大腿四頭筋の役割

膝蓋大腿関節の生体力学が与える最も重要な影響のなかに，関節を覆っている大腿四頭筋による力の大きさと方向がある．膝関節が伸展するにつれて，収縮する大腿四頭筋は，膝蓋骨を大腿骨滑車溝内で上方だけでなく，わずかに外側および後方にも牽引する．大腿四頭筋による外方への力線がわずかであるが遍在していることは，一部，外側広筋のより大きい横断面積と潜在的な力の結果である．膝蓋大腿関節痛と膝蓋骨の過度の外側軌道取り（および脱臼の可能性）との関連性が言及されているため，大腿四頭筋が膝蓋骨を相対的に外側方向へ牽引するかを評価することは，有意義な臨床的尺度である．この尺度は，大腿四頭筋角，あるいは一般的にQ角とよばれている（図13.29A）[91, 244].

Q角の決定には，まず大腿四頭筋の4つの頭部の合力ベクトルの推定を表す線を構成し，上前腸骨棘と膝蓋骨の中点とを結んで第1の線を描く[310]．第2の線として，膝蓋骨の中点と脛骨結節上の点を結んだ膝蓋腱の長軸を描く．Q角はこれら2つの線の交点に形成され，健常成人で約13～15°（±4.5°）である[244]．Q角評価は，膝蓋大腿関節の病態との関連が乏しく，測定方法の標準化が不十分であり，動的アライメントを測定できないことで批判されている[124, 177, 260]．それにもかかわらず，Q角は膝蓋骨に対する大腿四頭筋の相対的外側牽引の評価に用いられる一般的で簡便な臨床的指標である．膝蓋骨を外側へ引く牽引力を（自然に）相殺または制限する因子については，次項で説明する．もしこれらの因子が協調し損なわれると，滑車溝内で膝蓋骨はさらに外側へ移動（変位および傾斜）し，この動きが膝蓋骨の接触面積を減少させて，膝蓋大腿関節のストレスと疼痛が増大し，慢性膝蓋骨外側脱臼の可能性が増加する[37, 234, 241, 259, 299].

大腿四頭筋全体としての収縮も，膝蓋骨を大腿骨に対して後方に引っ張って圧迫する作用があり，それにより膝蓋骨の大腿骨遠位における移動経路が安定する．この安定化効果は，膝関節屈曲が大きくなるにつれて増加する（図13.28参照）．しかし，膝関節完全伸展位においても，大腿四頭筋の一部の線維は，膝蓋大腿関節を通る後方への圧迫を生じるように配列している[287]．これは，内側広筋の斜頭線維の力線を側面図から観察すると非常に明らかである（図13.29B参照）．この膝蓋骨の後方安定化効果は比較的小さいにもかかわらず，(1) 膝蓋骨がもはや大腿骨の滑車溝内にまったく組み合わさっていない，また (2) 大腿四頭筋全体の収縮により生じる膝蓋大腿関節の圧縮（安定）力が最小である膝最終伸展20～30°においてかなり役に立つ．

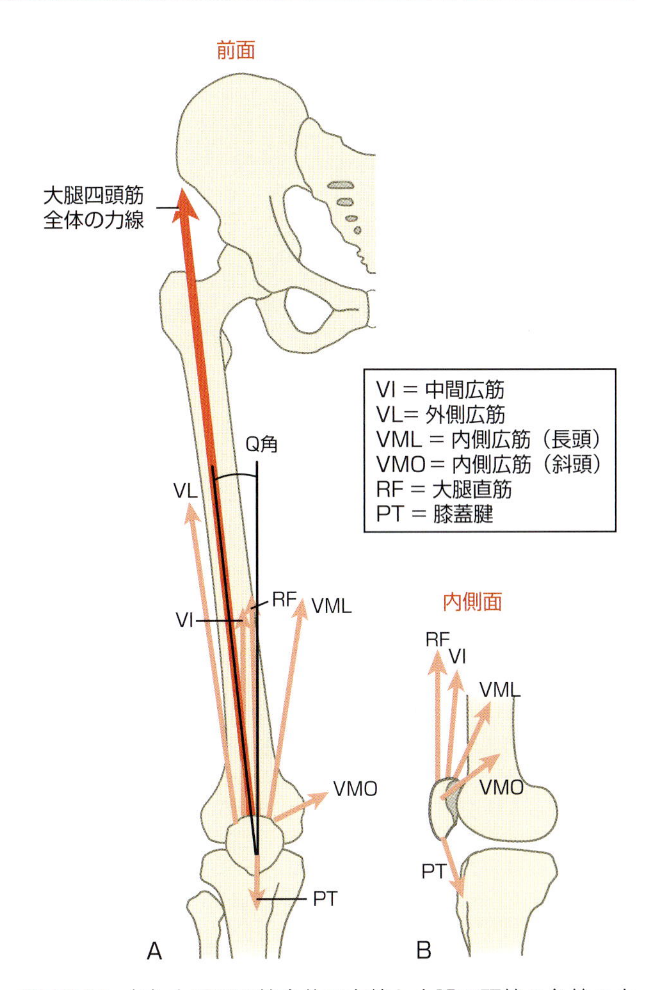

図13.29 (A) 大腿四頭筋全体の力線と大腿四頭筋の各筋の力線を示す．内側広筋は斜頭と長頭の2つの主要な線維群に分けられる．大腿四頭筋が膝蓋骨を外側に牽引する力をQ角で表す．Q角が大きいほど，膝蓋骨への筋による外側方牽引力は増加する．(B) 内側からみた力線．とくに内側広筋の斜頭線維の後方牽引を強調して示す．

大腿四頭筋による膝蓋骨の外側方向への牽引に対立する因子

下肢全体にわたるいくつかの要因が対立し，膝蓋大腿関節に対する大腿四頭筋の外側偏倚の牽引を制限している．これらの因子は最適な軌道取りに重要である．最適な軌道取りとは，可能なかぎり最小限のストレスで，可能なかぎり関節接触面が広くなるような膝蓋骨と大腿骨とのあいだの動きと定義される．最適な軌道取りを促す因子を理解することが，膝蓋大腿関節のほとんどの病態力学や，疼痛とその他の機能不全に対する多くの治療についての洞察につながる．ここでは，その局所的因子と全体的因子の両方について説明する．局所的因子とは，膝蓋大腿関節に直接作用する因子である．一方，全体的因子とは，下肢の骨と関

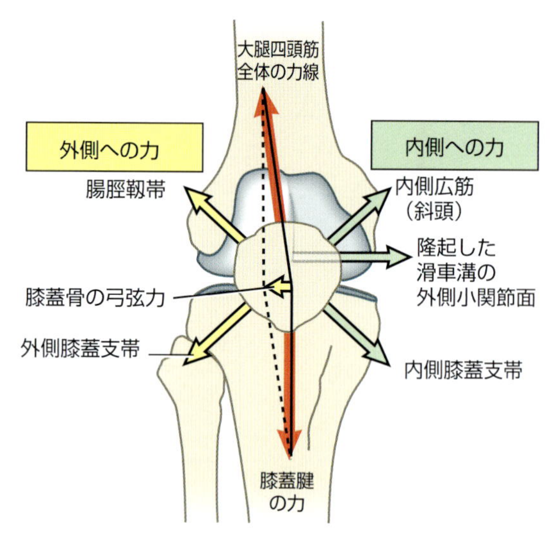

図 13.30　大腿骨滑車溝を通過して動く膝蓋骨に作用する局所的な力の相互作用を図式化して示す．それぞれの力は，膝蓋骨を通常，外側方向または内側に牽引する（あるいは大腿骨滑車溝の小関節が隆起している場合は，押す）傾向がある．理想的には，拮抗する力は互いに反作用するため，膝を屈曲–伸展しているあいだ，膝蓋骨は最適な軌道取りをする．外側方向の弓弦力の大きさは，平行四辺形のベクトル合成法（第 4 章を参照）によって決定されることに注意する．理論的に，大腿四頭筋の力線が膝蓋腱の力線と同一直線上にある場合，外側方向の弓弦力は 0 になる．ベクトルの長さは縮尺どおりに描かれていない．

節のアライメントに関連するものである．これらの因子は別々のものとして解説するが，実際は，それらの影響が組み合わさって膝蓋骨の軌道取りを最適化する効果を発揮している．

局所的因子

前に紹介したように，大腿四頭筋の全体的な力線は，Q 角によって推定することができる（図 13.29A 参照）．生体力学的に，大腿四頭筋の全体的な外側方向への牽引は，膝蓋骨に外側方向の「弓弦」力を生じる（図 13.30）．図 13.30 のベクトル合成によって明らかなように，Q 角が大きくなると，外側への弓弦力は大きくなる[139, 259, 269]．大きな外側弓弦力は，接触面積が減少した領域にわたって膝蓋骨を外側に引っ張る傾向があり，それによって関節面にかかるストレスを増加し，潜在的に脱臼の可能性が増加する[149]．

腸脛靱帯あるいは連続する外側膝蓋支帯が過度に緊張すると，膝蓋骨の自然な外側方向への引っ張りが増加する（図 13.30 参照）[122]．これに対する手術方法には議論の余地があるものの，外科医のなかには膝蓋骨の過度の外側軌道取りを減じようと外側支帯の部分切除を行う者もいる．

膝蓋骨にかかる外側方向の弓弦力に拮抗する構造を図 13.30 の右側に示す．大腿骨の正常な滑車溝の外側小関節は，内側小関節よりも急斜面である（図 13.23D に描かれている小関節面を比較）．この急斜面により，近づく膝蓋骨は自然にブロックされ，または少なくとも抵抗され，それにより膝蓋骨の過度の外側変位が制限される[52, 314]．膝蓋骨が外側に脱臼するには，この比較的急な斜面を完全に横切る必要がある．献体肢の滑車溝の外側小関節を実験的に平らにした研究では，検査した膝関節可動域における膝蓋骨の内側安定性が平均 55％低下した．言い換えれば，膝蓋骨は，小関節面を平らにすれば，平らにする前と比較して 55％小さい力で外側に変位する[285]．大腿骨滑車溝の外側小関節面の正常な急勾配は，膝蓋骨の過度な並進を局所で阻止する唯一の最重要因子である．大腿骨滑車溝の形成不全「平坦であること」は，ほかに健常である人においても，膝蓋骨の過剰な外側軌道取りや慢性脱臼を引き起こす危険因子の 1 つとして広く認められている．異常に高い位置にある膝蓋骨（膝蓋骨高位症）もまた，膝蓋骨の過剰な外側軌道取りに関連する[52, 314]．膝が最終伸展 30～40°になると，高い位置にある膝蓋骨は滑車溝よりも近位の位置で拙速に引っ張られ，骨性による安定を失う．

内側広筋の斜頭線維（頻繁に VMO と略される）は，大腿四頭筋全体による膝蓋骨の外側牽引に対して，少なくとも一部を相殺する独自の役割を有すると考えられる（図 13.24 参照）[106, 195, 287, 289]．献体肢における VMO 線維を選択的に切断すると，検査した膝関節可動域における膝蓋骨の内側安定性は平均 27％消失した[8]．VMO の単独完全麻痺が起きることはきわめてまれであるため，この知見を臨床で応用することは難しいであろう．しかし何十年ものあいだ，裏付けに乏しいが，慢性的な膝蓋大腿関節痛または脱臼の既往のある人は明らかに廃用または神経の抑制によって VMO の好発的萎縮が認められている．しかしながら，最近のデータは，観察された VMO が大腿四頭筋全体の萎縮以上に萎縮していないという考え方に疑問を投げかけ，異論を唱えている[102, 103]．VMO の異常な神経筋機能が膝蓋大腿疼痛症候群または慢性外側脱臼の原因であるという主張を明確に支持する研究は，混在しており，全体的に不十分である[177]．それにもかかわらず，VMO が好発的に萎縮，抑制，または活動遅延するという疑惑は，大腿四頭筋を選択的に動員し，筋力強化し，あるいはこの部分の作用を増強するような多くの治療的アプローチの開発につながった．この治療に生体力学的な根拠はあるが，大腿四頭筋の一部のみの制御，活動のタイミング，または強さを選択的に変えることができるか，議論の余地が残る[57, 164, 196, 257, 267, 298, 342]．

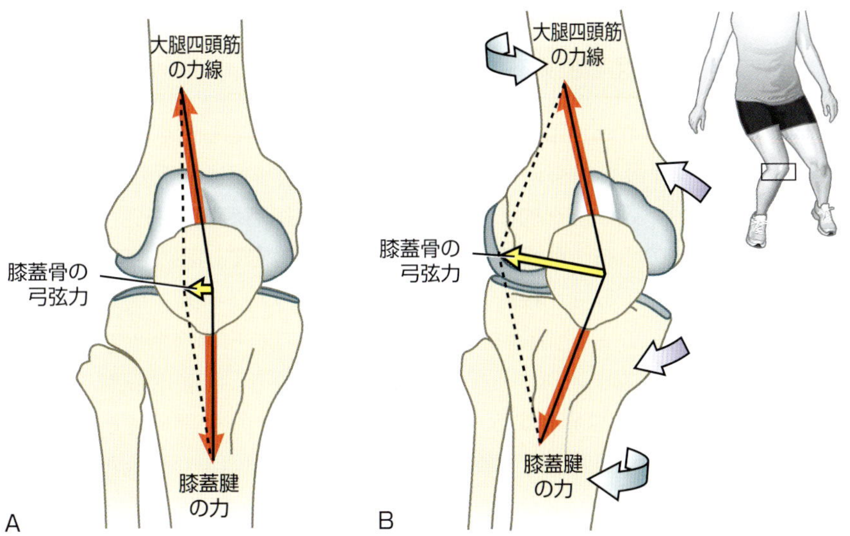

図 13.31 (A) 膝の中間位アライメント．膝蓋骨に作用する特徴的な外側への弓弦力を示す．(B) 過度の膝関節外反と外旋は Q 角を増加させ，それによって膝蓋骨にかかる外側弓弦力を増加させる．青い矢印は膝関節外旋を増加する骨の動きを示し，紫色の矢印は膝関節にかかる外反負荷の増加を示す．膝関節外旋の増加は，過度の大腿骨内旋と脛骨外旋の組み合わせとして生じる可能性があることに注目されたい．

最後に，**内側膝蓋支帯**は，膝蓋骨の内側縁から内側および遠位に流れるように通る（図 13.7 参照）．臨床的な研究論文および実験的な研究論文において，これらの線維は，膝蓋骨の内側，大腿骨，脛骨，内側半月板および VMO の下面をつなげている幅広い薄い線維の束を含む**内側膝蓋大腿靱帯**としばしばよばれる[7]．この靱帯は，膝蓋骨が完全外側脱臼する際，通常，断裂することで医学的によく知られている．この靱帯による膝蓋骨外側変位を制限する生体力学的能力は尊重に値する[304]．献体肢の内側膝蓋大腿靱帯を選択的に切断すると，膝蓋骨内側の安定性が平均 27% 低下する[285]．膝関節が完全伸展していると，膝蓋骨内側の安定性は急激に 50% 消失することは注目に値する．内側膝蓋大腿靱帯は，膝関節最終伸展 20 ～ 30° のあいだで最も緊張している[7, 253]．Bicos らによると，この靱帯は，部分的に付着している VMO の収縮に助けられながら，膝関節伸展で緊張すると報告されている[28]．これらの能動的および受動的な動作の複合作用は，膝蓋骨が大腿骨滑車溝の骨性「かみ合わせ」から部分的に解放され，膝関節の可動域内で最も不安定な時点での，膝蓋骨内側の安定性に有用である．

全体的因子

膝蓋骨に加わる外側弓弦力の大きさは，膝伸筋機構に関連する骨の前額面と水平面のアライメントに強く影響される．一般的な原則として，**脛骨大腿関節の過度の外反や極端な軸回旋に抵抗する因子は，膝蓋大腿関節の最適な軌道取りに好都合である**．これらの因子は，股関節や足の距骨下関節のような膝蓋大腿関節から遠い関節に関連しているという意味で「全体的」とよばれる．

ダイナミックな荷重を伴う活動の結果として起きる過度の外反膝は Q 角を増加させ，それにより膝蓋骨の外側弓弦力が増加する可能性がある（図 13.31 の A と B を比較）[221, 234, 260]．この状態が持続すれば，膝蓋骨に加わる外側方向の力はそのアライメントを変え，それにより膝蓋大腿関節にかかる，とくに外側方向へのストレスを増加する[139]．外反膝の増加は，膝の内側側副靱帯の弛緩または外傷によって生じる可能性があるが，間接的には，直立位での大腿骨（股関節）内転の増加を伴う股関節の動的肢位によっても生じる[234, 260]．股関節外転筋の筋力低下，または股関節内転筋の固さは，立位中の大腿骨を正中線方向に過度に傾かせ，それにより膝の内側構造に過度の緊張を与え，しばしば過度な外反膝の前兆になる[231, 234, 300]．さらに，片側スクワットのような比較的負荷の大きい活動中では，股関節外転筋群が弱いと，体幹は筋群が弱いほうに傾く（第 12 章で解説した代償性トレンデレンブルグ徴候）．この同側への体幹の傾斜は，立脚相にある膝の外側に床反力の向きを変えさせ，それにより，外反膝（外旋）トルクを生成する[231]．最後に，距骨下関節の過度の回内（外がえし）は，とくにジャンプからの着地時に，膝に過度な外反負荷と肢位を引き起こす可能性がある[30]．距骨下関節と膝関節との運動学的関連性は強く，第 14 章でより詳細に記述する．

図 13.31B の女性の膝関節の図に描かれているように，

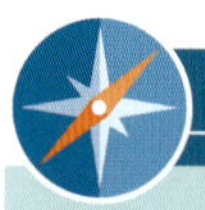

SPECIAL FOCUS 13.7

膝蓋大腿疼痛症候群：膝に影響を与えるよくありがちな状態

膝蓋大腿疼痛症候群（patellofemoral pain syndrome：PFPS）は，スポーツ外来で最も多くみかける整形外科的疾患の１つである[312, 316]．この潜在的に重症になりうる状態は，膝関節の全疾患のうち，女性では約30%，男性では20%を占める[65]．PFPSは比較的若く活動的な人に頻発し，しばしばオーバーユースと関連する．しかし，頻度は少ないものの，運動習慣のない人やオーバーユースや外傷の既往がない人にも，PFPSは発症する．

PFPSの典型的な症状として，膝蓋骨周囲または後面のびまん性疼痛を経験し，潜行性に発症する．スクワットや階段を上ること，または長時間膝を屈曲させて座ることにより疼痛は増悪する．PFPSの症例は，膝関節の前方に漠然とした疼痛のみを伴う軽度のものから，日常生活活動を制限するほど重度のものもありうる．

PFPSの正確な病因は不明で，神経系，遺伝系，神経筋系，または生体力学的因子の単独または組み合わせが関与しているかもしれない[4, 39, 98, 233, 234]．本章では，関節軟骨および神経支配下の軟骨下骨のストレス耐性不全に起因するという仮説をもとに，PFPSの生体力学的な原因に焦点を当てている．膝蓋骨の異常な動き（軌道取り）と滑車溝内のアライメントが過度なストレスの典型的な原因となる．これらの病態力学を複雑にしているのは，とくに荷重肢位で，膝蓋大腿関節の運動学と運動力学には他の下肢関節と強い関連性があるからである[261, 300]．さらに，この病態力学が原因か，膝蓋大腿関節におけるストレスの増加および関連する不快感による結果であるかは必ずしも明確ではない．PFPSの正確な原因および根底にある病理が解明されていないため，PFPSはリハビリテーション医学とスポーツ医学において治療が難しい課題の１つである[177,196]．PFPSに対する従来からの治療アプローチの背景にある生体力学的根拠は，本章を読み進めていくにつれ明らかになる．

過度の**膝関節外旋**は過度の外反負荷と頻繁に併発する．膝関節が外旋すると，脛骨粗面および付着する膝蓋腱は大腿骨遠位に対して外側に向く．図13.31のAとBの比較が示すように，膝の過度な外旋もQ角を増加させ，それによって膝蓋骨の外側弓弦力が増幅する[183, 278]．図13.31の青い矢印で示すように，膝関節の外旋は，脛骨に対する大腿骨と大腿骨に対する脛骨という動きの組み合わせとして生じる．しかし，しばしば，固定またはほぼ固定された下腿に対して，**大腿骨は相対的に内旋する**ので，膝関節の過度の外旋が荷重肢位で生じる．荷重下の活動中に，大腿骨を持続的に内旋位にする肢位は，股関節外旋筋群の筋力低下または神経筋制御能力の低下[157, 209, 259, 260, 278, 300]，股関節内旋筋群の固さ，あるいは過大な大腿骨前捻角（第12章参照）の代償，または過大な脛骨（外旋）捻転が原因で生じているかもしれない．股関節の筋群の弱化やコントロールが拙劣であると，股関節の過大な内旋肢位をとるときにさまざまな角度の股関節内転を伴うことが多い[15, 30, 234]．図13.31Bのような姿勢の弱点はとらえがたいが，段差をゆっくり下降させたり，片脚で部分スクワットをさせたりするとはっきりと観察できる．この動作中，股関節の筋活動によってこの運動に抵抗する意識的な努力にもかかわらず，大腿骨遠位は若干内側へ“まわる”のが観察されるだろう．

多くの文献によれば，股関節外旋および外転筋の弱化またはコントロール不良は，女性に顕著であり，膝蓋大腿関節の疼痛の発症リスクまたは膝蓋骨の外側脱臼のリスクを増加させる可能性がある[35, 159, 203, 231, 259, 277, 278, 300, 334, 335]．この関連性を調べるために，Powersらは，動的MRIを用いて膝蓋大腿関節痛の既往がある若い女性群の膝蓋大腿関節運動を評価した[263]．この研究では，片脚部分スクワットから立ち上がり，膝関節45°屈曲位から完全伸展するよう被験者に指示した．平均すると，膝関節を完全伸展する際の最後の20°において股関節伸展中の大腿骨は急激に内旋した．個々の詳細な画像解析をしたところ，大腿骨の滑車溝は，大腿四頭筋の強い収縮により固定された**膝蓋骨の下で内旋**していることが認められた．このような**膝蓋骨に対する大腿骨**の運動は，伸筋機構および大腿骨の滑車溝に埋め込まれた膝蓋骨をより外側方向，つまり滑車溝の隆起した小関節面に近づけるように位置づける．この不安定なアライメントにより，膝蓋骨は外側脱臼する方向に近づく可能性がある．さらに，これらの所見は，一般的に指摘されているように，大腿骨が膝蓋骨の下で内側に変位するだけでなく，膝蓋骨が大腿骨上を外側に偏倚する結果，過度の外側軌道取りの病態力学が起きる可能性を示唆している．

歩行中における過度の**膝関節内旋**も，膝蓋大腿関節痛の素因となることが示唆されてきた[15,260]．臨床的には，脛骨の過度の内旋が，歩行の立脚初期および中期における距骨下関節の過度の**回内**と最も関連している（第14章）．脛骨（膝）の過度の内旋は，Q角および関連する膝蓋骨にかかる外側への弓弦力を減少させると理論的に考えられてきたが，代償的に起きる過度の**大腿骨の内旋**が結果として生じ，膝蓋大腿関節にかかるストレスが増加すると理論づけられた[16,317]．以上の理由から，距骨下関節の制御を目的とした足部の装具は，膝蓋大腿関節痛の治療として適切でありうる[16]．

前に少し記述したが，女性は男性に比べて，膝蓋大腿関節における異常運動や関連疾患が生じやすいとデータが示している[84,312]．たとえば，大きなスポーツクリニックで収集したデータによると，全脱臼に占める膝蓋骨の反復性外側脱臼の割合は，男性はわずか14％にすぎないが，女性では58.4％であった[65]．慢性膝蓋骨脱臼における性差は，女性のQ角が3～4°大きいという生体力学的側面に関係すると推測されていた[136]．大きなQ角は，女性の大腿長に対する骨盤幅の比が大きいことを反映しているかもしれない[244]．明らかにより大きな女性のQ角（および推測される膝蓋骨にかかる外側への弓弦力の増加）が，実際に脱臼やストレスに関連して起こる疼痛の発生率を増加する原因になるところまで，膝蓋骨の軌道取りやストレスを変化させているかどうかを立証することは困難であるが，考慮すべき論点である[120]．

まとめ

膝蓋骨の異常な軌道取りというトピックは，複数の理由により複雑である．第1に，軌道取りの動きはわずかで，非常に個人差があり，測定が困難である．第2に，異常な軌道取りとその病的状態の原因との関連性は十分に確立されておらず，見解は一致していない．異常な軌道取りがストレスに関連する軟骨損傷および最終的には膝蓋大腿疼痛症候群（PFPS）に関与しうると一般に信じられているが，慢性膝蓋骨外側脱臼への関与は明らかではない．PFPSの典型的な症状がある人に急性または慢性の膝蓋骨脱臼の既往がないことは，比較的よく認められている．同様に，慢性的に膝蓋骨不安定性（すなわち，反復性脱臼の既往）がある人は，脱臼中および脱臼直後を除き，比較的無痛で動きまわれる．反復脱臼の既往がある膝蓋骨の不安定性は，初回の膝蓋骨脱臼が，膝蓋大腿関節の安定性を保つ内側膝蓋大腿靱帯のような軟部組織を損傷するほど重度の外傷性事象であったことに由来することがしばしばある．このような傷害は，脱臼を繰り返しやすくし，脱臼するごとに膝蓋大腿関節をさらに不安定にする．古典的なPFPSの徴候を示し，かつ慢性脱臼の既往があることが珍しくないので臨床像がさらに複雑になる．

PFPSと膝蓋骨不安定性とのあいだの病態力学的関係は明らかではないが，根底にある原因の一部として，膝蓋骨の異常な軌道取りを少なくとも疑う必要がある．**表13.6**に膝蓋骨の過度の外側軌道取りを起こす潜在的な間接的および直接的原因を示す．表13.6に列挙されている原因の多くは別個の事象として記述されているが，現実には多くは組み合わさって発生する．したがって，膝蓋大腿関節の

表13.6 膝蓋骨の過度の外側軌道取りを起こす間接的・直接的原因

構造的または機能的原因	具体例
骨形成不全またはその他の変異	大腿骨滑車溝の外側小関節面の形成不全（溝が浅い状態） “高い位置”にある膝蓋骨（膝蓋骨高位症）
関節周囲にある結合組織の過度の緩み	内側膝蓋支帯線維（内側膝蓋大腿靱帯）の緩み 膝内側側副靱帯の緩みあるいは摩滅 足の内側縦アーチの緩みと降下（距骨下関節の過度の回内に関連して）
関節周囲の結合組織と筋群の膠着あるいは過緊張	外側膝蓋支帯線維あるいは腸脛靱帯の過緊張 股関節内旋筋群あるいは内転筋群の過緊張
極端な骨または関節アライメント	内反股 大腿骨の過度の前捻 脛骨の外捻 大きなQ角 過度の外反膝
筋力低下	筋力低下あるいは筋の制御不良 • 股関節外旋筋群と外転筋群 • 内側広筋（斜頭） • 後脛骨筋（足部の過回内に関連して）

SPECIAL FOCUS 13.8

膝蓋大腿関節の異常な軌道取りと慢性脱臼に対する伝統的な治療原理

膝蓋骨の異常軌道取りと慢性外側脱臼に対する保存的整形外科治療や理学療法の多くは，本章で説明した背景にある多くの病態力学に焦点を当てている．残念なことに，普遍的に受け入れられるゴールドスタンダードのアプローチはない[61,164]．しかしながら，一般に，膝蓋骨にかかる外側方向への弓弦力の大きさを低減する方法として，脛骨大腿関節および膝蓋大腿関節のアライメントを可能なかぎり変化させる試みがなされている．これには，股関節外転および外旋筋群，体幹筋群，大腿四頭筋（とくに，内側広筋斜頭線維）および足の内側縦アーチを支持する他の筋の強化または制御を目的とした運動療法が含まれるであろう[13,96,164,196]．さらに理学療法では，股関節と膝関節周囲の硬くなった結合組織のストレッチ，膝蓋骨のモビリゼーション，または膝蓋骨装具や足の過度の回内を減らすための足装具の使用を含むこともある[121,146,176,196,262]．膝蓋骨へのテーピングは，膝蓋骨の軌道取りを最適に導くために，また内側広筋斜頭線維の筋活動パターンを変化させるために，または膝蓋骨周囲からのバイオフィードバックを増加させる試みのためにも使用されている[60,123,129,184,196]．

過度の外側軌道取りおよび膝蓋骨の慢性脱臼に対する多くの保存的治療の有効性について異論が多い[31,164,196,258]．おそらく最も広く受け入れられている治療法は，膝蓋大腿関節に不必要に大きなストレスを与えるような身体活動を修正する指導である．たとえば，膝の前に疼痛が存在する場合，とくに膝関節を大きく屈曲したまま，大腿四頭筋の強い収縮を要求するような機能的活動を制限する指導が典型的である．一般に，屈んだりしゃがんだりする動作において，可能であれば，使う筋を**大腿四頭筋から股関節伸筋群に**一部シフトする修正が必要である．

手術は，膝蓋骨にかかる外側方向への大きな力の影響を軽減するように実施される．例として，外側膝蓋支帯切離術，滑車溝形成術，断裂または弛緩した内側膝蓋大腿靱帯の再建術，伸展機構，とくに内側広筋斜頭線維のアライメント矯正，および脛骨粗面の内側あるいは上方移行術が含まれる[81,239,269,282,304]．いくつかの方法が組み合わされることもある．大腿骨前捻が極端な症例には，股関節内旋肢位を軽減するための減捻回転骨切り術が検討される．膝蓋大腿関節障害の治療に対する多くの保存的アプローチと同様，この問題に対する多くの外科的アプローチがあり，その多くはいまだに議論の余地がある．無数の治療アプローチの存在は，この問題に対する潜在的に複雑な病因への理解が欠如していることを反映している．

病態の臨床評価は，この問題に関与する可能性があり，相互に関係するいくつかの因子を考慮しなければならない．膝蓋大腿疼痛症候群および慢性脱臼の保存的および外科的治療を発展するために，この分野においてよりいっそうの臨床研究が必要である．

▶膝関節の屈曲–回旋筋群 Knee Flexor-Rotator Muscles

腓腹筋を除く，膝関節後方をまたいで走行するすべての筋は，膝を屈曲し，内旋または外旋する作用がある．いわゆる膝の**屈曲–回旋筋群**には，ハムストリングス，縫工筋，薄筋，および膝窩筋が含まれる．大腿神経に支配されている膝伸筋群と異なり，屈筋–回旋筋群には大腿神経，閉鎖神経，坐骨神経の3つの神経によって支配される．

機能解剖学

ハムストリングス（〔hamstring muscles〕すなわち半膜様筋，半腱様筋および大腿二頭筋長頭）は，坐骨結節に近位付着部がある．大腿二頭筋短頭は，大腿骨粗線の外側唇に近位付着部がある．遠位では，膝関節を越えて脛骨と腓骨に付着する（図13.9, 13.10参照）．

半膜様筋（semimembranosus）は，遠位では脛骨内側顆後面に付着する．さらに，内側側副靱帯，内外側半月板および斜膝窩靱帯にも付着する．頑丈な**半腱様筋**（semitendinosus）腱の大部分の走行は，半膜様筋の後方に位置する．しかし膝関節のすぐ近位で，半腱様筋腱は，脛骨前内側にある遠位付着部に向かって前方を走る．**大腿二頭筋**（biceps femoris）の長頭および短頭は，おもに腓骨頭に付着し，その他は外側側副靱帯，脛腓関節包の近位および脛骨外側粗面に付着する[265]．

大腿二頭筋の短頭を除くすべてのハムストリングスは，股関節と膝関節を飛び越える．第12章で既述したように，3つの二関節筋であるハムストリングスは，とくに大腿骨に対して骨盤と体幹の位置を制御する際，非常に有効な股関節の伸筋である.

膝関節を屈曲することに加えて，内側のハムストリングス（すなわち，半膜様筋および半腱様筋）は，膝関節を内旋する．大腿二頭筋は膝関節を屈曲，外旋する．内外どちらの方向の能動的軸回旋も，膝関節が部分的に屈曲していれば自由に生じる．ハムストリングスのこの軸回旋運動は，下腿を能動的に繰り返し内旋-外旋させながら，膝関節の後ろの半腱様筋および大腿二頭筋の腱を触診することにより認識できる．これは，被験者が膝関節を70～90°屈曲して座っている状態で行う．膝関節を徐々に伸展すると，下腿の回旋軸が膝関節から股関節へ移動する．完全伸展位では，膝関節のほとんどの靱帯が引っ張られて緊張し機械的にロックされるため，膝関節の能動的な回旋は制限される．さらに，完全伸展位ではハムストリングスによる膝関節の内旋-外旋のモーメントアームが有意に減少する[42].

縫工筋（sartorius）と**薄筋**（gracilis）の，近位端は骨盤の異なる部分に付着する（第12章参照）．股関節において，両方の筋はともに屈筋であるが，前額面と水平面では反対の作用をもつ．縫工筋と薄筋の遠位端の腱は，隣り合って走行しながら膝関節内側へわたり，半腱様筋近く，脛骨近位骨幹部の前内側に付着する（図13.10参照）．縫工筋，薄筋，半腱様筋の3つの並列する腱は，**鵞足**（pes anserinus）として知られる共通の幅広い結合組織によって脛骨に付着する（ウェブサイト版図13.1）．グループとしての「鵞足筋群」は，膝関節の効果的な内旋筋である．結合組織が鵞足筋群の腱を膝左右軸のすぐ**後方**で支える．したがって，3つの鵞足筋群は，膝関節を内旋するとともに，屈曲する．

鵞足筋群は，膝関節内側に有意な動的安定性を与える[222]．鵞足筋群の活動による張力が生じると，内側側副靱帯および後内側関節包とともに，膝関節の外旋と外反負荷に対して抵抗する．

膝窩筋（popliteus）は，膝窩内で腓腹筋の深部に位置する三角形の筋である（図13.9参照）．強い関節包内の腱によって，膝窩筋は，外側側副靱帯と外側半月板とのあい

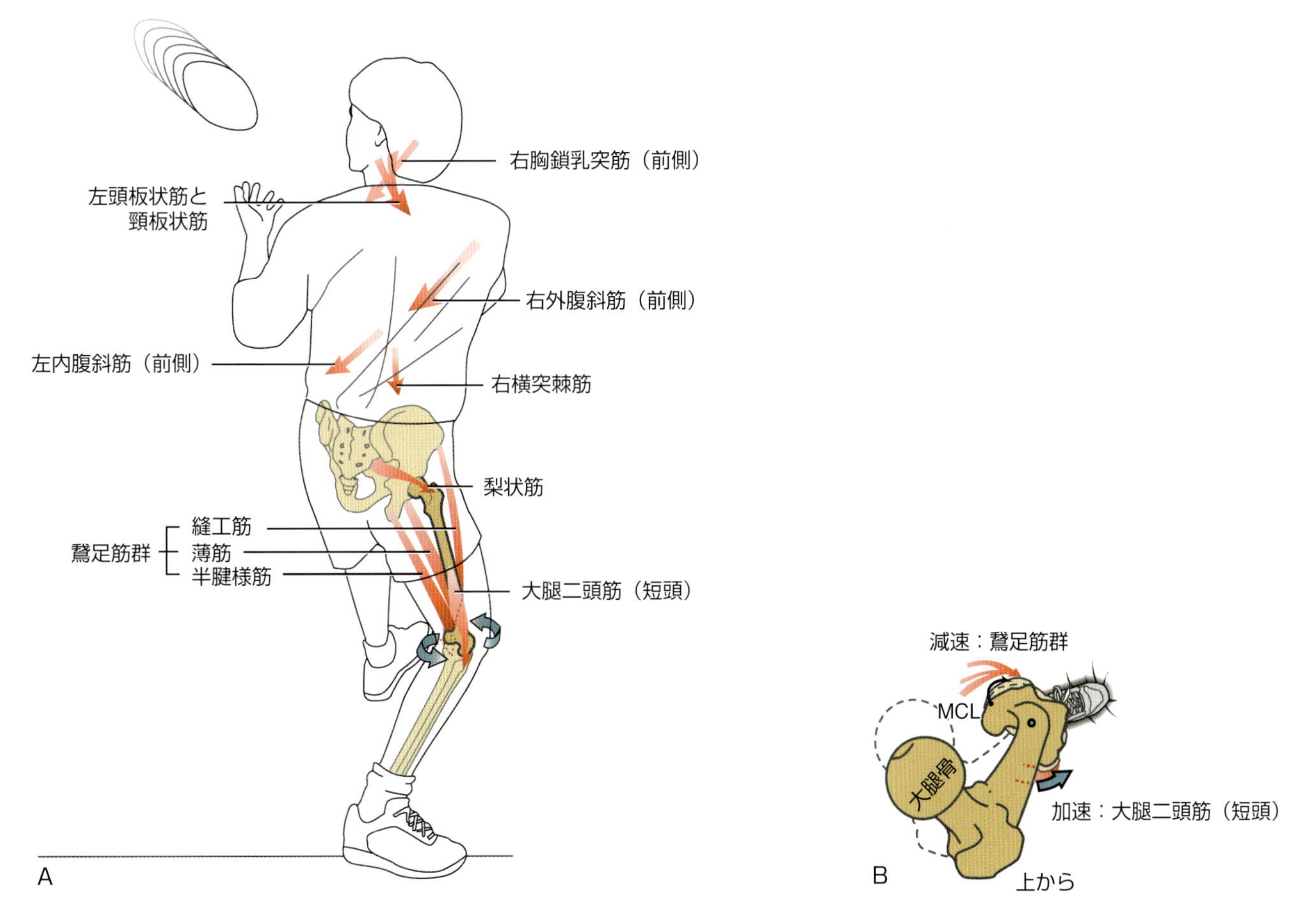

図 13.32　(A) ボールの接近により，頭部，頸部，体幹，骨盤および大腿骨の回旋を制御する筋を示す．右足は地面に固定されているため，右膝関節が回旋における重要な支点として機能する．(B) 右膝関節における軸回旋の制御を上から見た図で示す．大腿二頭筋短頭は収縮して，大腿骨を内旋（すなわち，膝関節は外旋方向に向かう）に加速させるように働く．鵞足筋の収縮による力は，伸ばされた内側側副靱帯（MCL）と斜膝窩靱帯（図示せず）の張力とともに，膝関節の外旋を減速，または制限する．

だの大腿骨外側顆の近位に付着する（図 13.8, 13.12 参照）．膝関節の直下，膝窩筋の腱線維は，外側半月板の後縁と（膝窩腓骨靱帯を経由して）腓骨頭につながる（図 13.8 参照）[198]．より遠位では，膝窩筋は脛骨後面に広く付着する．

腓腹筋および足底筋の解剖学と作用は，第 14 章で考察する．

屈曲-回旋筋群の集合的作用

膝関節の屈曲-回旋筋の機能の多くは，歩行および走行中に出現する．これらの機能の例を，膝関節の大腿骨に対する脛骨の運動と脛骨に対する大腿骨の運動に分けて検討する．

大腿骨に対する脛骨の運動における骨運動の制御

膝関節の屈曲-回旋筋の重要な作用は，歩行または走行中の遊脚相における下腿の加速や減速である．通常これらの筋は，比較的低度～中程度の力を発揮するが，その短縮または伸張する速度は比較的高速である．ハムストリングスのより重要な機能の1つは，たとえば，歩行中の遊脚後期において振り出される下腿の減速である．遠心性活動により，筋は膝関節の完全伸展時の緩衝に役立つ．また，短距離走や早歩きについても考えてみよう（第16章で詳述）．これらの同じ筋群は，遊脚相中の下腿の機能的長さを短縮するために，急速に収縮して膝関節の屈曲を加速する．この機能は，屈曲する下肢全体の慣性モーメントを減少させるので，短距離走の生体力学にとって不可欠である．

脛骨に対する大腿骨の運動における骨運動の制御

脛骨に対する大腿骨の運動の制御に必要な筋に求められることは，大腿骨に対する脛骨の運動の制御に必要なものよりも通常多く複雑である．たとえば，縫工筋は，最大5つの自由度（すなわち，膝関節で2つ，股関節で3つ）を同時に制御しなければならない．ボールを受け取ろうとして走るときの膝屈筋-回旋筋の作用を考えてみよう（図 13.32A）．右足をしっかりと地面に固定しているあいだ，右大腿骨，骨盤，体幹，頸部，頭部および目はすべて左に回旋する．右の腓骨と頸部の左側のあいだの活性化した筋の斜め方向の流れに注目されたい．この筋作用は，筋間の共同作用の典型例である．この場合，大腿二頭筋短頭は，対角の運動連鎖の基部を腓骨につなぎとめる．次いで，腓骨は，おもに骨間膜と近位および遠位の脛腓関節によって脛骨につなぎとめられる．

膝関節の安定性と制御には，周囲の筋や靱帯による力の相互作用が必要である．この相互作用がとくに重要になるのは，水平面や前額面における高速の運動を制御するときである（図 13.32B 参照）．右足を接地した状態で，大腿二頭筋短頭は大腿骨を内旋方向に加速する．鵞足筋群は，

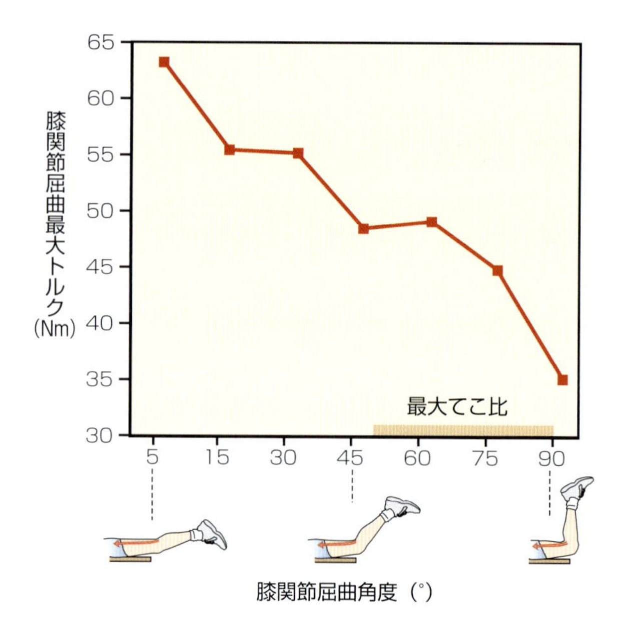

図 13.33　膝関節屈曲 5～約 90° のあいだに発生する最大努力での膝関節屈曲トルクを示す折れ線グラフ．膝関節屈筋（ハムストリングス）による内的モーメントアーム（てこ比）は，膝関節屈曲約 50～90° のあいだで最大である．股関節を伸展した状態で最大努力により等尺性膝屈曲トルクを測定した．健常成人男性 26 名，平均年齢 28 歳のデータ．（Smidt GL: Biomechanical analysis of knee flexion and extension, *J Biomech* 6: 79-92, 1973 からのデータ）

遠心性活動により脛骨上の大腿骨の内旋の減速を補助する．鵞足筋群は，膝関節の外旋だけでなく，どのような外反負荷にも抵抗する「動的な内側側副靱帯」とみなされる．鵞足筋群は，弱いあるいは弛緩した内側側副靱帯や後内側関節包の代わりに作用することがある．図 13.32B には描かれていないが，膝窩筋は遠心性活動することで，膝の外旋を減速させ，鵞足筋群を補助することができる．

膝屈曲-回旋筋が発生する最大トルク

最大努力での膝関節屈曲トルクは，通常，膝関節の完全伸展から屈曲 20° のあいだで最大となり，膝関節がそれ以上屈曲するにつれて徐々に減少する[92, 171]．報告のあった健常成人男性のトルクデータの代表値を図 13.33 に示す[297]．被験者は，股関節伸展位で，最大努力の等尺性膝屈曲トルクを発揮した．測定値は広範囲にわたって報告されたが，全体的に，ハムストリングスは膝関節屈曲 50～90° で最大屈筋モーメントアーム（てこ比）を示した（図 13.33 のグラフの水平軸上にある太い棒線を参照）[41, 151, 197, 242, 297]．図 13.33 に示すトルク角度データは，ハムストリングス（およびおそらく他の膝関節屈筋）が，高いてこ比よりも，むしろ相対的に伸張された筋の長さと一致する膝関節角度で最大トルクを発揮していることを明確に示している（図 13.26 に示すように，最大努力における膝伸展トルク

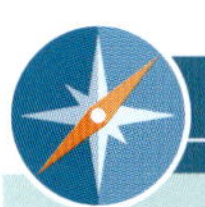

SPECIAL FOCUS 13.9

膝窩筋：「膝関節の鍵」とさらなる機能

何十年も前から研究が行われているにもかかわらず，膝窩筋の正確な機能はまだ完全には認識されていない[17]．この筋は，膝関節後外側の再建術という面において，最近の整形外科領域で注目されている[281]．膝窩筋は深い位置にあるため，研究は行われているが，表面EMG電極を介して研究することは困難である[281]．ここに提案する膝窩筋の機能の多くは，解剖学的位置と力線の方向の知見に基づく．

膝窩筋の作用は一般的に膝関節の内旋と屈曲であると考えられている．伸展位にロックされた膝関節が屈曲開始の準備をするとき，膝窩筋は膝関節の**ロック解除**に役立つ重要な**内旋**トルクを発生する[7]（膝関節は伸展と外旋の組み合わせによって機械的にロックされていることを思い出していただきたい）．たとえば，膝関節のロックを解除してスクワット肢位まで屈曲するためには，比較的固定された脛骨に対して**大腿骨**がわずかに外旋する必要がある．大腿骨を外旋する（ひいては膝を内旋する）膝窩筋の能力は，膝関節の後ろで斜めに走る膝窩筋の力線を観察すれば明らかである（図13.9参照）．

膝窩筋の斜めの力線は，伸展した膝関節の上で軸回旋するすべての膝関節屈筋群にとって最も有利なてこ比を与える．他の膝関節屈筋群の力線は，膝関節が伸展したときにほぼ垂直であり，軸回旋トルクの能力を大幅に低減する．ロックされた膝関節の内旋を開始するてこを高める作用を膝窩筋がもっているので，「膝関節の鍵（ニーキー）」とよばれている．

膝窩筋のもう1つの機能は，膝関節の外側と内側の両方の動的安定性の補助である．膝関節後外側にある他の組織とともに，その強靱な関節包内腱を介して，膝窩筋は膝関節への**内反負荷**に対してかなり抵抗する．また膝窩筋は，**膝関節の過度の外旋**を減速および制限することで，膝関節の内側を安定させる．遠心性収縮を介して行われるこの作用は，内側側副靱帯，後内側関節包およびACLにかかるストレスを軽減する．

膝窩筋は，部分的スクワット肢位において膝関節を静的に安定させる役割があると以前から認識されていた．この膝窩筋の役割は，ワイヤおよび表面電極筋電図を用いた研究の進歩によって，部分的スクワット姿勢を保持するあいだ，脛骨に対する大腿骨の前方への変位に抵抗する後十字靱帯を補助することが明らかになった[17,281]．

が，てこ比が最大となる運動範囲と部分的に重なっている大腿四頭筋とは若干異なる）．ハムストリングスを伸ばすために股関節を屈曲すれば，さらに大きな膝屈曲トルクが発生する[33]．長さ-張力関係は，ハムストリングスの屈曲トルク発生能を決定するうえで非常に重要な因子である．

膝関節の内・外旋の最大トルク発生能に関するデータはほとんどない．膝関節屈曲90°で等速的に測定すると，膝関節の内旋筋および外旋筋は，ほぼ同等のピークトルクを発揮することを示した[11]．膝関節における唯一の外旋筋（すなわち，大腿二頭筋）と比較してはるかに内旋筋のほうが多いことを考慮すると，この結果は予想外かもしれない．しかし膝関節が90°に屈曲した状態では，大腿二頭筋は内旋筋群すべての平均よりも3倍大きなモーメントアームを有するという事実を考えると，この矛盾はある程度解消される[42]．腓骨頭へと外側に移動した大腿二頭筋の遠位付着部は，明らかにこの筋の回旋のてこ比を増大させる．

膝関節の実質的な回旋筋すべての平均的な軸回旋てこ比は，筋の力線が脛骨を通る回旋長軸（垂直軸）に対してほぼ直角になる膝関節屈曲70～90°のあいだで最大になる[42]．この仕組みで唯一の例外は，膝屈曲約40°で膝内旋モーメントアームが最大になる膝窩筋である．

膝関節の異常アライメント
Abnormal Alignment of the Knee

▶前額面 Frontal Plane

膝関節の前額面におけるアライメントは通常，外反約5～10°である．このアライメントから逸脱した場合，過度の外反膝または内反膝とよばれる．

片側性変形関節症の内反膝

平地を通常の速度で歩行中，膝関節にかかる関節反力は体重の約2.5～3倍に達する[66]．この力は，歩行周期の約15%と45%時点（立脚相の比較的早い段階と遅い段階）でピークに達する[66]．この力はおもに下肢全体の筋活動と床反力との相互作用によって生じる[174,302]．立脚相の事実上ほとんどのあいだ，床反力は身体重心の方向へ向かう過程

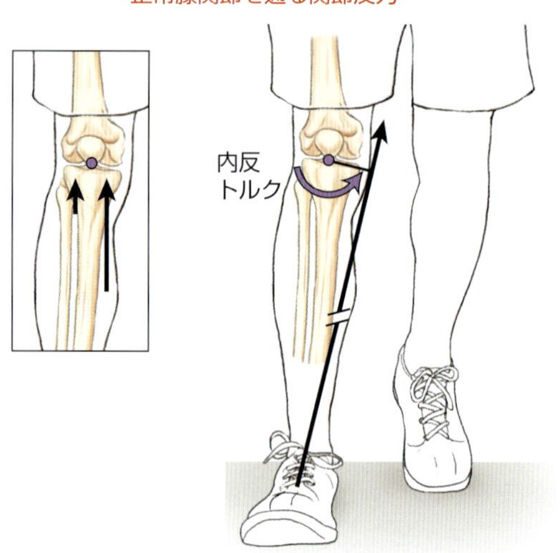

図 13.34　床反力（地面から出ている長い直線の矢印）は膝関節内側を通り，ステップごとに内反トルクを生じる．床反力に対応するモーメントアームを床反力と前後軸（小さな紫色の円）のあいだに引かれた線で示す．左の挿入図中の 1 対の矢印で描かれているように，より大きな圧縮力が膝の内側関節面に発生する．

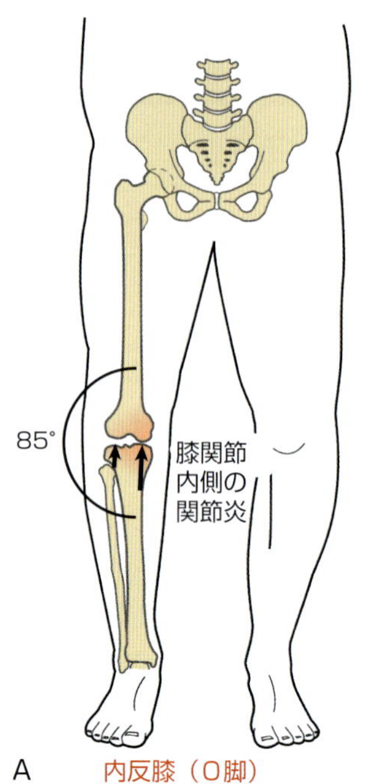

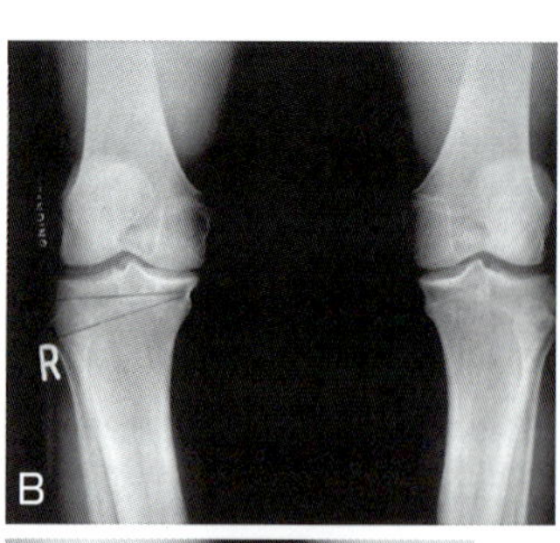

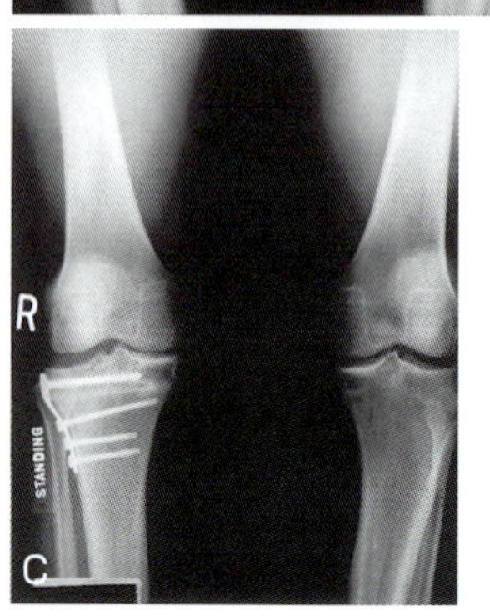

図 13.35　右膝内側コンパートメントに変形性関節症を伴う両側内反膝．（A）内側コンパートメントにより大きな関節反力が加わった右膝の内反変形を示す．（B）症例（43 歳男性）立位時の X 線前面像は，両側内反膝および内側変形性関節症を呈す．両膝は内側関節裂隙の狭小化と骨の肥厚が認められた．右膝関節（R）の変形を矯正するため，高位脛骨骨切り術（high tibial osteotomy）として知られる方法で外科的に楔状に骨を切除する．（C）楔状に骨を切除した後の右膝の X 線画像を示す．（B）の同じ膝と比較し，関節のアライメントの変化に注目されたい．（Courtesy Joseph Davies, MD, Aurora Advanced Orthopedics, Milwaukee, Wisc.）

で，通常は，踵のすぐ外側を通過し，次いで膝関節に向かって上方および内側へ進む[1]．図 13.34 に示すように，膝関節の前後軸の内側を通過することで，床反力はステップごとに内反トルク（および膝関節内反 2～3° を伴う）を生じる[1]．結果として，歩行中の関節反力は，通常では膝関節の外側よりも内側のほうが数倍大きくなる[1, 292]．このような反復的な内反負荷は，人の一生を通して，外側側副靱帯および腸脛靱帯を含む構造の張力に一部吸収される．

たいていの人は，ほとんど苦とも思わず，膝関節にかかる非対称性の動的負荷に耐えることができる．しかし一部の人の関節軟骨は，非対称性に伴う過度の摩耗に耐えられず，最終的に片側性（内側）変形関節症を発症する[75, 118]．歩行中の膝関節内反ピークトルクが 20％増加すると，内側の片側性変形関節症を発症するリスクが 6 倍に増加することが示されている[220]．内側の関節軟骨の希薄化は，膝関節の内反あるいは O 脚変性を招く（図 13.35A）．この変形は悪循環を引き起こす可能性があり，内反変形は内側関節部への負荷を増大し，内側関節腔が狭まり，膝関節内側への負荷がさらに増大する，というように繰り返される[118, 173]．図 13.35B に両側内反膝の X 線画像を示す．両膝関節に内側変形性関節症（すなわち，内側関節腔の喪失および内側コンパートメント周囲の肥厚性反応性骨化）の徴候を示す．重度の内反膝への対応として，しばしば，高位脛骨（楔状）骨切り術などの外科的手術が行われる．この手術の最終的な目標は，内反変形を矯正し，内側コンパートメントにかかる潜在的に有害なストレスを軽減することである（図 13.35C 参照）．

外科手術のほかに，保存療法により内側コンパートメントの関節炎の症例において内側への圧縮力を減少させたことが証明されている．これらの介入には，膝外反矯正装具，特殊な靴，歩容の修正，歩行速度の低下，腸脛靱帯を牽引して膝が外反になるような向きのトルクを膝関節へ伝達する手段としての大殿筋および大腿筋膜張筋の筋力強化が含まれる[99, 227, 292, 295, 309]．また，靴の中に外側ウェッジ・インソールを装着すると立脚相で外反トルクが生じる．これにより，各ステップにおける内反トルク総量と膝関節の内転が減少し，膝関節の内側コンパートメントの圧縮負荷が軽減される[14, 130, 292]．外側ウェッジ・インソールの装着により軽減される関節負荷量と有効性についての理論が問われているが[72, 118]，この比較的簡便な介入は，変形性膝関節症患者の疼痛を軽減し，機能を回復すると報告されている[59, 130]．

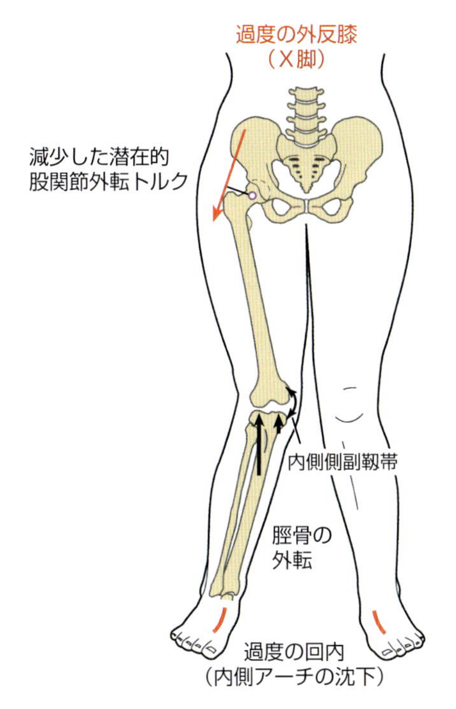

図 13.36 右膝の過度の外反膝．この例では，下肢の近位あるいは遠位いずれかの端部における異常アライメントまたは潜在的トルクの減少の結果として外反変形が起こりうる．膝にかかる力ベクトルを表す1対の垂直な矢印は，外側コンパートメントのほうに大きな圧縮力がかかっていることを示す．詳細は本文を参照．

過度の外反膝

過度の外反膝やX脚になる要因がいくつかある（図13.36）．これには，受傷の既往，遺伝的素因，高いBMI値，靱帯の弛緩が含まれる．外反膝は，下肢の近位あるいは遠位のどちらか一端の異常なアライメントや筋力低下の結果であり，さらに症状が悪化することもある．図13.36に示すように，股関節外転機構の潜在的なトルクが低下すると，少なくとも理論上，膝関節外反負荷は増加する[34]．場合によっては，足関節の過度の回内が，脛骨の遠位端を正中線から遠ざかるように傾斜（外転）させ，膝関節の外反負荷が増加することがある．そして時間の経過とともに，内側側副靱帯および隣接する関節包に加えられる張力が組織を弱化させる可能性がある．本章の前半で述べたように，膝の過度な外反は膝蓋大腿関節の軌道取りに悪影響を及ぼし，前十字靱帯にさらなるストレスを生じる可能性がある．

正常よりも約10°大きな外反変形を伴って立つと，関節圧迫力の大部分は外側コンパートメントに集中する[144]．この局所的ストレスの増加は，外側の片側性変形性関節症を引き起こし，女性により多く発生することが示されている[75, 82, 288]．膝関節置換術は，外反変形の矯正，とくに進行性で疼痛があり機能喪失を引き起こす場合が適応になる．

▶矢状面 Sagittal Plane

反張膝

わずかな外旋を伴う完全伸展位は，膝関節の最も安定したクローズパック肢位である．膝関節はニュートラル（中間位）を超えてさらに5～10°過伸展できるが，これには個人差がある．膝関節を完全伸展して立つと，体重の重心線は通常，膝関節の内外回転軸の若干前方に向かう．したがって，重力は，わずかな膝関節伸展トルクを発生し，その結果，立位中に大腿四頭筋が断続的に弛緩しても膝折れしないよう膝関節を自然にロックするように補助している．通常，この重力の補助による伸展トルクは，おもに腓腹筋を含めた膝関節の屈筋群と後方関節包が伸びて生じる受動的な緊張によって抵抗を受ける．

ニュートラル（中間位）から10°以上の過伸展は，反張膝（genu recurvatum）とよばれる（ラテン語で *genu* は膝，*recurvare* は後方へ曲がるという意味）．膝関節の後部構造全体に緩みがある場合，健常人にも軽度の反張膝が生じることがある．より重度の反張膝は，慢性的な過度の膝関節伸展トルクによる膝関節後部構造の過伸張がおもな原因である．この過度の膝関節伸展トルクは，不良な姿勢制御，または大腿四頭筋の痙性や膝関節屈筋の運動麻痺を引き起こす神経筋疾患から生じる可能性がある．

まとめ

膝関節に起こる特有な動きは，下肢全体がかかわり合いをもちながら動く多くの動作で観察することができる．たとえば，空中に高く飛び上がる人を考えてみよう．ジャンプの準備段階では，腰と膝を屈曲し，足を背屈して身体を低くする．この動作は，股関節と膝関節の伸筋および足関節底屈筋のような推進作用を増大させる手段として適切な二関節筋を伸張している．タイミングが最適であれば，これらの動作により身体は前に押し出され，機能的に伸びてジャンプ距離を最大にする．可動域制限，疼痛，あるいは股関節，膝関節または足関節の筋群の著しい筋力低下を呈する人がこの活動を行うことは当然ながら非常に困難である．

正常な歩行パターンにおいて膝関節の軸回旋は不可欠であるが，この動きは，固定された下腿に対して大腿骨（および上半身）が回旋する動作である脛骨に対する大腿骨の活動中に最も顕著に現れる．この動きは，走ったり，急速に方向転換したりするための基本的な運動であり，ダンスを含む多くのスポーツ活動にとっても同様である．この脛

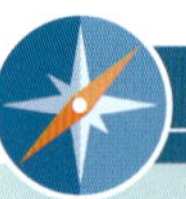

SPECIAL FOCUS 13.10

症例報告：重度の反張膝の病態力学と治療

図 13.37A は，ポリオによる弛緩性麻痺により，30 年前に拘縮を起こした左膝関節の重度反張膝の一例である．膝装具なしで独歩可能であったため，変形は過去 20 年間徐々に進行した．彼女は左大腿四頭筋と股関節屈筋群の部分的な麻痺と，左膝屈筋群の完全麻痺を呈している．完全麻痺した左足関節は，外科的に底屈約 25° で固定されていた．

図 13.37A のような重度の変形が発生するには，相互に関連し合う要因が存在する．足関節が底屈位で固定されているので，足底の全面を接地させるためには脛骨を後方に傾斜させなければならない．この手術は，膝関節を伸展位でより安定させる手段として 30 年前に考案された．しかし，長年にわたり，脛骨の後方傾斜は膝関節の後部組織の過伸張をもたらし，最終的に過伸展変形を引き起こした．とくに重要なことは，引き続き生じる過伸展変形に抗する直接的な筋による抵抗力を，完全麻痺した膝屈筋群ではまったく発揮できなかったということである．さらに，過伸展変形が強くなるほど，変形を存続させるような体重による外的モーメントアーム（EMA）がより長くなる．膝装具を装着しないまま，過伸展変形は膝後方組織を伸ばし続け，外的モーメントアームの長さと外的伸展トルクは増大し，変形を引き続き強くする，という悪循環が生じた．

本章で繰り返されるテーマは，膝関節が下肢の中間連結体として機能しているため，下肢のどちらか一方の端で発症する筋骨格系病態から受ける変形負荷に脆弱であるということである．この症例報告では，過度の底屈位に固定された足関節が，長年にわたりどのように反張膝を起こすかを示している[185]．**図 13.37B** に示すように，比較的簡便で安価に靴を修正し，過伸展変形の治療に用いた．踵を挙上したテニスシューズを着用することにより，重症の反張膝の軽減にかなりの効果があった．挙上した踵は脛骨と膝関節を前方に傾け，それにより膝関節の変形を助長する外的モーメントアームの長さをかなり減少させた．前傾した脛骨と足関節の固定とがもたらす剛性によって制御された膝関節では，体重はもはや比較的少ない過伸展トルクを生じるだけとなった．

反張膝

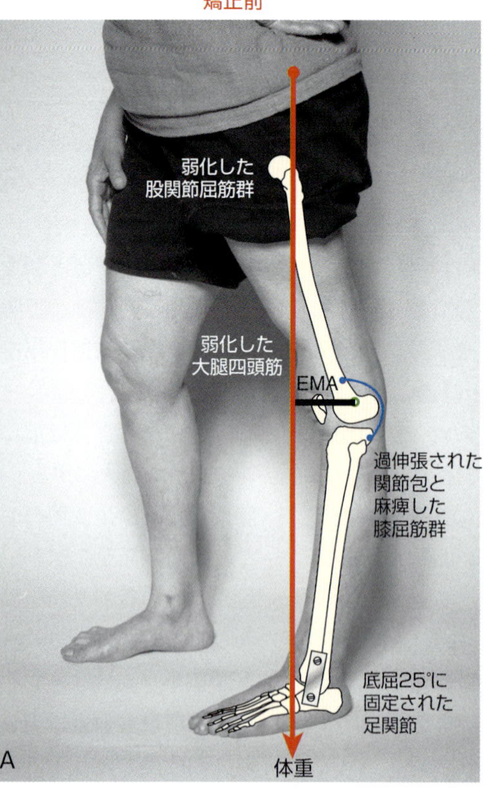

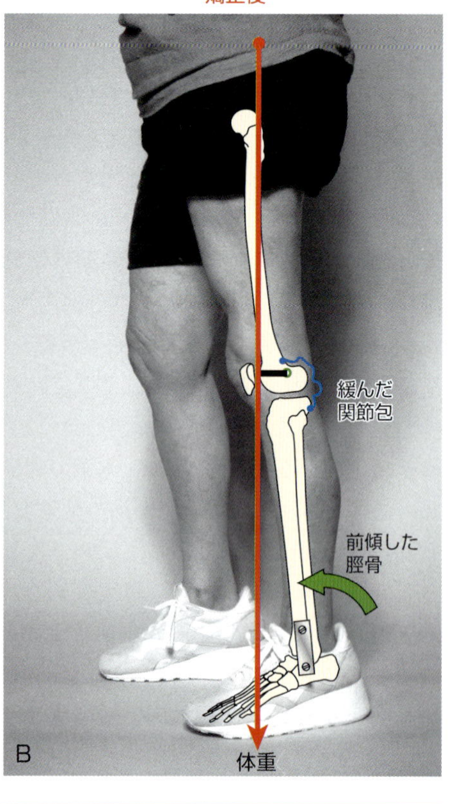

図 13.37　ポリオにより二次的に左膝関節の重度の反張膝を呈した症例．左下肢の散発的な筋力低下に加えて，左足関節は底屈位 25° で外科的に固定されていた．(A) 裸足で立つと，体重による異常に大きな外的モーメントアーム（EMA）が膝関節に作用する．その結果，大きな伸展トルクは，膝関節の過伸展変形を増大する．(B) 踵を挙上したテニスシューズの着用により，反張膝変形が軽減した．靴は脛骨と膝を前方に傾け（緑色の矢印で示す），膝の変形を助長する外的モーメントアームの長さを短くした．

骨に対する大腿骨の動きは，筋の活動，体重，大腿骨顆と半月板のあいだの関節の適合性，およびいくつかの靱帯の緊張によって誘導され,安定する．次章で説明するように，脛骨および距骨も，基本的には，固定された踵骨に対して回旋することで，この活動に参加する．下肢のどこか1つの関節で疼痛，筋力低下，または可動域制限があると，1つまたはいくつかの他の関節で筋骨格系の代償が必要になる．そのような代償は，しばしば，病態力学の根底にある原因にたどりつく重要な手がかりとなる．

下肢の他の関節とは対照的に，膝関節の安定性は，その骨の適合性に依存することは少なく，周囲の筋群および関節周囲の結合組織に依存する．多くの膝関節運動における骨性の制動の欠如は，可動域を広げるが，受傷に対する脆弱性が増加するという犠牲をはらっている.内側側副靱帯,後内側関節包およびACLは，膝関節が完全に伸展しているかまたはほぼ伸びている場合，荷重中の下肢の外側に作用する大きな外反力や軸回旋力が引き起こす傷害に対してきわめて脆弱である．膝関節が伸展してクローズパック肢位になると，多くの組織は緊張状態になる．この靱帯の緊張維持により膝は守られているが，緊張が増し破断点に近づくと靱帯は受傷しやすくなる．

膝損傷の予防は，スポーツ医学の重要なテーマであり，継続的な関心と研究が求められている．一部の非接触型スポーツで膝の傷害を減らすことは可能であるが，アメリカンフットボールやラグビーなどの高速の接触型スポーツでは，膝関節の損傷を完全に回避することは事実上不可能である．ただし，アスリートがその衝撃を吸収する能力を向上させることによって，衝突時の悪影響を少しでも避けられそうなときには，防御を最大限にすることができる．これは，道具と競技環境をよりよく設計し，筋の十分な強化とコンディショニングを実施し，競技に特有な動きの制御と敏捷性を高め，選手の固有感覚を向上させるトレーニングプログラムの設立により達成される．どのように，そしてほんとうにこれらの予防的アプローチが成功するかを判断するには，幅広く保健，体育および医療専門家による体系的で制御された研究が必要である．

本章ですでに紹介したように，股関節と足部のあいだの中間という位置が膝関節の生体力学に強い影響を与える．荷重時,股関節の肢位は膝関節の肢位に直接影響を及ぼす．この強固な運動学的依存性は臨床的に重要な意味をもつ．たとえば，足を地面にしっかりと接地していれば，大殿筋の収縮は間接的に膝伸展を助けることになる.この概念は,大腿義足を装着している大腿切断者が階段を上る練習時に重要である．他の多くの症例は，股関節外転筋群と外旋筋群が膝関節の前額面と水平面のアライメントを制御する役割を示している．この概念は，ACL損傷，膝蓋骨の異常な軌道取り，または膝関節の変形性関節症の治療または予防として普及している．次章では，足関節および足部の骨と関節が，最終的に膝関節の構造内の緊張にも影響を及ぼす下肢のアライメントにどのように影響するか解説する．

追加的な臨床関連事項　Additional Clinical Connections

CLINICAL CONNECTION 13.1
前十字靱帯損傷の危険性が高い女性アスリート

文献によると，女性アスリートは，同じ種目の比較的類似したレベルで活動している男性アスリートと比べると，前十字靱帯（ACL）損傷が3～5倍発生しやすい[10, 79, 114, 217]．受傷リスクは，バスケットボール，サッカー，体操で行われるような，ジャンプ，着地，激しいピボットターンを伴う非接触型スポーツにおいて最も高い．さらに女性は，以前に負傷した側の反対の膝のほうが二度目にACL損傷する危険性が高いことが報告されている[250]．高校や大学において若い女性の競技レベルのスポーツ人口が増加していることもあり，全体的な受傷リスクの上昇とともに，女性人口におけるACL損傷の数は大幅に増加している．多くの研究では，ACL損傷における性差の根底にある原因について関心が集まっている．女性において受傷リスクが高い理由を理解することは，効果的な予防対策を発展させるうえで不可欠なステップとなる．研究ではリスク要因に焦点が絞られ，その多くを**表13.7**に列挙する[24, 51, 71, 117, 145, 147,191, 229, 256, 296, 306, 323, 331]．ほとんどの要因は，実態的あるいは理論的な因果関係がある程度言及されたが，決定的で普遍的な因果関係の確立は困難である．女性だけでなく男性のACL損傷も予防する介入計画を発展させるには，この分野におけるより多くの研究が必要である．

神経筋活動の制御に関連する危険因子は，スポーツ医学領域でかなりの注目を集めた．とくにジャンプからの着地方法の性差が研究された．女性は典型的に男性よりも膝関節をより外反して着地すると報告している[51, 87, 167, 191, 296]．この着地動作を，図13.21に強調して示した．このような方法で着地すると，とくに特定の筋による予想外で非保護的な活動が伴う場合，ACLだけでなく内側側副靱帯にも損傷を与えるほどの大きな伸張負荷がかかる可能性がある[127]．着地動作またはカッティング動作中の潜在的に有害なこのような膝関節の肢位は，膝関節の筋（すなわち，大腿四頭筋およびハムストリングス内のあらゆる部位）の制御能力または筋力低下，あるいは，股関節の外転筋群および外旋筋群の制御能力または筋力低下，に起因する可能性がある[133, 331]．図13.21に示されているように，股関節外転筋群と外旋筋群の筋力や制御能力が低下すると，股関節（大腿骨）は相対的に内転および内旋する．この動きは，膝関節の外反や過度の外旋をかなり強める．

さらに，多くの研究で，男性よりも女性は，体幹，股関節，両膝がわずかに大きな**伸展位**で（屈曲が少ない）ジャンプ

表13.7　女性における前十字靱帯損傷の発生増加に関連すると考えられる危険因子

環境	形態	生体メカニズム	生理学
靴	骨：関節のアライメント（すなわちQ角，足関節回内）	筋力，柔軟性，疲労（とくにハムストリングス，大殿筋，股関節外転および外旋筋群）	身体成熟度（思春期の前または後）
装具	BMI	ハムストリングスと大腿四頭筋の筋力比	ホルモン変動
競技場のコンディション	大腿骨顆間窩を構成している切痕の幅	着地やカッティング中の身体の神経筋制御能力	利き足
天候	脛骨高原の後下方向の傾斜	ACLの断面積（強度）	固有感覚または運動感覚
			全体的な関節弛緩性
			遺伝的素因

追加的な臨床関連事項

からの着地をしていることが明らかになった．これは「硬い」または「直立」着地と頻繁によばれている[51, 88, 89]．筋電図（EMG）を用いた研究でも，男性と比較して女性の着地時または着地直後の大腿四頭筋に対するハムストリングスの筋力比（HQ比）の低下が一貫して報告されている[87, 88, 330]．女性では大腿四頭筋の活動が相対的に大きく，とくに膝関節が伸展傾向（十分に屈曲していない状態）で着地すると，脛骨の前方への移動が増加し，よってACLへの負担が増大すると理論づけた[259]．このシナリオに，予期しない膝関節への外反および軸回旋負荷が組み合わさると，潜在的に危険な状況になる．

女性アスリートのACL損傷を減らすことを目的とした予防プログラムが，サッカーで最も多く開発されている．下肢や「コア」（体幹）の筋力増強，柔軟性，有酸素運動，競技特性スキルに焦点を当てた伝統的なものに加えて，多くのプログラムでは，トレーニングやウォーミングアップのなかで固有感覚と「神経筋」協調性運動の要素が組み込まれている[20, 101, 110, 182, 305]．これらの構成要素には，安全性の高い着地動作，旋回動作，サイドステップ技術についてアスリートに教育することに加え，より複雑で厳格な俊敏性とプライオメトリックトレーニングが含まれている[20, 71, 90, 100, 305]．選手には，体幹，股関節および膝関節をより大きく屈曲する「柔らかい」方法による着地を教えることに焦点が当てられている．この着地戦略のメリットは，HQ比の増加あるいは力の入れ方である[88, 170, 331]．この考え方を理解するには，ACLは負荷がかかりすぎて損傷するという観点から，比較的安全ではない（A）と安全な（B）の2通りの両極端な着地パターンを比較した**図13.38**を参照するとわかりやすい．**図13.38A**では，アスリートは，股関節と膝関節の屈曲度が比較的緩やかで，体幹がより垂直に着地している．とくに身体の配置の違いが，身体重心から股関節と膝関節のあいだの外的（屈曲）モーメントアームの長さにどのように影響するか留意されたい．具体的にいうと，体重ベクトルは，(i) 比較的大きな膝屈曲トルクおよび (ii) 比較的小さな股関節屈曲トルク（図の外的モーメントアームの差を参照）を生じる．これら外的トルクの大きさや方向に応じて股関節および膝関節の筋は反応する．したがって，より直立した体幹で着地すると，大腿四頭筋（膝伸筋として）からの比較的強い活動（および力）が要求される一方，ハムストリングスと大殿筋（股関節伸筋として）は比較的穏やかな活動だけにとどまる[88, 170]．図13.38Aに示されているこのいわゆる「大腿四頭筋優位」着地パターンは，女性により多く観察され，膝関節では脛骨の前方への剪断移動が発生し，ACLに負荷がかかりやすくなる．ハムストリングスへの要求は低く，ひいては筋の活動性の低下は，ACLが受ける大腿四頭筋が誘発する前方への比較的大きな伸張に抵抗するハムストリングスの作用を抑制する．

例外は存在するかもしれないが，一般に，ACLへの負担を最小限に抑える方法として，図13.38Aに示す着地を避けるように指示する．この着地動作が安全ではないことは，**つま先よりも前**に落ちる膝の位置により明らかである．着地バランスを維持する手段として，体重ベクトルを基底面（両足）上に維持するために，このアライメントは，足部に対する下腿の過度の前方回転（すなわち，過度の足関節の背屈）を示している．過度の背屈は，通常，アキレス腱の緊張を増加させ，踵を床からわずかに引き上げる傾向がある．

より適切で，より安全な着地動作を**図13.38B**に示す．この着地動作はACLの負担を理論的には軽減する[88]．アスリートは，図13.38Aに描かれているよりも大きく屈曲した体幹，股関節および膝関節に乗っていることに着目されたい．この柔らかく，より屈曲し，より柔軟な着地動作は，体重が (i) 比較的小さい膝関節屈曲トルクと (ii) 比較的大きな股関節屈曲トルク（図13.38Aと比較して）を発生するように，外的モーメントアームの相対的な長さを変更している（膝関節がつま先の真上または真後ろになるように着地することに着目されたい．このことがより安全な着地の手がかりとなることが多い）．筋はそれに応じて，大腿四頭筋の活動がより少なく，相対的にハムストリングスと大殿筋の活動は増加する．より大きなHQ比（または筋力比）は，膝関節の前方剪断および前十字靱帯にかかる前方負荷を抑制する[170]．膝関節におけるよりバランスのとれた筋の共同活動と筋力は，膝関節の過

追加的な臨床関連事項

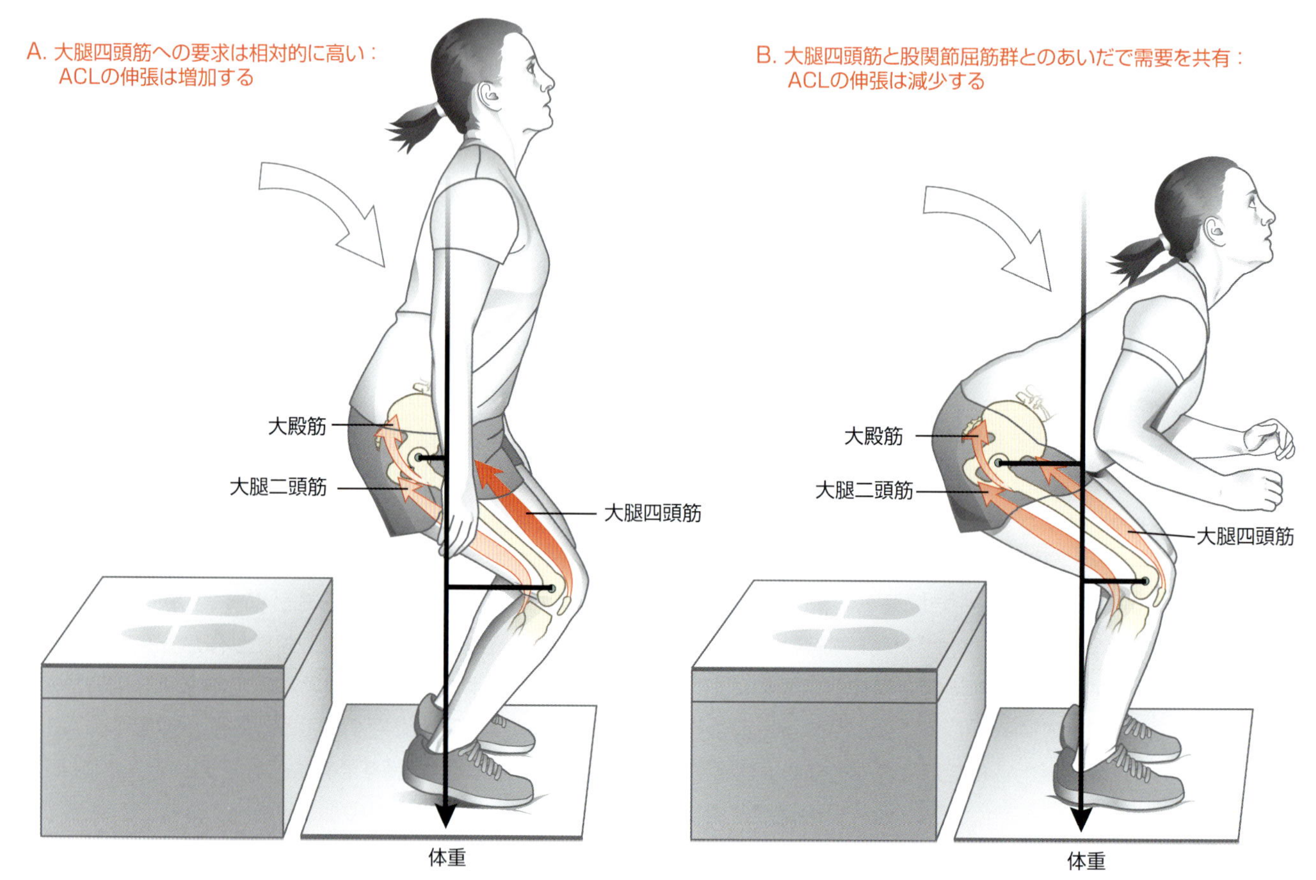

図 13.38　ジャンプからの２つの対照的な着地パターンは，前十字靱帯（ACL）の緊張および損傷を考慮して比較的安全ではない（A）または安全である（B）と考えられる．（A）の着地パターンは，小さい股関節外側（屈曲）モーメントアームと，より大きい膝外旋（屈曲）モーメントアーム（股関節と膝関節の内外側回転軸から始まる黒い線を参照）と関連する．対照的に（B）の着地パターンは，股関節と膝関節の外的モーメントアームの相対的な長さの逆転をもたらす．筋の相対的な活動量を異なる色合いの赤色で示す．（A）では大腿四頭筋に偏って高い活動量が起きている．体重心ベクトルは，さまざまな外的モーメントアームと交差して示されている．注：大腿二頭筋は，ハムストリングスの代表例として示されている．

度の外反崩れも防ぐことができるであろう[51, 88, 329, 331]．

体幹の傾斜が大きい着地動作の生体力学的利点は，ACL の負担を軽減することである．しかし，これと同じ原理が，ランジやスクワットを「安全に」行う方法にも広く応用できることが強調される[78, 170]．大方針は大腿四頭筋から股関節伸筋群へ活動を移すことである．この原理は，膝蓋大腿関節のストレスを軽減することにも応用できる．Teng らは 24 人の症状のないレクリエーションレベルのランナーを対象に分析し，自ら選択した体幹角度を走行中に 10° 増加させた結果，膝蓋大腿部の最大負荷が 13.4%**減少した**と報告した[315]．

多くの女性アスリートのための ACL 損傷予防プログラムにより，受傷頻度は減少している[20, 100, 126, 204, 256]．結果は有望であるが，女性における ACL 損傷全体の頻度は依然として高いままである．提案された介入の背後にある神経筋および生体力学的メカニズムをよりよく理解するために，より厳密な研究が必要である．これらの研究が受傷予防対策のさらなる改善につながり，もっと広範囲の選手達にも応用できることを望む．

追加的な臨床関連事項

CLINICAL CONNECTION 13.2
膝蓋骨の機能に関するさらなる生体力学的考察

本文に記載されているように，膝蓋骨は大腿四頭筋腱を前方に変位させ，ひいては膝関節の伸展機構によって使用される内的モーメントアームを長くする．このようにして，膝蓋骨は大腿四頭筋の潜在的なトルクを増大する．**図13.39** に機械のクレーンと人間の膝との類似性を示す．両方とも，回転軸と内的「支持」力とのあいだの距離を増加させるために「スペーサー」を使用している．内的モーメントアームが大きいほど，人間の膝関節の大腿四頭筋の力当たりで産生される（またはクレーン内のケーブルによって伝達される）内的トルクは増加する．

病気や外傷がある症例では，膝蓋骨を外科的に摘出することがある．ある研究によると，膝蓋骨摘出後の膝関節の内的モーメントアームは，全可動域を通して平均 4.7 cm から 3.8 cm に減少した[150]．患者にもよるが，臨床的には，この減少したモーメントアーム（てこ比）の機能的な影響について 2 通りの捉え方がある．第 1 に，てこ比が減ったということで，理論的に最大膝伸展トルク発揮能力は約19%減少するが，筋肥大または他の神経筋の適応によってこのトルク不足を最小限に抑えることができるかもしれない．第 2 に，しかしながら，膝蓋骨なしの状態で摘出術前と同じ伸展トルクを発揮するには，さらに **23.5% 以上の力を加える**必要がある．てこ比の損失を補うために筋力の増加が必要とされる．結果として，脛骨大腿関節に加わる強い筋収縮からの圧迫力が増加し，関節軟骨をかなり摩耗することになる（**図 13.40**）．したがって，膝蓋骨のわずかではあるが重要な機能は，階段を上るなど，通常の最大努力下で遂行する動作に必要な大腿四頭筋力の大きさを少なくさせることである．必要な筋力の大きさが減少することは，関節軟骨および半月板など膝関節全体にわたる圧縮負荷を間接的に低下させる．長期的視点で考えると，この減少は膝の機械的摩耗を軽減する．

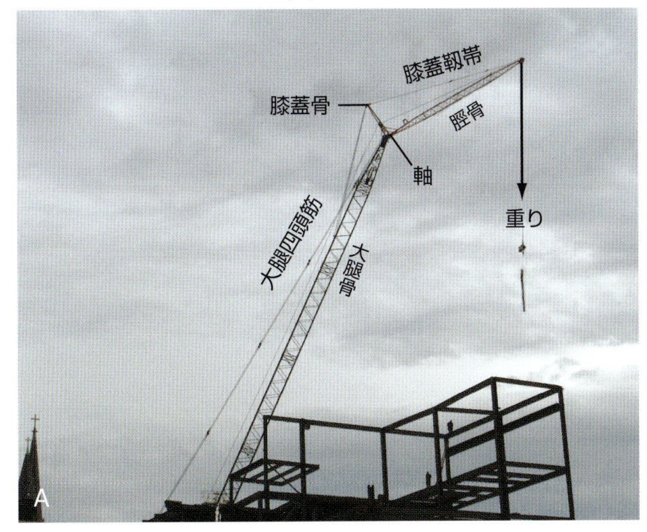

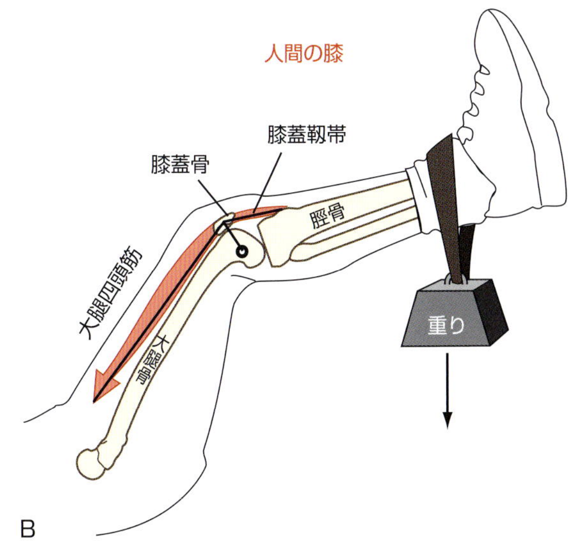

図 13.39　クレーン（A）と人間の膝（B）との類似性．クレーンのモーメントアームは，軸と膝蓋骨と同様に機能する金属片の先端とのあいだの距離である．

追加的な臨床関連事項

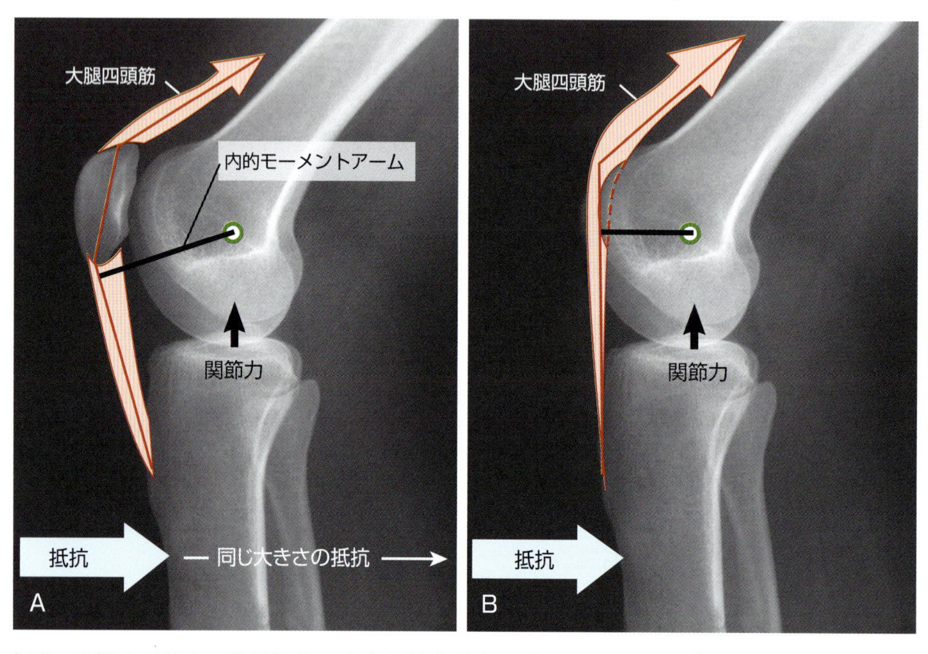

図 13.40　大腿四頭筋の収縮を，膝蓋骨あり（A）と膝蓋骨なし（B）で示す．いずれの場合も，大腿四頭筋は，外部抵抗（トルク）に反応して，膝関節で静的回旋平衡を保つ．外部抵抗（トルク）の大きさは，（A）と（B）で等しいと仮定する．モーメントアーム（黒い線）は，膝蓋骨摘出術のために（B）で減少する．その結果，（B）の大腿四頭筋は，外部抵抗に対抗できるだけのより大きな力を発揮しなければならない．大腿四頭筋のより大きな力は，脛骨大腿関節を横切る大きな関節（反）力を発生する．

追加的な臨床関連事項

CLINICAL CONNECTION 13.3
前十字靱帯再建術後の膝の運動療法を行う際に考慮すべき生体力学的事項

身体的リハビリテーションは，前十字靱帯（ACL）修復の成功に不可欠な要素であり，さまざまな身体的リハビリテーション治療プロトコールが多数発表されている．研究論文のなかでとくに注目を浴びた項目を下のボックスに記載する[26, 63, 69, 78, 116, 168, 170, 323, 329, 332, 341]．

術後リハビリテーション治療における共通の目標は，膝関節を制御する筋力の増強と制御および正常活動パターンの獲得である．理論的には，これらの目標を達成することで，関節周囲筋による安定性が高まり，それにより移植片の保護，歩容の改善，再受傷からの保護，関節の悪化の抑制に役立つ．

ACL 術後リハビリテーションの文献で取り上げられた関心が高い項目

- 瞬時の運動・荷重と遅延した運動・荷重
- 閉鎖性運動連鎖（CKC）と開放性運動連鎖（OKC）
- ACL 移植片の緊張に影響を与える運動肢位および膝の可動域
- ジャンプやサイドカットからの安全な着地方法
- 装具療法
- 神経筋促通法と伝統的な筋力増強運動
- 神経筋電気刺激療法
- リハビリテーションの継続期間（加速的プログラムと伝統的プログラム）
- ハムストリングスの活動を強化しながら行う大腿四頭筋の随意的制御の再構築
- スポーツ復帰への判断基準
- CPM（持続的受動運動装置）
- 歩容の正常化
- 運動恐怖症（身体を動かすことまたは再受傷への恐怖感）

ACL 損傷および再建術後の膝関節周囲筋の機能変化について多くの研究が着目している[323]．とくに注目を集める事柄は，膝の運動に潜在的な悪影響を及ぼす比較的頻繁で持続的な大腿四頭筋の抑制，萎縮，筋力低下である．再建術後の筋力低下について正確な病態は明らかではないが，データによると，萎縮誘導性サイトカインであるミオスタチンの増加の関与が示唆されている[213]．原因にかかわらず，大腿四頭筋の筋力低下に対処することは，術後リハビリテーションの重要な要素である．

臨床家は移植片の伸張を反復せずに大腿四頭筋を肥大させるために十分な抵抗をかける筋力強化運動を立案できなければならない．Escamilla らが徹底的に先行研究を調査した総説で述べているように[78]，過度な（または中程度ではあるが反復的な）伸張は，移植片の永久的な変形や骨への移植片固定部の破綻をもたらし，ひいては膝関節の安定性および手術の有効性に影響を及ぼす．通常，ACL 再建術後に配慮すべき点は，大腿四頭筋の強いまたは反復的な収縮により，脛骨の過度または反復的な前方移動（または大腿骨の後方移動）を引き起こすような運動を回避することである．この考えは，通常，移植した ACL 片が損傷しやすく過度に伸ばされやすいリハビリテーションの初期段階で最も有意義である[78]．移植片の伸張を回避しつつも筋力強化を行う場合は常に注意が必要であるが，注意する程度は，患者の既往歴，術後からの期間，移植や手術の種類，そして整形外科医，理学療法士，アスレチックトレーナーのトレーニング方法と経験により異なる．

次にあげる 2 つの部分から構成される原理は，膝関節の筋活動が ACL または移植片の伸張（ひいては張力）にどのように影響するかを理解するための基礎である．**(1) 大腿四頭筋の力線が，ACL 靱帯のおもな作用に対して，より近づいて抵抗するほど，ACL の伸張は増加する，(2) ほとんどの運動中に ACL が伸張される量は，（相対的にハムストリングスと比較して）大腿四頭筋が発揮する力の大きさに比例する**[78, 331]．後述するように，筋の力線と ACL が前方動揺性を制御する能力の両方とも膝関節の角度と相関して変化する．

前述の理由から，大腿四頭筋の筋力強化は ACL 術後リハビリテーションにおける重要なプログラムである．膝関節完全伸展位における大腿四頭筋（膝蓋腱）の力線は，脛骨の長軸に対して約 20°であると Herzog と Read が報告している（図 13.41A）．理論上，大腿四頭筋（sin 20°）の 34%が脛骨を前方に引っ張り，直接的に ACL のおもな作用に拮抗する．さまざまなデータを用いて電子化され

追加的な臨床関連事項

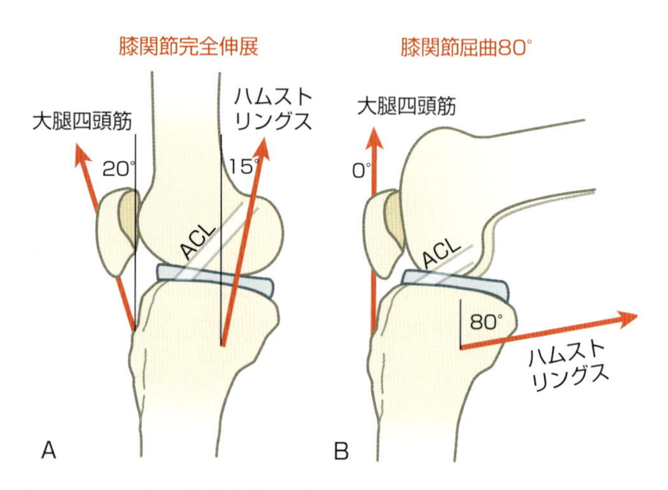

図 13.41 膝関節完全伸展（A）と屈曲 80°（B）における前十字靱帯（ACL）に対する大腿四頭筋およびハムストリングスの力線．Herzog と Read の研究をもとに，5 献体からの平均データを参考に描写[125]．関節角度の変化は，筋の力線と ACL の走行を大きく変えることに注目されたい．筋の停止角度は，脛骨の長軸に対して示されている．角度は近似値であり，ベクトルは縮尺どおりに描かれていない．（Herzog W, Read LJ: Lines of action and moment arms of the major force-carrying structures crossing the human knee joint, *J Anat* 182: 213-230, 1993 より引用）

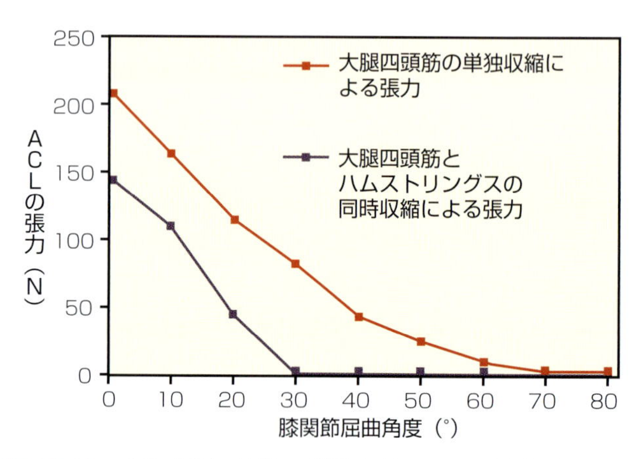

図 13.42 （1）大腿四頭筋の単独収縮 および（2）大腿四頭筋とハムストリングスの同時収縮が最大努力下の力により生じる前十字靱帯（ACL）の張力と膝関節角度との関係．合成された 2 つの筋力は，2 つの筋の同時収縮をシミュレートするように設計した．（Mesfar らの研究に基づいたデータ．Mesfar W, Shirazi-Adl A: Knee joint mechanics under quadriceps—hamstrings muscle forces are influenced by tibial restraint, *Clin Biomech [Bristol, Avon]* 21: 841-848, 2006）

たシミュレーションモデルより，この概念を屈曲 80°まで拡張し，大腿四頭筋単独の最大収縮下と，大腿四頭筋とハムストリングスの同時収縮の出力による ACL の張力をグラフに示した（**図 13.42**）[216]．このモデルにおいて，膝関節屈曲 30～40° から完全伸展のあいだの大腿四頭筋**単独収縮**中，急激に ACL の張力が増加していることに注目されたい．膝関節完全伸展位では膝蓋腱の脛骨粗面への付着角度が最大になる（図 13.41A では 20° として示す）ので，膝関節伸展位で大腿四頭筋を収縮するあいだの ACL の張力は最大になる．図 13.42 のグラフに示されていないが，ACL の張力が大腿四頭筋の出力の増加に比例して増加することは明らかである．理論的には，膝関節の角度にかかわらず大腿四頭筋の活動がない場合，ACL 線維の大部分は著しい伸張負荷にさらされる**ことはない**であろう．

図 13.42 で注目してほしいのは，膝関節伸展の最終可動域 20～30° では，大腿四頭筋とハムストリングスの同時収縮は大腿四頭筋の前方並進力を減少させるが，完全に相殺することはできないことである．この範囲の膝関節角度では，ハムストリングスが引く力線はかなり垂直に近いため ACL に対する大腿四頭筋の強い前方への引張力を完全に相殺するハムストリングスの作用は低下する[170, 331]．

前述した概念により，ACL 再建術後の早期リハビリテーションでは，大腿四頭筋の単独で強い収縮運動を，とくに膝関節伸展最後の 30～40° で，回避または制限するように患者に確信をもって助言できる．たとえば，治療台に端座位をとりながら大腿骨に対する脛骨（膝）の完全伸展（OKC で）運動を避けるように助言する．この運動は大腿四頭筋の**単独収縮**を誘発するだけでなく，膝関節完全伸展位において大腿四頭筋に課される外的負荷も最大になるからである．膝関節が完全伸展位に近づくと，大腿四頭筋の力は ACL と最大限に拮抗する（ACL を伸張する）膝関節の角度であるため，大腿四頭筋は比較的高い力を発揮しなければならない．このような運動を，とくに足の近くに外部負荷をつけて実施すると，ACL 内に比較的高い伸張が発生する．この運動はリハビリテーションの後期では受け入れられるかもしれないが，それでもやはり，ACL に与える潜在的な影響を十分に理解したうえで注意深く実施すべきである[78]．

追加的な臨床関連事項

大腿四頭筋によって発生するACL内の張力の生体力学は，膝がさらに屈曲した状態では前述した伸展位に比べかなり変化する．たとえば，膝関節屈曲80°の場合，大腿四頭筋の力線は，脛骨の長軸とほぼ平行である（**図13.41B**参照）．大腿四頭筋によって発揮される力の大部分は，大腿骨に対して脛骨を上方に引き寄せる．つまりACLに逆らって脛骨を前方に引くことはしない．図13.42に示すように，大腿四頭筋の単独収縮に起因するACLの張力は，膝屈曲70°を超えるとゼロに近くなる．大腿四頭筋とハムストリングスの**同時収縮**に起因するACLの張力が，膝関節屈曲30°以上において理論的にゼロになることに重要な意味がある．**ハムストリングスの活動は，一般的にACLへの負荷を軽減することであり**，膝関節が屈曲すると最も顕著になる．図13.41B膝関節屈曲80°にその理由を明示する．膝屈曲80°でのハムストリングスの力線は，脛骨の長軸に対して約80°である．この程度の屈曲では，ハムストリングスの力の98%は（sin80°に基づく）脛骨を後方に引き，非常に効果的にACLへの負荷を軽減する（そしてACLは相対的に緩む）．このような負荷の軽減は，ACLまたはACL移植片にかかる張力から効果的に保護することができる．

上記の論理に基づき，中程度の膝関節屈曲位における脛骨に対する大腿骨の運動（CKC: 閉鎖性運動連鎖）を伴う練習では，ACLにかかる張力は比較的低く，通常許容範囲である[27, 46, 78]．このタイプの運動は，その機能的かつ実用的な性質に加えて，膝関節をより屈曲した肢位で大腿四頭筋を活動させ，大腿四頭筋の活動と同時により大きなハムストリングスの活動を必然的に行わせるので，ACLリハビリテーションプロトコールによく取り入れられている（たとえば，ハムストリングスはスクワット中の股関節の動きの制御には不可欠である）．前述したように，膝関節屈曲30°を超える角度で大腿四頭筋とハムストリングスが同時収縮すると，ACLにかかる張力はゼロまたはほぼゼロのままである．大腿四頭筋およびハムストリングスが同時にかつ比較的強く収縮する運動は，とくに屈曲20°以上で実施すると，ACLにかかる張力が比較的低く許容範囲になると一般的に考えられている．この原則に基づいた具体的な運動や活動は，文献に余すところなく要約されている[78, 308, 332]．

終わりのコメント：ここでは，生体力学的アプローチを用いて，大腿四頭筋の収縮がACLの歪みや張力にどのように影響するか解説した．まとめると，ACLの伸張を最小限にする運動や活動を行うには，（1）膝関節を約20～30°より大きい屈曲位で，大腿四頭筋とハムストリングスを同時収縮させ，（2）膝関節角度にかかわらず，大腿四頭筋の収縮を抑える．ここにまとめた内容と図13.41，13.42に示したデータは非常に有用であるが，臨床家は患者のために最適な治療を考案する際，他の不確定要素を考慮する必要がある．これらの要素には，患者の特性（職業，年齢，健康，活動レベルなど），手術後の期間および再建術の術式が含まれる．ACL再建術後の大腿四頭筋強化プログラムの立案には，すべての患者およびすべての臨床シナリオ（予想される経過）にとってこれが最良である，という単一方法は存在しない．この段落のテーマは，ACLにかかる筋由来の張力をいかに制限するかを理解することに充てられたが，張力をいつ，どの程度制限するか，という同様に重要な問題は取り上げなかった．リハビリテーション経過のある時点では，ACL（または移植片）の緊張自体が治癒を促進しているようであり，実際に治療的であるとみなされている[318]．臨床家は，ACLの生体力学，手術，組織の特性，移植材料の新しい知見が現れるたびに，ACL術後リハビリテーションの運動プロトコールを調整するように絶えず挑戦しなければならない．

追加的な臨床関連事項

CLINICAL CONNECTION　13.4
股関節と膝関節の単関節筋と二関節筋の共同作用

典型的な動きの組み合わせ：股関節と膝関節の伸展または股関節と膝関節の屈曲

下肢の運動の多くは，股関節と膝関節の伸展，または股関節と膝関節の屈曲による周期的な動作を伴う．これらの運動パターンは，歩行，走行，ジャンプ，昇段の基本的な要素である．股関節と膝関節の伸展は，身体を前方または上方に推進させる．一方，股関節と膝関節の屈曲は，下肢を前進させる，あるいは振り出す，または身体を地面に向けてゆっくりと下げるために使われる．これらの動きは，その多くが股関節と膝関節をまたぐ単関節筋および多関節筋の共同作用によりある程度制御されている．

走行中の股関節と膝関節の伸展相における筋の相互作用を図 13.43 に示す．単関節筋である広筋群と大殿筋は，二関節筋である半腱様筋と大腿直筋とともに，共同的に活動する．大腿四頭筋の広筋群と半腱様筋はともに筋電図でみると活動をしているが，膝関節での正味のトルクは**伸展**優位である．これは，広筋群の収縮力が半腱様筋の収縮に勝るためである．それゆえ，膝関節をまたいで伸張された半腱様筋に蓄積された張力は，股関節の能動的伸展運動の補助として使われる．したがって，股関節と膝関節の伸展の複合運動では，半腱様筋（全体として考えた場合）は股関節を伸展させるが，実際には比較的短い距離を短縮（収縮）するだけである．収縮活動の可動範囲が少ないため，同じ時間間隔で考えると，収縮速度も同様に遅くなる．

この半腱様筋の作用は，運動神経の動員または努力のレベルごとの比較的高い力の生成に有利である．この筋活動が効率的である生理学的根拠は，力-速度関係と長さ-張力関係にある（第 3 章参照）．まず，筋の速度が筋出力に及ぼす影響について考えよう．収縮速度が減少するにつれて，筋が努力のレベルごとに発揮する力は急激に増加する（力-速度関係より）．一例として，最速短縮速度の 6.3% で収縮する筋は，最大出力の約 75%の力を生じる．収縮速度を最大値の 2.2%（すなわち，等尺性収縮に非常に近い状態）にまで低下させると，筋出力は最大値の 90%に上昇する[190]．股関節と膝関節の伸展運動では，広筋群が膝関節を伸展することで，半腱様筋の収縮速度を低下させて，間接的に股関節の伸展力を増大させる．

次に，二関節間における筋の長さが受動的に発生する力に及ぼす影響について考えよう．筋の受動的長さ-張力関係に基づき，半腱様筋のように，筋内の内部抵抗または筋

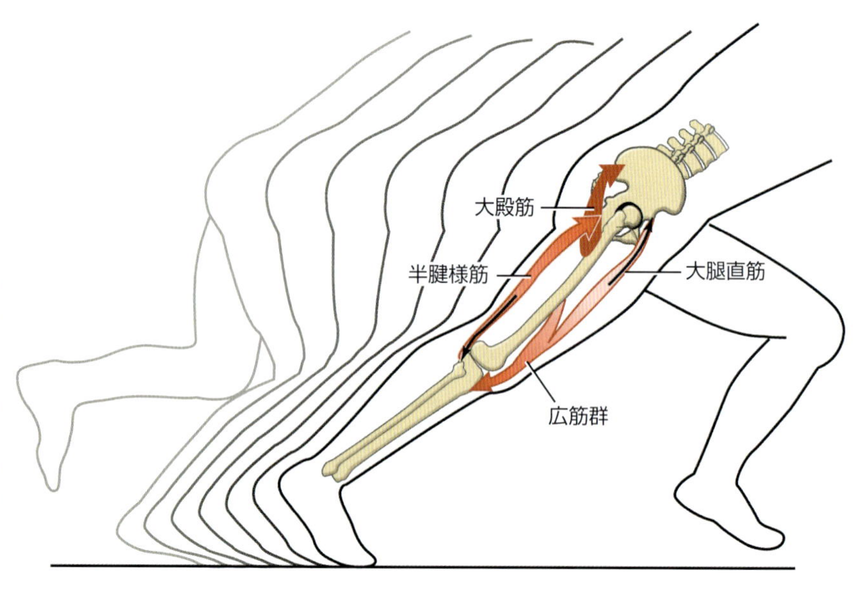

図 13.43　走行中の股関節と膝関節の伸展相における単関節筋および二関節筋の活動を示す．広筋群が膝関節を伸展し，それが半腱様筋の遠位端を伸ばすことを観察しよう．大殿筋は股関節を伸展し，大腿直筋の近位端を伸ばす．伸ばされた二関節筋群を細い黒い矢印で示す．活動中の二関節筋群は伸ばされることにより，全体的な収縮速度と収縮量が減少する（詳細は本文を参照）．

追加的な臨床関連事項

表 13.8 股関節と膝関節における筋の共同作用の例

	単関節筋	作用	二関節筋の変換器	補助的活動
股関節と膝関節の能動的伸展	広筋群 大殿筋	膝関節伸展 股関節伸展	二関節筋のハムストリングス 大腿直筋	股関節伸展 膝関節伸展
股関節と膝関節の能動的屈曲	腸腰筋 大腿二頭筋（短頭），膝窩筋	股関節屈曲 膝関節屈曲	二関節筋のハムストリングス 大腿直筋	膝関節屈曲 股関節屈曲

Leiber RL: *Skeletal muscle: structure and function*, Baltimore, 1992, Williams & Wilkins より改変

内部の力は，筋が伸張されると増加する．伸展した膝関節を越えて伸びた半腱様筋内に形成された受動的な力は，この例では，「リサイクル」され，股関節の伸展を助けるために利用される．このようにして，半腱様筋は，他のハムストリングスの二関節筋と同様に，収縮している広筋群から発生した力を伸展している股関節へ伝達することで「変換器」として機能する．

能動的な股関節伸展のあいだ，大殿筋と大腿直筋は，広筋群と半腱様筋の関係に類似する．本質的に，単関節筋の大殿筋は，股関節の伸展を介して膝関節の伸展力を増大させる．これは股関節の伸展により，活動中の大腿直筋が伸張されるからである．この例では，大腿直筋は，大殿筋から膝関節伸展へ力を伝達する二関節筋の変換器である．股関節と膝関節の屈曲中に用いられる筋の相互作用のまとめを表 13.8 に示す．

このような能動的な複合運動を必要とする機能的活動の評価には，股関節と膝関節の伸筋群や股関節と膝関節の屈筋群のなかでの機能的相互依存性を考慮する必要がある．たとえば，端座位からの立ち上がりに必要な股関節と膝関節の伸展の複合運動を考えてみよう．広筋群の筋力低下は間接的に股関節の伸展を困難にするが，大殿筋の筋力低下は間接的に膝関節の伸展を困難にする可能性がある．筋力増強運動として，これらの筋の自然な共同作業を組み込んだ抵抗運動の立案はプラスになる．また，大腿四頭筋の収縮時に膝蓋大腿関節痛を有する人のことも考えてみよう．この人に膝関節の伸展を補助するために股関節伸筋の活動を促すと，これが大腿四頭筋に求められる活動量を減らし，それによって膝蓋大腿関節にかかる圧縮力を低下させることになる．

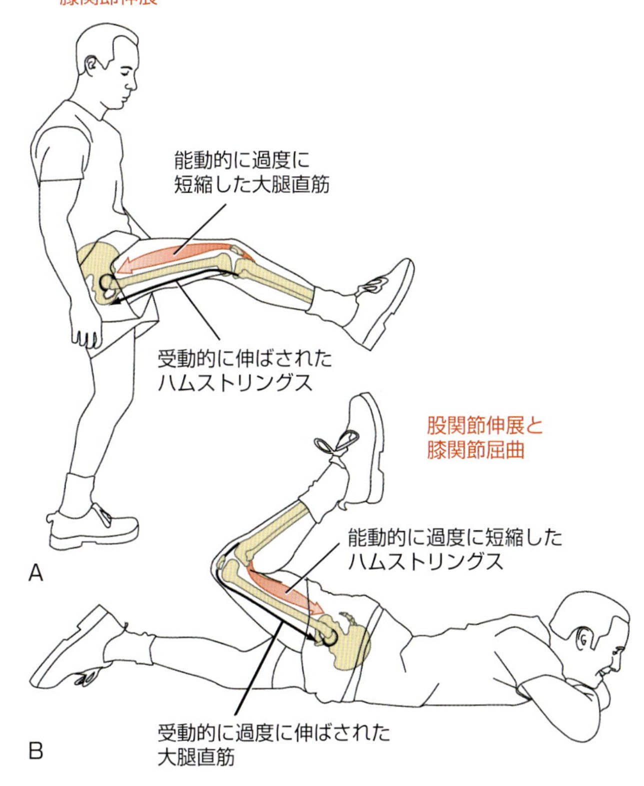

図 13.44 （A）股関節屈曲と膝関節伸展，（B）股関節伸展と膝関節屈曲の運動．両方の動作とも，二関節筋（赤色）の最大に近い収縮が，拮抗する二関節筋（黒い矢印）を最大限近くまで伸張する．

非典型的な複合運動：股関節屈曲と膝関節伸展，または股関節伸展と膝関節屈曲

前に述べた典型的な運動パターンを伴わない非典型的な股関節と膝関節の能動的運動パターンを考えよう．股関節屈曲は膝関節伸展と（図 13.44A），股関節伸展は膝関節屈曲（図 13.44B）とともに生じることがある．この動

追加的な臨床関連事項

きから必然的に導かれる生理学的結果は，図 13.43 で説明したものとは非常に異なる．図 13.44A では，二関節筋の大腿直筋は，股関節の屈曲と膝関節の伸展を同時に行うために，比較的速い速度で筋の長さをかなり短縮する必要がある．この動作中，最大努力下でも，能動的な膝関節の伸展には通常限界がある．筋の長さ-張力および力-速度関係に基づき，大腿直筋は最大膝伸展力を発揮することができない．二関節筋であるハムストリングスもまた股関節と膝関節の両方を越えて過伸張さているため，膝関節伸展に対して受動的に抵抗する．

図 13.44A の状況は，図 13.44B の動きにも適用される．二関節筋のハムストリングスは非常に短い長さで収縮しなければならない．この動きはしばしば痙攣（俗にいう「筋肉がつる」状態）を伴うことがある．さらに，大腿直筋は，股関節と膝関節の両方を越えて過伸張されているため，膝の屈曲に受動的に抵抗する．両方の理由から，非典型的な動きにおける膝屈曲力およびその可動域は通常，制限される．

図 13.44 に描かれた非典型的な動きは有効に使うことができる．ボールを蹴る動作を考えてみよう．股関節伸展と膝関節屈曲の複合運動の準備動作において，弾性エネルギーが大腿直筋に蓄積される．ボールを蹴る動作は，股関節の屈曲と膝関節の伸展を同時に行うために，大腿直筋の迅速かつ最大に近い収縮が求められる．この動作の目標は，大腿直筋のすべての力をできるだけ迅速に放出することである．対照的に，歩行，ジョギングまたはサイクリングのような活動は，力がゆっくりと発生し反復的にまたは周期的な方法で二関節筋を用いる．この例では，大腿直筋と半腱様筋の長さの変化は，活動周期の大部分にわたって比較的小さい（図 13.43 に示す）．このようにして，筋は比較的多量のエネルギーを蓄えては即座に放出する周期的反復を回避している．筋は互いに協調して，より適度なレベルの能動的および受動的な力を共有しながら，運動の代謝効率を最適化させている．

文 献

1. Adouni M, Shirazi-Adl A: Partitioning of knee joint internal forces in gait is dictated by the knee adduction angle and not by the knee adduction moment. *J Biomech* 47(7):1696–1703, 2014.
2. Alfredson H, Forsgren S, Thorsen K, et al: In vivo microdialysis and immunohistochemical analyses of tendon tissue demonstrated high amounts of free glutamate and glutamate NMDARl receptors, but no signs of inflammation, in jumper's knee. *J Orthop Res* 9(5):881–886, 2001.
3. Alkjaer T, Simonsen EB, Magnusson SP, et al: Antagonist muscle moment is increased in ACL deficient subjects during maximal dynamic knee extension. *Knee* 19(5):633–639, 2012.
4. Amis AA: Current concepts on anatomy and biomechanics of patellar stability. *Sports Med Arthrosc* 15:48–56, 2007.
5. Amis AA: The functions of the fibre bundles of the anterior cruciate ligament in anterior drawer, rotational laxity and the pivot shift [Review]. Knee Surg Sports *Traumatol Arthrosc* 20(4):613–620, 2012.
6. Amis AA, Bull AM, Gupte CM, et al: Biomechanics of the PCL and related structures: posterolateral, posteromedial and meniscofemoral ligaments. *Knee Surg Sports Traumatol Arthrosc* 11:271–281, 2003.
7. Amis AA, Firer P, Mountney J, et al: Anatomy and biomechanics of the medial patellofemoral ligament. *Knee* 10:215–220, 2003.
8. Amis AA, Senavongse W, Bull AM: Patellofemoral kinematics during knee flexion-extension: an in vitro study. *J Orthop Res* 24:2201–2211, 2006.
9. Andriacchi TP, Birac D: Functional testing in the anterior cruciate ligament–deficient knee. *Clin Orthop Relat Res* 288:40–47, 1993.
10. Arendt EA, Agel J, Dick R: Anterior cruciate ligament injury patterns among collegiate men and women. *J Athl Train* 34(2):86–92, 1999.
11. Armour T, Forwell L, Litchfield R, et al: Isokinetic evaluation of internal/external tibial rotation strength after the use of hamstring tendons for anterior cruciate ligament reconstruction. *Am J Sports Med* 32:1639–1643, 2004.
12. Backman LJ, Danielson P: Low range of ankle dorsiflexion predisposes for patellar tendinopathy in junior elite basketball players: a 1-year prospective study. *Am J Sports Med* 39(12):2626–2633, 2011.
13. Baldon Rde M, Serrão FV, Scattone Silva R, et al: Effects of functional stabilization training on pain, function, and lower extremity biomechanics in women with patellofemoral pain: a randomized clinical trial. *J Orthop Sports Phys Ther* 44(4):240–A800, 2014.
14. Barrios JA, Butler RJ, Crenshaw JR, et al: Mechanical effectiveness of lateral foot wedging in medial knee osteoarthritis after 1 year of wear. *J Orthop Res* 31(5):659–664, 2013.
15. Barton CJ, Levinger P, Crossley KM, et al: The relationship between rearfoot, tibial and hip kinematics in individuals with patellofemoral pain syndrome. *Clin Biomech (Bristol, Avon)* 27(7):702–705, 2012.
16. Barton CJ, Menz HB, Levinger P, et al: Greater peak rearfoot eversion predicts foot orthoses efficacy in individuals with patellofemoral pain syndrome. *Br J Sports Med* 45(9):697–701, 2011.
17. Basmajian JV: *Muscles alive: their functions revealed by electromyography*, ed 3, Baltimore, 1974, Williams & Wilkins.
18. Bates NA, Myer GD, Shearn JT, et al: Anterior cruciate ligament biomechanics during robotic and mechanical simulations of physiologic and clinical motion tasks: a systematic review and meta-analysis. *Clin Biomech (Bristol, Avon)* 30(1):1–13, 2015.
19. Belvedere C, Leardini A, Giannini S, et al: Does medio-lateral motion occur in the normal knee? An in-vitro study in passive motion. *J Biomech* 44(5):877–884, 2011.
20. Benjaminse A, Gokeler A, Dowling AV, et al: Optimization of the anterior cruciate ligament injury prevention paradigm: novel feedback techniques to enhance motor learning and reduce injury risk. *J Orthop Sports Phys Ther* 45(3):170–182, 2015.
21. Besier TF, Draper CE, Gold GE, et al: Patellofemoral joint contact area increases with knee flexion and weight-bearing. *J Orthop Res* 23:345–350, 2005.
22. Beynnon BD, Fleming BC: Anterior cruciate ligament strain in-vivo: a review of previous work. *J Biomech* 31:519–525, 1998.
23. Beynnon BD, Fleming BC, Johnson RJ, et al: Anterior cruciate ligament strain behavior during rehabilitation exercises in vivo. *Am J Sports Med* 23:24–34, 1995.
24. Beynnon BD, Hall JS, Sturnick DR, et al: Increased slope of the lateral tibial plateau subchondral bone is associated with greater risk of noncontact ACL injury in females but not in males: a prospective cohort study with a nested, matched case-control analysis. *Am J Sports Med* 42(5):1039–1048, 2014.
25. Beynnon BD, Johnson RJ, Abate JA, et al: Treatment of anterior cruciate ligament injuries, part 1. *Am J Sports Med* 33:1579–1602, 2005.
26. Beynnon BD, Johnson RJ, Abate JA, et al: Treatment of anterior cruciate ligament injuries, part 2. *Am J Sports Med* 33:1751–1767, 2005.
27. Beynnon BD, Johnson RJ, Fleming BC, et al: The strain behavior of the anterior cruciate ligament during squatting and active flexion-extension. A comparison of an open and a closed kinetic chain exercise. *Am J Sports Med* 25:823–829, 1997.
28. Bicos J, Fulkerson JP, Amis A: Current concepts review: the medial patellofemoral ligament. *Am J Sports Med* 35:484–492, 2007.
29. Bigoni M, Sacerdote P, Turati M, et al: Acute and late changes in intraarticular cytokine levels following anterior cruciate ligament injury. *J Orthop Res* 31(2):315–321, 2013.
30. Bittencourt NF, Ocarino JM, Mendonca LD, et al: Foot and hip contributions to high frontal plane knee projection angle in athletes: a classification and regression tree approach. *J Orthop Sports Phys Ther* 42(12):996–1004, 2012.
31. Bizzini M, Childs JD, Piva SR, et al: Systematic review of the quality of randomized controlled trials for patellofemoral pain syndrome. *J Orthop Sports Phys Ther* 33:4–20, 2003.
32. Boden BP, Dean GS, Feagin JA, Jr, et al: Mechanisms of anterior cruciate ligament injury. *Orthopedics* 23:573–578, 2000.
33. Bohannon RW, Gajdosik RL, LeVeau BF: Isokinetic knee flexion and extension torque in the upright sitting and semireclined sitting positions. *Phys Ther* 66:1083–1086, 1986.
34. Boissonneault A, Lynch JA, Wise BL, et al: Association of hip and pelvic geometry with tibiofemoral osteoarthritis: multicenter osteoarthritis study (MOST). *Osteoarthritis Cartilage* 22(8):1129–1135, 2014.
35. Boling MC, Bolgla LA, Mattacola CG, et al: Outcomes of a weight-bearing rehabilitation program for patients diagnosed with patellofemoral pain syndrome. *Arch Phys Med Rehabil* 87:1428–1435, 2006.
36. Bollier M, Smith PA: Anterior cruciate ligament and medial collateral ligament injuries [Review]. *J Knee Surg* 27(5):359–368, 2014.
37. Borotikar BS, Sheehan FT: In vivo patellofemoral contact mechanics during active extension using a novel dynamic MRI-based methodology. *Osteoarthritis Cartilage* 21(12):1886–1894, 2013.
38. Brown TD, Johnston RC, Saltzman CL, et al: Posttraumatic osteoarthritis: a first estimate of incidence, prevalence, and burden of disease. *J Orthop Trauma* 20:739–744, 2006.
39. Bruce WD, Stevens PM: Surgical correction of miserable malalignment syndrome. *J Pediatr Orthop* 24:392–396, 2004.
40. Buckwalter JA, Mankin HJ, Grodzinsky AJ: Articular cartilage and osteoarthritis. *Instr Course Lect* 54:465–480, 2005.
41. Buford WL, Jr, Ivey FM, Jr, Malone JD, et al: Muscle balance at the knee—moment arms for the normal knee and the ACL-minus knee. *IEEE Trans Rehabil Eng* 5:367–379, 1997.
42. Buford WL, Jr, Ivey FM, Jr, Nakamura T, et al: Internal/external rotation moment arms of muscles at the knee: moment arms for the normal knee and the ACL-deficient knee. *Knee* 8:293–303, 2001.
43. Butler DL, Guan Y, Kay MD, et al: Location-dependent variations in the material properties of the anterior cruciate ligament. *J Biomech* 25(5):511–518, 1992.
44. Butler DL, Kay MD, Stouffer DC: Comparison of material properties in fascicle-bone units from human patellar tendon and knee ligaments. *J Biomech* 19(6):425–432, 1989.
45. Butler DL, Noyes FR, Grood ES: Ligamentous restraints to anterior-posterior drawer in the human knee. A biomechanical study. *J Bone Joint Surg Am* 62:259–270, 1980.
46. Bynum EB, Barrack RL, Alexander AH: Open versus closed chain kinetic exercises after anterior cruciate ligament reconstruction. A prospective randomized study. *Am J Sports Med* 23:401–406, 1995.
47. Calmels PM, Nellen M, van dB I, et al: Concentric and eccentric isokinetic assessment of flexor-extensor torque ratios at the hip, knee, and ankle in a sample population of healthy subjects. *Arch Phys Med Rehabil* 78:1224–1230, 1997.
48. Campbell SE, Sanders TG, Morrison WB: MR imaging of meniscal cysts: incidence, location, and clinical significance. *AJR Am J Roentgenol* 177:409–413, 2001.
49. Chandrasekaran S, Ma D, Scarvell JM, et al: A review of the anatomical, biomechanical and kinematic findings of posterior cruciate ligament injury with respect to non-operative management [Review]. *Knee* 19(6):738–745, 2012.
50. Chandrashekar N, Mansouri H, Slauterbeck J, et al: Sex-based differences in the tensile properties of the human anterior cruciate ligament. *J Biomech* 39:2943–2950, 2006.

51. Chappell JD, Creighton RA, Giuliani C, et al: Kinematics and electromyography of landing preparation in vertical stop-jump: risks for noncontact anterior cruciate ligament injury. *Am J Sports Med* 35:235–241, 2007.
52. Charles MD, Haloman S, Chen L, et al: Magnetic resonance imaging-based topographical differences between control and recurrent patellofemoral instability patients. Am J Sports Med 41(2):374–384, 2013.
53. Chinkulprasert C, Vachalathiti R, Powers CM: Patellofemoral joint forces and stress during forward step-up, lateral step-up, and forward step-down exercises. *J Orthop Sports Phys Ther* 41(4):241–248, 2011.
54. Churchill DL, Incavo SJ, Johnson CC, et al: The transepicondylar axis approximates the optimal flexion axis of the knee. *Clin Orthop Relat Res* 356:111–118, 1998.
55. Clancy WG, Jr, Sutherland TB: Combined posterior cruciate ligament injuries. *Clin Sports Med* 13:629–647, 1994.
56. Cook JL, Khan KM, Kiss ZS, et al: Patellar tendinopathy in junior basketball players: a controlled clinical and ultrasonographic study of 268 patellar tendons in players aged 14-18 years. *Scand J Med Sci Sports* 10(4):216–220, 2000.
57. Coqueiro KR, Bevilaqua-Grossi D, Bérzin F, et al: Analysis on the activation of the VMO and VLL muscles during semisquat exercises with and without hip adduction in individuals with patellofemoral pain syndrome. *J Electromyogr Kinesiol* 15:596–603, 2005.
58. Covey DC, Sapega AA, Riffenburgh RH: The effects of sequential sectioning of defined posterior cruciate ligament fiber regions on translational knee motion. *Am J Sports Med* 36:480–486, 2008.
59. Crenshaw SJ, Pollo FE, Calton EF: Effects of lateral-wedged insoles on kinetics at the knee. *Clin Orthop Relat Res* 375:185–192, 2000.
60. Crossley K, Bennell K, Green S, et al: Physical therapy for patellofemoral pain: a randomized, double-blinded, placebo-controlled trial. *Am J Sports Med* 30:857–865, 2002.
61. Crossley K, Bennell K, Green S, et al: A systematic review of physical interventions for patellofemoral pain syndrome. *Clin J Sport Med* 11:103–110, 2001.
62. Csintalan RP, Schulz MM, Woo J, et al: Gender differences in patellofemoral joint biomechanics. *Clin Orthop Relat Res* 402:260–269, 2002.
63. Czuppon S, Racette BA, Klein SE, et al: Variables associated with return to sport following anterior cruciate ligament reconstruction: a systematic review [Review]. *Br J Sports Med* 48(5):356–364, 2014.
64. deAndrade JR, Grant C, Dixon ASJ: Joint distension and reflex muscle inhibition in the knee. *J Bone Joint Surg Am* 47:313–322, 1965.
65. DeHaven KE, Lintner DM: Athletic injuries: comparison by age, sport, and gender. *Am J Sports Med* 14:218–224, 1986.
66. Demers MS, Pal S, Delp SL: Changes in tibiofemoral forces due to variations in muscle activity during walking. *J Orthop Res* 32(6):769–776, 2014.
67. DeMorat G, Weinhold P, Blackburn T, et al: Aggressive quadriceps loading can induce noncontact anterior cruciate ligament injury. *Am J Sports Med* 32:477–483, 2004.
68. Denegar CR, Hertel J, Fonseca J: The effect of lateral ankle sprain on dorsiflexion range of motion, posterior talar glide, and joint laxity. *J Orthop Sports Phys Ther* 32:166–173, 2002.
69. Di Stasi S, Hartigan EH, Snyder-Mackler L: Sex-specific gait adaptations prior to and up to 6 months after anterior cruciate ligament reconstruction. *J Orthop Sports Phys Ther* 45(3):207–214, 2015.
70. Domire ZJ, Boros RL, Hashemi J: An examination of possible quadriceps force at the time of anterior cruciate ligament injury during landing: a simulation study. *J Biomech* 44(8):1630–1632, 2011.
71. Donnelly CJ, Lloyd DG, Elliott BC, et al: Optimizing whole-body kinematics to minimize valgus knee loading during sidestepping: implications for ACL injury risk. *J Biomech* 45(8):1491–1497, 2012.
72. Duivenvoorden T, van Raaij TM, Horemans HL, et al: Do laterally wedged insoles or valgus braces unload the medial compartment of the knee in patients with osteoarthritis? *Clin Orthop Relat Res* 473(1):265–274, 2015.
73. Dupont JY: Synovial plicae of the knee. Controversies and review. *Clin Sports Med* 16:87–122, 1997.
74. Duthon VB, Barea C, Abrassart S, et al: Anatomy of the anterior cruciate ligament. *Knee Surg Sports Traumatol Arthrosc* 14(3):204–213, 2006.
75. Eckstein F, Wirth W, Hudelmaier M, et al: Patterns of femorotibial cartilage loss in knees with neutral, varus, and valgus alignment. *Arthritis Rheum* 59:1563–1570, 2008.
76. Edwards S, Steele JR, McGhee DE, et al: Landing strategies of athletes with an asymptomatic patellar tendon abnormality. *Med Sci Sports Exerc* 42(11):2072–2080, 2010.
77. Englund M, Roos EM, Lohmander LS: Impact of type of meniscal tear on radiographic and symptomatic knee osteoarthritis: a sixteen-year followup of meniscectomy with matched controls. *Arthritis Rheum* 48:2178–2187, 2003.
78. Escamilla RF, MacLeod TD, Wilk KE, et al: Anterior cruciate ligament strain and tensile forces for weight-bearing and non-weight-bearing exercises: a guide to exercise selection [Review]. *J Orthop Sports Phys Ther* 42(3):208–220, 2012.
79. Evans KN, Kilcoyne KG, Dickens JF, et al: Predisposing risk factors for non-contact ACL injuries in military subjects. *Knee Surg Sports Traumatol Arthrosc* 20(8):1554–1559, 2012.
80. Feipel V, Simonnet ML, Rooze M: The proximal attachments of the popliteus muscle: a quantitative study and clinical significance. *Surg Radiol Anat* 25:58–63, 2003.
81. Feller JA, Amis AA, Andrish JT, et al: Surgical biomechanics of the patellofemoral joint. *Arthroscopy* 23:542–553, 2007.
82. Felson DT, Nevitt MC, Zhang Y, et al: High prevalence of lateral knee osteoarthritis in Beijing Chinese compared with Framingham Caucasian subjects. *Arthritis Rheum* 46(5):1217–1222, 2002.
83. Ferretti M, Levicoff EA, Macpherson TA, et al: The fetal anterior cruciate ligament: an anatomic and histologic study. *Arthroscopy* 23:278–283, 2007.
84. Fithian DC, Paxton EW, Stone ML, et al: Epidemiology and natural history of acute patellar dislocation. *Am J Sports Med* 32:1114–1121, 2004.
85. Fitzgerald GK, Axe MJ, Snyder-Mackler L: A decision-making scheme for returning patients to high-level activity with nonoperative treatment after anterior cruciate ligament rupture. *Knee Surg Sports Traumatol Arthrosc* 8:76–82, 2000.
86. Fleming BC, Beynnon BD, Renstrom PA, et al: The strain behavior of the anterior cruciate ligament during bicycling. An in vivo study. *Am J Sports Med* 26:109–118, 1998.
87. Ford KR, Myer GD, Hewett TE: Valgus knee motion during landing in high school female and male basketball players. *Med Sci Sports Exerc* 35:1745–1750, 2003.
88. Ford KR, Myer GD, Schmitt LC, et al: Preferential quadriceps activation in female athletes with incremental increases in landing intensity. *J Appl Biomech* 27(3):215–222, 2011.
89. Fox AS, Bonacci J, McLean SG, et al: What is normal? Female lower limb kinematic profiles during athletic tasks used to examine anterior cruciate ligament injury risk: a systematic review [Review]. *Sports Med* 44(6):815–832, 2014.
90. Frank B, Bell DR, Norcross MF, et al: Trunk and hip biomechanics influence anterior cruciate loading mechanisms in physically active participants. *Am J Sports Med* 41(11):2676–2683, 2013.
91. Fredericson M, Yoon K: Physical examination and patellofemoral pain syndrome. *Am J Phys Med Rehabil* 85:234–243, 2006.
92. Frey-Law LA, Laake A, Avin KG, et al: Knee and elbow 3D strength surfaces: peak torque-angle-velocity relationships. *J Appl Biomech* 28(6):726–737, 2012.
93. Fu FH, van Eck CF, Tashman S, et al: Anatomic anterior cruciate ligament reconstruction: a changing paradigm [Review]. *Knee Surg Sports Traumatol Arthrosc* 23(3):640–648, 2015.
94. Fujie H, Otsubo H, Fukano S, et al: Mechanical functions of the three bundles consisting of the human anterior cruciate ligament. *Knee Surg Sports Traumatol Arthrosc* 19(Suppl):53, 2011.
95. Fujiya H, Kousa P, Fleming BC, et al: Effect of muscle loads and torque applied to the tibia on the strain behavior of the anterior cruciate ligament: an in vitro investigation. *Clin Biomech (Bristol, Avon)* 26(10):1005–1011, 2011.
96. Fukuda TY, Melo WP, Zaffalon BM, et al: Hip posterolateral musculature strengthening in sedentary women with patellofemoral pain syndrome: a randomized controlled clinical trial with 1-year follow-up. *J Orthop Sports Phys Ther* 42(10):823–830, 2012.
97. Fulkerson JP, Hungerford DS: *Disorders of the patellofemoral joint*, ed 2, Baltimore, 1990, Williams & Wilkins.
98. 9Fulkerson JP, Tennant R, Jaivin JS, et al: Histologic evidence of retinacular nerve injury associated with patellofemoral malalignment. *Clin Orthop Relat Res* 197:196–205, 1985.
99. Gadikota HR, Kikuta S, Qi W, et al: Effect of increased iliotibial band load on tibiofemoral kinematics and force distributions: a direct measurement in cadaveric knees. *J Orthop Sports Phys Ther* 43(7):478–485, 2013.
100. Gagnier JJ, Morgenstern H, Chess L: Interventions designed to prevent anterior cruciate ligament injuries in adolescents and adults: a systematic review and meta-analysis [Review]. *Am J Sports Med* 41(8):1952–1962, 2013.
101. Gilchrist J, Mandelbaum BR, Melancon H, et al: A randomized controlled trial to prevent noncontact anterior cruciate ligament injury in female collegiate soccer players. *Am J Sports Med* 36:1476–1483, 2008.
102. Giles LS, Webster KE, McClelland JA, et al: Atrophy of the quadriceps is not isolated to the vastus medialis oblique in individuals with patellofemoral pain. *J Orthop Sports Phys Ther* 45(8):613–619, 2015.

103. Giles LS, Webster KE, McClelland JA, et al: Does quadriceps atrophy exist in individuals with patellofemoral pain? A systematic literature review with meta-analysis. *J Orthop Sports Phys Ther* 43(11):766–776, 2013.
104. Gill TJ, DeFrate LE, Wang C, et al: The biomechanical effect of posterior cruciate ligament reconstruction on knee joint function. Kinematic response to simulated muscle loads. *Am J Sports Med* 31:530–536, 2003.
105. Girgis FG: The cruciate ligaments of the knee. Anatomical, functional, and experimental analysis. *Clin Orthop Relat Res* 106:216–231, 1975.
106. Goh JC, Lee PY, Bose K: A cadaver study of the function of the oblique part of vastus medialis. *J Bone Joint Surg Br* 77(2):225–231, 1995.
107. Goodfellow J, Hungerford DS, Zindel M: Patello-femoral joint mechanics and pathology. 1. Functional anatomy of the patello-femoral joint. *J Bone Joint Surg Br* 58:287–290, 1976.
108. Grace TG, Sweetser ER, Nelson MA, et al: Isokinetic muscle imbalance and knee-joint injuries. A prospective blind study. *J Bone Joint Surg Am* 66:734–740, 1984.
109. Griffith CJ, Wijdicks CA, LaPrade RF, et al: Force measurements on the posterior oblique ligament and superficial medial collateral ligament proximal and distal divisions to applied loads. *Am J Sports Med* 37:140–148, 2009.
110. Grooms D, Appelbaum G, Onate J: Neuroplasticity following anterior cruciate ligament injury: a framework for visual-motor training approaches in rehabilitation. *J Orthop Sports Phys Ther* 45(5):381–393, 2015.
111. Guilak F: Biomechanical factors in osteoarthritis. *Best Pract Res Clin Rheumatol* 25:815–823, 2011.
112. Gupte CM, Bull AM, Thomas RD, et al: A review of the function and biomechanics of the meniscofemoral ligaments. *Arthroscopy* 19:161–171, 2003.
113. Gupte CM, Smith A, McDermott ID, et al: Meniscofemoral ligaments revisited. Anatomical study, age correlation and clinical implications. *J Bone Joint Surg Br* 84:846–851, 2002.
114. Gwinn DE, Wilckens JH, McDevitt ER, et al: The relative incidence of anterior cruciate ligament injury in men and women at the United States Naval Academy. *Am J Sports Med* 28:98–102, 2000.
115. Hahn D, Olvermann M, Richtberg J, et al: Knee and ankle joint torque-angle relationships of multi-joint leg extension. *J Biomech* 44(11):2059–2065, 2011.
116. Hartigan EH, Lynch AD, Logerstedt DS, et al: Kinesiophobia after anterior cruciate ligament rupture and reconstruction: noncopers versus potential copers. J *Orthop Sports Phys Ther* 43(11):821–832, 2013.
117. Hashemi J, Chandrashekar N, Mansouri H, et al: The human anterior cruciate ligament: sex differences in ultrastructure and correlation with biomechanical properties. *J Orthop Res* 26:945–950, 2008.
118. Heijink A, Gomoll AH, Madry H, et al: Biomechanical considerations in the pathogenesis of osteoarthritis of the knee. *Knee Surg Sports Traumatol Arthrosc* 20(3):423–435, 2012.
119. Hemmerich A, Brown H, Smith S, et al: Hip, knee, and ankle kinematics of high range of motion activities of daily living. *J Orthop Res* 24:770–781, 2006.
120. Herrington L: The difference in a clinical measure of patella lateral position between individuals with patellofemoral pain and matched controls. *J Orthop Sports Phys Ther* 38:59–62, 2008.
121. Herrington L, Al-Sherhi A: A controlled trial of weight-bearing versus non-weight-bearing exercises for patellofemoral pain. *J Orthop Sports Phys Ther* 37:155–160, 2007.
122. Herrington L, Law J: The effect of hip adduction angle on patellar position measured using real time ultrasound scanning. *Knee* 19(5):709–712, 2012.
123. Herrington L, Malloy S, Richards J: The effect of patella taping on vastus medialis oblique and vastus lateralis EMG activity and knee kinematic variables during stair descent. *J Electromyogr Kinesiol* 15:604–607, 2005.
124. Herrington L, Nester C: Q-angle undervalued? The relationship between Q-angle and medio-lateral position of the patella. *Clin Biomech (Bristol, Avon)* 19:1070–1073, 2004.
125. Herzog W, Read LJ: Lines of action and moment arms of the major force-carrying structures crossing the human knee joint. *J Anat* 182:213–230, 1993.
126. Hewett TE, Ford KR, Myer GD: Anterior cruciate ligament injuries in female athletes: Part 2, a meta-analysis of neuromuscular interventions aimed at injury prevention. *Am J Sports Med* 34:490–498, 2006.
127. Hewett TE, Myer GD, Ford KR, et al: Biomechanical measures of neuromuscular control and valgus loading of the knee predict anterior cruciate ligament injury risk in female athletes: a prospective study. *Am J Sports Med* 33:492–501, 2005.
128. Hewett TE, Zazulak BT, Myer GD, et al: A review of electromyographic activation levels, timing differences, and increased anterior cruciate ligament injury incidence in female athletes. *Br J Sports Med* 39:347–350, 2005.
129. Hinman RS, Bennell KL, Metcalf BR, et al: Temporal activity of vastus medialis obliquus and vastus lateralis in symptomatic knee osteoarthritis. *Am J Phys Med Rehabil* 81:684–690, 2002.
130. Hinman RS, Payne C, Metcalf BR, et al: Lateral wedges in knee osteoarthritis: what are their immediate clinical and biomechanical effects and can these predict a three-month clinical outcome? *Arthritis Rheum* 59:408–415, 2008.
131. Höher J, Vogrin TM, Woo SL, et al: In situ forces in the human posterior cruciate ligament in response to muscle loads: a cadaveric study. *J Orthop Res* 17:763–768, 1999.
132. Hollister AM, Jatana S, Singh AK, et al: The axes of rotation of the knee. *Clin Orthop Relat Res* 290:259–268, 1993.
133. Hollman JH, Ginos BE, Kozuchowski J, et al: Relationships between knee valgus, hip-muscle strength, and hip-muscle recruitment during a single-limb step-down. *J Sport Rehabil* 18:104–117, 2009.
134. Hootman JM, Dick R, Agel J: Epidemiology of collegiate injuries for 15 sports: summary and recommendations for injury prevention initiatives. *J Athl Train* 42:311–319, 2007.
135. Hopkins JT, Coglianese M, Glasgow P, et al: Alterations in evertor/invertor muscle activation and center of pressure trajectory in participants with functional ankle instability. *J Electromyogr Kinesiol* 22(2):280–285, 2012.
136. Horton MG, Hall TL: Quadriceps femoris muscle angle: normal values and relationships with gender and selected skeletal measures. *Phys Ther* 69:897–901, 1989.
137. Hoshino Y, Fu FH, Irrgang JJ, et al: Can joint contact dynamics be restored by anterior cruciate ligament reconstruction? *Clin Orthop Relat Res* 471(9):2924–2931, 2013.
138. Hoy MG, Zajac FE, Gordon ME: A musculoskeletal model of the human lower extremity: the effect of muscle, tendon, and moment arm on the moment-angle relationship of musculotendon actuators at the hip, knee, and ankle. *J Biomech* 23:157–169, 1990.
139. Huberti HH, Hayes WC: Patellofemoral contact pressures. The influence of Q-angle and tendofemoral contact. *J Bone Joint Surg Am* 66:715–724, 1984.
140. Inman VT, Saunders JB: Referred pain from skeletal structures. *J Nerv Ment Dis* 99:660–667, 1944.
141. Ishii Y, Terajima K, Terashima S, et al: Three-dimensional kinematics of the human knee with intracortical pin fixation. *Clin Orthop Relat Res* 343:144–150, 1997.
142. James EW, LaPrade CM, LaPrade RF: Anatomy and biomechanics of the lateral side of the knee and surgical implications [Review]. *Sports Med Arthrosc* 23(1):2–9, 2015.
143. Janssen I, Steele JR, Munro BJ, et al: Predicting the patellar tendon force generated when landing from a jump. *Med Sci Sports Exerc* 45(5):927–934, 2013.
144. Johnson F, Leitl S, Waugh W: The distribution of load across the knee. A comparison of static and dynamic measurements. *J Bone Joint Surg Br* 62:346–349, 1980.
145. Johnson JS, Morscher MA, Jones KC, et al: Gene expression differences between ruptured anterior cruciate ligaments in young male and female subjects. *J Bone Joint Surg Am* 97(1):71–79, 2015.
146. Johnston LB, Gross MT: Effects of foot orthoses on quality of life for individuals with patellofemoral pain syndrome. *J Orthop Sports Phys Ther* 34:440–448, 2004.
147. Jones PA, Herrington LC, Munro AG, et al: Is there a relationship between landing, cutting, and pivoting tasks in terms of the characteristics of dynamic valgus? *Am J Sports Med* 42(9):2095–2102, 2014.
148. Jordan SS, DeFrate LE, Nha KW, et al: The in vivo kinematics of the anteromedial and posterolateral bundles of the anterior cruciate ligament during weightbearing knee flexion. *Am J Sports Med* 35:547–554, 2007.
149. Kan JH, Heemskerk AM, Ding Z, et al: DTI-based muscle fiber tracking of the quadriceps mechanism in lateral patellar dislocation. *J Magn Reson Imaging* 29:663–670, 2009.
150. Kaufer H: Mechanical function of the patella. *J Bone Joint Surg Am* 53:1551–1560, 1971.
151. Kellis E, Baltzopoulos V: In vivo determination of the patella tendon and hamstrings moment arms in adult males using videofluoroscopy during submaximal knee extension and flexion. *Clin Biomech (Bristol, Avon)* 14:118–124, 1999.
152. Kennedy JC, Alexander IJ, Hayes KC: Nerve supply of the human knee and its functional importance. *Am J Sports Med* 10:329–335, 1982.
153. Kennedy NI, Wijdicks CA, Goldsmith MT, et al: Kinematic analysis of the posterior cruciate ligament, part 1: the individual and collective function of the anterolateral and posteromedial bundles. *Am J Sports Med* 41(12):2828–2838, 2013.
154. Kernozek T, Torry M, Shelburne K, et al: From the gait laboratory to the rehabilitation clinic: translation of motion analysis and modeling data to interventions that impact anterior cruciate ligament loads in gait and drop landing [Review]. *Crit Rev Biomed Eng* 41(3):243–258, 2013.
155. Kettunen JA, Kvist M, Alanen E, et al: Long-

term prognosis for jumper's knee in male athletes: a prospective follow-up study. *Am J Sports Med* 30(5):689–692, 2002.
156. Khan KM, Bonar F, Desmond PM, et al: Patellar tendinosis (jumper's knee): findings at histopathologic examination, US, and MR imaging–Victorian Institute of Sport Tendon Study Group. *Radiology* 200(3):821–827, 1996.
157. Khayambashi K, Fallah A, Movahedi A, et al: Posterolateral hip muscle strengthening versus quadriceps strengthening for patellofemoral pain: a comparative control trial. *Arch Phys Med Rehabil* 95(5):900–907, 2014.
158. Kim YC, Yoo WK, Chung IH, et al: Tendinous insertion of semimembranosus muscle into the lateral meniscus. *Surg Radiol Anat* 19:365–369, 1997.
159. Kiriyama S, Sato H, Takahira N: Gender differences in rotation of the shank during single-legged drop landing and its relation to rotational muscle strength of the knee. *Am J Sports Med* 37:168–174, 2009.
160. Kobayashi K, Hosseini A, Sakamoto M, et al: In vivo kinematics of the extensor mechanism of the knee during deep flexion. *J Biomech Eng* 135(8):81002, 2013.
161. Koh TJ, Grabiner MD, De Swart RJ: In vivo tracking of the human patella. *J Biomech* 25:637–643, 1992.
162. Komzak M, Hart R, Okal F, et al: AM bundle controls the anterior-posterior and rotational stability to a greater extent than the PL bundle - a cadaver study. *Knee* 20(6):551–555, 2013.
163. Koo S, Andriacchi TP: The knee joint center of rotation is predominantly on the lateral side during normal walking. *J Biomech* 41(6):1269–1273, 2008.
164. Kooiker L, Van De Port IG, Weir A, et al: Effects of physical therapist-guided quadriceps-strengthening exercises for the treatment of patellofemoral pain syndrome: a systematic review [Review]. *J Orthop Sports Phys Ther* 44(6):391–B1, 2014.
165. Kopkow C, Freiberg A, Kirschner S, et al: Physical examination tests for the diagnosis of posterior cruciate ligament rupture: a systematic review [Review]. *J Orthop Sports Phys Ther* 43(11):804–813, 2013.
166. Krevolin JL, Pandy MG, Pearce JC: Moment arm of the patellar tendon in the human knee. *J Biomech* 37:785–788, 2004.
167. Krosshaug T, Nakamae A, Boden BP, et al: Mechanisms of anterior cruciate ligament injury in basketball: video analysis of 39 cases. *Am J Sports Med* 35:359–367, 2007.
168. Kruse LM, Gray B, Wright RW: Rehabilitation after anterior cruciate ligament reconstruction: a systematic review [Review]. *J Bone Joint Surg Am* 94(19):1737–1748, 2012.
169. Kubo K, Ohgo K, Takeishi R, et al: Effects of series elasticity on the human knee extension torque-angle relationship in vivo. *Res Q Exerc Sport* 77:408–416, 2006.
170. Kulas AS, Hortobagyi T, DeVita P: Trunk position modulates anterior cruciate ligament forces and strains during a single-leg squat. *Clin Biomech (Bristol, Avon)* 27(1):16–21, 2012.
171. Kulig K, Andrews JG, Hay JG: Human strength curves. *Exerc Sport Sci Rev* 12:417–466, 1984.
172. Kulig K, Landel R, Chang YJ, et al: Patellar tendon morphology in volleyball athletes with and without patellar tendinopathy. *Scand J Med Sci Sports* 23(2):e81–e88, 2013.
173. Kumar D, Manal KT, Rudolph KS: Knee joint loading during gait in healthy controls and individuals with knee osteoarthritis. *Osteoarthritis Cartilage* 21(2):298–305, 2013.
174. Kumar D, Subburaj K, Lin W, et al: Quadriceps and hamstrings morphology is related to walking mechanics and knee cartilage MRI relaxation times in young adults. *J Orthop Sports Phys Ther* 43(12):881–890, 2013.
175. Kutzner I, Heinlein B, Graichen F, et al: Loading of the knee joint during ergometer cycling: telemetric in vivo data. *J Orthop Sports Phys Ther* 42(12):103, 2012.
176. Lack S, Barton C, Malliaras P, et al: The effect of anti-pronation foot orthoses on hip and knee kinematics and muscle activity during a functional step-up task in healthy individuals: a laboratory study. *Clin Biomech (Bristol, Avon)* 29(2):177–182, 2014.
177. Lankhorst NE, Bierma-Zeinstra SM, van Middelkoop M: Risk factors for patellofemoral pain syndrome: a systematic review. *J Orthop Sports Phys Ther* 42(2):81–94, 2012.
178. Laprade J, Lee R: Real-time measurement of patellofemoral kinematics in asymptomatic subjects. *Knee* 12:63–72, 2005.
179. LaPrade RF, Bernhardson AS, Griffith CJ, et al: Correlation of valgus stress radiographs with medial knee ligament injuries: an in vitro biomechanical study. *Am J Sports Med* 38(2):330–338, 2010.
180. LaPrade RF, Wentorf FA, Fritts H, et al: A prospective magnetic resonance imaging study of the incidence of posterolateral and multiple ligament injuries in acute knee injuries presenting with a hemarthrosis. *Arthroscopy* 23(12):1341–1347, 2007.
181. Lautamies R, Harilainen A, Kettunen J, et al: Isokinetic quadriceps and hamstring muscle strength and knee function 5 years after anterior cruciate ligament reconstruction: comparison between bone-patellar, tendon-bone, and hamstring tendon autografts. *Knee Surg Sports Traumatol Arthrosc* 16:1009–1016, 2008.
182. Lee SJ, Ren Y, Chang AH, et al: Effects of pivoting neuromuscular training on pivoting control and proprioception. *Med Sci Sports Exerc* 46(7):1400–1409, 2014.
183. Lee TQ, Morris G, Csintalan RP: The influence of tibial and femoral rotation on patellofemoral contact area and pressure. *J Orthop Sports Phys Ther* 33:686–693, 2003.
184. Lesher JD, Sutlive TG, Miller GA, et al: Development of a clinical prediction rule for classifying patients with patellofemoral pain syndrome who respond to patellar taping. *J Orthop Sports Phys Ther* 36:854–866, 2006.
185. Leung J, Smith R, Harvey LA, et al: The impact of simulated ankle plantarflexion contracture on the knee joint during stance phase of gait: a within-subject study. *Clin Biomech (Bristol, Avon)* 29(4):423–428, 2014.
186. Li G, Most E, DeFrate LE, et al: Effect of the posterior cruciate ligament on posterior stability of the knee in high flexion. *J Biomech* 37:779–783, 2004.
187. Li G, Rudy TW, Sakane M, et al: The importance of quadriceps and hamstring muscle loading on knee kinematics and in-situ forces in the ACL. *J Biomech* 32:395–400, 1999.
188. Lian OB, Engebretsen L, Bahr R: Prevalence of jumper's knee among elite athletes from different sports: a cross-sectional study. *Am J Sports Med* 33(4):561–567, 2005.
189. Lieb FJ, Perry J: Quadriceps function. An anatomical and mechanical study using amputated limbs. *J Bone Joint Surg Am* 50:1535–1548, 1968.
190. Lieber RL: *Skeletal muscle structure, function and plasticity*, ed 3, Baltimore, 2010, Lippincott Williams & Wilkins.
191. Liederbach M, Kremenic IJ, Orishimo KF, et al: Comparison of landing biomechanics between male and female dancers and athletes, part 2: Influence of fatigue and implications for anterior cruciate ligament injury. *Am J Sports Med* 42(5):1089–1095, 2014.
192. Lipps DB, Wojtys EM, Ashton-Miller JA: Anterior cruciate ligament fatigue failures in knees subjected to repeated simulated pivot landings. *Am J Sports Med* 41(5):1058–1066, 2013.
193. Liu F, Gadikota HR, Kozanek M, et al: In vivo length patterns of the medial collateral ligament during the stance phase of gait. *Knee Surg Sports Traumatol Arthrosc* 19(5):719–727, 2011.
194. Lohmander LS, Englund PM, Dahl LL, et al: The long-term consequence of anterior cruciate ligament and meniscus injuries: osteoarthritis. *Am J Sports Med* 35:1756–1769, 2007.
195. Lorenz A, Muller O, Kohler P, et al: The influence of asymmetric quadriceps loading on patellar tracking—an in vitro study. *Knee* 19(6):818–822, 2012.
196. Lowry CD, Cleland JA, Dyke K: Management of patients with patellofemoral pain syndrome using a multimodal approach: a case series. *J Orthop Sports Phys Ther* 38:691–702, 2008.
197. Lu TW, O'Connor JJ: Lines of action and moment arms of the major force-bearing structures crossing the human knee joint: comparison between theory and experiment. *J Anat* 189:575–585, 1996.
198. Lunden JB, Bzdusek PJ, Monson JK, et al: Current concepts in the recognition and treatment of posterolateral corner injuries of the knee. *J Orthop Sports Phys Ther* 40(8):502–516, 2010.
199. Luyckx T, Didden K, Vandenneucker H, et al: Is there a biomechanical explanation for anterior knee pain in patients with patella alta? Influence of patellar height on patellofemoral contact force, contact area and contact pressure. *J Bone Joint Surg Br* 91:344–350, 2009.
200. Lyu SR: Relationship of medial plica and medial femoral condyle during flexion. *Clin Biomech (Bristol, Avon)* 22:1013–1016, 2007.
201. MacIntyre NJ, Hill NA, Fellows RA, et al: Patellofemoral joint kinematics in individuals with and without patellofemoral pain syndrome. *J Bone Joint Surg Am* 88:2596–2605, 2006.
202. MacIntyre NJ, McKnight EK, Day A, et al: Consistency of patellar spin, tilt and lateral translation side-to-side and over a 1 year period in healthy young males. *J Biomech* 41:3094–3096, 2008.
203. Magalhaes E, Fukuda TY, Sacramento SN, et al: A comparison of hip strength between sedentary females with and without patellofemoral pain syndrome. *J Orthop Sports Phys Ther* 40:641–647, 2010.
204. Mandelbaum BR, Silvers HJ, Watanabe DS, et al: Effectiveness of a neuromuscular and proprioceptive training program in preventing anterior cruciate ligament injuries in female athletes: 2-year follow-up. *Am J Sports Med* 33:1003–1010, 2005.
205. Margheritini F, Rihn J, Musahl V, et al: Posterior cruciate ligament injuries in the athlete: an anatomical, biomechanical and clinical review. *Sports Med* 32:393–408, 2002.
206. Markolf KL, Graff-Radford A, Amstutz HC: In vivo knee stability. A quantitative assessment using an instrumented clinical testing

apparatus. *J Bone Joint Surg Am* 60:664–674, 1978.
207. Markolf KL, O'Neill G, Jackson SR, et al: Effects of applied quadriceps and hamstrings muscle loads on forces in the anterior and posterior cruciate ligaments. *Am J Sports Med* 32:1144–1149, 2004.
208. Marzo JM, Gurske-DePerio J: Effects of medial meniscus posterior horn avulsion and repair on tibiofemoral contact area and peak contact pressure with clinical implications. *Am J Sports Med* 37:124–129, 2009.
209. Mascal CL, Landel R, Powers C: Management of patellofemoral pain targeting hip, pelvis, and trunk muscle function: 2 case reports. *J Orthop Sports Phys Ther* 33:647–660, 2003.
210. Mather RC, III, Koenig L, Kocher MS, et al: Societal and economic impact of anterior cruciate ligament tears. *J Bone Joint Surg Am* 95(19):1751–1759, 2013.
211. McDermott ID, Amis AA: The consequences of meniscectomy. *J Bone Joint Surg Br* 88:1549–1556, 2006.
212. McNair PJ, Marshall RN, Maguire K: Swelling of the knee joint: effects of exercise on quadriceps muscle strength. *Arch Phys Med Rehabil* 77:896–899, 1996.
213. Mendias CL, Lynch EB, Davis ME, et al: Changes in circulating biomarkers of muscle atrophy, inflammation, and cartilage turnover in patients undergoing anterior cruciate ligament reconstruction and rehabilitation. *Am J Sports Med* 41(8):1819–1826, 2013.
214. Mesfar W, Shirazi-Adl A: Biomechanics of changes in ACL and PCL material properties or prestrains in flexion under muscle force-implications in ligament reconstruction. *Comput Methods Biomech Biomed Engin* 9:201–209, 2006.
215. Mesfar W, Shirazi-Adl A: Biomechanics of the knee joint in flexion under various quadriceps forces. *Knee* 12:424–434, 2005.
216. Mesfar W, Shirazi-Adl A: Knee joint mechanics under quadriceps—hamstrings muscle forces are influenced by tibial restraint. *Clin Biomech (Bristol, Avon)* 21:841–848, 2006.
217. Messina DF, Farney WC, DeLee JC: The incidence of injury in Texas high school basketball. A prospective study among male and female athletes. *Am J Sports Med* 27:294–299, 1999.
218. Meyer EG, Baumer TG, Haut RC: Pure passive hyperextension of the human cadaver knee generates simultaneous bicruciate ligament rupture. *J Biomech Eng* 133(1):011012, 2011.
219. Mihata LC, Beutler AI, Boden BP: Comparing the incidence of anterior cruciate ligament injury in collegiate lacrosse, soccer, and basketball players: implications for anterior cruciate ligament mechanism and prevention. *Am J Sports Med* 34:899–904, 2006.
220. Miyazaki T, Wada M, Kawahara H, et al: Dynamic load at baseline can predict radiographic disease progression in medial compartment knee osteoarthritis. *Ann Rheum Dis* 61:617–622, 2002.
221. Mizuno Y, Kumagai M, Mattessich SM, et al: Q-angle influences tibiofemoral and patellofemoral kinematics. *J Orthop Res* 19:834–840, 2001.
222. Mochizuki T, Akita K, Muneta T, et al: Pes anserinus: layered supportive structure on the medial side of the knee. *Clin Anat* 17:50–54, 2004.
223. Mononen ME, Jurvelin JS, Korhonen RK: Effects of radial tears and partial meniscectomy of lateral meniscus on the knee joint mechanics during the stance phase of the gait cycle—A 3D finite element study. *J Orthop Res* 31(8):1208–1217, 2013.
224. Moran CJ, Poynton AR, Moran R, et al: Analysis of meniscofemoral ligament tension during knee motion. *Arthroscopy* 22:362–366, 2006.
225. Morrison JB: The mechanics of the knee joint in relation to normal walking. *J Biomech* 3:51–61, 1970.
226. Mossber KA, Smith LK: Axial rotation of the knee in women. *J Orthop Sports Phys Ther* 4:236–240, 1983.
227. Moyer RF, Birmingham TB, Bryant DM, et al: Biomechanical effects of valgus knee bracing: a systematic review and meta-analysis [Review]. *Osteoarthritis Cartilage* 23(2):178–188, 2015.
228. Murawski CD, van Eck CF, Irrgang JJ, et al: Operative treatment of primary anterior cruciate ligament rupture in adults [Review]. *J Bone Joint Surg Am* 96(8):685–694, 2014.
229. Myer GD, Ford KR, Paterno MV, et al: The effects of generalized joint laxity on risk of anterior cruciate ligament injury in young female athletes. *Am J Sports Med* 36:1073–1080, 2008.
230. Myers CA, Torry MR, Shelburne KB, et al: In vivo tibiofemoral kinematics during 4 functional tasks of increasing demand using biplane fluoroscopy. *Am J Sports Med* 40(1):170–178, 2012.
231. Nakagawa TH, Moriya ET, Maciel CD, et al: Frontal plane biomechanics in males and females with and without patellofemoral pain. *Med Sci Sports Exerc* 44(9):1747–1755, 2012.
232. Nebelung W, Wuschech H: Thirty-five years of follow-up of anterior cruciate ligament-deficient knees in high-level athletes. *Arthroscopy* 21:696–702, 2005.
233. Nha KW, Papannagari R, Gill TJ, et al: In vivo patellar tracking: clinical motions and patellofemoral indices. *J Orthop Res* 26:1067–1074, 2008.
234. Noehren B, Hamill J, Davis I: Prospective evidence for a hip etiology in patellofemoral pain. *Med Sci Sports Exerc* 45(6):1120–1124, 2013.
235. Noyes FR, Bassett RW, Grood ES, et al: Arthroscopy in acute traumatic hemarthrosis of the knee. Incidence of anterior cruciate tears and other injuries. *J Bone Joint Surg Am* 62:687–695, 1980.
236. Noyes FR, Heckmann TP, Barber-Westin SD: Meniscus repair and transplantation: a comprehensive update. *J Orthop Sports Phys Ther* 42(3):274–290, 2012.
237. Oh YK, Lipps DB, Ashton-Miller JA, et al: What strains the anterior cruciate ligament during a pivot landing? *Am J Sports Med* 40(3):574–583, 2012.
238. Øiestad BE, Engebretsen L, Storheim K, et al: Knee osteoarthritis after anterior cruciate ligament injury: a systematic review. *Am J Sports Med* 37(7):1434–1443, 2009.
239. Ostermeier S, Holst M, Hurschler C, et al: Dynamic measurement of patellofemoral kinematics and contact pressure after lateral retinacular release: an in vitro study. *Knee Surg Sports Traumatol Arthrosc* 15:547–554, 2007.
240. Osternig LR, Bates BT, James SL: Patterns of tibial rotary torque in knees of healthy subjects. *Med Sci Sports Exerc* 12:195–199, 1980.
241. Pal S, Besier TF, Beaupre GS, et al: Patellar maltracking is prevalent among patellofemoral pain subjects with patella alta: an upright, weightbearing MRI study. *J Orthop Res* 31(3):448–457, 2013.
242. Pal S, Langenderfer JE, Stowe JQ, et al: Probabilistic modeling of knee muscle moment arms: effects of methods, origin-insertion, and kinematic variability. *Ann Biomed Eng* 35:1632–1642, 2007.
243. Palmieri-Smith RM, Kreinbrink J, Ashton-Miller JA, et al: Quadriceps inhibition induced by an experimental knee joint effusion affects knee joint mechanics during a single-legged drop landing. *Am J Sports Med* 35:1269–1275, 2007.
244. Pantano KJ, White SC, Gilchrist LA, et al: Differences in peak knee valgus angles between individuals with high and low Q-angles during a single limb squat. *Clin Biomech (Bristol, Avon)* 20:966–972, 2005.
245. Papannagari R, DeFrate LE, Nha KW, et al: Function of posterior cruciate ligament bundles during in vivo knee flexion. *Am J Sports Med* 35:1507–1512, 2007.
246. Park SE, DeFrate LE, Suggs JF, et al: The change in length of the medial and lateral collateral ligaments during in vivo knee flexion. *Knee* 12:377–382, 2005.
247. Patel D: Arthroscopy of the plicae—synovial folds and their significance. *Am J Sports Med* 6:217–225, 1978.
248. Patel SA, Hageman J, Quatman CE, et al: Prevalence and location of bone bruises associated with anterior cruciate ligament injury and implications for mechanism of injury: a systematic review. [Review]. *Sports Med* 44(2):281–293, 2014.
249. Patel VV, Hall K, Ries M, et al: A three-dimensional MRI analysis of knee kinematics. *J Orthop Res* 22:283–292, 2004.
250. Paterno MV, Rauh MJ, Schmitt LC, et al: Incidence of second ACL injuries 2 years after primary ACL reconstruction and return to sport. *Am J Sports Med* 42:1567–1573, 2014. <http://dx.doi.org/10.1177/0363546514530088>.
251. Petersen W, Loerch S, Schanz S, et al: The role of the posterior oblique ligament in controlling posterior tibial translation in the posterior cruciate ligament-deficient knee. *Am J Sports Med* 36:495–501, 2008.
252. Petrigliano FA, McAllister DR: Isolated posterior cruciate ligament injuries of the knee. *Sports Med Arthrosc* 14:206–212, 2006.
253. Philippot R, Boyer B, Testa R, et al: Study of patellar kinematics after reconstruction of the medial patellofemoral ligament. *Clin Biomech (Bristol, Avon)* 27(1):22–26, 2012.
254. Pincivero DM, Salfetnikov Y, Campy RM, et al: Angle- and gender-specific quadriceps femoris muscle recruitment and knee extensor torque. *J Biomech* 37:1689–1697, 2004.
255. Pinskerova V, Johal P, Nakagawa S, et al: Does the femur roll-back with flexion? *J Bone Joint Surg Br* 86:925–931, 2004.
256. Postma WF, West RV: Anterior cruciate ligament injury-prevention programs [Review]. *J Bone Joint Surg Am* 95(7):661–669, 2013.
257. Powers CM: Patellar kinematics, part I: the influence of vastus muscle activity in subjects with and without patellofemoral pain. *Phys Ther* 80:956–964, 2000.
258. Powers CM: Rehabilitation of patellofemoral joint disorders: a critical review. *J Orthop Sports Phys Ther* 28:345–354, 1998.
259. Powers CM: The influence of abnormal hip mechanics on knee injury: a biomechanical perspective [Review, 86 refs]. *J Orthop Sports Phys Ther* 40(2):42–51, 2010.
260. Powers CM: The influence of altered lower-extremity kinematics on patellofemoral joint dysfunction: a theoretical perspective. *J Orthop Sports Phys Ther* 33:639–646, 2003.

261. Powers CM, Ho KY, Chen YJ, et al: Patellofemoral joint stress during weight-bearing and non-weight-bearing quadriceps exercises. *J Orthop Sports Phys Ther* 44(5):320–327, 2014.
262. Powers CM, Ward SR, Chen YJ, et al: The effect of bracing on patellofemoral joint stress during free and fast walking. *Am J Sports Med* 32:224–231, 2004.
263. Powers CM, Ward SR, Fredericson M, et al: Patellofemoral kinematics during weight-bearing and non-weight-bearing knee extension in persons with lateral subluxation of the patella: a preliminary study. *J Orthop Sports Phys Ther* 33:677–685, 2003.
264. Poynton A, Moran CJ, Moran R, et al: The meniscofemoral ligaments influence lateral meniscal motion at the human knee joint. *Arthroscopy* 27(3):365–371, 2011.
265. Puffer RC, Spinner RJ, Murthy NS, et al: CT and MR arthrograms demonstrate a consistent communication between the tibiofemoral and superior tibiofibular joints. *Clin Anat* 26(2):253–257, 2013.
266. Quatman CE, Kiapour AM, Demetropoulos CK, et al: Preferential loading of the ACL compared with the MCL during landing: a novel in sim approach yields the multiplanar mechanism of dynamic valgus during ACL injuries. *Am J Sports Med* 42(1):177–186, 2014.
267. Raimondo RA, Ahmad CS, Blankevoort L, et al: Patellar stabilization: a quantitative evaluation of the vastus medialis obliquus muscle. *Orthopedics* 21:791–795, 1998.
268. Rajala GM, Neumann DA, Foster C: Quadriceps muscle performance in male speed skaters. *J Strength Cond Res* 8:48–52, 1994.
269. Ramappa AJ, Apreleva M, Harrold FR, et al: The effects of medialization and anteromedialization of the tibial tubercle on patellofemoral mechanics and kinematics. *Am J Sports Med* 34:749–756, 2006.
270. Reilly DT, Martens M: Experimental analysis of the quadriceps muscle force and patello-femoral joint reaction force for various activities. *Acta Orthop Scand* 43:126–137, 1972.
271. Relph N, Herrington L, Tyson S: The effects of ACL injury on knee proprioception: a meta-analysis. *Physiotherapy* 100(3):187–195, 2014.
272. Richards DP, Ajemian SV, Wiley JP, et al: Knee joint dynamics predict patellar tendinitis in elite volleyball players. *Am J Sports Med* 24(5):676–683, 1996.
273. Richter M, Kiefer H, Hehl G, et al: Primary repair for posterior cruciate ligament injuries. An eight-year followup of fifty-three patients. *Am J Sports Med* 24:298–305, 1996.
274. Roach KE, Miles TP: Normal hip and knee active range of motion: the relationship to age. *Phys Ther* 71:656–665, 1991.
275. Robinson JR, Bull AM, Thomas RR, et al: The role of the medial collateral ligament and posteromedial capsule in controlling knee laxity. *Am J Sports Med* 34:1815–1823, 2006.
276. Robinson JR, Sanchez-Ballester J, Bull AM, et al: The posteromedial corner revisited. An anatomical description of the passive restraining structures of the medial aspect of the human knee. *J Bone Joint Surg Br* 86:674–681, 2004.
277. Robinson RL, Nee RJ: Analysis of hip strength in females seeking physical therapy treatment for unilateral patellofemoral pain syndrome. *J Orthop Sports Phys Ther* 37:232–238, 2007.
278. Salsich GB, Graci V, Maxam DE: The effects of movement pattern modification on lower extremity kinematics and pain in women with patellofemoral pain. *J Orthop Sports Phys Ther* 42(12):1017–1024, 2012.
279. Salsich GB, Perman WH: Patellofemoral joint contact area is influenced by tibiofemoral rotation alignment in individuals who have patellofemoral pain. *J Orthop Sports Phys Ther* 37:521–528, 2007.
280. Sanchez AR, 2nd, Sugalski MT, LaPrade RF: Anatomy and biomechanics of the lateral side of the knee. *Sports Med Arthrosc* 14:2–11, 2006.
281. Schinhan M, Bijak M, Unger E, et al: Electromyographic study of the popliteus muscle in the dynamic stabilization of the posterolateral corner structures of the knee. *Am J Sports Med* 39(1):173–179, 2011.
282. Schöttle PB, Fucentese SF, Pfirrmann C, et al: Trochleaplasty for patellar instability due to trochlear dysplasia: a minimum 2-year clinical and radiological follow-up of 19 knees. *Acta Orthop* 76:693–698, 2005.
283. Schulz MS, Russe K, Weiler A, et al: Epidemiology of posterior cruciate ligament injuries. *Arch Orthop Trauma Surg* 123:186–191, 2003.
284. Schutte MJ, Dabezies EJ, Zimny ML, et al: Neural anatomy of the human anterior cruciate ligament. *J Bone Joint Surg Am* 69:243–247, 1987.
285. Senavongse W, Amis AA: The effects of articular, retinacular, or muscular deficiencies on patellofemoral joint stability. *J Bone Joint Surg Br* 87:577–582, 2005.
286. Shahane SA, Ibbotson C, Strachan R, et al: The popliteofibular ligament. An anatomical study of the posterolateral corner of the knee. *J Bone Joint Surg Br* 81(4):636–642, 1999.
287. Shalhoub S, Maletsky LP: Variation in patellofemoral kinematics due to changes in quadriceps loading configuration during in vitro testing. *J Biomech* 47(1):130–136, 2014.
288. Sharma L, Song J, Felson DT, et al: The role of knee alignment in disease progression and functional decline in knee osteoarthritis. *JAMA* 286:188–195, 2001.
289. Sheehan FT, Borotikar BS, Behnam AJ, et al: Alterations in in vivo knee joint kinematics following a femoral nerve branch block of the vastus medialis: Implications for patellofemoral pain syndrome. *Clin Biomech (Bristol, Avon)* 27(6):525–531, 2012.
290. Shelbourne KD, Davis TJ, Patel DV: The natural history of acute, isolated, nonoperatively treated posterior cruciate ligament injuries. A prospective study. *Am J Sports Med* 27:276–283, 1999.
291. Shelburne KB, Pandy MG, Torry MR: Comparison of shear forces and ligament loading in the healthy and ACL-deficient knee during gait. *J Biomech* 37:313–319, 2004.
292. Shelburne KB, Torry MR, Steadman JR, et al: Effects of foot orthoses and valgus bracing on the knee adduction moment and medial joint load during gait. *Clin Biomech (Bristol, Avon)* 23:814–821, 2008.
293. Shimokochi Y, Shultz SJ: Mechanisms of noncontact anterior cruciate ligament injury. *J Athl Train* 43:396–408, 2008.
294. Shin CS, Chaudhari AM, Andriacchi TP: Valgus plus internal rotation moments increase anterior cruciate ligament strain more than either alone. *Med Sci Sports Exerc* 43(8):1484–1491, 2011.
295. Shull PB, Silder A, Shultz R, et al: Six-week gait retraining program reduces knee adduction moment, reduces pain, and improves function for individuals with medial compartment knee osteoarthritis. *J Orthop Res* 31(7):1020–1025, 2013.
296. Sigward SM, Pollard CD, Havens KL, et al: Influence of sex and maturation on knee mechanics during side-step cutting. *Med Sci Sports Exerc* 44(8):1497–1503, 2012.
297. Smidt GL: Biomechanical analysis of knee flexion and extension. *J Biomech* 6:79–92, 1973.
298. Song CY, Lin YF, Wei TC, et al: Surplus value of hip adduction in leg-press exercise in patients with patellofemoral pain syndrome: a randomized controlled trial. *Phys Ther* 89:409–418, 2009.
299. Souza RB, Draper CE, Fredericson M, et al: Femur rotation and patellofemoral joint kinematics: a weight-bearing magnetic resonance imaging analysis. *J Orthop Sports Phys Ther* 40(5):277–285, 2010.
300. Souza RB, Powers CM: Differences in hip kinematics, muscle strength, and muscle activation between subjects with and without patellofemoral pain. *J Orthop Sports Phys Ther* 39:12–19, 2009.
301. Spoor CW, van Leeuwen JL: Knee muscle moment arms from MRI and from tendon travel. *J Biomech* 25:201–206, 1992.
302. Sritharan P, Lin YC, Pandy MG: Muscles that do not cross the knee contribute to the knee adduction moment and tibiofemoral compartment loading during gait. *J Orthop Res* 30(10):1586–1595, 2012.
303. Standring S: *Gray's anatomy: the anatomical basis of clinical practice*, ed 41, St Louis, 2015, Elsevier.
304. Stephen JM, Kader D, Lumpaopong P, et al: Sectioning the medial patellofemoral ligament alters patellofemoral joint kinematics and contact mechanics. *J Orthop Res* 31(9):1423–1429, 2013.
305. Stevenson JH, Beattie CS, Schwartz JB, et al: Assessing the effectiveness of neuromuscular training programs in reducing the incidence of anterior cruciate ligament injuries in female athletes: a systematic review [Review]. *Am J Sports Med* 43(2):482–490, 2015.
306. Sturnick DR, Vacek PM, Desarno MJ, et al: Combined anatomic factors predicting risk of anterior cruciate ligament injury for males and females. *Am J Sports Med* 43(4):839–847, 2015.
307. Suzuki T, Hosseini A, Li JS, et al: In vivo patellar tracking and patellofemoral cartilage contacts during dynamic stair ascending. *J Biomech* 45(14):2432–2437, 2012.
308. Tagesson S, Oberg B, Good L, et al: A comprehensive rehabilitation program with quadriceps strengthening in closed versus open kinetic chain exercise in patients with anterior cruciate ligament deficiency: a randomized clinical trial evaluating dynamic tibial translation and muscle function. *Am J Sports Med* 36:298–307, 2008.
309. Takacs J, Hunt MA: The effect of contralateral pelvic drop and trunk lean on frontal plane knee biomechanics during single limb standing. *J Biomech* 45(16):2791–2796, 2012.
310. Tanifuji O, Blaha JD, Kai S: The vector of quadriceps pull is directed from the patella to the femoral neck. *Clin Orthop Relat Res* 471(3):1014–1020, 2013.
311. Tashman S, Kolowich P, Collon D, et al: Dynamic function of the ACL-reconstructed knee during running. *Clin Orthop Relat Res* 454:66–73, 2007.
312. Taunton JE, Ryan MB, Clement DB, et al: A retrospective case-control analysis of 2002 running injuries. *Br J Sports Med* 36:95–101, 2002.
313. Taylor KA, Terry ME, Utturkar GM, et al:

Measurement of in vivo anterior cruciate ligament strain during dynamic jump landing. *J Biomech* 44(3):365–371, 2011.
314. Teng HL, Chen YJ, Powers CM: Predictors of patellar alignment during weight bearing: an examination of patellar height and trochlear geometry. *Knee* 21(1):142–146, 2014.
315. Teng HL, Powers CM: Sagittal plane trunk posture influences patellofemoral joint stress during running. *J Orthop Sports Phys Ther* 44(10):785–792, 2014.
316. Thomeé R, Renström P, Karlsson J, et al: Patellofemoral pain syndrome in young women. II. Muscle function in patients and healthy controls. *Scand J Med Sci Sports* 5:245–251, 1995.
317. Tiberio D: The effect of excessive subtalar joint pronation on patellofemoral mechanics: a theoretical model. *J Orthop Sports Phys Ther* 9:160–165, 1987.
318. Tipton CM, Vailas AC, Matthes RD: Experimental studies on the influences of physical activity on ligaments, tendons and joints: a brief review. *Acta Med Scand Suppl* 711:157–168, 1986.
319. Tsuda E, Okamura Y, Otsuka H, et al: Direct evidence of the anterior cruciate ligament-hamstring reflex arc in humans. *Am J Sports Med* 29:83–87, 2001.
320. Utting MR, Davies G, Newman JH: Is anterior knee pain a predisposing factor to patellofemoral osteoarthritis? *Knee* 12:362–365, 2005.
321. Van de Velde SK, DeFrate LE, Gill TJ, et al: The effect of anterior cruciate ligament deficiency on the in vivo elongation of the medial and lateral collateral ligaments. *Am J Sports Med* 35:294–300, 2007.
322. van Eck CF, Lesniak BP, Schreiber VM, et al: Anatomic single- and double bundle anterior cruciate ligament reconstruction flowchart. *Arthroscopy* 26(2):258–268, 2010.
323. Voleti PB, Tjoumakaris FP, Rotmil G, et al: Fifty most-cited articles in anterior cruciate ligament research. *Orthopedics* 38(4):e297–e304, 2015.
324. Voos JE, Mauro CS, Wente T, et al: Posterior cruciate ligament: anatomy, biomechanics, and outcomes [Review]. *Am J Sports Med* 40(1):222–231, 2012.
325. Wall SJ, Rose DM, Sutter EG, et al: The role of axial compressive and quadriceps forces in noncontact anterior cruciate ligament injury: a cadaveric study. *Am J Sports Med* 40(3):568–573, 2012.
326. Wang CJ, Walker PS: The effects of flexion and rotation on the length patterns of the ligaments of the knee. *J Biomech* 6:587–596, 1973.
327. Wang H, Chen T, Torzilli P, et al: Dynamic contact stress patterns on the tibial plateaus during simulated gait: a novel application of normalized cross correlation. *J Biomech* 47(2):568–574, 2014.
328. Wang JH, Kato Y, Ingham SJ, et al: Effects of knee flexion angle and loading conditions on the end-to-end distance of the posterior cruciate ligament: a comparison of the roles of the anterolateral and posteromedial bundles. *Am J Sports Med* 42(12):2972–2978, 2014.
329. Weinhandl JT, Earl-Boehm JE, Ebersole KT, et al: Reduced hamstring strength increases anterior cruciate ligament loading during anticipated sidestep cutting. *Clin Biomech (Bristol, Avon)* 29(7):752–759, 2014.
330. White KK, Lee SS, Cutuk A, et al: EMG power spectra of intercollegiate athletes and anterior cruciate ligament injury risk in females. *Med Sci Sports Exerc* 35:371–376, 2003.
331. Wild CY, Steele JR, Munro BJ: Insufficient hamstring strength compromises landing technique in adolescent girls. *Med Sci Sports Exerc* 45(3):497–505, 2013.
332. Wilk KE, Macrina LC, Cain EL, et al: Recent advances in the rehabilitation of anterior cruciate ligament injuries. *J Orthop Sports Phys Ther* 42(3):153–171, 2012.
333. Williams GN, Snyder-Mackler L, Barrance PJ, et al: Muscle and tendon morphology after reconstruction of the anterior cruciate ligament with autologous semitendinosus-gracilis graft. *J Bone Joint Surg Am* 86:1936–1946, 2004.
334. Willson JD, Davis IS: Lower extremity strength and mechanics during jumping in women with patellofemoral pain. *J Sport Rehabil* 18:76–90, 2009.
335. Willson JD, Ireland ML, Davis I: Core strength and lower extremity alignment during single leg squats. *Med Sci Sports Exerc* 38:945–952, 2006.
336. Wilson NA, Press JM, Koh JL, et al: In vivo noninvasive evaluation of abnormal patellar tracking during squatting in patients with patellofemoral pain. *J Bone Joint Surg Am* 91:558–566, 2009.
337. Wilson WT, Deakin AH, Payne AP, et al: Comparative analysis of the structural properties of the collateral ligaments of the human knee. *J Orthop Sports Phys Ther* 42(4):345–351, 2012.
338. Winter DA: *Biomechanics and motor control of human movement*, Hoboken, New Jersey, 2005, John Wiley & Sons.
339. Woo SL, Hollis JM, Adams DJ, et al: Tensile properties of the human femur-anterior cruciate ligament-tibia complex. The effects of specimen age and orientation. *Am J Sports Med* 19:217–225, 1991.
340. Wood L, Ferrell WR, Baxendale RH: Pressures in normal and acutely distended human knee joints and effects on quadriceps maximal voluntary contractions. *Q J Exp Physiol* 73:305–314, 1988.
341. Xergia SA, Pappas E, Zampeli F, et al: Asymmetries in functional hop tests, lower extremity kinematics, and isokinetic strength persist 6 to 9 months following anterior cruciate ligament reconstruction. *J Orthop Sports Phys Ther* 43(3):154–162, 2013.
342. Zakaria D, Harburn KL, Kramer JF: Preferential activation of the vastus medialis oblique, vastus lateralis, and hip adductor muscles during isometric exercises in females. *J Orthop Sports Phys Ther* 26:23–28, 1997.
343. Zhao D, Banks SA, Mitchell KH, et al: Correlation between the knee adduction torque and medial contact force for a variety of gait patterns. *J Orthop Res* 25:789–797, 2007.
344. Zimny ML, Albright DJ, Dabezies E: Mechanoreceptors in the human medial meniscus. *Acta Anat (Basel)* 133:35–40, 1988.

Ee 学習問題 STUDY QUESTIONS

1. 本章で説明したように，膝関節の内旋および外旋筋（屈曲 90°で検査した場合）によって生成される最大努力トルクは，ほぼ同じ大きさである．しかし，内旋筋と外旋筋の数は同じではない．それなのになぜ同等のトルクを有するか説明しなさい．
2. 重度の膝関節過伸展（反張膝）がどのようにして前十字靱帯と後十字靱帯の**両方**に損傷を引き起こすか説明しなさい．
3. なぜ膝蓋大腿関節は，膝関節の最終伸展 20～30°の範囲において，生体力学的に安定性が最も低くなるか説明しなさい．
4. なぜほとんどの人は股関節を完全屈曲させたほうが完全伸展させた状態に比べて，膝関節の能動的な屈曲可動域が若干大きくなるのか？
5. 膝関節外旋に抵抗できる筋や靱帯をあげなさい．なぜその機能が脛骨に対する大腿骨（荷重時）の運動という観点からとくに重要なのか説明しなさい．
6. 半月板が膝関節の関節面にかかる圧力を減じるおもなメカニズムを説明しなさい．
7. 膝蓋大腿関節の関節面により大きな圧縮力（圧力）を生じるのはどちらの活動か．(a) 膝関節屈曲 10～20°の状態で部分的なスクワットを保持し続ける．(b) 膝関節屈曲 60～90°のより低いスクワットを保持し続ける．またその理由を述べよ．
8. 内側側副靱帯および内側半月板が，類似した損傷メカニズムによってしばしば受傷する理由を説明しなさい．

9. 大腿四頭筋の収縮がどのようにして前十字靱帯を伸張する（歪む）か説明しなさい．(a) 膝関節角度や (b) 大腿四頭筋およびハムストリングスの同時収縮の大きさによって，靱帯にかかる歪みにどのように影響するか述べなさい．
10. 歩行の立脚初期における大腿四頭筋の筋活動のタイミングと活動形態を説明しなさい．
11. 膝関節の動きの弧のどこで大腿四頭筋は最大内的トルクを生み出すか述べなさい．これに影響を及ぼす要因について説明しなさい．
12. (a) なぜ膝窩筋が「膝関節の鍵（ニーキー）」とよばれているのか，(b) 膝窩筋がどのように膝関節の内外**両方**の方向への安定性を与えているか，その根拠を述べなさい．
13. **ゆっくりと**椅子に座るときの，股関節および膝関節で生じる大腿四頭筋とハムストリングスの筋活動の形態（すなわち，遠心性，求心性など）を説明しなさい．
14. L_2 ～L_4 脊髄神経根に影響がでたポリオでは，理論的に膝関節のどの筋群に麻痺を呈するか述べよ（ヒント：付録Ⅳパート A を参照）．
15. 膝関節完全伸展（能動または受動）を制限する因子を述べなさい．
16. 図 13.38 を参照して，ジャンプから着地するあいだに，体幹の前傾を増やすと，大腿四頭筋およびハムストリングスの反応の大きさはどのように変化するか．この変化の臨床的意味は何か？

Ee 学習問題の解答は Elsevier eLibrary のウェブサイトにて閲覧できる．

EC 参考動画

- Video 13-1: Demonstration of the Screw-Home Rotation Mechanism Using a Cadaver Specimen（動画 13-1: 献体標本を用いた終末強制回旋機構の実演）
- Cadaver Dissection Showing Advanced Arthritis and Structural Changes at and around the Patellofemoral Joint（膝蓋大腿関節およびその周囲で進行した関節炎とその構造変化を示している献体解剖）
- Fluoroscopic Observations of Selected Arthrokinematics of the Lower Extremity（下肢にある特定の関節包内運動でみられるX線透視映像）

QR コードをスキャンすれば，動画（英語版）が視聴できる．
〔Expert Consult を利用すれば，動画に関する日本語の説明を閲覧できる（表紙裏参照）〕

第14章

足関節と足部

Ankle and Foot

Donald A. Neumann, PT, PhD, FAPTA

章内容一覧　CHAPTER AT A GLANCE

足は，歩行や走行の衝撃を吸収するため，そしてその形を変えて地面に適合するためにも，しなやかでなければならない．加えて足は，力強く前進するために，硬くなければならない．この衝撃吸収のためのしなやかさ，そして硬さは，一見，相反する機能のように思える．しかしながら正常な足であれば，関節，筋，結合組織の相互作用を駆使することで，これらの機能を発揮することができる．また本章では十分に強調されてはいないものの，足を守り，下肢筋群に適切なフィードバックを伝えるためには，足部の感覚入力機構が正常であることも重要なポイントである．

本章では，下肢の運動に関連する足関節と足部障害を評価・治療するうえで必須となる基礎的事項について紹介する．ここで述べる運動学的事項のなかには，歩行や走行に関するものも多く含まれるため，第15, 16章で詳細に説明する．また，図15.10, 15.11は歩行または歩行周期の種々の段階が説明されており，第14章で使用されている用語を参照する必要がある．

骨　学

基本用語と概念
Basic Terms and Concepts

▶関節と区画の名称 Naming the Joints and Regions

足関節と足部における骨と，その区画用語を図14.1に示す．**足関節**とは距腿関節のことであり，脛骨，腓骨，距骨によって構成される関節である．一方，**足部**は，足関節より遠位に位置するすべての骨，関節を含んだ部位である．足部は3つの区画に分けられ，それぞれの骨群と関節からなる．**後足部**（rearfoot, hindfoot）は，距骨，踵骨と距骨下関節からなり，**中足部**（midfoot）は，距骨，踵骨以外のすべての足根骨，ショパール関節（横足根関節），そして，そこから遠位に位置する小さな足根骨間の関節から

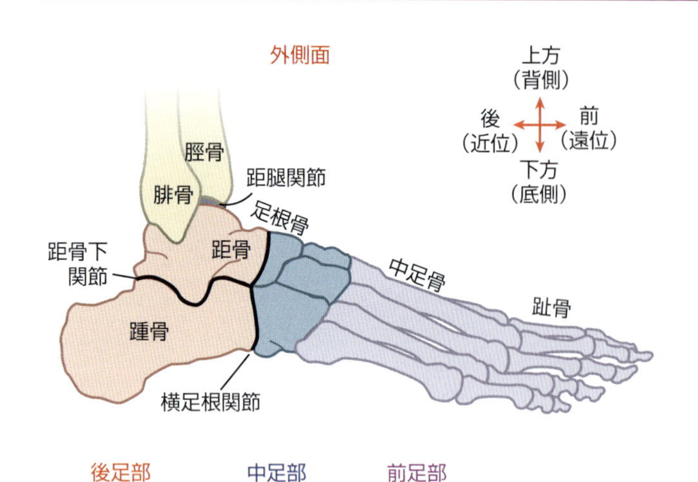

図 14.1　足部，足関節の骨，主要関節の構成．

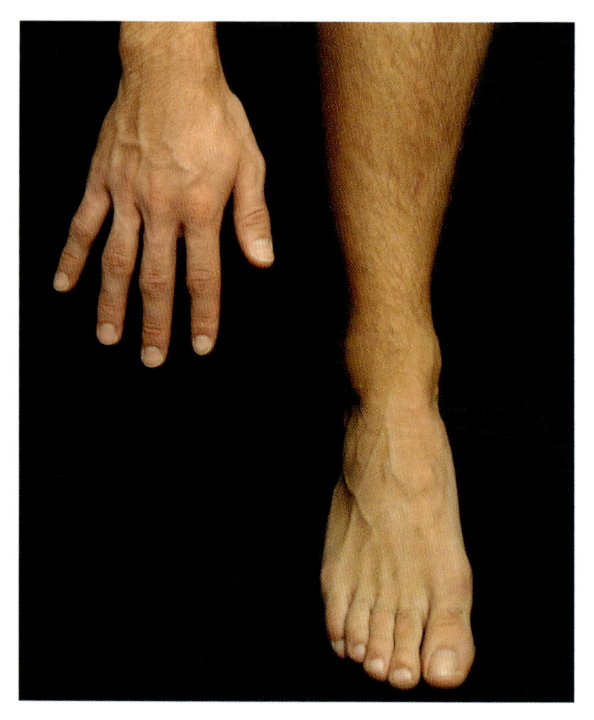

図 14.2　回内位にある前腕と足関節と足部における骨学的類似性．母指と母趾がそれぞれの肢の内側に位置していることに注目されたい．

表 14.1　足関節と足部における骨と関節の全体構成

	足関節	足部
骨	脛骨 腓骨 距骨	後足部：踵骨と距骨* 中足部：舟状骨，立方骨，楔状骨 前足部：中足骨，趾骨
関節	距腿関節 近位脛腓関節 遠位脛腓関節	後足部：距骨下関節 中足部：横足根関節（距舟関節，踵立方関節），遠位足根骨間関節（楔舟関節，立方舟関節，楔状骨間関節，楔立方複合体） 前足部：足根中足骨関節，中足骨間関節，中足趾節関節，趾節間関節

* 距骨は足関節，足部の両方に含まれる．

なる．前足部（forefoot）は，すべての中足骨，趾骨とリスフラン関節とその遠位に位置するすべての関節から構成される．図 14.1 をもとに，足関節と足部における骨と関節を表 14.1 にまとめる．

脛骨と腓骨（下腿）において，前と後の用語は通常の意味で用いられる．しかし，足関節と足部においては，前が遠位，後が近位といった意味で用いられることもある．また，足部における背側，底側は，それぞれ足部の上方，下方を指す用語として用いられる．

▶下腿遠位部と前腕遠位部の骨学的類似性 Osteologic Similarities Between the Distal Leg and the Distal Arm

足関節と足部は，構造的に橈骨手根関節と掌（てのひら）に似ている．前腕の橈骨および下腿の脛骨は，それぞれ小さな骨群である手根骨，足根骨に連なる．橈骨手根関節の豆状骨は（手根骨に含まれない）種子骨としてとらえられることから，手根骨と足根骨は，ともに 7 つの骨から構成されているといえる．また中手骨と中足骨，指骨と趾骨の構成も多くの点で類似している．唯一の違いは，母趾が母指ほど機能的な発達を遂げなかったことであろう．

また，第 12 章で述べたように，下肢における長骨は胚発育の過程において内旋方向に成長する．その結果，母趾は足部の内側に位置することとなり，足部の上面が背面となる．この位置は，手を最大限に回内させた状態と非常に似ており（図 14.2），足部がこのような蹠行位（しょこうい）をとることで歩行や立位が容易になる．前腕が回内位にあるときの屈曲，伸展は，足関節では底屈，背屈とよばれる．

足関節と足部を構成する骨
Individual Bones

▶腓骨 Fibula

長くて細い腓骨は，脛骨の外側に平行に並んでいる（図 14.3）．腓骨頭は，脛骨外側顆のすぐ外側にあり，容易に触知することができる．径が細い腓骨は，下腿にかかる荷重の 10% しか受けておらず，残りを径が太い脛骨に託している．腓骨の末端には，先の尖った外果（lateral malleolus：ラテン語の *malleus*= ハンマーが由来）があり，長腓骨筋腱と短腓骨筋腱の滑車として働く．外果の遠位内側面には，距骨に相対する関節面（図 14.11）があり，この関節面は距腿関節の一部を構成している（図 14.3）．

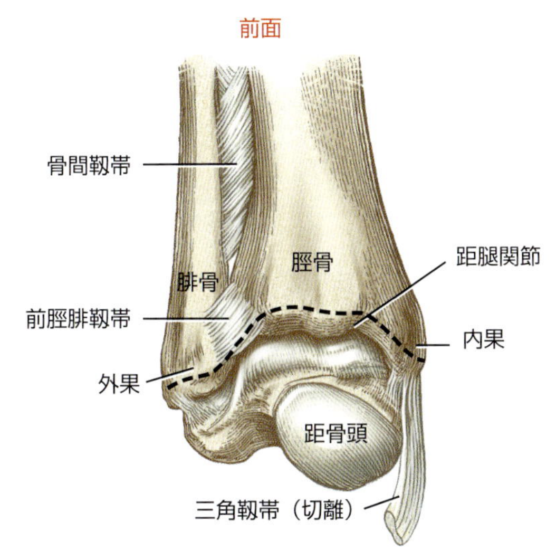

図 14.3　右脛骨と腓骨遠位部を前から見た図．3 つの骨が距腿（足）関節を構成している．点線は足関節の関節包の近位付着部を示す．

▶脛骨遠位部 Distal Tibia

脛骨は足関節の荷重面積を大きくするため，遠位にいくにしたがって徐々に広がった形をしている．脛骨遠位には**内果**（medial malleolus）があり，その内果の外側面は**距骨に相対する関節面**（図 14.11）を形成し，距腿関節の一部をなしている．脛骨遠位部の外側には，遠位脛腓関節面として腓骨遠位部を受ける，くぼんだ三角形の**腓骨切痕**がある（図 14.11）．

成人の脛骨遠位部は，脛骨近位部に対して長軸上で 20～30° 外旋している．この自然な脛骨の捻転は，立位の状態で，足が軽度の外転位をとることからも明らかである．この下腿のねじれは，脛骨遠位部が近位部に対する相対的な位置関係により，**脛骨の外捻**とよばれる．

脛骨と腓骨における形態特徴

腓骨
- 腓骨頭
- 外果
- 距骨に相対する関節面

脛骨遠位部
- 内果
- 距骨に相対する関節面
- 腓骨切痕

▶足根骨 Tarsal Bones

図 14.4～7 に，それぞれの面から見た 7 つの足根骨を示す．

足根骨の形態的特徴

距骨
- 距骨滑車
- 距骨頭
- 距骨頸
- 前方・中間・後方関節面
- 距骨溝
- 外側，内側突起

踵骨
- 踵骨粗面
- 外側，内側結節
- 前方・中間・後方関節面
- 踵骨溝
- 載距突起

舟状骨
- 近位関節面
- 舟状骨粗面

内側・中・外側楔状骨
- 横アーチ

立方骨
- （長腓骨筋腱を通すための）立方骨溝

距骨（Talus）

距骨は，足部のなかで最も上部に位置する骨である．その背側面にある**距骨滑車**は，丸いドーム状の形をしており，前後（縦）に膨らみ，内外（横）にくぼんでいる（図 14.4, 14.6）[170]．距骨滑車とその周辺は軟骨で覆われ，なめらかな距腿関節の関節面として機能している．**距骨頭**は，舟状骨に向かって前方，そしてやや内側に突き出た形をしている．**距骨頸**がこのような向きにあることから，成人の距骨頭は矢状面に対して約 30° 内側に位置している．一方，小児の距骨頭は，約 40～50° 内側にあるため，小児の足部はより内反位にみえる．

距骨底側面の関節面を図 14.8 に示す．**前方・中間関節面**は，やや彎曲しており，これらの 2 つはつながっている場合も多い．また，これらの関節面の軟骨は，その隣にある距骨頭の一部にもつながっている．そして（距骨下関節のなかで）最も大きい関節面は，楕円形をした**後方関節面**である．これらの 3 つの関節面は，1 つの機能体として踵骨の背側面にある 3 つの関節面に相対し，距骨下関節を形成している．**距骨溝**は，前方・中間関節面と後方関節面のあいだに斜めに存在する溝である．

外側・内側結節は，距骨の後内側面（図 14.4）にあり，これらのあいだの溝は，長母趾屈筋腱の滑車として機能す

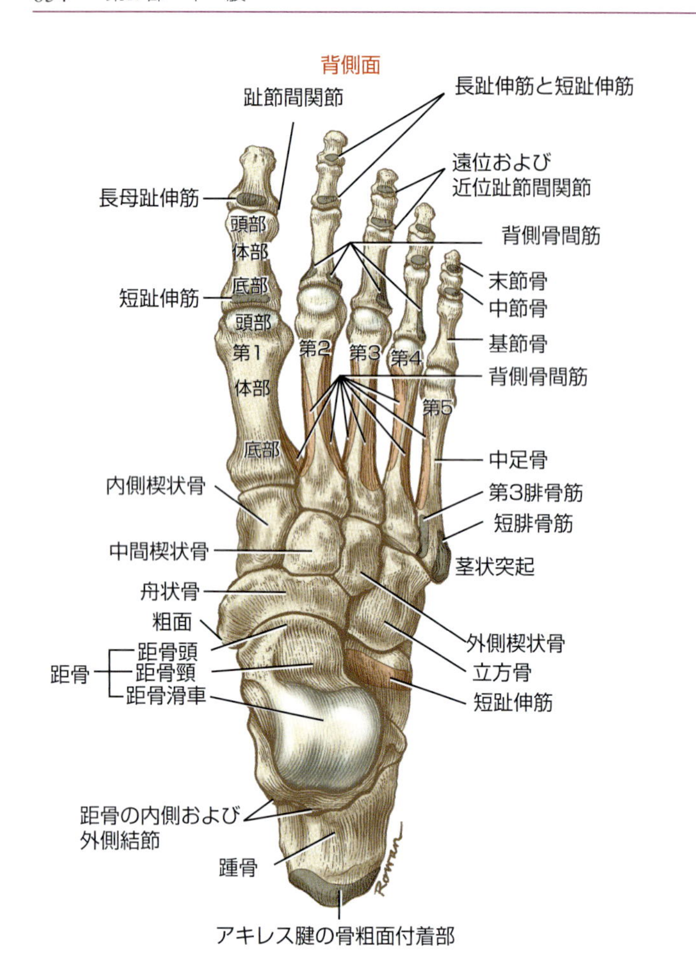

図 14.4　右足骨の背側面．近位付着部を赤で，遠位付着部をグレーで表示．

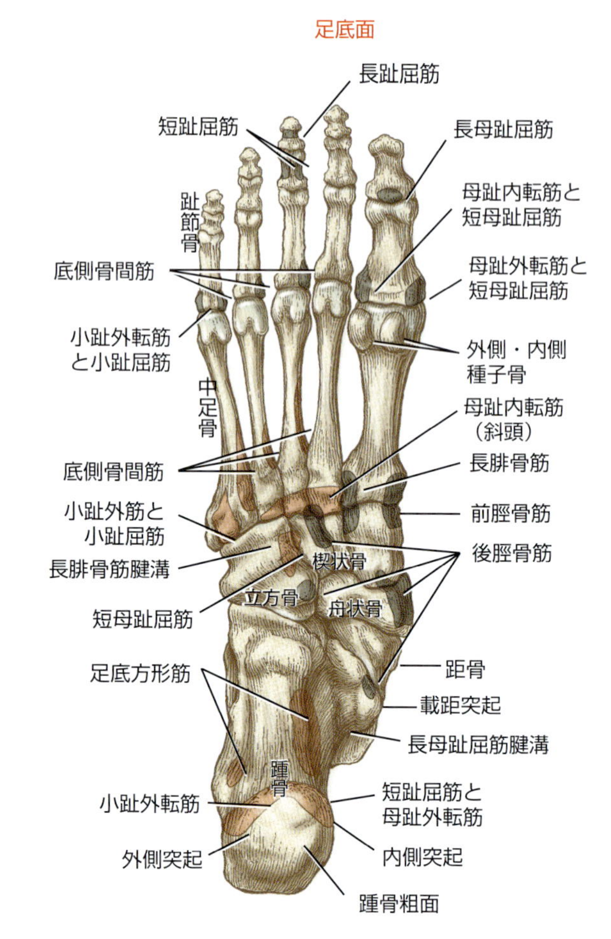

図 14.5　右足骨の底側面図．筋の近位付着部を赤で，遠位付着部をグレーで示す．

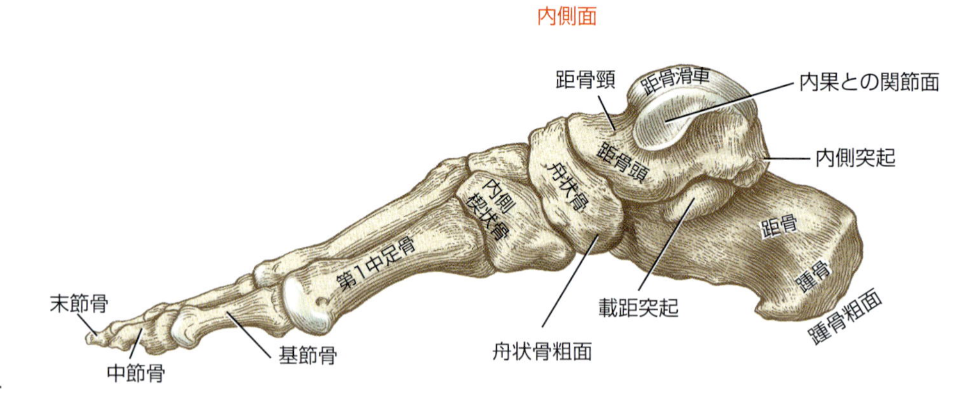

図 14.6　右足骨を内側から見た図．

る（図 14.12）．

踵骨（Calcaneus）

踵骨は最も大きな足根骨であり，歩行時に踵が接地する際の衝撃を受けることに適した骨である．大きくて表面が粗い**踵骨粗面**は，アキレス腱の付着部である．踵骨粗面の底面には，多くの内在筋と足底腱膜の付着部である**外側突起**と**内側突起**がある（図 14.5）．

踵骨は，前側面と背側面で他の足根骨に連なる．彎曲した比較的小さな前側面が立方骨に連なり，踵立方関節を形成している（図 14.7）．より大きな背側面の3つの関節面は，距骨の3つの関節面に相対する（図 14.8）．**前方・中間関節面**は比較的小さく，ほぼ平らである．一方，**後方関節面**は大きく膨らんだ形状をしており，大きくくぼんだ距骨の後方関節面に相対する．後方関節面と中間関節面のあ

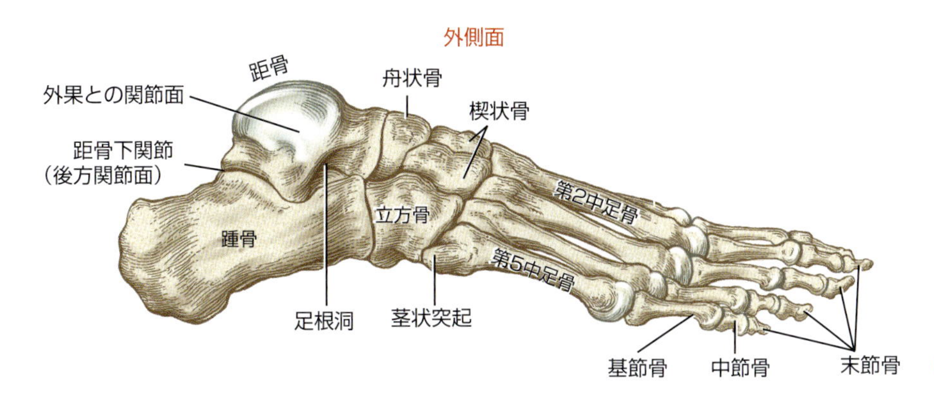

図 14.7　右足骨を外側から見た図.

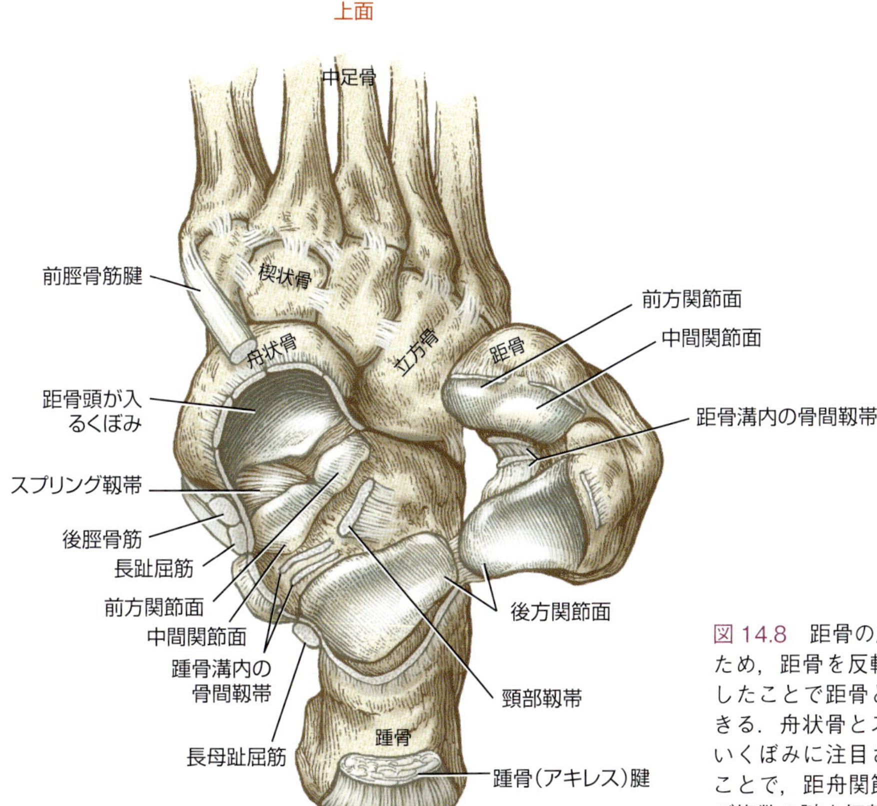

図 14.8　距骨の底側関節面と踵骨の背側関節面を表示するため，距骨を反転したところを背側面から示す．距骨を外したことで距骨と踵骨の３つの関節面を観察することができる．舟状骨とスプリング靱帯によって作られた連なる深いくぼみに注目されたい．このくぼみに距骨頭が入り込むことで，距舟関節が構成される（骨間靱帯と頸部靱帯および複数の腱を切離して表示）.

いだに走行する斜めの溝は，**踵骨溝**とよばれ，その溝には距骨下関節を接続する強固な靱帯が存在する．距骨底面と踵骨背面を合わせ，距骨下関節を相対させると距骨溝と踵骨溝が合わさり，**足根洞**（tarsal sinus）とよばれる細長い空間ができる（図 14.7）.

載距突起は，踵骨の上部から内側方向に突き出す水平な棚状の突起で（図 14.6），距骨の中間関節面を下から支える（英語の sustentaculum tali の語源は，文字どおり“距骨の棚”である）.

舟状骨（Navicular）

舟状骨は，船の形をしていることから名づけられた骨である（“navy” = 海軍）．近位のくぼんだ関節面は距骨頭に連なり，距舟関節を形成している（図 14.4）．遠位の関節面は３つの平らな関節面からなり，それぞれ３つの楔状骨に連なる.

舟状骨の内側面には**舟状骨粗面**があり，成人では内果の先端から約 2.5cm 前下方で触れることができる（図 14.6）．この舟状骨粗面は，後脛骨筋のおもな遠位付着部の１つとして知られる.

内側・中間・外側楔状骨（Medial, Intermediate, and Lateral Cuneiforms）

楔状骨（ラテン語で“くさび”）は，舟状骨と内側にある中足骨３本のあいだを埋めるスペーサーの役割を担う骨である（図 14.4）．また，横アーチの形成にも関与し，中足部背側面に膨らみをもたらす．

立方骨（Cuboid）

骨の名称からもわかるとおり，立方骨には6つの面がある．そのうち3つは足根骨に連なり，遠位では第4，5中足骨に連なる（図14.4, 14.5, 14.7）．そのため立方骨は手根骨における有鉤骨と似ているといえる．

立方骨は，後側面全体で踵骨に連なっている（図14.4）．一方，内側面では，楕円形の関節面を介して外側楔状骨に，小さな関節面を介して舟状骨に連なっており，そしてその底面には長腓骨筋腱が走行する非常に大きな溝がある（図14.5）．

▶足部における列 Rays of the Foot

前足部の列は，各中足骨とそれに連なる趾骨で形成された機能区画として定義されている．

中足骨（Metatarsals）

5本の中足骨は，遠位に位置する足根骨と趾骨のあいだをつなぐ骨である（図14.4）．それぞれの中足骨は，内側から第1，第2と第5まで番号をつけてよばれている．第1中足骨は最も太くて短く，第2中足骨は一般的に最も長い中足骨である．そして，最も強固に足根骨に固定されている中足骨は，第2，3中足骨である．この形態的特徴は，歩行の蹴り出し期において，これらの部分に最も大きな力がかかることを反映したものである．それぞれの中足骨は，近位から底部，体部，そして遠位の膨らんだ頭部からなる（図14.4，第1中足骨）．中足骨底部には，隣り合った中足骨に連なる小さな関節面がある．

中足骨の体部は，長軸上で底面がくぼんだ形をしている（図14.6）．このアーチの形状は，荷重を支えやすくするとともに，腱や筋を収める空間としても機能する．第1中足骨頭の底面には，短母趾屈筋腱に組み込まれた2つの種子骨（sesamoid bones）に相対する関節面がある（図14.5）．そして第5中足骨の底部外側には，短腓骨筋の遠位付着部である非常に大きな茎状突起がある（図14.7）．

中足骨の形態特徴
- 底部（隣り合う中足骨との関節面を有する）
- 体部
- 頭部
- 茎状突起（第5中足骨のみ）

趾骨（Phalanges）

手と同様に，足には14個の趾骨がある．外側4本の足趾には，基節骨，中節骨，末節骨の3つの趾骨がある（図14.4）．対して，一般的に母趾とよばれる第1趾は，基節骨と末節骨の2つからなる．通常，これらの趾骨は，近位の底部，体部，頭部から構成される．

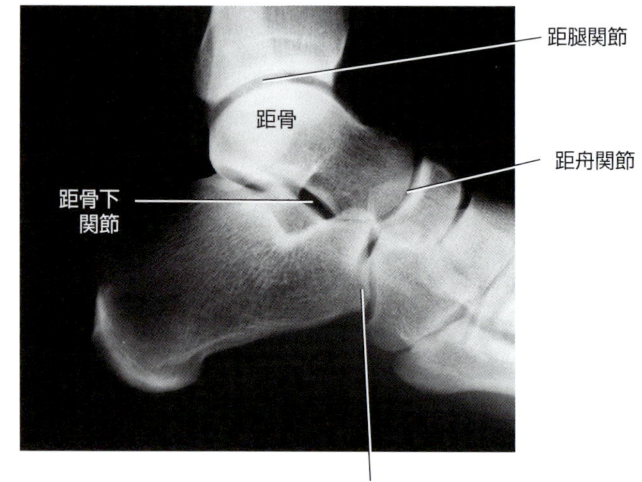

図14.9　足部と足関節の主要関節である距腿関節，距骨下関節，踵立方関節，距舟関節を示したX線画像．距舟関節と踵立方関節は，それぞれ横足根関節の一部を構成している．距骨がこれらの関節の中央に位置することに着目されたい．

趾骨の形態特徴
- 底部
- 体部
- 頭部

関節学

呼称の方法によって異なるものの，足関節と足部には最大14の関節または関節群が，その構造と機能に関与する．これらすべての関節の動きが，足部，足関節の身体運動学に不可欠であることはいうまでもないが，本章ではこれらのなかから，とくに距腿関節，距骨下関節，横足根関節の3つの関節（図14.9）の相互作用について述べる．距骨はこれらの3関節のすべての動きにかかわっており，また複数の骨に連なるという位置的条件が，その複雑な形状と，70%もの表面積が関節面で覆われているという特異性に表れている．そのため，距骨の形状を理解することが，足関節と足部の運動の理解において非常に重要なポイントとなる．

運動表現に関する用語
Terminology Used to Describe Movements

足部と足関節の運動を表現する用語には，基本用語と応用用語の2つがある．基本用語とは，3つの基準軸に

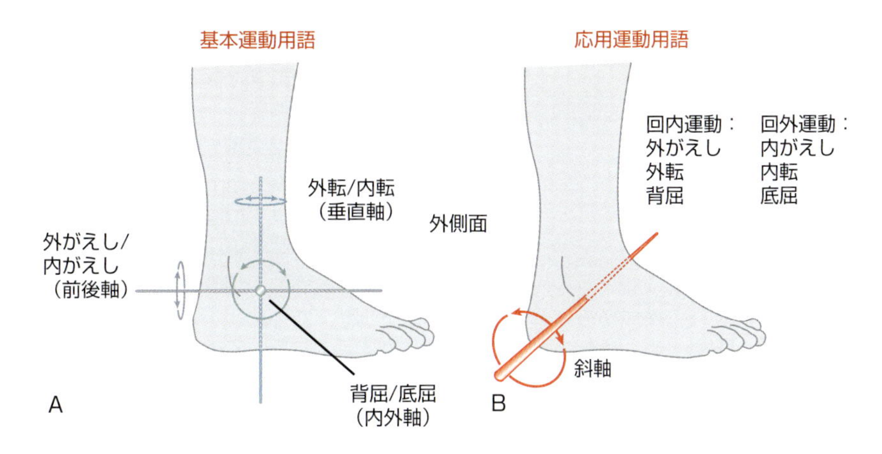

図14.10　(A) 基本運動用語は，3つの基準軸（垂直軸，前後軸，内外軸）に対して垂直に起こる足関節と足部の動きとして定義されたものである．(B) 応用運動用語は，足部と足関節にいくつか存在する斜めの回転軸に対して垂直に起こる動きとして定義されたもので，最も主要な動きは回内と回外として定義されている．

対して垂直に起こる足部と足関節の運動として定義されたものである（図14.10A）．背屈（dorsiflexion: 伸展）と底屈（plantar flexion: 屈曲）は，内外軸を中心に矢状面上に生じる運動であり，内がえし（inversion）と外がえし（eversion）は，前後軸を中心に前額面上に生じる運動である．そして外転（abduction）と内転（adduction）は，垂直（上下）軸を中心に水平面（横断面）上に生じる運動である．しかしながら，先に述べた足部と足関節における主要な3関節の回転軸は，図14.10Aで示す基準軸上にはなく，それぞれから外れた位置（斜め）にある．そのため，これらを基準軸を中心とした基本用語で表現することは不適切である．

そこで，これらの基準軸から外れた軸を中心とする足関節と足部の運動を表現するために，応用用語が生み出された（図14.10B）．回内（pronation）とは，外がえし，外転，背屈の要素をもつ運動であり，それに対して回外（supination）とは，内がえし，内転，底屈の要素をもつ運動である．図14.10Bに，斜めに走行する回転軸の例を示す．実際の主要関節の回転軸の位置は，ここで示した軸の角度とは異なるが，おおよその走行方向は同じである．それぞれの主要関節の回転軸の詳細については後述する．

回内・回外運動は，3平面運動とよばれているが，これは誤解を招きやすい呼称である．なぜなら3平面運動とよぶことで，本来，同時にすべての面から外れた運動を行うにもかかわらず，あたかも1面上の動きを3つ続けて行うような印象（例：外がえしを行い，外転し，最後に背屈運動を行う）を与えるからである．回内・回外は，同じ面上に生じる運動である．表14.2に，足部と足関節の運動を表す用語とともに，それぞれの軸と面における異常肢位や変形を表す用語を示す．

足関節にかかわる関節の構造と機能

Structure and Function of the Joints Associated with the Ankle

解剖学的に足関節は距腿関節とよばれ，1つの関節としてとらえられている．しかしながら，近位・遠位脛腓関節などの骨間膜でつながれた脛骨と腓骨の連なり（図13.3参照）も，足関節の重要な構成要素である．これらの関節は機能的に足関節に関与していることから，近位・遠位脛腓関節も足関節機能に関連するものとして以下に紹介する．

▶近位脛腓関節 Proximal Tibiofibular Joint

近位（または上）脛腓関節は，膝関節の直下および外側に位置する滑膜関節であり，腓骨頭と脛骨外側顆の後外側面によって形成される（図13.4参照）．関節面は平らで，やや楕円の形をしており，その表面は関節軟骨で覆われている[175]．機能的に膝関節から独立しているものの，解剖学的には，これらの2つの関節包には一部つながりがあることが知られている[145]．

近位脛腓関節の関節包は，前後の靱帯，および大腿二頭筋腱の一部が関節を取り囲むような状態で補強されている（図13.7, 13.9）．また膝窩筋腱も，関節の後側面を走行することで，この関節の安定性に寄与している．献体を用いた実験では，歩行時にかかる力やトルクによって，近位脛腓関節には1～3mmの動きが生じることが報告されている[162]．大腿二頭筋と膝の外側側副靱帯にかかる力を腓骨から脛骨に効率的に伝えるためにも，近位脛腓関節の安定性は必要である．まれではあるが，外傷による近位

表 14.2　足関節と足部の動きと変形を表す用語

動き	回転軸	運動面	変形または異常肢位
底屈 背屈	内外側軸	矢状面	尖足変形（pes equinus） 踵足変形（pes calcaneus）
内がえし 外がえし	前後軸	前額面	内反（varus） 外反（valgus）
外転 内転	垂直軸	水平面	外転（abductus） 内転（adductus）
回外 回内	斜走軸（関節によって異なる）	それぞれの構成角度は異なる内がえし，内転，底屈 それぞれの構成角度は異なる外がえし，外転，背屈	変形によって異なる．通常，回外運動の構成要素を用いて表現する 変形によって異なる．通常，回内運動の構成要素を用いて表現する

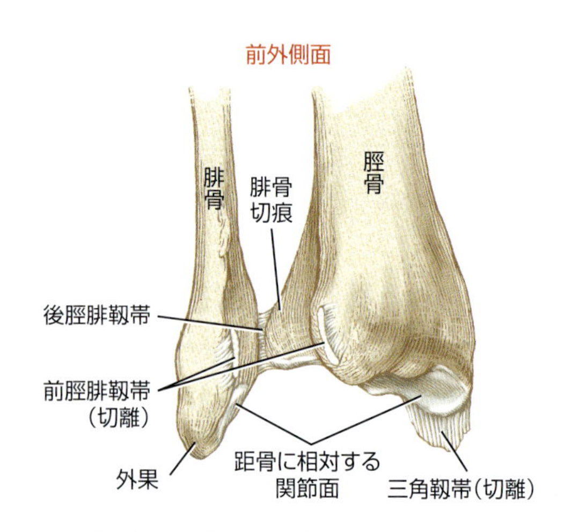

図 14.11　腓骨側の関節面を観察できるように，腓骨を関節面から外し，前外側から右遠位脛腓関節を見た図．

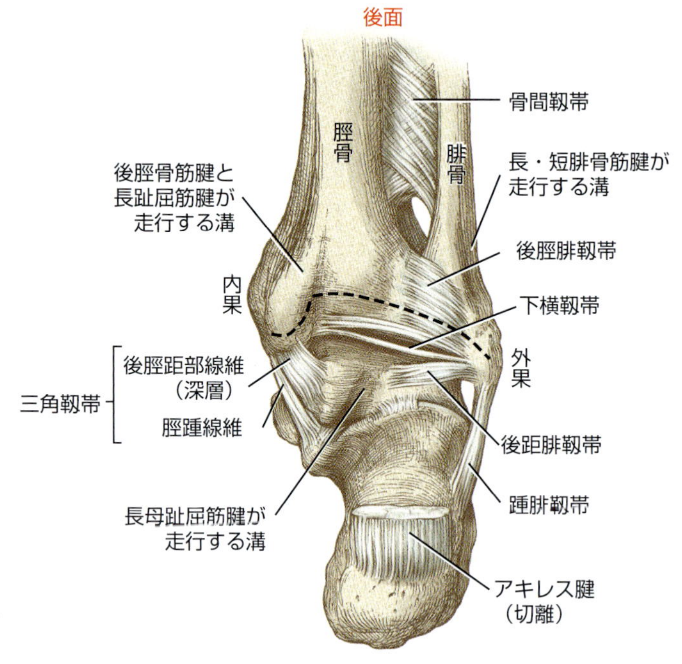

図 14.12　遠位脛腓関節，距腿関節，距骨下関節の靱帯が観察できるように右足関節付近を後ろから見た図．点線は距腿関節関節包の近位付着部を示す．

脛腓関節での急性的な二次脱臼が文献に報告されたことがある[77].

▶遠位脛腓関節 Distal Tibiofibular Joint

遠位脛腓関節は，腓骨遠位部内側面と，脛骨の腓骨切痕とのあいだで形成される関節である（図 14.11）．解剖学者の多くは，遠位脛腓関節は線維でつながれた不動結合の一種で，骨間膜を介した**靱帯結合**であると考える．また後述のとおり，遠位脛腓関節にもわずかな動きがあり，おもに距腿関節の背屈時に動く．

遠位部で脛骨と腓骨を最も強固に結合する組織は，**骨間靱帯**（interosseous ligament）である（図 14.3）．この靱帯は，脛骨と腓骨のあいだに存在する**骨間膜**が延長したものである．また**前・後遠位脛腓靱帯**（anterior and posterior tibiofibular ligaments）も関節の安定性に寄与している（図 14.11, 14.12）．脛骨と腓骨の遠位部における安定性は，距腿関節の安定性と正常な機能にとって，なくてはならないものである[199].

遠位脛腓関節の靱帯
- 骨間靱帯（骨間膜）
- 前脛腓靱帯
- 後脛腓靱帯

▶距腿関節 Talocrural Joint

関節の構造

距腿関節または足関節は，距骨滑車（ドーム）と距骨の両側面，そして脛骨と腓骨の遠位に位置する内果と外果のあいだにある長方形の空間に形成される関節である（図 14.3, 14.9）．距腿関節は，大工仕事で使われる“ほぞ継ぎ”にたとえられる（図 14.13）．ほぞ継ぎ近位部の凹型は，

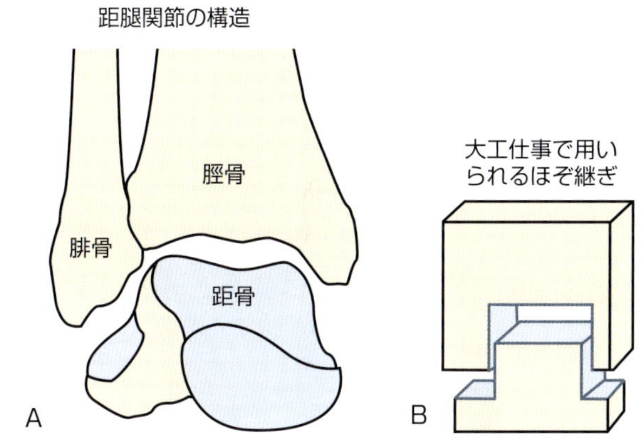

図 14.13　距腿関節（A）とほぞ継ぎ（B）の類似性を示す．非常に多くの関節軟骨（青）で覆われた距骨に注目．

脛骨と腓骨を結合する靱帯によって支えられている．距腿関節の安定性の多くは，この距骨滑車を囲む関節構造に委ねられる[189, 199]．

ほぞ穴側となる距腿関節窩には，下腿と足部のあいだにかかる力を受けうるだけの安定性が必要である．個人差はあるものの，立位では，およそ90～95％の圧縮力が脛骨から距骨にかかり，残りの5～10％が腓骨と距骨外側部にかけられる[25]．距腿関節の関節軟骨の厚みはおよそ3mmで，ピーク荷重時には30～40％もの厚みが圧縮される[198]．関節内の軟骨下骨組織は，このような負荷を吸収するメカニズムによって，その損傷から守られている．

靱　帯

距腿関節の**関節包**は，距骨と，長方形のソケットの形をした距腿関節窩とのあいだの安定性を保持する側副靱帯によって補強されている．また，ほぞ穴自体の強さに加え，靱帯内には機械受容器（おもに**自由神経終末**と**ルフィニ小体**）が存在し，筋が無意識に収縮することで，足関節周囲が守られている[147]．

距腿関節の内側靱帯は，その形状から**三角靱帯**とよばれている．三角靱帯（deltoid ligament）の頂点で内果先端に付着する部分には厚みがあり，**表層部**はそこから4本に分岐している（**図 14.14**）[26]．表層線維部のそれぞれの遠位付着部を図14.14と以下に示す．一方，表層から独立した**深層線維部**は，内果と距骨内側に付着している．おもに距腿関節内側の接続を担っている構造が，これら前後の深層にある脛距部線維（図14.14では見えない）である．なかでも，距骨内側突起の上前部に付着する後脛距部は，三角靱帯のなかで最も厚みがある線維群である（図14.12）[26]．

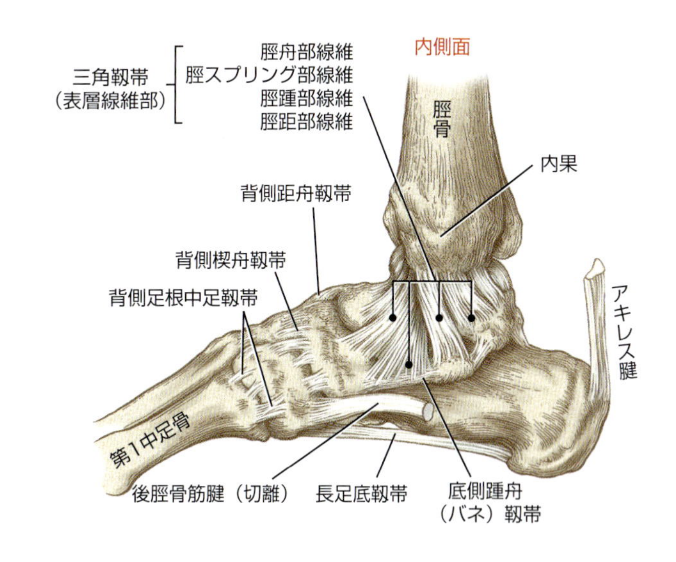

図 14.14　三角（内側）靱帯を強調する右足関節の内側図．4組の表層部線維の遠位付着部は黒点で示す．

三角靱帯の遠位付着部

表層線維部

脛舟部線維は，舟状骨粗面の上部，距舟関節のすぐ遠位の部分に付着している．

脛スプリング部線維は，中足部のスプリング靱帯（底側踵舟靱帯）に合流する．

脛踵部線維は，踵骨の載距突起に付着する．

脛距部線維は，距骨の内側突起の前方に付着する．

深層線維部

前後の脛距部線維は，距腿関節の関節面に沿って距骨の内側面に付着する．

三角靱帯のおもな機能は，足関節の内側を補強することである．そして距腿関節，距骨下関節，距舟関節の外がえしを制限する．また三角靱帯の線維は，さまざまな方向に走行していることから，距腿関節窩や外側靱帯群とともに，足部に対する下腿遠位部の回旋運動も制限している[26, 199, 201]．三角靱帯の損傷は，三角靱帯そのものが強固であることに加え，外果が過度な外がえし運動を制限する骨壁として機能することから，非常にまれである．そのため三角靱帯が損傷するときは，単独損傷よりも，遠位脛腓関節（靱帯結合），外側靱帯群，スプリング靱帯（後述），骨（骨折または打撲）など，他部位の損傷を合併することが多い[88, 159]．そして，これらの外傷は，ジャンプの着地ミスや，足部に荷重をかけた状態での下腿のねじれなど，外がえしと外転（外旋）に伴って生じることが多く，重症になりやすい（さまざまな書籍において，足関節の外転と外

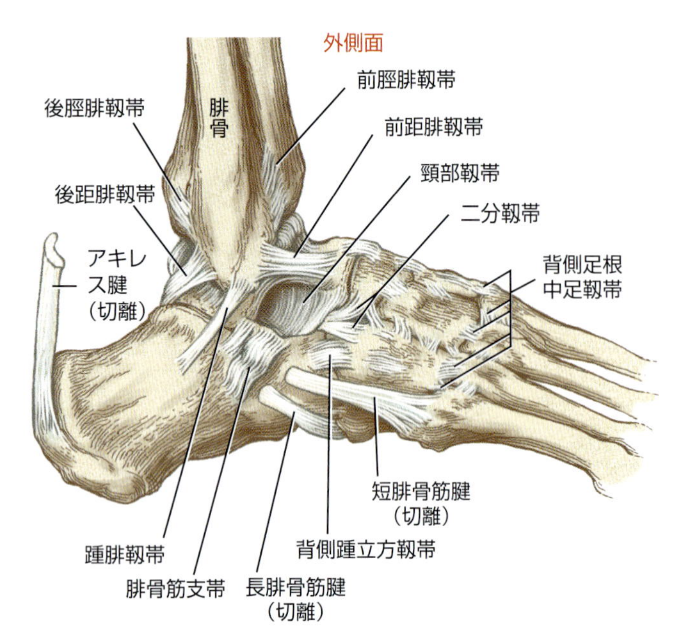

図 14.15　外側靱帯群を強調する右足関節の外側図.

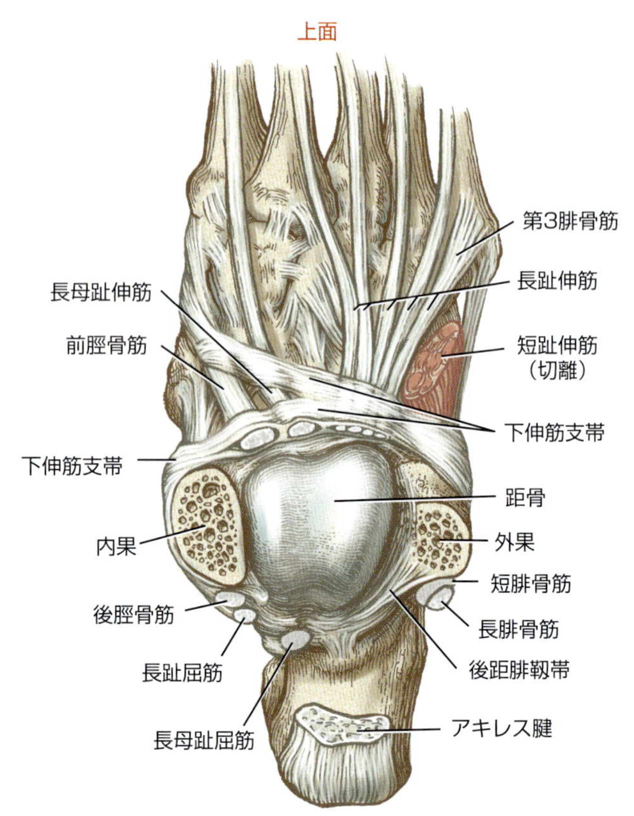

図 14.16　右の距腿関節の横断面を観察できるように上から見た図．腱を途中で切離し，内果と外果を取り外した状態で距骨を残している.

旋は同様の意味で用いられるが，荷重時における足部に対する足関節の過度な外転とは，固定された距骨に対して下腿が内旋するということを指す）.

足関節の**外側靱帯群**には，前・後距腓靱帯と踵腓靱帯がある．さまざまな線維群が織り重なる三角靱帯とは異なり，外側靱帯群は，それぞれ解剖学的に独立した靱帯として存在する（図 14.15）．典型的な足関節捻挫は，過度な内がえしによって生じるもので，足関節捻挫の 80％以上は，これら外側靱帯群の損傷である[89, 201]．内反捻挫が頻発する要因には，歩行時に踵骨が軽度の内反位で踵接地すること，そして内果にはその動きを制する骨壁としての機能がないことがあげられる.

前距腓靱帯（anterior talofibular ligament）は，外果の前方に付着し，距骨頸に向かって前内側方向に走行する（図 14.15）外側靱帯群のなかで最も損傷頻度が高い靱帯である[57]．損傷の発生メカニズムは，過度な内がえしと足関節の内転（内旋）であるが，とくに，これらの動きが足関節の底屈と同時に起こったときに起こりやすい．たとえば，無意識のうちに穴に足を踏み入れてしまったり，誰かの足の上に着地してしまったりした場合などである．一方，**踵腓靱帯**（calcaneofibular ligament）は，外果先端から下後方に走行し，踵骨の外側面に付着する靱帯（図 14.15）で，（とくに，足関節が最大限背屈位にあるとき）距腿関節と距骨下関節の内がえしを制限する．このように，背屈から底屈までの全可動域における距腿関節の内がえしは，前距腓靱帯と踵腓靱帯の 2 つの靱帯によって制限される．そして外側靱帯損傷の 2/3 には，これら両方の靱帯の損傷が認められる[58].

> **足関節外側靱帯に含まれる 3 つのおもな靱帯**
> - 前距腓靱帯
> - 踵腓靱帯
> - 後距腓靱帯

後距腓靱帯（posterior talofibular ligament）は，外果の後内側部と距骨の外側結節間をつなぐ靱帯で（図 14.12, 14.15），その線維は，距腿関節の後側面をほぼ水平に走行する（図 14.16）．おもな役割は，距腿関節窩（ankle mortise）内に距骨をとどめることで，とくに，足関節背屈位において距骨の過度な外転（外旋）を制限する[31, 60].

下横靱帯（inferior transverse ligament）は小さな線維束で，後距腓靱帯の一部として考えられている（図 14.12）．この線維束は，内側方向に走行して内果の後側面に付着し，距腿関節の後側壁の一部をなしている.

以上をまとめると，足関節の内側および外側にある靱帯は，それぞれ足関節の過度な外がえしと内がえしを制限する靱帯である．また，それぞれの靱帯が前後，斜めに，そ

表14.3　足関節の靱帯を伸張させる動き*

靱帯	横断する関節	靱帯を伸張させる動き
三角靱帯（脛距部線維）	距腿関節	外がえし：背屈とそれに付随する果関節窩内距骨の後方滑り
三角靱帯（脛舟部線維）	距腿関節 距舟関節	外がえし，外転，底屈とこれらの動きに付随する果関節窩内距骨の前方滑り
三角靱帯（距踵部線維）	距腿関節，距骨下関節	外がえし
前距腓靱帯	距腿関節	内がえし，内転，底屈とこれらの動きに付随する果関節窩内距骨の前方滑り
踵腓靱帯	距腿関節 距骨下関節	内がえし，内転，背屈とこれらの動きに付随する果関節窩内距骨の後方滑り 内がえし
後距腓靱帯	距腿関節	外転，内がえし，背屈とこれらの動きに付随する果関節窩内距骨の後方滑り

* 不動の下腿部に対して負荷がかかっていない足の運動に基づく情報である．

れぞれの角度をもって走行していることから，距腿関節窩内における距骨の前後の動きも制限する[60, 199]．のちの関節運動で詳細を述べるが，足関節の底・背屈には，距骨の前後の動きが必要である．そのため，足関節の過度な背屈，底屈位では，これらの側副靱帯にも張力がかかる．

距腿関節の靱帯のなかには，距骨下関節や距舟関節など，同時に他の関節にまたがる靱帯も多く，そのため，これらの靱帯は複数の関節の安定性に寄与するといえる．表14.3に，足関節における動きと，それらの動きによって張力が加えられる靱帯をまとめる．この表を見ることで，靱帯損傷のメカニズムのみならず，靱帯とストレステストの方向の関係性や，可動域を広げるための徒手療法の妥当性など，日々臨床で行っていることを，“なぜ，そのように行うか”について確認することができる．

骨運動

距腿関節は，1つの関節軸を中心とした運動を行う関節である．これとは異なる記述をしている書籍もあるが[170]，本章では，距腿関節は距骨と両果先端を通る軸[84]を中心に回転運動を行う関節として述べる．外果は内果より下後方にあるため，関節軸の位置は純粋な内外軸から，少し外れたところにある．図14.17A, Bで示すとおり，足関節の関節軸（赤線）は，外側から内側方向に両果と距骨を通り，上前方向斜めに存在する[113]．この関節軸は，純粋な内外軸から前額面上で約10°（図14.17A），水平面で約6°（図14.17B）外れた位置にあり，この関節軸の位置によって，足関節の背屈には外転と外がえしの運動要素が，底屈には内転と内がえしの運動要素が含まれる[167]．ゆえに厳密には，距腿関節は回内・回外を行う関節であるともいえる．しかしながら，足関節の関節軸は，純粋な内外軸からわずかに外れているだけであるため，足関節の回内・回外の構成要素のうち，底屈・背屈が占める割合が圧倒的に大きく（図14.17D, E）[110, 169]，水平面と前額面上の動きは非常に小さいことから，臨床上での足関節は，ほぼ底・背屈のみを行う関節として扱われる．

足関節の0°（中立位）とは，距腿関節において，足部が下腿に対して90°屈曲した位置として定義される．計測方法によって報告値は異なるものの[18, 66, 167]，足関節はこの0°の位置から，およそ15～25°の背屈運動と40～55°の底屈運動を行う．実際には，これらの全可動域の20～30%は，足部の他の関節の動きが足関節の動きに含まれたものであるとの報告もある[157]．また，足関節の背屈と底屈の評価においては，足が自由に回旋できる非荷重状態での評価だけでなく，地面に足を固定して下腿を前傾させる荷重時の評価も必要である．

関節包内運動

まず，足が自由に動くことができる非荷重状態の関節運動について紹介する．足関節が背屈するとき，距骨は後方に滑りながら，前方へ転がる（図14.18A）．この後方への滑りが生じることによって，前方に動くことができない距骨を前方へ転がらせることができる[32, 197]．距骨と踵骨が一体となって後方に滑ると，踵腓靱帯に張力がかかる．一般的に，距骨が後方への滑りを行うと，足関節の側副靱帯にも張力がかかるため，足関節背屈位では，これらの靱帯は伸ばされた状態にある．図14.18で示した踵腓靱帯以外にも，足関節が背屈すると，後脛腓靱帯，後距腓靱帯，三角靱帯の後脛距部線維に張力がかかる[60]．アキレス腱などの大きな組織と比較して，これらの側副靱帯からの抵抗は少ないものの，臨床では，これらの側副靱帯の張力によって

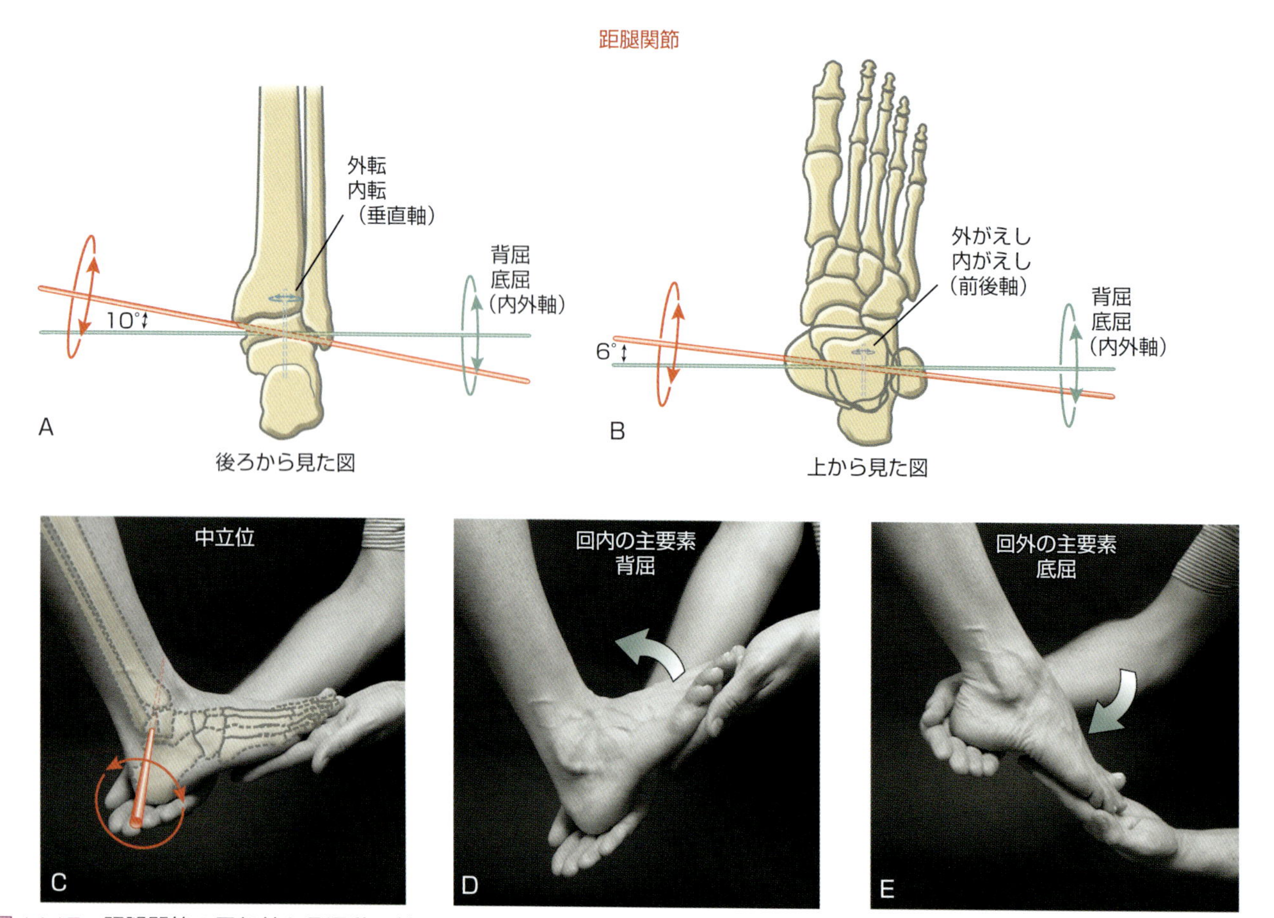

図 14.17　距腿関節の回転軸と骨運動．斜めの回転軸（赤）を後ろから（A）と上から（B），そして（C）の図に示す．運動の構成要素を（A）と（B）にまとめる．背屈はわずかな外転と外がえしという回内の要素を含んでおり（D），底屈は回外運動の要素であるわずかな内転と内がえしを含んでいる（E）ことに注目されたい．

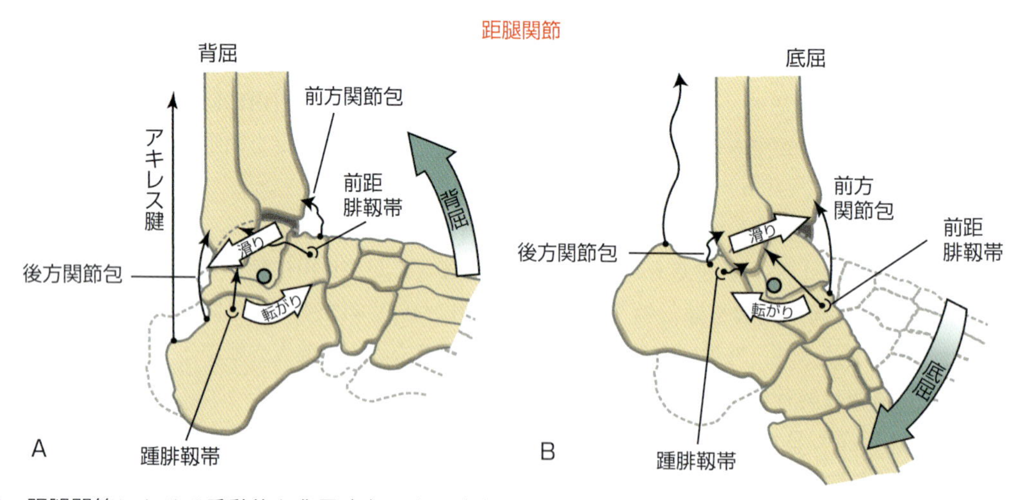

図 14.18　距腿関節における受動的な背屈（A）と底屈（B）の関節運動を外側から見た図．張力がかかっている組織を直線矢印で示し，緩んでいる組織を波状矢印で示す．

足関節の背屈の可動域が制限されることもある．靱帯損傷後や，長期に足関節を固定した際に背屈制限が生じることが，その例である[7, 40, 41]．そこで背屈の可動域を取り戻すために，下腿に対して距骨と足部を後方に滑らせる受動的な足関節のモビライゼーションテクニックがある[40, 75, 197]．距骨を後方に滑らせることで，背屈運動を制限している側副靱帯等の組織にストレッチをかける技法である．この徒手で後方に滑らせる方法は，背屈の自然な関節運動に基づいたものである．

一方，足関節が底屈する際，距骨は前方に向かって滑りながら，後方へ転がる（図14.18B）．距骨が前方に動くと側副靱帯全体に張力がかかるため，足関節が底屈すると，これらの靱帯は伸ばされる．最大底屈位において前距腓靱帯に張力がかかる様子を図14.18Bに示す（図示されていないものの，三角靱帯の脛舟部線維にも張力がかかっている．参照：表14.3）．足関節を底屈すると，背屈筋群や関節包の前側面にも張力がかかる．過度に足関節を底屈させると，とくに三角骨（距骨の後外側にまれにみられる過剰骨）があるような場合では，脛骨の遠位部と距骨の後側部がぶつかることで痛みを生じる例もある．

立脚相における距腿関節の安定化

歩行時に踵が接地すると，足底全体を接地させるために足関節は素早く底屈する（図14.19 歩行周期の0～5%）．そして足底面が接地すると，地面に固定された足に対して下腿は前傾（背屈）し，その背屈運動は離踵直後まで続く．足関節が背屈位になると，側副靱帯と底屈筋群に張力がかかり，足関節は安定する（図14.20）．また，背屈位をとることで，距骨滑車前方の幅の広い部分が距腿関節窩に相対するため，足関節は安定する．距骨滑車の前方が距腿関節窩に入り込むと，脛腓間を広げる力が加わるものの，遠位脛腓靱帯と骨間膜が，その接合を保持するように働く．距腿関節は，蹴り出し開始時（図14.19 歩行周期の40%後）に最大背屈位をとることで，関節面が広く合わさり，最も安定する“クローズパック肢位”をとる．このようにして距腿関節は，体重の4倍もの圧縮力を受ける準備を整える[176]．摩耗によって生じる（原発性の）変形性関節症が，距腿関節に比較的少ない理由には，関節面同士が広く合わさる距腿関節特有の構造が寄与していることが考えられる[161]．そのため，距腿関節における原発性変形性関節症の発生は，膝や股関節に生じる変形関節症のわずか1/9であるとの報告もある[185]．一方，外傷後の距腿関節の変形性関節症は，より一般的である[2]．外傷によって距腿関

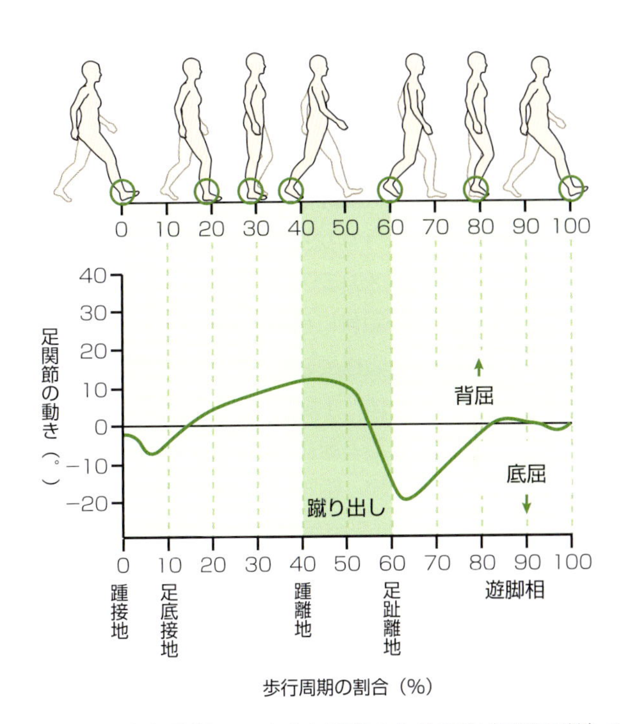

図14.19　歩行周期における主要期の右足関節（距腿関節）の可動域．蹴り出し期（歩行周期の40～60%）を濃緑で示す．

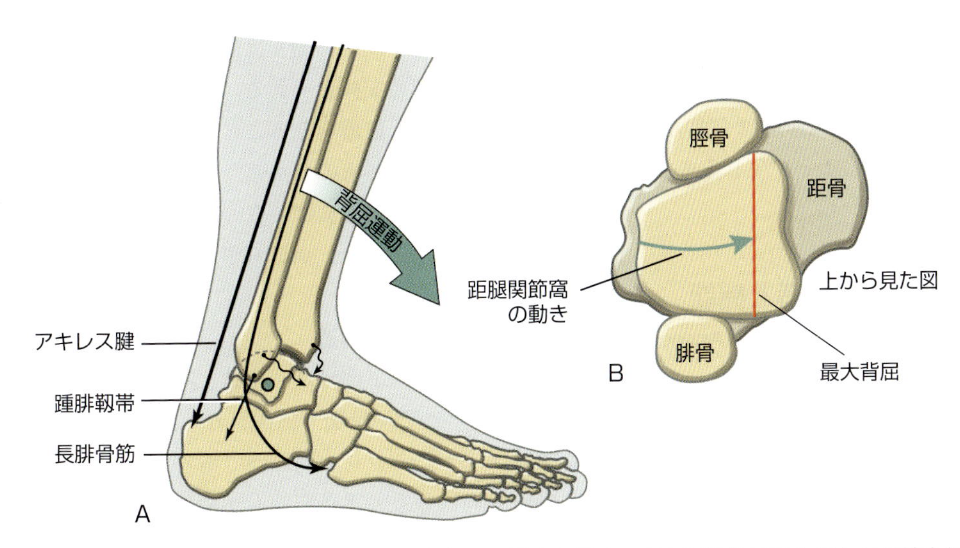

図14.20　最大背屈位で距腿関節の安定性の向上に寄与する要素を示す．(A) 受動的に張力がかかる結合組織と筋を示す．(B) 距骨の距骨滑車面の前方部分は後方部分よりも幅が広い（赤線）．背屈時に脛骨が前傾することで距腿関節窩が幅の広い距骨の前方部分に相対し，距腿関節を広げる楔の効果が生じる．

SPECIAL FOCUS 14.1

極度な背屈または底屈によって生じる足関節の障害

遠位脛腓関節の靱帯と骨間膜は，近くにある距腿関節と構造的に非常に密接した関係を有する．ジャンプや転倒に伴う**極度な背屈**によって足関節に障害が生じる際，その関係はより明らかになる．（下腿が固定された足に対して）激しく極度に足関節が背屈されると，距腿関節窩にかかわるさまざまな組織が損傷される．外力によって距腿関節窩が広がり，腓骨が本来の位置から外れることで，遠位脛腓靱帯や骨間膜に損傷が生じ，**高位足関節捻挫**（high ankle sprain）あるいは**靱帯結合捻挫**（syndesmotic sprain）とよばれるような捻挫をきたす[201]．高位足関節捻挫の発生に共通するメカニズムとしては，極度な背屈と同時に距腿関節窩内の距骨に極度の**外転**（外旋）トルクがかかることがある．この極度な動きは，右足関節が背屈位で着地するときに，身体と下腿が素早く**左方向**に回旋する（固定された足に対して下腿が無理やり**内旋**される）ときに起こる．また，その際，距腿関節窩に過度な**外がえし**も生じる[201]．このような高位足関節捻挫の発生メカニズムを模擬的に再現した研究によると，このとき，最も大きなストレスがかかっている靱帯は前距腓靱帯で，次に三角靱帯の前方線維（距舟関節に向かって走行し，関節をまたぐ線維）であったという．これらの靱帯には，理論的に靱帯損傷を引き起こすに足る８～９％もの張力がかかることが報告されている．

高位足関節捻挫または靱帯結合捻挫は，全足関節捻挫のおよそ10％であるとされており[201]，これはまれといわれる外反捻挫とほぼ同じ割合である．高位足関節捻挫では，複数の組織に損傷が生じるため，一般的な内反捻挫と比べ，治癒日数も長くなる[117]．

距腿関節における**最大底屈位**は**ルーズパック肢位**で，多くの足関節の側副靭帯や底屈筋は，緩んだ状態にある[199]．そのうえ，距骨の幅の**狭い**部分が内外果間に相対することから，距腿関節窩も緩んでいる．その結果，最大底屈位では，脛骨と腓骨がしっかりと距骨を“つかむ”ことができなくなり，最大底屈位で荷重をかけられると足関節は不安定になる[57, 199]．そのため，ハイヒール着用時や足関節底屈位（および内反位）での着地は，足関節外側靱帯の損傷の可能性が高まる[51, 56]．

節窩の関節面が不適切に相対する状態が続くと，関節内の負荷が高まって軟骨が損傷し，変形性関節症へと進行する例もある．

最大背屈位で距腿関節窩が広げられると，腓骨はわずかに回旋する．厳密な定義はないものの，遠位，近位，両方の脛腓関節で，その動きが生じることが報告されている[26, 162]．この腓骨の動きは，伸ばされた前後の（遠位）脛腓靱帯と骨間膜の張力によって生じるものと考えられている．

足部にかかわる関節の構造と機能

Structure and Function of the Joints Associated with the Foot

▶距骨下関節 Subtalar Joint

距骨下関節はその名のとおり，距骨の下に位置する関節である（図 14.9）．距骨下関節の動きを理解するためには，非荷重の状態で踵骨を左右にねじったり，回旋させたりしてみるとよい．このように踵を動かしても，距骨は距腿関節内にすっぽりと納まっているため，ほぼ動きはない．このように固定された距骨に対する踵骨の動きが，非荷重時における回内・回外である．一方，歩行の立脚相など，荷重時における回内・回外では，下腿と距骨が一体として，地面に固定された踵骨に対して動く．荷重時におけるこの距骨下関節の動きは，足部の運動を理解するうえで，非常に重要な概念である．足部が，足関節や下腿の位置から独立した位置をとることができるのも，この距骨下関節の動きによるものである．この機能は，急な坂道を横断するとき，足幅を広げて立つとき，歩行や走行時に急に方向転換をするとき，揺れるボートの上に立つときなどにも必要である．

関節面の構造

距骨下関節は，距骨と踵骨の後方・中間・前方関節面の3つの関節面で構成される．図 14.21 の黄色で示した部分が，これらの関節面である．

最も大きな関節面が**後方関節面**で，全距骨下関節面の約70％を占める．踵骨側の膨らんだ後方関節面の上に，距骨側のくぼんだ後方関節面が載っている．この鍵と鍵穴のように組み合わさる構造と，靱帯，体重，筋の働きとが，強

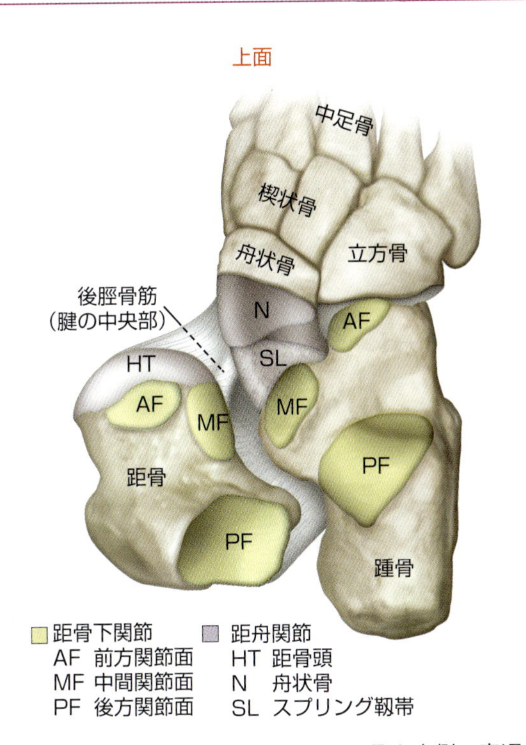

図 14.21 距骨底面を観察できるように距骨を内側に裏返した状態の右足を上から見た図．距骨は三角靱帯によって他の足根骨につながれる．**距骨下関節**の関節面を**黄色**で，**距舟関節**の関節面を**薄紫**で示す．距骨を元の位置に戻すと，前方関節面（AF），中間関節面（MF），後方関節面（PF）の3つの関節面が合わさり，距骨下関節を構成する．また距骨頭（HT）が舟状骨のくぼんだ関節面（N）とスプリング靱帯（SL）に接合し，距舟関節を構成する．厚みのある後脛骨筋腱が舟状骨粗面に向かって三角靱帯の内側を走行している．

固な後方関節面の接合を構成している．対して，前方・中間関節面は互いに密接しており，小さく，ほぼ平らな関節面を有している．距骨下関節の動きは，これら3つの関節面で生じているが，後足部の柔軟性を高めるモビライゼーションを行う際は，最も大きな後方関節面に焦点を当てて施術することが一般的である．

靱 帯

距骨下関節の後方関節面と前，中間関節面は，互いに独立した関節包を有する．大きな後方関節面は，さまざまな太さの，名前もつけられていない多くの靱帯で結合されている．表14.4に，距骨下関節をつなぐおもな靱帯を示す．踵腓靱帯は過度な内がえしを制限し，三角靱帯（脛踵部線維）は過度な外がえしを制限する（これらの靱帯の詳細については，先の距腿関節の項で述べたとおりである）．

骨間（距踵）靱帯と頸部靱帯は，直接，距骨と踵骨を接続していることから，筋以外で最も強固に距骨下関節を接合する組織である．これらの幅広く薄い靱帯は，足根洞内を斜めに走行している．そのため，図14.8のように関節

表 14.4 距骨下関節における主要靱帯のおもな機能

靱帯	距骨下関節におけるおもな機能
踵腓靱帯	過度な内がえしを制限する
三角靱帯 （脛踵部線維）	過度な外がえしを制限する
骨間靱帯（距踵） 頸部靱帯	双方の靱帯が距骨を踵骨につなぎとめる．全方向の動き，とくに内がえしを制限する

面を開いてみないかぎり，これらの靱帯を見ることはできない．骨間（距踵）靱帯は，前後2つの平らな線維束からなる靱帯である．これらの線維束は，踵骨溝から上方に向かって走行し，相対する距骨溝に付着している．頸部靱帯は骨間靱帯より大きく，踵骨溝の外側に付着し，斜めに走行する．そして踵骨側の付着部から上内側方向に走行し，距骨頸部の下外側面に付着している（このことから頸部靱帯という名でよばれている．図14.15）．骨間靱帯と頸部靱帯は，距骨下関節のすべての過度な動きを抑制するが，とくに過度な内がえしを抑制することが知られている[95, 175, 188]．

これらの足根洞内に存在する靱帯が，距骨下関節の安定性に寄与する主要な組織であることはよく知られているものの，その機能のすべてはいまだ明らかではない．そのため，これらの靱帯の損傷を評価する標準的なストレステストも定まっていない．献体を用いた研究では，踵骨に内外方向に横滑りの力を加えることで，骨間靱帯に負荷をかけられることが報告されており[188]，これは骨間靱帯が距骨下関節の内がえしを抑制するという，これまで想定されてきた機能に合致している．

運動学

距骨下関節は3つの関節面間を互いに滑りながら，距骨と踵骨のあいだで曲線を描くように動く．個人差があるものの，その関節軸は，踵の外後側から前内上方向に向かって距骨下関節を通るといわれ（図14.22A～C：赤線）[84, 115, 143]，水平面から42°（図14.22），矢状面から16°（図14.22B）の位置にある[115]．

距骨下関節における回内・回外とは，距骨に対する踵骨の運動（足が荷重されている場合は，踵骨に対する距骨の運動）であり（図14.22A～C 赤の輪状矢印），関節軸に対して垂直に弧を描くように動く．回内・回外は3平面運動であるが，その関節軸の傾く方向によって，内・外がえし，内・外転の2平面でとくに大きな運動が生じる（図14.22A, B）．そのため回内はおもに外がえしと外転（図14.22D），回外はおもに内がえしと内転（図14.22E）で

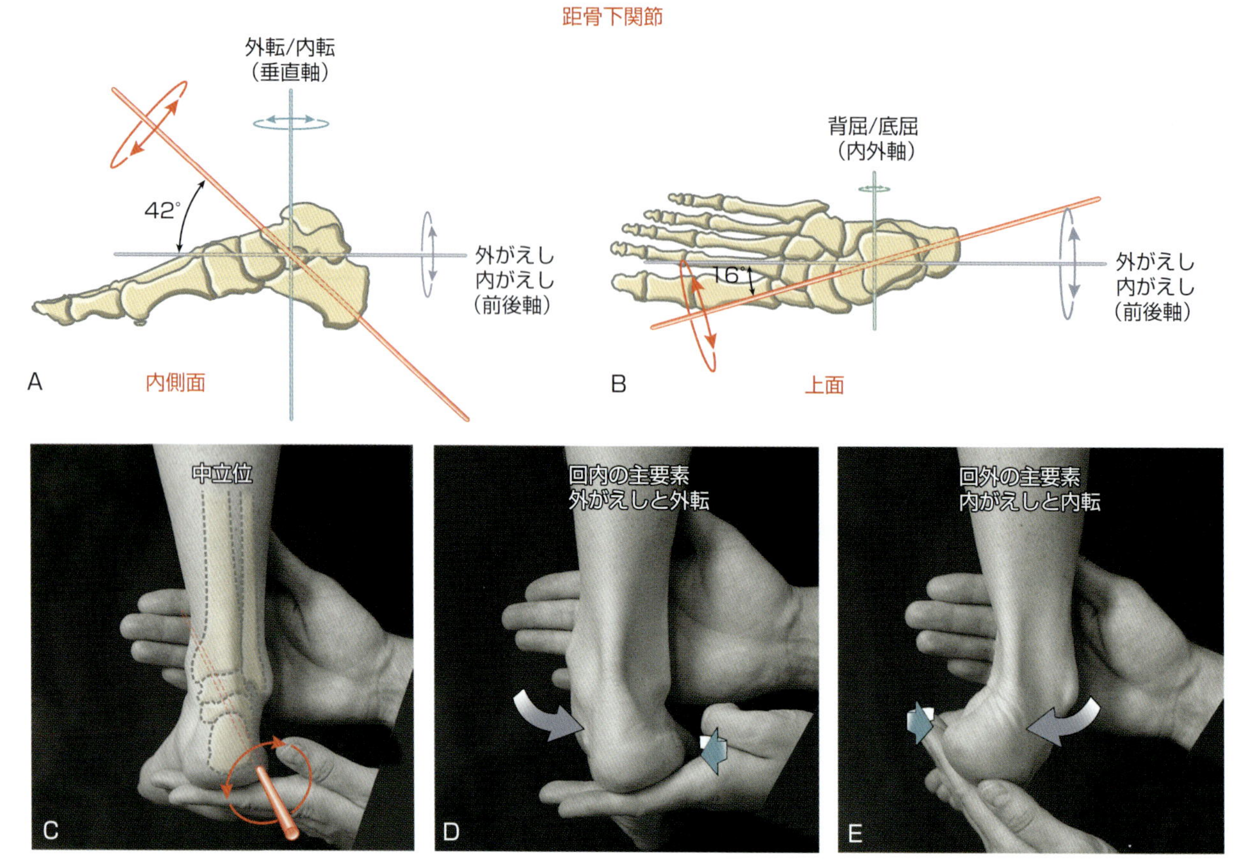

図 14.22　距骨下関節の回転軸と関節運動．回転軸（赤）を側方（A）と上方（B），後方（C）から示す．回転軸の構成要素と関連する関節運動を（A）と（B）に示す．回内運動の主要素は外がえしと外転であり（D），回外の主要素は内がえしと内転である（E）．青矢印は外転と内転を，紫の矢印は外がえしと内がえしを示す．

構成される運動といえる．距骨に対して踵骨は底背屈を行うが，動きとしては小さいため臨床的には重要ではない．

距骨下関節の骨の運動は，従来からわかりやすく表現するため，固定された距骨に対する踵骨の動きとして描かれてきた（図 14.22）．しかしながら歩行時では，体重の重みによって踵骨は地面に固定されていることから，その回内と回外運動の多くは距骨の水平面上の動きによってもたらされることとなる．距腿関節窩にすっぽりと納まる距骨の構造と，距腿関節の構造的な安定性によって，水平面上の距骨の動きは，そのまま下腿の水平面上の回旋運動として伝えられる．距腿関節内にも水平面上の動きが認められるものの，距骨，下腿全体の回旋運動と比べると非常にわずかなものである[136]．

可動域

Grimston らは，120 名（9～79 歳）を対象に，距骨下関節における内がえしと外がえしの能動（自動）的可動域を検討し[66]，内がえしが 22.6°，外がえしが 12.5° と，内がえしの可動域が外がえしの約 2 倍であったことを報告している．これは距腿関節の動きを含んだ値であるが，距骨下関節のみを検討した報告においても，同様に，内がえしのほうが，外がえしよりも大きく動くことが報告されている[12, 182]．受動（他動）的な可動域を検討した研究では，内がえしと外がえしの割合は 3：1 にも及ぶとの報告があるように[208]，受動的可動域は，能動的なものよりもさらに大きな差があることが知られている．外がえしの動きは，能動，受動ともに，より遠位まで伸びる外果と，太くて強い三角靱帯によって制限されている．

▶横足根関節（距舟関節と踵立方関節）Transverse Tarsal Joint (Talonavicular and Calcaneocuboid Joints)

横足根関節は，ショパール*関節（Chopart's joint）として知られる関節であり，距舟関節と踵立方関節という 2 つの独立した関節によって構成されている．また，図 14.23 からもわかるように，後足部と中足部のあいだに位置している．

* 横足根関節方面で足の一部を切断するための手術を開発した 18 世紀後期フランスの外科医である Francois Chopart を記念して名づけられた．

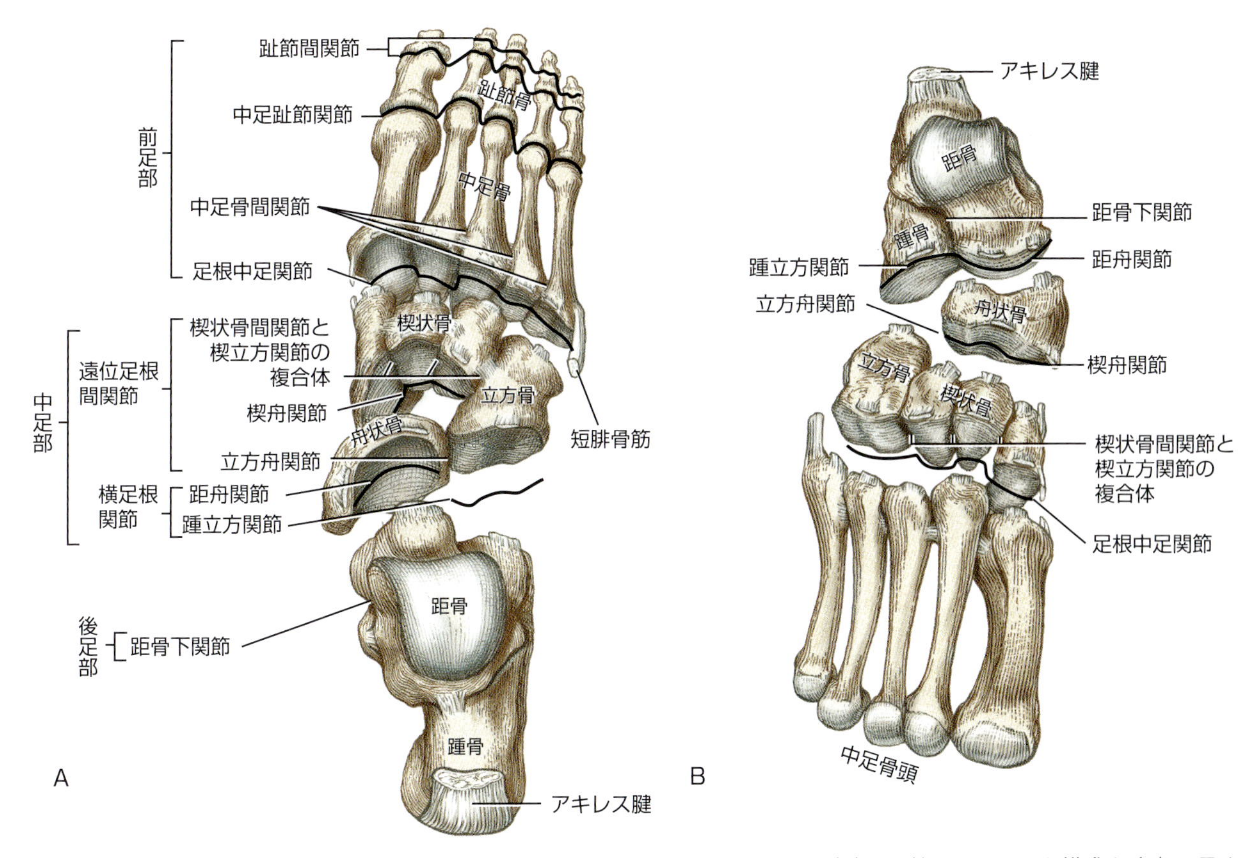

図 14.23　関節を外した状態の右足の骨を上後方から見た図（A）と上前方から見た図（B）．関節のおおまかな構成を（A）に示す．

まずは，足関節や他の足部の主要関節とは異なる横足根関節の機能的特徴について紹介する．前述のとおり，距腿関節のおもな動きは，矢状面上に生じる底屈，背屈運動である．そして距骨下関節では，その関節軸が距腿関節軸よりも斜めにあることから，内・外がえしと内・外転の2平面で運動が生じる．そして横足根関節の関節軸は，さらに斜めに走行していることから，3平面すべてに同量の動きが生じる．ゆえに，横足根関節は全方向に対応可能な関節といえる．そのため，さまざまな形状の接地面への適応が可能となり，それが，横足根関節が有する重要な機能の1つとしてあげられる（図 14.24）．

横足根関節と距骨下関節は，密接に関係しながら機能し，これら2関節の協働が，足部の回内・回外をコントロールしている．

関節構造と靱帯

距舟関節（Talonavicular joint）

距舟関節（横足根関節の内側を構成する関節）は球関節に似た構造をしており，そのため足部内側柱には，高い可動性が認められる．この可動性は後足部に対し，前・中足部がねじれる動き（内がえし，外がえし）や，曲げ伸ばし

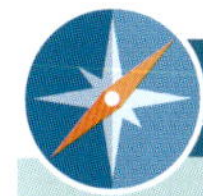

SPECIAL FOCUS 14.2

距骨下関節の臨床評価

距骨下関節の回内・回外の可動域を，標準的な角度計で計測することはきわめて難しい．それは，標準的な角度計では，他の関節の動きと複合しながら斜めに動く回内・回外運動を計測することができないからである．この問題を回避するために，便宜上，後足部（踵骨）の内がえしと外がえしの可動域を計測して，距骨下関節の動きを評価する[17, 29]．前額面上の動きである外がえしと内がえしは，回内・回外の一要素であり，決して距骨下関節のすべての動きではないことを理解していればよい．

距骨下関節の中間位は，足底板を作成するための基準位として臨床的に用いられる肢位であり[17]，距腿関節窩内で距骨の内側と外側が同じ程度に触知できる踵骨の位置である．一般的にこの中間位は，最大外反位から1/3，最大内反位から2/3の距離の位置にある．

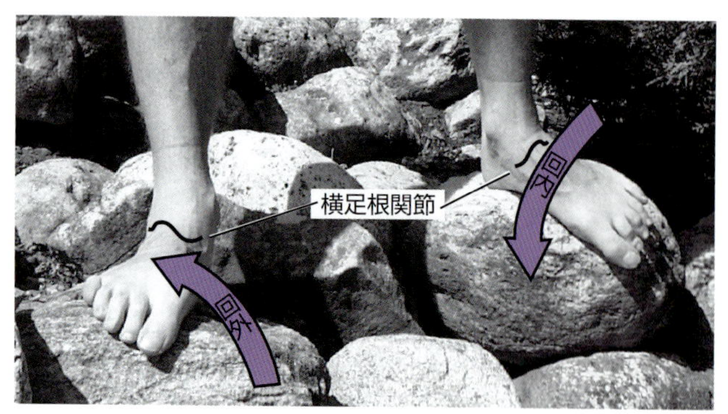

図 14.24　横足根関節が，不整地における中足部の回内・回外を可能にする．

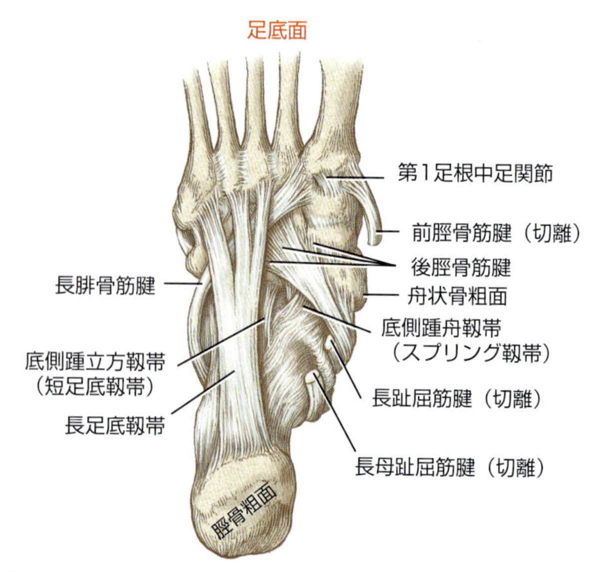

図 14.25　右足の足底面の深層部に位置する靱帯と腱．長腓骨筋と後脛骨筋腱の走行に留意する．

する運動（屈曲，伸展）として表れる．距舟関節は丸みを帯びた距骨頭と，それを受け入れるくぼんだ舟状骨の近位面，そしてスプリング靱帯からなる関節である（図 14.8）．距骨頭の丸みと，それを受け入れる舟状骨のくぼみを図 14.21 に示す．スプリング靱帯（図 14.21 では SL として描かれている）は，幅の広い帯状の線維軟骨で，踵骨の載距突起と舟状骨の内側底面をつないでいる[38, 121, 180]．脛骨に付着する三角靱帯の一部もスプリング靱帯に合流し，この靱帯を補強している[26]．またスプリング靱帯は，距骨頭の内側底面を直接支えていることから，距舟関節の床や内側壁としても機能する．立位時には，体重が距骨頭を地面に向かって内側足底方向に押し付ける力を加えるため，距舟関節の靱帯近辺には相当のサポート力が必要である．それゆえ，スプリング靱帯の損傷や緩みは，扁平足に関連するとの報告もある[140, 205]〔スプリング靱帯の正式名称は底側踵舟靱帯である．この靱帯はまったく弾性のない靱帯であることから，スプリング（＝バネ）靱帯は誤った呼称といえる．スプリング靱帯は線維軟骨で構成されていることからもわかるように，その呼称に反して伸びることはなく，伸張耐性と強さを備えた組織である．しかしながら，臨床や研究論文において，スプリング靱帯という呼称は広く一般に浸透している[121]〕．

距舟関節の関節包は，やや不規則な形状をしている．この関節を補強する靱帯を以下に示す．

距舟関節を補強し，支える靱帯のまとめ

- スプリング（底側踵舟）靱帯は距骨頭を支える線維軟骨で構成される（図 14.8, 14.21）
- 背側距舟靱帯は関節包の背側面を補強する（図 14.14）
- 二分靱帯（踵舟線維）は関節包の外側を補強する（図 14.15）
- 三角靱帯の脛舟・脛スプリング部は関節面の内側を補強する（図 14.14）

踵立方関節（Calcaneocuboid joint）

踵立方関節は，横足根関節の外側にある関節で，踵骨の前面（遠位部）と立方骨の近位面で構成される関節である（図 14.23）．それぞれの関節面は，膨らんだ部分とくぼんだ部分があり，関節面同士の横滑りを防ぐために楔が連結したような形をしている．踵立方関節は距舟関節よりも，とくに前額面と水平面上の可動性が低いことが知られている．そのため足部の外側柱の安定性は，踵立方関節の可動性の低さによってもたらされているといえる．

踵立方関節の外側背面の関節包は，背側踵立方靱帯（図 14.15）によって補強されている．また，この靱帯以外で踵立方関節を補強する靱帯は 3 つある．1 つ目は Y 字型をした二分靱帯で，Y 字の根本部分は踵立方関節背面のすぐ近位の踵骨に付着する．そして，内側と外側の線維に分岐し，内側（踵舟）線維は，距舟関節を補強し，外側（踵立方）線維は，踵立方関節の背面を走行して踵骨と立方骨を連結する[175]．

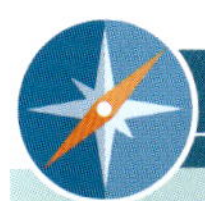

SPECIAL FOCUS 14.3

距骨下関節の位置による横足根関節の安定性への影響

距骨下関節は，後足部の位置をコントロールすることに加え，より遠位に位置する関節，とくに横足根関節の動きを間接的にコントロールする．本章の後半でもこの概念を紹介しているが，**距骨下関節を最大限に回外させると，中足部の柔軟性は制限される**．これは，骨と骨を緩くつないだ骨模型を使ってみるとわかりやすい．片手で距骨を固定し，踵骨を最大限に内がえしすると，中足部外側が中足部内側より低い位置にくる．その結果，距舟関節と踵立方関節（横足根関節）が縦軸方向にねじれ，中足部の剛性が高まる．**反対に，最大限に回内させると中足部の柔軟性が高まる**．骨模型の踵骨を最大限に外がえしすると，中足部の内側と外側のねじれが緩み，双方がほぼ平行な位置にくる．その結果，距舟関節と踵立方関節に生じた縦のねじれがとれ，中足部の柔軟性が高まる．パートナーの足を使って踵骨を最大内反位から外反位まで動かし，中足部（と前足部）における全方向の可動性が大きくなることを確認してみよう[16]．このあとに続く本文において，中足部における柔軟性が増減可能であることが，歩行の立脚相において重要な意味をもつことについて紹介する．

長・短足底靱帯は，踵立方関節の底面を補強する靱帯である（図14.25）．足部で，最も長い靱帯として知られる**長足底靱帯**は，踵骨突起のすぐ前方の踵骨底面に付着し[175]，そこから中足骨の外側にある3本ないし4本の基底部底面に付着している．一方，**短足底靱帯**は，**底側踵立方靱帯**ともよばれ，長足底靱帯のすぐ前方のより深い部分に付着しており，そこから立方骨の底面に付着する[175]．これらの足底靱帯は，踵立方関節に対し垂直に走行していることから，足部の外側柱の安定性に大きく寄与する[106]．

踵立方関節を補強する靱帯のまとめ

- 背側踵立方靱帯は背外側関節包を補強する（図14.15）．
- 二分靱帯（踵立方線維）は踵立方関節の背側を補強する（図14.15）．
- 長・短足底靱帯は踵立方関節の底側面を補強する（図14.25）．

運動学

横足根関節は，とくに距骨下関節など，近くにある他の関節の動きに連鎖して動く関節であり，横足根関節単独で動くことはほぼない．横足根関節の動きは，踵骨が動かないように固定した状態で，中足部を最大限に回内・回外することでみることができる（図14.26 A, C）．このように横足根関節を動かすとき，距舟関節において舟状骨は回旋している．足部における回内・回外運動は，距骨下関節と横足根関節の協働によってもたらされている（図14.26 B, D）．図14.26を見ると，前足部（とくに第1列）の動きも足部全体の回内・回外位に寄与していることがわかる．

横足根関節の運動には，3つの重要なポイントがある．1つ目は，関節軸が2つあるということ，2つ目は，動きの方向と大きさが荷重時と非荷重時で異なるということ，3つ目は，横足根関節の動きは距骨下関節の位置の影響を受けるということである．以下に，これら3つの点について紹介する．

関節軸とそれぞれの動き

Manterは，横足根関節には**縦軸**と**斜軸**の2つの関節軸があると述べ[115]，これら2つの関節軸に垂直をなす面で横足根関節は運動を行う．この概念は，近年の生体力学ではいまだ立証されていないものの，複雑な横足根関節の動きを機能的にとらえるうえで役に立つ．横足根関節における縦軸は，ほぼ前後軸に近い位置（図14.27A～C）にあることから，そのおもな動きは内がえしと外がえしになる（図14.27D, E）．一方，斜軸は，水平面と矢状面から大きく離れた角度をもつため（図14.27F～H），背屈・外転の複合運動（図14.27I）と，底屈・内転の複合運動を行う（図14.27J）．

横足根関節には2つの関節軸があり，おもに非荷重時には，それぞれの関節軸が独自の運動を行っている．対して荷重時では，これら2つの関節軸の動きが合わさり，回内・回外運動のように3平面での運動を行う[110]．この横足根関節の動きによって，中足部（結果的には前足部も）はさまざまな形状の接地面に適応することができる．

横足根関節の可動域を計測することは難しく，また付近の他の関節の動きを排除して，横足根関節の動きだけを計測することは不可能である．しかし，受動的運動において中足部における回外の大きさが，回内の2倍あることは視覚的にも明らかである．内がえしと外がえしをみても，横足根関節の内がえしは約20～25°，外がえしは約10～15°あり，これは距骨下関節の内がえし，外がえしと同じ割合である．

足部の回内運動（上内側）

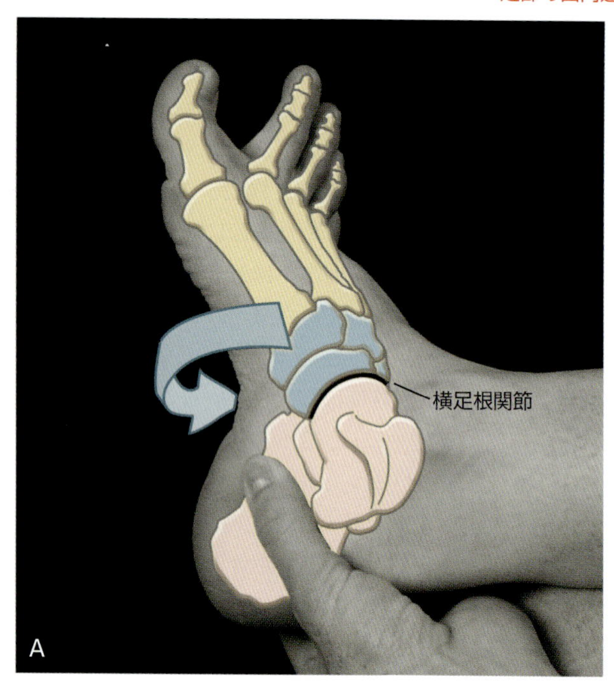

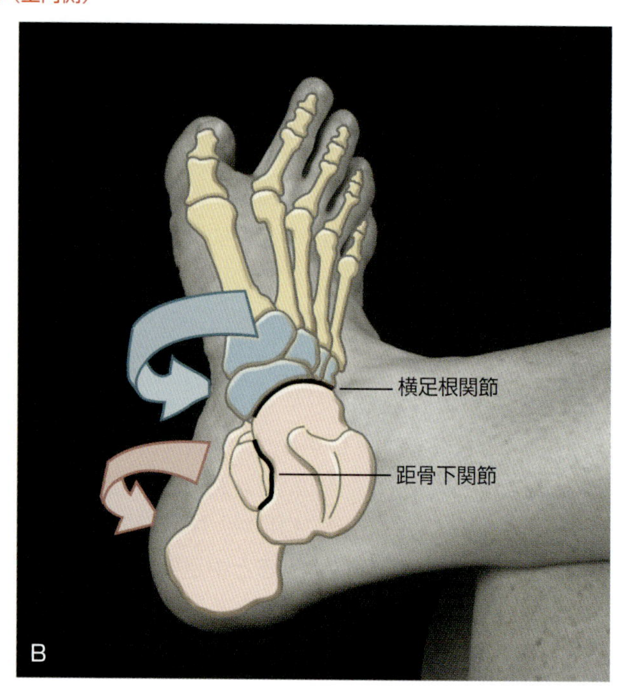

足部の回外運動（下内側）

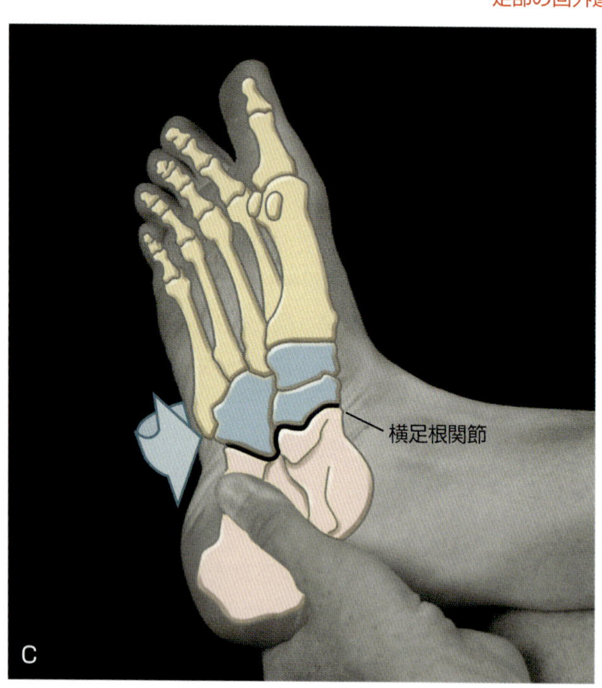

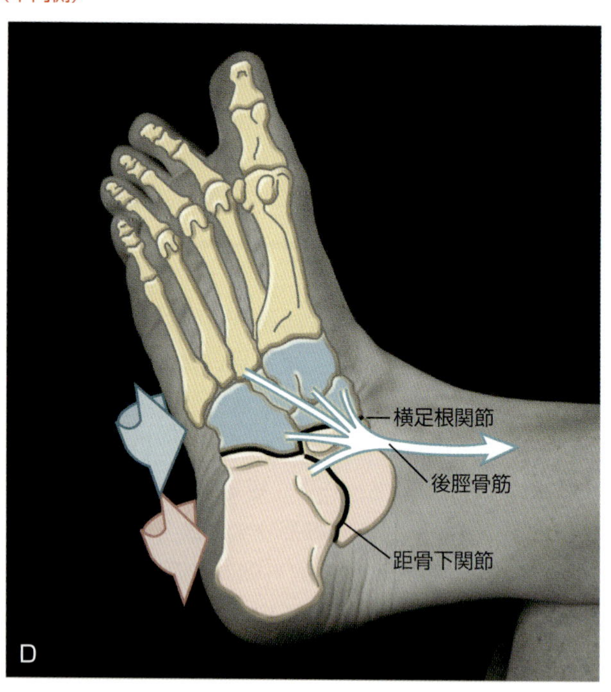

図 14.26　非荷重状態の右足の回内・回外において距骨下関節と横足根関節の相互運動を示す．踵骨を固定した状態では，おもに中足部において回内･回外が生じる（A と C）．踵骨を固定しない状態では，後足部と中足部の両方の回内･回外を合わせた運動となる（B と D）．後足部の動きをピンクの矢印で，中足部の動きを青の矢印で示す．後足部と中足部に直接回外を生じさせる後脛骨筋の牽引を（D）に示す．

関節包内運動

機能的な観点から，横足根関節の動きは，後足部と中足部のあいだに生じる動きと表現できる．図 14.26D に示した非荷重状態の足における回外をみてみる．後脛骨筋は複数の遠位付着部を有しており，足部の主要な回外筋である[102]．踵立方関節は可動性が低く，非常に安定した関節であるため，踵骨を内がえし，内転させると，外側柱が内側柱よりも低い位置にくる．この動きの中心となるの

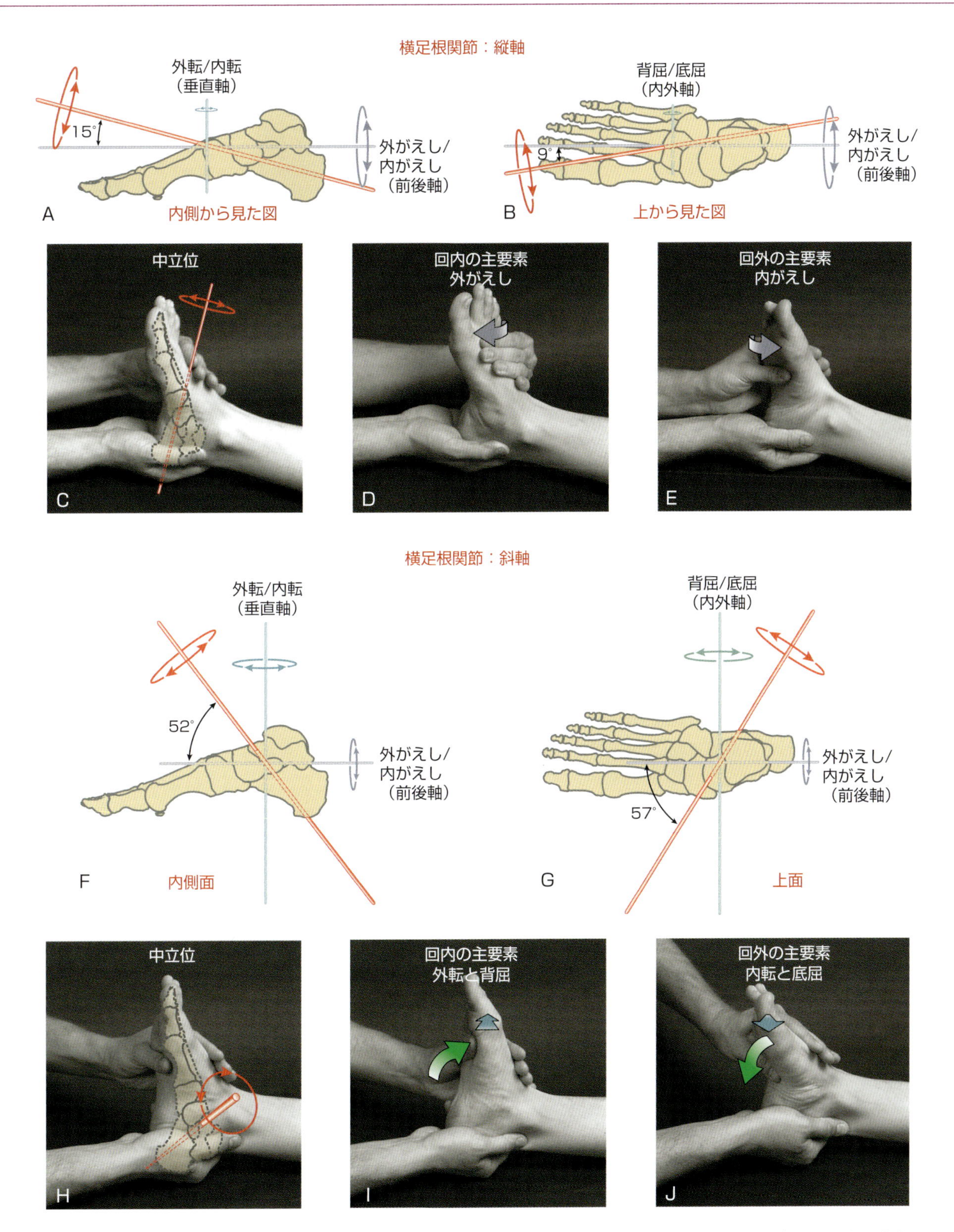

図 14.27　横足根関節の回転軸と関節運動．**縦軸の回転軸**を横（A と C）と上（B）から赤で示す（関節運動の構成 A と B に示す）．縦軸において生じる動きは（D）**回内**（主運動は外がえし），（E）**回外**（主運動は内がえし）である．**斜軸の回転軸**を横（F と H）と上（G）から赤で示す（関節運動の構成軸を F と G に示す）．斜軸において生じる動きは（I）**回内**（主運動は外転と背屈），（J）**回外**（主運動は内転と底屈）である．（I）と（J）において，外転，内転を青の矢印で，背屈と底屈を緑の矢印で示す．

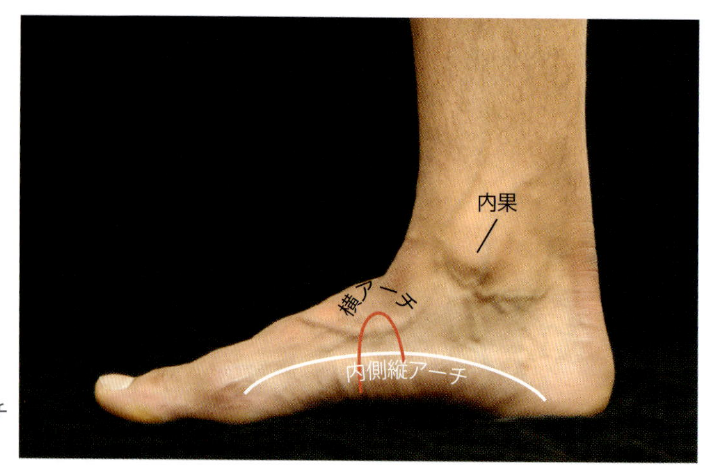

図 14.28　正常な足における内側縦アーチ（白）と横アーチ（赤）を内側から見た図．

が距舟関節である．後脛骨筋の収縮により，舟状骨は回旋し，内側縦アーチは挙上する．このとき，舟状骨のくぼんだ近位面とスプリング靱帯が，距骨頭に対して回旋運動を行う．

一方，非荷重時における**回内**では，先の動きとは逆に長腓骨筋の収縮が内側を下げ，外側を上げる動きを行う．

これらの動きは，非荷重の状態，または足が地面に接地していない状態のときのものであり，足が接地しているとき，とくに歩行時におけるこの関節の運動はよりいっそう複雑である．荷重時における関節運動については，本章後半で紹介する．

内側縦アーチ（Medial longitudinal arch of the foot）

内側縦アーチと横アーチの位置を図 14.28 に示す．これらのアーチは，足部に安定性と弾力性をもたらす非常に重要な要素である．横アーチについては，中足部の項で述べることとし，まずは，内側縦アーチの構造と機能について紹介する．

内側縦アーチは，足部内側にある弓型の形状に沿って存在し，荷重に耐えつつ衝撃を吸収するための主要な足部構造である[190]．内側縦アーチは，踵骨，距骨，舟状骨，楔状骨，3 本の内側中足骨によって構成されており，これらの骨以外の結合組織も，その構造に寄与している（後述）．歩行や走行において短時間に大きく課せられる力は，骨が生理的に耐えうる力よりも大きいため，もしわれわれの足にアーチ構造がなければ，すぐに足は破綻してしまうであろう．上記の骨以外に衝撃吸収を担う組織としては，脂肪体，母趾付け根底面にある種子骨，足底腱膜の表層（真皮に付着し，剪断力を軽減する働きをもつ）があげられる．安静立位，または低強度の活動時における機械的なサポートは，おもに内側縦アーチとそれにかかわる結合組織によってもたらされている．アーチの形状を安静立位の状態で保持するために必要となる**能動的な筋活動量**については，数十年の研究を経てもなお，その議論は続いている*．これらの研究結果の 1 つには，安静立位の状態で正常なアーチ高を保持するために必要な筋活動は非常にさまざまで，また結合組織から得られるサポートに比べて非常に小さいというものがある．一方，つま先立ちや歩行，走行，ジャンプなど，アーチに大きな動的ストレスが加えられるときには，大きな筋力が必要となる．以下に，内側縦アーチによって提供される受動的なサポートメカニズムについて紹介する．筋によってもたらされる能動的なサポートについては，足関節と足部の筋の項で紹介する．

内側縦アーチの受動的なサポートシステム

内側縦アーチのキーストーン（要石）は，距舟関節とその関節にかかわる結合組織である．これら以外にアーチ高の保持に必要な組織は，足底腱膜，スプリング靱帯，第 1 楔状骨と中足骨間の関節があげられる．**足底腱膜**（plantar fascia）は，内側縦アーチの受動的サポートを提供する主要な組織である[45, 79]．この密性結合組織は，足の底面と側面を覆い，表層と深層に分かれている．前述のとおり，**表層**はおもに足底面の真皮に付着している．より厚みがある大きな**深層**線維は，踵骨の内側突起に付着している（ウェブサイト版図 14.1）．深層線維の厚みはおよそ 2〜2.5 mm もあり，コラーゲンが豊富に含まれた線維が縦横に織りなす構造となっている[93, 141]．足底腱膜は非常に強固で，810 N（およそ 80 kg）の張力が加えられて，初めて不可逆的な伸張が生じるほどである[141, 207]．足底腱膜の線維は踵骨の近位付着部から起こり，足部内在筋の第 1 層を覆うように内側，中央，外側線維が前方に向かって広がっている．最も厚く，主要な線維群である中央部分は中足骨頭方向に

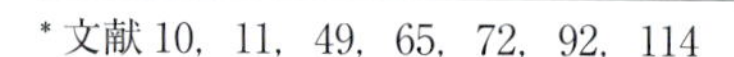

* 文献 10，11，49，65，72，92，114

正常なアーチ

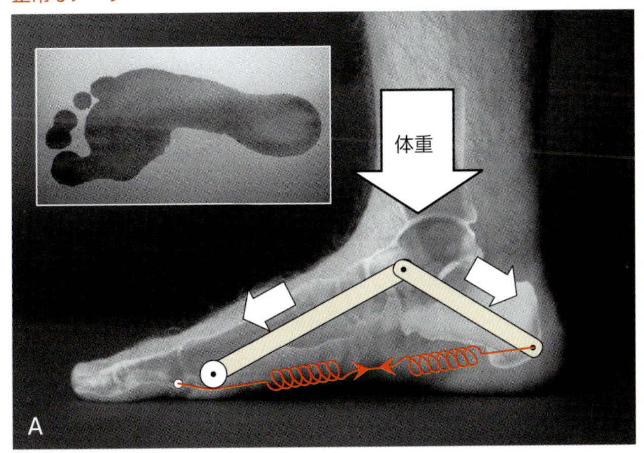

低下したアーチ

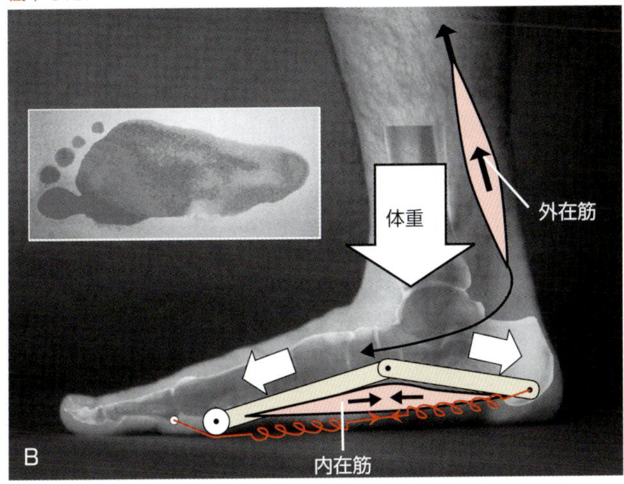

図 14.29 立位の状態で体重を受ける足部のメカニズム.(A)正常な内側縦アーチがある場合,おもに赤いバネで示された足底腱膜の伸張を通じて体重を受け,前後に分配する.フットプリントでは,正常なアーチを反映した空間が認められる.(B)異常に低下した内側縦アーチ.過伸張されて弱くなった足底腱膜(赤いバネ)が適切に体重を受けて分配することができない.その結果,アーチを支える二次的サポートとして,さまざまな外在筋と内在筋を活動させる.フットプリントは低下したアーチを反映し,アーチ空間がなくなっている.

進み,中足趾節関節の蹠側板(plantar plate),足趾の屈筋群の腱鞘,足趾の筋膜線維に合流する.そのため,足趾を伸展すると足底腱膜に張力がかかり,その結果,内側縦アーチにも張力がかかる.このアーチに張力を加えるメカニズムは,つま先立ちをするときや,歩行の蹴り出し期後半に役立つ.

正常な安静立位の状態では,体重は距舟関節付近にかかっている[13].この荷重は,内側縦アーチの前後に分配され,踵と足趾の付け根(中足骨頭底面)の脂肪体に伝えられる(図 14.29A).通常,後足部は前足部の2倍の荷重を受け[27],前足部のなかでは第2,第3中足骨頭に最も高い圧がかかる.

立位の状態では,体重が距骨を下方に押し下げるため,内側縦アーチは降下する.荷重時におけるアーチの降下は,地面と舟状骨粗面間の距離で計測し,これを舟状骨ドロップテストとよぶ.アーチが降下する(健康な成人男性の場合約7mm)と,踵骨と中足骨頭間の距離が長くなるにもかかわらず[13],足底腱膜などの結合組織は,荷重を加えてもわずかしか伸びない[141].そのため,足底腱膜は軽度の弾性を有する連結棒として,わずかにたわみつつ,アーチの降下を最小限に抑えるように働く(図 14.29A の伸ばされたバネ).また足底腱膜は,トラス構造における連結棒の役割を担い,荷重を吸収する.足底腱膜を切開すると,そのアーチ保持力の25%が失われるとの報告もあることから[79],足底腱膜は内側縦アーチの高さを保つ最も主要な構造といえる.

アーチが降下すると,通常,後足部はわずかに回内する.踵骨が脛骨に対して外反位をとる様子を観察することができるため,足を後ろから観察するとわかりやすい.体重を反対側の足に移し,観察している足から荷重を取り除くと,足底腱膜の弾性と柔軟性によってアーチは荷重前の高さに戻る.このように,踵骨が内がえしを行って中立位に戻ることで,繰り返し衝撃吸収能力を発揮できるようになっている.

前述,および図 14.29A のバネで示したとおり,内側縦アーチの高さと形状は,おもに結合組織による受動的な制限によってコントロールされている.安静立位の状態における筋からの能動的サポートは,ほんのわずか,かつ不定的であり,筋による能動的なサポートは,姿勢の動揺や両足から片足に荷重を切り替えるとき,重い荷物を持つとき,結合組織が過度に伸張されたとき,先天的に結合組織が弱い例[92,186]などにおいてのみ発動することから,筋はアーチ構造の二次的なサポートとして考えられる.

扁平足(Pes planus)―内側縦アーチが異常に降下した状態

扁平足は,内側縦アーチが慢性的に落ちている,または異常に低い状態の足である.一般的な扁平足は,中足部や前足部中枢側における関節の緩みに加え,足底腱膜,スプリング靱帯,後脛骨筋腱などの過伸張や損傷によって生じている[137,190,200,205].その結果,距骨下関節は回内し,後足部は大きく外反位(正中線に対して踵骨が外がえしする)をとる[74,168].また,前足部も大きく外転した位置にあることが多い[38].そして下方に落ちた距骨と舟状骨は靴の内側に押し付けられ,靴の内壁に擦れることで,付近の皮膚に胼胝(べんち)を形成することも多い.

典型的な扁平足を図 14.29B に示す.フットプリントをみると,中足部の幅が異常に広く,これはアーチを支える

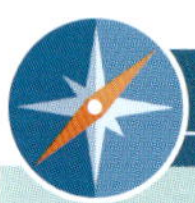

SPECIAL FOCUS 14.4

凹足—異常に高い内側縦アーチ

足は，荷重をかけた状態における内側縦アーチの高さによって，扁平足（pes planus），正常な高さのアーチを有する足（pes rectus），凹足（pes cavus）の3つに大別される．これらは，角度計測（立位の状態で後足部内反など）や内側縦アーチの高さや柔軟性，歩行時における静的または動的な足底荷重パターンなどを用いて分類される．**凹足**は扁平足よりもまれで，無症状な健康人口の約20%に認められる[74]．問題がなくても内側縦アーチが非常に**高く**，過度な後足部内反を呈する例（**図14.30**）もあり，また，前足部内側底面を接地させるための代償として，過度な前足部外反を併発することも多い．

凹足は，進行性のものとそうでないものがあり，乳児から小児，成人まで広く認められる．多くは図14.30に示すような，軽度で**原因不明**の遺伝的な凹足である．これらの凹足には，機能的な問題がまったく認められない例から非常に多くの問題を抱える例までさまざまなものがある．慢性的にアーチが高いと足底接地面積が狭くなり[47]，歩行時の足底中心は外側に移行する[74,123]．図14.30からもわかるように，アーチが高くなることによって，地面に対する中足骨の角度は大きくなる．そこに足底接地面の狭さが加わることで，足底圧は（正常な足や扁平足に比べて）前足部に移行し，高くなる[47]．そのため，凹足を有する者のなかには，中足骨頭部の疼痛（中足骨頭痛）や胼胝を生じる例がある．そのうえ，（比較的硬い）凹足は，理論上，歩行や走行時に反復的にかかる衝撃を効率的に吸収できない[61,74,204]ことから，ストレスにかかわる足部または下肢の障害をきたすリスクが高い[61,90]．

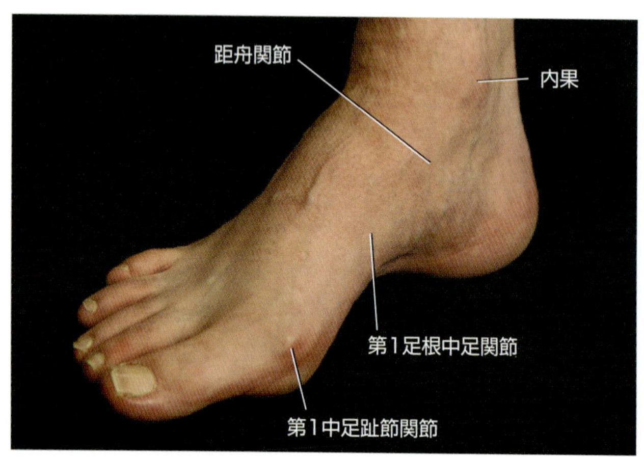

図14.30　凹足患者の右足．

一方，より重度な凹足も存在し，その多くは原因の特定が可能なものである．重症の骨折や挫傷，熱傷などの**外傷後**に発生する凹足もある．また，治療しきれなかった先天性内反足（congenital clubfoot）では，成人になっても凹足変形を呈することがある[128]．そして，最も多くの機能障害を生じる凹足は，シャルコー・マリー・トゥース，ポリオ，小児麻痺，末梢神経疾患などの**神経性**の凹足である[154]．これらの神経性疾患が，さまざまな理由で足部の筋力にバランス不良を生じさせ，結果，凹足変形をもたらす．たとえば，後脛骨筋と長腓骨筋の過緊張に加え，前脛骨筋が弱くなると，後足部内反と前足部外反変形が生じやすくなる．前脛骨筋が弱くなることで長腓骨筋の牽引力が強くなり，第1中足骨を底屈させる．これらの後足部内反，前足部外反，第1列底屈の組み合わせが，神経性凹足の特徴である．治療の選択肢は，年齢や病因，変形の度合いによって異なるものの，理学療法，装具の使用，腱の移行術などがあげられる．

ポンセッティ法（The Ponseti Method）

神経性でない先天性の凹足（先天性内反足）の保存治療には，理学療法，拘縮組織のストレッチ（とくに腓腹筋とヒラメ筋），特殊靴や足底板などがある．乳児や小児の例では，これらの治療に加え，スペイン人整形外科医，Ingnacio V. Ponseti医師がアイオワ大学で研究開発した**ポンセッティ法**がある[116,128,172,173]．これは柔軟性に富んだ乳児の足部を，正常なアライメントに近い状態で5〜7回継続的にギプスを巻く方法であり，広く用いられている治療法である[8]．この治療法は，正確な解剖と内反足の病的運動学の知識が必要であるため，ギプスの装着および，やさしく（特異的に）足部を正確なアライメントに位置づける手技は，適切なトレーニングを受けた者が行うべきである[16,57,210]．また拘縮したアキレス腱を延長させるため，経皮的な腱切り術を要する場合も多い．また保存治療を成功させるためには，矯正されたアライメントを保つように足を外旋位に保持する（デニス・ブラウン副子などの）ナイトスプリントの長期使用も必要である．適切なトレーニングを受けた者による保存的治療が無効であったり，重篤な症例や複雑なケースであったりする場合は，非常に大掛かりな外科的矯正手術を要する例もある．

べき中足部の関節が緩いことを示している[123]．中～重度の外反足では，荷重を支え，分散する機能が損なわれている．結合組織は過度に伸張し，弱くなることから，その機能を補完するために内在筋や外在筋の能動的な力が必要となる．その場合，安静立位においても筋活動を要し，結果として，疲労，足や下腿の疼痛，骨棘の形成，足底腱膜の肥厚や炎症など，さまざまな慢性障害の発生につながる．

扁平足には，硬い扁平足と柔らかい扁平足があるといわれるが，これらの用語が示すほどの明確な区別はない．**硬い扁平足**（図14.29B）とは，非荷重の状態においてもアーチが降下したままの状態の足である．これは，足根骨癒合症（例：踵骨と距骨が外反位の状態で部分的に癒合している）などの先天的な骨，または関節の奇形によるものが多い．また痙性麻痺によって生じる扁平足は，特定の筋が収縮することによって生じるものである．小児における硬い扁平足では，動きが生じないことで疼痛が生じている場合もあるため，外科的矯正を行うこともある．

柔らかい扁平足は，硬い扁平足よりも一般的である．非荷重の状態において，正常なアーチが認められるにもかかわらず，荷重させるとアーチが異常に降下する．柔らかい扁平足には，アーチを支える結合組織の緩み，筋の疼痛や代償メカニズムによる過度な足部の回内が認められる．通常，柔らかい扁平足には，外科的矯正術は適用せず，足底板，靴型装具，足部および下肢全体の筋力強化のための運動療法などによる治療が一般的である[74, 102, 104]．

扁平足の病態力学を図14.29Bに示す．しかしながら，この図は低強度の安静立位の状態を示したものであるため，病的機能の一部でしかない．本来の扁平足の病態力学を知るためには，立脚相全体を通じた地面と足部の動的な三次元運動の解析が必要である[54, 74, 122]．その評価を行うためには，圧や力を検知できるマットや床の上を歩かせ，下肢の三次元運動データを収集・分析する大掛かりな評価システムが必要となる．これらのシステムでは，下肢全体の情報とともに，足圧中心の軌跡（第15章）や，床反力，瞬間的な内側縦アーチ高，後足部の外・内反位もみることができる．理論的には，これらのデータを収集することによって，扁平足がもたらす足関節や足部への機能的な影響を知ることができるだけでなく，間接的な全身への影響も知ることができる．これらの大掛かりな評価装置が一般的な臨床現場にあることは少ないものの，これらから導き出される研究結果は，われわれにさまざまな示唆をもたらしてくれる．たとえば，立位の状態で完全にアーチが落ち込んでいたとしても，歩行においては，扁平足によって生じる問題の一部は，さまざまな筋活動や運動によって代償されている場合もある．扁平足であっても，疼痛なく歩ける人がいることは，これらの自然な代償作用の存在を一部裏づけるものであろう[74]．しかしながら，大規模な疫学調査において，扁平足と歩行時における過回内は，足の疼痛や腰痛と，統計学的に有意に関連していることが示されていることからも[101, 122]，これらの代償作用は，常に生じるものではなく，例外としてとらえるべきである．

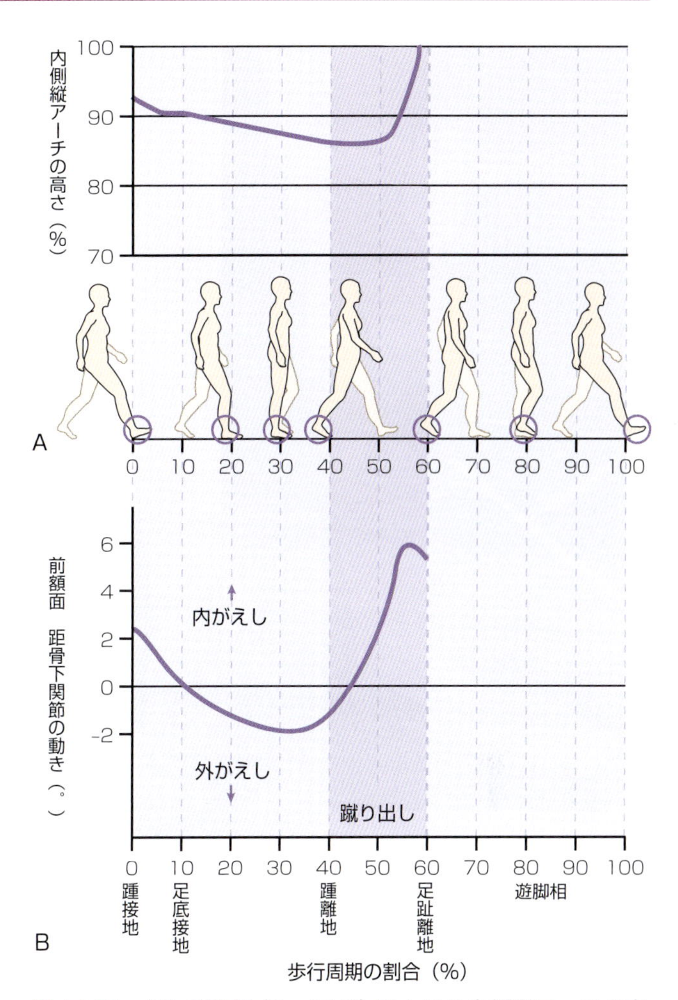

図14.31　(A) 立脚相（0～60%）における内側縦アーチの高さの変化を示す．遊脚相時の非荷重状態におけるアーチ高を100%としてY軸に示す．(B) 立脚相における前額面の距骨下関節の位置（踵骨の内がえしと外がえし）を示す．安静立位の状態で踵骨を後側面から見た位置を0°とし，蹴り出し期を濃紫で示す．

▶距骨下関節と横足根関節の複合運動 Combined Action of the Subtalar and Transverse Tarsal Joints

（非荷重の状態など）足に負荷がかかっていないときに回内運動を行うと，足底は外側を向き，回外を行うと内側を向く．しかしながら，歩行時立脚相の荷重がかかった状態で回内・回外をすると，固定された踵骨に対し，下腿と距骨の合体が3平面で動く．この重要なメカニズムは，距

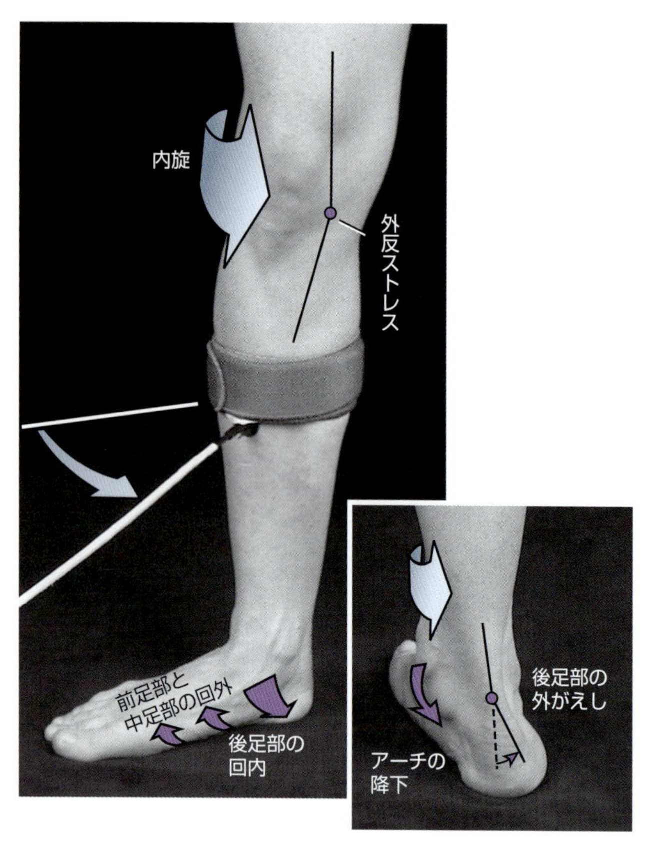

図 14.32　足が固定された状態では，下肢を最大限に内旋させると後足部は回内運動（外がえし）し，内側縦アーチが降下し，膝関節には外反ストレスがかかる．後足部が回内運動をすると床が前足部と中足部を回外方向に押し上げることに注意されたい．

骨下関節，横足根関節，内側縦アーチの相互作用によるものであり，まだまだ学ぶべきことが多い複雑なメカニズムである．

正常な足では，歩行周期内において内側縦アーチの上げ下げが周期的に起こる．立脚相の多くの期間において，体重の負荷がかかるとアーチはわずかに降下する（図 14.31A）．アーチの降下に抗する組織は，足が漸進的に体重で圧迫されると，局所的な負荷を吸収する．この負荷を吸収するメカニズムによって，足と下肢はオーバーユース障害の発生から守られている[61, 90, 204]．

歩行周期の最初の 30～35％の期間では，距骨下関節は回内（外がえし）を行い，中足部は柔軟になる（図 14.31B）[34]．立脚相後期では，距骨下関節が回外することによって中足部の剛性が高まり[13]，アーチは素早く挙上する．このタイミングで足の剛性が高まることによって，蹴り出し期の絶頂にかかる多大な負荷に耐える準備をしている．このように歩行周期内において，衝撃吸収が可能な柔軟な足の状態と，硬い棒のように硬い足の状態とを交互に繰り返して足の構造を変化させる機能は，臨床上最も重要

表 14.5　荷重時の距骨下関節の回内運動に関連する動き

関節または部位	動き
股関節	内旋，屈曲，内転
膝関節	外反ストレスの増加
後足部	回内（外がえし）と内側縦アーチの降下
中足部と前足部	回外（内がえし）

な足の機能の 1 つである．次に足部の回内・回外をコントロールする主要な関節，距骨下関節について述べる．

立脚前期から中期までの歩行周期―距骨下関節の回内

踵が地面に接した直後，背屈された距腿関節と回外位にあった距骨下関節は，底屈と回内を始める（参照：図 14.19, 14.31B）[34]．図 14.31B に示したデータでは，歩行周期の 0～30％では，わずか 4°の外がえし（回内）しか生じないことが示されているが，無症状（かつ，正常なアーチ高を有する）の対象者を用いた他のデータでは 5～9°の動きがあることが報告されている[83, 190, 200, 208]．これらの違いは，距骨下関節 0°の位置，サンプル数や足のタイプ，計測方法の違いなどによるものと考えられており，そのため歩行時における異常な外がえし（回内）を定義することは困難である．

立脚相における距骨下関節の回内（外がえし）は，おもに 2 つのメカニズムによって起こっている．1 つ目のメカニズムは，上方向への床反力が踵骨の中心より外側に加えられることである．その力によって，踵骨は外がえし方向に動かされる．そしてその接踵の衝撃が，距骨頭を水平面で内側に，矢状面で下方に押し下げる．これらの踵骨に対する距骨の動きによって，距骨下関節は相対的に外転，（やや）背屈する．この動きは正式な回内の定義に合致したものであり，実際に骨を緩くつないだ足の骨模型を使って動かしてみるとわかりやすい．2 つ目のメカニズムは，立脚相の初期接地直後において，脛骨と腓骨，そしてわずかではあるが大腿骨が内旋を行っていることである[84, 148, 150]．距腿関節において，距骨は脛骨と腓骨に囲まれた構造をしているため，内旋を行う脛骨と腓骨は，距骨下関節に回内を誘発する．このメカニズムについては，踵骨が地面に接しているため，下腿が距骨下関節の回内を誘発するのではなく，距骨下関節が下腿の内旋を誘発しているという別の見解もある．しかし，双方ともに正当な理論として受け入れられている．

立脚中期の前半における距骨下関節の回内の大きさは比較的小さく，通常の歩行スピードでは，わずか 1/4 秒間に生じる動きとされている．この回内の大きさと速度は，よ

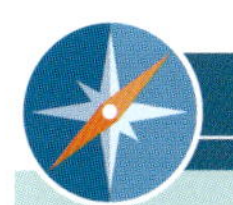

SPECIAL FOCUS 14.5

足部の運動学的適合性

本章の初めに，非荷重における足部の回内は，おもに距骨下関節と横足根関節の複合的な動きによってもたらされていることを述べた（図 14.26B 参照）．しかしながら，荷重時においては，必ずしもこれらの複合運動が起こるわけではない．荷重がかかっている状態，または足が地面に固定された状態で後足部が回内すると，中足部や前足部には地面によって上方向への力が加わる．その結果，中足部と前足部は，後足部の回内とは逆に回外方向にねじられる（図 14.32）．この前足部と後足部の運動学的な相互関係を用いることによって，足部は，非荷重時には他部位の動きを増幅するように働き，荷重時には他部位の動きを相殺するように働くという高い適合性を発揮することができる（図 14.32）．

り中枢にある下肢の運動に多大な影響を与える．それは初期接地時に，ゆっくりと後足部を回内させるとわかりやすい．図 14.32 を見てみよう．固定した足に荷重をかけた状態で，ゆっくりと下腿を内旋させると，後足部（距骨下関節）に回内が生じるとともに，内側縦アーチが降下する．また下腿をしっかり内旋させると，股関節も内旋，屈曲，内転するため，膝関節に外反ストレスがかかる（表 14.5）．もちろん，これらはわかりやすくするため，大きく動かしているからこそ認められる動きであり，一般的な歩行スピードでは，必ずこのように動くわけではない．しかしながら，下肢全体は鎖のようにつながっているため，後足部がコントロール不能なほど過度に回内すると，隣接する関節にこれらの影響を与えうる．臨床でも過回内の人で，立脚相前半に膝の内側に疼痛を訴える例に遭遇することがあるが，これは前述のとおり，外反ストレスが膝にかかって内側靱帯が伸ばされることによって生じる疼痛と考えられる．しかしながら，過回内が内側靱帯に負荷をかけているのか，疼痛がある内側靱帯が後足部を過回内させているのかまではわからない．

過回内と下腿における内旋の大きさやタイミングの予測値，その運動学的な関係は，数十年にも及ぶ研究を経ても，いまだ結論は出ていない．そのため，これらの因果関係を明らかにするためには，さらなる研究が必要である．この回内と内旋の関係は，多くのエクササイズや，過回内による疼痛の軽減を目的とした足底板の基礎的な概念となるため，非常に重要である．

立脚相における回内コントロールの生体力学的利点

立脚中期までの期間において，距骨下関節における回内をコントロールまたは抑制することには，いくつかの生体力学的利点がある．距骨下関節の回内は，踵骨が接地したあと，距骨と下肢全体をわずかに内旋させる．距骨下関節の関節面が水平面に非常に近い面にあることから，その動きが生じやすくなっている．もし，この水平面上に動くメカニズムがなければ，踵骨底面は地面の上で，下腿とともに独楽のように回旋してしまうであろう．後脛骨筋をはじめとする回外筋が遠心性収縮することによって回内を減速させ，内側縦アーチの降下を抑制する[131]．距骨下関節の回内がコントロールされることで中足部は柔軟になり，不整地に足が適応できるようになる．

立脚相における過回内の生体力学的影響

足部内におけるアライメント不良が，歩行に与える影響には，数えきれないほどの例がある．その最も一般的な例が，立脚相における過度で長期にわたる距骨下関節（後足部）の回内であろう．これらの過度な回内の結果，足圧中心の軌跡は，正常またはハイアーチの足よりも内側を通ることとなる[74]．幾度となくそのような歩行を繰り返すことによって，足の内側にストレスが積み重なり，最終的には炎症や疼痛を生じさせることとなる．局所的なストレスがかかる部位としては，足底腱膜，距舟関節（内側縦アーチの要石），後脛骨筋腱があげられる[122]．

扁平足の病態力学としては，下肢筋力の弱さ，内側縦アーチを支えるメカニズムの弱さや緩み，足根骨の形状や運動異常などがあげられる．どのような原因であれ，後足部は，踵接地後，正常の 2 倍もの外反位をとることもある[200]．距骨下関節における過度な回内は，足部内にある問題の代償として生じているだけでなく，下肢の前額面や水平面上の過剰または制限された動きの代償として生じている可能性もある．

過回内における，最も一般的な足部の構造変形には，**後足部内反**（rearfoot varus）がある（varus：内反とは，足の一部が中心線に対して**内反位**にあることをさす）．後足部内反があると，立脚相で前足部の内側底面を接地させるために回内速度を速めたり，回内角度を大きくしたりするなど，距骨下関節で代償運動を行うことが多い[119, 150]．同じ代償を，**前足部内反**の変形にも認めることがある[126]．しかしながら，前足部内反変形が過回内の原因であるか，または結果であるかについてはいまだ明らかではない．

前述のとおり，後足部の過回内は，歩行における過度な（水平面上の）距骨と下腿の内旋につながる[150]．これらの

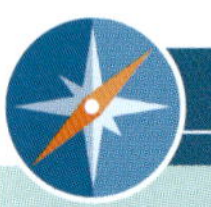

SPECIAL FOCUS 14.6

過度の回内運動を抑制する足底板の適用

歩行や走行時の過回内によって生じる障害や扁平足に対して処方される足底板の臨床的な有用性については，さまざまなレベルのエビデンスが存在している[4, 53, 102, 130, 153]．軍隊志願者など，高強度のトレーニングを行う者においては，下肢におけるオーバーユース傷害の発生頻度を低下させるという予防的なエビデンスが比較的強い[30, 54]．過回内に関連するオーバーユース障害には，腸脛靱帯炎や大腿膝蓋骨痛症候群，足底腱膜炎，疲労骨折，アキレス腱や膝蓋靱帯障害などがある[9, 54]．

足底板の基本構造は，足部のさまざまな部位に回内を抑制する内側ウェッジ（またはポスト）を組み込み，足底の形状に沿わせつつ，靴にフィットするように作製したもの，簡単にいえば，足に沿うように床を持ち上げたものである．足底板には，独特な足の形状や体重，アーチの動的性質に合わせるために高度にカスタマイズされたものから，出来合いのもの，またはこれら2つの中間のものがある[54]．デザインの選択肢や対象となる臨床例がさまざまであるため，どの種類の足底板が最も有効であるかを決めることは不可能である[30, 54, 132, 133, 183]．また，それぞれの種類の足底板には，費用や機能面における利点と欠点がある．

適切にデザインされ，足によくフィットした足底板を着用することで，立位や歩行，走行時における後足部の最大回内を平均で約2°制御することが可能である[29]．しかしながら，この運動学的変化によって，足底板が，障害に伴う疼痛をどのように和らげ，どのように下肢全体のオーバーユース傷害を予防するかについてはいまだ明らかではない．おそらく足底板は，（後脛骨筋などの）筋の活性要求を減らしたり，骨や関節のアライメントを是正したり，または近位の関節にわずかな運動学的変化を起こしたり，単に足底内側に物理的なサポートを提供したりするようなことがあるであろう[132]．その治療効果は十分把握されていないが，これらのこととまだ判明されていない因子の組み合わせで効果を生み出しているのであろう[17, 46, 111, 152]．

過度な回内運動をコントロールするためには，足底板だけでなく，足部の内在筋と外在筋の筋力とコントロールの向上にも注力しなければならない[4]．回内やこれに関連する動きを減速するために，遠心性収縮によるコントロールを向上させることができれば，下肢のさまざまな組織への負荷を軽減することができるかもしれない．これらの外在筋の例としては，回外筋（とくに後脛骨筋）や，近位では股関節の外旋筋や外転筋があげられる．

動きは図14.32に示したように，下肢全体に連鎖的な代償運動を生じさせる[181]．第13章でも述べたとおり，脛骨と大腿骨のあいだに生じる異常運動によって膝蓋大腿関節間の接合面は偏位し，その結果，関節への負担が大きくなることがある．また，過度な後足部の外がえしによって，膝関節内側における外反ストレスを高めることもある．このような状態が続くことで，膝蓋大腿疼痛症候群や関節の不安定性が生じやすくなる[9]．これらのことから，膝蓋大腿関節における疼痛や股関節，脊柱までを含んだ下肢のオーバーユース症候群の機械的要因を探る評価の一部として，立位や歩行における距骨下関節の位置の評価が含まれる[54, 126, 181, 202]．

過回内の病態力学は，ランナーであろうとなかろうと問題視されている．高強度の走行や歩行による反復的な衝撃は，とくに舟状骨や脛骨などに生じる疲労骨折の危険因子である[22, 71, 124]．一般女性ランナーを対象とした研究では，脛骨疲労骨折の既往歴がある人は，コントロール群と比較して走行中の立脚相に，より大きく後足部が外がえししていたことが報告されている[125]．踵接地時の過度な外がえしが疲労骨折の発生を高めるとまではいい切れないものの，そういった可能性があるとはいえるだろう．

以上をまとめると，過回内による病態力学的作用は，足部内の関節，足と下肢，腰部にいたるまで，その運動に影響を及ぼすものである[123, 126]．しかし実際には，距骨下関節の問題にみえても，実はその根源は股関節と膝関節の相互関係（第13章で述べたように）という場合もある．また，足部内に病態力学的作用があることが明らかであっても，前足部の異常な動きを後足部の異常な動きで代償している，またはその逆の場合もあるかもしれない．そのうえ，履物や足底板，地面の種類や状況，歩行や走行のスピードなども足部と下肢の相互関係に影響を与える．アライメント不良による足部の疼痛を効果的に治療するためには，これらの下肢全体の複雑な運動の理解が不可欠である．

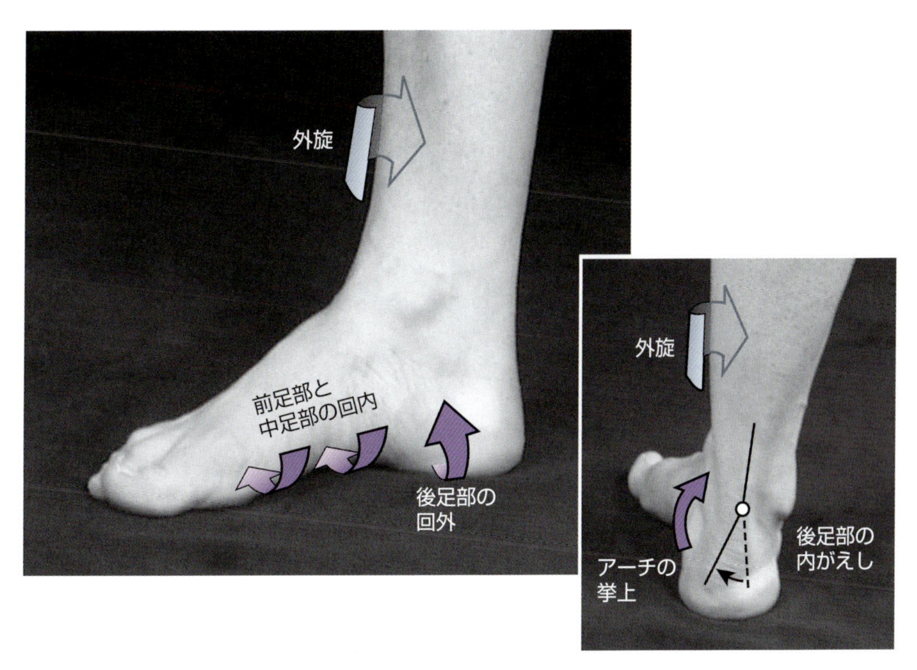

図 14.33　足を地面に固定した状態で下肢を外旋させると, 後足部は回外（内がえし）運動し, アーチは挙上する. 後足部が回外すると, 足底接地を保持するように前足部と中足部が回内することに注意しよう.

立脚相中期から後期までの歩行周期における距骨下関節の回外

立脚相側の下肢における水平面上の動きは, 歩行周期の15〜20%において内旋から外旋に転じる[85, 148, 150]. 立脚相側の下腿の外旋は, 反対側の下肢の遊脚相の始まりとほぼ同時に起こる. 足が地面に接している状態で, 大腿骨の外旋が下腿に伝わると, 距骨は徐々に内旋から外旋に動かされる. 歩行周期の30〜35%ほどのところで, 回内位にあった（外がえしされた）距骨下関節は, 素早く回外（内がえし）運動に転じる（図 14.31B）. 図 14.33 で示すように, 後足部が回外運動すると, 地面との接触を保持するため, 中足部と前足部は回内方向にねじれる. それにより立脚相後期には, 回外位の距骨下関節と挙上された内側縦アーチ, 中足部（および前足部）によって, より硬い棒となる. 歩行や走行の蹴り出し期において, 腓腹筋やヒラメ筋などの筋は, この安定性を使ってアキレス腱から中足部, 中足部から中足骨頭へと力を伝導する.

なんらかの理由で立脚相後期になっても距骨下関節が回内位にあり続けると, 中足部の安定が最も必要な時期に, 足を安定させることができなくなる[120]. 結果的に, 内側縦アーチを支えるため, 外在筋や内在筋の過度な筋活動が必要となる. このような状態が続いて過度な筋活動が続くと, 下肢や足部における全体的な筋疲労やオーバーユース症候群の発生につながることもある.

▶遠位足根間関節 Distal Intertarsal Joints

遠位足根間関節は, 3つの関節, または関節群を合わせたもので, 中足部の一部を構成している（参照：足部関節：図 14.23）. 色分けした遠位足根間関節の関節面を図 14.34 に示す.

基本構造と機能

これらの関節群は, ①横足根関節の回内・回外運動を助け, ②足部の横アーチを形成し, 中足部の安定性に寄与している. これらの関節の動きはわずかで, 臨床的に計測することはない.

楔舟関節（Cuneonavicular joint）

楔舟関節は, 舟状骨の前面と3つの楔状骨の後面とのあいだで形成される3つの関節である（図 14.34 紫）. これらの関節面は, 足底と背面の靱帯によって補強されている. 楔状骨にあるややくぼんだ関節面（外側, 中, 内側）が, 少し膨らんだ舟状骨の前面にある関節面に接合している. 楔舟関節のおもな機能は, 距舟関節から前足部に回内・回外の伝導を補助することである.

立方舟関節（Cuboideonavicular joint）

舟状骨の外側と立方骨の近位内側間にある小さな（線維性の）不動結合, または滑膜関節が, 立方舟関節である（図 14.34 緑）. この関節は足部の外側柱と内側柱のあいだを結ぶ. 献体を用いた研究では, 中足部が内がえしや外がえしをする際, この関節面が互いに小さく滑り合うことが確認されている.

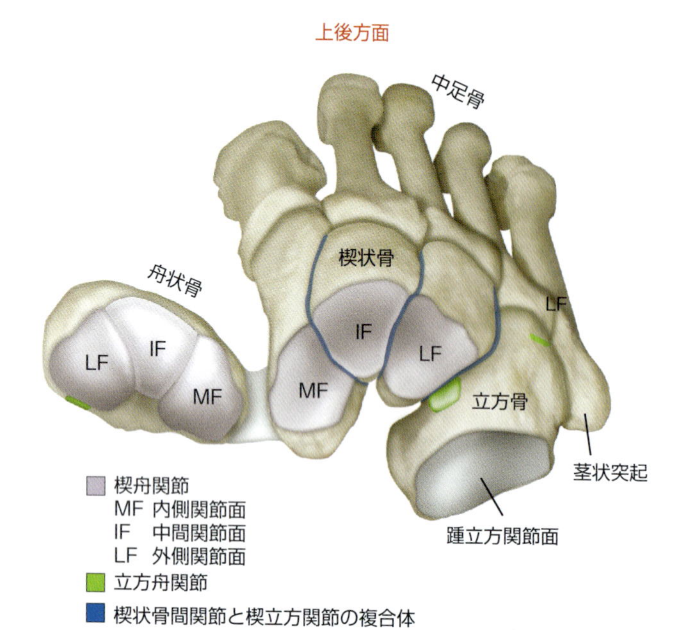

図 14.34　距骨と踵骨を取り除いた右足を上後側面から見た図．舟状骨の**遠位足根間関節面**が観察できるように舟状骨を内側に裏返していている．**楔舟関節**を**薄紫**で，小さな**立方舟関節**を**緑**で，**楔状骨間関節**と**楔立方関節の複合体**を**青**で示す．内側に裏返した舟状骨をもとの状態に戻すと内側関節面（MF），中間関節面（IF），外側関節面（LF）の３つの楔舟関節を形成する．同時に立方舟関節も形成される（緑）．

楔状骨間関節と楔立方関節の複合体（Intercuneiform and cuneocuboid joint complex）

楔状骨間関節と楔立方関節の複合体は，楔状骨間にある2つの関節と，外側楔状骨と立方骨の内側面のあいだにある関節の合計3つの関節から構成されている（図14.34青）．関節面はほぼ平らで，中足骨の長軸に対して平行にある．これらの関節は足底，足背，骨間靱帯によって補強されている．

楔状骨間関節と楔立方関節の複合体は，足部の横アーチを形成し（図 14.35A），中足部の水平面上の安定性に寄与している．荷重がかかると横アーチはわずかに降下し，5本の中足骨頭にその荷重を分散させる．横アーチを支える組織としては，内在筋と後脛骨筋や腓骨筋などの外在筋，結合組織と横アーチの要石である中間楔状骨があげられる（図 14.34 中の IF）．

▶足根中足関節 Tarsometatarsal Joints

解剖学的事項

足根中足関節は，フランスのナポレオン軍に従事した外科医 Jacques Lisfranc が，この関節における切断術例を報告したことにちなみ，一般的にはリスフラン関節（Lisfranc's joint）とよばれている．これら５つの足根中足関節が，足部を前足部と中足部に分けている（図 14.23 足の構成を参照）．これらの関節は，中足骨基底部に対する3つの楔状骨と立方骨の遠位関節面のあいだにある．第1中足骨（最も内側）は内側楔状骨に，第2中足骨は中間楔状骨に，第3中足骨は外側楔状骨に接合している．そして第4，5中足骨基底部は，立方骨の遠位関節面に接合する．

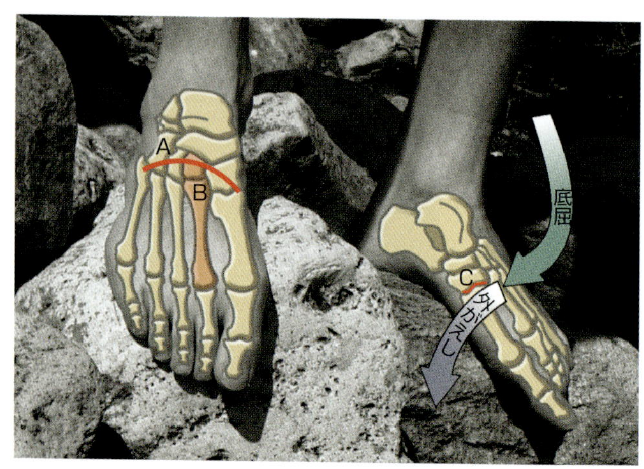

図 14.35　前足部と中足部の機能と構造の特徴．（A）横アーチは楔状骨間関節と楔立方関節複合体によって構成されている．（B）第２列は，第２足根中足関節が後ろに入り組んだ形状をしていることから非常に安定しやすい構造となっている．（C）左の第１列＝第１足根中足関節が底屈，外がえしすることによって，前足部が岩の形状に沿う形をとっている．

足根中足関節の関節面は，内側の2つには丸みを帯びた部分があるものの，全体的にはほぼ平らである．足底靱帯，足背靱帯，骨間靱帯が，これらの関節を補強し，関節包は，第1足根中足関節だけに認められる[175]．

運動学的事項

足根中足関節は，前足部の基部に位置する関節である．この足根中足関節のなかで，最も動きが少ない関節が第2，3足根中足関節であり，それは，これらの部分をつなぐ靱帯が非常に強固であることと，中間楔状骨が内側と外側楔状骨間にはまり込んだ構造（図 14.35B）であることによる．そのため，足部全体の長軸上の安定性は，手と同様，第2，3列に委ねられている．また，立脚相後半に前足部が蹴り出しに備えるためにも，この安定性は重要である．

全体的な可動性は第1，4，5足根中足関節で大きく，なかでも第1足根中足関節において最も大きい[35, 55]．立脚相初期から立脚中期までのあいだに，第1足根中足関節は，約5°背屈する[33, 42]．この動きは，荷重によって楔状骨付近が降下されると同時に，床反力が第1列を挙上することによって起こり，前述の荷重ストレスを吸収するメカニズムである内側縦アーチの降下に関連している．そして立脚相後期（蹴り出し期）では，第1足根中足関節は素早く5°底

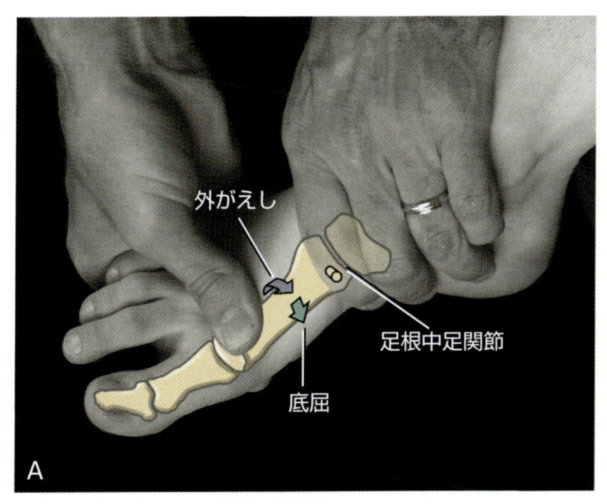

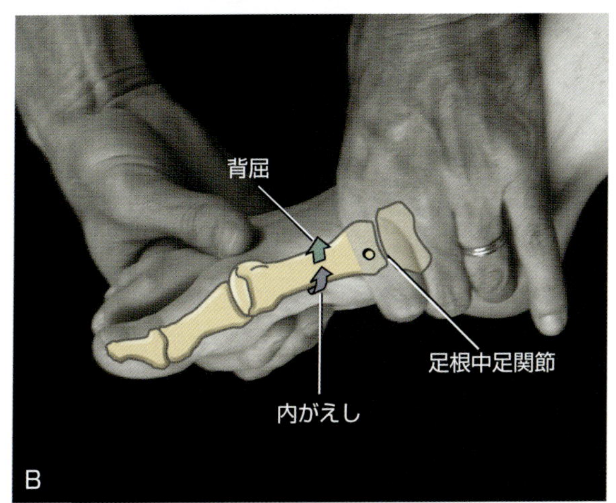

図 14.36　第 1 足根中足関節の関節運動．底屈とともにわずかな外がえしが起こり (A)，背屈とともにわずかな内がえしが起こる (B)．

屈する[33]．第 1 列の底屈は長腓骨筋によって部分的にコントロールされており，長腓骨筋の収縮が内側柱を牽引することによって，内側縦アーチの挙上を補助している．これが中足部と前足部に多大な負荷がかかる歩行周期において，アーチ (および内側柱) の安定性を高めるメカニズムである．

第 1 足根中足関節の機能的な安定性は，歩行時にかかる負荷を受け止め，分散させる内側縦アーチの働きを補助している．この関節の不安定性や過度な関節の動き (とくに矢状面) は，外反母趾や局所的な変形性関節症，扁平足など，さまざまな疾患に関連する[35, 42, 142]．これらの障害に関する病態力学はいまだ明らかではなく，研究も困難を極めている．

第 1 足根中足関節の運動は，多くの書籍において，底屈とわずかな外がえし，背屈とわずかな内がえしの組み合わせで生じると記載されている[63, 64, 105]．これらの動きは，非荷重の状態における評価で確認することができる (図

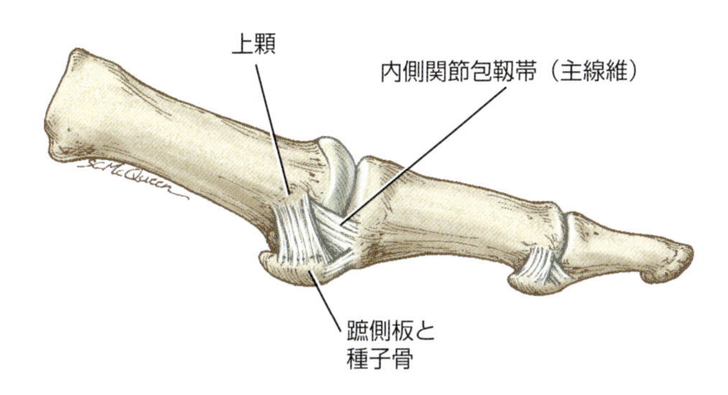

図 14.37　内側関節包 (側副) 靱帯の主および副線維が観察できるように第 1 中足趾節関節を内側から見た図．付随線維が蹠側板と種子骨に付着している．

14.36)．その動きの組み合わせは，標準的な回内・回外の定義とは異なるものの，それなりの機能を果たしている．たとえば，底屈と外がえしによって不整地への適合が可能となり (図 14.35C)，この第 1 足根中足関節の動きは手で大きな丸い物体をつかむときの第 1 中手骨の動きに似ているといえる．しかしながら，これらの非典型的な動きの組み合わせが，歩行における足部の全体的な運動にどのように関連しているかについては，いまだ明らかではない．

▶中足骨間関節 Intermetatarsal Joints

構造と機能

外側 4 本の中足骨は，基底部で底面，背面，骨間靱帯によってつながれており，これらの骨が接合する 3 カ所には小さな中足骨間関節 (滑膜関節) がある．一方，第 1 中足骨と第 2 中足骨のあいだも靱帯で結合されているが，これらのあいだには，一般的な関節構造は存在しない．このように第 1，2 中足骨間に関節がないことから，手の第 1 列と同様，足の第 1 列も比較的自由に動くことができる．しかしながら，5 本の中足骨は手とは異なり，遠位で深横中足靱帯につながれている．中足骨間関節に認められるわずかな動きは，足根中足関節の可動性が寄与している。

▶中足趾節関節 Metatarsophalangeal Joints

解剖学的事項

5 つの中足趾節関節は，各中足骨頭の膨らんだ関節面と，浅くくぼんだ基節骨近位の関節面とのあいだで形成されている (図 14.23)．これらの関節は，肉眼的に足趾として認識される足趾間の皮膚の分かれ目 (水かき部分) から，約 2.5 cm 近位にある．中足趾節関節を屈曲させると，容易に膨らんだ中足骨頭を背側で触知することができる．

それぞれの中足骨頭の遠位関節面は，関節軟骨に覆われている (図 14.37)．2 本の側副靱帯の線維は関節包に混ざ

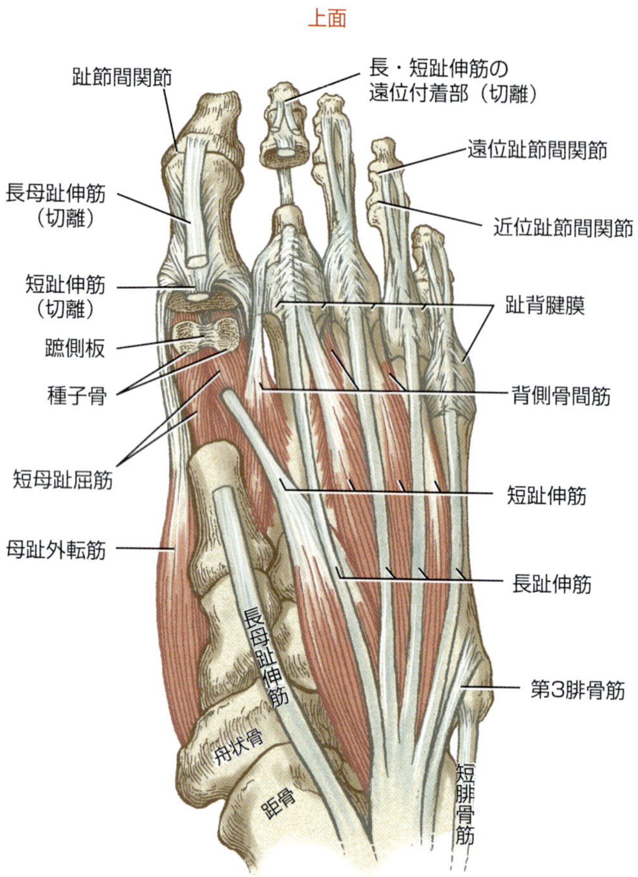

図 14.38　右前足部背側の筋と関節．第 1 中足趾節関節の関節面のくぼみがみられるように中足骨の遠位半分を取り除いている．2 つの種子骨が第 1 中足趾節関節の底面にみえる．また，第 2 趾の中節骨関節面のくぼみがみられるように第 2 趾の基節骨の一部を取り除いている．

り合い，中足趾節関節を補強する．手と同様，それぞれの側副靱帯は，太いコード状の主線維と広い扇状の副線維に分かれ，近位背側から遠位底側の方向に斜めに走行している．

この扇状の副線維は，中足趾節関節の底面に位置する厚い蹠側板（plantar plate）に付着している．このプレートには，屈筋群の腱が通る溝がある．また足底腱膜の線維も，この蹠側板と屈筋群の腱鞘に付着している．2 つの種子骨は，第 1 中足趾節関節底面にある蹠側板の下に位置する短母趾屈筋腱内にある（図 14.38）．中足骨頭に対する種子骨の位置は，種子骨間をつなぐ結合組織と側副靱帯によって保持される[142]．図 14.38 ではわかりにくいものの，4 本の深横中足靱帯がすべての中足趾節関節底面にある蹠側板をつなぐ．これらすべての蹠側板が深横中足靱帯によってつながれていることで，第 1 列と他の 4 列が同じ面上に位置することができ，それによって荷重を受けやすく，蹴り出しもしやすくなっている．一方，手の場合，手指の深横靱帯は，母指の自由な動きを妨げないよう，外側の 4 本の中手骨だけをつなぐ．

それぞれの中足趾節関節は，側副靱帯と蹠側板が混じり合う線維性の関節包に覆われている．**趾背腱膜**は，中足趾節関節の背側を覆う組織であるが，いまだその定義は曖昧ではある．実際には，（手指の伸筋メカニズムと同様にある）その構造は組織として独立しておらず，伸筋腱や関節包の一部をなす薄い結合組織である．

運動学的事項

中足趾節関節の動きは，2 平面で起こる．**伸展**（背屈）と**屈曲**（底屈）は，内外軸を中心に矢状面で起こり，**外転**と**内転**は，垂直軸を中心に水平面で起こる．外転と内転は，第 2 趾を基準としている（手指における内転，外転の基準指は第 3 指である）．中足趾節関節運動の回転軸は，それぞれの中足骨頭の中心を通る．

多くの人は，中足趾節関節を能動的に動かすことに慣れておらず，とくにそれは内転と外転において顕著である．受動的には，中立位から約 65° の伸展，30 ～ 40° の屈曲が可能である．母趾は一般的に約 85° とより大きく伸展することが知られており[194]，とくにつま先立ちをする際，その伸展角度の大きさは明らかになる．

第 1 中足趾節関節における変形および外傷

強剛母趾（Hallux limitus, or rigidus*）

強剛母趾とは関節可動域の制限，関節軟骨の変性，第 1 中足趾節関節における疼痛を特徴とし，おもに外傷後に生じる病態である．どのような第 1 中足趾節関節の外傷や捻挫も強剛母趾になりうるが，最も多い発生メカニズムは過伸展である．より重篤な例では，足底靱帯，関節包，腱の完全または不完全な損傷，または種子骨の骨折などを合併することがある[21]．

急激な過度の伸展によって生じる母趾障害は“ターフトゥ”とよばれ，アメリカンフットボール選手に比較的頻繁に起こる．この障害がターフトゥとよばれるようになった歴史的背景は，天然芝から人工芝（ターフ）への張り替えとともに，より軽量な靴へと変更された時期に増加したことにある[19]．起因となった外傷の種類にかかわらず，第 1 中足趾節関節の疼痛に伴い，伸展可動域が 55° 以下に制限されていると強剛母趾の診断が下される[194]．なかには変形性関節症へと進行し，多くの骨棘を形成し，全方向への可動性を失う例もある．

* 訳者注：英語表記では関節可動域が制限されている状態を hallux limitus，ほぼ動きがない状態を hallux rigidus と区別しているが，日本語表記ではこれらの区別をせずに強剛母趾としてよぶことが多い．

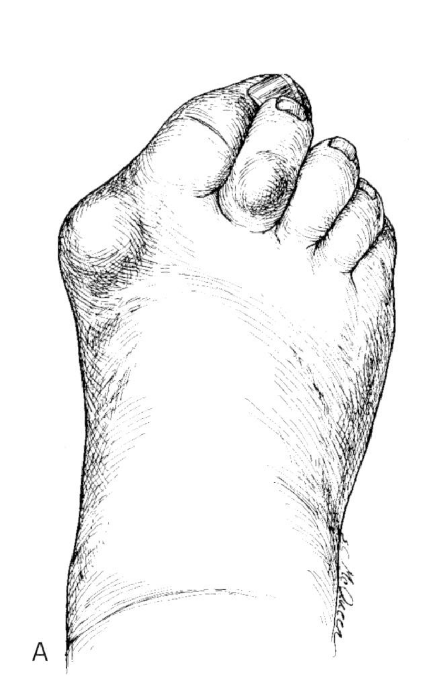

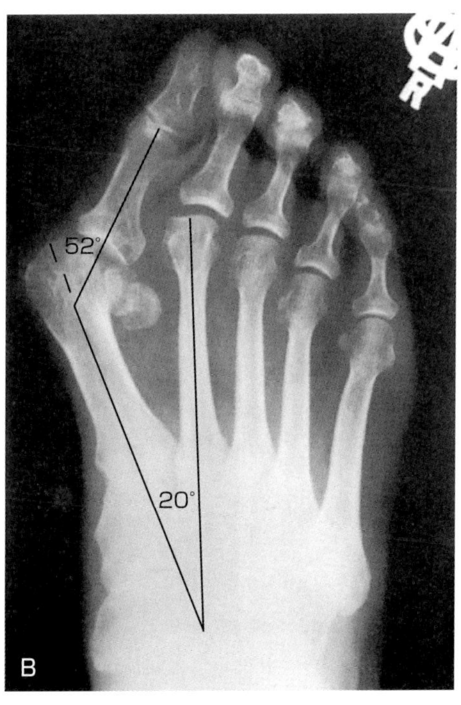

図 14.39　外反母趾.（A）外反母趾と外反母趾に関連する変形の特徴.（B）外反母趾に関連する病態力学を示したＸ線画像.（1）第 1，第 2 中足骨間の角度が増大（正常値は 11 ～ 12°）によって顕著となる第 1 中足骨の内転（正中線に向かう偏位）.（2）第 1 基節骨の外転（正常値は 15° 以下）と第 1 中足趾節関節の脱臼.（3）第 1，第 2 中足骨頭の間に認められる外側種子骨.（4）外側種子骨の偏位.（5）母趾の回旋（外反）.（6）露出された第 1 中足骨頭によって外反母趾特有の膨らみを呈する.

強剛母趾は歩行に多大な影響を与える．立脚相後期に踵が床から離れる際，一般的に，第 1 中足趾節関節には 45° の伸展が必要とされる．しかしながら強剛母趾を有する患者では，立脚相後半に疼痛が生じないように母趾を伸展させずに歩く例もある．たとえば，患足の外側を使って歩いたり，足先を外側に向けて内側アーチを乗り越えるように歩いたりすることで，母趾の伸展を免れようとする．

強剛母趾がある患者には，母趾の伸展，屈曲を妨げる硬い靴（または靴の中に硬い足底板を入れる）を履くように指導する．また可動域の改善と疼痛緩和には，理学療法が効果的であることも報告されている[166]．そして，より重症例では外科的手術が必要とされる．

外反母趾（Hallux valgus）

外反母趾の最も顕著な特徴は，正中線に対する母趾の外側偏位である．外反母趾のいちばんの問題は，第 1 中足趾節関節にあるようにみえるものの，本来の病態力学は第 1 列のすべてにかかわっている（図 14.39A, B）．X 線写真からもわかるように，外反母趾では，足根中足関節において，第 1 中足骨が過度に内転（この場合，第 2 足趾に対してではなく正中線に対して）している[42, 63, 98]．第 1 中足骨が内転位にあることによって，第 1 中足趾節関節が外側方向に脱臼し，中足骨頭全体が内側に飛び出して腱膜瘤（bunion）を形成する．変形した中足趾関節は炎症を起こして疼痛を発し，ときには変形性関節症にまで進展する[142]．母趾基節骨が 30° 以上偏位すると，母趾は長軸に対して外反し始める．外反母趾は，しばしば外転外反母趾とよばれるが，これは水平面と前額面上の 2 平面で偏位が生じていることに由来する．

第 1 中足骨の内側偏位（内転）と母趾基節骨の外側偏位が進行すると，第 1 中足趾節関節を横断する筋にバランス不良をもたらす[5, 142]．母趾外転筋（通常，第 1 中足趾節関節の内側に位置する）が，関節の足底面に移行する例もあり，その結果，拮抗筋を失った母趾内転筋と短母趾屈筋の外側頭の収縮が，基節骨をより外側に偏位させるように働く．母趾の偏位が大きくなると，長母趾屈筋および長母趾伸筋の腱が，第 1 中足趾節関節の垂直軸よりも外側に移行する．それにより，これらの腱が加える力が，母趾基節骨をより外側に偏位させる力として働く．そして，過度に伸張された関節包の内側や内側側副靱帯が弱くなったり，損傷したりすると，関節内側を保持する機能が失われる[142]．変形が進行すると，種子骨も第 1 中足趾節関節の外側に偏位するようになる（図 14.39B）．

外反母趾になると，第 1 中足趾節関節に荷重をかけないように歩くことが多く，そのため外側にある他の中足骨に，より多くの負荷がかかる[98]．外反母趾の病態力学は，リウマチ患者の手の中手指節関節で生じる尺側偏位（第 8 章）のように，第 1 列をジグザグ状に変形させる．

外反母趾の病態力学の背景は，いまだ明らかではないことが多いものの，発生の起因，または進行を促進する要因については徐々に解明されてきた．遺伝，性差，不適切な履物[142]，下肢のアライメント不良[177]，過度な後足部外反，第 1 列基底部の回転軸の偏位[63]，アキレス腱の拘縮[142]，第

正常な足

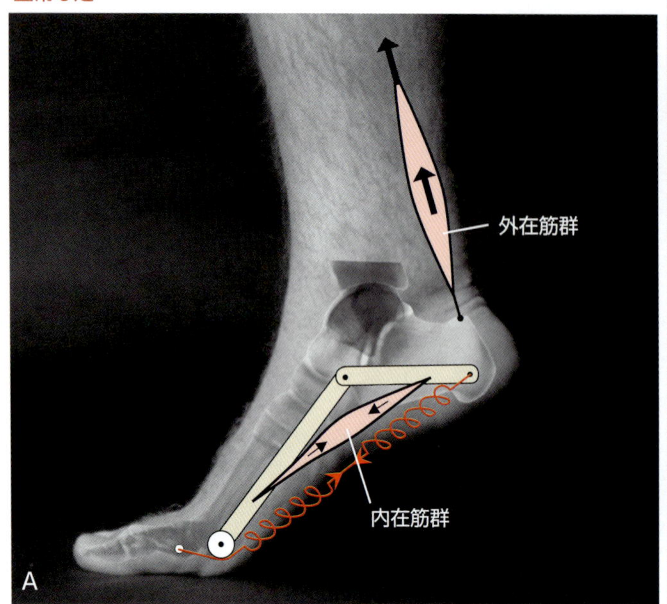

扁平足

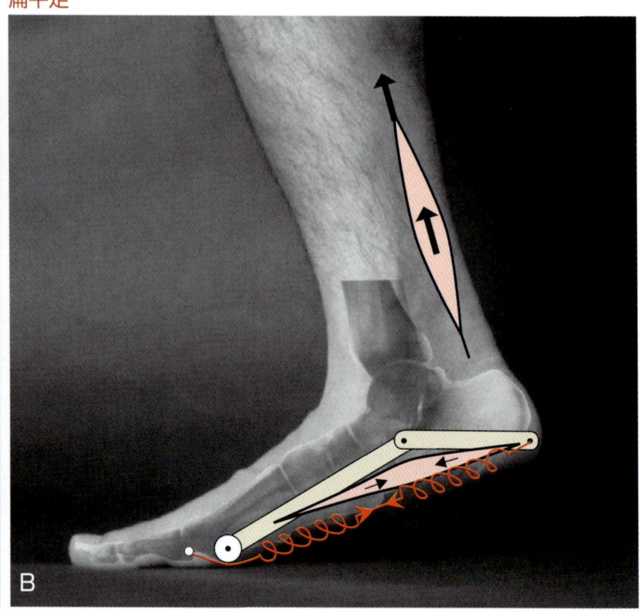

図 14.40　つま先立ちの状態における足底腱膜のウィンドラス効果（ウィンドラスとは筒に取り付けられたハンドルを回して筒にロープを巻き付けて，重い物体を吊り上げる機器のこと）．足底腱膜がロープの役割をし，中足趾節関節が筒の役割を果たす．(A) 正常な足では，外在の底屈筋群の収縮によって踵骨が挙上し，体重が中足骨頭にくるように前方に移行する．その結果，中足趾節関節（白丸に黒い点によって示す）が伸展し，内側縦アーチ（赤いバネ）にある足底腱膜を伸張させ（巻き上げ）る．足底腱膜にかかった伸張力によってアーチが挙上し，中足部と前足部を補強する．内在筋の収縮も同時にアーチを補強する．(B) 扁平足の場合，内側縦アーチを十分に支えることができない状態にあることが一般的である．つま先立ちをしようとすると，前足部が体重によって下がり，それによって中足趾節関節を十分に伸展させることができず，ウィンドラス効果を十分に発揮することができない．内在筋をより強く動員しても，アーチは低いままで中足部と前足部は安定しない．

1 列基底部の不安定性[35]などが，それらの例である．重度な外反母趾では，中足趾節関節の脱臼と変形性関節症，中足骨内反，母趾の外反（外側方向への偏位），中足趾節関節内側の腱膜瘤（と滑液包炎），第 2 趾のハンマートゥ，胼胝，中足骨頭痛など，これらすべての所見や症状を併発する．Glasoe ら[63]は，回内をコントロールする足底板によって変形の進行を遅らせる可能性を示唆しているが，著明な変形や重篤な機能障害を呈する例では，外科的処置が必要となる．

▶趾節間関節 Interphalangeal Joints

それぞれの足趾には，手指と同様，近位と遠位の趾節間関節がある．一方，母指に似た母趾には，1 つの趾節間関節しかない．

足部にあるすべての趾節間関節には共通した解剖学的特徴があり，それは丸みを帯びた近位側の趾節骨頭と，くぼんだ遠位側の趾骨の底部によって構成されていることである．近位趾節間関節のくぼんだ関節面がわかるように，第 2 趾の基節骨骨頭を取り除いた図を図 14.38 に示す．趾節間関節における結合組織の機能と構造は，前述の中足趾節関節に似ている．それぞれ側副靱帯，蹠側板，関節包を有しているが，中足趾節関節のものと比べると，それぞれ小さく不明瞭である．

趾節間関節の動きは，おもに屈曲と伸展である．一般的に，屈曲方向への可動性のほうが伸展方向よりも大きく，また，近位の趾節間関節のほうが，遠位の関節よりも大きい．そして伸展は，おもに屈筋の張力と足底靱帯によって制限される．

▶立脚相後期における前足部関節の動き Action of the Joints within the Forefoot During the Late Stance Phase of Gait

前足部の関節は，足根中足関節から遠位趾節間関節まで，それぞれの列に属する関節からなり立っている．歩行周期を通して，これらの関節が前足部を柔軟にさせたり，安定させたりする．

立脚相後期には，最後の蹴り出しに伴う負荷を受け止めるため，中足部と前足部は比較的安定した状態になければならない．そのため，内在筋や外在筋（とくに後脛骨筋）の活動とともに，内側縦アーチの挙上によって足を安定させる必要がある．アーチの挙上量には大きな個人差があるものの，蹴り出し期後半では，平均で 6 mm 程度アーチ

表 14.6　歩行立脚相における足関節と足部の主要な動き *

部位	代表的な関節	立脚相初期		立脚相中〜後期	
		動き	期待される機能	動き	期待される機能
足関節	距腿関節	底屈	素早く足底接地を行う	背屈の継続から素早く底屈への転換	荷重を支えるためと，その後の蹴り出しに備えた顆間関節窩（足関節）の安定
後足部	距骨下関節	回内運動と内側縦アーチの降下	下肢を内旋させる 衝撃吸収をする 中足部に柔軟性を与える	回内運動の継続から回外運動への転換と内側縦アーチの挙上	下肢を外旋させる 硬い棒になるように中足部を硬くする
中足部	横足根関節	地面からの押し上げによる内がえし	距骨下関節が最大限に回内運動ができるようにする	外がえし	中足部と前足部の接地を継続させる
前足部	中足趾節関節	皆無に近い	−	伸展	ウィンドラス効果を用いて，内側縦アーチを挙上し，蹴り出しができるように中足部と前足部を安定させる

* 1つの代表的な関節を用いて各部位の動きと機能を示す．

が高くなることが報告されている[163]．アーチを挙上するおもなメカニズムとしては，古くから，つま先立ちをした状態で得られる“ウィンドラス効果”が知られている（図 14.40A）．足底腱膜の深層が間接的に足趾に付着していることから，中足趾節関節を最大限に伸展させると，内側縦アーチ全体に張力がかかる．その結果，この足底腱膜の張力によって，アーチは，理論的に安定する．踵と中足部底面が地面から離れると，体重は前方の内側中足骨頭部に向かって移行する．そして中足骨頭底部にある脂肪体が骨へのストレスを軽減し，種子骨が長母趾屈筋腱を保護する．張力がかかった足底腱膜によって挙上されたアーチが安定すると，第2，第3列は，腓腹筋やヒラメ筋がこれらの列を曲げようとする力のモーメントに耐えながら，硬い棒として働く．立脚相後期において，足底腱膜にかかる張力は，ほぼ体重と同等と推定されているが[45]，足底腱膜が，これらの力を踵骨から足趾基底部に伝えることができなければ，アーチを挙上するウィンドラス効果の効率性は著しく低下する．このことは足底腱膜を切開した患者，または足底腱膜に痛みを有する患者が，慎重に，または非効率に蹴り出して歩く様子を観察できることからも明らかである．

次に，正常な足に対し，不安定な扁平足の人がつま先立ちをするときの病態力学をみてみよう（図 14.40B）．これらの人は，神経筋組織になんら問題がないにもかかわらず，最大限に筋を収縮させても，踵を上げることができない．正常な内側縦アーチがなければ，中足部と前足部は，不安定で固定することができないため，体重によって引き下げられてしまう．それによって，足根中足骨関節に背屈（正常であれば底屈）の動きが生じる．すると足趾の外在屈筋は伸ばされてしまい，その伸ばされた屈筋群が足趾の伸展を制限する．どのような因果関係であれ，中足趾節関節伸展に制限がかかると，足を安定させるウィンドラス効果の効率性は低下する．

立脚相における足関節と足部の重要な機能を表 14.6 にまとめる．

筋と関節の相互作用

筋と関節の神経支配
Innervation of Muscles and Joints

▶筋の神経支配 Innervation of Muscles

足関節と足部の外在筋の近位付着部の多くは下腿にあり，なかには大腿骨に付着するものもある．一方，内在筋は，近位・遠位付着部とも足部内にある．

外在筋は・前部，外側，後部の3つの区画（コンパートメントともよばれる）に分かれている．それぞれの筋の神経支配は，それぞれの区画によって異なる（図 14.41，14.42 の断面図を参照）．これらの運動神経は坐骨神経を由来とし，L^4〜S^3 脊髄神経根からなる仙骨神経叢で構成される．

総腓骨神経（fibular nerve: L^4〜S^2）は，腓骨頭外側を走行し，深腓骨神経と浅腓骨神経に分枝する（図 14.41）．深腓骨神経（deep branch of the fibular nerve）の枝は，前脛骨筋，長趾伸筋，長母趾伸筋，第3腓骨筋など，前部区画の筋を支配し，さらに遠位で短趾伸筋（足背に位置する

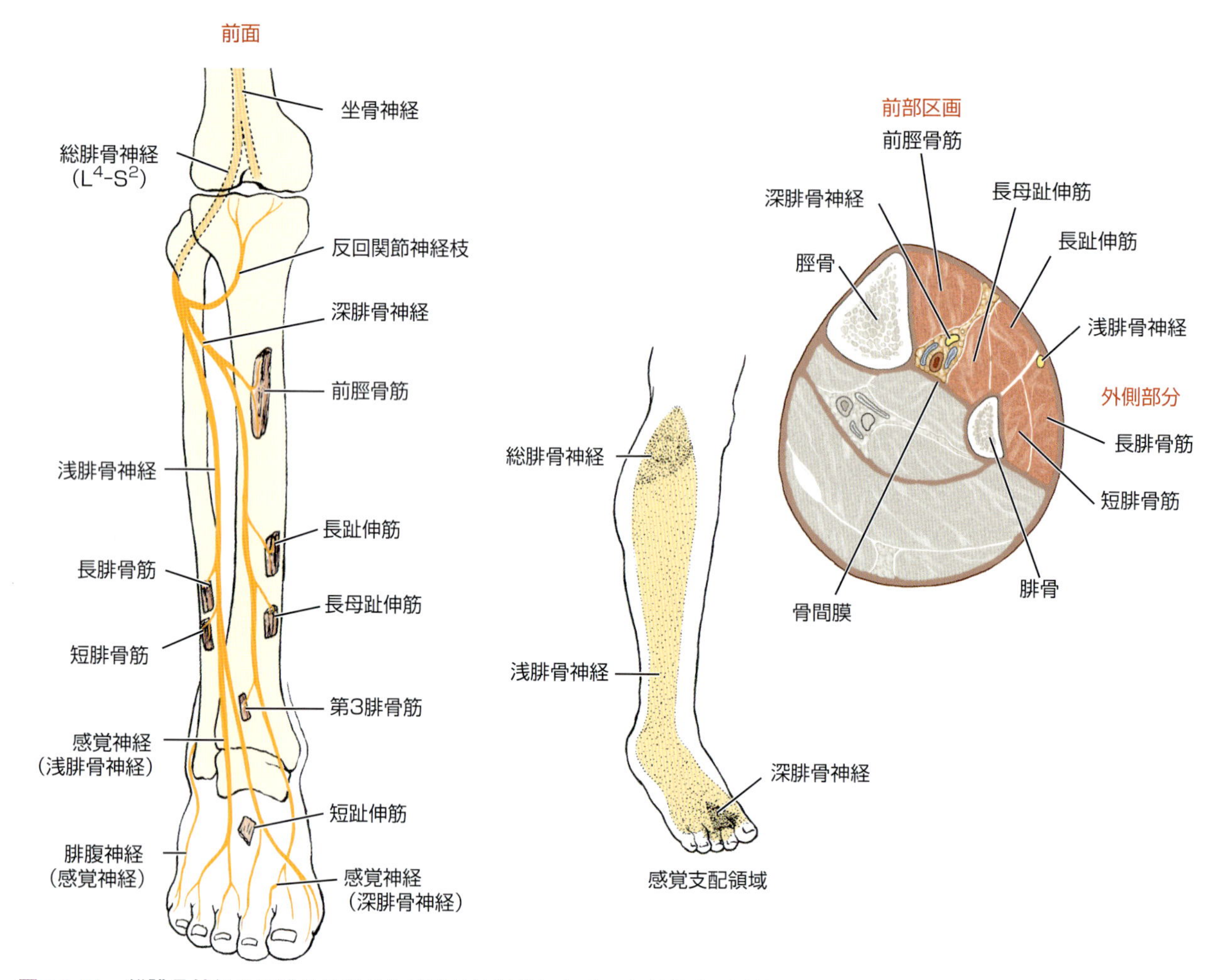

図 14.41　**総腓骨神経**の深腓骨神経枝と浅腓骨神経枝における走行経路と近位から遠位に向かう筋の神経支配．主要な脊髄神経根をかっこ内に示す．背外側面の下腿と足部に沿った感覚神経支配も提示する．背側の水かき部分は深腓骨神経の感覚枝によって支配されている．下腿の前方および外側区画内に位置する筋と神経の位置を横断面に示す．(deGroot J: *Correlative neuroanatomy*, ed 21, Norwalk, Conn, 1991, Appleton & Lange. より許可を得て改変)

内在筋）を支配する．また母趾と第２趾間にある三角領域の感覚も支配している．**浅腓骨神経**（superficial branch of the fibular nerve）の枝は，外側区画の長腓骨筋，短腓骨筋を支配し，遠位では下腿と足部の背側面と外側面の多くの領域の感覚を支配する．

ここまでに述べた以外のすべての足関節と足部にある外在筋と内在筋は，**脛骨神経**（tibial nerve: L^4～S^3）とその分枝によって支配されている（図 14.42）．**後部区画**は，深後部区画と浅後部区画に分かれており，浅後部区画には腓腹筋，ヒラメ筋（これら２つを合わせて下腿三頭筋），小さな足底筋の３つの筋がある．そして**深後部区画**には後脛骨筋，長母趾屈筋，長趾屈筋が含まれる．脛骨神経は足関節の内側を走行し，踵付近の皮膚に皮枝を与える．

脛骨神経は内果のすぐ後方で，**内側足底神経**（medial plantar nerve: L^4～S^2）と**外側足底神経**（lateral plantar nerve）: L^5～S^3）に分枝する．これら２つの足底神経が足底面の感覚のほぼすべてと，短趾伸筋以外のすべての足部内在筋を支配する．全体的な足部の内在筋の神経支配構造は手部に似ており，内側足底神経は正中神経に，外側足底神経は尺骨神経にあたる．

下肢の筋を支配する脊髄神経根を付録Ⅳパート A に，L^2～S^3 の機能評価のための筋をパート B に，下肢の皮膚分節をパート C にまとめる．

▶関節の感覚神経支配 Sensory Innervation of the Joints

距腿関節は，深腓骨神経枝から感覚神経支配を受けており，その他の足部関節は，各関節を横断する神経枝によって支配される．それぞれの主要な関節は，おもに S^1 と S^2 の脊髄の神経根に由来する複数の感覚神経の支配を受ける[175]．

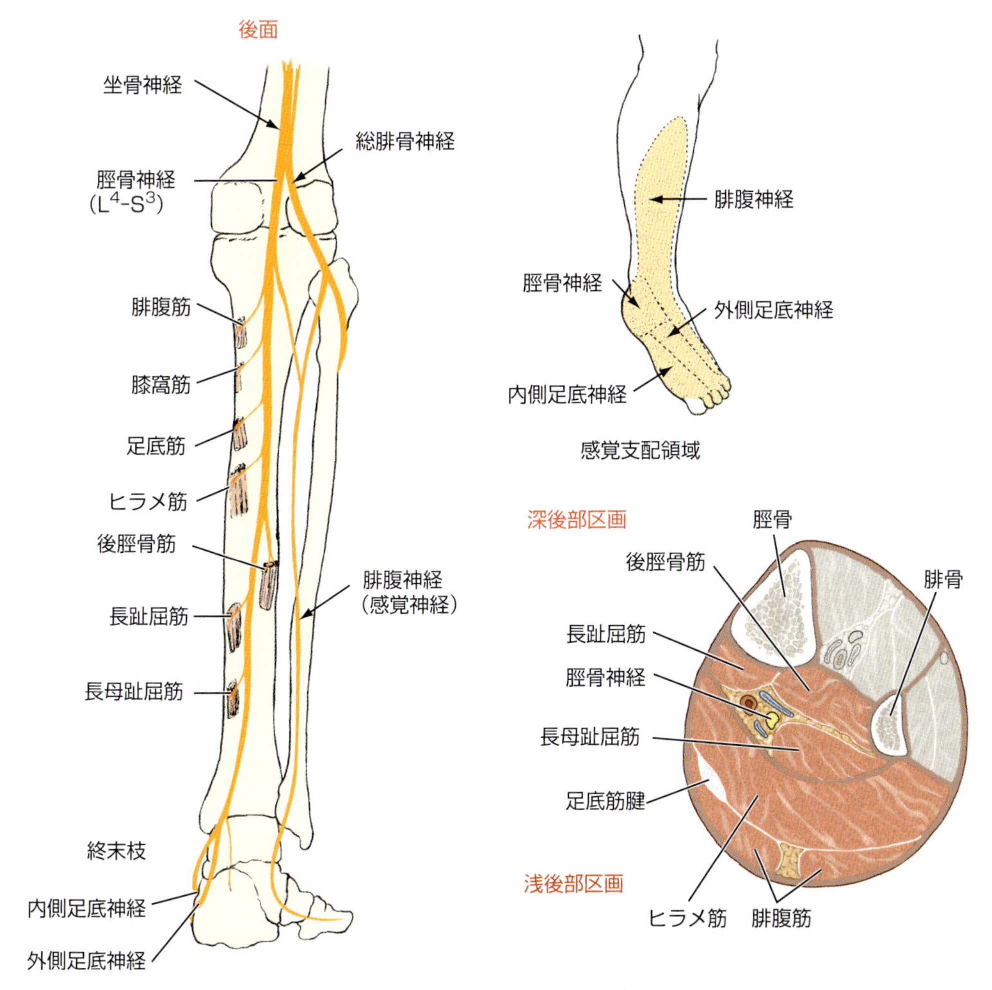

図 14.42　脛骨神経とその神経枝の走行経路と近位から遠位に向かう筋の神経支配．主要な脊髄神経根をかっこ内に示す．下腿と足部の外側，足底の感覚神経支配も提示する．下腿の浅・深後部区画内に位置する筋と神経を横断面に示す．(deGroot J: *Correlative neuroanatomy*, ed 21, Norwalk, Conn, 1991, Appleton & Lange. より許可を得て改変)

筋の解剖と機能

Anatomy and Function of the Muscles

足関節と足部にある外在筋と内在筋は，それぞれの筋が横断する関節の動きをコントロールし，歩行に必要な安定性，推進力，緩衝などの機能を担っている．歩行や走行における筋の相互作用については，別途，第15，16章で紹介する．

すべての外在筋が複数の関節を横断するとから，これらの筋が収縮することによって複数の動きが生じる．これらの動きの多くは，距腿関節と距骨下関節の回転軸に対する腱の横断位置に着目することによって推察することができる（図14.43）．図14.43は簡略化（横足根関節や回内・回外運動にかかわる他の要素が描かれていない）した図ではあるものの，多くの外在筋の機能を理解するうえで役に立つ．

以下を読み進めるにあたり，それぞれの筋の付着部，神経支配をまとめた付録Ⅳパート D および，これらの領域の筋の断面図を掲載した付録 Ⅳパート E を参照されたい．

▶外在筋 Extrinsic Muscles

前部区画に存在する筋

解　剖

前部区画に存在する筋は，ボックス内に掲載した4つの筋である．これらの筋は，すべて脛骨前面にあり，脛骨前外側面の近位半分と，その横にある腓骨，そしてそのあいだにある骨間膜を近位付着部としている（図14.44）．これらの腱は足関節背側を下行し，滑液で覆われた上下の伸筋支帯によって固定されている．最も内側に位置する腱は，太くて顕著な前脛骨筋腱で，第1足根中足関節の内側底面に付着している（図14.45）．長母趾伸筋腱は前脛骨筋腱のすぐ外側を走行し，母趾の背側面に向かって走行する（図14.44）．足関節を外側に進むと，長趾伸筋腱と第3

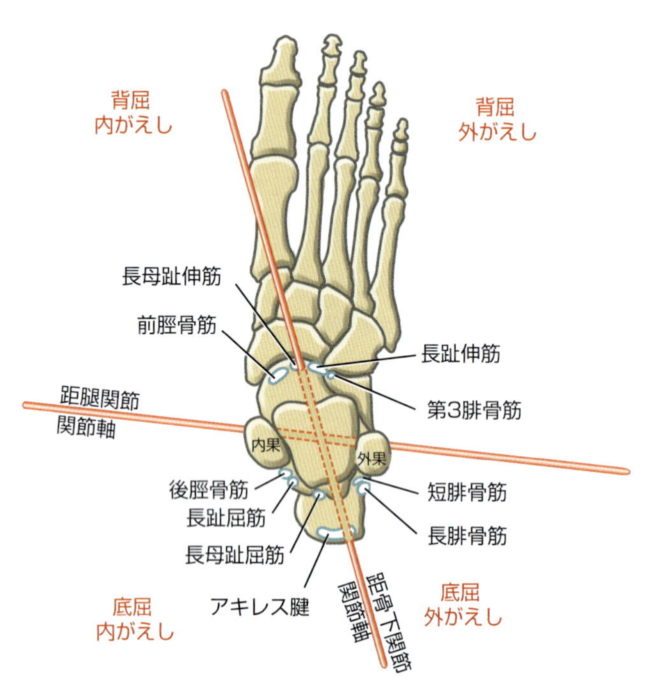

図 14.43 距腿関節と距骨下関節を横断する筋の複合運動．それぞれの筋の動きは，関節軸に対する位置によって決まる．これらの筋は複合運動を行うことに注目されたい．

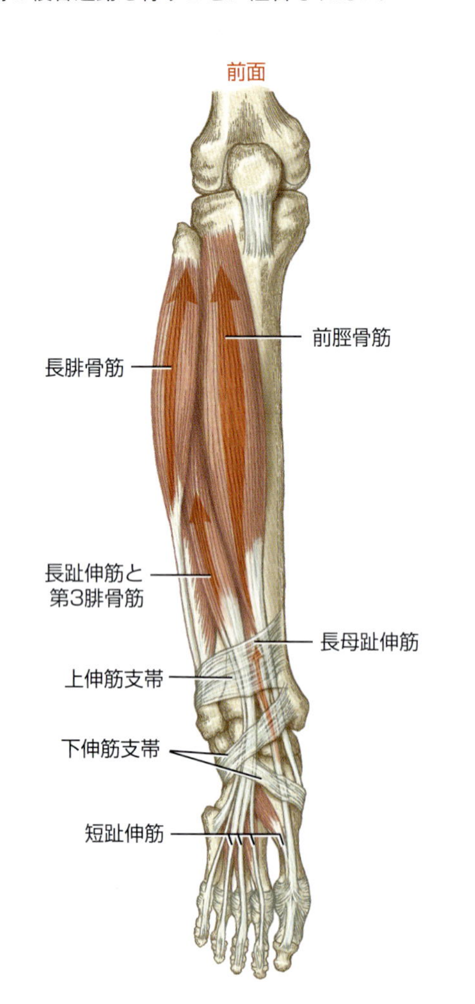

図 14.44 脛骨前面に位置する筋．前脛骨筋，長趾伸筋，長母趾伸筋，第３腓骨筋．これらすべての筋は足関節を背屈させる．

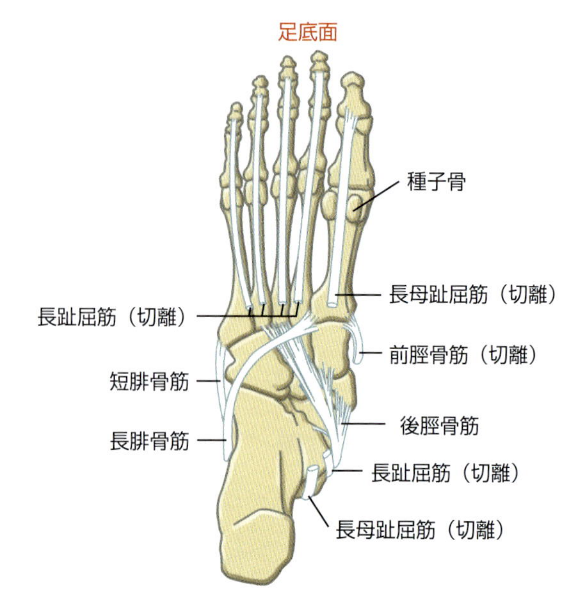

図 14.45 長腓骨筋，短腓骨筋，後脛骨筋の腱の走行が観察できるように右足を足底から見た図．前脛骨筋，長趾屈筋，長母趾屈筋腱は切離されている．

腓骨筋腱がある．**長趾伸筋**の 4 本の腱は，趾背腱膜（dorsal digital expansion）を介して足趾の中節骨と末節骨に付着する．**第３腓骨筋**は長趾伸筋の一部のように，第 3 腓骨筋腱を長趾伸筋腱の 5 本目の腱として，とらえることもできる．その第 3 腓骨筋腱は，第 5 中足骨基底部に付着する．

前部区画に存在する筋（脛骨前面の背屈筋群）

筋

- 前脛骨筋
- 長母趾伸筋
- 長趾伸筋
- 第 3 腓骨筋

神経支配

- 深腓骨神経

関節運動

脛骨前面にある 4 つの筋は，距腿関節軸より前を走行していることから，これらの筋はすべて背屈筋である（図 14.43）．また，**前脛骨筋**（tibialis anterior）は，距骨下関節軸の内側を走行するため，その解剖学的な位置によって距骨下関節の内がえしも行う．さらに，前脛骨筋は距舟関節の内がえしと内転，必要に応じて内側縦アーチのサポートも行っている．

長母趾伸筋（extensor hallucis longus）のおもな動きは，距腿関節の背屈と母趾の伸展である．長母趾伸筋腱は，距骨下関節軸から短いモーメントアームの位置にあるため，距骨下関節の内がえしには，ほぼ関与しない．一方，**長趾**

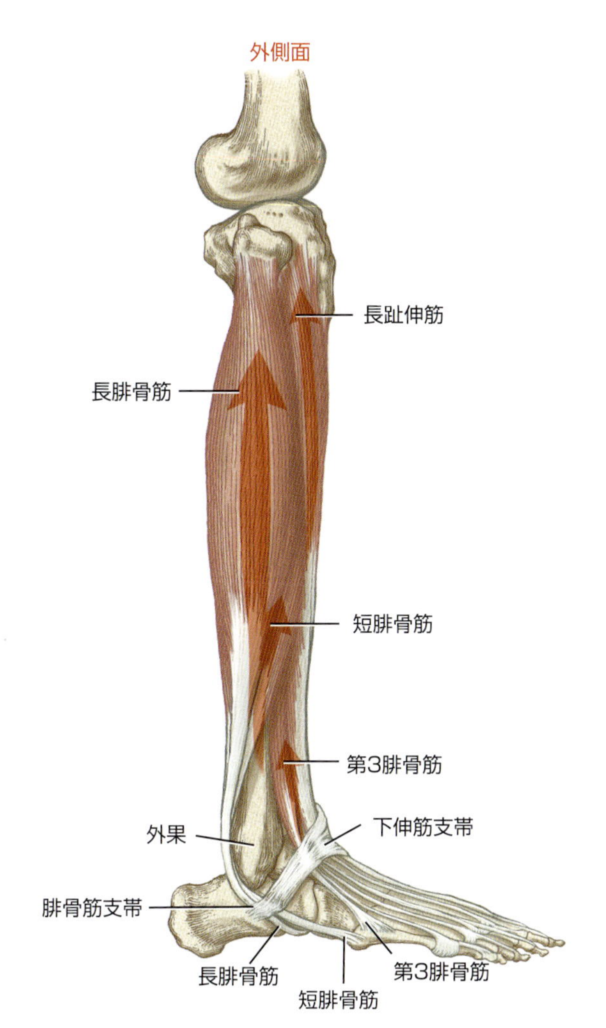

図 14.46　下腿を外側から見た図．長腓骨筋と短腓骨筋（主要な外がえし筋）が外果を滑車として使い，足関節を横断するとともに筋の牽引力の方向を変化させていることに注目されたい．

伸筋（extensor digitorum longus）と第 3 腓骨筋（fibularis tertius）は，足関節の背屈に加え，足部の外がえしを行う．

ここで紹介した脛骨前面に存在する筋の動きは，作用する関節が解剖学的中立位にある場合のものであり，関節が解剖学的中立位から大きく離れている場合では，筋の潜在トルク（ときには動きでさえも）は変わってくる．この違いは，機能的に重要な意味をもつ．たとえば距骨下関節が過度な内がえし位にあると，前脛骨筋による内がえしのモーメントアームが大きくなる（図 14.43 参照）．これは，典型的な足関節捻挫において，（長腓骨筋や短腓骨筋などの）外がえし筋群が内がえしに抗おうとする機能にとっては，逆効果となる[59, 76]．

脛骨前面に存在する筋は，立脚相初期と遊脚相全体において最も高い活動性を示す（図 15.29 の前脛骨筋参照）．これらの筋は，立脚相初期（踵接床から足底接地までの期間，図 14.19）に，足関節の底屈速度をコントロールするため遠心性収縮を行う．これは足底の接地への衝撃を和らげるために，底屈をコントロールすることが必要だからである．また，これらの遠心性収縮は，内側縦アーチの降下を減速させるため，間接的に後足部の回内運動（外がえし）のコントロールにも貢献している（復習，図 14.31）．一方，遊脚相において脛骨前面筋群は，足趾が床に触れないように足関節の背屈と足趾を伸展させるため，求心性収縮を行う．

矢状面上で足部を能動的に背屈するためには，脛骨前面筋群間のバランスが必要である．長趾伸筋と第 3 腓骨筋によって加えられる外がえしおよび外転方向への力は，前脛骨筋による内がえしと内転方向への力と同等でなければならない．そのため，前脛骨筋に単独の麻痺が生じると，能動的に足関節を背屈することはできるものの，やや外反，外転気味に背屈することとなる．

外側区画に位置する筋

解　剖

長腓骨筋と**短腓骨筋**（以前は peroneus longus，peroneus brevis として知られていたが，現在の英語表記は fibularis longus と brevis に変更されている）は，下腿の外側区画内に位置する筋で（図 14.46），これら 2 つの筋は腓骨の近位外側に付着している．これら 2 つの筋のうち，より表層に近い筋が**長腓骨筋**で，腱となって非常に長い距離を遠位に向かって走行する．長腓骨筋腱は，外果後方の丸みに沿って下行したのち，立方骨の骨溝を通って足底面に進入する．そして腱は長足底靱帯と短足底靱帯のあいだを通り，最終的な遠位付着部である第 1 足根中足関節の足底外側面に付着する（図 14.45 参照）．ここで，長腓骨筋と前脛骨筋が，それぞれ同じ足根中足関節底面の外側と内側に付着していることに留意されたい．この付着部の配置から，これら 2 つの筋が，第 1 列基底部にバランスのとれた運動学的安定性をもたらしていることがわかる．

> **外側区画に存在する筋（外がえし筋）**
>
> 筋
> - 長腓骨筋
> - 短腓骨筋
>
> 神経支配
> - 浅腓骨神経

短腓骨筋腱は，長腓骨筋とともに外果後方を下行する．2 つの腓骨筋は，**腓骨筋支帯**（fibular retinaculum，図 14.46 参照）の下を通るとき，1 つの腱鞘を共有する．そして支帯を通過してすぐ，短腓骨筋腱は長腓骨筋腱から離れ，その遠位付着部である第 5 中足骨の茎状突起で停止する．

足関節や足部の急な内がえしに対し，短腓骨筋が強力に収縮することによって，茎状突起に剝離骨折を生じさせることがあり，これはダンサーによくみられる障害として知られている．

関節運動

長腓骨筋と短腓骨筋は，足部の主要な外がえし筋であり（図 14.43），足関節外側の安定性は，おもにこれら 2 つの筋によってもたらされている．これらの筋の活動が低下することで，慢性的な足関節（とくに内がえし方向）不安定性のリスクが高まる[44]．そのため，バスケットボール選手やバレーボール選手などの内反捻挫を起こしやすい人のために，これらの筋の強化やコンディショニング，コーディネーションを高めるためのプログラムを組むことも多い[76]．しかし，これらの外がえし筋の強化は，内がえしへの拮抗力を高めるものの，不意の内がえしに対する反射的な収縮では，その収縮が遅すぎることから障害を予防することはできないことは興味深い[99]．そのため，これらの障害を予防するためには，フィードフォワード，または捻挫を予期しながらの反応など，より複雑で全身にわたる神経筋メカニズムの発動も必要であることが考えられる．

長腓骨筋と短腓骨筋は，距骨下関節軸に対し，2 cm ほどの十分なモーメントアームを有する[94]．外果は，固定された滑車として機能するだけでなく，腓骨筋群の腱が距腿関節軸よりも後方の位置で下行するように導く．この走行位置により，2 つの腓骨筋は，距腿関節の底屈筋として機能する．また，図 14.43 ではわかりにくいものの，長・短腓骨筋は，距骨下関節と横足根関節に対して外転筋として働く．

長腓骨筋については，その遠位付着部が前足部まで届いていることから，長腓骨筋は，前足部に外がえし方向のトルクを生じさせる．これは，非荷重状態の足を最大限に回内運動させると，第 1 列の基底部がやや低下（底屈）しながら外がえしすることでわかる．また，第 1 列を内側方向に牽引する前脛骨筋に対し，長腓骨筋はその力に拮抗して働くことで，第 1 足根中足関節の安定性にも寄与している．もしもこの長腓骨筋の働きがなければ，第 1 列は内側方向に偏位し，外反母趾を発生しやすくさせるであろう[48, 142]．

長・短腓骨筋は，立脚相のほとんどの期間，活性化した状態にある（図 15.29）[131, 158]．比較的弱いものの，踵接地直後における長腓骨筋の求心性収縮は，後脛骨筋と前脛骨筋の遠心性収縮によって制御されている後足部回内のコントロールに貢献している[131]．そして腓骨筋群の活動は，距骨下関節が回外運動（内がえし）し，距腿関節が背屈から底屈運動に転じる立脚中期から蹴り出し期にかけて，最も高くなる（図 14.19, 14.31 を復習）[131]．これらの期における腓骨筋群の最も重要な機能は，距骨下関節の回外量とスピードを制御することである．また図 14.33 に示すように，能動的な長腓骨筋の牽引力は，第 1 列を地面に固定するためにも働く．長腓骨筋が弱くなったり，麻痺，抑制が生じたりすると，後脛骨筋がもたらす前足部の回外力への拮抗力が失われる．その結果，前足部は後足部に連なって回外運動し，足部の外側で歩行するようになることから内反捻挫を起こしやすくなる[76]．

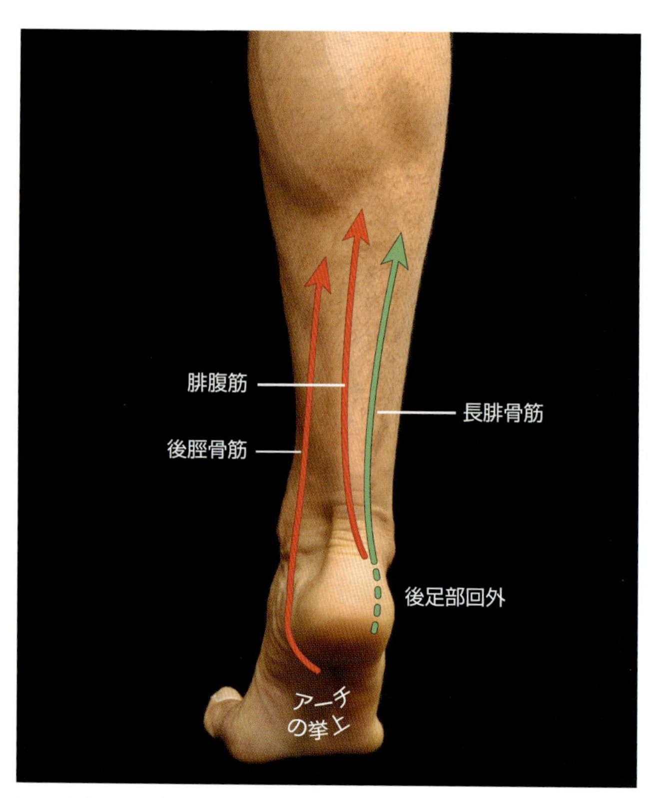

図 14.47　つま先立ちをしているときの主要底屈筋の牽引方向．長腓骨筋と後脛骨筋が横アーチと内側縦アーチを支えるスリングのように機能していることに注目．腓腹筋と後脛骨筋の牽引力が後足部を回外させることで，足部にさらなる安定性を与える（内がえし筋を赤で，外がえし筋を緑で示す）．

立脚相後期の蹴り出しにおいて，長・短腓骨筋は，距腿関節の他の底屈筋群を補助する．外側に位置する腓骨筋群は，底屈運動を行うのと同時に，後脛骨筋や腓腹筋（そしてヒラメ筋）などの底屈と内がえし（回外）を行う他の底屈筋群の力を中和させる．これらの筋のあいだにおけるバランスの必要性は，図 14.47 のように，つま先立ちをする際，より明らかになる．踵の挙上に伴って，強力に活動する長腓骨筋と後脛骨筋が互いに中和し合い，機能的な“スリング”を形成することで，足部の横アーチと内側縦アーチをサポートする．これらの筋の相互作用の結果，非荷重

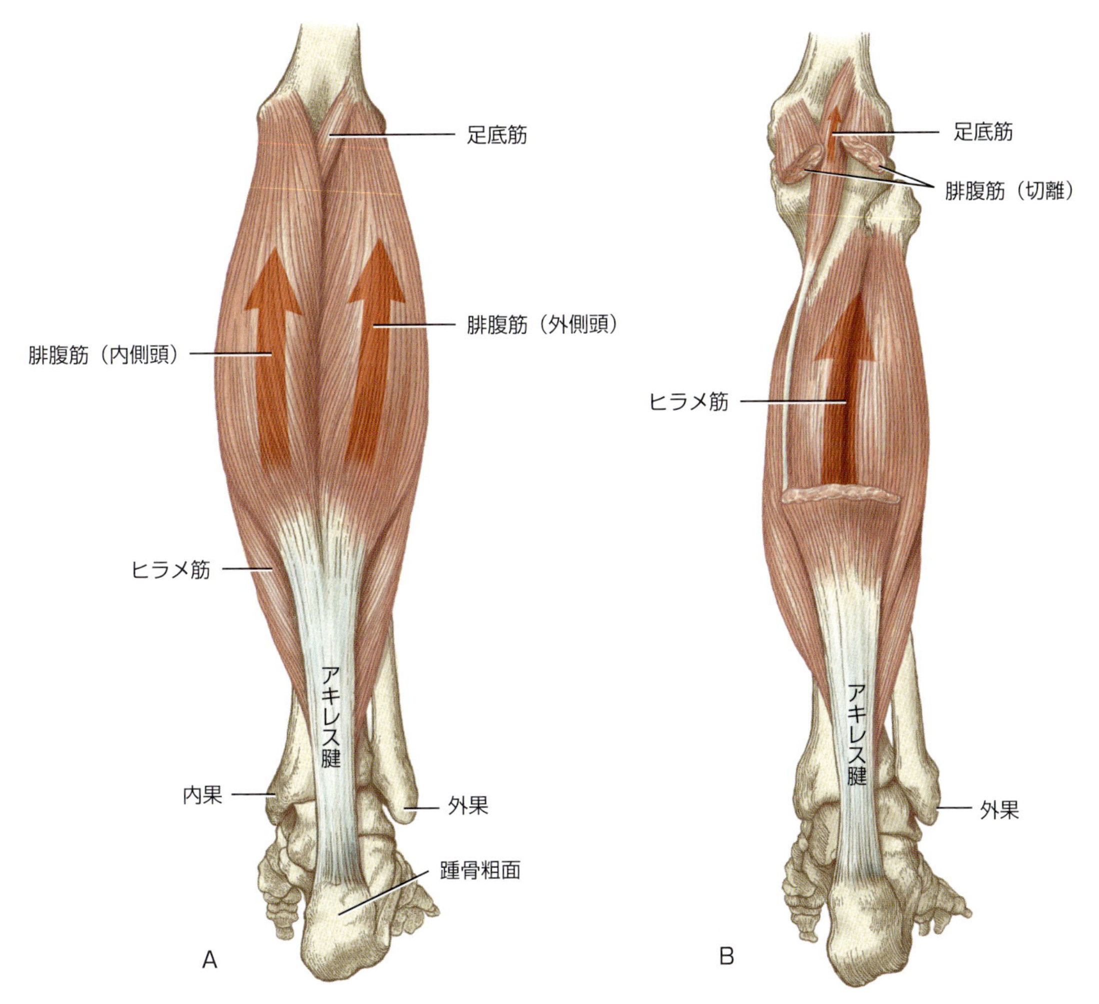

図 14.48　右下腿における浅後部区画に位置する筋．(A) 腓腹筋，(B) ヒラメ筋．

状態にある後足部がわずかに回外し，内側縦アーチとその遠位部に安定性をもたらす．この安定性があることで，つま先立ち（または身体を上，前方に動かす）に必要な底屈トルクが効率的に伝導され，そのトルクが中足骨頭まで届けられる．

また，腓骨筋群，とくに長腓骨筋が，蹴り出し期に踵の挙上に伴って収縮することで，外側から内側への体重の移行を補助する．この動きによって，体重を立脚相初期の状態にある反対側の足に移行することが可能となる．

後部区画に存在する筋

解　剖

後部区画にある筋は，浅と深の2つのグループに分けられる．浅後部区画には，腓腹筋，ヒラメ筋（2つの筋をまとめて下腿三頭筋）と足底筋がある（図 14.48）．一方，深後部区画には，後脛骨筋，長趾屈筋，長母趾屈筋がある（図 14.49）．

下腿の後部区画に存在する筋

浅後部区画グループ（“底屈筋”）
- 腓腹筋
- ヒラメ筋
- 足底筋

深後部区画グループ（“内がえし筋”）
- 後脛骨筋
- 長趾屈筋
- 長母趾屈筋

神経支配
- 脛骨神経

浅後部区画．腓腹筋（gastrocnemius）は，下腿の膨らみを形成する筋である．腓腹筋は二頭筋で，それぞれの頭部は，大腿骨の内側顆と外側顆の後側面に付着している．より大きい内側頭は，下腿の中央付近で外側頭に合流し，そしてアキレス腱（Achilles tendon）へと合流する．幅広く平らなヒラメ筋（soleus）は，腓腹筋の直下に位置し，おもに腓骨と脛骨の中央後側面に付着している．そして腓腹筋と同様にアキレス腱に合流し，アキレス腱の遠位付着部である踵骨隆起で停止する．腓腹筋が膝関節をまたぐことに対し，ヒラメ筋はまたがないことに留意されたい．このことから，腓腹筋を効果的にストレッチするためには，膝関節の伸展と足関節の背屈の両方が必要であることがわかる．

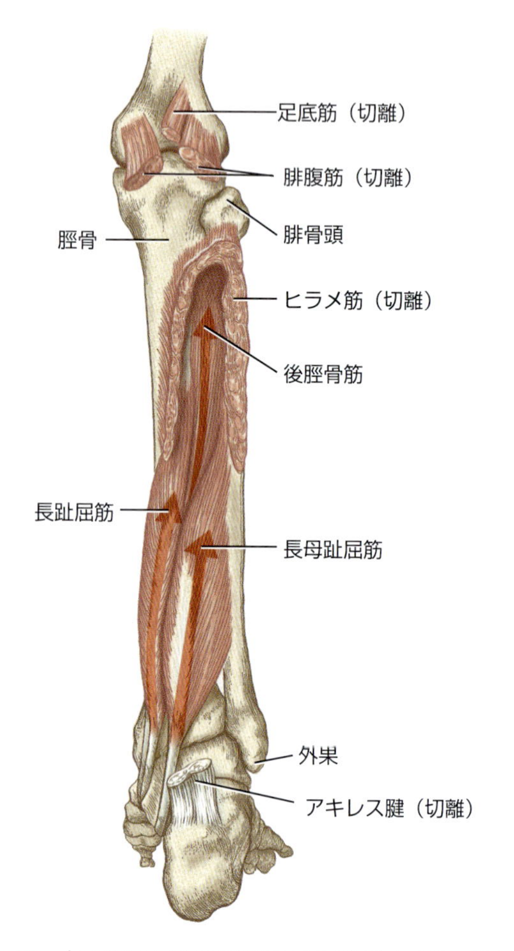

図 14.49　右下腿における深後部区画に位置する筋．後脛骨筋，長趾屈筋，長母趾屈筋．

ヒラメ筋には厚みがあり，その横断面積は腓腹筋の 2 倍である[206]．腓腹筋とヒラメ筋の筋線維は，近位で腱膜組織を介してつながっていることが報告されている[82, 187]．このつながりがあることによって，筋内に生じる力を互いに伝えあうことが可能となる．

足底筋（plantaris）は，大腿骨の外側顆上線に付着する筋である．この紡錘状筋の筋腹は 7～10 cm ほどで，同じ部位にある他の筋肉と比べて非常に小さい．足底筋腱は，非常に細くて長く，腓腹筋とヒラメ筋のあいだを下行し，アキレス腱の内側に合流する．

深後部区画． 後脛骨筋，長母趾屈筋，長趾屈筋は，ヒラメ筋よりも深層に位置する筋である（図 14.49）．これらの筋群は，脛骨，腓骨，骨間膜の後側面から起こっている．中央に位置する後脛骨筋の外側の一部は長母趾屈筋に覆われ，内側は長趾屈筋に覆われている．これらのすべての遠位筋腱接合部は，内側から足底面に進入する（図 14.45）．足関節と足部を横断する腱の位置から，これらの筋が強力な回外運動（内がえし）の要素を有する筋であり，なかでも後脛骨筋がその最たるものであることがわかる（図 14.43）[94]．後脛骨筋と長趾屈筋，脛骨神経血管束は屈筋支帯のすぐ深層にある**足根管**（tarsal tunnel）を通っている（図 14.50）．足根管は，橈骨手根関節における手根管と同様のものである．足根管症候群（手根管症候群と同様）の特徴は，屈筋支帯下にある脛骨神経の絞扼により，足底面に感覚異常をきたすことである．

長母趾屈筋（flexor hallucis longus）腱は，足関節を通過し，距骨後方結節間の溝を下行して，載距突起の下を走行する（図 14.12）．これらの骨溝には，長母趾屈筋腱がその走行経路から外れないように，骨溝を滑液で覆われたトンネルとして機能させるための線維性組織が存在する．長母趾屈筋は後脛骨筋や長趾屈筋よりも深い（外側）位置にあ

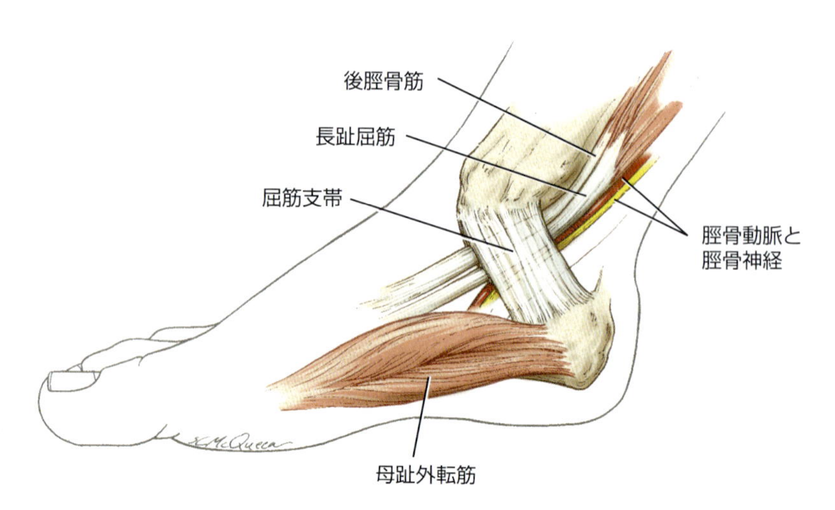

図 14.50　後脛骨筋，長趾屈筋，長母趾屈筋，脛骨，神経血管束を覆う屈筋支帯を内側から見た図．

ることから，長母趾屈筋も足根管に含まれていることがわかる．長母趾屈筋腱が足底に到達すると，腱は第1中足趾節関節にある2つの種子骨のあいだを走行し，母趾の末節骨基底部底面で停止する（図14.45）．

長趾屈筋（flexor digitorum longus）腱は内果後方を走行し，足関節を横断して下行する．長趾屈筋腱は中足骨基底部付近で4本に分岐し，それぞれ外側にある4本の末節骨基底部に付着する（図14.45）．

後脛骨筋（tibialis posterior）腱は長趾屈筋腱のすぐ前方に位置し，内果後方の溝を長趾屈筋腱とともに下行する（図14.50）．そして後脛骨筋腱は，屈筋支帯と三角靱帯，およびスプリング靱帯のあいだを走行する．この時点で腱は浅部と深部に分岐し，距骨以外のすべての足根骨と中央3つの中足骨の基底部に付着する（図14.45）．後脛骨筋の最も大きな遠位付着部は，舟状骨底面の骨粗面である．後脛骨筋腱は，足部に内転・内がえし方向への抵抗をかけると，舟状骨粗面から数cmほど近位で触れることができる．網のように広く広がった後脛骨筋の遠位付着部は，隣り合うスプリング靱帯や内側縦アーチを支える非常に強固なスリングとして機能する[97]．そのため，このサポートを失うと，足は扁平足となる[102]．

後脛骨筋と長趾屈筋腱は，内果を固定された滑車として使い，距腿関節軸よりも後方でその力を発揮する[94]．長・短腓骨筋も同様の滑車を有し，外果の後方を走行している（図14.46）．これらの後脛骨筋腱と長趾屈筋腱は，屈筋支帯によって内果後方に位置づけられる．長母趾屈筋も，近位で距骨の内側と外側結節，遠位で踵骨の載距突起という，より直接的な滑車システムを活用する．

関節運動

長腓骨筋と短腓骨筋を除いたすべての底屈筋は，距腿関節を底屈させるとともに，距骨下関節または横足根関節を回外運動（内がえし）させる．内がえしさせる筋が多いことは，下腿の後部区画に存在する筋の距骨下関節軸に対する位置から明らかである（図14.43）．アキレス腱も距骨下関節軸より内側を下行していることから，その解剖学的位置によって下腿三頭筋も軽度の内がえしを起こす[94]．

足部の主要な内がえし筋は，後脛骨筋，長母趾屈筋，長趾屈筋である．なかでも後脛骨筋は，距骨下関節と横足根関節に最も大きな回外トルク（とくに内転方向）を発揮する筋である[50, 94, 103]．後脛骨筋における広範囲の遠位付着部，とくに舟状骨が，効果的に中足部に内がえし方向のねじれを生み出している（図14.26D）．また，長趾屈筋と長母趾屈筋は，底屈と回外運動のみならず，中足趾節関節や趾節間関節など，足部の遠位に位置する関節にも動きをもたらす．

歩行時における底屈筋群と回外筋群の活動． 底屈筋群と回外筋群は，立脚相のほぼすべてにおいて活動し，とくに足底接地と足趾離地間で高い活動を示す（図15.29腓腹筋とヒラメ筋の活性を参照）[178, 179]．これらの筋は，背屈筋群がリラックスした直後から活動する．底屈筋群（とくにヒラメ筋）は，足底接地から踵離地の直前までの期間，固定された距骨に対する下腿の前傾（背屈）を減速させるために遠心性収縮を行う[52, 134]．次に，踵離地から足趾離地までの期間は，蹴り出しと遊脚相初期に必要な推進力を得るため，求心性収縮を行う．そして，長母趾屈筋と長趾屈筋，足部内在筋（虫様筋と骨間筋）は，伸展位にある足趾底面を地面に固定するために働く．この働きにより，足趾の荷重面積が広がり，接地圧を最小限に抑えることができる．

後脛骨筋，長母趾屈筋，長趾屈筋は，歩行時の立脚相において回内を制限し，回外運動を補助する．これらの3つの筋のなかで，この働きを最も多く担う筋が後脛骨筋である[50]．EMGを用いた研究では，後脛骨筋は他のどの回外筋よりも長く，立脚相のほとんどの期間，活動していることが報告されている[131, 178]．足底全体が接地する際，内側縦アーチがゆっくり降下するように，後脛骨筋が後足部の回内運動を減速させる（図14.31を復習）[97]．後脛骨筋は，この遠心性収縮の働きを使って，足部が受ける荷重時の衝撃を吸収する．そのため歩行または走行の立脚相で，過度または速い回内が生じると，後脛骨筋による回内の減速がより多く必要となるため，腱の障害，筋疲労，（シンスプリントとして知られる）ストレス性前脛骨痛を生じる可能性が高くなる[156, 168, 203]．通常，過回内運動が後脛骨筋不全の原因であるか，またはその結果であるかについては，明確にはわからないことが多い．いずれにせよ，後脛骨筋の機能低下は，足部にとって重要な緩衝能力を低下させる．

立脚相中期から後期では，後脛骨筋が収縮することによって，後足部は回外方向に向かう．この筋の収縮によって，下腿と距骨の外旋，および内側縦アーチの挙上が同時に起こる．その際，腓骨筋群も同時に収縮することによって足関節の内外側の安定性が高まるとともに，回外運動のスピードと大きさがコントロールされる．

蹴り出しのための底屈トルク． 後部区画にある筋の働きによって，距腿関節は立脚相後期に底屈する．また，（外側区画にある）長・短腓骨筋もこのトルクに貢献している．蹴り出し期における底屈筋群の筋活動量は，歩行スピードとその勢いによって決まる．主要な推進力は，これらの筋によって生み出されるが，反対側の股関節伸筋群（立脚相初期）と股関節屈筋群（立脚相後期）[24, 149]も，二次的にこ

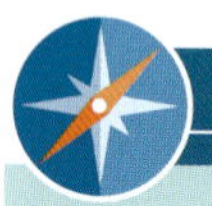

SPECIAL FOCUS 14.7

成人期の扁平足（Adult acquired flatfoot deformity: AAFD）―後脛骨筋によるサポート損失の結末

立脚相の多くの期間において，後脛骨筋は非常に高い活動を呈する．また後脛骨筋腱は，求心性収縮と遠心性収縮の切り替えを素早く行うため，使い過ぎによる障害も起こりやすい．後脛骨筋腱や腱鞘に外傷や慢性的な炎症，変性による摩耗や断裂が起こると，内側縦アーチは降下する．この進行性の病態を成人期扁平足とよぶ[174]．後脛骨筋が構造的に破壊されると，舟状骨は落ち込んで後足部は外反位となり，前足部は外転方向に広がる[200]．腱の断裂に加え，距骨頭が落ち込むと，スプリング（底側踵舟）靱帯が摩耗し，距舟関節が亜脱臼することもある[205]．

成人期扁平足は４つの期に分けられる[171]．ステージ１は最も軽症で変形を認めず，後脛骨筋腱炎が生じている状態である．反対にステージ４は最も重症で，腱は完全断裂または不可逆的に摩耗しており，後足部は外反位にかたまり，三角靱帯は断裂または伸ばされた状態にある．このような状態で足関節内側を適切にサポートしなければ，距骨は距腿関節窩内で傾き，外反位をとるであろう[26]．距骨が過度に傾くと，関節面の一部に圧がかかり，変形性関節症も生じやすくなる．距腿関節窩における過度な外反位と外側の不安定性は，足根管内にある脛骨神経を伸ばして負荷を与えることで，足部の内在筋の萎縮や感覚障害などの神経障害をきたすこともある[171]．

後脛骨筋腱に断裂が生じると，さまざまな問題が立て続けに起こり，後足部に重度の外反変形をもたらす．主要な後足部の内がえし筋を失うことで，長腓骨筋と短腓骨筋による外がえしの牽引に対する拮抗力がなくなり，後足部は外反位をとる．そして踵骨が過度な外反位をとることで，腓腹筋とヒラメ筋（アキレス腱）の牽引ベクトルは，距骨下関節の関節軸よりも外側に位置するようになる（図 14.43）[174]．この外がえしの“てこ”は小さいものの，アキレス腱から伝わる力が非常に大きいことから，多大な外がえしトルクが（容赦なく）発揮されることとなる．アキレス腱に拘縮が認められる場合では，よりいっそう，後足部の外反変形が顕著になる可能性が高い[171]．

成人期扁平足は，強い疼痛を伴うとともに，多大な機能障害をもたらす，高齢女性の約 10%に生じる病態である[96]．慢性的に重度に回内した足は，立脚相後期になっても硬くなることができず，蹴り出し期に必要な安定性を得ることができない．その治療法については，長きにわたって議論が続けられてきており，初期には理学療法や足底板が効果的で，末期には外科的手術が必要となる[171]．内側縦アーチや距舟関節をサポートするために，長母趾屈筋や長趾屈筋腱の移行術も検討される[174]．

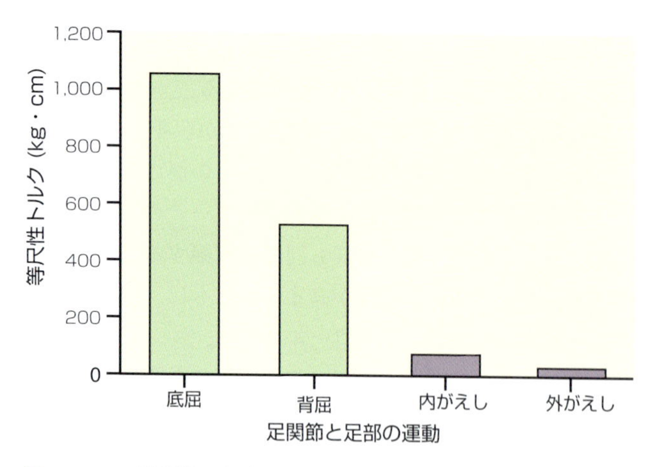

図 14.51　足関節と足部に生じる４つの運動における最大等尺運動トルクの大きさを示す（N=86　健常男性と女性[165]）．

れらの推進力を担っている．

健常者の足関節と足部のすべての動きのなかで，最も大きい等尺性収縮トルクは，底屈トルクである（図 14.51）[67, 139, 165]．走行やジャンプ，クライミングにおいて，身体を上や前に素早く加速させるためには，非常に大きな底屈トルクが必要である．独立した底屈トルクは，足関節が最大背屈位に近づくにつれて最大となり（例：底屈筋群が伸張されているとき），最大底屈位にあるとき，最も小さくなる[68, 138]．通常，足関節は，短距離走やジャンプの直前に最大背屈位をとる．短距離走やジャンプで足が地面から離れる際，足関節は大きく底屈し，腓腹筋は短縮する．しかしながら，このとき，大腿四頭筋が膝関節を伸展させるため，腓腹筋は短縮と同時に伸張される．このように腓腹筋は、この２つの関節にまたがるという特性によって，過度に短縮することなく，足関節の可動域内のより多くの位置で強い底屈トルクを発揮できるようになっている[68, 85]．

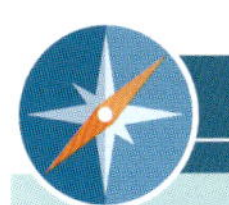

SPECIAL FOCUS 14.8

つま先立ちの生体力学

繰り返しのつま先立ち動作は，底屈筋群の機能評価としてよく用いられる動作である．**図 14.52** に示すように，身体を最大限上に引き上げるためには，距腿関節と中足趾節関節の２つの内的な底屈筋トルクの相互作用を必要とする．腓腹筋に代表される底屈筋群は，距腿関節窩内の距骨と距骨に連なる踵骨を回転させて，**距腿関節**を底屈させる．しかしながら，身体を上に引き上げるトルクの発揮に最も重要な要件は，**中足趾節関節**の伸展である．足趾の内外軸に対して腓腹筋は，体重という外的モーメントアームよりも，さらに大きな内的モーメントアームを有している（図 14.52 のパネル B と C を比較）．このような機械的優位性は，全筋骨格系のなかでも非常にまれである．腓腹筋は，重い荷物が載った手押し車を持ち上げるように，中足趾節関節を支点とする第２の“てこ”を使って身体を持ち上げる．たとえば，腓腹筋の機能的優位性が 3：1（内的モーメントアーム：外的モーメントアーム，または図 14.52 の B：C）である場合，身体を持ち上げつつ底屈位を保つために必要な力は体重のわずか 1/3 または 33%ですむ．全身体機能のなかで，筋が発揮する力が，支える負荷より少ない例は非常にまれである．しかしながら，この優位性を得る代わりに，理論的に腓腹筋は，重心移動距離の３倍以上短縮する必要がある（第１章）（より詳細な重心移動距離を見積もるためには，すべての底屈筋の羽状角を知る必要がある）．しかしながら，この取引のおかげで，われわれは比較的簡単につま先立ちをすることができる．

図 14.52 に中足趾節関節の伸展の重要性を示す．中足趾節関節の伸展は，底屈筋群の内的モーメントアームを増加させるのみならず，前述のとおり，ウィンドラス効果を発動し，足底腱膜を伸張させる．伸張された足底腱膜は内側縦アーチを支える内在筋を助け，前足部を硬くすることで，足部が体重の負荷を効率的に受け止められるように働く．

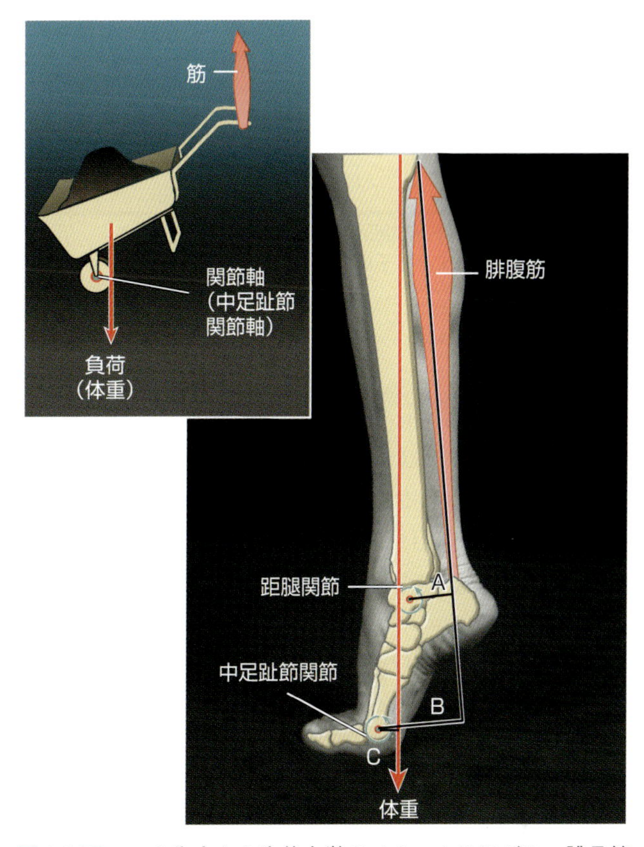

図 14.52　つま先立ちの生体力学のメカニカルモデル．腓骨筋の収縮は，距腿関節では比較的短い内的モーメントアームで機能することに対し（A），足趾節関節では比較的長い内的モーメントアームで機能する（B）．つま先立ちになると体重によってかかる重力は中足趾節関節の関節軸のすぐ後ろにかかる．その結果，中足趾節関節から体重は，比較的短い外的モーメントアームとして機能する（C）．

一方，ヒラメ筋は膝関節をまたがないため，その長さと張力は，膝関節の位置に影響を受けない．ヒラメ筋は比較的多くの遅筋線維で構成されていることから，立位時に，下腿（と身体）と距骨間に生じるわずかな動揺を制御する機能により適した筋であるのかもしれない[62]．対して速筋線維で構成される腓腹筋は，ジャンプや短距離走など，ダイナミックな膝関節の伸展を含む運動において推進力をもたらす底屈トルクの発揮に適した筋であると考えられる．

すべての底屈筋のなかで，腓腹筋とヒラメ筋は最も強く，理論的には足関節における全底屈トルクの 80%を担うといわれている[134]．これらの筋が大きなトルクを発揮できる理由には，筋の横断面積が広く，比較的長いモーメントアームを有することがあげられる．下腿三頭筋は後方に突出した踵骨粗面に付着するため，足関節からのモーメントアームは約 5cm にもなり，これは他の底屈筋群の約２倍である[70, 94]．

成人男性は、歩行の蹴り出し期において，腓腹筋とヒラメ筋における最大トルク（底屈）の約 70%を使って歩いて

表 14.7 神経の損傷とそれに伴う足関節，足部 *，足趾変形および異常肢位

神経の損傷と関連する筋に生じる麻痺	変形および異常肢位	一般的な病態名	代償として拘縮する組織の例
深腓骨神経損傷による脛骨前面筋の麻痺	距腿関節の底屈	下垂足，または尖足	アキレス腱，距腿関節の関節包後面
浅腓骨神経損傷による長・短腓骨筋麻痺	足部の内がえし	内反足	後脛骨筋，三角靱帯の脛踵線維と距骨下関節内側面
総腓骨神経損傷による背屈および外がえし筋群の麻痺	距腿関節の底屈，足部の内がえし	内反尖足	アキレス腱，後脛骨筋
脛骨神経近位部損傷による全底屈および回外筋群の麻痺	距腿関節の背屈†と足部の外がえし	踵外反足	背屈筋群，外がえし筋群，前距腓靱帯，距骨下関節の前外側面
脛骨神経中央部損傷による回外筋群の麻痺	足部の外がえし	外反足	腓骨筋群
内側・外側足底神経の損傷	中足趾節関節における過伸展と趾節間関節の屈曲	槌指	長趾伸筋，短趾伸筋

* **足部**はおもに距骨下関節と横足根関節を指す．
† 重力の影響によって，その重症度は異なる．

いるとの報告がある[192]．これは歩行のように比較的軽い日常的な運動にしては，驚くほど高い数値である．正常歩行で底屈筋群の最大トルクの多くを使っているということは，腓腹筋やヒラメ筋が少し弱くなっただけでも，歩行パターンに異常が生じることを裏づけている．また，これは高齢者が日々歩き続けているにもかかわらず，加齢に伴い自然に底屈筋群が弱くなることで，健康高齢者に認められる運動学的変化発生の一部を裏づけるものかもしれない[3]．

アキレス腱は身体のなかで最も強く，日常的に下腿筋と踵骨粗面間に生じる大きな筋力の伝達を担っている．この力は走行やジャンプ，着地時などの動作において，足関節の動きを急激に大きく加速または減速させるときに極限に達する．アキレス腱は非常に強固な組織ではあるものの，その断裂はまれではない．米国においてアキレス腱を断裂した人の75%は55歳以下で，バスケットボールやアメリカンフットボール，テニスなどの運動時に発生しているとの報告がある[146]．障害発生のメカニズムはそれぞれ異なるものの，アキレス腱が筋腱接合部に生じる大きな張力に耐えきれなかったことが根本的な原因である．

多くの関節付近の結合組織と同様，アキレス腱は順応性（剛性の逆数）に富み，弾性も高い．歩行や走行において，腱は（比較的な伸張度として）約5～6%引き伸ばされる[109]．アキレス腱の適合性と弾性は，生体力学的機能の発揮にも役立つ．たとえば，腱が立脚相の多くの期間に伸ばされた状態にあることで，非常に大きな機械的エネルギーを腱に蓄えることができる．そして，そのエネルギーは，蹴り出し時における能動的な底屈を補助する目的に使われる[86,112]．しかしながら，アキレス腱の適合性の高さは，運動時においては利点として働くものの，反復的に張力が加えられることによって，疼痛を伴うアキレス腱障害が生じることもある[107,209]．

▶腓骨神経と脛骨神経の損傷に伴う筋麻痺 Muscular Paralysis after Injury to the Fibular or Tibial Nerve

総腓骨神経およびその神経枝の損傷

総腓骨神経は，長腓骨筋のすぐ下で腓骨頸に巻き付くように走行する．そのため，総腓骨神経の損傷は，腓骨近位部の骨折を伴う外傷や裂傷などに伴って，比較的よく起こる．深腓骨神経が損傷すると，すべての背屈筋（脛骨前面にある筋）に麻痺が生じる（図 14.41）．背屈筋群に麻痺が生じると，歩行の踵接地直後に，足部はコントロールされることなく，素早く底屈する．そして遊脚相では，足趾が地面に着かないように，過度に股関節と膝関節を屈曲させなければならなくなる．

背屈筋に麻痺が生じると，距腿関節が底屈位に拘縮する可能性が飛躍的に高まり，この変形はドロップフット（drop-foot：下垂足），または**尖足**（pes equinus）とよばれている．足が底屈位に適応するため，アキレス腱や足関節の側副靱帯は，非常に短期間で短縮または拘縮する．また容赦なく加わる重力も，底屈位での拘縮に拍車をかける．そのため，歩行時に適切な背屈位をとれるように，短下肢装具が用いられることが多い．

浅腓骨神経を損傷すると，長・短腓骨筋に麻痺が生じる（図 14.41）．この麻痺が続くと，足は回外位，または内反位となる**内反足**（pes varus）になることがある．**総腓骨神経**を損傷すると，深腓骨神経と浅腓骨神経の両方に影響が出る．その場合，すべての背屈筋と外転筋に麻痺が生じ，足関節は底屈位に，足部は回外位に拘縮する**内反尖足**（pes

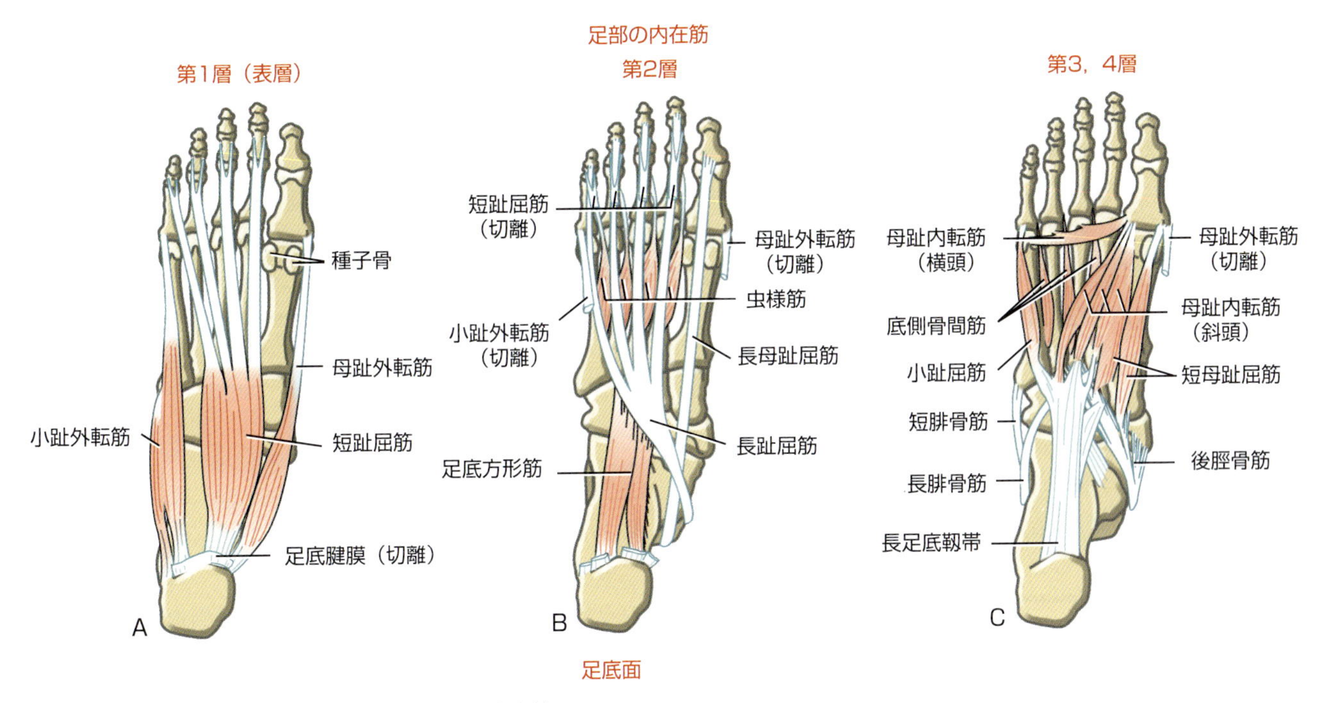

図 14.53　4 層で構成されている足底内在筋.

equinovarus）とよばれる変形になる可能性が高くなる.

脛骨神経の損傷

脛骨神経が損傷すると，後部区画に位置する筋に，さまざまな程度の筋力低下や麻痺が生じる（図 14.42）. 脛骨神経損傷によって，腓腹筋とヒラメ筋に単独の麻痺が生じることは非常にまれである. しかしながら，原因はともあれ，これらの筋に麻痺が生じると，大幅に底屈トルクが低下する. その結果，距腿関節背屈位で拘縮する踵足（pes calcaneus）になることがある. 踵足というよび名は，足関節が慢性的に背屈位にあることで踵底部の脂肪体が非常に大きく見えることと，立脚相の最初に踵を強く打ちつけるような歩行を呈することから，そうよばれている.

主要な回外筋に麻痺が生じると，長・短腓骨筋に拮抗する筋がなくなるため，足は回内位に固定される. 外反足（pes valgus）という呼称には，一般的に回内変形の要素である外反と外転の両方の意味が含まれる. 後部区画に位置するすべての筋に麻痺が生じると，外反踵足（pes calcaneovalgus）変形を生じる可能性が高くなる.

下腿の脛骨神経が損傷すると，一般的に内側・外側足底神経にも影響が生じる（図 14.42）. 内在筋に麻痺が生じると，通常，中足趾節関節の過伸展と趾節間関節の屈曲を伴う槌趾変形が生じる. この変形は，おもに中足趾節関節を横断する足趾の外在伸筋群に対する拮抗筋がなくなることによって起こる. 足部の内在筋の低下によって生じる槌趾変形の病態力学は，尺骨神経と正中神経に損傷が起こった場合に生じる手指の変形に似ている（第 8 章）.

各神経の損傷と損傷によって生じる足関節，足部，足趾の変形を表 14.7 にまとめる.

▶内在筋 Intrinsic Muscles

解剖と機能に関する考察

内在筋とは，近位，遠位付着部の両方が足部内にある筋のことである. 以下に，それぞれの内在筋の付着部と動きについて紹介する. また，これらの筋のより詳細な付着部は付録 Ⅳパート D にも記している.

足背面に存在する内在筋は，短趾伸筋の 1 つのみである. 短趾伸筋（extensor digitorum brevis）は，踵立方関節面のすぐ近位にある踵骨の背外側面に付着する. 筋腹からは，母趾背側面方向に走行する 1 本（短母趾伸筋とよばれることもある）と，第 2～4 足趾に付着する長趾伸筋腱に合流する 3 本の計 4 本の腱が出ている（図 14.44）. 短趾伸筋の機能は，足趾の伸展において，長母趾伸筋と長趾伸筋の働きを補助することである.

その他のすべての内在筋は，近位，遠位付着部の両方が足底にある筋で，4 つの層に分かれている（図 14.53）. 足底腱膜は第 1 層のすぐ表層に位置している.

第 1 層

足部の第 1 層に位置する内在筋は，短趾屈筋（flexor digitorum brevis），母趾外転筋（abductor hallucis），小趾外転筋（abductor digiti minimi）である（図 14.53A）. こ

れらの筋は，すべて踵骨隆起の内側と外側にある突起と周囲の結合組織を近位付着部とする．**短趾屈筋**は，遠位で第2～5足趾の中節骨底面の内外側に付着する．この遠位付着部の近位では，長趾屈筋腱が通ることができるように，それぞれの腱は分岐する（これは，手部における浅指屈筋と深指屈筋の関係に似ていることに留意する）．短趾屈筋の機能は，長趾屈筋を補助し，足趾を屈曲させることである．**母趾外転筋**は，足部内側縁を構成し，足底に進入する神経を覆う通り道を作る．母趾外転筋は，母趾基節骨の内側面を遠位付着部とし，短母趾屈筋の内側頭と遠位付着部を共有する（図 14.53C）．**小趾外転筋**は，足部の外側底面縁の一部を構成し，第5趾の末節骨基底部の外側に付着する．これらの外転筋の機能は，それぞれが付着する足趾を外転し，屈曲を補助することである．

足部の第1層に位置する内在筋
- 短趾屈筋
- 母趾外転筋
- 小趾外転筋

第2層

第2層に位置する内在筋は，足底方形筋と虫様筋である（図 14.53B）．これらの2つの筋は，解剖学的に長趾屈筋腱にかかわりをもつ．**足底方形筋**（quadratus plantae）は，踵骨足底面に2つの頭部を介して付着しており，両頭部ともに長趾屈筋腱の分岐よりも近位の部分を遠位付着部とする．足底方形筋の機能は，長趾屈筋腱を安定させるとともに，内側方向への腱の偏位を防ぐことである[108]．**虫様筋**（lumbricals）は4つの筋で，それぞれは近位で長趾屈筋腱に付着している．そして，これらの小さな筋は第2～5足趾内側の趾背腱膜に付着する．虫様筋は中足趾節関節を屈曲し，趾節間関節を伸展させる筋で，これは機能的に手部の虫様筋と同じである．

足部の第2層に位置する内在筋
- 足底方形筋
- 虫様筋

第3層

第3層に位置する内在筋は，母趾内転筋，短母趾屈筋，小趾屈筋である（図 14.53C）．これらの短い筋は，立方骨，楔状骨，中央よりの中足骨基底部，周囲の結合組織に付着する．手部の母指内転筋のように，**母趾内転筋**（adductor hallucis）は，横頭と斜頭の2つの頭部からなり，両頭部は遠位で母趾基節骨の外側と隣接する外側種子骨に付着し，第1中足趾節関節の内転と屈曲の補助を行う．**短母趾屈筋**（flexor hallucis brevis）も2つの頭部を有し，遠位で母趾基節骨基底部の内側と外側に付着する．内側と外側の種子骨は，これらの2つの腱のあいだに位置し，母趾屈曲トルクの“てこ”として働く．**小趾屈筋**（flexor digiti minimi）は，遠位で小趾外転筋腱とともに第5趾末節骨外側に付着する．これらの屈筋群の機能は，それぞれの足趾を中足趾節関節で屈曲させることである．

足部の第3層に位置する内在筋
- 母趾外転筋
- 短母趾屈筋
- 小趾屈筋

第4層

第4層の内在筋に位置する筋は，3つの底側骨間筋と4つの背側骨間筋である．図 14.53C に**底側骨間筋**と第3層の筋を示し，図 14.38 に背側骨間筋を示す．これらの骨間筋の全般的な配置は手部と同じであるが，外転，内転を表現する際の基準となる手指が，手部では第3指であることに対し，足部では第2趾であることで異なる．

足部の第4層に位置する内在筋
- 底側骨間筋（3つ）
- 背側骨間筋（4つ）

背側骨間筋（dorsal interossei）は2つの頭部からなる双羽状筋である．第2趾には2つの背側骨間筋が付着しており，第3，4趾にはそれぞれ1つずつ付着する．すべての背側骨間筋は基節骨底部に付着し，第1，2背側骨間筋は第2趾の内側と外側に，第3，4背側骨間筋は第3，4趾の外側にそれぞれ付着する（図 14.4 で付着部参照）．それぞれの背側骨間筋の機能は，中足趾節関節を外転させることである．第3～5趾には，それぞれ**底側骨間筋**（plantar interosseus）が付着する．それぞれの筋は1つの頭部を有し，各足趾の基節骨底部内側に付着する（図 14.5 で付着部参照）．これらの筋の機能は，それぞれの中足趾節関節を内転させることである．

ここで紹介した内在筋の動きは，非荷重で，足が自由に動くことができるときのものである．これらの動きを知ることで，それぞれの筋力や運動技能の評価が可能となるものの，これらは機能的な動きではない．器用さが重視される手部とは異なり，足部の内在筋は内側縦アーチのサポートや立位のバランスをとるために存在する[92,129]．足部内在筋の最も重要な機能は，歩行の蹴り出し期にアーチや足部に動的安定性をもたらすことである．このことは，これらの内在筋の活性が，踵が地面から離れる立脚相後期におい

表 14.8　足部内在筋に関連した情報のまとめ

内在筋	位置	単独の動き	神経支配	対応する手部の筋
短趾伸筋	足背面	足趾の伸展	深腓骨神経	なし
短趾屈筋	第１層	第２～５近位趾節骨間関節と中足趾節関節の屈曲	内側足底神経	浅指屈筋
母趾外転筋	第１層	母趾の第１中足趾節関節における外転と屈曲の補助	内側足底神経	短母趾外転筋
小趾外転筋	第１層	第５趾の第５中足趾節関節における外転と屈曲の補助	外側足底神経	小趾外転筋
足底方形筋	第２層	長趾屈筋腱の内側の安定性を高める	外側足底神経	なし
虫様筋	第２層	第２～５足趾における中足趾節関節の屈曲と趾節間関節の伸展	第２趾＝内側足底神経，第３～５趾＝外側足底神経	虫様筋
母趾内転筋	第３層	母趾の第１中足趾節関節における内転と屈曲の補助	外側足底神経	母趾内転筋
短母趾屈筋	第３層	母趾の第１中足趾節関節における屈曲	内側足底神経	短母趾屈筋
小趾屈筋	第３層	第５趾の第５中足趾節関節における屈曲	外側足底神経	小趾屈筋
底側骨間筋（3）	第４層	（第２足趾の基準線に対する）中足趾節関節における第３，４，５趾の内転	外側足底神経	掌側骨間筋
背側骨間筋（4）	第４層	（第２足趾の基準線に対する）中足趾節関節における第２，３，４趾の外転	外側足底神経	背側骨間筋

て最も高くなることによって裏づけられている．

足部の内在筋の多くは，解剖学的に手部の内在筋と似ている．例外として，足部には第１趾と第５趾を対立させる**対立筋**がないことがあげられるものの，手部と足部の類似点を理解することで，足部の解剖，神経支配，動きが学びやすくなる．足部内在筋をまとめた表を**表 14.8** に示す．

まとめ

足部と足関節は，１つに統合された複合体であり，地球表面と下肢のあいだに位置する動的接合部として機能している．この複合体は，驚くほど適応性に富み，反復的な負荷を吸収し，不整地への適合を可能にするほど，しなやかである．それと同時に体重を支え，歩行や走行時にかかる筋の力に耐えられるほど硬い．

そして足関節と足部の肢位や動きをコントロールするため，28 の筋が，32 の関節または関節複合体にまたがって機能している．解剖学的に，足部は，後足部，中足部，前足部の３つの区画に分けられ，これらの区画にはそれぞれ独立した動きがある．しかし，歩行の立脚相では，これらの区画が独立して動くことはなく，筋収縮や床反力から生じた他の区画や下肢体節の動きを増幅したり，それらの動きに適合したりするため，相互に連携して動く．

足関節と足部の身体運動学を最も効果的にとらえるためには，踵接地から始まる歩行時の立脚相の各期に沿って考えるとよい．**立脚相初期**では，後足部の回内（外がえし）と同時に，素早い足関節の底屈が起こる．この**荷重応答期**では，背屈筋群と回外（内がえし）筋群は遠心性収縮を行い，足が地面に叩きつけられる衝撃を吸収し，他の運動を減速させる．

体重が足部にかけられる際に内側縦アーチがゆっくり低くなることも，荷重応答や衝撃吸収のメカニズムの一部である．アーチを支え，その降下を減速させる組織には，スプリング靱帯，距舟関節の関節包，足底腱膜，また必要に応じて後脛骨筋などの筋があげられる．これらの組織が足部に加えられるエネルギーを吸収することで，足は守られている．後足部の回内角度や速度，内側縦アーチが低くなることをコントロールできない状態が続くと，組織に局所的な疼痛や損傷が生じることがある．これらに対する治療としては，足底板や特殊靴，テーピング，活動量の調整，ストレッチ，筋力強化，足関節や足部を直接または間接的にコントロールする下肢の筋の再教育などがあげられる．

立脚相中期と後期では，（内旋していた）下肢全体が，急速にその回旋方向を逆方向に転換する．その動きは観察してもわからないほどわずかではあるものの，下肢が外旋を始めることによって，後足部の動きも，外がえしから内がえしに転じる．それに伴い，内側縦アーチは挙上し，足部が硬くなる．足の硬度が高まることによって，歩行の蹴り出し期に足部は縦横に安定する．立脚相中期から後期における内側縦アーチの挙上は，おもに内がえし筋群（とくに後脛骨筋）と内在筋の求心性収縮によってもたらされる．そして足趾離地前の踵の挙上に伴って，体重は中足骨頭に移る．そこで中足趾節関節の伸展によって生じるウィンドラス効果と，内在筋と外在筋の協働が，蹴り出す足に安定性を付与する最終要素として働く．

足関節や足部の障害は，結合組織，筋，末梢神経，中枢神経など，さまざまな要因によって起こる．また，足関節と足部には，直接的な機械的外傷も起こりやすい．内反捻挫，第5中足骨基底部の骨折，母趾の過伸展など，たった1度で甚大なダメージを与える急性外傷も多い．また低度のストレスでも長期にわたって積み重なると，足底腱膜炎や長腓骨筋腱の脱臼，後脛骨筋の問題，踵骨棘や中足骨頭痛などの慢性障害が生じる．これらの低度なストレスは，足部または，より中枢下肢のアライメント不良によって生じていることが多い．これらのアライメント異常によって，筋や結合組織に疲労を与える過度な代償運動が起こっている可能性がある．足部は日常的に使う頻度と必要性が高い部位であるため，これらのストレスに関連した病態には，炎症や疼痛を伴うことが一般的である．

足関節や足部の病態力学を理解するためには，足関節と足部に関する解剖や運動学の知識は必須である．非荷重の状態と，足が地面に固定されている状態，その両方での筋と関節の相互作用について理解することが必要である．また，足関節と足部，そしてより中枢下肢の運動が，相互に依存しあって機能していることにも留意すべきである．

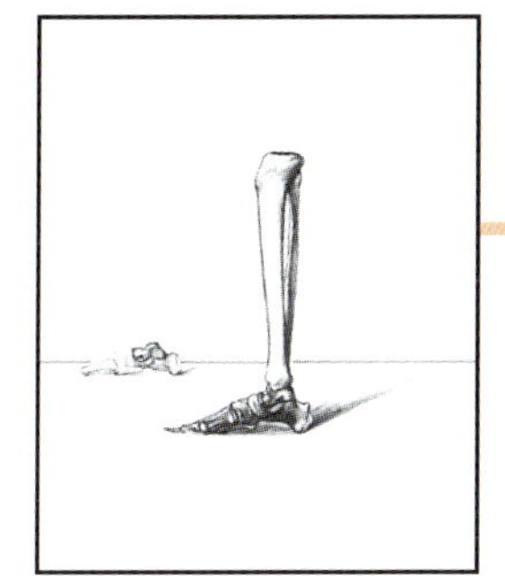

追加的な臨床関連事項　Additional Clinical Connections

CLINICAL CONNECTION 14.1
慢性足関節不安定症―足関節外側靱帯の損傷と慢性足関節不安定症への進行

足関節の外側捻挫または内反捻挫は，スポーツで最もよくみられる障害であり，一般人口における整形外科疾患の大きな割合を占めている[15, 76]．そして，その多くには，足関節または足部の過度な**内がえし**がかかわっている．健常アスリートを対象とした急な切り返し動作の実験中に生じた，（予期せぬ）実際の内反捻挫時の生体 EMG と運動学的データが報告されている[59]．典型的な足関節捻挫は，過度な内がえし，底屈，内転（内旋）の複合運動によって生じる．捻挫発生時には，踵接地後 0.001 秒という短時間に最大 45° の内がえし運動が生じるほど，その動きは速く，最大角速度は 1,290° / 秒にもなった．EMG では，前脛骨筋と長腓骨筋が，より強く，より長期に活動していたことから，これらの筋が自然に足関節を保護するように働き，損傷をきたす動きを制限しようとしていた可能性を示唆している．しかしながら，前脛骨筋の活動は，過度な底屈を制限するものの，同時に過度な内がえしを行うことも興味深い．

重度の内反捻挫では，複数の組織，とくに前距腓靱帯と踵腓靱帯に深刻な損傷を与える．また，見過ごされることが多いものの，内反捻挫に伴う三角靱帯への損傷や，距骨と内果間の圧縮応力による骨打撲を生じる例も多々ある[28, 36]．重度の内反捻挫において，腫れや斑状出血が，外側**だけでなく**内側にも生じている例では，これらの内反捻挫に伴う足関節の内側組織の損傷が合併している可能性が考えられる．過度な内がえしによって三角靱帯の一部が圧縮されて靱帯の一部が損傷したり，内反捻挫に伴って距骨が過度に底屈，回旋，並進することで三角靱帯の線維に過度な張力が加わって損傷したりすることもある．

医療的な介入を必要とした足関節捻挫の経験者の 30 ～ 70%は，その後，同側に足関節捻挫を繰り返し，慢性的な痛みや関節の不安定性を経験する[1, 100, 184, 195]．慢性足関節不安定症（chronic ankle instability: CAI）を有する患者が，スポーツや比較的軽度な活動に従事しているとき，足関節が外れるような感じがするという発言をすることも多い．また CAI の患者は，機能喪失のみならず，変形性関節症を併発するリスクも高くなる．

CAI の発生については，さまざまな報告がなされている．裏を返せば，これは CAI の実際の病態がどのようなものであるかについて，いまだ合意がないことの表れでもある[39]．一般的に，CAI には，機械的な特徴と機能的な特徴がある．**機械的な特徴**としては，（前距腓靱帯の断裂または緩みを反映した）距腿関節窩に対する距骨の前方への緩み，足関節の背屈可動域の低下に伴う距骨の後方滑りの制限，足関節内の変性などがあげられる[37, 75]．**機能的な特徴**としては，慢性的な疼痛，筋の脱力感，足関節が外れるような感覚，バランス不良，足関節の位置感覚および固有受容覚異常があげられる[76]．また，捻挫受傷後，CAI にいたる人といたらない人がいる理由については，いまだわかってはいない．しかしながら，靱帯や足関節の関節包にあるメカノレセプター（機械受容器）の損傷による感覚低下が，CAI の病因の 1 つであることは多くの研究によって裏づけられている[44, 99, 193]．神経系への感覚入力経路に異常が生じると，とくに予期せぬ内がえしの動きに対して，その防御に必要な筋収縮を適時に効果的に発動することができなくなる[76]．後続研究では，CAI を有する者には，固有受容覚（位置感覚）異常，姿勢の不安定性の増加，（とくに片足立位の状態における）バランス低下，局所筋（とくに長腓骨筋と短腓骨筋）の反応速度の遅延，下肢全体の動員パターン異常が認められることが報告されている[43, 44, 73, 91, 158]．CAI を有する患者の歩行分析では，距骨下関節が 6 ～ 7° の内反位で立脚相に入るとされ，これは正常なコントロール群よりも大きい[127]．また，これらの患者では，歩行時における内がえし筋の活動性も高い．これは，足関節の位置を適切に感

追加的な臨床関連事項

知できないこと，腓骨筋群の収縮が遅れること，またはそれらの両方を反映している可能性がある[76]．これらの異常反応は，損傷靱帯内に存在するメカノレセプターの損傷によるものと考えられている[127]．生体力学的には，より内反位で踵接地することによって，踵接地時に加わる上方向の床反力が予期せぬ大きな内がえしトルクを生み出す可能性を高めることが考えられる．

Hubbardらは，CAIの患者において，平均的な腓骨の末端の位置がコントロール群に比べて前方にずれていることを報告している[81]．この腓骨の偏位は，過剰に伸ばされた前距腓靱帯からの張力，または距腿関節窩付近の腫脹によって生じているものかもしれない．著者らは，これらの腓骨の偏位は腓骨筋群のガンマ運動ニューロンシステムの活性によって生じた筋緊張によるものである可能性を示唆している．また，これらの神経賦活が高まっている理由としては，損傷を受けた足関節の外側靱帯内にあるメカノレセプターからの異常な求心性インパルスを反映したものである可能性をあげている[135]．原因はともあれ，腓骨が前方に偏位することによって運動作用が変わり，足関節内のストレスは上昇する．

以上をまとめると，CAIの病因はいまだ明らかではなく，複数の要素が複合されたものと考えられている．研究では一貫して，姿勢の安定と傷害から足関節を守るための動的反応の鈍化をきたす足関節固有受容覚の低下の関与が指摘されている．しかしながら，CAIに認められる姿勢の不安定性や筋制御の欠如が，再発を繰り返す足関節捻挫の原因であるか，またはその結果であるかについてはいまだ不明である．

CAIの評価と治療においては，（装具，テーピング，筋力強化，腓骨筋群の促進などの局所的な治療で）足関節の不安定性だけに焦点を当てるべきではなく[80, 151, 160]，片足立ちや，両足立ちから片足立ちの移行に伴う身体全体のバランスの強化にも焦点を当てるべきである．バランスボードや直立を保つ動的試みは，CAIにかかわるさまざまな障害の治療に効果的であることが示されている[69, 155, 164, 190]．しかしながら，固有受容覚のトレーニングによる足関節捻挫の再発率低下の効果については，効果ありとなし，双方の結果が混在しているのが現状である[144]．

追加的な臨床関連事項

CLINICAL CONNECTION　14.2
足部と足関節における主要構造の触診

触診の技能，つまり身体の骨と関節の位置を正確にとらえることは，筋骨格系障害の治療や評価のために日常的に行われる臨床的に必要不可欠な技能である．そのため触診は，問題となっている解剖学的構造（および運動）をみるための「窓」の役割をなす．触診のスキルは，①臨床情報の伝達や記録を促し，②診断や観察の鍵となる組織の同定能力を向上させ，③徒手療法をより効果的なものとし，④動きや姿勢の評価を助ける．

以下に，健常な 23 歳男性の足部写真と X 線画像において，筋骨格系障害評価と治療で日常的に触診する足関節と足部の骨部位例を紹介する（図 14.54，14.55）．それぞれの図と表において，① 触診の方法と② おもな触診理由について述べる．

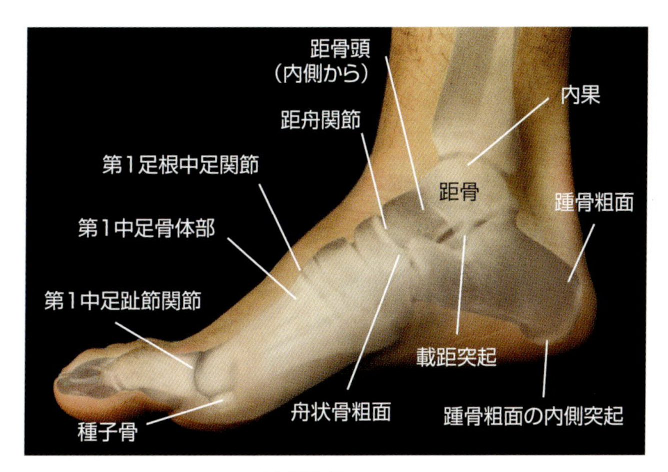

足部内側

解剖学的構造	触診する部位	おもな触診理由
内果	脛骨内側末端	• 三角靭帯の近位付着部における圧痛評価 • 脚長評価 • 距腿関節の回転横軸の目測 • 足根管内組織の位置確認のための基準ポイント 　◦ 後脛骨筋腱 　◦ 長趾屈筋 　◦ 脛骨神経とその分枝（内側，外側足底神経）
踵骨粗面	踵の足底後側部	• 三角靭帯の近位付着部の圧痛評価 • 脚長評価 • 距腿関節の回転横軸の目測 • アキレス腱炎の評価 • （アキレス腱による負荷によって生じた）骨の形成異常
踵骨粗面の内側突起	踵の足底内側部	• 足底腱膜炎，踵骨棘，内在筋の近位付着部における炎症の評価
載距突起	内果末端の 2 ～ 3cm 下方	• 距骨下関節の内側面を見つけるための基準構造 • （a）三角靭帯の脛踵部，（b）スプリング靭帯の近位付着部における圧痛評価

図 14.54　足部内側における主要構造とその位置（23 歳男性の X 線画像と写真）．

追加的な臨床関連事項

舟状骨粗面	内果末端から約4cm前下方に位置する突出部	• 舟状骨および距舟関節や第1中足楔状関節を見つけるための基準構造 • 内側縦アーチ高の評価 • 後脛骨筋腱障害の評価
種子骨	第1中足趾節関節底面（一般的に関節を横断する腱との見分けは困難）	• 種子骨炎または種子骨の骨折（ダンサーに一般的）に関連した圧痛評価
第1中足趾節関節	背側と内側：第1中足骨頭のすぐ遠位	• 外反母趾または強剛母趾の重症度評価
第1中足骨体部	前足部の背内側部	• アライメント評価（外反または内反）と前足部の全体的な柔軟性評価 • 凹足または長腓骨筋の過緊張に関連した第1列底屈位の評価
足根中足関節	中足骨の基底部のすぐ近位	• 第1足根中足関節の緩み，またはアライメントの評価 • リスフラン関節の脱臼評価（おもに第2中足根関節）
距舟関節	舟状骨粗面のすぐ後方（およびやや上方）	• 捻挫，圧痛，横足根関節内側部の全体的な可動性の評価 • 内側縦アーチの要石の安定性評価
距骨頭	内側から触診する場合，内果末端縁と舟状骨粗面間の中央部分	• 内側縦アーチ高の評価

図14.54　つづき

追加的な臨床関連事項

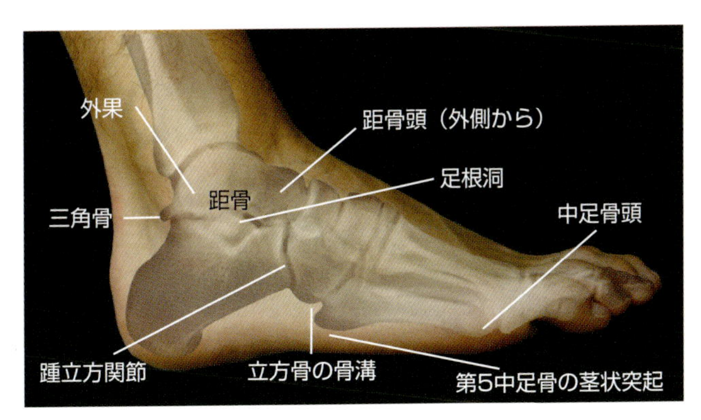

足部外側

解剖学的構造	触診する部位	おもな触診理由
外果	腓骨の遠位末端部	• 距腿関節の回転横軸の目測 • 長腓骨筋腱や短腓骨筋腱を見つけるための基準構造 • 遠位脛腓靱帯のアライメントや安定性のテスト
足根洞	外果末端の前方にある小さなくぼみ．距骨下関節内にて斜めに走行している	• 前距腓靱帯の圧痛評価 • 足根洞内にある頸部靱帯（距踵靱帯）への損傷による腫脹評価
距骨頭	外側から足根洞のすぐ上方	• 内側の触診とともに，距骨下関節中間位を見つけるため
中足骨頭	中足骨の末端底部	• （第 2，第 3 に頻発する）中足骨頭部痛の重症度評価
第 5 中足骨茎状突起	足部外側面のほぼ中央に位置する突出部位	• 剥離骨折や短腓骨筋腱の断裂の評価
立方骨溝	第 5 中足骨の茎状突起のすぐ近位	• 長腓骨筋腱の圧痛評価
踵立方関節	第 5 中足骨の茎状突起から約 2 cm 近位	• 立方骨の脱臼および外傷の評価
三角骨（距骨の後外側にまれに存在する過剰骨）	足関節の後側部，外果の後方．しかしながら，大きさによっては触診が不可能	• 距腿関節の最大底屈位における三角骨のインピンジメント評価

図 14.55　足部外側における主要構造とその位置（23 歳男性の X 線画像と写真）．

追加的な臨床関連事項

CLINICAL CONNECTION 14.3 底屈筋群による間接的な膝関節伸展運動

底屈筋群の重要な機能は，膝関節の伸展を安定させることである．この機能は，底屈筋群が弱い，またはこれらの筋の活動性が低い人の歩行を観察するとわかりやすい．通常，立脚相中期から後期にかけて，これらの底屈筋群は足関節の背屈（固定された足に対する下腿の前方への動き）にブレーキをかけたり，減速させたりするために働く．そのため底屈筋群が適切に機能しないと，立脚相中後期に過度な背屈が生じ，その結果，膝関節の不安定性を招くこととなる．ヒラメ筋が弱いことで下腿の前方への動きをコントロールできない状態を仮定した例を**図 14.56A** に示す．足関節が過度に背屈すると，体重は膝関節の回転軸より**後方**にかかることになる．体重が後方にかかると，膝に予期せず突然，屈曲トルクが生じることとなる（たしかに，底屈筋群が弱い人は，膝が抜けそうな感じや，膝が急にカクッと折れてしまうと訴えることが多い）．このように背屈した足関節は，膝関節を屈曲方向へ導く．正常な状態では，ヒラメ筋は下腿骨が過度に前方へ傾くことを抑制し，体重が膝関節の回転軸付近にとどまるように作用している．

足が地面に固定された状態で底屈筋群が能動的に収縮すると，底屈筋群は膝関節の伸展を補助するように働く（**図 14.56B**）．ここではヒラメ筋の収縮が，距腿関節の回転軸を中心に下腿を後方に回転させる例を示す．理論的には，どの底屈筋群にもこの動きを生じさせる機能はあるが，膝関節伸展の安定性に最も貢献する筋はヒラメ筋である．ほぼすべての線維が遅筋線維で構成されているヒラメ筋は，筋疲労が生じるまで，長期にわたって持続的に小さな力を発揮することができる筋である．一方，ヒラメ筋に過度な痙縮が生じると，膝関節を慢性的に伸展方向に偏らせるため，反張膝の発生に加担することにもなる．

底屈筋群による間接的な膝関節に対する伸展補助機能は，臨床的に重要な現象である．また，**股関節の伸筋群**が間接的に膝関節の伸展に働くことも，同様に重要である．足が地面に固定されている状態で，股関節の伸筋群（**図 14.56B**）を強く活動させると，大腿骨が後方に動く．大

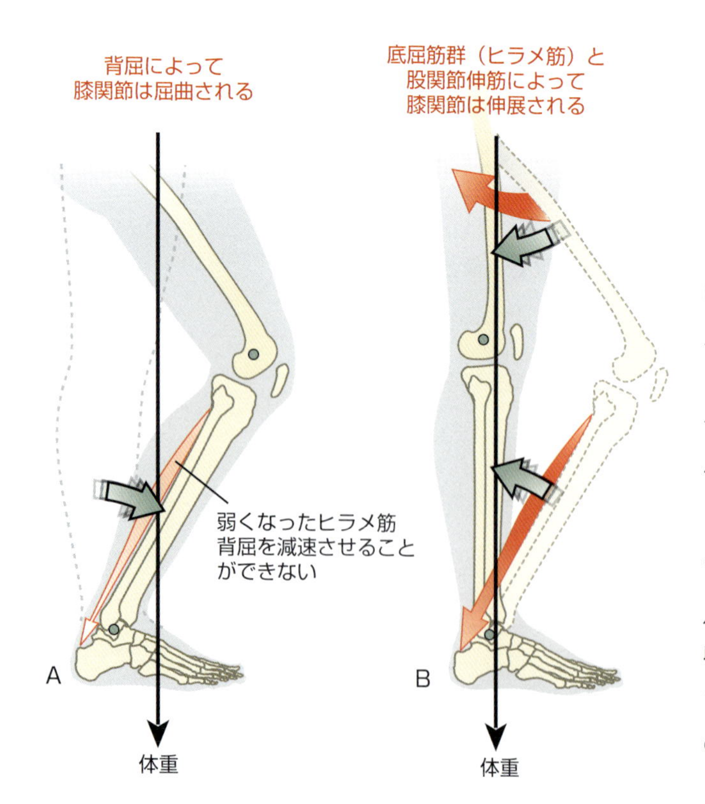

図 14.56　立位における足関節の膝関節の位置と安定性への影響を示した２例．（A）筋力が低下したヒラメ筋は足関節の背屈を減速することができない．足が地面に固定された状態では，足関節の背屈は，下腿が距骨の上を前方回転することで生じる．下腿が前傾することによって，体重による荷重は膝関節の関節軸よりも後方にかかり，膝関節を屈曲しやすくさせる．（B）ヒラメ筋が正常に機能することで足関節を底屈させることができる．足が地面に固定された状態では，下腿は距骨の上を後方回旋し，膝関節を伸展位にする．（大殿筋などの）股関節の伸筋が収縮すると，大腿骨末端が後方に引っ張られるため膝関節の伸展を補助する（注意：体重による下方向へのベクトルは，床反力として上向きの矢印としてもよい．どちらの表示方法でもかまわない）．

追加的な臨床関連事項

腿骨が股関節の最大伸展位まで動かされると，体重は膝関節を伸展位にとどめる（ロックする）ように働く．そのため，股関節または膝関節に屈曲拘縮があると，このロックシステムの効果は薄れてしまう．

最も直接的で効果的な膝関節の伸筋は，大腿四頭筋である．しかしながら，大腿四頭筋が弱くなった場合，他の筋が膝関節の伸展を（わずかながらも）どのようにして補うかを知っておくことは役に立つ．仮に大腿四頭筋に問題がなくても，膝関節の間接的な伸筋群である股関節の伸筋群や足関節の底屈筋群の動員は有用だからである．たとえば，膝蓋大腿関節に疼痛や不安定性があったり，関節症を患ったりしている患者においては，大腿四頭筋のみの活動を低下させることで，膝蓋大腿関節にかかる力を最小限にすることが（短期的ではあるものの）できる．

文 献

1. Anandacoomarasamy A, Barnsley L: Long term outcomes of inversion ankle injuries. *Br J Sports Med* 39:e14, 2005.
2. Anderson DD, Chubinskaya S, Guilak F, et al: Post-traumatic osteoarthritis: improved understanding and opportunities for early intervention [Review]. *J Orthop Res* 29(6):802–809, 2011.
3. Anderson DE, Madigan ML: Healthy older adults have insufficient hip range of motion and plantar flexor strength to walk like healthy young adults. *J Biomech* 47:1104–1109, 2014.
4. Andreasen J, Molgaard CM, Christensen M, et al: Exercise therapy and custom-made insoles are effective in patients with excessive pronation and chronic foot pain–a randomized controlled trial. *Foot (Edinb)* 23(1):22–28, 2013.
5. Arinci Incel N, Genc H, Erdem HR, et al: Muscle imbalance in hallux valgus: an electromyographic study. *Am J Phys Med Rehabil* 82:345–349, 2003.
6. Asitha J, Zionts LE, Morcuende JA: Management of idiopathic clubfoot after formal training in the Ponseti method: a multi-year, international survey. *Iowa Orthop J* 33:136–141, 2013.
7. Backman LJ, Danielson P: Low range of ankle dorsiflexion predisposes for patellar tendinopathy in junior elite basketball players: a 1-year prospective study. *Am J Sports Med* 39(12):2626–2633, 2011.
8. Banskota B, Banskota AK, Regmi R, et al: The Ponseti method in the treatment of children with idiopathic clubfoot presenting between five and ten years of age. *Bone Joint J* 95-B(12):1721–1725, 2013.
9. Barton CJ, Menz HB, Levinger P, et al: Greater peak rearfoot eversion predicts foot orthoses efficacy in individuals with patellofemoral pain syndrome. *Br J Sports Med* 45(9):697–701, 2011.
10. Basmajian JV, Bentzon JW: An electromyographic study of certain muscles of the foot in the standing position. *Surg Gynecol Obstet* V98:662–666, 1954.
11. Basmajian JV, Stecko G: The role of muscles in arch support of the foot. *J Bone Joint Surg Am* 45:1184–1190, 1963.
12. Beimers L, Tuijthof GJ, Blankevoort L, et al: In-vivo range of motion of the subtalar joint using computed tomography. *J Biomech* 41:1390–1397, 2008.
13. Bencke J, Christiansen D, Jensen K, et al: Measuring medial longitudinal arch deformation during gait. A reliability study. *Gait Posture* 35(3):400–404, 2012.
14. Beumer A, van Hemert WL, Swierstra BA, et al: A biomechanical evaluation of the tibiofibular and tibiotalar ligaments of the ankle. *Foot Ankle Int* 24:426–429, 2003.
15. Beynnon BD, Vacek PM, Murphy D, et al: First-time inversion ankle ligament trauma: the effects of sex, level of competition, and sport on the incidence of injury. *Am J Sports Med* 33:1485–1491, 2005.
16. Blackwood CB, Yuen TJ, Sangeorzan BJ, et al: The midtarsal joint locking mechanism. *Foot Ankle Int* 26:1074–1080, 2005.
17. Boldt AR, Willson JD, Barrios JA, et al: Effects of medially wedged foot orthoses on knee and hip joint running mechanics in females with and without patellofemoral pain syndrome. *J Appl Biomech* 29(1):68–77, 2013.
18. Boone DC, Azen SP: Normal range of motion of joints in male subjects. *J Bone Joint Surg Am* 61:756–759, 1979.
19. Bowers KD, Jr, Martin RB: Turf-toe: a shoe-surface related football injury. *Med Sci Sports* 8:81–83, 1976.
20. Bozkurt M, Tonuk E, Elhan A, et al: Axial rotation and mediolateral translation of the fibula during passive plantarflexion. *Foot Ankle Int* 29:502–507, 2008.
21. Bronner S, Novella T, Becica L: Management of a delayed-union sesamoid fracture in a dancer. *J Orthop Sports Phys Ther* 37:529–540, 2007.
22. Brukner P, Bradshaw C, Khan KM, et al: Stress fractures: a review of 180 cases. *Clin J Sport Med* 6:85–89, 1996.
23. Buckwalter JA, Brown TD: Joint injury, repair and remodeling: roles in post-traumatic osteoarthritis. *Clin Orthop Relat Res* 423:7–16, 2004.
24. Buczek FL, Cooney KM, Walker MR, et al: Performance of an inverted pendulum model directly applied to normal human gait. *Clin Biomech (Bristol, Avon)* 21:288–296, 2006.
25. Calhoun JH, Li F, Ledbetter BR, et al: A comprehensive study of pressure distribution in the ankle joint with inversion and eversion. *Foot Ankle Int* 15:125–133, 1994.
26. Campbell KJ, Michalski MP, Wilson KJ, et al: The ligament anatomy of the deltoid complex of the ankle: a qualitative and quantitative anatomical study. *J Bone Joint Surg Am* 96(8):e62, 1–10, 2014.
27. Cavanagh PR, Rodgers MM, Iiboshi A: Pressure distribution under symptom-free feet during barefoot standing. *Foot Ankle* 7:262–276, 1987.
28. Chan VO, Moran DE, Shine S, et al: Medial joint line bone bruising at MRI complicating acute ankle inversion injury: what is its clinical significance? *Clin Radiol* 68(10):e519–e523, 2013.
29. Cheung RT, Chung RC, Ng GY: Efficacies of different external controls for excessive foot pronation: a meta analysis. *Br J Sports Med* 45:743–751, 2011.
30. Collins N, Bisset L, McPoil T, et al: Foot orthoses in lower limb overuse conditions: a systematic review and meta-analysis. *Foot Ankle Int* 28(39):396–412, 2007.
31. Colville MR, Marder RA, Boyle JJ, et al: Strain measurement in lateral ankle ligaments. *Am J Sports Med* 18:196–200, 1990.
32. Corazza F, Stagni R, Castelli VP, et al: Articular contact at the tibiotalar joint in passive flexion. *J Biomech* 38:1205–1212, 2005.
33. Cornwall MW, McPoil TG: Motion of the calcaneus, navicular, and first metatarsal during the stance phase of walking. *J Am Podiatr Med Assoc* 92:67–76, 2002.
34. Cornwall MW, McPoil TG: Three-dimensional movement of the foot during the stance phase of walking. *J Am Podiatr Med Assoc* 89:56–66, 1999.
35. Cowie S, Parsons S, Scammell B, et al: Hypermobility of the first ray in patients with planovalgus feet and tarsometatarsal osteoarthritis. *J Foot Ankle Surg* 18(4):237–240, 2012.
36. Crim JR, Beals TC, Nickisch F, et al: Deltoid ligament abnormalities in chronic lateral ankle instability. *Foot Ankle Int* 32(9):873–878, 2011.
37. Croy T, Saliba SA, Saliba E, et al: Differences in lateral ankle laxity measured via stress ultrasonography in individuals with chronic ankle instability, ankle sprain copers, and healthy individuals. *J Orthop Sports Phys Ther* 42(7):593–600, 2012.
38. Davis WH, Sobel M, DiCarlo EF, et al: Gross, histological, and microvascular anatomy and biomechanical testing of the spring ligament complex. *Foot Ankle Int* 17:95–102, 1996.
39. Delahunt E, Coughlan GF, Caulfield B, et al: Inclusion criteria when investigating insufficiencies in chronic ankle instability. *Med Sci Sports Exerc* 42(11):2106–2121, 2010.
40. Delahunt E, Cusack K, Wilson L, et al: Joint mobilization acutely improves landing kinematics in chronic ankle instability. *Med Sci Sports Exerc* 45(3):514–519, 2013.
41. Denegar CR, Hertel J, Fonseca J: The effect of lateral ankle sprain on dorsiflexion range of motion, posterior talar glide, and joint laxity. *J Orthop Sports Phys Ther* 32:166–173, 2002.
42. Dietze A, Bahlke U, Martin H, et al: First ray instability in hallux valgus deformity: a radiokinematic and pedobarographic analysis. *Foot Ankle Int* 34(1):124–130, 2013.
43. Doherty C, Bleakley C, Hertel J, et al: Dynamic balance deficits 6 months following first-time acute lateral ankle sprain: a laboratory analysis. *J Orthop Sports Phys Ther* 45(8):626–633, 2015.
44. Donahue MS, Docherty CL, Riley ZA: Decreased fibularis reflex response during inversion perturbations in FAI subjects. *J Electromyogr Kinesiol* 24(1):84–89, 2014.
45. Erdemir A, Hamel AJ, Fauth AR, et al: Dynamic loading of the plantar aponeurosis in walking. *J Bone Joint Surg Am* 86:546–552, 2004.
46. Ferber R, Davis IM, Williams DS, III: Effect of foot orthotics on rearfoot and tibia joint coupling patterns and variability. *J Biomech* 38:477–483, 2005.
47. Fernandez-Seguin LM, Diaz Mancha JA, Sanchez RR, et al: Comparison of plantar pressures and contact area between normal and cavus foot. *Gait Posture* 39(2):789–792, 2014.
48. Ferrari J, Malone-Lee J: A radiographic study of the relationship between metatarsus adductus and hallux valgus. *J Foot Ankle Surg* 42:9–14, 2003.
49. Fiolkowski P, Brunt D, Bishop M, et al: Intrinsic pedal musculature support of the medial longitudinal arch: an electromyography study. *J Foot Ankle Surg* 42(6):327–333, 2003.
50. Flemister AS, Neville CG, Houck J: The relationship between ankle, hindfoot, and forefoot position and posterior tibial muscle excursion. *Foot Ankle Int* 28:448–455, 2007.
51. Foster A, Blanchette MG, Chou YC, et al: The influence of heel height on frontal plane ankle biomechanics: implications for lateral ankle sprains. *Foot Ankle Int* 33(1):64–69, 2012.
52. Francis CA, Lenz AL, Lenhart RL, et al: The modulation of forward propulsion, vertical support, and center of pressure by the plantarflexors during human walking. *Gait Posture* 38(4):993–997, 2013.
53. Franettovich M, Chapman A, Blanch P, et al: A physiological and psychological basis for anti-pronation taping from a critical review of the literature. *Sports Med* 38:617–631, 2008.

54. Franklyn-Miller A, Wilson C, Bilzon J, et al: Foot orthoses in the prevention of injury in initial military training: a randomized controlled trial. *Am J Sports Med* 39(1):30–37, 2011.
55. Fritz GR, Prieskorn D: First metatarsocuneiform motion: a radiographic and statistical analysis. *Foot Ankle Int* 16:117–123, 1995.
56. Fujii T, Kitaoka HB, Luo ZP, et al: Analysis of ankle-hindfoot stability in multiple planes: an in vitro study. *Foot Ankle Int* 26:633–637, 2005.
57. Fujii T, Kitaoka HB, Watanabe K, et al: Ankle stability in simulated lateral ankle ligament injuries. *Foot Ankle Int* 31(6):531–537, 2010.
58. Fujii T, Luo ZP, Kitaoka HB, et al: The manual stress test may not be sufficient to differentiate ankle ligament injuries. *Clin Biomech (Bristol, Avon)* 15:619–623, 2000.
59. Gehring D, Wissler S, Mornieux G, et al: How to sprain your ankle—a biomechanical case report of an inversion trauma. *J Biomech* 46(1):175–178, 2013.
60. Gerard R, Unno-Veith F, Fasel J, et al: The effect of collateral ligament release on ankle dorsiflexion: an anatomical study. *J Foot Ankle Surg* 17(3):193–196, 2011.
61. Ghani Zadeh Hesar N, Van Ginckel A, Cools A, et al: A prospective study on gait-related intrinsic risk factors for lower leg overuse injuries. *Br J Sports Med* 43(13):1057–1061, 2009.
62. Gimmon Y, Riemer R, Oddsson L, et al: The effect of plantar flexor muscle fatigue on postural control. *J Electromyogr Kinesiol* 21(6):922–928, 2011.
63. Glasoe WM, Phadke V, Pena FA, et al: An image-based gait simulation study of tarsal kinematics in women with hallux valgus. *Phys Ther* 93(11):1551–1562, 2013.
64. Glasoe WM, Yack HJ, Saltzman CL: Anatomy and biomechanics of the first ray. *Phys Ther* 79:854–859, 1999.
65. Gray EG, Basmajian JV: Electromyography and cinematography of leg and foot ("normal" and flat) during walking. *Anat Rec* 161:1–15, 1968.
66. Grimston SK, Nigg BM, Hanley DA, et al: Differences in ankle joint complex range of motion as a function of age. *Foot Ankle* 14:215–222, 1993.
67. Guette M, Gondin J, Martin A, et al: Plantar flexion torque as a function of time of day. *Int J Sports Med* 27:171–177, 2006.
68. Hahn D, Olvermann M, Richtberg J, et al: Knee and ankle joint torque-angle relationships of multi-joint leg extension. *J Biomech* 44(11):2059–2065, 2011.
69. Hale SA, Hertel J, Olmsted-Kramer LC: The effect of a 4-week comprehensive rehabilitation program on postural control and lower extremity function in individuals with chronic ankle instability. *J Orthop Sports Phys Ther* 37:303–311, 2007.
70. Hashizume S, Iwanuma S, Akagi R, et al: In vivo determination of the Achilles tendon moment arm in three-dimensions. *J Biomech* 45(2):409–413, 2012.
71. Hauret KG, Shippey DL, Knapik JJ: The physical training and rehabilitation program: duration of rehabilitation and final outcome of injuries in basic combat training. *Mil Med* 166:820–826, 2001.
72. Headlee DL, Leonard JL, Hart JM, et al: Fatigue of the plantar intrinsic foot muscles increases navicular drop. *J Electromyogr Kinesiol* 18(3):420–425, 2008.
73. Hertel J, Olmsted-Kramer LC: Deficits in time-to-boundary measures of postural control with chronic ankle instability. *Gait Posture* 25:33–39, 2007.
74. Hillstrom HJ, Song J, Kraszewski AP, et al: Foot type biomechanics part 1: structure and function of the asymptomatic foot. *Gait Posture* 37(3):445–451, 2013.
75. Hoch MC, Andreatta RD, Mullineaux DR, et al: Two-week joint mobilization intervention improves self-reported function, range of motion, and dynamic balance in those with chronic ankle instability. *J Orthop Res* 30(11):1798–1804, 2012.
76. Hopkins JT, Coglianese M, Glasgow P, et al: Alterations in evertor/invertor muscle activation and center of pressure trajectory in participants with functional ankle instability. *J Electromyogr Kinesiol* 22(2):280–285, 2012.
77. Hsieh CH, Chen JC: Acute dislocation of the proximal tibiofibular joint. *J Orthop Sports Phys Ther* 39(11):826, 2009.
78. Hsu LP, Dias LS, Swaroop VT: Long-term retrospective study of patients with idiopathic clubfoot treated with posterior medial-lateral release. *J Bone Joint Surg Am* 95(5):e27, 2013.
79. Huang CK, Kitaoka HB, An KN, et al: Biomechanical evaluation of longitudinal arch stability. *Foot Ankle* 14:353–357, 1993.
80. Hubbard TJ, Cordova M: Effect of ankle taping on mechanical laxity in chronic ankle instability. *Foot Ankle Int* 31(6):499–504, 2010.
81. Hubbard TJ, Hertel J, Sherbondy P: Fibular position in individuals with self-reported chronic ankle instability. *J Orthop Sports Phys Ther* 36:3–9, 2006.
82. Huijing PA, van de Langenberg RW, Meesters JJ, et al: Extramuscular myofascial force transmission also occurs between synergistic muscles and antagonistic muscles. *J Electromyogr Kinesiol* 17:680–689, 2007.
83. Hunt AE, Smith RM: Mechanics and control of the flat versus normal foot during the stance phase of walking. *Clin Biomech (Bristol, Avon)* 19:391–397, 2004.
84. Inman VT: *The joints of the ankle*, Baltimore, 1976, Williams & Wilkins.
85. Inman VT, Ralston HJ, Todd F: *Human walking*, Baltimore, 1981, Williams & Wilkins.
86. Ishikawa M, Komi PV, Grey MJ, et al: Muscle–tendon interaction and elastic energy usage in human walking. *J Appl Physiol* 99(2):603–608, 2005.
87. Jayawardena A, Wijayasinghe SR, Tennakoon D, et al: Early effects of a 'train the trainer' approach to Ponseti method dissemination: a case study of Sri Lanka. *Iowa Orthop J* 33:153–160, 2013.
88. Jeong MS, Choi YS, Kim YJ, et al: Deltoid ligament in acute ankle injury: MR imaging analysis. *Skeletal Radiol* 43(5):655–663, 2014.
89. Jones MH, Amendola AS: Acute treatment of inversion ankle sprains: immobilization versus functional treatment. *Clin Orthop Relat Res* 455:169–172, 2007.
90. Kaufman KR, Brodine SK, Shaffer RA, et al: The effect of foot structure and range of motion on musculoskeletal overuse injuries. *Am J Sports Med* 27:585–593, 1999.
91. Kavanagh JJ, Bisset LM, Tsao H: Deficits in reaction time due to increased motor time of peroneus longus in people with chronic ankle instability. *J Biomech* 45(3):605–608, 2012.
92. Kelly LA, Kuitunen S, Racinais S, et al: Recruitment of the plantar intrinsic foot muscles with increasing postural demand. *Clin Biomech (Bristol, Avon)* 27(1):46–51, 2012.
93. Kitaoka HB, Luo ZP, Growney ES, et al: Material properties of the plantar aponeurosis. *Foot Ankle Int* 15:557–560, 1994.
94. Klein P, Mattys S, Rooze M: Moment arm length variations of selected muscles acting on talocrural and subtalar joints during movement: an in vitro study. *J Biomech* 29:21–30, 1996.
95. Knudson GA, Kitaoka HB, Lu CL, et al: Subtalar joint stability. Talocalcaneal interosseous ligament function studied in cadaver specimens. *Acta Orthop Scand* 68:442–446, 1997.
96. Kohls-Gatzoulis J, Angel JC, Singh D, et al: Tibialis posterior dysfunction: a common and treatable cause of adult acquired flatfoot. *Br Med J* 329:1328–1333, 2004.
97. Kokubo T, Hashimoto T, Nagura T, et al: Effect of the posterior tibial and peroneal longus on the mechanical properties of the foot arch. *Foot Ankle Int* 33(4):320–325, 2012.
98. Koller U, Willegger M, Windhager R, et al: Plantar pressure characteristics in hallux valgus feet. *J Orthop Res* 32(12):1688–1693, 2014.
99. Konradsen L: Sensori-motor control of the uninjured and injured human ankle. *J Electromyogr Kinesiol* 12:199–203, 2002.
100. Konradsen L, Bech L, Ehrenbjerg M, et al: Seven years follow-up after ankle inversion trauma. *Scand J Med Sci Sports* 12:129–135, 2002.
101. Kosashvili Y, Fridman T, Backstein D, et al: The correlation between pes planus and anterior knee or intermittent low back pain. *Foot Ankle Int* 29:910–913, 2008.
102. Kulig K, Burnfield JM, Reischl S, et al: Effect of foot orthoses on tibialis posterior activation in persons with pes planus. *Med Sci Sports Exerc* 37:24–29, 2005.
103. Kulig K, Burnfield JM, Requejo SM, et al: Selective activation of tibialis posterior: evaluation by magnetic resonance imaging. *Med Sci Sports Exerc* 36:862–867, 2004.
104. Kulig K, Reischl SF, Pomrantz AB, et al: Nonsurgical management of posterior tibial tendon dysfunction with orthoses and resistive exercise: a randomized controlled trial. *Phys Ther* 89:26–37, 2009.
105. Leardini A, Benedetti MG, Berti L, et al: Rear-foot, mid-foot and fore-foot motion during the stance phase of gait. *Gait Posture* 25:453–462, 2007.
106. Leland RH, Marymont JV, Trevino SG, et al: Calcaneocuboid stability: a clinical and anatomic study. *Foot Ankle Int* 22:880–884, 2001.
107. Lersch C, Grotsch A, Segesser B, et al: Influence of calcaneus angle and muscle forces on strain distribution in the human Achilles tendon. *Clin Biomech (Bristol, Avon)* 27(9):955–961, 2012.
108. Lewis OJ: The comparative morphology of M. flexor accessorius and the associated long flexor tendons. *J Anat* 96:321–333, 1962.
109. Lichtwark GA, Wilson AM: Interactions between the human gastrocnemius muscle and the Achilles tendon during incline, level and decline locomotion. *J Exp Biol* 209(21):4379–4388, 2006.
110. Lundgren P, Nester C, Liu A, et al: Invasive in vivo measurement of rear-, mid- and forefoot motion during walking. *Gait Posture* 28:93–100, 2008.
111. MacLean C, Davis IM, Hamill J: Influence of a custom foot orthotic intervention on lower extremity dynamics in healthy runners. *Clin Biomech (Bristol, Avon)* 21:623–630, 2006.
112. Maganaris CN, Paul JP: Tensile properties of the in vivo human gastrocnemius tendon. *J Biomech* 35(12):1639–1646, 2002.
113. Mann RA: Biomechanics of the foot. In

American academy of orthopedic surgeons, editors: *Atlas of orthotics: biomechanical principles and application*, St Louis, 1975, Mosby.
114. Mann R, Inman V: Phasic activity of intrinsic muscles of the foot. *J Bone Joint Surg* 46A:469–481, 1964.
115. Manter JT: Movements of the subtalar joint and transverse tarsal joint. *Anat Rec* 80:397–410, 1941.
116. Mayne AI, Bidwai AS, Beirne P, et al: The effect of a dedicated Ponseti service on the outcome of idiopathic clubfoot treatment. *Bone Joint J* 96B(10):1424–1426, 2014.
117. McCollum GA, van den Bekerom MP, Kerkhoffs GM, et al: Syndesmosis and deltoid ligament injuries in the athlete [Review]. *Knee Surg Sports Traumatol Arthrosc* 21(6):1328–1337, 2013.
118. McKinley TO, Rudert MJ, Koos DC, et al: Incongruity versus instability in the etiology of posttraumatic arthritis. *Clin Orthop Relat Res* 423:44–51, 2004.
119. McPoil TG, Knecht HG, Schuit D: A survey of foot types in normal females between ages of 18 and 30 years. *J Orthop Sports Phys Ther* 9:406–409, 1988.
120. McPoil TG, Warren M, Vicenzino B, et al: Variations in foot posture and mobility between individuals with patellofemoral pain and those in a control group. *J Am Podiatr Med Assoc* 101(4):289–296, 2011.
121. Mengiardi B, Zanetti M, Schöttle PB, et al: Spring ligament complex: MR imaging–anatomic correlation and findings in asymptomatic subjects. *Radiology* 237:242–249, 2005.
122. Menz HB, Dufour AB, Riskowski JL, et al: Association of planus foot posture and pronated foot function with foot pain: the Framingham foot study. *Arthritis Care Res (Hoboken)*65(12):1991–1999, 2013.
123. Menz HB, Dufour AB, Riskowski JL, et al: Foot posture, foot function and low back pain: the Framingham Foot Study. *Rheumatology (Oxford)* 52(12):2275–2282, 2013.
124. Milner CE, Ferber R, Pollard CD, et al: Biomechanical factors associated with tibial stress fracture in female runners. *Med Sci Sports Exerc* 38:323–328, 2006. <http://dx.doi.org/10.1249/01.mss.0000183477.75808.92>.
125. Milner CE, Hamill J, Davis IS: Distinct hip and rearfoot kinematics in female runners with a history of tibial stress fracture. *J Orthop Sports Phys Ther* 40(2):59–66, 2010.
126. Monaghan GM, Lewis CL, Hsu WH, et al: Forefoot angle determines duration and amplitude of pronation during walking. *Gait Posture* 38(1):8–13, 2013.
127. Monaghan K, Delahunt E, Caulfield B: Ankle function during gait in patients with chronic ankle instability compared to controls. *Clin Biomech (Bristol, Avon)* 21:168–174, 2006.
128. Morcuende JA, Dolan LA, Dietz FR, et al: Radical reduction in the rate of extensive corrective surgery for clubfoot using the Ponseti method. *Pediatrics* 113(2):376–380, 2004.
129. Mulligan EP, Cook PG: Effect of plantar intrinsic muscle training on medial longitudinal arch morphology and dynamic function. *Man Ther* 18(5):425–430, 2013.
130. Mundermann A, Nigg BM, Neil HR, et al: Foot orthotics affect lower extremity kinematics and kinetics during running. *Clin Biomech (Bristol, Avon)* 18:254–262, 2003.
131. Murley GS, Buldt AK, Trump PJ, et al: Tibialis posterior EMG activity during barefoot walking in people with neutral foot posture. *J Electromyogr Kinesiol* 19:e69–e77, 2009a.
132. Murley GS, Landorf KB, Menz HB: Do foot orthoses change lower limb muscle activity in flat-arched feet towards a pattern observed in normal-arched feet? *Clin Biomech (Bristol, Avon)* 25(7):728–736, 2010.
133. Murley GS, Menz HB, Landorf KB: The effect of three levels of foot orthotic wedging on the electromyographic activity of selected lower limb muscles during gait. *Clin Biomech (Bristol, Avon)* 21(10):1074–1080, 2006.
134. Murray MP, Guten GN, Sepic SB, et al: Function of the triceps surae during gait. Compensatory mechanisms for unilateral loss. *J Bone Joint Surg Am* 60:473–476, 1978.
135. Myers JB, Riemann BL, Hwang JH, et al: Effect of peripheral afferent alteration of the lateral ankle ligaments on dynamic stability. *Am J Sports Med* 31:498–506, 2003.
136. Nester CJ, Findlow AF, Bowker P, et al: Transverse plane motion at the ankle joint. *Foot Ankle Int* 24:164–168, 2003.
137. Neville C, Flemister A, Tome J, et al: Comparison of changes in posterior tibialis muscle length between subjects with posterior tibial tendon dysfunction and healthy controls during walking. *J Orthop Sports Phys Ther* 37:661–669, 2007.
138. Nistor L, Markhede G, Grimby G: A technique for measurements of plantar flexion torque with the Cybex II dynamometer. *Scand J Rehabil Med* 14:163–166, 1982.
139. Ordway NR, Hand N, Briggs G, et al: Reliability of knee and ankle strength measures in an older adult population. J *Strength Cond Res* 20:82–87, 2006.
140. Orr JD, Nunley JA: Isolated spring ligament failure as a cause of adult-acquired flatfoot deformity. *Foot Ankle Int* 34(6):818–823, 2013.
141. Pavan PG, Stecco C, Darwish S, et al: Investigation of the mechanical properties of the plantar aponeurosis. *Surg Radiol Anat* 33(10):905–911, 2011.
142. Perera AM, Mason L, Stephens MM: The pathogenesis of hallux valgus [Review]. *J Bone Joint Surg Am* 93(17):1650–1661, 2011.
143. Piazza SJ: Mechanics of the subtalar joint and its function during walking. *Foot Ankle Clin* 10:425–442, 2005.
144. Postle K, Pak D, Smith TO: Effectiveness of proprioceptive exercises for ankle ligament injury in adults: a systematic literature and meta-analysis. *Man Ther* 17(4):285–291, 2012.
145. Puffer RC, Spinner RJ, Murthy NS, et al: CT and MR arthrograms demonstrate a consistent communication between the tibiofemoral and superior tibiofibular joints. *Clin Anat* 26(2):253–257, 2013.
146. Raikin SM, Garras DN, Krapchev PV: Achilles tendon injuries in a United States population. *Foot Ankle Int* 34(4):475–480, 2013.
147. Rein S, Hagert E, Hanisch U, et al: Immunohistochemical analysis of sensory nerve endings in ankle ligaments: a cadaver study. *Cells Tissues Organs* 197(1):64–76, 2013.
148. Reischl SF, Powers CM, Rao S, et al: Relationship between foot pronation and rotation of the tibia and femur during walking. *Foot Ankle Int* 20:513–520, 1999.
149. Requião LF, Nadeau S, Milot MH, et al: Quantification of level of effort at the plantarflexors and hip extensors and flexor muscles in healthy subjects walking at different cadences. *J Electromyogr Kinesiol* 15:393–405, 2005.
150. Resende RA, Deluzio KJ, Kirkwood RN, et al: Increased unilateral foot pronation affects lower limbs and pelvic biomechanics during walking. *Gait Posture* 41(2):395–401, 2015.
151. Richie DH, Jr: Effects of foot orthoses on patients with chronic ankle instability. *J Am Podiatr Med Assoc* 97:19–30, 2007.
152. Rodrigues P, Chang R, TenBroek T, et al: Medially posted insoles consistently influence foot pronation in runners with and without anterior knee pain. *Gait Posture* 37(4):526–531, 2013.
153. Root ML: Development of the functional orthosis. *Clin Podiatr Med Surg* 11:183–210, 1994.
154. Rosenbaum AJ, Lisella J, Patel N, et al: The cavus foot [Review]. *Med Clin North Am* 98(2):301–312, 2014.
155. Rotem-Lehrer N, Laufer Y: Effect of focus of attention on transfer of a postural control task following an ankle sprain. *J Orthop Sports Phys Ther* 37:564–569, 2007.
156. Ruohola JP, Kiuru MJ, Pihlajamaki HK: Fatigue bone injuries causing anterior lower leg pain. *Clin Orthop Relat Res* 444:216–223, 2006.
157. Russell JA, Shave RM, Kruse DW, et al: Ankle and foot contributions to extreme plantar- and dorsiflexion in female ballet dancers. *Foot Ankle Int* 32(2):183–188, 2011.
158. Santilli V, Frascarelli MA, Paoloni M, et al: Peroneus longus muscle activation pattern during gait cycle in athletes affected by functional ankle instability: a surface electromyographic study. *Am J Sports Med* 33:1183–1187, 2005.
159. Savage-Elliott I, Murawski CD, Smyth NA, et al: The deltoid ligament: an in-depth review of anatomy, function, and treatment strategies [Review]. *Knee Surg Sports Traumatol Arthrosc* 21(6):1316–1327, 2013.
160. Sawkins K, Refshauge K, Kilbreath S, et al: The placebo effect of ankle taping in ankle instability. *Med Sci Sports Exerc* 39:781–787, 2007.
161. Schaefer KL, Sangeorzan BJ, Fassbind MJ, et al: The comparative morphology of idiopathic ankle osteoarthritis. *J Bone Joint Surg Am* 94(24):e181, 2012.
162. Scott J, Lee H, Barsoum W, et al: The effect of tibiofemoral loading on proximal tibiofibular joint motion. *J Anat* 211(5):647–653, 2007.
163. Scott SH, Winter DA: Biomechanical model of the human foot: kinematics and kinetics during the stance phase of walking. *J Biomech* 26:1091–1104, 1993.
164. Sefton JM, Yarar C, Hicks-Little CA, et al: Six weeks of balance training improves sensorimotor function in individuals with chronic ankle instability. *J Orthop Sports Phys Ther* 41(2):81–89, 2011.
165. Sepic SB, Murray MP, Mollinger LA, et al: Strength and range of motion in the ankle in two age groups of men and women. *Am J Phys Med* 65:75–84, 1986.
166. Shamus J, Shamus E, Gugel RN, et al: The effect of sesamoid mobilization, flexor hallucis strengthening, and gait training on reducing pain and restoring function in individuals with hallux limitus: a clinical trial. *J Orthop Sports Phys Ther* 34:368–376, 2004.
167. Sheehan FT, Seisler AR, Siegel KL: In vivo talocrural and subtalar kinematics: a non-invasive 3D dynamic MRI study. *Foot Ankle Int* 28:323–335, 2007.
168. Shibuya N, Kitterman RT, LaFontaine J, et al: Demographic, physical, and radiographic factors associated with functional flatfoot deformity. *J Foot Ankle Surg* 53(2):168–172, 2014.

169. Siegler S, Chen J, Schneck CD: The three-dimensional kinematics and flexibility characteristics of the human ankle and subtalar joints—Part I: kinematics. *J Biomech Eng* 110:364–373, 1988.
170. Siegler S, Toy J, Seale D, et al: The Clinical Biomechanics Award 2013—presented by the International Society of Biomechanics: new observations on the morphology of the talar dome and its relationship to ankle kinematics. *Clin Biomech (Bristol, Avon)* 29(1):1–6, 2014.
171. Smith JT, Bluman EM: Update on stage IV acquired adult flatfoot disorder: when the deltoid ligament becomes dysfunctional [Review]. *Foot Ankle Clin* 17(2):351–360, 2012.
172. Smith PA, Kuo KN, Graf AN, et al: Long-term results of comprehensive clubfoot release versus the Ponseti method: which is better? *Clin Orthop Relat Res* 472(4):1281–1290, 2014.
173. Spiegel DA: CORR Insights: Results of clubfoot management using the Ponseti method: do the details matter? A systematic review. *Clin Orthop Relat Res* 472(5):1617–1618, 2014.
174. Spratley EM, Arnold JM, Owen JR, et al: Plantar forces in flexor hallucis longus versus flexor digitorum longus transfer in adult acquired flatfoot deformity. *Foot Ankle Int* 34(9):1286–1293, 2013.
175. Standring S: *Gray's anatomy: the anatomical basis of clinical practice*, ed 41, St Louis, 2015, Elsevier.
176. Stauffer RN, Chao EY, Brewster RC: Force and motion analysis of the normal, diseased, and prosthetic ankle joint. *Clin Orthop Relat Res* 127:189–196, 1977.
177. Steinberg N, Finestone A, Noff M, et al: Relationship between lower extremity alignment and hallux valgus in women. *Foot Ankle Int* 34(6):824–831, 2013.
178. Sutherland DH: An electromyographic study of the plantar flexors of the ankle in normal walking on the level. *J Bone Joint Surg Am* 48:66–71, 1966.
179. Sutherland DH: The evolution of clinical gait analysis. Part l: kinesiological EMG. *Gait Posture* 14:61–70, 2001.
180. Taniguchi A, Tanaka Y, Takakura Y, et al: Anatomy of the spring ligament. *J Bone Joint Surg* 85-A:2174–2179, 2003.
181. Tateuchi H, Wada O, Ichihashi N: Effects of calcaneal eversion on three-dimensional kinematics of the hip, pelvis and thorax in unilateral weight bearing. *Hum Mov Sci* 30(3):566–573, 2011.
182. Taylor KF, Bojescul JA, Howard RS, et al: Measurement of isolated subtalar range of motion: a cadaver study. *Foot Ankle Int* 22:426–432, 2001.
183. Telfer S, Abbott M, Steultjens MP, et al: Dose-response effects of customised foot orthoses on lower limb kinematics and kinetics in pronated foot type. *J Biomech* 46(9):1489–1495, 2013.
184. Terrier R, Rose-Dulcina K, Toschi B, et al: Impaired control of weight bearing ankle inversion in subjects with chronic ankle instability. *Clin Biomech (Bristol, Avon)* 29(4):439–443, 2014.
185. Thomas RH, Daniels TR: Ankle arthritis. *J Bone Joint Surg Am* 85-A(5):923–936, 2003.
186. Thordarson DB, Schmotzer H, Chon J, et al: Dynamic support of the human longitudinal arch. A biomechanical evaluation. *Clin Orthop Relat Res* 316:165–172, 1995.
187. Tian M, Herbert RD, Hoang P, et al: Myofascial force transmission between the human soleus and gastrocnemius muscles during passive knee motion. *J Appl Physiol* 113(4):517–523, 2012.
188. Tochigi Y, Amendola A, Rudert MJ, et al: The role of the interosseous talocalcaneal ligament in subtalar joint stability. *Foot Ankle Int* 25:588–596, 2004.
189. Tochigi Y, Rudert MJ, Saltzman CL, et al: Contribution of articular surface geometry to ankle stabilization. *J Bone Joint Surg Am* 88:2704–2713, 2006.
190. Tome J, Nawoczenski DA, Flemister A, et al: Comparison of foot kinematics between subjects with posterior tibialis tendon dysfunction and healthy controls. *J Orthop Sports Phys Ther* 36:635–644, 2006.
191. Valderrabano V, Hintermann B, Horisberger M, et al: Ligamentous posttraumatic ankle osteoarthritis. *Am J Sports Med* 34:612–620, 2006.
192. Van der Krogt MM, Delp SL, Schwartz MH: How robust is human gait to muscle weakness? *Gait Posture* 36(1):113–119, 2012.
193. Van Deun S, Staes FF, Stappaerts KH, et al: Relationship of chronic ankle instability to muscle activation patterns during the transition from double-leg to single-leg stance. *Am J Sports Med* 35:274–281, 2007.
194. Van Gheluwe B, Dananberg HJ, Hagman F, et al: Effects of hallux limitus on plantar foot pressure and foot kinematics during walking. *J Am Podiatr Med Assoc* 96:428–436, 2006.
195. van Rijn RM, van Os AG, Bernsen RM, et al: What is the clinical course of acute ankle sprains? A systematic literature review. *Am J Med* 121(4):324–331 e326, 2008.
196. Verhagen E, van der Beek A, Twisk J, et al: The effect of a proprioceptive balance board training program for the prevention of ankle sprains: a prospective controlled trial. *Am J Sports Med* 32:1385–1393, 2004.
197. Vicenzino B, Branjerdporn M, Teys P, et al: Initial changes in posterior talar glide and dorsiflexion of the ankle after mobilization with movement in individuals with recurrent ankle sprain. *J Orthop Sports Phys Ther* 36:464–471, 2006.
198. Wan L, de Asla RJ, Rubash HE, et al: In vivo cartilage contact deformation of human ankle joints under full body weight. *J Orthop Res* 26:1081–1089, 2008.
199. Watanabe K, Kitaoka HB, Berglund LJ, et al: The role of ankle ligaments and articular geometry in stabilizing the ankle. *Clin Biomech (Bristol, Avon)* 27(2):189–195, 2012.
200. Watanabe K, Kitaoka HB, Fujii T, et al: Posterior tibial tendon dysfunction and flatfoot: analysis with simulated walking. *Gait Posture* 37(2):264–268, 2013.
201. Wei F, Braman JE, Weaver BT, et al: Determination of dynamic ankle ligament strains from a computational model driven by motion analysis based kinematic data. *J Biomech* 44(15):2636–2641, 2011.
202. Whittingham M, Palmer S, Macmillan F: Effects of taping on pain and function in patellofemoral pain syndrome: a randomized controlled trial. *J Orthop Sports Phys Ther* 34:504–510, 2004.
203. Willems TM, De Clercq D, Delbaere K, et al: A prospective study of gait related risk factors for exercise-related lower leg pain. *Gait Posture* 23(1):91–98, 2006.
204. Williams DS, III, McClay IS, Hamill J: Arch structure and injury patterns in runners. *Clin Biomech (Bristol, Avon)* 16:341–347, 2001.
205. Williams G, Widnall J, Evans P, et al: Could failure of the spring ligament complex be the driving force behind the development of the adult flatfoot deformity? *J Foot Ankle Surg* 53(2):152–155, 2014.
206. Winter DA: *Biomechanics and motor control of human movement*, Hoboken, NJ, 2005, John Wiley & Sons.
207. Wright DG, Rennels DC: A study of elastic properties of plantar fascia. *J Bone Joint Surg Am* 46:482–492, 1964.
208. Youberg LD, Cornwall MW, McPoil TG, et al: The amount of rearfoot motion used during the stance phase of walking. *J Am Podiatr Med Assoc* 95:376–382, 2005.
209. Yu J, Park D, Lee G: Effect of eccentric strengthening on pain, muscle strength, endurance, and functional fitness factors in male patients with Achilles tendinopathy. Am *J Phys Med Rehabil* 92(1):68–76, 2013.
210. Zhao D, Li H, Zhao L, et al: Results of clubfoot management using the Ponseti method: do the details matter? A systematic review [Review]. *Clin Orthop Relat Res* 472(4):1329–1336, 2014.

Ee 学習問題　STUDY QUESTIONS

1. 足関節と足部を構成する骨をあげなさい．また，そのなかで足関節と足部の両方に含まれる骨はどれか？
2. 過度な脛骨の捻転が，どのように機能的な大腿骨前捻の存在をわかりにくくしているかについて説明しなさい．
3. 筋腹から遠位付着部までの長母趾屈筋腱の走行経路について述べなさい．
4. 距舟関節における内がえしと外がえしのおもな関節運動について述べなさい．
5. 第 1 足根中足関節が，どのように外反母趾の発生にかかわっているかについて説明しなさい．
6. 図 14.43 を参照し，（距骨下関節における）前脛骨筋と長母趾伸筋の内がえしトルクの違いについて述べなさい．
7. 下腿三頭筋が弱い患者が，歩行における蹴り出しの前に膝が抜けるような感覚を訴えることがある．それはなぜか？
8. 短腓骨筋と第 3 腓骨筋の遠位付着部の違いを比較しなさい．そして，なぜ，これらの筋では矢状面上の動きが異なり，前額面上の動きが似ているかについても説明しなさい．
9. 腓骨と脛骨をつなぐ構造（関節と結合組織）をあげなさい．
10. 距腿関節の背屈における非荷重（図 14.18A）と荷重状態（図 14.20A）に生じる転がりと滑りの関節運動の違いについて述べなさい．
11. 歩行周期において，立脚相，遊脚相のどちらが，より大きな距腿関節の背屈を必要とするか？
12. 距腿関節の最大背屈位の安定性に寄与する要素をあげなさい．
13. 第 1 足根中足関節において，長腓骨筋の**直接的な拮抗筋**はどの筋か？
14. 膝関節伸展時における距腿関節の能動的な底屈トルクが，膝関節屈曲時におけるトルクよりも 20〜30%大きい理由について考察しなさい．
15. 内がえし筋が弱い場合に生じる足の変形は何か？ また，その際，どの筋が伸張されるか？ そして，どの筋を強化すべきか？
16. 長腓骨筋が長期的に弱くなることで，どのような結果が生じるか，2つの可能性について述べなさい．

Ee 学習問題の解答は Elsevier eLibrary のウェブサイトにて閲覧できる．

EC 参考動画

- Defining and Demonstrating Pronation and Supination at the Ankle and Foot（足関節と足部での回内と回外の定義と実演）
- Demonstration of the Kinematics and Axes at the Talocrural, Subtalar, and Transverse Tarsal Joints（距腿関節，距骨下関節，横足根関節などにおける運動学と回転軸の実演）
- Fluoroscopic Observations of Selected Arthrokinematics of the Lower Extremity（下肢にある特定の関節包内運動でみられる X 線透視映像）

QR コードをスキャンすれば，動画（英語版）が視聴できる．〔Expert Consult を利用すれば，動画に関する日本語の説明を閲覧できる（表紙裏参照）〕

第15章

歩行の身体運動学

Kinesiology of Walking

Guy G. Simoneau, PT, PhD, FAPTA
Bryan C. Heiderscheit, PT, PhD

章内容一覧　CHAPTER AT A GLANCE

歩くことは，あるところから別のあるところへと移動したいという人の欲求を満たすものであり，日常的に行う最も普遍的な動作の1つである．歩行は，疲労を最小限に抑えるように，効率的で，転倒などの事故を防ぐように安全に行われることが理想的である[225]．何年もの歩行実践によって，話しながら，あたりを見回しながら，障害物や他の不安定なものさえも克服しながら，さりげなく歩き回るのに必要な制御を獲得することが健常者では可能である．

健常者の歩行は簡単そうにみえるが，その動作がどれだけ難しいかは人の一生の初めと終わりにおいてうかがい知ることができる（図15.1）．人生の早い段階で，幼い子どもが立って歩けるようになるまでには11～15カ月程度かかる[76, 211]．いったん歩き出したら子どもは絶えず歩行能力を磨いて，4～5歳ごろまでに大人のような歩容を獲得し[37, 203, 211]，さらに数年間その洗練が続く[38, 61, 85, 87, 92]．人生の最終段階では，場合によっては歩行がますます難しくなる．高齢者は，筋力やバランスの低下，あるいはけがや病気によって，転ばないために杖や歩行器を使うことがある．

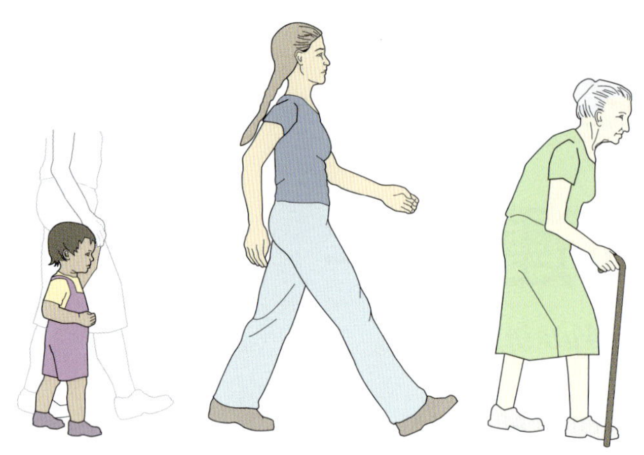

図 15.1　人生のさまざまなステージにおける歩行.

Patla[169] は，生活において歩行の大切さについて次のように雄弁に語ったことがある.「ある場所から別の場所へと自らの力で独立して移動する能力以上のものとして，自立の達成と人生の満足感をより顕著に示すものはない. われわれは子どもたちのこの能力の発展を祝い，生涯にわたってそれを育て，維持しようと努める.」

本章では，歩行の基本的な身体運動学的特徴について説明する. とくに断りがないかぎり，ここで取り上げる情報は，安定した平均速度で水平面を歩き，正常かつ成熟した歩行パターンを有する人々の場合についてを指す. 本章のみを読んでも十分な情報を得ることができるが，第 12～14 章までの内容も読めば，歩行の理解をさらに深めることができる. 本章の情報を一歩進めた，走行の身体運動学については第 16 章で紹介する.

おもなトピック

- 空間的・時間的指標
- 関節運動
- 重心のコントロール
- エネルギー消費
- 筋活動
- 歩行の力学
- 歩行障害

本章の焦点である歩行の観察は，感覚機能と運動機能の「背後にある」複雑な相互作用の結果に関する情報を提供する. 人が歩行するためには，中枢神経系は，視覚，固有受容器および前庭感覚入力の統合から適切な運動行動を作り出さなければならない. 本章は，歩行中の四肢や筋活動の複雑さについて説明しているが，運動制御の概念には触れていない. 歩行の運動制御論の複雑さをより深く理解するためには，トピックに関する他の情報源を調べることを勧める[98, 112, 125, 161, 250].

歩行分析の歴史

「人が墨で浸された葦を頭に載せて壁の真横を歩けば，葦でトレースされた線はまっすぐではなく，上下の揺れを描くであろう. というのは，脚が曲がったときは線が低くなり，伸びたときは高くなる[9]」. アリストテレス（BC 384-322）によるこの歩行観察の記録，ならびに他の画家や彫刻家による歩行に関する数々の作品群は，人がどう歩くかということを意識して，あるいは無意識に興味をもって観察し，関心がよせられたことを物語っている.

この古くからの関心にもかかわらず，Galileo Galelei（1564-1642）や Giovanni Borelli（1608-1679），Isaac Newton（1642-1727）などによって築き上げてきた科学的知見からの恩恵を受け，Weber 兄弟[236] が歩行に関する最初の注目すべき科学的業績を発表する 1836 年までは何もなかった. 物理学者で電気工学者である Wilhelm と，解剖・生理学者である Eduard は，ストップウォッチと巻き尺などを使い，歩行時の歩幅，歩行率，足と床のクリアランス，体幹の上下移動を計測している. 2 人は，立脚相，遊脚相，両脚支持期といった基本的な歩行周期の概念も示している. 用語の多くが紹介され，現在も使用されている. Weber 兄弟はさらに，歩行の基本的な原理は筋活動を最小にするという，現在にも通じる仮説を提唱しているが，身体のエネルギー消費を最小にする機序はまだ研究中である[159, 247, 248]. Weber 兄弟の仕事の多くは，ドイツ語で 1894 年に出版され，1992 年に英訳出版された[234, 235].

19 世紀に入ると，Marey，Carlet，Vierordt などの研究者たちは，歩行に関する知見を広げるために，独創的な技術を利用し始めた. Marey や Carlet の多くの新しい計測方法のなかで最も頻繁に引用されているものは，歩行周期の立脚相と遊脚相を示す記録装置としてエアチャンバーを取り付けた靴である（図 15.2）[130-132]. さらに，Vierordt は小さなスプレーにインクを詰め，それを靴や四肢に貼り付けるという素晴らしいアイデアを採用した[226]. インクを床や壁に吹き付けて運動軌跡を描き，歩行運動を記録している.

同時に，映画の撮影術が進歩し，人や動物の歩行の運動学的パターンを研究し記録する強力な媒体が開発された. Muybridge は，当時において動作の連続性を記録するために映画撮影法を用いた最も有名な人であろう. Muybridge は，トロット（速歩）の状態にある馬に関する古い論争を解決したことでかなり有名である. 1872 年，

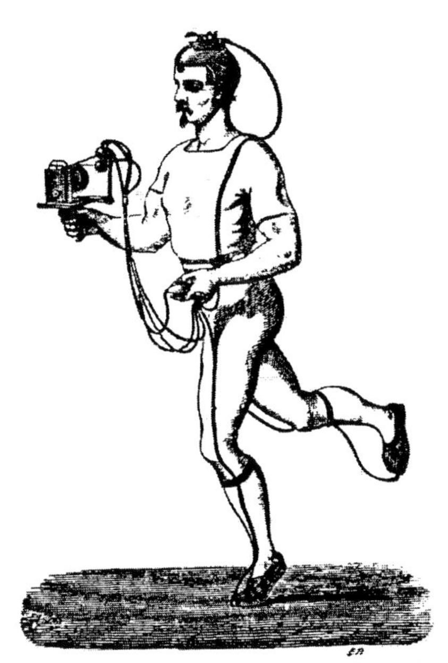

図15.2 Mareyによる靴埋め込み型歩行計測装置．(出典：Marey EJ: *La machine animal*, Paris, 1873, Librairie Germer Baillière)

シーケンス（連続）撮影を用いて，彼はトロットの状態にある馬の4脚すべてが，実際には，ほんのわずかなあいだ，地面から足が離れていることを示した．彼は，人と動物の歩行に関する印象的な写真集を作成し，1887年に初版を[154]，そして，1979年に内容をいくつか加えた改訂版[155]を出版した．

当初，歩行の記述は二次元平面の分析に限られていた．それも，多くは矢状面での分析であり，前額面での分析は比較的少なかった．そんななか，BrauneとFisherは[23, 24]，1895年から1904年にかけて，歩いている人の包括的かつ三次元的な分析に誰よりも早く取り組んだことで評価されている．4台のカメラ（身体の両側に運動を記録する2対のカメラ）と，さまざまな肢節に取り付けられた多数の発光チューブを用いることによって，三次元での関節運動を記録した．さらに彼らは，誰よりも早く力学的な法則を使って動力学的な物理量である，肢節の加速度や慣性特性および肢節間の負荷（たとえば，関節トルクや関節反力）を求めている．歩行の遊脚相に限定された関節トルクの分析では，1836年にWeber兄弟が提唱した初期の仮説，すなわち遊脚相中の下肢の運動は，単純な「振り子理論」だけで説明できるという概念を反証した[238]．

20世紀になると，多くの科学の進歩によって，歩行に関して多くの知見が得られるようになった．動きをカメラで撮影し，フィルムを見ながら一コマごとに定規と分度器で関節角度を測るような非常に骨の折れる運動分析から，カメラでとらえた画像が即座にパソコンで処理され，各肢節の座標情報がリアルタイムでわかるような，非常に洗練されたシステムへと進化してきた．この技術の発展において次の期待は，身体にマーカをつける必要なしに高信頼性の身体運動分析装置を実現することである[185]．いろいろなイメージ取得方法で歩行運動学のとらえ方に貢献した注目すべき研究者は，Eberhart[62]，Murray[149]，Inman[96]，Winter[241]，Perry[172]などである．とくに，理学療法士および研究者として，1960年代，70年代，80年代に正常歩行と異常歩行の運動学に関する論文を発表したMurrayの業績は高く評価される（図15.3）[149, 151, 152, 209]．とりわけ，Murrayの障害をもつ人の歩行に関する研究成果は，人工関節と義足の設計に影響を与えた．

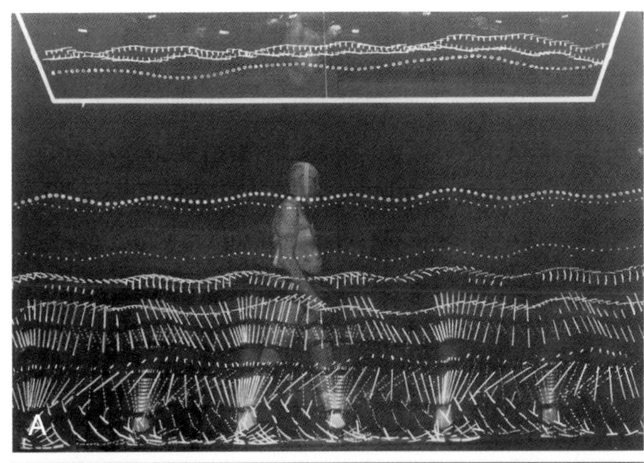

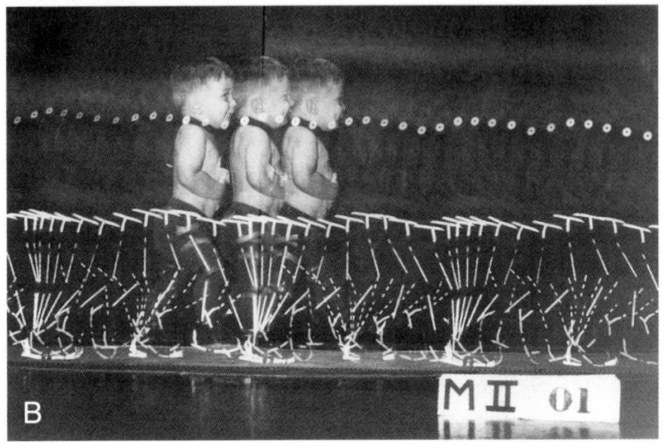

図15.3 Murrayが当時の技術を駆使して記録した歩行中の関節運動．(A) 高齢者，(B) 幼児の例である．反射マーカとテープを貼付した衣服を着用させ，薄暗い部屋を歩かせて撮影した．カメラのシャッターを開けたままで，フラッシュを毎秒20回の速さで点滅させることで，関節運動の軌跡を描き出している．こうして1枚の写真の中に歩行周期を目に見える形で納めることに成功している．天井には水平面上の運動も観察できる鏡まで配置されている．(上の写真(A)は，Murray MP, Gore DR: Gait of patients with hip pain or loss of hip joint motion. In Black J, Dumbleton JH, editors: *Clinical biomechanics: a case history approach*, New York, 1981, Churchill Livingstoneより，下の写真(B)はStratham L, Murray MP: Early walking patterns of normal children, *Clin Orthop Relat Res* 79: 8, 1971より引用)

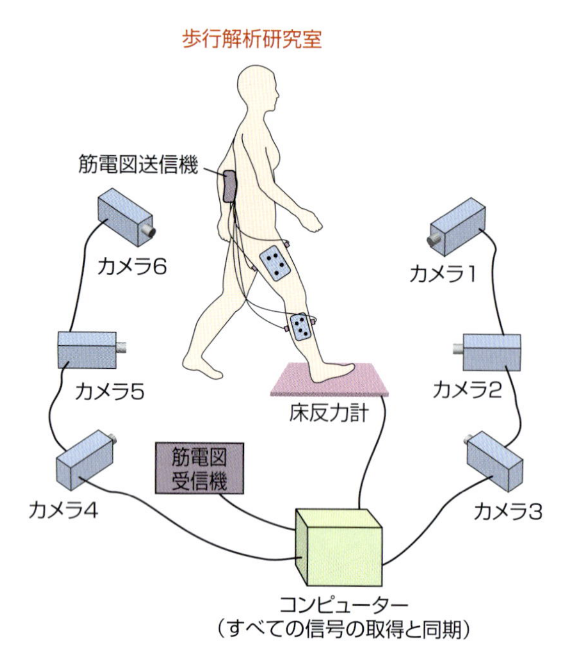

EC 図 15.4　歩行研究で用いられる計測機器の概要 (動画 15.1, 15.2 も参照).

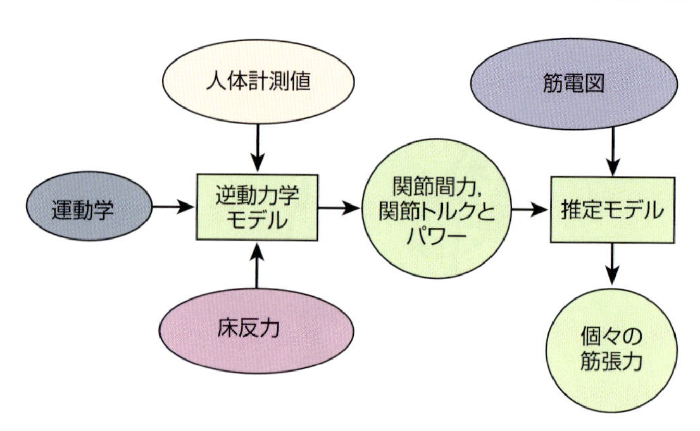

図 15.5　人の動作分析で用いられる典型的なアプローチ．色つきの楕円内の変数は正確に計測できる，四角形内の計算方法は，緑の円内の変数を計算するために用いる．

同様に，歩行研究をさらに進めた技術革新では，足部と地面とのあいだで発生する床反力を計測する装置の開発によって，歩行の動力学により豊富な理解が可能となった．Amar[5]，Elftman[63]，Bresler と Frankel[125]，Cunningham と Brown[50] は，この領域に著しい貢献をした．足の床反力が測れるようになったとともに，コンピュータを使って立脚相中の関節モーメントや関節間力が計算できるようになった[170, 243]．

表面電極や筋内の細いワイヤ電極の進歩により，歩行中の筋活動を記録できるようになった．この情報を歩行の運動学的情報と統合すれば，歩行中の各筋の役割をより明瞭に把握することが可能となり，より客観的な考察もできる．Sutherland[212]，Perry[172]，Inman[96]，Winter[241] を含む多くの研究者が，歩行時の筋電図学的研究に目覚ましく貢献した．

今日，バイオメカニクス研究室では普通のこととして歩行分析が行われている (図 15.4，動画 15.1, 15.2)．三次元動作解析のデータは，2 台以上の同期したハイスピードカメラを用いて得られる．床反力は，床に埋め込まれた床反力計を使用して計測される．筋活動パターンは，多チャンネルで，ときに無線方式による筋電システムによって記録される．最終的に，下肢関節力，関節モーメント，関節パワーは，運動学的データ，床反力および個人の人体計測の特性値を組み合わせて求められる (図 15.5)．次に，これらのデータは，正常歩行と異常歩行を記述し，研究のために使用される．

さまざまな病態をもつ人に対して，機器による歩行分析を行うことは有益である[42, 244]．現在，この技術が最も生かされているのは，脳性麻痺児である．脳性麻痺児において，機器を用いた歩行分析は，手術前に適切な介入を決定する補助として，しばしば用いられる．そして，手術後にはその効果を客観的に評価するために，ふたたび用いられる[74]．歩行分析の歴史や使用機器，分析手法などについてのより詳細な説明は，他の文献に譲る[12, 22, 212–214, 225]．

前述の洗練された歩行分析は，歩行を記述し，理解する能力を高めることができる詳細な情報をもたらす．このような技術は，典型的な臨床環境ではほとんど利用できないため，臨床医は，患者の歩行特性を評価するために，直接的な観察に日常的に頼らなくてはならない[162]．このような観察による歩行分析は，正常歩行を理解し精通していることが求められる．本章に示される形で歩行を勉強するには，あえて親戚，友人，隣人，臨床現場での患者などの歩行パターンを観察し追加すれば，その勉強がより精力的で実りのある体験となる．

歩行の空間的・時間的指標

ここでは，歩行を空間的・時間的な側面からみたとらえ方を解説する．

歩行周期
Gait Cycle

歩行は，周期的な一連の運動の結果である．よって一連の運動単位である**歩行周期** (gait cycle) を詳しく調べることによって歩行の特徴を把握しやすくなる (図 15.6)．歩行周期は，足が床に着地する瞬間から始まる．この歩行周期の開始点，歩行周期の 0％は，通常は踵から接地

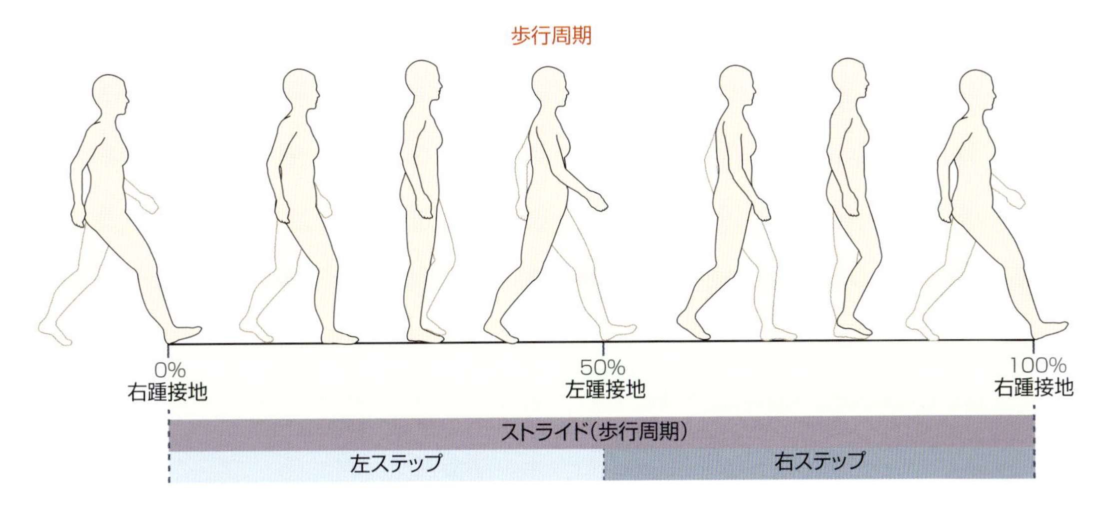

図 15.6　歩行周期（右の踵接地から右の踵接地まで）.

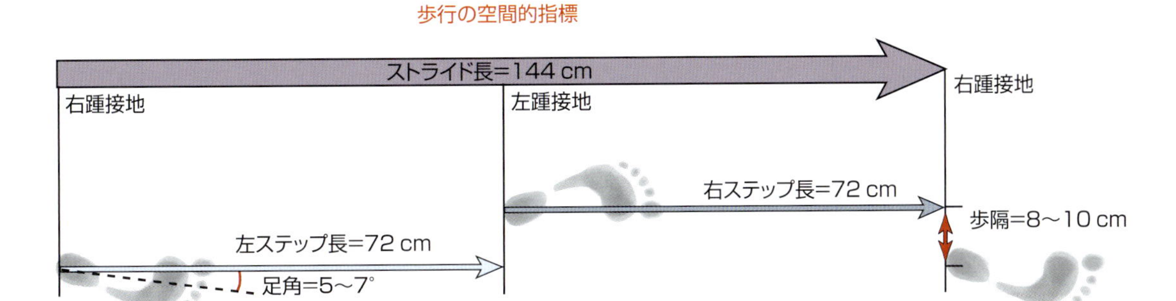

図 15.7　歩行の空間的指標と右歩行周期における標準値.

するので，**踵接地**（heel contact）あるいは**踵着地**（heel strike）とよばれる．同じ足が次に接地したときが，歩行周期の 100％で終了点となる．**初期接地**（initial contact）という用語は，踵以外の足の一部で地面と最初に接触するときの踵接地の代替用語としてしばしば用いられているが，本章では，正常歩行に焦点を当てており，**踵接地**を用いる．

ストライド（stride, 歩行周期と同義）あるいは重複歩は，踵接地した足と同じ足が次の踵接地するあいだに起こる一連の事象である．一方, ステップ（step）あるいは1歩とは，踵接地した足と反対の足が踵接地を迎えるまでのことで，たとえば，右の踵接地から左の踵接地までのあいだで起こる一連の事象である．したがって，歩行サイクルには，左のステップと右のステップを合わせた2ステップが含まれている．

歩行の最も基本的な空間的指標には，ストライド長とステップ長が含まれる（図 15.7）．**ストライド長**（stride length）は同側の踵接地から踵接地までの距離を表す．一方，**ステップ長**（step length）は，一側の踵接地から反対側の踵接地までの距離を表す．ステップ長の左右差を比較すれば，下肢の歩行時の対称性を評価するのに役立つ（図 15.8）．**歩隔**は2つの連続する踵接地の中心間の側方距離であり，平均約 8～10cm である（図 15.7 参照）[83, 135, 136]．**足角**（foot angle）は，つま先が外を向いている量で，進行方向と足部の長軸とのなす角度である．約 5～7° が平均とみなされる[136]．以上に記載した標準値は，健常成人の値であるが，7～12 歳の 360 名の小児の歩行を調べた注目すべき文献では[92]，歩隔が 8～10cm，足角が 2.5～6° と，健常若年成人とほぼ同様の値である．

歩行の空間的指標
- ストライド長（重複歩幅）
- ステップ長（歩幅）
- 歩隔
- 足角

歩行の最も基本的な時間的指標は，1分あたりの歩数である**ケイデンス**（cadence）あるいは歩行率であり，ステップ率（step rate）ともよばれる．歩行の他の時間因子は，ストライド時間（stride time）（一歩行周期時間）およびステップ時間（step time）（右または左のステップの所要時間）である．左右対称的な歩行では，ステップ時間はケイデンスから算出できる（すなわち，ステップ時間はケイデンスの逆数である）．

歩行速度（walking speed）は空間的指標と時間的指標を組み合わせた指標であり，歩くのに要した時間とその距離で求められる．計測単位は，通常，メートル毎秒（m/ 秒）または，キロメートル毎時（km/ 時）で表される．速度は，一定の距離を移動するのにかかる時間，または，一定の時間内に移動できる距離を測ることによって求められるが，ステップ速度にステップ長を掛ける計算でも求められる．歩行速度は年齢や体格（身長，体重）による個人差が大きい[48]．歩行の空間的・時間的指標のうち，歩行速度は，個人の歩行能力の最も優れた，最も機能的な指標であろう[184]．

歩行の時間的指標
- ケイデンス（歩行率）
- ストライド時間（一歩行周期時間）
- ステップ時間

歩行の空間・時間的指標
- 歩行速度

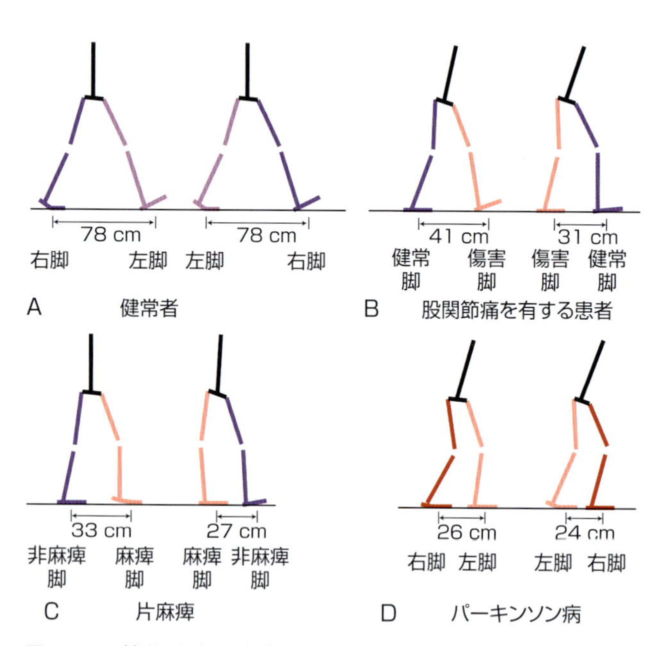

図 15.8　機能障害や麻痺が歩幅に与える影響．(A) 健常者の左右対称的な歩幅．(B, C) 機能障害あるいは麻痺によって片脚が障害されたときの非対称的な歩幅の例．片脚の障害なのに，ステップ長の短縮が両側にみられることに注目すべきである．(D) パーキンソン病によって生じる二次的な歩行障害の例である．この例では歩幅が対称的に短縮している．（許可を得て Murray の図を改変：Murray MP: Gait as a total pattern of movement, *Am J Phys Med* 46: 290, 1967）

健常成人では，一歩行周期時間（すなわち，2つの連続したステップ）は1秒をわずかに上まわり，その距離は約1.44 m であり，結果として歩行速度は 1.37 m/ 秒となる．**表 15.1** に示されているように，快適歩行速度の条件下では，女性は男性より歩くのが遅く，歩幅は短く，ケイデンスが大きい．これらの違いは，性差による体格の違いがいくらか影響しているであろうが，体格について男性とマッチングしたとしても，同じ歩行速度であれば，女性は男性よりもケイデンスが大きく，歩幅が短くなる[26, 66, 152]．

表 15.1 の古くから使われているデータは，歩行特性が測定されていることを知らずに，大都市で屋外を歩く歩行者 2,300 人以上から得られたものである．**表 15.2** は，歩行の空間的・時間的特性を正確かつ確実に測定する設備の整った研究室内の歩行路を歩いた少人数から得られたデータを示す．表 15.1 の歩行者とは異なり，これらの歩行者は「計測されている」ことを認識していた．このことが，2つの表のデータのあいだに若干の違いをもたらせたのかもしれない．年齢，性別によって分類された 23,111 人の大規模調査から得られた健常者の短距離の歩行速度で要約すると，30～60 歳の男性の平均歩行速度が 1.43 m/ 秒であり，同じ年齢層の女性の平均歩行速度は 1.31～1.39 m/

表 15.1　歩行速度，ステップ率，ステップ長の標準値

	Drillis（1961）[60] （ニューヨーク市）	Molen（1973）[143] （アムステルダム）	Finley and Cody（1970）[66] （フィラデルフィア）	性・3 都市の平均値
歩行速度（m/ 秒）	1.46 *	1.39（男性） 1.27（女性）	1.37（男性） 1.24（女性）	1.37
ステップ率（歩 / 秒）	1.9 *	1.79（男性） 1.88（女性）	1.84（男性） 1.94（女性）	1.87
ステップ長（m）	0.76 *	0.77（男性） 0.67（女性）	0.74（男性） 0.63（女性）	0.72

本人に気づかれないよう計測した町を歩く歩行者 2,300 人以上のデータ
* 男性と女性を合わせた平均値

表 15.2　計測環境の整った研究室内で収集された歩行の距離および時間変数データ

	歩行速度 (m/ 秒)	ケイデンス† (歩 / 分)	ストライド長‡ (m)	歩隔 (cm)	足角 (°)
Marchetti ら (2008)[129]	1.43 (1.35-1.51)	119.1 (115.1-123.1)	0.707 (0.678-0.742) 0.726 (0.691-0.761)	8.1 (7.0-9.2)	
Hollman ら (2007)[91]	1.48 ± 0.15				
Youdas ら (2006)[246]	1.40 ± 0.13	119.6 ± 7.6	1.42 ± 0.13		
Menz ら (2004)[136]	1.43 ± 0.14	110.8 ± 6.9	0.77 ± 0.06	8.6 ± 3.2	6.7 ± 5.0
Bilney ら (2003)[19]	1.46 ± 0.16	114.7 ± 6.4	1.53 ± 0.14		
Grabiner ら (2001)[83§]				10.8 ± 2.7 8.7 ± 2.3	

* データは平均±標準偏差を示す．ただし，Marchetti らのデータは平均と 95%信頼区間を示す．すべて健常人のデータ（男女とも含む）である．
† この表のケイデンスを 60 で割れば 1 秒間の歩行率（歩 / 秒）が計算できる．
‡ Marchetti らのデータは左と右それぞれの歩幅が示されている．Menz らのデータは単に歩幅が示されている．
§ 異なる 2 つの集団から得られたデータである．

秒のあいだと幅がみられている．男性も女性も，60 歳以降は年を重ねるごとに歩行速度は低下していた（全データセットはウェブサイト版表 15.1 にある）[21]．

Ee

表 15.1 のデータに基づく標準値

- 歩行速度 : 1.37 m/ 秒
- ステップ率 : 1.87 歩 / 秒（110 歩 / 分）
- ステップ長 : 72 cm

表 15.1, 15.2 のデータの歩行速度は，歩行者が自由に定めたものなので，目的地まで急がなければならないときには，少し遅いと感じる速度かもしれない．歩行速度を上げる必要性が生じた場合，人は次の 2 つの戦略をとる．1 つは歩幅を伸ばす，もう 1 つはケイデンスをあげることである（図 15.9）．普通は歩幅もケイデンスも変えて速度を増すが，歩幅の延長には限界がある．これ以上歩幅が伸ばせない段階になると，ケイデンスを高めることで速度の上昇をはかる．**したがって，歩行の測定から得られるすべての値（空間的指標，時間的指標，さらには運動学的および運動力学的変数）は，歩行速度によって変わることをここで改めて強調しておく．**歩行データを正しく使い，解釈するために，歩行データを示す際には，計測した際の歩行速度も明記する必要がある．

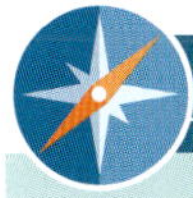

SPECIAL FOCUS 15.1

歩行の簡便な臨床的計測法

歩行中の足の位置の空間的・時間的指標を計測するためには，歩行路やフットスイッチといった高精度な計測機器がある[19, 92, 129, 246]．しかし，ほとんどの臨床応用において，この情報は，容易に入手できる道具と少しの想像力で測定することができる．平均歩行速度は，ストップウォッチとあらかじめ規定した距離を用いて測定できる．歩幅や歩隔は，床に長いロール紙を敷き，靴，あるいは足の裏にインクを塗り歩かせて得られる足跡から計測できる．非対称的な歩容を示す異常歩行にも，このような計測は有効である．

臨床的に，歩行速度や歩行距離を簡単に計測することで，機能の改善状況を観察したり，機能障害の程度を記録したりするのに役立つ．患者から得られた結果を，表 15.1 と表 15.2 の標準値と比べてみることができる．また，赤信号になる前に交差点を渡りきれるかのような特定の課題を行うための最低限必要な基準などと比べることもできる[66, 116, 178]．地域で暮らすうえで最低限求められる 2 つの推奨される最低基準は以下のとおりである．300 m を 11.5 分（歩行速度 0.45 m/ 秒）で歩くことができる，1.3 m/ 秒の歩行速度で 13〜27 m の道路を安全に渡りきれる，というものである．

立脚相と遊脚相

Stance and Swing Phases

歩行周期中に生じる事象を説明するのを助けるために，一歩行周期を 0〜100%に細分化することが慣習的である．先に述べたように，踵，あるいは足の一部が床に接地したときを開始点 0%とし，同じ足がふたたび床に接地したときを終了点 100%とする．本章では，とくに断りがなければ，右下肢を基準にした歩行周期に基づいて説明する．右下肢の歩行周期は，大きく立脚相と遊脚相との 2 つに分け

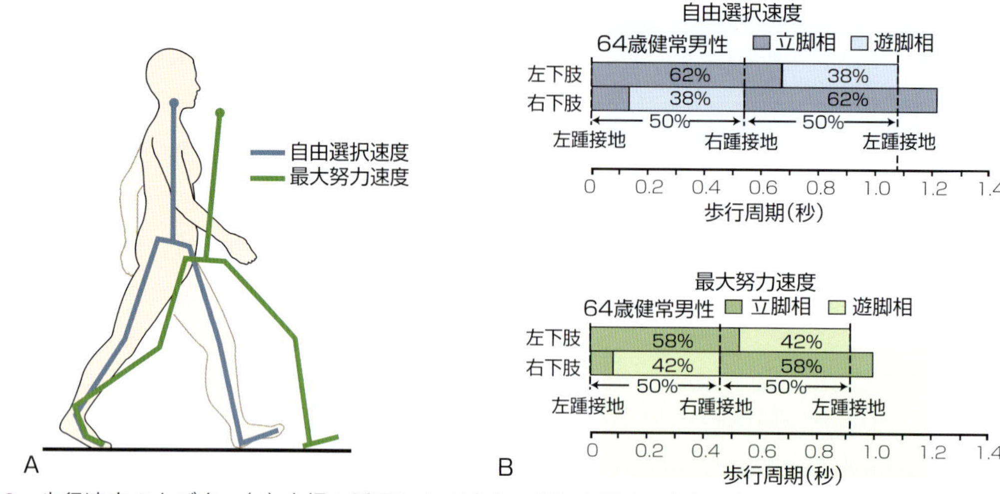

図 15.9 歩行速度の上げ方．(A) 歩幅の延長による速度の増加を示す．(B) 1 歩に要する時間の短縮（ケイデンスの上昇）による歩行速度の増加を示す．同時に一歩行周期中の両脚支持期の割合も縮小することを表している（最大努力歩行速度では 16%，自由選択歩行速度では 24%）.（参考データ：Murray MP, Kory RC, Clarkson BH, et al: Comparison of free and fast speed walking patterns of normal men, *Am J Phys Med* 45: 8, 1966）

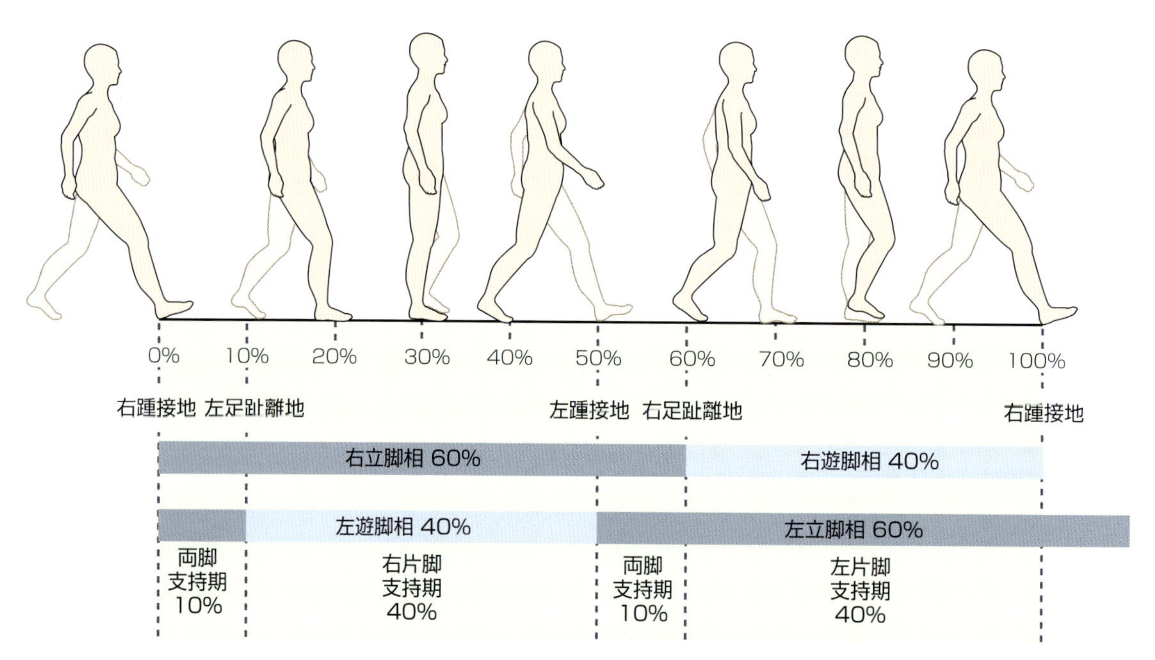

図 15.10 歩行周期における立脚相と遊脚相ならびに片脚支持期と両脚支持期の割合.

られる（図 15.10）．**立脚相**（右の踵接地から足趾離地まで）は右足が床について，体重を支えている時期である．**遊脚相**（右の足趾離地から次の右の踵接地まで）は右足が床から離れ，次の接地まで前方へ振り出される時期である．歩行周期に占める割合は，通常の歩行速度では，立脚相が 60%で，残りの 40%は遊脚相である．

> **歩行周期**
> - 立脚相＝歩行周期の 60%
> - 遊脚相＝歩行周期の 40%

一歩行周期中には，両下肢が同時に床に接地する**両脚支持期**（double-limb support）と，片脚のみが床に接地する**片脚支持期**（single-limb support）が 2 回繰り返される（図 15.10）．最初の両脚支持期は歩行周期の 0～10%でみられる．その間に左下肢で支えていた体重が右下肢へと移動する．体重が完全に右下肢のみで支える片脚支持期は，この後歩行周期の 50%まで続く．このとき左下肢は遊脚相にあり，前方へと振り出される．2 度目の両脚支持期は 50～60%まで続く，右下肢から左下肢へと体重が移っていく時期である．60～100%までは左下肢の片脚支持期となる．この左下肢の片脚支持に対応して，右下肢は遊脚相となる．

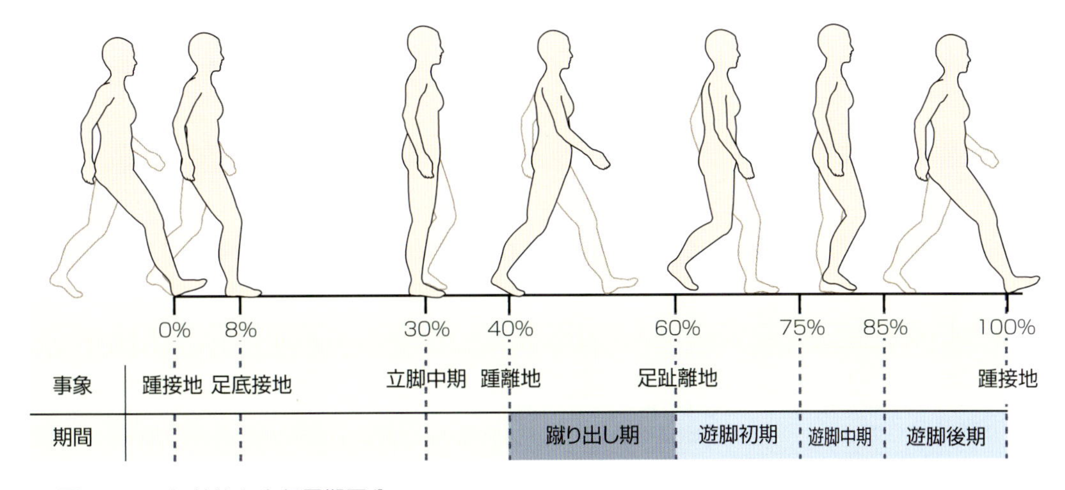

図 15.11　伝統的な歩行周期区分.

速度が上がると，歩行周期に占める両脚支持期の割合が減る（図 15.9 参照）. 競歩は, 常に片足を地面に接しながら, できるだけ早く歩くことを目的としている. したがって, 競歩競技者は, ケイデンスと歩幅を伸ばし，さらに，立脚相と遊脚相の割合がほぼ等しいポイントまで両脚支持期を最小限に抑えることによって，より速い速度を達成しようとする. 20～50 歳の成人の最大努力歩行速度がおよそ 2.4～2.5 m/ 秒 [20] なのに対し，競歩の速度は 3.3 m/ 秒 [150] 以上に達する.

走行になると，両脚支持期がなくなり，両足とも同時に地面から離れる期間がみられる. 歩行から走行へと変わる境界は，歩行率でいえば 180 歩 / 分，速度でいえば約 2.1～2.2 m/ 秒 [56, 191] である. この速度を上回ると，走行のほうが歩行よりもエネルギー効率がよくなる [196].

反対に，速度が遅くなると，両脚支持期の割合が増す. 遅い速度での歩行は，両足が地面に接地している割合が長くなるので，安定性が増す. 実際，転倒恐怖感がある，あるいは筋力低下がみられる高齢者において観察される，速度を落とし，歩幅を狭め，ケイデンスを下げた歩行は，安定性を高め，転倒を防ぐ役割を果たしている [107].

▶立脚相と遊脚相の細分化 Subdivision of Stance and Swing Phases

立脚相をさらに細分化するために，普通，踵接地，足底接地，立脚中期，踵離地（踵挙上），足趾離地の 5 つ時期が使われる（図 15.11，表 15.3）. **踵接地**（heel contact）は踵が床に着く瞬間であり，歩行周期の 0％に当たる. **足底接地**（foot flat）は足の足底面全体が床に接するときである. この時点は歩行周期の 8％前後に当たる. **立脚中期**（mid stance）はたいてい，重心が支持脚の上をまさに通過しているときと定義している. また，別の定義として，遊脚足が支持脚を超えたとき（つまり，左右の足部が揃うとき）というのもある. さらに，「矢状面上で大転子が支持脚足部の中心点の真上にきたとき」という定義もある. ここにあげた 3 つの定義いずれも，立脚中期の時期としては，歩行周期の約 30％であり，立脚相でみれば 50％にあたる. **踵離地**（heel off）は，個人差が大きく，歩行周期の 30～40％のあいだにある. この時期は踵が床から離れる瞬間である. **足趾離地**（toe off）は歩行周期の 60％に相当するが，これは，つま先が床から離れた瞬間である.

表 15.3　歩行周期区分の一般的な用語定義

相	事象	歩行周期の比率	反対側肢での事象
立脚相	踵接地	0	
	足底接地	8	
		10	足趾離地
	立脚中期	30	遊脚中期（25-35％）
	踵離地	30-40	
		50	踵離地
	足趾離地	60	
遊脚相	遊脚初期	60-75	
	遊脚中期	75-85	立脚中期（80％）
	遊脚後期	85-100	
		90	踵離地（80-90％）
	踵接地	100	

蹴り出し期（push off）という関連した用語もよく用いられる. この期間は，歩行周期の 40～60％の足関節の底屈運動が起こる期間におおよそ対応する.

遊脚相の細分化の方法もさまざまであるが，ここでは，伝統的な区分けである，遊脚初期，中期，後期の期間を紹介する（図 15.11）. **遊脚初期**（early swing）は足趾離地か

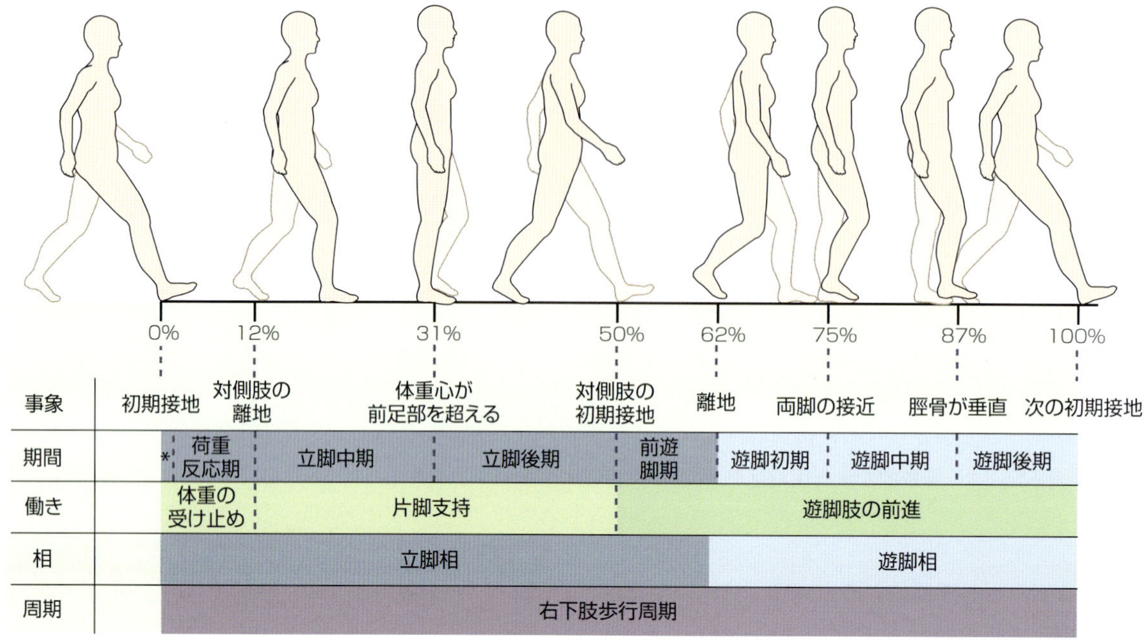

図 15.12　Perry と Burnfield による歩行周期の用語．歩行周期は次の 8 つに分けられる†．初期接地（歩行周期の 0～2%），荷重反応期（歩行周期の 2～12%，対側の足趾離地まで），立脚中期（歩行周期の 12～31%，踵離地まで），立脚後期（歩行周期の 31～50%，対側の初期接地まで），前遊脚期（歩行周期の 50～62% まで），遊脚初期（歩行周期の 62～75%，遊脚肢の足部が立脚側の足部を超えるまで），遊脚中期（歩行周期の 75～87%，遊脚肢の脛骨が垂直位になるまで），遊脚後期（歩行周期の 87～100%，次の初期接地の直前まで）．歩行周期の 12% までが荷重を受け止める時期で，両脚支持の片脚からもう一方の足へと荷重が移る時期である．片脚支持期は歩行周期の 12～50% で，片脚で体重を支え，もう一方の足を前進させる時期である．立脚相の残り 12%，ふたたび両脚支持期になる時期から遊脚相全般にかけては，下肢を新しい場所へ振り出す時期である．この図では，立脚相が 62%，遊脚相が 38% を占めている．（†図 15.12 の図と本文は，期と相を入れ替えて，原文での用語を改変している）

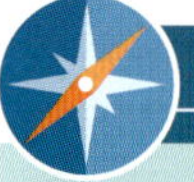

SPECIAL FOCUS 15.2

時間をかけて観察能力を養おう

歩行周期の事象は，通常の環境（歩道，ショッピングモール，空港）を歩く人々を観察することで発見できる．臨床能力と同じで，観察による歩行分析も，練習することで身につけられる．正常な歩行パターンを繰り返して観察することにより，正常な歩行を認識し，異常な歩行を検出する洞察力を磨くことができる．歩行観察の熟練者と一緒にこのスキルを練習すれば，これらのスキルにさらに磨きをかけることができる．

ら遊脚中期までの期間である（歩行周期の 60～75%）．**遊脚中期**（mid swing）は，遊脚側の足部が支持脚の足部を超えながら，反対側の下肢が立脚中期に入る少し前から立脚中期の少しあとまでの期間に相当する（歩行周期の 75～85%）．**遊脚後期**（late swing）は遊脚中期の終わりから踵接地までの期間（歩行周期の 85～100%）である．

Perry と Burnfield[173] によって提案された別の用語は，歩行周期を 3 つの役割別に 8 つに細分化したものがある（図 15.12）．この定義では，立脚相を初期接地（initial contact），**荷重反応期**（loading response），**立脚中期**（mid stance），**立脚後期**（terminal stance），**前遊脚期**（pre swing）の 5 つの期間に分けている．遊脚相を**遊脚初期**（initial swing），**遊脚中期**（mid swing），**遊脚後期**（terminal swing）の 3 つの期間に分けている．Perry と Burnfield はこれに加え，役割別にみた細分化として，体重受理期（初期接地から荷重反応期まで），片脚支持期（立脚中期と立脚後期），遊脚前進期（前遊脚期と遊脚初期，遊脚中期，遊脚後期）の 3 つの区分も紹介している．

異なる用語の使用は，とくに，多くの専門家が同じ場面でそれらを併用する場合に混乱を招きかねない．本章ではこうした混乱をさけるため，できるだけ，歩行周期の事象にパーセント表示を併記して示している．

関節の運動学

歩行時，下肢で起きている股・膝・足関節の回転運動が組み合わされた結果として身体は直線的に進むが，この運動様式は，車がタイヤの転がり運動で前進するのとあまり変わらない．したがって，下肢の関節でみられる動きは，回転運動（角運動）で定義できる．歩行中に関節で起こる回転運動はおもに矢状面で生じるが，前額面および水平面での動きも小さいながら重要である．そして，面白いことに，矢状面以外で起きている微妙な動きにおける男女の違いについては，歩行分析の初心者でも気づくことができる．最近のデータで，前額面において，女性は男性よりも骨盤の動き，股関節の内転および外転の動きが大きく，体幹と頭部をより一定に保つことが示されている．水平面でも動きに違いがみられ，女性は立脚相の前半の股関節の内旋が大きく，骨盤および体幹の回旋ならびに腕の振りも大きい[26]．

本章では基本的に，多くの場合，関節での角回転運動（すなわち，ある骨に対するもう一方の骨の回転運動）を説明する．ただし，場合によっては（たとえば，矢状面における骨盤帯の運動），関節における動きに関係なく，空間における骨の運動として表すこともある．したがって，読者は，議論が関節運動に関係するものか，骨の運動に関係するものかを認識するように，十分留意しなければならない．

最後に，以下の項で示されているデータは，1つの値（図では，1つのトレース）として表現されるが，これらの値は，複数の人の計測値の平均値を反映するものと認識するべきである．ここではあまり触れていないが，個人間では，かなりの量の正常な変動が存在することは明確である．連続した歩行周期のあいだの変動も個人内に発生し，各歩行周期はいつも同じとは限らないし，動きのタイミングおよび程度においても連続的な小さな変動が生じている[124, 180]．1歩ごとの変動の大きさは，神経筋機能の良さを反映したものであり，認知機能にも影響を受ける[94]．さまざまな健康状態において若年者と高齢者の歩行の変動性に関する文献が増加しており，そのなかで治療効果にかかわることや将来の転倒や機能低下のリスクを予測することに最も関連する歩行パラメータを同定する試みがある[218, 220]．

矢状面の運動学
Sagittal Plane Kinematics

骨盤の矢状面上での動きは小さく，ここでは空間における骨自体の運動として説明されている．一方，股関節，膝関節，足関節，足根中足関節，および第1中足趾節間関節の矢状面上での動きは大きく，関節運動として記述される．この節では，章全体と同様に，右の踵接地から次の右の踵接地までの一歩行周期で記述されている．

▶骨盤 Pelvis

矢状面での骨盤運動は，左右の股関節を結んだ軸を中心とした，前後方向で生じる短い弧の回転運動として記述される（第12章参照）（骨盤の前後傾は腸骨稜の動きを基準にしている）．基準肢位（骨盤傾斜0°）は，リラックスした立位での骨盤の方向で定義される．骨盤は比較的硬い構造であるため，左右の腸骨稜は同時に動くと見なされる．通常の歩行速度であれば，骨盤の前傾・後傾の動きはわずかである（すなわち，合計で2～4°である）．骨盤の運動は，ここでは他の骨と独立した運動として説明しているが，実際には，おもに股関節（大腿骨の屈曲伸展に対する骨盤の動き）であり，残りの部分は腰仙関節（腰椎の屈曲伸展に対する骨盤の動き）である．

1歩行周期中にみられる骨盤の前・後傾の軌跡は，サインカーブを2つつなげたような形になる（図15.13A）．右踵接地時，骨盤はほぼ中間位にある．歩行周期の0～10%の両脚支持期中に骨盤はわずかに後傾する．その後，骨盤は片脚支持期中に前傾しはじめ，立脚中期の直後（歩行周期の30%）には前傾位となる．立脚相の後半では，骨盤は足趾離地の直後まで後傾する．遊脚相の初期と中期（歩行周期の60～85%）に，骨盤はふたたび前傾し，遊脚後期はふたたび後傾する．

一般に，骨盤の前後傾の動きは，歩行速度の上昇につれて大きくなる[96]．しかし，骨盤傾斜の大きさ，タイミング，運動方向は，歩行速度にわたっても，個人間においてもばらつきが大きい．一般に知られているように骨盤の傾斜が速度の上昇につれ大きくなることは，下肢の機能的な延長に作用し，歩幅の延長につながっている．

歩行中の矢状面での骨盤の傾斜は，股関節の関節包，股関節の屈筋と伸筋で生み出される能動的および受動的な力が合わさって引き出される．股関節の屈曲拘縮を有する患者では，立脚相の後半（歩行周期の30～60%）で骨盤の過剰な前傾がみられる．これは，股関節を伸展しようとする際，股関節前面の短縮された組織による受動的な張力の増加で骨盤を前傾させるためである．骨盤の過剰な前傾は，立脚相後半において，受動的股関節伸展の欠如をいくらか代償することができ，それに腰椎前彎が増大することもよくある．

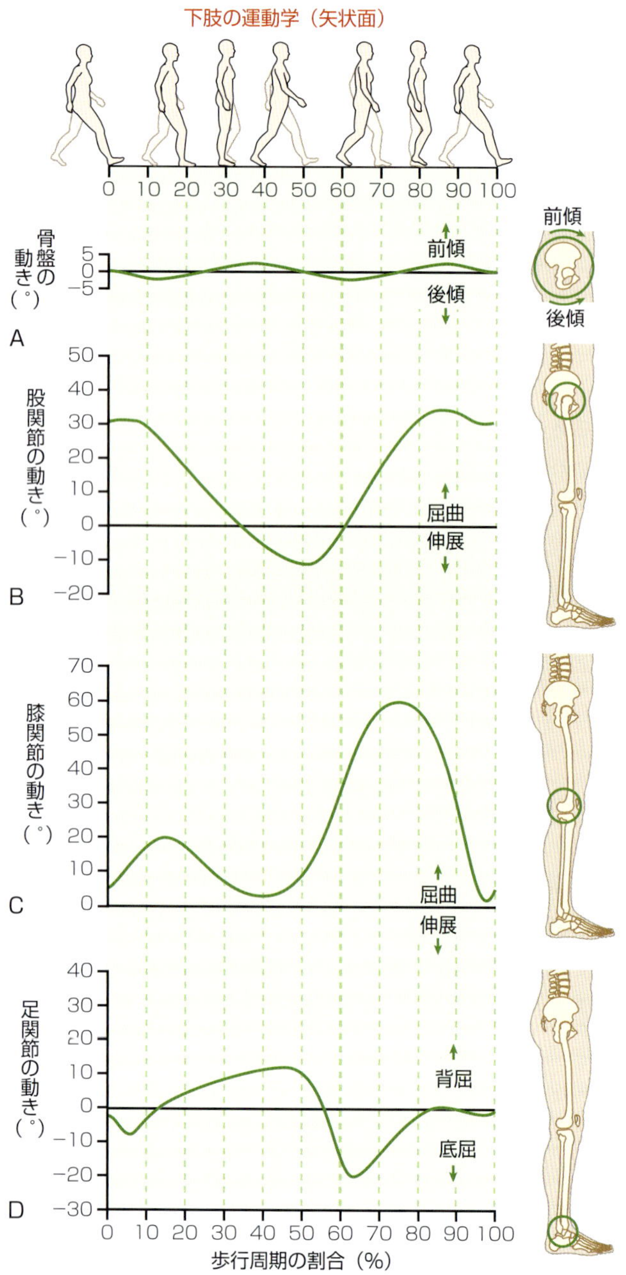

下肢の運動学（矢状面）

図 15.13 （A）歩行周期における骨盤，（B）股関節，（C）膝関節，（D）足関節の矢状面での回転運動（動画 15.3 参照）. EC

▶股関節 Hip

標準的な速度で歩いた場合，股関節はおよそ屈曲 30° で接地する（図 15.13B，動画 15.3）．その後，接地した足部より体幹が前方へ移行するにつれて股関節は伸展する．股関節伸展は，足趾離地より前に最大に達し，およそ 10° となる．蹴り出し期から股関節は屈曲し始め，足趾離地（歩行周期 60%）には 0° となる．遊脚相では，次の足部の接地に向かって，股関節は屈曲し下肢を前方へと振り出す．最大屈曲（30° をわずかに越える程度）に達するのは踵接地の少し前である．体重を支える準備のために，踵接地を迎えるころは，すでに股関節伸展が始まっていることに注意されたい．以上のように，解剖学的基準肢位から 30° の屈曲，10° の伸展が正常歩行に要求される[75, 188]．下肢の他の関節と同様，歩行速度が増加すると股関節の可動域も大きくなる．

矢状面上での股関節の動きが制限された人は，一見異常のない歩容のようにみられ，つまり骨盤と腰椎の代償運動が最初のうちは注目されていないことがある．確かな観察眼をもつ人なら，見かけ上の股関節の伸展が，骨盤の前傾と腰椎の前彎の増加によってなされていることを見抜ける．これとは反対に，腰椎の平坦化によってもたらさせる骨盤の後傾は，見かけ上の股関節の屈曲を生じさせる．股関節が癒合した（すなわち，強直した）患者が歩くためには，矢状面における股関節の動きの欠如を代償するために，過剰な骨盤の前傾および後傾を用いる（図 15.14）[81, 219]．骨盤と腰椎は仙腸関節でつながっているので，歩行時の過剰な骨盤の傾斜は，腰椎への負担を増加させる可能性がある．歩くことで繰り返し負荷がかかれば，ついに腰椎の構成体の破綻を招き，腰痛を生じる原因にもなりうる．

▶膝関節 Knee

膝関節の運動軌跡は股関節より少し複雑な様子を示す（図 15.13C，動画 15.3）[75, 188]．踵接地時は約 5° 屈曲位で，歩行周期の 15% までのあいだに，さらに 10～15° まで屈曲する．この軽度の屈曲は，大腿四頭筋が遠心性に活動することで調整され，着地の衝撃を緩和し，支持脚へと移動した体重を支える役割を担っている．その後，膝は踵離地までのあいだ（歩行周期の 30～40%），完全伸展位近くまで伸展を続ける．この時点から屈曲し，足趾離地（歩行周期の 60%）には屈曲約 35° に達する．約 60° の最大屈曲になるのは遊脚中期のはじめ（歩行周期の 75%）である．遊脚初期の膝屈曲は，下肢全体を短くし，つま先のクリアランスを促す．遊脚中期から後期にかけて膝は最大伸展の手前まで伸展し，踵接地の少し前にわずかに屈曲する．

平地歩行における膝関節の正常な機能は，ほぼ完全な伸展から約 60° 屈曲までの可動範囲を必要とする．膝の伸展制限（すなわち屈曲拘縮）では，機能的に下肢の短縮を生じさせ，立脚肢，遊脚肢の両方の運動に影響を及ぼす．完全な膝伸展を欠く立脚肢では，股関節，膝関節および足関節を含んで部分的に屈曲する位置をとらなければならず，通常の遊脚肢は地面から足趾のクリアランスをよくするために，より大きく膝関節を，場合によって股関節も屈曲することが必要である．不揃いな機能的な四肢の長さは，体幹の動きを過度にし，歩行のエネルギー消費を増加させる．

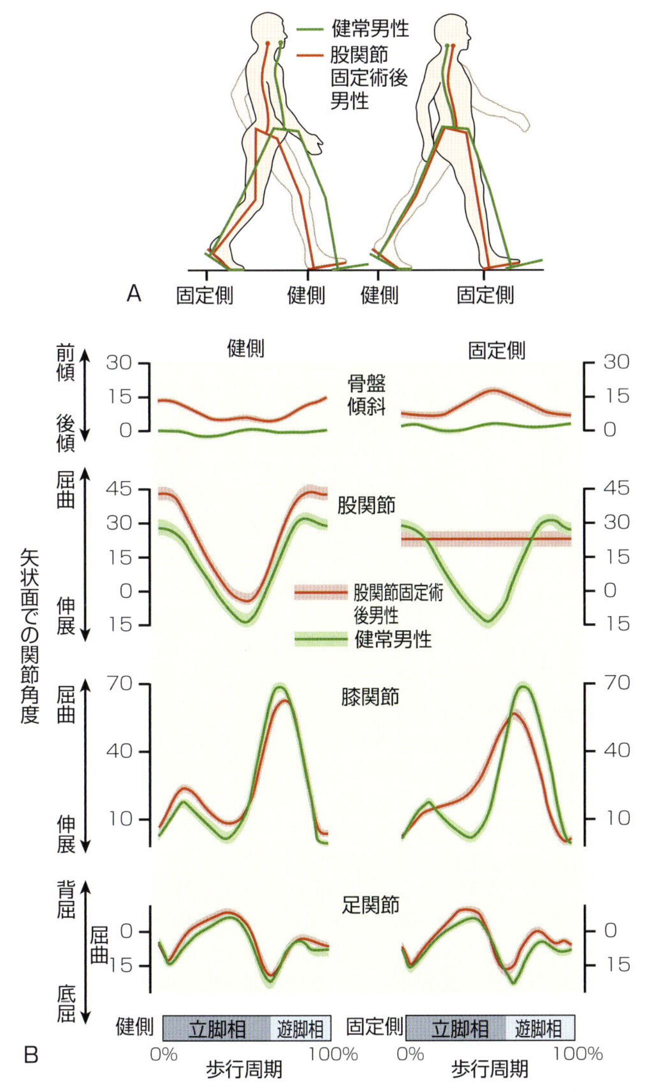

図 15.14　片側性股関節固定術後患者（赤線）と健常者（緑線）の歩行における（A）人体図，（B）矢状面における運動軌跡平均の比較．片側の股関節の運動性の欠落が，骨盤や同側の膝，反対側の股関節にも影響を及ぼしている．反対側の膝関節ならびに両側の足関節への影響は小さい．この図では，1 つの関節に生じた障害（ここでは股関節の運動性の低下）がどのくらい他の関節に影響するのかを示している．（Gore DR, Murray MP, Sepic SB, et al: Walking patterns of men with unilateral surgical hip fusion, *J Bone Joint Surg Am* 57: 759, 1975. の図を改変）

歩行中の膝関節が屈曲した姿勢をとると，膝伸筋への需要も増加し，その結果，代謝コストがさらに上昇する．

遊脚相での膝関節屈曲の不足は，足を前進させるときの，つま先のクリアランスを制限する．これを補うためには，股関節が過度に屈曲する必要がある．もし膝が装具またはギプスで完全伸展に固定されているならば，より顕著な代償運動，たとえば骨盤挙上（hip hiking）や股関節での分回しで歩かざるをえないのである．

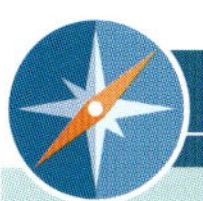

SPECIAL FOCUS 15.3

矢状面の運動学のまとめ

下肢の矢状面の主要な動きには次のようなものがある．踵接地で足を床につけるために，下肢の関節は，「前方に到達する」ように，あるいは，下肢を伸ばすように調整される．踵接地の直後，制御された膝関節の屈曲と足関節の底屈によって衝撃が和らぎ，スムーズに体重を受け入れるようになる．体重を支持した下肢のすべての関節は，反対側の遊脚肢が床から離れるように，必要な高さで体重を支えるように伸展する．遊脚相には，遊脚肢のすべての関節が小さくまとまり，足が床につまずかずに前方へ出せるようにしている．遊脚相の終盤で下肢は次の着地に備えるため，ふたたび「前方へ届く」ようにする．

歩行時の下肢の制御レベルは素晴らしいものがある[18, 241]．遊脚中，典型的な足尖クリアランス（つま先と床とのあいだの最小距離）は，計測装置による差はあるが，平均 1.2 〜 1.9 cm である[16, 52, 135, 139, 201]．この最小クリアランスは，足が最速の水平移動速度（4.5 m/ 秒）となる遊脚中期に起きる．遊脚相から立脚相にかけての移行も驚くくらい精密に制御されている．踵がスムーズに着地するためには，踵接地の直前の踵の垂直方向速度はわずか 0.05 m/ 秒まで減少する．踵が床につくのがこれほどうまくコントロールされていることから，踵打ち付け（heel strike）とよばず，踵接地（heel contact）がふさわしいという議論がなされたほどである．こうしてうまく制御された動きは，階段降段時のつま先と階段先端との距離の小ささにも見て取れる[198]．

▶足関節（距腿関節）Ankle (Talocrural Joint)

足関節において，踵接地時に，距腿関節は 0 〜 5° 程度のわずかな底屈位を示す（図 15.13D，動画 15.3）．EC 踵接地の直後（歩行周期の 8%），足関節の背屈筋が遠心性に活動し，急激な底屈を抑制しつつ足底が床に接地する．その後，立脚相中，脛骨が足関節を中心に前方へと回転し 10° まで背屈し，この間，足部は床に固定されている（歩行周期の 8 〜 45%）．踵離地の直後（歩行周期の 30 〜 40%）から足関節は底屈を開始し，足趾離地の直後におよそ 15 〜 20° の最大底屈位を迎える．遊脚相中はふたたび足関節は 0° まで背屈し，床とのクリアランスを確保する[75, 188]．

平均的な歩行速度では，足関節において，おおよそ 10° の背屈，20° の底屈が必要とされる．遊脚相よりも，立脚相において大きな背屈が必要になることに注目されたい．股関節，膝関節と同様に，足関節の可動域制限も異常な歩容を生じる要因である．たとえば，底屈運動の制限では蹴り出しが減少し，歩幅も短くなるかもしれない．

一方，たとえば，アキレス腱が硬いときのように立脚相において背屈が不十分な場合，踵離地が早くなり，踵が跳ね上がるような歩容を示す．また，背屈不足の代償運動として，つま先を外へ開いた歩容もみられる．さらに過度につま先が外へ開けば，立脚相の後半，足の内側縁に体重を乗せて進もうとする．背屈制限の代償の他の方法として，足部の回内の増加がある．つま先外向きの有無に関係なく，過剰な足部の回内は足底の軟部組織への負荷を増すことになる．

足関節の背屈制限がさらに進むと，膝関節の動きにも影響を及ぼし，立脚相の膝屈曲角度の減少を生じさせる．背屈制限がより重度になると，膝は屈曲しないどころか，立脚相後半で過伸展することもある[117,165]．凹足（足関節が底屈位で固定した変形）のような重症な例では，母趾が伸展した状態で前足部（中足骨頭）から接地し，踵が床につくことはなく，膝は立脚相全般にわたって過屈曲である．このような歩容は脳性麻痺者でよくみられ，これも１つの関節の異常が同側の別の関節に，どう影響するかを表す１つの例である．

背屈制限は遊脚相のつま先クリアランスにも影響する．代償としては遊脚肢の股関節，あるいは膝関節の屈曲がある．遊脚相の背屈制限の要因には，底屈筋の硬さ，下腿三頭筋の痙性，足関節の背屈筋力の低下があげられる．

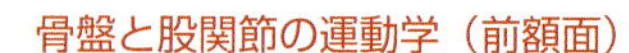

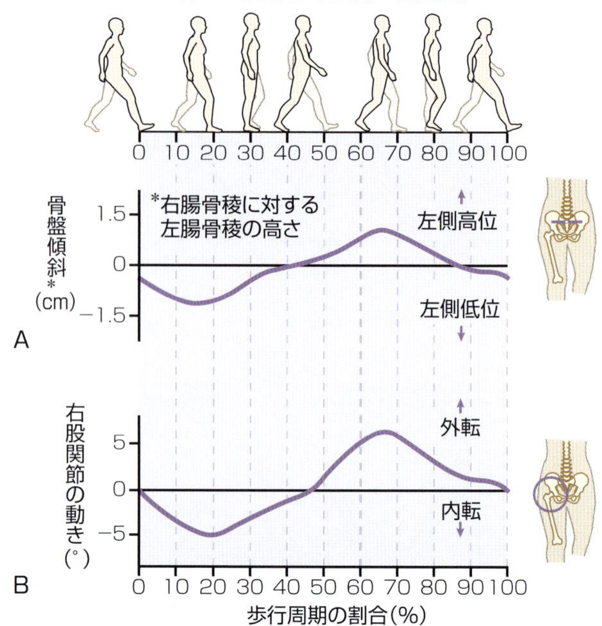

図 15.15　右踵接地を開始時点とする一歩行周期における骨盤と股関節の前額面での運動（動画 15.4）．(A) 右の腸骨稜に対する左の腸骨稜の挙上と下制を示す．右立脚相中，左の腸骨稜はわずかに下制し，その後挙上に転じる．立脚初期に反対側の骨盤が小さく落下するのは正常な動きである．歩行周期の後半，右の遊脚初期から左の腸骨稜が挙上する．このとき，左下肢は立脚相であり，左股関節外転筋の収縮力によって，右の腸骨稜の過剰な落下を防いでいる．(B) 前額面上での股関節の運動を示す．前述した骨盤の動きに対する大腿骨の動きでみると，右下肢が立脚初期のとき，左腸骨稜が下制し，右股関節は内転位となる．右下肢の立脚後期，左腸骨稜は挙上し，右の腸骨稜が下制すると，右股関節は外転位となる．(Ounpuu S: Clinical gait analysis. In Spivack BS, editor: *Evaluation and management of gait disorders*, New York, 1995, Marcel Dekker より引用)

▶第１足根中足関節 First Tarsometatarsal Joint

第１足根中足関節の機能は，第 14 章でも取り上げたとおり，歩行中わずかに屈曲，伸展することで，足の内側縦のアーチの柔軟性と支持性を調整することである[13,78]．

▶第１中足趾節間関節 First Metatarsophalangeal Joint

第１趾（母趾）の中足趾節間関節は正常歩行の鍵となる関節である．踵接地のとき，中足趾節間関節はわずかに伸展している．その後，踵離地にかけてはほぼ 0° となる．踵離地から足趾離地の直前までは 0〜45° まで伸展する（この角度は中足骨の長軸と母趾基節骨とのあいだの角度である）．立脚相後半から遊脚相前半にかけてふたたび 0° まで屈曲する．

関節捻挫（turf toe：ターフトゥ）や関節の変性（外反母趾）などの軟部組織損傷のために，限られた第１中足指節間関節の伸展制限は，典型的には，つま先を極度に外に向けた歩き方となる．この異常歩行パターンの１つの結果は，効果的な蹴り出しができることである．前述したとおり，足部の外向きは，膝や母趾を含む足部の内側構造のストレスを増やす．

前額面の運動学
Frontal Plane Kinematics

前額面上で起こる関節運動（動画 15.4）は，矢状面に比べると小さい．しかしながら，とくに股関節，距骨下関節におけるこれらの回転は重要である．

▶骨盤 Pelvis

歩行中の骨盤の前額面上での運動は，対象者の前方または後方から観察するのが最良で，腸骨稜が水平線を基準に上昇あるいは下降するのを見るようにする．骨盤は，大腿骨に対する骨盤（股関節）の内転，および立脚肢の外転の結果として，約10～15°の全傾斜範囲に応じて回転する．右下肢の荷重反応期（歩行周期の最初の15～20%）では，右の腸骨稜に対して，左の腸骨稜が落下し低くなる（図15.15A）．この左腸骨稜の落下は，支持脚である右股関節において大腿骨に対する骨盤の内転を反映したものである（図15.15B）[166]．この骨盤の左側の最初の下降運動は，体幹に作用する重力の結果であり，右股関節の外転筋の遠心性活動によって大きく制御される．歩行周期の約20～60%では，体幹が右へとわずかに変位（移行）することも手伝って右の股関節外転筋の求心性活動により左の腸骨稜が上昇する．この右への体重移動によって，右股関節の上に体幹の質量が集中し，それによって，右の股関節外転筋に対する外的トルクを減じる．遊脚肢の左の腸骨稜の挙上は，右の立脚肢の股関節での大腿骨に対する骨盤の外転運動の結果として効果的である．右の遊脚相全般にわたり（このとき，左は立脚相となる），右の腸骨稜は初期に制御された下降と，それに続く漸進的な上昇に同様のパターンがみられる[41]．

▶股関節 Hip

腸骨稜の挙上と下降のパターンは，股関節の前額面での

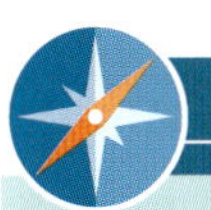

SPECIAL FOCUS 15.4

歩行で前額面での股関節の動きが過剰になることが考えられる要因

立脚肢の股関節でみられる過剰な前額面での運動は，きわめて頻繁に観察され，重心の側方動揺の増大を引き起こす．前額面で股関節と骨盤のあいだで起こる過剰な運動の要因には，少なくとも次の3つがあげられる．股関節外転筋力の低下，遊脚肢の屈曲不十分，そして，脚長差である．

立脚初期から中期にかけて，反対側の腸骨稜の下制（股関節では内転）は，通常，立脚肢の股関節外転筋の遠心性活動によって制御されている．股関節外転筋による外転トルクの発生が十分でないと，立脚相の前額面の運動が大きくあらわれる[160]．片足で立っているあいだ，股関節外転筋筋力の中等度の低下がみられる人は，挙上した側の骨盤が過剰に落下する（図15.16）[31]．この現象は，**トレンデレンブルグ徴候陽性**とよばれる．しかしながら，立位中でも歩行中でも片脚支持動作を行う際，外転筋の筋力が低下したら，とくに低下が著明な人は，普通，その筋力低下と**同側**へ体幹を傾けるように代償する．歩行の場合，これは「代償的な」トレンデレンブルグ歩行，あるいは，中殿筋跛行とよばれる．筋力低下のみられる下肢へ体幹を傾斜することにより，体重によって生じる外的モーメントが減少し，股関節外転筋の収縮力が弱くても姿勢を保持できるのである．

前額面で起きる骨盤の異常な動きとして，骨盤挙上（hip hiking）とよばれるものがある．遊脚肢の骨盤挙上は，足のクリアランスのために四肢を十分短縮させる，膝関節および足関節の機能不全を代償する．古典的な例では，膝関節を伸展に保つ装具をつけた歩行がある．骨盤挙上をより正確に定義づけると，遊脚肢の腸骨稜が立脚肢の腸骨稜よりも過剰に挙上することを指す．このとき，立脚肢の股関節は結果的に外転位となる．骨盤挙上に関与する筋は，立脚肢の主たる股関節外転筋，遊脚肢の腰方形筋と場合によって遊脚肢の腹筋と背部伸筋が含まれる．

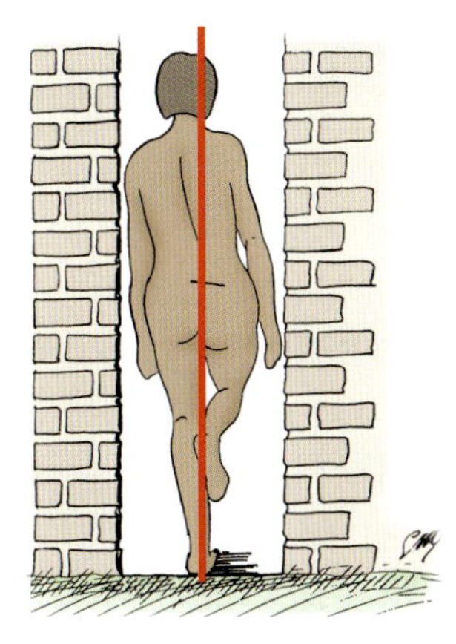

図15.16　立脚肢中殿筋の筋力低下により右の腸骨稜（非荷重側）が過剰に下制した様子.（Calvé J, Galland M, De Cagny R: Pathogenesis of the limp due to coxalgia: the antalgic gait, *J Bone Joint Surg Am* 21: 12, 1939 より改変）

有意な脚長差もまた，前額面の骨盤の動きを左右する．脚長差が生じるのは，大腿骨の骨折後や一側性の外反股あるいは内反股であるが，正常でも5mm未満の脚長差がみられることがある．両脚支持期では長いほうの下肢の腸骨稜が挙上，短いほうの下肢の腸骨稜が下制する．すべての歩行周期で生じるこうした骨盤の傾斜は，腰椎の周期的な側屈を増加させる．

動きを反映している（図 15.15B 参照）．立脚相においては，この前額面での運動は，おもに大腿骨に対する骨盤の運動である（第 12 章参照）．股関節前額面にて骨盤に対する大腿骨の比較的小さな運動はいくらか生じることもあるだろうし，膝の左右の移動を観察すれば確認できる．遊脚相では，（立脚肢上の）骨盤の動きが前方へ振り出される大腿骨の動きと組み合わさって，股関節を前額面において中間位に戻す[41, 188]．

▶膝関節 Knee

関節の形状ならびに強力な側副靱帯によって，膝関節は，前額面では比較的安定しており，ほんのわずかな角度変化しか生じない[17, 113]．Benoit ら[17]は，6 名の健康な人の脛骨大腿関節における運動を，大腿骨と脛骨に対して，骨に挿入されたピンに取り付けられた反射マーカを記録することによって調べた．快適な速度で歩行しているときの膝関節の動きは，4 台の赤外線カメラを用いて三次元的に計測された．全体として，著者らは，その精密な測定から，立脚相の最初の 0～80％のあいだは，膝関節の外転-内転運動はとても小さく（3° 未満），パターンも一貫性がないことを見出した．立脚相の残り 20％において，足趾離地の少し前では，約 5° の膝関節の内転（内反）が多くの対象者でみられていた．この Benoit らのデータは，Lafortune らが以前に発表した 5 名の対象者を歩行速度 1.2 m / 秒の速度で歩かせた研究とほぼ一致していた[113]．Lafortune らは，踵接地の瞬間，膝関節は平均で 1.2° 外転（外反）していたと報告した（図 15.17）．このようなアライメントは立脚相のあいだ中に変わらずみられていた．

Lafortune らは遊脚相の膝の運動も報告しており，それによると，遊脚初期に 5° 程度さらに外転が加わるとしている．外転が最大になる時点は，膝関節の屈曲が最大になる時点に近いときである．次の踵接地の直前には，外転角度はふたたびわずかな外転へと戻っていた．ここで紹介した 2 つの研究データは，この分野の研究に対して大変貴重な貢献をしている．他の数ある研究は皮膚に貼り付けたマーカによる計測結果であり，これらは，骨と皮膚のずれから生じる誤差は避けられないからである．

▶足関節（距腿関節）Ankle (Talocrural Joint)

距腿関節の主要な運動は，背屈と底屈である．第 14 章で解説しているように，足関節は，背屈に伴って外がえしと外転をし，底屈に伴って，内がえしと内転をするが，これらの二次的な前額面ならびに水平面での運動は非常に小さく，本章では論じない．

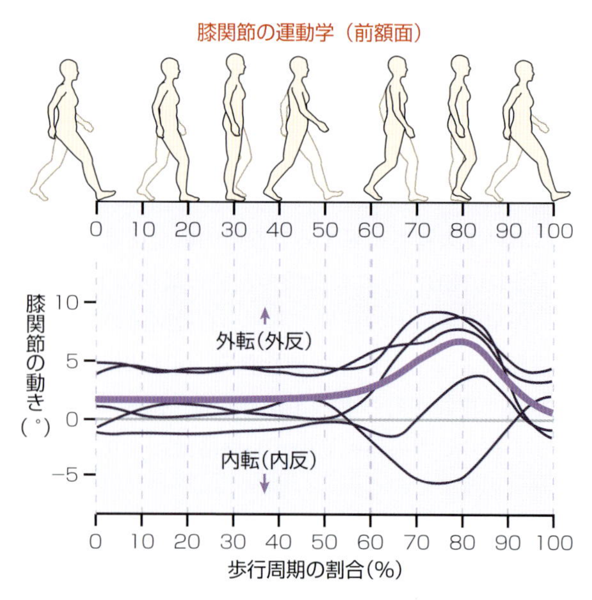

図 15.17　前額面における膝関節の運動を示す．紫の線は対象者 5 名中 4 名の平均を示す．細い黒の線がそれぞれの対象者の結果を示す．（Lafortune MA, Cavanagh PR, Sommer HJ III, et al: Three-dimensional kinematics of the human knee during walking, *J Biomech* 25: 347, 1992 より引用）

▶足部と距骨下関節 Foot and Subtalar Joint

足部の 3 つの平面にまたがった動きである回内と回外は，距骨下関節と横足根関節の動きが合わさって生じている．回内は，外がえし，外転，背屈，回外は，内がえし，内転，底屈の複合運動である．本章では，距骨下関節における前額面上の動きである外がえしと内がえしを，より広い意味で，足部の回内と回外ともとらえる．距骨下関節の運動は，踵骨の後面と下腿の後面とがなす角で表される（図 15.18）．

距骨下関節では，踵接地時に 2～3° 内がえしする（図 15.19）．踵接地の直後に踵骨は急速に外がえしし，そのまま立脚中期（歩行周期の 30～35％）まで外がえしを続け，およそ 2° の最大外がえし位に達する．そこから距骨下関節は運動方向を転じ，内がえしを開始する．正常では，踵骨のおおむね中間位になるのは，おおよそ踵離地に相当する歩行周期の 40～50％のときである．踵離地から足趾離地までのあいだ，踵骨の内がえしは持続し，おおむね 6° の最大内がえし位に達する[46]．遊脚相では次の踵接地までに徐々に内がえしを減らしていく．ここで紹介した距骨下関節の運動は，一般的に文献で合意されているが，計測手法や条件によっては，値が異なることもある．Reischl ら[176]は足の三次元モデル解析から，10.5 ± 3.4° の最大回内が，歩行周期の 26.8 ± 8.7％の時期に起きると報告している．

歩行中の足部の回内や回外は足の内側縦のアーチの高さが変わることに伴い生じる動きである．第 14 章で述べた

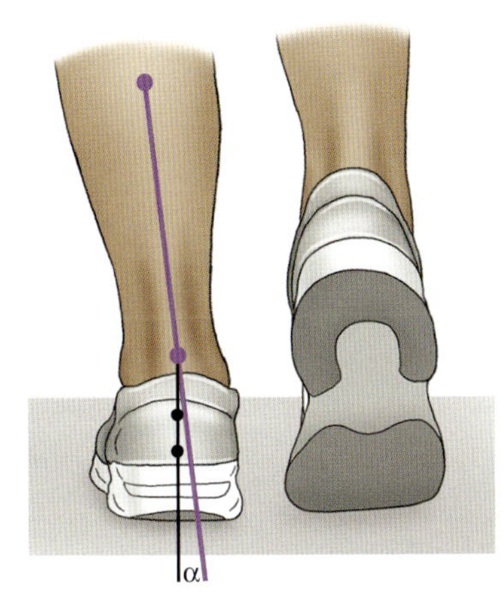

図 15.18　後足部（距骨下関節）の運動の計測方法．足部の回内と回外の動きを単純化して定量化するため，後足部の内がえし，外がえし角度を測る．これは，下腿後面中央の線（紫線）と踵骨後面の中央の線（黒線）のなす角度と定義する．計測にはビデオを用いて，一場面，あるいは，歩行周期全般にわたって計測する．

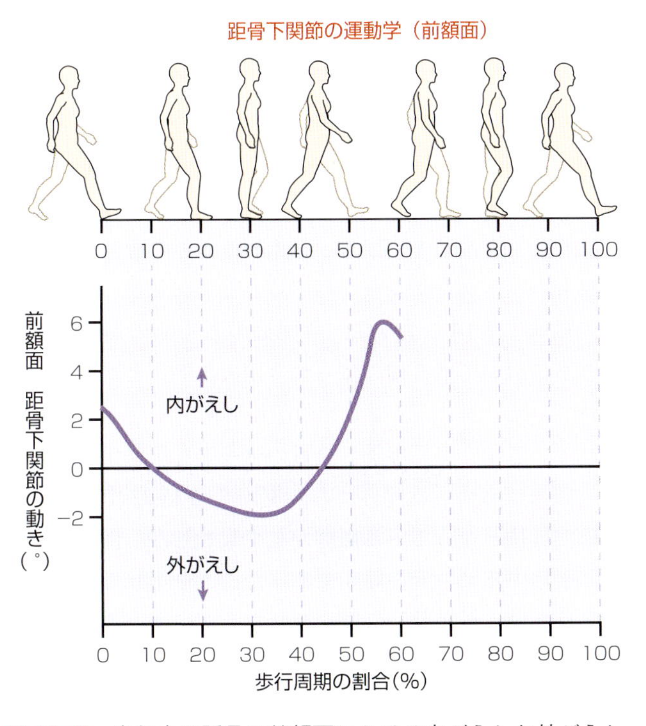

図 15.19　歩行中の踵骨の前額面における内がえしと外がえしは，距骨下関節の運動の目安となる．(Cornwall MW, McPoil TG: Three-dimensional movement of the foot during the stnce phase of walking, *J Am Podiatr Med Assoc* 89: 56, 1999より引用)

とおり，アーチのない足（扁平足）をもつ人では，典型的には歩行中の後足部の回内の動きが大きい[29, 118]．第14章にその詳細が記述されている．

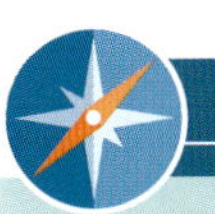

SPECIAL FOCUS 15.5

前額面の運動のまとめ

前額面の下肢の運動を観察するために最もよい立ち位置は，被験者の背後である．股関節の動きは重心の移動を抑えるために重要な役割を担っている．踵接地直後に生じる急速な足部の回内（踵骨の外がえし）は体重を支え，床と足との接触を増やす働きをもつ．立脚相の後半，踵離地から足趾離地までは，足部の回外を伴う踵骨の内がえしが足部の連結を強固なものとし，身体を前へと進めるのを助ける．

水平面の運動学
Horizontal Plane Kinematics

歩行中の水平面における下肢関節運動に関して現在利用可能な情報は，ごく限られた研究からしか得られていない．これらの計測の精度を向上させるため，一部の研究者は，被検者の骨盤，大腿骨，脛骨に金属のピンを打ち込んだ．そのピンにはビデオカメラでも骨の運動をとらえることが可能になるマーカがついていた．いくつかの研究は空間における骨自体の運動を計測しているが，一方で他の研究では，関節で起こる相対運動を記述している[95, 113]．

次項では，骨の動きと関節運動に関する計測データを引用している．近年，水平面の運動を計測した研究は増えてきているが，水平面の動きを精密にとらえるのが難しいという技術的な課題は残されており，それは，水平面の運動における研究の多くでデータの大きなばらつきがあることからも推し量れる．

▶骨盤 Pelvis

歩行中，骨盤は立脚肢の股関節の垂直軸を中心に水平面で回旋する．ここでの骨盤の回旋運動の定義は，頭上からとらえた右の一歩行周期を基準にしている．踵接地時の右の上前腸骨棘（anterior superior iliac spine: ASIS）は左のASISよりも前方にある．図15.20の上方からみた図で示したように，歩行周期の最初の15～20％で骨盤は内旋（頭上から見て反時計まわり）する．右下肢の立脚相の残りを通して，骨盤は外旋（頭上から見て時計まわり）し，左のASISが左下肢の前進に合わせ前方へと移動する．右の足趾離地では，右のASISは今や左の後方にある．右下肢の遊脚相中は右のASISが前進する．一歩行周期中に骨盤は右と左それぞれ3～4°回旋する．骨盤の回旋角度の増大は，

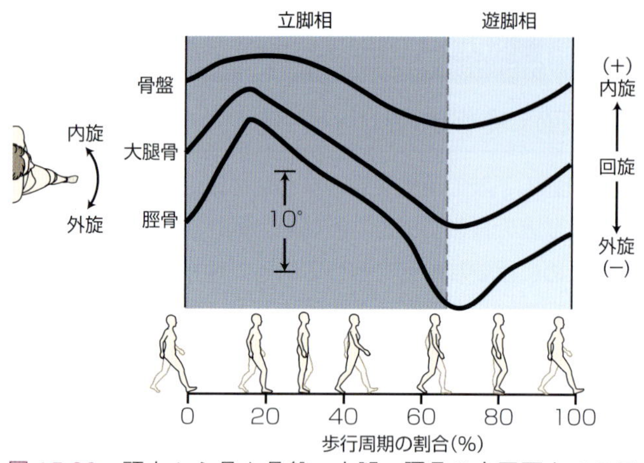

図 15.20 頭上から見た骨盤，大腿，脛骨の水平面上での回旋運動．ここで紹介した３つの骨は同じような軌跡を描いているが，遠位の骨ほど振幅が大きくなっている．頭上から見たとき，右下肢の骨盤，大腿，脛骨はそれぞれ，反時計まわりの回転が内旋である．(Mann RA: Biomechanics of the foot. In American Academy of Orthopedic Surgeons, editors: *Atlas of orthotics: biomechanical principles and application*, St Louis, 1975, Mosby より引用)

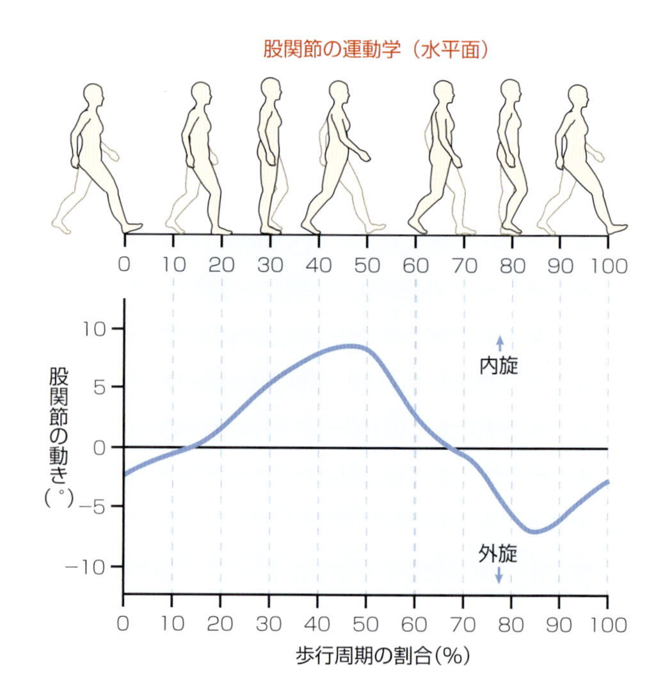

図 15.21 股関節の水平面での回転運動．(データは，Sutherland DH, Kaufman KR, Moitoza JR: Kinematics of normal human walking. In Rose J, Gamble JG, editors: *Human walking*, ed 2, Philadelphia, 1994, Williams & Wilkins より引用)

歩行速度を上昇させる歩幅の増大で起こる[120]．

▶大腿骨 Femur

踵接地後，大腿骨は歩行周期の最初の 15～20％まで内旋する（図 15.20）．歩行周期の 20％に大腿骨は回旋の方向を変え，足趾離地の直後まで外旋する．遊脚相のほとんどの時間で大腿骨は内旋する．歩行周期全般にわたる回旋の大きさは内旋，外旋とも 6～7° である[36]．

▶脛骨 Tibia

脛骨の運動軌跡は大腿骨と同様である（図 15.20 参照）．回旋の大きさは内旋も外旋もそれぞれ 8～9° である．

▶股関節 Hip

大腿骨と骨盤の回旋は同時に起こる．右踵接地時には，反対側（左）ASIS が後方にあるため，相対的に右の股関節はわずかに外旋位となる（図 15.21）．右下肢の立脚相のほとんどで，反対側（左）ASIS が前方に移動するにつれ右股関節は内旋する．歩行周期 50％の時期に，最大内旋位に到達する．右股関節の外旋は，歩行周期の 50％から遊脚中期まで，右下肢の前方への運びと合わせて生じる．遊脚中期から踵接地までは，右股関節のわずかな内旋が起こる[41, 188]．

▶膝関節 Knee

歩行中の膝関節の水平面での動きを正確にとらえようと，脛骨と大腿骨にピンを埋め込んだ大変興味深い研究が 2 つある[17, 113]．図 15.22 に，Lafortune らの研究から，各対象者のデータをグループの平均とともに示す[113]．Benoit らの結果[17]と同じように，膝関節の水平面の運動とその大きさにおいて個人間のばらつきが大きいことが明確に示されている．図 15.22 や多くの記述的研究や研究報告で行われているように，参加者全員のデータを平均することで個人間のばらつきは隠される．実際，図 15.22 では立脚相中は内旋位となっている傾向が見て取れるが，Benoit ら[17]は，平均すると外旋の傾向であったことを示している．このようなばらつきは，歩行やランニングにおける異常な回旋と膝の疼痛の関係を生体力学的に解明しようとする多くの研究の解釈を難しくさせている．

▶足関節と足部 Ankle and Foot

水平面における距腿関節の動きはわずかであり，ここでは取り上げない．距骨下関節の動き（内がえしと外がえし）は前額面の動きとして，本章で先に述べた．

体幹と上肢の運動学
Trunk and Upper Extremity Kinematics

体幹と上肢は，バランスを維持し，できるだけエネル

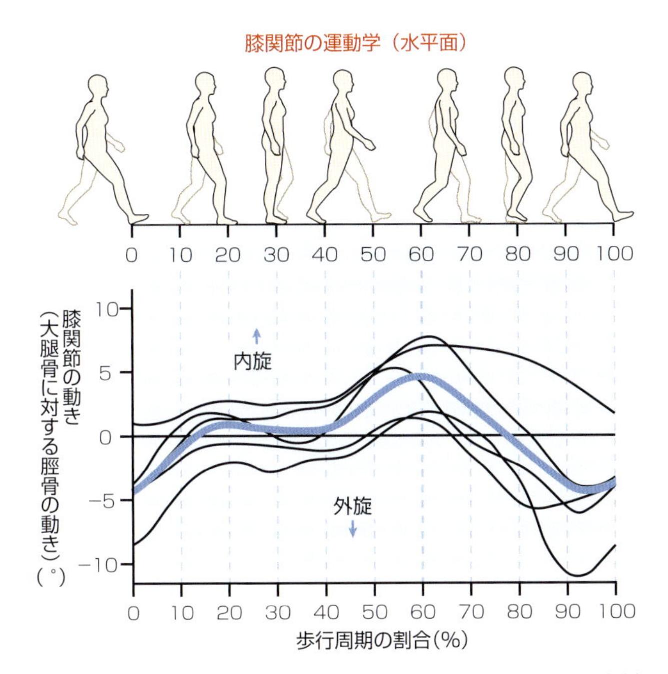

図 15.22　膝関節の水平面での回転運動．青線は 5 人の研究対象者の平均．黒い細線は各対象者の結果である．（Lafortune MA, Cavanagh PR, Sommer HJ III, et al: Three-dimensional kinematics of the human knee during walking, *J Biomech* 25: 347, 1992 より引用）

ギーを使わないで歩くためにとても重要な役割を果たしている．さらに，体幹での複雑な個々の脊柱の運動や筋の作用により，歩くときの下肢の動きで発生する振動や加速をうまく吸収する働きがある[99, 137]．この働きにより，頭部の加速度は，体幹下部の加速度より 10〜40％も小さい．頭部をより安全に保つこの衝撃吸収効果は，歩行中に視覚や前庭機能を最適化するのに重要な役割を果たしている．

▶体幹 Trunk

歩行中の頭部と体幹の動きは，本章の次項で紹介する重心の移動軌跡と同じようなパターンをとる．さらに，体幹は水平面の左右の肩甲帯の中央の垂直軸で，骨盤の回旋方向とは逆の方向に回旋する．肩甲帯の回旋運動の範囲は平均で 7〜9° である[27, 173]．この体幹の運動パターンは，歩行の効率に多少なりとも貢献している[27]．体幹の運動を拘束すると，歩行のエネルギー消費は 10％ほど増大する[175]．

前段で水平面における体幹運動を簡単に紹介したが，Rozumalski ら[181] が 2008 年に出した論文では，歩行中の腰椎一つ一つの動きが紹介されている．脊柱の個別の運動分析という，とてもユニークなこの研究では，マーカをつけたキルシュナー鋼線を，腰椎のすべての棘突起に外科的に挿入し，三次元ビデオ解析を行っている．この研究で，歩行中の腰椎間の運動は，すべての運動平面で 3〜5° であることが判明した[181]．腰椎の動きはわずかではあるが，3 方向に動くことにより，同じく 3 方向に動く骨盤の動きを打ち消し，常に直立位を保つのに貢献していると考えられる．

▶肩関節 Shoulder

肩関節は矢状面で屈曲-伸展する曲線を描くが，そのパターンは股関節の屈曲-伸展と逆である．股関節（あるいは大腿）が伸展すると，同側の肩関節（あるいは上腕）は屈曲し，股関節が屈曲すると，逆に肩関節は伸展する[207]．踵接地時に肩関節は最大伸展位に達し，その角度は約 25° である．その後，屈曲に転じ，歩行周期の 50％で最大屈曲 10° を迎える．歩行周期の後半では，同側の股関節が屈曲に向かうのに合わせ，肩関節は次の踵接地へ向け，25° まで伸展する．

このような肩関節の運動パターンは多くの人で共通であるが，動きの大きさには個人差がみられる．しかしながら，普通は歩行速度が上がると肩関節の動きも大きくなる．腕の振りはとくに意識しなくても行えるが，わずかながら三角筋の前部および後部線維を周期的に活動させて行っている（活動の大きさは等尺性最大随意収縮の 5％未満）[108, 138]．腕を振ることの最大機能は，体幹の回旋力を打ち消し，垂直軸を安定させ，エネルギー消費を抑制することにつながっている[138, 168]．最近，腕の振りを抑制して歩くと，重心の垂直方向移動が増大することが示されたが[245]，これは以前から知られている，腕を振らないで歩くことによるエネルギー効率の悪化[221] を支持するものである．

▶肘関節 Elbow

肘関節は踵接地で約 20° 屈曲している．歩行周期前半 50％まで，肩関節が屈曲するのに合わせ，肘関節も約 45° まで屈曲する．歩行周期後半，肩関節が伸展すると，肘関節も伸展し，ふたたび 20° の屈曲位に戻る[153]．

重心の移動と制御

歩くことはすなわち，倒れては立ち直ることの繰り返しである．歩行は身体を前に倒すことで始まる．倒れないためには，すぐに立ち直らなければならないが，それはどちらか一方の足を前に出して，新しい支持面を作ることでなしえる．いったん歩行が始まると，身体の運動量によって重心が前方へ支持脚の足を通過し，遊脚肢が前へ 1 歩を踏み出さなければならなくなる．それで前方の移動は左右脚の交互的な踏み出しの反復でなされる．身体を前へと推し

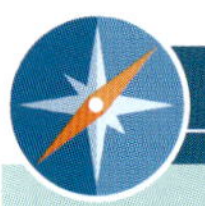

SPECIAL FOCUS 15.6

水平面での運動学のまとめ

図 15.23 はいくつかの文献を集約し，下肢のおもな骨と距骨下関節の水平面での運動方向をまとめたものである[46, 81, 128]．骨盤と大腿骨と脛骨は踵接地のあと，歩行周期の 15～20%まで内旋する．これらの骨の内旋は，距骨下関節の外がえしに付随するものである．第 14 章で述べたように，距骨下関節が外がえしすると横足根関節を含む中足部が緩み，荷重を受け止めるクッションの役割を果たす．歩行周期の 15～20%のあと，骨盤，大腿骨，脛骨は足趾離地まで外旋する．同時に距骨下関節は内がえしし，中足骨部を締め付けて支持性を高める．この中足骨部の支持性により，立脚相の後半における蹴り出しで，体重に負けない強固な「てこ」として中足骨部が機能し，踵を挙げることを可能にする．ただし，Reischl らが一連の研究[140, 144, 176, 216]により指摘しているように，足部の回内と脛骨および大腿骨の回旋の大きさとその動きのタイミングの関係を明確にする，さらなる研究が必要である．

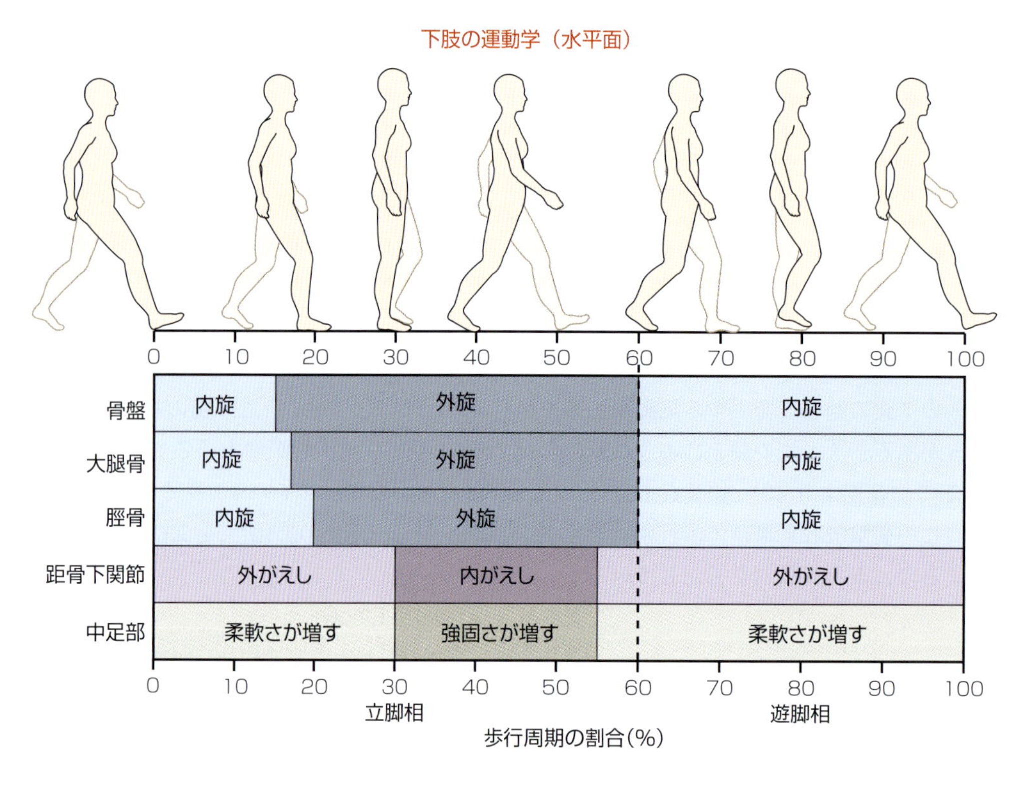

図 15.23　歩行中の下肢のおもな骨と距骨下関節における水平面での回旋．右下肢の骨盤，大腿骨，脛骨の内旋は，頭上から見たとき，反時計まわりの回転を表している．グラフは回旋運動の方向を示しており，位置が内旋位か，外旋位かは表していない．

進めようとするかぎり，こういった転倒と立ち直りとのあいだの円滑な移行を継続する．歩行を止めるのに，足の置き方によって身体の前方運動量を打ち消し，支持面上で平衡を保つようにする．このような説明で歩行の実用的な正しい理解はいくらか得られるが，下肢筋の関与およびその関連のエネルギー消費が伴うということも念頭におかなければならない．

重心の移動

Displacement of the Center of Mass

重心は第 2 仙椎の少し前方に位置しているが，目には見えない重心の運動を知る最良の方法は，頭や体幹の位置の移動を追っていくことである．とくに進行方向に位置がどう移動するかをとらえるとわかりやすい（図 15.24）．ただ，進行方向での移動のうえに，垂直および左右それぞれ

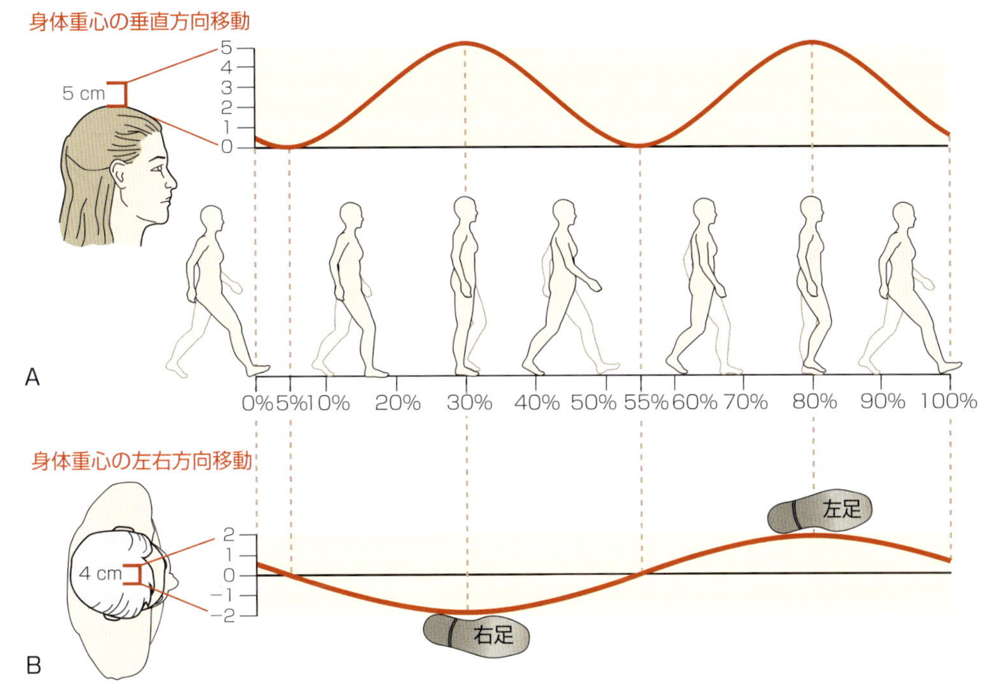

図 15.24　一歩行周期中の身体重心の垂直および左右方向の移動．重心が最も下降し，左右方向の中心に位置するのは，両脚支持期の中間（歩行周期の 5% と 55%）である．両足が接地するこの位置は比較的安定である．反対に重心が最も高く，側方に位置するのは，立脚中期（歩行周期 30% と 80%）であり，この位置は比較的不安定である．片脚支持期のあいだ，左右方向の重心軌跡が支持基底面を通ることはない．このことを，B の図中，重心の床への投影点が足跡のあいだを通ることで示している．

の正弦曲線を描く重心の移動が重なる．

垂直方向においては，重心は一歩行周期中に山と谷をもつ正弦波が 2 つ連なった軌跡を示す（図 15.24A）．こうした動きは対象者の側方からの観察によってとらえられる．重心が最も下降するのは両脚支持期の中央，歩行周期の 5% と 55% であり，最も上昇するのは，片脚支持期の中央，歩行周期の 30% と 80% である．健常男性の平均的な歩行速度では，垂直方向の重心移動の振幅は約 5 cm である．

左右方向においては，重心は一歩行周期中に山と谷を 1 つだけもつ正弦波を示す（図 15.24B）．右方向への移動が最大になるのは，右立脚相の中央，歩行周期の 30% である．左方向への移動の最大は，左立脚相の中央，歩行周期の 80% である．正常歩行では左右方向の移動は約 4 cm である[96]．左右の足を開いた，歩隔の広い歩行（広い支持面での歩行）では，左右方向の移動は大きくなるし，左右の足を閉じた歩隔の狭い歩行（狭い支持面での歩行）では，左右方向の移動は小さくなる．

重心の移動

- 垂直方向移動の振幅：5 cm
- 左右方向の振幅：4 cm

次に垂直方向と左右方向を合わせ，歩行周期中の重心移動の軌跡を考える（図 15.24）．右の踵接地のすぐあとから重心は垂直上方向かつ右足方向へと動く．これが歩行周期の 30% まで続き，上半身は支持脚上に乗る．右の立脚中期に重心は最も高くかつ右へと移動する．右の立脚中期のあと，重心は前方に移動するが，方向は下方かつ左へと変わる．当然，上半身は支持脚から外れることになる．ここが歩行周期の大事な瞬間である．遊脚相であった左下肢の着地によって，体重を受け止め，立ち直れるかが決まってしまう．左の踵接地の少しあと，両脚支持期中に重心は前後に開いた足の中央にあり，高さは最下点に達する．引き続き重心は前方かつ左下肢へ移動する．右足趾離地から左立脚中期（歩行周期 80%）までは重心は前方，上方，支持脚である左へと動く．歩行周期 80% でふたたび最高点に達し，最も左へ移動する．左の立脚中期を過ぎると重心は下降かつ右へと移動する．右の踵接地を迎え，歩行周期は完成する．あとはこの繰り返しである．

注目すべきことは，片脚支持期において，重心が支持基底面に入ることがない点である（図 15.24B 参照）．これは歩行中，とくに片脚支持期において，重心の左右方向の動きをコントロールするために，足を重心の床への投影点の外側に置かなれければならないとき，身体はかなり不安定な状態になることを物語っている．距骨下関節の筋で重心

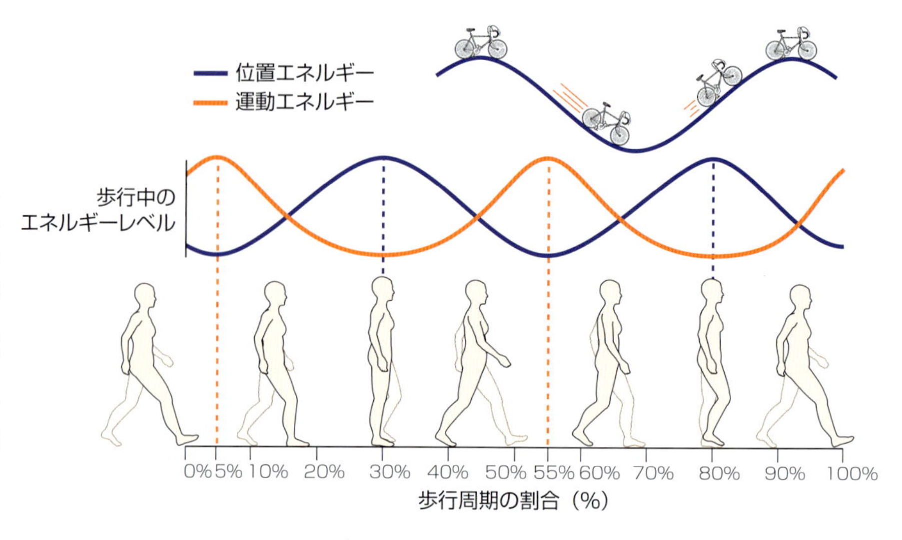

図 15.25　歩行における位置エネルギーと運動エネルギーの変換．位置エネルギーが最小となるのは重心が最下点にあるとき（歩行周期の 5% と 55%）で，最大となるのは重心が最高点に達したとき（歩行周期の 30% と 80%）である．運動エネルギーはこの逆である．このような位置エネルギーと運動エネルギーのやりとりは，自転車で坂を下るときは加速し，上るときは減速することにたとえられる．

の左右方向移動を調整するのには限界があるので，適切な位置に着地することが重要であり，その役目は股関節の前額面の運動（内転と外転）が担っている[240]．

運動エネルギーと位置エネルギーからみた歩行

Kinetic and Potential Energy Considerations

歩行は一定の速度で進んでいるようにみえて，実は一歩ごとに上半身はわずかに速くなったり，遅くなったりしている．支持脚が重心よりも前方にあるときに上半身は減速し，重心よりも後方にあるときに加速する．上半身の速度が最も遅くなるのは，支持脚の上に上半身が「乗り上げた」立脚中期であり，逆に速くなるのは，支持脚から上半身が「落ちた」，あるいはこれから支持脚へと「登っていく」直前にある両脚支持期である．身体の運動エネルギーは式 15.1 に示した式で計算できるが，運動エネルギーが最小になるのは，立脚中期（歩行周期 30％と 80％）で最大になるのは両脚支持期（歩行周期 5％と 55％）である（図 15.25）．

運動エネルギー＝ 0.5 × mv^2	式 15.1

m は身体の質量（体重）で v は重心の速度である．

運動エネルギーは位置エネルギーに変換できる（図 15.25）．位置エネルギーは身体の質量と重力加速度と重心の高さから求められる（式 15.2）．歩行中に位置エネルギーが最大になるのは，重心が最高点に到達する点（歩行周期 30％と 80％）で最小になるのは両脚支持期（歩行周期 5％と 55％），重心が最も下降した点である．

位置エネルギー＝m × g × h	式 15.2

m は身体の質量（体重）で，g は重力による下向きの加速度，h は重心の高さである．

歩行中の運動エネルギーと位置エネルギーの変換を図示したものが図 15.25 である．この図の曲線から，2 つのエネルギーの関係を見て取れる．位置エネルギーが最大になったとき，運動エネルギーが最小になり，位置エネルギーが最小になったとき，運動エネルギーが最大になる．位置エネルギーは立脚中期から両脚支持期にかけて失われ（重心は最高点から最下点へと落ちる），運動エネルギーは補充される（重心の速度が最小から最大へ加速する）．逆に，運動エネルギーは両脚支持期から立脚中期にかけて失われ，位置エネルギーは補充される．このように，垂直方向に重心が上下する身体を，逆振り子運動に見立てることができ，運動エネルギーと位置エネルギーを効率的に使っていると解釈できる．この動きが適切でない，重心が激しく「上下」する，逆に上下の動きがなく「平坦」などの，正常から逸脱した歩行では，エネルギー消費が増大することが示されている[3, 133, 164]．

最後に，運動エネルギーと位置エネルギーの周期的なやりとりは歩行のエネルギー消費を抑えるが，これだけでは，一定の速さで歩き続けることはできないことを忘れてはならない[28]．何もせずに揺れ続ける振り子が存在しないように，歩行も筋が生み出すエネルギーが必要である．下肢の筋は立脚相中に身体を前進する力を生み出し，遊脚相の下肢の振り出しを助けているのである[238]．

エネルギー消費

歩行時のエネルギー消費は，体重 1kg 当たり 1m 歩いたときの消費カロリーで表される．通常は間接的に求めた酸素消費量からエネルギー消費量が求められる[179]．人は

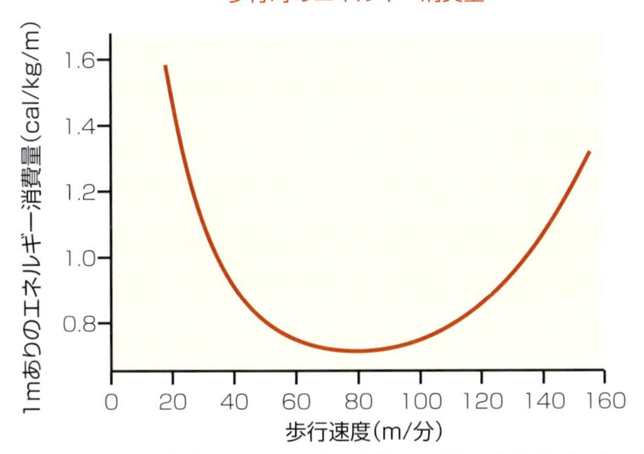

図 15.26　歩行速度とエネルギー消費の関係．歩行速度がおよそ 1.33 m/ 秒（80 m/ 分）のときにエネルギー消費量は最小になる．（Ralston HJ: Effects of immobilization of various body segments on energy cost of human locomotion, *Ergon Suppl* 53, 1965 より引用）

歩くときできるだけエネルギーを消費しないよう，重心の移動を最適にする，身体の動きを調節する，体節間に伝わるエネルギーを利用するなどで対処している[238]．

代謝効率が最大となる歩行速度は約 1.33m/ 秒である[179]．そう驚くほどではないが，この速度は，自由に町を歩いている人で計測した速度の平均値にかなり近い（表 15.1 参照）．この速度より速くても，また遅くてもエネルギー消費は増加する（図 15.26）．

歩行速度は歩幅と歩行率（ケイデンス）の積である．最もエネルギー効率のよい歩き方は，身体の天賦の才能が歩幅と歩行率の最適な組み合わせを採用することで実現される．どの歩行速度においても，この自然な組み合わせが認められる．速く歩くとそれだけエネルギーも使うが，効率が最大になるのは，歩幅と歩行率の比が男性だと 0.0072 m/ 歩 / 分，女性だと 0.0064 m/ 歩 / 分で維持される[249]．それと異なった歩幅や歩行率を強いると，歩行速度によらず，エネルギー消費はさらに上昇してしまう[182]．

異常歩行においても歩行に使うエネルギーは増加する（表 15.4）[51, 156]．そのため，異常なパターンで歩かざるをえない人は，エネルギー消費をその人の有酸素能力に合わせるため，かなりゆっくりと歩くことになる．病的歩行におけるエネルギー消費の詳細は，Perry and Burnfield の著書[173]，あるいは，Gonzalez and Corcoran[79]，および Waters and Mulroy[233] の文献レビューに記載されている．

歩行におけるエネルギー節約方略
Energy-Saving Strategies of Walking

歩行には，重心の移動を最小にするために 5 つの運動方略があり，これは長くエネルギーを節約する方略だと信じられてきた．5 つの運動方略のうち 4 つは，垂直方向の重心の移動を最小にするもので，残りの 1 つが，重心の左右方向の移動を最小にするものである（表 15.5）．ここで取り上げるエネルギー節約方略とは，1953 年に Saunders ら[187] によって発表された「6 つの歩行決定要因」に基づいている．この決定因に関する詳細は，Inman らによる伝説の著作[95, 96] でも詳しく説明されているし，近年の研究報告[110, 121] の中でも再掲載されている．

この，重心の垂直方向の移動を最小にする 4 つの運動方略が示されたお陰で，歩行を機械的にみることができるようになった．消しゴム付き鉛筆を 2 本使って，歩行を機械的にみるとはどんなことかを試してみよう（図 15.27A）．鉛筆の後端の消しゴム部分（ここを骨盤部分，すなわち，重心としてみている）は縦に大きく動くことが観察できるだろう．2 つの鉛筆が縦方向に重なったとき（すなわち立脚中期），消しゴム部分は最も高くなる．反対に，鉛筆の先端が離れたとき（すなわち両脚支持期）では，消しゴム部分は最も低くなる．

Saunders ら[187] は今や古典的ともいえる論文で，彼らが示した歩行の決定要因は重心の移動を抑えることにつな

表 15.4　歩行時のエネルギー増加を生む要因

要因	エネルギー増加割合（%）*
単脚足関節の固定[175, 230]	3-6
単脚膝関節完全伸展位固定[104, 119, 231]	23-33
単脚膝関節 45° 膝屈曲位固定[175]	37
単脚股関節の固定，固定術後[230]	32
単脚下腿切断，装具装着歩行[69]	20-38
単脚大腿切断，装具装着歩行[69]	20-60
脳血管疾患後，中等度-重度障害の残存[45]	55

* 正常歩行のエネルギー使用量に対する増加率（%）

表 15.5　歩行のエネルギー消費を節約する運動方法

重心の変動方向	運動方法の名称	作用
垂直方向	水平面における骨盤の回旋	重心の下降を減少させる
垂直方向	矢状面での足関節の底背屈	重心の下降を減少させる
垂直方向	立脚相の膝屈曲	重心の上昇を減少させる
垂直方向	前額面での骨盤の傾斜	重心の上昇を減少させる
左右方向	前額面での股関節の内外転（歩隔）	重心の左右移動幅を減少させる

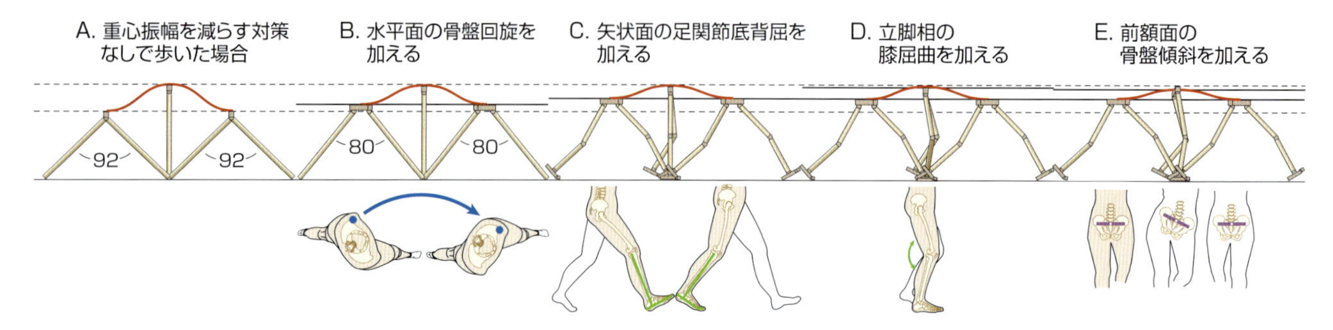

図 15.27　垂直方向における重心の振れ幅と 4 つの運動方略の概略図およびその効果．(A) エネルギーを節約する運動方法をとらずに歩いた場合の大きな重心振幅．(B) 水平面での骨盤の回旋は振り出しを助けるので，歩幅が変わらなければ，股関節の屈伸運動は小さくなる．それにより，重心の下降が抑えられる．(C) 矢状面での足の背屈と底屈運動により，さらに重心の下降は抑えられる．(D) 立脚相に膝が曲がることで下肢全体が縮み，重心の上昇が抑えられる．(E) 立脚相に反対側の骨盤が落下することでも，重心の上昇が抑えられる．図の A と B で示した角度は効果をわかりやすく示すために誇張したもので，実際の歩行中の股関節角度を表したものではない．

がっており，移動が抑えられれば，筋の力で歩行中に何度も重心を押し上げる必要もなくなるので，エネルギー消費は抑えられると述べている．ただ，この見方は，垂直方向の重心の移動は，歩行中の重心の運動を逆振り子で見立てたときの，「位置エネルギーが運動エネルギーに変換，またはその逆が起きることで，エネルギー消費が抑えられる」とする見方とは反するものである[109]．ただ，最新のデータが示すのは，エネルギーを節約して歩くには，重心の振れ幅が大きすぎてもいけないし，小さすぎてもいけない，ちょうどよい振れ幅がある，というものである[3, 80, 109, 133, 164]．このことは，歩行の決定要因について古典的な解釈を離れ，重心の移動を「最小」にではなく，「最適」にすることが必要という新しい解釈を示唆している．いずれにしても，歩行における下肢関節の運動，重心の移動，エネルギー消費の関係を理解するための研究が望まれている．

▶重心の垂直移動 Vertical Displacement of the Center of Mass

重心の下降を抑制する運動方略には，水平面の骨盤の回旋と矢状面での足関節の底背屈運動がある．水平面の骨盤の回旋は，遊脚相の下肢の振り出しを助けるので，歩幅が変わらなければ，股関節の伸展も屈曲も抑えられる（図 15.27 の A と B を比較）．すると，離れていた両下肢が近づき重心の下降が抑えられるので，歩行周期の最下点にきたときの重心位置は高くなる．矢状面での足関節の運動は，足の形をうまく使って重心の下降を抑制する（図 15.27C 参照）．踵接地のとき，足の背屈によって足関節の後方に突出している踵骨を着地させている．背屈がなければ足は着地していないわけで，背屈によって下肢が延長したかのように作用するのである．立脚相の終わり近く，股関節が伸展し，膝関節を始め足は床から離れようとするが，足関節が底屈することにより，踵は上がっても（踵離地）つま先は床と接地し，これも下肢が延長したかのように作用している．立脚相の最初と最後に下肢が延長したかのように作用するで，重心の下降がさらに抑えられるのである（図 15.27 の B と C を比較）[53, 102, 103]．

下肢が床に対して垂直になり，重心が最高点に達する高さを抑える運動方略の 1 つは，立脚相の膝屈曲である（図 15.27D）．そして，もう 1 つの運動方略が前額面での骨盤の傾斜である（図 15.27E）．立脚相では立脚肢と反対側の腸骨稜が下降し，同側の腸骨稜が挙上する．歩行中はこれが繰り返され，左右の腸骨稜はまるでシーソーのように動くが，そのシーソーの支点となるのが，身体の重心点とみなされる第 2 仙骨の前あたりである．シーソーの支点が動かないのと同じように，腸骨稜が動いても支点のように重心の位置はあまり変わらないのである[53, 103]．

図 15.28 に重心の垂直方向の振幅を低減する 4 つの運動方略をすべて組み合わせた場合の効果を示す．重心の下降を抑えるのが水平面での骨盤の回旋と矢状面での足関節の底・背屈で，重心の上昇を抑えるのが立脚相の膝屈曲と前額面での骨盤傾斜である．Della Croce ら[53]によると，重心の移動を減らす効果は，大きい順に足関節の底・背屈，水平面の骨盤回旋，立脚相の膝屈曲，前額面での骨盤傾斜であったと報告している．しかし，研究のなかには，歩行の決定要因の重要性や妥当性について否定的なものもある．最新の研究で，骨盤の傾斜や回旋による重心の上下移動を抑制する効果はほんのわずかだと Lin ら[121]によって指摘されている．Saunders ら[187]が歩行の決定要因を提唱してから 60 年余りが過ぎ，歩行研究の機器も格段に進歩したのにもかかわらず，重心の変動に関する歩行の決定要

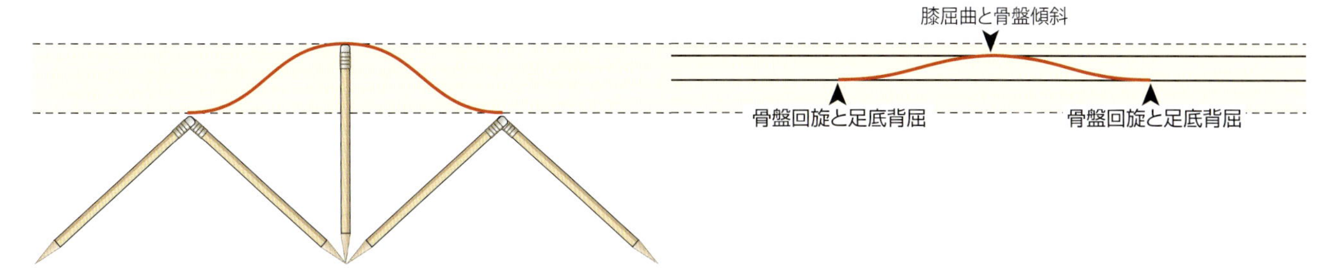

図 15.28　重心の垂直方向振幅を減らす 4 つの運動方略をすべて組み合わせた作用．(A) 運動方略を用いないとき，歩行時の重心の垂直方向の移動（赤線）は大きい．(B) 水平面の骨盤回旋と矢状面の足関節の底背屈（骨盤回旋と足底背屈）による両脚支持期の重心の下降を抑える作用と，立脚相の膝屈曲と前額面の骨盤傾斜（膝屈曲と骨盤傾斜）による立脚中期の重心の上昇を抑える作用を示す．

因の 1 つひとつが運動学データで裏打ちされたとは言いがたい．しかしながら，決定要因は，歩行の体系的な研究において，重要な歴史的基盤を有している．

▶重心の左右移動 Side-to-Side Displacement of the Center of Mass

人は歩くとき，男女問わず重心は左右に動き，また，その動揺の幅は両足で作る支持基底面を決して超えない（図 15.24 参照）．この側方動揺の振幅の大きさは，歩隔の大きさを反映するが，この動きをおもに担っているのが股関節の動き（すなわち股関節の内転と外転）である．歩くときは，歩隔が 8 ～ 10 cm 程度であると重心の左右移動が小さく，エネルギー消費も少なくてすむ [58, 156]．しかし，歩隔が狭いと歩いているときの支持基底面も狭くならざるをえず，安定性は低下する．エネルギー消費と安定性は表裏一体である．歩隔が 8 ～ 10 cm を超えると，安定性は高まるが，エネルギー消費は増える．バランスが障害された患者では，歩隔を広げて歩く様子がしばしばみられる．こうした患者では，転んで寝たきりになる，という事態を避けるために安定性の高さを優先し，エネルギー消費量が増えても，歩隔を広げた歩行を選ぶのである．

しかし，重心の垂直移動でも簡単に触れたように，歩幅 8 ～ 10 cm は，エネルギー消費量を抑える運動方略が自然にみられる歩き方である．これより狭くても，逆に大きくても，健常青年ではエネルギー消費量が増加することが示されている [58]．

筋活動

歩くときには，下肢の筋のうち，実際にはすべての筋が，歩行周期中に 1, 2 度活動し，たいていは 100 ～ 400 msec（歩行周期の 10 ～ 40%）続く．歩行の他の特徴と同様，この相動性筋活動は歩行周期ごとに繰り返される．歩行中に筋がいつ活動するかを知ることは，どのような身体運動学的役割を担っているかについてヒントを与える．この知識によって，正常から逸脱した歩行の理解が進み，治療にも生かせる．

体幹と下肢の筋活動は，筋電図を用いてかなり研究されてきた．筋活動を単純化して示したものとしては，歩行中の筋がいつ活動するか，「オン」と「オフ」で表したものがある．筋電活動の振幅が安静レベル以上の任意既定値まで達すれば，その筋は「オン」（活動中）とみなす．それ以外は筋を「オフ」とし，電気活動がないとみなす．図 15.29 はその例であり，いくつかの筋で示されている赤色の横棒が「オン」のときであり，歩行中の筋の活動時期を示している [105]．

歩行中の筋活動を表すもう 1 つの方法として，基準となる活動に対して，どのくらい大きいかで表すものがある（第 3 章にある筋電図のトピック参照）．基準としての活動には，歩行中にみられた筋活動の最大値を使うことが多い．したがって，図 15.29 の縦軸（Y 軸）には単位が示されていないし，筋電活動が必ずグラフの縦軸を目一杯使って表示される [241]．こうした分析の利点は，一歩行周期中で筋の相対的な活動（すなわち，筋努力の度合いの指標）がわかる点にある．

最後に，本章を読むにあたっては，筋が歩行中のいつ活動するのか，どの程度活動するのか，といったことは，歩行速度 [7, 32, 55, 89, 224] や歩くときに持つ荷物の重さ [224]，歩く道の勾配 [115] などによって変わりうる，ということに注意しなければならない．とくに断りがなければ，本章で示す筋電図データは平均歩行速度がおよそ 1.37 m/ 秒のときのものである．

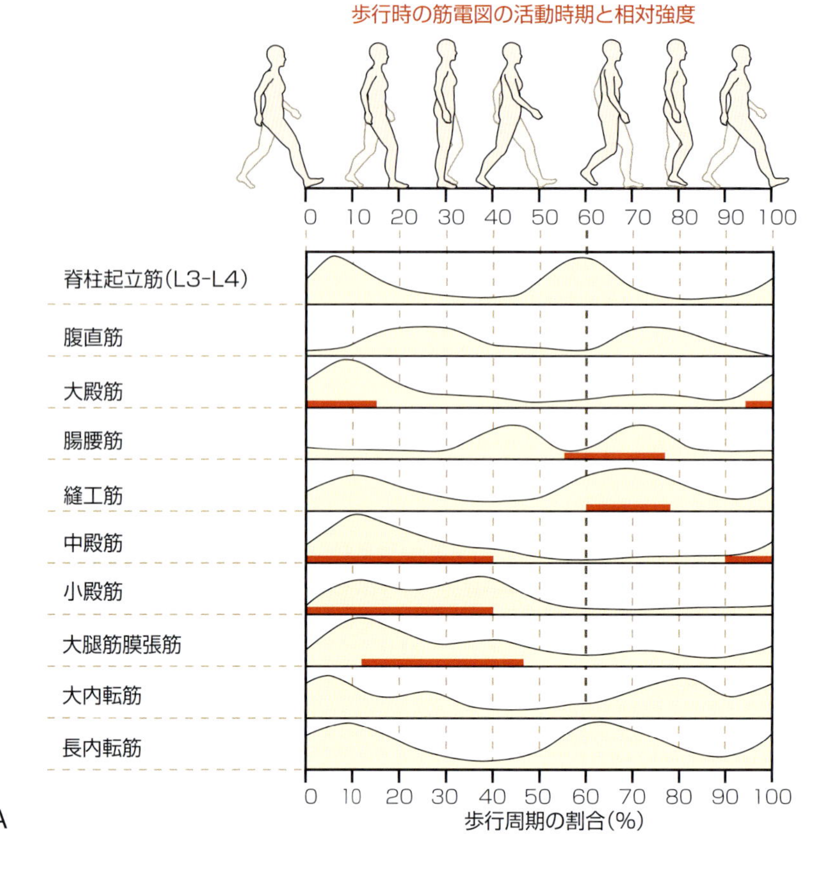

図 15.29　(A, B) 筋電図は，歩行時の筋の活動のタイミング（赤の横線）と活動の大きさ（薄い茶色で塗りつぶされた箇所）を示す．(筋の活動のタイミングは Knutson and Soderberg, 1995 105；筋活動の大きさは複数の研究結果を編集した[15, 33, 241]；筋活動の一般的なパターンは，他の研究結果とも一致する[32, 55, 89, 115, 224]) Y 軸は歩行中の最大活動に対する比として各筋の活動の大きさを示したものである．Y 軸の最大値は各筋の最大値に合わせてあるので，各筋とも，筋活動の増減がわかりやすく提示されている．活動はみやすいが，各筋とも最大値が異なっているので，それぞれの筋の活動の大きさを直接比較することはできない．腹直筋のような一部の筋は，中殿筋のような他の筋とは対照的に歩行中には最小限の活動しか示さず，活動のピークがより重要な役割を示す．　(739 ページに続く)

体　幹
Trunk

ここでは，脊柱起立筋と腹直筋のみを取り上げる．これらの筋は身体の左右がほぼ同時に活動することは注目に値する．

▶脊柱起立筋 Erector Spinae

腰部の脊柱起立筋は一歩行周期中にあいだを空けて 2 度活動する．最初は歩行周期の踵接地の少し前から 20% までで，2 度目は反対側の踵接地である歩行周期の 45～70% である[6, 32, 39, 114]．右の踵接地と左の踵接地時期，それぞれで起こる脊柱起立筋の活動は，着地で体幹の前進にブレーキがかかり，股関節に対して体幹が前傾するのを食い止める働きがある．

▶腹直筋 Rectus Abdominis

腹直筋の活動は小さく，活動する時期も明確ではなく，まちまちである[6, 49, 232]．そのなかで，活動が最も大きくなるのは，歩行周期の 20～40% と 70～90% の時期である．このわずかに活動が増加する時期は股関節を屈曲する股関節屈筋の活動時期とも重なる．腸腰筋や大腿直筋からなる股関節屈筋の活動は，大腿を前へ振り出す力を生む一方，骨盤を前傾する力も生む．両側性に腹直筋が働くと骨盤を後傾させる力が作用するので，股関節屈筋による骨盤前傾作用が相殺され安定する．

股関節
Hip

股関節では，正常歩行に関してはおもに 3 つの筋群，大殿筋やハムストリングスといった股関節伸筋群，腸骨筋や大腰筋といった股関節屈筋群，中殿筋や小殿筋といった股関節外転筋群について調べられている[7, 32, 89, 115, 224]．股関節内転筋や回旋筋群の歩行における役割を調べたものは少ない[32, 89, 192]．

▶股関節伸筋群 Hip Extensors

股関節伸筋群は遊脚後期から活動がみられるが，この活動には 2 つの意味がある．1 つは振り出した下肢を伸展方向へと切り換えるためであり，もう 1 つは立脚初期に体重を受け止めるためである（図 15.13 参照）．踵接地時にはすでに大殿筋の活動がみられ，股関節を伸展し，大腿骨に対して体幹が折りたたみナイフのように突然屈曲することを防いでいる．この体幹の屈曲は，踵接地時に生じる骨盤の減速に対して，体幹が減速せず前へ進もうとして生じるも

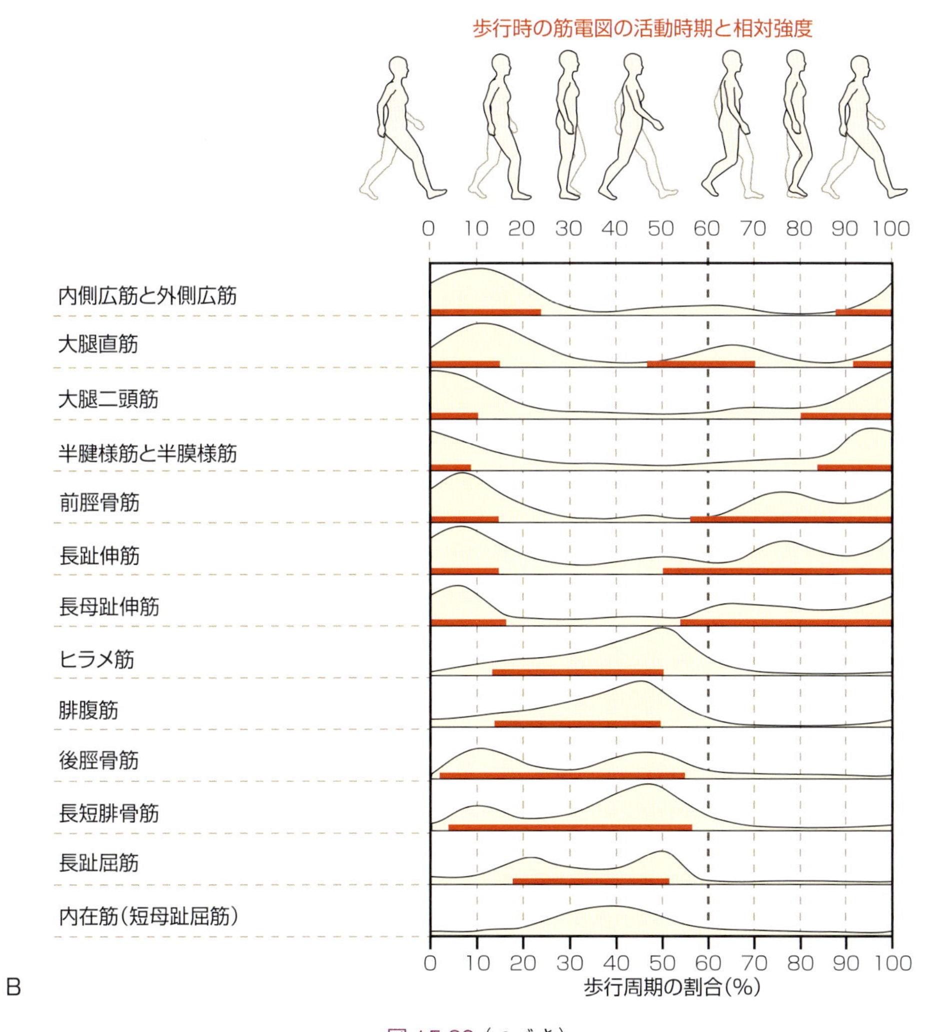

図 15.29（つづき）

のである．大殿筋の活動は踵接地から立脚中期（歩行周期の最初の 30%）でみられ，体重を支持し，股関節を伸展する力を生み出す．大殿筋の活動が最も強くみられるのは足底接地のときで，腸脛靱帯を介して間接的に膝関節伸展も補助する．大殿筋は遊脚後期を除き，遊脚相ではほとんど活動しない．遊脚後期では，股関節屈曲を減速し，伸展へ切り返すときに中程度の活動がみられる．

ハムストリングスは歩行周期の最初の 10%で活動がみられ，大殿筋と同様，股関節の伸展と体重の支持を担っている（図 15.29B 参照）．

▶股関節屈筋群 Hip Flexors

股関節屈筋群に関する筋電データは，細いワイヤ電極（筋内電極）を使わなければ筋活動をとらえにくいという計測上の制約もあり，かなり限られている．そうしたなか，腸腰筋の活動は足趾離地の前に始まり，遊脚初期まで続くことがわかっている[7]．歩行周期でいうと，30〜50%の時期で，股関節は伸展方向に動いていることから活動は遠心性であり，足趾離地の直前に股関節の運動が屈曲に転じると求心性の活動になる．股関節の屈曲は遊脚相全般にわたっているが，股関節屈筋が活動するのは，その半分，遊脚相の前半部分である．遊脚相の後半は遊脚初期で得た運動量を股関節の屈曲に使っている．大腿直筋も股関節の屈筋として作用し，腸腰筋の作用を助ける[7, 158]．股関節屈筋のおもな役割は遊脚相において，足を一歩前へ進めるための下肢の振り出しと，床から足を上げつまずかないようにすることである．

股関節の前面を走る縫工筋も足趾離地から遊脚中期までの股関節屈筋として作用する．図 15.29A に示すように早期の段階での活動は，他の研究，とりわけ，筋内電極を用いた研究では一貫して報告されていない[7]．表面電極で記録したデータのため，縫工筋の深部にある広筋群の活動が混入した「クロストーク：混信（第 3 章筋電図参照）」によるものかもしれない．

▶股関節外転筋群 Hip Abductors

股関節屈筋群と伸筋群が矢状面の運動にかかわっているのに対し，股関節外転筋群である中殿筋，小殿筋および大腿筋膜張筋は前額面における骨盤の安定性にかかわっている．中殿筋は踵接地に向けて，遊脚相の終了間際から活動する．中殿筋と小殿筋はともに，股関節の主要な外転筋であり，歩行周期の前半 40%，とくに片脚支持期で強く活動する[193, 194]．股関節外転筋群のおもな働きは，対側遊脚肢の骨盤の落下を抑えることである（図 15.15 参照）．このとき，外転筋群の活動は遠心性であるが，立脚相の後半に股関節が外転し始めると求心性の活動となる．本章の前半および第 12 章で述べたように，股関節外転筋群が発揮する外転トルクは，歩行における前額面上での安定性を保つうえで欠かせないものである．外転筋群の筋力低下には，杖が有効である．外転筋力が低下した側と反対の手に杖をつくことで，外転筋への負荷を減らし，骨盤の前額面における動揺を抑えることができる（第 12 章参照）．

股関節外転筋群は大腿骨の前額面上のアライメントを整える働きもある．外転筋群がしっかりと活動しないと，立脚相の大腿骨の内転が強くなり，膝関節の外反トルクが増大し下肢のアライメントが崩れる．中殿筋と小殿筋は，前部線維の活動により股関節の屈曲や内旋を助け，後部線維の活動により股関節の伸展と外旋を助ける．同じ筋での活動する線維によって役割が異なることから，中殿筋および小殿筋の前部線維は，後部線維よりも立脚相の後半で活動する．前部と後部の線維が別々に活動することで，骨盤の水平面の回旋も助けている可能性もある[147, 194]．

▶股関節内転筋群と回旋筋群 Hip Adductors and Hip Rotators

股関節内転筋群は一歩行周期中に 2 度大きな活動がみられる[241]．最初の活動は踵接地直後で，2 度目は足趾離地の直後である．最初の活動は，股関節の伸筋群および外転筋群との同時活動により，股関節を安定する役割を果たすであろう．また，この時期，大内転筋および他の内転筋が股関節の伸展を支援するであろう．足趾離地直後の 2 つ目の活動は股関節の屈曲を援助するであろう．第 12 章で述べたように内転筋群は，屈曲位のとき（すなわち踵接地時の股関節肢位）は伸展モーメントアームを有し，伸展位のとき（すなわち足趾離地時の股関節肢位）は屈曲モーメントアームを有する．

股関節内旋筋群（大腿筋膜張筋，小殿筋，中殿筋の前部線維）はほぼ立脚相全般にわたって活動している．このとき，内旋筋群は水平面で反対側の骨盤を前方へと回転させ，遊脚肢の振り出しを助けている（図 12.36）．

股関節の外旋筋群は 6 つの短い外旋筋群と中殿筋の後部線維，大殿筋からなり，とくに立脚相の前半で強く活動する．これらの筋群は内旋筋群とともに，水平面における股関節のアライメントを調整している．とくに下肢が床にしっかりと接触した状態（片脚支持期）で，骨盤の回旋を調整する．これらの回旋が，歩行および走行で急に方向を変えるうえでも重要であることを考えよう．

股関節外旋筋群の遠心性活動は，立脚初期での下肢の内旋を制御するのにとくに重要であろう（図 15.23 参照）．股関節外旋筋群の活動筋力や制御が十分でないと，大腿骨は過剰に内旋し，しばしば足部の回内過多と併せて認められる．

膝関節
Knee

膝関節に関しては 2 つの筋群が歩行を左右する．膝の伸筋群と屈筋群である[32, 55, 89, 115, 224]．

▶膝関節伸筋群 Knee Extensors

筋群としての大腿四頭筋は，踵接地に備えるため，遊脚相の終盤に活動する（図 15.29B）．しかし，この筋の活動がピークに達するのは，その遊脚相ではなく踵接地の直後である．このときの大腿四頭筋の機能は，歩行周期の開始 10% で起こる着地後の膝関節の屈曲を調整することである．大腿四頭筋が遠心性に活動することで，支持脚に移る体重を受け止め（衝撃を吸収し），膝関節が屈曲しすぎないように食い止めている．その後，立脚中期では，大腿四頭筋は求心性に活動して膝を伸ばし，体重を支える．

Nene ら[158] は大腿四頭筋のうち，大腿直筋と他の広筋群では歩行中の役割が違うとみて両者の筋活動を比較している．彼らは，大腿直筋は定説に反し踵接地では活動せず，足趾離地の前後でのみ活動したことを報告した．足趾離地での大腿直筋の活動は，膝の屈曲を抑えるためだととらえられる．表面電極と筋内電極の両方を駆使した研究で，Nene ら[158] は「踵接地でみられる大腿直筋の活動（図 15.29B 参照）は，深部の広筋群の活動の混入（クロストーク）である」と結論づけた．

つまり，大腿四頭筋とまとめられる 4 つの筋も，大腿直筋と 3 つの広筋では歩行で担う役割は異なっているのである．少なくとも正常歩行の快適歩行速度条件ではそうである．踵接地で活動する広筋群は衝撃吸収に作用する．Andersson ら[7] は，大腿直筋も 2 m/ 秒を超える速度で歩くか，走る際には踵接地で活動がみられ，衝撃吸収を助けるかもしれないと報告している．しかし，大腿直筋の活動はおもに立脚相から遊脚相への移行期で，股関節の屈曲開始と，膝関節が過度の屈曲の抑制を担うと考えられる．

▶膝関節屈筋群 Knee Flexors

ハムストリングスは踵接地の直後に筋活動がピークに達する．踵接地の直前はハムストリングスの活動により膝の伸展が抑えられ，着地の準備が整う．立脚相の10%でハムストリングスは股関節の伸展を補助し，膝伸展筋群との同時活動により膝関節を動きにくくし安定性を高める．大腿二頭筋の短頭は遊脚相の膝関節屈曲にも働くかもしれない．ただ，足趾離地直前の膝屈曲も，遊脚相の膝屈曲も，腓腹筋の活動が少しは加わるが，股関節が屈曲することで勝手に膝が曲がっているというのが本当のところだろう．

足関節と足部
Ankle and Foot

足関節と足部のある筋は，正常歩行において非常に重要な役割を担っている．その筋とは，前脛骨筋，長趾伸筋，長母趾伸筋，腓腹筋，ヒラメ筋，後脛骨筋，長・短腓骨筋である[32, 55, 146, 224, 228]．

▶前脛骨筋 Tibialis Anterior

前脛骨筋の活動する時期は2つある[147]．まずみられるのが踵接地時で，踵骨後方への荷重で足関節が急に底屈するのを，前脛骨筋が遠心性に強く活動して抑えている．前脛骨筋や他の背屈筋が遠心性に活動しなければ，着地による強い足関節底屈トルクに対抗できず，異常歩行の1つである「フットスラップ足」を生じる．この言葉は，踵接地の直後，足で床をたたきつけるような動きによって生ずる音に由来している．踵接地から足底接地まで，前脛骨筋が遠心性に活動し，足部の回内を抑える一助となっている．しかしながら，前脛骨筋は，その走行から足部の内がえしに強く作用するとはいえず，足部の回内を抑制する効果については，疑問の声があがっている．

前脛骨筋の2つ目の活動時期は遊脚相である．この時期の活動は，つま先が床に接しないよう，しっかりと背屈することである．前脛骨筋と他の背屈筋の筋力がかなり低下すると，遊脚相で「下垂足（ドロップフット）」がみられる．下垂足を代償するため，遊脚相で股関節と膝関節を過度に屈曲して歩くことがある．他の代償動作として，伸び上がり，分回し，骨盤挙上（本章の最後にイラストで紹介）があり，いずれも，つまずかないように足を振り出すことを可能にする．下垂足に対する一般的な対処としては，遊脚相における背屈を補助する短下肢装具がある．

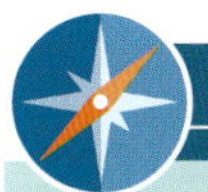

SPECIAL FOCUS 15.7

下腿三頭筋の役割

Stewartらの研究[208]によって，歩行の立脚相における下腿三頭筋の働きに，これまでとは異なる大変興味深いものが示された．健常人に対し，歩行の立脚相にヒラメ筋のみを電気で刺激すると，この時期の膝関節屈曲が減少する．一方，二関節筋である腓腹筋を，同じく立脚相のあいだ刺激すると，膝関節の屈曲は正常歩行よりも大きくなり，かつ，足関節背屈角度も増加した．これらの結果が意味するのは，立脚相における矢状面の膝関節と足関節の運動の制御には，複雑な生体力学的機構が存在しているということである．力学的機構が破綻した歩き方は，神経筋疾患を有する人によくみられる．

▶長趾伸筋と長母趾伸筋 Extensor Digitorum and Extensor Hallucis Longus

前脛骨筋と同様，長趾伸筋と長母趾伸筋は踵接地時の急激な足関節底屈を減速する働きがある．しかし，これらの筋は足の内がえしの作用をもたないので，立脚初期の足部の回内を抑える働きはほとんどない．遊脚相では足趾の伸筋は足関節の背屈を補助しつつ，足趾を伸展するので，つまずかずに足を振り出せる．蹴り出し期の長趾伸筋と長母趾伸筋の弱い活動は，足関節底屈筋との同時活動により足関節の安定性を高める作用がありうる[241]．

▶足関節底屈筋群 Ankle Plantar Flexors

腓腹筋とヒラメ筋（下腿三頭筋）は，立脚相のほぼすべてで活動しているが，歩行周期の最初10%には活動がみられない．この時期は足関節背屈筋の遠心性活動によって，足関節の底屈運動が抑えられている時期である．歩行周期の10%から踵離地まで（およそ歩行周期の30～40%）は，距骨に対する脛骨と腓骨の前方への回転（足関節背屈）を遠心性に活動することで抑えている．抑制が効かず下腿が過度に前傾すれば，膝関節も過度に屈曲することになる．

底屈筋群の爆発的な活動は踵離地のころに起こり，直後に急激に減少し，足趾離地ではほぼゼロになる．この短期間で起きる筋の短縮は，身体を前へと推し進める源である足の底屈トルクを生み出す．この働きは，「蹴り出し」ともよばれる．

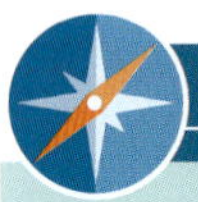

SPECIAL FOCUS 15.8

ボトムアップかトップダウンか？ 立脚初期に下肢全体が「回内」する仕組み

本章や本書の前の部分でも触れたとおり，歩行周期の荷重反応期における重要な運動要素は，足部回内に伴い下肢が内旋することである．この動きを臨床現場では，大雑把にこの下肢全体の動きを「全体的な回内」とよぶ．この動きが適切に調整されれば，少なくとも生体力学的に２つの利点がある．１つ目は，距骨下関節の回内（とくに水平面における回内）が，踵接地後に余計に下肢の内旋するのを抑えることである．２つ目は，距骨下関節の回内が，内側縦のアーチの低下を抑制することである．下腿内旋の抑制と縦アーチ低下の抑制，どちらも衝撃の吸収を助ける動きである．この衝撃吸収効果を生かすには，下肢全体の「回内反応」が決まった時間，決まった大きさの範囲内である必要がある．一番悪い例としては，ランニングやジャンプ運動のようなスポーツ活動で下肢が過剰に回内することである．過剰な回内は膝関節の内側を傷つけ，それが引き金となって，膝蓋大腿痛のような病理的変化や非接触性前十字靱帯損傷へとつながってしまう[174]．

歩行やランニングで立脚初期に下肢全体回内が起きるきっかけ，そしてそれを調整しているのは何だろうかという基本的，かつ臨床的な疑問がある[84, 174]．立脚相は体重を支える時期であるという事実から，下肢の内旋は，足部の回内に応じて起きたものだと推測されてきた．足部の回内が脛骨の内旋を生み，そして次に大腿骨が内旋するという見方である．このような見方は，「ボトムアップ」で下肢全体回内の運動が調節されるという考え方に基づき，過剰な下肢全体の回内を呈する患者には，特殊な靴や短下肢装具を処方する，という対応の根拠になっていた[84]．

反対に，下肢全体回内は「トップダウン」で決まるという新しい考えが提唱されてきた．この考えによれば，下肢全体の過剰な回内は，立脚相，とくに立脚初期における股関節外旋筋と外転筋の活動が不十分で大腿骨の内旋と内転が増大することに起因している[141, 200]．大腿骨の動きが調整できないことが，脛骨の過剰な内旋につながり，最終的に足部の過剰な回内を生じさせるのである．この「トップダウン」仮説を信じる人は，下肢の過剰な回内や関連する膝関節内側障害を正常に戻すために，股関節周囲筋の緊張の緩和や筋力強化を狙った介入が最適だとしている．

ボトムアップ，トップダウン，どちらの運動学的仮説も一方を否定するものでなく，足りない部分を補い合う関係であろう[14]．引き続き臨床的で力学的な研究を進め，下肢の全体の回内が過剰，あるいは少なすぎることに関する下肢の疾患を有する患者の，診断と介入を刷新していくことが求められている．

腓腹筋は遊脚相で比較的弱い活動が認められるが，これは膝の屈曲を助けるものとみられる．大腿直筋も遊脚初期に活動するので，弱いながらも膝の屈筋と伸筋の同時活動が起きているととらえられる[241]．

その他の底屈筋群（後脛骨筋，長母趾屈筋，長趾屈筋，長・短腓骨筋）はここで述べたような腓腹筋とヒラメ筋の働きの補助として機能する．ただ，ここにあげた筋のなかには，特筆すべき作用もある．

▶後脛骨筋 Tibialis Posterior

後脛骨筋は，足部の強力な回外筋であり，立脚相のほぼ全般にわたって活動する．後脛骨筋は踵接地から歩行周期の35％までで生じる足部の回内の動きの抑制に働き，歩行周期の35～55％（立脚中期から足趾離地まで）は足部の回外に働く[145, 147, 148]．

後脛骨筋は立脚相を通して，足部と脛骨の両者に作用する．筋の作用方向から考えると，この筋が短縮すると後足部を回外し（足部のアーチを引き上げる），同時に足部に対する下腿の外旋も起こす可能性がある．実際にどちらの運動も，後脛骨筋が活動したら起こるものである．推測にすぎないが，下腿の外旋と足部の回外の同時作用による後脛骨筋の過剰な短縮に対して，距腿関節の背屈（歩行周期の50％を占める）がこの筋を伸張するとしたら興味深い．この筋の長さ（加えて緊張）が適切に保たれていることが，内側縦のアーチの挙上と，蹴り出しに向けた足部を固く緊張させることにつながっているのかもしれない．複数の関節にまたがる後脛骨筋のなかでほぼ同時に求心性と遠心性活動が起こることから考えると，この筋の有痛性腱障害や変性の脆弱性という特徴がいくらかわかるであろう[229, 239]．一生涯で無数に，この筋やスプリング靱帯，内側縦のアーチに過大な負荷がかかることを考慮すると，こういった因果関係の推測は強化されるであろう．

文献的には，過剰に回内した（扁平）足では，後脛骨筋，前脛骨筋，長母趾屈筋などの足部の回外筋の活動の増大が示されている[146]．扁平足を有し，活動的な人では，立脚初期に起こる過剰な回内傾向を抑えようとして，回外筋の過度の使用（オーバーユース）や筋断裂を生じかねない．

後脛骨筋は，脳性麻痺を有する者に関してとくに注意が必要である．後脛骨筋の過緊張はヒラメ筋の過緊張も併発することが多く，足部および足関節の内反変形を生みやすい．こうした人は，底屈，回外した足で歩くことになる．

▶腓骨筋群 Fibularis Muscles

短腓骨筋と長腓骨筋は歩行周期の5%から足趾離地の直前まで活動する[147]．腓骨筋の作用である底屈に加え，回内（外がえし）の作用が，後脛骨筋などの下腿後面深層の筋が引き起こす強力な内がえしの作用を打ち消すのを補助する．さらに，長腓骨筋は足の内側縁である第一列をしっかりと床に押しつけることで，立脚相の後半，足部がてことして機能するためのしっかりとした「足場」を提供する．

▶足部の内在筋 Intrinsic Muscles of the Foot

足の内在筋は普通，立脚中期から足趾離地（歩行周期の30～60%）まで活動がみられる．内在筋は前足部を緊張させて固め，内側縦のアーチを挙上する．これにより，立脚相後半の足関節底屈運動の際は，前足部が強力なてことなるのである．内在筋はまた，踵離地から足趾離地の足趾の伸展を抑制する働きも有する．

運動力学

歩行時の運動を引き起こす種々の力の理解は，正常歩行はもとより，異常歩行を理解するうえで欠かせない．歩行の力学，つまり，力そのものは，目で見ることはできないが，それこそ，目に見える関節運動を起こす要因である．

床反力
Gound Reaction Forces

歩行時，一歩踏み出すたびに足の下には力がかかる．足が床に伝える力は「足が押す力」と称されるが，逆に床から足に伝わる力は，「床反力（床からの反力）」と称される．これらの力は大きさが互いに等しく，向きが反対である（ニュートンの第3法則，作用-反作用の法則，2つの力は対で存在し，大きさが等しく向きが逆である）．本章では，身体に対する影響が大きいため，主として床反力を中心に述べる．

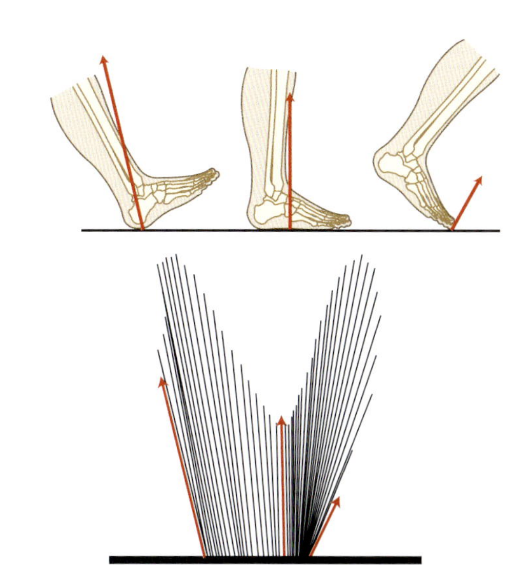

図15.30 下の図は昔から知られている「蝶の羽」の形をした一歩分の床反力を表す．図で示された線は一定時間ごと（ここでは10ミリ秒ごと）の垂直方向と前後方向の合成ベクトルを表す．上の図は，「蝶の羽」のようにみえる力の移り変わりが，踵接地から足趾離地まで，足にどのように作用するかを表している．赤で示された矢印は，踵接地，立脚中期，足趾離地のそれぞれ時点でのベクトルである．（Whittle M: *Gait analysis: an introduction*, ed 4, Oxford, 2007, Butterworth-Heinemann より引用）

床反力の記述は，力を3つの直交する軸，垂直軸，前後軸，内-外軸で表すデカルト座標系に従う．それぞれの軸の力ベクトルを合成すると，足と床のあいだの力ベクトルは1つのベクトルにまとめられる．床反力の垂直方向成分と前後方向成分を合成し，1歩分のベクトル線を重ねて図示すると，昔から知られているように「蝶の羽」を呈する（図15.30）．

▶垂直分力 Vertical Forces

垂直分力とは身体を支持する床面に対する垂直方向の力のことである．垂直方向の床反力は，一歩行周期中にピークが2回ある．体重を少し上回る力が立脚初期にみられ，また踵離地直後にもみられる（図15.31A, Cと動画15.5）．立脚中期では床反力は体重を下回る．このような力の変動は重心に作用する加速度によるものである（力は質量と加速度の積F＝maで表される）．立脚初期では重心は下降している（図15.24参照）．身体の下降した動きを減速し，それから上昇する動きを加速するために，体重よりも大きい垂直方向の床反力が必要になる（同様のことが体重計に飛び乗った際にも起こる．飛び乗った直後は静止時の体重よりも重く表示される）．立脚中期では，立脚初期中に蓄えた身体の上方運動量により体重の相対的な「打ち

EC

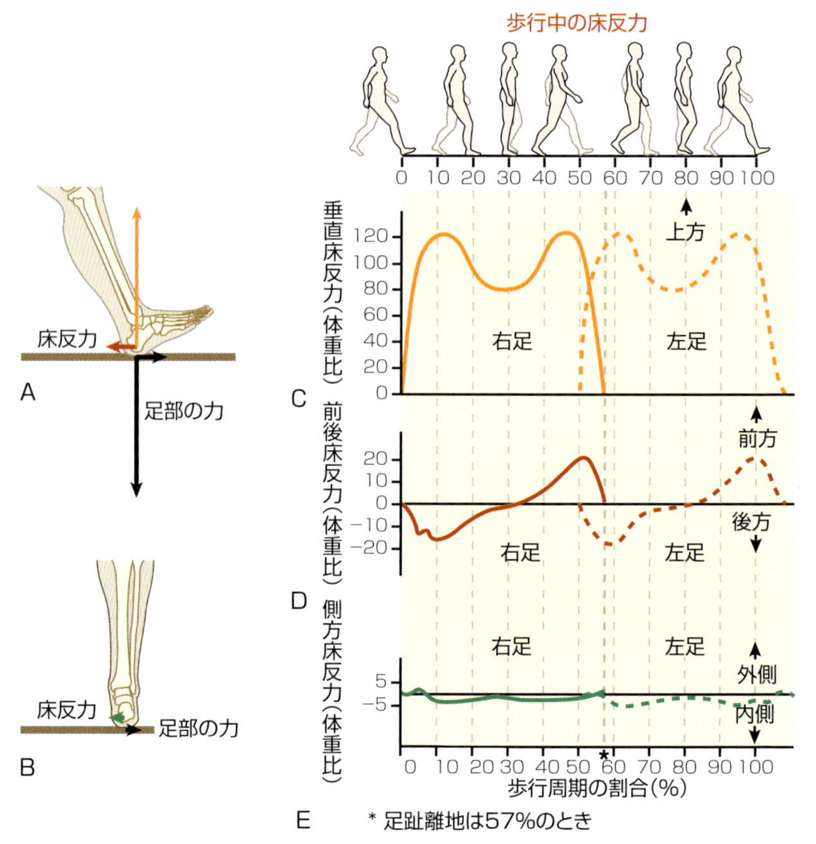

EC 図 15.31　歩行時の床反力（動画 15.5 と 15.6 参照）．（A）歩行周期 10%のときの垂直方向床反力（朱色の矢印）と前後方向の床反力（赤の矢印）ならびに足が押す力（黒の矢印）を示す．（B）歩行周期 10%のときの内側-外側方向の床反力を図示している．（C～E）一歩行周期中の床反力を示す．破線は左下肢の立脚相のものを表す．

消し」の結果で，垂直方向の床反力は体重を下回る．蹴り出し期にかなり高くなる床反力は，底屈筋の踏み出しと，立脚後期の重心下降に逆らう必要性の組合せを反映する．

床反力のピーク値（体重に対する比）

- 垂直方向：体重の 120%
- 前後方向：体重の 20%
- 内側-外側方向：体重の 5%

▶前後分力 Anterior-Posterior Forces

前後方向では，身体を支える床面に対して水平方向の摩擦力が作用する．踵接地時の床反力は後ろ向きである（すなわち，足は床に対して前向きに力を加えている）（図 EC 15.31D と動画 15.5 参照）．このとき，足と床のあいだの摩擦が十分でないと，足が前へ滑ってしまう（漫画でもよくある光景，バナナの皮で滑って転ぶ様子である）．歩幅を広げたり，速く歩いたりすれば，水平方向の床反力も大きくなる．足が滑ることを避けるためには，足と床との摩擦を大きくする必要がある[44, 86, 123]．したがって，歩くための摩擦係数を求めることも必要になる．これは，摩擦力の合計値（前後，左右方向を合わせた水平面の合成ベクトルの大きさ）を足にかかる垂直方向床反力で割った比率として求めることができる[30, 44]．足が滑らないようにするには，重心と足の着地位置の距離を短くする，歩行速度を遅くする，という対策がある．凍結した道の上を歩くとき，歩幅や歩隔を狭めて歩くのはこのためである．足の真下に重心を置くことにより，摩擦力を使わないようにしている．

立脚相の後半，床反力は前方へ転じる．これは身体を前へ進める推進力を得るため，足で床を後方へ蹴っているためである．推進力の大きさは，歩行速度とくに加速の大きさに左右されるが，床と足のあいだの摩擦が不十分なら足が後方へ滑り，身体を前進させることができない．滑る床の上を速く歩こうとすれば，このような経験が味わえる．

前後方向の床反力の最大値は，およそ体重の 20%である．この摩擦力の大半は重心によるもので，足に対して重心が後方（踵接地）と前方（立脚相後半）にあるときに生じる．歩幅が大きいと，床と下肢のあいだの角度が開き，摩擦力が大きくなる．質量や重心位置，慣性モーメントのような身体の慣性特性も，前後方向の床反力の大きさに影響する．

踵接地に後方へ生じる床反力は，前へと進んでいた身体にブレーキをかけ減速させる．反対に，足趾離地の直後に前へ加速するのは，前方向の床反力によるものである．ということは，両脚支持期では，一方の下肢に推進力が働いているとき，もう一方の下肢には減速力がかかっている，ということに気づいて欲しい（図 15.31D 参照）．一定速度で歩いている人は，立脚相後半で起きている推進力と立脚相前半で起きている減速力が釣り合っている．力の大きさは同じ，向きは逆，という状態なので，両脚支持期で体重を一方の足からもう一方の足へと移すとき，身体のバランスはとれている．減速するときは推進力よりも減速力を大きくすればよいし，加速するときは，その反対でよい．

▶側方分力 Medial-Lateral Forces

側方の床反力の大きさはかなり小さく（体重の 5％以下），個人差も大きい（図 15.31B, E と動画 15.6 参照）．前後方向の剪断力と同様，側方の剪断力の大きさと方向は重心の位置の足部の位置によって決まってくる．歩行周期の 5％前後では外側方向に小さな剪断力が生じ，踵接地時の側方の速度をゼロにする．それ以外の時期は重心が足部の内側にあり（図 15.24），足部は床を外へ押すことになる．したがって，床反力の方向は内側となる．立脚相のほぼ全般にわたる内側方向の力のうち，最初の時期のものは重心の外側方向への動きを食い止め，後半は重心を反対側の下肢に向かって内側に加速する働きをする．これにより反対側の下肢を蹴り出し，次の着地に向けた準備が整うのである．

側方の床反力の作用は，正常歩行ではあまり意識されないが，大きな歩幅で歩いたときや，右へ左へと跳び跳ねた際には強く感じとることができる．実際に，歩隔を広げて歩く人の側方の床反力の最大値は大きい．また，摩擦がいかに重要かということは，氷の上を歩く人をみればわかる．氷の上を歩く人は，綱渡りのロープでも渡るかのように，歩隔を狭くして歩く．これはすでに述べたように，重心を足の上に保持して，側方の床反力が生じないよう，摩擦力を使わなくてもよいようにして適応しているのである．アイススケートの競技者は側方の床反力を利用して進むが，これを可能にしているのは，スケートの刃であり，氷に刃を立てることで，推進力のための抵抗を生み出しているのである．

圧中心の軌跡
Path of the Center of Pressure

立脚相の足底面の圧中心の軌跡は，一歩一歩，比較的同じパターンの軌跡を描く（図 15.32）（ここで用いる「圧」は，力が作用するある平面に関する床反力のことを指している）．踵接地時の圧中心は踵中央のやや外側に位置する．それから立脚相まで，中足部の外側へと進み，踵離地から

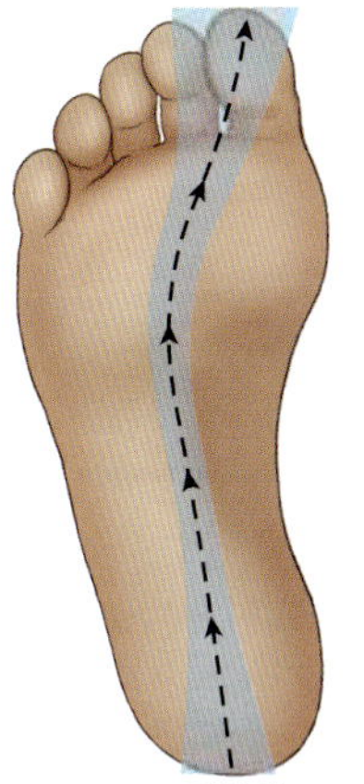

足底面上の足圧中心の軌跡
足趾離地
踵接地

図 15.32　踵接地から足趾離地までの足における圧中心の軌跡．塗りつぶされている部分は圧中心の個人における軌跡の変動の大きさを表す．

足趾離地にかけては前足部内側（第 1 中足骨頭と第 2 中足骨頭のあたり）に至る．圧中心の位置は踵接地時に足関節と足部が底屈，外がえしになりやすい根拠の説明にも使われる（図 15.33）．底屈，外がえしは足関節の筋群，前脛骨筋を含む背屈筋群の遠心性活動によって限定的に抑制がかけられている．

関節トルクと関節パワー
Joint Torques and Powers

歩行時に足にかかる床反力は下肢の関節に対して外的トルクを生じる．このことを図 15.34 に示した．右下肢の荷重反応期では床反力の作用線が足関節と膝関節に対しては後方，股関節に対しては前方を走っている．ここから，踵接地時の床反力により，足関節は底屈，膝関節は屈曲，股関節は屈曲へと動かされる力が生み出される．体重を支えるためには，こうした外的トルクに対抗する内的トルクの生成が必要で，そのトルクは，足関節背屈筋群，膝関節伸展筋群，股関節伸展筋群の活動によって生成する．

内的トルク（ここでは筋が発生する筋トルクとしてもよい）の大きさを見積もる簡単な方法は，図 15.34 と同じような関節位置と床反力ベクトルの関係がわかる身体図を描き，静的な釣り合い式を立てて解くことである．しかし，より正確な値を求めるには，動的条件を考慮した逆動力学的計算が必要になる[8]．この計算には，対象者の体格に基づいた人体特性値（各体節の質量，重心位置，慣性モーメント），正確な身体の位置や動きの大きさ（各体節の並進運動速度や角速度），歩行時床反力（図 15.5 参照）といっ

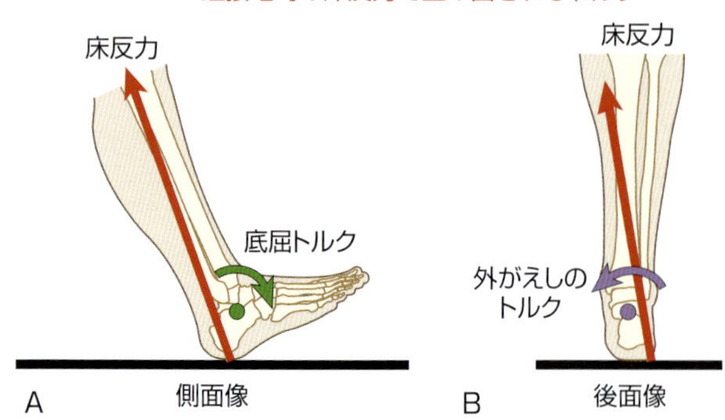

図 15.33　(A) 踵接地時には床反力の作用方向は，距腿関節の回転中心（緑の円）の後方を通り踵骨に達するので，足関節の底屈トルクを生む．この外的トルクを打ち消すために，生体内で足背屈筋群により背屈トルクを発生する．(B) 床反力の作用方向と踵骨の回転中心（紫の円で示した踵骨のほぼ中央）の外側を通り踵骨に達することを示しており，これが距骨下関節に対する外がえしのトルクを生み出す．この動きは前脛骨筋の作用で部分的に調整が可能である．

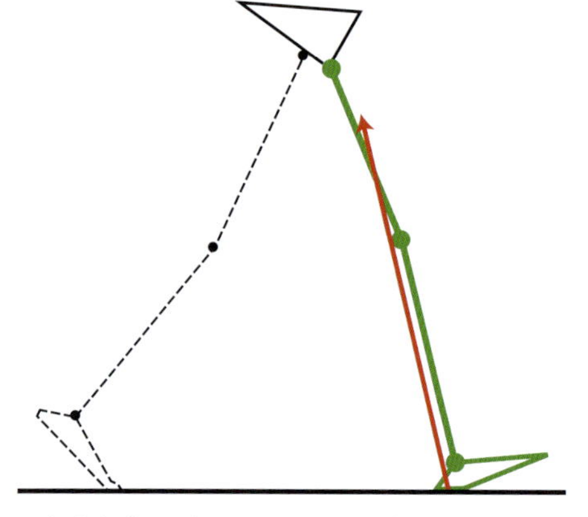

図 15.34　立脚初期の床反力ベクトル（足関節，膝関節の後方，股関節の前方を通る）から見た足関節底屈，膝関節屈曲，股関節屈曲作用．(Whittle M: *Gait analysis: an introduction*, ed 4, Oxford, 2007, Butterworth-Heinemann より改変)

た情報が必要になる．本章で述べる歩行中の内的トルクの多くはこの逆動力学的計算で求められたものである．

先に述べたとおり，とくに関節が可動範囲の中間あたりにあるとき，関節の動きを制御する内的トルクの原動力は筋の活動である．この内的トルクは筋の作用方向と関節運動の方向が一致するときは求心性筋活動で生み出され，反対に筋の作用方向と逆向きに関節が動くときは遠心性筋活動で生み出される．どちらの場合も，内的トルクの大きさは，本章の前の部分で触れた筋活動と対応してみても違和感のないものである．

内的トルクは関節包や腱，靱帯といった結合組織でも，それらが伸縮したときに受動的に生み出される．必ずしも関節での内的トルクの構成として能動性の力成分と受動性の力成分の割合を言い切れるとは限らない．場合によって，たとえば関節の可動範囲の中間での動きであれば，割と簡単な推論で該当の組織（筋による能動的な力だろう）は特定できるであろう．一方，関節可動域の最終域近くなどの場合，能動性および受動性の組織がともに関与している可能性を考えたほうがいいのであろう[238]．筋力低下によって生じる種々の異常歩行では，関節の最終域で生み出される受動的な張力にすっかり頼って，歩くために必要な内的トルクを生み出している．

文献ではしばしば主動筋と拮抗筋の同時活動を考慮するために，「正味の」内的トルクという言葉を使うことがある．たとえば，遊脚相に股関節屈筋で生み出された屈曲トルクには，遠心性に活動する股関節伸展筋のトルクも関与しているかもしれない場合，股関節屈曲トルクからこの伸展トルクを引いたものが，正味の屈曲トルクである．歩行では拮抗筋が発生するトルクはとても小さいが，無視してよいわけではないし，とくに脳卒中やパーキンソン病などの病的歩行ではなおさらである．本章では，「正味の」と，あえて断ることはしないが，その意味は内的トルクという言葉に含んでいる．

内的トルクという概念は，歩行中の関節の動きをコントロールする特定の筋や結合組織の役割について貴重な知見をもたらす．ただ，内的トルクだけでは，関節を動かす仕事が，筋によるのか，結合組織の伸張によるのか，までは特定できない．そして，その判別を可能にするのがパワー（仕事率）である．関節パワーは正味の関節トルクと関節角速度の積で表される．関節パワーは，ある関節まわりのすべての筋と結合組織によって，生成，あるいは消費されるエネルギーの時間割合を反映したものである．正の値ならパワーの**生成**を意味し，筋の活動は求心性であり，結合組織は伸張された状態から解き放たれ，エネルギーを放出している状態を意味する．負の値ならパワーの**吸収**を意味し，筋の活動は遠心性であり，結合組織は伸張された状態を意味する[238]．パワーの生成と吸収の概念は垂直跳びを例にするとわかりやすい．跳び上がる前段階のスクワット姿勢になる際，下肢の多くの筋は遠心性に活動し，エネルギーを吸収する．それから，このエネルギーは，身体を上昇する際の筋の求心性の活動，伸張した結合組織により解き放たれる．この概念を筋力増強に応用したのが，有名な**プライオメトリックエクササイズ**である．

ここで，いま一度パワーの生成と吸収は角速度と内的トルクの積が元になっていることを強調しておく．例をあげてその意味を考えてみる．内的トルクが大きかったとしても，角速度がとても小さければ，小さなパワーしか生み出さない．反対に，これと同じ内的トルクでも，角速度が大きければ，かなり大きなパワーを生み出せる．このことは，図 15.35, 15.36, 15.38, 15.42 に示されたデータ[241, 242]について推論する際にも，とても重要になってくる．

次の項から，歩行中のおもなトルクとパワーを中心に述べる．それらの節では，図も使って，矢状面の股関節，膝関節，足関節，および前額面の股関節における運動データと力学データがまとめられている．それらの図をしっかりと読み取ることで，歩行中の関節運動，トルク，パワー，筋活動それぞれの関係性への理解が深まる．歩行中の矢状面のトルクとパワーの大きさおよびパターンについては，文献間で大きな相違はない．しかし，トルクとパワーの計算には運動データも使うので，前額面と水平面，とくに水平面のトルクとパワーのデータに，文献間での相違がみられ，ばらつきが大きい[65, 82, 134, 188]．

関節トルクとパワーの分析には，歩行の力学の完成形ともいえるくらいの情報が含まれている[57, 75, 238]．これらの変数は，身体を支持し，前進させるために，各種の関節，筋群などの相対的な貢献度を定める助けとなる[28, 122]．これらの情報から，病的歩行の理解も深められる．

▶股関節 Hip

立脚相の初期に，矢状面において，股関節の筋群は股関節伸展トルクを発揮して体重を支持し，慣性力による体幹の前屈を抑制し，股関節を伸展する（図 15.35A, B，動画 15.7）．立脚後期には屈曲トルクを発揮し，股関節伸展にブレーキをかけ，足趾離地時の前には屈曲を開始する．ここでの股関節屈曲トルクは，関節包を含む股関節前面の組織が伸ばされることによる受動的な力と股関節屈筋群の筋活動力が合わさって生み出されたものである[238]．遊脚初期では，股関節屈筋の求心性活動による小さめの屈曲トルクが股関節の屈曲をさらに進める．遊脚相の後半（歩行周期の約 80%）では，まず股関節屈曲にブレーキをかけ，それから伸展に転じるため，股関節伸展トルクの発揮が必須になる．

図 15.35C に矢状面の股関節におけるパワーの推移を示す．歩行周期の最初の 35% ではパワーを生成して身体を支え，重心を押し上げ，体幹の動揺を抑え，身体を前へと進める[242]．それから歩行周期の約 50% まで，股関節前面の組織と股関節屈筋の遠心性活動による抵抗力で股関節伸展は減速され，パワーも吸収へと転じる．立脚相の終わりから遊脚初期では股関節を屈曲するためパワーは生み出される[238]．遊脚相の後半では，股関節の屈曲にブレーキを

EC

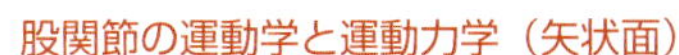

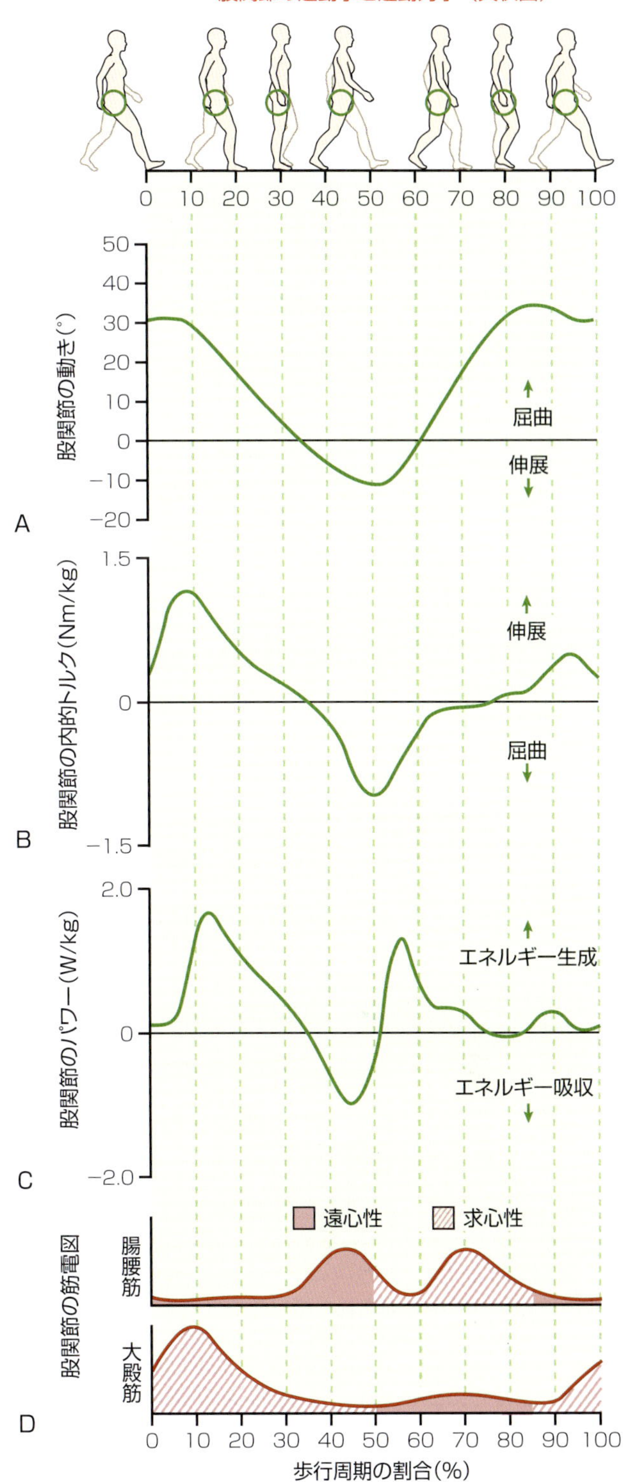

図 15.35　一歩行周期における矢状面での股関節の（A）動き，（B）内的トルク，（C）パワーそして（D）筋電図（動画 15.7 参照）．筋電図波形は歩行中の筋活動の相対的強度を表す．（トルクとパワーは身体質量で正規化した値で Winter ら（1996）[242] のデータから引用．筋電図は Winter（1991）[241] と Bechtol（1975）[15] のデータから引用）．図 15.29 と同じように，筋活動は，歩行周期中の最大活動で正規化（最大活動に対する比）しており，最大値が縦軸の上限になっており，波形が大きいことが，大きな力を出しているとは限らない．

EC

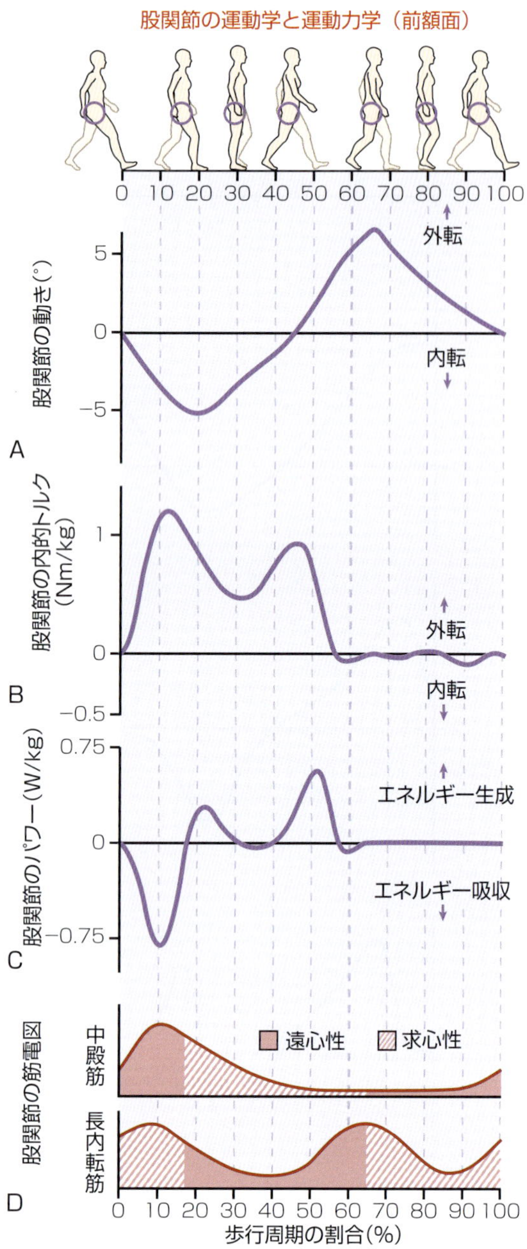

股関節の運動学と運動力学（前額面）

図 15.36　一歩行周期における前額面での股関節の (A) 動き，(B) 内的トルク，(C) パワー，(D) 筋電図（動画 15.8 参照）．筋電図波形は歩行中の筋活動の相対的強度を表す．（トルクとパワーは身体質量で正規化した値で Winter ら（1996）[242] のデータから引用，筋電図は Winter（1991）[241] のデータから引用）．筋電図の正規化については，図 15.35 の説明文の中で解説している．

かけ伸展に転じるため，股関節の角速度とトルクが移り変わり，これを反映した小さなエネルギーの変動がある．

歩行時の矢状面での股関節運動を明確に説明するために，図 15.35D に股関節のおもな主動筋–拮抗筋のペアである 2 つの筋の活動様式と強さを表す．筋電波形で囲まれた範囲のうち，股関節の角運動の方向に基づき，筋が遠心性活動だと思われる部分は赤く塗りつぶし，求心性活動だと思われる部分は斜線で示す．一般的には，筋活動はパワーの吸収（遠心性活動）と生成（求心性活動）と相関関係にある．

前額面においては，立脚相全般に渡って外転トルクが発生し，股関節の内側に位置する重心を支えている（図 15.36A, B，動画 15.8）．立脚初期はパワーの吸収が起こるが（図 15.36C 参照），この頃，反対側の骨盤は最初のうちは下降している（図 15.36A 参照）．これらの運動は股関節外転筋の遠心性活動で調節されている（図 15.36D 参照）．歩行周期の 20～50％では 2 回パワーが生成され，反対側の骨盤が上昇する（図 15.36C）．

水平面では歩行周期の最初の 20％で大腿骨の内旋にブレーキをかけるため，外旋トルクを発揮する（図 15.37A 参照）．その後の立脚相において，このトルクは，反対側の骨盤を前へ進めるため，内旋トルクに引き継がれる．ただ，これらのトルクはとても小さく，矢状面，前額面の大きさの 15％ほどである．歩行周期の最初の 20％までにみられる股関節外旋筋群の遠心性の活動は，図 15.37B に示されるように，パワーを吸収していると考えられる．しかしながら，冒頭でも述べたとおり，股関節の水平面のデータについては，ばらつきがとても大きい．それは，動きが小さいということも，水平面の運動を正確に計測することが困難ということも，データの処理にもさまざまな手法がある，ということも影響していると考えられる[188, 189]．

▶膝関節 Knee

矢状面において，踵接地時のごく短時間（歩行周期の 4％）で最初の屈曲トルクが発生する．これにより膝が屈曲し，着地の衝撃を緩和するのに適したアライメントになる（図 15.38A, B，動画 15.7）．体重を受け止めるため大きな伸展トルクは，この短時間の屈曲トルクのあとすぐにみられる．この伸展トルクは，歩行周期の 20％に達するまで継続し，最初は膝関節の屈曲を制御し，次に膝関節の伸展を担う．歩行周期の 20～50％までのあいだ，膝関節が歩行周期の 20～40％では伸展するにもかかわらず，内的な屈曲トルクがみられる．そのとき，ハムストリングスの活動があまりみられないので，その内的トルクの大半は膝関節後面の構造体，関節包の伸張などで生じる受動張力によるものである．遊脚に向けた膝関節の屈曲は，歩行周期の 40％あたりから始まるが，このときの内的トルクは動きとぴったりと合う屈曲トルクである．これは，歩行周期の 40～50％で生じる．しかし，足趾離地の直前は，膝の屈曲を抑えるため，内的に伸展トルクを発生する．

矢状面におけるパワーの軌跡は，膝関節周囲の筋の作用を反映している（図 15.38C，D）．立脚初期のパワーのご

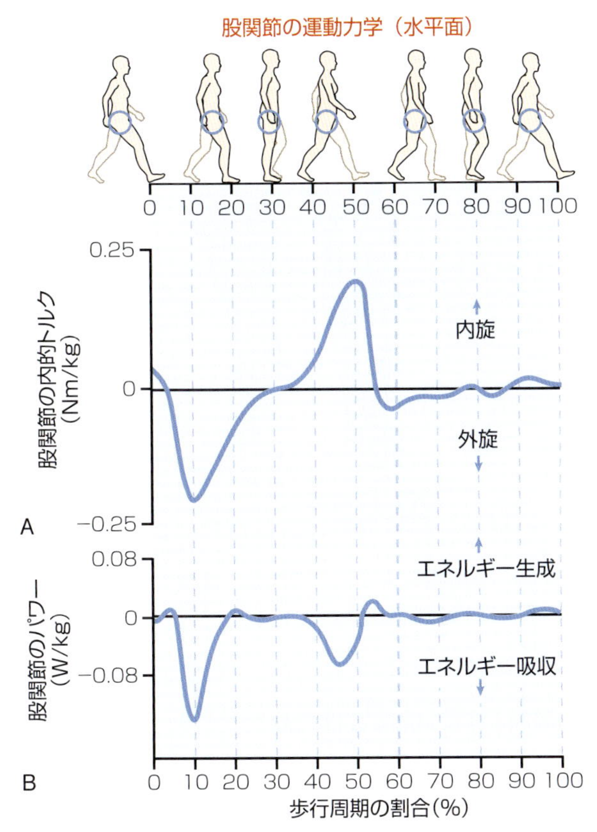

図 15.37　股関節の水平面の（A）内的トルクと（B）パワー（データは身体質量で正規化されている）．（Winter DA, Eng JJ, Ishac M: Three-dimensional moments, powers and work in normal gait: implications for clinical assessments. In Harris GF, Smith PA, editors: *Human motion analysis: current applications and future directions*, New York, 1996, IEEE Press より引用）

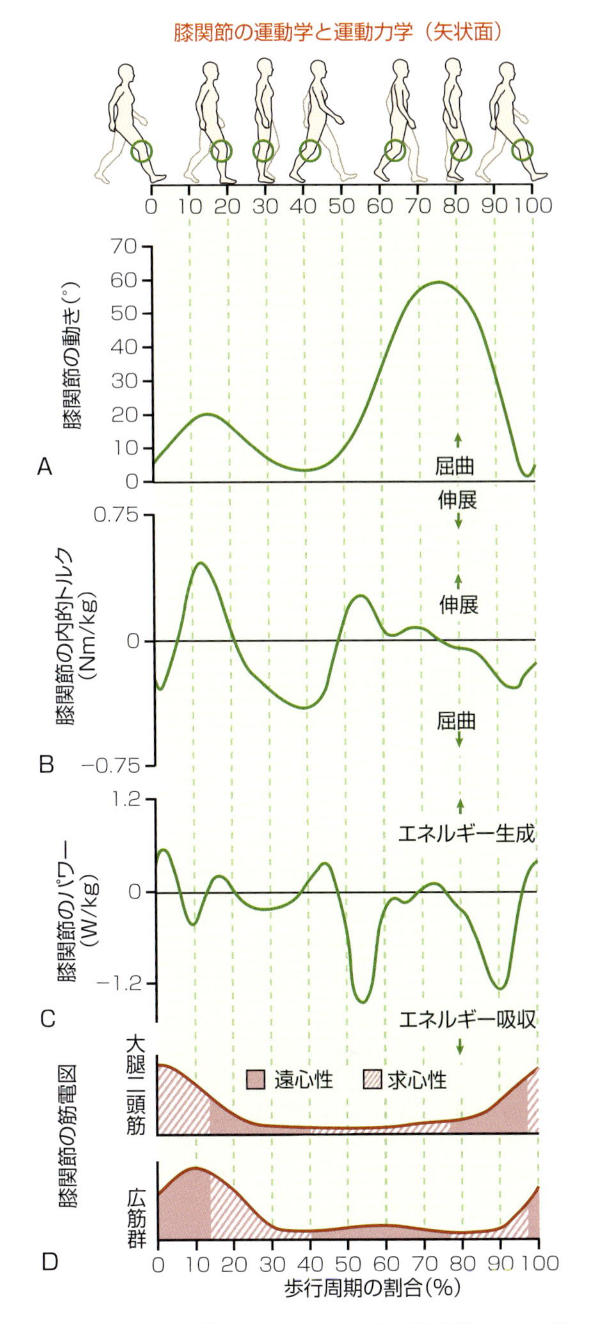

図 15.38　一歩行周期の矢状面における膝関節の（A）動き，（B）内的トルク，（C）パワー，（D）筋電図（動画 15.7 参照）．EC 筋電図波形は歩行中の筋活動の相対的強度を表す．（トルクとパワーは身体質量で正規化した値で Winter ら（1996）[242] のデータから引用，筋電図は Winter（1991）[241] のデータから引用）筋電図の正規化については，図 15.35 の説明文の中で解説している．

く短い生成は，膝をの屈曲トルクが膝を実際に屈曲させることを示している．それから少しのあいだにパワーは吸収に転じるが，これは歩行周期の 5～15％まで続く大腿四頭筋の遠心性活動を反映している．その後，一瞬パワーの生成になるが，これは，膝伸展トルクが続いているあいだに，膝が伸展し始めるためである．足趾離地の直前，歩行周期の 50～60％で膝の伸展筋群は膝関節の屈曲の抑制に働き，パワーは吸収に変わる．遊脚相の後半では，遊脚肢が減速しながらハムストリングスがエネルギーを吸収し（図 15.38C, D 参照），次の踵接地に備え膝を屈曲し始める直前まで継続する．

前額面においては（図 15.39A），外転の外的トルクが生じるときの踵接地を除けば（動画 15.8），外転の内的トルクは，床反力の作用線が膝関節の内側を通ることで生じる内転（内反）の外的トルクに対抗する（図 15.40，動画 15.9 参照）[1, 167]．この外転の内的トルクは筋の活動と組織の伸張が合わさって生み出されているもので，広筋群，腓腹筋，ハムストリングスに加え，大腿筋膜張筋，膝の後外側靱帯もかかわっているかもしれない[167]．トルクはとても大きいにもかかわらず（図 15.39A），運動はわずかしかないので角速度も小さく（図 15.39B），立脚相の水平面におけるパワーの値はとても小さい．とはいえ，最初にエネルギーの生成，その後エネルギーの吸収というパターンは，

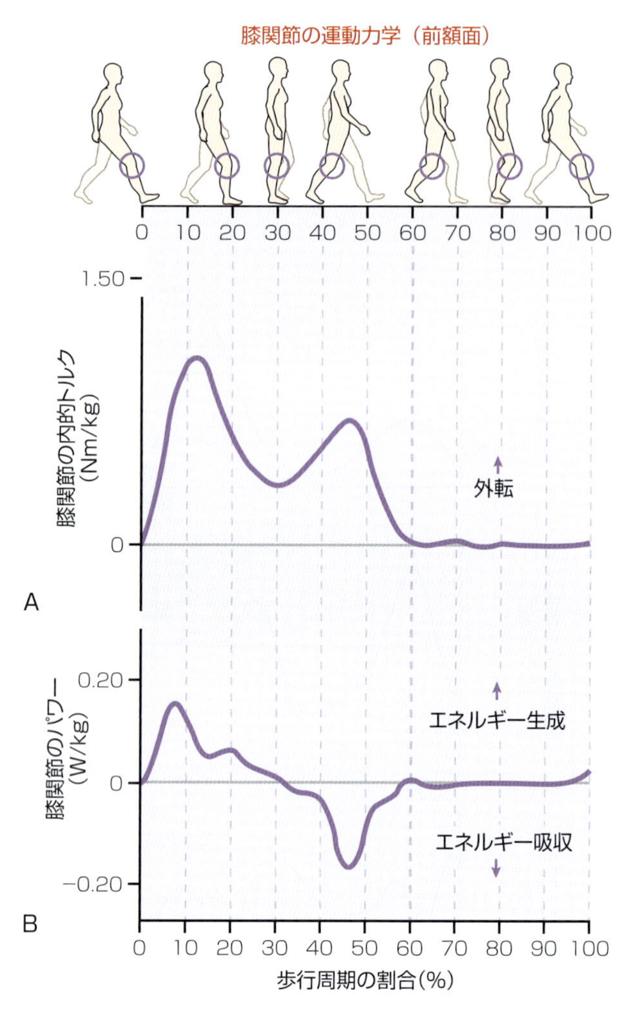

図 15.39　膝関節における前額面の (A) 内的トルクと (B) パワー．(Winter DA, Eng JJ, Ishac M: Three-dimensional moments, powers and work in normal gait: implications for clinical assessments. In Harris GF, Smith PA, editors: *Human motion analysis: current applications and future directions*, New York, 1996, IEEE Press より身体質量で正規化したデータを引用)

最初に膝がわずかに外転 (外反) し，その後わずかに内転 (内反) することを示唆している．

水平面における膝の関節トルクは股関節と同様に，立脚相の前半は外旋トルクで，後半は内旋トルクである (図 15.41A)．これらのトルクはおもに膝の靱帯による受動的な力であるが，これは，股関節まわりの筋群が活動して生み出したトルクに対抗するものである [64]．荷重反応期では膝の関節包や靱帯が脛骨に対する大腿骨の内旋 (あるいは膝関節の外旋) に抵抗して，小さなパワーの吸収が起きる (図 15.41B 参照)．そして，股関節と同様，これらトルクとパワーの値は矢状面，前額面に比べてかなり小さい．

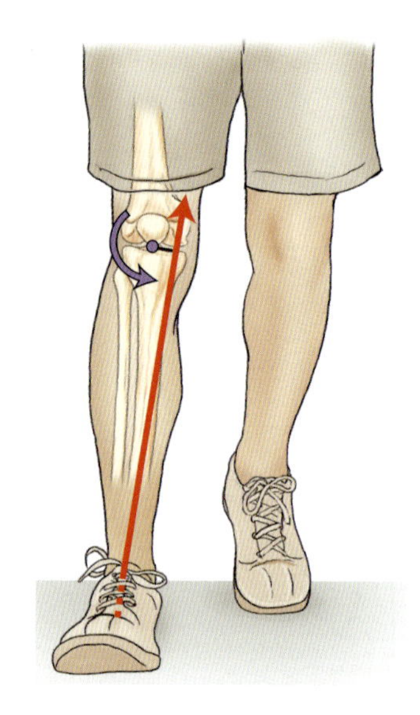

図 15.40　立脚相のほとんどの時間，床反力 (赤の矢印) は膝関節に対して内反トルクを生じている (動画 15.9 参照)． EC

▶足関節と足部 Ankle-and-Foot

矢状面では踵接地の直後に小さな足関節背屈トルクが生じる (図 15.42A, B と動画 15.7)．このトルクは，踵骨に荷重がかかって生じた底屈トルクに対抗するものである (図 15.33 に詳細)．このあとは立脚相全般にわたって底屈トルクが発生し，最初は脛骨が足部を超えて倒れるのを抑制し，蹴り出し期には足関節を底屈する．遊脚相にはかなり小さな背屈トルクが起こり，足部の背屈を保ち，つま先を床に着かないよう作用する． EC

矢状面では踵接地の直後，足関節の底屈に筋がブレーキをかけるためパワーの吸収が起こる (図 15.42C)．蹴り出しまで，歩行周期の 10～40% まではパワーの吸収が何度かみられるが，これは足底屈筋群の遠心性に活動し (図 15.42D)，脛骨を足関節まわりにゆっくりと回転させるためである．この足関節の回転がゆっくりと進む (角速度もおそらく遅い) ので，歩行周期の 10～40% までのパワーはとても小さい値を示す (図 15.42C)．かなり大きなパワーの生成が蹴り出し時 (歩行周期の 40～60% まで) に生成されるが，これは足関節の底屈筋群の求心性活動がおもに生み出しているものであるが，そのパワーのおよそ 10～15% は踵接地前に足関節底屈筋群が伸張されることでたまったエネルギーが放出されたことによる．この蹴り出し期のパワーの生成が，多くの人から (すべての人というわけではない)，正常歩行における身体の前進を可能にする大事な鍵だとみなされている．重心や股関節伸展筋群も重要な役割を担っている [28, 101, 177]．

前額面と水平面における足関節と足部のトルクとパワー

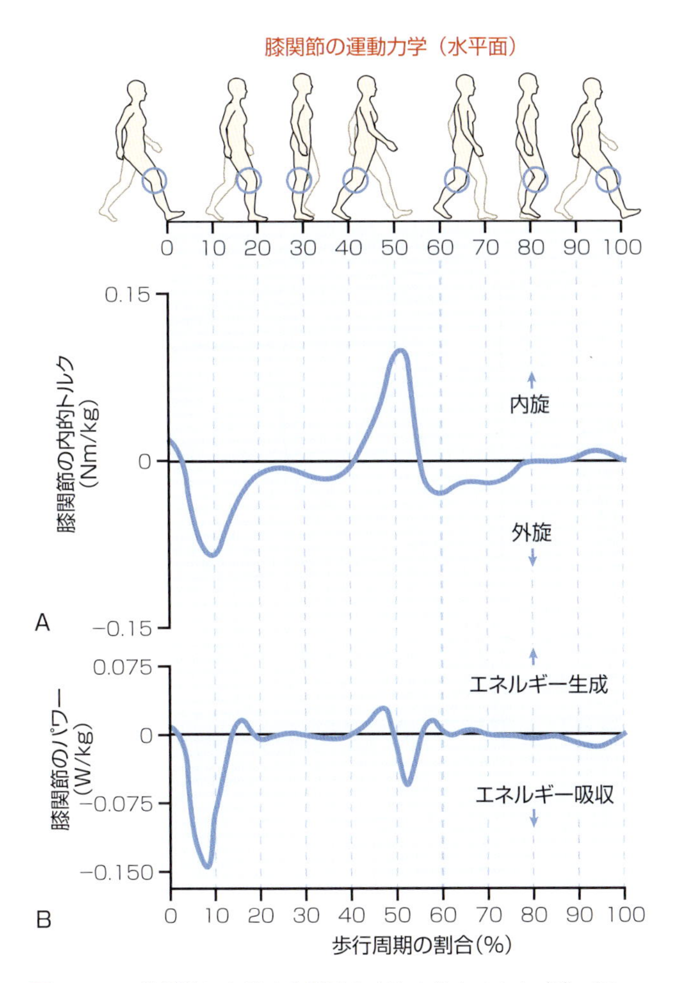

図 15.41　膝関節における水平面の (A) 内的トルクと (B) パワー.（Winter DA, Eng JJ, Ishac M: Three-dimensional moments, powers and work in normal gait: implications for clinical assessments. In Harris GF, Smith PA, editors: *Human motion analysis: current applications and future directions*, New York, 1996, IEEE Press より身体質量で正規化したデータを引用）

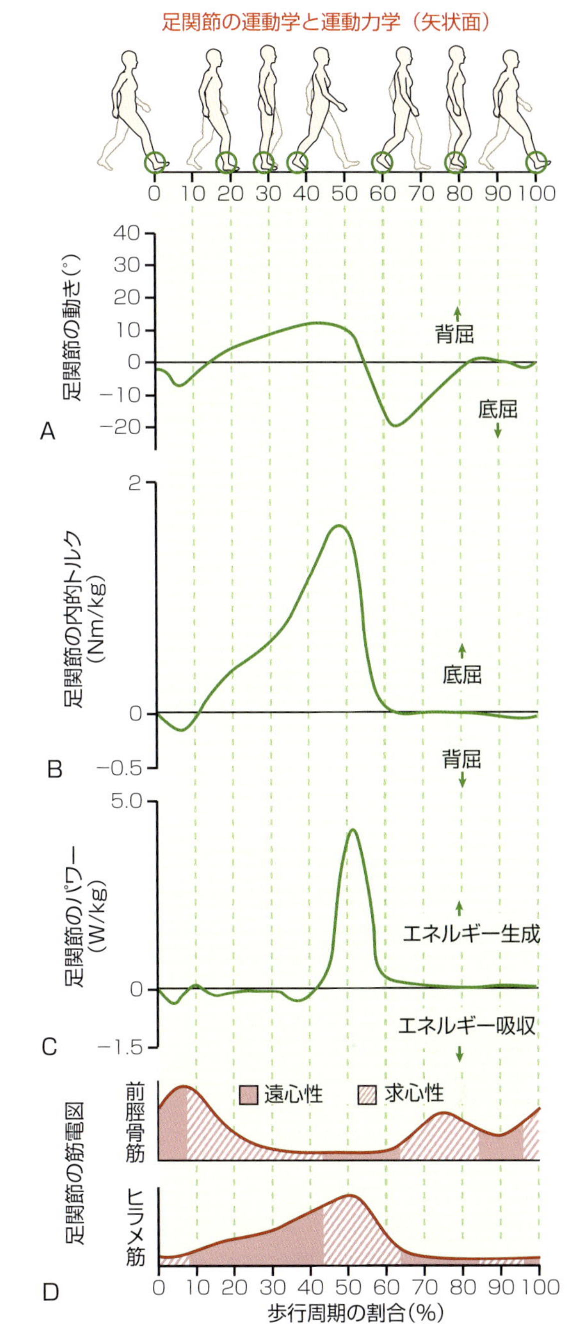

図 15.42　一歩行周期の矢状面における足関節の (A) 運き, (B) 内的トルク, (C) パワー, (D) 筋電図（動画 15.7 参照）. EC 筋電図波形は歩行中の筋活動の相対的強度を表す.（トルクとパワーは身体質量で正規化した値で Winter ら (1996)[242] のデータより引用, 筋電図は Winter (1991)[241] より引用）. 筋電図の正規化については, 図 15.35 の説明文の中で解説している.

の値, とくにパワーはかなり小さく, また人によって大きく異なる（図 15.43, 15.44）. 前額面の立脚相では小さい外がえしトルクで始まり（歩行周期の 0～20%）内がえしトルクに続く（歩行周期の 20～45%）, そして, 足趾離地直前により小さな外がえしトルクとなる[242]. 水平面では立脚相中は外旋トルクとなる. この外旋トルクは第 14 章で述べた足関節と足部の運動の定義に従うと, 外転トルクといえる.

関節と腱の力

Joint and Tendon Forces

関節面, 靭帯, 腱はすべて歩行中に大きな圧縮, 引っ張り, 剪断力を受ける. これらの力の大きさに関する知見は, とくに臨床家, 整形外科医, 生体工学の研究者に関心が高い[54, 71, 111, 204]. 人工関節などのインプラントの設計ではとくにこの種のデータが必須である. 男性でも女性でも直接これらを計測することはまず難しく, 普通はこれらの力をモデル化と最適化手法を駆使して間接的に計算される[10, 88, 142, 227].

歩行中のさまざまな組織にかかる力を表 15.6 に示す. これらの力は驚くほど大きい. たとえば, 1.4 m/ 秒で歩いたときの股関節の圧縮力は体重の 3～6.4 倍くらい大きい

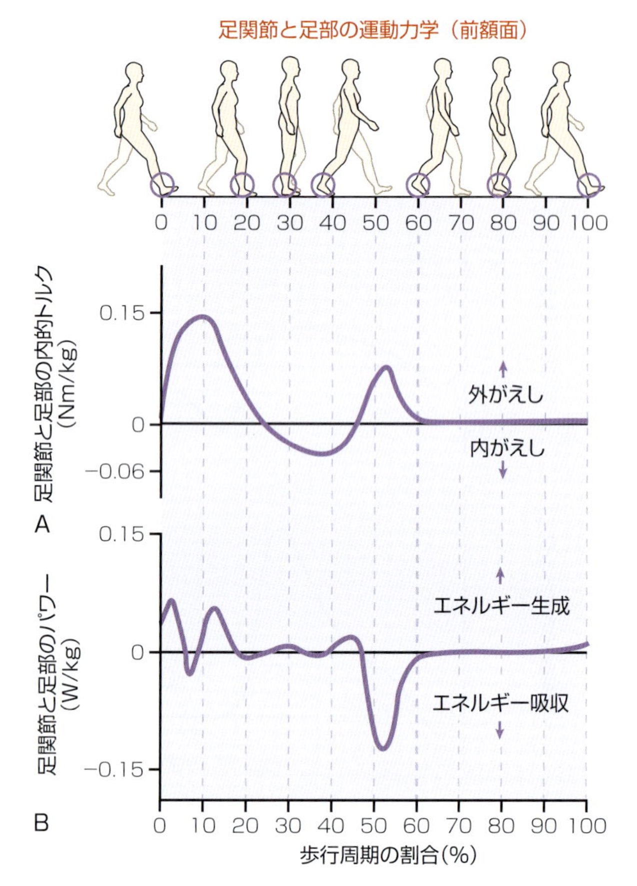

図 15.43　足関節と足部の前額面の (A) 内的トルクと (B) パワー.（Winter DA, Eng JJ, Ishac M: Three-dimensional moments, powers and work in normal gait: implications for clinical assessments. In Harris GF, Smith PA, editors: *Human motion analysis: current applications and future directions*, New York, 1996, IEEE Press より身体質量で正規化したデータを引用）

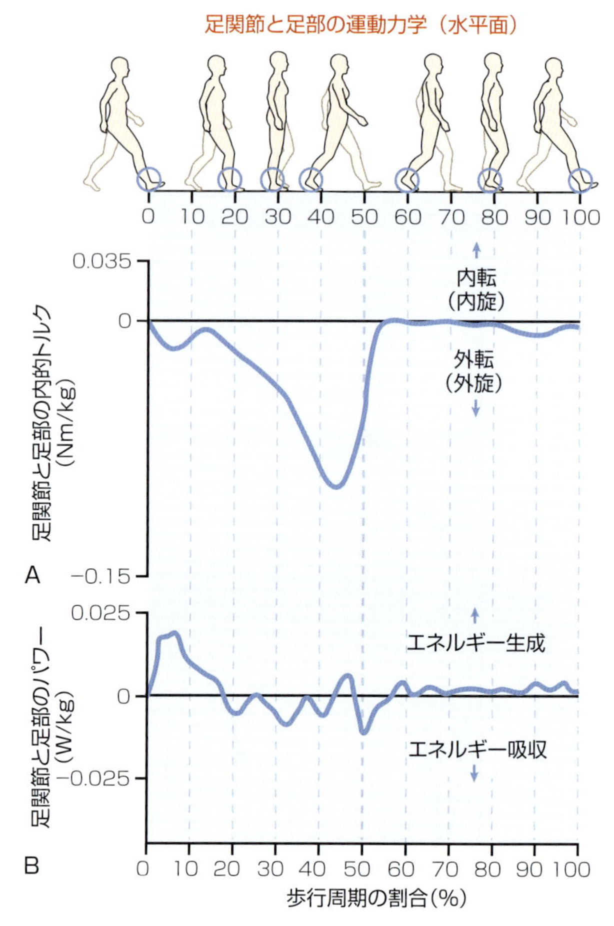

図15.44　足関節と足部の水平面の (A) 内的トルクと (B) パワー.（Winter DA, Eng JJ, Ishac M: Three-dimensional moments, powers and work in normal gait: implications for clinical assessments. In Harris GF, Smith PA, editors: *Human motion analysis: current applications and future directions*, New York, 1996, IEEE Press より身体質量で正規化したデータを引用）

とされてきた[2, 199, 237]．もう一度第 12 章の股関節の圧縮力で述べた議論を思い出してみると，歩行中の下肢関節の圧縮力は，関節にまたがる筋とまたがらない筋の両方の活動力の影響が大きく，体重の影響が小さいのである[47, 202]．よって，股関節の変性によって疼痛を有する股関節にかかる力を減らすために支持側と反対の手で杖を持つ，歩行速度を落とすといった筋の出力を減らす効果をもつ対処法が鍵となっている．同様に，これらの力が病的歩行の有無に影響するのかを考慮することが，予防に加え介入の方策を計画するのに正しいといえる[37, 70, 206]．

異常歩行

私たちの大部分は，自分が歩けることを当然だと思っている．事実，個人的にけがや身体障害を経験していないかぎり，歩行を難しい課題だとは考えない．しかし，本章でここまでに述べてきた内容は，歩行の難しさを改めて私たちに教えてくれている．最大の効率で歩行するためには，歩行周期の各時期で，さまざまなことを同時に行わなければならない．

正常歩行では，関節可動域が十分に保たれ，歩くときに使う筋の強さも求められる．さらに，歩くには中枢神経系で無駄がないように動きを調節する必要もある．歩くことが複雑な仕組みで成り立っているだけに，正常歩行が障害によって侵される機会も多くなる．ただ，この仕組みには適応性もあるので，障害が重くても，歩行パターンを変えることで歩行をふたたび獲得する場合も多い．このような場合，正常歩行パターンの維持は犠牲となり，独力である場所からある場所への移動手段を保つことが優先される．足に痛むまめができているときや，海岸の熱い砂の上を歩くときであっても，私たちは歩行をその状況に適応させる能力を使っている．本質的には，異常歩行も病的歩行パターンも，適応能力を使って歩こうと努力した結果である[11]．

表15.6　歩行速度ごとにみた歩行時下肢構成体にかかる力の大きさ（体重比）

構成体（力の種類）	力の大きさ（体重比）	歩行速度*
足関節		
距腿関節（最大圧縮力）[2]	5.18	1.1m/秒
距腿関節（最大圧縮力）[199]	4.2	1.4m/秒
距腿関節（最大圧縮力）[43]	4.8	114歩/分
距腿関節（最大圧縮力）[190]	12.0	4.2m/秒（走行）
距腿関節（最大前方剪断力†）[205]	0.6	116歩/分
距腿関節（最大後方剪断力†）[205]	0.3	116歩/分
アキレス腱（最大張力）[67]	2.0	1.5m/秒
アキレス腱（最大張力）[68]	4.0	1.7m/秒
アキレス腱（最大張力）[190]	7.0	4.2m/秒（走行）
足関節背屈筋群（最大張力）[43]	1.0	114歩/分
足底腱膜（最大張力）[190]	2.1	4.2m/秒（走行）
膝関節		
脛骨大腿関節（最大圧縮力）[2]	4.09	1.1m/秒
脛骨大腿関節（最大圧縮力）[199]	4.6	1.4m/秒
脛骨大腿関節（最大圧縮力）[206]	3.0	記載なし
膝蓋大腿関節（最大圧縮力）[106]	0.3	1.0m/秒
膝蓋大腿関節（最大圧縮力）[217]	0.8	1.0m/秒
膝蓋大腿関節（最大圧縮力）[2]	0.86	1.1m/秒
膝蓋大腿関節（最大圧縮力‡）[88]	0.53	1.4m/秒
膝蓋大腿関節（最大圧縮力）[190]	9.0	4.2m/秒（走行）
前十字靱帯（最大張力）[43]	1.5	114歩/分
後十字靱帯（最大張力）[43]	0.4	114歩/分
膝蓋腱（最大張力）[68]	3.0	1.7m/秒
膝蓋腱（最大張力）[190]	5.8	4.2m/秒（走行）
ハムストリングス（最大張力）[43]	1.1	114歩/分
股関節		
股関節（最大圧縮力）[171]	3.1	0.9m/秒
股関節（最大圧縮力）[2]	3.77	1.1m/秒
股関節（最大圧縮力）[199]	6.4	1.4m/秒
股関節（最大圧縮力）[34]	3.05	記載なし
大内転筋（最大張力）[171]	0.3	0.9m/秒
中殿筋（最大張力）[171]	0.5	0.9m/秒

* m/秒，メートル毎秒．
† 距骨に対して脛骨が動く方向．
‡ これらの値はヒール高さ1.27cmの靴を履いて歩いたときのものである．力はヒールの高さが6.35cmのときに体重の0.85倍まで増加し，ヒールの高さが9.53cm時には体重の1.29倍になる．

ただ，普通とは変わった歩き方は，通常，エネルギー消費の増大を招き，身体に対する異常な負荷も生む．

異常歩行パターンに共通する3つの原因を下の枠の中にあげた．いずれも関連する局所的および系統的疾患を含んでいる．観察された異常は，局所の障害によって直接現れたものかもしれないし，障害に対する力学的な代償として現れたものかもしれない．病的歩行の特徴は障害そのものによるだけでなく，障害を代償する個人の能力にもよるのである．

病的歩行の原因

- 疼痛
- 中枢神経系疾患
- 筋骨格系疾患

疼痛は,「疼痛性歩行」とよくよばれるパターンの異常歩行を引き起こす．疼痛のある下肢に体重をかけないように歩くパターンが歩き方の特徴につながっている．おもにみられるのは歩幅が狭く疼痛のある下肢の立脚時間を短くした歩行である．疼痛が股関節外転筋の活動による股関節の圧迫によるものなら，疼痛のある下肢のほうへ頭と体幹を傾ける（第12章参照）．もし，疼痛の発生箇所が股関節以外なら，立脚肢に体重をかけないようにしようとするため，体幹を遊脚肢のほうへ傾けることもある．

脳血管障害，パーキンソン病，脳性麻痺のような多くの神経系の障害では，異常な歩行パターンが生じる[210]．筋の過緊張と伸張に対する抵抗で定義される筋の痙性は，筋活動の調整が不良で，筋の堅さも増大する．痙性はよく脳性麻痺や脳血管障害を患った人の伸筋でみられ，分回しやつま先の引きずりを伴う下肢を突っ張った歩行パターンとなる．股関節内転筋の過緊張ははさみ足歩行を招くことがある．パーキンソン病では腕の振りが欠如し，体幹は屈曲したままで，歩幅が短く一歩がだんだん速くなり，加速歩行がみられる．小脳の障害では，一歩一歩がばらばらでぎこちなく，歩隔が広いという特徴の失調歩行がみられる．失行症は，随意運動の障害と定義され，高齢者を襲ういくつかの病気の進行で生じる．歩行失行は，歩隔を広げ，ストライドが短く，足を引きずるという特徴を呈した歩き方になる．感覚とバランスの障害を有する人では歩き方がばらばらで一定でない歩容を示す[197]．神経学的障害では，歩行障害の一番の原因は，筋の出力を発揮し，適切な大きさに調整することができないことである．

関節可動域が制限されていたり，逆に動きすぎたり，筋力が十分でなかったりなどの筋骨格系の障害の場合では，さまざまな異常歩行を呈する．関節可動域の異常だけをとっても，その原因は筋や結合組織の傷害，こわばり，拘縮だったり，関節の構造異常だったり，関節の不安定，あるいは，先天的な結合組織の緩みだったりとさまざまである．多くの場合，単独の関節の可動域異常が，周囲の1つ以上の関節の代償運動につながる[11]．筋力低下は，傷害のあとや，末梢神経障害による乏しい神経入力のあとの廃用性萎縮によって起こる可能性もある．原因が何であれ，筋力低下は確実に歩行パターンの変化を招く．van der Krogtら[222]による興味深いシミュレーションを行っている．シミュレーションは運動器の適応に焦点を当て，さまざまな筋群の筋力低下を進めて歩行がどれだけ保たれるか明らかにしようというものだった．その研究では，すべての筋力を40％まで低下させても，ほぼ正常な歩行を維持できたことを示した．筋力低下を1つの筋に限定した場合では，足関節底屈筋群，股関節外転筋群，股関節屈筋群においては，低下に対して耐えきれず，歩くことができなかった．逆に，驚くべきことかもしれないが，股関節と膝関節の伸展筋群の低下では，歩行はほとんど変わらなかった．これらの結果は正常歩行に適応したもので，筋力に対して求めるものが異なる病的歩行に適応したものではないが，リハビリテーションにおいて，どの筋群が治療対象になりそうかという示唆を与えてくれる．

表15.7～15.12と図15.45～15.50は一般的によくみられる異常歩行を示している．

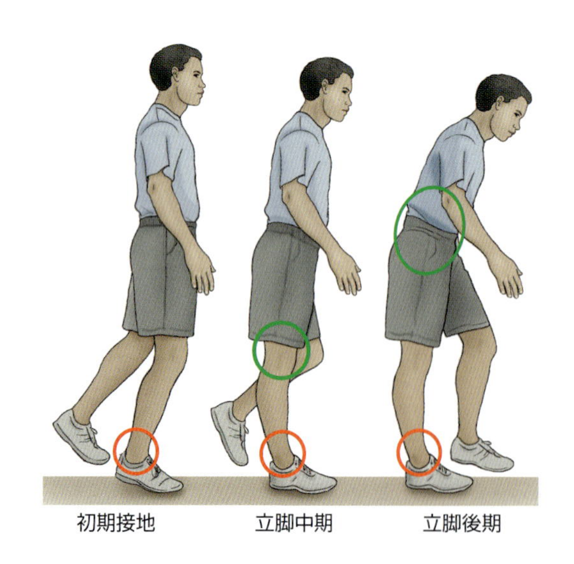

図15.45　足関節の底屈拘縮を有する人における前足部からの接地．立脚中期では踵が床につくために，膝は過伸展となる[117,165]．立脚後期には身体質量を前へ進めようとして，体幹の前傾が起きる．

表 15.7　足関節と足部の障害により二次的に生じる足関節と足部における歩容の変化 *

足関節や足部でみられる歩容の変化	要因と考えられる障害	原因となる疾患の一例	力学的解釈と代償方法
「フットスラップ足」は**踵接地**後[†]直後にいきなり足関節が底屈することを指す．「フットスラップ足」という名称は，前足部が床をたたいたときに生じた音の特徴に由来する．	足関節背屈筋群の中等度の低下	総腓骨神経や遠位の末梢神経障害	足関節背屈筋群の筋力が，遊脚相の背屈には十分であるものの，踵接地後の底屈の抑制には不十分である状態．その他の歩容変化はみられない．
「足底接地」**初期接地**[‡]に足底全面で接地する．接地後の立脚相の足の動きは正常で，足関節の受動的な背屈もみられる．	足関節背屈筋群の明らかな低下	総腓骨神経や遠位の末梢神経障害	足関節背屈筋群の筋力はやや不十分で，遊脚相の背屈は行えるものの十分ではない．足関節の可動域に問題がなければ，立脚相の背屈は正常である．その他の歩容変化はみられない．
初期接地時に先に前足部が着地し，その後で踵が着地する歩容変化．立脚相の受動的な足関節背屈は正常である．	足関節背屈筋群の重度の低下	総腓骨神経や遠位の末梢神経障害	遊脚相における自発的な背屈が不可能．足関節の可動域に問題がなければ，立脚相の背屈は正常である．遊脚中，つま先が床にひっかからないよう，股関節と膝関節を過剰に屈曲しがちである．
初期接地時に前足部が着地し，立脚相中ずっと踵が床に接地しない．	踵部の疼痛	踵骨骨折，足底筋膜炎	踵への体重負荷を避ける理にかなった方略．
	足底屈拘縮（尖足拘縮）あるいは足関節底屈筋の痙性	上位運動ニューロン，脳性麻痺，脳血管障害	前足部に体重をかけ続けるために，立脚相中，膝や股関節が常に屈曲し，屈み歩行を呈する．歩幅も短くなる．
初期接地時に前足部が着地し，立脚中期，脛骨を後方へ傾かせることで，踵が床につけられる（**図 15.45** 参照）．	足底屈拘縮（尖足拘縮）あるいは足関節底屈筋の痙性	上位運動ニューロンの障害（脳性麻痺，脳血管障害） 底屈位で固定された足関節の癒合	足関節まわりに脛骨が前へ回転することができないため，膝関節は過伸展する．足の上へ体重を移動するため立脚相中，股関節屈曲と過剰な体幹の前傾が遊脚後期に起きる．
立脚中期または**立脚後期**での踵挙上の開始が早い．	足関節背屈の欠如	足関節底屈筋の先天的あるいは後天的な筋の硬さ	伸び上がり歩行でみられるパターンである．
立脚後期でも踵が接地している．	足関節底屈筋の低下や弛緩性麻痺．足関節が背屈位で固定した状態（踵足変形）であるか否かにかかわらず生じる．	末梢あるいは中枢神経系障害 アキレス腱の過度の延長術後	足関節背屈の増大は踵接地の時間を延長し，蹴り出しが弱くなり，歩幅が短くなる．
足部が回外位で**立脚相**のあいだ，足部の外側面で体重を支持する．	凹足	先天性の構造的変形	中足部の可能性が少なく，遊脚，立脚を通して内側縦のアーチの高さが目立つ．
立脚相のあいだ，足部の回内が過剰で，立脚中期に足部の回外がみられない．遊脚相中の内側縦のアーチの高さは正常である．	後足部内反，前足部内反	先天性あるいは後天性の構造的変形	足部の過剰な回内とそれに伴う内側縦アーチの扁平化は，普通にみられる立脚相の下肢の内旋によって生じている可能性がある．
立脚相のあいだ，足部が過剰に回内し，足部の内足部に体重がかかっている．**遊脚中**も内側縦のアーチはつぶれている．	足関節内がえしの作用をもつ筋の低下（麻痺） 扁平足	上位運動ニューロンの障害 先天性の構造的変形	立脚相中の下肢全体の内旋はみられる．
遊脚中および**初期接地**の際，足関節と足部が過剰に底屈，内がえしを呈する．	底屈と内がえしの作用をもつ筋の痙性による内反尖足	上位運動ニューロンの障害（脳性麻痺，脳血管障害）	前足部の外側面から着地する．立脚相中はその外側面で体重を支持する．
遊脚中足関節は底屈したままであり，つま先を引きずることもある．下垂足とよばれている．	背屈筋の低下，尖足変形	総腓骨神経麻痺	骨盤挙上，分回し，遊脚肢の過剰な股関節および膝関節の屈曲，立脚肢の伸び上がりは，遊脚中つまずかないようにつま先を持ち上げるために生じる．

* ここでいう障害は，生理的，解剖的あるいは機能的な低下あるいは異常を意味する．

† 太字部分は歩容変化が起こる歩行周期の時期を示している．

‡ 踵接地の代わりに使われる初期接地という用語は，歩容の変化によって，踵が最初に着かない場合が多いという事実に基づいている．したがって，この表で使われている歩行周期の定義は，歩容変化を表しやすいという理由から，図 15.12 のものを使用している．

表 15.8　同側の膝および股関節あるいは反対側の下肢の障害による代償としてみられる足関節と足部における歩容の変化

足関節や足部でみられる歩容の変化	要因と考えられる障害	力学的解釈
伸び上がり：**立脚中期***に足関節を思い切り底屈する代償動作であり，身体を高く上昇させる（図 15.47 参照）.	遊脚相である反対側の股関節屈曲，膝関節屈曲，足関節背屈の減少がみられるさまざまな障害で生じる.	この代償法で立脚肢を伸ばしたことになるので，遊脚相である反対側のつまずきを防げる.
「外股」とよばれる**立脚相**の歩行角度の増大	大腿骨頸部の後捻あるいは股関節外旋筋群の硬さ	つま先を外へ開いた歩き方は，下肢の外旋の増大により起こる.
「内股」とよばれる**立脚相**の歩行角度が減少する.	大腿骨の前捻の増大．股関節内転筋，内旋筋の痙性	下肢全体の内旋

* 太字部分は歩容変化が起こる歩行周期の時期を示している．この表では歩容変化を表しやすい図 15.12 の歩行周期の定義に従っている.

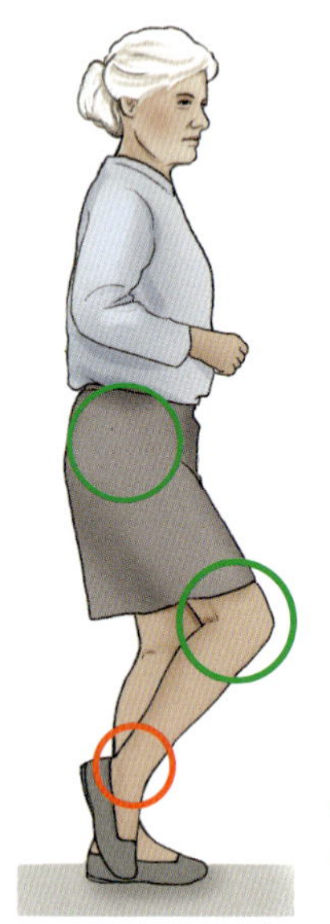

図 15.46　足関節背屈筋力の低下があると，遊脚相に下垂足がみられることがある．遊脚中，その下肢が床につまずかないよう，股関節と膝関節の屈曲を増大させて足を振り出す.

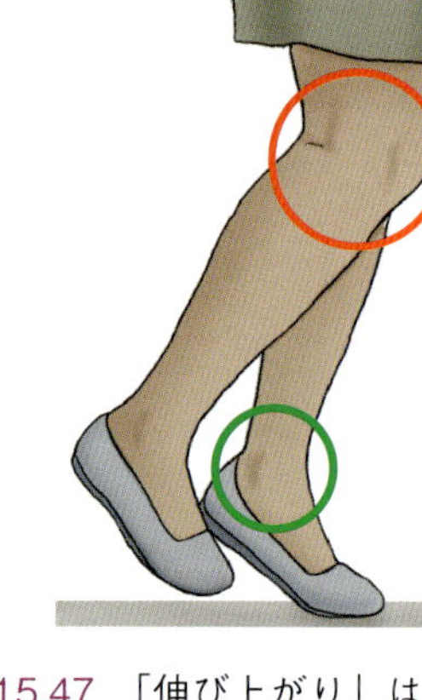

図 15.47　「伸び上がり」は，障害側の下肢を振り出す際，つま先を床から離す「下肢の短縮」が困難な場合，非障害側の足関節の底屈を強める代償動作である.

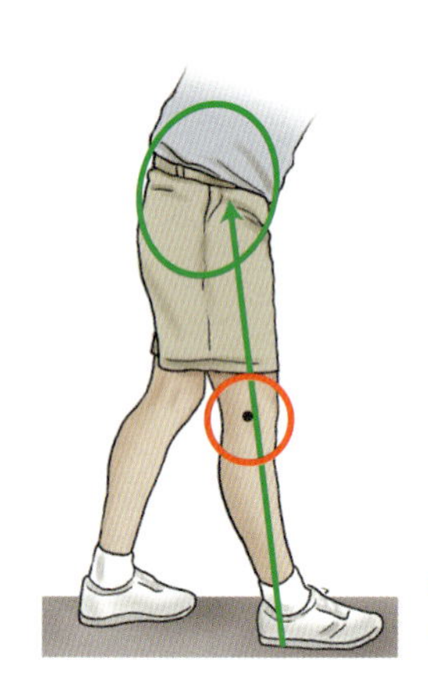

図 15.48　大腿四頭筋の筋力低下があると，身体重心を膝関節の回転中心よりも前方に移動させようとして体幹が前傾する.

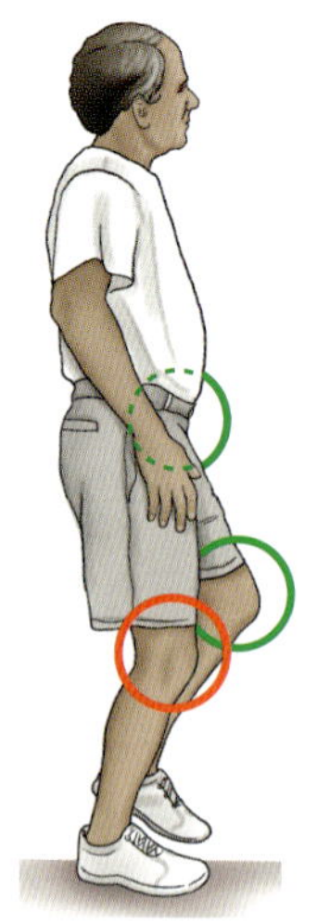

図 15.49　膝関節屈曲拘縮があると立脚肢で屈み歩行がみられる．遊脚相のつまずきを防ぐため，非障害側の下肢では，代償として膝関節および股関節の屈曲が増大する.

表 15.9　膝関節の障害により二次的に生じる膝関節における歩容の変化

膝関節でみられる歩容の変化	要因と考えられる障害	原因となる疾患の一例	力学的解釈と代償方法
初期接地 * 直後の膝関節の急激な伸展（膝伸展スラスト）	大腿四頭筋の痙性	上位運動ニューロンの障害	膝関節後面の組織の状態にもよるが，膝関節の過伸展を伴うときも伴わないときもある．
荷重反応期で膝関節が屈曲せず伸展したままであるが，伸展スラストはない．	大腿四頭筋の筋力低下	大腿神経麻痺，L^3-L^4 レベルの圧迫性神経障害	立脚相中はほぼ伸展位である．立脚初期に体幹を前傾し，体幹の重心線を膝関節の回転軸よりもわずかに前方へ移動させる動きもみられる（**図 15.48** 参照）．この動作により，膝伸展筋群を収縮しなくても膝の伸展が維持できる．この歩容変化は膝の関節包の後面を過伸張し，さらには立脚相で膝の過伸展（反張膝）がみられるようになる．
	膝痛	関節炎	大腿四頭筋の収縮を抑制し，関節面への圧迫力を減らすため，膝は伸展したままである．立脚時間を減らし歩幅を短くして歩く疼痛性歩行を伴うこともある．
立脚相中の反張膝	大腿四頭筋の筋力低下	ポリオ	膝関節関節包後面の組織の繰り返される伸張で起こる二次的な障害．
立脚相の内反スラスト	膝関節後面および外側の靱帯の緩み	外傷あるいは緩みの進行	立脚中期の膝関節の急激な内反動揺．膝関節の過伸展を伴うことが多い．
膝関節屈曲位が**立脚相**全般でみられ（**図 15.49** 参照），**遊脚後期**での膝関節伸展が欠如している．	膝関節屈曲拘縮 10° 以上（屈曲膝），ハムストリングスの過緊張（痙性）	上位運動ニューロンの障害	関連して立脚相中，股関節屈曲，足関節背屈角度の増大がみられる．
	膝痛と関節水腫	外傷または関節炎	膝は，関節内の圧力が最小になるよう，屈曲を続けている．
遊脚中の膝関節屈曲の減少あるいは消失	膝関節伸筋群の痙性	上位運動ニューロンの障害	代償的に骨盤の挙上，分回しがみられる．
	膝関節伸展拘縮	固定あるいは手術による癒着	

* 太字部分は歩容変化がおきる歩行周期の時期を示している．この表では歩容変化を表しやすい図 15.12 の歩行周期の定義に従っている．

表 15.10　同側の足および股関節，あるいは反対側の下肢の障害による代償としてみられる膝関節における歩容の変化

膝関節でみられる歩容の変化	要因と考えられる障害	力学的解釈
立脚相 * のあいだ，膝関節は屈曲位のまま	踵足，足関節底屈筋力の低下，股関節の屈曲拘縮を含む足関節および股関節の障害	足関節背屈の増大，あるいは，股関節屈曲角度の増大が膝の屈曲を強制している．反対側（非障害側）の遊脚肢は，この機能的な短縮によって，つまずかないよう股関節および足関節の屈曲を強める．
踵接地から**前遊脚期**までの膝の過伸展（反張膝）	足関節底屈筋の拘縮（尖足変形）あるいは痙性	立脚中期での脛骨の前方への回転不足を代償するため膝を過伸展する必要がある（**図 15.45** 参照）．
疼痛性歩行	立脚肢の疼痛	疼痛のある下肢において歩幅と立脚時間が短縮するのが特徴で，ときに，股関節の疼痛では同側への体幹の傾斜，膝や足の疼痛では反対側への体幹の傾斜を伴う．
遊脚相の膝屈曲の増大	遊脚肢の足関節背屈不足あるいは立脚肢の短縮．	遊脚肢のつま先を床から遠ざけるための方策で股関節屈曲の増大を伴うことが多い．

* 太字部分は歩容変化が起こる歩行周期の時期を示している．この表では歩容変化を表しやすい図 15.12 の歩行周期の定義に従っている．

表 15.11　股関節，骨盤および体幹の障害により二次的に生じる股関節，骨盤および体幹における歩容の変化

股関節，骨盤および体幹でみられる歩容の変化	要因と考えられる障害	原因となる疾患の一例	力学的解釈と代償方法
荷重反応期*での体幹の後傾	股関節伸展筋群の筋力低下	ポリオ	この動作は体幹の重心線を股関節の後方へ移動させるために起きるもので，股関節伸展筋トルクを発揮しなくてもすむような動作である．
立脚肢への体幹の側屈．筋力低下に対する代償運動であるが，逆トレンデレンブルグ歩行ともよばれる．両側性に生じた場合は，アヒル歩行と称される．	股関節外転筋力の著明な低下	ギランバレー症候群あるいはポリオ	体幹を支持脚に預けることで，股関節外転筋群の収縮力を使わなくてすむようにしている．
	股関節痛	関節炎	関節外転筋への負荷を減らす体幹の支持脚への移動は，股関節の圧縮力を低下することにもつながっている（**図 15.16** 参照）．
立脚相中の反対側骨盤の落下（片足立ちでは，トレンデレンブルグ徴候陽性とよばれる）	立脚肢の中殿筋の中等度の低下	ギランバレー症候群あるいはポリオ	片足立ちではトレンデレンブルグ徴候がみられるかもしれないが，股関節外転筋力の低下が重度なら，代償として逆トレンデレンブルグ歩行がみられる．
股関節が足部を超える**立脚中期から後期**にかけての体幹の前傾	股関節の屈曲拘縮	変形性股関節症	体幹の前傾は股関節の伸展不足を補うものである．他の代償方法として腰椎の前彎を強めることもある．
	股関節痛	変形性股関節症	関節内の圧力を最小にするため，屈曲角度を 30°に保っている．
立脚後期の腰椎前彎の増大	股関節屈曲拘縮	関節炎	遊脚後期の股関節伸展不足を前彎の増大で補っている．
踵離地から遊脚中期まで，体幹をいきなり後方かつ非障害側である立脚肢の方向へ傾ける．	股関節屈筋群の筋力低下	L^2～L^3 神経の圧迫	股関節屈曲は，体幹を後方へ傾けることで生み出される受動的な力によって可能となる．
遊脚初期での骨盤の後傾	股関節屈筋群の筋力低下	L^2～L^3 神経の圧迫	遊脚初期に腹筋群を使って，下肢を前へと振り出している．
分回し：**遊脚相**の股関節を中心として半円状の運動（**図 15.50** 参照）	股関節屈筋群の筋力低下	L^2～L^3 神経の圧迫	股関節の屈曲と外転，および骨盤の前方への回旋が合わさった半円状の運動

* 太字部分は歩容変化が起こる歩行周期の時期を示している．この表では歩容変化を表しやすい図 15.12 の歩行周期の定義に従っている．

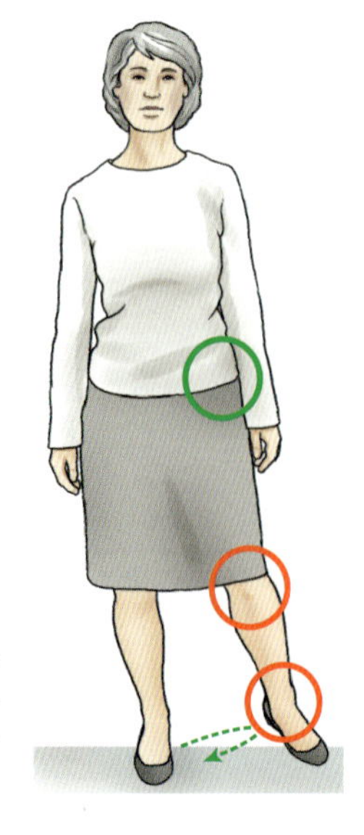

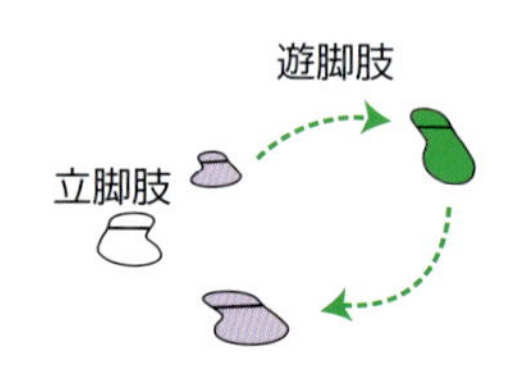

図 15.50　遊脚相にみられる分回し歩行．遊脚肢の膝屈曲や足背屈が十分に行えず，床から離すことができない場合の代償である．

表 15.12　同側の足および膝関節，あるいは反対側の下肢の障害による代償としてみられる股関節，骨盤および体幹における歩容の変化

股関節，骨盤および体幹でみられる歩容の変化	要因と考えられる障害	力学的解釈
荷重反応期 * の体幹の前傾	大腿四頭筋の筋力低下	体幹を前方へ傾け，重心線を膝関節の回転軸よりも前にする．それによって膝伸展筋群への負荷を減らしている（図 15.48 参照）．
立脚中期から後期にかけての体幹の前傾	尖足変形	立脚相の足関節の背屈の欠如により，体重を立脚肢の前方へ乗せようとして立脚中期で膝が過伸展，遊脚後期で体幹が前傾する（図 15.45 参照）．
遊脚相の股関節，膝関節の過屈曲（図 15.46 参照）	遊脚肢の足背屈の欠如でよくみられるが，反対側の立脚肢が機能的あるいは解剖学的に短縮している場合でも起こる	遊脚肢のつま先を床から離すための代償である．
遊脚相の分回し（図 15.50 参照）．	遊脚肢の股関節屈曲，膝関節屈曲の減少，足背屈の欠如によって生じる実質的な短縮の欠如	つまずかないようにするために，遊脚肢のつま先を床から持ち上げる代償である．
伸び上がり（**遊脚相**の同側骨盤の挙上）	遊脚肢の股関節屈曲，膝関節屈曲の減少，足背屈の欠如によって生じる実質的な短縮の欠如 機能的あるいは解剖学的な立脚肢の短縮	つまずかないようにするために，遊脚肢のつま先を床から持ち上げる代償である．
立脚肢の**立脚後期**で起こる骨盤の水平面上での過剰な後方への回旋	足関節底屈筋力の低下	足関節底屈筋力の低下は踵離地を遅延させ，踏みだしを消失させる．骨盤の水平面での回旋を増大させることは実質的に下肢を延長する効果があり，正常な歩幅を維持することにつながる．

* 太字部分は歩容変化が起こる歩行周期の時期を示している．この表では歩容変化を表しやすい図 15.12 の歩行周期の定義に従っている．

まとめ

歩行は下肢のすべての関節の機能を使って成り立っている．歩行という移動の運動学を完全に理解するには，ほぼ同時に，一瞬のあいだに起こる筋骨格系の相互作用，それも，複数の関節，3 つの運動平面，左右両方の下肢，さらに場合によっては体幹も上肢も含めて考えなければならない．さらには，それぞれの下肢にかかる内的および外的な力を，遊脚肢として動いているときも地面についているときも考えなければならない．

日常生活の基本ともなっている複雑な人体の運動を学ぶためには，これを記述するための専門用語や約束事を最初に定義しておく必要がある．本章で最初に議論した約束事は，歩行周期で歩行を表す，ということである．歩行周期は同じ足の踵接地から踵接地までに起こる種々の出来事から成り立ち，定常速度での歩行であれば，この歩行周期が同じように繰り返されるだけである．最も単純な歩行周期の区分は，歩行周期のおよそ 60％を占める立脚相（踵接地から足趾離地まで）と歩行周期の残り 40％を占める遊脚相（足趾離地から次の踵接地まで）に分けることである．

歩行周期を通して，下肢の主要な関節は，関節の回転運動により身体を前へ進める一方，重力による外的トルクに対しても応じている．身体が前へと進むたびに，重心はわずかに上下にも左右にも動く．この自然で周期的な動きから，歩行を逆振り子のように見立てることができ，位置エネルギーと運動エネルギーの交換が周期的かつ滑らかに行われることを暗示させてくれる．このようなメカニズムは，エネルギー消費を最小に抑えるのに優位に働いているのである．

本章では，身体の前方への並進移動に関連する生体力学を，下肢の関節の回転運動，とくに股関節，膝関節，足関節に着目して解説した．関節の動きがとくに大きいのは矢状面であり，これは身体の移動方向がおもに前進であることを反映している．運動は小さいものの，矢状面と同じくらい重要なのが前額面，水平面での下肢関節の回転運動である．これらの平面での運動も少なからず身体の前進に貢献するが，それに加えて垂直方向および左右方向の重心の動きを適切に調整することにも役立っている．

歩行時に，どの関節でも，単独でも，動きが制限されれば，身体全体の運動の質や効率に重大な影響を及ぼす．たとえば，片方の膝関節の伸展を15°制限しただけでも歩き方が大きく変わることを考えてみよう．歩けることは歩けるが，それはエネルギー消費の増大という代償を払って，他の関節による著しい運動学的な代償が行われた場合のみである．

およそ50もの筋は各下肢を作動させる．他の筋とまったく同じ作用をもつという筋は存在せず，すべての筋が，程度の差があるものの，必ず歩行周期中のどこかで活動を示す．これらの多くの筋はその作用をさまざまな形で表す．遠心性か求心性かあるいは等尺性か，単独の関節にまたがる筋か複数の関節にまたがる筋か，関節の遠位の体節を動かすのか近位を動かすのか，あるいはその両方か．たとえば後脛骨筋で考えてみよう．立脚中期の前は内側縦のアーチの低下を抑制すべく，遠心性に活動する．立脚中期のあと，同じ後脛骨筋が今度は求心性に活動し，アーチを挙上し脛骨の外旋を助ける働きをする．続いてこの求心性の活動は踏み出し時の底屈トルクを生み出すことにもつながっている．この筋の筋力低下や腱障害が起こってこのような働きが抑制されると，荷重反応期におけるしなやかな荷重の受け止めから，蹴り出しの際の固く締まった「てこ」となるまで，足の自然な形の変化に影響が出てくる．それぞれの筋の働きに関するこの程度の詳しい理解をもつこと，それが，異常運動の背景に隠れている要因を見つけ，治療するためには欠かせないことである．

目立った歩行異常は，単独の筋，あるいは複数の筋群が適切な時期に活動していなかったり，大きさが十分でなかったりして現れるものである．多くの場合異常は，その人が自然に覚えた力学的な代償によって目立たなくなる．一方，臨床家は，歩行異常を代償する方法を工夫するか，それともその異常をなくそうと対処する役割を担うことはよくある．その役割には，特定の筋を対象に運動調節，筋力，柔軟性などを増やそうとする運動療法が一般的に含まれる．それに加え，患者教育，持久性および歩行の再獲得練習，サポーター，装具の使用，電気刺激，バイオフィードバック，杖のような補助具もよく用いられる．

歩くことは下肢の神経筋と筋骨格系の相互作用による運動の究極の形とみることができるかもしれない．歩行の運動学は複雑だが，それを通して患者をみることは，下肢関節の多くの異常を評価・治療する際，直接的にあるいは間接的に役に立つ．これらの障害は，局所の筋の損傷や使いすぎ，疼痛，関節置換，神経の外傷や疾患，安静臥床や術後の耐久性の低下，事故による切断，麻痺，下肢の随意性の低下などかなり多岐にわたる．本章で解説した運動学は，一生涯続く学習のスタート地点だと思ってほしい．

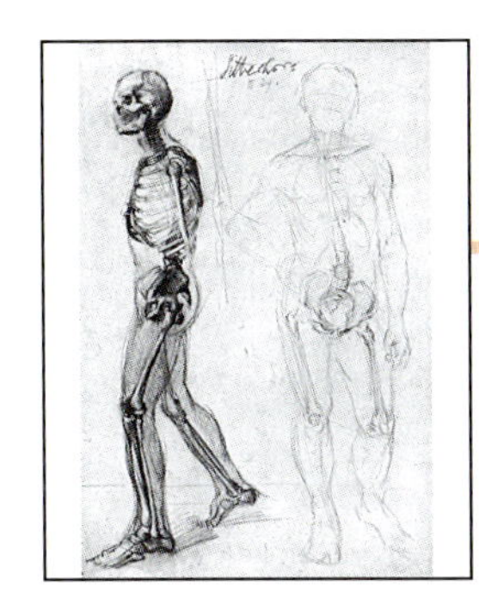

追加的な臨床関連事項　Additional Clinical Connections

CLINICAL CONNECTION 15.1
遠心性，等尺性，求心性筋活動：それらを本当に正しく理解しているか？

本章では歩行周期の各時期で活動する筋および筋群の活動のタイプについてとくに注意を払ってきた．大雑把にいうと，等尺性活動は活動する筋の長さが変わらないものである．求心性活動は活動する筋が短くなる（短縮する）もの，遠心性活動は筋が活動しながらも他からのより強い力で伸長されている状態である．第3章で述べたように，同じ労力で筋活動を起こすとした場合，活動のタイプによって，筋出力は変わってくる．したがって，このことは歩行を詳しく知るうえで大変重要なことである．

臨床で，あるいは研究室で，筋活動のタイプを特定しようとすれば，多くの場合は，その筋がまたぐ関節の回転方向と，すでに知られている筋の作用方向とを比較することで推測するしかなかった[10]．たとえば，前脛骨筋は踵接地後に遠心性活動をするといわれているが，これは，足関節が底屈しているこの時期に，おもな背屈筋である前脛骨筋の活動がみられている，という事実に基づき推測されたものである．この「臨床関連事項」では，この実用的な分析方法の論理に逆らう可能性のある要因について考えてみる．

まず始めに活動した複数の関節にまたがる多関節筋について考える．このような筋では，一方の関節では短縮し，同時に他の遠位あるいは近位の関節では伸長されるということが珍しくない[90]．図15.13で示した関節運動は，おもに矢状面に運動作用をもつ多関節筋において，このような状況が起こることが考えられる．たとえば，活動する大腿直筋の長さが変わるかどうか本当のところは確定できない．というのも，歩行周期の15～40%で股関節が伸展しているのでこの筋は伸長されているが，同時に膝関節が伸展しているので，短縮の状態でもあるからである．同じように，腓腹筋の本当の長さの変化というものも，歩行中の膝関節と足関節の動きを合わせて考えると，こうだと決めるのは賭に近いものである[73, 97]．

歩行中の筋の活動タイプを推測する過程の複雑さに加え，筋の長さの変化は，活動する筋の長さの変化とその筋の腱部分の伸張の変化の**両方**を含んでいるということがある．硬さにもよるが，腱は負荷がかかるとたいていは伸長する．たとえば，アキレス腱は下腿三頭筋の最大収縮で安静時よりも8%伸長する[126]．伸長の大きさは筋と腱の構造的特徴だけでなく，加えられる力の量や速度にも依存する．このような腱の生理的特性は，活動中筋腱全体の仕組みについて真の長さの変化をわかりにくいものにしている．ある運動条件下で，筋にもよるが，筋線維全体の短縮が，同じ腱の伸びで相殺されてゼロになる，ということも起こりえる．この例では，先に筋腱全体の等尺性活動と考えられた活動が，筋線維レベルでみると実際はわずかに求心性活動であった，ということがあるかもしれない．

リアルタイム超音波画像検査では動的な活動のなかで筋線維の長さを計測することができる[40, 127]．この検査が，踵接地直後に強く活動し，その活動が遠心性活動だと推測されてきた外側広筋の機能に関する研究に使われた．膝関節が屈曲方向に動いていたにもかかわらず，筋線維の長さはほとんど変わらず，一定であった．一方，筋への負荷は外側広筋の腱を伸ばすことにつながっていた．同じ研究の著者は同様の結果を，足関節が底屈に動いているときに筋が強く活動する踵接地直後の前脛骨筋の筋線維の分析でも得ている．どちらの話も筋腱全体であれば遠心性活動と考えられていたことが，筋線維レベルでみると，実際は等尺性活動であったことを発見したのである．腱の伸長は筋全体への負荷を弱め，弾性エネルギーを蓄えることに使われることが多いのである[40]．

これらのデータは，筋電図と運動データのみを基に筋活動のタイプを解釈する試みが，あまりにも単純化しすぎだという問題を明らかにした．いくつかの筋，とくに運動範囲がごく小さい場合は，腱（と他の結合組織）の伸長性だ

追加的な臨床関連事項

けで関節運動の一部あるいはすべての動きを生み出していることも考えられる．この「臨床関連事項」で示した2つの要素はたいへん興味深い．多関節筋と腱の伸長性を考慮に入れると，運動中の筋線維の長さの変化は微々たるものかもしれないし，それが，筋長と力の関係曲線からは最適な長さを保つことになっているかもしれないのである．

この「臨床関連事項」では筋の活動が等尺性か，求心性か，はたまた遠心性か，推論する一般的で実践的な方法を否定しようとするものではない．むしろ，すべての筋の多岐にわたる機能をこの方法だけで評価するのは限界がある，という点が重要なのである．

追加的な臨床関連事項

CLINICAL CONNECTION 15.2
歩行と走行：運動学からみた連続性

第 16 章で詳しく述べるが，脚を使った移動手段のうち，速度を速めたのが走行であり，基本的な運動学的原理の多くを歩行と共有する．しかしながら，走行にまつわる傷害[157]に対するケアを必要とする人に対し，最適な評価や介入を提供するには，歩行との明らかな違いも考慮に入れる必要がある．というのも，歩いているときには痛くないが，走ると痛い，という下肢の有痛性の障害をもつ人も少なからず存在するからである．

歩行と同じように，走行も動作の繰り返しなので，どちらかの足の踵接地から，同じ足がふたたび踵接地を迎えるまでを 1 つの周期（ストライド周期）として記述することで，まとめ上げることができる．また，走行も歩行と同様に，運動学および力学，筋活動の大きさとタイミングの点から，運動のパターンを記述することができる．さらに，歩行でもそうであったが，これらの変数はゆっくりとしたジョギングから全力疾走まで，走行速度の範囲によって大幅に異なってくる．速く走ろうとすれば，関節運動を大きくかつ速く動かし，強い力を出す必要がある，というように，速度に依存した走行の運動学は，走行関連傷害と結びつけられることが多い．筋骨格系への負荷の増大に追いついていけないことは，腱障害や疲労骨折などの損傷につながるおそれを秘めている[93, 223]．

人が歩行から走行に移動様式を変えるのは，普通，速く歩けないという理由ではなく，だいたい速度が 2.1 m/ 秒から 2.2 m/ 秒に達すると，歩行よりも走行のほうがエネルギー効率がよい，という理由からである[56,186,191,196]．定義に従うと，走行は歩行でみられた 2 回の両脚支持期が，2 回の「飛翔」期，すなわち両足が同時に床から離れる期間に置き換わることである．歩行から走行に変わるとき，左右それぞれの下肢の立脚期は歩行周期の 60%から 40%へいきなり短縮する．走行速度を速めるほど，走行周期の時間が短くなり，一ストライド周期における立脚期の割合も低下する（図 15.51）[59, 215]．力学的にみると，歩行から走行に移ったときは，逆振り子に似た移動様式か

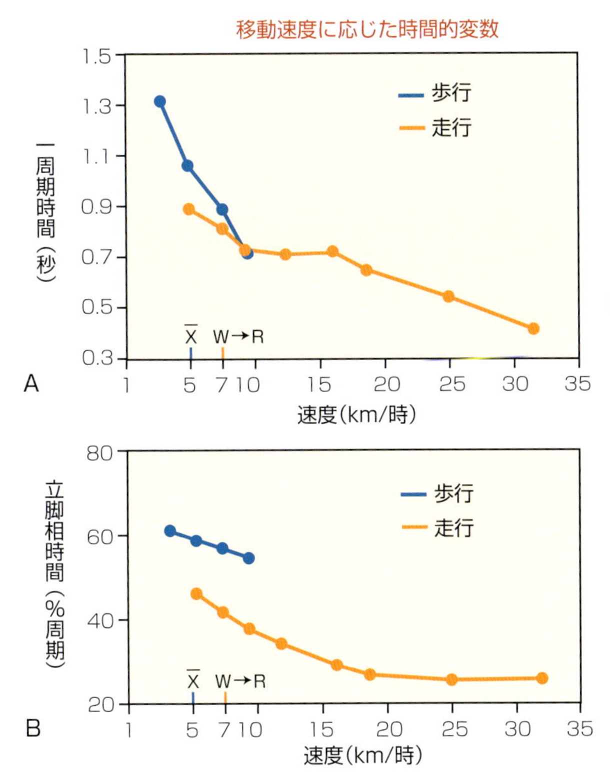

図 15.51　(A) 歩行と走行の速度域における歩行および走行の周期時間．(B) 歩行と走行の速度域における立脚相時間．脚注：5km/ 時（1.3m/ 秒）は歩行の平均速度（X で示す）．そして，7km/ 時（2m/ 秒）は歩行から走行への移行が起きる速度（W → R で示す）．(Cappellini G, Ivanenko YP, Poppele RE, et al: Motor patterns in human walking and running, *J Neurophysiol* 95: 3426, 2006; Swanson SC, Caldwell GE: An integrated biomechanical analysis of high speed incline and level treadmill running, *Med Sci Sports Exerc* 32: 1146, 2000; Dorn TW, Schache AG, Pandy MG: Muscular strategy shift in human running: dependence of running speed on hip and ankle muscle performance, *J Exp Biol* 215: 1944, 2012 より引用)

追加的な臨床関連事項

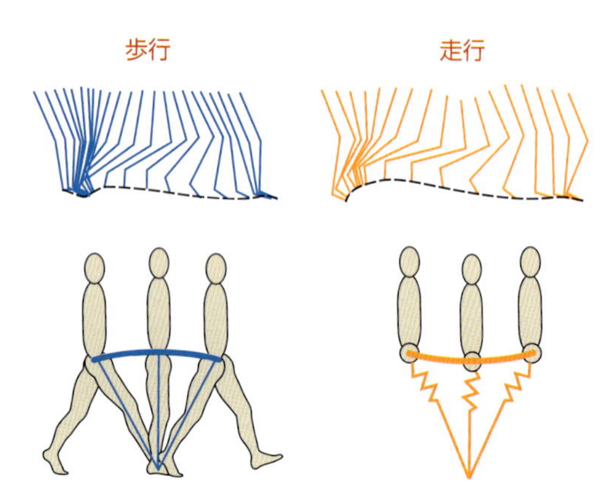

図 15.52　上の図は歩行と走行の一周期におけるスティックピクチャーを描いており，走行では立脚相と遊脚相のあいだ，下肢が歩行よりもわずかに屈曲位であることを示している．下の図は歩行と走行における身体重心軌跡を描いている．身体重心軌跡は歩行時では逆振り子に似ており，「位相がずれた」位置エネルギーと運動エネルギーのあいだでエネルギーの交換が行われることを示唆している（図 15.25 と比較参照）．反対に走行では，「位相が一致した」身体の位置および運動エネルギーと，下肢の筋，腱，その他の組織で生み出される弾性エネルギーとのあいだで起こるエネルギーの交換を利用する．（Cappellini G, Ivanenko YP, Poppele RE, et al: Motor patterns in human walking and running, *J Neurophysiol* 95: 3426, 2006 より引用）

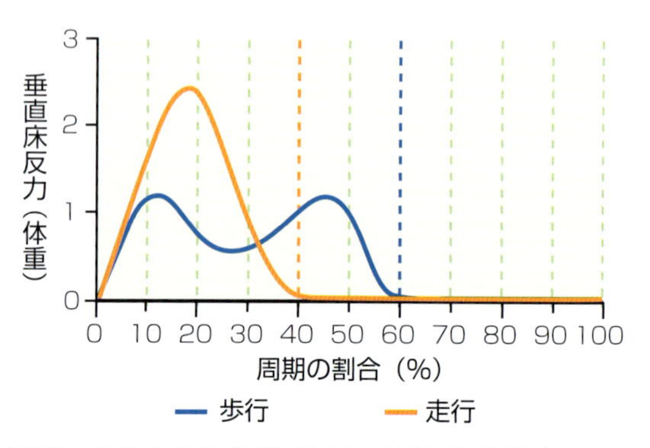

図 15.53　ある 1 人の歩行（5.4km/ 時）と走行（9.4km/ 時）における垂直方向床反力．縦に引かれた青の点線とオレンジの点線は立脚相と遊脚相の境を示す．（Cappellini G, Ivanenko YP, Poppele RE, et al: Motor patterns in human walking and running, *J Neurophysiol* 95: 3426, 2006 より引用）

ら，バネに似た様式に変わる[32, 183]．歩行中，立脚肢がほぼ伸展位を保つあいだにみられていた運動エネルギーと位置エネルギーとのあいだでのエネルギーの転換の繰り返しは，走行中の立脚肢が屈曲することで筋や腱，その他結合組織によって弾性エネルギーが蓄えられ，また，解き放たれる，ということを生かした方法に置き換えられる（図 15.52）．

走行を目で見てすぐにわかるのは，走行は歩行よりも下肢の関節の動きが素早いことである．これはもちろん走行の一周期時間が短いことによるものだが，程度は小さいが，走行では関節の動きが大きいこともその理由の 1 つである[35]．走行時の関節運動の詳細は，第 16 章に記載している．

すでに気づいたかもしれないが，**図 15.53** に示すとおり，走行時の垂直方向床反力は，歩行時の床反力よりもかなり大きい．この図で示されているスムースなピークが 1 つの曲線はランナーがつま先から着地している特徴を示すものである[4]．ランナーが後足部から着地した場合，このピークに加え，立脚期の最初の 10%に着地衝撃によるピークがあらわれる（第 16 章参照）．走行時の床反力の大きさは体重の 3 倍から 4 倍にも達し，速度が速くなるにつれ，増加していく[35, 100]．

走行中の床反力が増大することは，通常，関節角度が大きくなることと合わせ，内的な関節トルクも増大する．本章で述べたとおり，関節まわりのパワーはトルクと角速度の積である．したがって，走行時の下肢関節まわりのパワーの生成および吸収が，歩行時のものの数倍の大きさになることもそう驚くべきことではない（**図 15.54**）[163]．より大きなパワーとトルクが発生していることは，歩行に比べ走行では筋活動が増大していることからも裏付けられる（Capellini ら[32] よる歩行と走行のさまざまな速度で調べた 32 の筋の筋活動に基づく）．

受傷とその予防の観点から，歩行と走行の重大な違いの一つは筋骨格系にのしかかる力の大きさである（表 15.6 参照）．大きくて繰り返される力は，下肢の筋力にそれ相当の力と持久性，さらには時間経過とともに進む組織の適応も求めている．さらには，走行の関節運動や力学を変化させ，けがにつながるようなやり方を筋骨格系に強いるような，走行の速度や坂道の傾斜角度のような条件の影響を

追加的な臨床関連事項

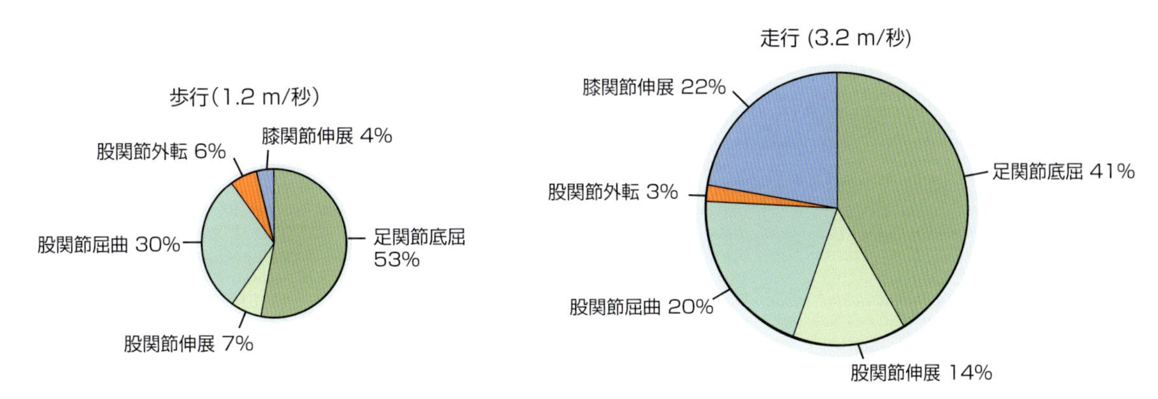

図 15.54　歩行（1.2m/ 秒）と走行（3.2m/ 秒）で計測された下肢関節のパワーの生成．各円グラフの面積は，生成されたパワーの量を，円グラフの切片の領域は各関節の寄与率を表している．(Novacheck TF: The biomechanics of running, *Gait Posture* 7: 77, 1998 より引用)

考慮することが重要である．臨床では，走行時のけがに結びつく「トレーニングの失敗」は，歩行と走行速度を通して関節運動と力がどう変わっていくのかの確かな知識があれば，見つけやすく，理解もしやすい．さらに詳しい走行の運動学は第 16 章に網羅されている．

文 献

1. Adouni M, Shirazi-Adl A: Partitioning of knee joint internal forces in gait is dictated by the knee adduction angle and not by the knee adduction moment. *J Biomech* 47:1696–1703, 2014.
2. Alexander N, Schwameder H: Lower limb joint forces during walking on the level and slopes at different inclinations. *Gait Posture* 45:137–142, 2016.
3. Alexander RM: Flat and bouncy walking. *J Physiol* 582(2):474, 2007.
4. Almeida MO, Davis IS, Lopes AD: Biomechanical differences of foot-strike patterns during running: a systematic review with meta-analysis. *J Orthop Sports Phys Ther* 45:738–755, 2015.
5. Amar J: Trottoir dynamographique. *Comptes Rendus Hebdomadaires des Séances de l'Académie des Sciences* 163:130–133, 1916.
6. Anders C, Wagner H, Puta C, et al: Trunk muscle activation patterns during walking at different speeds. *J Electromyogr Kinesiol* 17:245–252, 2007.
7. Andersson EA, Nilsson J, Thorstensson A: Intramuscular EMG from the hip flexor muscles during human locomotion. *Acta Physiol Scand* 161:361–370, 1997.
8. Andrews JG: Euler's and Lagrange's equations for linked rigid-body models of three-dimensional human motion. In Allard P, Stokes IAF, Blanchi JP, editors: *Three-dimensional analysis of human movement*, Champaign, Ill, 1995, Human Kinetics.
9. Aristotle: parts of animals: *Movement of animals, Progression of animals*. Translated by Peck AL and Forster ES, Cambridge, Mass, 1968, Harvard University Press.
10. Arnold EM, Hamner SR, Seth A, et al: How muscle fiber lengths and velocities affect muscle force generation as humans walk and run at different speeds. *J Exp Biol* 216:2150–2160, 2013.
11. Attias M, Chevalley O, Bonnefoy-Mazure A, et al: Effects of contracture on gait kinematics: a systematic review. *Clin Biomech (Bristol, Avon)* 33:103–110, 2016.
12. Baker R: The history of gait analysis before the advent of modern computers. *Gait Posture* 26:331–342, 2007.
13. Bandholm T, Bousen L, Haugaard S, et al: Foot medial longitudinal-arch deformation during quiet standing and gait in subjects with medial tibial stress syndrome. *J Foot Ankle Surg* 47(2):89–95, 2008.
14. Barwick A, Smith J, Chuter V: The relationship between foot motion and lumbopelvic-hip function: a review of literature. *Foot (Edinb)* 22:224–231, 2012.
15. Bechtol CO: Normal human gait. In Bowker JH, Hall CB, editors: *Atlas of orthotics: American academy of orthopaedic surgeons*, St Louis, 1975, Mosby.
16. Begg R, Best R, Dell'Oro L, et al: Minimum foot clearance during walking: strategies for the minimization of trip-related falls. *Gait Posture* 25:191–198, 2007.
17. Benoit DL, Ramsey DK, Lamontagne M, et al: In vivo knee kinematics during gait reveals new rotation profiles and smaller translations. *Clin Orthop Relat Res* 454:81–88, 2007.
18. Best R, Begg R: A method for calculating the probability of tripping while walking. *J Biomech* 41(5):1147–1151, 2008.
19. Bilney B, Morris M, Webster K: Concurrent related validity of the GAITRite walkway system for quantification of the spatial and temporal parameters of gait. *Gait Posture* 17:68–74, 2003.
20. Bohannon RW: Comfortable and maximum walking speed of adults aged 20-79 years: reference values and determinants. *Age Ageing* 26:15–19, 1997.
21. Bohannon RW, Andrews AW: Normal walking speed: a descriptive meta-analysis. *Physiotherapy* 97:182–189, 2011.
22. Bohm H, Hosl M, Schwameder H, et al: Stiff-knee gait in cerebral palsy: how do patients adapt to uneven ground? *Gait Posture* 39(4):1028–1033, 2014.
23. Braune W, Fisher O: *Der Gang des Menschen [The human gait]*, Leipzig, Germany, 1895-1904, BG Teubner.
24. Braune W, Fisher O: *The human gait (translation by Maquet P, Furlong R)*, Berlin, 1987, Springer-Verlag. (Original work published 1895-1904.)
25. Bresler B, Frankel JP: Forces and moments in the leg during walking. *Trans Am Soc Mech Eng* 72:27, 1950.
26. Bruening DA, Frimenko RE, Goodyear CD, et al: Sex differences in whole body gait kinematics at preferred speeds. *Gait Posture* 41:540–545, 2015.
27. Bruijn SM, Meijer OG, van Dieen JH, et al: Coordination of leg swing, thorax rotations, and pelvis rotations during gait: the organization of total body angular momentum. *Gait Posture* 27:455–462, 2008.
28. Buczek FL, Cooney KM, Walker MR, et al: Performance of an inverted pendulum model directly applied to normal human gait. *Clin Biomech (Bristol, Avon)* 21:288–296, 2006.
29. Buldt AK, Murley GS, Butterworth P, et al: The relationship between foot posture and lower limb kinematics during walking: a systematic review. *Gait Posture* 38:363–372, 2013.
30. Burnfield JM, Powers CM: The role of center of mass kinematics in predicting peak utilized coefficient of friction during walking. *J Forensic Sci* 52:1328–1333, 2007.
31. Calvé J, Galland M, De Cagny R: Pathogenesis of the limp due to coxalgia: the antalgic gait. *J Bone Joint Surg* 21:12, 1939.
32. Cappellini G, Ivanenko YP, Poppele RE, et al: Motor patterns in human walking and running. *J Neurophysiol* 95:3426–3437, 2006.
33. Carlsoo S: *How man moves: kinesiological methods and studies*, New York, 1972, Crane, Russak & Company.
34. Carriero A, Zavatsky A, Stebbins J, et al: Influence of altered gait patterns on the hip joint contact forces. *Comput Methods Biomech Biomed Engin* 17:352–359, 2014.
35. Cavanagh PR: The biomechanics of lower extremity action in distance running. *Foot Ankle* 7:197–217, 1987.
36. Chan CW, Rudins A: Foot biomechanics during walking and running. *Mayo Clin Proc* 69:448, 1994.
37. Chester VL, Tingley M, Biden EN: A comparison of kinetic gait parameters for 3-13 year olds. *Clin Biomech (Bristol, Avon)* 21:726–732, 2006.
38. Chester VL, Wrigley AT: The identification of age-related differences in kinetic gait parameters using principal component analysis. *Clin Biomech (Bristol, Avon)* 23:212–220, 2008.
39. Chevutschi A, Lensel G, Vaast D, et al: An electromyographic study of human gait both in water and on dry ground. *J Physiol Anthropol* 26:467–473, 2007.
40. Chleboun GS, Busic AB, Graham KK, et al: Fascicle length change of the human tibialis anterior and vastus lateralis during walking. *J Orthop Sports Phys Ther* 37:372–379, 2007.
41. Chumanov ES, Wall-Scheffler C, Heiderscheit BC: Gender differences in walking and running on level and inclined surfaces. *Clin Biomech (Bristol, Avon)* 23:1260–1268, 2008.
42. Cimolin V, Galli M: Summary measures for clinical gait analysis:a literature review. *Gait Posture* 39:1005–1010, 2014.
43. Collins JJ: The redundant nature of locomotor optimization laws. *J Biomech* 28:251, 1995.
44. Cooper RC, Prebeau-Menezes LM, Butcher MT, et al: Step length and required friction in walking. *Gait Posture* 27:547–551, 2008.
45. Corcoran PJ, Jebsen RH, Brengelmann GL, et al: Effects of plastic and metal leg braces on speed and energy cost of hemiparetic ambulation. *Arch Phys Med Rehabil* 51:69, 1970.
46. Cornwall MW, McPoil TG: Three-dimensional movement of the foot during the stance phase of walking. *J Am Podiatr Med Assoc* 89:56, 1999.
47. Correa TA, Crossley KM, Kim HJ, et al: Contributions of individual muscles to hip joint contact force in normal walking. *J Biomech* 43:1618–1622, 2010.
48. Craik RL, Dutterer L: Spatial and temporal characteristics of foot fall patterns. In Craik RL, Oatis CA, editors: *Gait analysis: theory and application*, St Louis, 1995, Mosby.
49. Cromwell RL, Aadland-Monahan TK, Nelson AT, et al: Sagittal plane analysis of head, neck, and trunk kinematics and electromyographic activity during locomotion. *J Orthop Sports Phys Ther* 31:255–262, 2001.
50. Cunningham D, Brown G: Two devices for measuring the forces acting on the human body during walking. *Exp Stress Anal* 75–90, 1952.
51. D'Angelo MG, Berti M, Piccinini L, et al: Gait pattern in Duchenne muscular dystrophy. *Gait Posture* 29:36–41, 2009.
52. Davis AM, Galna B, Murphy AT, et al: Effect of footwear on minimum foot clearance, heel slippage and spatiotemporal measures of gait in older women. *Gait Posture* 44:43–47, 2016.
53. Della Croce U, Riley PO, Lelas JL, et al: A refined view of the determinants of gait. *Gait Posture* 14:79–84, 2001.
54. DeMers MS, Pal S, Delp SL: Changes in tibiofemoral forces due to variations during walking. *J Orthop Res* 32:769–776, 2014.
55. Den Otter AR, Geurts ACH, Mulder T, et al: Speed related changes in muscle activity from normal to very slow walking speeds. *Gait Posture* 19:270–278, 2004.
56. De Smet K, Segers V, Lenoir M, et al: Spatiotemporal characteristics of spontaneous overground walk-to-run transition. *Gait Posture* 29:54–59, 2009.
57. DeVita P, Helseth J, Hortobagyi T: Muscles do more positive than negative work in human locomotion. *J Exp Biol* 210:3361–3373, 2007.
58. Donelan JM, Kram R, Kuo AD: Mechanical and metabolic determinants of the preferred step width in human walking. *Proc Biol Sci* 268:1985–1992, 2001.

59. Dorn TW, Schache AG, Pandy MG: Muscular strategy shift in human running: dependence of running speed on hip and ankle muscle performance. *J Exp Biol* 215(Pt 11):1944–1956, 2012.
60. Drillis R: The influence of aging on the kinematics of gait. In *Geriatric Amputee (NAS-NRC Pub. No. 919)*, Washington, DC, 1961, NAS-NRC.
61. Dusing SC, Thorpe DE: A normative sample of temporal and spatial gait parameters in children using the GAITRite electronic walkway. *Gait Posture* 25:135–139, 2007.
62. Eberhart H: *Fundamental studies of human locomotion and other information relating to design of artificial limbs*. Report to U.S. Veterans' Association, Berkeley, 1947, University of California.
63. Elftman H: The measurement of the external force in walking. *Science* 88:152–153, 1938.
64. Eng JJ, Winter DA: Kinetic analysis of the lower limbs during walking: what information can be gained from a three-dimensional model? *J Biomech* 28:753, 1995.
65. Ferrari A, Benedetti MG, Pavan E, et al: Quantitative comparison of five current protocols in gait analysis. *Gait Posture* 28:207–216, 2008.
66. Finley F, Cody K: Locomotive characteristics of urban pedestrians. *Arch Phys Med Rehabil* 51:423, 1970.
67. Finni T, Komi PV, Lukkariniemi J: Achilles tendon loading during walking: application of a novel optic fiber technique. *Eur J Appl Physiol* 77:289, 1998.
68. Finni T, Lepola V, Komi PV: Tendomuscular loading in normal locomotion conditions. In Kyrolainen H, Avela J, Takala T, editors: *Limiting factors of human neuromuscular performance*, Jyvaskyla, Finland, 1999, University of Jyvaskyla.
69. Fisher SV, Gullickson G: Energy cost of ambulation in health and disability: a literature review. *Arch Phys Med Rehabil* 59:124, 1978.
70. Foster AD, Raichlen DA, Pontzer H: Muscle force production during bent-knee, bent-hip walking in humans. *J Hum Evol* 65:294–302, 2013.
71. Fregly BJ, Besier TF, Lloyd DG, et al: Grand challenge competition to predict in vivo knee loads. *J Orthop Res* 30(4):503–513, 2012.
72. Frigo C, Crenna P: Multichannel SEMG in clinical gait analysis: a review and state-of-the-art. *Clin Biomech (Bristol, Avon)* 24:236–245, 2009.
73. Fukunaga T, Kubo K, Kawakami Y, et al: In vivo behaviour of human muscle tendon during walking. *Proc Biol Sci* 268:229–233, 2001.
74. Gage JR: Gait analysis in cerebral palsy. In *Clinic in developmental medicine*, London, 1991, Mac Keith Press.
75. Ganley JK, Powers CM: Gait kinematics and kinetics of 7-year-old children: a comparison to adults using age-specific anthropometric data. *Gait Posture* 21:141–145, 2005.
76. Garrett M, McElroy AM, Staines A: Locomotor milestones and babywalkers: cross sectional study. *BMJ* 324:1494, 2002.
77. Glasoe WM, Phadke V, Pena FA, et al: An image-based gait simulation study of tarsal kinematics in women with hallux valgus. *Phys Ther* 93(11):1551–1562, 2013.
78. Glasoe WM, Yack HJ, Saltzman CL: Anatomy and biomechanics of the first ray. *Phys Ther* 79:854, 1999.
79. Gonzalez EG, Corcoran PJ: Energy expenditure during ambulation. In Downey JA, Myers SJ, Gonzalez EG, et al, editors: *The physiological basis of rehabilitation medicine*, ed 2, Boston, 1994, Butterworth-Heinemann.
80. Gordon KE, Ferris DP, Kuo AD: Metabolic and mechanical costs of reducing vertical center of mass movement during gait. *Arch Phys Med Rehabil* 90:136–144, 2009.
81. Gore DR, Murray MP, Sepic SB, et al: Walking patterns of men with unilateral surgical hip fusion. *J Bone Joint Surg Am* 57:759, 1975.
82. Gorton GE, Hebert DA, Gannotti ME: Assessment of the kinematic variability among 12 motion analysis laboratories. *Gait Posture* 29:398–402, 2009.
83. Grabiner PC, Biswas T, Grabiner MD: Age-related changes in spatial and temporal gait variables. *Arch Phys Med Rehabil* 82:31–35, 2001.
84. Gross MT, Foxworth JL: The role of foot orthoses as an intervention for patellofemoral pain. *J Orthop Sports Phys Ther* 33:661–670, 2003.
85. Hausdorff JM, Zemany L, Peng CK, et al: Maturation of gait dynamics: stride-to-stride variability and its temporal organization in children. *J Appl Physiol* 86:1040–1047, 1999.
86. Heiden TL, Sanderson DJ, Inglis JT, et al: Adaptations to normal human gait on potentially slippery surfaces: the effects of awareness and prior slip experience. *Gait Posture* 24:237–246, 2006.
87. Hillman SJ, Stansfield BW, Richardson AM, et al: Development of temporal and distance parameters of gait in normal children. *Gait Posture* 29:81–85, 2009.
88. Ho KY, Blanchette MG, Powers CM: The influence of heel height on patellofemoral joint kinetics. *Gait Posture* 36:271–275, 2012.
89. Hof AL, Elzinga H, Grimmius W, et al: Detection of non-standard EMG profiles in walking. *Gait Posture* 21:171–177, 2005.
90. Hofmann CL, Okita N, Sharkey NA: Experimental evidence supporting isometric functioning of the extrinsic toe flexors during gait. *Clin Biomech (Bristol, Avon)* 28:686–691, 2013.
91. Hollman JH, Kovash FM, Kubik JJ, et al: Age-related differences in spatiotemporal markers of gait stability during dual task walking. *Gait Posture* 26:113–119, 2007.
92. Holm I, Tveter AT, Fredriksen PM, et al: A normative sample of gait and hopping on one leg parameters in children 7-12 years of age. *Gait Posture* 29:317–321, 2009.
93. Hreljac A: Impact and overuse injuries in runners. *Med Sci Sports Exerc* 36:845–849, 2004.
94. Ijmker T, Lamoth CJC: Gait and cognition: the relationship between gait stability and variability with executive function in persons with and without dementia. *Gait Posture* 35:126–130, 2012.
95. Inman VT, Ralston HJ, Todd F: Human locomotion. In Rose J, Gamble JG, editors: *Human walking*, ed 2, Philadelphia, 1994, Williams & Wilkins.
96. Inman VT, Ralston HJ, Todd F: *Human walking*, Baltimore, 1981, Williams & Wilkins.
97. Ishikawa M, Pakaslahti J, Komi PV: Medial gastrocnemius muscle behavior during human running and walking. *Gait Posture* 25:380–384, 2007.
98. Ivanenko YP, Poppele RE, Lacquaniti F: Motor control programs and walking. *Neuroscientist* 12:339–348, 2006.
99. Kavanagh JJ, Morrison S, Barrett RS: Lumbar and cervical erector spinae fatigue elicit compensatory postural responses to assist in maintaining head stability during walking. *J Appl Physiol* 101:1118–1126, 2006.
100. Keller TS, Weisberger AM, Ray JL, et al: Relationship between vertical ground reaction force and speed during walking, slow jogging, and running. *Clin Biomech (Bristol, Avon)* 11:253–259, 1996.
101. Kepple TM, Siegel KL, Stanhope SJ: Relative contributions of the lower extremity joint moments to forward progression and support during gait. *Gait Posture* 6:1, 1997.
102. Kerrigan DC, Croce UD, Marciello M, et al: A refined view of the determinants of gait: significance of heel rise. *Arch Phys Med Rehabil* 81:1077, 2000.
103. Kerrigan DC, Riley PO, Lelas JL, et al: Quantification of pelvic rotation as a determinant of gait. *Arch Phys Med Rehabil* 82:217–220, 2001.
104. Kerrigan DC, Viramontes BE, Corcoran PJ, et al: Measured versus predicted vertical displacement of the sacrum during gait as a tool to measure biomechanical gait performance. *Am J Phys Med Rehabil* 74:3, 1995.
105. Knutson LM, Soderberg GL: EMG: use and interpretation in gait. In Craik RL, Oatis CA, editors: *Gait analysis: theory and application*, St Louis, 1995, Mosby.
106. Komistek RD, Stiehl JB, Dennis DA, et al: Mathematical model of the lower extremity joint reaction forces using Kane's method of dynamics. *J Biomech* 31:185, 1998.
107. Kressig RW, Gregor RJ, Oliver A, et al: Temporal and spatial features of gait in older adults transitioning to frailty. *Gait Posture* 20:30–35, 2004.
108. Kuhtz-Buschbeck JP, Jing B: Activity of upper limb muscles during human walking. *J Electromyogr Kinesiol* 22:199–206, 2012.
109. Kuo AD: The six determinants of gait and the inverted pendulum analogy: a dynamic walking perspective. *Hum Mov Sci* 26:617–656, 2007.
110. Kuo AD, Donelan JM: Dynamic principles of gait and their clinical implications. *Phys Ther* 90:157–174, 2010.
111. Kutzner I, Heinlein B, Graichen F, et al: Loading of the knee joint during ergometer cycling: telemetric in vivo data. *J Orthop Sports Phys Ther* 42(12):1032–1038, 2012.
112. Lacquaniti F, Ivanenko YP, Zago M: Development of human locomotion. *Curr Opin Neurobiol* 22:822–828, 2012.
113. Lafortune MA, Cavanagh PR, Sommer HJ, III, et al: Three-dimensional kinematics of the human knee during walking. *J Biomech* 25:347, 1992.
114. Lamoth CJC, Meijer OG, Daffertshofer A, et al: Effects of chronic low back pain on trunk coordination and back muscle activity during walking: changes in motor control. *Eur Spine J* 15:23–40, 2006.
115. Lay AN, Hass CJ, Nichols TR, et al: The effect of sloped surfaces on locomotion: an electromyographic analysis. *J Biomech* 40:1276–1285, 2007.
116. Lerner-Frankiel MB, Vargas S, Brown MB, et al: Functional community ambulation: What are your criteria? *Clin Manage* 6:12, 1990.
117. Leung J, Smith R, Harvey LA, et al: The impact of simulated ankle plantarflexion contracture on the knee joint during stance phase of gait: a within-subject study. *Clin Biomech (Bristol, Avon)* 29:423–428, 2014.
118. Levinger P, Murley GS, Barton CJ, et al: A comparison of foot kinematics in people with normal- and flat-arched feet using the Oxford foot model. *Gait Posture* 32:519–523, 2010.
119. Lewek MD, Osborn AJ, Wutzke CJ: The influence of mechanically and physiologically

imposed stiff-knee gait patterns on the energy cost of walking. *Arch Phys Med Rehabil* 93:123–128, 2012.

120. Liang BW, Wu WH, Meijer OG, et al: Pelvic step: the contribution of horizontal pelvis rotation to step length in young healthy adults walking on a treadmill. *Gait Posture* 39:105–110, 2014.
121. Lin YC, Gfoehler M, Pandy MG: Quantitative evaluation of the major determinants of human gait. *J Biomech* 47:1324–1331, 2014.
122. Liu MQ, Anderson FC, Schwartz MH, et al: Muscle contributions to support and progression over a range of walking speeds. *J Biomech* 41:3243–3252, 2008.
123. Lockart TE, Spaulding JM, Park SH: Age-related slip avoidance strategy while walking over a known slippery surface. *Gait Posture* 26:142–149, 2007.
124. Lord S, Howe T, Greenland J, et al: Gait variability in older adults: a structured review of testing protocol and clinimetric properties. *Gait Posture* 34:443–450, 2011.
125. Mackay-Lyons M: Central pattern generation of locomotion: a review of the evidence. *Phys Ther* 82:69–83, 2002.
126. Magnusson SP, Hansen P, Aagaard P, et al: Differential strain patterns of the human gastrocnemius aponeurosis and free tendon, in vivo. *Acta Physiol Scand* 177:185–195, 2003.
127. Magnusson SP, Narici MV, Maganaris CN, et al: Human tendon behavior and adaptation, in vivo. *J Physiol* 586:71–81, 2008.
128. Mann RA: Biomechanics of the foot. In American Academy of Orthopaedic Surgeons, editor: *Atlas of Orthotics: Biomechanical Principles and Application*, St Louis, 1975, Mosby.
129. Marchetti GF, Whitney SL, Blatt PJ, et al: Temporal and spatial characteristics of gait during performance of the dynamic gait index in people with and people without balance or vestibular disorders. *Phys Ther* 88:640–651, 2008.
130. Marey EJ: De la measure dans les different acts de la locomotion. *Comptes Rendus de l'Academie des Sciences de Paris* 97:820–825, 1883.
131. Marey EJ: *La machine animal*, Paris, 1873, Librairie Germer Baillière.
132. Marey EJ: *Movement*, London, 1895, W. Heinemann.
133. Massaad F, Lejeune TM, Detrembleur C: The up and down bobbing of human walking: a compromise between muscle work and efficiency. *J Physiol* 582(2):789–799, 2007.
134. McGinley JL, Baker R, Wolfe R, et al: The reliability of the three-dimensional kinematic gait measurements: a systematic review. *Gait Posture* 29:360–369, 2009.
135. Menant JC, Steele JR, Menz HB, et al: Effects of walking surfaces and footwear on temporo-spatial gait parameters in young and older people. *Gait Posture* 29:392–397, 2009.
136. Menz HB, Latt MD, Tiedemann A, et al: Reliability of the GAITRite walkway system for the quantification of temporo-spatial parameters of gait in young and older people. *Gait Posture* 20:20–25, 2004.
137. Menz HB, Lord SR, Fitzpatrick RC: Acceleration patterns of the head and pelvis when walking on level and irregular surfaces. *Gait Posture* 18:35–46, 2003.
138. Meyns P, Bruijn SM, Duysens J: The how and why of arm swing during human walking. *Gait Posture* 38:555–562, 2013.
139. Mills PM, Barrett RS, Morrison S: Toe clearance variability during walking in young and elderly men. *Gait Posture* 28:101–107, 2008.
140. Milner CE, Hamill J, Davis IS: Distinct hip and rearfoot kinematics in female runners with a history of tibial stress fracture. *J Orthop Sports Phys Ther* 40(2):59–66, 2010.
141. Mizner RL, Kawaguchi JK, Chmieleski TL: Muscle strength in the lower extremity does not predict postinstruction improvements in the landing patterns of female athletes. *J Orthop Sports Phys Ther* 38:353–361, 2008.
142. Moissenet F, Cheze L, Dumas R: A 3D lower limb musculoskeletal model for simultaneous estimation of musculo-tendon, joint contact, ligament and bone forces during gait. *J Biomech* 47:50–58, 2014.
143. Molen HH: *Problems on the evaluation of gait*, Amsterdam, 1973, Free University.
144. Monaghan GM, Lewis CL, Hsu WH, et al: Forefoot angle determines duration and amplitude of pronation during walking. *Gait Posture* 38(1):8–13, 2013.
145. Murley GS, Buldt AK, Trump PJ, et al: Tibialis posterior EMG activity during barefoot walking in people with neutral foot posture. *J Electromyogr Kinesiol* 19:e69, 2009.
146. Murley GS, Landorf KB, Menz HB, et al: Effect of foot posture, foot orthoses and footwear on lower limb muscle activity during walking and running: a systematic review. *Gait Posture* 29:172–187, 2009.
147. Murley GS, Menz HB, Landorf KB: Electromyographic patterns of tibialis posterior and related muscles when walking at different speeds. *Gait Posture* 39:1080–1085, 2014.
148. Murley GS, Menz HB, Landorf KB: Foot posture influences the electromyographic activity of selected lower limb muscles during gait. *J Foot Ankle Res* 2:35, 2009.
149. Murray MP, Gore DR, Clarkson BH: Walking patterns of patients with unilateral hip pain due to osteoarthritis and avascular necrosis. *J Bone Joint Surg Am* 53:259, 1971.
150. Murray MP, Guten GN, Mollinger LA, et al: Kinematic and electromyographic patterns of Olympic race walkers. *Am J Sports Med* 11:68, 1983.
151. Murray MP, Kory RC, Clarkson BH, et al. Comparison of free and fast speed walking patterns of normal men. *Am J Phys Med* 45:8, 1966.
152. Murray MP, Kory R, Sepic S: Walking patterns of normal women. *Arch Phys Med Rehabil* 51:637, 1979.
153. Murray MP, Sepic SB, Barnard EJ: Patterns of sagittal rotation of the upper limbs in walking: study of normal men during free and fast speed walking. *Phys Ther* 47:272, 1967.
154. Muybridge E: *Animal locomotion*, Philadelphia, 1887, University of Pennsylvania Press.
155. Muybridge E: *Human and animal locomotion*, New York, 1979, Dover.
156. Nankaku M, Tsuboyama T, Kakinoki R, et al: Gait analysis of patients in early stages after total hip arthroplasty: effect of lateral trunk displacement on walking efficiency. *J Orthop Sci* 12:550–554, 2007.
157. Neal BS, Barton CJ, Gallie R, et al: Runners with patellofemoral pain have altered biomechanics which targeted interventions can modify: a systematic review and meta-analysis. *Gait Posture* 45:69–82, 2016.
158. Nene A, Byrne C, Hermens H: Is rectus femoris really a part of quadriceps? Assessment of rectus femoris function during gait in able-bodied adults. *Gait Posture* 20:1–13, 2004.
159. Neptune RR, Sasaki K, Kautz SA: The effect of walking speed on muscle function and mechanical energetics. *Gait Posture* 28:135–143, 2008.
160. Neumann DA: Biomechanical analysis of selected principles of hip joint protection. *Arthritis Care Res* 2:146, 1989.
161. Nielsen JB: How we walk: central control of muscle activity during human walking. *Neuroscientist* 9:195–204, 2003.
162. Norkin CC: Examination of gait. In O'Sullivan SB, Schmitz TJ, editors: *Physical rehabilitation*, ed 5, Philadelphia, 2007, FA Davis.
163. Novacheck TF: The biomechanics of running. *Gait Posture* 7:77–95, 1998.
164. Ortega JD, Farley CT: Minimizing center of mass vertical movement increases metabolic cost in walking. *J Appl Physiol* 99:2099–2107, 2005.
165. Ota S, Ueda M, Aimoto K, et al: Acute influence of restricted ankle dorsiflexion angle on knee mechanics during gait. *Knee* 21:669–675, 2014.
166. Ounpuu S: Clinical gait analysis. In Spivack BS, editor: *Evaluation and management of gait disorders*, New York, 1995, Marcel Dekker.
167. Pandy MG, Andriacchi TP: Muscle and joint function in human locomotion. *Annu Rev Biomed Eng* 12:401–433, 2010.
168. Park J: Synthesis of natural arm swing motion in human bipedal walking. *J Biomech* 41:1417–1426, 2008.
169. Patla A: A framework for understanding mobility problems in the elderly. In Craik RL, Oatis CA, editors: *Gait analysis: theory and application*, St Louis, 1995, Mosby.
170. Paul JP: Forces transmitted by joints in the human body. *Proc Inst Mech Eng* 181:8, 1966.
171. Pederson DR, Brand RA, Davy DT: Pelvic muscle and acetabular contact forces during gait. *J Biomech* 30:959, 1997.
172. Perry J: *Gait analysis: normal and pathological function*, Thorofare, NJ, 1992, Slack.
173. Perry J, Burnfield JM: *Gait analysis: normal and pathological function*, ed 2, 2010, SLACK incorporated.
174. Powers CM: The influence of abnormal hip mechanics on knee injury: a biomechanical perspective. *J Orthop Sports Phys Ther* 40:42–51, 2010.
175. Ralston HJ: Effects of immobilization of various body segments on energy cost of human locomotion. *Ergon Suppl* 53, 1965.
176. Reischl SF, Powers CM, Rao S, et al: Relationship between foot pronation and rotation of the tibia and femur during walking. *Foot Ankle Int* 20:513, 1999.
177. Requiao LF, Nadeau S, Milot MH, et al: Quantification of level of effort at the plantarflexors and hip extensors and flexor muscles in healthy subjects walking at different cadences. *J Electromyogr Kinesiol* 15:393–405, 2005.
178. Robinett CS, Vondran MA: Functional ambulation velocity and distance requirements in rural and urban communities. *Phys Ther* 68:1371, 1988.
179. Rose J, Ralston HJ, Gamble JG: Energetics of walking. In Rose J, Gamble JG, editors: *Human walking*, ed 2, Philadelphia, 1994, Williams & Wilkins.
180. Rosenblatt NJ, Hurt CP, Latash ML, et al: An apparent contradiction: increasing variability to achieve greater precision? *Exp Brain Res* 232:403–413, 2014.
181. Rozumalski A, Schwartz MH, Wervey R, et al: The in vivo three-dimensional motion of the human lumbar spine during gait. *Gait Posture* 25:378–384, 2008.
182. Russell DM, Apatoczky DT: Walking at the

preferred stride frequency minimizes muscle activity. *Gait Posture* 45:181–186, 2016.
183. Saibene F, Minetti AE: Biomechanical and physiological aspects of legged locomotion in humans. *Eur J Appl Physiol* 88:297–316, 2003.
184. Salbach NM, O'Brien KK, Brooks D, et al: Reference values for standardized tests of walking speed and distance: a systematic review. *Gait Posture* 41:341–360, 2015.
185. Sandau M, Koblauch H, Moeslund TB, et al: Markerless motion capture can provide reliable 3D gait kinematics in the sagittal and frontal plane. *Med Eng Phys* 36(9):1168–1175, 2014.
186. Sasaki K, Neptune RR: Muscle mechanical work and elastic energy utilization during walking and running near the preferred gait transition speed. *Gait Posture* 23:383–390, 2006.
187. Saunders JB, Inman VT, Eberhart HD: The major determinants in normal and pathological gait. *J Bone Joint Surg Am* 35:543, 1953.
188. Schache AG, Baker R: On the expression of joint moments during gait. *Gait Posture* 25:440–452, 2007.
189. Schache AG, Baker R, Vaughan CL: Differences in lower limb transverse plane joint moments during gait when expressed in two alternative reference frames. *J Biomech* 40:9–19, 2007.
190. Scott SH, Winter DA: Internal forces of chronic running injury sites. *Med Sci Sports Exerc* 22:357, 1990.
191. Segers V, Aerts P, Lenoir M, et al: Spatiotemporal characteristics of the walk-to-run and run-to-walk transition when gradually changing speed. *Gait Posture* 24:247–254, 2006.
192. Semciw AI, Freeman M, Kunstler BE, et al: Quadratus femoris: an EMG investigation during walking and running. *J Biomech* 48:3433–3439, 2015.
193. Semciw AI, Green RA, Murley GS, et al: Gluteus minimus: an intramuscular EMG investigation of anterior and posterior segments during gait. *Gait Posture* 39:822–826, 2014.
194. Semciw AI, Pizzari T, Murley GS, et al: Gluteus medius: an intramuscular EMG investigation of anterior, middle and posterior segments during gait. *J Electromyogr Kinesiol* 23:858–864, 2013.
195. Shiavi R: Electromyographic patterns in adult locomotion: a comprehensive review. *J Rehabil* 22:85, 1985.
196. Shih Y, Chen YC, Lee YS, et al: Walking beyond preferred transition speed increases muscle activations with a shift from inverted pendulum to spring mass model in lower extremity. *Gait Posture* 46:5–10, 2016.
197. Shumway-Cook A, Woollacott MH: *Motor control: translating research into clinical practice*, Philadelphia, 2006, Lippincott, Williams & Wilkins.
198. Simoneau GG, Cavanagh PR, Ulbrecht JS, et al: The influence of visual factors on fall-related kinematic variables during stair descent by older women. *J Gerontol* 46:M188, 1991.
199. Simonsen EB, Dyhre-Poulsen P, Voigt M, et al: Bone-on-bone forces during loaded and unloaded walking. *Acta Anat (Basel)* 152:133, 1995.
200. Souza RB, Powers CM: Differences in hip kinematics, muscle strength, and muscle activation between subjects with and without patellofemoral pain. *J Orthop Sports Phys Ther* 39:12–19, 2009.
201. Sparrow WA, Begg RK, Parker S: Variability in the foot-ground clearance and step timing of young and older men during single-task and dual-task treadmill walking. *Gait Posture* 28:563–567, 2008.
202. Sritharan P, Lin YC, Pandy MG: Muscles that do not cross the knee contribute to the knee adduction moment and tibiofemoral compartment loading during gait. *J Orthop Res* 30:1586–1595, 2012.
203. Stansfield BW, Hillman SJ, Hazlewood ME, et al: Normalisation of gait data in children. *Gait Posture* 17:81–87, 2003.
204. Stansfield BW, Nicol AC: Hip joint contact forces in normal subjects and subjects with total hip prostheses: walking and stair and ramp negotiation. *Clin Biomech (Bristol, Avon)* 17:130–139, 2002.
205. Stauffer RN, Chao EYS, Brewster RC: Force and motion analysis of the normal, diseased and prosthetic ankle joint. *Clin Orthop Relat Res* 127:189, 1977.
206. Steele KM, DeMers MS, Schwartz MH, et al: Compressive tibiofemoral joint force during crouch gait. *Gait Posture* 35:556–560, 2012.
207. Stephenson JL, Lamontagne A, De Serres S: The coordination of upper and lower limb movements during gait in healthy and stroke individuals. *Gait Posture* 29:11–16, 2009.
208. Stewart C, Postans N, Schwartz MH, et al: An exploration of the function of the triceps surae during normal gait using functional electrical stimulation. *Gait Posture* 26:482–488, 2007.
209. Stratham L, Murray MP: Early walking patterns of normal children. *Clin Orthop Relat Res* 79:8, 1971.
210. Sudarsky L: An overview of neurological diseases causing gait disorder. In Spivack BS, editor: *Evaluation and management of gait disorders*, New York, 1995, Marcel Dekker.
211. Sutherland DH, Olshen RA, Cooper L, et al: The development of mature gait. *J Bone Joint Surg Am* 62A:336–353, 1980.
212. Sutherland DH: The evolution of clinical gait analysis. Part I: kinesiological EMG. *Gait Posture* 14:61–70, 2001.
213. Sutherland DH: The evolution of clinical gait analysis. Part II: kinematics. *Gait Posture* 16:159–179, 2002.
214. Sutherland DH: The evolution of clinical gait analysis. Part III: kinetics and energy assessment. *Gait Posture* 21:447–461, 2005.
215. Swanson SC, Caldwell GE: An integrated biomechanical analysis of high speed incline and level treadmill running. *Med Sci Sports Exerc* 32(6):1146–1155, 2000.
216. Tateuchi H, Wada O, Ichihashi N: Effects of calcaneal eversion on three-dimensional kinematics of the hip, pelvis and thorax in unilateral weight bearing. *Hum Mov Sci* 30(3):566–573, 2011.
217. Taylor SJ, Walker PS, Perry JS, et al: The forces in the distal femur and the knee during walking and other activities measured by telemetry. *J Arthroplasty* 13:428, 1998.
218. Terrier P, Reynard F: Effect of age on the variability and stability of gait:a cross-sectional treadmill study in healthy individuals between 20 and 69 years of age. *Gait Posture* 41:170–174, 2015.
219. Thambyah A, Hee HT, Das S, et al: Gait adaptations in patients with longstanding hip fusion. *J Orthop Surg* 11:154–158, 2003.
220. Toebes MJP, Hoozemans MJM, Furrer R, et al: Associations between measures of gait stability, leg strength and fear of falling. *Gait Posture* 41:76–80, 2015.
221. Umberger BR: Effects of suppressing arm swing on kinematics, kinetics, and energetics of human walking. *J Biomech* 41:2575–2580, 2008.
222. van der Krogt MM, Delp SL, Schwartz MH: How robust is human gait to muscle weakness. *Gait Posture* 36:113–119, 2012.
223. van Gent RN, Siem D, van Middelkoop M, et al: Incidence and determinants of lower extremity running injuries in long distance runners: a systematic review. *Br J Sports Med* 41:469–480, 2007.
224. van Hedel HJA, Tomatis L, Muller R: Modulating of leg muscle activity and gait kinematics by walking speed and bodyweight unloading. *Gait Posture* 24:35–45, 2006.
225. Vaughan CL: Theories of bipedal walking: an odyssey. *J Biomech* 36:513–523, 2003.
226. Vierordt KH: *Das gehen des menschen in gesunden und kranken zuständen nach selbstregistrirenden methoden dargestellt*, Tubingen, Germany, 1881, Laupp.
227. Wang H, Chen T, Torzilli P, et al: Dynamic contact stress patterns on the tibial plateaus during simulated gait: a novel application of normalized cross correlation. *J Biomech* 47:568–574, 2014.
228. Warren GL, Maher RM, Higbie EJ: Temporal patterns of plantar pressures and lower-leg muscle activity during walking: effect of speed. *Gait Posture* 19:91–100, 2004.
229. Watanabe K, Kitaoka HB, Fujii T, et al: Posterior tibial tendon dysfunction and flatfoot: analysis with simulated walking. *Gait Posture* 37(2):264–268, 2013.
230. Waters RL, Barnes G, Husserel T, et al: Comparable energy expenditure after arthrodesis of the hip and ankle. *J Bone Joint Surg Am* 70:1032, 1988.
231. Waters RL, Campbell J, Thomas L, et al: Energy costs of walking in lower-extremity plaster casts. *J Bone Joint Surg Am* 64:896, 1982.
232. Waters RL, Morris JM: Electrical activity of muscles of the trunk during walking. *J Anat* 111(2):191–199, 1972.
233. Waters RL, Mulroy S: The energy expenditure of normal and pathologic gait. *Gait Posture* 9:207, 1999.
234. Weber W, Weber E: *Mechanik der menschlichen gewerkzeuge. [Mechanics of the human walking apparatus]*, Berlin, Germany, 1894, Springer- Verlag.
235. Weber W, Weber E: *Mechanics of the human walking apparatus*, Translation by Maquet P, Furlong R, Berlin, Germany, 1991, Springer-Verlag. (Original work published in 1894.).
236. Weber W, Weber E: *The mechanics of human motion*, Gottingen, Germany, 1836, Dieterischen Buchhandlung.
237. Wesseling M, de Groote F, Meyer C, et al: Gait alterations to effectively reduce hip contact forces. *J Orthop Res* 33:1094–1102, 2015.
238. Whittington B, Silder A, Heiderscheit B, et al: The contribution of passive-elastic mechanisms to lower extremity joint kinetics during human walking. *Gait Posture* 27:628–634, 2008.
239. Williams G, Widnall J, Evans P, et al: Could failure of the spring ligament complex be the driving force behind the development of the adult flatfoot deformity? *J Foot Ankle Surg* 53(2):152–155, 2014.
240. Winter DA: *Anatomy, biomechanics and control of balance during standing and walking*, Waterloo, Ontario, Canada, 1995, Waterloo Biomechanics.
241. Winter DA: *The biomechanics and motor control of human gait: normal, elderly and pathological*, ed 2, Waterloo, Canada, 1991, University of Waterloo Press.
242. Winter DA, Eng JJ, Ishac M: Three-dimen-

sional moments, powers and work in normal gait: implications for clinical assessments. In Harris GF, Smith PA, editors: *Human motion analysis: current applications and future directions*, New York, 1996, IEEE Press.
243. Winter DA, Eng JJ, Ishac MG: A review of kinetic parameters in human walking. In Craik RL, Oatis CA, editors: *Gait analysis: theory and application*, St Louis, 1995, Mosby.
244. Wren TAL, Gorton GE, Ounpuu S, et al: Efficacy of clinical gait analysis: a systematic review. *Gait Posture* 34:149–153, 2011.
245. Yang HS, Atkins LT, Jensen DB, et al: Effects of constrained arm swing on vertical center of mass displacement during walking. *Gait Posture* 42(4):430–434, 2015.
246. Youdas JW, Hollman JH, Aalbers MJ, et al: Agreement between the GAITRite walkway system and a stopwatch-footfall count method for measurement of temporal and spatial gait parameters. *Arch Phys Med Rehabil* 87:1648–1652, 2006.
247. Zajac FE, Neptune RR, Kautz SA: Biomechanics and muscle coordination of human walking part I: introduction to concepts, power transfer, dynamics and simulations. *Gait Posture* 16:215–232, 2002.
248. Zajac FE, Neptune RR, Kautz SA: Biomechanics and muscle coordination of human walking part II: lessons from dynamical simulations and clinical implications. *Gait Posture* 17:1–17, 2003.
249. Zarrugh MY, Todd FN, Ralston HJ: Optimization of energy expenditure during level walking. *Eur J Appl Physiol* 33:293, 1974.
250. Zehr EP, Duysens J: Regulation of arm and leg movement during human locomotion. *Neuroscientist* 10:347–361, 2004.

Ee 学習問題　STUDY QUESTIONS

1. 歩行周期において，位置エネルギーが（A）最大あるいは，（B）最小になるのはいつか？
2. 歩行周期の10%における，矢状面上での股関節，膝関節，足関節の肢位と運動方向を述べなさい．
3. （A）歩行周期の5～40%までのあいだ，矢状面において足関節がどう動くか述べなさい．（B）（A）で述べた運動に関して，足関節の底屈筋と背屈筋のそれぞれの筋収縮タイプ（遠心性，等尺性，求心性）を述べなさい．
4. 歩行周期のおよそ30～50%のあいだ，アキレス腱の硬さや短縮を有する人は，床に対し下腿を前傾させるための代償運動がよく観察される．この代償が起こる関節を特定したうえで，代償運動について述べなさい．
5. 垂直方向の床反力が（A）最大になるとき，あるいは（B）最小となるときは，歩行周期のどの時点か？
6. （A）歩行周期の0～50%について，水平面における股関節の運動を述べなさい．（B）図15.29Aを参考に，この時期の関節運動における中殿筋と小殿筋の考えられる役割について述べなさい．
7. 歩行中の身体重心の垂直および左右移動を最適にする運動制御について述べなさい．
8. 歩行周期のおよそ5～20%において，立脚肢の股関節の前額面での運動と中殿筋の筋活動のタイプとのかかわりはどのようなものか？
9. 歩行速度を上げるための運動学的メカニズムの基本は何か？ 2つあげなさい．
10. （A）歩行周期の約30～50%までの，前額面における距骨下関節の運動方向と角度を述べなさい．運動の定義には，前額面の運動を表す（踵骨の）内がえしと外がえしを使うこと．（B）図15.29Bを参考に，この運動の調節における後脛骨筋がおもに担っている役割を説明しなさい．
11. 歩行周期の60～75%において，長内転筋が担う役割の1つを述べなさい．
12. 高齢者の歩行で一般的に起こる変化について述べなさい．その変化による身体保護効果をあげなさい．
13. 次の筋が，歩行周期中で最も伸張されるのはどの時期か？（A）半腱様筋，（B）腓腹筋．
14. 図15.40は，立脚相の大部分を占める膝関節の内反トルクの発生のおもな力学的機構を示している．膝関節のどの組織がこのトルクに対抗しうるか？
15. 図15.35のA, B, Dを使って，立脚相から遊脚相（歩行周期の35～60%）にかけての，矢状面における股関節の機械的エネルギーの交換（図15.35C）について述べなさい．
16. 足関節の背屈筋の筋力低下は，いくつかの典型的な歩行異常と関連している．背屈筋の筋力低下を次の3つのレベル，わずかな低下（30%の筋力の低下，徒手筋力検査で4/5），中程度の低下（50%以上の筋力低下，徒手筋力検査で3-/5），重度の低下（80～90%の筋力低下，徒手筋力検査で2/5）に分けたとき，それぞれで生じる歩行異常を説明しなさい．
17. 図15.42を参考に，歩行周期の10～30%のあいだ，底屈筋トルクが増加しているにもかかわらず，エネルギーの生成も吸収もほとんどみられない理由について述べなさい．その説明には，10～30%でエネルギーの交換がみられないことを，（a）歩行周期の0～8%までは小さなエネルギーの吸収が起こっていることと，（b）歩行周期の45～60%ではエネルギーの生成が突出していることと対比しなさい．

Ee 学習問題の解答はElsevier eLibraryのウェブサイトにて閲覧できる．

EC 参考動画

- Video 15-1: Walking, Sagittal Plane View（動画 15-1: 歩行，矢状面での観察）
- Video 15-2: Walking, Frontal Plane View（動画 15-2: 歩行，前額面での観察）
- Video 15-3: Walking Kinematics, Sagittal Plane View（動画 15-3: 歩行の運動学，矢状面での観察）
- Video 15-4: Walking Kinematics, Frontal Plane (Anterior) View [動画 15-4: 歩行の運動学, 前額面（前方）からの観察]
- Video 15-5: Walking Ground Reaction Forces, Sagittal Plane View（動画 15-5: 歩行における床反力，矢状面での観察）
- Video 15-6: Walking Ground Reaction Forces, Frontal Plane (Posterior) View［動画 15-6: 歩行における床反力，前額面（後方）からの観察］
- Video 15-7: Walking Kinetics, Sagittal Plane View（動画 15-7: 歩行の運動学，矢状面からの観察）
- Video 15-8: Walking Kinetics, Frontal Plane (Posterior) View［動画 15-8: 歩行の運動学，前額面（後方）からの観察］
- Video 15-9: Walking Ground Reaction Forces, Frontal Plane (Anterior) View（動画 15-9: 歩行における床反力，前額面（前方）からの観察）
- Kinematic and Electromyographic Analysis of Walking and Running（歩行と走行の運動学的および筋電分析）
- Visual Clinical Evaluation of Walking (Sagittal Plane View)［歩行の臨床的な動作観察（矢状面）］
- Visual Clinical Evaluation of Walking (Frontal Plane View)［歩行の臨床的な動作観察（前額面）］

QR コードをスキャンすれば，動画（英語版）が視聴できる．〔Expert Consult を利用すれば，動画に関する日本語の説明を閲覧できる（表紙裏参照）〕

第16章

走行の身体運動学

Kinesiology of Running

Bryan C. Heiderscheit, PT, PhD, Guy G. Simoneau, PT, PhD, FAPTA

章内容一覧　CHAPTER AT A GLANCE

本章では，基本的な走行の身体運動学的特性について述べる．特別に示さないかぎり，提供する情報は，健常成人の走行様式，平地での長距離走の一定速度での走行，そして後足部接地パターンを用いた人たちについて示している．本章は，本書の他の部分とは別に読んでも十分に詳細な内容を提供しているが，第12～15章は，走行をより深く理解する助けとなるであろう．

空間的および時間的指標

ストライド周期

Stride Cycle

走行の基本的な単位はストライド周期であり，同側足部の連続した2回の接地のあいだに生じるすべての動作や事象（events）から成り立っている．足部の踵が初期接地をする歩行と異なり，走行中，初期接地は後足部，中足部，または前足部で行うことができ，しばしば足部接地と示される．

走行の空間的および時間的指標

- ストライド周期
- ストライド長
- ストライド時間
- ステップ長
- ステップ時間
- ストライド頻度
- ストライド率
- ステップ幅
- 足角
- 走行速度
- 走行ペース

走行のストライド周期の空間的および時間的指標は，歩行と同じ様式で定義される．たとえば，同側足部の連続した接地間の距離と時間は，それぞれ**ストライド長**（stride length）と**ストライド時間**（stride time）と称される．**ステップ長**（step length）と**ステップ時間**（step time）は，対側足部間で作られる連続した接地について示す．徐々に走行速度が増加するにしたがって，ストライド長が増加し，ストライド時間が減少するように，ストライド長と時間は走行速度に伴って変化する．他の変数である**ストライド頻度**（stride frequency）は，単純にストライド時間の逆数であり，1秒あたりのストライド数を表している．多くのランナーは，1分あたりのストライド数を基準にした値を報告し，**ストライド率**（stride rate）〔または1分あたりのステップ数を表す場合には**ステップ率**（step rate）〕という用語を用いている．背が高い，脚が長い，または体重が重い人は，特定の走行速度において，より大きいストライド長を好む傾向にあるが，一貫して調査結果は，これらの変数や他の人体計測学的変数はストライド長と弱い相関（$r<0.40$）があることを示している[22, 24]．

ステップ幅（step width）は，地面に接地した際の両足部の左右方向の距離である．歩行から走行，スプリント（全力疾走）へ移行する際，ステップ幅は徐々に減少し，最後にはゼロ以下となり，交差した走行パターンを生じる（たとえば，足部が身体の中心線を横切る）．関連した指標である**足角**（foot angle）または**トゥ・アウト角**（angle of toe-out）は，進行方向のラインに対する足部の外転の大きさである．測定値は，歩行での足角が平均5～7°の範囲に対して，走行では4～9°の範囲であり，個人や走行速度によって足角が変動することを示している[21]．

走行速度（running speed）は，一般的なパフォーマンスの指標であり，メートル毎秒（m/秒），またはマイル毎時（miles/時）で通常評価される．**走行ペース**（running pace）は，速度の逆数で，一般に1マイルに要する時間（分/mile），または1kmに要する時間（分/km）で評価される．ランナーとコーチのあいだでは，走行ペースがより日常的に用いられる．一般的に歩行速度は2.5m/秒以下であるが，走行では，2.5m/秒から10m/秒を超えるより広い範囲にわたる速度がみられる．当然のことながら，走行の運動学および運動力学は，年齢や性別のような他の要因と同様に，速度に伴って大きく変化する．

立脚相と遊脚相
Stance and Swing Phases

走行のストライド周期は，2つの相で構成される．着目した側の足部が接地している**立脚相**（stance）と足部が空中にある**遊脚相**（swing）である．走行の立脚相は，ストライド周期の約40%を占め，残りの期間を遊脚相が構成すると一般に示されている[88]．しかしながら，走行速度の増加に伴って，立脚相の割合は徐々に減少する．たとえば，2.25m/秒（8.1km/時）の走行速度では，立脚相はストライド周期の約37%を占めるが，走行速度が4.50m/秒（16.2km/時）に増加した際には，立脚相はストライド周期の約28%のみになる[40]．世界クラスのスプリンターの最大の走行速度時には，立脚相はストライド周期の22%のみである[70]．立脚相の時間と走行速度の関係を理解するために第15章の図15.51を再度確認されたい．

歩行と異なり，走行のストライド周期には**両脚支持期**がない．走行中のどんな瞬間であっても，片脚が接地しているだけである．さらに歩行との相違として，ストライド周期中に下肢がまったく接地しない期間が2回ある．これらの**滞空期**（float）〔または**飛翔期**（flight）〕は，片脚が地面を蹴って離地したあとから，もう片脚が初期接地する前までに生じる．滞空期は，走行を特徴づける運動として提示されている．走行速度の増加に伴う遊脚相の時間の増加は，主として滞空期に要する時間の増大によるものである．

▶立脚相と遊脚相の細分化 Subdivisions of Stance and Swing Phases

走行のストライド周期を定義する**事象**（events）は，初期接地（initial contact），立脚中期（mid stance），踵離地（heel off），足趾離地（toe off），そして遊脚中期（mid swing）である（図16.1，表16.1）．**初期接地**は足部が接地した瞬間で，それをストライド周期の0%と定義する．**立脚中期**は身体重心（仙骨の前方に位置する）が支持脚の真上にあるとき，または両膝関節が横に並んだときに生じる．これらの両方は，ストライド周期の約20%，または立脚相の約50%で生じる．**踵離地**および**足趾離地**は，それぞれストライド周期の約22～27%と約30～40%で生じ，走行速度に伴って大きく変化する．**遊脚中期**は，遊脚相の中間で生じ，ストライド周期のおおよそ70%で，遊

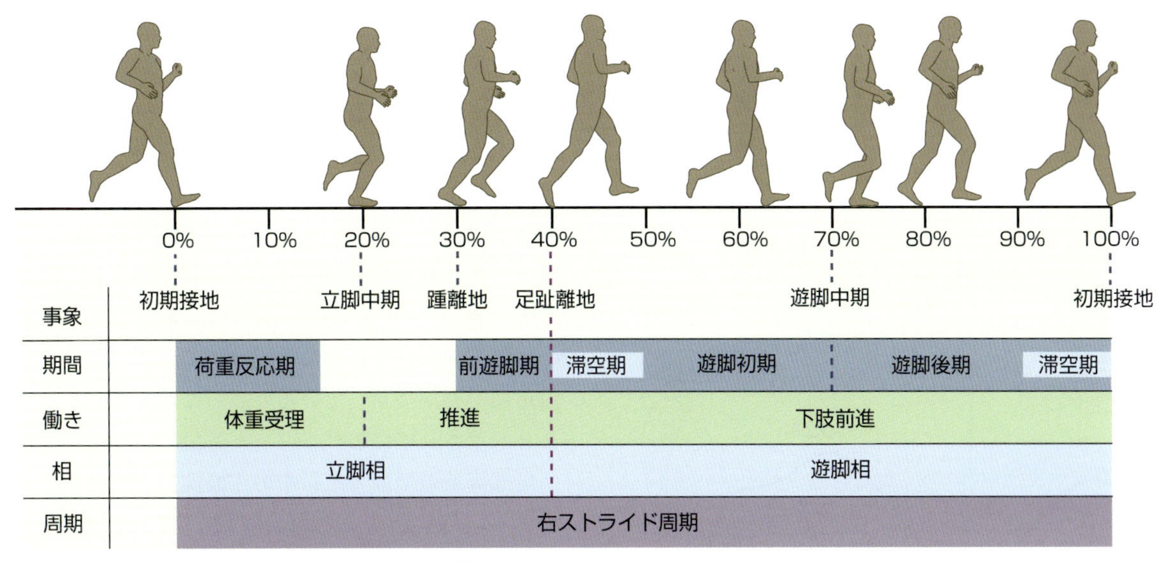

図 16.1　走行のストライド周期の事象および期間の記述に用いられる用語.

表 16.1　走行のストライド周期を細分するための一般用語.

相	事象	ストライド周期の割合	対側の事象	対側の相
立脚相	初期接地	0	遊脚相	
		10		
	立脚中期	20	遊脚中期	
	踵離地	30		
遊脚相	足趾離地	40		
		50	初期接地	立脚相
		60		
	遊脚中期	70	立脚中期	
		80	踵離地	
		90	足趾離地	遊脚相
立脚相	初期接地	100		

脚の膝関節が対側の立脚の膝関節の横を通過するときである.

走行のストライド周期の期間 (period) は，荷重反応期 (loading response)，前遊脚期 (pre swing)，遊脚初期 (early swing)，遊脚後期 (late swing) を含んでいる (図 16.1 参照). **荷重反応期**は，ストライド周期の最初の 15% を占め，初期接地から最大膝屈曲までの期間である．この期間中，下肢は身体の重量を徐々に受け，衝撃を吸収しなければならない．荷重反応期の最後に，身体重心が最も低い位置に達する．**前遊脚期**は，踵離地から足趾離地までであり，下肢の筋が推進のための力学的エネルギーを生成する期間である．**遊脚初期**は，遊脚相の前半を示しており，足趾離地から遊脚中期までである．**遊脚後期**は遊脚相の残りの期間であり，遊脚中期から次の初期接地までである．

走行のストライド周期の期間

- 荷重反応期
- 前遊脚期
- 遊脚初期
- 遊脚後期

関節の運動学

歩行と走行のあいだには，関節運動において多くの類似点がある．一般に，運動の大きさやタイミングは異なるが，全体的な運動様式は同様である．ゆっくりとしたジョギングから全力でのスプリントへの移動速度の増大によって，これらの相違は大きくなる．走行の運動学を測定するために用いられる高精度の動作分析技術は，歩行中に用い

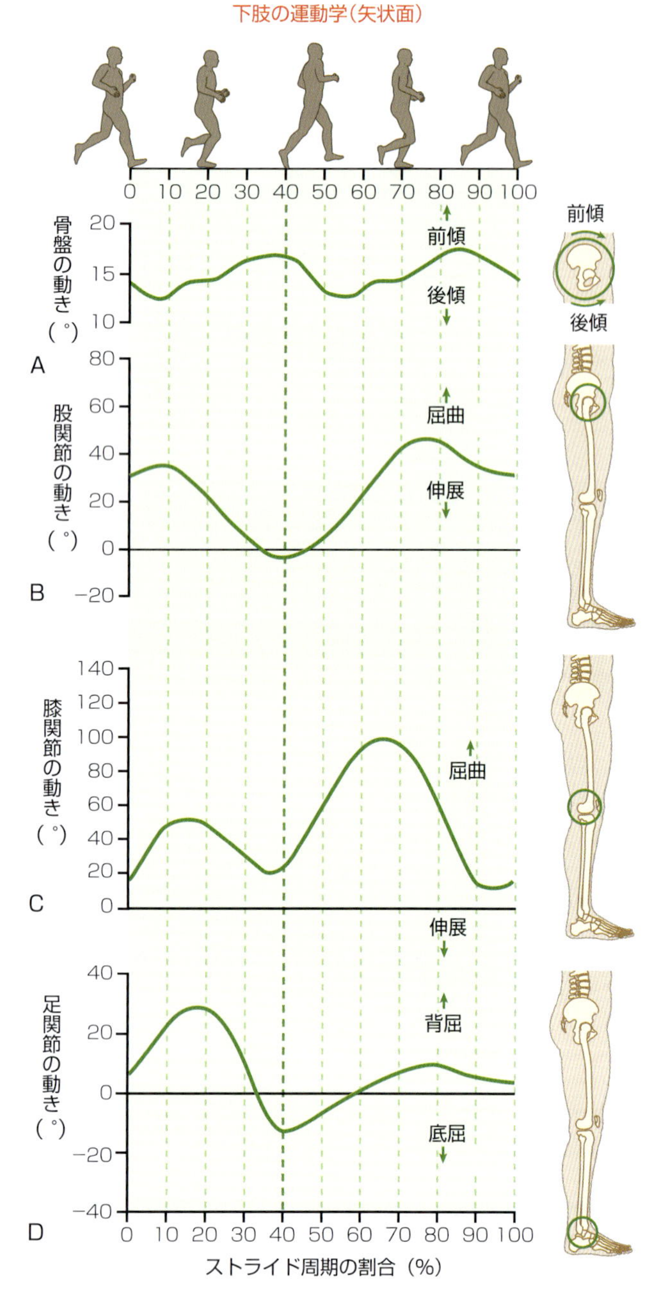

図16.2　走行のストライド周期における骨盤（A），股関節（B），膝関節（C）および足関節（D）の矢状面での回転運動．骨盤の角度は，他の体節ではなく垂直線に対して定義され，残りの測定値は，隣接する体節間や骨間の相対値として定義される関節角度である．（データは，文献や原典を基に編集されたものである[26, 37, 47, 105]）

られるものと同様である（第15章参照）．このような設備のない多くの臨床環境の場合，臨床家は走行の特性を評価するために患者の直接観察にしばしば依存する．下肢関節の角速度がかなり大きく，注目の対象になりがちなため，ランナーの観察をビデオ録画から行うべきで，その運動をスローモーションにすることができるからである．

大多数の人々が踵で初期接地をする歩行と異なり，走行は，その点については多様性がある．足部の一部の最初の接地は**足部接地**（foot strike）と称され，3つの特定な様式がある．それは，**後足部接地**（rearfoot strike），**中足部接地**（midfoot strike），そして**前足部接地**（forefoot strike）である．足部または靴の圧中心位置は，特定の足部接地を特徴づけている[23]．しかしながら，圧中心のデータがない場合，足部接地は高速度ビデオの視察によって決定することができる[2, 66]．興味深いことに，多くのランナーは自身の足部接地様式を正確に自己評価できず，とくに中足部や前足部で初期接地していると誤って決めてかかる人がいることが示されている[41]．

足部接地の型は，走行中の下肢関節の運動学に大きく影響する．たとえば，初期接地の際，前足部接地を用いるランナーは，後足部接地に比べてより大きな足関節底屈と膝関節屈曲を用いている．長距離ランナーの88～95%が後足部接地を示しているので[1, 62]，他に言及のないかぎりは，以下の関節運動に関する記述は，この採用されることの多い足部接地様式を前提とする．

矢状面の運動学
Sagittal Plane Kinematics

▶体幹 Trunk

走行中，回転の内外軸（前額水平軸と同義）は，一般に腰仙連結部を通ると仮定されるが，矢状面での角運動は体幹全体で生じる[68]．体幹の屈曲や伸展として記述される体幹の角度は，他の体節にではなく垂直線に対して定義される．中間位（0°）は垂直と一致し，体幹屈曲は前方回転を示し，体幹伸展は後方回転を表す．

ストライド周期を通して，体幹は平均して2～13°の屈曲位にあるが，約5～10°の屈曲と伸展をする．体幹の屈曲は初期接地で最少となり，立脚中期直後に最大値に達する．走行速度が増加するとき，体幹は初期接地でより屈曲した姿勢をとるが，ストライド周期を通しての屈曲や伸展の総量は増加しない[103]．

▶骨盤 Pelvis

矢状面での骨盤の回転は，一般に傾斜（tilt）といわれ，前方および後方に生じる（図16.2A）．腸骨稜の先端の回転方向が，傾斜の方向を定義する．体幹と同様に骨盤の角度は垂直線に対して定義される．走行のストライド周期中，約5°の運動全体の振幅で2回の運動周期が生じる[68]．走行のストライド周期を通して，骨盤は平均して15～20°の前傾位を示し[103]，その値は，立位で示す前傾11°よりも大きい．初期接地に続いて，骨盤はストライド周期の約10%

まで後傾し，その後，骨盤は前傾し，足趾離地で最大値に達する．この運動周期は，対側の立脚相に対側下肢から骨盤への負荷に応じて遊脚相のあいだに2回目が繰り返される．

▶股関節 Hip

股関節は初期接地で約35°屈曲し，ストライド周期の最初の10％のあいだ，この屈曲は維持，またはわずかに増加する（図16.2Bおよび動画16.1参照）．この初期の屈曲のあと，股関節は残りの支持期を通して伸展し，足趾離地近くで0～5°の股関節最大伸展に達する．遊脚初期に股関節は，脚を前方へ推進するために屈曲し，その後，走行速度の損失を最小限にするために次の初期接地前に伸展に反転する．走行速度の低い領域では，速度の増加に伴って股関節の最大屈曲は増加するが，最大努力の80％以上の速度でのスプリントでは増加しない．

大まかな観察に基づくと，大腿の肢位は，前述したものより大きな股関節伸展を起こすことを示唆しているが，これは不正確な評価である．矢状面の股関節の回転は，骨盤に対する大腿の肢位によって定義される．このように，骨盤の前傾・後傾の姿勢は，股関節角度に影響を与える．このことのよい例は，骨盤が最大前傾となる時点である足趾離地近くで，垂直線に対する大腿の肢位による見せかけより，正確な股関節伸展が小さくなることである．

▶膝関節 Knee

膝関節は，ストライド周期中に二峰性の運動パターンを示し，その頂点は，立脚相に1つと遊脚相に1つある（図16.2C参照）．膝関節は初期接地で10～20°の範囲に屈曲し，立脚中期に45～50°の最大屈曲角度に達する．この荷重反応期中の膝関節屈曲は，身体重心の下降を減速させる重要な役割を果たす．膝関節は立脚相の後半を通して伸展し，足趾離地の直前に20°の最少屈曲角度に達する．この運動パターンは，遊脚相中に繰り返されるが，遊脚中期（走行周期の70％）あたりで生じる100～120°のかなり大きい最大屈曲角度を含んでいる．この遊脚相での膝関節屈曲は，下腿と足部の重心を股関節の回転軸により近づけることによって下肢の慣性モーメントを減少させる．そうすることで，遊脚を前進させるために必要とされるエネルギーが減少する．

▶足関節 Ankle

後足部接地の前提に従って，足関節（距腿関節）は，初期接地で0～5°の背屈位をとる（図16.2D参照）（慣例的に記述されるように，90°の下腿-足部角度は，背屈0°とみなす）．その後，地面に着いている足部の上を脛骨が前進する結果として，足関節は立脚中期付近で30°の最大背屈となる．前遊脚期を通して，足関節は推進のパワーを生成するために底屈し，足趾離地直後に10～20°の最大底屈に達する．遊脚初期を通して，足関節はゆっくりとした角速度で背屈して，その後，緩やかに底屈することによって次の初期接地で足部は軽度の背屈位となる．

▶第1中足趾節間関節 First Metatarsophalangeal Joint

第1中足趾節間関節（MTP）での運動は，運動の速度や靴の着用によって見えにくいため，走行中の計測は難しい．それにもかかわらず，走行中のこの関節の運動を測定する試みがなされ続けている[74,125]．初期接地で，第1中足趾節間関節は10°伸展されるが，踵離地まで中間位へ復位する．踵離地で第1中足趾節間関節は，足趾離地直前で最大30°まで伸展するが，より速い走行速度においてまたは加速するときにその伸展の度合いが増す．遊脚相を通して，第1中足趾節間関節は中間位をとる．

走行は歩行に比べより大きいストライド長であるにもかかわらず，足趾離地での第1中足趾節間関節の伸展は比較的少なくてすむ（第15章参照）．このことは直感に反するかもしれないが，おそらく膝関節と足関節の対応する肢位によって説明できる．足趾離地時，膝関節屈曲角度は走行（20～25°）に比べ歩行（35°）のほうが大きいのであるが，股関節伸展角度と足関節底屈角度ではさほど差異がみられない．足趾離地での膝関節屈曲は歩行の場合よりも走行において小さいので，第1中足趾節間関節では比較的小さな伸展が必要となる．

前額面の運動学
Frontal Plane Kinematics

▶体幹 Trunk

一般的に側屈として表される前額面での体幹の回転は，腰仙連結部（lumbosacral junction）に位置する前後軸（矢状水平軸と同義）のまわりに生じると仮定される．垂直線に対して測定される走行中の前額面での体幹運動の全範囲は約10°で，各方向に5°ずつである[103]．最大側屈は，同側の初期接地と同時に生じる．

▶骨盤 Pelvis

前額面における骨盤の回転または側方傾斜（lateral tilt）は，左右の腸骨稜が水平であるときを中間位（0°）として水平面に対して測定される．走行のストライド周期中，骨

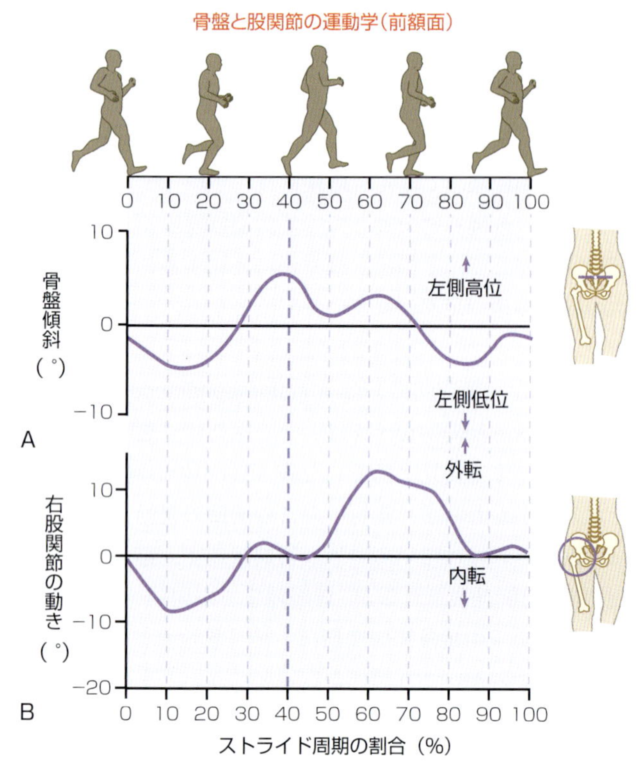

図 16.3　走行のストライド周期における骨盤(A)および股関節(B)の前額面での回転運動．右下肢の荷重反応期中，骨盤の左側は右側より低くなり，一般に対側傾斜と称される傾斜した配置を形作る．股関節の回転は部分的に骨盤の運動によって決定されるので，この対側傾斜は対応する支持脚の股関節内転に貢献する．(データは，文献や原典を基に編集されたものである[47,105])

盤は前額面で約 10° 側方に傾斜する(図 16.3A)[68]．初期接地では，立脚側の腸骨稜は対側の腸骨稜に対してわずかに挙上され，この姿勢は，一般に対側傾斜として表される．これは，骨盤が対側(遊脚側)へ側方傾斜することである．対側傾斜は荷重反応期に増加し，立脚中期直前に最大位に達する．その後，回転方向が反転する．骨盤は立脚に向かって側方傾斜し(同側傾斜)，足趾離地時に最大位に達する．対側の立脚相中に立脚から骨盤へ負荷があるので，この運動周期は遊脚相中に繰り返される．

▶股関節 Hip

初期接地で，股関節はわずかに内転姿勢をとり，立脚中期直前の最大値(8～10°)に達するまで内転を継続する(図 16.3B および動画 16.2 参照)．股関節の最大内転値は，男性よりも女性のほうが約 3° 大きく[37, 104]，走行速度の上昇に伴って増加する傾向がある[26]．立脚相の残りのあいだ，股関節は外転し，遊脚初期のあいだ，その肢位を維持し，遊脚後期と続く接地のあいだに内転肢位に復位する．

走行中，骨盤の運動は前額面での股関節の運動に大きく影響し，そのことは，ピークのタイミングにおいて明らかである．例として，股関節の最大内転値と骨盤の最大対側傾斜値は，立脚中期付近で同時に生じる．同様に，遊脚相中に生じる股関節の前額面内の回転は，対側立脚に応じた骨盤の回転と同時に生じる．同様な運動のパターンやタイミングが示されているが，股関節のより大きい振幅の運動は，走行中の大腿の前額面の運動が含まれていることを示している．

下肢の走行関連障害に関係するとして，立脚相中の股関節の前額面の運動学に大きな関心が向けられ続けている．とくに走行の立脚相中の過度に大きな股関節内転(約 12°)は，膝蓋大腿関節痛を発症する大きなリスクとかかわっている[86]．興味深いことに，膝蓋大腿関節痛をもったランナーは，走行中の過度な股関節内転を減らすことが指導され，結果として，症状の大きな軽減を生じる[87]．

▶膝関節 Knee

走行中の前額面における膝関節の運動は，最小限で，一貫性がなく，運動の方向を決めることが難しい．大腿骨と脛骨に装着されたピンから得られた関節運動学的研究では，立脚相に全体として約 5° の前額面の運動を明らかにしている[97]．皮膚に貼付した反射マーカを用いて膝関節の前額面の運動を明らかにすることを試みている研究もある[37, 71, 93]．しかしながら，それらのデータを解釈する際には，注意するべきである．なぜならば，皮膚マーカと骨マーカから得られた前額面での膝関節運動は，ほとんど一致しないからである[97]．

▶距骨下関節 Subtalar Joint

第 15 章と同様に，距骨下関節での外がえしと内がえしは，それぞれ足部の回内と回外のより全体的な運動を表すと考えられる．初期接地時，距骨下関節の姿勢は，5° の内がえしから 10° の外がえしの範囲で個人ごとにかなり異なる[71, 96]．しかしながら，初期接地での姿勢の差異にもかかわらず，運動の共通したパターンが立脚相を通して存在する(図 16.4)．立脚初期中，距骨下関節は外がえしし，ストライド周期の 16%(立脚相の 40%)で最大外がえしに達する．最大外がえし角度は 5～20° の範囲で，初期接地での距骨下関節の肢位に大きく関連し，初期接地から最大外がえしまでの総移動量は約 10° である[71]．足趾離地時に距骨下関節が初期接地の肢位とほとんど一致した肢位に達するように，立脚相の残りのあいだ，内がえしする．

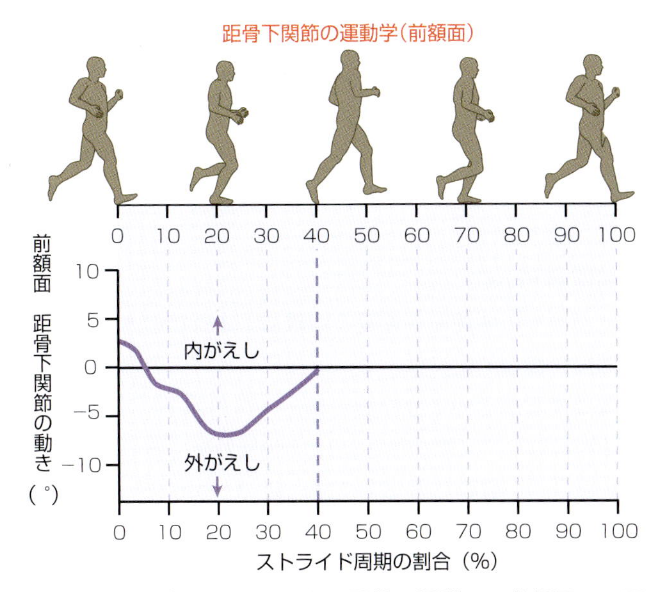

図 16.4　立脚相における距骨下関節の運動は，前額面での下腿に対する踵骨の向きによって決定される．後足部の外がえしは，一般に距骨下関節回内の代用測定として用いられている．（データは，文献や原典を基に編集されたものである [21, 72, 96]）

水平面の運動学
Horizontal Plane Kinematics

▶体幹 Trunk

単一の運動学的な剛体体節として体幹をみなすことは，走行中の矢状面や前額面の運動を測定する場合には適切であるかもしれないが，水平面の運動にとっては不適切である．水平面の運動の振幅は，体幹上部より体幹下部でかなり小さい．これは，部分的には腰椎と胸椎の椎間関節に内在する制限の相違によるものである（第 9 章参照）．さらに，体幹下部の水平面の運動は，体幹や上肢の運動方向と反対に動く骨盤や下肢によって，より抑制される．このように，体幹の下部と上部の水平運動は，しばしば分けて測定される．

体幹下部（すなわち，腰椎）の水平面の回旋は，それぞれの走行のストライド周期で，左と右に等しい回旋を伴う 1 つの正弦波振動を示す．右下肢の初期接地直前に右への最大回旋が生じ，立脚相を通して左への継続的な回旋を生じる [105]．左への最大回旋は，右下肢の足趾離地直後に達成され，遊脚相を通して右への回旋を生じる．運動全体の範囲は約 20° で，それぞれの方向に約 10° である．しかしながら，皮膚マーカを用いて測定されたこの運動の範囲は，過大評価であるかもしれない．骨に外科的に付けられたピンで得られた運動の範囲の値は，全体で約 5° であることを示している [68]．したがって，走行中に体幹下部に必要とされる全体としての水平面の回旋は，十分に腰椎の物理的制限内である．体幹上部（すなわち，胸椎）の水平面の運動は，体幹下部と同様の運動パターンを示す．しかし，3 倍以上の運動全体の範囲を伴う [68]．

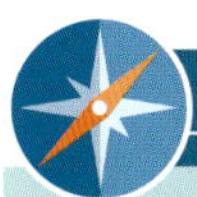

SPECIAL FOCUS 16.1

トレッドミルでの走行は，地面での走行と異なるのか？

ビデオカメラや他の技術を使用して，個人の走行力学を評価することは，一般に，トレッドミルまたは地面のどちらかでの走行でなされる．臨床的な環境において，両者からの選択は，しばしば実用性と実現可能性に基づいて決定される．地面での分析を実施する第 1 の利点は，**生態学的な妥当性**である．このことは，大部分のランナーは走行距離のほとんどを地面で走っており，トレッドミルではないため，地面での走行がより自然な状態になるということである．このことは，それらが障害の一因となるのかどうか決定するために，分析では，ランナーの典型的な走行力学を得る必要があるので，重要な検討課題である．しかしながら，一定の走行速度の維持，遠近感や視差の誤差を避けるためカメラに対するランナーの位置，そして，ランナーの典型的な力学を表すのに十分な数のストライド周期の取得を含めたいくつかの実施上の問題が，地面走行での走行力学の分析を難しいものにしている．トレッドミルの使用は，これらの問題すべてに対処することができるが，ランナーのトレッドミルへの慣れ，地面での走行を模すためのトレッドミル床面の十分な硬さ，そして，トレッドミルベルトの一定速度を保証する適切なモーターパワーといった，さらなる要因が考慮される必要がある．生体力学では，トレッドミル上の走行が地面での走行と比較して劇的に異なることがしばしば想定されるが，前述の要因に取り組むのであれば，相違はたいてい比較的小さいものである [99]．

▶骨盤 Pelvis

骨盤の水平面の回旋は，体幹の回旋と大きく位相がずれている．右下肢の初期接地時，左の上前腸骨棘（ASIS）は，右上前腸骨棘の前方にあり，前方に回旋を続けて立脚中期の直前に最大値に達する．右下肢に関して，骨盤は上から見て時計まわりに回転する．またそれは，より一般に骨盤の外旋と称される（図 16.5A）．その後，立脚相の残りの期間を通して，骨盤は内側へ回旋し，足趾離地で中間位に達する．最大内旋（すなわち，左上前腸骨棘が右上前腸骨棘に対して後方へ動く）は，遊脚中期付近で生じ，それは

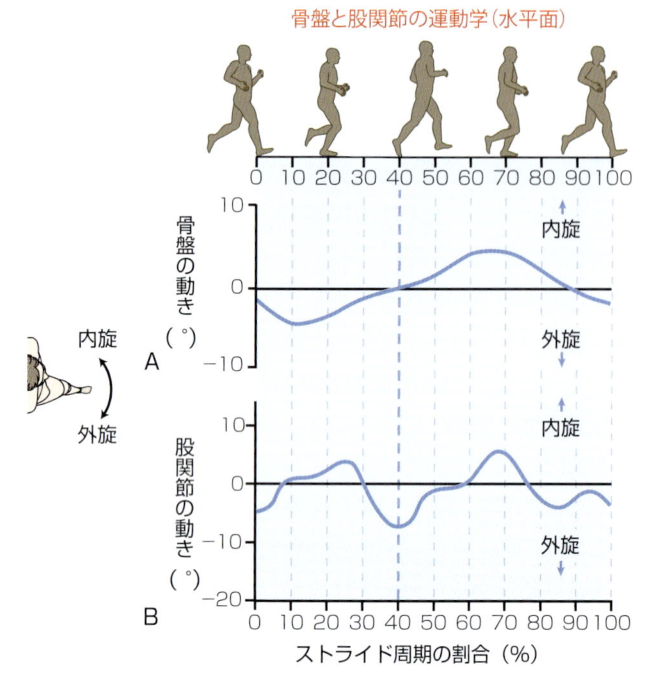

図 16.5　走行のストライド周期における骨盤（A）および股関節（B）の水平面での回旋運動．（データは，文献や原典を基に編集されたものである[37, 47, 105]）

対側下肢の立脚中期に相当する．骨盤は，内旋と外旋に等しい量を伴って水平面で 10～15° 回旋する[105]．

走行中の初期接地での骨盤の肢位は，歩行中の姿勢とまったく異なり，この相違は強調する価値がある．歩行中には両脚支持期があるので，より長いステップ長を効果的に生み出すために足部接地時に骨盤は内側に回旋する（対側上前腸骨棘が初期接地する下肢の上前腸骨棘に対し後方に位置する）．しかしながら，走行中，骨盤はもはやステップ長を伸ばすために回旋軸として作用する必要がない．なぜならば，対側下肢が地面に固定されていないからである．その代わりに初期接地で，走行速度の減少を最小にし，遊脚の前進を支援する目的で，骨盤は外側に回旋する（対側上前腸骨棘が初期接地する下肢の上前腸骨棘に対し前方に位置する）[103]．

▶股関節 Hip

股関節の水平面の回旋の推定は，研究間や個人間で異なる傾向があるが，いくつかの一般的な結論にまとめることができる．第 1 に，ストライド周期にわたる股関節運動の全範囲は，約 10° である（図 16.5B 参照）．第 2 に，遊脚相中に小さな振幅で何回かの方向変換が生じ，その機能的関連性はわかっていない．最後に，それらの頻繁な振動にもかかわらず，ストライド周期を通しての股関節の平均回旋角度は，0° または中間位近くである．

荷重反応期中の股関節の水平面の回旋は，最も不安定にみえる．初期接地で股関節は外旋し，荷重反応期を通して内旋することを示唆する研究があるが[104]，一方では，荷重反応期中に生じるわずかな継続的回旋によって初期接地で股関節が内旋することを観察した研究もある[26, 37]．

▶膝関節 Knee

前額面での膝関節の運動と同様に，走行中の水平面の膝関節の正確な測定には，骨に直接取り付けられたマーカを必要とする．そのような測定は，立脚相前半に膝関節が 5～10° 内旋し，立脚相後半にほぼ同量外旋することを示している[97]．一般にパターンは個人間で一致しているが，運動の量はかなりさまざまであり，はっきりとした運動を示さないランナーもいる[37, 97]．

上　肢
Upper Extremity

走行中の上肢による腕振りは，代謝的，生体力学的に重要な利益をもたらす．たとえば，腕振りのない走行は，腕振りを伴った走行に比べて代謝エネルギーの消費率を少なくとも 3% 増加させる[7]．腕振りのない場合，水平面の骨盤の回旋の 100% に匹敵する増加が，下肢の角運動量を相殺するために必要とされる[7]．骨盤の回旋におけるこの増加を制御するために必要とされるより大きな体幹の筋活動が，今度は代謝の負担をもたらす．

▶肩関節 Shoulder

歩行と同様に，走行中の前額面における肩関節の運動は，正弦波で同側の股関節と位相がずれている．したがって，立脚相を通して同側股関節が伸展するあいだ，肩関節は屈曲し，遊脚相のあいだは逆のパターンを生じる．初期接地では，肩関節は約 40° 伸展され，その後，足趾離地近くでの屈曲約 10° へ向けて立脚相を通して徐々に屈曲する．その後，次の初期接地の準備として遊脚相中に，肩関節は伸展 40° へ戻る．肩関節の運動の大きさは，個人間でかなりばらつきがあり，走行のストライド長によって影響を受ける．これは，ストライド長が長いほど，肩関節の運動も大きいということである．

▶肘関節 Elbow

走行のストライド周期を通して，肘関節は屈曲 90° 付近で保持される．いくつかの運動では明白であるが，おおむね 30° 以下である．肘関節を屈曲に維持することによって，上肢の重心は，肩関節の内外軸の近くに位置し，そのため，上肢の慣性モーメントは減少する．

重　心

重心の移動

Displacement of the Center of Mass

運動のタイミングと大きさはまったく異なるが，走行中の身体重心（CoM）は，歩行と同様に垂直方向と左右方向に移動する．垂直方向では，重心は走行の立脚中期で最小高にあり，そして，遊脚初期の滞空（float）部分の中間に最高位となる．これは，重心は立脚中期で最大高，両脚支持期の中間点で最低位になる歩行とは大きく異なる．走行中の重心の総垂直移動は5～10cmの範囲であり，走行速度，ステップ率，経験，そして代謝の経済性によって大きく異なる[43, 47, 77, 122]．

重心の左右方向の運動は，ステップ幅を大きく反映している（すなわち，より大きな左右方向の運動は，より大きなステップ幅を伴う）．走行中，ステップ幅はゼロ近くになり，結果として左右方向の重心の運動も最小となる[5]．歩行と異なり，このことは，走行中に側方バランスの能動的な制御が，ほとんど必要ないことを示唆している[6]．

重心の移動

- 垂直方向移動の振幅：5～10cm
- 左右方向の振幅：ほぼ0cm

位置エネルギーと運動エネルギーの検討

Potential and Kinetic Energy Considerations

走行中の身体重心の垂直移動は，歩行と比較して明らかに異なる力学的エネルギーの変動を示す．走行中，位置エネルギー（身体重心の垂直位置を反映）は，立脚中期で最小となり，遊脚初期の滞空期中間で最大となる．同様に，走行中の運動エネルギー（主として身体の垂直速度と相関する）も，遊脚初期の滞空期の中間付近で最大になるとともに，立脚中期で最小となる．したがって，走行中，位置エネルギーと運動エネルギーは同期する．この配置は，重心の挙上と加速を必要とする力学的エネルギーの保存にたった5%しか有効ではない[35]．その代わりに，走行中の身体は，力学的エネルギーを効果的に保存するために腱のような弾性組織のより多くのエネルギーの蓄積と解放を必要とする．

エネルギー消費

代謝エネルギー（身体質量に対する酸素消費量によって測定される）と速度のあいだの関係は，歩行と走行で特有の違いがある．移動距離あたりとして表したとき（mL/kg/m），歩行速度とエネルギー消費とのあいだにはU字型の関係が存在し，それによって，最適歩行速度を特定することが可能となる（図15.26参照）．しかしながら，走行中，一定の距離を走るためのエネルギー負担は，速度にかかわりなくほとんど同様であり，運動の経済性が維持されることを示している．ストライド長やステップ率（ケイデンス）の調整と力学的パワーの発生源を含めて，いくつかの要因が示唆されているが，これがどのように達成されているのかは，正確には解明されていない[20, 24]．

走行の経済性は，特定の最大下走行速度に要求される（そして定常状態での酸素消費量の比率によって測定される）代謝エネルギーとして定義され，個人間でかなりばらつきがある．有酸素運動能力の水準が同程度である熟練ランナー間でさえ，同じ速度で走行しているときの走行の経済性は約20%異なる[122]．年齢，性別，環境などの要因が，この差異の一因となることがあるものの[76]，差異の相当な部分は，身体構造や走行力学の相違の結果であると思われる．たとえば，体重が重い人は，軽い人に比べて身体質量単位あたり（mL/kg/分）で大きな走行の経済性がある[123]．同様に，遠位に向かって下肢の質量の密集が小さくなる人は，走行の経済性がより大きくなる可能性が高い．なぜならば，下肢の加速のために要求される筋の仕事がより少ないからである[81]．

走行の経済性を悪化させることに関係する走行力学は，身体重心の過度な垂直移動[122]，過度な腕の運動[122]，そして立脚相前半の後方への床反力の増大[61]を含んでいる．トレーニング中のランナーは，日常的にこれらの要因を考慮するが，これらの走行の経済性への関連はせいぜい中程度であり，すべての研究で一貫した見解が示されているわけではない．さらに，立脚周期の股関節，膝関節，そして足関節の矢状面での運動が，走行の経済性に関係するのか明確ではない[61]．走行の経済性の個人間の差異は，少数の生体力学的な要因によって説明できないことは明らかであるが，おそらく多くの相互作用を含んでいる[122]．ほとんどの走行のエネルギー負担を調査した研究は，かなり均一した能力を有するランナーから熟練ランナーや一流ランナーを含めていることを記憶しておくことも重要である[101]．したがって，これらの知見は，より多様なレクリエーションランナーの集団へ一般化することは限定的となるであろう．

筋活動

すべての下肢および体幹の筋は，走行のストライド周期のさまざまな部分で活動する．筋電図（electromyography: EMG）を用いた筋活動の測定は，関連する運動の制御における筋の役割の手がかりを与える（第3章のEMGのトピック参照）．皮膚表面に置かれる筋電図の電極は，表層の大きな筋を記録するために日常的に用いられ，一方で，筋内電極（ワイヤ電極）は，深層筋の活動を評価するために必要とされる．後者の手法は技術的に課題があり，多くの深部筋（たとえば，股関節深部外旋筋群）の文献におけるEMGデータが少ない理由を説明している．しかしこのことは，深部筋を走行において軽視してもいいということを意味するものではない．むしろ，これらの深部筋群は，おそらくより表層の大きな筋群の共同筋としての重要な役割を担い，体幹および下肢関節の安定や運動の制御を補助している．

筋電図は，ストライド周期を通して筋活動のパターンを測定することを可能にする．筋電図は，ストライド周期を通して筋が“オン”や“オフ”である時間（持続時間）や相対的な活性レベル（神経系の駆動）を示す．歩行と同様に，筋の相対活性度を定義するために用いられる参照基準は，走行のストライド周期中の筋電図の最大信号強度が最も一般的である．図16.6A, Bでは，個々の筋の筋電図信号の図解にこの参照方法を用いている．筋活動の強度は決定できるが，筋力の大きさに必ずしも一致するわけではない．走行のような運動中の筋力を推定するため，複雑な神経筋骨格系のコンピュータモデルが必要とされ，筋電図は，一般に用いられるこれらのモデルへ唯一入力される測定値である．

多くのヒトの運動にとって，筋活動時間は，特定の関節運動とほぼ正確に一致する．しかしながら，走行中，主として要求される運動や働きの前に，しばしば筋が十分に活動する．たとえば，荷重反応期に遠心性活動をする筋は，共通して遊脚後期（ストライド周期の80～100%）中に活動状態になる．初期接地で相当な大きさの荷重と荷重率を与えられるので，この直前の筋活動は，筋が差し迫った要求により素早く反応することを可能にする[61]．初期接地前の筋活動の増加は，初期接地まで筋活動がない場合に比べ，力の産生（そして関係する関節トルクやパワーの吸収）が，より高いレベルにより早く到達することを可能にしている．このことは，課題に要求される特有のパターンを発揮する神経筋系の非常に優れた例である．筋活動の節全体を通して，読者は図16.6A, Bに含まれる筋電図記録を参照することが奨励される．

体　幹
Trunk

走行中，体幹の筋は歩行中と同様の役割をもつ．しかし，より大きな角速度，より大きな床反力，そしてより大きな呼吸の頻度と深さによって，より大きな活動が必要とされる．

▶脊柱起立筋 Erector Spinae

胸部下部と腰部上部にまたがる脊柱起立筋は二相性の活動パターンをもち，それぞれの強い活動は，それぞれの下肢の初期接地に対応している（図16.6A）[18, 102]．これらの2つの強い活動は，足部が硬い地面に接地するとき，骨盤に対する体幹の前方の角運動量を制御している．左右の脊柱起立筋は，同期した活動を示す．

▶腹直筋 Rectus Abdominis

腹直筋は，両方とも比較的低い振幅ではあるが，2つの明確な活動期間を示す．最初の期間は，初期接地に先立って生じ，ストライド周期の20%まで続く．2つ目の期間は，ストライド周期の40～70%で生じ，これは対側下肢の立脚相前半に相当する[18]．低いレベルの活動や体幹の前方への運動量を考慮すると，腹直筋がこのときに生じる体幹の屈曲優位の姿勢の原因であるとはいえそうにない．その代わりに腹直筋の活動は，水平面の体幹の運動の制御や安定のためにより深部の腹筋群（内腹斜筋や腹横筋のような）と共同し，腹部内臓を支えると考えられる[50]．

股関節
Hip

▶股関節伸筋群 Hip Extensors

大殿筋は，股関節伸展の開始と荷重反応期の準備のために初期接地前に活動する（図16.2B参照）．荷重反応期の初期に筋は最大の筋電図信号を示し，ストライド周期の5～10%のあいだにピーク値となる[27, 34]．身体の下方への速度を減速するために初期接地のあと，大殿筋は短時間の遠心性の活動をする．立脚中期（ストライド周期の20%）まで身体を支持し，股関節を伸展させるために，この筋は求心性に活動する[44]．残りの立脚相と遊脚初期を通して不活動となるが，遊脚後期中に股関節伸展を開始する前に股関節屈曲を減速するため，再度，遠心性の活動を行

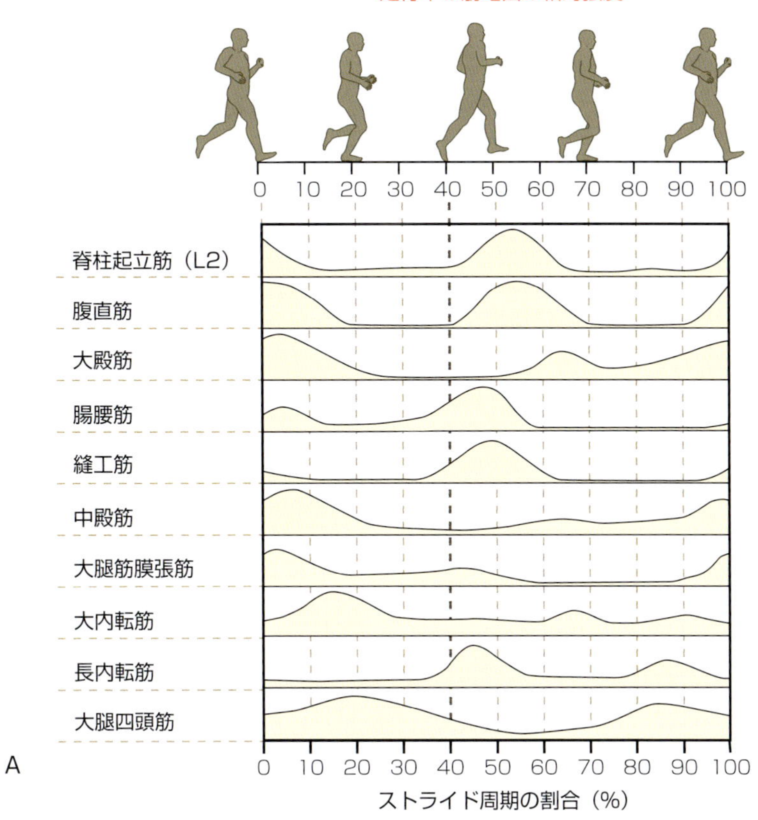

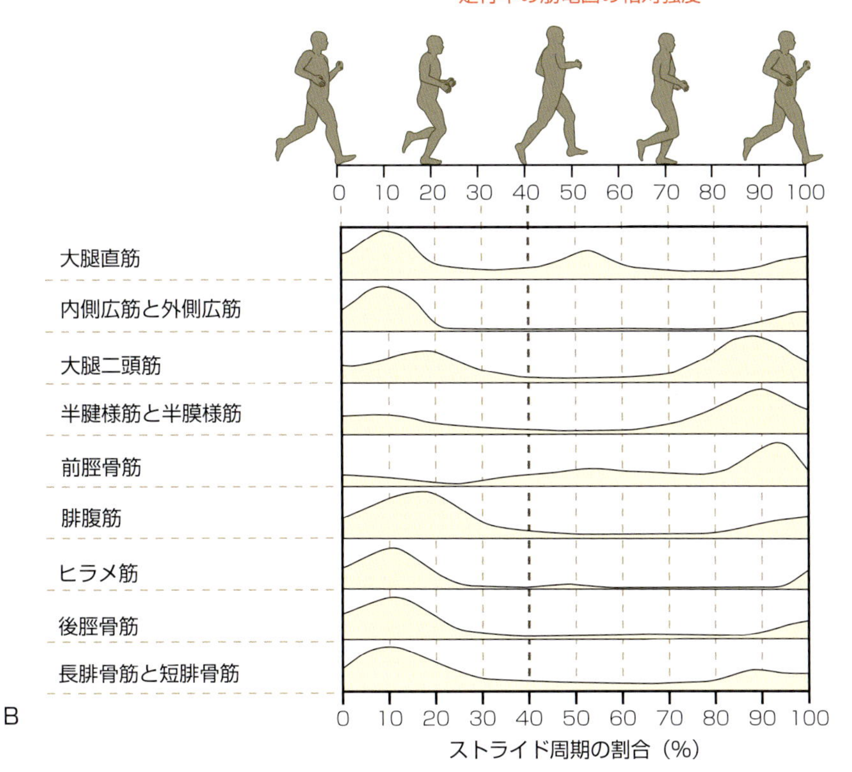

図 16.6　A, B は，走行中の筋活動の相対強度の筋電図（EMG）を図示したものである（筋電図のデータは，Cappellini ら（2006）[18]；Chumanov（2012）[27]；Semciw ら（2015）[108]；Gazendam と Hof（2007）[40]；Reber ら（1993）[95]；Andersson ら（1997）[3] を含んだ，複数の原典を基に編集している）．筋活動の全体的なパターンは，他の研究で報告されたデータと一致している[34,44,75,119]．研究によって異なる走行速度が用いられており（2.9～4.62 m/s），それらは，活動の大きさに影響するかもしれないが，活動パターンへの影響はわずかである．そのようなことより，Y 軸はストライド周期で得られる最大値の比率として個々の筋の活動の相対強度を示している．腹直筋のような筋は，実際にはほんのわずかな活動にすぎないが，すべての筋は，この尺度に基づいてグラフの全垂直目盛りをほぼ満たしている．この Y 軸の尺度を合わせる方法によって，走行のストライドでの異なる筋の実際の筋電図の強度を比較することは，不可能である．

う[18, 27, 44, 64].

前進する下肢を減速するために筋の遠心性の負担の増加に対応するため，大殿筋の活動の大きさは，走行速度に伴ってかなり増加する．とくに遊脚相中に大殿筋に要求されるピーク力は，走行速度が3.5m/秒から7.0m/秒に増加するとき，3倍に増加し，速度が9.0m/秒に増加するとき，6倍に増加すると見積もられている[34]．したがって，大殿筋の貢献は，長距離走よりもスプリントと強く関連する走行速度で重要である．

走行中の大殿筋の活動変化は，通常走行に関連する障害，とくに大腿膝蓋関節痛としばしば関係する（追加的な臨床関連事項16.1参照）．しかしながら，現在，筋電図の文献は，障害の有無による一致した筋活動のパターンを明確に示すことができていない[10].

大内転筋は，立脚中期付近でピークの活動を示す．股関節が屈曲しているときに伸展トルクを発揮するために都合のよい生体力学的特性が与えられており（第12章参照），大内転筋はおそらく股関節伸展トルクを補うように活動する[40, 75].

ハムストリングス筋群（大腿二頭筋，半膜様筋，半腱様筋）も初期接地前に活動し，ストライド周期の約30%まで活動したままでいる[18, 27, 34, 110]．しかしながら，ストライド周期のこの期間における股関節伸展全体へのこれらの筋の相対的貢献は，大殿筋の貢献に対して約半分である[34]．ハムストリングスはストライド周期の70%まで実質的に不活動のままで，ストライド周期の85～90%で全体としてのピーク活動に達する．この遠心性の強い活動は，次の初期接地の前の股関節伸展開始前の股関節屈曲の減速に主要な貢献をする[34].

▶股関節屈筋群 Hip Flexors

腸腰筋は，ストライド周期の30～60%に相当する足趾離地前後におもに活動する[18]．足趾離地を通して，腸腰筋は遠心性に活動し，足趾離地直後から遊脚初期へ向けて，すぐに求心性の活動に続く[64]．求心性収縮の直前のこの遠心性の活性パターンは，“ストレッチショートニングサイクル”と称される．そして，伸張反射と腱へのエネルギーの蓄積の合わさった効果に起因すると考えられる収縮力の増大が生じる[60, 94, 113]．腸腰筋の活動のピークは，足趾離地直後に生じ，推定される筋力のピークと一致し，股関節屈曲を開始し，下肢を前方へ加速する[64]．走行速度が増加する際，腸腰筋の活動の大きさや関連する力の出力もこの期間に増加する[3, 34].

大腿直筋や**縫工筋**は，遊脚初期に股関節屈曲の助けとなる[3]．しかしながら，これらの筋は複数の関節をまたぐため，総合的な走行への貢献はより複雑になる[64].

▶股関節外転筋群 Hip Abductors

走行中の**中殿筋**の活性パターンは，大殿筋のパターンとほとんど同様である．それは，筋が荷重反応期の準備のために初期接地前に活動し，立脚相の大部分を通して活動したままでいるということである[27, 34]．筋は股関節内転を制御するために荷重反応期のあいだ遠心性に活動し（図16.3参照），ストライド周期の10%までにピーク活動に達する．その期間のあと，立脚相の残りの活動期間のあいだ中殿筋は股関節外転を行うために求心性の活動をする．この立脚相の活動期間は，中殿筋による大きな力の生成と一致し，他の股関節をまたぐ筋による力を超えていると推定される[64]．立脚相の終わりごろから遊脚相にかけて，ストライド周期の80%まで，筋はそのまま活動を示さず，そこから次の足部接地の準備として筋活動が少しずつ現れる．

走行中の**小殿筋**の筋電図パターンは公表されていないが，歩行で得られたものは中殿筋と全体として同様のパターンを示している[109]．筋内電極によって得られた走行中の**大腿筋膜張筋**の活動パターンは，ストライド周期の0～60%まで筋の活動が低レベルであることを明らかにしている[3]．主要な股関節外転筋である（第12章参照）大腿筋膜張筋は立脚の前額面の力学の制御において，中殿筋や小殿筋を援助しているようである．

▶股関節内転筋群および股関節回旋筋群 Hip Adductors and Rotators

走行中の股関節の内転筋群や回旋筋群の筋電図情報は限定的である．大内転筋や長内転筋は，ストライド周期の大部分を通して一般に低レベルの活動である．**大内転筋**は立脚中期付近で活動の主要なピークを示し，股関節伸展を援助しているようである[40]．一方で**長内転筋**は，遊脚初期で活動のピークを示し，股関節屈曲の開始を支援している見込みが高い[18].

深部回旋筋である**大腿方形筋**も一般にストライド周期を通して活動する．しかし，立脚相と遊脚後期に2つの明確な強い活動を示す[108]．この筋は重要な股関節外旋筋ととらえられており[51]，立脚相を通して臼蓋窩内の大腿骨頭を安定させることだけでなく，荷重反応期に股関節内旋を制御するために遠心性に活動するようである．遊脚後期のあいだの大腿方形筋の役割は，大きな股関節伸展筋群（たとえば，ハムストリングス）が相当な伸展トルクを生み出すあいだ，関節の安定性をもたらすことである．

膝関節
Knee

▶膝関節伸筋群 Knee Extensors

大腿四頭筋の全4頭（大腿直筋，外側広筋，中間広筋，内側広筋）は，初期接地に先立って強い活動を示し，ストライド周期の20%まで継続する（図16.6B）[27, 75]．しかしながら，これらの筋は，膝関節が遠心性の屈曲をしながら，身体重心を支持する荷重反応期中に最も活動する（図16.2C参照）[44, 75]．大腿直筋は，股関節屈曲を支援するためにストライド周期の40～60%で，2回目の強い活動を示す．ストライド周期の80%で，大腿四頭筋の全4筋は，足部接地の準備のために活動する．

▶膝関節屈筋群 Knee Flexors

個々のハムストリングスは，走行のストライド周期にわたって，同様の活動パターンを示す[18, 27, 75]．ハムストリングスは，股関節伸展に貢献するので，立脚相を通して低レベルから中レベルの活動を示す．遊脚初期中，筋はほとんど不活動であり，ストライド周期の70%で2回目のより大きな活動が始まり，90%付近でピークとなる．この2回目の活動期間の主たる目的は，膝関節伸展を減速することである．それにより，差し迫る足部接地のために下肢を適切な位置に配置する．ハムストリングスが張力による障害に最も影響を受けやすいのは，ストライド周期のこの期間であり，とくに高速での走行中である[49]．股関節屈曲と膝関節伸展が組み合わさりハムストリングスが伸長した肢位で作動することと大きな慣性が筋に負荷されることが合わさることが，この障害のリスク増大の原因である[25]．

足関節および足部
Ankle-and-Foot

▶前脛骨筋 Tibialis Anterior

前脛骨筋の低レベルの活動は，前足部の地面への下降を制御するために初期接地直後に顕著になる[27, 40]．この活動の大きさは，後足部接地を用いるランナーで最大となる．なぜならば地面に対する足部の角度が大きいからである．前脛骨筋は，遊脚相に最も活動する．求心性活動の小さな活動は，足趾離地後に足関節背屈を開始し，下肢を前方へ振り出すときに足が地面を越えるようにするために遊脚初期中に生じる．足関節運動が小さいにもかかわらず，前脛骨筋の活動のピークは，遊脚後期中に示される．この活動は，足関節底屈筋群と同時に起こり，続く初期接地の先取りで足関節を固めるためにある．

▶腓腹筋およびヒラメ筋 Gastrocnemius and Soleus

腓腹筋とヒラメ筋は，ほとんど一致した活動パターンを示す．両筋は初期接地前に活動し，立脚中期付近でピークに達する[27]．ヒラメ筋は，腓腹筋の少し前にピーク活動に達するようである[18, 34, 44]．ストライド周期の10～20%のあいだ，これらの筋は地面に固定された足部の上で脛骨が回転し背屈することを遠心性に制御するように働く．立脚中期から足趾離地まで，腓腹筋とヒラメ筋は，前遊脚期で身体を前方に推進するあいだ，足関節を急速に底屈するように求心性に活動する．次の足部接地の直前まで，両筋は遊脚相を通して不活動のままである．

ランナーが前足部接地を用いるならば，上記の活動パターンは，初期接地の直前とその後に両筋の大きな活動レベルを除いて基本的に同じである．前足部接地を用いると，床反力が足関節に急激な背屈を生じさせる．したがって，足関節底屈筋群は，当然ながら初期接地で遠心性に反応し，個々のストライド中にこれらの筋は，合わさると大きな荷重を受けることになるので，潜在的に障害のリスクが増加するとともに，アキレス腱の障害リスクも起こる．

▶後脛骨筋 Tibialis Posterior

この筋の解剖学的位置や深さを考慮すると，筋電図の信号強度を正確に評価するためには，筋内電極が必要とされる．走行中の後脛骨筋の活動を調査したわずかな研究は，立脚相全体を通して活動したままであることを示している[90, 95]．下肢や足関節の多くの他の筋と同様に，後脛骨筋は初期接地直前より活動する．このタイミングによって，ストライド周期の10～20%までにピーク活動に達するための時間が十分ある．活動のこの期間は，距骨下関節の外がえしと同時に起こる．足部の外がえしを制御するために立脚相の前半で後脛骨筋が遠心性に活動することを示している．立脚中期から足趾離地を通して，第1中足趾節間関節の伸展に起因する巻上げ機構とともに筋は，距骨下関節の内がえしを始める求心性活性に切り替わる（図14.40A参照）．次の足部接地直前まで，後脛骨筋は遊脚相を通して電気的に静寂状態である．

▶腓骨筋群 Fibularis Muscles

後脛骨筋と同様に，長腓骨筋と短腓骨筋は遊脚後期と立脚相全体を通して活動する[11, 95]．活動のピークは，距骨下関節外がえしのピーク時付近であるストライド周期の

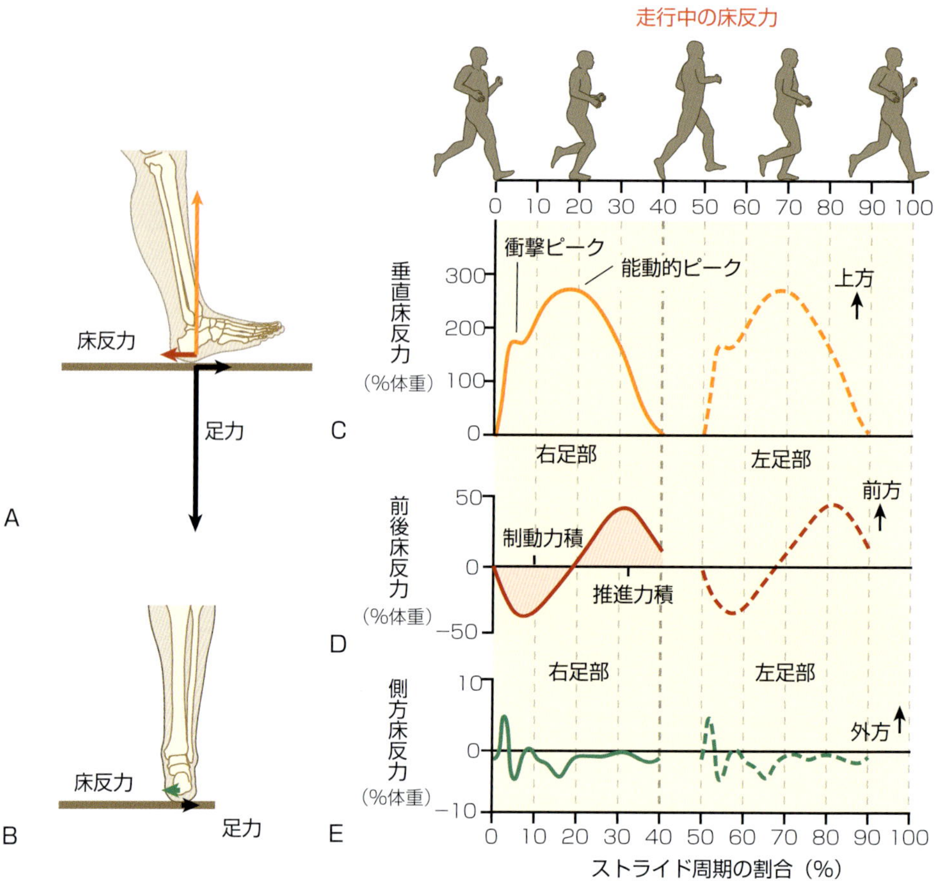

図 16.7 走行中の床反力（GRFs）.（A）ストライド周期の 5% での垂直（オレンジ矢印）と前後床反力（赤矢印），そして対応する足力（黒矢印）を図解している．（B）ストライド周期の 5% での側方の力を図解している．（C〜E）ストライド周期の床反力を示している．破線は，左下肢の立脚相で生じる力である．

15%付近で生じる．腓骨筋群は主要な外がえし筋群であるので，これらの筋は求心性に距骨下関節外がえしを生じるように機能しているようである．しかしながら，走行周期のこの時点での床反力は，距骨下関節外がえしの外的トルクを生じているので，付加的な筋に起因する外がえしトルクの必要性には疑問の余地がある．したがって，立脚初期に腓骨筋群も足関節背屈速度を減速させる一方で，内外側方向の安定性を距骨下関節に与えるため，後脛骨筋と協働的に作用することがもっともらしいようである．

運動力学

床反力

Ground Reaction Forces

立脚相中，地面は足部を通してランナーに力を及ぼす．これらの床反力（GRFs）は，多くの走行にかかわる障害と関連し，ランニングシューズの設計における主要な検討事案である．これらの力は，身体重心に作用し，そこへ向けられる．慣例では，床反力は 3 つの直行した軸に沿って記述される．それは，垂直軸，前後軸（矢状水平軸），そして内外軸（前額水平軸）である．

▶垂直分力 Vertical Forces

垂直床反力は最大であり，ストライド周期の 20%付近で全体のピークに達し，体重の約 2.5 倍の大きさである（図 16.7C および動画 16.3）．この全体のピークは能動的ピークと称され，荷重反応期の終わりと関係する．能動的ピークの大きさは，地面が身体の下方運動を減速させるように体重を上回る．能動的ピークの前，体重の 1.5 倍程度の付加的な小さいピークが一般にみられ，多くの場合，衝撃ピークと称される．衝撃ピークは一般に能動的ピークの約 60%に達し，だいたいストライド周期の 5%で生じる．

EC

衝撃ピークは，遠位から近位への圧迫力を下肢から頭部へ即座に伝える[29]．この衝撃力は，発揮の比率（荷重率）と同様に，その大きさによって特徴づけられる．下り坂の走行，低いステップ率（ケイデンス），そして顕著な後足部接地によって，衝撃力は増加する[30, 36, 42, 47]．高い衝撃力は，脛骨や中足骨の疲労骨折のような，ランナーのオーバーユース障害に関連すると一般に信じられている[52]．しかしながら，文献をよく調べると，大半の損傷を与えているのは衝撃ピークの大きさではなく，むしろ荷重率（すなわち垂直力の傾き）の大きさであることを示唆している[128]．事実として，ランナーが感じる普通の垂直衝撃力は，軟骨や骨の成長のための刺激を与えるのに役立つ物理的効果をもっている．これらの力は，一般に，異常な走行運動，長時間の走行，不十分な休息のような付加的要素と合わさったときのみ有害となる[29]．

> **垂直床反力**
> - 衝撃ピーク：ストライド周期の 5% 付近で生じる最初のピーク垂直力
> - 能動的ピーク：ストライド周期の 20% 付近で生じる全体のピーク垂直力

▶前後分力 Anterior-Posterior Forces

床反力の前後成分は，垂直成分よりかなり小さい（図 16.7D と動画 16.3）．立脚相前半，**制動力積**と称される力-時間曲線の下側の面積で，後方へ向けられる．この後方への力と関連する力積は重心を減速させ，その前進を緩やかにする．後方への力のピークと制動力積の大きさは，接地時の足部と重心のあいだの水平距離による影響と同様に，走行速度によって大きく影響を受ける．重心に対してより前方に足部があるほど，制動力積もより大きくなる[121]．この理由のため，多くのランナーは制動力積を減少させる方法として，初期接地で重心のより近くに足部を配置する．このことを実施する 1 つの効果的方法は，ストライド長を減少させて走ることである．

立脚中期から足趾離地まで，前後の床反力は前方へ向けられ，遊脚相へ向けて身体を推進することに役立つ（**推進力積**）．水平面（傾斜 0°）における一定速度での走行中，理論的には，推進力積は制動力積に等しくなる．加速を試みたり，上り坂を走ったりするならば，推進力積は制動力積を上回る必要がある．

▶側方分力 Medial-Lateral Forces

床反力の内外側成分の大きさは，最も小さく（すなわち体重の 10% 以下），個人間で大きく異なる（図 16.7E と動画 16.4）[23]．身体重心に対する足部の内外側の位置は，おもにこの力の大きさと方向を決定する．走行中，両脚支持期の欠損により，一部，足部は重心の直下付近に置かれる[21]．歩行と同様に外側方向の床反力は，初期接地で足部の内側方向の速度に抗するためにストライド周期の最初の 5% に現れ，その後，足部が身体重心の外側に位置する立脚相の残りの期間，一般に内側方向の床反力が現れる．しかしながら，歩行と異なり，足部が身体重心の直下に置かれ，逆側に交差するような，より狭いステップ幅で走る人々もいる．この狭いステップ幅は，一般にスプリントを含む速い走行速度で観察される．足部が重心の下に置かれる場合，立脚相において，床反力の方向は内側と外側のあいだを変動する．走行中の重心の最小の側方運動は，側方バランスの能動的制御の必要性が限定的であることを示唆している．走行中の狭いステップ幅は，身体重心の前後軸まわりに生じるトルクを最小にする．そのため，この外的トルクを打ち消すために必要な筋の作用が減少する．

圧中心の軌跡
Path of the Center of Pressure

足部接地のタイプは，立脚相中の足部下の圧中心（CoP）の軌跡に影響する[21]．後足部接地を採用したランナーの圧中心の軌跡は，歩行の軌跡とかなり類似している（図 15.32 参照）．軌跡は，初期接地では踵の足底面の後側方向から始まり，その後，ストライド周期の 5% までに中足骨領域へ足部の正中線に沿って急速に前進する[13]．残りの立脚相のあいだ，圧中心の軌跡は，より遅い速度であるが，立脚相後半の足趾離地に向かう期間を通して，前足部の内側方向へのわずかな移動を伴って前進を続ける．

中足部接地パターンや前足部接地パターンが用いられた場合，圧中心の軌跡は異なる．なぜならば，これらのパターンは後足部の接地が含まれていないからである[13, 21]．その代わりに，圧中心は一般に第 5 中足骨の足底面の外側方向付近で始まる．圧中心は，増加する床反力を扱うことに適した組織（骨と靱帯）の足部の正中線に向かって急速に進む．当然のことながら，残りの立脚相のあいだ，圧中心は，後足部接地で記述したものとほとんど同様の軌跡を追従する．

関節トルクと関節パワー
Joint Torques and Powers

第 15 章で記述した歩行中の内的関節トルクと関節の仕事率（パワー）に関する同じ基本原理が走行に適用される．要するに，内的トルクは主として筋が生み出す力に起因し，走行中に関節を制御するそれらの筋の役割について深い理解を提供する．関節パワー（内的トルクと関節角速度の積）は，関節をまたぐ筋によるエネルギー産生率または吸収率を表し，筋活動のタイプ（求心性，遠心性）を示す．仕事率曲線の下側の面積は，関節で特定の期間における実施された力学的仕事の量を反映し，負の仕事は遠心性活動を，正の仕事は求心性活動を表す．本節で記述や描画されているトルクは“内的”（筋や結合組織によって生み出される）と考えられるが，修飾語句の内的は常に用いられるわけではないことを認識する必要がある．

SPECIAL FOCUS 16.2

自分にとっての正しいランニングシューズとは，どんなものですか？

走行の際の履物は，個人の静的足部形状に基づいて習慣的に処方されている．たとえば，内側縦アーチが正常あるいは高い人はクッション付きの標準的な靴の使用をアドバイスされ，多少アーチが低い人は，安定型の靴の使用をアドバイスされ，かなりアーチが低い人は，動作制御型の靴の使用をアドバイスされる．しかしながら，このアルゴリズムの臨床的な妥当性は，科学的証拠の欠如によって異議が唱えられている[98]．確かに，ランダム化比較試験は，走行する際の履物を処方するための現在の慣例が適切ではないと結論づけている[100]．とくに，研究では，安定型の靴を使用した人では走行関連痛やトレーニング日の欠席がほとんどないことが報告されているので，標準的な足型のランナーが標準的な靴よりも安定型の靴によって利益を得ることが見出されている．さらに，研究では，足部が大きく回内したランナーの動作制御型の靴の使用は支持されなかった．

米軍の支部を含めた大規模研究では，現在のランニングシューズの処方手順に対する疑問にさらなる証拠を提供している[56-59]．これらの研究では，新兵が静的足部形状に合う靴タイプ（高いアーチのためのクッション付きや中間的な靴，中程度のアーチのための安定型の靴，低いアーチのための動作制御型の靴），または足部形状に関係なく安定型の靴のいずれかを履くことをランダムに割り当てられた．その後の 12 週間の基礎トレーニングのあいだ，群間の障害発生率に差はなかったことが報告されている．

これらの前向き研究は，足部形状に基づくランニングシューズの処方が障害リスクにほとんど影響しないという確固たる徴候を提供している．したがって，走行障害の防止が目的であるならば，この非常に一般的な選択方略には欠陥がある．パフォーマンスを維持・増進する期間，障害リスクを最小にする個々に適切な靴を特定するための妥当なアルゴリズムはまだ存在しないが，多くはランナーの快適性の認知が重要な決定要因であるかもしれないことを示唆している[78-80, 83, 84]．これは，走行中に履いて快適であると個人が確認した靴が，実質的にその人にとって価値のある生体力学的な特徴を備えているということである．走行関連障害のある人にとって，最も一般的に用いられる足部形状に基づく靴タイプの処方の臨床的なアプローチを支持または否定する強い証拠はない．したがって，このアプローチは，まだ検討する余地があろう．

関節トルクと関節パワーは，とくに関節運動学と筋電図データを組み合わせて用いられた場合，走行の生体力学へ相当な知見をもたらす．関節トルクと関節パワーが個々の筋ではなく，着目した関節をまたぐすべての筋群（そして，結合組織）の貢献や機能を反映することに注意することは重要である．個々の貢献を決定するには，多くの場合，筋の興奮度合，活動度合，力学，筋腱の収縮力学，そして体節の加速度のデータを含む複雑な神経筋骨格モデルを必要とする[34, 44, 91, 116]．

▶股関節 Hip

矢状面において，主として身体重心への垂直支持と股関節の伸展を起こすためにストライド周期の初期 30％のあいだ，股関節伸展トルクが現れる（図 16.8 と動画 16.5）[9]．このトルクの最初の部分（ストライド周期の 0～10％）は，初期接地直後に生じる短い股関節屈曲を減速させるためのパワー吸収と関連する股関節伸展筋群の遠心性活動を示す．伸展トルクの残りの部分（ストライド周期の 10～30％）は，股関節を伸展する股関節伸展筋群のパワー産生と求心性活動を含む．したがって，身体の推進に貢献する．

前遊脚期と遊脚初期のあいだ，股関節屈曲トルクは，パワー産生に先立つパワー吸収の期間と同様の構成であることが示されている．前遊脚期のパワー吸収は，股関節の周囲に位置する他の結合組織によって産生される受動的張力と同様に，股関節屈筋群の遠心性活動に起因する股関節伸展の減速を表している．足趾離地直後から遊脚初期を通して，股関節屈筋群の求心性活動は，下肢を前方へ進めるために必要なパワー産生と関連している．遊脚後期のあいだ，股関節伸展トルクは，差し迫った足部接地の準備として，股関節屈曲を減速し，股関節伸展を開始する必要がある．

前額面において，大きな股関節外転トルクが立脚相を通して示され，立脚中期付近の単一のピークに達する（図 16.9 と動画 16.6）．パワー吸収は，股関節内転と関連する骨盤の対側の下降を減速し制御するために股関節外転筋群の遠心性活動を示すこのトルクの初期部分で生じる．こ

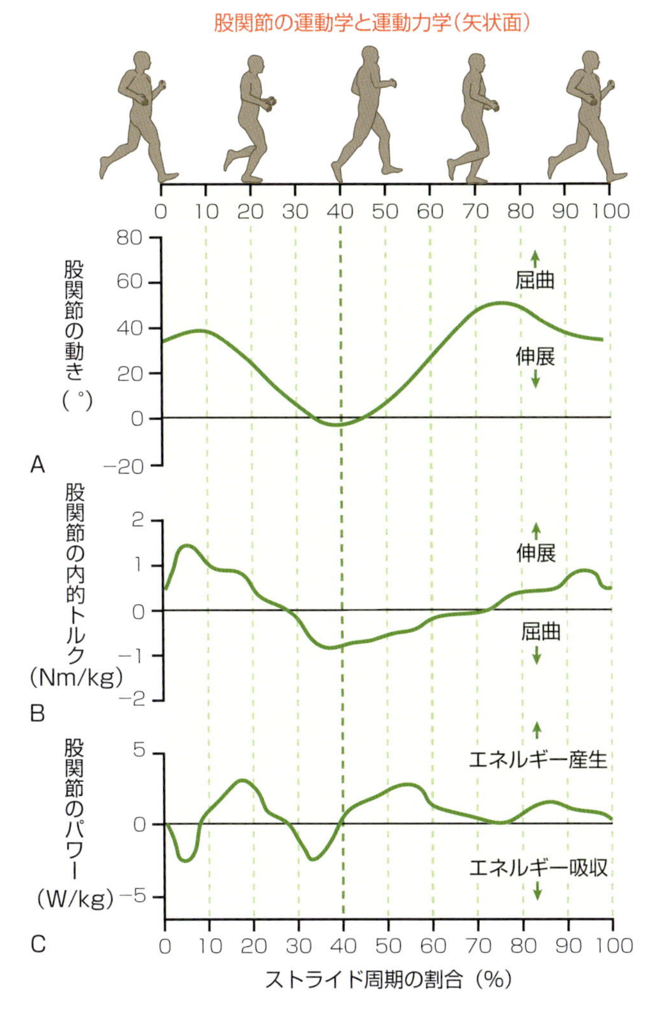

図16.8 走行のストライド周期における矢状面の股関節の運動（A），内的トルク（B），そしてパワー（C）．トルクとパワーの値は，身体質量で正規化されている．（データは，文献や原典を基に編集されたものである[47, 106]）

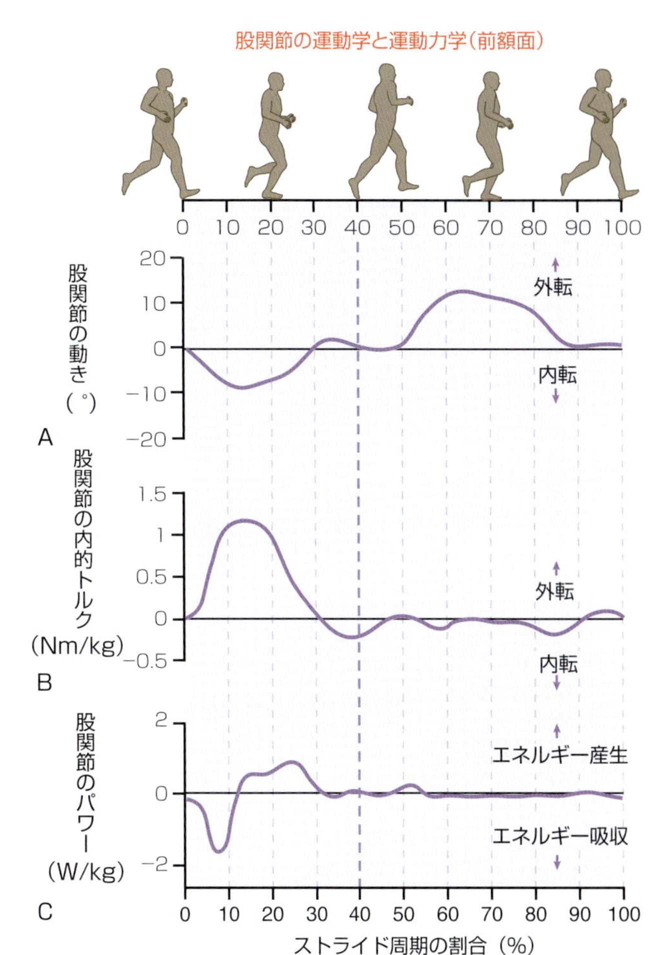

図16.9 走行のストライド周期における前額面の股関節の運動（A），内的トルク（B），そしてパワー（C）．トルクとパワーの値は，身体質量で正規化されている．（データは，文献や原典を基に編集されたものである[47, 86, 106]）

のトルクの残りの部分は，骨盤の対側を挙上し，股関節を外転させるために股関節外転筋群の求心性活動を含んでいる．遊脚相を通して，前額面の股関節トルクとパワーは，ほとんど0である．

水平面において，ストライド周期の初期30%のあいだに股関節内旋トルクが生じる（図16.10）[37, 54, 99, 106, 111]．この内的トルクのピークの大きさは比較的小さく，矢状面や前額面で産生されるトルクの30%以下である．パワー発生があり，それは骨盤の対側を前方へ進めるための股関節内旋筋群の求心性活動を示す際に生じる．前額面と同様に，水平面の股関節トルクとパワーは，前遊脚期と遊脚相全体を通してほとんど0である．股関節水平面のデータは，文献間でかなりばらつきがあることが指摘されている．その原因は，おもにデータの規模が小さいこと，運動学の正確な測定が困難であること，データ処理法に違いがあることなどである[19, 34, 37, 47]．

▶膝関節 Knee

矢状面において，ストライド周期の初期5%のあいだ，とても短い屈曲トルクが膝関節で示され，パワー産生と関連する（図16.11と動画16.5）．このことは，おそらく膝関節が接地の衝撃吸収のために屈曲肢位を確保して，膝関節屈筋群が初期接地とその直後に求心性活動をすることを示している．ストライド周期の5〜30%の立脚相の大部分をかなり大きい膝関節伸展トルクが占めている．荷重反応期のあいだ，この伸展トルクは膝関節屈曲を制御するために重要なパワー吸収と関連し，長距離ランナーの慢性膝痛や膝蓋大腿関節痛の原因といわれている[47]．膝関節伸展トルクは，膝蓋大腿関節への負荷の大きさに影響し，伸展トルクが増加するとき，膝蓋大腿関節の接触力と応力も増加

EC

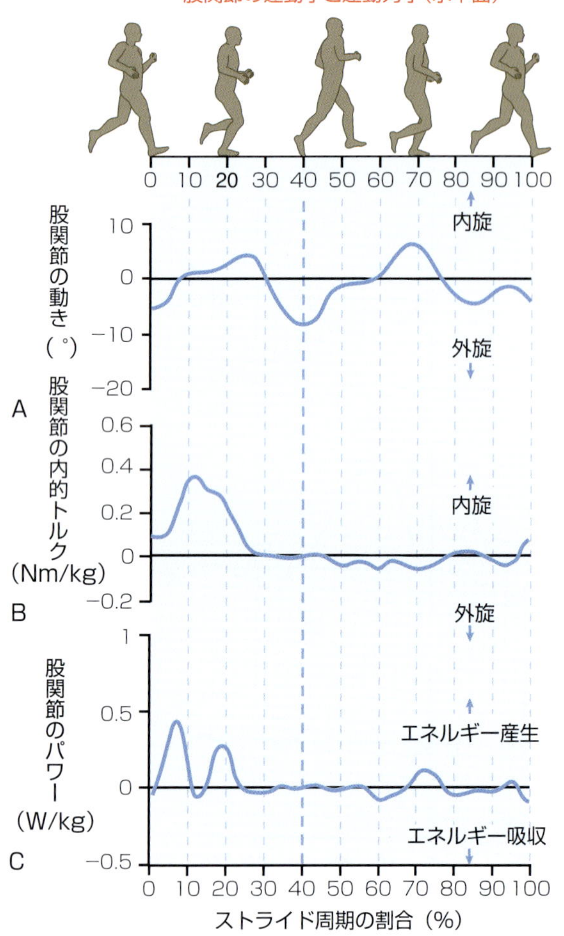

図 16.10　走行のストライド周期における水平面の股関節の運動 (A), 内的トルク (B), そしてパワー (C). トルクとパワーの値は, 身体質量で正規化されている. (データは, 文献や原典を基に編集されたものである[47, 106])

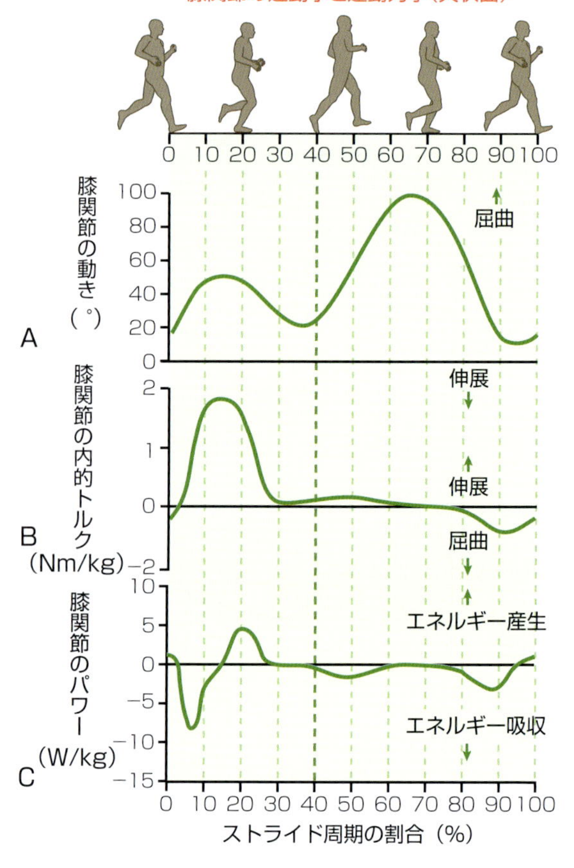

図 16.11　走行のストライド周期における矢状面の膝関節の運動 (A), 内的トルク (B), そしてパワー (C). トルクとパワーの値は, 身体質量で正規化されている. (データは, 文献や原典を基に編集されたものである[12, 47])

する[63, 65]. 走行の再教育方略は, 関連する運動学的要素を改変することによって慢性膝痛のあるランナーの膝関節伸展トルクを減少させることを推奨している. とくに, より小さいストライド長, 立脚相のより小さい膝関節屈曲ピーク, または, 平均体幹屈曲角度の増加は, 大腿四頭筋の負担を減少させ, 結果として膝蓋大腿関節にかかるストレスを減少させるために推奨される[47, 65, 115].

荷重反応期の終わりから前遊脚期の開始まで, 膝関節伸展筋群は, 膝関節を伸展させ, 重心を垂直支持するために求心性の活動をする. 遊脚相のあいだ, 膝関節屈曲を減速させるために遊脚初期に膝関節にわずかな伸展トルクがみられるが, 遊脚後期により顕著な屈曲トルクが, 主として膝関節伸展の減速と伸展量の制御のために生じる. 遊脚後期の最後に, この同じ屈曲トルクが, 次の足部接地のための肢位を膝関節にとらせるためにパワーを産生する.

前額面では, (内的) 外転トルクが一般に立脚相の膝関節で示される. このトルクは, 膝関節の内側を通る床反力による (外的) 内転トルクを相殺するために必要である (動画 16.7). EC パワー曲線は, 産生と吸収のあいだを揺れ動き, 立脚相を通して不安定である. 膝関節で利用可能な前額面の運動は小さいので, 大きさは比較的小さい. 膝関節外転のピークトルクは矢状面のピークトルクのたったの 30% 程度の大きさであるにもかかわらず, ランナーの膝蓋大腿関節痛と関係している[112]. ステップ幅をわずかに広げた走行は, 膝関節外転トルクを減少させることができ, それによって膝蓋大腿関節痛のあるランナーの症候を潜在的に減少させる[14]. 遊脚相のあいだ, 前額面のトルクとパワーは, ほぼ 0 を維持する.

水平面における膝関節トルクとパワーは, かなり小さく, 不安定である. 一般に, 外旋トルクは立脚相を通して示され, ほぼ 0 であるパワー曲線と関連している[37, 73].

▶足関節および足部 Ankle-and-Foot

矢状面では, 走行の立脚相を通して底屈トルクが示され

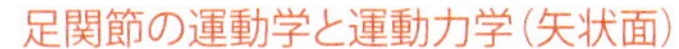

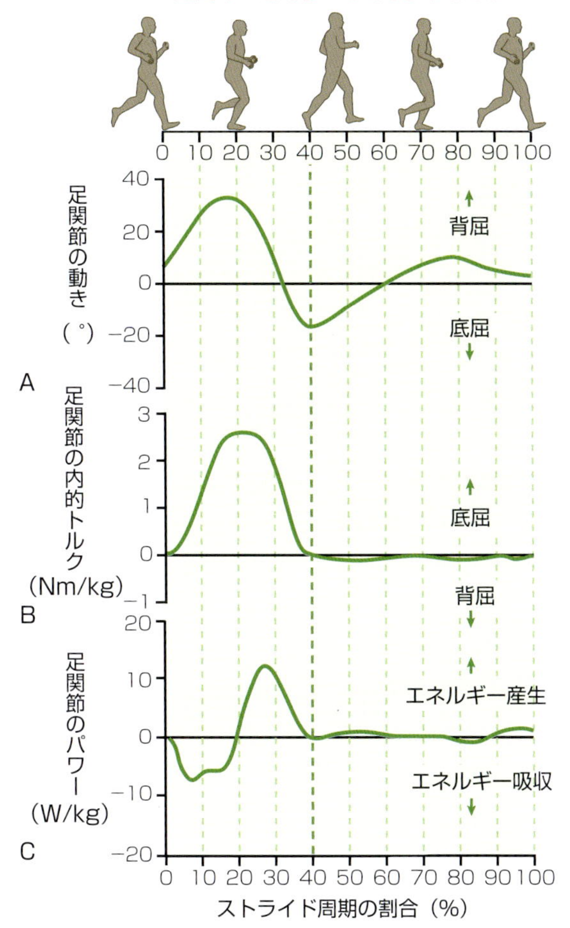

図 16.12　走行のストライド周期における矢状面の足関節の運動（A），内的トルク（B），そしてパワー（C）．トルクとパワーの値は，身体質量で正規化されている．（データは，文献や原典を基に編集されたものである[12,16,47]）

EC る（図 16.12 と動画 16.5）．立脚中期まで底屈筋群は，足部の上を前方に進む脛骨を制御するために遠心性に活動する．立脚相の後半のあいだ，底屈筋群は求心性活動を示し，前方推進に用いられるパワー産生の主要な発生源となる．立脚相後半に産生される全パワーのうち，膝関節からは35%，股関節からは10%由来するのに対して，55%が足関節に由来する[47]．遊脚初期のあいだ，足趾離地後に足関節背屈を開始するためにわずかな背屈トルクが示され，下肢が前方へ振り出される際に足部を地面から離すようにしている．残りの遊脚相を通して，足関節トルクとパワーは，ほぼ0を維持している．

図 16.12B は，荷重反応期に一般に生じる背屈トルクを示していないが，地面に前足部を降ろすことを制御するために初期接地直後にわずかな背屈トルクを示す者もいる．このかなり不規則な運動力学的反応は，足部の最も後方で初期接地を行う後足部接地を用いるランナーで生じる傾向がある．大きさが比較的小さいにもかかわらず，この背屈トルクは，ランナーの慢性前筋区画症候群に関連する．前足部接地に変更して，この背屈トルクを排除することによって，この状態のランナーの症候を軽減することができる[31]．

前額面と水平面における，走行中の足関節および足部のトルクとパワーは，とても小さく，不安定である．前額面において，この不安定さは，トルクの定義やそれによる計算の手法に関係している可能性がある[89]．それにもかかわらず，わずかな内がえしトルクは，一般に距骨下関節外がえしを制御するために遠心性活動をする距骨下関節内がえし筋群とともに立脚相の前半に示される．足関節と足部にまたがる水平面の運動力学の報告は少ない．

走行の力学に影響する要因

年　齢
Age

高齢ランナーと若年ランナーは，走行力学において一貫して相違を示す．最も一般的な相違点は，好まれる走行速度の減少である[28]．しかしながら，高齢ランナーと若年ランナーが同じ速度で走ることを求められた場合でも，いくつかのバイオメカニクス的相違が存続する．たとえば，55～65歳の高齢男性ランナーは，若年男性ランナー（20～35歳）に比べて，ステップ長が短く，ステップ率が高い走りとなる[17]．60～69歳のランナーにおける滞空時間や身体重心の垂直移動の減少に加えて，同様の相違がこの高齢者グループで観察される[53]．空間的時間的特徴におけるこれらの相違にもかかわらず，高齢ランナーは，より大きな垂直床反力の衝撃ピークと荷重率，そしてより大きな能動的ピークを示す．そのことは，衝撃吸収能力の消失と下肢障害への感受性増加の可能性を示唆している[17,53,67]．

一般に各年齢層において膝関節トルクの大きさはあまり変わらないが，高齢ランナーは足関節底屈のピークトルクと足関節で産生されるパワーの減少を一貫して示す．当然のことながら，下腿三頭筋やアキレス腱を含む障害は，高齢ランナーには比較的よくあることである．高齢女性ランナーに，膝関節の（外的）内転トルクのかなりの増加も観察され，内側の変形性膝関節症や同様の状態の悪化するリスク増加が示唆される[67]．加齢に関係する影響の原因は不明であるが，組織の特性，神経筋能力，または代謝コストの変化と関連しているであろう．

性　別
Sex

一般に，走行中，女性は男性より大きい前額面と水平面の運動を示す．とくに，女性は，膝関節での大きな外転ピーク[37, 69]と同様に，より大きな股関節の内旋と内転のピーク[26, 37]を示す．また女性は，男性に比べ前額面と水平面での股関節の大きなパワー吸収も示す[37]．この矢状面以外での運動やパワー吸収の増加は，女性の膝蓋大腿関節痛や腸脛靱帯症候群のリスクの一因となることが示唆されている．

同じ速度で走行した場合，女性の大殿筋の筋電図の信号強度は（ストライド周期のあいだの平均筋活動で標準化），男性の筋活動の約2倍である[26]．さらに，女性は，走行速度や地面の傾斜が増加する場合，中殿筋と外側広筋の活動において，男性に比べより大きな増加を示す[26]．速度や地面の傾斜の変化に対するこれらの筋の性別に特有の反応は，課題の難易度が増加する際に男性と女性は異なる神経筋の方略を利用するという概念と一致している．神経筋活動の性差は，パフォーマンスや障害のリスクの一因となり，継続的に研究の活発な領域である．

速　度
Speed

速度は，走行の運動学と運動力学の両方にかなり影響がある．走行速度が増加すると，ストライド長とストライド頻度の両方が増加する[15, 22]．一般に長距離走での速度（2.0～5.0 m/秒）ではストライド長の変化が比較的大きいが，ストライド頻度の変化は，おもに高速走やスプリント（全力疾走：7.0～9.0 m/秒）中に認められる[107]．足部が接地している時間は，走行速度が増加する際に減少し，筋に基づく下肢の剛性の増加を反映している[4, 36]．

床反力は走行速度とともに増加し，しばしば最大下の速度で最大の増加が観察される[12]．例として，垂直床反力は，最大速度が60％から100％へ増加するのに対して，たったの3％の増加しか生じない一方で，最大速度が40％から60％へと増加する場合には，15％まで増加する[15]．矢状面の関節トルクは，走行速度と同様の関係を示す．それは，ある最大下の速度（40％）から他の速度（60％）へ増加する場合，立脚相の膝関節と足関節のトルクの増加が最大になるということである[106]．筋骨格モデルは，低速から中速の走行中，腓腹筋とヒラメ筋が垂直床反力のかなりの部分と前後床反力による前方推進力積のほぼすべての原因であることを示している．しかしながら，走行速度が最大に近づくとき，遊脚相の関節トルクは大きな増加を続ける．とくに遊脚初期の股関節屈曲，遊脚後期の股関節伸展および膝関節屈曲である[107]．したがって，スプリントは，腸腰筋，大殿筋，そしてハムストリングスによる相当のパワーを必要とする．

地面の傾斜
Surface Incline

水平面の走行と比較して，下り坂の走行の場合，垂直床反力の衝撃ピークと荷重率は増加し，上り坂の走行の場合には減少する．例として，下り勾配6°の地面を走行したとき，衝撃ピークは32％増加し，上り勾配6°の地面を走行したときは22％減少する[42]．このことは，部分的に足部接地の変化に起因し，上り勾配3°以上の地面での走行中では，より中足部接地になりやすくなる．しかしながら，垂直床反力の能動的ピークは，少なくとも9°の上りや下り勾配までは，地面の傾斜にかかわらず一定のままのようである．

走行面に平行な方向に生じる床反力，とくに前後方向は，傾斜に伴う変化に対する大きな感受性を示す．予測されるように，制動力積は下り坂の走行で増加し，一方，推進力積は上り坂の走行で増加する．9°の下り勾配での走行は，制動力積を水平面での走行の2倍以上にし，一方で9°の上り傾斜は，一定の走行速度を維持するために推進力積を65％増加する必要がある[42]．下り坂の走行での制動力積の増加は，対応する推進力積の減少より大きい．しかしながら，上り坂の走行中の制動力積の減少は，推進力積の増加にほぼ一致する．

垂直床反力の衝撃ピークと荷重率の増加の組み合わせは，制動力積と同様に，下り坂走行が障害リスクを増加させることを示唆している．したがって，脛骨疲労骨折のような障害後に走行に戻る場合，一般に数週間は下り坂の走行を避けることが勧められる．

地面の硬さ
Surface Stiffness

芝生のようなより柔らかい地面を走行する場合，一般に垂直床反力の衝撃ピークは減少することが想定される．しかしながら，異なる力学的特性をもつ地面で走行する場合でも，一般に衝撃ピークは同様である[32, 85]．このことは，地面の硬さを補償するための関節の力学によって対応する調節がなされることが原因の大部分である．一般に硬い地面での走行の場合，初期接地で剛性の低い下肢の肢位が用いられる[39]．たとえば，硬い地面（たとえばアスファルト）での走行の場合，ランナーは下肢の剛性を減少させるため，初期接地でより大きな膝関節屈曲を取り入れる．他の一般的な運動学的調節は，後足部接地よりも中足部接地や前足部接地を使用することを含んでいる．どのように関節角度やトルクが地面の硬さに対して調節されるのかは，かなり個別性のある反応であるようにみえるが[32]，重心の運動や接地時間は影響を受けずにいる[39]．下肢の剛性を素早く調節する能力は，ランナーがさまざまな地面を同様に走ることを可能にしている[38]．

まとめ

走行は，全身の神経筋機能の高度な統合を必要とする複雑で調和した運動である．前方への速い移動という，かなり単純な目的に合致する走行には，3 つの運動面すべてにおける関節運動の制御と生成のための十分な筋活動を必要とする．しかし，代謝が極端に大きくなることはない．本章では，走行の身体運動学がどのように達成されているのかを理解し始められるように，詳細な記述と見識を読者に提供するため，これらのことを検討した．

走行中，それぞれの下肢は，接地よりも空中でより長い時間を費やし，約 60％あるいは走行のストライド周期の大半からなる遊脚相を有する．走行速度が増加するにつれて，おもに滞空期に費やす時間が増加するので，遊脚相の継続時間が増加する．両脚が地面から離れているこの遊脚相の部分（滞空期）は，走行なのか単に速い歩行なのかを決定するための重要な判別因子である．

走行中の初期接地は，足の後部，中部，前部のいずれでも起こる可能性があり，接地する部位によってとくに膝関節や足関節といった下肢のその後の関節運動に大きな影響を及ぼす．要約すると，前足部接地は，後足部接地に比べて初期接地でより大きな膝関節屈曲と足関節底屈を伴う．本章では，最も一般的である後足部接地を取りあげ，ストライド周期を通した3つのすべての主要な運動面における股関節，膝関節，足関節の回転運動を記述している．対応する体幹，骨盤，上肢の運動学も記述している．

調和した関節の回転運動は，身体重心の位置の制御を補助している．走行中，重心は立脚中期に最低位となり，遊脚初期の滞空期中間に最高位となる．これは，位置エネルギーと運動エネルギーが同期することになる．したがって，力学的エネルギーの保存は，アキレス腱のような組織の弾性特性に大きく依存することになる．歩行と異なり，一定距離を走行するための代謝エネルギーコストは，速度にかかわらずほぼ一定である．この運動の経済性のメカニズムは不明であるが，関節運動学の調節，力学的パワーの発生源，筋活動の変化が，要因である可能性がある．

重心や関連する関節運動を減速するために，走行のストライド周期の荷重反応期の一部または全期間，遠心性に活動する筋がいくつか存在する．たとえば，大殿筋，内側広筋，外側広筋，腓腹筋，そしてヒラメ筋は，すべてこの様式で機能している．足関節底屈筋群の遠心性活動と関連するアキレス腱の伸長は，あとの立脚相後半に同じ筋の求心性活動中に解放されるエネルギーを蓄積することになる．この求心性活動に先立つ遠心性活動，または，パワー産生に先立つパワー吸収のパターンは，走行中よく起こり，求心性筋活動での力を向上させ，筋の能力を向上させることになる．たとえば，腸腰筋は，最初に股関節の伸展を減速し，その後，股関節屈曲を開始し、下肢を前方へ進めるが，それは足趾離地前に遠心性活動を行い，その後，遊脚初期に求心性活動を行うためである．同様に，遊脚後期の前半（ストライド周期の 75～90％）のあいだ，ハムストリングスは膝関節を減速させるために遠心性に活動し，その後，次の初期接地での下肢の姿勢を作るため，残りの遊脚相のあいだ，求心性に活動する．この水準の詳細な認識や理解を得ることは，運動障害や病理学的機序を効果的に診断し，治療するために必要不可欠である．

走行は，世界中で最も一般的な運動の 1 つであり，多くのスポーツに含まれる運動である．走行は，多くの身体組織にとても価値のある健康的な恩恵を提供できるが，走行に関係する筋骨格系障害の年間発生率は，26～92％であり，臨床家や研究者により絶え間なく研究されている領域である[118]．障害のリスク増加や回復の遅れや妨げに影響する 1 つの要因は，個々の走行の力学である．このように，走行の力学を理解することは，走行に関連する障害のある人の治療を成功させることに必要不可欠である．典型的な床反力，関節の運動学および運動力学，そして筋活動パターンの知識は，これらの要因がどのように障害のリスクや回復に関連するのかと同様に，荷重のかかる組織の種類や程度を推察することを可能にする．個々の走行力学の臨床分析を実施する場合，比較のための基準も提供している．

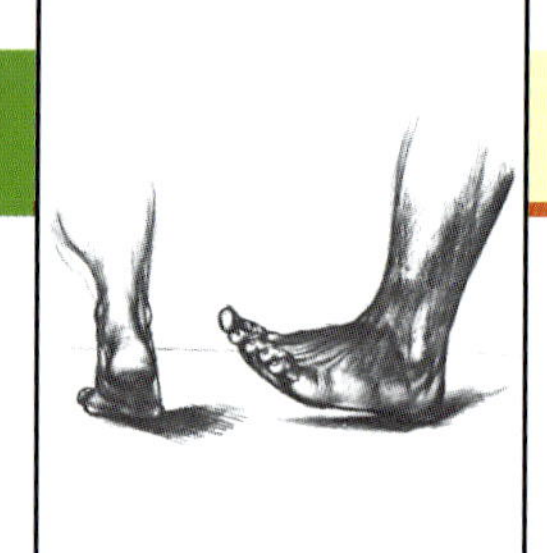

追加的な臨床関連事項　Additional Clinical Connections

CLINICAL CONNECTION 16.1
なぜ膝蓋大腿関節痛は，長距離ランナーに非常によくみられるのか？

走行に関係するすべての障害の約50%が膝関節で発生し，そのうちほぼ半数の症例は膝蓋大腿関節を巻き込む[114]．膝蓋大腿関節痛の危険因子がいくつか示唆されているが[118, 120]，下肢関節の荷重反応期に加えられる荷重を適切に制御する能力がないことが，確認されることが多い[45, 47, 87]．

膝蓋大腿関節痛のある人の走行力学の分析においては，過度のストライド長や（過度の股関節内転や内旋に起因する）動的な膝関節外反アライメントの使用を明らかにしており，それらの両方が関節の荷重の増加に関係している[47, 87]．Q角のような静的膝関節アライメントの測定値は，動的な膝関節外反と強い関係がないため[48, 92]，主要な要因は，神経筋の制御が変容することであると思われる．たとえば，膝蓋大腿関節痛のある人は，膝蓋大腿関節痛のない人に比べ，走行中の中殿筋の活動開始の遅れおよび短い持続時間を示している．しかし，筋活動の大きさには差がみられない[124]．これらの知見は，股関節外転筋群の活動の減少が，生体力学的に股関節運動や結果としての膝関節運動の制御の低下と関連するという臨床で抱かれている見解を支持している（第13章）．

ランナーの膝蓋大腿関節痛の保存療法プログラムは，股関節の筋群，とくに股関節外転筋群の抵抗運動に重点をおいている．そうすることは，それらの運動をしなかった場合より，疼痛の大幅な軽減とより大きな機能改善をもたらす[8, 33, 55, 82, 117]．筋力トレーニングだけでは，異常な走行力学を改変するには十分ではないので，適切な関節運動を促進する運動制御の練習も回復への不可欠な観点である[46, 126]．

バイオフィードバックを用いた走行力学の再教育は，ランナーの膝蓋大腿関節痛の治療のための注目される介入方法である[45]．股関節運動の即時フィードバックは，走行の生体力学的作用を改善させ，より重要なことであるが症状をほとんど解消させている[87]．たとえば，走行中の前額面の股関節の運動をみることは，膝蓋大腿関節痛のある人が，支持期中の股関節の内転ピークを減少させることを可能にし，うまくいけば，運動制御パターンのより持続的な変化を促進することができる[127]．追加的な再教育方略は，荷重反応期の膝蓋大腿関節力を減少できる他の手段に重点をおいている．ステップ率を10%増加した走行は，効果的に立脚相に受ける膝蓋大腿関節力のピークを14%減少させる[65]．この減少した関節力や関連する膝関節パワーの吸収は，主として立脚中期で膝関節屈曲を減少させる筋の協調性の変化から生じている．わずかに体幹屈曲を増加した走行は，膝関節での床反力へのモーメントアームを減少させるので同様の効果を得ることができる[115]．

ランナーの膝蓋大腿関節痛の治療は，最近の数十年間にわたって進化しており，それは，大部分が走行の身体運動学の理解の進展によるものである．この知識を臨床実践に統合することは，症状を解消する効果的な方略の開発を可能とする．

文 献

1. Almeida MO, Davis IS, Lopes AD: Biomechanical differences of foot-strike patterns during running: a systematic review with meta-analysis. *J Orthop Sports Phys Ther* 45:738–755, 2015.
2. Altman AR, Davis IS: A kinematic method for footstrike pattern detection in barefoot and shod runners. *Gait Posture* 35:298–300, 2012.
3. Andersson EA, Nilsson J, Thorstensson A: Intramuscular EMG from the hip flexor muscles during human locomotion. *Acta Physiol Scand* 161:361–370, 1997.
4. Arampatzis A, Bruggemann GP, Metzler V: The effect of speed on leg stiffness and joint kinetics in human running. *J Biomech* 32:1349–1353, 1999.
5. Arellano CJ, Kram R: The effects of step width and arm swing on energetic cost and lateral balance during running. *J Biomech* 44:1291–1295, 2011.
6. Arellano CJ, Kram R: The energetic cost of maintaining lateral balance during human running. *J Appl Physiol* 112:427–434, 2012.
7. Arellano CJ, Kram R: The metabolic cost of human running: is swinging the arms worth it? *J Exp Biol* 217:2456–2461, 2014.
8. Baldon Rde M, Serrao FV, Scattone Silva R, et al: Effects of functional stabilization training on pain, function, and lower extremity biomechanics in women with patellofemoral pain: a randomized clinical trial. *J Orthop Sports Phys Ther* 44:240–A248, 2014.
9. Bartlett JL, Sumner B, Ellis RG, et al: Activity and functions of the human gluteal muscles in walking, running, sprinting, and climbing. *Am J Phys Anthropol* 153:124–131, 2014.
10. Barton CJ, Lack S, Malliaras P, et al: Gluteal muscle activity and patellofemoral pain syndrome: a systematic review. *Br J Sports Med* 47:207–214, 2013.
11. Baur H, Hirschmuller A, Cassel M, et al: Gender-specific neuromuscular activity of the M. peroneus longus in healthy runners—A descriptive laboratory study. *Clin Biomech (Bristol, Avon)* 25:938–943, 2010.
12. Belli A, Kyrolainen H, Komi PV: Moment and power of lower limb joints in running. *Int J Sports Med* 23:136–141, 2002.
13. Breine B, Malcolm P, Frederick EC, et al: Relationship between running speed and initial foot contact patterns. *Med Sci Sports Exerc* 46:1595–1603, 2014.
14. Brindle RA, Milner CE, Zhang S, et al: Changing step width alters lower extremity biomechanics during running. *Gait Posture* 39:124–128, 2014.
15. Brughelli M, Cronin J, Chaouachi A: Effects of running velocity on running kinetics and kinematics. *J Strength Cond Res* 25:933–939, 2011.
16. Buczek FL, Cavanagh PR: Stance phase knee and ankle kinematics and kinetics during level and downhill running. *Med Sci Sports Exerc* 22:669–677, 1990.
17. Bus SA: Ground reaction forces and kinematics in distance running in older-aged men. *Med Sci Sports Exerc* 35:1167, 2003.
18. Cappellini G, Ivanenko YP, Poppele RE, et al: Motor patterns in human walking and running. *J Neurophysiol* 95:3426–3437, 2006.
19. Cappozzo A, Catani F, Leardini A, et al: Position and orientation in space of bones during movement: experimental artefacts. *Clin Biomech (Bristol, Avon)* 11:90–100, 1996.
20. Cavagna GA, Kaneko M: Mechanical work and efficiency in level walking and running. *J Physiol* 268:467–481, 1977.
21. Cavanagh PR: The biomechanics of lower extremity action in distance running. *Foot Ankle* 7:197, 1987.
22. Cavanagh PR, Kram R: Stride length in distance running: velocity, body dimensions, and added mass effects. *Med Sci Sports Exerc* 21:467, 1989.
23. Cavanagh PR, Lafortune MA: Ground reaction forces in distance running. *J Biomech* 13:397–406, 1980.
24. Cavanagh PR, Williams KR: The effect of stride length variation on oxygen uptake during distance running. *Med Sci Sports Exerc* 14:30–35, 1982.
25. Chumanov ES, Heiderscheit BC, Thelen DG: Hamstring musculotendon dynamics during stance and swing phases of high-speed running. *Med Sci Sports Exerc* 43:525–532, 2011.
26. Chumanov ES, Wall-Scheffler C, Heiderscheit BC: Gender differences in walking and running on level and inclined surfaces. *Clin Biomech (Bristol, Avon)* 23:1260–1268, 2008.
27. Chumanov ES, Wille CM, Michalski MP, et al: Changes in muscle activation patterns when running step rate is increased. *Gait Posture* 36:231–235, 2012.
28. Conoboy P, Dyson R: Effect of aging on the stride pattern of veteran marathon runners. *Br J Sports Med* 40:601, 2006.
29. Derrick TR: The effects of knee contact angle on impact forces and accelerations. *Med Sci Sports Exerc* 36:832–837, 2004.
30. Dicharry J: Kinematics and kinetics of gait: from lab to clinic. *Clin Sports Med* 29:347–364, 2010.
31. Diebal AR, Gregory R, Alitz C, et al: Forefoot running improves pain and disability associated with chronic exertional compartment syndrome. *Am J Sports Med* 40:1060–1067, 2012.
32. Dixon SJ, Collop AC, Batt ME: Surface effects on ground reaction forces and lower extremity kinematics in running. *Med Sci Sports Exerc* 32:1919–1926, 2000.
33. Dolak KL, Silkman C, Medina McKeon J, et al: Hip strengthening prior to functional exercises reduces pain sooner than quadriceps strengthening in females with patellofemoral pain syndrome: a randomized clinical trial. *J Orthop Sports Phys Ther* 41:560–570, 2011.
34. Dorn TW, Schache AG, Pandy MG: Muscular strategy shift in human running: dependence of running speed on hip and ankle muscle performance. *J Exp Biol* 215:1944–1956, 2012.
35. Farley CT, Ferris DP: Biomechanics of walking and running: center of mass movements to muscle action. *Exerc Sport Sci Rev* 26:253–285, 1998.
36. Farley CT, Gonzalez O: Leg stiffness and stride frequency in human running. *J Biomech* 29:181, 1996.
37. Ferber R, Davis IM, Williams DS, 3rd: Gender differences in lower extremity mechanics during running. *Clin Biomech (Bristol, Avon)* 18:350–357, 2003.
38. Ferris DP, Liang K, Farley CT: Runners adjust leg stiffness for their first step on a new running surface. *J Biomech* 32:787–794, 1999.
39. Ferris DP, Louie M, Farley CT: Running in the real world: adjusting leg stiffness for different surfaces. *Proc Biol Sci* 265:989–994, 1998.
40. Gazendam MG, Hof AL: Averaged EMG profiles in jogging and running at different speeds. *Gait Posture* 25:604–614, 2007.
41. Goss DL, Lewek M, Yu B, et al: Lower extremity biomechanics and self-reported footstrike patterns among runners in traditional and minimalist shoes. *J Athl Train* 50:603–611, 2015.
42. Gottschall JS, Kram R: Ground reaction forces during downhill and uphill running. *J Biomech* 38:445–452, 2005.
43. Halvorsen K, Eriksson M, Gullstrand L: Acute effects of reducing vertical displacement and step frequency on running economy. *J Strength Cond Res* 26:2065–2070, 2012.
44. Hamner SR, Seth A, Delp SL: Muscle contributions to propulsion and support during running. *J Biomech* 43:2709–2716, 2010.
45. Heiderscheit BC: Gait retraining for runners: in search of the ideal. *J Orthop Sports Phys Ther* 41:909–910, 2011.
46. Heiderscheit BC: Lower extremity injuries: is it just about hip strength? *J Orthop Sports Phys Ther* 40:39–41, 2010.
47. Heiderscheit BC, Chumanov ES, Michalski MP, et al: Effects of step rate manipulation on joint mechanics during running. *Med Sci Sports Exerc* 43:296–302, 2011.
48. Heiderscheit BC, Hamill J, Caldwell GE: Influence of Q-angle on lower-extremity running kinematics. *J Orthop Sports Phys Ther* 30:271–278, 2000.
49. Heiderscheit BC, Hoerth DM, Chumanov ES, et al: Identifying the time of occurrence of a hamstring strain injury during treadmill running: a case study. *Clin Biomech (Bristol, Avon)* 20:1072–1078, 2005.
50. Hodges P, Kaigle Holm A, Holm S, et al: Intervertebral stiffness of the spine is increased by evoked contraction of transversus abdominis and the diaphragm: in vivo porcine studies. *Spine* 28:2594–2601, 2003.
51. Hodges PW, McLean L, Hodder J: Insight into the function of the obturator internus muscle in humans: observations with development and validation of an electromyography recording technique. *J Electromyogr Kinesiol* 24:489–496, 2014.
52. Hreljac A: Impact and overuse injuries in runners. *Med Sci Sports Exerc* 36:845–849, 2004.
53. Karamanidis K, Arampatzis A, Bruggemann GP: Adaptational phenomena and mechanical responses during running: effect of surface, aging and task experience. *Eur J Appl Physiol* 98:284–298, 2006.
54. Kerrigan DC, Franz JR, Keenan GS, et al: The effect of running shoes on lower extremity joint torques. *PM R* 1:1058–1063, 2009.
55. Khayambashi K, Fallah A, Movahedi A, et al: Posterolateral hip muscle strengthening versus quadriceps strengthening for patellofemoral pain: a comparative control trial. *Arch Phys Med Rehabil* 95:900–907, 2014.
56. Knapik JJ, Brosch LC, Venuto M, et al: Effect on injuries of assigning shoes based on foot shape in air force basic training. *Am J Prev Med* 38:S197–S211, 2010.
57. Knapik JJ, Swedler DI, Grier TL, et al: Injury reduction effectiveness of selecting running shoes based on plantar shape. *J Strength*

Cond Res 23:685–697, 2009.
58. Knapik JJ, Trone DW, Swedler DI, et al: Injury reduction effectiveness of assigning running shoes based on plantar shape in marine corps basic training. *Am J Sports Med* 38:1759–1767, 2010.
59. Knapik JJ, Trone DW, Tchandja J, et al: Injury-reduction effectiveness of prescribing running shoes on the basis of foot arch height: summary of military investigations. *J Orthop Sports Phys Ther* 44:805–812, 2014.
60. Komi PV: Stretch-shortening cycle: a powerful model to study normal and fatigued muscle. *J Biomech* 33:1197–1206, 2000.
61. Kyrolainen H, Belli A, Komi PV: Biomechanical factors affecting running economy. *Med Sci Sports Exerc* 33:1330–1337, 2001.
62. Larson P, Higgins E, Kaminski J, et al: Foot strike patterns of recreational and sub-elite runners in a long-distance road race. *J Sports Sci* 29:1665–1673, 2011.
63. Lenhart RL, Smith CR, Vignos MF, et al: Influence of step rate and quadriceps load distribution on patellofemoral cartilage contact pressures during running. *J Biomech* 48:2871–2878, 2015.
64. Lenhart RL, Thelen DG, Heiderscheit BC: Hip muscle loads during running at various step rates. *J Orthop Sports Phys Ther* 44:766–774, A1-4, 2014.
65. Lenhart RL, Thelen DG, Wille CM, et al: Increasing running step rate reduces patellofemoral joint forces. *Med Sci Sports Exerc* 46:557–564, 2014.
66. Lieberman DE, Castillo ER, Otarola-Castillo E, et al: Variation in foot strike patterns among habitually barefoot and shod runners in Kenya. *PLoS ONE* 10:e0131354, 2015.
67. Lilley K, Dixon S, Stiles V: A biomechanical comparison of the running gait of mature and young females. *Gait Posture* 33:496–500, 2011.
68. MacWilliams BA, Rozumalski A, Swanson AN, et al: Three-dimensional lumbar spine vertebral motion during running using indwelling bone pins. *Spine* 39:E1560–E1565, 2014.
69. Malinzak RA, Colby SM, Kirkendall DT, et al: A comparison of knee joint motion patterns between men and women in selected athletic tasks. *Clin Biomech (Bristol, Avon)* 16:438–445, 2001.
70. Mann RA, Hagy J: Biomechanics of walking, running, and sprinting. *Am J Sports Med* 8:345–350, 1980.
71. McClay I, Manal K: A comparison of three-dimensional lower extremity kinematics during running between excessive pronators and normals. *Clin Biomech (Bristol, Avon)* 13:195–203, 1998.
72. McClay I, Manal K: The influence of foot abduction on differences between two-dimensional and three-dimensional rearfoot motion. *Foot Ankle Int* 19:26–31, 1998.
73. McClay I, Manal K: Three-dimensional kinetic analysis of running: significance of secondary planes of motion. *Med Sci Sports Exerc* 31:1629–1637, 1999.
74. Milner CE, Brindle RA: Reliability and minimal detectable difference in multisegment foot kinematics during shod walking and running. *Gait Posture* 43:192–197, 2016.
75. Montgomery WH, 3rd, Pink M, Perry J: Electromyographic analysis of hip and knee musculature during running. *Am J Sports Med* 22:272–278, 1994.
76. Morgan DW, Martin PE, Krahenbuhl GS: Factors affecting running economy. *Sports Med* 7:310–330, 1989.
77. Morin JB, Samozino P, Millet GY: Changes in running kinematics, kinetics, and spring-mass behavior over a 24-h run. *Med Sci Sports Exerc* 43:829–836, 2011.
78. Mundermann A, Nigg BM, Humble RN, et al: Orthotic comfort is related to kinematics, kinetics, and EMG in recreational runners. *Med Sci Sports Exerc* 35:1710–1719, 2003.
79. Mundermann A, Nigg BM, Stefanyshyn DJ, et al: Development of a reliable method to assess footwear comfort during running. *Gait Posture* 16:38–45, 2002.
80. Mundermann A, Stefanyshyn DJ, Nigg BM: Relationship between footwear comfort of shoe inserts and anthropometric and sensory factors. *Med Sci Sports Exerc* 33:1939–1945, 2001.
81. Myers MJ, Steudel K: Effect of limb mass and its distribution on the energetic cost of running. *J Exp Biol* 116:363–373, 1985.
82. Nakagawa TH, Muniz TB, Baldon Rde M, et al: The effect of additional strengthening of hip abductor and lateral rotator muscles in patellofemoral pain syndrome: a randomized controlled pilot study. *Clin Rehabil* 22:1051–1060, 2008.
83. Nigg BM: The role of impact forces and foot pronation: a new paradigm. *Clin J Sport Med* 11:2–9, 2001.
84. Nigg BM, Baltich J, Hoerzer S, et al: Running shoes and running injuries: mythbusting and a proposal for two new paradigms: 'preferred movement path' and 'comfort filter'. *Br J Sports Med* 49:1290–11294, 2015.
85. Nigg BM, Yeadon MR: Biomechanical aspects of playing surfaces. *J Sports Sci* 5:117–145, 1987.
86. Noehren B, Hamill J, Davis I: Prospective evidence for a hip etiology in patellofemoral pain. *Med Sci Sports Exerc* 45:1120–1124, 2013.
87. Noehren B, Scholz J, Davis I: The effect of real-time gait retraining on hip kinematics, pain and function in subjects with patellofemoral pain syndrome. *Br J Sports Med* 45:691–696, 2011.
88. Novacheck TF: The biomechanics of running. *Gait Posture* 7:77–95, 1998.
89. O'Connor KM, Hamill J: Frontal plane moments do not accurately reflect ankle dynamics during running. *J Appl Biomech* 21:85–95, 2005.
90. O'Connor KM, Hamill J: The role of selected extrinsic foot muscles during running. *Clin Biomech (Bristol, Avon)* 19:71–77, 2004.
91. Pandy MG, Andriacchi TP: Muscle and joint function in human locomotion. *Annu Rev Biomed Eng* 12:401–433, 2010.
92. Park SK, Stefanyshyn DJ: Greater Q angle may not be a risk factor of patellofemoral pain syndrome. *Clin Biomech (Bristol, Avon)* 26:392–396, 2011.
93. Phinyomark A, Osis S, Hettinga BA, et al: Kinematic gait patterns in healthy runners: a hierarchical cluster analysis. *J Biomech* 48:3897–3904, 2015.
94. Rassier DE: The mechanisms of the residual force enhancement after stretch of skeletal muscle: non-uniformity in half-sarcomeres and stiffness of titin. *Proc Biol Sci* 279:2705–2713, 2012.
95. Reber L, Perry J, Pink M: Muscular control of the ankle in running. *Am J Sports Med* 21:805–810, discussion 810, 1993.
96. Reinschmidt C, van Den Bogert AJ, Murphy N, et al: Tibiocalcaneal motion during running, measured with external and bone markers. *Clin Biomech (Bristol, Avon)* 12:8–16, 1997.
97. Reinschmidt C, van den Bogert AJ, Nigg BM, et al: Effect of skin movement on the analysis of skeletal knee joint motion during running. *J Biomech* 30:729–732, 1997.
98. Richards CE, Magin PJ, Callister R: Is your prescription of distance running shoes evidence-based? *Br J Sports Med* 43:159–162, 2009.
99. Riley PO, Dicharry J, Franz J, et al: A kinematics and kinetic comparison of overground and treadmill running. *Med Sci Sports Exerc* 40:1093–1100, 2008.
100. Ryan MB, Valiant GA, McDonald K, et al: The effect of three different levels of footwear stability on pain outcomes in women runners: a randomised control trial. *Br J Sports Med* 45:715–721, 2011.
101. Saunders PU, Pyne DB, Telford RD, et al: Factors affecting running economy in trained distance runners. *Sports Med* 34:465–485, 2004.
102. Saunders SW, Schache A, Rath D, et al: Changes in three dimensional lumbo-pelvic kinematics and trunk muscle activity with speed and mode of locomotion. *Clin Biomech (Bristol, Avon)* 20:784–793, 2005.
103. Schache AG, Bennell KL, Blanch PD, et al: The coordinated movement of the lumbo-pelvic-hip complex during running: a literature review. *Gait Posture* 10:30–47, 1999.
104. Schache AG, Blanch P, Rath D, et al: Differences between the sexes in the three-dimensional angular rotations of the lumbo-pelvic-hip complex during treadmill running. *J Sports Sci* 21:105–118, 2003.
105. Schache AG, Blanch P, Rath D, et al: Three-dimensional angular kinematics of the lumbar spine and pelvis during running. *Hum Mov Sci* 21:273–293, 2002.
106. Schache AG, Blanch PD, Dorn TW, et al: Effect of running speed on lower limb joint kinetics. *Med Sci Sports Exerc* 43:1260–1271, 2011.
107. Schache AG, Dorn TW, Williams GP, et al: Lower-limb muscular strategies for increasing running speed. *J Orthop Sports Phys Ther* 44:813–824, 2014.
108. Semciw AI, Freeman M, Kunstler BE, et al: Quadratus femoris: an EMG investigation during walking and running. *J Biomech* 48:3433–3439, 2015.
109. Semciw AI, Green RA, Murley GS, et al: Gluteus minimus: an intramuscular EMG investigation of anterior and posterior segments during gait. *Gait Posture* 39:822–826, 2014.
110. Silder A, Thelen DG, Heiderscheit BC: Effects of prior hamstring strain injury on strength, flexibility, and running mechanics. *Clin Biomech (Bristol, Avon)* 25:681–686, 2010.
111. Snyder KR, Earl JE, O'Connor KM, et al: Resistance training is accompanied by increases in hip strength and changes in lower extremity biomechanics during running. *Clin Biomech (Bristol, Avon)* 24:26–34, 2009.
112. Stefanyshyn DJ, Stergiou P, Lun VM, et al: Knee angular impulse as a predictor of patellofemoral pain in runners. *Am J Sports Med* 34:1844–1851, 2006.
113. Taube W, Leukel C, Gollhofer A: How neurons make us jump: the neural control of stretch-shortening cycle movements. *Exerc Sport Sci Rev* 40:106–115, 2012.
114. Taunton JE, Ryan MB, Clement DB, et al: A retrospective case-control analysis of 2002 running injuries. *Br J Sports Med* 36:95–101, 2002.
115. Teng HL, Powers CM: Sagittal plane trunk posture influences patellofemoral joint stress during running. *J Orthop Sports Phys Ther* 44:785–792, 2014.

116. Thelen DG, Chumanov ES, Sherry MA, et al: Neuromusculoskeletal models provide insights into the mechanisms and rehabilitation of hamstring strains. *Exerc Sport Sci Rev* 34:135–141, 2006.
117. van der Heijden RA, Lankhorst NE, van Linschoten R, et al: Exercise for treating patellofemoral pain syndrome. *Cochrane Database Syst Rev (Online)* (1):CD010387, 2015.
118. van Gent RN, Siem D, van Middelkoop M, et al: Incidence and determinants of lower extremity running injuries in long distance runners: a systematic review. *Br J Sports Med* 41:469–480, discussion 480, 2007.
119. Wall-Scheffler CM, Chumanov E, Steudel-Numbers K, et al: Electromyography activity across gait and incline: the impact of muscular activity on human morphology. *Am J Phys Anthropol* 143:601–611, 2010.
120. Wen DY, Puffer JC, Schmalzried TP: Lower extremity alignment and risk of overuse injuries in runners. *Med Sci Sports Exerc* 29:1291–1298, 1997.
121. Wille CM, Lenhart RL, Wang S, et al: Ability of sagittal kinematic variables to estimate ground reaction forces and joint kinetics in running. *J Orthop Sports Phys Ther* 44:825–830, 2014.
122. Williams KR, Cavanagh PR: Relationship between distance running mechanics, running economy, and performance. *J Appl Physiol* 63:1236–1245, 1987.
123. Williams KR, Cavanagh PR, Ziff JL: Biomechanical studies of elite female distance runners. *Int J Sports Med* 8(Suppl 2):107, 1987.
124. Willson JD, Kernozek TW, Arndt RL, et al: Gluteal muscle activation during running in females with and without patellofemoral pain syndrome. *Clin Biomech (Bristol, Avon)* 26:735–740, 2011.
125. Willwacher S, Konig M, Potthast W, et al: Does specific footwear facilitate energy storage and return at the metatarsophalangeal joint in running? *J Appl Biomech* 29:583–592, 2013.
126. Willy RW, Davis IS: The effect of a hip-strengthening program on mechanics during running and during a single-leg squat. *J Orthop Sports Phys Ther* 41:625–632, 2011.
127. Willy RW, Scholz JP, Davis IS: Mirror gait retraining for the treatment of patellofemoral pain in female runners. *Clin Biomech (Bristol, Avon)* 27:1045–1051, 2012.
128. Zadpoor AA, Nikooyan AA: The relationship between lower-extremity stress fractures and the ground reaction force: a systematic review. *Clin Biomech (Bristol, Avon)* 26:23–28, 2011.

Ee 学習問題　STUDY QUESTIONS

1. 図 16.1，16.6，16.8 を使用して，ストライド周期の前遊脚期と遊脚初期のあいだ（とくにストライド周期の約 30～50%のあいだ）の股関節屈筋群による力学的パワーの生成と吸収について説明しなさい．
2. 走行速度が増加するとき，垂直床反力はどのように変化するかを説明しなさい．
3. 若年成人に対して 55 歳以上のランナーには，どのような空間的および時間的指標の一般的な変化が生じるか？
4. 走行中の関節運動は，男性と女性でどのように異なるか？
5. 走行中の制動力積と推進力積を明確にし，比較しなさい．
6. 走行は，どのように“速い”歩行と区別することができるか？
7. 足部接地の 3 つの方法に関して圧中心軌跡の相違を考慮した場合，どの足部接地がより大きな中足骨障害のリスクをもつ可能性が高いか？
8. 図 16.8，16.11，16.12 を用いると，走行の立脚相にどの関節（股関節，膝関節または足関節）において矢状面でのエネルギー生成が最大となるか？
9. 図 16.6A に基づくと，中殿筋の活動のピークは荷重反応期に生じる．図 16.9 を用いて，走行のストライド周期のこの時期での筋の機能的役割について述べなさい．
10. 図 16.7 を用いて，垂直床反力の能動的ピークと衝撃ピークを比較しなさい．
11. 走行のストライド周期で，身体重心が最も低くなるのはいつか？ また，最も高くなるのはいつか？ これらのことを歩行の場合と比較しなさい．
12. 走行のストライド周期の 40～70%における股関節と膝関節での矢状面の運動の組み合わせが，どのように代謝効率に影響を及ぼすか説明しなさい．
13. 走行の遊脚後期における半腱様筋と半膜様筋（内側ハムストリングス筋群）の膝関節での役割は何か？
14. 走行の空間的指標と時間的指標のどちらが走行速度の増加とより直接的に関連しているか？
15. 目安として図 16.6B，16.11 を用いて，走行のストライド周期の 0～35%における膝関節での大腿直筋の活動様式（遠心性活動，求心性活動など）や機能について推測しなさい．

Ee 学習問題の解答は Elsevier eLibrary のウェブサイトにて閲覧できる．

EC 参考動画

- Video 16-1: Running Kinematics, Sagittal Plane View（動画 16-1: 走行の身体運動学，矢状面）
- Video 16-2: Running Kinematics, Frontal Plane (Anterior) View［動画 16-2: 走行の身体運動学，前額面（前方から）］
- Video 16-3: Running Ground Reaction Forces, Sagittal Plane View（動画 16-3: 走行中の床反力，矢状面）
- Video 16-4: Running Ground Reaction Forces, Frontal Plane (Posterior) View［動画 16-4: 走行中の床反力，前額面（後方から）］
- Video 16-5: Running Kinetics, Sagittal Plane View（動画 16-5: 走行の運動学，矢状面）
- Video 16-6: Running Kinetics, Frontal Plane (Posterior) View［動画 16-6: 走行の運動学，前額面（後方から）］
- Video 16-7: Running Ground Reaction Forces, Frontal Plane (Anterior) View［動画 16-7: 走行中の床反力，前額面（前方から）］
- Clinical Evaluation of Running (Sagittal Plane View)［走行の臨床的な動作観察（矢状面）］
- Clinical Evaluation of Running (Frontal Plane View)［走行の臨床的な動作観察（前額面）］

QR コードをスキャンすれば，動画（英語版）が視聴できる.
〔Expert Consult を利用すれば，動画に関する日本語の説明を閲覧できる（表紙裏参照）〕

付録

Ⅳ

下肢筋の付着部位・神経支配・断面積，そして皮膚の感覚髄節

パートA

下肢筋の脊髄神経髄節

パートB

脊髄神経根（L^2-S^3）の機能検査のための鍵となる筋

パートC

下肢の皮膚感覚髄節

パートD

下肢筋の付着部位と神経支配

パートE

下肢の主要な筋の生理的断面積

パートF

骨盤底筋群の付着部位と神経支配と作用

パート A：下肢筋の脊髄神経髄節

筋	脊髄神経根							
	腰髄					仙髄		
	L^1	L^2	L^3	L^4	L^5	S^1	S^2	S^3
小腰筋	X							
大腰筋	X	X	X	X				
腸骨筋		X	X	X				
恥骨筋		X	X	X				
縫工筋		X	X					
大腿四頭筋		X	X	X				
短内転筋		X	X	X				
長内転筋		X	X	X				
薄筋		X	X	X				
外閉鎖筋			X	X				
大内転筋		X	X	X	X	X		
中殿筋				X	X	X		
小殿筋				X	X	X		
大腿筋膜張筋				X	X	X		
大殿筋					X	X	X	
梨状筋						X	X	
上双子筋					X	X	X	
内閉鎖筋					X	X	X	
下双子筋				X	X	X		
大腿方形筋				X	X	X		
大腿二頭筋（長頭）					X	X	X	
半腱様筋				X	X	X	X	
半膜様筋				X	X	X	X	
大腿二頭筋（短頭）					X	X	X	
前脛骨筋				X	X			
長母趾伸筋				X	X	X		
長趾伸筋				X	X	X		
第三腓骨筋				X	X	X		
短趾伸筋				X	X	X		
長腓骨筋				X	X	X		
短腓骨筋				X	X	X		
足底筋				X	X	X		
腓腹筋						X	X	
膝窩筋				X	X	X		
ヒラメ筋					X	X	X	
後脛骨筋				X	X	X		
長趾屈筋					X	X	X	
長母趾屈筋					X	X	X	
短趾屈筋					X	X	X	
母趾外転筋					X	X	X	
短母趾屈筋					X	X	X	
虫様筋Ⅰ					X	X	X	
小趾外転筋						X	X	X
足底方形筋						X	X	X
小趾屈筋						X	X	X
小趾外転筋						X	X	X
母趾内転筋						X	X	X
底側骨間筋							X	X
背側骨間筋							X	X
虫様筋Ⅱ，Ⅲ，Ⅳ						X	X	X

2つの主要な文献に基づくデータ：Standring S: *Gray's anatomy: the anatomical basis of clinical practice*, ed 41, St Louis, 2015, Elsevier; Kendall FP, McCreary EK, Provance PG, et al: *Muscles: testing and function with posture and pain*, ed 5, Philadelphia, 2005, Lippincott Williams & Wilkins.

X：軽〜中等度の分布，X：主要な分布

パートB：脊髄神経根（L^2- S^3）の機能検査のための鍵となる筋

表は，腰仙神経叢の個々の脊髄神経根（L^2-S^3）の機能を検査するために典型的に用いられる重要な筋を示している．重要な筋の筋力低下は，関連する脊髄神経根の損傷または病理的変化を示すことができる．筋の支配には，明確な重複が存在する．

鍵となる筋	おもな神経根	テスト運動例
腸腰筋	L^2	股関節屈曲
長内転筋	L^2	股関節内転
大腿四頭筋	L^3	膝関節伸展
前脛骨筋	L^4	足関節背屈
長母趾伸筋	L^5	足趾伸展
中殿筋	L^5	股関節外転
大殿筋	S^1	膝関節屈曲位での股関節伸展
半腱様筋	S^1	膝関節屈曲・内旋
腓腹筋	S^1	足関節底屈
長母趾屈筋	S^2	母趾屈曲
背側・底側骨間筋	S^3	足趾外転・内転

パートC：下肢の皮膚感覚髄節

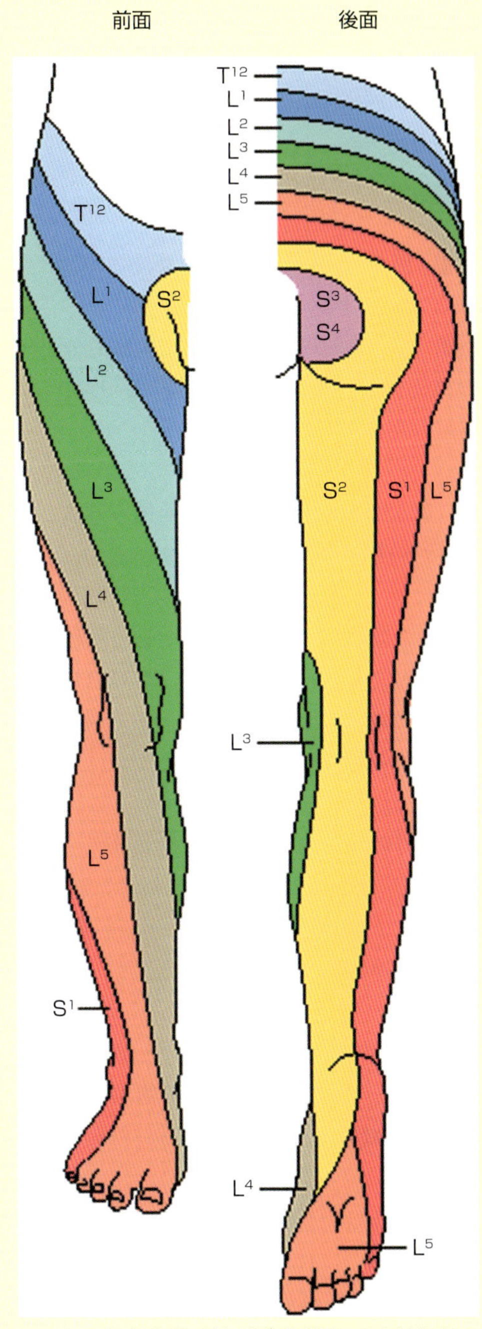

図Ⅳ.1　下肢の皮膚感覚髄節（L^1 は第１腰髄神経根，S^1 は第１仙骨神経根など）．（Harmon D, Barrett J, Loughnane F, at al: *Peripheral nerve blocks and peri-operative pain relief*, ed 2, Edinburgh, 2011, Saunders Ltd より引用）

パートD: 下肢筋の付着部位と神経支配

股関節と膝関節の筋

腸腰筋

大腰筋

近位付着: 椎間板を含む第12胸椎とすべての腰椎の椎体外側と横突起

遠位付着: 大腿骨の小転子

腸骨筋

近位付着: 腸骨窩の上部2/3, 腸骨稜の内唇, 仙腸関節をまたいで仙骨の小さな領域

遠位付着: 大腰筋腱の外側を介して大腿骨の小転子

腸腰筋の神経支配: 大腿神経（大腰筋は, L[1]からの分枝の神経支配も受ける）

小腰筋

近位付着: 第12胸椎と第1腰椎の椎体の外側と横突起とそのあいだの椎間板

遠位付着部

骨盤付着: 骨盤縁の内側, 寛骨臼と腸恥隆起のやや内側

筋膜付着: 腸腰筋を覆う腸骨筋膜と腱は合流する, 内閉鎖筋を覆う筋膜にいくつかの腱線維は付着する

神経支配：L[1]からの分枝

大殿筋

近位付着: 腸骨の外面, 後殿筋線, 胸腰筋膜, 仙骨と尾骨の後面ならびに, 仙結節靱帯と後仙腸骨靱帯の一部

遠位付着: 大転子と腸脛靱帯

神経支配: 下殿神経

中殿筋

近位付着: 腸骨の外側面, 前殿筋線の上部

遠位付着: 大転子の上後面ならびに外側面

神経支配: 上殿神経

小殿筋

近位付着: 前殿筋線と下殿筋線のあいだから大坐骨切痕まで腸骨の外側面

遠位付着: 大転子の前面と股関節の関節包

神経支配: 上殿神経

大腿筋膜張筋

近位付着: 腸骨稜の外側面で上前腸骨棘のすぐ後方

遠位付着: 大腿筋膜の腸脛靱帯の近位1/3

神経支配: 上殿神経

長内転筋

近位付着: 恥骨体の前面

遠位付着: 大腿骨粗線の中央1/3

神経支配: 閉鎖神経

短内転筋

近位付着: 下恥骨枝の前面

遠位付着: 大腿骨粗線の近位1/3

神経支配: 閉鎖神経

大内転筋

前頭

近位付着: 坐骨枝

遠位付着（水平線維）: 大腿骨粗線の最近位端

遠位付着（斜線維）: 大腿骨粗線の全体

神経支配: 閉鎖神経

後頭（伸展頭）

近位付着: 坐骨結節

遠位付着: 大腿骨の内転筋結節

神経支配: 坐骨神経の脛骨部

腸骨周囲筋

近位付着: 股関節の前内側関節包と下前腸骨棘

遠位付着: 大腿骨の小転子

神経支配: 大腿神経からの枝

上双子筋

近位付着: 坐骨棘の背側面

遠位付着: 内閉鎖筋腱と合流

神経支配: 内閉鎖筋と上双子筋への神経

下双子筋

近位付着: 坐骨結節の上部

遠位付着: 内閉鎖筋腱と合流

神経支配: 大腿方形筋と下双子筋への神経

内閉鎖筋

近位付着: 閉鎖膜の内側と閉鎖孔周囲の骨, 骨の付着部は（骨盤の中で）坐骨の上方かつやや後方で大坐骨切痕に向かうように付着する

遠位付着: 大転子の内側面で転子窩のすぐ上前方

神経支配: 内閉鎖筋と上双子筋への神経

外閉鎖筋

近位付着: 閉鎖膜の外側面と恥骨下枝と坐骨枝の外側面周辺

遠位付着: 大転子の内側面の転子窩

神経支配: 閉鎖神経

梨状筋

近位付着: 仙骨孔間の仙骨の前面; 仙腸関節の関節包に部分的に合流

遠位付着: 大転子の頂点

神経支配: 梨状筋への神経

大腿方形筋

近位付着: 坐骨結節の外側面の半膜様筋付着部のすぐ前方

遠位付着: 方形筋結節（転子間稜の中央部）
神経支配: 大腿方形筋と下双子筋への神経

恥骨筋

近位付着: 恥骨上枝の恥骨筋線
遠位付着: 大腿骨の後面にある恥骨筋線
神経支配: 大腿神経，ときに，閉鎖神経からの分枝

大腿四頭筋

大腿直筋

近位付着: 直頭-下前腸骨棘；反転頭-寛骨臼の上縁の周囲の溝と，股関節の関節包前面
遠位付着: 膝蓋骨底と膝蓋腱を介して脛骨粗面
神経支配: 大腿神経

外側広筋

近位付着: 転子間線の上部領域，大転子の前下方縁，殿筋粗面の外側領域，粗線外側唇
遠位付着: 膝の外側関節包，膝蓋骨底，ならびに膝蓋腱を介して脛骨粗面
神経支配: 大腿神経

内側広筋

近位付着: 転子間線の下部領域，粗線内側唇，近位内側顆上線，大内転筋からの線維
遠位付着: 膝関節の内側関節包，膝蓋骨底，膝蓋腱を介して脛骨粗面
神経支配: 大腿神経

中間広筋

近位付着: 大腿骨骨幹の上位 2/3 の前外側
遠位付着: 膝蓋骨底外側と膝蓋腱を介して脛骨粗面
神経支配：大腿神経

薄筋

近位付着: 恥骨体下部と恥骨下枝の前面
遠位付着: 縫工筋の付着部の上端のすぐ後方の脛骨の近位内側面
神経支配: 閉鎖神経

縫工筋

近位付着: 上前腸骨棘
遠位付着: 脛骨の近位内側面に沿った線
神経支配: 大腿神経

大腿二頭筋

長頭

近位付着: 半腱様筋とともに共通腱；坐骨結節の後面内側と仙骨靱帯の一部
遠位付着: 腓骨頭；副次的な付着部は近位脛腓関節，脛骨の外側結節の関節包，外側側副靱帯を含む
神経支配: 坐骨神経の脛骨枝

短頭

近位付着: 大転子下方の粗線外側唇
遠位付着: 腓骨頭
神経支配: 坐骨神経の総腓骨神経

半腱様筋

近位付着: 坐骨結節の後面と仙結節靱帯の一部から始まる大腿二頭筋の長頭と共通腱
遠位付着: 脛骨の近位内側面で縫工筋の付着部の下端のすぐ後方
神経支配: 坐骨神経の脛骨部

半膜様筋

近位付着: 坐骨結節の後面外側
遠位付着: 脛骨の内側顆の後面；二次的な付着としては，内側側副靱帯，斜膝蓋靱帯，内外側半月板を含む
神経支配: 坐骨神経の脛骨神経部

膝窩筋

近位付着: 大腿骨外側顆の外側面につく関節包内腱；二次的な付着は，外側半月板と膝窩腓骨靱帯を介して腓骨頭を含む
遠位付着: 近位脛骨の後面でヒラメ筋線の上
神経支配: 脛骨神経

膝関節筋

近位付着: 遠位大腿骨体の前面
遠位付着: 膝関節の近位の関節包ならびに滑膜
神経支配: 大腿神経

足関節と足部の筋

腓腹筋

近位付着: 脛骨の内側顆と外側顆の後面から2つの分かれた頭をもつ
遠位付着: アキレス腱を介して踵骨隆起
神経支配: 脛骨神経

ヒラメ筋

近位付着: 腓骨頭の後面，脛骨のヒラメ筋線近くの後面で骨幹の近位 1/3
遠位付着: アキレス腱を介して踵骨結節
神経支配: 脛骨神経

足底筋

近位付着: 大腿骨の外側上顆の最も下部および膝の斜膝窩靱帯
遠位付着: アキレス腱の内側面で一緒になり踵骨結節に付着する
神経支配: 脛骨神経

前脛骨筋

近位付着：脛骨の外側顆と，脛骨と骨間膜の外側面の近位2/3

遠位付着：内側楔状骨の内側底側面と第1中足骨底

神経支配：深腓骨神経

後脛骨筋

近位付着：脛骨と腓骨の後面の近位2/3と隣接する骨間膜

遠位付着：腱は距骨を除いたすべての足根骨，さらに第2〜4中足骨底に付着する．主たる付着は，舟状骨結節と内側楔状骨

神経支配：脛骨神経

長腓骨筋

近位付着：脛骨の外側顆；腓骨頭と腓骨の外側面の近位2/3

遠位付着：第1中足骨底の外側面と内側楔状骨の外側面

神経支配：浅腓骨神経

短腓骨筋

近位付着：腓骨外側面の遠位2/3

遠位付着：第5中足骨の茎状突起

神経支配：浅腓骨神経

第三腓骨筋

近位付着：腓骨の内側面の遠位1/3と隣接する骨間膜

遠位付着：第5中足骨底の背側面

神経支配：深腓骨神経

長母趾伸筋

近位付着：腓骨の内側面の中央部分と隣接する骨間膜

遠位付着：母趾の末節骨の背側面

神経支配：深腓骨神経

長趾伸筋

近位付着：脛骨の外側顆，腓骨の内側面の近位2/3と隣接する骨間膜

遠位付着：4つの腱として，趾背腱膜を介して中節骨と末節骨の背側面の基部に付着する

神経支配：深腓骨神経

長母趾屈筋

近位付着：腓骨の後面の大部分の遠位2/3

遠位付着：母趾の末節骨底の底側面

神経支配：脛骨神経

長趾屈筋

近位付着：脛骨の中央1/3の後面で後脛骨筋の近位付着部のすぐ内側

遠位付着：4つの足趾の末節骨底に分かれた4つの腱として

神経支配：脛骨神経

足部の内在筋

短趾伸筋

近位付着：踵立方関節のすぐ近位の踵骨の外側遠位面

遠位付着：通常は4本の腱で構成される．1つは，母趾の背側面で，他の3つは第2〜4趾の長趾伸筋の腱と一緒になる

神経支配：深腓骨神経

第1層

母趾外転筋

近位付着：屈筋支帯，踵骨内側突起と足底筋膜

遠位付着：母趾の基節骨底の内側面，短母趾屈筋の内側腱と付着を共有する

神経支配：内側足底神経

短趾屈筋

近位付着：踵骨結節の内側突起と足底筋膜の中央部

遠位付着：4つの腱に分かれ足趾の中節骨底の底側面に分割し付着する

神経支配：内側足底神経

小趾外転筋

近位付着：踵骨結節の外側突起と内側突起の外側縁，足底腱膜，小趾屈筋とともに第5中足骨底の底側面

遠位付着：第5趾の基節骨の外側面で小趾屈筋の付着部と共有する

神経支配：外側足底神経

第2層

虫様筋

近位付着：長趾屈筋腱

遠位付着：各中足趾節関節の内側面を横切り，足趾の趾背腱膜に付着する．

神経支配：第2趾は内側足底神経，第3〜5趾は外側足底神経

足底方形筋

近位付着：踵骨の底側面，踵骨結節の遠位の内・外側面に2つの頭をもつ

遠位付着：長趾屈筋の共通腱の外側縁

神経支配：外側足底神経

第3層

短母趾屈筋

近位付着：立方骨と外側楔状骨の底面と後脛骨筋腱の一部

遠位付着：2つの腱として付着する．外側の腱は，母趾内転筋とともに母趾の基節骨の外側底に付着する．内側腱は，母趾外転筋とともに母趾の基節骨の内側底に付着する．この筋の腱には2つの種子骨が存在する．

神経支配：内側足底神経

母趾内転筋群

近位付着部

斜頭：第2～4中足骨底の足底面と長腓骨筋腱の線維鞘

横頭：第3～5趾の中足趾節関節を支える靱帯の底面

遠位付着：2つの頭部は1つになり，短母趾屈筋の外側腱に沿って，母趾の基節骨の外側底部

神経支配：外側足底神経

小趾屈筋

近位付着：第5中足骨底の足底面と長腓骨筋腱を覆う線維鞘

遠位付着：小趾外転筋とともに第5趾の基節骨底の外側面

神経支配：外側足底神経

第4層

背側骨間筋

近位付着

第1：第1，2中足骨の隣接部

第2：第2，3中足骨の隣接部

第3：第3，4中足骨の隣接部

第4：第4，5中足骨の隣接部

遠位付着 *

第1：第2趾の基節骨の基部内側

第2：第2趾の基節骨の基部外側

第3：第3趾の基節骨の基部外側

第4：第4趾の基節骨の基部外側

神経支配：外側足底神経

底側骨間筋

近位付着

第1：第3中足骨の内側面

第2：第4中足骨の内側面

第3：第5中足骨の内側面

遠位付着 *

第1：第3趾の基節骨の内側面

第2：第4趾の基節骨の内側面

第3：第5趾の基節骨の内側面

神経支配：外側足底神経

* 足趾の趾背腱膜に付着する．

パート E: 下肢の主要な筋の生理的断面積

ヒト成人下肢筋の生理的断面積例 *	
筋	生理的断面積 (cm²)（平均 ± 標準偏差）
腰部と膝部の筋系	
大腰筋	7.7 ± 2.3[1]
小腰筋	0.5 ± 0.3[2]
腸骨筋	9.9 ± 3.4[1]
縫工筋	1.9 ± 0.7[1]
大腿直筋	13.5 ± 5.0[1]
中間広筋	16.7 ± 6.9[1]
外側広筋	35.1 ± 16.1[1]
内側広筋	20.6 ± 7.2[1]
短内転筋	5.0 ± 2.1[1]
長内転筋	6.5 ± 2.2[1]
薄筋	2.2 ± 0.8[1]
大内転筋	20.5 ± 7.8[1]
中殿筋	33.8 ± 14.4[1]
大殿筋	33.4 ± 8.8[1]
大腿二頭筋（長頭）	11.3 ± 4.8[1]
大腿二頭筋（短頭）	5.1 ± 1.7[1]
半腱様筋	4.8 ± 2.0[1]
半膜様筋	18.4 ± 7.5[1]
足首と足部の筋系	
前脛骨筋	10.9 ± 3.0[1]
長母趾伸筋	2.7 ± 1.5[1]
長趾伸筋	5.6 ± 1.7[1]
長腓骨筋	10.4 ± 3.8[1]
短腓骨筋	4.9 ± 2.0[1]
腓腹筋（外側頭）	9.7 ± 3.3[1]
腓腹筋（内側頭）	21.1 ± 5.7[1]
ヒラメ筋	51.8 ± 14.9[1]
後脛骨筋	14.4 ± 4.9[1]
長趾屈筋	4.4 ± 2.0[1]
長母趾屈筋	1.9 ± 2.7[1]

* 筋はおおよそ近位から遠位へと列挙している．

データは 2 つの参考文献（上付き数字および下記の文献を参照）からのものである．Jonathon Senefeld の助けを借りて集められたデータ．

1. Ward SR, Eng CM, Smallwood LH, et al: Are current measurements of lower extremity muscle architecture accurate? *Clin Orthop Relat Res* 467: 1074-1082, 2009.
2. Neumann DA, Garceau LR: A proposed novel function of the psoas minor revealed through cadaver dissection, *Clin Anat* 28: 243-252, 2015.

パートF: 骨盤底筋群の付着部位と神経支配と作用

パートF: 骨盤底筋群の付着部位と神経支配と作用
「真の」骨盤（すなわち，仙骨峰および恥骨上枝よりも下方の骨盤の部分）から生じる筋は，便宜的に，1）真の骨盤の壁を形成する下肢筋群（梨状筋および内閉鎖筋）と，2）骨盤底筋群の2群に分けられる．骨盤底筋群（骨盤隔膜ともよばれる）には，肛門挙筋（恥骨尾骨筋，恥骨直腸筋，腸骨尾骨筋）の3つの部分と坐骨尾骨筋（尾骨筋としても知られている）が含まれる（図Ⅳ.2）．

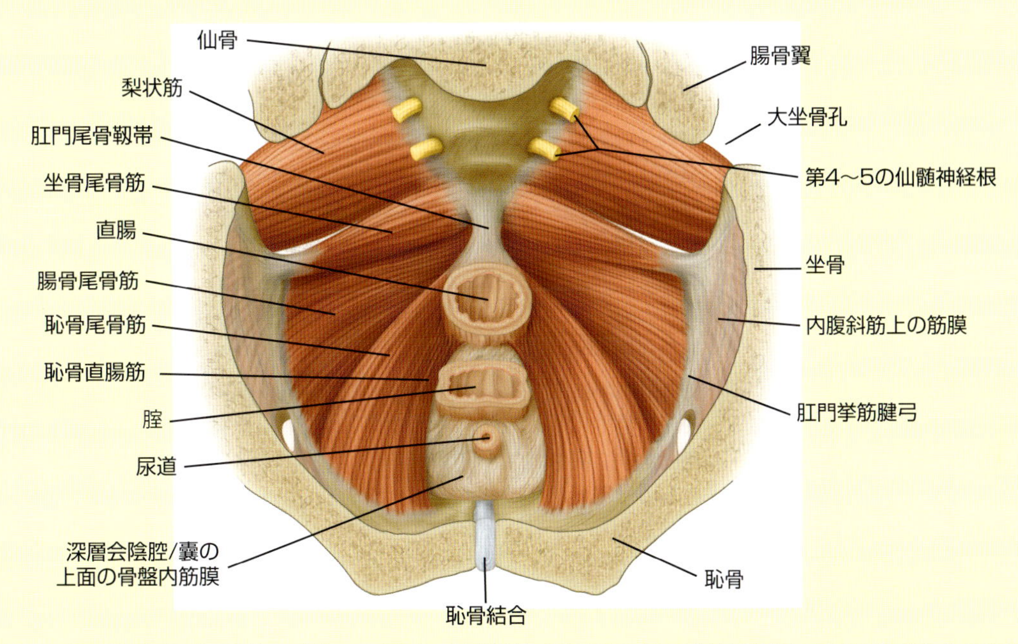

図Ⅳ.2　骨盤底筋群（骨盤隔膜）；女性，上面図．肛門挙筋（恥骨尾骨筋，恥骨直腸筋，腸骨尾骨筋）と坐骨尾骨筋がどのようにつながり，骨盤臓器を支えるハンモックを形成しているのかに注意されたい．さらに，肛門挙筋の多くの外側付着部が内閉鎖筋の筋膜であることにも注意されたい．（Standring S: *British Gray's anatomy: the anatomical basis of clinical practice*, ed 41, 2016, Elsevier, Ltd.［Fig. 63.3］より引用）

骨盤底筋群の付着部位と神経支配と機能 *

筋	外側付着部	中央付着部	神経支配	機能
肛門挙筋 恥骨尾骨筋 恥骨直腸筋 腸骨尾骨筋	恥骨の後面，内閉鎖筋膜，腱弓および坐骨棘を結ぶ線	会陰部の上部表面の前方（左右の坐骨恥骨枝間に広がる水平筋膜）；対側の同筋の後面，遠位の直腸／肛門管ならびに肛門尾骨靭帯	S^4 の前枝，および陰部神経（$S^{2\text{-}4}$）の下直腸枝	骨盤臓器を支える骨盤底の一部を形成する．腸管の「ピンチ弁」として機能する肛門直腸角を保つ． 弛緩することで尿や便を通過させる． 外部の肛門括約筋と腟括約筋を補強する． 腹筋群や横隔膜とともに活動するとき，腹腔内圧を上昇させる．
坐骨尾骨筋（尾骨筋）：筋と靭帯の混合組織	坐骨棘と仙棘靭帯の骨盤側	尾骨の外縁と仙骨の尾側近傍	$S^{3\text{-}4}$ の前枝	骨盤底の一部を形成する．排尿や排便を抑制するために肛門挙筋を補助する．

*この表は，これらの筋の一般的な付着部位と神経支配ならびに筋活動を要約している．
この資料と会陰に関連する筋の詳細な説明については，次の情報源を参照してほしい．Standring S: *Gray's anatomy: the anatomical basis of clinical practice*, ed 41, St Louis, 2015, Elsevier; Drake RL, Vogl W, Mitchell AWM: *Gray's anatomy for students*, St Louis, 2005, Churchill Livingstone. この資料を検討したBrenda L. Neumannに感謝する．

索 引

日本語索引

あ

い

う

え

お

か

き

く

け

こ

さ

し

す

せ

そ

た

ち

つ

て

と

な

に

ね

の

は

ひ

ふ

へ

ほ

ま

み

む

め

も

や

ゆ

よ

ら

り

る

れ

ろ

わ

外国語索引

A

B

C

D

E

F

G

H

I

J

K

L

Q

R

U

V

W

X

Y

Z

数字

【監訳者略歴】
Paul D. Andrew（ポール アンドリュー）
1969年 南カリフォルニア大学文芸科学部卒業
1970年 復員軍人援護局病院勤務
1975年 龍谷大学佛教学研究科修士課程修了
1982年 アイオワ大学大学院博士課程修了
同 年 ボバース記念病院勤務
1989年 ジョージアステート大学助教授
1993年 広島大学医学部保健学科教授
2001年 茨城県立医療大学教授
2007年 兵庫医療大学リハビリテーション学部教授
2013年 定年退職
2017年 合同会社インパクト英文発足

有馬慶美（ありまけいみ）
1986年 西日本リハビリテーション学院卒業
同 年 益城明星病院勤務
1987年 九十九里ホーム病院勤務
1995年 山形医療技術専門学校理学療法学科学科長
2006年 神戸大学大学院医学系研究科博士後期課程修了
同 年 新潟保健医療専門学校副校長
2011年 新潟保健医療専門学校校長（現・看護リハビリ新潟保健医療専門学校）校長

日髙正巳（ひだかまさみ）
1990年 神戸大学医療技術短期大学部卒業
同 年 公立宍粟郡民病院勤務
1995年 武部整形外科リハビリテーション勤務
1996年 医療法人仁寿会石川病院勤務
1997年 神戸大学医学部保健学科助手
2000年 佛教大学大学院教育学研究科修士課程修了
2002年 吉備国際大学保健科学部・大学院保健科学研究科助教授
2004年 神戸大学大学院医学系研究科博士後期課程修了
2006年 吉備国際大学保健科学部・大学院保健科学研究科教授
2007年 兵庫医療大学リハビリテーション学部教授
2011年 同大学大学院医療科学研究科教授
2022年 兵庫医科大学アドミッションセンター,（兼）リハビリテーション学部理学療法学科教授

筋骨格系のキネシオロジー 原著第3版 ISBN978-4-263-26581-9

2005年 6月 1日 第1版第 1刷発行（1st ed.）日本語版翻訳出版権所有
（筋骨格系のキネシオロジー）
2011年 9月25日 第1版第11刷発行
2012年 3月20日 第2版第 1刷発行（2nd ed.）
（カラー版 筋骨格系のキネシオロジー 原著第2版）
2017年12月15日 第2版第11刷発行
2018年12月25日 第3版第 1刷発行（3rd ed.）（改題）
2024年 1月10日 第3版第 7刷発行

原著者 D. A. Neumann
監訳者 P. D. Andrew
有 馬 慶 美
日 髙 正 巳
発行者 白 石 泰 夫
石 川 大 地

発行所 エルゼビア・ジャパン株式会社
編集・販売元 医歯薬出版株式会社
〒113-8612 東京都文京区本駒込 1-7-10
TEL.（03）5395-7628（編集）・7616（販売）
FAX.（03）5395-7609（編集）・8563（販売）
https://www.ishiyaku.co.jp/
郵便振替番号 00190-5-13816

乱丁，落丁の際はお取り替えいたします 印刷／製本・アイワード